제4판

# 대장항문학
COLOPROCTOLOGY

제4판

# 대장항문학
## COLOPROCTOLOGY

박재갑 편 저
박규주 · 정승용 부편저

일조각

대장항문학 교과서를 처음 발간한 지 벌써 21년이 흘렀습니다. 이제 우리나라의 대장항문학 분야는 세계 최고 수준으로 발전하였습니다.

대장항문학 제4판에서는 그동안의 최신 지견과 함께 무흉터 수술, 단일공 복강경내시경 수술, 로봇 수술 등의 최소침습 수술에 관한 내용을 추가하였으며, 이해를 돕고자 컬러 사진도 활용하였습니다.

그리고 이번 판에서는 각 장마다 집필진의 성명을 기술하였습니다만, 제1, 2, 3판 대장항문학 교과서의 공동 집필에 참여하신 강건욱, 강성범, 김광연, 김노경, 김대용, 김석기, 김영균, 김영진, 김영훈, 김용일, 김우기, 김우호, 김진천, 문홍영, 박규주, 박영진, 박웅채, 박웅범, 박재갑, 박찬일, 박철재, 방영주, 서경석, 손대경, 손수상, 손승국, 송인성, 심민철, 우재홍, 원종만, 윤상남, 윤재일, 이민로, 이봉화, 이상전, 임석병, 장희진, 전수한, 전호경, 정경해, 정성은, 정승용, 정현채, 주재식, 최국진, 최병인, 최상경, 최효성, 하성환, 허승철, 홍관희, 홍창원, 황대용, 황용(이상 가나다순) 선생님의 원고가 활용되었음을 밝혀드립니다.

제1, 2, 3판 및 4판의 귀중한 원고를 집필하여 주신 선생님들께 깊이 감사드립니다. 그리고 일조각의 김시연 사장님 및 직원 일동, 서울대학교병원 하헌균 임상강사께도 감사드립니다.

2012년 8월

편저자 **박재갑**

## 제3판을 내면서

우리나라에서의 환자경험을 바탕으로 한 한글판 교과서의 필요성에 따라 대장항문학 교과서를 출판한 것이 1991년, 대장항문학 제2판을 발간한 것이 2000년으로 벌써 5년이 지났습니다.

대장항문학 제3판에서는 대장항문병 분야의 전문인들이 집필에 보다 많이 참여하여, 최근에 눈부시게 발달한 각종 영상 진단방법과 제2판 발행 이후로 대장항문학 분야에서 새로이 정립된 치료지침을 추가해서 가능한 한 대장항문학 분야의 모든 질환에 대한 최신 지견을 망라하려고 노력하였습니다. 이 교과서가 국내에서 대장항문 질환을 공부하려는 사람들에게 도움이 되기를 바라며, 앞으로도 더욱 좋은 교과서가 될 수 있도록 여러 선생님들의 지속적인 협조와 많은 조언을 부탁드립니다.

귀중한 원고를 집필해주시고 내용의 수정과 보완·교정에 참여해주신 여러 선생님들과 일조각 김시연 사장님 및 직원 일동에게 감사드립니다.

2005년 10월

편저자 **박재갑**

　우리나라에서의 환자경험을 바탕으로 한 한글판 교과서의 필요성에 따라 대장항문학 교과서를 출판한 지가 벌써 8년이 넘었습니다. 대장항문학 분야가 외과의 여러 영역 중 가장 **빠르게** 발전하고 있는 학문 분야임을 감안하면 많이 늦은 감이 있지만, 여러 선생님들과 힘을 합하여 수정보완판인 대장항문학 제2판을 발간하게 되었습니다.

　대장항문학 제2판에서는 제1판 발행 이후로 대장항문학 분야에서 새롭게 정립된 내용과 제1판에서 미처 다루지 못하였던 내용을 추가하여, 가능한 한 대장항문학 분야의 모든 질환에 대한 최신 지견을 망라하려고 노력하였습니다. 이 교과서가 국내에서 대장항문 질환을 공부하려는 사람들에게 조금이라도 도움이 되기를 바라며, 앞으로도 계속 새로운 내용을 수정·보완하여 더욱 좋은 교과서가 될 수 있도록 여러 선생님들의 지속적인 협조를 바랍니다.

　귀중한 시간을 할애하여 훌륭한 원고를 집필해주신 여러 선생님들께 다시 한 번 감사드리고, 원고를 총정리해주신 박영진 선생님과 이 책이 출판될 수 있도록 도와주신 일조각 한만년 사장님 및 임직원께도 감사드립니다.

2000년 3월

편저자 **박재갑**

국내의 대장항문학 분야는 대한대장항문병학회를 중심으로 꾸준히 발전되어왔다.

이제 우리나라에서 경험하고 있는 질환에 토대를 둔 한글판 대장항문학 교과서의 필요에 따라 국내의 여러 선생님들과 힘을 합하여 이 책을 출판하게 되었다.

앞으로 대장항문학에 관심을 갖고 계신 많은 선생님들의 협조로 최근에 발전되어가는 분야에 대한 내용을 계속 보강하고 국내의 자료를 충분히 활용하여 대장항문학과 관련된 모든 분야를 총괄할 수 있는 좋은 교과서로 발전시켜 대장항문학 분야를 깊게 공부하려는 여러 선생님들에게 도움이 되도록 하겠다.

귀중한 원고를 집필해주시고 내용의 수정·보완 및 교정에 참여해주신 여러 선생님들과 일조각 한만년 사장님 및 여러 직원에게 감사를 드린다.

1991년 7월

편저자 **홍성국·박재갑**

강건욱(서울의대 핵의학과)

강경훈(서울의대 병리과)

강성범(서울의대 외과)

김광연(서울송도병원 외과)

김광호(이화의대 외과)

김남규(연세의대 외과)

김노경(전 서울의대 내과)

김대연(울산의대 소아외과)

김대용(국립암센터 대장암센터)

김덕우(서울의대 외과)

김도선(대항병원 외과)

김석기(국립암센터 핵의학과)

김선한(고려의대 외과)

김승호(인제의대 영상의학과)

김영균(잠실서울외과)

김영진(전남의대 외과)

김영춘(수원김외과)

김영훈(분당서울대병원 영상의학과)

김용일(전 서울의대 병리과)

김우기(전 서울의대 소아외과)

김우호(서울의대 병리과)

김재황(영남의대 외과)

김종훈(전북의대 외과)

김준기(가톨릭의대 외과)

김진천(울산의대 외과)

김현영(서울의대 소아외과)

김형록(전남의대 외과)

김희철(성균관의대 외과)

문홍영(고려의대 외과)

박규주(서울의대 외과)

박성찬(국립암센터 대장암센터)

박영진(동국의대 외과)

박웅채(건국의대 외과)

박응범(전 이화의대 외과)

박재갑(서울의대 외과)

박지원(국립암센터 대장암센터)

박찬일(전 서울의대 방사선종양학과)

방영주(서울의대 내과)

서경석(서울의대 외과)

서정민(성균관의대 소아외과)

손대경(국립암센터 대장암센터)

손수상(계명의대 외과)

손승국(연세의대 외과)

송인성(전 서울의대 내과)

신응진(순천향의대 외과)

심민철(전 영남의대 외과)

오도연(서울의대 내과)

오승택(가톨릭의대 외과)

오재환(국립암센터 대장암센터)

우재홍(전 인하의대 외과)

원종만(전 가톨릭의대 외과)

유창식(울산의대 외과)

윤상남(한솔병원 외과)

윤재일(서울의대 피부과)

이길연(경희의대 외과)

이두한(대항병원 외과)

이민로(전북의대 외과)

이봉화(한림의대 외과)

이상전(충북의대 외과)

이석환(경희의대 외과)

이우용(성균관의대 외과)

이재영(서울의대 영상의학과)

이정민(서울의대 영상의학과)

이종균(서울송도병원 외과)

임석병(울산의대 외과)

장희진(국립암센터 대장암센터)

전수한(전 경북의대 외과)

전호경(성균관의대 외과)

정경해(울산의대 내과)

정성은(서울의대 소아외과)

정승용(서울의대 외과)

정현채(서울의대 내과)

조항준(수원대항병원 외과)

주재식(강동서울외과)

지의규(서울의대 방사선종양학과)

최국진(전 서울의대 외과)

최규석(경북의대 외과)

최병인(서울의대 영상의학과)

최상경(경상의대 외과)

최은경(서울의대 외과)

최홍조(동아의대 외과)

최효성(국립암센터 대장암센터)

하성환(서울의대 방사선종양학과)

하헌균(서울의대 외과)

허승철(서울의대 외과)

홍관희(인제의대 외과)

홍창원(국립암센터 대장암센터)

황대용(건국의대 외과)

황도연(서울송도병원 외과)

황  용(전 전북의대 외과)

**제1장**
## 대장과 항문의 발생, 해부, 생리

**제2장**
## 대장항문 질환의 진단

# 제10장
## 항문소양증

# 제11장
## 항문부위의 기타 질환

# 제12장
## 직장탈출증

## 제17장
# 대변실금

## 제18장
# 결장과 직장의 양성용종

## 제19장
# 대장암의 빈도와 병리

## 제20장
# 유전성 대장암

## 제21장
# 대장암의 임상 소견 및 진단

## 제22장
# 결장암의 치료

## 제27장
## 크론병과 불확정 결장염

## 제28장
## 다른 형태의 결장염

## 제29장
## 항문 질환과 성매개병

## 제30장
## 방사선조사 직장염과 장염

## 제31장
## 혈관 질환-혈관확장증과 허혈성 결장염

## 제32장
## 비특이 결장궤양과 고립성 직장궤양증후군

## 제33장
## 결장의 게실증과 게실염

## 제34장
## 항문 협착

## 제35장
## 직장 및 결장의 응급 질환

**제40장**
## 대장 질환에서의 최소침습 수술

# 대장과 항문의 발생, 해부, 생리

황대용·박지원·이상전

## Ⅰ 발생학

발생 3주 초 원시장은 3구역으로 나뉜다. 두측 주름에서 전장, 보다 작은 미측 주름에서 복측 요막 쪽으로 성장을 하는 후장, 이 두 구역 사이로 이 시기에 복측으로 난황낭 내로 열리는 중장으로 나뉜다. 중장은 생리적 탈장, 복강 내로 회복, 고정의 단계를 거친 후에 주 췌장 유두 아래로 소장, 상행결장, 횡행결장 근위부 2/3를 형성한다. 이 부분은 중장(상장간막)동맥에 의해 공급받으며, 상응하는 정맥과 림프관으로 배액된다. 생리적 탈장 동안 상장간막동맥의 후방에 해당하는 장 중 국소적으로 확대된 부분은 나중에 맹장을 형성하게 된다. 원위부 결장(횡행결장 원위부 1/3, 하행결장, 에스결장), 직장, 치상선상부 항문관은 후장으로부터 형성된다. 이 부분은 후장(하장간막)동맥에 의해 공급받으며, 상응하는 정맥과 림프관으로 배액된다. 치상선은 내배엽관과 외배엽관의 융합을 가리킨다. 후장 또는 배설강의 말단부와 항문오목이 융합한 곳이다.

발생 5주 전까지 장관과 요로생식관은 배설강에서 융합한 형태로 끝난다. 6주에 요직장간막이 미측으로 이주해, 두관이 분리된다. 항문관의 배설강 부분은 내배엽과 외배엽의 요소를 모두 가지고 있으며, 항문막이 깨진 후에 항문 전이대를 형성한다. 직장과 상부 항문관은 내배엽이며 하장간막동맥에 의해 공급을 받고, 하부 항문관은 외배엽이며 내장골동맥의 분지에서 혈액공급을 받는다.

## Ⅱ 해부학

대장항문부의 해부학은 최근 들어 수술기법과 항문직장 생리학의 발전과 더불어 많은 진전이 있었다. 따라서 이 장에서는 단순한 해부학적 구조물의 설명에 그치지 않고 수술 시에 유의할 점과 구조물의 기능적 역할에도 중점을 두어 기술하고자 한다.

### 1. 일반적인 구조(그림 1-1)

대장은 결장과 직장으로 구성된다. 결장은 회맹판에서 시작해 천골갑각 부근에서 끝나고, 직장은 이 지점에서 시작되어 항문직장륜에서 끝나며, 외과적 항문관은 여기서부터 항문연까지로 길이는 약 3~4cm이다. 대장의 길이는 평균 약 120~200cm로 추정된다. 최근 컴퓨터 단층 가상대장내시경을 이용한 연구에서는 평균 대장 길이는 189.5cm로 여성이 남성에 비해 대장의 길이가 길었으며 과체중이 있을 때 대장의 길이가 더 짧다고 보고하고 있다. 횡행결장의 길이는 전체 대장 길이의 차이를 결정하는 데 중요한 역할을 한다. 사다히로(1992) 등은 대장에서 횡행결장의 길이가 가장 길며 나이가 들수록 대장이 길어

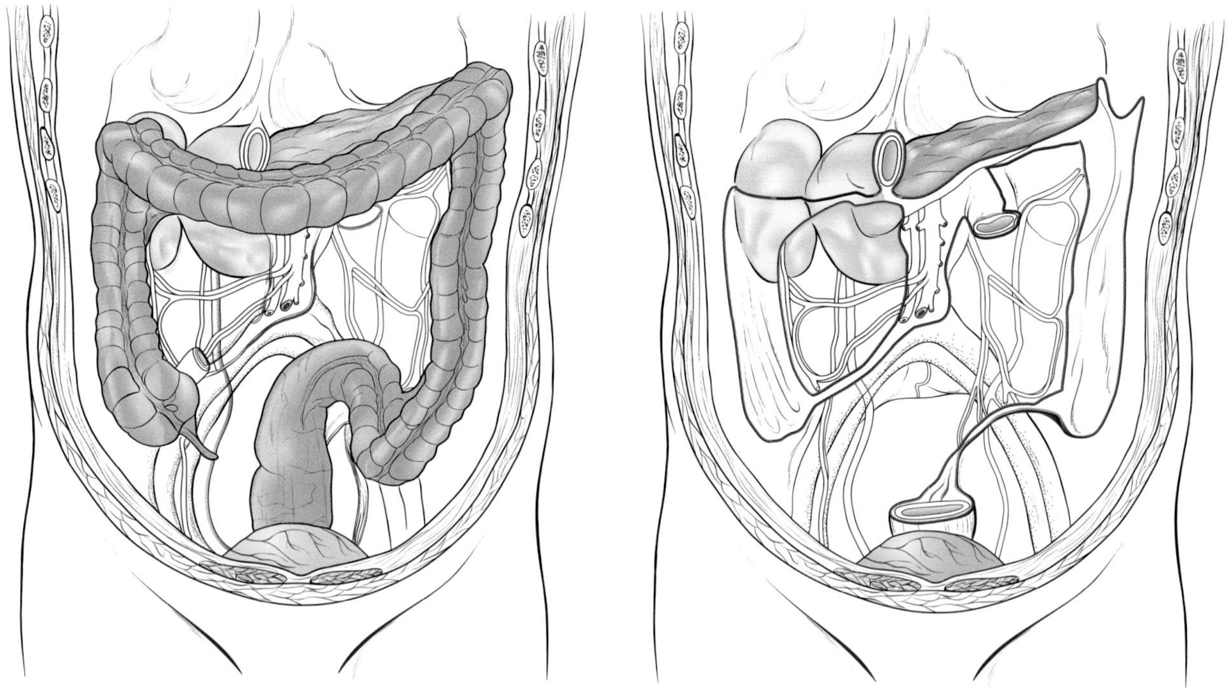

그림 1-1. **가.** 대장의 국소해부 **나.** 복막과 인근 구조물

지는 양상을 보인다고 하였다. 생체에서 대장의 배열은 개인의 체형에 따라 많은 차이가 있는데, 특히 결장간막이 존재하는 부분에서 차이가 두드러진다. 다부진 체격의 건장한 남성에 있어서는 수평적 형태를 취하고 있으나 가냘프고 연약한 여성에서는 일반적으로 장의 처짐을 볼 수 있으며 결장도 이러한 경향을 보여 하복부로 축 처지는 양상을 보인다. 대장의 내경은 맹장이 7.8~8.5cm로 가장 크며 원위부로 갈수록 점차 작아져서 에스결장에서는 약 2.5cm가 된다. 하지만 직장에서는 약 4.5cm로 다시 커지며 최종적으로 항문관에서는 다시 작아진다. 결장은 인위적으로 맹장, 상행결장, 간곡, 횡행결장, 비장곡, 하행결장, 에스결장으로 구분한다. 상행결장과 하행결장의 후면은 후복막부에 위치하며 에스결장과 횡행결장은 복막 내에 위치한다. 대장의 주행경로는 대체로 소장을 둘러싸는 아치 형태를 취하고 있다.

발생학적으로 결장의 횡행결장 중간부보다 근위부는 중장에서 유래하였고 그 원위부는 후장에서 유래하였다. 따라서 이들의 혈관과 신경계의 분포는 서로 다르다. 육안적으로 결장은 구경이 크고 고정되어 있으며, 대장띠, 결장팽대, 복막수를 갖고 있다는 점에서 소장과 다르다. 결장의 종근층은 대장띠라는 두터운 3개의 띠를 형성하

며 그 띠 사이는 매우 얇다. 이 대장띠들은 충수의 기저부에서 시작해 에스결장의 원위부에서 서로 합쳐져서 직장을 완전히 둘러싸는 외종근층으로 이행한다. 대장띠 사이의 결장벽이 얇기 때문에 폐쇄 시 이 부위가 심하게 확장될 수 있는데 이는 특히 맹장에서 현저하다. 조직학적으로 결장벽은 점막, 점막하층, 근육층(윤상근, 종근), 장막으로 구성되어 있다.

### (1) 결장

#### 1) 맹장

맹장은 서혜인대의 외측 절반 위의 우측 장골와에 위치한다. 대개는 복막으로 완전히 덮여 있으나 약 5%에서는 후면에 복막이 없으며 장골근막과 직접 접촉한다. 충수는 맹장의 최하단부에 돌출해 있으며, 회장은 맹장의 내후측에서 결장으로 연결되는데, 이 개구부를 기준으로 인위적으로 하부의 맹장과 상부의 상행결장으로 구분한다. 회결장 접합 부위에는 상하 입술로 이루어진 판막이 존재하여 맹장 내용물이 회장으로 역류하는 것을 방지한다. 맹장은 상당히 잘 늘어나지만 12cm 이상 늘어나게 되면 허혈성 괴사와 천공의 위험이 있다.

### 2) 상행결장

상행결장은 약 12~20cm의 길이로, 맹장에서 간곡까지 이른다. 전면, 외측면, 내측면은 복막으로 싸여 있으며 후면은 복막이 없어 하방으로는 직접 장골근, 요방형근, 복횡근의 근막과 접하고 있으며, 상부에서는 우측 신장의 하극, 전면에는 회장의 선륜과 대망막 등과 접촉되어 있다. 가끔 우측 복벽으로부터 상행결장의 전면부에 위치하는 대장띠에 이르는 얇은 유착성 막이 관찰되는데 이를 잭슨막이라 부른다.

### 3) 간곡

간곡에서 결장은 약간 앞쪽과 아래쪽을 향해 내측으로 급하게 방향을 바꾸는데, 이 지점은 간 우엽 직하방, 우측 신장 하부의 전면부에 위치하고 후복벽의 복막 후면에 위치한다.

### 4) 횡행결장

횡행결장은 상행결장에 연속하여 좌측 상방으로 주행해 위의 대만 직하부를 지나서 비장의 하단 내측에 이르러 급히 밑으로 굽어지는 비장곡까지 이르며, 길이는 결장의 분절 중 가장 길어서 40~50cm에 이른다. 이 부분은 대개 가동성이 있어 장골능이나 골반 내까지 하강하는 경우도 있다. 처음 7.5~10cm 부위는 후복벽 복막 뒤에 위치해 우측 신장의 전면에 있으며, 십이지장 제2부위 및 췌장 두부와는 윤문상조직으로 연결되어 있다. 나머지 부분은 복막으로 완전히 둘러싸여 있고 후방으로는 횡행결장간막에 의해 췌장의 하부연에 부착되어 있다. 횡행결장의 후방에는 십이지장-공장곡을 포함한 소장 루프가 위치한다. 직상방에는 위가 있으며 좌측 맨 끝에는 비장의 하단이 위치한다. 위 대만부에서 내려온 대망막은 횡행결장 앞으로 내려와서 다시 횡행결장 앞면과 상부로 올라가 부착된다. 대망막이 횡행결장 및 횡행결장간막에 부착되는 부위는 수술 시에 쉽게 분리되며, 또한 대망막 전체와 횡행결장간막 상층부도 출혈 없이 박리된다.

### 5) 비장곡

비장곡은 횡행결장의 좌측 끝과 하행결장 사이의 굴곡 부위로 간곡보다 더 예각이며, 간곡보다 더 높은 위치에, 후방에, 그리고 늑골의 보호하에 있으므로 외과적인 접근이 비교적 어려운 부위이다. 전면은 복막으로 덮여 있으나 후면은 좌측 신장 중간부의 외측연과 직접 접촉하고 있다. 비장곡에서 횡격막까지 외측으로 연결되는 복막띠가 있는데, 이를 횡격막결장인대라고 하며 결장과 비장을 지지하고 있다.

### 6) 하행결장

비장곡에서 시작해 후복벽을 따라 좌측 신장 외측연 위를 통과한 후 약간 내측으로 방향을 바꾸어 요근과 요방형근 사이의 홈을 따라 하강해 장골능 수준에서 에스결장에 연결되며 길이는 약 25~30cm이다. 하행결장의 전면, 내면, 측면은 복막으로 덮여 있으나 후면은 복막이 없고 좌측신장, 요방형근 복횡근과 직접 연결되어 있다. 하행결장도 상행 결장과 마찬가지로 외측으로 복벽 복막과 유착성 막으로 연결되어 있으며 이는 혈관이 없는 톨트의 백선을 이루게 된다.

### 7) 에스결장

에스결장은 장골능 수준에서 시작해 천골갑각 높이에서 직장에 연결된다. 표면에는 복막수가 많고 길이는 15~50cm로 변이가 많으며 주행경로도 매우 굽어 있거나 다양한데 왼쪽 혹은 오른쪽으로 고리를 형성하거나 사선

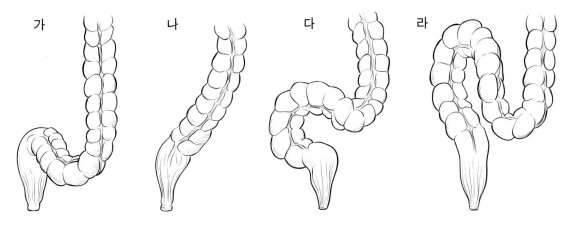

그림 1-2. 에스결장의 형상 **가.** 에스자형 **나.** 직선형 **다.** 우편위형 **라.** 과장형

방향으로 주행하거나 또는 높게 올라가기도 한다(그림 1-2). 에스결장은 완전히 복막으로 덮여 있어 장간막을 형성하는데, 이를 에스결장간막이라 하며 이는 중앙에서 고리의 양끝으로 갈수록 길이가 짧아지고 점차 소실되어, 결국 고리는 중앙부위에서는 상당히 가동성이 있으나 상행결장과 직장과의 연결부위에서는 각각 고정된다. 이 결장간막의 기저부는 골반벽에 부착되어 역 V자형을 나타낸다. 이 결장간막의 기저부에는 에스결장간 와窩로 불리는 함요가 있는데 이는 좌측 요관이 이 속에 깊숙이 위치하므로 이를 찾는 지침이 된다. 또한 에스결장간막의 상부는 좌측 대요근의 내측면으로부터 좌측 요관과 장골혈관들을 가로지르며 정중선을 향해 상방향 및 내측으로 주행하고, 하부는 천골 전면에서 수직으로 하행한다. 좌측면은 좌측 복벽의 벽측 복막과 융합되어 톨트의 백선을 형성하는데 에스결장을 완전히 가동화시키기 위해서는 이 외측 복막반전을 절개해야 한다(그림 1-3). 샌더스 등은 수술 소견을 분석한 결과, 동양인과 서양인의 전체 결장 길이는 차이가 없지만, 서양인에서 에스결장이 유착되는 빈도와 결장의 운동성이 더 높다고 보고하였다.

### (2) 직장

해부학자들은 직장이 제3천골 수준에서 시작된다고 기술하고 있으나 외과의들은 통상 천골갑각에서 시작되는 것으로 간주한다. 외부에서 보면 제3천골 수준 하방에서는 대장띠가 사라지고 종근층으로 이행되어 직장을 완전히 둘러싸며 직장은 복막수나 결장팽대, 뚜렷한 장간막이 없다. 내부에서 보면 이행부 하방에서는 에스결장의 특징적인 횡주성 주름이 소실되어 매끈한 직장점막으로 이행한다. 직장은 천골의 굴곡을 따라 내려가다가 전방으로 굽어져서 항문직장륜에서 끝나는데 전체 길이는 약 13~15cm이다(그림 1-4). 대장내시경으로는 대장띠가 사라지는 부분을 볼 수 없기 때문에 경성 결장경을 이용해 측정할 때 항문연에서부터 마지막 12cm에 해당하는 부분을 직장으로 정의하기도 한다. 종양의 재발 경향에 따라 직장은 3개의 외측 굴곡을 형성하는데 상부와 하부는 우측을 향해 중간부는 좌측을 향해 볼록하게 굴곡되어 있다. 이 굴곡의 내면에는 휴스턴판으로 알려진 주름이 있는데 이는 종주근을 제외하고는 직장벽의 모든 층을 포함하고 있으며 상부 및 하부판은 왼쪽에 있고 중간판은 오른쪽에 있다. 이 중에서 중간판은 가장 두드러지며 대략 전방 복막반전의 높이와 일치하며, 이보다 하방은 복강내 부분보다 내강이 넓은데 이 부분을 직장팽대부라고 한다(그림 1-5). 직장절단술 시 직장을 주위조직으로부터 박리해 완전히 가동화하면 굴곡이 펴져서 약 5cm 정도까지 더 길

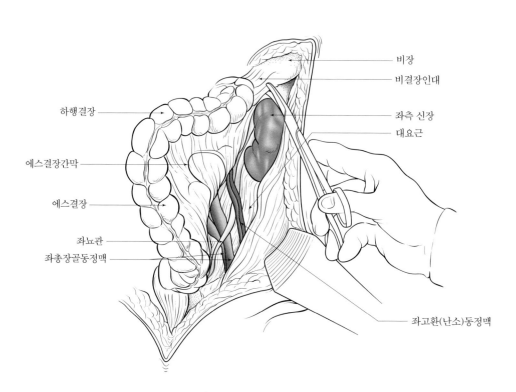

그림 1-3. 에스결장주위의 국소해부

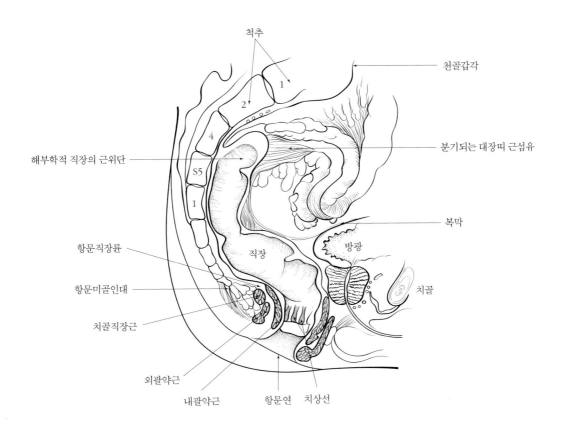

그림 1-4. 직장은 천골갑각 수준에서 시작해 천골의 굴곡을 따라 내려가다가 전방으로 굽어져서 항문직장륜에서 끝난다. 대장띠는 제2, 3천골 높이에서 분산되어 직장을 완전히 둘러싸는 종근층이 된다.

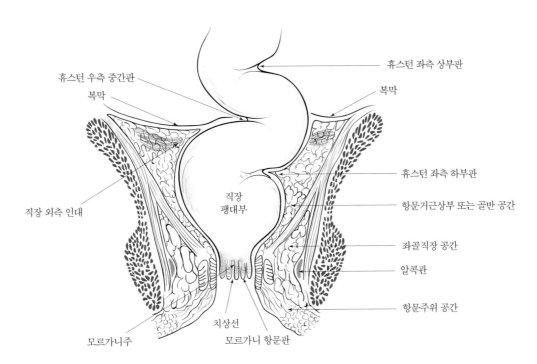

그림 1-5. 직장의 측방굴곡과 휴스턴판을 보여주는 골반과 직장의 관상절단면 상부 및 하부 굴곡은 우측을 향해 중간부는 좌측을 향해 볼록하게 굴곡되어 있다. 중간판은 가장 두드러지며 대략 전방 복막반전 높이에 위치한다.

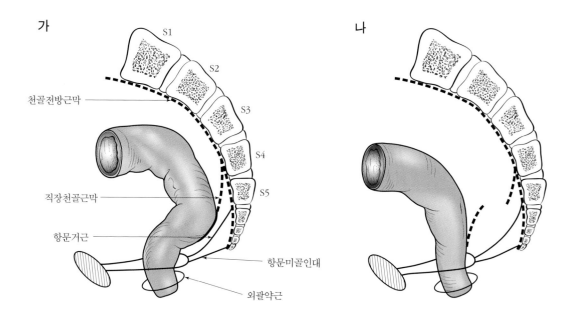

가 S1 S2 S3 S4 S5

천골전방근막

직장천골근막

항문거근

항문미골인대

외괄약근

나

그림 1-6. 천골전방근막과 직장천골근막(발데이어근막) 가. 제4천골 높이에서 직장천골근막이 천골전방근막으로부터 반전되어 나온다. 나. 직장천골근막을 예리하게 절단하면 직장이 후방으로부터 분리되어 완전히 가동화된다.

어질 수 있다(그림 1-6).

### 1) 주위 구조물과의 관계

직장의 후방에는 천골, 미골, 항문거근, 정중천골혈관, 천골신경의 기저부가 위치하고 복막외 직장의 전방에는 남성에서는 전립선, 정낭, 정관, 방광이 여성에서는 질후벽이 위치한다.

### 2) 복막과의 관계

직장의 상부 1/3은 전방과 측방에서 복막으로 덮여 있어 짧은 직장간막 부착부 이외에는 복막이 거의 둘러싸고 있다. 중간 1/3은 직장의 전면만을 복막이 싸고 있으며 하부 1/3은 복막이 없다. 전방 복막반전부의 위치는 사람마다 다소 차이가 있으나 남성에서는 항문연으로부터 약 7~9cm, 여성에서는 약 5~7.5cm 높이이다. 한국인을 대상으로 한 국내 연구에 의하면 전방 복막반전부는 남성에서는 8.8cm, 여성에서는 8.1cm 높이이며 후방 복막반전부는 남성에서는 13.8cm, 여성에서는 14.0cm로 보고하고 있다. 복막은 직장으로부터 골반 측벽으로 반전되어 직장주위 와를 형성한다. 남성에서는 전방 복막은 정낭과 방광으로, 여성에서는 질과 자궁으로 반전된다(그림 1-7, 1-8).

### 3) 근막과의 관계 및 부착

직장과 직장간막은 고유근막이라 부르는 얇은 층의 골반근막으로 싸여 있다. 전방 복막반전부 하방으로는 직장의 양측에서 이 근막이 두터워져서 외측 인대를 형성해 직장을 골반 측벽에 부착시킨다. 이 인대는 직장을 지지하며 수술 시 절단하면 직장을 용이하게 가동시킬 수 있다. 22.2%에서 중직장동맥의 부수적 분지가 외측 인대를 지나가는데 대개 항문거근의 직상부에 위치한다. 또 골반자율신경도 이 인대를 지나간다. 천골전방근막은 천골과 미골을 싸고 있는 벽측 골반근막인데 정중천골혈관을 포함하고 있다(그림 1-9). 천골전방근막은 외측으로 전하복신경근막과 연결되고 더 나아가 앞쪽으로는 드농빌리에근막으로 연결된다. 직장 수술 시 전하복신경근막의 앞쪽으로 접근해서 이 근막을 남길 때 하복신경의 보존이 용이하다. 제4천골의 수준에서 벽측 골반근막의 일부분인 직장천골근막(발데이어근막)이 반전되어 하방으로, 그리고 전방으로 주행해 항문직장접합부 상방 3~5cm 지점에서 직장고유근막과 합쳐진다(그림 1-7, 1-8). 이것은 얇고 투명한 막에서부터 두텁고 질긴 불투명한 막에 이르기까지 다양한 두께의 혈관이 없는 근막이다. 이 근막은 외과적으로 아주 중요한데, 첫째는 이를 정확히 인식하지 못하고 자르지 않은 채로 접근하면 직장 천공이나 천골전방정맥총으로부터 출혈을 초래할 수 있으며, 둘째는 이를 절단해야 직장이 완전히 가동화된다는 점이다(그림 1-6). 복막외 직장의 전방으로는 V형태의 드농빌리에근막이라고 부르는 내장 골반근막이 복막반전부로부터 직장에 평행으로, 그리고 요생식기 구조물의 뒤쪽으로 하강해 요생식격막에 이르며 외측으로는 외측 인대로 이행한다. 이

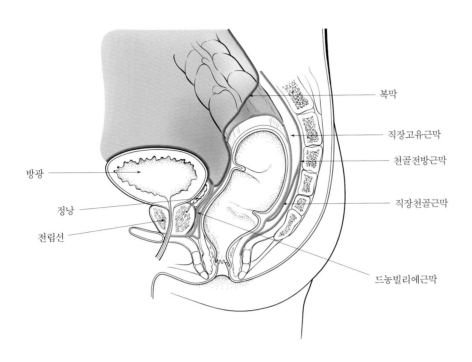

복막

직장고유근막

천골전방근막

직장천골근막

방광

정낭

전립선

드농빌리에근막

그림 1-7. 직장과 복막과의 관계(남성)

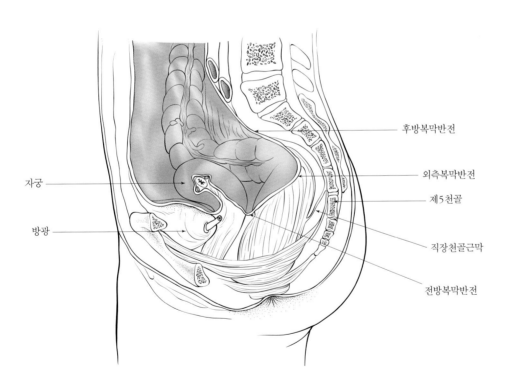

후방복막반전

외측복막반전

제5천골

직장천골근막

자궁

방광

전방복막반전

그림 1-8. 직장과 복막과의 관계(여성)

근막은 발생학적으로 폐쇄된 맹낭의 미측 끝부분인데 직장을 남성에서는 전립선과 정낭으로부터 여성에서는 질로부터 분리시킨다. 이 근막의 앞쪽으로는 골반신경총이 지나가므로 이 신경들을 보존하기 위해서는 이 근막의 뒤쪽으로 접근해야 한다.

### (3) 항문관(그림 1-10)

해부학자들은 항문관을 치상선으로부터 항문연까지로 생각하지만, 외과의들은 항문관을 항문직장륜에서 시작되어 항문연에서 끝나는 것으로 간주한다. 항문관은 항문직장륜에서 하방으로 내려가면서 급격히 후방으로 꺾여

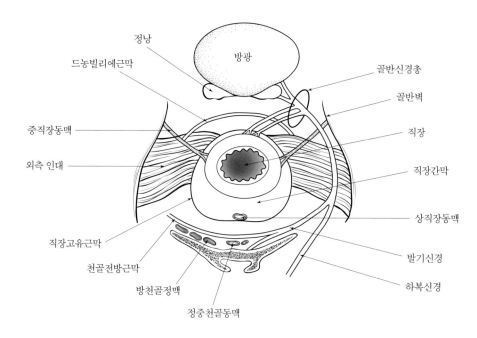

그림 1-9. 위에서 내려다본 골반 근막, 혈관과 신경구조물을 도식적으로 보여주고 있다.

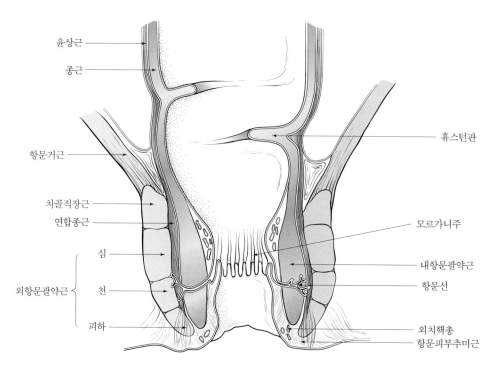

그림 1-10. 항문관

항문연에 이른다. 항문관은 내·외항문괄약근에 의해 둘러싸여 있으며, 후방으로는 미골, 측방으로는 하직장혈관과 음부신경이 위치하는 좌골직장와, 전방으로는 남성에서는 요도, 여성에서는 하부 질과 회음체가 위치한다. 휴식 시에는 항문관을 둘러싸는 강한 근육의 수축으로 인해 측벽이 서로 포개져서 전후 열공을 형성한다. 항문관은 길이가 3~4cm밖에 안 되는 짧은 통로이지만 배변자제 기능에 필수적이고 이 부위에서 많은 질환이 발생하기 때문에 외과적으로 대단히 중요하다.

### 1) 항문직장륜

항문직장륜은 밀리건과 모건(1934)이 직장과 항문의 연결부를 둘러싸는 기능적으로 중요한 근육고리를 지칭하

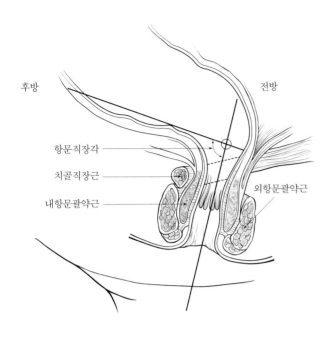

그림 1-11. 직장과 항문 사이의 각　치골직장근이 항문직장 경계를 앞쪽으로 견인해 항문직장각을 형성한다.

기 위해 사용한 용어이다. 내·외항문괄약근의 상부연과 치골직장근으로 구성되어 있으며, 치골직장근은 후면과 측면이 전면보다 강하여 이 높이에서 장이 앞쪽을 향해 굴곡되어 항문직장각이 형성된다(그림 1-11). 항문주위 농양이나 치루의 치료 시 항문직장륜을 항상 염두에 두는 것이 중요한데 이는 이 고리를 절단하게 되면 배변실금이 불가피하기 때문이다.

　2) 항문관 상피(그림 1-12)

　항문관은 높이에 따라 다른 형태의 상피로 덮여 있다.

대략 항문관의 중간 지점에 치상선이라 불리는 빗살 모양의 경계가 있다. 이 선의 상부 점막은 직장이 항문관으로 이행함에 따라 좁아지므로 종적으로 접혀져서 모르가니주柱를 형성하는데 그 수는 약 6~14개이며 신생아에서는 더 현저하다. 이 주의 하부 끝은 항문판이라 불리는 작은 반달 모양의 점막주름에 의해 서로 연결되어 있는데 이는 대략 내괄약근의 중간 수준에 위치한다. 각 항문판 상부에는 항문선와가 위치하고 이 선와에는 항문선이 연결되어 있다. 모르가니주 부근의 항문판 직상부 점막 약 0.5~1cm는 편평상피, 이행세포(혹은 입방상피), 원주상피로 덮여 있는데 이 중에서 중층원주상피가 가장 많으며, 이 영역을 항문이행대 혹은 배설강대라 부르는데 조직학적으로 매우 다양하다. 항문이행대에는 내분비세포가 존재하나 그 기능은 아직 정확히 알려지지 않은 상태이며, 또 멜라닌 보유세포도 이 영역에 흩어져 존재한다. 치상선 상방 약 0.5~1cm보다 근위부 점막은 직장과 마찬가지로 단일층의 원주상피로 덮여 있다. 점막의 색깔도 변하는데 치상선부터 1cm 상방까지는 속의 내치핵총 때문에 진한 자줏빛이나 항문직장륜 상방부터는 직장 점막의 분홍색으로 변한다. 치상선 하방 약 1.5cm까지는 모낭이나 선이 없으며 각질화되지 않은 중층 편평상피로 덮여 있고 민감하고 매끈하고 얇아 보이는데 이를 항문상피라 부른다. 더 하방으로 내려가면 힐턴 백선 하방에서는 모낭, 피지선, 한선, 아포크린선이 존재하며 각질화된 중층 편평상피, 즉 정상 피부로 이행한다. 항문연의 상피하조

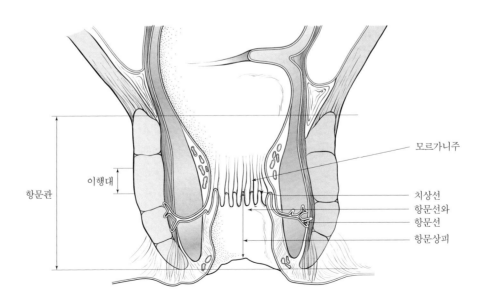

그림 1-12. 항문관 상피

직은 하부조직에 강하게 부착되어 있으며 외치핵총을 포함한다. 치상선 상방의 상피는 자율신경계에 의해 지배를 받으나 그 하방은 풍부한 체성 신경계에 의해 지배된다.

### 3) 항문선(그림 1-12)

각 항문판 상부에는 항문선와가 위치하고 이 선와의 개구로부터 대개 점막하층에 짧은 관상부가 연결되어 있는데 여기에 다시 광범위한 분지관을 갖는 송이 모양의 구조물이 연결된다. 일부 관은 전적으로 점막하층에 한정되어 있으나 2/3에서는 1개 이상의 분지가 내괄약근 속으로 들어가며 이 중 1/2은 내괄약근을 완전히 관통해 괄약근간에 있는 종주근층에 도달한다. 즉 항문선와에 연결된 항문선은 점막하 혹은 이를 지나 내괄약근이나 내·외괄약근 사이에 위치한다. 종종 2개의 선이 동일한 선와에 개구하며, 선와의 약 반은 연결된 항문선이 없다. 정상 항문관에는 약 4~10개의 항문선이 있고 이는 외하방으로 주행하며 결코 항문판 위치보다 상방으로 뻗지는 않는다. 항문선은 중층 원주상피로 덮여 있으며, 이 선이 막혀서 화농하면 항문주위 농양이나 치루를 유발한다.

### 4) 항문관과 주위의 근육계

항문직장부위의 근육계는 하나의 관이 다른 하나의 관을 포위하는 2개의 관으로 생각해볼 수 있다. 안쪽의 내장관은 평활근으로 이루어져 있고 자율신경계의 지배를 받으며, 바깥쪽의 깔때기 모양의 체성관은 횡문근으로 이루어져 있고 체성신경계의 지배를 받는다(그림 1-13).

#### ① 내항문괄약근

내괄약근은 직장의 윤상근이 계속되는 형태로 평활근섬유로 구성되어 있으며, 치상선 하방 1~1.5cm까지 내려와 있으나 외괄약근의 하단보다는 약간 상방에서 끝난다. 내괄약근의 길이는 약 2.5~4cm이고 두께는 약 0.5cm이다(그림 1-10).

#### ② 외항문괄약근

외괄약근은 횡문근섬유로 구성되어 있는 타원형 원통모양의 근육으로 내괄약근을 둘러싸는 양상을 하고 있다(그림 1-10). 내괄약근보다 미측으로 약간 더 연장되어 있어 이들의 말단 경계부위는 괄약근간 구로서 촉지된다. 전통적으로 외괄약근은 피하, 천淺, 심深의 3부분으로 나누어지는 것으로 기술되어왔다. 하지만 골리거(1949)는 근육 상부의 일부층은 상방으로 주행해 치골직장근과 항문거근에 합쳐지는 것이 관찰되므로 이렇게 외괄약근을 3부분으로 구분하는 것에 대해 의문을 제기하였다. 내괄약근보다 하방에 위치하는 피하부분은 연합종근섬유가 부채모양으로 퍼지면서 이를 가로질러 8~12개의 근육다발로 분할한다. 시상절단면상 전방에서는 성별 차이가 있다. 남성에서는 외괄약근의 하 1/2에서는 관상면과 후방의 시상절단면에서와 같이 종근섬유가 가로질러 이를 분할하나 상 1/2에서는 종근섬유가 내측뿐 아니라 외측 혹은 앞쪽에도 있으며 때로는 이 근섬유에 의해 전반부와 후반부로 양분된다. 여성에서는 외괄약근 전체가 전후로 주행하는 종근섬유에 의해 둘러싸여 치밀한 둥근 근육다발로 되어 있고 종근섬유에 의해 분할되지 않는다. 근섬유는 뒤쪽에서 아주 얕게는 중심선과 그 가까이의 항문주위 피부에 부착되고, 깊게는 항문미골 봉선을 형성하고 후방으로 주행해 미골의 후면에 부착된다. 봉선의 상방에서는 후방 부착부가 없고 항문관의 후방을 둘러싸는 고리를 형성한다. 그리고 항문직장접합부 수준에서 이 근육의 심부는 치골직장근과 치골미골근에 연속된다. 앞쪽으로 가면 얕게는 중

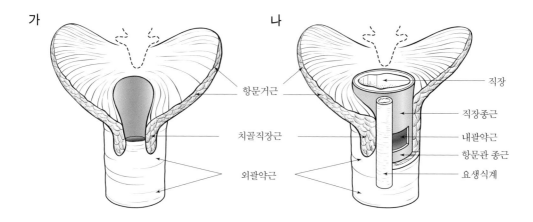

가      나

항문거근
치골직장근
외괄약근

직장
직장종근
내괄약근
항문관 종근
요생식계

그림 1-13. 항문기전은 내장관과 체성관의 2가지 요소로 구성되어 있다. 가. 체성관의 모식도 나. 내장관을 삽입한 후의 복합적 배열모습

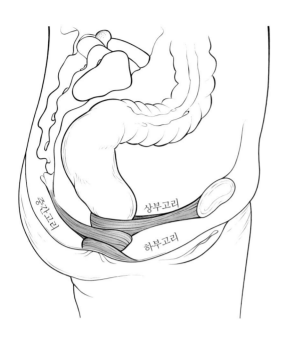

그림 1-14. 사픽이 가정한 3가지의 U자형 항문괄약근고리 **상부고리**: 치골직장근 및 심 외항문괄약근으로 상부 항문관을 고리형으로 감싸며 치골에 부착한다. **중간고리**: 천 외항문괄약근으로 항문미골봉선을 통해 미골에 부착한다. **하부고리**: 피하 외항문괄약근으로 앞쪽으로 항문주위 피부에 부착한다.

심선과 그 가까이의 항문주위 피부에 부착되고, 더 깊게는 회음체에 교합해 회음횡근으로 연속된다.

사픽(1975)은 항문괄약근 기전을 3개의 U자형 고리로 이해했는데, 하나의 고리는 독립된 괄약근으로서 나머지 고리를 보완하는 작용을 해 배변자제 유지에 기여한다고 했으나 널리 인정받지는 못하였다(그림 1-14). 아유브(1979)는 외괄약근은 3개의 층으로 나누어지는 것이 아니라 1개의 근육 덩어리라고 주장하면서 외괄약근의 모든 근섬유가 항문미골봉선을 통해 미골에 부착한다고 하였다. 임상적 경험상 실제로 아유브의 개념이 더 지지를 받고 있으며, 사픽의 3개의 U자형 고리 개념은 이미 부인되고 있다. 실제로 배변실금으로 항문 후방 복원술 시행 때 외괄약근, 치골직장근, 그리고 항문거근은 하나의 연속적인 깔대기형 근육층을 이루고 있음을 확인할 수 있다.

③ **연합종근**(그림 1-10, 1-15, 1-16)

이 근육의 기원과 역할에 대해서는 아직도 잘 밝혀져 있지 않다. 항문직장륜 수준에서 항문거근과 치골직장근의 일부 근섬유가 직장의 종근층과 합쳐져서 연합종근을 형성해 내·외괄약근 사이에서 하강한다. 이 근섬유의 일부는 외항문괄약근의 하방 부분을 지나서 항문주위 피부

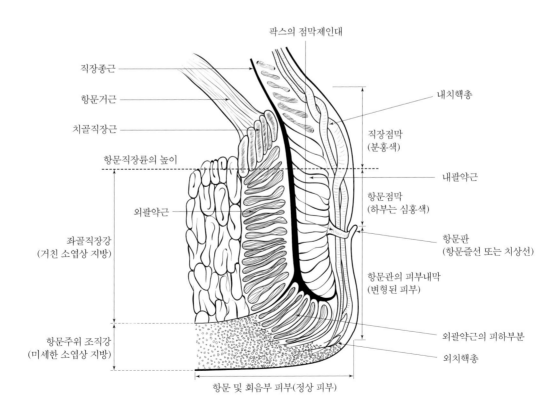

그림 1-15. 항문관의 관상절개면

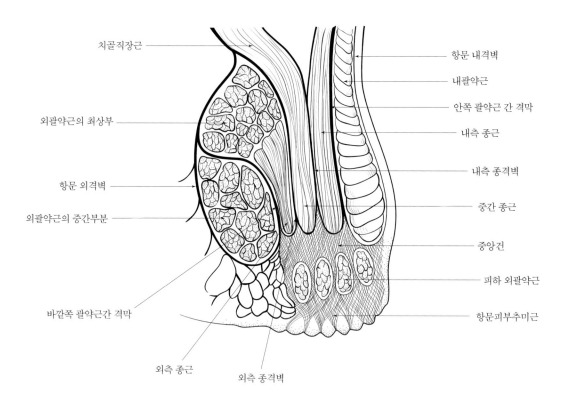

치골직장근

외괄약근의 최상부

항문 외격벽

외괄약근의 중간부분

바깥쪽 괄약근간 격막

외측 종근

외측 종격벽

항문 내격벽

내괄약근

안쪽 괄약근 간 격막

내측 종근

내측 종격벽

중간 종근

중앙건

피하 외괄약근

항문피부추미근

그림 1-16. 종근 및 종근과 관련된 근막격벽의 구조

에 부착해 항문피부추미근이 된다. 피네 등(1940)은 내괄약근의 내측에 위치하는 종근섬유를 관찰하고 이를 항문점막하근이라 명명하였다. 또 일부는 내괄약근을 가로질러 항문판 직하방에 부착하는데 팍스는(1955) 이를 점막제인대mucosal suspensory ligament라 명명했으며 이로 인해 상·하치핵총 사이에 홈이 생긴다고 하였다. 또 일부 섬유는 외괄약근을 가로질러 좌골직장와의 횡행격막을 형성한다. 사픽(1976)은 이 근이 하부 근육고리를 강화해 항문을 세밀히 폐쇄시키는 작용을 하며 배변자제에도 약간의 기여를 할 뿐 아니라 무엇보다 배변 시 수축을 하여 항문관을 수축시키고 넓혀서 항문구를 외번시키는 가장 중요한 역할을 한다며 항문외번근이란 명칭을 사용할 것을 제안하였다.

하스와 폭스(1977)는 배변 시 발생하는 전단력과 노화에 따른 변성이 이 구조물에 영향을 미쳐 치핵과 탈출증의 병인에 기여한다고 했으며, 이 근육의 그물작용으로 인해 외과적으로 괄약근을 절단해도 예상한 것보다는 기능 손상이 적게 온다고 추측하였다. 그리고 이 근육은 괄약근간면에서 분지해 인근 조직을 나누기 때문에 국소감염 발생 시 이를 국소화하는 역할을 하는 한편, 이의 파급경로와 치루 형성의 방향에 영향을 미치는 것으로 생각됐다.

④ 회음체(그림 1-17)

회음체는 외항문괄약근, 구해면체근과 천 및 심회음횡근이 서로 만나는 회음의 중앙부에 위치하는 해부학적 지점이다. 이것은 건획tendinous intersection으로 되는 경향이 있으며 회음을 지지하고 항문을 질로부터 분리하는 역할을 한다. 따라서 괄약근 손상 환자의 수술 시에는 괄약근 복원술 외에도 회음체도 재건해야 한다.

⑤ 골반저근육(그림 1-18, 1-19)

항문거근은 골반저의 대부분을 형성하는 넓고 얇은 근육으로서 치골직장근, 치골미골근 그리고 장골미골근의 3가지 근육으로 구성되어 있다. 골반격막은 골반장기를 지지하며 기침이나 배변긴장 시와 같이 복강내압이 상승할 때 반사적으로 수축하고 배변 시 중요한 협동작용을 한다.

ⅰ) 치골직장근: 치골결합 후면의 하부와 요생식격막의 위쪽 근막에서 기시해 항문직장접합부 측면을 따라 후방으로 주행해 직장 바로 뒤에서 반대측과 만나서 U자형 고리를 형성해 직장을 치골에 걸어 매단다.

ⅱ) 치골미골근: 근섬유는 폐쇄근막의 전반 1/2과 치골 후면에서 기시해 후하방과 내측 방향으로 주행해 반대측과 교합하는데 이 교합선을 항문봉선이라 한다. 후방에

가

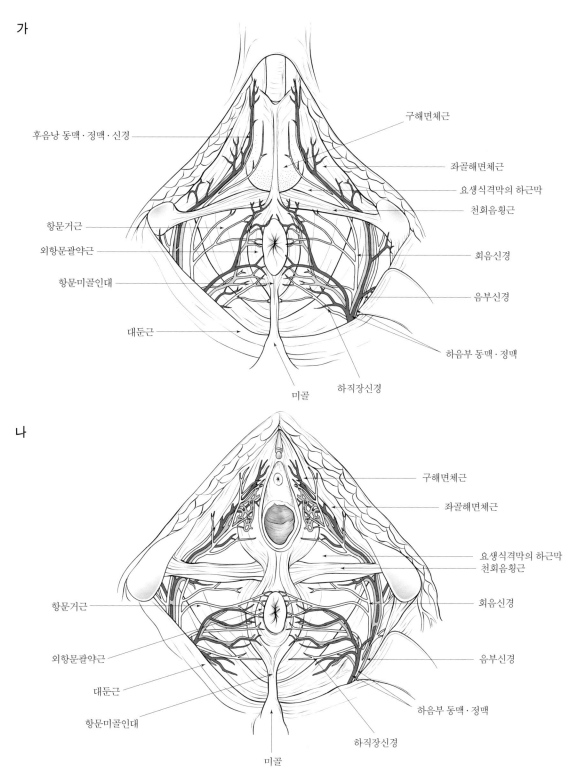

나

그림 1-17. 회음부의 해부학적 구조 **가.** 남성 **나.** 여성

위치하는 일부 섬유는 제5천골과 미골 끝에 직접 부착한다. 또 이 근육의 일부 근섬유는 연합종주근의 형성에 기여한다. 치골미골근의 근섬유는 후하방과 내측 방향으로 주행하면서 거근 열공이라는 타원형 공간을 형성하는데, 이 속을 직장 하부와 남자에서는 전립선부 요도와 음경배 정맥, 여자에서는 질과 요도가 통과한다. 열공내 내강은 열공인대에 의해 서로 묶여 있는데, 이는 일부 골반근막이 항문직장접합부 수준에서 더욱 두터워진 부분으로 열공내 구조물이 항문거근과 조화를 이루어 운동하도록 도와준다. 항문미골봉선의 섬유들은 교차 배열을 하고 있어

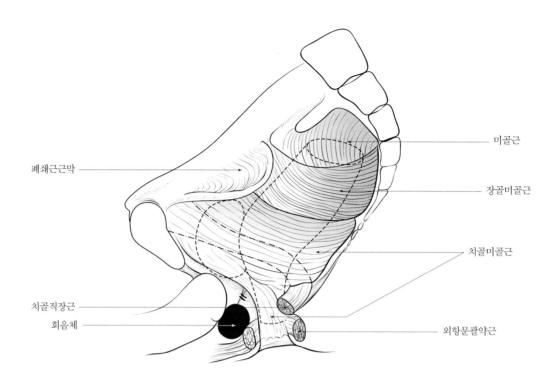

폐쇄근근막

미골근

장골미골근

치골미골근

치골직장근

회음체

외항문괄약근

그림 1-18. 골반저근육(시상절단면)

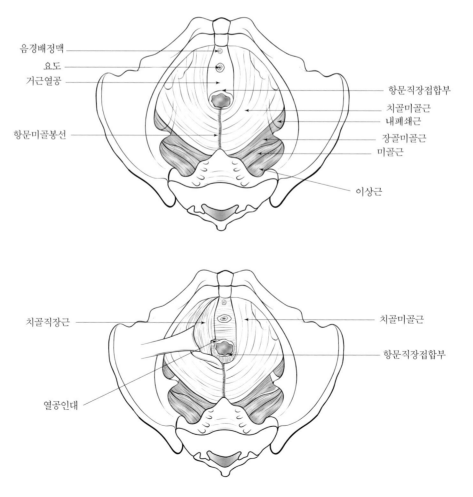

음경배정맥

요도

거근열공

항문미골봉선

항문직장접합부

치골미골근

내폐쇄근

장골미골근

미골근

이상근

치골직장근

치골미골근

항문직장접합부

열공인대

그림 1-19. 골반저근육(위에서 내려다본 그림)

서 항문거근이 수축할 동안 열공내 구조물이 조여지는 것을 방지하며 열공을 확장하는 효과를 낸다. 치골직장근과 항문거근은 서로 길항운동을 한다. 배변 시에는 치골직장근은 이완하고 항문거근은 수축해 열공을 넓히고 하부 직장과 항문관을 상승시킨다. 직립위 시에는 항문거근은 내장을 지지하는 역할을 한다.

iii) 장골미골근: 아주 얇은 근육으로 좌골극과 내폐쇄근을 덮고 있는 골반근막의 백선 후반부에서 기시해 후하방, 내측으로 주행하여 제4, 5천추의 측면과 항문미골봉선에 부착한다.

iv) 그 외 골반저근육: 직장미골근은 불수의근이며 직장을 미골에 고정하는 역할을 한다. 미골근은 수의근이며 좌골극에서 기시하며 제5천추와 미골에 부착하며 항문 수축 시 직장을 지지하고 미골을 앞으로 견인한다. 천회음횡근과 심회음횡근은 좌골지 내면에서 기원해 회음봉선의 중앙에 부착해 중심건을 고정하는 작용을 한다. 심회음횡근은 일부 근섬유가 남성에서는 외요괄약근으로 이행하기도 하며, 여성에서는 질외 측벽에 부착한다.

5) 항문주위와 직장주위 공간(그림 1-20, 1-21, 1-22)

항문과 하부 직장의 주위에는 외과적 중요성을 갖는 다수의 잠재적인 공간이 있으며 아래에 기술하는 항문주위강, 괄약근간강, 좌골직장강, 거근상강은 후방에서 반대측과 서로 만나서 마제형으로 연결된다.

① 항문주위강

이 공간은 항문연을 둘러싸며 외측으로는 둔부 피하 지방에 연속되고 내측으로는 항문관의 하부로 연장되어 치상선 부근에 있는 팍스의 점막제인대까지 상방으로 연장된다. 하외측으로는 연합종근, 즉 항문피부추미근에 의해 한정된다. 또 이 공간은 괄약근간강으로 연장된다. 여기에는 외괄약근의 최미측부, 외치핵총, 하직장혈관 등이 위치한다.

② 점막하강

이 공간은 치상선 수준에서 시작해 근위부로 연장되어 직장의 점막하층으로 연결되는데 내치핵총이 여기에 위치한다.

③ 괄약근간강

이 공간은 내괄약근과 외괄약근 사이에 있으며 항문주위강과 연결된다.

④ 좌골직장강

이 공간은 피라미드형을 이루고 있는데 그 경계는 하방으로는 항문주위 피부, 전방으로는 회음횡근, 후방으로는 천골결절인대와 대둔근, 내측으로는 외항문괄약근과 항문거근, 외측으로는 외폐쇄근이다. 그 정점은 폐쇄근막으로 항문거근이 기원하는 부위이다. 이 공간의 측벽에는 음부신경관(알콕관)이 위치하는데 내음부혈관과 음부신경이 이 관 속을 지나간다. 이 공간의 잠재적인 연장이 전

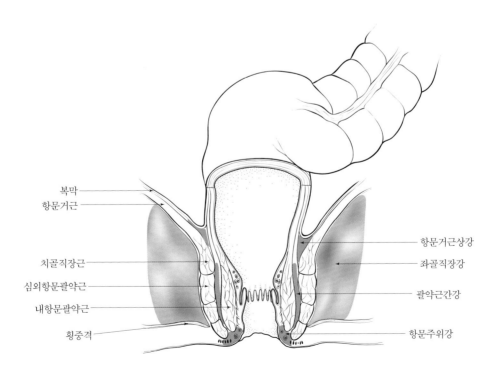

그림 1-20. 항문직장주위 공간(관상절단면)

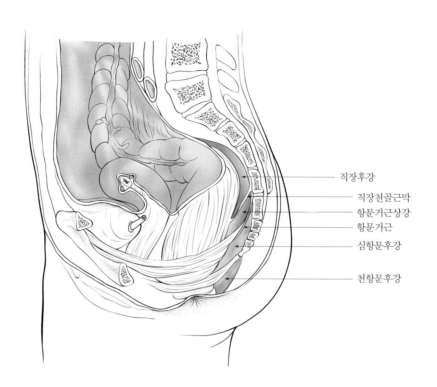

그림 1-21. 항문직장주위 공간(측면에서 본 그림)

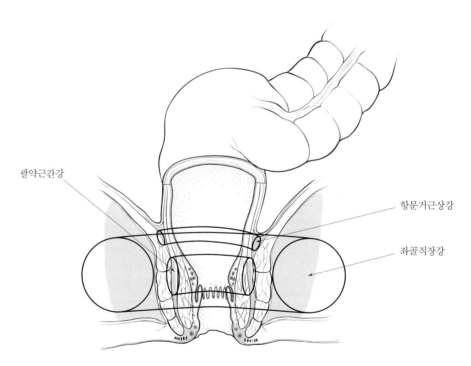

그림 1-22. 항문직장주위 공간의 마제형 연결(관상절단면)

방으로 요생식격막의 상방에 존재한다. 좌골직장와에는 지방조직, 하직장혈관 및 신경, 음낭(혹은 음순)신경 및 혈관, 횡회음혈관 등이 위치한다.

⑤ 천항문후강

천항문후강은 항문미골인대와 피부 사이의 공간으로

후방으로 천좌골직장와에 연결된다.

⑥ 심항문후강

이 공간은 흔히 커트니의 괄약근 후방강으로 불리는데 항문미골인대 상방, 항문거근 하방에 위치하며 항문관 후방에서 양측좌골직장와의 심부를 연결시킨다. 일반적으로 마제형 농양은 이 공간을 통해 발생하나 천항문후강을 통해서도 발생할 수 있다.

### ⑦ 거근상강

거근상강은 상방으로는 골반복막 바닥, 하방으로는 항문거근, 내측으로는 직장, 외측으로는 폐쇄근막으로 경계지어진다. 양측의 공간은 직장 후방에서 직장천골근막 하방으로 서로 교통한다.

### ⑧ 직장후강

이 공간은 직장천골근막 상부에 위치하며 상부는 후복막반전부로 경계지어지며 전방으로는 직장고유근막, 후방으로는 천골전방근막, 외측으로는 직장 외측 인대로 경계지어진다. 직장후강은 상방으로는 후복막강으로 연결되고 하방에는 거근상강이 위치한다. 이 공간은 윤문상조직을 함유하고 있다. 직장고유근막은 직장간막혈관, 천골전방근막은 천골전방혈관을 덮어 싸서 보호하는데, 이는 광범위한 척추 혈관총의 일부로 이 부근 수술 시 유의하지 않을 경우 대출혈을 일으킬 수 있다. 이 부위는 발생학적 융합지점으로 그 잔유물이 남아 있어 이로부터 종양이 발생할 수 있다.

## 2. 맥관계

### (1) 혈관계

#### 1) 동맥계(그림 1-23, 1-24)

대장의 동맥혈 공급은 매우 변이가 많으므로 여기에 기술하는 것은 가장 흔히 접하는 형태이다. 결장의 근위부 1/2은 상장간막동맥의 분지인 회결장동맥, 우결장동맥, 중결장동맥으로부터 혈액을 공급받으며, 원위부 1/2은 하장간막동맥의 분지인 좌결장동맥, 에스결장동맥, 상직장동맥으로부터 혈액을 공급받는다. 상장간막 및 하장간막동맥은 변연동맥을 통해 서로 연결된다. 직장과 항문관의 동맥혈 공급은 대부분 상·하직장동맥에서 받고 중직장동맥으로부터의 공급은 변이가 있다.

#### ① 회결장동맥

이 동맥은 상장간막동맥의 마지막 분지로 우측에서 분지해 회맹접합부를 향해 대각선으로 주행하는데, 이의 상승지는 우결장동맥의 하행지와 문합하며 하행지는 회장동맥과 문합한다. 그 외에 전·후 맹장지와 충수분지가 있다.

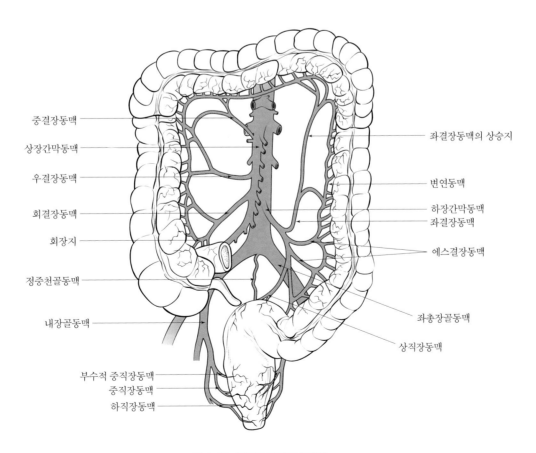

그림 1-23. 결장과 직장의 동맥계

가

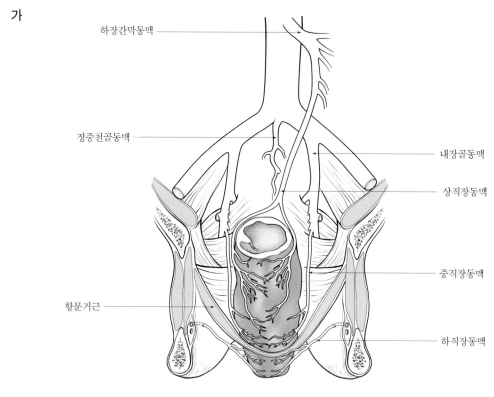

하장간막동맥

정중천골동맥

내장골동맥

상직장동맥

중직장동맥

항문거근

하직장동맥

나

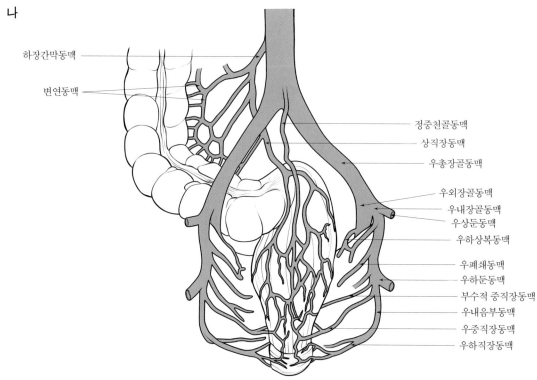

하장간막동맥

변연동맥

정중천골동맥
상직장동맥
우총장골동맥

우외장골동맥
우내장골동맥
우상둔동맥
우하상복동맥

우폐쇄동맥
우하둔동맥
부수적 중직장동맥
우내음부동맥
우중직장동맥
우하직장동맥

그림 1-24. 직장과 항문의 동맥계 **가.** 앞쪽에서 본 모습 **나.** 뒷쪽에서 본 모습

② 우결장동맥

우결장동맥은 개인마다 변이가 있어 상장간막동맥이나 중결장동맥 혹은 회결장동맥에서 기시하는데 존재하지 않는 경우도 있다. 우결장동맥이 상장간막동맥에서 기시

하는 경우는 10.7%밖에 되지 않는다. 이 동맥의 하행지는 회결장동맥의 결장지와 문합하며 상승지는 중결장동맥의 우측지와 문합한다.

### ③ 중결장동맥

중결장동맥은 정상적으로는 췌장의 후면이나 하연에서 상장간막동맥으로부터 기시하는데 존재하지 않는 경우도 있으며 사람에 따라서는 부수적 중결장동맥이 존재한다. 이 동맥은 간곡을 향해 곡행하다가 분지되어 우측지는 우결장동맥의 상승지와 문합하고 좌측지는 좌결장동맥의 상승지와 문합한다.

### ④ 하장간막동맥

이 동맥은 대동맥 분지부 상방 약 3~4cm, 천골갑각 상방 약 10cm, 십이지장 제3부분 약 3~4cm 하방에서 대동맥으로부터 기시한다. 제1분지는 기시부로부터 2.5~3cm 원위부에서 기시하는 좌결장동맥인데 이 동맥의 상승지는 비장곡을 향해 주행하다가 중결장동맥의 좌측지와 문합하고 하강지는 에스결장동맥과 문합한다. 그리피스(1956)에 의하면 에스결장동맥은 주로 2가지의 기시양상이 있는데 36%에서는 모두 하결장동맥에서 기시하고, 30%에서는 에스결장동맥의 제1분지는 좌결장동맥에서 기시하며 제2, 3분지는 대개 하장간막동맥으로부터 직접 기시한다. 에스결장동맥의 분지 수는 2~6개로 다양하다. 하장간막동맥은 좌총장골동맥을 넘어 상직장동맥(상치핵동맥)이 되고 에스결장간막 기저부로 가서 그 속에서 계속 하강해 직장의 상단 후면(제3천골 높이)에 도달해 좌우측 분지로 갈라지고 우측 분지는 전우측 분지와 후우측 분지로 다시 갈라진다. 이 분지들은 중직장동맥과 문합한다. 직장벽의 근육층을 관통한 후, 점막하층면 속에서 직선혈관이 되어 모르가니주 속으로 하강해 항문관 상방에서 모세혈관총으로 끝난다. 점막하층에 위치하는 이 혈관총은 종종 직장수지검사 시 팽팽한 내괄약근 위에서 뚜렷이 만져진다. 마일스(1939)는 상직장정맥은 동맥과 인접해 동행하고 있으므로 내치핵은 이 동맥의 분포를 따라 우측에 2개, 좌측에 1개가 발생한다고 설명하였다. 수술 시 요관과 하장간막동맥, 상직장동맥의 주행의 위치 관계는 매우 중요하다. 이 동맥줄기가 좌측으로 치우쳐 위치하기 때문에 좌측 요관과 정삭혈관 가까이를 지나가게 되고 이 동맥의 결찰 시 요관이 손상받기 쉽다. 반면에 우측 요관은 혈관과의 거리가 멀므로 결찰 위험성은 적다.

### ⑤ 중직장동맥(중치핵동맥)

이 동맥은 양측 내장골동맥의 전방분지에서 기시해 골반복막 하방에서 내측 및 전방으로 주행하고 거근상강을 가로질러 항문거근 높이에서 하부 직장에 도달한다. 가끔

하방광(전립선 혹은 질)동맥, 내음부동맥 혹은 내둔부동맥에서 기시한다. 상직장동맥의 크기가 작을 때는 상당한 크기의 중직장동맥이 존재한다. 중직장동맥은 외측 인대를 가로지르지는 않고, 남성에서는 정낭, 여성에서는 질 상방 가까이에서 직장의 전방외측에서 낮게 들어간다. 약 22.2%에서는 부수적 중직장동맥이 외측 인대 속을 지나 직장에 도달한다.

### ⑥ 하직장동맥(하치핵동맥)

이 동맥은 내장골동맥의 내음부 분지가 좌골직장와의 외벽근막에 위치하는 알콕관을 지날 때 기시해 내측과 약간 전방으로 주행하는 분지들로 나누어져 외·내괄약근을 관통해 항문관의 점막하와 피하조직에 도달한다. 상·중·하직장동맥들은 벽내 동맥문합망을 형성하므로 수술 시 상·중직장동맥을 모두 절단해도 직장의 괴사를 유발하는 경우는 지극히 드물다. 클로스터할펜(1989) 등은 사체에서 혈관조영술을 시행해 하직장동맥의 국소분포 양상을 연구한 결과, 2가지 형태가 있음을 관찰했는데 제1형에서는 항문관의 후교련이 다른 부위보다 혈액공급이 적었고 이는 치열 발생의 원인이 된다고 하였다. 즉 괄약근 속을 수직으로 통과하는 혈관들은 괄약근 긴장도가 증가할 때 손상받기 쉬워 혈액공급이 감소되어 후교련의 허혈을 유발한다고 주장하였다.

### ⑦ 정중천골동맥

이 동맥은 대동맥 분지부 1.5cm 상방의 후면에서 기시되어 하부 2개의 요추, 천골, 미골의 전면과 좌총장골정맥, 천골전방신경, 상직장혈관 뒤로 하강해 하부 직장에 혈액을 공급한다. 외과의에게 있어 이 동맥은 복회음 수술이나 저위전방절제술에서 직장을 천골 전면으로부터 분리해 들어올릴 때 노출되어 손상되고, 하부에서는 미골의 관절이단술을 시행할 때 출혈이 일어나기 쉽다는 점 때문에 중요하다.

### ⑧ 측부순환

상장간막 및 하장간막동맥은 전결장의 장간막연으로부터 1~2cm 떨어진 곳에 위치하는 일련의 동맥 아케이드, 즉 드르몽의 변연동맥을 통해 서로 연결된다. 이 아케이드는 회결장동맥의 상승지에서 시작해 원위부로는 에스결장동맥까지 연속된다. 직장에스결장 절단술 시 하장간막동맥을 결찰해도 이 변연동맥을 통해 혈액공급을 받을 수 있으므로 좌측 결장은 살아남는다. 변연동맥으로부터 직행혈관이 나오는데 에스결장 이외의 결장에서는 전방

지와 후방지로 나뉘어 2차 아케이드를 형성해 장직행혈관이 되어 결장벽의 장막하층에서 주행하다가 대장띠 직전에서 윤상근층을 관통해 점막하층에서 장간막 부착부 반대편을 향해 나아간다. 단직행혈관은 직행혈관이나 변연동맥으로부터 나와 결장 원주의 장간막측 2/3에 혈액을 공급한다(그림 1-25). 그러나 비장곡에 종종 변연동맥이 작은 곳이 있고 또 약 11%에서는 직행혈관이 없어 혈액공급이 장애를 받기 쉽다. 좌결장동맥이 없을 때는 변연동맥이 보통 때보다 크다. 약 7%에서 발견되는 리올랑궁은 상장간막동맥의 체간이나 1차 분지로부터 하장간막동맥의 체간이나 1차 분지를 연결하는 짧은 혈관고리인데, 대개는 중결장동맥의 좌측지와 하장간막동맥 체간을 연결한다. 이 혈관고리는 구불구불한 장간막 동맥으로 알려져 있는데 좌결장에서는 대체로 장간막연에 평행하게 주행한다. 동맥폐쇄가 있을 때는 이것의 크기가 커진다(그림 1-26). 측부순환로로서 이 혈관고리의 중요성은 그림 1-27에 잘 나타나 있다. 수덱(1907)은 에스결장동맥과 상직장동맥 사이의 변연동맥이 존재하지 않는 상황에서 천골경로를 통해 직장을 절단할 때 에스결장의 최하방지를 결찰하면 에스결장이나 직장의 괴사를 일으키므로 이를 방지하기 위해 이 최하방지 바로 위에서 결찰해야 한다고 주장하였다. 하지만 그 후 에스결장 최하방지와 상

직장동맥 사이의 변연동맥은 항상 충분하다는 것이 밝혀져서 오늘날에는 더 이상 외과적 중요성은 없다. 점막하층에 존재하는 동맥들의 연결과 중·하직장동맥으로부터 공급되는 혈류가 직장으로 공급을 도와주기 때문이다. 골리거(1980)는 하장간막동맥을 절제하더라도 중·하직장동맥에서 오는 혈류가 적어도 복막반전부 상방 8~10cm 상방까지 대장을 공급할 수 있다고 제시하고 있다.

⑨ 골반 측방벽혈관

내장골동맥의 분지들이 골반 측방벽으로 나뉘어 있다(그림 1-24). 내장골동맥의 후방으로는 3개의 분지, 즉 장골요부동맥, 상둔동맥, 외측천골동맥으로 나누어진다. 장골요부동맥은 폐쇄신경의 아래에 위치하며 요근의 심부와 측방으로 통과해 장골근과 장골와 주변조직을 공급한다. 상둔부동맥은 대둔부근의 상부와 중둔부근과 소둔부근을 공급한다. 외측천골동맥은 천골총 앞에 위치하며 척수를 공급한다. 내장골동맥의 앞쪽으로는 내장 분지와 벽측 분지로 나누어진다. 내장 분지는 방광을 공급하는 상방광동맥과 하방광동맥, 자궁동맥, 중직장동맥이 있다. 벽측 분지로는 폐쇄동맥과 내음부동맥과 하둔동맥으로 나누어진다. 폐쇄동맥은 폐쇄신경 아래에 위치하며 폐쇄관을 통과한다. 내음부동맥은 알콕관을 통과해 좌골항문와주변조직과 비뇨생식기계를 공급한다. 하둔동맥은 대

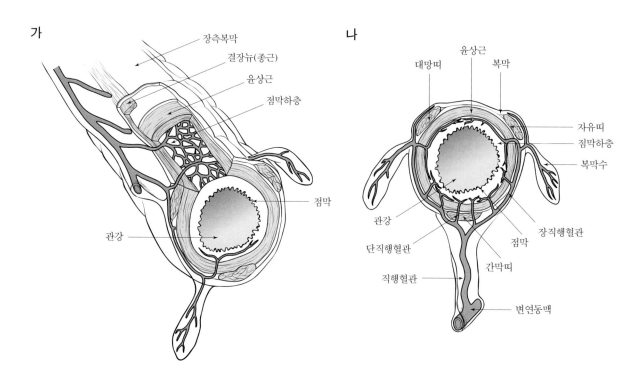

그림 1-25. **가.** 직행혈관 **나.** 단직행혈관

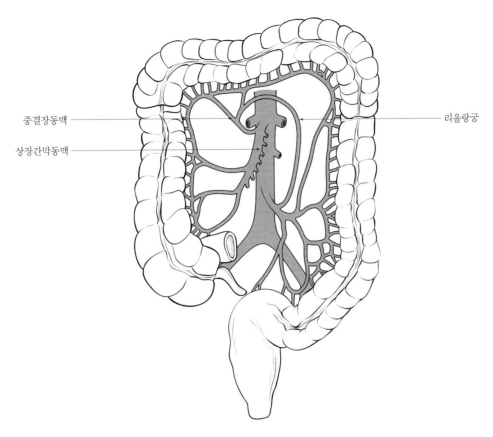

그림 1-26. 리올랑궁

둔부근의 하방을 공급한다.

### 2) 정맥계(그림 1-28)

대장의 정맥은 같은 이름의 동맥분포와 유사하나 하장간막정맥의 경우는 그 주행이 약간 다르다.

#### ① 상장간막정맥

우측 및 횡행결장으로부터의 기시한 정맥은 상장간막정맥으로 배혈된다. 상장간막정맥은 동맥보다 약간 우측 앞에 위치한다. 이 정맥은 췌장경부 뒤에서 비장정맥과 만나 문맥을 형성한다. 89%의 사람에서 상우측대장정맥은 우측의 간굴곡으로부터 배혈해 위결장정맥간으로 유입된다. 우측위대망정맥은 대개 위결장정맥간으로 유입된다.

#### ② 하장간막정맥

하장간막정맥은 상직장정맥(상치핵정맥)의 연속지로 좌측 결장, 직장 및 상부 항문관으로부터 혈액을 공급받는다. 이 정맥의 분지들은 동맥보다 약간 좌측에 위치한다. 좌결장동맥 높이에서 하장간막정맥은 그 자신의 경로를 따라 외복막면에서 요근 위를 지나 복막외 트라이츠인대 좌측으로 상승해 췌장체부 뒤에서 비정맥과 합쳐진다. 직

장과 항문관의 배혈은 체정맥순환계와 문맥계의 2가지 경로에 의한다. 상직장정맥은 직장과 내치핵총이 위치하는 상부 항문관을 배혈한다. 중직장정맥(중치핵정맥)은 하부 직장과 상부 항문관을 배혈해 내장골정맥을 경유해 체정맥순환계로 유입한다. 하직장정맥(하치핵정맥)은 외치핵총이 위치하는 하부 항문관을 배혈해 내음부정맥, 그리고 내장골정맥을 경유해 체정맥순환계로 유입한다. 이 3가지 직장정맥계 간의 문합의 존재 여부에 관해서는 여러 가지 이견이 있었으나, 현재로서는 자유로운 상호교통이 가능하며, 또 치핵과 문맥압항진증과는 관련이 없다는 설이 유력하다(그림 1-29).

### (2) 림프계

대장의 림프배액은 점막근층을 따라 하부 고유층에 형성되어 있는 벽내 림프관망과 림프소절에서 시작하며 점막하층과 근육층에 이르러 더 풍부해진다. 이 관들은 국소혈관을 따라 분포하는 벽외 림프관과 림프절에 연결되고 배액된다. 비록 일부 림프경로가 점막근층 위의 고유층에 존재하지만 고유층에 국한된 암은 전이를 하지 않는

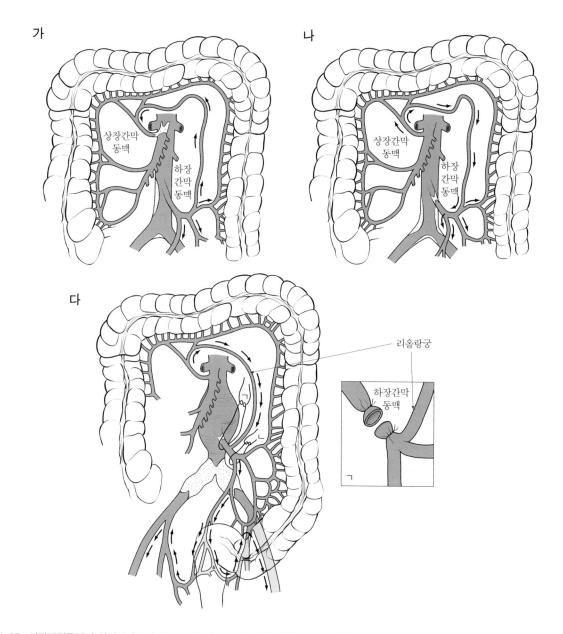

그림 1-27. 상장간막동맥과 하장간막동맥의 폐쇄 **가**. 상장간막동맥의 폐쇄 **나**. 하장간막동맥의 폐쇄 **다**. 하장간막동맥의 결찰 위치(ㄱ. 올바른 위치 ㄴ. 틀린 위치)

것으로 알려졌다. 따라서 침습성 암이라는 용어는 암세포가 점막근층을 관통하였을 때만 사용한다. 림프배액에 관한 올바른 해부학적 지식은 대장암의 수술을 계획할 때 매우 중요하다. 일반적으로 상행결장과 횡행결장에서 기원하는 림프관은 상장간막림프절로 배액되고, 반면에 하행결장, 에스결장, 직장으로부터의 림프관은 하장간막 림프절로 배액된다. 비장곡 림프계는 양 방향으로 배액되는데 상·하장간막동맥의 기시부에 있는 대동맥전 림프절로부터 유미조로 배액되고 다시 흉관으로 배액된다.

1) 결장(그림 1-30)

벽외 림프관과 림프절은 국소혈관을 따라 분포한다. 역

방향으로의 흐름은 림프관 내의 반월판에 의해 억제된다. 제이미슨과 돕슨(1909)은 결장 림프절을 결장위 림프절, 결장주위 림프절, 중간림프절, 주림프절 등의 4가지 군으로 구분하였다.

① 결장위 림프절

이는 장관벽 위에 위치하는데 장측복막과 복막수 속에 놓여 있다. 직장에서는 종주근주위의 윤문상조직 속에 위치하는데 이를 제로타 소결절이라 부른다. 이 림프절은 전대장에 걸쳐 관찰되나 에스결장에서 특히 그 수가 많다. 주로 젊은층에 많이 발생하지만 나이가 듦에 따라 점차 감소한다.

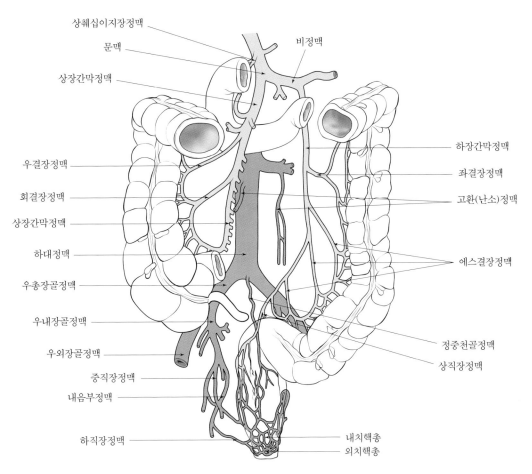

상췌십이지장정맥

문맥

상장간막정맥

비정맥

하장간막정맥

좌결장정맥

고환(난소)정맥

에스결장정맥

정중천골정맥

상직장정맥

우결장정맥

회결장정맥

상장간막정맥

하대정맥

우총장골정맥

우내장골정맥

우외장골정맥

중직장정맥

내음부정맥

하직장정맥

내치핵총

외치핵총

그림 1-28. 대장과 항문의 정맥계

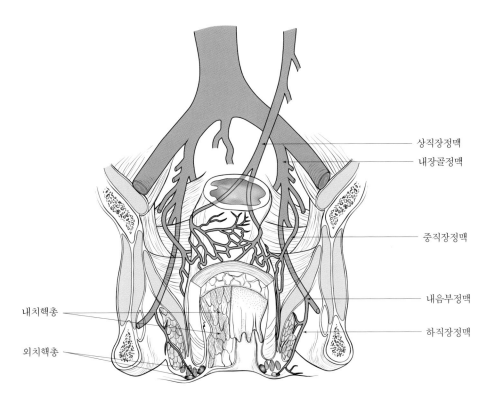

상직장정맥

내장골정맥

중직장정맥

내음부정맥

하직장정맥

내치핵총

외치핵총

그림 1-29. 직장과 항문의 정맥계

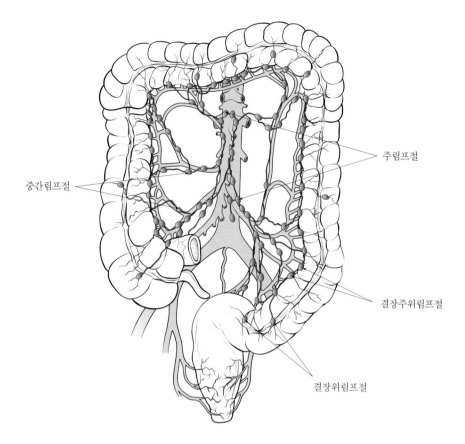

그림 1-30. 결장의 림프배액

중간림프절

주림프절

결장주위림프절

결장위림프절

② 결장주위 림프절

이 림프절은 변연동맥을 따라 장관과 혈관 아케이드 사이 혹은 혈관 아케이드에 주로 위치한다. 이는 가장 중요한 결장림프절로 생각되며 가장 많은 필터가 있다.

③ 중간림프절

이 림프절은 주된 결장동맥과 그 분지주위에 위치한다.

④ 주림프절

이 림프절은 상장간막동맥 및 하장간막동맥의 기시부를 따라 위치하며, 중간림프절과 결장주위림프절로부터 주로 배액을 받지만 직접 장으로부터 림프관이 유입되기도 한다.

2) 직장(그림 1-31의 가)

직장의 림프배액 역시 일반적으로 혈관 분포를 따른다. 직장의 상부 2/3로부터의 림프는 상직장동맥을 따라서 하장간막 림프절에 도달한다. 직장의 하부 1/3의 림프는 상방향으로는 상직장동맥을 따라서 하장간막 림프절로 배액되고, 측방으로는 중직장동맥을 따라 내장골 림프절로도 배액된다. 일반적으로 직장암의 위치보다 하방으로 역행해 림프성 파급이 일어나는 경우는 상방향 림프배액 경

로가 암 파급으로 인해 폐쇄된 경우에만 발생한다. 블록과 엔퀴스트(1961)는 여성에서의 항문직장 림프배액에 관한 연구를 하였는데, 색소를 항문연 상방 5cm에 주사하였을 때는 질후벽, 자궁 및 경부, 광인대, 나팔관, 난소 및 맹낭으로 퍼지며, 항문연 상방 10cm에 주사하였을 때는 단지 광인대와 맹낭에만 퍼지며, 그리고 항문연 상방 15cm에 주사하였을 때는 생식기관에 전혀 퍼지지 않았다고 한다. 또 미스커시 등(1987)이 림프 신티그래피를 사용해 항문직장의 림프배액을 연구한 결과 상방향과 측방향의 배액경로 사이에는 서로 교통이 없다는 것이 밝혀졌다.

3) 항문관(그림 1-31의 나)

치상선 상방으로부터의 림프는 상방으로는 상직장동맥을 따라서 하장간막 림프절로 배액되고, 측방으로는 중직장혈관과 하직장혈관을 따라서 좌골직장와를 통과해 내장골 림프절로 배액된다. 치상선 하방은 대개 서혜부 림프절로 배액된다. 그러나 주방향의 배액이 암의 파급으로 막히게 되면 상방향으로 상직장 림프계를 따라 하장간막 림프절로 배액되거나, 측방으로 하직장 림프계를 따라 좌골직장와를 통해 내장골 림프절로도 배액될 수 있다.

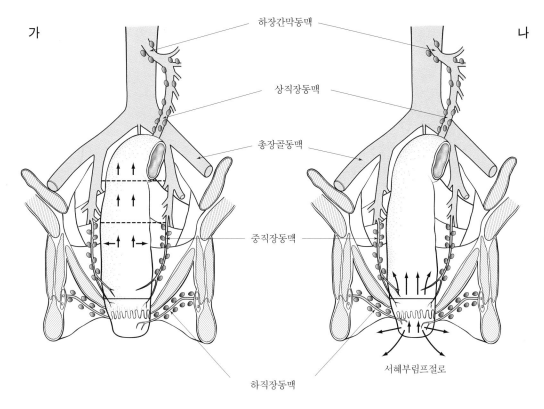

가

나

하장간막동맥

상직장동맥

총장골동맥

중직장동맥

서혜부림프절로

하직장동맥

그림 1-31. 직장과 항문관의 림프배액 **가.** 직장의 림프배액 **나.** 항문관의 림프배액

## 3. 신경 지배

결장과 직장은 전적으로 자율신경계의 지배를 받는다. 일반적으로 부교감신경계(뇌천수부 기시 자율신경)는 연동운동과 분비활동을 증가시키고 회맹판과 항문괄약근을 이완시키며, 교감신경계(흉요부 기시 자율신경)는 이와 반대작용을 하는 것으로 알려져 있다. 자율신경계의 분포는 동맥분포와 밀접히 연관되어 있다. 그리고 골반의 자율신경계는 직장과 밀접하게 붙어 있어서 직장절제 시 손상을 받기 쉽다. 모든 골반신경들의 위치는 복막과 내장골반근막 사이에 존재한다.

### (1) 자율신경계(그림 1-32, 1-33)

#### 1) 교감신경 지배

교감신경의 절전섬유는 결장의 근위부 1/2은 하부 5개 흉수분절의 중간외측 신경세포로부터, 결장의 원위부 1/2과 직장은 상부 3개 요수분절의 중간외측 신경세포로부터 시작된다. 절전섬유는 백교통지를 통해 부근의 짝지어 있는 척추주위 신경절쇄로 가는데 이때 시냅스를 하지 않는다. 신경절을 지나면서 이 절전섬유들은 몇 개의 다발로 합쳐져서 내장신경들(대, 소, 최소, 요부)을 형성한다. 이 내장신경들은 여러 가지 신경총과 같은 이름의 동맥 기시부에 위치하는 관련된 복강, 상부장간막, 하부장간막 추전신경절을 통과하면서 절후신경섬유와 시냅스를 형성한다. 절후신경섬유는 장간막신경이 되어 떠나가고 이들의 분지는 결장간막과 직장간막 속을 통과해 결장과 직장에 신경 지배한다.

결장의 근위부 1/2은 주로 상장간막신경총을 통해 복강신경총으로부터 신경 지배를 받으며 원위부 1/2과 상부직장은 주로 하장간막신경총으로부터 신경 지배를 받는다. 대동맥 분지점 하방에서 대동맥전방신경총과 2개의 외측 요내장신경이 합쳐져서 천골전방신경총이 형성되는데 이는 천골갑각 하방에서 둘로 갈라져서 하복신경이 되어 미외측으로 주행해 골반의 양측벽에 도달한다. 이때 직장의 후외측면에 밀접해 주행하기 때문에 직장을 가동화시킬 때 특별히 유의해 직장으로부터 이 신경을 빗질하듯 떼어내지 않으면 손상받기 쉽다. 골반의 양측벽에서 하복신경은 발기신경과 만나서 골반신경총을 형성한다. 이 골반신경총은 직장고유근막에 밀착해 직장하단부 1/3 높이에서 항문거근 직상방의 골반 측벽에 위치하며,

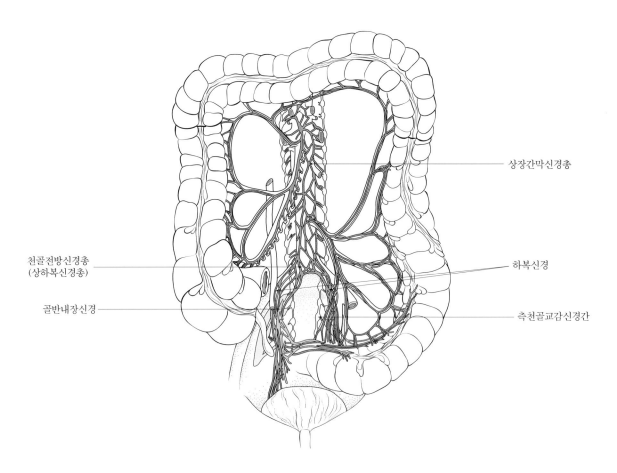

상장간막신경총

천골전방신경총
(상하복신경총)

하복신경

골반내장신경

측천골교감신경간

그림 1-32. 대장의 자율신경 지배

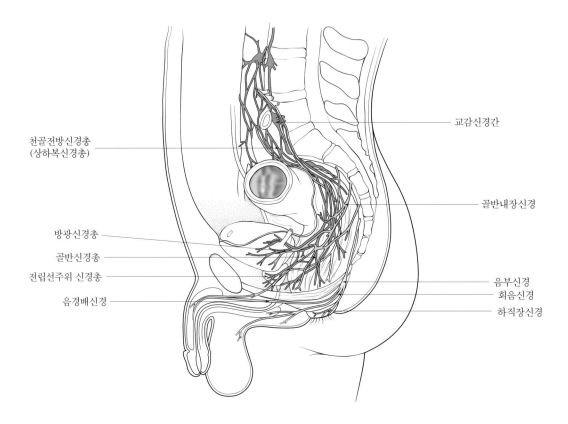

천골전방신경총
(상하복신경총)

교감신경간

골반내장신경

방광신경총

골반신경총

전립선주위 신경총

음부신경

음경배신경

회음신경

하직장신경

그림 1-33. 직장과 항문관의 신경 지배(자율신경, 음부신경)

외측 인대를 외측 기저부에서 절단하지 않는 한 대개 안전하다. 또 제2전천골공과 정낭선을 연결하는 선과 제4전천골공과 전립선의 하연을 연결하는 선 사이에 위치하므로 이를 수술 시 지표로 삼을 수 있다. 이 신경총의 분지는 하부 직장, 상부 항문관, 방광, 정낭, 전립선, 정관 등의 성기관에 신경 지배하며, 하부 직장은 직접 천골전방신경총의 분지로부터도 신경 지배를 받는다.

또 골반신경총으로부터 2가지 형태의 신경섬유가 요생식기관에 분포하는데 남성에서는 교감신경섬유가 직장의 전외측벽에 바로 인접해 후복막조직을 통과하고 여성에서는 이러한 신경섬유가 직장에 밀접해 자궁천골인대를 향해 주행한다.

### 2) 부교감신경 지배

결장의 근위부 1/2의 부교감신경 지배는 복강신경총으로 가는 복강 분지를 통해 우측 미주신경으로부터 온다. 신경섬유는 복강신경총으로부터 대동맥전방 및 상장간막신경총을 거쳐 궁극적으로 상장간막동맥 분지를 따라 근위부 1/2 결장에 신경 지배한다. 결장의 원위부 1/2과 직장은 제2, 3, 4천수(제3, 4 천수는 항상, 12%에서는 제2혹은 제5천수로부터도 받는다)에서 시작되는 발기신경(골반내장신경)으로부터 부교감신경 지배를 받는다. 이 신경의 절전섬유는 상응하는 체성 천골신경의 전근을 통해 나와 하복신경과 만나서 골반신경총을 형성한 후 직장과 상부 항문관에 신경 지배한다. 그리고 일부 신경섬유는 이 신경총으로부터 방향을 바꾸어 하복신경을 따라 거슬러 올라가 천골전방신경을 지나 하장간막동맥 기시부에 도달한 후 다시 방향을 바꾸어 예각으로 하행해 하장간막신경총에 합쳐진다. 이 신경총으로부터 하장간막동맥의 분지를 따라 원위부 1/2 결장과 상부직장에 신경 지배한다. 대장에 들어가는 절전신경섬유는 장벽의 근신경총, 점막하신경총에 흩어져 있는 신경절 속에서 시냅스를 형성한다.

남성에서는 골반신경총으로부터 성기능에 중요한 역할을 하는 전립선주위 신경총이 형성되어 전립선, 정낭, 해면체, 정삭의 말단부, 전립선부 및 막양부 요도, 사정관, 구요도선에 자율신경섬유를 보낸다. 교감과 부교감신경계 모두 발기에 관여한다. 부교감신경계는 음경의 소동맥을 확장시키고 해면체 공간에 혈액량을 증가시켜서 발기시키며, 교감신경계는 음경혈관의 수축을 억제해 울혈을 증가시켜 발기를 유지시킨다. 또 교감성 자극은 사정관, 정낭, 전립선의 수축을 일으켜서 후요도부로 정액을 방출

한다. 발기신경의 손상은 외측 인대 절단 시 가장 발생하기 쉽다.

### (2) 근육계의 신경 지배

**음부신경**(그림 1-33, 1-34, 1-35)

음부신경의 해부학은 항문직장 생리학의 연구에 대단히 중요하므로 여기서 자세히 언급하고자 한다. 음부신경은 운동성과 감각성 신경섬유가 혼합되어 있으며 제2~4천골신경에서 그 신경섬유를 받는다(주로 제2천골신경). 그런데 이 신경의 주행경로가 독특해 대변 및 요실금에 있어 음부신경병증이 중요한 역할을 하게 된다.

신경근이 천골공을 통과한 후에는 자율성과 체성 신경가지들로 나뉘고 자율신경가지들은 발기신경을 형성한 후 골반의 양측에서 교감성 신경인 하복신경과 만나 골반신경총을 형성한 후 골반구조물에 주로 부교감성 자율신경 지배를 하며, 체성 신경가지들은 합쳐져서 미골근 위에서 천골극인대 상방에서 하나의 큰 신경줄기를 형성한다. 음부신경 체간은 이상근과 미골근 사이로 대좌골공을 통과해 골반을 떠나서 둔부로 들어오는데 이때 좌골극 가까이에서 천골극인대를 넘어가며 좌골극에서는 내음부혈관 내측에 위치하게 된다. 음부신경은 소좌골공을 통해 다시 골반 속으로 들어와 좌골직장와의 측벽에 있는 음부신경관(알콕관) 속을 내음부혈관과 함께 통과한다. 음부신경관 속을 지나가면서 하직장신경가지를 내고 다시 회음신경과 음경배신경으로 나누어진다.

하직장신경은 음부신경관의 내벽을 관통해 좌골직장와를 하직장혈관과 함께 가로질러 외항문괄약근과 항문관 하부점막과 항문주위 피부에 신경 지배를 하며 그 분지는 음낭(음순)신경과 문합한다. 하직장신경은 천골신경총으로부터 직접 기원하기도 하며, 천골극인대를 관통하기도 하며 음부신경과 재연결되기도 한다.

회음신경은 하방에 위치하는 더 굵은 말단지인데 내음부혈관 하방에서 전방을 향해 나아가면서 후음낭(음순)분지와 근육 분지로 나누어진다. 후음낭(음순)신경은 요생식격막의 하부와를 관통하거나 그 위를 통과해 같은 이름의 혈관과 함께 요도삼각의 외측부에서 전방으로 주행해 음낭(음순)피부와 회음의 전반부에 도달한다. 근육 분지는 항문과 회음의 요생식부에 있는 근육들인 외항문괄약근의 전반부, 항문거근, 천회음횡근, 구해면체근, 좌골해면체근, 심회음횡근, 요도괄약근들에 신경 지배한다.

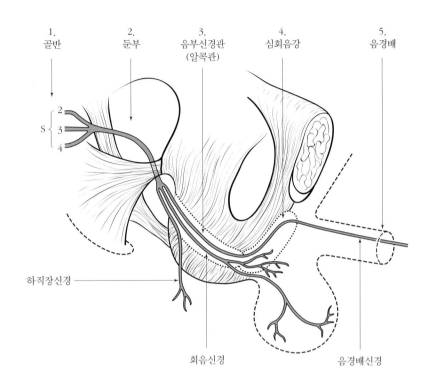

1. 골반
2. 둔부
3. 음부신경관 (알콕관)
4. 심회음강
5. 음경배

하직장신경

회음신경

음경배신경

그림 1-34. 음부신경의 주행과 분지

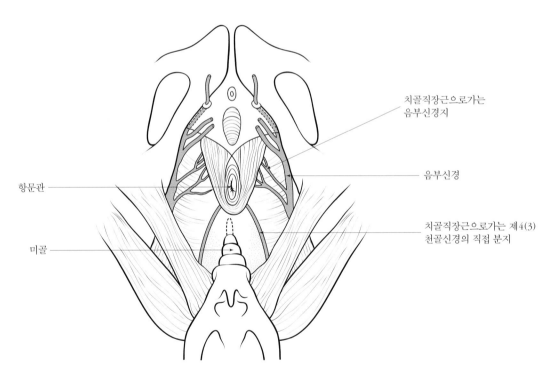

치골직장근으로가는 음부신경지

음부신경

치골직장근으로가는 제4(3) 천골신경의 직접 분지

항문관

미골

그림 1-35. 치골직장근과 그 외 항문거근의 신경 지배

음경(음핵)배신경은 내음부혈관 상방에서 전방을 향해 좌골지, 하치골지 연을 따라 요생식격막의 하근막 깊숙이 나아간다. 더 말단으로 나아가면 운동 및 감각신경가지로 나뉘어 음경(음핵) 해면체에 신경 지배한다. 여성에서는 이 신경은 아주 가늘다. 좌골극보다 근위부에서 음부신경이 시작되는 지점으로부터 중요한 분지가 갈라져 나와 항문거근의 배측을 관통해 골반강 속으로 들어가는데 이것의 분지들 중의 하나가 항문거근의 내면에 신경 지배한

다. 따라서 좌골극 하방에서 음부신경을 절단하거나 차단시켜도 이 분지들은 살아남을 수 있다.

### 1) 내항문괄약근

운동신경 지배는 교감신경은 천골전방신경을 통해 제5요수로부터, 부교감신경은 발기신경을 통해 제2~4천수로부터 받는다. 내괄약근의 긴장도는 교감 및 부교감신경 섬유 모두에 의해 매개되나, 수축은 월등히 교감신경계에 의해 매개된다. 직장 하부가 팽창되면 내항문괄약근이 이완되는데 이를 직장항문 억제반사라 부르며 이는 내인성 벽내반사로 비아드레날린성 비콜린성 신경에 의해 매개된다.

### 2) 외항문괄약근

운동신경 지배는 음부신경의 하직장 분지(제2, 3천골신경)와 제4천골신경의 회음 분지로부터 받는다. 양쪽의 신경섬유는 서로 교행하므로 한쪽의 음부신경이 절단되어도 외괄약근의 기능이 소실되지는 않는다.

### 3) 항문거근

치골직장근의 운동신경 지배는 여러 가지 변이가 있다. 즉 제3, 4천골신경의 골반 분지에 의해 직접 지배받거나, 음부신경의 하직장 분지를 통해 지배받거나 또는 이 두 가지 경로 모두에 의해 신경 지배를 받는 경우이다(그림 1-35). 치골미골근과 장골미골근은 상부는 제4천골신경에 의해 지배받고, 하부는 음부신경의 회음분지에 의해 신경 지배를 받는다.

### (3) 감각신경(그림 1-36)

### 1) 직장

직장점막에는 무수신경섬유는 많이 존재하지만 조직화된 신경종말은 대개 존재하지 않는다. 생리 편에서 상술하겠지만 직장팽만의 수용체는 직장벽 그 자체보다는 직장 바깥쪽에 존재한다고 생각된다. 직장으로부터의 감각은 부교감성인 제2~4천골신경을 통해 전달된다.

### 2) 항문관

항문 이행대와 그 하방의 항문상피에는 자유 또는 조직화된 신경종말이 풍부하게 존재한다. 즉, 마이스너 소체(촉감), 크라우제 종말구(한각), 골기-마조니체(압각), 음부소체(마찰감각) 등이다. 감각은 음부신경의 하직장 분지에 의해 전달된다. 이 부위의 감각은 내용물의 성질을 감별해 배변자제기전에도 기여하는 것으로 생각된다.

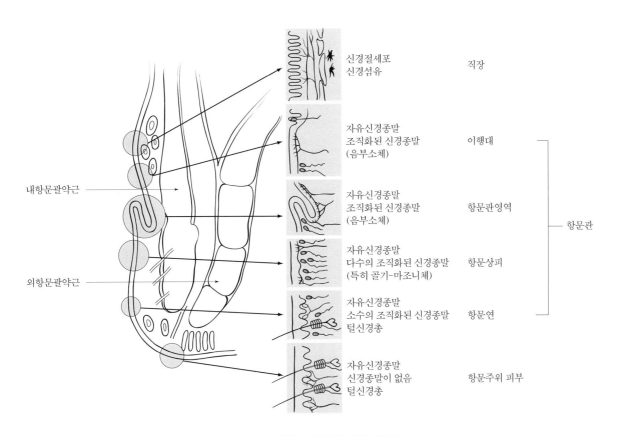

그림 1-36. 직장과 항문관의 감각신경분포

# III 생리

대장의 주기능은 ① 나트륨과 수분을 흡수해 변 내용물을 농축시키고 ② 칼륨과 중탄산염을 분비하며 ③ 영양소를 재활용하고 ④ 변을 저장해 적절한 시기에 용이하게 배출하는 것이다. 대장에는 3개의 기능영역이 있다. 근위부 결장은 일시적인 지체, 흡수, 세균성 발효가 일어나는 곳이고, 원위부 결장은 주로 고형변을 형성, 보관, 배출하는 기능을 하며, 항문직장부는 일시적인 저장소로 적절한 시기에 용이하게 배변할 수 있도록 조직화되어 있다.

## 1. 흡수와 분비

매일 1~2L의 액체성 내용물이 말단회장으로부터 맹장으로 유입된다. 대부분은 결장에서 흡수되고, 남은 100~200mL는 변으로 배설된다. 결장의 농축 능력은 매우 효과적이어서 결장을 거치면서 수분의 90%가 흡수되는데 하루 4~6L까지도 흡수할 수 있다. 전해질과 수분의 흡수는 대부분 근위부 결장에서 일어나며, 원위부 결장과 직장은 흡수 능력이 별로 없다. 나트륨은 소듐-포타슘 삼인산아데노신 분해효소(Na$^+$-K$^+$ ATPase)에 의해 능동적으로 흡수되므로 회장 용출액에서는 200mEq/L이지만 변에서는 25~50mEq/L로 낮아진다. 결장은 많게는 하루 400mEq의 나트륨을 흡수할 수 있다. 수분은 흡수되는 나트륨에 동반해 삼투압 경사를 따라 수동적으로 흡수된다. 칼륨은 관강 내로 능동적으로 분비되고 수동적 확산에 의해 흡수된다. 염증성 장질환, 콜레라, 이질 등과 같은 여러 형태의 결장염에서 칼륨 분비가 증가되어 있다. 또 만성 신부전 환자는 일상적인 양의 칼륨을 섭취해도 투석을 시작하기 전까지 혈중 농도를 상당기간 정상적으로 유지할 수 있는데 이는 보상적으로 결장에서 칼륨 분비를 증가시켜 대변으로 배출하기 때문이다. 염소 이온은 농도 경사를 거슬러 정상막을 가로질러 중탄산염과 교환되어 능동적으로 흡수된다. 칼슘과 고리형AMP는 염소 이온 분비를 자극하고 중탄산염과 짧은 사슬 지방산은 분비를 억제한다. 수소 이온과 중탄산염 이온의 분비는 각각 나트륨 이온 및 염소 이온의 흡수와 짝지어져 있다. 이런 교환을 통해 결장은 전신적 산염기 대사에 관여한다. 대장을 통과하게 되면 변은 혈장에 비해 나트륨과 염소 이온의 농도는 낮고, 칼륨과 중탄산염의 농도는 높아진

다. 결장점막은 말단회장에서 회수되지 않고 넘어온 담즙산을 흡수해 장간 순환의 일부를 이룬다. 담즙산은 결장 상피를 가로질러 비이온성 확산에 의해 수동적으로 흡수된다. 결장의 흡수 능력을 초과하면 결장내 세균이 담즙산의 결합을 해체시키는데 이는 수분과 나트륨 흡수를 방해해 분비성 설사를 초래한다. 이러한 현상은 우측 결장 절제술 직후에는 일시적으로, 회장 광범위 절제 후에는 더 영구적으로 발생한다. 점액은 배세포에서 분비되며 변을 매끄럽게 하고 대장점막을 보호하는 작용을 한다.

## 2. 영양소 재활용

섭취한 영양소는 소화과정에서 장 내에서 담즙, 췌장액, 소화관 분비물에 의해 희석된다. 섭취한 영양소의 대부분과 관강 내로 분비된 액체 및 담즙산염의 일부는 소장에서 흡수된다. 그러나 말단회장 유출액에는 수분, 전해질, 소화되지 않은 영양소가 아직도 많이 포함되어 있다. 결장은 이러한 물질을 회수하고 에너지의 불필요한 손실을 피하기 위해 세균무리에 크게 의존한다.

### (1) 결장 균무리

세균은 건조 변 무게의 약 30%를 차지하며 마리 수로는 $10^{11}$~$10^{12}$개/g가 들어 있다. 혐기성 세균이 월등히 많으며 박테로이드 속이 가장 흔하다($10^{11}$~$10^{12}$개/mL). 호기성 세균은 대장균이 가장 흔하다($10^8$~$10^{10}$개/mL). 생리학적 및 생화학적으로 다양한 수백 가지 다른 형태의 세균이 관강, 뮤신층, 점막표면에 존재한다. 이러한 세균은 인간 생리의 여러 영역에서 중요한 역할을 하고 인간에게도 이득이 되므로 공생 관계에 있다. 내인성 미생물 무리는 소장에서 소화되지 못한 탄수화물과 단백질 잔여물을 분해하고 장 간 순환에 의해 회수되는 여러 가지 물질들(빌리루빈, 담즙산, 에스트로겐, 콜레스테롤)의 대사에 관여하며 비타민 K와 같은 유익한 요소도 만들어낸다. 또 병인성 미생물의 출현을 억제하기도 하지만 중증 환자에게는 패혈을 일으키고 대장 수술 후 감염성 합병증을 일으키기도 한다.

### (2) 발효(그림 1-37)

장내세균의 주에너지원은 복합 탄수화물인데 여기에는 전분과 식이섬유로 알려진 비전분 다당류*nonstarch* *polysaccharides*가 있다. 복합 탄수화물은 어느 특정 세균 종이 아니라 세균 공동체에 의해 다단계 과정을 거쳐서 분해된다. 비전분 다당류는 결장에서 세균발효의 주기질이지만 모든 비전분 다당류가 동일하게 발효되는 것은 아니다. 인간의 결장 균무리가 발효시킬 수 없는 식물의 비탄수화물 요소인 리그닌*lignin*은 수분을 끌어당겨서 덩어리를 형성한다. 잎으로 먹는 채소에 많은 셀룰로오스는 부분적으로 발효되고 과일 펙틴은 완전히 발효된다. 대장 통과시간과 변 덩어리 형성은 섭취한 다양한 비전분 다당류의 발효정도에 따라 차이가 있다. 발효가 잘 안 되는 비전분 다당류는 덩어리가 많이 형성되어 통과 속도가 빠르지만 발효가 아주 잘되는 비전분 다당류는 덩어리가 적게 형성되어 통과 속도가 느리다. 비전분 다당류와 같이 비수용성 찌꺼기가 많이 남는 식이를 하는 인구 집단에서는 변비, 게실증, 대장암이 드물다. 비수용성 섬유는 변비치료에 사용된다. 반면에 수용성 섬유는 쉽게 발효되어 짧은 사슬 지방산을 생성하는데 관강내 짧은 사슬 지방산이 부족하면 흡수 장애가 온다. 따라서 펙틴과 같은 수용성 비전분 다당류는 설사치료에 사용된다. 대장내 세균은 비전분 다당류 외에도 흡수가 덜 된 전분이나 단백질도 발효시킨다. 상부 위장관에서 소화와 흡수가 잘 되지 않는 전분을 저항성 전분이라고 한다. 흡수가 덜 된 전분과 단백질의 열량 성분은 짧은 사슬 지방산으로 전환되고 흡수되어 열량 공급원으로 회수된다. 정상인은 에너지 소비량의 약 10%를 대장에서 짧은 사슬 지방산 흡수를 통해 얻

는다. 긴 사슬 지방산은 대장 세균에 의해 가수분해되며, 대장의 수분과 전해질 흡수를 억제하고 분비를 촉진시켜 하제로 작용한다. 섬유질이 발효되면 수소와 메탄가스가 발생하며, 단백질 소화물이 혐기성 세균에 의해 발효되면 인돌, 스케이톨, 페놀, 크레졸, 황화수소를 형성해 변의 특징적인 냄새를 생성한다. 이러한 발효과정은 상행결장에서 가장 활발하다. 세균성 발효로 생성된 가스가 방귀의 74%를 차지한다. 발효되는 섬유를 많이 섭취하면 가스가 과도하게 생성되어 복부팽만감을 느낄 수 있다. 단백질 발효나 부패는 페놀, 인돌, 아민과 같은 여러 가지 잠재적 독성물질을 생성하는데, 발효가 되는 탄수화물이 있으면 이들의 생성이 억제된다. 따라서 부패 과정은 탄수화물의 이용이 더 제한되어 있는 원위부 결장에서 더 중요해진다. 아마도 단백질 부패로 생성된 발암원에 더 많이 노출되기 때문에 대장암이 원위부에 호발할지도 모른다. 세균에 의해 탄수화물과 단백질이 숙주에게 이롭게 회수되고 재활용되지만 흡수가 덜 된 지질의 세균성 대사는 숙주에게 해가 될 수 있다. 지질의 세균성 대사물은 계면활성제로 작용해 점막을 손상시키고 반응성 과증식을 초래해 종양 생성을 촉진시킬 가능성이 있다.

### (3) 짧은 사슬 지방산
무산소성 세균은 탄수화물 잔여물을 발효시켜 초산, 부티르산, 프로피온산과 같은 짧은 사슬 지방산을 생성하는데, 이들은 변내 음이온 성분의 대부분을 차지하며 신속

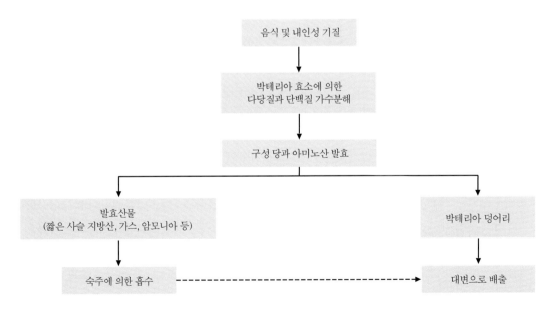

그림 1-37. 대장에서 일어나는 발효의 개요

하게 흡수된다.

짧은 사슬 지방산은 대장에 여러 가지 생리학적 영향을 미친다. ① 중탄산염의 분비와 나트륨, 염소 이온, 수분의 흡수를 촉진하고 ② 결장세포의 에너지 기질로 작용하며 ③ 부티르산은 결장점막에 암억제 작용을 한다. 또 소화관운동에도 영향을 주는데 회결장브레이크ileocolonic brake, 즉 회결장 접합부에 도달하는 영양소에 의해 위배출이 억제되는 현상에도 관여한다. 혈류를 자극하고 점막세포를 갱신하며 균무리의 항상성 유지를 위해 관강내 산도를 조절한다. 결장상피는 여러 가지 연료를 사용할 수 있지만 글루타민, 포도당, 케톤체보다 부티르산을 선호한다. 부티르산은 정상결장세포에는 영양 효과가 있는 반면에 신생결장세포의 성장은 억제한다. 광범위 항생제 사용으로 발효가 억제되어 부티르산이 결핍되면 수분, 나트륨 흡수가 덜 되기 때문에 설사가 발생한다.

### (4) 요소 재활용

인간은 요소분해효소를 생산하지 못하지만 결장상피에 단단히 붙어 있는 세균이 요소분해효소를 생산해 요소 재활용을 매개한다. 요소 질소의 약 10%는 소변으로 배설되지 않고 체단백으로 편입해 들어간다. 세균이 단백질과 요소를 분해해 생긴 암모니아는 흡수되어 간으로 이송되는데 이때 부분적으로 관강내 산도에 영향을 받는다. 요소 재활용은 신부전의 치료에 이용할 수 있는데 식이에서 비필수 아미노산을 제외해 요소 재활용을 최대한 촉진시키면 투석할 필요성이 감소한다. 그러나 간부전 때는 요소 재활용이 오히려 해가 되는데 대장에서 흡수된 요소 질소를 간이 재사용하지 못하면 암모니아가 혈액-뇌 장벽을 넘어가서 잘못된 신경전달물질을 생성해 간성 혼수를 초래한다. 광범위 항생제로 세균 수를 감소시키거나 락툴로오스를 복용해 관강내 산도를 낮추면 암모니아 흡수를 감소시킬 수 있다.

## 3. 대장관내 가스

대장관 내의 가스는 삼킨 공기, 혈액으로부터의 확산, 관강내 생산으로 생긴다. 질소, 산소, 이산화탄소, 수소, 메탄이 약 98%를 차지하나 그 양은 개인별 시간별로 큰 차이가 있다. 대기 중에 존재하는 질소와 산소는 공기를 들이마실 때 대장 내로 들어오기도 하나 이산화탄소, 수소,

메탄은 장관 내에서 탄수화물과 단백질의 세균성 발효에 의해 만들어진다. 메탄은 정상인의 약 1/3에서만 만들어지며 이는 가족적 소인이 있는 것 같다. 정상인은 매일 400∼1,200mL의 방귀를 내보내는데, 식사의 형태에 따라 차이가 있으며 방귀를 자주 내보내는 사람은 장관내 가스 중 수소와 이산화탄소의 농도가 높다. 장관 내에는 정상적으로 100∼200mL의 가스가 존재한다. 복부팽만감을 호소하는 환자도 장관내 가스의 양이 실제로 증가하는 경우는 좀처럼 드문데, 이 증상은 가스의 과다 생산보다는 장 운동 이상에서 기인한다고 생각된다. 이상의 5가지 가스는 냄새가 없으나 미소량으로 존재하는 디메틸설파이드, 메타네치올 등의 가스는 변 냄새를 만든다. 수소와 메탄은 가연성이므로 용종절제술이나 생검 때 전기소작을 하면 폭발의 위험성이 있어 결장내시경검사를 시행하기 전에 관장을 철저히 해야 하며 전기소작 전에 미리 장관내 가스를 흡입해야 한다. 만니톨은 세균성 발효의 기질이 되기 때문에 이런 상황에서는 관장제로 사용하지 말아야 한다. 반면에 폴리에틸렌글리콜 제제는 세균성 발효에 의해 대사되지 않으므로 이런 위험성은 없다.

## 4. 대장의 운동

대장운동은 관강 내용물을 혼합하여 장벽을 통한 수분과 전해질의 교환과 이동을 용이하게 하고, 관강 내용물을 원위부로 추진하고, 장내 세균을 유지하며, 대변을 저장하고, 배변 때 대장을 신속하게 비운다. 대장의 흡수작용은 $Na^+$-$K^+$가 흡수되는 과정에서 수분이 부수적이고 수동적으로 흡수되므로 느리다. 또 융모가 없기 때문에 흡수능력 자체도 낮다. 또 탄수화물 잔여물은 장내세균에 의해 아주 서서히 지방산으로 분해된다. 이러한 제약 때문에 대장운동은 관강 내용물을 천천히 원위부로 추진시키고 광범위하게 혼합하며 또 점막 표면에 균일하게 노출시켜야 한다. 대장운동에는 4가지 요소가 있는데, 즉 근원이 되는 근전기적 활성, 위상성 수축운동, 긴장성 수축운동, 관강내 통과이다. 근전기적 활성은 근전도검사, 위상성 수축운동은 내압검사나 바로스타트 체적 측정, 긴장성 수축운동은 바로스타트 체적 측정, 관강내 통과는 방사선비투과표지법이나 신티그래피로 각각 관찰한다.

### (1) 근전기적 활성

근전도검사는 근전기적 활성도가 실제 장벽 수축운동이나 내압 변화와 얼마나 일치하는가에 대한 논란, 허상이나 다른 전기 근원에 의한 간섭 현상 등의 문제점이 있어 요즘에는 별로 사용하지 않는다.

#### 1) 서파slow wave

서파는 전기조절활성electrical control activity이라고 불리는 세포막의 주기적 탈분극에 의해 발생되는 전압의 율동적 파동이다. 단극파short spike bursts의 발생을 조절하고 평활근이 수축하도록 흥분도를 조절한다(그림 1-38). 전기조절활성은 대개 탈분극의 위상과 관련이 없기 때문에 이에 의해 조절되는 수축운동은 장거리에 걸쳐 파급되지 않는다. 서파는 카할의 간질세포interstitial cells of Cajal; ICC에서 발생한다.

**카할의 간질세포:** 1893년 카할은 소화관에 평활근의 자발적 전기적 흥분성을 유발하는 향도잡이세포pacemaker cell가 존재한다고 주장하였다. 카할의 간질세포는 위, 소장뿐 아니라 대장에서도 자발적인 위상성 수축을 유발한다. 카할의 간질세포는 기원적 측면에서 비신경성 간엽세포의 일종으로 성장분화에 필수적인 Kit 티로신 키나아제 막 수용체를 갖고 있다. 카할의 간질세포는 원발암유전자proto-oncogene인 c-Kit 유전자를 발현하고 있으며, 이 유전자의 산물인 Kit 수용체는 Kit 티로신 키나아제 막 수용체로 작용한다. 카할세포로부터 유발된 서파는 간극 통로gap junction를 통해 인접한 평활근세포의 막전위 진동을 통한 흥분을 쉽게 유발할 수 있다. 위나 소장에서는 ICC-MY(윤상근과 종주근 사이에 위치), 대장에서는 ICC-SM(점막하에 위치)이 각각 망상 구조를 이루고 향도잡이 역할을 한다. 카할의 간질세포는 향도잡이로서 서파를 유발할 뿐 아니라 특정부위에서 발생한 전기 활성을 능동적으로 파급시키며, 신경 말단과 평활근 사이에 존재해 신경전달을 매개하며, 신장에 민감한 이온통로들이 있어서 평활근의 흥분도에 관여한다고 생각한다. 만성 장 가성폐쇄, 히르슈슈프룽병, 통과지연형 변비, 식도이완불능증, 비후성 유문협착증 등의 소화관운동 이상 질환에서 카할의 간질세포의 분포 이상, 즉 수가 감소되어 있다는 보고가 있다. 또 카할의 간질세포는 소화관 평활근의 억제성 신경전달물질인 산화질소NO의 합성을 자극해 억제신경 활동을 증폭시킨다고 알려져 있다. 항문관의 내괄약근도 이완과정에 산화질소가 관련되어 있는데, 산화질소의 유리 단계에 근간 카할의 간질세포(윤상근과 종주근 내에 위치)가 관련되어 있다고 한다. 따라서 직장의 질산염 신경 지배(nitrergic innervation)와 카할의 간질세포 망상구조에 손상이나 이상이 발생할 경우에는 항문직장 이완 기능 이상으로 변배출 장애가 발생할 수 있을 것으로 추정된다.

#### 2) 집단성 극파spike bursts

막 전위가 일정한 역치 이상으로 탈분극되면 평활근은 전기반응활성electric response activity, 즉 극파라고 하는 활성을 나타내는데 이와 동시에 평활근이 수축하게 된다. 이 것은 누적된 활동전위를 뜻하는데 항상 서파에 부가되어 나타난다. 짧은 집단성 극파short spike bursts는 약 3초간 지속되며 저진폭성 수축을 일으키는데 전파되지 않기 때문에 내용물을 원위부로 추진시키지는 못한다. 반면에 긴 집단성 극파long spike bursts는 약 10~30초간 지속되는 장기간의 고진폭성 수축을 일으키는데 전파되거나 혹은 전파되지 않는다(그림 1-39). 이를 전파성 집단성 극파 혹은 이동성 긴 집단성 극파라고도 한다. 다시 말하자면 비전파성 활성은 국소적 수축을 일으켜 혼합작용을 하는 반면에 전

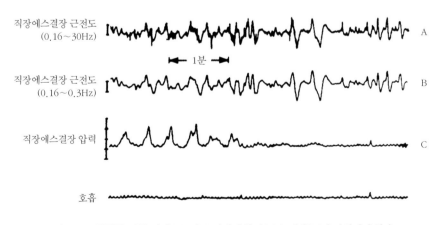

그림 1-38. 근전도 기록 서파(B), 빠른 전기적 활성(A)은 내압(C)과 관련되어 있다.

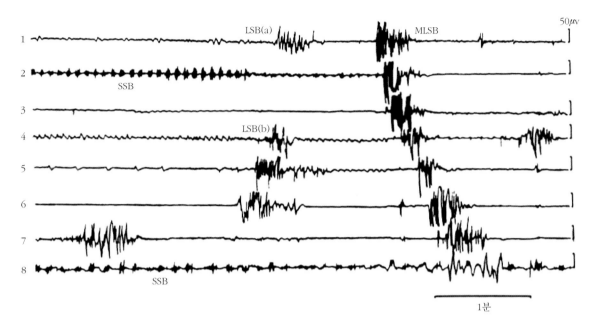

그림 1-39. 우측 결장(1)에서 직장에스결장 이행부(8)까지 관찰한 근전도 짧은 집단성 극파SSB는 전극 2에서 11회/분의 빈도로 나타난다. 그림의 중간부분에는 긴 집단성 극파LSB가 좌측 결장에서 단독으로 나타나거나(a), 구측으로 24cm에 걸쳐(6에서 4 사이) 전파된다(b). 그림 우측에서는 이동성 긴 집단성 극파MLSB가 우측 결장에서 직장에스결장으로 전파된다. 직장에스결장에서는 거의 일정한 짧은 집단성 극파가 7회/분의 빈도로 나타난다.

파성 활성은 이동성 수축을 일으켜 추진운동을 한다.

### (2) 장시간 보행성 내압검사

내용물이 대장을 통과하는 데 수 시간에서 수 일이 걸리기 때문에 대장운동의 여러 가지 측면을 평가하기 위해서는 장시간 관찰해야 한다. 장시간 내압검사에서 관찰되는 수축운동은 크게 분절운동segmental activity(non-propagated phasic contractions)과 추진운동propulsive activity(propagated activity)의 2가지 형태로 분류할 수 있는데 이는 방사선학적 관찰 소견과도 대략 일치한다.

#### 1) 분절운동

대장운동의 대부분을 차지하는 수축운동으로 대개 진폭이 5~50mmHg이나 가끔 더 큰 수축도 관찰되며 단독 혹은 떼를 지어 나타난다. 대개 비규칙적으로 배열된 파로 나타나지만 간혹 규칙적 주기를 나타내기도 한다. 규칙적 주기는 대부분 3cpm 범위이며 하행결장과 에스결장에서 관찰된다. 이 운동은 결장을 팽기로 분절하고 구획을 지어 내용물을 혼합하고 잔여물을 정체시켜서 수분, 전해질, 짧은 사슬 지방산, 세균성 대사물의 흡수를 용이하게 하고 고형변을 형성한다. 그리고 운동성이 높은 부위에서 낮은 부위로, 즉 원위부를 향한 압력 경사에 의해 변성 내용물을 직장을 향해 서서히 이동시킨다.

#### 2) 추진운동

여러 가지 형태의 전파성 수축을 구별하는 객관적인 기준은 아직 없지만 진폭에 따라 저진폭 전파성수축low-amplitude propagated contractions; LAPC과 고진폭 전파성 수축high-amplitude propagated contractions; HAPC으로 구분할 수 있다. LAPC는 진폭이 작고(20~80mmHg) HAPC에 비해 흔히 나타나는데 HAPC와 유사하게 야간보다는 주간, 그리고 식후나 기상 후에 많이 나타난다. 주기능은 액체나 가스(방귀)를 추진시키는 역할인 것 같다(그림 1-40). 한편, HAPC는 진폭이 크고(100~180mmHg) 빠른 속도로 장거리에 걸쳐 전파되는 단일 혹은 다수의 수축운동으로서 횡행결장에서 시작되어 에스결장에서 사라진다(그림 1-41). 종종 떼를 지어 나타나기도 한다(그림 1-42). 거의 대부분 전향적으로 전파되지만 역행적으로 전파되기도 한다. 이는 방사선학적 관찰에서 보는 집단운동(그림 1-43)의 내압검사 관찰상에 해당하며 내용물을 대량으로 장거리에 걸쳐 이동시키는 역할을 하는데, 이 운동이 소실되면 우측 결장에 변 잔여물이 장시간 정체된다. HAPC 발생 빈도에는 주간 변이가 있다. 1일 평균 4~6회 발생하나 아침 기상 직후에 가장 흔하고 종종 식사 후 늦게 나타나기도 하지만 야간에는 대개 나타나지 않는다. HAPC는 복통, 복명, 배변 긴박감 등의 주관적인 느낌과 연관되

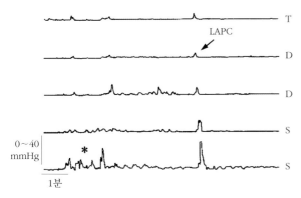

그림 1-40. 저진폭 전파성 수축LAPC(화살표)을 보여주는 내압검사 기록  마지막 기록에는 에스결장의 분절운동(별표)이 집단적으로 나타난다. 기록 지점은 횡행결장(T)에서 에스결장(S)까지 12cm 간격으로 떨어져 있다.

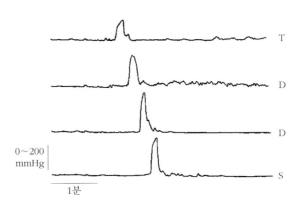

그림 1-41. 고진폭 전파성 수축HAPC을 보여주는 내압검사 기록  연속적으로 전파되는 진폭은 배경의 분절운동과 확연히 구별된다. 기록 지점은 횡행결장(T)에서 근위부 에스결장(S)까지 12cm 간격으로 떨어져 있다.

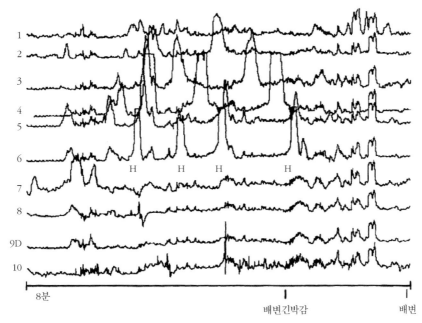

그림 1-42. 배변 전에 고진폭 전파성 수축(H)이 무리를 지어 나타나고 있다. 고진폭 전파성 수축이 배변긴박감을 느끼기 전에 기록 지점 2~6에서 나타나고 이어서 배변을 한다.

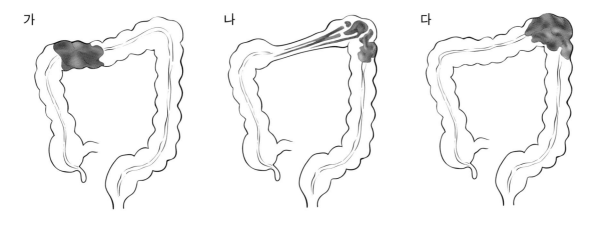

그림 1-43. 방사선학적 관찰에서 보는 집단운동  내용물을 대량으로 신속히 추진시키는 운동이다.

어 있다. 변 배출에 선행해 나타나며(그림 1-42), 이 운동의 변화는 배변 습관의 변화와 밀접한 관련이 있다.

### 3) 조직화된 수축운동

대장은 상부의 위나 소장과는 달리 주기적으로 일어나는 규칙적 운동양식으로 조직화되어 있지는 않다. 그러나 최근에 주기적인 운동 현상이 직장rectal motor complexes(그림 1-44)과 원위부 결장colonic motor complexes(그림 1-45)에

서 관찰되었다. 아직 이 운동의 생리학적 의미는 밝혀지지 않았지만 직장 운동 복합체는 주간보다 야간에 더 자주 나타나며 변 자제를 유지하는 기전(특히 수면 때)으로 추정하고 있다. 그리고 항문관에서는 주기적이거나 정기적인 운동성이 관찰되지 않고 있다.

### 4) 일주기성 변이

장시간 내압 측정이나 근전도검사를 해보면 대장운동

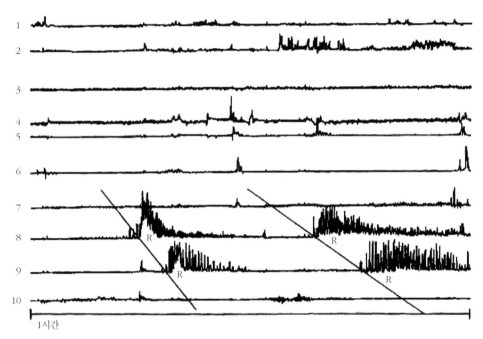

그림 1-44. 기록점 8과 9에서 직장 운동복합체(R)가 반구측으로 전파된다.

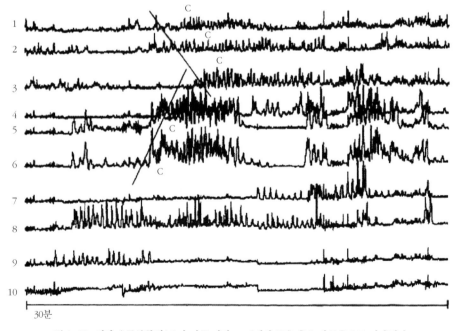

그림 1-45. 결장 운동복합체(C)가 기록 지점 1~6에서 구측 혹은 반구측으로 전파된다.

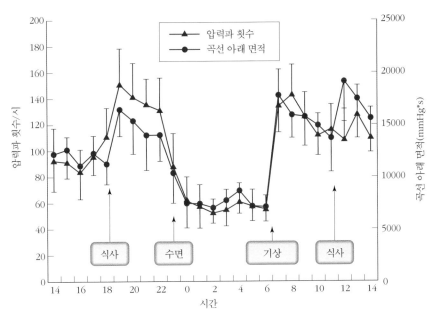

그림 1-46. 대장운동에 일주기성 변이를 보여주는 압력파 및 압력파 곡선의 아래 면적　운동성은 주간, 기상 후, 식후에 최고이며 수면 때는 현저히 낮다.

에 일주기성 변이를 찾아볼 수 있는데 주간, 기상 후, 식후에 운동성이 최고이며, 수면 때는 운동성이 현저히 저하한다(그림 1-46). 바로스타트로 측정한 결장벽의 긴장도도 이러한 일주기성 변이를 보인다. 음식 섭취는 대장운동의 중요한 생리학적 자극이 되는데 운동성이 전반적으로 증가하며 대부분 분절 수축이다. 식후 10분 내에 위상성 및 긴장성 대장운동이 지속적으로 증가하는데 이를 식사에 대한 결장반응(위결장반응)이라고 하며 조기와 후기로 구분된다. 조기 반응은 원위부 결장에서 가장 강력하게 일어난다. 위상성 수축운동과 긴장도는 20~60분간 현저히 증가한다. 후기 반응은 50~110분 후에 일어나서 3시간까지 지속된다. 음식물의 구성 성분이 반응에 영향을 미치는데 탄수화물은 지방에 비해 반응기간이 짧다. 식사에 대한 결장 반응은 뇌와 위의 2가지 요인에 의해 유발된다. 즉 모조식이나 위 팽창으로 유발될 수 있다. 식후 운동성이 증가하면 결장운동의 신경호르몬 조절이 완전하다는 지표로 간주된다. 야간이건 주간이건 잠을 잘 동안에는 수축운동이 현저히 감소하거나 장시간 사라진다. 그러나 아침 기상이나 강제로 잠을 깨우면 결장 수축운동의 빈도가 증가하는데, 이 기전은 아침 일찍 대장을 비우는 역할을 한다. 결장수축운동이 나타나는 빈도도 역시 기록 위치에 따라 차이가 있는데 에스결장이 상행, 횡행, 하행결장에 비해 더 많다.

### (3) 대장 통과

대장 통과는 대장운동에 대한 최선의 기능적 평가일지 모르나 방사선 노출의 위험이 있어 연구 목적으로는 제한이 있다. 대장 통과는 대부분 서서히 일어나나 가끔 신속히 일어나는 불연속적인 과정이다. 잔여물은 우측 결장에 장시간 머무르며 집단운동에 의해 신속히 에스결장까지 이동된다. 결장 내용물의 이동은 식사에 의해 촉진된다(위결장 반응). 대장 통과시간은 방사선비투과표지법이나 신티그래피로 측정하고 있다. 방사선비투과표지법이 통과지연형 변비의 선별검사로는 적절하겠지만 통과가 지연된 대장 영역을 정확히 감별하기에는 신티그래피가 더 낫다. 건강인의 경우 입에서 맹장까지 통과하는 데 평균 약 6시간이 걸리며 우측 결장, 좌측 결장, 에스결장을 통과하는 데 각각 약 12시간이 걸린다. 따라서 대장 전체를 통과하는 데 약 36시간이 걸리며 72시간 이상이 되면 비정상적으로 지연된 것으로 판정한다. 식이섬유를 많이 섭취하면 평균 대장 통과시간이 짧아지고 배변 횟수가 많아지며 변도 부드러워진다. 반면에 적게 섭취하면 대장 통과가 늦어진다. 그러나 배변 횟수, 그 자체는 대장 통과시간과 연관성이 별로 없다. 골반저 부전으로 인한 골반 출구폐쇄 때나 변의를 의도적으로 억제하면 대장 통과가 늦어지고 식사에 대한 장운동 반응이 감소하게 된다.

### (4) 대장운동 이상 질환

대장 통과 지연형 변비, 게실 질환, 설사, 과민성장증후군, 게실증, 가성 장폐쇄 등이 대장운동의 이상과 관련이 있을 것으로 보고 있다.

## 5. 배변자제

배변자제를 유지하는 생리적 기전들은 복합적이고 서로 연관되어 있다. 이에는 항문관의 고압력대(항문괄약근 기전), 항문직장각과 골반저근육의 협동적 운동, 항문직장 감각 및 반사기전, 직장의 유순도, 긴장도, 용적, 직장의 운동성과 배출능력, 대장 통과시간, 항문관의 운동성, 그리고 변의 양과 경도 등이 관여한다.

### (1) 항문압
#### 1) 휴식기 항문압

휴식기 긴장도의 85%는 내괄약근에 의해 발생하고 나머지 15%는 외괄약근에 의해 발생한다. 휴식기 항문압을 측정해보면 항문관의 근위부에서 원위부로 갈수록 점차적으로 압력이 증가해 항문연 상방 2~3cm 지점에서 최대 압력을 나타낸다. 이를 항문관의 고압력대라 부르는데 변이 쉽게 통과하지 못하도록 저항하는 역할을 한다. 내압검사에서는 휴식기 항문압이 직장압보다 30% 이상 높은 항문관의 길이를 말하며 일반적으로 여성은 남성보다 짧다. 평균 휴식기 항문압은 약 90cmH₂O이며, 여성은 남성보다 낮고, 노령층은 젊은층보다 낮다. 외괄약근은 주야간에 긴장도를 유지하나 수면 때에는 긴장도가 현저히 저하되어 있다. 기립할 때나 복강내 압력이 증가할 때(기침, 재채기, 발살바법)는 외괄약근의 활동성과 휴식기 압력도 증가한다. 그러나 배변 시 힘을 주면 외괄약근은 전기적으로 잠잠해진다. 항문거근 복합체는 일정한 긴장도를 항상 유지하는 독특한 횡문근이며 그 긴장도는 하부 천수반사에 의해 매개된다.

#### 2) 수축기 항문압

수축기 항문압은 외괄약근과 치골직장근의 수축에 의해 발생한다. 항문에 힘을 주어 항문관을 최대한 압박하면 항문관내 압력은 휴식기에 비해 2배 이상 증가한다. 괄약근 피로는 상당히 빨리 오기 때문에 수축압을 최대로 유지시킬 수 있는 기간은 1분 이내에 불과하다. 이러한 수축기전은 단지 부적절한 시기에 항문관 근위부로 내용

물이 흘러 내려와서 누출되는 사고를 효과적으로 막는 역할을 하는 것 같다. 수축압은 순간순간 변 자제를 유지하는 역할은 담당하지 않는 것 같으며, 이러한 자제기전에는 직장(6cmH₂O)과 항문관(90cmH₂O) 사이의 압력 차가 큰 역할을 하는 것 같다.

### (2) 항문직장각

항문관과 직장이 형성하는 각은 고형변을 시시각각 자제시키는 또 하나의 기전이다. 이 각은 항문직장륜의 수준에서 치골직장근이 항문직장을 후방과 측방에서 둘러싸서 전방으로 견인해 형성된다. 좌측위에서 측정한 휴식기 평균 항문직장각은 102±18도이다. 기립하면 이 각이 약간 변하지만 착석 때에는 현저히 넓어진다. 괄약근을 수축시킬 때나 발살바법을 할 때에는 이 각도가 더욱 예리해진다. 치골직장근은 휴식기에도 지속적인 전기적 활성도를 나타내는데 이는 주간뿐 아니라 수면 때에도 관찰된다. 고형변을 배출시키기 위해서는 직장과 항문 사이의 각짐이 열려야 한다. 이는 앉은 자세를 취함으로써 이루어질 수 있는데 고관절을 90도 각도로 굴곡시키면 이 각은 110도 이상으로 펴진다. 항문직장각의 열림은 배변 때 치골직장근과 외괄약근이 근전기적으로 잠잠해지기 때문에 더욱 조장된다. 가스 배출 때는 항문직장각을 예리하게 만들고 항문괄약근압과 직장 내압을 증가시킨다. 액체 성분 배출 때는 항문직장각을 크게 하고 항문괄약근압을 감소시키나 직장 내압을 증가시킨다.

### (3) 항문직장 감각

감각기전은 장 내용물의 성질(가스, 액체 혹은 고형변)을 감별하고, 또 그 내용물을 통과시킬 필요성을 탐지할 수 있게 한다. 이 감각수용체는 직장근육층 혹은 주위의 골반저근육계에 위치한다. 결장항문문합술이나 복구성 직장결장절단술 후에도 직장이 충만되는 것을 인지할 수 있다는 사실은 골반저 수용체설을 뒷받침한다. 직장 내압의 차이를 탐지해낼 수 있는 능력은 내용물의 성질을 감별해내는 데 중요한 역할을 한다. 예를 들면 방귀는 고형변보다 낮은 직장 내압을 나타낸다. 예리한 감각은 항문관의 근위부 점막에서 느낄 수 있는데, 이것은 감각이 항문관 부근에서 가장 예민하다는 관찰로 재확인되었다. 그러므로 장 내용물이 감별되기 위해서는 항문관 내로 진입해야 하며, 이러한 상황은 직장 확장에 반응해 내괄약근이 이

완되면서 발생한다.

### (4) 직장항문 억제반사(그림 1-47)

갑자기 직장을 팽창시키면 직장벽은 약간 수축한다. 항문관의 원위부에서는 외괄약근이 초기에는 일시적으로 수축하고 휴식기압도 상승한다(직장항문 수축반사). 이러한 현상 직후 항문관의 근위부에서는 휴식기압의 저하와 함께 내괄약근이 일시적으로 이완되는데 이를 직장항문 억제반사라고 한다. 직장팽창의 정도가 크면 클수록 내괄약근이 이완되는 정도도 커지고 이의 지속기간도 길어진다. 이러한 반사작용에는 내괄약근을 지배하는 근신경총의 억제 뉴런이 관여하고 비아드레날린성 비콜린성 벽내신경이 매개하지만 반사 정도는 천수에 의해서도 조절된다. 재빨리 간헐적으로 풍선을 팽창시키면 내괄약근이 장시간 이완되며, 반면에 지속적으로 팽창시키고 있으면 초기에는 괄약근이 이완되나 서서히 휴식기 긴장상태로 복귀한다. 이렇게 기본 휴식기압으로 복귀하는 기전은 직장이 팽창에 지수적으로 적응하는 현상 때문인 것 같다. 그러나 만약 직장 팽창이 완화되지 않고 지속되면, 외괄약근은 억제되고 배변감은 긴박해진다. 일시적으로 내괄약근이 이완되면 장 내용물은 항문관 근위부의 예민한 점막과 접촉하게 되고 그 성질이 파악되는데 이를 표본검색반사라 하며 건강인에서 시간당 4~10회 발생한다. 이러한 관찰은 변 내용물이 직장을 통과할 때 내괄약근이 이

완되고 외괄약근과 치골직장근이 수축한다는 사실을 재확인시켜주었다. 그러나 항문관점막을 국소마취시키고 직장에 다량의 식염수를 주입해도 흘리지 않으며, 회장항문문합술 후 이 반응이 소실됨에도 불구하고 흔히 배변자제 능력이 크게 손상되지 않는다는 사실이 밝혀짐으로써 이 반응의 궁극적인 중요성에 대해 의문이 제기되어왔다. 직장항문 억제반사는 선천성 거대결장에서 결여되어 있고, 가성 장폐쇄증이나 기능성 거대결장에서는 이상이 생기게 된다.

### (5) 직장의 유순도, 긴장도, 용적

직장은 팽창에 수동적으로 순응한다. 직장이 충만함에 따라 직장벽이 이완되고 직장 내압이 점진적으로 팽창 전 수준으로 감소되는 현상을 직장의 수용성 이완이라 부른다. 이러한 반응으로 인해 직장압은 항문관압보다 낮은 수준으로 유지된다. 이런 특성은 음식물 섭취 시 위 전정부에서 일어나는 반응과 비슷하다. 건강인은 직장 내에 약 200mL의 식염수를 주입해 팽창시키면 긴급한 배변 충동을 느낀다. 최대한으로 참을 수 있는 용적은 약 400mL이고 이때도 직장 내압은 낮게 유지된다. 단위 압력당 단위 체적 변화의 경사를 도시하면 직장의 유순도를 계산할 수 있다. 직장유순도는 급성 궤양성 대장염, 방사선조사 후에 발생하는 직장염, 허혈성 직장염, 선천성 거대결장에서는 감소되고, 기능성 거대결장에서는 증가한다. 급성

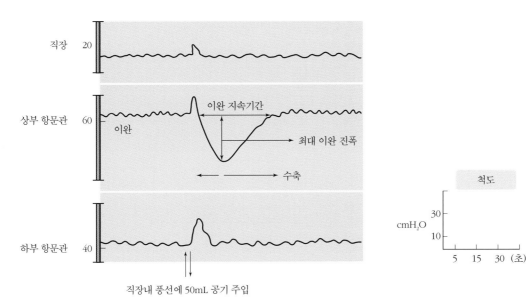

그림 1-47. 직장항문 억제반사 직장항문 억제반사는 직장의 반응성 수축, 근위부 항문관압의 하강, 원위부 항문관압의 상승의 3부분으로 구성되어 있다.

궤양성 결장염에서는 직장벽의 유순도가 감소되기 때문에 빈번한 배변긴박감과 변실금을 호소하게 된다.

### (6) 직장 충만 및 배출의 특성

직장은 직장과 에스결장이 자연적으로 각을 이루고 있고, 휴스턴판이 존재하며, 직장의 휴식기 수축운동이 에스결장보다 더 크게 일어나기 때문에 에스결장 내용물의 유입으로부터 차단되어 있고 대개 비어 있다. 직장에 다량의 식염수나 모조변을 주입하면 증가되는 체적에 점차적으로 순응한다. 그러나 투입된 물질은 직장 내에서만 잔류하는 것은 아니고 약 반은 즉시 에스결장으로 역류해 그곳에 잔류한다. 배변 때에는 에스결장의 변이 우선 직장으로 배출되고 그다음으로 직장이 비워진다. 따라서 에스결장은 전체적인 배변자제를 유지하는 데 능동적인 역할을 한다. 즉 에스결장이 충분히 충만되었을 때에만 내용물의 일부분을 직장 내로 배출한다.

### (7) 대변의 양과 경도

정상적으로 변의 경도는 대개 굳은데 변의 경도나 양이 갑자기 변할 때에 자제기전은 위협을 받게 된다. 만약 직장 내로 딱딱하고 작은 덩어리의 변이 천천히 들어온다면 직장은 팽창되지 않을 것이며, 내용물이 존재한다는 사실도 인지하지 못한다. 반고형성 변은 고형성이나 액체성보다 더 완벽하게 배출된다. 다량의 액체성 변이 직장으로 유입되면 건강인도 실금할 수 있다. 변의 경도가 배변자제에 미치는 영향이 크므로 항문압이 낮고 항문직장각이 열려 있는 실금 환자라도 단지 변의 성질을 변화시킴으로써 자제 능력을 회복시킬 수도 있다.

### (8) 기타

배변자제에 작은 영향을 미치는 요소들이 있는데, 항문쿠션은 팽창과 수축을 해 틈새를 메워 배변자제능력이 더욱 섬세해지도록 하며, 휴스턴판과 직장에스굴곡은 변 통과를 방해해 배변자제에 기여한다.

## 6. 배변(그림 1-48)

배변 때 일어나는 일련의 과정은 에스결장내 내용물의 용적이 수축을 유발할 수 있을 정도로 증가해 직장 내로 그 내용물이 유입됨으로써 시작된다. 직장이 팽창되면 신

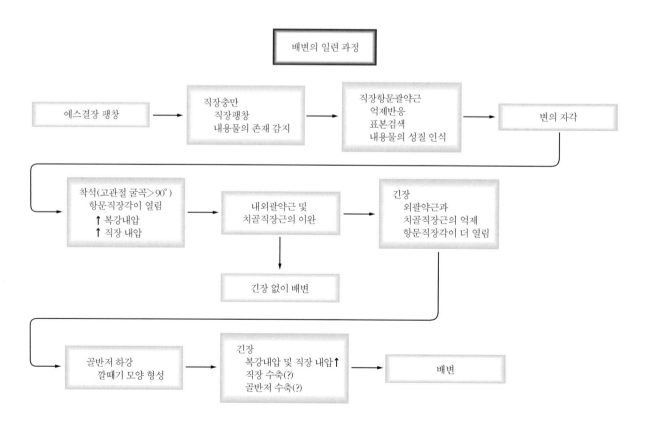

그림 1-48. 정상적인 배변의 일련 과정

장성 수용체가 변의 존재를 감지하게 된다. 간헐적이지만 점진적인 직장 팽창은 직장항문 억제반응을 일으켜 내괄약근을 이완시키고 동시에 외괄약근을 수축시켜 변의 누출을 막는다. 이렇게 해서 내용물이 감각이 예민한 항문관 내로 진입하면 그 성질이 감별된다. 만약 배변하기로 결정하면 착석위를 취하게 되고 이로써 항문직장각이 열리게 된다. 다음 단계로 복강내압과 직장 내압을 증가시키면 내괄약근, 외괄약근, 치골직장근이 반사적으로 이완된다. 어떤 사람은 힘을 주지 않고 변을 배출시키는 반면 다른 사람은 직장 배출을 시작할 때 힘을 준다. 힘을 주면 내괄약근, 외괄약근, 치골직장근이 더욱 이완되고 골반저는 그 출구가 항문관의 정상에 위치하는 깔대기 모양을 형성하면서 하강한다. 골반저가 하강하면서 깔대기 모양을 형성함에 따라 항문직장각은 열리고 내외괄약근과 치골직장각이 이완되고 증가된 복압이 직접 변괴로 전달되어 배출된다. 직장근육층이나 골반저근육계가 배변 때 수축하는지 여부는 아직까지 알려져 있지 않다. 일단 배변이 시작되면 원위부결장의 집단연동운동에 의해 연속적으로 변을 배출시키거나 또는 여러 회에 걸쳐 힘을 주어 변 덩어리를 조각조각 내보내 배변을 진행하는데 그 양식은 변의 경도와 개인 습관에 의해 좌우된다. 변 배출이 완료되면 폐쇄반사가 일어나는데, 이때 외괄약근과 치골직장근이 일시적으로 수축되고 항문직장각은 회복되며, 내괄약근의 긴장도가 회복되고 항문관은 닫히게 된다.

만약 당장 배변하는 것이 시간적으로나 사회생활상 여건으로 적합하지 않으면 외괄약근과 치골직장근을 의도적으로 수축시켜 변이 다시 직장으로 돌아오게 할 수도 있다. 직장의 수동적 적응 현상으로 인해 직장압은 낮은 상태로 유지되고 배변 긴박감은 대뇌 피질 경로에 의해 억제된다.

## 참고문헌

박규주. 카할세포와 위장관 운동. 대한소화관운동학회지 2004;10:93-99.

이상전. 대장운동 이상 질환. 대한대장항문학회지 2005;21:337-352.

이상전. Motility of the colon, rectum and anus. 대한소화관운동연구회지 1995;2:20-26.

Abramson DJ. The valves of Houston in adults. Am J Surg 1978;136:334-336.

Ayoub SF. Anatomy of the external anal sphincter in man. Acta Anat(Basel) 1979;105:25-36.

Block IR, Enquist IF. Lymphatic studies pertaining to local spread of carcinoma of the rectum in the female. Surg Gynecol Obstet 1961;112:41-46.

Fine J, Lawes CHW. On the muscle fibres of the anal submucosa, with special reference to the pectin band. Br J Surg 1940;27:723-727.

Frexinos J, Bueno L, Fioramonti J. Diurnal changes in myoelectric spiking activity of the human colon. Gastroenterology 1985;88:1104-1110.

García-Ruiz A, Milsom JW, Ludwig KA, Marchesa P. Right colonic arterial anatomy. Implications for laparoscopic surgery. Dis Colon Rectum 1996;39:906-911.

Goligher JC. Surgery of the Anus, Rectum and Colon, 4th ed. London: Balliere Tindall, 1980.

Goligher JC. The blood-supply to the sigmoid colon and rectum with reference to the technique of rectal resection with restoration of continuity. Br J Surg 1949;37:157-162.

Haas PA, Fox TA. Jr The importance of the perianal connective tissue in the surgical anatomy and function of the anus. Dis Colon Rectum 1977;20:303-313.

Hagger R, Kumar D, Benson M, Grundy A. Periodic colonic motor activity identified by 24-h pancolonic ambulatory manometry in humans. Neurogastroenterol Mot 2002;14:271-278.

Hillemeier C. An overview of the effects of dietary fiber on gastrointestinal transit. Pediatrics 1995;96:997-999.

Jamieson JK, Dobson JF. VII. Lymphatics of the Colon: With Special Reference to the Operative Treatment of Cancer of the Colon. Ann Surg 1909;50:1077-1090.

Jin G, Tuo H, Sugiyama M, Oki A, Abe N, Mori T, et al. Anatomic study of the superior right colic vein: its relevance to pancreatic and colonic surgery. Am J Surg 2006;191:100-103.

Juenemann K, Lue TF, Schimidt RA, Tanagho EA. Clinical significance of sacral and pudendal nerve anatomy. J Urol 1988;139:74-80.

Khashab MA, Pickhardt PJ, Kim DH, Rex DK. Colorectal anatomy in adults at computed tomography colonography: normal distribution and the effect of age, sex, and body mass index. Endoscopy. 2009;41:674-678.

Kinugasa Y, Murakami G, Suzuki D, Sugihara K. Histological identification of fascial structures posterolateral to the rectum. Br J Surg. 2007;94:620-626.

Kinugasa Y, Murakami G, Uchimoto K, Takenaka A, Yajima T, Sugihara K. Operating behind Denonvilliers' fascia for reliable preservation of urogenital autonomic nerves in total mesorectal excision: a histologic study using cadaveric specimens, including a surgical experiment using fresh cadaveric models. Dis Colon Rectum. 2006;49:1024-1032.

Klosterhalfen B, Vogel P, Rixen H, Mittermayer C. Topography of the inferior rectal artery: a possible cause of chronic, primary anal fissure. Dis Colon Rectum. 1989;32:43-52.

Lunniss PJ, Phillips RK. Anatomy and function of the anal longitudinal muscle. Br J Surg 1992;79:882-884.

Milligan ETC, Morgan CN. Surgical anatomy of the anal canal with special reference to anorectal fistulae. Lancet 1934;2: 1150-1156, 1213-1217.

Narducci F, Bassotti G, Gaburri M, Morelli A. Twenty four hour manometric recording of colonic motor activity in healthy man. Gut 1987;28:17-25.

Nelson H, Petrelli N, Carlin A, Couture J, Fleshman J, Guillem J, et al. Sargent D: National Cancer Institute Expert Panel. Guidelines 2000 for colon and rectal cancer surgery. J Natl Cancer Inst. 2001;93:583-596.

Nordgaard I, Mortensen PB. Digestive processes in the human colon. Nutrition 1995;11:37-45.

Orkin BA, Hanson RB, Kelly KA. The rectal motor complex. J Gastrointest Mot 1989;1:5-8.

Parks AG. The surgical treatment of haemorrhoids. Br J Surg 1955;43:337-351.

Rao SSC, Sadeghi P, Beaty J, Kavlock R, Ackerson K. Ambulatory 24-h colonic manometry in healthy humans. Am J Physiol 2001;280:G629-639.

Sadahiro S, Ohmura T, Yamada Y, Saito T, Taki Y. Analysis of length and surface area of each segment of the large intestine according to age, sex and physique. Surg Radiol Anat 1992;14:251-257.

Sanders KM. A case for interstitial cells of Cajal as pacemakers and mediators of neurotransmission in the gastrointestinal tract. Gastroenterology 1996;111:492-515.

Sapiro HM, editors. Clinical gastroenterology. 4th ed. NY: McGraw Hill Inc, 1993, p.503.

Sato K, Sato T. The vascular and neuronal composition of the lateral ligament of the rectum and the rectosacral fascia. Surg Radiol Anat 1991;13:17-22.

Saunders BP, Masaki T, Sawada T, Halligan S, Phillips RK, Muto T, et al. A peroperative comparison of Western and Oriental colonic anatomy and mesenteric attachments. Int J Colorectal Dis 1995;10:216-221.

Scott SM. Manometric techniques for the evaluation of colonic motor activity: current status. Neurogastroenterol Motil 2003;15:483-513.

Shafik A. A new concept of the anatomy of the anal sphincter mechanism and the physiology of defecation. III. The longitudinal anal muscle: anatomy and role in anal sphincter mechanism. Invest Urol 1976;13:271-277.

Shafik A. A new concept of the anatomy of the anal sphincter mechanism and the physiology of defecation. IV. Anatomy of the perianal spaces. Invest Urol 1976;13:424-428.

Shafik A. A new concept of the anatomy of the anal sphincter mechanism and the physiology of defecation. The external anal sphincter: a triple-loop system. Invest Urol 1975;12:412-419.

Shafik A. New concept of the anatomy of the anal sphincter mechanism and the physiology of defecation. II. Anatomy of the levator ani muscle with special reference to puborectalis. Invest Urol 1975;13:175-182.

Siddharth P, Ravo B. Colorectal neurovasculature and anal sphincter. Surg Clin North Am 1988;68:1185-1200.

Skandalakis JE, Gray SW, Ricketts R. The colon and rectum. In: Skandalakis JE, Gray SW, editors. Embryology for Surgeons The embryological basis for the treatment of congenital anomalies. Baltimore: MD Williams and Wilkins, 1994, pp.184-241.

Sudeck P. Ueber die Gefassversorgung des Mastdarmes in Hinsicht auf die operative Gangran. Munchen Med Wchnschr 1907;54:1314-1317.

Velazquez OC, Lederer HM, Rombeau JL. Butyrate and the colonocyte: Implications for neoplasia. Dig Dis Sci 1996;41:727-739.

Walsh, PC, Retila AB, Stamet TA, editors. Campbell's Urology. 6th ed. Philadelphia: WB Saunders, 1992, p.3.

Ward SM, Burns A J, Torihashi S, Sanders KM. Mutation of the proto-oncogene c-Kit blocks development of intestinal cells and electrical rhythmicity in murine intestine. J Physiol 1994;480:91-99.

Yun HR, Chun HK, Lee WS, Cho YB, Yun SH, Lee WY. Intraoperative measurement of surgical lengths of the rectum and the peritoneal reflection in Korean. J Korean Med Sci 2008;23:999-1004.

# 대장항문 질환의 진단

주재식·이재영·이정민·김승호

대장항문에 발생하는 질환들은 악성종양에서부터 변실금, 변비에 이르기까지 실로 다양하다. 항문과 직장은 배변 및 배변자제라는 중요한 기능을 담당하고 있으나 아직 이들의 기전에 관한 모든 것들이 명확히 밝혀진 것은 아니다. 이들의 생리학적 기전과 항문직장 질환의 병태생리를 밝히기 위해 다양한 영상의학적 진단 및 생리학적 검사법들이 시행되고 있으며 이 장에서는 기본이 되는 검사법들을 소개할 것이다. 대장항문 질환의 진단에 사용되는 검사법은 시약 종이만 필요한 잠혈검사에서 고가의 장비가 필요한 대장 신티그래피까지 매우 다양하나 이들의 진단에 가장 기본이 되는 것은 환자의 병력과 진찰이다. 세심한 병력 청취와 진찰로 질병의 윤곽을 파악한 후 이를 바탕으로 적합한 영상의학적, 생리학적 검사들을 적절히 사용하여 질병의 기전을 이해하고 치료 계획을 수립하며 수술적 치료 후 예후를 추정할 수 있다.

## ┃ 병력

의학의 다른 분야와 마찬가지로 환자의 병력 청취는 대장항문 질환의 진단에 있어 기본이 되는 제일 중요한 요소이다. 대장항문 외과를 찾는 환자들의 가장 흔한 주소는 '치질'이나 환자들이 말하는 치질에는 치핵부터 치열, 항문농양, 항문소양증, 심지어는 직장암에 이르는 다양한 질

환이 숨어 있을 수 있다. 따라서 치핵을 다른 질환들로부터 감별진단할 수 있는 능력은 대단히 중요하다. 대다수의 질환들은 병력 청취만으로도 진단이 가능하거나 그 감별진단의 폭을 줄일 수 있지만 항상 다른 질환의 동반 가능성을 염두하고 진찰과 검사 등을 통해 확진해야 한다.

## 1. 증상

### (1) 출혈

항문출혈이라는 동일한 주소로 내원한 환자들이더라도 더 자세하게 병력을 청취하게 되면 서로 다른 다양한 양상을 띠는 것을 알 수 있다. 밝은 선홍색부터 검붉은 색의 피를 호소기도 하고, 자장면 색의 검은 변은 출혈이라 생각하지 않는 경우도 있다. 출혈의 양상도 배변 후 휴지에 묻는 정도에서 변기에 똑똑 떨어지거나 변기가 붉게 변하는 정도까지 다양하며 검붉은 핏덩어리들이 대변에 묻어나오기도 한다. 이러한 출혈의 양상을 정확히 파악하는 것은 대장항문 질환의 대략적인 윤곽을 잡는 데 많은 도움을 줄 수 있다. 밝고 선홍색이며 변기통에 똑똑 떨어지거나 변기가 붉은 색으로 변할 정도나 통증은 없는 경우는 내치핵의 출혈을 뜻하는 소견이며, 배변 시 극심한 통증을 동반하고 휴지에 묻어나오는 출혈은 치열에 기인하는 경우가 많다. 자장면 색의 흑색 변은 상부 소화기관의 병변에 기인할 때가 많지만 우측 결장에 있는 병변이 그 원인일 수

도 있다. 복통과 설사를 동반하며 피와 점액이 섞여 있는 경우는 궤양성 결장염이나 크론병 등 염증성 장질환을 의심할 만한 소견이며 점액과 핏덩어리가 대변 표면에 묻어 나오는 경우는 직장암도 의심해볼 수 있다. 그러나 이러한 소견은 진단에 도움을 주는 중요한 단서이지 이 자체로 감별진단이 가능한 것은 아니며 두 가지 이상의 질환이 동반되는 경우도 있으므로 항상 열린 자세로 추가적인 검사를 통해 정확한 진단을 내려야 한다.

### (2) 동통

항문직장통은 매우 흔한 증상이나 환자에게는 가장 괴로운 일이다. 지속적이며 배변과 상관이 없고 종창을 동반하는 항문직장통은 혈전성 외치핵이나 항문직장 농양을 시사하는 소견이며 배변 시나 배변 직후의 극심한 통증은 치열로 인한 경우가 많다. 동통이 항문 안쪽으로 깊이 위치하며, 배변과 상관없이 간헐적으로 반복되는 경우는 항문거근증후군을 의심해볼 수 있다. 항문이급후증은 배변욕구가 절박하여 힘을 주는데도 배변은 못하고 통증만 수반하는 경우인데 직장암이 항문관을 침범했을 때 나타나는 소견이다.

### (3) 항문주위 종괴

항문주위 종괴는 악성종양부터 항문주위 농양, 혈전성 외치핵, 콘딜로마 등 다양한 질환에서 공통적으로 호소할 수 있는 주증상으로 동통을 수반하는지의 여부와 고름이나 피를 분비했는지의 여부를 잘 물어보아야 한다. 비후화된 항문유두는 간헐적으로 항문 밖으로 탈출하며 동통이 없으며, 항문직장 농양은 압통이 있고 발열이나 오한을 동반하기도 한다. 치루의 경우 항문주변 피부에 작은 구멍과 피부 밑으로 만져지는 끈 같은 구조의 종괴가 있으며 이전에 고름이 밖으로 터져나온 병력을 흔히 동반한다. 가장 흔한 항문주위 종괴인 혈전성 외치핵은 종창이 갑작스럽게 발생하며 압통을 동반하는 것이 특징이다. 항문 안쪽에서 밖으로 밀려나오는 종괴를 호소하는 경우에는 배변 시에만 국한되는지 배변과 상관없이 독립적으로 일어나는지를 물어보아야 한다. 가장 흔한 경우가 치핵인데 자연복구가 되는지 손으로 밀어서 복구하는지를 물어야 한다. 치핵을 동반하는 직장점막탈출증과 직장탈출증도 드물지 않으며, 이들의 감별진단은 탈출 부위의 주름 사이에 있는 고랑이 방사상인지 또는 동심원상인지로 구분된다. 흔하지는 않지만 직장 용종도 탈출의 원인이 되며 소아에 발생하는 연소성 용종과 노인에 발생하는 거대 융모상 선종 또한 탈출의 원인이 된다.

### (4) 배설물

#### 1) 점액 배설물

점액은 대장점막의 배상세포에서 분비되는데 다음과 같은 경우 배변에서 관찰될 수 있다. ① 점액의 정상적 분비, ② 직장의 융모상 선종의 초기 증상, ③ 초기 대장염의 증상, ④ 화학적 관장액에 의한 자극 등이다. 점액이 피와 섞여 있으면 신생물이나 염증성 장질환을 생각해야 한다. 정상적으로 환자가 배변실금이 없다면 점액이 항문을 통해서 분비되지는 않는다. 속옷의 얼룩은 4도의 치핵, 직장점막탈출증, 직장탈출증, 치핵 수술 후 발생한 점막외반증, 직장의 융모상 선종 등에서 볼 수 있다.

#### 2) 농성 배설물

동통을 수반한 농성 배설물은 항문주위 농양의 특징적 병력이며, 동통이 없는 농성 배설물은 치루에서 흔히 발견된다. 일정기간 동통 후 고름이 항문을 통해 배설되면서 동통이 감소되었다면 항문거근 상부 혹은 괄약근간에 있던 농양이 저절로 배농된 것이다.

### (5) 변실금

변실금이 있는 경우에는 항문직장 수술의 유무와 함께 출산경험이 있는 여자라면 회음절개술의 방식과 그와 관련된 합병증들을 문진해야 한다. 진행된 직장탈출증에서도 변실금이 생길 수 있으므로 직장탈출증에 대한 문진도 필수적이다. 변실금의 양상에 대해 자세히 물어야 하는데 자신도 모르게 가스가 배출되는지, 속옷에 묻어 있는 내용물이 액체인지 고형변인지, 배변 욕구가 시작되면 화장실까지 참지 못하는지 등도 질문해 변실금의 정도를 파악한다. 노인의 경우 분변매복에 의한 일류성 실금도 가능하므로 변비에 관한 질문도 함께 해야 한다.

### (6) 배변습관의 변화

배변습관의 변화는 대장 종양을 시사하는 중요한 소견 중 하나이므로 절대 간과해서는 안 되며 결장경검사나 바륨관장검사 등의 추가적인 검사가 필수적이다. 배변습관의 변화는 오랫동안 변비를 앓았던 환자에서 설사가 생기는 것처럼 명확할 수도 있고, 어렵거나 불규칙한 배변습성이 쉽고 정상적으로 바뀌는 것처럼 포착하기 힘들 수도 있다. 이유 없는 체중 감소와 출혈까지 동반되면 악성종양 발생의 가능성이 더 높아진다.

## 2. 기타 문진사항

### (1) 연관된 질환

궤양성 대장염이나 크론병은 치루나 항문직장 농양 등 항문직장의 병변을 잘 동반하고 수술 후에도 상처 치유가 지연되기 쉬우므로 병력 청취 시 반드시 물어보아야 한다. 가족성 용종증 환자에서는 망막 질환이나 유건종 등 결장외 동반 증상이 있는지 확인해야 하며 반복적인 혈변과 설사를 호소하는 환자에서는 포도막염 등 안과적 질환, 구강 및 성기의 궤양성 병변이나 피부 병변을 확인해 베체트병일 가능성도 고려해야 한다.

### (2) 복용 중인 약

환자가 완하제를 사용하는 경우 그 종류, 사용기간, 복용방법 등을 정확히 묻고 완하제 이외에도 알로에나 차풀 등의 완하제 성분이 들어간 식품의 장기 복용 여부도 물어야 하는데 이는 장흑색증의 주원인이 된다. 아스피린이나 와파린 등의 혈액 응고를 지연시키는 약물을 복용하고 있는지 물어야 하며 이들 약물을 복용하고 있을 때에는 대장내시경의 계획 시 1주일 전에 미리 약물을 끊게 해야 하고 인공 판막 등으로 약물을 끊을 수 없는 경우는 조직검사나 용종절제술을 다시 고려해야 한다. 소화성 궤양환자의 경우, 변비 혹은 설사를 일으킬 수 있는 제산제를 복용하고 있을 가능성이 있으므로 약물의 종류를 확인해야 하고 약물에 의한 알레르기 여부도 알아야 한다.

### (3) 가족력

환자의 배변 습관은 부모와 유사할 때가 많으며, 직장점막탈출증 환자에서는 치핵의 가족력이 있을 때가 많다. 대장암인 경우는 완전한 가족력을 채취해야 한다.

### (4) 출혈소인

수술 요법이 필요할 때에는 출혈소인의 병력을 꼭 물어야 한다. 혈우병이나 진행된 간경화에서는 수술 후 지혈이 어려워 큰 낭패를 겪기도 하므로 수술 전 충분한 준비를 해두어야 한다. 아스피린이나 와파린처럼 출혈소인을

일으킬 수 있는 약의 복용 여부도 물어야 한다.

### (5) 노출

#### 1) 여행

열대나 아열대지방에 거주한 적은 없었는지, 그 지방의 기생충에 감염된 적은 없었는지 물어야 한다.

#### 2) 성접촉

성접촉의 유형을 묻는 것은 특히 남성 동성연애자의 경우 중요하며, 이로 인해 성병이나 후천성 면역결핍증후군의 진단을 생각해볼 수 있다.

## Ⅱ 항문직장진찰

병력 청취가 끝나면 항문직장 진찰을 하게 된다. 항문직장 진찰은 환자가 불쾌하게 느끼기 쉬우므로, 검사를 시작하기 전에 환자가 경험할 불쾌감이나 느낌을 미리 설명해야 하며 시작부터 끝까지 항상 부드럽게 시행해야 한다.

항문직장의 진찰에는 기본적으로 다음과 같은 4가지의 단계가 있다.

① 시진
② 촉진
③ 항문경검사
④ 경성 또는 연성 에스결장검사

마지막 4항은 다음 절에서 다루기로 한다.

## 1. 체위

항문직장 진찰에는 환자가 편안해 하면서도 가장 좋은 시야를 얻는 체위를 택해야 하는데 일반적으로 많이 이용되는 체위는 다음과 같다.

### (1) 잭나이프 복와위

이 체위는 고가의 리터 진찰대가 필요하며, 환자에게는 가장 불편한 자세이나 진찰자는 가장 좋은 시야를 쉽게 얻을 수 있는 자세이다(그림 2-1).

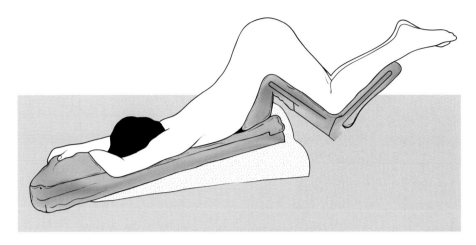

그림 2-1. 잭나이프 복와위

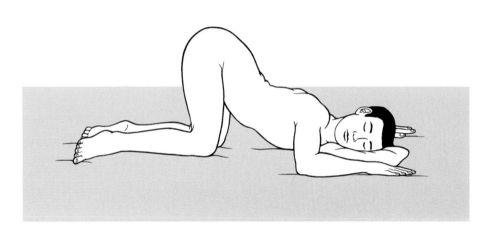

그림 2-2. 슬흉위

### (2) 슬흉위

환자에게는 잭나이프 복와위에 비해 덜 불편하나 거부감을 주는 자세이며 진찰자도 보기에 불편한 자세이다(그림 2-2).

### (3) 좌측 방위(심즈체위)

잭나이프 복와위보다 진찰자의 시야가 좋지는 않으나 환자에게는 가장 편한 자세로 많은 외과의들이 선호하는 자세이다. 우선 환자를 의사 쪽으로 가까이 오게 하고 환자의 둔부를 작은 모래주머니나 두꺼운 타월 등으로 받쳐 올린 다음 진찰대 가장자리 밖으로 튀어나오게 한다. 환자의 상체와 머리는 진찰대 반대쪽 가장자리 위쪽에 두게 한다. 고관절은 90도 이상으로 구부리고 무릎과 발목은 맞은편 진찰대 가장자리 선과 평행하게 두고 우측 어깨와 둔부는 약간 앞쪽으로 구부리고 얼굴을 베개에 파묻듯이 하여 몸을 약간 엎드리게 하면 완전한 체위가

된다(그림 2-3).

## 2. 진찰

### (1) 시진

시진에는 적절한 조명이 필수적이다. 조명등을 항문 가까이 두고 둔부의 윗부분을 들면서 항문을 노출시켜야 잘 볼 수 있다(그림 2-4). 이렇게 하면 항문 부위의 수술반흔, 혈전성 외치핵, 내치핵의 탈출, 항문암, 만성 치열의 췌피, 항문소양증, 치루, 항문주위 농양의 부종이나 발적을 즉시 알 수 있다.

쉬는 상태에서 항문이 잘 닫혀 있는지도 관찰해야 한다. 직장탈출증, 괄약근 손상, 신경계 장애, 남성 동성연애자에서는 항문이 열려 있을 수도 있다.

환자에게 힘주기를 시키면 직장류, 내치핵, 비후된 항문유두, 하부직장 용종, 직장탈출증 등을 관찰할 수 있다.

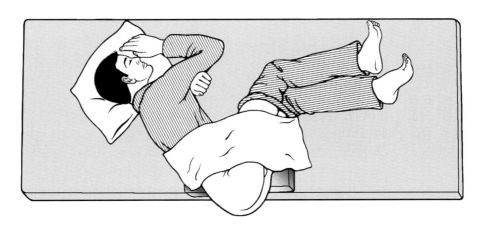

그림 2-3. 좌측 방위(심즈체위)

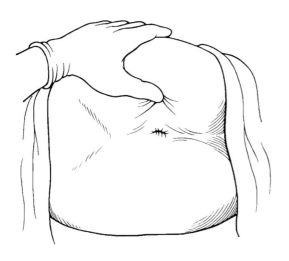

그림 2-4. 항문부위를 노출시키기 위해 검사자의 왼손으로 오른쪽 둔부를 올린다.

직장탈출증이 의심될 경우에는 화장실이나 쪼그려 앉은 상태에서 힘주기를 시키면 탈출을 더 쉽게 관찰할 수 있다. 다산한 여성 환자에게 항문에 힘을 주게 했을 때 쉬는 상태와 비교해서 항문이 많이 밀려나오면 회음부하강증후군을 시사한다.

### (2) 촉진

　항문과 직장의 촉진은 항문직장 질환의 진단에 많은 도움을 줄 수 있는 매우 중요한 검사이다. 그러나 환자에게는 통증과 불쾌감을 유발시킬 수 있는 불편한 검사이므로 항문주변을 촉진하거나 항문관 내로 손가락이나 기구를 삽입하기 전에 항상 환자에게 미리 주지시켜 환자가 놀라거나 불쾌감을 느끼지 않도록 설명해야 한다. 항문주위의 병소는 윤활제를 바르지 않고 진찰하는 것이 더 좋다. 항

문주위 농양이나 혈전은 압통이 있고 치루가 있으면 내외누공 사이에 치루누관이 만져진다. 염증이 남아 있는 경우 치루누관을 손으로 누르면 종종 외측 누공으로 배농이 되는 경우도 있다. 만일 수술반흔이 있으면 이를 눌러보고 부드러운지 딱딱한지 환자가 통증을 느끼는지 확인하여 잔존 염증이 있나 확인해야 한다.

　항문관과 직장의 촉진 시에는 환자의 왼쪽 둔부를 끌어올려 항문 입구를 분명히 노출시키고 우측 집게손가락으로 항문주위 피부에 윤활제를 바른 후 항문관 내로 부드럽게 밀어넣는다. 이때 손가락에 느껴지는 항문괄약근의 저항감을 파악하는 것도 매우 중요하다. 변실금이 있는 환자에서는 항문관에 손가락을 삽입 시 항문괄약근의 톤이 현저히 떨어져 있거나 거의 느껴지지 않는 경우도 있다. 항문괄약근의 이상을 확인한 후 수지를 이동해 항문관 내의 벽을 촉진하면서 내외괄약근 사이의 홈을 촉진한다. 항문 내외괄약근 사이의 홈은 쉽게 만져지는 편이나 야윈 중년부인이나 노년부인의 원추형 항문의 경우는 내괄약근이 외괄약근의 하연보다 하방으로 내려와 보통 항문괄약근 사이의 홈이 항문 입구의 바깥쪽에 위치하기도 한다. 수지를 항문에 삽입하면서 후방부를 만져보면 항문관의 상부에 뚜렷이 촉지되는 치골직장근 슬링을 확인할 수 있다. 이 슬링은 후방과 측방에만 위치하고 전방에는 없기 때문에 후방과 비교해서 그 높이를 결정한다.

　직장탈출증의 경우 항문괄약근과 치골직장근 슬링의 긴장도가 확실히 저하되어 있다. 수지검사 시 환자에게 항문괄약근을 수축하게 하면 수축력이 부분적 혹은 완전히 소실되어 있는 것을 발견할 수도 있다. 반대로 치열이 존재하거나 장기간 정기적인 관장을 시행해온 환자는 내

괄약근의 지나친 긴장 상태와 섬유화를 관찰할 수 있는데 이런 경우 심하게 수축된 내괄약근의 하연이 두드러지고 수지 삽입이 어렵다. 치열이 가장 흔하게 발생하는 곳은 항문관의 뒤쪽으로 뒤쪽 하연을 압박하면 극심한 통증이 유발된다. 만성 치열인 경우는 섬유화로 두꺼워진 치열의 경계부가 만져질 수도 있으며 항문유두가 치열의 상단에서 만져지기도 한다.

치상선은 촉진으로 분명히 구분되지 않는다. 치루의 경우 내공이 경결된 상태로 치상선 부위에서 만져질 때가 많으며 상항문거근치루의 경우에는 후방의 내공 외에도 치골직장근 슬링의 상하에서 비후된 누관이 촉진되기도 하는데 대개는 섬유화되고 단단해져 뚜렷이 만져진다. 촉진 시 탐침이나 도자를 치루누관에 삽입하는 것은 환자에게 고통을 줄 뿐 아니라 가성누관을 만들 수 있으므로 삼가는 것이 좋다. 농양이 좌골직장형이면 항문관의 한쪽에 크고 아픈 종창이 만져지며 항문주위형이면 항문관의 하방 또는 항문 입구에서 국소화된 상태로 촉진될 수 있다.

내치핵은 정상적으로는 촉진되지 않으나 장기간에 걸친 만성 예에서는 섬유화되어 돌출물로 만져질 수 있다. 혈전성 내치핵의 경우 항문관에서 직장하방에 이르는 딱딱하고 통증이 있는 병변을 만질 수 있다. 또한 주사요법 후의 경결이 항문직장륜 직상부에서 수주 동안 만져지기도 한다.

수지를 좀 더 깊이 넣으면 내용물과 직장벽을 촉진할 수 있고 직장이 완전히 비었는지 공기로 부풀어 있는지를 알 수 있다. 보통은 반고형의 분변이 촉지되나 분변매복의 경우 딱딱한 대변덩이가 꽉 차 있는 것을 알 수 있다. 직장벽을 따라 돌출물이나 경결, 협착 등이 있는지, 점막이 주변과 다른 불규칙한 표면을 갖고 있는 곳은 없는지 철저히 만져본다. 정상의 직장점막은 완전히 편편하나 궤양성 직장염은 종종 점막의 과립성이 촉지될 수 있고 장의 경직과 심한 경우 협착도 만져질 수 있다. 무경의 선종은 일단 만져지면 쉽게 진단되나 만지지 못하면 크기가 작아 놓쳐버리기 쉽다. 유경의 선종은 대개 크기가 크므

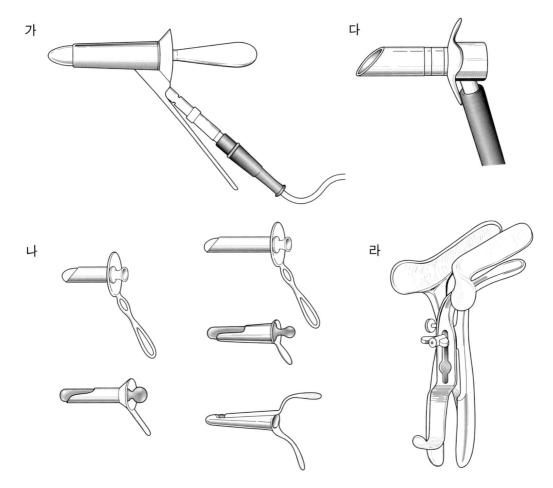

그림 2-5. 항문경의 종류들 **가**. 세인트마크 병원형 항문경 **나**. 실제 임상에서 흔히 이용되는 항문경들 **다**. 웰츠-알린 항문경 **라**. 이판항문경. 항문수술 시에는 그림처럼 세 번째 판을 부착할 수 있다.

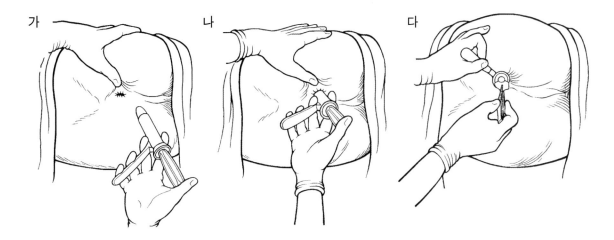

그림 2-6. 항문경의 삽입 **가.** 손잡이가 뒤로 놓이도록 오른손 손바닥에 기구를 잡는다. 항문 입구를 잘 보이도록 왼손으로 위쪽 둔부를 올린다. **나.** 항문 속에 들어가는 항문경의 끝이 제대부를 향하고 있다. **다.** 폐쇄봉을 빼내고 왼쪽 손가락 끝을 위쪽 둔부와 천 부위에 댄 채로 직장경의 손잡이를 왼손으로 잡는다. 항문경을 빼내면서 항문관을 관찰한다.

로 쉽게 만져지나 잘 움직이므로 분변으로 오해되기 쉬운데 자세히 만져 장벽에 붙어 있는 것을 확인해야 한다. 융모상 선종은 일반 선종보다 더 크며 그 표면이 융단처럼 부드러워서 경계 부위를 쉽게 만질 수 없다.

암의 경우는 그 표면이 융기, 경결되어 있어 촉진으로 놓치는 경우는 거의 없고 암의 크기는 작은 궤양에서부터 장의 내부를 완전히 폐쇄시킬 정도의 큰 것도 있다. 진찰 시에는 위치, 암종괴가 움직일 수 있는지, 자궁경부 및 전립선의 침범 여부 등에 대해 기술해야 한다.

다음으로 수지검사 때에 만져야 할 것은 직장 전방벽의 구조물들이다. 남자의 경우 하부직장의 전벽에서 전립선과 정낭을 쉽게 만질 수 있다. 여자에서는 자궁경부, 자궁후굴 등이 잘 촉진되는데 경험이 없는 의사의 경우 때로는 자궁경부에 의한 돌출 부위를 직장암으로 오진하는 경우도 있다. 직장 전방벽을 세심히 촉진하면 직장벽을 통해 직장방광와나 직장자궁와 부위의 직장 선반 등을 촉진할 수 있으며 직장방광와나 직장자궁와를 촉진한 상태에서 환자에게 항문에 힘을 주어 아래로 밀어내도록 하면 상부직장의 종괴나 직장에스결장 부위의 종괴가 만져지기도 한다.

천골과 미골은 후방직장벽을 통해 쉽게 촉지된다. 천골의 이상은 편수 또는 양수 직장촉진에 의해 잘 알아볼 수 있다. 또 직장을 촉지할 때 미골의 이동이나 통증 정도를 아는 것도 중요하다. 지방종이나 기형종과 같은 천골 전방 종괴는 천골구의 하방에 있는 경우 촉진이 용이하다.

수지검사를 마치고 수지 끝에 묻은 것들을 확인하는 것

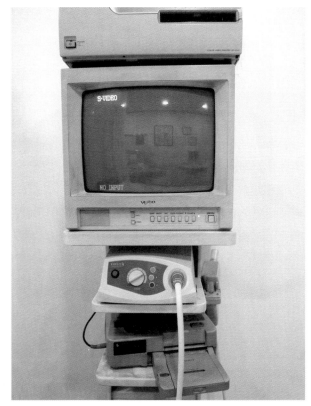

그림 2-7. 비디오항문경 항문경을 직접 눈으로 관찰하는 대신 비디오 항문경을 연결해 모니터로 이미지를 관찰할 수 있다. 비디오항문경에 조명이 있어 따로 조명이 필요 없으며 확대된 이미지로 관찰할 수 있다는 장점이 있고 모니터의 병변을 보며 환자에게 설명하기 용이하다.

도 중요한 진찰과정이다. 혈, 농, 점액이 보이면 종괴나 대장염을 의심한다.

항문직장 진찰의 보조수단으로 질 진찰도 필요하다. 특히 직장암이 후방 질벽에 침범되었는지 혹은 직장질루가 있는지 알기 위해 꼭 필요하다.

### (3) 항문경검사

항문경에는 여러 가지 종류(그림 2-5)가 있으나 진찰자 자신에게 익숙한 것을 사용하면 된다. 항문경검사는 진찰 때와 마찬가지로 좌측 방위의 체위에서 시행하며 특별한 전 처치를 요하지 않는다. 단지 항문경검사 전에 시진, 촉진으로 보통 크기의 항문경을 사용해도 될 것인지 더 작은 구경을 사용할 것인지를 결정한 후에 항문경에 윤활제를 발라서 잘 맞는 폐쇄봉을 넣은 다음 오른손으로 잡는다. 항문 입구가 잘 보이게 왼손으로 위쪽 둔부를 올리고 손잡이를 천골을 향해서 뒤쪽으로 향하게 한 다음 기구 끝을 항문 입구에 댄다(그림 2-6). 처음에는 항문경 끝이 항문괄약근에 의해 잡히는 듯하나 배꼽을 향해 살짝 누르면 항문관 내로 들어가게 되고 근육은 차차 이완하게 된다. 대부분 이 과정이 2~3초 걸리고 어떤 경우에는 30~

60초가 걸리기도 한다. 일단 이완되면 삽입은 쉽고 기구의 끝이 항문관 끝에 곧 도달한다. 이때 삽입 축을 천골 함요 부분으로 향하게 후상방으로 하면 직장 전벽과 전립선을 눌러 생기는 불편감과 손상이 초래되지 않는다. 이 새로운 축으로 항문경이 전부 삽입된다. 이때 의사는 왼손으로 기구의 손잡이를 잡고 손가락 끝을 둔부나 천골 부위에 대고 고정시킨 다음 오른손으로 폐쇄봉을 뺀다. 마지막으로 조명등을 기구 내로 잘 비치도록 조절하고 에머트 겸자를 오른손으로 잡은 다음 필요에 따라 닦아낼 준비를 한다. 적절한 조명을 비추고 눈으로 직접 관찰하기도 하지만 최근에는 항문경의 측면 구멍을 통해 광섬유 원을 연결해 시야를 확보하거나 항문경을 광원이 내장된 비디오항문경에 직접 연결해 확대된 항문직장 내부를 화면으로 관찰할 수 있는 장비를 사용하기도 한다(그림 2-

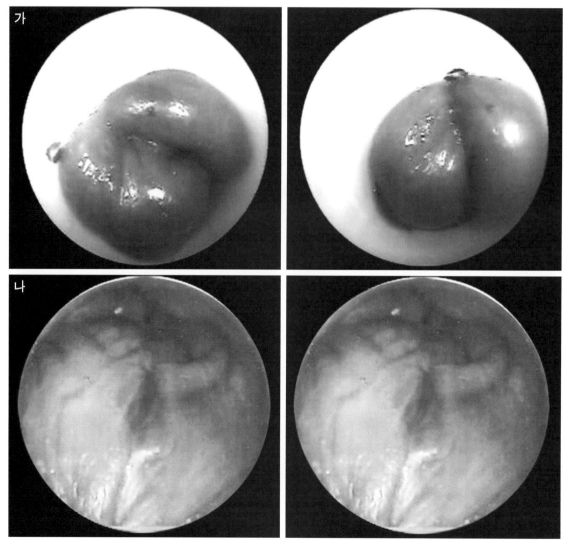

그림 2-8. 비디오항문경을 이용해 항문경 내강을 촬영한 사진 **가.** 내치핵이 항문경 내강으로 밀고 들어오고 있다. **나.** 비후화된 치열의 경계부가 관찰되고 출혈이 보이기도 한다.

7). 이러한 비디오항문경은 병변의 확대가 가능하고 병변을 사진으로 저장하기 쉬우며 화면을 통해 환자에게 설명하기 용이하여 임상에서 많이 사용되고 있다.

적절한 축을 만들어 시야를 확보한 후 폐쇄봉을 뺄 때 그 끝에 묻은 것이 변, 혈, 농 가운데 무엇인지를 꼭 보아야 한다. 피가 약간 묻은 경우는 삽입 시 직장 전방벽의 점막의 손상으로 인한 경우가 흔하며 피가 많이 묻어 있는 경우에는 대장항문염으로 인한 염증반응으로 점막이 비후화되고 쉽게 떨어져 약간만 닿아도 피가 나는 상황이라고 보아야 한다.

다음 직장 내부를 검사해 변의 성질을 보고 혈, 농, 점액이 있는지 검사해야 한다. 점막은 그다음에 보며 필요에 따라 변과 분비물을 깨끗이 닦아내야 한다. 정상적으로 점막은 연분홍색이고 점막하조직에 있는 혈관들이 선명히 비치게 된다. 궤양성 대장염 때의 점막은 두텁고 과립성을 보이고 융단 모양을 하고 혈관은 잘 안 보이며 아주 조심스럽게 닦아내도 쉽게 출혈된다. 이를 접촉성 출혈이라고 하며 가장 중요한 염증성 점막의 증후이다. 때로는 직장 하부에 위치한 종양이 항문경으로 보이기도 하는데 필요하다면 생검을 시행한다. 요충에 감염된 경우에는 가끔 직장 하부에서 요충이 몸을 비비꼬는 모습을 볼 수 있으며 한 번 보면 결코 잊을 수 없다.

항문경 끝이 항문직장륜을 빠져나오면 점막이 닫히면서 직장팽대부가 시야에서 사라진다. 만일 내치핵이 있으면 항문경을 뺄 때 항문경 내강으로 돌출된다(그림 2-8가). 좀 더 정확히 크기와 정도를 알고자 하면 항문경을 빼면서 환자에게 배변하듯 힘주기를 시키면 내치핵뿐만 아니라 직장점막탈출증의 진단에도 도움이 된다. 내치핵의 울혈로 인한 실제 출혈점을 찾아낼 수도 있고 큰 치핵이 있다면 항문 입구로 돌출되는 것을 발견할 수도 있다. 항문경이 항문관을 나오는 동안 항문관의 상태를 주의해서 보고 비대한 항문유두가 있는지 주의해서 봐야 한다. 치열은 전후방 특히 후방의 정중앙에서 편편하고 점막이 벗겨져 노출된 부위를 찾아야 하며(그림 2-8나) 항문경을 빼낼 때 약간의 출혈이나 농이 나올 수도 있다. 하지만 대부분의 경우 환자의 통증으로 인해 항문경 삽입이 불가능할 때가 많으며 실제로 치열의 진단에는 통증을 유발하는 항문경검사보다 그림 2-9처럼 항문 가장자리를 지긋이 당겨 치열의 하단을 보는 것이 진단에 용이한 경우가 많다.

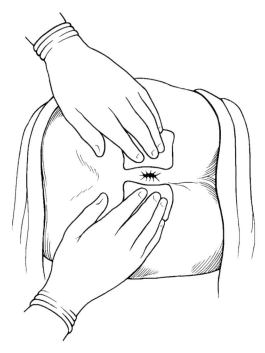

그림 2-9. 치열 등을 정확히 시진하기 위해 항문 입구 가장자리를 지긋이 당긴다.

항문경을 한 번 더 넣어 진찰할 필요가 있을 때는 항문경을 완전히 빼내고 처음과 똑같은 과정을 밟아야 하며 그렇지 않고 항문경이 삽입된 상태에서 폐쇄봉을 다시 넣으려고 하면 폐쇄봉과 항문경 사이에 점막이 물려 통증을 유발할 수 있으므로 주의해야 한다.

## Ⅲ 경성 및 유연성 에스결장경검사

### 1. 경성 에스결장경검사

요즘 경성 에스결장경검사는 유연성 에스결장경검사나 대장내시경으로 대치되고 있지만 직장내 병변을 진단하는 데 있어서는 유연성 에스결장경검사보다 더 효과적이며 직장내 이물질을 제거하거나, 큰 용종을 전기응고 올가미를 이용해 제거하거나 혹은 항문연으로부터 직장암까지 정확한 거리를 측정해 수술요법의 방법을 결정하는 데 있어서는 경성 에스결장경이 꼭 필요하다(그림 2-10).

#### (1) 장비
현재 여러 종류의 일회용 및 소독 후 재사용하는 경성 에스결장경들이 있으나 일회용이 환자에게 더 편리한 점

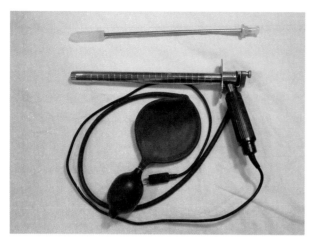

그림 2-10. 웰츠-알린 경성 에스결장경

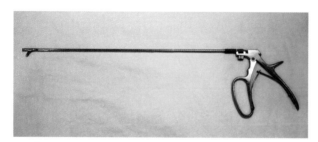

그림 2-11. 에스결장경검사 시 사용되는 로이드-데이비스 생검겸자

은 없다. 재사용 가능한 에스결장경의 직경은 11mm에서 27mm까지 다양하나 19mm의 직경이 직장내 질환에 대한 선별검사와 직장을 통한 용종 제거 및 이물질 제거 등에 가장 적당하다. 요즈음 가장 많이 쓰이는 표준형은 길이가 25cm이고 직경은 19mm이다. 일회용 경성 에스결장경의 크기는 19mm 한 가지로만 시판되고 있다. 직장경 외에 광원과 확대경, 면봉을 잡기 위한 겸자, 긴 흡입관, 조직생검을 위한 겸자가 필요하다(그림 2-11).

### (2) 전 처치

많은 의사들은 경성 에스결장경검사는 관장에 의해 장이 완전히 깨끗하지 않으면 할 수 없다는 생각을 하고 있다. 그러나 실제로는 대개의 경우 전 처치 관장은 필요치 않으며 전 처치 관장은 두 가지의 단점이 있다. 첫째로 좌약이나 관장액으로 점막이 자극되어 점액 분비가 촉진되어 진단에 혼란을 일으킬 수 있다. 둘째로 관장액이 완전 배설되지 않아서 직장과 에스결장에 차 있을 수 있다. 변비약을 전날 저녁에 먹었을 때도 같은 상황이 벌어질 수 있다. 묽은 변은 반쯤 굳은 변보다 검사 시 대처하기가 더 곤란하다. 다시 말해 미흡한 전 처치는 전 처치를 전혀 하

지 않는 것만 못하다. 경성 에스결장경검사 전 금식이나 완하제 등의 전 처치는 가급적 하지 않는 것이 좋으며 가끔 직장 내에 변이 너무 많을 때에만 검사 전에 관장이나 글리세린 혹은 비사코딜 좌약을 투여하는 것이 좋다.

### (3) 장비 세척

내시경을 통한 간염, 후천성 면역결핍증 등의 전염성 질환의 감염 위험성은 내시경 장비들의 세척을 위한 많은 상품의 개발로 이어졌다. 전염성 질환의 감염 예방을 위해서는 시술 바로 직후에 강력한 물리적인 세척을 실시하고, 뒤이어 효소세제 사용 후에 소독제로 다시 세척한 다음, 철저히 씻어내는 것이 가장 효과적으로 여겨지고 있다. 그리고 B형 간염 보균자나 후천성 면역결핍증 환자들은 되도록 그날의 마지막 순서로 내시경을 시행하도록 하고, 심한 백혈구감소증 환자나 면역기능이 약화된 환자들은 가장 최근에 소독된 장비로 검사해야 한다.

### (4) 체위

진찰 시와 마찬가지로 환자에게 모멸감을 주지 않는 좌측 방위(심즈체위)가 제일 무난하다.

### (5) 술기

환자를 좌측 방위로 누인 후 먼저 직장수지검사를 시행해 항문 가까운 곳에 병변이 있는지 확인하고 동시에 수지 삽입을 통해 항문괄약근이 이완되도록 하여 내시경 삽입 시 입을 수 있는 손상을 최소화한다. 윤활제를 폐쇄봉이 삽입된 경성 에스결장경의 끝에 충분히 바른 다음 경성 에스결장경을 오른손으로 잡고 왼손으로 둔부 위쪽을 들어 올리고 경성 에스결장경 끝을 배꼽을 향해서 삽입한다(그림 2-12가, 2-13가). 항문경 삽입 때와 같이 처음에는 항문괄약근의 저항을 느낄 수 있으나 보통 기구가 가늘고 이미 진찰받은 경험이 있기 때문에 저항이 심하지는 않다.

직장에 들어가자마자 경성 에스결장경의 축이 천추골을 향하게 한다(그림 2-13나). 이때 수 cm정도는 아무 저항 없이 삽입될 수 있지만 직접 보면서 삽입해야 하며 그렇지 않을 경우 종괴나 폐쇄성 병변에 손상을 주게 된다.

폐쇄봉을 제거하고 경성 에스결장경을 돌려서 눈금이 검사자를 향하게 한다(그림 2-12나). 왼손으로 경성 에스결장경을 잡고 좌측 팔꿈치 윗부분은 환자의 둔부에 안정되게 놓는다(그림 2-12다). 그다음부터는 기구를 왼손으

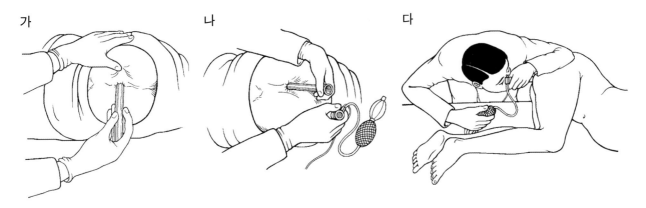

그림 2-12. 경성 에스결장경검사 **가.** 기구의 끝을 제대부를 향해 삽입한다. **나.** 폐쇄봉을 뺀 후 경성에스결장경을 돌려서 눈금이 검사자를 향하도록 하고 조명을 부착시킨다. **다.** 왼쪽 팔을 환자의 둔부에 고정한 채 왼손으로 직장경을 잡고 오른손으로 송풍기를 잡는다.

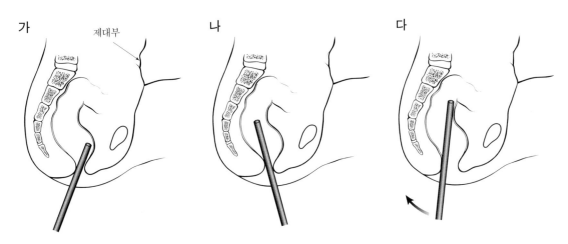

그림 2-13. 경성 에스결장경검사 시 기구 축의 변화들 **가.** 경성 에스결장경을 제대부를 향해서 항문관으로 삽입한다. **나.** 일단 직장에 들어가면 경성 에스결장경의 축이 천추골을 향하도록 하여 진행시킨다. **다.** 직장에스결장부를 통과하려면 접안경을 후방으로 끝을 전방으로 회전시킨다.

로 조절하면서 움직인다. 송풍기를 오른손으로 잡고 몇 번 불어넣어 직장의 내강이 보이도록 한다. 공기는 가능한 한 소량을 넣고 천천히 삽입해야 하며 팽창을 많이 시키면 복통을 유발할 수 있다. 직장의 하부 및 중간 부위는 인체의 중심선상에 위치하나 상부 직장은 왼쪽으로 약간 휘어져 있고 직장에스결장 연결부는 전방 및 우측으로 예각의 각도로 휘어져 있기 때문에 이 부위를 통과시킬 때는 해부학적 구조를 마음속에 그리며 경성 에스결장경의 끝을 해부학적 구조에 따라 삽입되도록 해야 하고 반드시 내강을 눈으로 확인하면서 삽입해야 한다(그림 2-13다). 직장에스결장 접속부를 통과할 때의 어려운 점이 이 부위에 종종 발생하는 경련으로 인하여 더욱 어려워진다. 굴곡부의 각도는 개인에 따라 다르지만 각도가 작고 통증이 수반된 경련성 상태는 더 이상의 삽입을 불가능하게 만든다. 사실 많은 경성 에스결장경검사는 이 부위에서 그치

게 되나 경험이 있는 의사는 기구의 신중하고 확실한 조작과 송풍의 적절한 조절로 이 장애를 극복할 수 있다. 일단 에스결장에 진입하면 그 상부로는 삽입이 쉬워진다. 검사를 진행하는 동안 장 내에 있는 대변에 의해 지장을 받을 수도 있는데 변이 어느 정도 굳은 상태이면 경성 에스결장경이 변과 장벽 사이로 쉽게 들어가 검사를 진행할 수 있으나 묽은 변, 농, 혈액이 많이 있는 경우에는 검사가 어렵다. 이때는 흡인하면서 삽입하면 검사를 성공적으로 마칠 수 있다.

경성 에스결장경검사 시 다음의 소견들을 주의 깊게 관찰한다.

첫째, 직장이 비어 있는지 또는 내용물이 반고형의 변인지, 묽은 변, 점액, 혈액, 농 등이 섞여 있는지, 과일 껍질 등 소화되지 않은 음식물이 남아 있는지를 기록한다.

둘째, 장 내강이 정상인지, 공기로 팽창되었는지, 수축

되었는지 보아두고 국소협착증 또는 경련 여부를 알아두 어야 한다.

셋째, 점막의 양상을 관찰한다. 정상적인 직장과 결장의 점막은 편편하고 빛이 나며 오렌지색을 약간 띤 연분홍색이다. 점막하조직에 분포된 혈관도 확실하게 관찰할 수 있다. 또 장점막의 유연성을 확인해야 하는데 정상에서는 경성 에스결장경 끝이 걸리지 않고 쉽게 움직이며 공기로 장을 팽창시키면 점막의 주름이 쉽게 펴진다. 염증성 점막은 이와 달리 뻣뻣하고 공기로 팽창시켜도 잘 펴지지 않는다.

넷째, 용종의 위치와 특징을 잘 관찰한다. 용종의 개수, 유경성 또는 무경성 여부, 선종, 점막하 섬유종, 지방종, 혹은 결장염 때의 가성용종 등이 있는지 파악한다. 용종의 전반적인 모양을 살펴보며 특히 궤양이나 잘 부스러지는 부분이 있는지 확인해야 하는데 이러한 소견은 악성 변화를 시사하는 소견일 수 있으므로 주의해야 한다.

다섯째, 악성종양을 시사하는 병변을 자세히 관찰한다. 전형적인 악성종양은 중심부가 푹 파인 회색 기저부를 갖는 궤양을 주변의 종괴가 둘러싼 모양을 하고 있는 양상이나 이 외에도 양배추 같은 유두상 종괴의 형태로 보일 수도 있다. 의심스러운 병변은 확진을 위해 모두 생검하도록 한다. 조직검사 후에는 검사 후 출혈로 인해 관찰 시야에 장애가 있을 수 있으므로 필요한 조직검사는 직장과 에스결장을 모두 관찰한 후에 실시하도록 한다. 악성종양을 기술하는 데 있어서 경성 에스결장경검사의 큰 장점의 하나는 항문연으로부터 암까지의 거리를 직선으로 가장 정확히 측정할 수 있다는 것으로 특히 직장 중간부에 생긴 암의 수술방법 선택에 대단히 중요한 정보를 제공할 수 있다.

### (6) 합병증

드물지만 장 천공이 생길 수 있다. 장 천공은 특히 내강이 안 보이는 상태로 무리하게 삽입했을 경우에 생기기 쉬우며 염증성 대장 질환이나 게실염, 방사선 대장염 등에서 발생하기 쉬우므로 이와 같은 병변이 있는 환자에게서는 더 주의하여 시술해야 한다. 다행히 장 천공은 매우 드문 합병증으로 길버슨(1974)은 10만 3,000번의 검사에서 생긴 5예의 천공을 보고하였고, 콜만(1993)은 7만 번의 검사에서 한 번도 장 천공의 합병증이 없었다고 보고하였다.

## 2. 유연성 에스결장경검사

### (1) 장비

일반 구조는 결장경과 거의 동일하고 단지 길이에서만 차이가 있다. 짧은 모델은 30~35cm의 길이를 가지며 좀 딱딱한 편이고 짧은 만큼 사용하기가 쉽다. 긴 모델은 60~71cm의 길이를 가지며 부드럽지만 짧은 형보다는 사용하기가 어렵다(그림 2-14). 긴 모델은 사용하기는 어렵지만 더 길게 검사할 수 있어 대부분의 의사들은 후자를 선호한다. 해상도가 더 좋고 술기 교육에 더 좋은 비디오 에스결장경도 시판되고 있다.

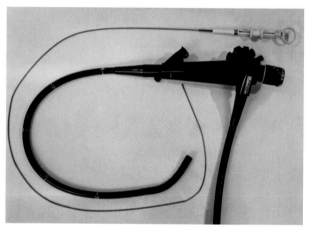

그림 2-14. 유연성 광섬유원 에스결장경

| 표 2-1 | 유연성 에스결장경검사의 적응증 |
| --- |

50세 이상 성인의 선별검사: 처음 검사가 음성이면 3~5년마다 반복

하부 위장간 증상의 초기 진단: 대장조영술을 함께 사용하기도 한다(단 결장경검사의 적응증이 되지 않는 경우).

대장조영술에서 발견된 직장 및 에스결장 이상 소견의 확진

하부 결장 또는 직장문합의 검사 및 추적

| 표 2-2 | 결장경검사의 금기증 |
| --- |

1. 절대금기증
   전격성 급성 대장염
   전격성 급성 게실염
   독성 거대결장증
   복막염 혹은 위장관 천공이 의심될 때

2. 상대적 금기증
   일반적인 환자의 상태가 불량할 때: 최근의 심근경색증 등
   부적절한 대장 전 처치
   비협조적인 환자

### (2) 적응증과 금기증

반드시 명심해야 할 사실은 유연성 에스결장경검사는 결장경검사나 대장조영술을 대체할 수 있는 검사가 아니라는 점이다. 잠혈검사가 양성이거나 용종이 발견되어 대장 전체를 검사해야 할 경우 이 검사로 대체해서는 안 되며 반드시 결장경검사나 대장조영술을 시행해 전체 결장을 다 살펴보아야 한다. 적응증과 금기증은 각각 표 2-1, 표 2-2와 같으며 금기증은 결장경검사의 금기증과 동일하다

### (3) 전 처치

대장 전 처치가 되어 있지 않으면 경성 에스결장검사와 달리 효과를 얻을 수 없다. 검사 전 2차례의 나트륨인산염용액(프리트포스포소다) 관장을 실시한다. 경구 완하제나 금식은 특별히 요하지 않는다.

### (4) 체위

좌측 방위(심즈체위)를 이용한다.

### (5) 투약

검사 전후 혹은 검사 중에 진정제 등의 특별한 투약은 요하지 않는다. 대장내시경검사가 심각한 균혈증을 유발한 예는 거의 없으나 심장 질환을 가진 고위험군 환자들의 심내막염 예방을 위해 미국 심장학회의 권고안에 따라 미국 대장항문학회에서 1992년 대장내시경 시행 전 항생제 전 처치에 대한 지침을 마련하였고 2000년 재개정하였다. 심장인공판막을 가진 환자, 체-폐문합 수술을 받은 환자, 복잡성 청색증 선천성 심기형 환자, 6개월 이내에 인공혈관 이식 수술을 시행받은 환자, 이전에 감염성 심내막염을 앓았던 환자의 대장내시경 시술 전에는 균혈증에 의한 심내막염을 예방하기 위해 예방적 항생제 투여가 권장된다. 암피실린, 아목시실린, 겐타마이신 등의 항생제를 단독 혹은 병용 사용하고 이들 항생제에 알레르기가 있는 경우에는 반코마이신을 사용한다.

### (6) 유연성 에스결장경검사의 술기

삽입과 진행은 결장경검사 초기 과정과 동일하다. 예외도 있지만 결장경검사와 같은 방식으로 직장에스결장 연결부를 통과하게 되면 그 후 에스결장의 상부까지 도달하기는 어렵지 않다. 결장경검사와 마찬가지로 삽입을 완료시킨 후 내시경을 후퇴시키며 에스결장과 직장을 관찰하게 된다.

용종이나 암 또는 비정상적인 점막조직을 발견하면 생검을 시행한다. 하지만 전 처치가 충분하지 않아 전기소작기를 사용할 경우 폭발의 위험이 있으므로 전기소작기를 사용해서는 안된다. 폭발의 위험 외에도 전기응고 올가미를 이용한 용종제거술이나 조직생검을 검사 당시에 시행하지 않고 연기하는 두 가지 이유가 더 있다. 첫째, 유연성 에스결장경검사 시 암이나 용종 같은 병변을 발견했을 경우 에스결장 근위부에 있을 수 있는 동시성 병변을 확인하기 위해 추가적인 결장경검사를 다시 시행해야 한다. 완벽한 전 처치가 되어 있는 결장경검사 때 이런 처치들을 하는 것이 당연히 안전하다. 둘째, 유연성 에스결장경검사 중 장 천공이나 출혈과 같은 합병증으로 인해 응급 개복수술을 할 때는 장의 전 처치가 완전하지 않은 상태이므로 수술 후 예후가 불량할 수 있기 때문이다.

### (7) 경성 에스결장경검사와의 비교

검사 가능한 직장과 에스결장의 길이나 병변의 발견율, 환자와 의사의 만족도에서 유연성 에스결장경이 경성 에스결장경보다 훨씬 우수하다. 경성 에스결장경의 평균 삽입거리가 17~20cm인데 반해 35cm인 짧은 모델 유연성 에스결장경의 경우에도 삽입거리는 평균 28~35cm이며 65cm의 긴 모델 경우는 평균 50~60cm나 된다. 하부직장 및 직장 신생물의 발견율도 평균 2~3배가량 유연성 에스결장경이 높으며, 환자의 호응도도 유연성 에스결장경이 좋다. 하지만 장비가 고가이고 의사의 훈련기간이 더 필요하며 검사 시간도 더 걸린다는 단점이 있다.

### (8) 합병증

합병증은 극히 드물어 막스 등(1979)은 1,012번의 검사에서 1건의 천공을 보고하였으며 트라울 등(1983)은 5,000번의 예 중 한 번도 장 천공의 합병증이 없었다고 보고하였다.

## Ⅳ 복부 및 일반검사

일반검사는 모든 예에서 항문직장 진찰 전에 시행하는 것이 이상적이나 항문직장의 병변을 의심하게 하는 대개

의 환자에서는 일단 항문직장검사를 시행하고 복부 및 일반검사를 보조적으로 시행하는 것이 편리하다.

복부검사는 일반 진찰순서를 따르는데 복부팽만이 있는지, 장의 연동운동이 보이는지, 복수가 있는지, 대장에서 종괴가 촉진되는지, 간비대, 서혜부 림프선의 비대 혹은 경변이 있는지에 특별히 주의해야 한다. 비장만곡이나 간만곡의 악성종양의 촉진은 양손을 이용하는 것이 좋은데 한 손은 허리 뒤에 놓고 다른 손은 전복부의 늑골 직하방에 놓으며 환자에게 심호흡을 시키면서 촉진한다. 이런 기초적인 진찰 방법에 대한 주의 부족으로 촉진할 수 있는 암도 놓치는 경우가 많이 있다.

대장암이나 결장염같이 직장 및 결장에 주요 병변을 가진 모든 환자에서 폐전이, 전이성 관절염, 피부발진 같은 원격증후를 확인하고 수술치료의 예후를 전망하기 위해서도 전신상태를 평가하는 것은 중요하다. 수술과의 관계에 있어서 영양실조, 만성 기관지염, 당뇨, 빈혈, 고혈압, 심장 및 신장 질환에 관해서는 특별히 알아두어야 하며 수술 전에 가능한 한 교정되어야 한다. 환자를 평가하고 진단하는 데 있어 일반내과의와 심장내과의와의 협력은 이런 관점에서 바람직한 것이다.

# Ⅴ 대변검사

## 1. 잠혈검사

대변 잠혈검출에 가장 많이 쓰이는 검사법은 헤모컬트검사로, 헤모컬트란 과이액*guaiac*으로 처리된 종이 슬라이드의 상품명이다. 혈구 내의 헴 페록시다제에 의해 과이액이 산화되는 반응을 이용한 검사법으로 잠혈이 있을 경우 슬라이드의 색이 파란색으로 바뀌게 된다. 대변을 종이 슬라이드에 도말하기만 하면 되고 검사의 민감도도 높아 임상에서 널리 쓰이고 있으나, 특이도가 좋지 않은 단점이 있다. 특이도가 좋지 않은 이유는 많은 음식 재료들이 페록시다제를 함유하고 있기 때문인데, 예를 들면 가공되지 않은 육류, 꿩, 연어, 정어리 등과 순무, 무, 체리토마토 등의 과일 및 채소들이다. 이 음식들은 가양성 반응을 일으킬 수 있으며, 비타민 C는 가음성 반응을 일으킨다. 아스피린도 가양성 반응을 일으키므로 검사 1주일 전부터 복용을 중지시켜야 한다.

최근에는 과이액을 이용한 생화학적 검사법 대신 사람 혈색소에 대한 항체를 이용한 면역학적 검사를 많이 시행하고 있다. 민감도와 특이도가 모두 높아 만족할 만한 검사법이나 종이 슬라이드만 필요한 헤모컬트검사와 달리 검사 장비가 필요하다는 제약이 있다. 어떤 검사법으로 검사하든 대변 잠혈검사에서 잠혈반응이 양성으로 판정되면 완전한 직장 및 결장검사를 시행해야 한다.

수년간 잠혈검사에 대한 대조시행연구들이 행해졌는데 이에 의하면 대체적으로 암의 조기 발견이 가능하다는 점에서는 희망적이긴 하지만 생존율의 향상은 발견되지 않았다.

## 2. 설사변검사

설사, 특히 급성설사 시 대변검사를 하면 원질환을 알아낼 수 있는 단서를 얻을 때가 많다.

### (1) 습윤도말검사

대변 습윤도말검사는 설사 환자에서 대변 내의 백혈구를 관찰하거나 기생충이 의심되는 환자에서 기생충의 충란이나 충체 등을 관찰하는 데 쓰일 수 있다. 대변을 라이트용액 또는 메틸렌블루용액으로 염색한 후 광학현미경으로 관찰하여 설사 내용물에서 백혈구가 많이 관찰된다면 이는 세균에 의한 감염성 설사를 의미하며 대장균, 시겔라, 살모넬라, 캄필로박터, 임균 등에 의하여 대장점막이 침습되었음을 의미한다. 장독소를 생산해 설사를 유발하는 비침습성 세균이나 바이러스, 지알디아에 의한 설사에서는 상기 소견이 관찰되지 않는다. 또 도말한 슬라이드를 그람염색하면 캄필로박터에 의한 장염을 빠르고 정확하게 진단할 수 있는데 현미경상에 비브리오 모양의 그람 음성세균을 관찰할 수 있다.

습윤도말검사나 배변 도말염색검사로 기생충의 충란, 포낭, 영양형을 발견할 수 있다. 대부분의 기생충들은 간헐적으로 변에 섞여 배출되므로 2~3일간의 간격으로 연속해서 3번 검사하는 것이 수율*yield*이 높다. 설사변이 채취되는 대로 즉시 폴리비닐알코올 같은 보존약에 담가 원충 영양형의 파괴를 방지해야 한다. 원충의 포낭과 윤충의 충란은 상온에서 1~2일간 살 수 있지만 5% 포름알데히드에 넣으면 반영구적으로 보존이 가능하다.

칸디다는 질병이 없는 정상인의 변에서도 발견되나 증

식이 왕성하면 설사를 일으킬 수 있다. 주증상은 혈액이나 점액이 섞여 있지 않은 묽거나 물 같은 설사인데 가끔은 경련을 동반하기도 하며 심할 때는 3개월까지 증상이 지속되기도 한다. 생리식염수나 요오드용액에 현탁시켜 현미경으로 검사하면 발아하는 효모형이나 종종 균사형이 대량으로 발견된다. 진단확인 후 니스타틴으로 치료하면 빠른 시일 내에 완치된다.

### (2) 변 배양검사

급성이나 중증의 설사 시 대변 배양검사도 시행해야 한다. 수집된 대변은 30분 이내로 검사실에 전달되어야 하며 냉장 보관해서는 안 된다. 수집된 대변을 멸균된 면봉에 묻혀 여러 조건의 아가 배지에 도말 후 24시간 지나서 관찰한다. 특정균에서는 특정 배지와 조건을 필요로 하므로 의심되는 소견에 맞는 검사를 시행한다. 캄필로박터는 항생제가 들어 있는 분리 배지와 43도의 온도, 그리고 산소의 비율을 낮추거나 이산화탄소만 공급된 상태에서 배양되며, 장관의 중요한 병원체의 하나인 예르시니아도 분리를 위해 특별한 배양조건을 필요로 하고 임균은 다이어-마틴 배지를 필요로 한다.

클로스트리듐 디필실레에 의한 대장염의 진단에는 변배양검사보다 변에 있는 독소를 검출하는 조직배양법이 선호되며 그 결과도 24시간 내에 알 수 있다.

## Ⅵ 대장 통과시간

대장의 운동기능을 평가하는 검사법 중 가장 손쉽고 널리 사용되는 기본적인 검사법은 대장 통과시간의 측정이다. 잘못된 식습관이나 과민성 대장증후군, 골반 출구 폐쇄 등이 만성 변비의 더 흔한 원인임은 분명하지만 드물게 대장운동기능의 저하로 변을 직장으로 밀어내는 능력이 현저히 떨어지는 대장무기력증도 만성 변비의 원인이 될 수 있다. 대장 통과시간 측정은 만성 변비 환자의 병태생리를 파악하여 치료 계획을 수립하는 데 도움을 주고 대장운동 이상 질환의 원인 규명과 내과적 혹은 외과적 치료 후 치료 효과의 평가에도 큰 도움을 줄 수 있다.

그동안 대장 통과시간 측정을 위한 여러 가지 기법이 소개되었지만, 실제 임상에서 사용되고 있는 대장 통과시간 측정법은 방사선 비투과 표지자법과 방사성 동위원소를 이용한 대장 신티그래피이다. 방사선 비투과 표지자를 사용하는 기법은 상품화된 표지자를 사용해 검사법이 간단하고 엑스선 촬영기만 갖추어져 있어도 검사가 가능해 실제로 임상에서 가장 많이 사용되고 있다. 하지만 위나 소장의 통과시간이 정상이어야 한다는 전제를 필요로 하고 사진촬영 횟수에 따라 방사선 노출량이 증가하며 대장 통과가 빠른 경우에는 이용하기가 곤란하다는 단점이 있다. 반면에 대장 신티그래피는 근위부 장관의 통과시간에 별 영향을 받지 않으며, 사진을 여러 번 촬영해도 방사선 노출량이 증가되지 않고 그 양도 허용량 이내이다. 하지만 방사성 동위원소를 사용하기 때문에 일반 의료기관에서는 준비하기가 곤란하고 감마카메라 같은 고가의 의료장비가 필요하다는 단점이 있다.

### 1. 방사선 비투과 표지자법

초창기의 방사선 비투과 표지자법검사는 일정한 수의 방사선 비투과 표지자(그림 2-15)를 한꺼번에 복용한 후에 대변에 배출되는 표지자의 개수를 엑스선 촬영으로 추적해 입에서 항문까지의 통과시간을 측정하는 방법이다. 그러나 이 방법은 대변을 수집, 보관하는 불편함이 있고 표지자의 대장내 분포를 알 수가 없는 단점이 있어 아한 등은 표지자를 복용한 후 표지자가 모두 배출될 때까지 매 24시간마다 환자의 복부 엑스선을 촬영하는 방법을 고안했다. 또 대장 내의 표지자의 분포를 표시하기 위해 엑스선상에서 척추 및 골반뼈의 골격 구조와 대장관 내의 가스 음영으로 대장을 3구획으로 나누었고 이 구분법은 현재까지도 임상적으로 사용되고 있다. 척추의 극상돌기

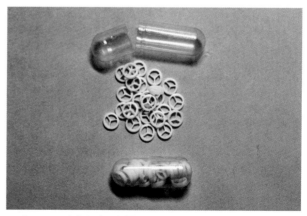

그림 2-15. 방사선 비투과 표지자 캡슐 안에 20개 혹은 24개의 방사선에 비투과성을 보이는 작은 표지자들이 들어 있다.

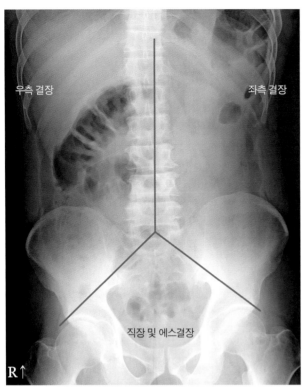

우측 결장    좌측 결장

직장 및 에스결장

R↑

그림 2-16. 대장내 구획의 구분  아한 등이 기술한 방법으로 방사선 비투과 표지자검사 시 복부방사선 사진을 척추와 골반의 골구조물을 기준으로 우측 결장, 좌측 결장, 직장 및 에스결장의 3 분절로 나눈다.

를 연결한 선을 몸의 중심선으로 하여 중심선의 우측과 제5요추의 극상돌기부터 골반 출구를 연결하는 가상선의 상부에 존재하는 표지자를 우측 결장에 존재하는 것으로 간주하고, 중심선의 좌측과 제5요추의 극상돌기와 좌측 전상前上골극을 연결하는 가상선의 상부에 존재하는 표지자를 좌측 결장에 존재하는 것으로 간주한다. 제5요추 극상돌기로부터 우측으로는 골반 가장자리를 연결하는 가상선, 좌측으로는 장골능을 연결하는 가상선의 하부에 위치하는 표지자는 직장 및 에스결장에 존재하는 것으로 간주하고 구획을 구분한다(그림 2-16).

### (1) 표지자 1회 복용법

일정 수(보통 20개 또는 24개)의 표지자를 특정한 시각에 한꺼번에 복용한 후에 다음날부터 잔여 표지자가 안 보일 때까지 복부사진을 24시간 간격으로 촬영한다. 복부사진은 앙와위로 촬영하고 횡경막과 치골을 반드시 포함시켜야 전대장 내의 잔류 표지자를 관찰할 수 있다. 그러나 이 방법은 환자의 방사선 노출량이 많고 매일 같은 시각에 내원해야 하는 점에서 환자의 순응도가 떨어지므로 임상에서는 표지자 복용 후 5일째 되는 날 복부촬영을 하는

것으로 간소화하여 검사한다. 5일째 되는 날 복부사진에 남아 있는 표지자가 전체의 20% 이하인 것을 정상으로 판독하며, 20% 이상 남아 있는 경우 비정상으로 판단하고 남아 있는 표지자가 직장 및 에스결장에만 몰려 있다면 골반 출구폐쇄를, 대장 전체에 골고루 퍼져 있다면 대장무기력증을 의심할 수 있다. 이 방법은 방사선 노출을 줄일 수 있는 장점이 있으나 정량적인 대장 통과시간 측정이 불가능하고 각 대장 분절의 통과시간을 파악할 수 없는 단점이 있어 정량적인 대장 통과시간을 측정하기 위해서는 다른 방법이 필요하다.

### (2) 다수 표지자 사용법

20개(또는 24개)의 표지자가 들어 있는 캡슐을 매일 같은 시각 3일간 연속적으로 복용한 후 4일째 되는 날과 7일째 되는 날 복부촬영을 시행해 대장내 남아 있는 표지자의 수를 확인하는 방법이다. 3일간의 표지 투여만으로는 일정한 상태로 유지하기가 불충분하다는 비판이 있지만 대장의 구획별 통과시간 측정이 가능하고 비교적 정확하면서도 방사선 노출 위험도나 검사 기간을 줄일 수 있어 널리 이용된다.

구획별 통과시간은 4일째 그 구획에 남아 있는 잔류 표지자의 개수와 7일째 남아 있는 잔류 표지자의 개수를 합한 값에 1.2(24개의 표지자 캡슐을 사용한 경우에는 1.0)를 곱한 값이 되고 전체 대장 통과시간은 각 구획별 대장 통과시간을 합산한 값이 된다(표 2-3). 일반적으로 배변횟수는 대장 통과시간과는 상관관계가 없는 것으로 밝혀졌는데, 이는 대장 통과시간에 이미 개개 변 무게의 영향이 반영된 탓으로 생각된다. 각 구획별 표지자의 분포는 국소적인 대장운동에 대한 정보를 반영하지만 대장 통과의 양상은 날마다 조금씩 변하므로 어느 한 구획에서만 대장 통과시간이 지연되고 전체 대장 통과시간이 정상인 경우에는 비정상으로 볼 수 없다. 전체 대장 통과시간이 지연

| 표 2-3 |  대장 통과시간 계산법

| | 우측 결장 | 좌측 결장 | 직장 및 에스결장 | 전체 |
|---|---|---|---|---|
| 4일째 | 12 | 10 | 12 | 34 |
| 7일째 | 0 | 0 | 2 | 2 |

우측 결장 통과시간 = 1.2 × (12 + 0) = 14.4시간
좌측 결장 통과시간 = 1.2 × (10 + 0) = 12.0시간
직장 및 에스결장 통과시간 = 1.2 × (12 + 2) = 16.8시간
대장 통과시간 = 1.2 × (34 + 2) = 43.2시간

| 표 2-4 | 정상인의 평균 대장 통과시간의 최대치 (평균±2표준편차, 시간) |
| --- | --- | --- | --- | --- | --- | --- |
| | — 방사선 비투과 표지법 — | | | | | |
| 성인 | 샤우세이드 1986 | 샤우세이드 1990 | 메칼프 1990 | 아한 1981 | 힌드 1989 | 부슈스 1992 |
| 우측 결장 | 24 | 24 | 32 | 38 | 24 | 37 |
| 좌측 결장 | 30 | 31 | 39 | 37 | 32 | 26 |
| 직장에스결장 | 44 | 33 | 36 | 34 | 45 | 41 |
| 전대장 | 67 | 67 | 68 | 93 | 76 | 88 |
| 검사기법 | M | M | M | S | S | S |

* 긴장이 없는 정상인에서 시행한다.  M: 표지 수회 복용법  S: 표지 1회 복용법

된 경우에만 비정상으로 간주하고 병력이나 항문직장 생리검사 등의 타 정보와 병행해서 판독해야 한다. 참고로 정상인의 평균 대장 통과시간의 최대치는 표 2-4와 같으며 검사자와 검사기법, 피검사자의 긴장 유무에 따라 큰 폭의 차이가 있다.

## 2. 대장 신티그래피(그림 2-17, 2-18, 2-19, 2-20)

이 기법은 방사선 동위원소로 표지된 물질을 주입 후 감마카메라로 추적해 대장 통과시간을 추적하는 방법이다. 방사선 동위원소로는 $^{99m}Tc$이나 $^{111}In$ 등을 사용하며 동위원소로 표지된 폴리스티렌 펠릿을 젤라틴 캡슐 속에 넣어 사용한다. 위나 십이지장에서 분해되지 않도록 캡슐을 산도에 예민한 중합체인 메타크릴레이트로 막을 입혀 사용하며 캡슐은 산성을 띠는 위나 십이지장에서는 분해되지 않고 pH 7.2~7.4인 말단회장에서 분해되면서 동위원소로 표지된 폴리스티렌 펠릿이 상행결장으로 직접 들어가게 된다. 환자는 밤 동안 금식을 하고 아침에 표지된 펠릿을 함유한 캡슐을 복용한다. 복용 후 4, 12, 24시간 후에, 표지된 펠릿의 대장 통과를 환자의 전후에 위치한 감마카메라로 촬영하며 촬영시간은 센터에 따라 혹은 연구 대상에 따라 다르게 하기도 한다. 구획별 대장 통과시간 측정방법은 2가지가 있는데 각 구획별로 남아 있는 방사선 동위원소의 비율을 측정하는 방법과 구획별로 측정된 방사성 동위원소의 활동량을 구획별 가중치로 곱해 평균한 값, 즉 기하 중심으로 평가하는 방법이 있다. 이때 가중치로는 상행, 횡행, 하행, 직장에스결장 그리고 대변에서의 관측치에 각각 1~5까지 곱한다. 각 구획별 기하

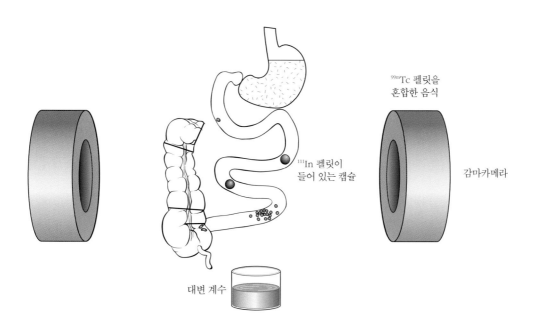

그림 2-17. 신티그래피법 음식에 혼합하는 것은 $^{99m}Tc$을 사용하고 메타크릴레이트 캡슐 속에 넣는 것은 $^{111}In$을 사용한다.

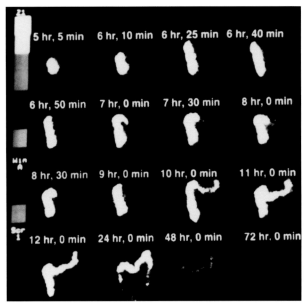

그림 2-18. 정상인에서의 순차적 대장 스캔  상행결장과 횡행결장에서 동위원소가 장시간 지체된다.

중심의 합계를 구하면 이것이 대장 통과시간을 반영하게 되는데 이 값이 낮으면 대부분의 방사성 표지가 대장의 근위부에 위치한다는 것을 의미하고, 반면에 이 값이 높으면 원위부에 위치한다는 것을 의미한다.

대장 신티그래피는 대장 통과시간을 정량적으로 계산

할 수 있고 특히 구획별 통과시간에 대해 방사선 비투과 표지자법에 비해 더 정확한 정보를 제공할 수 있으나 고가의 감마카메라와 방사선 동위원소 등을 필요로 하여 임상에서 널리 사용되고 있지는 못하다. 최근에는 배변 중 신티그래피를 연속촬영해 직장 및 에스결장의 폐쇄성 변비를 진단하고 연구하는 데 쓰이기도 한다.

# Ⅶ 항문직장 내압측정술

항문직장 내압측정술은 배변 및 배변자제를 유지하는 기전에 관여하는 여러 요소들에 관한 객관적인 평가를 제공하고 만성 변비와 변실금, 직장탈출증의 병태 생리를 파악해 이들 질환의 치료 계획을 세우는 데 많은 도움을 줄 수 있는 유용한 검사이다. 검사를 통해 항문의 휴식기 압과 수축기압을 측정해 내외 괄약근기능에 관한 객관적인 평가를 내리고 직장유순도를 측정할 수 있으며 배변자제에 중요한 기능을 하는 직장항문 억제반사를 확인할 수 있다. 그러나 이러한 압력계로 측정한 수치들은 정적인 수치이다. 따라서 항문관압, 항문관의 길이, 직장의 팽창도와 용적, 그 외 배변자제에 관여하는 요소, 즉 항문직장

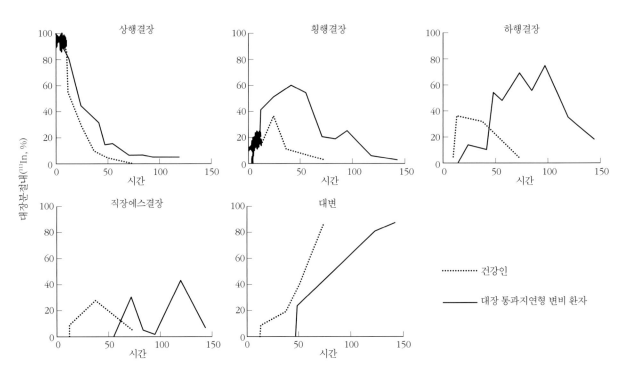

그림 2-19. 건강인과 대장 통과지연형 변비 환자의 대장 분절별 대장 통과  모든 분절에서 동위원소가 장시간 지체되고 있으며 이는 특히 횡행결장과 하행결장에서 현저하다.

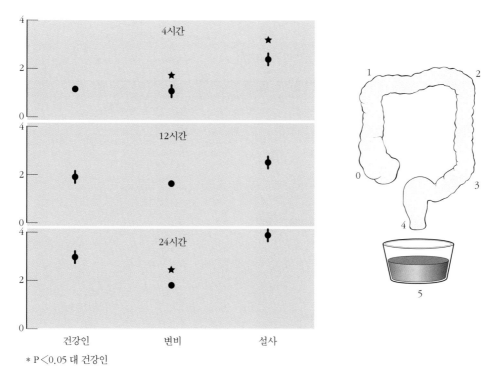

* P<0.05 대 건강인

그림 2-20. 건강인과 대장통과 이상 환자의 검사 시작 4, 12, 24시간 후의 대장내 동위원소의 기하 중심 좌측의 수직선상 수치는 우측 그림의 대장 영역에 상응한다.

각, 골반저 하강도, 에스결장, 직장 및 항문관의 수축운동과의 동적인 상호작용은 배변조영술, 장시간 보행성 내압측정, 근전도 등 다른 기법의 도움을 받아 총체적으로 살펴보아야 한다. 항문직장 내압측정술은 배변자제에 관여하는 신경과 근육요소의 기여도를 평가해 변실금 환자의 가장 적절한 치료법을 결정하고, 산과적, 외과적 혹은 외상에 의해 발생한 항문괄약근 손상의 위치를 알아내고 그 정도를 평가하며, 배변자제에 영향을 줄 수 있는 수술에 앞서 미리 괄약근의 객관적인 기능을 확인하고, 또한 배변자제 능력을 복원하기 위한 수술 시행 전후로 실시해 수술의 성과를 평가하고 만성 변비, 특히 소아와 젊은 성인에서 변비의 원인을 평가하기 위해 실시한다.

현재 임상에 쓰이고 있는 항문직장 내압측정술은 사용하는 카테터의 종류에 따라 관류 시스템(관류압력계), 물(공기)주입 풍선 시스템, 비관류 소형 트랜스듀서 시스템 등이 있으며 그중 관류 시스템이 가장 널리 사용되고 있다. 그러나 임상에 사용되는 항문직장 내압측정술은 사용하는 카테터나 기기의 기종이 다양해 항문직장 내압측정기로 측정되는 각종 수치들에 대해 일반화된 표준치가 없고 정상 수치에 대한 기준값을 정하기 어려운 점이 있다. 따라서 항문직장 내압측정술을 시행하는 각 임상 센터에서 정상인에 대한 참고치를 결정하는 작업이 선행되어야 하고 절대적인 수치를 놓고 정상, 비정상을 판단하는 것보다는 환자의 임상 증상과 함께 다른 여러 검사 결과를 종합적으로 판단해야 한다.

## 1. 관류 시스템(그림 2-21)

오늘날 전 세계적으로 가장 많이 사용되고 있는 항문직장 내압측정 시스템은 관류성 압력계이다. 관류성 압력계는 1977년 안도르퍼 등이 고안한 것으로 카테터를 통해 멸균가압증류수를 일정한 속도로 흘려 증류수가 관류구멍을 통해 빠져나갈 때 외부 압력에 의해 받는 저항을 압력변환장치로 측정하는 방법이다. 관류 카테터에 의해 측정되는 압력은 카테터의 구경이나 카테터 체계의 유순도, 관류속도, 관류구멍의 위치 등에 따라 다르므로 각각의 측정기기에 따른 기법상의 차이점을 미리 인지해야 한다.

### (1) 장비(그림 2-22)

관류압력계는 각종 기기를 조작하고 기록하는 하드웨어인 압력측정기와 모니터 외에 항문을 통해 직접 삽입되어 압력을 측정하는 카테터, 카테터를 일정한 속도로 견

**가** 항문직장운동 프로브

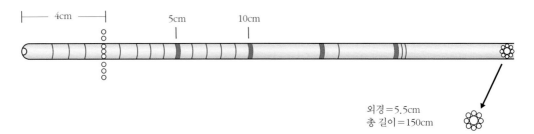

외경＝5.5cm
총 길이＝150cm

**나** 풍선반사 프로브

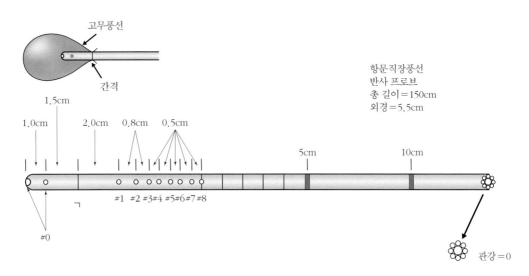

항문직장풍선
반사 프로브
총 길이＝150cm
외경＝5.5cm

그림 2-21. 관류 카테터 **가.** 방사형 카테터 **나.** 풍선반사 프로브가 달려 있는 나선형 카테터. 다양한 종류의 카테터가 있으며 풍선반사 프로브가 달린 방사형 카테터도 있다.

인해 연속적인 항문직장압을 측정할 수 있게 해주는 견인기, 카테터의 각 채널을 통해 일정한 속도로 물을 흘려 보내는 관류기, 카테터를 빠져나가는 증류수가 받는 저항을 전기적 신호로 변환해 압력으로 환산해주는 트랜스듀서, 측정된 압력을 기록해주는 다중채널 기록기가 필요하다. 항문직장 내압측정기는 프로그램만 달리하면 식도직장 내압측정에도 사용할 수 있으므로 상부위장관 센터와의 공유도 가능하다.

### 1) 카테터

항문직장 내압측정술에 사용되는 관류 카테터는 카테터의 경도와 구경, 채널의 개수, 관류구멍의 위치에 따라 매우 다양한 종류가 사용되고 있다.

#### ① 카테터의 경도

딱딱한 카테터는 삽입이 쉽고 항문관 내에서 방향을 유지하기도 쉽지만 항문관의 변형을 초래해 항문관 내의 압력을 높일 수 있어 유연성이 좋은 카테터가 선호되는 편

이다.

#### ② 카테터 구경

항문관의 해부학적 뒤틀림을 최소화시키기 위해 직경을 4~8mm 정도로 작게 만드는 것이 바람직하다. 직경이 커짐에 따라 측정되는 압력이 증가한다.

#### ③ 채널의 개수

시판되는 관류용 카테터는 증류수가 일정한 속도로 공급되는 채널의 개수가 2~8개로 다양하다. 측정하고자 하는 목적에 따라 적절한 개수의 채널을 가진 카테터를 선택해 사용하며 원하는 채널의 개수와 관류구멍의 위치를 조합해 주문 제작도 가능하다.

#### ④ 관류구멍의 위치

관류 카테터는 각각의 채널마다 증류수가 빠져나가는 구멍을 갖는데 채널이 끝나는 위치가 카테터의 종축을 따라 5~10mm의 간격으로 나선형을 이루며 끝나는 나선형 카테터와 각 채널이 모두 같은 길이에서 끝나고 채널

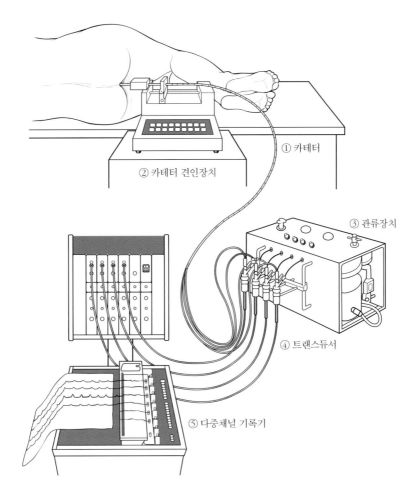

① 카테터
② 카테터 견인장치
③ 관류장치
④ 트랜스듀서
⑤ 다중채널 기록기

그림 2-22. 관류압력계 장치

이 끝나는 부위에 각각의 관류구멍을 갖는 방사형 카테터가 있다. 나선형 관류구멍을 갖는 카테터는 한 번에 항문직장관 내의 여러 곳에서의 압력측정이 가능하며 나선형 카테터는 카테터를 직장항문관 내의 종축을 따라 견인하면서 각각의 위치에서의 전후좌우의 압력을 측정해 직장항문관내 압력의 전체적인 프로파일을 파악하는 데 유용하다. 또 마지막 관류구멍의 위치를 카테터의 끝부분 가까이에 위치시키고 풍선 안으로 관류구멍이 열리게 해 구멍을 통해 증류수나 공기를 넣을 수 있게 만든 것도 있으며 이런 카테터는 직장항문 억제반사, 임계용적, 최대 수용용적 등을 측정하기에 유리하다.

### 2) 견인기

항문관 내의 압력은 일정하지 않고 위치에 따라 다르다. 특히 항문괄약근의 손상으로 인한 변실금 환자에서는 괄약근 손상의 위치를 파악하는 것이 중요한데 항문관의 종축을 따라 나선형 관류구멍을 가진 카테터를 견인하면서 항문직장관 내의 압력을 측정하면 손상의 위치와 정도

를 파악할 수 있다. 카테터의 견인 방법에 따라 정지 견인과 연속 견인이 있으며 정지 견인의 경우 숙련된 연구자가 손으로 견인하는 것이 가능하나 연속 견인의 경우에는 일정한 속도로 견인하기 힘들고 견인 속도의 갑작스러운 변화는 항문관 내의 반사 작용을 유발시켜 항문관 내의 압력을 상승시킬 수 있으므로 일정한 속도로 견인을 조정하는 기계 장치를 사용하는 방법이 선호된다.

### ① 정지 견인

이 기법은 여러 회에 걸쳐 일정한 간격으로 카테터를 뽑아내면서 압력을 측정하는 것인데 카테터 이동이 괄약근의 수축을 유발하는 경향이 있으므로 이동시킨 후에는 압력을 측정하기 전에 먼저 충분히 안정기를 가져야 한다(대개 15~30초 정도). 충분한 안정기를 거친 후 그 위치에서의 휴식기압을 측정하고 환자에게 항문괄약근을 최대한 수축하도록 지시해 그 위치에서의 수축기압도 함께 측정한다. 정지 견인은 특정지점에서의 압력을 정확히 측정할 수는 있지만 괄약근 전체를 살펴보거나 최고 압력지점

을 정확히 지정하는 데에는 다소 어려운 점이 있다.

② 연속 견인

이 기법은 카테터를 기계적 장치에 의해 일정한 속도로 연속적으로 견인하면서 측정하는 것인데 종축상의 압력 양상을 연속적 그래프로 얻을 수 있는 장점이 있다. 카테터의 이동으로 인해 괄약근을 자극하여 인위적 압력을 만들어낼 수 있지만 뽑아내는 속도가 연속적이고 일정하면 이런 오차를 최소한으로 줄일 수 있다. 괄약근 자극을 줄이기 위해서는 윤활제를 카테터에 도포해 아주 매끄럽게 하고 최소한 1mm/초 이상의 속도로 뽑아내야 한다. 안정 상태의 휴식기압을 연속 견인하여 측정한 후 다시 카테터를 삽입해 수축기압도 같은 방법으로 측정한다.

3) 관류기(그림 2-23)

상용화되어 있는 관류기는 질소 가스나 압축된 공기를 사용해 작은 모세관을 통해 각각의 채널에 일정한 속도로 증류수를 흘려보낸다. 사용하는 채널의 수는 카테터의 채널에 따라 결정되며 현재 시판되는 관류기는 4, 8, 12채널 등이 있다. 관류속도는 압력의 변화를 즉각적으로 반영할 수 있도록 빨라야 하며 대개 채널당 $10\mu l$/초 정도로 유지한다.

4) 트랜스듀서

각 채널의 관류구멍을 통해 증류수가 빠져나가게 되면 증류수가 직장항문관의 점막과 카테터 사이의 공간을 채우게 되고 채널 끝의 관류구멍을 통해 나가는 증류수는 이 압력을 극복해야만 항문관 내로 나갈 수 있다. 이때의 저항을 전기적 신호로 전환해 압력으로 수치화하는 것이

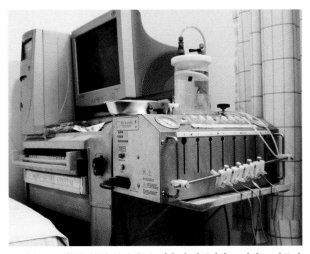

그림 2-23. 항문내압측정기 유닛 좌측의 컴퓨터와 모니터로 이루어진 내압측정기와 가압증류수를 일정한 속도로 각 채널로 흘려 보내주는 우측의 관류기

트랜스듀서이며 채널의 수에 따라 필요한 트랜스듀서의 수도 결정된다.

5) 다중채널 기록기

과거에는 각 채널에 가해지는 압력이 그래프로 종이에 기록되어 검사자가 각 수치를 분석하고 판독하는 형태의 기록기를 사용했으나 오늘날에는 컴퓨터 기술의 발달로 그래프 패턴이 컴퓨터 모니터를 통해 보여지고 각종 수치들이 자동으로 계산되어 나오는 소프트웨어의 사용이 일반화되었다. 이런 소프트웨어의 사용으로 검사자가 보다 편리하게 자료를 분석할 수 있게 되었고 자료의 보관도 매우 용이해졌다. 더불어 기록된 자료를 다양한 소프트웨어와 접목할 수 있는데 최근에는 3차원으로 재구성해 항문직장 내압의 입체적 프로파일을 볼 수 있는 벡터 항문직장 내압측정술도 보편화되고 있다.

(2) 측정법

항문직장 내압측정을 실시하는 표준화된 방법은 아직도 없다. 검사실마다 측정법이 서로 다르고 사용하는 카테터나 장비가 다르기 때문에 측정수치의 신뢰성과 유용성을 저하시켜 서로 간의 비교를 불가능하게 만든다. 이 장에서는 현재 가장 흔히 사용하는 전산화 압력계의 일반적인 사용법에 대해 언급하며 검사실이나 사용기종에 따라 다소 차이가 있을 수 있다. 카테터는 카테터의 끝으로부터 2cm에 두 개의 구멍이 위치해 풍선을 부착시킬 수 있고 8cm 위치에 4개의 구멍이 방사형으로 나 있는 형태를 사용한다.

1) 환자 준비

검사 전 충분한 설명을 통해 환자에게 검사방법과 검사의 목적을 이해시켜 환자가 편안한 상태로 검사에 임할 수 있게 한다. 대장의 전 처치에 대해서는 논란이 많으나 환자마다 조건을 같게 하고 최대 수용용적 등을 검사할 때 직장 내에 남아 있는 대변이 검사결과에 혼란을 주지 않도록 대개 플리트소다 관장을 1회 시행한다. 관장은 항문괄약근에 영향을 주지 않도록 검사 2시간 전에 시행하며 같은 날 대장내시경이 예정되어 있다면 항문직장 내압측정술 후에 실시해야 한다.

환자는 좌측 방위를 취하고 고관절을 90도 정도로 굽히게 하여 검사하며 검사 중, 특히 휴식기압 등을 측정할 때는 이야기하거나 기침을 하지 않게 주의를 준다.

## 2) 측정

### ① 영점 보정

검사에 앞서 카테터의 영점 보정을 먼저 시행한다. 항문연 높이에 카테터를 위치시키고 이를 0mmHg로 정한다.

### ② 카테터 삽입

항문직장수지검사를 미리 시행해 직장내 대변의 존재 여부, 항문관의 방향, 항문직장 질환 존재여부를 점검하고 항문의 긴장을 풀도록 유도한다. 수용성 윤활제를 끝에 바른 카테터를 둔부를 벌리면서 삽입하는데 카테터의 증류수 관류구멍이 항문연 상방 6cm 이상까지 삽입되도록 한다.

#### ⅰ) 휴식기압 측정

관류구멍이 항문연 상방 6cm에 오도록 카테터를 위치시킨 후 20~30초가량 기다려 항문괄약근을 안정시킨 후 압력을 15초간 측정한다. 그다음 카테터를 0.5cm 뽑아낸 후 또 15초간 압력을 측정한다. 동일한 방법으로 관류구멍이 항문연 상방 0.5cm에 위치할 때까지 0.5cm 간격으로 카테터를 뽑아내면서 정지견인법으로 압력을 측정한다.

#### ⅱ) 수축기압 측정

카테터를 다시 직장 내에 삽입해 관류구멍이 항문연 상방 6cm에 오도록 한다. 15초 동안 환자로 하여금 항문괄약근을 약 1~2초간 3회 수축시키도록 한다. 동일한 방법으로 관류구멍이 항문연 상방 0.5cm에 위치할 때까지 0.5cm 간격으로 카테터를 뽑아내면서 연속적으로 압력을 측정한다.

#### ⅲ) 직장항문 억제반사

팽창용적 60mL 이상인 풍선을 카테터에 부착시키고 하부 직장에 풍선이 위치하도록 집게손가락으로 밀어넣고 모든 채널에서 항문관압이 잘 측정되는 것을 확인한다. 15mL의 공기를 풍선에 주입한 후 20~30초간 유지한다. 화면상에서 항문관압이 뚜렷이 하강하는 것이 관찰될 때까지 15mL씩 공기 주입량을 점차 늘려나간다.

### (3) 자료 분석

측정이 끝나면 측정치를 분석해 다음과 같은 자료를 얻는다.

#### 1) 휴식기압

적어도 5군데 이상에서 항문 내압을 측정하며 측정치의 평균내압을 휴식기압으로 한다. 휴식기압 측정 시 보이는 그래프에서 항문괄약근의 서파, 초서파, 중간파 등의 운동성을 파악한다. 정상인의 휴식기압은 $90mmH_2O$ 이며 나이가 들수록 감소한다.

#### 2) 수축기압

항문관을 최대로 수축시킨 상태의 압력을 측정한다. 카테터를 견인하면서 측정한 수축기압들의 평균을 내어 최대 수축기압을 계산하고 수의적 수축 시 항문괄약근의 피로를 관찰한다.

#### 3) 항문관 고압력대(그림 2-24)

항문관의 고압력대의 길이를 측정한다. 고압력대의 정

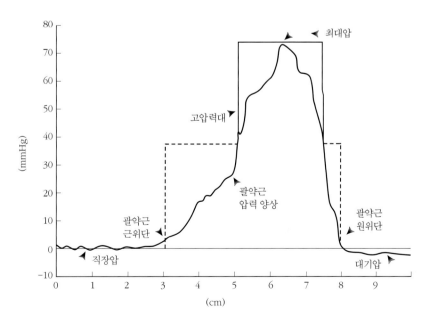

그림 2-24. 연속견인법으로 측정한 휴식기 항문직장압 개략도　이 그림에서는 편의상 직장압을 0으로 측정하였다.

의는 수축기압이 평균 최대 수축기압의 50% 이상인 부분으로 정의하며 남자는 평균 2.5cm, 여자는 평균 2.2cm 정도이다.

4) 직장항문 억제반사(그림 2-25)

직장내 풍선이 채워지면서 직장이 늘어나면 외괄약근은 수축하고 곧이어 내괄약근이 이완하면서 항문관 내압이 떨어지게 된다. 신경인성 변실금 환자에서는 낮은 용적에서는 반응이 없고 고용적에서만 반응하기도 하므로 공기를 60mL정도까지 늘려본다.

5) 직장유순도(그림 2-26)

배변자제를 유지하기 위해서는 직장은 근위부로부터 유입되는 대변을 수용하여 변의 저장고 역할을 해야 한다. 실제로 직장이 변으로 가득 차게 되면 직장벽은 수동적으로 이완되어 직장 내압은 팽창 전의 상태로 감소되는

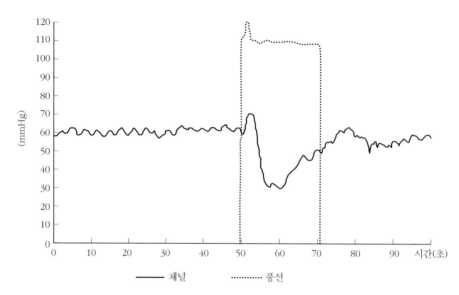

그림 2-25. 직장항문 억제반사 반사까지 경과한 시간, 수축반사, 이완반사, 휴식기압의 회복을 분석한다.

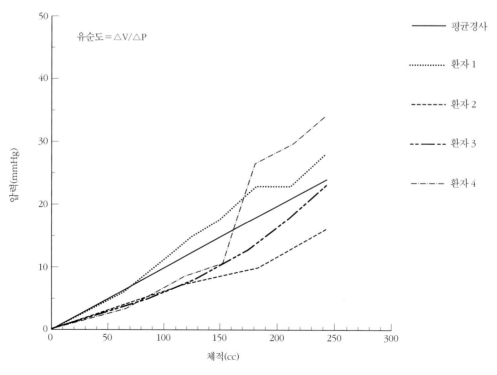

그림 2-26. 직장유순도 측정 곡선

데 이를 수용성 이완이라 부른다. 팽창도는 흔히 직장유순도로 표현하는데 이는 직장 내압의 단위 변화당 직장 체적의 변화를 측정함으로써 구할 수 있다.

직장유순도를 측정하기 위해 직장항문 내압측정기가 꼭 필요한 것은 아니고 더 간단한 장비만으로도 측정 가능하나 실제 임상에서 이 같은 검사를 하기 쉽지 않고 유순도검사만 필요한 경우는 거의 없기 때문에 직장항문 내압측정술을 시행할 때 같이 시행하게 된다. 카테터 끝에 풍선을 달고 카테터 끝에 제일 가까이 위치한 관류구멍이 풍선 안으로 들어가게 연결한다. 직장 내에 풍선을 삽입하고 체온과 같은 온도로 데워진 물을 1m/초로 풍선 내에 주입해 팽창시키면서 그 압력을 측정하여 압력-체적 곡선을 도시한 후 그 경사를 읽으면 유순도를 구할 수 있다. 더불어 풍선을 팽창시키면서 환자가 처음으로 직장에 무엇이 들어 있다고 느낄 때의 용적(임계용적), 배변 긴박감을 느낄 때의 용적, 그리고 변을 최대한으로 참을 때의 용적(최대 수용용적)을 측정한다. 정상인에서는 이 용적은 각각 7.5~10mL, 200~300mL, 400mL정도이다. 측정자료로 압력-체적곡선을 도시하여 기울기의 직선부분을 읽으면 유순도를 구할 수 있다(그림 2-26).

유순도는 검사실에 따라 6.6~16mL/cmH₂O로 큰 폭의 차이를 보이는데 이는 아마도 다음과 같은 원인 때문이라고 생각된다. 풍선을 이용한 측정법의 근본적 문제점은 끝이 개방된 원통형 직장을 폐쇄된 원통형관으로 가정한다는 점이다. 즉 근위부가 개방되어 있는 실제 직장에서는 저장능력의 상당부분을 근위부 결장이 담당하는데 풍선을 이용한 검사는 이를 반영하지 못한다. 또한 풍선이 종축으로 팽창되는 정도에 따라 유순도가 달라질 수 있고, 개인별 휴식기 직장용적의 차이를 고려하지 않았고, 직장주위 조직 및 골반 골격계의 저항을 고려하지 않고 있기 때문에 실제는 전체 골반유순도를 측정하는 셈이 된다. 그리고 직장은 수용성 이완현상을 보이기 때문에 직장내 풍선을 팽창시키면 직장 내압이 초기에는 상승하나 1~2분에 걸쳐 서서히 원래 수준으로 되돌아가는데 이 점을 간과하고 있다. 따라서 어떤 특정한 값을 정해놓고 직장유순도가 정상 또는 비정상이라고 진단하는 것은 의미가 없으며 다른 생리적 인자들과 함께 항문직장 질환의 병태생리를 이해하는 수단으로 사용해야 할 것이다. 예를 들어 궤양성 직장염을 가진 환자가 변실금을 호소할 때 직장유순도가 감소해 있고 휴식기압과 수축기압이 정상

이라면 이는 변실금의 원인이 직장의 저장고로서의 기능이 감소했기 때문이라 파악할 수 있고 유순도는 정상 범위이나 휴식기압과 수축기압이 현저히 감소되어 있다면 이는 항문괄약근의 기능이 떨어졌기 때문이라고 파악할 수 있을 것이다. 직장의 유순도는 활동성 궤양성 대장염, 방사선조사 직장염, 허혈성 직장염, 선천성 거대결장 등에서는 감소되나 기능성 거대직장에서는 증가된 소견을 보인다.

### (4) 벡터 항문직장 내압측정술(그림 2-27, 2-28)

컴퓨터 소프트웨어의 발달은 항문직장 내압측정술로 얻은 자료를 더 효과적으로 활용할 수 있게 해주고 있다. 벡터 항문직장 내압측정은 방사형 관류구멍을 가진 관류 카테터로 직장항문관의 종축을 따라 측정한 휴식기압과 수축기압을 2차원, 3차원으로 재구성해 이미지화한 것인데 이때 관류 카테터의 견인은 정지 견인이나 연속 견인 어느 방법을 써도 무방하다. 페리 등은 0에서 1의 값을 갖는 벡터 대칭지수를 고안하였는데 벡터 대칭지수 1은 완벽한 대칭을 의미하고 지수가 낮을수록 비대칭이 심한 것을 의미한다. 정상적인 항문괄약근을 가진 경우 벡터 대칭지수는 0.6 이상이고 벡터 대칭지수가 0.6 이하인 것은 괄약근의 손상을 의미한다. 벡터 항문직장 내압측정술로 3차원으로 재구성된 이미지를 보면(그림 2-27) 항문관 내의 압력 분포를 쉽게 파악할 수 있으며 변실금 환자에서 변실금의 원인이 항문괄약근의 손상에 의한 것인지 신경의 손상에 의한 것인지 평가할 수 있다. 정상인에서는 항문관 내의 압력 분포가 대칭적이고 적정한 압력을 나타낸다(그림 2-28가). 하지만 변실금 환자에서는 휴식기압과 수축기압이 현저히 떨어져 있는데 괄약근 손상으로 인한 외상성 변실금 환자에서는 휴식기압과 수축기압이 낮아져 있는 것과 더불어 벡터그램의 비대칭성이 심하게 나타난다(그림 2-28나). 반면 신경인성 변실금 환자에서는 휴식기압과 수축기압은 낮아져 있으나 대칭성은 유지하고 있다(그림 2-28다).

## 2. 물(공기)주입 풍선 시스템(그림 2-29)

물주입 풍선 시스템의 초기 모델은 슈스터(1965)에 의해 고안되었으며(그림2-29) 이 카테터는 속이 빈 금속 튜브에 직장 내에 위치할 큰 풍선과 이와는 분리되어 있는

각각 내괄약근과 외괄약근에 위치할 작은 두 개의 풍선으로 이루어져 있다. 각각의 풍선은 트랜스듀서와 연결되어 압력을 측정할 수 있다. 카테터를 삽입 후 직장에 위치한 큰 풍선을 공기로 부풀려 직장항문 억제반사를 유발해 큰 풍선이 스스로 직장 내에 알맞은 위치에 자리 잡게 되면 곧이어 휴식기압과 수축기압 등을 측정한다. 슈스터는 반

복검사 시에도 풍선이 직장내 같은 장소에 위치하며 풍선이 비교적 크기 때문에 넓은 면적의 괄약근으로부터의 압력 측정이 가능하다고 하였으나, 풍선의 크기 자체로 인해 괄약근을 자극해 수축을 유발할 수 있으므로 실제보다 압력이 높게 측정되며 부풀려진 풍선이 항문관의 모양과 방향을 왜곡시킬 수 있어 풍선의 탄력성에 따라 신빙성이

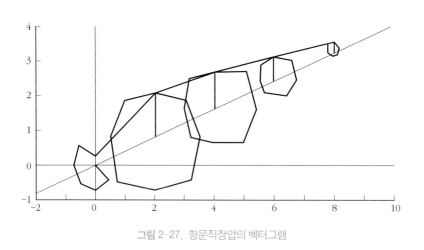

그림 2-27. 항문직장압의 벡터그램

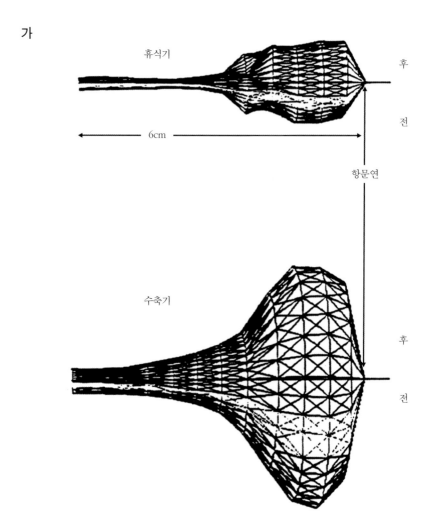

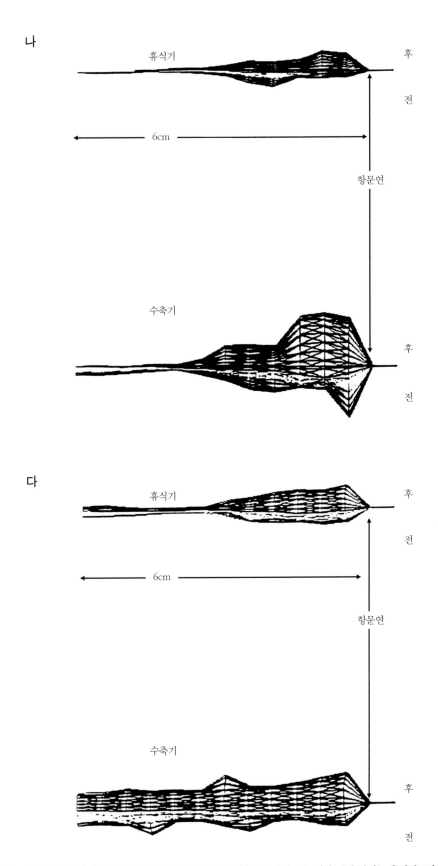

그림 2-28.  휴식기(위)와 수축기(아래)의 항문직장압을 벡터그램으로 재구성한 모습  **가.** 정상: 수축기에는 휴식기보다 벡터량이 커지고 항문관의 길이도 길어진다. 벡터그램은 비교적 대칭이며 대칭지수가 0.6 이상이다.  **나.** 외상성 변실금: 벡터그램의 비대칭이 뚜렷하다. 벡터 대칭지수가 0.6 미만이다.  **다.** 신경인성 변실금: 벡터그램은 비교적 대칭으로 보인다. 벡터 대칭지수가 0.6 이상이다.

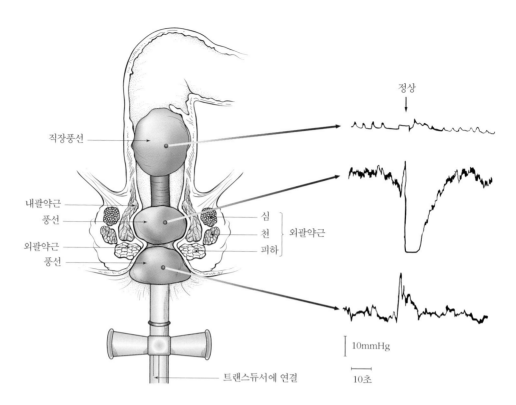

직장풍선

내괄약근
풍선

외괄약근
풍선

심
천    외괄약근
피하

정상

10mmHg

10초

트랜스듀서에 연결

그림 2-29. 물(공기)주입 풍선(슈스터형)

달라지는 단점이 있다. 이런 단점을 최소화하기 위해 좀
더 작은 풍선으로 이루어진 물주입 풍선이 도입되었으나
이 또한 해석에 제약이 많아 휴식기압과 수축기압 측정에
만 사용된다.

### 3. 비관류 소형 트랜스듀서 시스템(그림 2-30)

소형의 압력감지기를 카테터 끝에 부착시켜 직접 기록
기로 전달하는 방식으로 물로 채워진 도관이 필요 없고
따라서 관류기도 필요 없다. 카테터가 소형이기 때문에
괄약근의 자극을 최소화할 수 있으며 관류 카테터 사용
시 흘러나온 물이 항문주위 피부를 자극해 반사성 괄약근
수축을 일으키는 일도 없다. 또 물을 사용하지 않기 때문
에 기록치는 유체정력학적 요소, 유순도, 관류속도에 의
해 영향 받지 않으며 트랜스듀서의 반응속도가 빨라 순간
적인 압력 변화도 감지해낼 수 있는 장점이 있다. 관류 카
테터와는 달리 환자가 앉아 있거나 서 있는 상태에서도
검사가 가능해 컴퓨터기억장치를 부착시키면 장시간 보
행성 내압측정도 가능하다. 그러나 카테터가 좀 딱딱하기
때문에 항문관의 압력 양상을 왜곡시킬 수 있으며 가격이
상당히 비싸다는 단점이 있다.

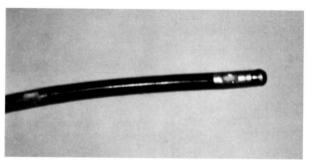

그림 2-30. 소형 트랜스듀서 카테터

## VIII 전기적 진단

### 1. 근전도(그림 2-31)

근전도는 근섬유에서 나오는 전기적 신호를 기록하는
것으로 괄약근 근전도는 괄약근의 손상과 신경지배의 이
상 여부를 파악하여 직장항문 질환의 병태 생리를 이해하
고 치료계획을 세우는 데 도움을 주는 유용한 검사법이
다. 괄약근 근전도는 변실금 환자에서 변실금의 원인이
괄약근의 물리적 손상인지 신경인성 손상인지 파악하여
치료 계획을 수립하거나, 쇄항에서 괄약근의 국소 해부를
파악하여 수술 계획을 세우고 수술 후의 결과를 예측하기

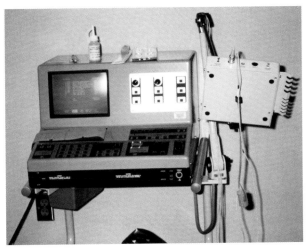

그림 2-31. 항문직장의 전기적 진단에 사용되는 근전도 측정기

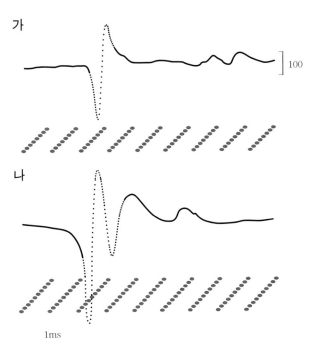

그림 2-32. 동축침상전극을 사용해 측정한 외항문괄약근 근전도 **가.** 정상인. 운동단위전위는 이상성이고 지속기간이 짧다(2ms). **나.** 신경손상으로 신경재분포가 일어난 괄약근. 운동단위전위는 복합적이고(4상) 지속기간도 길다(4ms).

위해, 또는 만성 변비에서 치골직장근의 이완부전 유무를 관찰하기 위해 실시한다.

괄약근 근전도를 이해하려면 운동단위를 먼저 이해해야 하는데, 하나의 전각세포와 그 축삭, 그리고 그 축삭으로부터 뻗어 나온 종말가지들의 지배를 받는 모든 근섬유들을 하나의 운동단위라고 한다. 근수축 시 신경종말판에서 아세틸콜린이 분비되면 근섬유들이 탈분극하며 전기적 신호를 내는데 하나의 운동단위로부터 나온 활동전위를 운동단위 활동전위motor unit action potential; MUAP라 하고 운동단위 활동전위가 재분극되기 전까지의 기간을 운동단위 활동전위 기간MUAP duration이라 한다. 운동단위 활동전위의 크기는 한 신경세포로부터 지배받는 근섬유에서 나온 활동전위의 합으로 신경세포 하나가 몇 개의 근섬유를 지배하느냐에 따라 또 전극의 측정 범위에 따라 그 크기가 다르기 때문에 정상치를 논하는 것은 의미가 없으며, 그보다는 운동단위 활동전위의 기간과 운동단위 활동전위의 모양을 보는 것이 더 중요하다.

괄약근 자체의 손상이 있을 때에는 손상된 괄약근을 반흔이 대치하게 되므로 휴식기나 수축기 모두에서 관찰되는 활동전위의 수가 현저히 감소한다. 신경 손상의 경우 신경의 손상이 심할 때는 근육 손상의 경우와 마찬가지로 활동전위가 현저히 감소하고 심지어 관찰되는 활동전위가 없을 수도 있다. 그러나 신경 손상이 불완전할 때에는 주변의 손상받지 않은 축삭으로부터 신경재지배가 일어나 운동단위의 재편성이 일어난다. 정상적인 경우 운동단위 활동전위는 하나의 신경세포로부터 전달되는 신호이므로 운동단위 활동전위 기간이 특정한 범위 내에 있어야

하고 운동단위 활동전위의 모양도 이론상으로는 이상성 혹은 삼상성이 되어야 한다. 그러나 신경 손상으로 운동단위의 재편성이 일어나게 되면 이전에 한 신경세포로부터 지배받던 근섬유 무리들이 각기 다른 여러 신경세포의 지배를 받게 되고 신경 전달과정 자체도 미성숙하여 근전도 측정 시 활동전위 기간이 정상보다 길어지고 다상성을 띄는 활동전위의 비율이 높아지게 된다(그림 2-32).

근전도는 사용하는 전극의 모양과 크기에 따라 특정 위치에 분포하는 근섬유 무리의 전기적 신호를 기록하기도 하고 한 개 혹은 수 개의 근섬유로부터 나오는 전기적 신호를 기록하기도 하는데 현재 임상에 사용되고 있는 전극은 수 개의 근섬유로부터의 신호를 기록하는 동축 침상전극과 하나의 근섬유의 신호를 기록하는 미세침전극, 비교적 넓은 부분에 위치한 근섬유들로부터 나온 신호를 기록하는 표면전극 등이 있다. 이들 전극을 통해 휴식 시, 수축 시, 배변긴장 시의 외괄약근과 치골직장근의 전기적 수축활성도를 기록한다.

### (1) 동축 침상전극 근전도(그림 2-33가)

동축 침상전극은 가는 바늘을 괄약근에 직접 꽂아 전기적 신호를 측정하는 것으로 제한된 범위 내에 있는 수 개

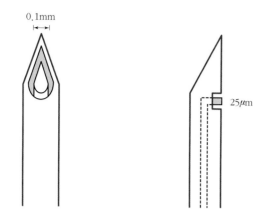

그림 2-33. 동축침과 미세침 **가.** 동축침: 주사침의 끝에 직경 0.1mm 의 전극이 들어 있다. **나.** 미세침: 주사침의 측면에 25μm의 전극이 들어 있다.

의 근섬유들에서 나오는 활동전위를 측정할 수 있다. 좁은 범위 내에 있는 근섬유들은 하나의 신경세포로부터 지배를 받고 있으므로 활동전위의 모양은 이상성이며 나이에 따라 길어지기는 하지만 활동전위 기간도 5~7.5ms 내의 범위에 있으나 신경 손상이 있는 경우 활동전위의 모양이 다상성이 되고 활동전위 기간도 비정상적으로 길어지게 된다. 동축 침상전극은 항문괄약근 내의 여러 지점에서 근전도를 측정해 괄약근 지도 작성에도 이용할 수 있으나 통증이 심한 침습적인 방법으로 최근에는 항문초음파로 대체하고 있다.

### (2) 단일근섬유 근전도(그림 2-33나)

단일근섬유 근전도는 동축 침상전극보다 훨씬 가는 25 μm의 전극을 사용해 반경 270μm의 좁은 범위 내에 있는 근섬유로부터의 전기적 신호만 측정하는 방법이다. 정상적으로 좁은 범위 내에 존재하는 근섬유는 한 신경세포의 지배를 받게 되므로 하나의 활동전위만 나타나게 되나 신경 손상으로 신경재분포가 일어나게 되면 2개 이상의 활동전위가 관찰되는 다상위성 활동전위를 보이며 활동전위의 지속기간도 길어진다(그림 2-34). 단일근섬유 근전도는 신경 손상과 재분포를 파악할 수 있는 가장 정확한 검사법으로 그 정도를 근섬유 밀도*fiber density*로 정량화할 수 있다. 근섬유 밀도란 단일근섬유 근전도상에 나타난 활동전위의 개수로 정의하는데, 기록범위 내의 20개의 서로 다른 지점에서 측정한 값의 평균치를 사용하며 정상 괄약근에서는 1.5 이하이다. 2.0 이상의 근섬유 밀도는 신경 손상과 그로 인한 신경재분포를 시사하는 소견으로 신경인성 변실금 환자의 진단에 유용하게 사용될 수 있다.

### (3) 표면전극 근전도(그림 2-35)

앞의 두 검사가 주사침 형태의 전극을 사용해 통증이 동반되는 반면 표면전극 근전도는 스펀지나 플라스틱으로 만들어진 마개 형태의 전극을 사용해 항문 안에 삽입하는 방식으로 간편하고 통증이 없다는 장점이 있다. 그러나 여러 개의 운동단위로부터 발생하는 활동전위의 합

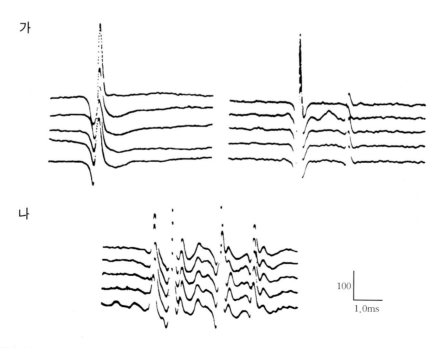

그림 2-34. 외항문괄약근의 단일섬유 근전도 **가.** 정상 단위는 1~2개의 극파 요소를 갖는다. **나.** 신경인성 배변실금: 다위상성이고 지속기간이 길다.

만 측정이 가능하므로 변실금 환자의 괄약근 지도 작성이나 신경재지배 평가 등에는 사용하기 어렵다. 표면전극 근전도는 만성 변비 환자에서 배변긴장 시 외괄약근과 치골직장근의 이완이 이루어지지 않고 비정상적으로 수축 상태를 유지하는 긴장성 골반저증후군 환자에서 배변긴장 시 전기적 활성도가 증가되어 있는 소견을 관찰하는 데 유용하게 사용된다(그림 2-36).

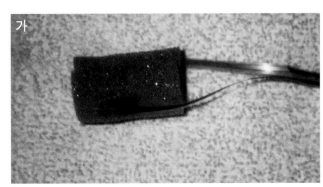
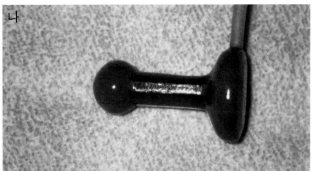

그림 2-35. 표면전극 **가.** 괄약근 이완부전증의 진단에 사용되는 일회용 전극 **나.** 생체되먹임 훈련에 사용되는 전극

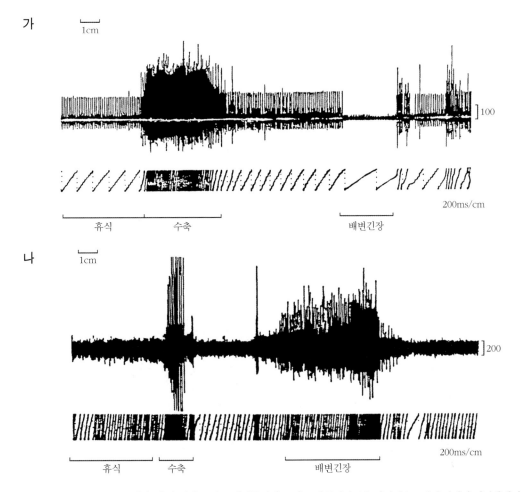

그림 2-36. 치골직장근의 근전도 **가.** 정상: 휴식 시에는 기초 전기활성이 보이고 항문괄약근을 자의적으로 수축시키면 전기활성이 증가한다. 수축을 중단하면 점차 휴식기 전기활성 수준으로 복귀한다. 배변을 할 때처럼 힘을 주면(배변긴장) 항문괄약근은 이완되고 전기활성이 감소한다. 기초 전기활성은 자의적 배변긴장 후에는 회복되며, 기침 시에는 기록의 마지막 부분에서 보는 바와 같이 증가한다. **나.** 치골직장근 이완부전: 기초 전기활성이 좀 더 현저하며 배변긴장 시 치골직장근의 전기활성이 오히려 증가한다.

## 2. 운동신경전도검사

항문외괄약근은 S2-4로부터 나온 신경섬유들로 구성된 음부신경의 지배를 받는다. 운동신경전도검사는 신경 손상 시 자극의 전달 속도가 느려질 것이라는 점에 착안한 검사법으로 키프와 스와시에 의해 처음 고안되었다. 가장 널리 사용되고 있는 항문직장 운동신경전도검사는 음부신경을 좌골극 수준에서 자극한 후 외괄약근이 수축할 때까지의 시간을 측정하는 음부신경 말단운동근 잠복기Pudendal Nerve Terminal Motor Latency; PNTmL로 상용화된 일회용 검사도구가 시판되고 있어 간단하게 측정할 수 있다. 이 외에도 음부신경으로부터 갈라져 나온 회음신경의 반응속도를 측정하는 회음신경 말단운동근 잠복기와 음부신경보다 더 근위부의 하부 운동뉴런의 이상 유무를 파악하기 위해 요수 및 경수를 경피로 자극하는 척수신경 잠복기(그림2-37)도 임상에 사용되고 있다.

### (1) 음부신경 말단운동근 잠복기

가장 일반적으로 사용되는 운동신경전도검사로 음부신경 말단운동근 잠복기는 괄약근기능 저하의 원인이 되는 신경과 근육 요소를 평가해 변실금 환자의 치료 계획을 수립하고, 출산으로 인한 음부신경과 항문괄약근의 손상을 평가해 장래의 질분만 가능 여부나 괄약근 복원술 후의 괄약근기능을 예측하며, 직장탈출증의 복원술 전 항문괄약근의 신경과 근육기능을 평가하고, 요실금 시 음부신경말단 운동근 잠복기를 측정함으로써 회음신경의 기능

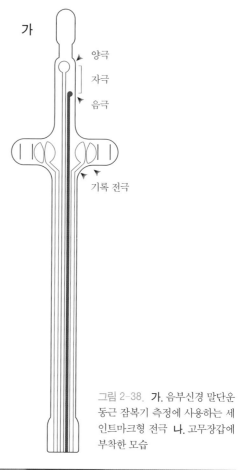

그림 2-38. **가.** 음부신경 말단운동근 잠복기 측정에 사용하는 세인트마크형 전극 **나.** 고무장갑에 부착한 모습

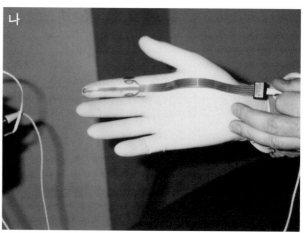

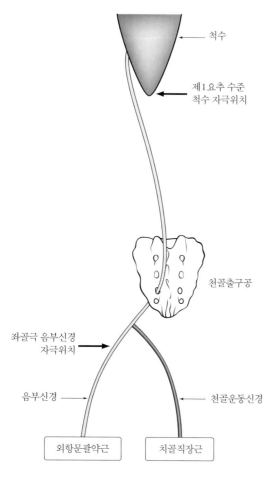

그림 2-37. 척수신경 잠복기검사 시 신경자극 위치

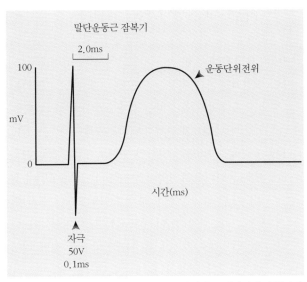

그림 2-39. 말단운동근 잠복기의 측정  신경자극 시각부터 운동단위
전위 유발까지 경과한 시간을 측정한다.

을 간접적으로 평가하기 위해 실시한다. 그러나 직장점막
혹은 항문관의 급성 염증이나 궤양, 회음부의 급성 감염
증, 항문협착증, 비협조적인 환자에서는 검사를 피해야
한다.

1) 측정법(그림 2-38, 2-39)

그림 2-38과 같은 세인트마크형 전극을 사용해 측정한
다. 일회용 장갑을 끼고 검사자의 집게손가락 말단부 가
까이에 자극을 전달하는 전극선을 위치시키고 집게손가
락 기저부 가까이에 항문괄약근의 수축 시 나타나는 활동
전위를 기록할 수 있는 기록 전극을 위치하게 한다. 자극
전극선을 자극기에 연결시키고 자극기가 0.1ms 동안
50V의 제곱근파 자극을 1초 간격으로 연속적 혹은 수조
작으로 보내도록 조절하고 자극 전류는 8~10mA로 맞춘
다. 환자는 좌측 방위를 취하게 하며 젤을 충분히 바른 집
게손가락을 항문관 안으로 삽입해 손가락 끝으로 좌측 좌
골극을 촉지한 후 전기 자극을 보낸다. 음부신경을 자극
하게 되면 집게손가락 기저부의 외괄약근이 강하게 수축
하면서 오실로스코프상에 최대 진폭의 운동단위가 나타
나는데 제대로 된 그래프가 그려지지 않으면 손가락의 위
치를 움직여 다시 자극을 준다. 이때 주의해야 할 것은 전
류를 충분히 높여 최대치 이상의 자극을 주어야 한다는
것인데 자극의 강도가 낮으면 정상인 경우에도 잠복기가
지연될 수 있기 때문이다. 우측 음부신경에 관해서도 같
은 방법으로 측정한다.

2) 결과의 해석

잠복기는 자극을 준 순간부터 외괄약근의 수축으로 활

동전위가 나타나기 시작하는 순간까지의 경과 시간으로
하며 정상인에서는 2.0±0.2ms이다. 남성이 여성에서보
다 약간 더 길고 나이가 들수록 더 길어진다. 난산으로 인
한 신경 손상이나 지속적인 배변긴장으로 신경의 신전 손
상이 일어난 경우에는 음부신경 말단운동근 잠복기가 길
어지는데 그 정도가 신경 손상의 심각한 정도를 반영하는
가에 대해서는 그렇지 않다는 의견이 많다. 음부신경의
손상이 있더라도 손상이 완전하지 않을 경우, 그중 손상
되지 않은 가장 빠른 신경섬유를 통해 자극이 항문외괄약
근까지 전달되기만 하면 잠복기는 정상적으로 나타날 수
있다. 따라서 신경 손상이 강력히 의심되는 상황이나 음
부신경 말단운동근 잠복기가 정상인 경우에는 단일근섬
유 근전도를 시행해 근섬유 밀도가 증가해 있는 소견을
확인해야 한다. 이러한 이유로 음부신경 말단운동근 잠복
기가 괄약근 복원술의 결과를 예측하는 인자로 적합한가
에 관해서는 논란이 있지만 변실금에서 괄약근 복원술의
효과를 기대할 수 있는 기저에는 정상적인 음부신경이 있
다는 전제가 꼭 필요하므로 여러 검사를 통해 신경 손상
여부를 미리 파악해두어야 한다.

### (2) 회음신경 말단운동근 잠복기

음부신경의 회음가지인 회음신경은 요도 근처의 횡문
근을 지배한다. 회음신경 말단운동근 잠복기는 음부신경
말단운동근 잠복기와 밀접한 상관관계가 있는데 회음신
경 말단운동근 잠복기가 약간 더 길다. 원형 전극을 폴리
카테터의 풍선 아래에 부착해 요도에 삽입한 후 음부신경
말단운동근 잠복기 측정처럼 항문관 내에서 전기적인 자
극을 주고 요도주위 괄약근의 수축을 측정한다. 음부신경
에서와 마찬가지로 과도한 신전으로 회음신경이 손상받
게 되면 잠복기가 길어진다.

### (3) 척수 운동신경 잠복기

음부신경 손상이 대부분 신경인성 변실금의 주원인이
지만 드물게 음부신경 근위부의 신경 손상으로 인한 경우
도 있다. 척추의 외상이나 추간판 탈출증, 골반내 종양 등
이 그 원인이 될 수 있는데 이런 경우 척수 운동신경 잠복
기를 측정하면 잠복기가 지연되는 것을 확인할 수 있다.
요추 1번에서 4번 위치의 피부에 전기 자극을 주어 항문
외괄약근 수축을 기록한다.

# IX 기타 생리학적 검사

## 1. 풍선배출검사

풍선배출검사는 변을 배출시키거나 참는 능력을 평가하는 간단한 저가의 검사이다. 다른 항문직장 생리학적 검사와 병행하여 실시하면 골반 출구폐쇄나 변실금의 진단에 도움을 줄 수 있다. 이 검사는 다음과 같이 실시한다. 3방향 꼭지가 연결된 고무관의 반대측에 풍선을 연결하고 풍선 내의 공기를 완전히 제거한 후 좌측위로 누워 있는 환자의 하부 직장 내로 밀어 넣는다. 약 50mL의 따뜻한 물을 풍선에 주입한 후 풍선에 연결된 고무관 끝에 줄을 연결해 도르래를 수평으로 통과시킨 후 이 줄의 끝에 추를 매달 수 있는 장치를 마련한다. 환자로 하여금 추를 매달아 하중을 가하지 않은 상태에서 배변을 보는 시늉을 하도록 한다. 이때 풍선을 배출시키지 못하면 50g의 추를 매달고 다시 배변 시도를 하게 하여 만약 풍선을 배출시키지 못하면 풍선을 배출시킬 때까지 50g씩 추의 하중을 늘려나간다. 정상인에서는 하중의 부과 없이 풍선을 골반 출구 밖으로 배출시킬 수 있으나 골반 출구폐쇄증이 있는 환자는 저절로 풍선을 배출시키지 못하고 150～200g 이상의 하중을 가해야 가능하다. 검사실에 따라서는 변기에 앉은 자세에서 풍선 배출을 시도하기도 하는데, 풍선을 배출시킬 수 없으면 골반 출구폐쇄를, 보류시킬 수 없으면 항문실금을 암시한다.

## 2. 식염수자제검사

식염수를 직장 내로 빠른 속도로 주입시키면(25분간 60mL를 주입) 다량의 묽은 변이 직장으로 유입되는 상황을 연출할 수 있다. 이 검사는 직장항문 압력측정술의 보조적인 검사로 배변자제 능력을 평가하는 데 도움이 된다. 자제 능력이 있는 거의 모든 사람들은 주입된 식염수를 보류할 수 있으나 배변실금을 호소하는 사람은 그렇지 못하다. 정상인에서는 주로 내괄약근의 긴장도가 주입된 식염수를 보류하는 역할을 한다. 이 검사 결과 2가지 형태의 변실금이 있는 것으로 밝혀졌는데, 하나는 다량의 수액 체적에 의해 내괄약근이 쉽게 억제되는 형이고, 다른 형태는 내괄약근은 정상이나 직장 내압이 상승해 이를 압도하는 형이다.

## 3. 항문점막 민감도검사

배변자제기전에 대한 연구가 활발해지면서 항문직장 감각이 배변자제에 기여하는 역할에 대한 관심도 높아졌다. 치상선 아래의 항문점막은 많은 감각신경의 말단이 위치해 통증과 온도, 접촉에 대해 민감하나 치상선 위의 점막은 통각에 관여하는 신경이 없다. 직장점막의 경우 통각은 없으나 신전으로 인한 압력에는 민감해 대변이 직장으로 내려오면 압박감을 느끼게 된다. 그러나 실제 직장점막에는 감각신경이 많이 분포되어 있지 않아 최근에는 이런 압력에 대한 민감도가 직장점막으로 인한 것이 아니라 에스결장과 골반저근육의 역할이라는 설이 설득력을 얻고 있다. 항문직장 감각이 배변자제에 기여하는 역할은 아직 확실하지 않지만 적어도 샘플 반사sampling reflex는 직장 내의 내용물이 가스인지 액체인지 혹은 고형변인지를 인지해 배변자제의 한 부분을 담당하고 있다. 항문점막 민감도의 측정은 항문에 특별히 고안된 프로브를 항문관 내에 넣고 전류를 1mA에서부터 점점 올려가며 흘려 환자가 찌릿한 느낌을 처음 느끼는 전류의 크기를 측정하는 방법과 3～4개의 채널을 갖고 있는 관류 카테터에 각각 특정한 온도로 유지되는 물을 흘려보내 온도 변화를 감지할 수 있는가 확인하는 방법이 있다. 신경인성 변실금을 비롯한 대부분의 항문직장 질환에서 전기자극에 대한 감수성이 저하되어 있는 소견을 보이는 반면 치열 환자에서는 전기자극에 매우 민감하다는 보고가 있다. 또한 신경인성 변실금 환자에서는 하부 직장의 온도 변화에 대한 감수성이 현저히 저하되어 있다는 보고가 있는데 아직 이의 중요성에 대해서는 이론의 여지가 있다.

# X 영상의학검사

대장항문 질환의 진단에 있어 영상의학검사는 크게 엑스선을 이용한 검사, 초음파를 이용한 검사, 컴퓨터 단층촬영을 이용한 검사와 자기공명영상을 이용한 검사가 있다. 엑스선을 이용한 검사로는 단순복부촬영, 대장조영술, 대장 통과시간검사, 배변조영술이 있고 초음파를 이용한 검사는 경직장초음파검사, 항문 초음파검사가 있다. 절단면 영상은 컴퓨터 단층촬영과 자기공명영상이 있다.

## 1. 단순복부촬영

단순복부촬영은 일반적으로 앙와위와 직립자세에서 촬영하며 간단히 촬영이 가능하다. 대장은 상행결장과 하행결장, 그리고 직장이 후복막강에 고정되어 있으므로 비교적 일정한 위치에서 관찰되고 공기나 변을 포함하고 있으며 대장 고유의 구조물인 팽대로 구별할 수 있다(그림2-40). 대장폐쇄나 천공 또는 벽의 비후를 동반하는 허혈성, 감염성 대장 질환의 유무를 1차적으로 판별하거나 수술 후 장폐쇄 및 추적 조사하는 데 여전히 많이 이용하는 검사방법이다(그림 2-41).

## 2. 대장조영술

대장조영술은 단일조영술과 이중조영술이 있으며 일반적으로 바륨을 주입한 후 공기로 팽창시켜 점막에 바륨의 얇은 막을 만들어 대장의 전체 윤곽뿐만 아니라 대장의 점막을 같이 평가할 수 있는 이중조영술이 많이 이용된다. 이중조영술은 용종형 병변의 조기검출(그림2-42), 염증성 대장 질환의 초기변화 발견(그림 2-43), 자궁내막증이나 전이성 질환에서의 점막의 변형을 탐지하는 데 있어서 단일조영술보다 우수하다. 대장내시경과 비교했을 때

대장조영술은 병변의 범위와 위치를 해부학적으로 정확히 알 수 있고, 협착근위부의 정보를 내시경보다 쉽게 얻을 수 있으며(그림 2-44) 내시경에 비해 비교적 수검자의 고통이나 합병증이 적고, 게실의 탐지가 쉽다는 장점이 있다(그림 2-45).

대장 전 처치는 제대로 된 대장검사를 하기 위한 필수 조건으로 전 처치가 부적절하면 잔류 변이나 액체에 의해 용종이나 점막 병변이 가려지거나 용종이나 종양으로 오인될 수 있다. 효과적인 전 처치는 적어도 24시간 이상의 저지방, 저섬유성의 유동식 식사와 시트르산마그네슘 같은 염류하제와 둘코락스와 같은 접촉성 하제의 사용, 그리고 검사 당일 아침에 세척관장이나 경구세정을 통한 잔변 제거로 이루어질 수 있다. 만약 전 처치가 적절했는지 의심스러울 경우 단순복부촬영을 먼저 시행해 잔변이 많을 경우 다음날로 연기해 24시간 전 처치를 추가하는 것이 좋다. 급성 대장폐쇄, 급성 게실염 또는 소아에서 히르슈슈프룽병이 의심되는 경우는 대장 전 처치의 금기에 해당한다. 대장조영술의 금기증은 장 천공, 복막염 또는 심한 급성 염증성 장질환이 의심이 되거나, 독성거대결장이 있거나 최근에 내시경으로 깊거나 광범위한 생검을 시행한 경우 등이다. 대장을 생검한 경우 최소 5일간 대장조영술을 연기하는 것이 좋다. 대장조영술의 가장 심한 합

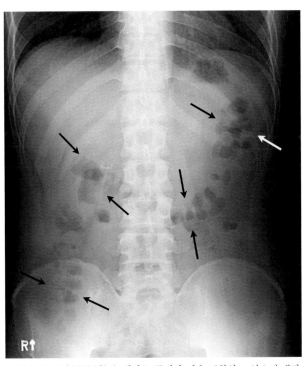

그림 2-40. 단순복부촬영 대장은 공기나 변을 포함하고 있으며 대장 고유의 일정한 위치와 팽대로 구별할 수 있다(화살표들).

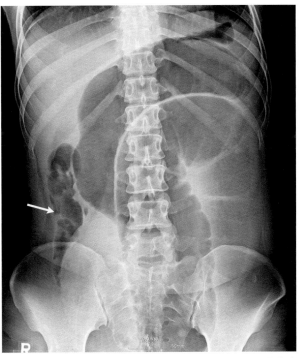

그림 2-41. 소장폐쇄 소장이 심하게 확장되어 있으며 우측 복강에 짜부라진 대장(화살표)이 소장에 폐쇄가 있음을 강력히 시사하고 있다.

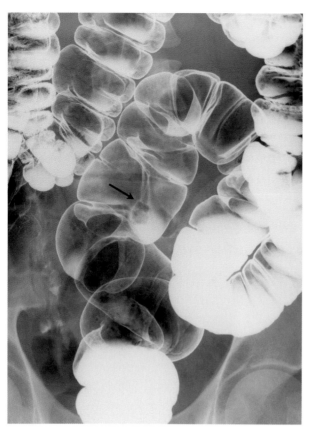

그림 2-42. 에스결장의 유경성 용종 에스결장의 중간부위에 긴 목을 가진 용종이 보인다(화살표).

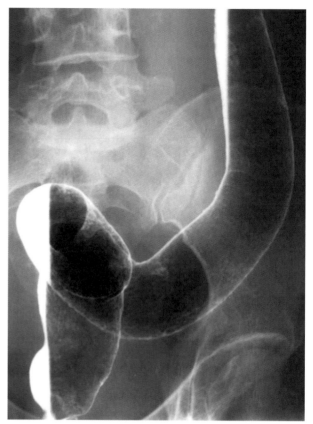

그림 2-43. 초기 궤양성 대장염 직장과 에스결장, 그리고 하행결장에 걸쳐 약간 거친 과립상의 점막을 볼 수 있다. 또한 대장의 팽대부가 소실되어 밋밋한 모양을 보이고 있다. 궤양성 대장염의 특징적인 소견이다.

병증은 천공이며 가장 흔한 합병증은 시술 후 통증이다. 천공으로 인해 많은 양의 바륨이 유출된 경우 수술적 치료가 필요하며 공기만 유출된 경우 우선 환자를 관찰하면서 항생제를 투여하고 필요에 따라 수술적 치료를 고려한다. 심한 궤양성 대장염 환자에서 공기와 조영제가 직장 주위 정맥에 들어갈 수 있고 문맥 내에 공기가 보일 수 있으며, 이 경우 매우 위험할 수 있다. 장 천공이 의심되는 경우 꼭 대장조영술이 필요하다면 수용성 조영제를 사용해 검사를 할 수 있다. 장루의 복원을 위해 장루를 통하여 대장조영술을 시행할 수 있는데, 이전에 직장암으로 수술받은 환자의 경우 2차 원발성 대장암이 생길 위험성이 크므로 임상적으로 중요하다. 장루 부위가 약해 풍선의 팽창이나 공기 주입 압력만으로도 대장 천공이 발생할 위험성이 크므로 이중조영검사를 실시하고자 할 때 각별히 주의해야 한다. 합병증을 줄이기 위해서는 풍선을 팽창시키지 않고 가능한 단일조영술만으로 검사를 시행하는 것이 바람직하다.

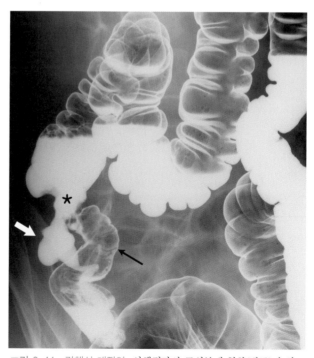

그림 2-44. 결핵성 대장염 상행결장의 근위부에 협착(별표)이 있고 협착의 근위부에 있는 맹장(흰 화살표)이 짜부라져 있으며 정상 말단 회장(검은 화살표)이 잘 조영되어 보이고 있다. 이중대장조영술은 대장내시경보다 협착부와 협착근위부의 정보를 좀 더 쉽게 얻을 수 있다는 장점이 있다.

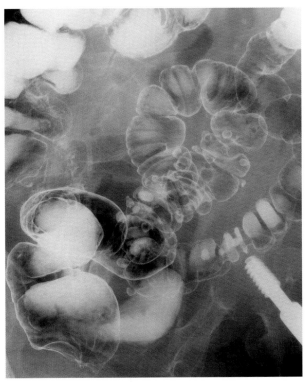

그림 2-45. 에스결장의 게실들 에스결장에 무수한 게실들이 있다.

## 3. 배변조영술

최근에 항문직장의 기능적 질환에 대한 관심이 높아져 방사선검사가 항문직장 압력검사, 근전도검사와 함께 이용되고 있다. 배설 시 골반 내에서 일어나는 동적인 변화를 조사하는 방사선검사는 원래 1950년대와 1960년대에 소개되었으나 맥휴(1984)에 의해 단순화, 체계화되면서 널리 사용되게 되었다. 하지만 아직도 판독의 방법이나 검사 시 발견되는 이상 소견의 의미에 대해 많은 이견들이 있다. 실제로 같은 필름을 조사자마다 다르게 판독하며, 검사 중 발견되는 많은 이상 소견들이 정상대조군에서도 어느 정도 발견된다. 최근에는 동적 골반 자기공명영상으로도 불리는 자기공명 배변조영술도 소개되어 사용되고 있으며 항문직장의 기능적 그리고 형태학적 이상을 분석하는 것뿐만 아니라 골반강의 다른 이상 소견을 파악하는 데 유용하다.

### (1) 용어

동일한 검사임에도 용어의 통일이 이루어지지 않아서 다음과 같은 몇 가지 용어가 사용되고 있다.

배변조영술: 검사가 자연적인 배변상태와 흡사하므로 붙여진 이름이지만 실제로 검사 때는 정상변이 아닌 조영물질을 배설하므로 정확한 용어는 아니나 가장 많이 쓰이고 있다.

배설직장조영술: 조영물질을 배설하는 과정에서 검사가 이루어지므로 학술적으로 정확한 용어이다.

비디오직장조영술: 방사선 투시를 통한 검사 과정을 비디오테이프에 기록하므로 생긴 용어이다. 비디오테이프에 기록하기 이전에는 영화필름에 기록하였으므로 배변영화조영술이라는 용어가 있었으나 비디오테이프에 기록하는 것이 훨씬 편리하고 경제적이며 방사선 노출을 적게 하므로 비디오테이프로 대치되어 요즈음은 사라지게 되었다.

이 장에서는 이들 용어 중 편리를 위해 배변조영술로 통일해 사용한다.

### (2) 기본장비

#### 1) 조영물질

무게나 단단하기가 대변과 비슷해야 한다. 미국과 유럽에서는 상품화되어 시판되고 있으나 구하지 못할 경우는 맥휴(1984)가 제안한 대로 100%wt/vol 바륨현탁액 150mL를 400mL의 물로 희석시킨 다음 100g의 감자전분을 잘 섞어 사용할 수 있다.

#### 2) 순간촬영이 가능한 방사선투시기와 비디오리코더

방사선투시기의 모니터에 나타나는 상을 순간 촬영할 수 있는 장치와 이를 비디오테이프에 기록할 수 있는 장비가 필요하다.

#### 3) 특수 실내변기

튼튼해야 하며 방사선 투과성의 재질로 만들어지나 화면의 섬광현상을 없앨 수 있는 방사선 여과물질을 덧붙인다. 섬광현상이란 주사된 방사선은 골반부를 통과하면서 여과되지만 골반부를 통과하지 않는 방사선은 골반부 밑을 과도노출 시키게 되므로 마치 섬광처럼 밝게 보이게 되어 상의 판독이 어렵게 되는 것을 말한다. 골반과 비슷한 양의 방사선을 흡수하기 위하여 38cm의 물이나 대개는 4~5mm의 구리판을 이용한다. 각각의 대장항문센터에서 독자적으로 특수 실내변기를 만들기도 하고 상품화되어 시판되는 것도 있다.

### (3) 적응증

보고자마다 약간의 차이는 있지만 대체로 큰 차이는 없

| 표 2-5 | 배변조영술의 적응증 |
| --- | --- |
| 심한 힘주기를 하는 병력이 오래된 변비 | |
| 불완전한 직장의 배설, 즉 잔변감을 감지하는 경우 | |
| 직장을 배설하기 위해 손가락을 사용하는 경우 | |
| 골반내 압박감이나 동통을 느끼는 경우 | |
| 변비의 과거력이 있는 배변실금증 | |

는데 그것을 정리해보면 표 2-5와 같은 경우가 배변조영술의 적응증이 된다.

### (4) 술기

관장 등의 전 처치는 필요치 않으며 환자를 투시테이블 위에 좌측 방위로 눕힌 다음 항문주위, 항문관에 충분히 윤활제를 바른다. 직경이 큰 요도관을 항문을 통해 직장으로 삽입한 후 준비된 조영물질을 직장 내로 주입한다. 주입되는 용량 결정은 커티스(1990)에 의하면 첫째, 환자가 배변절박감을 느끼면 주입을 중지하거나 둘째, 200cc를 주입 후 투시를 했을 때 에스결장에 조영물질이 차오르는 것이 보이면 중지하거나 셋째, 그렇지 않은 경우 280~300cc를 다 주입하는 것이다. 직장강 내로의 주입 후 요도관을 빼면서 항문관 내에도 소량을 주입하여 나중에 항문직장 각도의 측정이 용이하도록 한다. 주입이 끝나면 환자를 투시테이블에서 내려오게 한 다음 투시테이블을 바닥과 90도로 수직되게 세우고 특수 실내변기를 투시테이블의 아래쪽에 있는 단 위에 올린 후 환자의 좌측방과 우측방이 각각 테이블과 투시타워를 마주보도록 옆으로 변기 위에 앉게 한다.

각 센터마다 차이가 있어 먼저 3장의 기본촬영(휴식기, 항문을 힘껏 오므릴 때, 실제로 배변하지는 않으나 배변하듯이 힘을 줄 때 촬영)을 한 후 투시를 시작하기도 하고 투시 중 4장의 순간촬영을 하는 곳도 있다. 후자를 설명하면 먼저 힘을 주지 않은 휴식상태에서 1장의 순간촬영 후 비디오리코더를 켜고 투시를 시작한다. 투시를 계속하면서 환자에게 실제로 배변하지는 않으나 변을 볼 때처럼 힘주기를 시키면서 순간촬영한다. 다음 실제로 배변하듯 조영물질을 배설하게 하며 배설이 잘 이루어질 때 또 순간촬영을 하고 배설이 완전히 끝난 시점에서 순간촬영을 한 다음 투시를 끝내고 비디오리코더를 끈다. 이와 같이 끝나면 환자가 변기에서 내려와서 근처의 화장실에 가는 것을 도와주어야 한다. 지금까지 보면 마치 순간촬영이 배

변조영술의 모든 것처럼 생각될 수 있겠으나 이는 한 부분에 지나지 않고 비디오테이프에 녹화되는 전투시과정이 보다 중요하다.

### (5) 판독

#### 1) 순간촬영필름의 판독

순간촬영필름은 비디오리코더의 모니터에 나타나는 상보다 훨씬 자세하므로 항문직장의 각도와 회음부 하행운동의 폭을 측정하는 데 사용된다.

##### ① 항문직장 각도

항문직장 각도를 측정하는 데는 2가지 방법이 있다. 그림 2-46에서 보듯 항문관의 축인 ㉮-㉯와 하부 직장의 중앙축인 ㉮-㉰ 사이의 각도(중앙 항문직장각)를 측정하는 방법과 ㉮-㉰ 대신 후방직장벽의 축인 ㄱ의 평행선인 ㉮-㉱ 사이의 각도(후방 항문직장각)를 측정하는 방법이다. 대개 전자가 선호된다.

항문직장 각도는 치골직장근의 활동도를 대변한다. 휴식기에서의 각도는 치골직장근과 항문거근의 기본적 긴장에 의해 유지되며 항문을 힘껏 오므릴 때는 이들 근육이 항문직장 연결부를 상승시켜 각도가 좁아지고 반대로 힘주기를 할 때는 각도가 넓어진다. 엑베르그 등(1985)은 휴식기 항문직장 각도의 정상치는 70~140도(평균 114도), 힘주기를 할 때는 110~180도(평균 134도)라고 하였다. 다른 조사자들은 휴식기는 70~130도(평균 90~100도), 힘주기를 할 때는 80~155도(평균 110~120도)라고 하였다(바톨로 등 1988).

페닝크스 등(1991)과 페란테 등(1991)은 각도 측정의 신뢰성에 의문을 제기하기도 하였지만 항문직장 각도는 회음부의 운동을 측정할 수 있는 검사법의 하나로 인식되고 있다.

##### ② 회음부 하행운동의 폭

회음부 하행운동의 폭을 측정하는 데 2가지 방법이 있다. 첫째, 그림 2-47처럼 치골결합의 상연과 미골의 하연을 잇는 치골미골선(㉮-㉯)을 그리고, 항문직장 연결부에서 치골미골선에 수직되게 직선을 그려 이 사이의 길이(㉰-㉱)를 순간촬영필름마다 측정하여 운동의 폭을 결정하는 방법과 둘째, 좌골조면의 하단부에서 수평선을 그리고 항문직장 연결부에서 수직되게 직선을 그려 그 사이의 길이를 측정하여 관찰하는 방법이다.

휴식기와 힘주기를 할 때나 실제로 배설할 때의 회음부

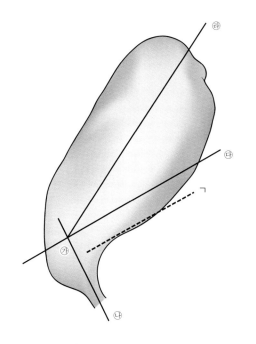

그림 2-46. 항문직장 각도 측정법

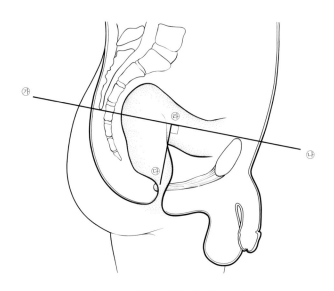

그림 2-47. 회음부 하행운동의 폭 측정법

하행운동 폭의 정상치는 3cm 미만이며 이보다 클 때는 회음부하강증후군을 시사한다.

2) 비디오테이프의 판독

정상대조군에서 배변조영술을 시행하는 경우 아래와 같은 소견들이 관찰된다.

① 회음부의 하강: 휴식기 때보다 3cm 이내의 하강이 정상적이다

② 항문직장 각도의 증가

③ 치골직장각에 의한 압흔의 소실

④ 항문관 길이의 감소

⑤ 항문직장 연결부가 넓적한 깔때기에서 점점 길쭉한 깔때기 모양으로 바뀜

⑥ 직장 조영제의 배설

⑦ 배설이 끝난 후 전방·후방직장벽이 약간의 중첩을 보일 때가 많으나 정상으로 간주한다.

상기한 정상 소견 이외의 이상 소견을 발견하기 위해 비디오테이프를 몇 단계로 나누어 관찰하는 것이 좋다.

① 휴식기: 회음부 하행운동의 기준점이 되는 휴식기 시 항문직장 연결부의 위치, 항문직장 각도, 항문관의 길이, 항문이 열려 있는지의 여부, 배변실금 등을 관찰한다.

② 항문을 오므릴 때: 회음부 상승의 여부, 치골직장근에 의한 압흔의 증가여부 등을 관찰한다.

③ 힘주기할 때: 회음부가 하강하는지, 하강의 폭이 너무 심하지 않은지, 치골직장근의 이완 여부, 직장류와 직장중첩의 여부, 직장후벽의 회음부 탈출(후방직장류) 여부 등을 관찰한다.

④ 배설 시: 치골직장근의 이완과 괄약근의 개방지연 여부, 배설은 어느 정도 이루어지는지, 직장류와 직장중첩의 여부, 장체강enterocele 및 에스결장체강 형성 여부 등을 관찰한다.

⑤ 배설 후: 휴식기의 항문직장 각도와 항문직장 연결부의 위치로 복귀하는지의 여부 관찰한다.

### (6) 이상 소견

#### 1) 직장점막의 탈출

휴식기에는 정상 소견이나 힘주기를 할 때 항문직장 연결부의 직상부 점막이 빠져나오는 것이 관찰되며 탈출된 점막의 두께는 1cm를 넘지 않는다.

#### 2) 직장류

직장류란 직장의 전방벽이나 후방벽이 헤르니아를 형성하는 것으로 배변 장애가 있는 환자들에게서 가장 많이 발견되는 소견이지만 정상인에서도 매우 흔하게 발견된다. 휴식기에는 보이지 않다가 힘주기를 하면 질의 후방벽을 포낭 모양으로 밀어내며 형성되어 심한 경우에는 질 입구 밖으로 나오기도 한다(그림 2-48). 요즘은 대개 이 포낭의 최대 직경이 3cm 이상이어야 하며 배설이 끝난

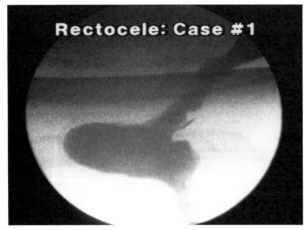

그림 2-48. 전방직장류 여자 환자에게서 발견된 큰 전방직장류로, 배설에 필요한 힘이 항문으로 전달되지 않고 직장의 전방벽으로 편향되는 것을 볼 수 있다.

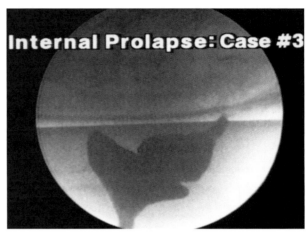

그림 2-50. 직장중첩 근위부의 직장이 원위부의 직장으로 중첩해서 생기는 전형적인 깔때기 모양을 볼 수 있다.

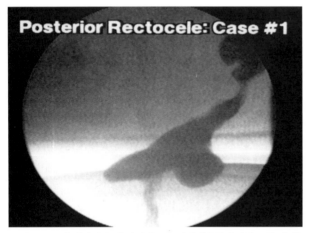

그림 2-49. 후방직장류 후방직장류는 전방직장류에 비해 드물며, 후방항문거근이 약화되어 분리되었다는 것을 의미한다.

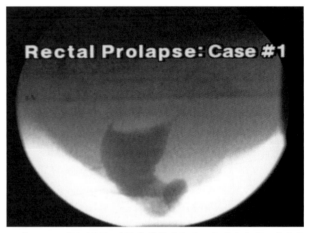

그림 2-51. 직장탈출증 항문이 확대되어 있으며 직장이 항문연 바깥으로 빠져나온 것이 보인다.

후에도 조영물질이 배출되지 않고 포낭에 잔류해야만 직장류라고 정의한다. 직장의 후방벽은 전방벽보다 해부학적으로 견고히 지지되고 있으므로 후방직장류는 전방직장류보다 발생 빈도가 드물며 크기도 대체적으로 작은 편이다(그림 2-49).

### 3) 직장중첩과 직장탈출증

항문으로부터 6~11cm 상방에서부터 환상의 직장벽 함입이 관찰되기 시작해 함입이 점점 진행하면서 둥근 포켓을 형성해 항문관의 상부까지 이르거나 또는 항문을 통해 외부로 빠져나오기도 하는데 전자를 직장중첩(그림 2-50)이라 하고 후자를 직장탈출증(그림 2-51)이라고 한다. 직장탈출증의 경우 힘주기를 시키면 항문 밖으로 빠져나와 시진으로 진단이 가능하나 직장중첩의 경우는 배변조영술검사가 필수적이다.

### 4) 장체강

힘주기를 계속시키면 더글라스와가 점점 넓고 깊어져 소장이 가끔은 대망과 함께 밀려 내려와 직장을 뒤쪽으로 압박하게 되어 힘을 줄수록 폐쇄성 배변 장애가 일어나게 된다. 장체강이 의심될 때는 검사 한 시간 전에 바륨이나 가스트로그라핀용액을 150cc 정도 복용하게 하고, 질 속에 바륨을 묻힌 탐폰을 삽입하면 더글라스와로 소장이 내려오는 것을 잘 볼 수 있다(그림 2-52, 2-53). 과잉의 에스결장이 더글라스와로 탈출해 상이한 증상을 일으키는 것을 에스결장체강이라 한다(그림 2-54).

### 5) 치골직장근의 이완불능

모순적 치골직장근증후군 때 보이는 소견으로 힘주기를 하여도 치골직장근이 이완되지 않아 치골직장근에 의한 압흔이 지속된다(그림 2-55).

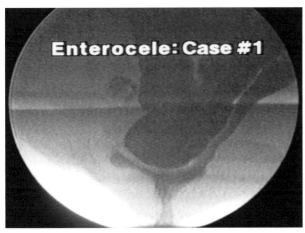

그림 2-52. 장체강 전방의 질과 후방의 직장 사이로 빠져나온 소장을 잘 볼 수 있다. 조영제를 묻힌 탐폰이 질 내에 있고, 소장에는 검사 전에 복용한 조영제가 있다.

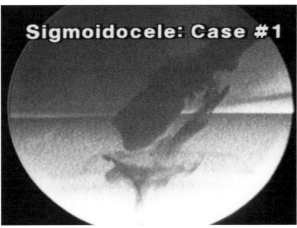

그림 2-54. 에스결장체강 더글라스와로 과잉의 에스결장이 빠져나와 직장을 압박하고 있다.

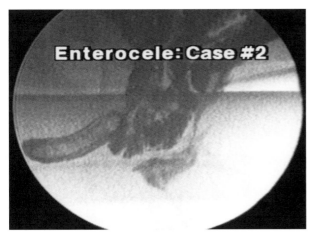

그림 2-53. 장체강 장체강의 다른 예로 전방의 소시지 같은 것은 조영제를 묻힌 탐폰이다.

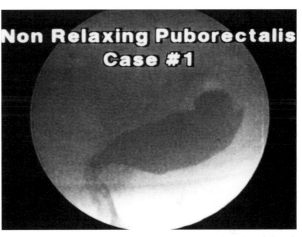

그림 2-55. 모순적 치골직장근증후군 힘주기를 해도 치골직장근이 이완되지 않아서 치골직장근에 의한 압흔이 지속되고 있다.

### 6) 조영물질의 정체

정상인 경우 조영물질이 모두 빠져나가지만 직장의 수축력이 없거나 감소된 경우 정체된다.

### 7) 비정상적인 회음부 하강

회음부 하강의 정도가 너무 증가되어 있거나 감소되는 경우를 말한다.

### 8) 배변실금

정도가 악화되면 휴식기에도 조영물질이 항문으로 빠져 나오는 것이 관찰된다. 또한 휴식기의 항문직장 각도가 증가되어 있다.

소르본 등(1987)에 의하면 직장중첩은 정상인의 거의 50%에서, 직장류는 정상 여자대조군의 77%에서 발견되므로, 배변조영술 단독만으로는 수술의 적응 여부를 결정할 수 없고 반드시 임상증상과의 연관을 생각해서 수술

적응여부를 결정해야 한다는 것을 명심해야 한다. 또한 배변조영술은 환자에게 있어 수치스러운 검사이므로 가능한 한 검사실 분위기를 환자가 편안한 마음으로 검사에 임할 수 있게 만들어야 하며 의료인들의 이해심 있고 동정적인 마음가짐도 중요하다.

## 4. 경직장 및 항문초음파검사

항문직장의 진찰은 전통적으로 수지검사, 항문경검사 그리고 경성 에스결장경검사에 의존해왔으나 경직장초음파검사가 소개되면서부터 더욱 객관성을 띠게 되었다.

경직장초음파 또는 항문초음파검사는 직장과 항문강의 정상벽의 층구조를 서로 다른 색깔로 구분해 보여줄 수 있고 직장주변 조직을 볼 수 있어 직장암의 병기결정에

많이 이용된다. 특히 표재성 직장암의 경우 수술방법 결정에 유용하게 이용될 수 있다. 그 외에 항문치루, 항문주위 농양, 괄약근 결손 등에서도 수술 전 검사방법으로 많이 이용되고 있다.

### (1) 경직장초음파검사

#### 1) 술기

경직장초음파는 기구 끝에 탐촉자가 원추형으로 달려 있어 360도 횡단면 영상을 제공하는 방사형 탐촉자를 많이 사용한다. 직장을 제대로 검사하기 위해서는 탐촉자와 커버 사이에 공기를 제거하고 커버를 직장벽에 밀착시키기 위해 20~50cc정도의 공기를 제거한 물이나 증류수를 주입하고 검사한다. 전 처치로 금식과는 상관이 없으나 검사 전 한 번만 금식시킨다. 검사 2~3시간 전에 좌약을 넣어서 잔변을 제거하고 직장을 비우게 하는 것이 좋다. 환자는 검사대에서 좌측 방위와 쇄석위 자세로 누워서 검사하는데 여자 환자의 경우 엎드린 자세로 검사하기도 한다. 항문관을 통해 탐촉자를 삽입할 때 치질이나 농양이 있는 환자의 경우 조심해야 한다. 항문직장강 내에서 탐촉자를 상하로 부드럽게 움직이며 검사하며 보통 항문에서 12~15cm까지 검사가 가능하다. 직장에 협착성 병변이 있는 경우 병변을 통과하지 못할 수 있다. 대부분 항문직장강의 전방(12시 방향)이 모니터 상방에 오게 하여 영상을 얻는다.

#### 2) 정상 소견

프로브가 적절한 위치에 있게 되면 5개 층의 구조가 나타난다. 이 층들의 해석에 있어 힐데브란트 등(1986)은 3개 층은 해부학적이며 나머지는 해부학적 층들의 접촉면이라고 하였으나 베이넌 등(1986)은 5개 층 모두 해부학적 층이라고 하였다. 현재는 대부분이 후자에 동의하고 있다. 이에 의하면 5개 층 중 제일 안쪽의 흰 동심원은 풍선과 점막의 경계면을 나타내고 두 번째의 검은 동심원은 점막과 점막근판을 나타내고 5개 층 중 중간에 있는 흰 동심원은 점막하를 나타내는데 암의 침습성 여부를 결정하기 위해서 잘 관찰해야 하는 제일 중요한 층이다. 다음의 검은 동심원은 고유근을 나타내며 가장 밖에 있는 흰 동심원은 직장주위 지방조직 또는 장막이 고유근과 만드는 경계면이다(그림 2-56). 시술자는 이 동심원들이 의미하는 해부구조를 잘 숙지해야 한다.

직장암을 병기분류할 때는 여러 수준에서 상을 얻어 동

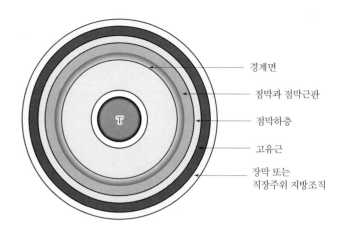

그림 2-56. 정상 직장초음파상의 도식

심원들이 보전되어 있는지 잘 살펴야 한다. 특히 중간의 흰 동심원을 잘 관찰해야 하는데 이 동심원이 파괴되면 침습성 암을 의미하므로 네 번째 고유근층과 마지막의 경계면층을 관찰해 암이 직장벽에만 국한되는지의 여부를 결정해야 한다. 그 방법은 직장암이 주위의 정상 직장벽과 경계를 이루는 양쪽 가장자리에서부터 5개의 층을 따라가며 직장암의 중앙부로 가면서 각각 층이 보존되어 있는지 살피는 것이다.

직장주위 조직도 림프절전이를 확인하기 위하여 살펴보아야 한다. 일반적으로 정상 림프절은 초음파상에 나타나지 않으므로 반향이 감소된 구조물이 직장주위 조직에 보이면 직장암전이를 의심해야 한다. 전이가 있는 림프절은 직장암과 비슷하게 반향이 감소되어 있으며 모양은 타원형보다는 둥글 때가 많고 종종 불규칙하게 보인다. 또한 전이 림프절은 대부분 직장암의 바로 옆이나 근위부에서 발견된다. 림프절은 비슷한 모양을 가질 수 있는 혈관과의 감별을 요하나 혈관의 경우는 종축으로 따라가 보면 예상했던 직경보다 길게 걸쳐 있으며 때로는 혈관이 분지하는 것이 보여 감별이 어렵지는 않다.

#### 3) 적응증

경직장초음파검사의 적응증에는 직장의 악성 및 양성 종양의 평가, 직장주위 종양의 평가 등이 있으나 직장암의 수술 전 병기분류에 가장 흔히 쓰인다.

##### ① 직장암의 수술 전 병기분류

직장암 치료법의 선택 폭이 다양해짐에 따라 정확한 수술 전 병기분류가 더욱 중요하게 되었다. 예를 들면 초기의 직장암을 국소절제술로 치료하거나 진행암의 경우 수술 전 방사선요법을 보조적으로 쓰려면 수술 전 병기분류

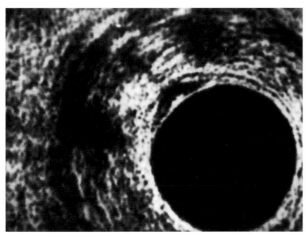

그림 2-57. uT1 직장암이 점막과 점막하조직을 파괴하여 점막하조직을 나타내는 흰 동심원이 중간에서 잘린 듯 보이며 고유근층은 잘 보전되어 있다. 베이닌(1995)은 이런 경우 uT2라고 하였으나, 왕(1995)은 고유근층을 잘 관찰해서 완전히 보전되어 있으면 uT1으로 분류해야 과도 병기분류의 오류를 피할 수 있다고 하였다.

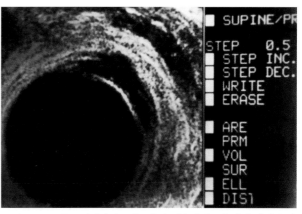

그림 2-58. uT2 직장암이 고유근층을 침습하였으나 다섯 번째 층이 비교적 잘 보전되어 있어 uT2 혹은 조기 uT3로도 볼 수 있다.

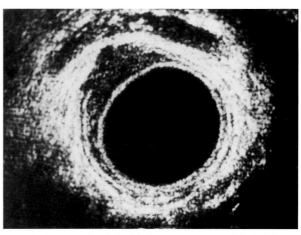

그림 2-59. uT3 직장암이 점막하층, 고유근층을 통과하여 직장주위 지방조직을 침윤하고 있다. 앞쪽으로 넓게 보이는 것은 질이다.

가 필수적이다.

전통적으로 수지검사가 수술 전 병기분류에 이용되어 왔으나 직장 하부의 반만이 촉진 가능하며 주관적이라는 단점이 있다. 컴퓨터 단층촬영술은 직장벽의 각 층을 볼 수가 없어 조기암보다는 진행암의 병기분류에 유리하다. 국소침범에 대한 경직장초음파의 정확도는 70~93%로, 평균 80~85%로 보고되었으며 컴퓨터 단층촬영(48~74%)보다는 높으나 직장내 코일을 사용한 자기공명영상(80~85%)과는 비슷한 결과를 보인다. 자기공명영상과 비교 시 경직장초음파검사의 단점은 림프절을 탐지하고 감별하는 데 좀 더 제한적이며 병기결정이 시술자의 경험과 기술에 크게 좌우되며 상부 직장암이나 협착이 있는 종양의 경우 사용할 수 없다는 것이다.

초음파적 직장암의 병기분류는 직장벽의 각 층이 초음파에 나타나므로 TNM분류에 초음파를 뜻하는 u를 접두사로 붙여 다음과 같이 사용한다.

uT1: 암이 점막이나 점막하층에만 국한될 때(그림 2-57)

uT2: 암이 반향이 감소된 고유근층까지만 한정되고 반향이 증가된 다섯 번째 층이 온전할 때(그림 2-58)

uT3: 암이 직장벽을 통과해 지방조직까지 침습했을 때(그림 2-59)

uT4: 암이 인근 장기까지 침습했을 때(그림 2-60)

uN0: 림프절 침윤이 없을 때

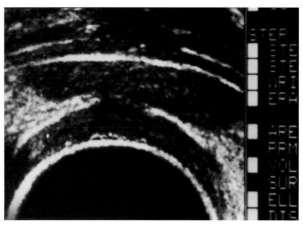

그림 2-60. uT4 직장암이 드농빌리에근막을 투과하여 전립선까지 침범한 것을 볼 수 있다.

uN1: 림프절 침윤이 있을 때(그림 2-61)

ⅰ) 직장벽 침습

경직장초음파검사는 암의 직장벽 침습 정도를 매우 정

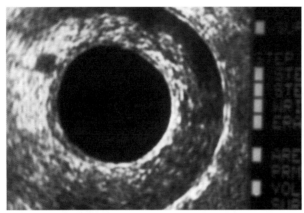

그림 2-61. uN1 10시 방향에 암세포에 의해 침윤된 림프절이 반향이 감소된 원형으로 보인다.

확히 알아낼 수 있다(표 2-6). 오롬 등(1990)은 처음 초음파검사를 시작할 때의 정확도는 75%였으나 2년 경과 후 95%의 정확도를 보고하며 경험의 중요성을 강조하였다.

ii) 림프절 침습

림프절의 확대는 암의 침습뿐만 아니라 염증성 변화 때도 나타나므로 초음파로 확대된 림프절의 암 침습 여부를

| 표 2-6 | 초음파의 직장벽 침습 예측 정확도 |

| 조사자 | 환자 수 | 정확도(%) |
| --- | --- | --- |
| 드레그스테드 등 | 13 | 85 |
| 힐데브란트와 피펠 | 25 | 92 |
| 사이토 등 | 88 | 90 |
| 힐데브란트 등 | 76 | 88 |
| 리프킨과 웨크슬러 | 81 | 84 |
| 베이넌 | 100 | 93 |
| 오롬 등 | 77 | 75 |
| 골드만 등 | 32 | 81 |
| 야마시타 등 | 122 | 78 |
| 타로니 등 | 214 | 94 |

| 표 2-7 | 초음파의 림프절 침습 예측 정확도 |

| 조사자 | 환자 수 | 정확도(%) |
| --- | --- | --- |
| 힐데브란트 등 | 27 | 74 |
| 리프킨과 웨크슬러 | 81 | 88 |
| 사이토 등 | 71 | 73 |
| 베이넌 등 | 95 | 83 |
| 홀즈월스 등 | 36 | 61 |
| 타로니 등 | 214 | 84 |
| 오롬 등 | 77 | 82 |
| 글라서 등 | 73 | 79 |
| 힐데브란트 등 | 113 | 79 |

결정하기는 쉽지 않으며 또한 암 침습 림프절은 모양이 둥글고 반향이 감소되어 있어 비슷한 모양을 가지는 직장 주위 혈관과의 감별을 필요로 한다(초음파상의 판독 참조). 카수라 등(1992)은 병리적으로 암 침습이 확인된 림프절의 초음파 소견은 직경이 5mm보다 크고 경계가 뚜렷하며, 반향이 많이 떨어져 있으나 균질적이지는 않다고 하였다. 림프절 침습의 예측 정확도는 직장벽 침습의 예측 정확도보다 다소 떨어지며 표 2-7과 같다.

② 직장의 양성 질환

흔하지는 않지만 직장 후방에 생긴 낭이나 양성종양, 질병 진행과정에서 직장주위 조직을 침범하는 크론병, 상 항문거근 농양, 치루의 진단에 이용될 수 있다.

(2) 항문초음파검사

경직장초음파의 출현 이후 점점 항문관에 관심이 쏠리면서 변환기를 둘러쌀 수 있는 작은 직경의 플라스틱 캡을 만들게 되어 항문초음파검사가 급속도로 이루어지게 되었다.

1) 기계

경직장초음파 기계와 동일하며 단지 프로브 끝의 풍선 대신에 가는 플라스틱 캡으로 변환기를 둘러싸므로 직장과 달리 닫혀 있는 항문관의 검사가 가능하다.

2) 초음파상의 판독

직장의 경우와 마찬가지로 이견들이 있었으나 현재는 아래와 같이 해석하고 있다(그림 2-62).

상피하조직·······························반향이 증가된 동심원

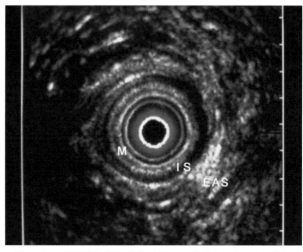

그림 2-62. 항문관의 정상 초음파상  M: 상피하조직, IS: 내괄약근, EAS: 외괄약근

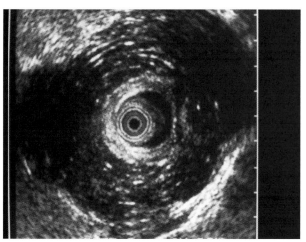

그림 2-63. 측방내괄약근절개술 후의 초음파상  8년 전 치열로 측방내괄약근절개술을 받은 38세 여자 환자로, 1년 전부터 시작된 배변실금으로 내원하여 항문초음파검사를 시행했다. 초음파상 8시부터 10시에 걸친 비교적 넓은 내괄약근의 결손을 볼 수 있다.

| | |
|---|---|
| 내괄약 ································· | 반향이 감소된 동심원 |
| 종근 ······························· | 반향이 증가된 동심원 |
| 외괄약근 ·························· | 반향이 혼합된 동심원 |
| 좌골직장지방조직 ·········· | 반향이 혼합된 동심원 |

항문초음파상을 해석할 때 특히 외괄약근의 위치에 주의해야 한다. 외괄약근은 중간 및 하부 1/3에서는 완전한 동심원상으로 나타나지만 상부 1/3에서는 외괄약근의 전방부가 결손되기 때문이다.

3) 적응증

① 항문암의 수술 전 병기분류

스웨덴의 골드만 등(1988, 1991)이 처음으로 항문초음파를 사용해 항문암의 괄약근 침범 정도로 병기를 분류하였다. 90%에 가까운 민감도와 9%가 넘는 특이도를 보이는 것으로 알려져 있다.

② 배변실금

최근에는 침을 이용한 근전도검사로 괄약근을 매핑하는 것보다 항문초음파검사가 선호되고 있는데 동통이 없고 괄약근의 구조를 잘 나타낼 수 있기 때문이다. 외음부 신경 말단운동 지연검사와 함께 배변실금을 검사하는 가장 중요한 검사가 되었으며 양 등(1993)은 항문초음파를 이용해 특발 배변실금 환자의 40%에서 과거에 발견되지 않았던 괄약근의 병변을 진단했다(그림 2-63).

③ 항문주위 농양

항문통이 있어 농양이 의심되나 농양 형성이 뚜렷하지 않을 때 항문초음파검사는 매우 도움이 된다. 수지검사처

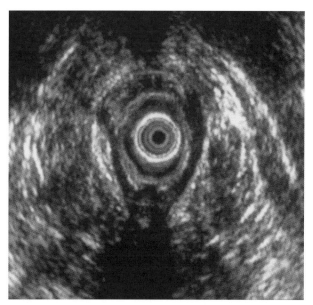

그림 2-64. 마제형 치루의 초음파상  말발굽 모양의 치루관이 뚜렷이 보인다.

럼 농양의 위치를 알기 위해 항문 둘레 전체를 촉진할 필요 없이 쉽고 통증 없이 농양을 발견할 수 있다.

④ 복잡 및 재발치루

대부분의 치루는 괄약근간형이나 저위 괄약근관통형으로, 시진이나 수지검사로 쉽게 알 수 있어 초음파검사의 적응증이 되지 않으나 재발치루 또는 고위괄약근관통형 및 괄약근상형의 복잡치루의 경우 초음파로 치루관과 배농되지 않은 농양강 등을 발견할 수 있다(그림 2-64). 또한 과산화수소를 치루관 내로 주입하면 초음파상을 증강할 수 있다.

## 5. 절단면 영상

### (1) 대장직장암에서 컴퓨터 단층촬영검사

대장직장암 환자에서 컴퓨터 단층촬영검사*Computed tomography; CT*는 시행 전 24시간 동안 유동식으로 식사를 제한하고 경구 하제로 장 전 처치를 시행한다. 새로 진단된 대장직장암 환자에서 수술 전 복부-골반부 컴퓨터 단층촬영검사는 국소종양 침윤, 림프절전이 및 원격전이, 그리고 종양과 관련한 합병증, 즉 대장폐쇄, 천공, 누 형성 등을 평가할 수 있다. 컴퓨터 단층촬영의 원격전이 발견 민감도(75~87%)는 전이 림프절 발견의 민감도(45~73%)에 비해 더 높다고 보고되었다. 컴퓨터 단층촬영은 연부조직 대조도가 자기공명영상에 비해 떨어지기 때문에 대장벽의 점막층과 근층을 구별할 수 없어 대장벽 침범범위

(T1 혹은 T2)에 대한 진단 정확도는 자기공명영상보다 낮다. 또한 주변 림프절전이(N staging)에 대한 평가에 있어서도 연부조직 대조도가 떨어지는 단점 때문에 주로 림프절 크기에 의존해서 전이 여부를 평가하게 된다. 그러나 컴퓨터 단층촬영은 암의 장간막 파급, 간전이, 폐전이, 복강내전이, 후복막강 림프절전이에 대한 평가가 가능해 환자의 수술 계획을 세우는 데 중요한 정보를 제공한다. 또한 수술 후 국소재발 여부와 원격전이 여부에 대한 평가를 위해서도 흔히 이용된다.

직장암의 전이는 T병기에 따라 다르며 병기가 높을수록 전이가 발견될 가능성이 높다. 가장 많이 발생하는 기관은 간과 폐이다. 보고자마다 다르기는 하지만 대략 15% 정도에서 국소진행성 직장암의 발견 당시 간전이가 함께 발견되는 것으로 보고하고 있으며, 폐전이도 약 20% 정도에서 발견되는 것으로 보고하고 있다. 따라서 수술 전 M병기 결정을 위해 흉부 컴퓨터 단층촬영과 복부 컴퓨터 단층촬영이 도움이 된다. 최근에는 다중검출기 컴퓨터 단층촬영MDCT의 기술적인 발전에 따라 환자가

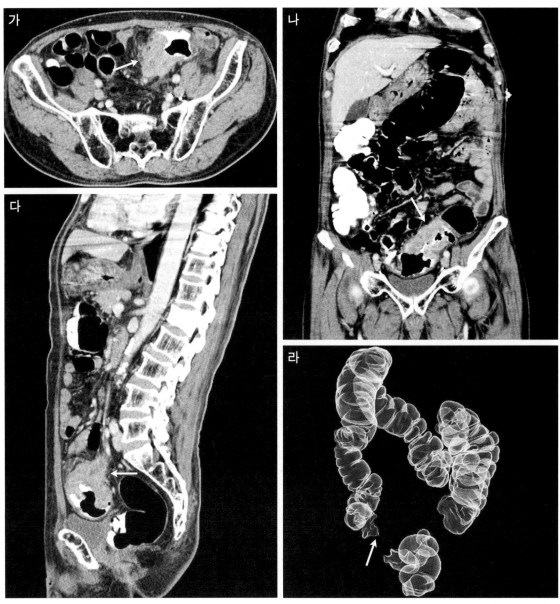

그림 2-65. 에스자결장암으로 진단된 75세 남자 환자의 컴퓨터 단층촬영 소견 **가.** 조영증강 후 횡단면 영상에서 에스자결장에 환상 협착을 보이는 병변(화살표)이 관찰된다. **나.** 3차원으로 재구성한 관상면 영상에서 해당 병변(화살표)의 종축 방향으로의 침범범위를 볼 수 있다. **다.** 3차원으로 재구성한 시상면 영상에서 해당 병변(화살표)의 침범 깊이를 평가할 수 있다. 장벽을 뚫고 주변 지방조직으로의 침범을 볼 수 있어 T3로 진단되었다. **라.** 이 병변은 컴퓨터 단층촬영 대장내시경검사를 통해 만들어진 입체합성영상volume rendering image(투명도를 증가시켜 바륨검사와 유사하게 보임)에서 전형적인 사과 심지 모양apple core appearance(화살표)으로 보인다.

한 번만 숨을 참아도 흉부와 복부 전체를 포함하는 컴퓨터 단층촬영 촬영이 가능해졌다.

컴퓨터 단층촬영 대장내시경검사*CTcolonography* 역시 다중검출기컴퓨터 단층촬영의 발전에 따라 새로이 등장한 검사방법이다. 대장암 발견을 위한 선별검사로 사용될 수 있으며, 6mm보다 큰 용종 발견에 있어서 대장내시경과 대등한 발견율을 보이는 것으로 알려져 있다. 특히 대장암에 의한 장폐쇄로 대장내시경의 통과가 불가능할 경우 폐쇄부위 상부 대장에 대한 검사를 할 때 유용하다. 검사 전일부터 관장액을 사용해 관장을 한 후 대변표지*fecal tagging*를 위해 바륨용액을 경구 섭취한다. 검사 직전에 항

문에 관을 통해 공기를 주입해 대장 전체를 팽창시킨 후 컴퓨터 단층촬영을 시행한다. 앙와위와 복와위에서 각각 촬영하며 이를 3차원 영상 재구성 방법을 사용해 내강내영상*endoluminal image*이나 다방면재구성영상*multiplanar reformation image; MPR*을 제공한다(그림 2-65).

### (2) 대장직장암에서 자기공명영상검사

대장 자기공명영상검사*Magnetic resonance imaging; MRI*는 호흡에 의한 움직임과 소장 또는 대장의 정상적인 움직임으로 인해 영상의 왜곡이 발생할 수 있어 잘 시행하지 않는다. 직장 자기공명영상검사는 촬영 전 관장을 할

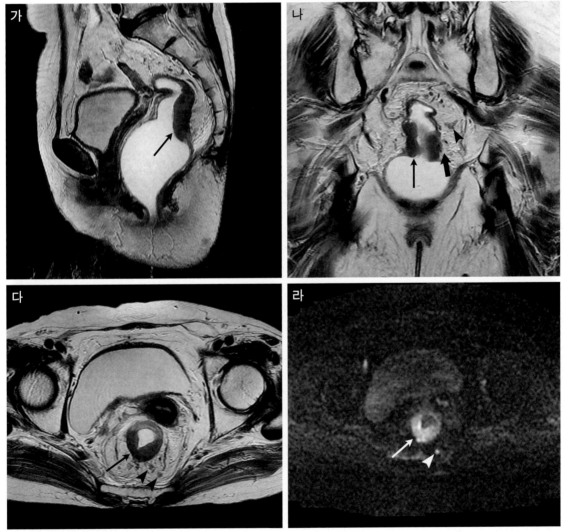

그림 2-66. 직장암으로 진단된 79세 여자 환자의 직장 자기공명영상 소견 **가.** 시상면 영상에서 상부 직장의 후벽에 치우친 벽비후(화살표)가 관찰된다. **나.** 관상면 영상에서 해당 병변(검은 화살표)의 침범 깊이를 볼 수 있다. 종양의 침범에 의한 직장벽 근층의 저신호강도의 소실과 함께 주변 지방조직으로의 침윤(굵은 화살표)이 관찰된다. 병리 결과 T3로 확진되었다. 직장간막 내에 있는 전이 림프절(화살촉)도 보인다. **다.** 횡단면 영상에서 해당 병변(화살표)은 직장 전벽의 신호강도와 대별되는 저신호강도를 보이는 벽비후로 관찰된다. 주변 림프절이 2개 보이며 비록 크기는 작지만 전이 림프절(화살촉)로 병리 결과 확진되었다. **라.** 확산강조영상에서 해당 병변(화살표)은 고신호강도를 보이고 있어 쉽게 발견되며 주변 림프절(화살촉) 또한 고신호강도를 보여 발견이 쉽다.

필요가 없고, 비사코딜 좌약 1개를 검사 시작 최소 1시간 전에 삽입해 직장내 잔변을 배출한 후 촬영을 시작한다. 직장이 찌부러져 있으면 겹쳐진 주름들로 인해 초기직장암의 경우 그 침범 깊이를 평가하는 데 제한이 있고, 직장암의 전체 범위를 평가하는 데 있어서도 어려움이 있다. 따라서 적절한 직장의 팽창을 위해서 초음파 젤이나 물을 주입한 후 촬영하는 것이 도움이 된다. 최근 자기공명영상 기계의 기술적인 발전으로 몸통 코일을 이용해서 촬영하며 직장벽의 해부학적 구조를 구분해낼 수 있을 정도의 해상력을 가진 영상을 제공한다. 직장내 코일endorectal coil을 사용할 수도 있으나 직장암 환자의 경우 암에 의한 내강 협착과 통증으로 인해 잘 사용하지 않는다. 주로 시상면, 관상면, 횡단면의 3차원 T2강조영상을 촬영하게 되고, 최근에는 확산강조영상diffusion weighted imaging; DWI도 함께 촬영되고 있다(그림 2-66). 조영제는 사용할 수도 있고 사용하지 않을 수도 있는데, 조영제를 사용해 역동적 조영증강영상을 얻는 경우 직장암의 관류 정보를 얻을 수 있고 이는 bevacizumab 등의 혈관신생억제 약물을 사용하는 경우 그 치료 반응을 평가하는 데 정량적 대리표지자가 될 수 있다. 또한 가돌리늄Gadolinium-BOPTA를 이용해 조영증강하는 경우, 1시간 지연기 간 영상을 추가로 얻을 수 있어 간전이 여부를 함께 평가할 수 있는 장점이 있다.

### 1) T병기

자기공명영상은 연부조직 대조도가 높고, 단층면뿐만 아니라 관상면과 시상면 영상을 제공하고, 직장이 골반 내에 위치하기 때문에 호흡에 의한 영향을 거의 받지 않는 장기라는 점에서 원발성 직장암 환자의 수술 전 국소 병기 결정을 위해 흔히 사용하는 검사 방법이다. 주로 T2강조영상을 이용해서 국소병기 결정을 하게 되는데, 직장벽 근층의 저신호강도와 직장주위 지방조직의 고신호강도, 직장암의 신호강도가 구별되어 보이는 점을 이용해 T병기를 평가한다. 특히 T2병기와 T3병기의 구분이 중요한데 이는 수술 전 항암방사선화학요법을 시행받을 대상 환자군 선별을 위한 기준이 되기 때문이다. T3병기 이상의 국소진행성 직장암의 경우 수술 전 항암방사선화학요법을 통해 수술 후 국소 재발을 줄일 수 있는 장점이 있다. 또한 자기공명영상은 직장암의 직장간막으로의 침범을 잘 보여주기 때문에, 전직장간막절제술 계획을 수립하는 데 유용한 정보를 제공할 수 있다. T2강조영상에서 직

장간막은 고신호강도를 보이는 직장주위 지방조직을 둘러싸고 있는 저신호강도의 선상 구조물로 보이며, 이러한 높은 조직 대조도로 인해 직장암에 의한 침범 유무를 평가할 수 있다. 그러나 직장암의 경우 주변조직으로의 침범 시 결합조직 형성 반응을 동반하기 때문에, 이러한 섬유화가 직장암의 파급으로 오인되어 실제 병기보다 더 높게 평가될 수 있고, 반대로 현미경적 종양세포의 침윤이 있을 경우 자기공명영상에서는 보이지 않을 수 있어 주의가 요망된다. 또한 하부 직장과 항문관에 암이 위치하는 경우에는 그 해부학적 위치가 원래 좁은 부위이기 때문에 주변조직으로의 침범 여부를 평가하는 데 제한이 있을 수 있다. 수술 전 항암방사선화학요법을 시행받은 환자에서 그 치료 반응을 평가하고 재병기 결정을 위해서도 자기공명영상이 유용하다. 종양의 병리학적 치료 반응에 대한 예측이 가능할 뿐만 아니라 종양의 부피 감소, T병기의 병기강하down staging 여부에 대한 평가를 위해서 자기공명영상검사가 흔히 사용된다. 최근에는 확산강조영상을 이용해 직장암의 발견과 수술 전 항암방사선화학요법에 대한 치료 반응을 평가하는 데 도움을 받고 있다. 직장암에서는 물 분자의 확산운동이 제한된다는 점에서 주변 정상조직과 대비되므로 이 점을 이용한 확산강조영상은 직장암의 발견에 유용하다. 확산강조영상은 별도의 조영제가 필요하지 않고, 2~3분 안에 촬영이 가능하고, 직장 자체가 골반 내에 고정되어 있어 호흡에 의한 움직임이 없다는 점에서 장점이 있다. 또한 수술 전 항암방사선화학요법에 의해 종양세포가 괴사된 부분은 살아 있는 종양세포와 다른 확산 계수를 가지므로 이 점을 이용해 항암방사선화학요법에 대한 치료 반응을 평가할 수 있다.

### 2) N병기

높은 연부조직 대조도를 제공하는 자기공명영상은 직장암주변 림프절에 대한 전이 여부 평가에 이용된다. N병기는 국소재발의 큰 원인 중의 하나이며 따라서 환자의 예후에 영향을 미치는 요인이므로 정확한 병기 결정이 필요하다. 또한 림프절전이가 있는 환자의 경우 수술 전 항암방사선화학요법의 대상이 되므로 해당 환자들을 구별해 내기 위해서도 N병기 결정이 중요하다. 그러나 그 정확성은 보고자마다 다르고 그 범위도 넓어 아직까지 일반적으로 공인되는 수치를 제시하기 어렵다. 이러한 원인은 림프절 전이에 대한 영상의학적 진단 기준이 림프절 크기에 따라 좌우되기 때문이다. 즉 크기 기준으로 볼 때, 림프절 단경

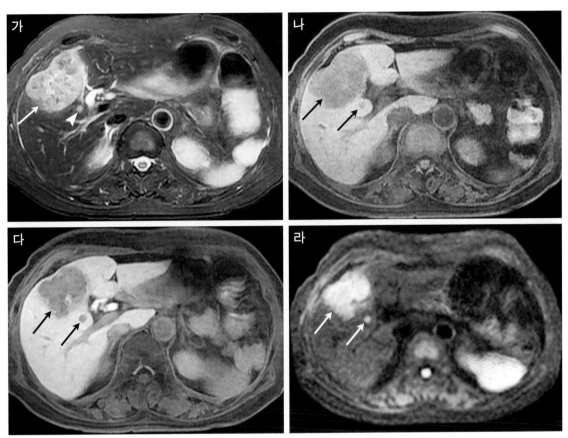

그림 2-67. 직장암으로 진단된 79세 여자 환자의 간 자기공명영상 소견 **가.** 지방억제 T2강조영상에서 간의 4/5분절의 경계 부위에 장경 6.5cm로 측정되는 종괴(흰 화살표)가 관찰되며, 이 종괴의 내측으로 1cm 미만으로 측정되는 또 다른 병변(화살촉)이 보인다. 두 병변 모두 중등도 이하의 고신호강도를 보이고 있다. **나.** 조영증강 전 T1강조영상에서 해당 병변들(화살표)은 모두 저신호강도를 보인다. **다.** 가돌리늄-EOB-DTPA 조영제 주입 후 20분 지연기 영상에서 해당 병변들(화살표)은 모두 경계가 명확한 저신호강도를 보인다. **라.** 확산강조영상에서 해당 병변들(화살표)은 고신호강도를 보여 쉽게 발견되는데, 이처럼 확산강조영상은 간전이 병변을 발견하는 데 유용하게 사용된다.

이 8mm를 넘으면 림프절전이로 판정하게 되는데, 병리학적 검사에서 림프절전이로 판정된 림프절의 절반 이상이 그 크기가 5mm보다 작았다는 보고가 있어 림프절 크기만으로 전이 여부를 평가하는 데는 한계가 있다. 또한 림프절 내부의 신호 강도와 림프절의 모양을 추가해 전이 여부를 평가해보고자 하는 시도도 있었다. 림프절 내부의 신호 강도가 불균질하고, 림프절 모양이 주변부가 뾰족하게 보이며 경계가 불분명하게 보이는 것이 전이 림프절에서 유의하게 관찰되는 소견이었다. 그러나 이런 추가적인 기준도 림프절의 크기가 5mm보다 작으면 자기공명영상상에서 객관적으로 평가하는 데 어려움이 따른다. 최근에는 림프절 특이 조영제*ultrasmall paramagnetic iron oxide; USPIO*를 사용했을 때 림프절전이에 대해서 그 민감도와 특이도가 95%였다는 보고가 있다. 그러나 이 림프절 특이 조영제는 미국 FDA의 공인을 아직 받지 못했고 우리나라에서도 아직 상용화되어 있지 않다.

### 3) M병기

복부 컴퓨터 단층촬영검사에서 간전이가 의심되는 경우 간세포 특이 조영제(가돌리늄-BOPTA, 가돌리늄-EOB-DTPA)를 사용한 자기공명영상검사가 해당 병변에 대한 감별과 검출에 특히 유용하게 사용되고 있다. 특히 컴퓨터 단층촬영검사에서 1cm 이하로 발견되는 저음영의 병변 감별에는 자기공명영상검사의 T2강조영상이 도움이 되는데, 이 영상에서 작은 낭종이나 혈관종은 매우 밝은 고신호를 보이고 전이 암은 중등도 이하의 고신호강도를 보이는 경우가 흔하다. 또한 간세포 특이 조영제의 간담도 특이기 영상은 작은 전이 암의 발견에 매우 예민한데, 가돌리늄-BOPTA의 경우 1시간 지연기 영상이 유용하며 가돌리늄-EOB-DTPA의 경우 15~20분 지연기 영상이 유용하다(그림 2-67).

## 참고문헌

이상전, 이두한, 송영진, 최재운, 장이찬. 성별, 연령 및 생리주기에 따른 대장 통과시간의 변이. 대한대장항문학회지 1995;11:15-22.

최황. 대장 통과시간의 측정. 대한소화관운동학회지 1999;5:198-206.

Bartolo DCC, Roe AM, Virjee J. An analysis of rectal morphology in obstructed defecation. Int J Colorectal Dis 1998;3:17-22.

Beck DE. Simplified balloon expulsion test. Dis Colon Rectum 1992;35:597-598.

Beets-Tan RG, Beets GL. Rectal cancer: review with emphasis on MR imaging. Radiology 2004;232:335-346.

Bertschinger KM, Hetzer FH, Roos JE, Treiber K, Marincek B, Hilfiker PR. Dynamic MR imaging of the pelvic floor performed with patient sitting in an open-magnet unit versus with patient supine in a closed-magnet unit. Radiology 2002;223:501-508.

Beynon J. Endorectal and anal sonography. In: Mazier WP, Levien DH, Luchtefeld MA, Senagore AJ, editors. Surgery of the colon, rectum and anus. 1st ed. Philadelphia: WB Saunders, 1995, pp.138-146.

Bordeianou L, Lee KY, Rockwood T, Baxter NN, Lowry A, Mellgren A, et al. Anal resting pressures at manometry correlate with the Fecal Incontinence Severity Index and with presence of sphincter defects on ultrasound. Dis Colon Rectum 2008;51(7):1010-1014.

Broens PM, Penninckx FM. Relation between anal electrosensitivity and rectal filling sensation and the influence of age. Dis Colon Rectum 2005;48(1):127-133.

Chen AS, Luchtefeld MA, Senagore AJ, Mackeigan JM, Hoyt C. Pudendal nerve latency. Does it predict outcome of anal sphincter repair? Dis Colon Rectum 1998;41(8):1005-1009.

Coller JA. Clinical application of anorectal manometry. Gastroenterol Clin North Am 1987;16(1):17-33.

Coller JA. Computerized anal sphincter manometry performance and analysis. In: Lee E, Smith LE, editors. Practical Guide to Anorectal Testing. NY: Igaku-shoin, 1990, pp.65-69.

Coller JA. Determination of pudendal nerve terminal motor latency. In: Lee E, Smith LE, editors. Practical Guide to Anorectal Testing. NY: Igaku-shoin, 1990, pp.167-172.

Corman mL. Setting up a colorectal physiology laboratory. In: Marvin L. Corman, editors. Colon and Rectal Surgery. 5th ed. Philadelphia: Lippincott Williams&Wilkins, 2005, pp.129-167.

Crowell MD, Lacy BE, Schettler VA, Dineen TN, Olden KW, Talley NJ. Subtypes of anal incontinence associated with bowel dysfunction: clinical, physiologic, and psychosocial characterization. Dis Colon Rectum 2004;47(10):1627-1635.

Fleshman JW, Dreznik Z, Cohen E, Fry RD, Kodner IJ. Balloon Expulsion test facilitates diagnosis of pelvic floor outlet obstruction due to nonrelaxing puborectalis muscle. Dis Colon Rectum 1992;35:1019-1025.

Fletcher JG, Busse RF, Riederer SJ, Hough D, Gluecker T, Harper CM, Bharucha AE. Magnetic resonance imaging of anatomic and dynamic defects of the pelvic floor in defecatory disorders. Am J Gastroenterol. 2003;98:399-411.

Fowler AL, Mills A, Durdey P, Thomas MG. Single-fiber electromyography correlates more closely with incontinence scores than pudendal nerve terminal motor latency. Dis Colon Rectum 2005;48(12):2309-2312.

Fuchsjager MH, Maier AG, Schima W, Zebedin E, Herbst F, Mittlbock M, et al. Comparison of transrectal sonography and double-contrast MR imaging when staging rectal cancer. AJR Am J Roentgenol 2003;181:421-427.

Grewal H, Guillem JG. Lower gastrointestinal endoscopy. In: Mazier WP, Levien DH, Luchtefeld MA, Senagore AJ, editors. Surgery of the Colon, Rectum, and Anus. 1st ed. Philadelphia: W.B. Saunders, 1995, pp.73-97.

Kaur G, Gardiner A, Duthie GS. A new method of assessing anal sphincter integrity using inverted vectormanometry. Dis Colon Rectum 2006;49(8):1160-1166.

Keighley. Anal physiology investigation. In: Michael R.B. Keighley and Norman S. Williams, editors. Surgery of the Anus, Rectum & Colon. 3rd ed. Philadelphia: W.B. Saunders, 2008, pp.13-31.

Kim SH, Lee JM, Hong SH, Kim GH, Lee JY, Han JK, et al. Locally Advanced Rectal Cancer: Added Value of Diffusion-weighted MR Imaging in the Evaluation of Tumor Response to Neoadjuvant Chemoradiotherapy. Radiology 2009;253:116-125.

Madoff RD, Orrom WJ, Rothenberg DA, Goldberg SM. Rectal compliance: a critical reappraisal. Int J Colorectal Dis 1990;5:37-40.

Maier AG, Kreuzer SH, Herbst F, Wrba F, Schima W, Funovics MA, et al. Transrectal sonography of anal sphincter infiltration in lower rectal carcinoma. AJR Am J Roentgenol 2000;175:735-739.

McHugh SM, Diamant NE. Effect of age, gender and parity on anal canal pressures. Dig Dis Sci 1987;32:726-736.

Nelson RL, Abcarian H, Prasad mL. Iatrogenic perforation of colon and rectum. Dis Colon Rectum 1982;25(4):305-308.

Ohe MR, Camilleri M. Measurement of small bowel and colon transit: Indications and methods. Mayo Clin Proc 1992;67(12):1169-1179.

Oliver G, Lowry A, Vernava A, Hicks T, Burnstein M, Denstman F, et al. Practice parameters for antibiotic prophylaxis to prevent infective endocarditis or infected prosthesis during colon and rectal endoscopy. American society of colon and rectal surgeons. Dis Colon Rectum 2000;43(9):1193.

Oliver G, Lowry A, Vernava A, Hicks T, Burnstein M, Denstman F, et al. Practice parameters for antibiotic prophylaxis-supporting documentation. The standards task force. American society of colon and rectal surgeons. Dis Colon Rectum 2000;43(9):1194-1200.

Patterson DM, Padhani AR, Collins DJ. Technology insight: water diffusion MRI-a potential new biomarker of response to cancer therapy. Nat Clin Pract Oncol 2008;5:220-233.

Pickhardt PJ, Choi JR, Hwang I, Butler JA, Puckett mL, Hilde-brandt HA, et al. Computed tomographic virtual colonos-copy to screen for colorectal neoplasia in asymptomatic adults. N Engl J Med 2003;349:2191-2200.

Read NW, Abouzekry L. Why do patients with fecal impaction have fecal incontinence? Gut 1986;27(3):283-287.

Ricciardi R, Mellgren AF, Madoff RD, Baxter NN, Karulf RE, Parker SC. The utility of pudendal nerve terminal motor latencies in idiopathic incontinence. Dis Colon Rectum 2006;49(6):852-857.

Roe AM, Bartolo DCC, Mortensen NJ. Diagnosis and surgical management of intractable constipation. Br J Surg 1986;73 (10):854-861.

Rogers J, Henry MM, Misiewicz JJ. Combined sensory and motor deficit in primary neuropathic faecal incontinence. Gut 1998;29:5-9.

Schuster MM. Colon motility and anosphincteric manometric recordings by air-filled balloon technique. In: Smith LE, editors. Practical guide to anorectal testing. 2nd ed. New York: Igaku-shoin, 1995, p.37-50.

Telford KJ, Ali AS, Lymer K, Hosker GL, Kiff ES, Hill J. Fatigability of the external anal sphincter in anal incontin-ence. Dis Colon Rectum 2004;47(5):746-752.

Womack NR, Williams NS, Holmfield JH, Morrison JF, Simpkins KC. New method for the dynamic assessment of anorectal function in constipation. Br J Surg 1985;72(12):994 -998.

Zheng S, Chen K, Liu X. Cluster randomization trial of se-quence mass screening for colorectal cancer. Dis Colon Rectum 2003;46(1):51-58.

# 항문직장 소수술의 원칙과 일반방법

박웅채

## Ⅰ 소수술의 원칙

### 1. 일반적 원칙

항문직장의 수술을 시행하는 대장항문 외과의사의 목표는 재발 없이 치료하고 합병증 없이 환자를 일상의 생활로 최대한 빨리 복귀시키는 것이다. 오늘날 수술치료의 발전 방향도 재발과 합병증을 막고 항문관의 기능을 보존하는 데에 주안점을 두고 있다. 이와 같은 목적을 달성하기 위하여 소수술 창상부위의 열상을 줄이고, 항문의 혈관 다발들을 안전하게 결찰하거나, 혹은 항문조직에 침습을 극소화하는 최소 침습 수술을 위한 여러 가지 기구나 장치들을 개발하여 응용하고 있다.

이를 위한 수술 원칙을 요약하면 다음과 같다. ① 절개면 측방의 조직 손상과 출혈을 줄여서 창상의 빠른 치유를 도모하고 동통을 줄인다. ② 과도한 절제와 봉합으로 수술 후에 협착이 생기지 않도록 한다. ③ 항문관기능을 보존하기 위하여 괄약근 절개를 피하거나 최소한으로 실시한다. ④ 대장항문 외과의사는 최근에 개발된 항문 소수술의 다양한 방법들을 가급적 모두 숙지한다. ⑤ 실제의 임상에서 치료방법을 선택할 때는 환자에게 따르는 육체적, 경제적 고통을 이해하고 수술 병원의 환경에 맞추어 선별적인 맞춤치료를 시행한다.

## 2. 소수술 창상의 치유

### (1) 개방치유

수술 중 당면하게 되는 주요 관심사 중의 하나는 항문직장 창상을 치유시키기 위하여 개방해놓을지 아니면 1차 봉합해줄 것인지를 결정하는 것이다. 배변으로 인한 창상의 미세한 감염은 수술 후에 좌욕을 잘 한다고 하더라도 완전하게 피할 수는 없다. 이러한 이유로 종종 1차 봉합한 상처들은 봉합부위가 잘 붙지 않고 터지는 경우가 있으므로 봉합 창상을 깨끗하게 유지하기 위하여 상처를 봉합하지 않고 벌려놓아 개방성 창상을 만들어준다. 개방성 창상치유법이란 상처가 개방된 상태에서 육아조직이 차오르고 상처주변에서부터 표피가 자라면서 창상치유를 도모하는 것이다. 이 개념은 14세기의 유명한 외과의사 존 아던의 기술에서 볼 수 있다. 창상의 피부연을 절제하고 상처의 괴사조직을 제거하는 술식은 밀리건 등이 보고한 고전적인 방법들이 아직까지 이용되고 있다. 항문직장 소수술에서는 치핵, 치루 등의 수술에서 상처의 개방치유를 시도함으로써 만족할 만한 결과를 기대하고 있다 (그림 3-1, 3-2).

그러나 개방치유에서는 몇 가지 결점을 생각할 수 있다. 첫째, 창상치유시간이 많이 소요된다는 것이다. 단순치루나 치열의 수술 후에도 4~5주가 소요되며 상처가 큰 치루의 경우에는 2~3개월이 걸리기도 한다. 둘째, 넓은 상처

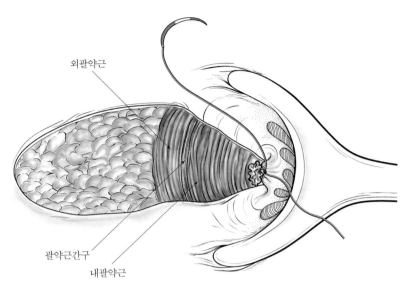

그림 3-1. 치핵 수술 후 괄약근이 노출된 개방상태

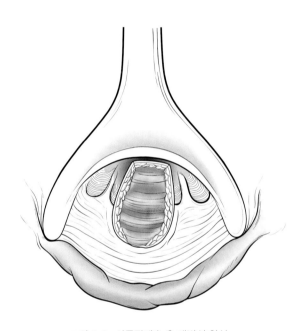

그림 3-2. 치루절제술 후 개방성 창상

를 노출시켜놓기 때문에 창상에서 배액이 많으며 수술 후 1~2주간은 심한 통증을 느낄 수 있다. 셋째, 상처가 육아조직에 의하여 치유되면서 항문에 심한 반흔이 생길 수 있고 이로 인하여 항문 협착을 초래할 수도 있다. 치핵이나 치열 수술 후에는 가능하면 1차 봉합을 주장하는 외과의사들의 근거도 여기에 있다. 그러나 치루 수술 후에 1차 봉합을 해주는 방법은 많은 논란이 있다. 특히 농양 수술 후에는 창상을 개방시켜 치유하는 것이 원칙이다.

## (2) 봉합치유

다행히도 항문직장에는 혈액공급이 풍부하기 때문에 1차 봉합을 하더라도 창상이 치유되는 것은 큰 문제가 없다. 기원전 수 세기에 히포크라테스는 "최상의 창상치유는 건강한 조직을 근접시켜놓을 때 이루어진다"라고 말하였다. 그러나 항문직장의 창상치유에 관해서는 문헌이 많지 않고 이 주제에 관한 서술들의 대부분은 임상적 경험과 관찰로부터 추론된 것이다. 항문직장부위의 창상치유는 충분한 혈액공급을 유지해주고 조직을 조심스럽게 다룬다는 2가지 원칙이 지켜지면 1차 봉합 후에 대부분이 정상적으로 치유된다. 항생제의 사용은 대부분의 경우 필요하지 않으며 항생제 연고의 국소도포도 창상치유시간을 단축시키지 못한다. 즉 1차 봉합 후에 상처가 잘 치유되기 위해서는 어떠한 치료 약제를 사용하느냐보다는 수술의 종류, 조직을 다루는 조심성, 풍부한 혈액공급을 유지하는 것이 더 중요하다.

수술의 종류별로 예를 들자면, 치핵 환자에서 치핵의 주경을 결찰한 후에 장선으로 상처를 부분 또는 전체를 봉합하여 창상을 폐쇄하는 기법이 많이 사용된다. 이러한 폐쇄형 치핵절제술의 장점은 환자의 불편감이 적고 수술 후 출혈의 위험이 감소하여 외래 방문 횟수를 줄일 수 있다는 것이다. 그러나 이에 대하여는 논란이 있는데, 울프 등이 미국 대장항문병학회 회원들에게 설문 조사를 해보았더니, 개방형과 폐쇄형 치핵절제술을 비교한 결과는 통증이나 합병증, 입원기간 등에 유의한 차이가 없었다고

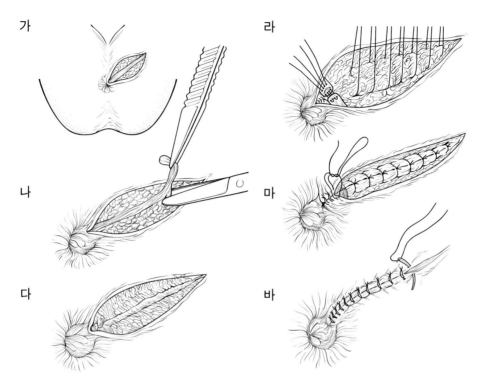

가

나

다

라

마

바

그림 3-3. 치루절제술 후 1차 봉합술

하였다. 폐쇄형 상처의 주된 단점으로 지적되는 것은 수술장에서는 창상이 아주 깨끗해 보이지만, 염증이 생기면 부분적으로 또는 완전히 상처가 벌어지게 되어 애당초 개방시켜놓은 상처에서보다 항문통이 더 심하다는 것이다. 반면에 치루 환자에서는 상처치유시간을 줄이기 위하여 치루의 염증조직을 완전히 절제하고 피부를 1차로 봉합하려는 시도들이 있어왔다. 골리거는 단순치루 환자를 개방절개한 후, 괴사조직을 절제하고 2~3층을 장선으로 봉합하고 피부를 견사 또는 클립으로 1차 봉합하였더니 20명의 환자 중 7명에서 감염되어 봉합부분을 뜯고 개방 치유했다고 한다(그림 3-3). 따라서 이를 보완하고자 치루의 통로를 완전개방한 후 괴사조직을 모두 제거하여 신선한 창상을 만든 다음에 직장에 가까운 창상은 1차 봉합하고 나머지는 개방하는 복합 절충형 방법도 소개되었다.

### (3) 피판을 이용한 치유

항문직장의 부분층 또는 전층을 이용한 피부이식술은 수술창의 치유를 가져오는 또 다른 방법 중의 하나이다. 치열이나 치루 환자에 있어서의 피부이식술의 장점에 대해서는 아직도 논란이 있지만, 항문주위 종양이나 화농성 한선염 환자에게 절제술 후 부분층 또는 전층 피부이식술

을 시행하면 창상치유를 유의하게 촉진한다고 한다. V-Y 항문성형술, 피부 전진피판, S성형술을 위한 회전피판술 등이 사용된다. 일반적으로 치루 환자의 개방처치 후에 창상치유를 위하여 걸리는 기간이 3~4주 이상인 것에 비해서 피부이식술이 성공하면 10~14일로 치유 기간이 단축된다. 특히 여성에서 전방 치루를 수술할 때는 변자제력에 영향을 미칠 수 있어서 1/3 빈도까지의 경중 변실금이나 10%까지의 중증 변실금을 가져올 수 있어서 피판술은 괄약근재건술과 함께 매력적인 치료 기법이 된다. 직장 전진피판술은 80% 수준의 높은 치유율이 보고되었다. 그러나 피판술이 가장 효과적이라는 증거에 기초한 전향적인 연구 결과들은 아직 부족하여 논란이 있다.

### (4) 생화학 제제를 이용한 치유

섬유소 아교를 사용한 치루관폐쇄술 기법이 1990년대 초부터 소개되기 시작하였다. 괄약근을 통과하는 고위 치루 환자에게 시행하는 치루절제술이나 전진피판술은 수술 후에 변실금이 가장 문제가 된다. 따라서 합병증을 없애고자 하는 목적으로 섬유소 아교나 다른 생물학적 제제를 사용하여 치루관을 막아주는 기법이 소개되었다. 이러한 치유술의 장점은 괄약근을 손상하지 않고도 외래에서

시행할 수도 있는 간단하고도 최소 침습적인 방법이라는 것이다. 총체적인 치유율은 60% 수준으로 보고되었다. 새롭고 혁신적인 최소 침습 술기 중의 하나로 소개되고 있는 것이 섬유소로 된 '마개plug'를 사용하여 치루관을 막아주거나, 지방조직에서 파생된 줄기세포Adipose-derived stem cells; ASCs를 섬유소 아교와 같이 혼합하여 적용하는 것이다. 이와 같은 생물학적 제제를 이용한 치유 방법들의 결과는 다기관 연구가 진행 중에 있으며 사용제 제들의 생물학적인 속성도 연구 중에 있어서 광범위하게 적용하기에는 아직 이르다.

## 3. 대표적 항문 질환 수술의 세부 원칙

### (1) 치열

제1선택 수술로 아직까지 각광받고 있는 내괄약근 측 방 피하절제술의 수술 원칙은 내괄약근의 절개를 안전하 게 해주어 항문관의 경련과 협착을 완하시켜주는 것이다. 합병증을 피하기 위하여 측방에서 최소한의 절개를 실시 해야 변지림 같은 후유증을 예방할 수 있다. 치상선 하방 에서 치열이 발생한 길이만큼만 재단하여 내항문괄약근 을 절개하는 소위 맞춤 괄약근절개술tailored sphincterotomy 의 목적도 변실금의 위험률을 줄이기 위하여 괄약근의 길 이를 최대한 보존하고자 하는 데에 있다.

피부판을 만들 때는 수술 후에 반흔을 형성하지 않도록 가급적 얇게, 즉 피부판을 이동시키는 데 필요한 만큼 최 소한의 깊이로 절개한다. 그러나 피부판이동술은 초기부 터 하지 않는다. 과도한 수술이 되지 않도록 신중히 고려 하여 마지막 수단으로 생각한다. 피부판 이동 후에 피부 결손부가 정중앙에 위치하면 창상치유가 지연되므로 정 중앙을 피하고 좌우 어느 한쪽으로 치우치게 만든다. 급 성 치열은 1~2주 안에 거의 치유되므로 이 이상의 기간 에도 효과가 없을 때는 치료법을 바꾼다. 잘 낫지 않고 만 성화하는 경우는 다른 이유가 있는지를 찾아보아야 한다. 소위 '화학적 괄약근절개술'로 불리는 글리세린 질산염, 칼슘 채널 차단제, 보툴리눔 주입법 등은 수술보다는 치 료 성공률이 확실히 낮지만 별다른 위험이 없고 안전하며 간편하다는 장점이 있다. 특히 어린이 환자나 급성 치열 환자에게는 이러한 보존치료만으로도 완치를 가져올 수 있다. 괄약근의 손상을 가져오는 수술은 이러한 치료방법 들이 실패할 때를 대비하여 남겨두는 것이 좋다. 그러나

항문 협착이 동반된 치열은 초기부터 수술하는 것이 원칙 이다.

### (2) 치핵

의료기 과학기술의 발달과 함께 어떤 장치나 기구를 사 용해 절제할 것인가와 관련된 기술적 분야가 다양하게 개 발된 것 외에는 근본적으로 고전적인 치료 원칙이 변한 것 은 없다. 종래부터 교과서에 자주 등장하는 적외선 응고 법, 냉동요법, 고무결찰술, 레이저치핵절제술 등은 장점 이 별로 없거나 단점들이 더 부각되어 최근까지도 별달리 각광을 받고 있지 못하는 듯하다. 비수술적 외과치료의 대 부분은 항문이나 직장점막을 근층에 고정시켜서 치핵 파 일이 배변 힘주기 때에 하방으로 내려오지 않게 예방하는 데에 근거를 두고 있다. 최근까지도 관심이 대두되고 있는 자동문합기 치핵절제술Procedure for Prolapse and Hemorrhoids; PPH도 치핵조직에 침습을 가하지 않고 치핵 조직을 들어 올려 고정하고 치유할 수 있도록 하기 위함이 다. 치핵치료의 세부 기본원칙을 요약하면 다음과 같다. ① 절대적인 치핵치료법은 없다. ② 치핵근치술의 기본은 결찰제거법이다. ③ 경중 치핵 환자는 곧바로 수술하지 않 고 보존요법과 생활지도를 하는 것이 원칙이다. ④ 항문 통증에 대하여는 괄약근의 긴장과 수축을 치료하는 것이 효과적이다.

### (3) 농양과 치루

1976년 영국의 알란 팍스 경이 치료방법을 유형별로 분류하여 외과치료의 원칙을 제시한 이래로 수술의 기본 원칙은 원발구인 항문 음와를 찾아내고 원발 병터를 정확 히 확인하여 절제하는 것임은 현재까지도 변함이 없다. 모든 치루 환자의 치료 목표는 재발률이 적으면서 합병증 을 최소화하는 2가지 목표를 동시에 달성하는 것이다. 단 순한 저위형 치루 환자에서는 종래의 전통적인 치루절개 술만으로도 90% 이상의 높은 치료 성공률을 보인다. 반 면에 배농되지 않은 회음부 염증, 패혈증, 재발성 치루, 크론병, 직장 질루, 과거 방사선치료 병력들은 치료 결과 에 영향을 미친다. 농양과 치루 환자의 외과치료 원칙을 요약하면 다음과 같다. ① 항생제 투여만으로 치료 가능 한 경우는 거의 없다. ② 항문주위 농양은 신속하고도 충 분하게 절개한다. ③ 불확실한 수술로 농양 형성이 반복 되면 난치성의 원인이 된다. ④ 난치성일 때는 염증성 장

질환이 합병된 경우를 의심한다. ⑤ 괄약근 보존을 충분히 고려한다.

# Ⅱ 소수술의 방법

## 1. 외래처치

### (1) 외래처치의 중요성

항문직장 소수술의 일부분은 외래처치로 가능하고 최근 외래처치에 관한 관심과 시행 빈도가 점차 증가하고 있다. 외래처치란 마취에 관계없이, 또한 처치나 수술이 이루어지는 장소에 관계없이 수술 당일에 퇴원하여 집으로 돌아가는 경우를 말한다. 요즘에 많이 개설되어 있는 '낮 병원'에서 시행하는 외래 수술의 개념이다. 특히 미국에서는 의료비의 상승으로 의사, 병원, 환자, 관련 단체들이 환자의 안전을 보장하는 범위 안에서 의료비 지출을 절감하는 방안을 찾고 있다. 이러한 노력의 결과가 지금까지는 환자의 안전한 치료를 위하여 입원이 필요하다고 생각되었던 처치들의 많은 부분을 외래에서 시행하는 낮 병원이다. 유럽과 미국에서는 여러 가지 요인들로 외래처치가 증가하는데, 이러한 요인으로는 국소 및 전신마취의 발전과 개선, 수술에 대한 상세한 환자 교육, 환자 간호에 대한 일반인 및 환자 가족의 인식 변화와 참여 확대, 일반인의 의료 행위에 대한 관심과 지식의 증가 등을 들 수 있다. 입원 환자의 대략 20~40%가 외래치료로 시행될 수 있다는 보고도 있다. 외래 수술에 적합하지 않은 경우는 심한 심폐 질환을 가지고 있거나 다른 심각한 내과 질환을 가진 경우, 경구 진통제로 수술 후 통증이 치료되기 힘든 경우, 수술 후 출혈이 동반될 가능성이 높은 경우, 환자가 외래 수술을 반대하는 경우, 보호자 없이 혼자 사는 환자 등이다.

### (2) 외래에서 할 수 있는 처치들

#### 1) 직장조직검사

직장조직검사는 종양, 특히 악성종양의 진단에는 필수적이며 궤양성 대장염이나 크론병 같은 염증성 장 질환과 기타 질환의 진단에도 매우 중요하다.

#### 2) 혈전성 외치핵의 절제

혈전성 치핵의 절제는 주로 통증의 정도에 의하여 결정된다. 통증이 가라앉으면 대체로 수술 없이 보존치료를 시도하지만 심한 통증 환자는 국소마취 아래 간단한 절제만 해주어도 치료된다. 절제는 타원형으로 하는 것이 좋고 외래에서 시행하는 점을 고려하여 조직 박리는 항문관 안으로 들어가지 않는 것이 좋다.

#### 3) 내치핵의 경화제 주사요법

5% 아몬드 페놀유를 경화제로 많이 사용한다. 특히 '급성 치핵 발작acute hemorrhoidal crisis'에는 주사요법을 동원한 보존치료가 효과적이다. 이 방법은 미국 뉴저지대학의 살바티 교수가 1960년에 언급한 것이다. 외래나 응급실로 엉금엉금 기어오다시피 할 정도로 부종이 심한 환상 치핵이나 탈항성 치핵을 가지고 있는 환자에게 부분마취제와 히알루론산 분해효소 혼합물을 주사하면 부종이 급격하게 줄어들고 상황이 좋아진다. 최근에 우리나라뿐만 아니라 아시아권에서 많이 홍보되어 사용하고 있는 주사제의 하나인 지온ZIONE®은 전구물질이 알루미늄 칼륨 황산염과 탄닌산의 혼합물이 주성분이다. 2, 3도 내치핵 환자에게 유용한 주사제이지만 1년내 재발률은 13%였으며, 단점으로는 발열 9%를 포함한 도합 19% 빈도의 후유증 발현이 문제점이라고 한다.

#### 4) 외치핵 피부꼬리절제

피부꼬리는 항문주위 청결에 방해가 되기도 하여 절제하기도 하는데 대개 타원형으로 절제하며 창상은 개방시켜놓거나 흡수봉합사로 봉합하기도 한다.

#### 5) 항문주위 농양의 절개배농술

국소마취로 시행하는 절개배농술은 단순절개로는 충분하지 못하며 배농관을 삽입하거나 배출구를 크게 만들어주는 것이 좋다. 그러나 간괄약근형 항문주위 농양 환자들은 적절한 배농을 위하여 전신 또는 부위마취가 필요할 때가 있다.

#### 6) 양성폴립

대부분의 유경 폴립은 외래처치로 제거할 수 있다. 5mm 이하의 무경 폴립은 절제하여 조직검사를 하는 방법과 전기소작으로 없애는 방법 2가지가 있다. 크기가 큰 무경 폴립은 점막하 공간에 주사액을 주입하여 들어 올려 절제하는 방법이 사용되는데, 병터가 크지 않으면 외래처치로 시행할 수 있다.

#### 7) 첨형 콘딜로마

외래에서의 절제와 전기소작이 효과적인 방법으로 사용되고 있다. 그러나 항문관과 항문주위의 광범위한 병터는 전신마취나 부위 마취하에 치료하기도 한다.

### 8) 모소낭

모소 농양의 절개와 배농은 외래처치로 쉽게 할 수 있다. 또한 환자가 협조적이고 병터가 크지 않으면 절개 후 육아조직을 끌어내고 조대술marsupialization을 시행하거나 개방시켜 2차 치유를 한다.

### 9) 내시경

에스결장경은 대부분 대장항문클리닉에서 곧바로 시행하지만 크기가 크거나 폴립절제술 후에 출혈이나 천공이 우려될 때는 내시경실에서 시행하며 입원시켜 관찰하기도 한다.

### 10) 항문주위 피부 병변

항문주위 병변 중 광범위한 것은 부분적으로 조직생검을 시행할 수 있고 작은 병변은 완전 절제를 한다.

### 11) 이물질 제거

여러 가지 종류의 이물질이 직장에서 발견될 수 있는데, 대부분 국소마취하에 제거할 수 있으나 경우에 따라 서는 부위마취나 전신마취가 필요할 때도 있다. 환자는 보통 단시간의 관찰 후에 퇴원하지만 장 천공이나 출혈이 우려되면 낮 병동에서 관찰하기도 한다.

## 2. 항문 수술

### (1) 기본 기구

#### 1) 항문경

외래 진찰에 사용하는 항문경은 금속이나 투명한 합성수지로 만들고 광원을 연결하면 자연광보다는 더 좋은 시야 속에서 편리하게 사용할 수 있다(그림 3-4). 내치핵 등을 용이하게 관찰할 수 있을 뿐 아니라 검사 후에 지그시 잡아당기면 치핵을 항문 밖으로 탈출시켜 탈항을 동반하는지 여부도 관찰할 수도 있다. 항문경은 진찰뿐만 아니라 외래에서 고무환 결찰법이나 전기 응고, 간단한 폴립을 제거할 때와 같은 외래처치를 시행할 때도 좋은 시야를 만들어준다. 최근에 많이 도입되어 있는 비디오항문경

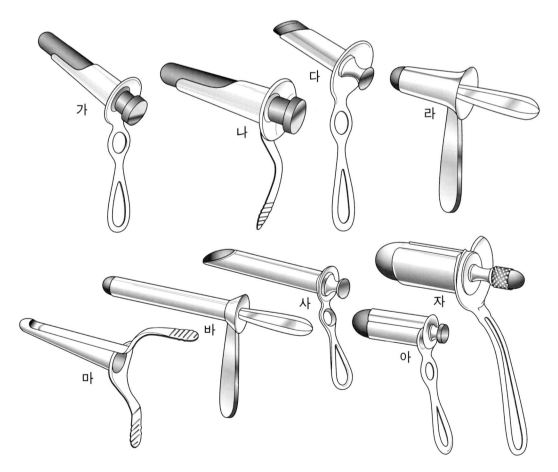

그림 3-4. 여러 가지 종류의 항문경 **가.** 페닝톤 항문경 **나.** 휀슬러 항문경 **다.** 휘르쉬만 항문경 **라.** 켈리 항문경 **마.** 브리커-홉 항문경 **바.** 켈리 직장경 **사.** 휘르쉬만 직장경 **아.** 첼시아 항문경 **자.** 휀슬러 수술 스펙큘럼

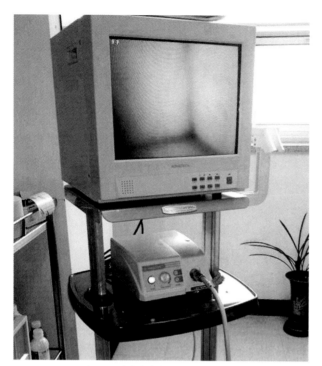

그림 3-5. 자가광원이 연결된 비디오항문경

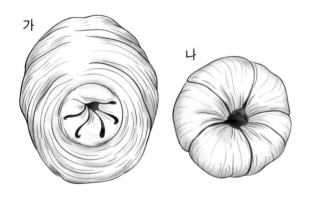

그림 3-6. 배변 힘주기 때 관찰되는 탈직장(가)과 탈항성 치핵(나)의 모식도

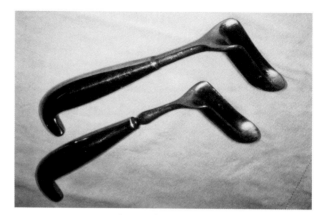

그림 3-7. 퍼거슨-문 견인기

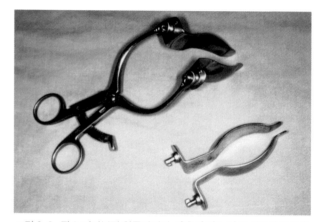

그림 3-8. 팍스 자가보정 항문견인기 양측에 있는 날을 이용하여 좌우로 항문을 벌려 고정한다. 다른 크기의 날을 교환하여 부착할 수 있다.

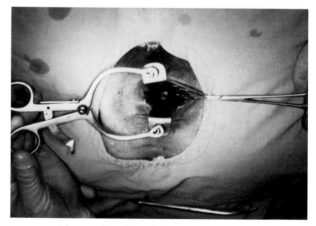

그림 3-9. 팍스 자가보정 항문견인기를 부착한 모습

은 항문경과 컴퓨터 모니터가 서로 연결되어 환자의 탈항 정도와 직장벽의 늘어진 정도를 확인하고 디지털 사진을 찍어 환자에게 설명하거나 화상 자료를 보관할 수 있다 (그림 3-5). 최근에는 외래 화장실 변기에 카메라를 설치 하여 배변 힘주기 때에 자연스럽게 나오는 탈항성 치핵과 탈직장을 감별하기도 한다(그림 3-6).

## 2) 견인기

힐-퍼거슨, 퍼거슨-문 견인기들은 항문관의 절반에 가까운 둘레를 노출시켜준다(그림 3-7). 이 견인기의 장점은 견인기가 삽입된 상태에서 절개창을 쉽게 봉합할 수 있으며 수술 후 항문 협착을 걱정할 필요가 없을 만큼 과도한 견인을 막을 수 있다는 것이다. 여러 가지 자가보정 항문 견인기 가운데 팍스 견인기가 많이 쓰인다(그림 3-8). 자가보정 견인기는 날이 길기 때문에 하부 직장을 충분히 관찰할 수 있는 장점이 있다. 치핵 수술에서 치핵이 큰 경우 절개창이 항문직장륜 상방까지 도달할 수도 있으므로 팍스 견인기가 매우 양호한 시야를 제공하며 전진피판술 때에도 유용하게 이용할 수 있다(그림 3-9).

### 3) 보조기구

보조기구로는 지침기, 봉합사, 봉합침, 겸자, 클램프와 소작기구 등이 있다. 지침기는 수술자의 손이 항문관 밖에 있으면서도 항문관 깊이까지 수술할 수 있는 적당한 길이여야 하는데, 주로 9인치 기구가 사용된다. 봉합사는 흡수성 봉합사인 크롬 처리 장선 또는 폴리글리콜릭산이 많이 쓰인다. 항문을 통한 절제나 항문문합과 같이 하부 직장을 수술할 때에는 좀 더 천천히 흡수되는 반흡수 봉합사를 사용하기도 한다. 항문주위 피부에 국한된 수술에서는 절단 바늘을 사용하지만 직장 수술일 때에는 장腸침을 주로 사용하고 치핵 수술일 때에는 장침-절단 바늘을 사용한다. 조직을 다룰 때에는 드베키 겸자를 사용하기도 한다. 치루 수술에는 소식자를 사용하는데 세톤을 걸 때에는 한쪽에 구멍이 있는 소식자가 유용하다(그림 3-10, 3-11). 전기소작은 항문관 수술 때에 빠르고 효과적으로

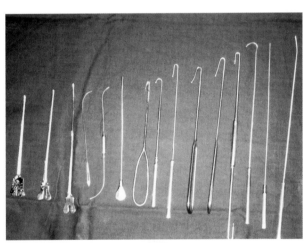

그림 3-10. 치루관을 찾기 위한 소식자

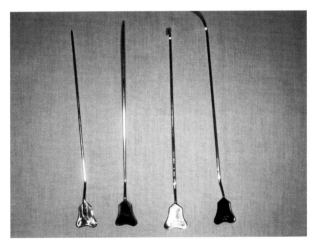

그림 3-11. 세톤을 걸 때 사용하는 소식자  소식자의 끝에 실을 걸 수 있는 구멍이 만들어져 있다.

지혈할 수 있으며 치핵 수술의 지혈에 많이 쓰인다. 끝이 칼날 모양인 전기소작기는 피부편을 들어 올리거나 만성 염증이 있는 조직을 절개할 때 유용하며 끝이 바늘 모양인 전기소작기는 치루관만을 정교하게 도려낼 때에 도움이 된다.

### (2) 다양한 장치를 이용한 최신 항문 소수술 기구들

#### 1) 리가슈어 혈관봉쇄 장치

리가슈어 혈관봉쇄 장치*LigaSure™ vessel sealing system*는 혈관을 출혈 없이 절개하면서도 창상 주변조직으로의 열전도가 제한되어 최소한의 열상으로 혈관을 응고시킨다. 이러한 기전은 항문의 경련과 통증을 줄이는 근거를 가지고 있다. 일종의 양극성 전기열 발생 장치를 뾰쪽한 집게에 연결시켜 무선주파와 압력을 조합하여 7mm 직경까지의 혈관을 완전히 응고시킨다. 주변조직으로의 열상의 전파는 2mm 이내로 전달된다. 즉 종래의 통상적인 고주파 전류 장치와 비교하였을 때, 주변조직의 열상이나 까맣게 타는 '숯*charring*' 효과를 줄일 수 있다. 몇 가지 무작위 연구에서는 이와 같은 장치를 이용한 혈관 밀봉법이 종래의 고전적인 치핵절제술에 비해 간편할 뿐만 아니라 더 안전하다는 결과를 얻었다. 또한 통증과 출혈량도 유의하게 줄었고 수술 시간도 짧아졌으며 낮 병원의 통원 수술이 가능하여 조기에 직장에 복귀할 수 있는 이점도 있었다고 한다. 비용면에서도 재료비 원가만을 따져보았을 때, 스테이플 치핵 고정술의 절반 수준이다(그림 3-12가, 3-12나).

#### 2) 하모닉 메스

하모닉 메스*Harmonic Scapel*는 조직을 절개함과 동시에 지혈할 수 있는 수술 도구이다. '보비'라고 부르는 전기칼보다 조직 측방에 가해지는 열 손상이 더 적다. 열을 사용하지 않고 2만 헤르츠의 주파수를 갖는 진동을 이용하여 단백질을 변성시켜서 자르고 응고시킨다. 절개면 측방의 조직 손상과 출혈을 줄이거나 보다 빠른 창상치유를 통해 환자를 조금이라도 빨리 일상생활에 복귀시키기 위한 시도인 것은 여타의 기구들을 사용하는 목적과 크게 다름이 없다. 다만 환자에게 전기적 자극이 가해지지 않는다는 점이 큰 장점이다.

#### 3) 자동문합기

1998년에 오스트리아 비엔나의 롱고는 치핵 수술에 자동문합기를 이용한 치핵 수술법을 소개하여 상업적 홍보

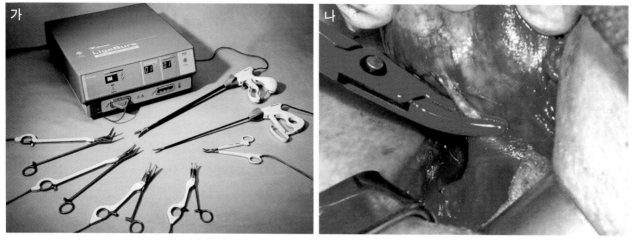

그림 3-12. **가.** 리가슈어 혈관봉쇄 장치 **나.** 무선주파와 압력을 조합하여 7mm 직경까지의 혈관을 완전히 응고시킨다.

와 함께 단기간에 전 세계 기관으로부터 각광을 받았다. PPH(Procedure for Prolapse and Hemorrhoids) 혹은 CSM (circular stapled mucosectomy) 등 다양한 이름으로 불리고 있다. 그러나 이 수술법은 치핵절제술을 의미하는 종래의 외과 수술과는 크게 다른 개념을 가지고 있다. 즉 치핵을 절제하는 대신에 원형문합기를 사용하여 하부 직장 팽대부의 점막과 점막 아래를 둥근 고리 형태의 띠 모양으로 잘라주어 항문쿠션의 혈류를 차단함으로써 치핵을 없애준다. 치핵은 혈관 질환이 아니라 항문관의 구조가

탈출하는 질환이라는 개념 아래 이 수술법을 시행하는 것이다. 치료의 원리도 정상 해부구조로부터 이탈한 탈출성 치핵 파일을 항문관 속에 다시 배치시켜주는 것이다. 치핵을 잘라내는 것이 아니라 문합기를 이용하여 치핵 총혈류를 차단하는 것이므로 이 수술을 치핵절제술이라고 부르는 것보다는 '항문고정술', '치핵고정술' 혹은 '점막절제술' 등으로 부르자는 주장이 많다. 비용까지 고려해보았을 때 아직은 다른 술기보다 더 나은 수술법이라고 단정할 수는 없으며, 더 긴 기간 동안 여러 기관들에서 합의

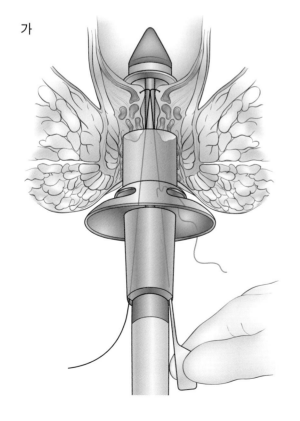

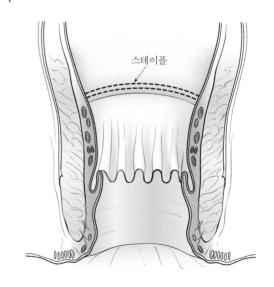

스테이플

그림 3-13. 자동문합기 치핵절제술 **가.** 문합 전 **나.** 문합 후

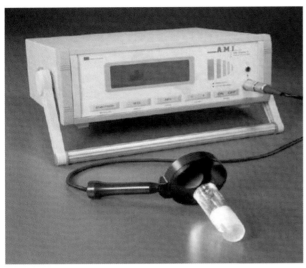

그림 3-14. 초음파 유도 결찰술을 위한 장비

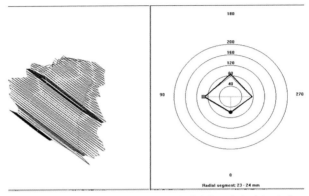

그림 3-15. 벡터용적내압검사 항문관의 미세한 손상이 있을 때 항문 휴식기압의 불균형의 정도를 컴퓨터 프로그램에서 측정하여 항문관의 기능을 파악한다.

가 이루어질 때까지는 판단을 유보해야 한다는 의견이 있다(그림 3-13).

### 4) 초음파 유도 결찰술

초음파 유도 결찰술*Ultrasound Guided Ligation*은 일본의 모리나가에 의해 고안된 것으로 도플러 유도 치핵동맥결찰술*DG-HAL* 혹은 약칭으로 그냥 HAL이라고 부른다(그림 3-14). 직장경초음파도플러를 이용하여 항문 속 혈관벽에서 동맥을 찾아낸 다음 평균 6개 정도의 혈관을 묶어주면 부풀어오른 치핵이 곧바로 가라앉는다. 장점으로는 다른 수술방법에 비해 비교적 침습이 덜 하므로 부분마취로 낮 진료가 가능하다는 것이다.

### (3) 항문직장 소수술 환자의 항문기능검사

치열이나 치루 환자에서 항문관기능 보존을 위한 괄약근 보존 수술을 적용할 때 항문기능 파악을 위해 가장 유용한 검사는 항문내압검사이다. 특히 수술 전후에 검사 결과를 비교해보는 항문 내압 짝검사*paired manometry*를 시행해보면 항문관의 기능을 더욱 역동적으로 확인할 수 있다. 미세한 손상이나 후방 항문관에서 발생하는 변형 등이 있을 때는 통상의 항문내압검사만으로는 부족하고 벡터용적내압검사*vector volume manometry*를 추가하거나 생리식염수주입검사 등을 이용한다(그림 3-15). 경괄약근 치루절개술에서 내항문과 외항문괄약근 둘 다 손상되었을 때는 휴식기 항문압과 수축기압 모두가 감소하며 57% 까지에서 변실금이 발현한다고 한다. 휴식기압은 3개월 까지 감소하고 수축기 압력의 손상은 이보다 좀 더 오래

간다. 따라서 항문내압검사는 복잡치루 수술 후 항문관기능을 알기 위한 필수검사이다.

### (4) 괄약근기능 보존을 위한 최근의 항문 수술방법들

#### 1) 치루관완전절제술과 항문괄약근재건술

수술 방법은 표현 그대로 치루관을 모두 제거하고 그 자리에서 괄약근을 1차적으로 봉합 재건해주는 것이다. 치루관을 모두 절제한 이후에 전진피판술로 창상치유를 기대하기 힘든 상황에서 괄약근기능 보존을 위한 방법으로 덴마크의 크리스티안센이 시도하였다. 이 수술방법은 과거에 여러 번 배농 수술을 받은 환자나 수술 후 변실금의 우려가 큰 재발성 고위 치루 환자에게 적용할 것을 권장하고 있다. 수술 전에 항문 수축기압이 낮은 변실금이 있는 환자에게 적용하면 항문 내압도 좋아질 뿐만 아니라 실제로 임상적인 변자제력도 호전된다고 한다.

#### 2) 항문내 전진피판술

고위 치루 환자에서 단 하나의 치루관이 있을 때 잘라낸 치루 내공을 덮기 위한 전진피부판을 적용한다. 대체로는 술기가 어렵지 않은 V-Y모양의 전진피판술을 많이 사용한다(그림 3-16). 괄약근 손상의 우려가 큰 환자에게 주로 적용하지만, 특히 여성에서 전방에 위치하는 경괄약근 치루일 때 생각해봄 직하다. 전진피부판을 만들 때 중요한 것은 가급적 넓적하게 만들어야 혈류가 잘 보존되고 또한 움직임이 좋다. 재발성 치루에서는 창상이 복잡하고 반흔이 심하여 잘 사용하지 않는다. 성적은 그렇게 좋지 못해서 대체로 50% 수준의 성공률을 보이고 있다. 질음순 지방 패드를 이식하면 성적이 조금 더 나아진다고 한다.

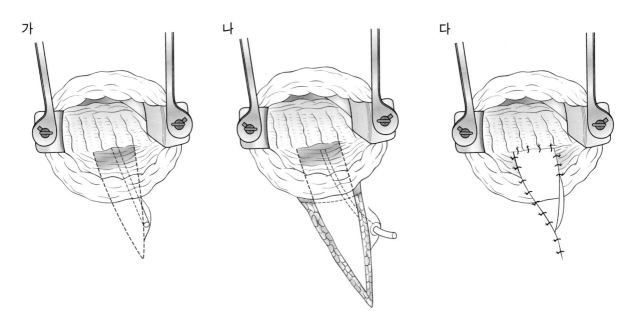

그림 3-16. 치루절제술 후 V-Y모양 전진피판술 **가.** 치루절제술을 하고 'V'자 모양으로 피부판을 잘라 가동화시킨다. **나.** 항문내 괄약근의 1차 개구부를 닫아준다. **다.** 'Y'자 모양으로 피부판을 봉합한다.

### 3) 섬유소 아교

혈액에서 유래되는 섬유소 아교는 13인자를 갖는 섬유소원과 염화칼슘을 갖는 트롬빈을 섞어 반고형의 밀봉제로 만든 것이다. 자가 섬유소로부터 제작되거나 또는 혈액제제로부터 추출되어 상품화된 섬유소가 만들어진다. 이것이 완벽하게 작용을 한다면, 구멍을 메꾸는 소위 '치루공 밀봉*plug the hole*'의 개념은 치루 수술에서 괄약근의 기능을 보존할 수 있는 아주 매력적인 아이디어라고 할 수 있다(그림 3-17). 단기간의 추적 결과는 60~70%의 성공률을 보여 그런대로 괜찮았으나 최근에 발표되는 장기

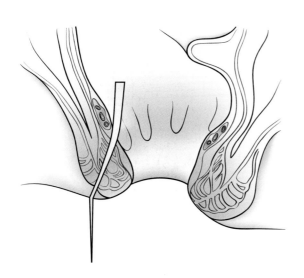

그림 3-17. 섬유소로 만든 반고형의 밀봉제를 사용하여 치루관을 메꾸는 소위 '치루공 밀봉' 방법

추적 결과에서는 성적이 나빠졌다. 무엇보다도 보험 수가 통제가 극심한 우리나라에서는 많은 비용 때문에 사용하는 것이 현실적이지 못하다.

## 3. 직장 수술

### (1) 직장조직생검

#### 1) 적응증

직장조직검사가 필요하거나 유용한 경우는 직장의 양성 또는 악성종양, 만성궤양성 직장염, 크론 직장염, 허혈성 장염, 가성 점막성 대장염, 방사선 직장염, 교원성 대장염, 아메바병, 주혈흡충, 세균성 이질, 장벽낭상기증, 아밀로이드증, 직장의 고립성 궤양, 히르슈슈프룽병, 심부낭성 대장염 등이다.

#### 2) 직장 악성종양의 조직생검

직장검사를 위해서는 직경 1.9cm 길이 25cm의 직장경을 주로 사용하고 환자는 잭나이프 복와위를 취한다. 조직생검의 가장 좋은 위치는 괴사가 없는 악성종양의 가장자리이며 조직을 종양의 여러 군데에서 채취하여야 한다.

#### 3) 직장점막의 생검

이상적인 생검 위치는 하방의 휴스턴 밸브지만 혹자는 중간 휴스턴 밸브의 후방 부분을 선호하는데 이는 출혈 때에 직장경을 천골에 대고 눌러 혈관을 압박하여 정확한 전기소작을 하기가 쉬운 위치이기 때문이다.

### (2) 직장 폴립의 전기소작

1∼5mm 크기의 작은 용종 폴립은 대부분 증식성 폴립이거나 림프양 증식으로 악성이 아니다. 따라서 여러 개의 작은 폴립이 있으면 그중에서 한두 개만 조직생검하고 나머지는 전기소작을 시행한다. 전기소작을 할 때는 너무 오래 하지 않고 몇 초 이내로 작업을 끝낸다.

### (3) 올가미 용종절제술

직경 1.9cm 길이 25cm의 직장경을 사용하며 환자는 잭나이프 복와위를 취한다. 올가미 폴립절제술 때에는 제거 전에 정상 대장벽이 올가미에 들어가 있지 않도록 조심한다.

#### 1) 유경 폴립

장벽에서 수mm 떨어진 폴립의 목에 올가미 철사를 설치한다(그림 3-18). 장점막이 잘못 잡혀져 있지 않은지 확인한 후 직장내 공간의 중앙쪽으로 당기면서 전기소작한다. 전기소작은 수초를 경과하지 않도록 조심하고 만약 절제가 한 번만에 되지 않으면 10∼15초 뒤에 다시 한 번 시도한다. 마지막으로 폴립을 떼어낸 위치에 출혈이나 천공이 없는지 확인한다.

#### 2) 무경 폴립

유경 용종과 비슷한 방법으로 시행하나 2cm 이상의 큰 용종은 종양을 여러 조각으로 나누어 조각조각 단편으로 올가미 절제를 한다. 만약 한 번에 못할 경우 4∼6주 후에 다시 시행한다.

### (4) 항문을 통한 직장 용종절제

융모성 또는 관상-융모성 용종 중에서 경화나 궤양이 없다면 90%가 양성이다. 직장에 융모성 또는 관상-융모성 용종이 있으면 전체 대장에 대한 대장내시경이나 대장조영술을 통해 다른 곳에도 동시성 병변이 있는지 확인해 주는 것이 좋다. 대장 준비는 예방적 항생제를 포함해서 장절제 때와 같은 방법으로 한다. 수술을 할 때는 보통 잭나이프 복와위를 취하지만 병터가 직장 후방에 위치하면 쇄석위를 취하는 것이 좋다. 프렛 항문경이 좋은 시야를 확보해주지만 휀슬러, 힐-퍼거슨, 소이어 견인기를 사용하기도 한다. 수술 후 1∼2일은 액체식을 먹이고 그 후 직장 천공 징후가 없는 것을 확인한 다음에 정상식과 변괴

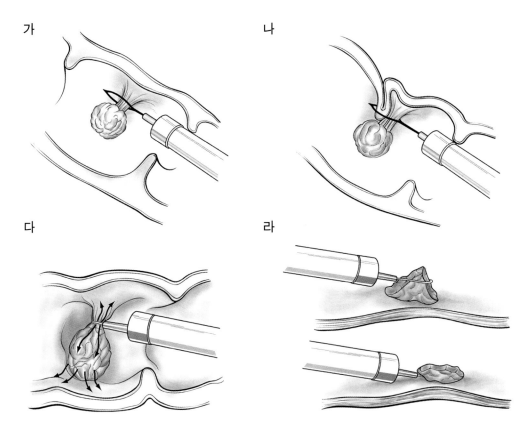

**그림 3-18. 올가미 용종절제술 가.** 용종경에 올가미를 씌운다. **나.** 점막이 용종과 함께 잡혀 있다. **다.** 전류가 용종을 통하여 반대쪽 장벽까지 전달될 수 있다. **라.** 용종이 클 때에는 여러 조각으로 절제한다.

형성제를 섭취하게 하고 좌욕을 시행한다. 수술 후 6주 뒤에 수술부위를 점검하며 수술 후 1년간은 3~6개월 간격으로, 그 후로는 매년 직장경으로 추적검사한다.

### 1) 하부 직장 무경 용종

항문연에서 7cm까지의 병터들은 출혈을 최소화하기 위하여 1:200,000 에피네프린을 점막하 주사한다(그림 3-19). 1cm의 정상점막과 점막하조직을 포함하여 절제하는데 원위부를 앨리스 겸자로 잡고 박리한다. 창상은 봉합하거나 경우에 따라서는 조대술을 시행하거나 개방시켜놓는다. 조직은 판지에 편평하게 핀으로 꼽아 조직병리검사를 보낸다(그림 3-20).

### 2) 중부 직장 무경 용종

항문연에서 7~11cm 사이의 병터들은 1:200,000 에피네프린이 담긴 0.25% 부피바카인 또는 0.5% 리도카인을 항문관 이완과 지혈 목적으로 주사하고 휀슬러 또는

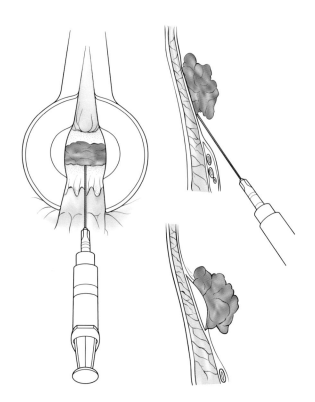

그림 3-19. 1:200,000 에피네프린액을 주사하여 점막하층을 들어 올린다.

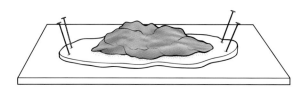

그림 3-20. 절제된 표본을 판지에 핀으로 고정한다.

프렛 항문경을 사용하여 시야를 확보한다. 치핵절제술에서와 비슷하게 치상선으로부터 타원형 절제를 하여 내괄약근으로부터 점막과 점막하층을 분리하고 견인하면서 박리한다. 용종의 하방 원위부에 도달하면 1cm의 정상점막조직을 포함하여 절제한다. 창상은 3-0 바이크릴이나 덱손으로 봉합하거나 경우에 따라서는 조대술을 시행하거나 개방한다. 장루는 불필요하다.

### 3) 직장의 환상 융모성 또는 관상 융모성 용종

이러한 병변에 대하여 팍스 등은 3~4 방향으로 나누어 절제하였으나 니바트봉 등은 한 번에 함께 묶어 절제할 수 있다고 하였다. 프렛 항문경이나 팍스 견인기를 사용하여 항문을 벌린 다음 전기소작기를 사용하여 치상선주위로 점막하층을 통해 원형절제를 시행한다. 희석된 에피네프린을 점막하층에 주사하고 겸자로 점막하 직장관을 잡고 병변부위까지 점막하층으로 박리하여 절제한다.

## (5) 경항문 내시경미세수술

경항문 내시경 미세수술Transanal Endoscopic Microsurgery; TEM은 1983년에 뷔에스에 의해 최초로 소개되었던 것으로 지난 이십 여년간 하부 직장암의 최소 침습 수술을 위한 접근법으로 이용되어왔다. 수술 후 회복이 빠르고 통증이 적다는 확실한 장점이 있어서 대장항문 외과의사가 학습곡선을 극복하고 한 번 숙지하여 친숙해지면 자주 이용하게 되는 새로운 치료 선택 중의 하나이다.

### 1) 적응증

내시경으로 떼어내기 어려운 직장 폴립, 조기직장암 수술에 주로 적용한다. 보다 더 적극적인 대장항문 외과의사들은 직장전층절제술, 직장소매절제술, 치루 내공의 폐쇄를 위해 이용하기도 한다. 더 좋은 시야 속에서 더욱 정밀하게 수술할 수 있는 장비와 기술이 발달함에 따라, 직장소매절제술을 통해 대형 폴립, 탈직장 환자에게까지 그 적용 범위가 확대되었다. 직장-질루, 직장-요도루 환자에게는 최소 침습 수술의 개념으로 V-Y모양이나 전진피판을 만들어준다. 그러나 암 침윤에 의해 직장루가 발생할 때는 적용하지 않는 것이 좋다. T2N0 직장암 환자에게 신보조 항암요법과 함께 내시경 미세수술을 이용한 직장전층절제술을 시행한다. 그러나 T3병기에는 근치치료를 견딜 수 없는 전신 상태이거나 고식적인 경감 효과만을 위한 치료가 아닌 이상에는 금기이다. 최근에는 복강경 수술 장비와 기술의 발달이 내시경 미세수술에도 응용

되어 개복 수술이나 복강경 수술을 어느 정도 대체할 수 있는 안전한 방법으로 간주되어 대장항문 수술에 적용범위가 넓어지고 있다.

### 2) 장비

12~20cm 길이의 밸브가 있는 수술용 직장경을 사용한다. 직장경은 유리로 된 덮개가 장착되어 있는데 덮개가 제 위치에 고정되면 3개의 구멍이 있는 실리콘 덮개로 교체한다. 이산화탄소를 주입하여 공기 직장 상태로 팽창시켜 부풀림을 유지하면서 직장경을 U자 모양의 팔로 고정한다. 대부분의 대장항문 외과의사들은 표준 10mm 복강경 수술 도구에 익숙하므로 이것을 사용하거나 굴절시켜서 각도를 만들 수 있는 미세수술 도구를 사용한다(그림 3-21).

### 3) 수술 전 준비

모든 환자들에게 선별 대장내시경과 경직장초음파를 시행하여 uT2 이상의 장벽 침윤이나 임파절 비대가 나타나는지 확인한다. 임파절 양성이면 미세수술이 아닌 정규수술을 구상한다. uT2병기를 보이는 환자들은 금기가 아니라면 수술 전에 신보조항암요법을 시행한다. 장 처치는 맑은 미음식을 3일간 투여하고 수술 전날에는 인산염 소다수를 사용한다. 수술 하루 전날 표준 준비를 위해 입원시키고 코리트 대장 정결제만을 먹이기도 한다. 환자의

체위는 수술 전 에스자결장경을 통해서 확인한 병터 위치에 따라 수술하기 편하게 위치시킨다. 병터가 전방부에 자리 잡을 때는 요도관을 삽입한다. U자 모양 팔걸이로 수술 시야가 좋도록 고정시키고 복강경 수술 세트의 관제탑에 장비들을 비치시킨다. 모니터를 잘 볼 수 있는 곳에 위치시키고, 수술 시행 준비를 마친다.

### 4) 방법

지혈과 박리가 쉽도록 점막하층면에 희석된 에피네프린을 주사하고 전기소작기로 병터 주변에 동그랗게 1cm 테 둘레를 표시한다. 전기소작기로 직장벽 점막에 수직직각 방향으로 점막을 들어낸다. 전층을 절제할 때는 직장주변의 지방층이나 복막까지도 접근하여 쐐기 모양으로 암침범이 의심되는 직장주위 지방까지도 제거한다(그림 3-22). 절제가 완전히 끝나면 절제 단면을 베타딘용액 같은 종양 파괴물질로 씻어낸다. 전방부 질벽은 손상이 의심되면 수술장에서 곧바로 질검사를 시행한다. 대부분의 대장항문외과 의사들은 절제부위를 하이넥-미큘리츠 모양의 협착성형술을 사용하여 복구해준다. 특히 복막 반사부 하방을 수술할 때는 봉합부 긴장을 없애기 위해 직장을 넉넉하게 가동화하는 것이 중요하다. 좋은 수술 결과를 얻기 위한 몇 가지 요인들 중에서 중요한 것은 좋은 수술 시야이다. 점막 하층은 혈관이 많이 분포되어 있으

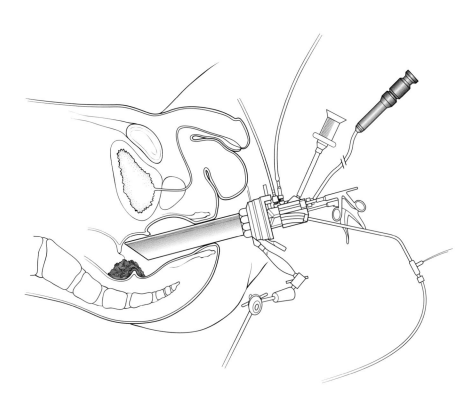

그림 3-21. 경항문 내시경 미세수술법을 위한 기구

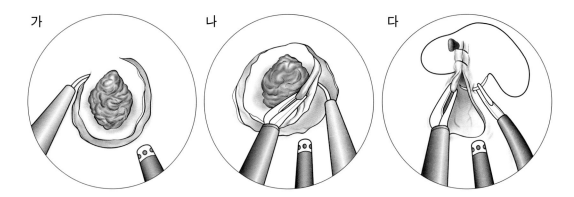

그림 3-22. 경항문 내시경 미세수술법 **가.** 절제범위를 전기소작기로 표시한다. **나.** 전기소작기와 겸자를 사용하여 점막하 박리를 시행한다. 흡입관도 수술부위에 가깝게 위치시킨다. **다.** 창상을 봉합한다.

므로 시야를 좋게 해야 좋은 절제 단면이 나온다. 이를 위해서 수술 중에도 지속적으로 이산화탄소 주입으로 기복증을 만들어주어야 병터에 안전하고 쉽게 도달하여 표본을 손쉽게 조작하고 회수할 수 있다. 폴립 자체는 만지지 않도록 주의한다.

과거에는 수술할 때 복막이 뚫어지는 것을 합병증의 하나로 간주할 때도 있었지만, 미세수술을 이용하여 직장 개구부를 닫아주어도 합병증이 특별히 증가하지는 않으므로 직장의 복막 반사부보다 더 높은 병터를 수술할 때는 직장절단부의 밑동*rectal stump*에서 직장개구*rectostomy*를 일부러 만들어서 수술 기법의 하나로 이용하기도 한다. 기계적 관절이 있어서 굴곡성이 있는 장비를 사용하면 조직을 잡아당기거나 뒤로 젖힐 수도 있어서 수술이 용이해진다. 절제된 조직을 꺼낼 때는 직장개구부를 사용한 후에 안전하게 닫아줄 수 있다

### 5) 치료 결과

레조호 등의 보고에 의하면 T2N0 직장암 환자에게 신보조 항암요법과 함께 내시경 미세수술을 이용한 직장 전층절제술을 시행하여 복강경 수술과 별다른 차이가 없는 치료 성적을 거두었다고 한다. 그러나 많은 수술에 보편적으로 사용하기에는 아직 논쟁이 많다. 3cm 이하의 낮은 등급의 병터에 직장의 기능을 보존하면서 적용하면 종양학적으로도 그다지 불리하지 않다. 내시경 미세수술을 사용한 절제술의 국소재발률은 현재까지 0～12.5% 수준이다. 이미 증명된 종래의 경항문절제술에서 국소재발이 유의하게 높아지는 것과 같이 국소재발률을 유의하게 떨어뜨리지는 못한다. 국소재발을 낮추기 위해서는 현미경적인 미세 종양세포들이 장간막에 묻혀 있어서 이것까지

도 제거해주어야 한다는 헬드의 전장간막절제술*total mesorectal excision; TME*의 개념을 고려해주어야 한다.

### 6) 합병증

직장 봉합부 누출이 가장 핵심적이다. 이를 확인하고자 할 때는 수용성 관장을 하면 봉합부 누출 여부를 쉽게 확인할 수 있다. 수술이 끝난 며칠 후에 발생하는 대부분의 지연 누출은 추가 수술 없이 보존요법으로 치유되지만, 지속적으로 열이 나고 백혈구증가증을 보인다면 복강경을 이용하여 누출부위를 바느질로 덧씌우고 배출관을 삽입한다.

### 7) 미래 응용

내시경 미세수술이 종래의 표준 경항문절제술에 비해 시야가 더 좋고 수기 조작이 용이한 것은 분명하다. 여기에 새로운 접근법과 발달된 장비들은 시간이 지남에 따라 임상적 응용분야가 더욱 늘어날 것으로 전망된다. 최근에는 인체의 자연적인 개구를 이용하는 무흉터 수술*NOTES* (Natural Orifice Transluminal Endoscopic Surgery, 자연개구부 복강경 수술)가 흥미롭게 대두되고 있다. 주로 경위장관 술기가 많이 보고되었으나, 이 술기는 복강 안에 도달하기에는 길이가 길어서 내시경 장비를 사용하기에는 어렵고 기동성이 떨어지는 단점이 있다. 여기에 비하면 경직장 NOTES 술기는 복막에 도달하는 길이가 상대적으로 짧아서 내시경 장비들을 보다 더 유연성 있게 사용할 수 있다는 장점이 있다. 최근에 14명의 외과의와 내시경팀으로 이루어진 NOTES팀(Natural Orifice Surgery Consortium for Assessment and Research; NOSCAR)은 별다른 합병증이 없이 복강내 수술을 할 수 있었다고 한다. 그러나 이와 같이 NOTES 술기에 내시경 미세수술을 응용하는 방법들

은 아직 시도 중에 있는 상황이며 추후 더 많은 보고서들을 통해서 장점들이 증명되어야 할 것이다.

## 4. 수술 후 관리

### (1) 항문 질환 수술 후 관리

항문 질환의 수술 후 기간은 수술 당일과 최초의 배변이 있을 때까지 그리고 퇴원할 때까지의 3가지 시기로 나눌 수 있다. 각 시기에 발생하는 합병증을 가능한 초래하지 않도록 배변과 수술창의 관리에 중점을 둔다. 항문 질환 수술 후에 오는 수술 후 합병증과 후유증은 요추마취후 두통, 출혈, 배뇨 장애, 배변 장애가 주를 이룬다.

#### 1) 수술 당일의 관리

수술 당일 관리에서 중요한 것은 활력 징후의 체크와 수술 후 출혈 유무의 확인, 수술 후 동통에 대한 대응이다. 저위 요추마취를 하더라도 혈압이 저하되는 예가 가끔 있고, 환자가 탈수 상태이면 수술 당일 밤에 혈압이 떨어지기도 한다. 수술 당일의 조기출혈은 수술 당일 가장 주의하여야 할 합병증이다. 수술창부위의 출혈이 직장 팽대부에 고여서 밖으로 나오지 않는 경우도 있으므로 창상면 거즈에 묻어나는 출혈이 없다고 하더라도 안면이 창백해지거나 혈압 강하, 빈맥 등이 확인되고 강한 변의를 호소할 경우에는 반드시 직장수지검사, 항문경 등으로 근위부 출혈의 유무를 체크한다. 수술 당일의 통증은 마취가 깨어날 무렵부터 시작한다. 수술부위의 통증은 수술 때 조직에 대한 거친 조작, 배액이 불충분할 때 등이 원인이 되어 생긴다. 항문관 속에 거즈 같은 이물질을 삽입하면 마취에서 깬 후에 내괄약근 경련에 의해서 수술부위가 자극받아 통증이 생긴다. 따라서 수술을 종료할 때 불필요하게 거즈 등의 이물질을 꼭 삽입할 필요는 없다.

수술이 끝난 후 8~10시간이 지났는데도 배뇨가 안 될 때는 배뇨 장애가 있는 것으로 본다. 심할 때는 수술 후 2~3일 이상 지속되는 경우가 있다. 고령의 남성에서 전립선 비대가 있을 때는 특히 주의한다. 하복부와 수술부위를 따뜻하게 하고 자세를 바꾸어 배뇨시켜본다. 이러한 방법으로도 호전이 안 될 때는 무리하게 기다려서 방광을 마비시키지 말고 도뇨한다. 전립선 비대 환자는 한동안 도뇨관을 유지한다. 수술 후에 강한 변의를 호소하는 경우는 거즈 등과 같이 항문 내에 이물질이 삽입되어 오는 자극 때문에 발생하는 원인이 가장 많다. 직장 상방에 출혈이 고여 있는지를 확인하고 수술부위를 따뜻하게 한다. 진경제나 진통제를 근육 주사하여 변의를 억제해 보고 이물질이 항문에 삽입되어 있을 때는 제거한다.

#### 2) 배변하기까지의 관리

보통 수술 다음 날 처음 대변을 보는 경우가 많다. 수술창의 관리는 표층의 거즈 교환만으로 제한한다. 배변 후 화장지 사용을 자제시키고 젖은 티슈 사용을 권장한다. 과일과 채소를 많이 포함한 음식과 다량의 수분 섭취를 권장한다. 심한 운동은 상처가 완전히 치유된 뒤에 하도록 교육한다. 이 시기에 오는 문제점은 주로 요추마취 후 두통이다. 수술 다음 날부터 보행을 개시한 후 증상이 나타난다. 요추마취를 할 때 경막 천자부위에서 척수액이 누출되는 것이 원인인 것으로 알려져 있다. 이를 예방하기 위해서는 가급적 23~24게이지 정도로 가는 요추마취침을 사용한다. 진통제를 투여하거나 스테로이드를 점적 주사하고 중증의 두통에는 생리식염수나 자가 정맥혈을 경막 외강에 주입하기도 한다.

#### 3) 퇴원할 때까지의 관리

지연된 출혈은 항문 수술 후 7~10일 경과 후에 출혈하는 것으로 배변을 할 때 힘을 주다가 흔히 발생한다. 치핵 근부의 결찰사 용해, 결찰부의 감염 등이 원인이다. 퇴원할 때까지는 가급적 변을 참으며 배변 힘주기를 너무 심하게 하지 않도록 주의를 준다. 배변 후에 수술창이 분변으로 오염되면 통증의 원인이 된다. 좌욕 후에는 물기를 충분히 닦아내고 건조시킨 다음, 거즈를 사용하도록 교육한다.

## Ⅲ 항문직장 소수술에 이용하는 마취법

### 1. 국소마취

#### (1) 환자선택

환자에게 국소마취에 대한 설명을 소상히 하고 국소마취의 장단점에 대하여도 설명하는 것이 좋다. 국소마취는 전신상태가 나쁜 경우 최소한의 합병증으로 마취할 수 있으며 말초혈관 확장으로 인한 수액 공급을 최소화할 수 있다. 심한 신경증 증세를 가지고 있거나 통증에 대해 매우 예민한 환자는 국소마취를 하기에 좋은 대상은 아니다. 또한 엉덩이가 깊거나 높은 환자나 비만 환자는 국소마취가 적합하지 않을 수 있다.

### (2) 적응증

항문직장 소수술은 대부분 국소마취의 적응이 된다. 이러한 질환들은 치핵, 치열, 단순한 간괄약근형 치루, 작은 항문주위 농양, 모소 농양 또는 모소루, 저위 직장 선종, 항문주위 또는 항문 콘딜로마이다. 그러나 항문관을 통한 직장부위의 수술이나 복잡치루 수술에서와 같이 항문직장괄약근의 이완이 필요할 때에는 부위마취나 전신마취를 사용하는 것이 좋다.

### (3) 마취제의 선택

국소마취에 사용되는 마취약제는 여러 가지가 있으나 리도카인과 부피바카인이 가장 많이 사용되고 적당하다. 리도카인과 부피바카인은 여러 가지 농도로 사용될 수 있으나 효과적인 가장 낮은 농도를 사용하는 것이 좋다. 보통 0.5% 리도카인과 0.25% 부피바카인을 많이 사용한다. 또한 마취 효과와 마취 작용의 보완을 위하여 기존 마취제에 첨가하여 사용되는 약제들은 에피네프린과 히알루론산분해효소이다. 코카인을 제외한 국소마취제들은 혈관벽 근육에 직접적인 이완 효과로 말초혈관 확장을 일으킨다. 에피네프린은 3가지 목적으로 사용되는데, 첫째, 말초혈관 출혈을 감소시키고 둘째, 국소마취제의 흡수 속도를 감소시켜 높은 혈중 농도를 피하여 독성 반응을 최소화시키며, 셋째, 수술에 필요한 마취 시간을 연장시키기 위하여 사용한다. 히알루론산분해효소는 마취제의 조직 침투를 방해하는 히알루론산을 비활성화시킴으로써 조직 내로의 마취제의 확산을 도와준다. 단점은 흡수 속도의 증가로 인한 마취 지속 시간의 감소로 에피네프린을 첨가하는 목적과 반대의 작용을 할 수 있다는 것이다.

### (4) 부작용

#### 1) 과민성 반응

알레르기 반응이 전신적이거나 국소적으로 나타날 수 있다. 대부분 세포 매개성이고 접촉성 피부염을 일으킨다. 일부에서는 순환성 항체에 의해서 전신적인 과민증을 일으킨다. 급성 과민증 반응은 드물지만 즉시 치료하지 않으면 언제나 치명적이다. 두드러기, 후두 부종, 외인성 천식으로 나타나는 국소적 전신 과민증 반응은 심각하지 않고 치료에도 비교적 잘 반응한다.

#### 2) 과다용량 사용

국소마취제에 대한 부작용의 대부분은 약의 과다용량 사용으로 혈중 농도가 높아지기 때문에 생긴다. 주된 독성 효과는 중추신경계 이상과 심혈관계 이상으로 나타난다. 중추신경계 독성은 투여량과 관계하여 뇌에 대한 영향이 일어난다. 혈중 농도가 낮을 때에는 졸음 또는 이명이 나타나고 심해지면 복시나 안구진탕증이 나타난다. 혈중 농도가 높아지면 안면근육과 손의 미세한 떨림이 나타나고 환자가 불안해진다. 결국에는 이러한 떨림이 융합되고 발전되어 드물게는 대발작 경련으로 진전하기도 한다. 혈중 농도가 높아져 독성 농도에 가까워질수록 혈압 강하가 최초의 심혈관계 징후로 나타난다. 심장근육과 직접 작용하여 심박동수가 떨어지고 심방-심실 전도 차단이 나타난다. 말초혈관 평활근에 작용하면 말초혈관이 확장되고 심근 수축력이 저하된다. 그러나 일반적으로 심혈관계는 중추신경계보다 국소마취제의 영향에 대해 더욱 저항력이 있는 것으로 보인다.

### (5) 부작용의 치료

과민성 쇼크는 흔하지는 않지만 가장 심각한 부작용이다. 갑작스런 순환계와 호흡계 기능 저하, 의식 소실, 후두 부종, 두드러기가 특징적으로 나타난다. 아나필락시스는 즉시 처치를 시작하여야 한다. 우선 1 : 1,000 에피네프린 0.5mL를 피하주사하고 흡수 속도를 높이기 위하여 주사부위를 만져준다. 그동안 호흡은 압력하 산소나 경구 인공소생술에 의해 유지되어야 한다. 만약 환자가 빠른 회복을 보이지 않을 경우 에피네프린을 5분 내지 15분 뒤에 반복 투여할 수 있다. 만약 심한 기관지 수축이 계속되면 아미노필린 250mg 내지 500mg을 정맥 주사하여야 한다. 일단 증상이 호전되기 시작되면 재발을 방지하고 추가적인 에피네프린 사용을 피하기 위하여 스테로이드나 항히스타민제를 근주할 수 있다.

### (6) 부작용의 예방

효과적인 최저의 농도를 사용하는 것이 부작용을 줄이는 데 유리하다. 항문직장 소수술 때에는 0.5% 리도카인과 0.25% 부피바카인을 사용하는 것이 좋다. 1 : 200,000 에피네프린을 첨가하는 것은 마취 시간을 연장시키고 흡수를 느리게 하는 데에 도움을 준다. 최대 용량으로 리도카인은 500mg, 부피바카인은 225mg을 넘지 않는 것이

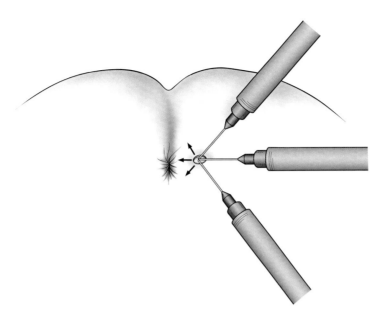

그림 3-23. 재래식 국소마취법 항문주위 피부와 항문연으로 마취제를 주입한다.

좋다. 노인이나 심장 또는 간질환을 가진 환자에서는 용량을 줄여야 한다. 다량의 마취제를 빠른 속도로 사용하는 것은 피해야 하며 가능하면 용량을 나누어 사용하는 것이 좋다. 산소를 공급하는 것은 도움이 되기도 하지만 진정제를 많이 사용하는 것은 피하는 것이 좋다.

### (7) 국소마취의 원칙

국소마취를 시행할 때에는 다음과 같은 원칙을 고려해야 한다.

① 국소마취제의 지정된 최대 용량을 초과하지 않는다.
② 전신적인 독성 반응을 예방하기 위하여 전 처치 약제에 의존하지 않는다.
③ 주사 후에는 환자를 유심히 관찰하여야 한다.
④ 아무리 가벼운 증상이라도 객관적으로 평가하여 정확한 진단을 하기 전까지는 경과를 주의 깊게 살펴본다.
⑤ 발작, 호흡기, 심혈관계 허탈 등 모든 종류의 반응에 대비하여야 한다.
⑥ 증상에 대한 불필요한 과다치료나 반대로 미흡한 치료를 하지 않도록 한다.

### (8) 마취방법
#### 1) 일반적인 사항
건강한 환자에서는 디아제팜(발륨)이나 미다졸람과 같

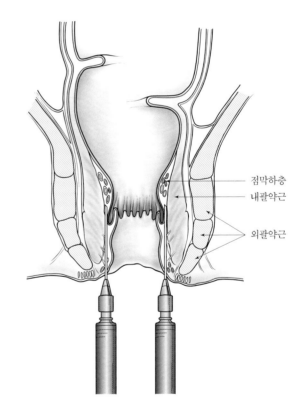

그림 3-24. 재래식 국소마취법 진피하와 점막하조직으로 마취제를 주입한다.

점막하층
내괄약근
외괄약근

은 전 처치를 하면 환자를 편안하게 해줄 수 있다. 대부분의 경우 주사할 때 심한 통증을 호소하는데 이를 줄이기 위해서는 수초간 작은 양의 마취제를 피하 공간에 주입한다. 마취제를 따뜻하게 하는 것은 통증을 감소시키는 데 도움이 되지 않는다.

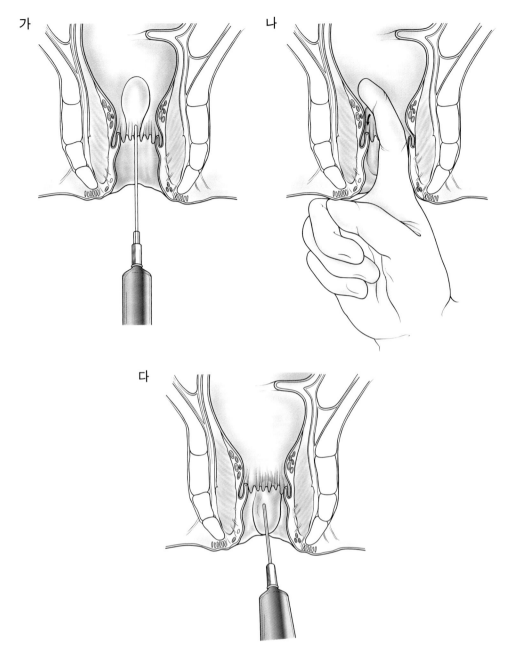

가

나

다

그림 3-25. 개선된 국소마취법 **가**. 치상선 2mm 상방의 점막하층에 마취제를 주입한다. **나**. 마취제가 주입된 팽진을 치상선 하방으로 짜서 내린다. **다**. 치상선 2mm 하방의 점막하층에 마취제를 주사한다.

### 2) 재래식 방법

마취용액을 항문주위 피부와 항문연에 주사하고 항문관 안에도 돌아가면서 주입한다(그림 3-23, 3-24). 괄약근에 직접 주사하지 않더라도 이와 같은 방법으로 괄약근을 충분히 이완시킬 수 있다. 보통 20~25mL를 사용한다.

### 3) 개선된 방법

치상선 상방의 항문관 점막은 동통에 덜 민감하므로 이 부분에 주사하는 것이 통증을 가져오지 않는다. 새로운 방법은 이 사실에 근거를 두고 개발되었다. 약한 진정제를 쓰기도 하는데 우선 2% 리도카인 젤리를 사용하여 항문관을 수지검사한 후 작은 항문경을 항문관 내로 삽입한다. 치상선 2mm 상방에 2~3mL의 마취제를 4방향에 주사한 후 항문관 속으로 손가락을 넣어 점막하 마취용액을 치상선 하방으로 짜서 내린다. 이렇게 한 후에 힐-퍼거슨 항문경을 항문관에 삽입하고 치상선 2mm 하방에 4방향으로 주입한다. 그 후 항문연과 항문주위 피부를 마취한다(그림 3-25).

## 2. 부위마취

척수마취와 경막외마취가 있는데 2가지 모두 골반근육을 충분히 이완시킨다. 항응고제를 사용하고 있거나 모소질환에서와 같이 주사할 부위에 감염이 되어 있는 경우에는 부위마취가 금기이다.

### (1) 척수마취

거미막하 공간에 국소마취제를 주사하는 방법이다. 보통은 수분 안에 마취가 된다. 교감신경계 차단으로 인하여 저혈압의 위험이 있으므로 수분 공급을 늘여야 한다. 수분 공급의 증가와 함께 직접적인 방광의 부교감신경 차단 효과는 수술 후에 요 저류의 빈도를 증가시킨다. 마취 지속 시간은 사용하는 마취제에 따라 다르지만 프로카인은 약 1시간이고 부피바카인은 2시간 30분 이상이다. 주된 단점은 두통이며 빈도는 3~16%이다. 젊은 사람에서 빈발하고 20대에서 많이 생긴다. 두통은 척수마취에 사용되는 바늘 크기가 적을수록 적게 생긴다. 척수마취 후 생기는 두통은 척수액이 주사 바늘을 찌른 구멍을 통하여 흘러나오는 속도가 척수 생성 속도보다 커서 통증에 민감한 두개강내 구조물을 견인을 하기 때문이라고 한다. 치료는 안정을 취하고 수액을 공급하며 진통제를 사용한다. 오래 동안 척수마취는 사지 마비와 같은 장기간의 신경 손상을 일으킬 수 있다는 두려움이 있었는데 최근의 연구 결과를 보면 심한 신경 손상으로 인해 장애가 오는 것은 극히 드물다.

### (2) 경막외마취

마취의 시작은 척수마취보다는 느리다. 척수마취에서와 같이 저혈압의 위험이 있지만 마취가 천천히 되므로 혈압이 갑자기 떨어지는 위험도 척수마취보다는 적다. 경막외 공간의 혈관 분포가 풍부하므로 마취제가 빨리 흡수되는데, 에피네프린을 사용하면 이를 지연시킬 수 있다. 경막외마취에서 에피네프린의 사용은 흡수 속도를 완화시켜 마취 시간을 연장시키고 전신적인 독성의 위험을 감소시킬 목적으로 자주 이용한다. 경막외마취의 장점은 경막외 공간에 카테터를 위치시켜서 오랜 시간 동안 마취가 필요할 때에는 반복적으로 마취제를 투여할 수 있다는 것이다. 경막을 뚫지 않기 때문에 원칙적으로는 두통은 없지만 실수로 경막을 천자하였을 때는 종종 두통이 발생한다. 단점은 마취에 숙달된 전문 기술이 필요하다는 것이다. 경막외 공간의 혈관 분포가 풍부하므로 실수로 혈관 속으로 마취제를 주입을 하는 경우가 있다. 실수로 지주막하 공간에 다량의 마취제를 주입했을 때에는 상부에로 척수마취가 일어나 호흡계 마비가 생길 수 있다.

### (3) 미추마취

미추마취는 천골공을 통해 천골강 또는 미추강 안에서 마취제가 작용하는 경막외 마취의 하나이다. 마취제의 양은 비교적 많은 15~20mL를 사용한다. 마취가 되기까지는 5~15분이 소요된다. 미추마취는 특히 항문직장 수술에 적합하다. 요추 경막외마취에 비해 실수로 경막을 천공하는 위험이 적다. 수술 체위가 잭나이프 복와위일 때에는 마취 후에도 체위를 바꾸지 않고도 곧바로 수술을 진행할 수 있다. 단점으로는 마취의 범위가 매우 가변적이고 주사부위가 미골에서 약 5cm 상방이므로 항문주위 병터에만 주로 사용할 수 있으며 10% 정도에서 실패한다는 것이다.

## 3. 전신마취

대장 수술 때에는 대부분 전신마취를 시행한다. 전신마취 후 회복할 때 흔히 문제가 되는 전신 질환인 허혈성 심장 질환, 고혈압과 같은 심혈관계 질환, 만성 폐쇄성 폐질환, 천식, 당뇨병 환자들에게는 전신마취 전에 세밀한 검사가 필요하며 적절한 치료와 대응책이 필요하다.

직장항문 질환 환자들 중에서는 수술 자체나 수술방에 대한 두려움으로 전신마취를 원하는 사람들이 있다. 그러나 전신마취에서는 잭나이프 복와위에서 행해지는 모든 수술에서도 기도 삽관이 필요하고 또한 마취 후 오심과 구토의 빈도가 증가한다. 특히 심각한 심폐부전이 있는 환자에게서는 위험도가 높다. 전신마취의 주된 장점은 골반근육이 완전하게 이완된다는 것이다. 복잡치루의 수술이나 항문을 통한 직장 수술을 시행할 때에는 골반근육의 이완이 중요하다. 국소마취로는 충분하게 이완되지 않으므로 신경 질환, 요추부 손상, 항응고제 사용 등으로 부위마취가 금기될 때에는 전신마취를 최선의 방법으로 고려한다.

## 참고문헌

김지연, 손승국, Masatoshi M, Kenichi S. 대장항문외과: 요점과 맹점. 1st ed. 서울: 바이오메디북, 2006, p. 270-280.

Al-Akash M, Boyle E, Tanner WA. N.O.T.E.S. the progression of a novel and emerging technique. Surg Oncol 2009;18(2): 95-103.

Atkinson KG, Baird RM. Modified Buie amputation for extensive hemorrhoidal disease. Am J Surg 1978;135:861-864.

Bloomenthal ED, Bendix RM. Hemorrhoidectomy; a method for the elimination of postoperative pain due to sphincter spasm. Ill Med J 1949;96(5):311-314.

Buess G, Theiss R, Hutterer F, Pichlmaier H, Pelz C, Holfeld T, et al. Transanal endoscopic surgery of the rectum-testing a new method in animal experiments. Leber Magen Darm 1983;13(2):73-77.

Christiansen J, Rønholt C. Treatment of recurrent high anal fistula by total excision and primary sphincter reconstruction. Int J Colorectal Dis 1995;10(4):207-209.

Davis JE, Detmer DE. The ambulatory surgical unit. Ann Surg 1972;175:856-862.

Ellis CN. Bioprosthetic plugs for complex anal fistulas: an early experience. Curr Surg 2007;64:36-40.

Ferguson JA, Heaton JR. Closed hemorrhoidectomy. Dis Colon Rectum 1959;2:176-179.

Garcia-Olmo D, Herreros D, Pascual I, Pascual JA, Del-Valle E, Zorrilla J, et al. Expanded adipose-derived stem cells for the treatment of complex perianal fistula: a phase II clinical trial. Dis Colon Rectum 2009;52(1):79-86.

Goligher JC. Healing after hemorrhoidectomy. Dis Colon Rectum 1964;7:441-443.

Heald RJ, Husband EM, Ryall RD. The mesorectum in rectal cancer surgery-the clue to pelvic recurrence? Br J Surg 1982;69(10):613-616.

Johnson EK, Gaw JU, Armstrong DN. Efficacy of Anal Fistula Plug vs. fibrin glue in closure of anorectal fistulas. Dis Colon Rectum 2006;49:371-376.

Lee W, Lee D, Choi S, Chun H. Transanal endoscopic microsurgery and radical surgery for T1 and T2 rectal cancer. Surg Endosc 2003;17(8):1283-1287.

Lezoche G, Baldarelli M, Guerrieri M, Paganini AM, De Sanctis A, Bartolacci S, et al. A prospective randomized study with a 5-year minimum follow-up evaluation of transanal endoscopic microsurgery versus laparoscopic total mesorectal excision after neoadjuvant therapy. Surg Endosc 2008;22(2): 352-358.

Littlejohn DR, Newstead GL. Tailored lateral sphincterotomy for anal fissure. Dis Colon Rectum 1997;40(12):1439-1442.

Malik AI, Nelson RL. Surgical management of anal fistulae: a systematic review. Colorectal Dis 2008;10:420-430.

Milligan ET, Haemorrhoidectomy. Proc R Soc Med 1959;52 (Suppl):87-88.

Moore JS, Cataldo PA, Osler T, Hyman NH. Transanal endoscopic microsurgery is more effective than traditional transanal excision for resection of rectal masses. Dis Colon Rectum 2008;51(7):1026-1030.

Morgan CN. Hemorrhoids and their surgical treatment; a description of the St. Mark's Hospital operation for hemorrhoids. Surg Clin North Am 1955;1457-1464.

Morinaga K, Hasuda K, Ikeda T. A novel therapy for internal hemorrhoids: ligation of the hemorrhoidal artery with a newly devised instrument(Moricorn) in conjunction with a Doppler flowmeter. Am J Gastroenterol 1995;90(4):610-613.

Nivatvongs S. Technique of rectal biopsy. Dis Colon Rectum 1981;24:132.

Nivatvongs S, Nicholson JD, Rothenberger DA, Balcos EG, Christenson CE, Nemer FD, et al. Villous adenomas of the rectum: the accuracy of clinical assessment. Surgery 1980; 87:549-551.

Nivatvongs S. An improved technique of local anesthesia for anorectal surgery. Dis Colon Rectum 1982;25(3):259-260.

Nogueras JJ. Endorectal advancement flap: are there predictors of failure? Dis Colon Rectum 2002;45:1616-1621.

Parks AG, Gordon PH, Hardcastle JD. A classification of fistula -in-ano. Br J Surg 1976;63(1):1-12.

Parks AG, Stitz RW. The treatment of high fistula-in-ano. Dis Colon Rectum. 1976;19:487-499.

Parks AG, Stuart AE. The management of villous tumours of the large bowel. Br J Surg 1973;60(9):688-695.

Roig JV, Jordan J, Garcia-Armengol J, Esclapez P, Solana A. Changes in anorectal morphologic and functional parameters after fistula-in-ano surgery. Dis Colon Rectum 2009; 52(8):1462-1469.

Salvati EP, Hamandi WJ, Kratzer GL. Acute hemorrhoidal disease. J Int Coll Surg 1960;34:662-665.

Schouten WR, Zimmerman DD, Briel JW. Transanal advancement flap repair of transsphincteric fistulas. Dis Colon Rectum 1999;42:1419-1422.

Swanstrom L. Transanal endoscopic microsurgery: current indications and techniques. J Gastrointest Surg 2000;4(4): 342-343.

Tyler KM, Aarons CB, Sentovich SM. Successful sphincter-sparing surgery for all anal fistulas. Dis Colon Rectum 2007; 50:1535-1539.

van Koperen PJ, Wind J, Bemelman WA, Slors JF. Fibrin glue and transanal rectal advancement flap for high transsphincteric perianal fistulas; is there any advantage? Int J Colorectal Dis 2008;23:697-701.

Wolfe JS, Munoz JJ, Rosin JD. Survey of hemorrhoidectomy practices: open versus closed techniques. Dis Colon Rectum 1979;22:536-538.

# 04

# 대장 수술의 원칙과 방법

김진천

## I 수술 전 관리

수술 전 환자 준비는 수술 후 적절한 회복을 위한 필수적인 요소이며 환자 개개인의 의학적 상태에 맞추어 이루어져야 한다. 수술 전 평가와 의학적 교정은 치료의 중요한 요소이며 이에 따라 복부, 대장직장 수술 전후의 사망률에 차이가 생길 수 있다.

1950년대에 타이슨과 스폴딩이 수술 전 장처치에 대한 최초의 연구를 발표한 이후 수술 전 장처치는 치료의 필수적인 요소로 여겨져 왔다. 그러나 최근에는 장처치에 대한 여러 이견들이 제시되고 있다. 여기에서는 수술 전 환자 평가와 교정, 수술 전 장처치 등 수술 전 관리에 대해 다루도록 한다.

## 1. 수술 전 준비

### (1) 수술 전 환자 상태 평가

대장수술 환자의 수술 전 상태를 충분히 파악하기 위하여 완전하고 정확한 병력 청취와 이학적 검사가 필수적이다.

심장 질환이 전혀 의심되지 않던 환자의 0.15%가 수술 후 심근경색을 경험한다고 보고된 바 있다. 가장 흔한 수술 후 이환율을 보이는 폐 합병증도 환자의 상태를 일찍 파악함으로써 예방할 수 있다. 비만, 당뇨병, 간질환, 신

| 표 4-1 | 미국 마취과학회 수술마취 환자 위험도 분류 |

| 등급 | 내용 |
|---|---|
| I | 정상 |
| II | 경도의 전신 질환–그러나 기능적 장애는 없다. |
| III | 중증의 전신 질환–분명한 기능적 장애 |
| IV | 중증의 전신 질환–생명의 지속적인 위험이 있다. |
| V | 빈사상태 |

부전 등의 여러 위험인자가 있는 환자에서는 각 질환에 대한 투약을 중지해서는 안 된다. 고령도 위험인자의 하나이므로 고려해야 한다.

수술과 관련된 위험은 여러 인자의 작용과 관계된다. 점수체계Scoring system는 마취와 수술로 인한 환자의 이환율과 사망률의 위험성을 평가한다. 점수체계의 우선적인 목표는 치료의 이익을 조사하는 것이다. 즉 어떤 질병에 대한 치료에 따른 피해와 이익의 상대적인 비율을 알아보는 것이다.

미국 마취과학회에서 제정한 신체상태분류ASA physical status classification가 환자의 마취와 수술의 상대적 위험률 비교에 도움이 된다(표 4-1).

### (2) 심부정맥 혈전 예방

40세 이상의 고위험 인자를 가진 환자, 즉 비만, 악성종양, 심부정맥 혈전의 과거력, 에스트로겐 치료, 골반부 수술 후에서는 심부정맥 혈전에 대한 예방을 고려해야 한

다. 30분 이상 계속되는 대장항문 수술, 특히 쇄석위 자세의 환자에서는 심부정맥 혈전에 대한 예방이 필요하다. 소량의 헤파린(5,000U 피하주사, 12시간마다)을 수술 2시간 전에 투여하고 수술 후에는 환자가 걷기 시작할 때까지 지속하며, 간헐적이고 순차적인 압박 스타킹의 착용도 환자가 보행을 시작할 때까지 계속한다. 저분자량 헤파린도 동일한 효과를 보인다. 그러나 치핵절제술, 괄약근절개술, 치루 수술 등의 소수술에서는 심부정맥 혈전의 예방이 일반적으로 필요하지 않다.

### (3) 수술 전 검사

수술 후 빈혈을 평가하기 위한 헤모글로빈을 포함한 혈액학적 검사는 수술 후 관리를 위해 수술 전에 기준치를 검사해야 한다. 지혈검사는 수술 후 항응고제를 투여할 예정이거나 출혈성 질환, 간질환이 있는 경우에 검사해야 한다. 출혈 가능성이 있는 주요 수술을 시행받는 경우는 혈액형검사와 항체검사를 시행하여야 한다. 간기능과 신장기능검사는 환자의 의학적 상태에 따라 선택한다. 당뇨병, 갑상선 질환과 다른 내분비 질환도 수술 전 검사에서 필수적인 부분이다. 가임기 여성에게는 요 임신검사를 고려해야 한다. 심장기능에 대한 평가는 수술 전후 심장 위험성을 증가시킬 수 있는 환자 요소나 시행 예정인 수술의 정도에 따라 시행할 것을 권한다. 폐 엑스선 검사는 의학적 병력이나 이학적 검사를 바탕으로 시행하도록 권고하고 있다.

### (4) 특정 대장 수술 시의 평가

대장 질환으로 복강경 수술을 시행할 예정인 경우는 이전 복부 수술 병력을 알아보는 것이 개복으로의 전환 가능성을 평가하는 데 도움이 된다. 그 외에도 장루가 필요한 경우 환자의 체형, 정신상태, 시력 등이 장루의 형성과 위치 선정에 영향을 미칠 수 있다. 장루조성술이 필요한 경우는 반흔이 없는 복벽에 장골릉, 늑골 등 뼈의 돌출로 방해받지 않는 부위를 선정한다. 또한 환자의 누운 자세, 앉은 자세, 선 자세에서 관찰하여야 하며 환자가 입는 옷의 형태도 고려해야 한다. 그 외에도 수술에 대한 환자의 태도나 심리상태 등을 평가하고 상담하는 것이 수술 전 준비과정에 필요하다.

## 2. 수술 전 장처치

### (1) 수술 전 장처치의 목적과 효과

대장의 선택적 수술을 위한 수술 전 기계적 장처치는 1990년대 초반 이후 거의 모든 외과의들이 일상적으로 시행해왔고, 대부분 경구 또는 정맥내 항생제 투여를 병행하고 있다. 장처치로 장에서 대변을 제거하여 세균량을 줄임으로써 패혈증과 문합부전을 방지하는 효과가 있다고 믿기 때문이다. 결장내 세균은 변 1g당 호기성균이 $10^5$ ~ $10^7$개, 혐기성균이 $10^9$ ~ $10^{11}$개나 있지만 물리적 장세척과 항생제를 동반한 장처치 후에는 전체적인 세균의 농도를 100 ~ 1,000배 낮추어 $10^5$ ~ $10^6$/g변으로 감소시킬 수 있다.

기계적 장처치를 시행하면 대장을 깨끗하게 함으로써 감염을 감소시키고 문합부 부전을 감소시킨다고 생각되었으나 항생제를 사용하지 않는 장처치는 그 효과가 적은 것으로 밝혀졌다. 또한 최근에는 기계적 장처치의 효과에 대한 이견이 제시되고 있으며, 기계적 장처치가 반드시 필요하지는 않다는 연구결과들이 보고되고 있다. 기계적 장처치를 시행한 군과 시행하지 않은 군에 대한 무작위 연구들을 살펴보면 두 연구에서는 장처치를 시행한 군에서 오히려 문합부 누출이 높았고, 나머지 연구에서는 차이가 없는 것으로 나타났다. 따라서 현재까지의 연구 결

| 표 4-2 | 수술 전 기계적 장처치 유무에 따른 문합부 누출, 창상 감염 비교(기계적 장처치 시행 대 기계적 장처치 시행하지 않음, %)

| 저자 | 연도 | 환자수 | 문합부 누출 | 창상 감염 |
|---|---|---|---|---|
| 브라운슨 등 | 1992 | 179 | 11.9 대 1.5 | 5.8 대 7.5 |
| 버크 등 | 1994 | 169 | 3.8 대 4.6 | 4.9 대 3.4 |
| 산토스 등 | 1994 | 149 | 10.0 대 5.0 | 24.0 대 10.0 |
| 미티넨 등 | 2000 | 267 | 4.0 대 2.0 | 4.0 대 2.0 |
| 즈모라 등 | 2003 | 249 | 4.2 대 2.3 | 6.6 대 10.0 |
| 구엥가 등 | 2003 | 1,159 | 5.5 대 2.9 | 7.4 대 5.7 |
| 슬림 등 | 2004 | 1,454 | 5.6 대 3.2 | 1.4 대 0.8 |

과들은 기계적 장처치가 합병증이나 감염을 줄여준다는 객관적 증거가 미흡하며 지속적인 표준화된 연구결과가 요망된다(표 4-2).

### (2) 기계적 장처치 방법

결장과 직장의 질환을 진단하거나 치료하기 위해서는 우선 대변을 깨끗이 제거하고 점막의 병변을 노출시키는 것이 중요하다. 그러나 목적에 따라 필요한 상황이 조금씩 다를 수가 있다. 예를 들면 방사선검사를 위해서는 점막이 약간 건조해야 바륨이 잘 코팅되지만 내시경을 위해서는 점막을 건조하게 할 필요는 없고 맑은 용액인 경우에는 흡입해내면 되며 내시경 도중에 전기소작을 하기 위해서는 장내 가스를 잘 배출시킨 후에 조작을 하는 것이 필요하다. 종양 등의 원인으로 장 협착과 같은 경우를 흔히 접하게 되는데 이러한 경우에는 물리적 장처치를 시행하기 곤란하며, 장 천공이나 패혈증의 방지를 위해서는 설사제 등의 복용을 삼가야 한다. 장폐쇄와 출혈 등으로 수술 전 장처치가 불가능한 경우에는 수술 중에 장처치를 시행할 수도 있다.

과거에는 설사제를 복용하거나 관장을 시행한 후 3~5일가량 미음식이를 하는 방법이 사용되어왔다. 어떤 이들은 비위관을 통해 10L의 결정액을 주입하는 방법을 권유하기도 하였고, 일부는 10~14일의 식이제한을 권유하기도 했다. 이렇게 식이를 제한하면서 피마자유 등의 경구 제제를 복용하거나 수술 전 관장을 시행하게 된다. 그러나 이런 방법들은 수분과부하, 저나트륨혈증, 구역질, 구토 등의 문제점을 수반한다.

수술 전 기계적 장처치 방법에는 지난 세기 동안 큰 변화가 있어왔다. 1970년대와 1980년대에 새로운 장처치 기법들이 개발되기 시작하였는데 수술 전 입원기간을 단축시키고 환자의 불편을 감소시키기 위한 것이었다.

성분식이는 질소 평형을 유지하고 잔변을 감소시키는 장점이 있으나 적어도 5~7일간을 사용하여야 하고, 관장을 하지 않고 성분식이만을 적용할 경우에는 장처치의 결과가 매우 불량한 것으로 알려져 있다. 성분식이는 맛이 없어서 경구 섭취가 어려우므로 가느다란 비위관을 통해 장 내에 주입해야 하는데 환자들이 수술 전 튜브 등을 설치하는 것을 좋아하지 않는다. 그러나 협착을 동반한 결장종양 환자 혹은 염증성 장 질환 환자가 영양불량일 경우에 전통적인 과도한 장처치방법이 장폐쇄나 감염을

악화시킬 수 있으므로 성분식이가 도움이 된다.

현재 가장 많이 사용되는 기계적 장처치 방법은 폴리에틸렌글리콜 전해질용액을 경구 복용하는 방법이다. 폴리에틸렌글리콜 전해질용액은 장에서 적게 흡수되어 안전하고 효과적으로 장을 자극함으로써 양질의 장처치 효과가 있어 현재 가장 보편화된 관장방법 중의 하나이다. 약 4~5L의 용량이 소요되며 4시간 내에 마칠 수 있다. 메토클로프라미드를 복용할 필요가 없으며 전해질 평형 파괴와 산혈증의 염려도 없지만, 노령의 환자에서는 용량이 너무 많아서 마시기 어려운 점이 있으며 특히 장폐쇄 증상이 있는 종양 환자에서는 증상을 악화시키거나 천공의 위험이 있다.

폴리에틸렌글리콜 4L는 양이 많아서 경구 복용에 어려움이 있으므로 이것을 해결하려는 시도가 있었다. 폴리에틸렌글리콜 4L와 나트륨인산 제제 *sodium phosphate* 90mL를 각각 복용하여 우측 결장의 청결도를 내시경으로 검토한 결과 후자가 우수하였다는 보고가 있었고 비사코딜 3알(15mg)을 미리 복용하고 폴리에틸렌글리콜 2L를 2시간에 걸쳐 복용한 결과를 비교한 결과 결장의 청결도가 폴리에틸렌글리콜 4L를 복용한 예들과 차이가 없었다는 보고도 있었다.

나트륨인산 제제는 대장내시경을 위한 장처치제로 개발되었다. 복용량이 적기 때문에 많은 환자들이 선호하며, 수술 전 장처치에도 빠르게 사용되기 시작했다. 복용량이 적고 효과적으로 장청소가 되지만, 오히려 수술 전후기간에 더 많은 수분공급이 필요하다. 그리고 심장 질환이나 신장 질환 병력이 있는 경우에는 사용하지 않는 것이 좋다. 또한 저칼륨혈증, 고인산혈증, 저칼슘혈증 등을 일으킬 수 있어 고령의 환자나 신장 질환자에서 사용할 때는 특히 주의가 필요하다.

### (3) 수술 전 경구 항생제 준비와 정맥을 통한 항생제 투여

현재까지 장처치에 유용한 경구 항생제로서는 호기성균에 대해서는 네오마이신, 혐기성균에 대해서는 에리트로마이신, 메트로니다졸, 테트라사이클린 등이 있다. 이들을 적당히 배합하여 사용하고, 수술 전날 3회 투여한다. 예를 들어 수술이 오전 8시에 시작된다면 전날 오후 1시부터 항생제를 투여한다. 과거에는 네오마이신과 에리트로마이신이 가장 많이 사용됐으나, 현재는 에리트로마이

신 대신 혐기성균에 대해 보다 효과적이고 위장부작용이 적은 메트로니다졸이 주로 사용되고 있다. 이러한 경구항 생제는 효과적이지만, 정맥항생제를 사용함으로써 비슷 하거나 더 좋은 결과를 얻을 수 있는 것으로 알려져 있다.

정맥을 통한 항생제 투여로는 호기성균과 혐기성균에 모두 효과적인 항생제를 마취 유도 시에 투여하는 것이 가장 이상적이다. 보고에 의하면 외과의의 89%에서 정맥 을 통한 항생제 투여를 기타의 장처치 방법과 더불어 이 용한다고 한다.

수술 전 예방적 항생제의 투여원칙은 부작용이 적은 적 절한 항생제를 선택하여 수술 시작 30~60분 전에 정맥을 통하여 단 1회 투여하는 것이다. 수술시간이 4시간 이상 으로 길어지면 수술 도중 다시 투여한다. 필요에 따라서 수술 후 2회 혹은 3회도 투여할 수 있으나 24시간 이후에 도 계속 투여하는 것은 예방적 항생제로서는 무의미하다.

### 1) 항생제 투여의 적절시기

창상에 세균이 번식하기 전에 항생제를 투여하여야 효 과가 있다고 실험적으로 증명되어 있다. 실험적으로 수술 후 4~6시간 후에 항생제를 투여한 결과 항생제를 전혀 투여하지 않은 군과 감염률의 차이가 없었다. 따라서 전 신적 항생제 투여는 수술 시작 직전에 하여야 한다.

### 2) 항생제 투여경로: 경구 혹은 전신(정맥)

연구 결과에 따라 경구 투여가 전신 투여보다 열등하거 나 같다는 보고가 있다. 일반적으로 전신적 정맥 투여가 권장된다.

### 3) 대변 세균총의 영향

정상 세균총을 해치지 않기 위해서는 경구보다 정맥 투 여가 효과적이다. 정맥으로 투여하는 경우 독시사이클린 이나 3세대 세팔로스포린은 대변 세균총을 강하게 억제 하는 반면 티니다졸, 메트로니다졸 및 대부분의 페니실린 계의 항생제는 별 영향을 주지 않는다.

### 4) 항생제의 용량

페니실린, 세팔로스포린, 아미노글리코사이드 등은 반 감기가 짧으므로 수술 전 2시간 이내에 투여하여야 수술 중에 혈중농도가 최소억제농도MIC 이하로 감소되는 것을 방지할 수 있다. 출혈량이 많거나 수술시간이 장시간인 경우에는 수술 중에 반복해서 항생제를 투여하여야 한다.

### 5) 항생제 투여의 적정기간

여러 연구의 결과에서 알 수 있듯이 적절한 반감기를 가진 항생제를 예방적 목적으로 1번 투여한 것이 24시간

혹은 수일간 투여한 경우와 마찬가지로 유효하다. 그러나 이런 경우가 성립하기 위해서는 내인적 세균총이 최소라 는 전제가 필요하다. 대장 수술에서 1회의 항생제 투여로 예방적 효과를 내려면 반감기가 장시간인 세프트리악손 주사가 특히 유효하다고 생각된다.

### 6) 항생제의 선택: 혐기성균에 대한 약제의 역할

결장 수술에 있어서 한 가지 약제만 투여하는 것은 충 분하지 못하다. 메트로니다졸을 세팔로스포린이나 페니 실린과 병용한다. 오염된 수술이나 염증성 장질환인 경우 는 2~5일간 항생제를 투여한다.

## 3. 장폐쇄 환자의 장처치

### (1) 부분적 장폐쇄 환자의 수술 전 장처치

장폐쇄 환자는 앞서 언급한 통상의 장처치 방법을 견디 지 못한다. 만약에 무리하게 시행할 경우에는 부분적인 폐쇄를 완전폐쇄로 만들어놓을 수 있다. 따라서 장처치 과정을 서서히 적용하는 방법으로 감속된 장처치가 필요 하다. 이 방법을 시행하는 도중에 완전폐쇄 증상이 의심 되면 응급수술을 시행하여야 하며 환자가 잘 견디는 경우 에는 선택적 수술을 시행한다.

### (2) 수술대 위에서의 전향적 관류

출혈, 국소적 천공, 장폐쇄 등으로 응급 수술을 시행하 거나, 수술적 장처치가 충분하지 못하였을 경우에 수술 중 에 결장을 비우고 결장문합을 위한 장처치를 할 수 있다.

### 1) 적응증

근위부 결장에 있는 모든 대변을 제거한 후 병변부위 결장을 절제하고 1차 봉합술을 시행하는 경우이다. 국소 적인 농양을 형성하고 있는 결장 천공인 경우에도 시행할 수 있다.

### 2) 기법

14번 도뇨관을 맹장 혹은 충수기저부를 통하여 삽입하 고 하트만용액을 약 3L 관류시킨다. 이때 비만곡, 좌결장, 에스결장을 유동시켜야 하며, 팽창된 장이나 혈관이 손상 을 받지 않도록 주의하여야 한다. 폐쇄된 장의 근위부를 테이프로 감거나 구부러진 대동맥겸자로 잡고 굵은 튜브 를 삽입한 후 장에서 맑은 용액이 나올 때까지 관류시킨 후 병변부위를 절제한다(그림 4-1). 급성 장폐쇄인 경우에 는 7~10L의 용액과 약 1시간이 소요된다. 최근에는 수

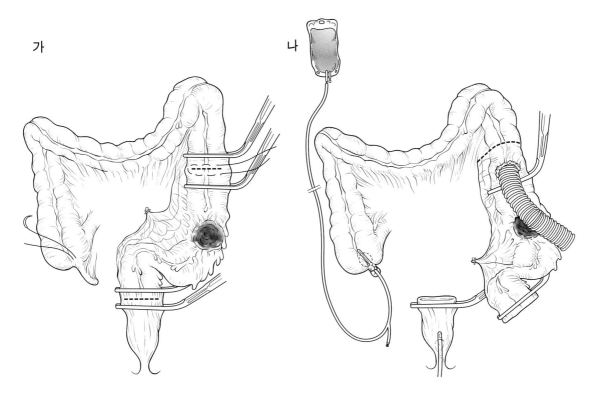

그림 4-1. 수술대 위에서의 결장 청소 **가.** 도뇨관의 삽입을 위해 충수주위에 쌈지봉합 준비를 하고 폐쇄된 장의 원위부와 근위부를 모두 겸자로 잡는다. **나.** 체온 정도의 전해질용액을 관류하고 마취과에서 쓰는 스카밴저 튜브를 통해 연결된 플라스틱 백으로 배액한다.

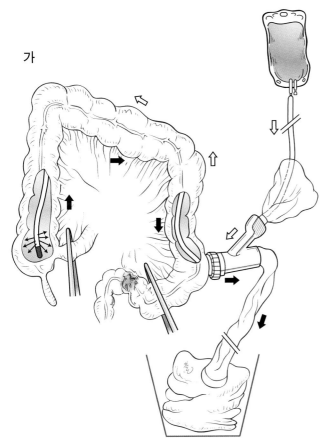

그림 4-2. 수술 중 장관세척기를 이용한 장청소 **가.** 수술 중 장관세척기를 병변의 근위부에 삽입하고 쌈지봉합한 후 조임덮개로 고정한다. 병변의 근위부와 세척하고자 하는 장관의 근위부는 장관 겸자로 막고 세척관으로 세척액을 주입한 후 근위부의 장관 겸자를 풀면 배출관을 통해 변 수집봉투에 장 내용물이 모인다. **나.** 수술 중 장관세척기를 사용한 수술 후 검체

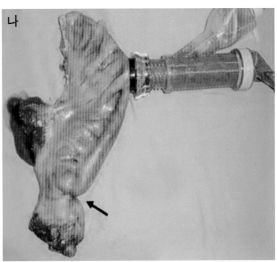

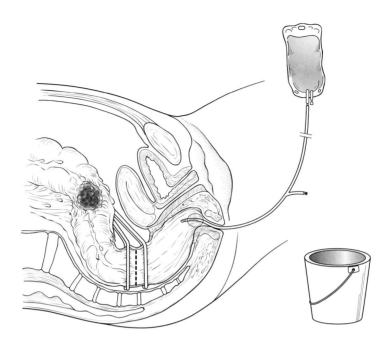

그림 4-3. 수술대 위에서의 직장청소 장폐쇄부의 원위부를 겸자로 잡고 항문을 통해 도뇨관을 삽입한 후 관류해낸다.

술 중 장세척을 할 수 있는 장세척 도구가 개발되어 더욱 위생적이고 효과적인 수술 중 장처치가 가능하게 되었다(그림 4-2).

### 3) 직장세척

이 기법은 직장이나 좌측 결장을 수술할 때 이용될 수 있는 방법이다. 봉합기를 이용하여 직장문합을 시행할 경우에 직장내 변이 없어야 한다. 특히 처치되지 않은 직장으로 봉합기가 통과되면 골반을 오염시킬 위험이 크다. 직장을 충분히 가동시킨 후 종양 원위부를 겸자로 잡고 30번 도뇨관을 항문을 통하여 삽입한 다음에 분변 없이 맑은 용액이 될 때까지 관류한다(그림 4-3).

## Ⅱ 대장 수술 영역에서의 항생제 사용

결장, 직장 수술에 있어서 가장 흔히 경험하는 문제점은 감염이다. 감염의 인자와 기전을 규명하고 예방법과 감염의 합병증에 대해 살펴보기로 한다.

### 1. 대장항문 수술에서 흔한 감염

#### (1) 창상 감염

##### 1) 복부 창상

복부 창상은 표재성이거나 심부성일 수 있으며 심부성인 경우는 창상열개를 가져올 수 있다. 창상 감염은 정도에 따라 3가지로 나눌 수 있다. ① 발적과 경결은 있으나 농이 없이 가장 정도가 덜한 감염, ② 피부봉합부 근처에서 농이 배출되는 감염, ③ 백선linea alba, 복직근막, 외사근 등에 광범위하게 피하 농양을 형성하는 가장 심한 형태의 감염증으로 구분할 수 있다.

항생제를 어떤 형태로든지 전혀 투여하지 않고 대장절제술을 시행했을 경우의 창상 감염률은 일반적으로 35% 이상이다. 수술 전 항생제를 예방적으로 사용한 경우의 복부 창상 감염률은 10% 미만으로 보고되고 있다. 대장절제술에서의 수술 후 창상 감염의 빈도는 보고자에 따라서 다르지만 6.4~12%로 보고하고 있다(표 4-3).

영양불량, 당뇨병, 면역 억제, 고령, 변 감염, 수술 전 장기간의 입원, 광범위한 혹은 장시간의 수술 등이 창상 감염의 기회를 높인다. 창상 감염이 발견될 경우 초기 치료는 상처에 가장 큰 변화가 있는 부분에 피부절개를 하여 배농이 될 수 있게 하는 것이다. 항생제는 봉와직염이 발생하지 않은 경우에는 사용하지 않는다. 다량의 괴사조직

| 저자 | 연도 | 수술 형태 | 수술 횟수 | 창상 감염, % |
|------|------|-----------|-----------|--------------|
| 젠슨 등 | 1990 | 결장-직장 수술 | 272 | 8.5 |
| 탕 등 | 2001 | 결장-직장 수술 | 2,809 | 3.0 |
| 즈모라 등 | 2003 | 결장-직장 수술 | 187 | 6.4 |
| 스미스 등 | 2004 | 결장-직장 수술 | 176 | 26 |
| 박 등 | 2005 | 결장-직장 수술 | 869 | 4.1 |
| 코니시 등 | 2006 | 결장-직장 수술 | 556 | 12.9 |
| 블루메티 등 | 2007 | 결장-직장 수술 | 428 | 7.7 |
| 하워드 등 | 2009 | 결장-직장 수술 | 90 | 17.8 |

| 표 4-3 | 대장 수술 후의 창상 감염

이 있는 경우에는 괴사조직을 제거해야 한다. 심부 감염이 발생해 창상열개가 발생한 경우에는 즉시 수술장에서 괴사된 근막 모서리를 제거하고 열개를 봉합해야 한다.

### 2) 회음부 감염

회음 상처 감염이나 치유 지연은 복회음절제술 후 주요 합병증 중 하나이다. 관련인자 중 가장 중요한 것은 수술 전 항암방사선치료이다. 그 외에 긴 수술시간, 수술 중 대변에 의한 회음부 감염, 염증성 장질환이 합병된 경우 등이 위험인자로 작용한다. 특히 당뇨병 환자에서는 상승성 괴사synergistic gangrene가 발생되기도 한다. 회음부 감염이 발생할 경우 피부를 개방하여 배농될 수 있도록 하여 소독을 시작한다. 조직이 어느 정도 회복된 후 피하조직을 재봉합하며 진공 배액관을 설치하여 혈종의 형성이나 섬유화를 방지한다. 치유가 지연되어 회음동이 형성된 경우는 상처를 봉합하기 위하여 근피판이 필요한 경우도 있다.

### (2) 창상 감염의 특별한 형태

### 1) 상승성 괴사

상승성 괴사성 근막염은 편성혐기성균obligatory anaerobic bacteria, 방추균fusiform bacteria, 클로스트리듐균, 펩토연쇄구균의 혼합감염으로 매우 전파가 빠른 감염이다. 가스가 생성된다든지, 냄새가 있을 수 있고, 피하조직이나, 근막하층으로 매우 빠른 전파를 보이는 감염이다. 특징적으로 회음부에서 발생하여 샅, 복벽, 대퇴부, 둔부 등으로 전파되며 특히 영양불량, 비만, 당뇨병, 면역결핍 환자 등에서 발생하기 쉽다. 멜레니 또는 포니어 괴저Fournier's gangrene 등의 이름으로 알려져 있는 비-클로스트리듐균에 의한 괴사성 감염이다. 치료는 수술적으로 괴사조직을 제거하고 항생제를 전신적으로 투여하는 것이지만 사망률이 매우 높다. 반복적으로 괴사조직을 제거하고 국소적으로 항생제를 도포하여 치료하고 결국 피부 이식을 해야하는 경우가 많다.

### 2) 가스괴저

조기에 치료하지 않으면 치사율이 매우 높은 질환으로서 클로스트리듐퍼프린젠스균에 의한 감염이다. 대부분의 감염은 내인성 세균에 의해서 발생되며 이외에도 클로스트리듐 스포로겐스균, 클로스트리듐 파라퓨트리피쿤스균 등의 감염에 의해서도 발생된다. 간혹 대장균, 방추균, 이열균bifidobacteria, 펩토연쇄구균, 박테로이데스균 등이 원인이 되기도 한다. 가스괴저가 진행되기 위해서는 괴사된 조직과 혐기성 조직상태가 필수적이다. 일단 균이 자라기 시작하면 외독소를 분비하여 조직을 괴사시키고 모세관 투과성을 증가시켜 조직액이 고이게 되어 정맥혈이 빠져나가지 못하고 정체된다. 패혈증, 쇼크, 용혈, 신부전 등의 증상이 뒤따르고 봉와직염이 넓게 번져 핍뇨, 저혈압, 산증이 초래된다. 발열이 없는 경우도 흔하며, 특히 노인에서 만성신부전, 악성종양 등과 같이 병발되었을 때 치사율이 매우 높다. 패혈증, 호흡부전, 신부전, 혈전증, 색전증 등이 있으면 예후가 매우 나쁘다. 치료는 광범위하게 괴사된 조직을 제거하고 항생제로서 페니실린을 다량으로 투여하거나, 광범위 항생제를 투여하기도 한다. 시설이 갖추어 있으면 고압산소치료도 시도해볼 만하다.

### 3) 면역결핍 환자에서의 패혈증

암, 염증성 장질환, 콜라겐이상성 질환, 장기이식 환자 등에서 스테로이드, 아자티오프린 등의 약물을 투여하는 경우 결장직장 질환이 있으면 문제가 많을 수 있다. 특히 보통 건강인에게 문제가 되지 않는 세균들이 이 경우에는 심각한 문제를 야기할 수 있고 항생제도 효과적이지 못할 수 있다. 대부분 패혈증, 심내막염, 세균성 관절염, 뇌막염, 호흡기, 담도, 비뇨기 감염 등을 일으킨다.

포도상구균, 호기성 그람음성세균, 결핵균 등이 주요한 세균이며 대상포진, 거대세포바이러스, B형 간염 등의 바이러스나 뉴모시스티스 카리니 등의 원형세포 감염, 칸디다 등의 진균 감염도 흔하다. 화학요법 환자에서 기회 감염이 발생되거나 복막염이 발병되기도 한다. 감염이 되더라도 국소적으로 제한되는 경우는 별로 없고 고름도 형성하지 않고 광범위하게 퍼진다. 수술이 필요할 경우 마취 시에 출혈이나 기도폐쇄가 올 수 있으므로 다량의 항생제를 투여하여야 한다.

### (3) 복강내 농양

수술 시 문합부전으로 인하여 복강내 농양 혹은 골반 농양이 발생되며. 발열, 백혈구 증가, 복부와 골반부 통증, 심한 전신적 무력감 등이 동반된다. 특히 대장균, 클레브시엘라균, 프로테우스균, 녹농균 등의 혼합감염이 흔하다. 그러나 편성 혐기성균인 박테로이데스 프라질리스균, 펩토연쇄구균, 클로스트리듐 퍼프린겐스균도 흔한 감염의 원인이다.

복강내 농양의 예후는 농양의 위치, 환자의 나이, 원인질환 등에 영향을 받는데 전체적으로 항생제 사용 이전에는 사망률이 4～17%였으나 항생제 사용으로 5% 이하로 감소되었다. 그러나 응급으로 결장직장 수술을 받거나 크론병 환자에서는 항생제를 사용하더라도 13%나 된다. 복강내 농양이 초음파나 CT를 통해 확인가능하고 접근할 수 있다면 경피배액술을 시행할 수 있다. 경피배액술의 성공률은 복강내 농양의 크기, 복잡성, 원인, 균주에 따라 65～90%로 보고되고 있다.

## 2. 대장 수술에서 흔히 사용되는 항생제

### (1) 페니실린

대부분의 페니실린들은 연쇄상구균, 혐기성균, 클로스트리듐균에 대해 매우 강하게 작용한다. 그러나 전신적으로 투여하면 반감기가 짧고, 아나필락시스, 담마진, 과민성 반응 등의 합병증을 보일 수 있다. 일부의 포도상구균, 대장균, 프로테우스균, 박테로이데스균 등에서 페니실리나아제가 생성되어 페니실린에 저항성을 보인다. 상승성 괴사에서는 가장 효과적인 치료제이지만 현재는 메트로니다졸이 더 효과가 있다는 보고도 있으며 일반적으로 이들의 병용요법을 많이 사용한다. 암피실린은 대장균, 클레브시엘라균, 기타 장내세균 등에 대해 보다 넓은 범위의 항균작용이 있으나 페니실리나아제 문제는 역시 마찬가지이다.

우레이도페니실린이 암피실린이나 아목시실린보다 더 넓은 항균범위를 갖고 베타락탐아제에 대해서도 안정성이 있으나 포도상구균이나 몇몇 편성 혐기성균에 의하여 불활성화될 수 있다. 우레이도페니실린의 2가지 주요 제제인 메즐로실린과 피페라실린은 대장균, 클레브시엘라균과 대부분의 녹농균에 대한 항균 작용이 좋다. 연쇄상구균에 대해 역시 유효하지만 포도상구균에 대한 효과는 좋

지 않고 혐기성균에 대해서는 중간 정도의 효과를 보인다.

암피실린과 설박탐 혹은 오그멘틴이라 불리는 암피실린과 클라불라닉산의 혼합제가 새로운 치료법으로 쓰이고 있다. 설박탐이나 클라불라닉산은 베타락탐아제의 생성을 억제한다. 따라서 광범위 페니실린과 병용할 경우에 저항세균의 작용을 막을 수 있다. 모든 연쇄상구균과 대부분의 장내세균, 포도상구균, 혐기성균이 이들 항생제에 민감하다. 그러나 대장직장 수술에 대한 연구결과로는 혐기성균과 일부의 장내세균에 대해서는 저항균이 있는 것으로 되어 있다.

### (2) 세팔로스포린

세팔로스포린은 세팔로스포륨 아크레모늄이라는 진균에 의해서 생성된 세팔로스포린-C의 유도체이다. 단지 세폭시틴은 스트렙토마이세스계의 세균에 의하여 생성된 세파마이신의 일종이다. 세팔로스포린 핵은 페니실린과 마찬가지로 베타락탐아제 고리를 갖고 있어 베타락탐아제에 의하여 파괴된다. 대부분의 세팔로스포린계 약물들은 경구 투여로 활성을 잃기 때문에 대개는 정맥으로 투여하며 반감기는 일반적으로 2시간 이내이다.

페니실린에 대한 알레르기 환자의 10%가 세팔로스포린에 대해 마찬가지 반응을 일으킨다. 그러나 일반적으로 큰 부작용이 없는 안전한 약물이다. 3세대 세팔로스포린 중 세포테탄 등은 혈액응고 기전의 이상을 초래하기도 한다. 또 대부분의 3세대 세팔로스포린은 한 번의 전신 투여로도 장내 정상 세균총을 억제하여 클로스트리듐 디피실레균의 출현을 가져와 가성막 결장염을 발생시킬 수 있다.

세팔로리딘, 세파졸린, 세팔렉신 같은 1세대 세팔로스포린은 포도상구균에 대해 매우 강력하나 연쇄상구균, 장내세균, 그람음성 혐기성균에 대해서는 작용이 약하다. 세푸록심, 세파만돌, 세프트리악손 같은 2세대 항생제는 포도상구균에 대한 작용은 약하지만 대장균, 클레브시엘라균 등의 그람음성 호기성 장내세균에 대해 살균작용이 있다. 그러나 녹농균에 대해서는 효과가 약하며 특히 혐기성균에 대해서는 무력하다. 세프트리악손은 반감기가 길어서 메트로니다졸과 합병요법으로 쓰이나 담석이 발생될 수 있는 문제점이 있다.

세폭시틴, 락타포세프, 세포테탄, 세포탁심, 세프티족심 같은 제3세대는 혐기성균의 70%에 대해 항균작용을

한다. 대부분의 그람음성균에 대해 살균작용을 하나 그람양성균에 대해서는 오히려 1세대보다 작용이 못하다.

세팔로스포린은 로페즈-메이어 등이 대장 수술에서의 탁월한 효과에 대한 발표한 이후 예방적 항생제로 광범위하게 쓰이지만 단독요법만으로는 편성 혐기성균이나 장내세균에 대해 충분하지 못하며 네오마이신이나 에리트로마이신과의 혼합사용으로 좋은 효과를 보인다.

### (3) 아미노글리코사이드

대표적으로 스트렙토마이신, 카나마이신, 겐타마이신, 네오마이신, 토브라마이신, 아미카신 등이 있으며 사구체 여과를 통하여 배설되므로 신기능이 저하되어 있는 경우에는 쉽게 인체에 유해한 정도의 혈중농도에 도달한다. 대부분의 포도상구균에 대해 항균 효과가 좋고 대장균, 클레브시엘라균, 프로테우스균, 녹농균에 대해 효과적이다. 그러나 국내 보고도 마찬가지이지만 겐타마이신에 대해서는 저항균이 대부분인 것으로 되어 있다. 편성 혐기성균과 대부분의 연쇄상구균에 대해서는 아미노글리코사이드는 전혀 효과가 없다. 아미카신이 겐타마이신 저항균에 대해 쓰이고 있다.

### (4) 니트로이미다졸

메트로니다졸과 티니다졸 등으로 편성 혐기균에 대해 효과적이다. 비교적 독성은 없으나 많은 양을 지속적으로 투여할 경우 신경독성이 있다. 대부분의 부작용은 알코올을 마실 때 불쾌감과 피부 발진이 있을 수 있다. 대부분의 항생제보다 반감기가 길며 신장으로 배설된다.

### (5) 기타 제제

코트리목사졸은 정균성*bacteriostatic*의 트라이메토프림과 술파메톡사졸의 혼합물로 실험실에서는 상승작용이 관찰된다. 저항균은 별로 발견되지 않으나 피부 발진, 백혈구 감소 등의 부작용이 있다.

시프로플록사신, 퍼플록사신, 오플록사신, 노플록사신 등의 퀴놀론 제제는 대부분의 그람음성 감염에 대해 항균작용을 가지며 최근에는 편성 혐기성균에 대해서도 강력한 작용이 있다는 보고가 있다. 장내세균에 대해 억제효과가 있으나 클로스트리듐 디피실레균에는 그렇지 못하다. 그러나 시프로플록사신에 대해 장내세균 저항균이 출현되었다.

클린다마이신은 그람양성 호기성균에 대해 항균작용이 있다. 클린다마이신에 저항성을 가진 박테로이데스균이 흔하게 되었고 항생제와 관련된 설사와 가성막 결장염을 일으켜서 이제는 널리 쓰이지 않는다. 클로람페니콜은 값이 싸고 저항균이 비교적 적지만 골수 억제라는 치명적인 부작용이 있다.

아즈트레오남 같은 모노박탐은 그람음성 호기성균에 대해 매우 좁은 항균 범위를 가지고 있으며 결장직장 수술에서는 연쇄상구균과 편성 혐기성균에 대해 병용할 수 있다.

대부분의 호기성균과 혐기성 장내세균에 효과적인 이미페넴은 베타락탐아제에 대해 비교적 안정되어 결장직장 수술에 있어서 향후 예방적 혹은 치료적 목적으로 쓰일 가능성이 높다.

## Ⅲ 영양요법

### 1. 비경장 영양(경정맥 고영양 요법)

#### (1) 수술 전 적응증

평상시보다 20% 이상의 체중 감소가 있는 영양실조증에서는 패혈증과 문합부전의 위험도가 높다. 혈중 알부민, 트랜스페린, 프리알부민 농도 등이 영양결핍의 정도를 반영한다. 상완둘레, 삼두박근 두께 측정, 체적지수 등의 인체계측 지수도 고위험도의 환자를 예측하는 데 도움을 주고, 림프구의 절대치와 리콜항원이나 지연성 과민반응에 대한 반응도도 영양상태의 분석에 이용된다. 그러나 영양지표라고 생각되는 표지들을 단독으로 평가해서는 안 되고 환자의 임상증상이나 예상되는 수술의 종류 등을 종합적으로 판단해서 영양요법의 여부를 결정해야 된다. 수술 전 영양지지요법이 영양결핍 환자에서 도움이 될 수 있다.

#### (2) 수술 후 적응증

수술 후 정맥영양요법이 필요한 경우는 크게 다음의 3가지 범주로 구분된다.

① 수술 후 주요 합병증, 예를 들면 직장결장절제 후의 복강내 농양 등으로 장관을 이용할 수 없을 경우

② 소장루가 있어서 이용할 수 있는 장관이 너무 짧은 경우

③ 암성 장폐쇄 혹은 마비성 장폐쇄 등으로 위장관이 막혔을 경우

### (3) 영양 요구량

수술 환자에서의 영양 요구량에 대해서는 논란이 있지만 질소 평형을 유지하고 임상적 호전을 가져오기 위해서는 정상적인 성인에서 하루에 2,000~4,000Kcal와 125~170g의 단백질이 필요하다고 알려졌으나 최근에는 이러한 정도의 고영양 요구량이 실지로 불필요하며 오히려 해로울 수 있다는 의견이 제기되고 있다. 결장직장 수술 환자의 영양 요구량은 스트레스의 정도와 수술 전 영양상태에 따라서 다음의 3가지 범주로 구분된다(표 4-4, 4-5).

#### 1) 스트레스는 없는 상태이나 영양이 고갈된 경우

음식을 섭취하지 못하였거나 이용을 못하여 전체적인 영양결핍이 초래된 경우이다. 체중감소는 골격근, 지방조직, 피부, 간 등에 모두 해당되며 체중의 약 40%까지 감소된다. 저장지방과 골격근의 감소를 가져오나 혈중 알부민은 정상수치이다. 결장직장 수술에서는 광범위하게 전이된 암 환자에서 볼 수 있다.

#### 2) 스트레스가 있으면서 영양결핍이 동반된 경우

피하지방의 고갈은 경미한 경우에서부터 거의 모두 고갈된 상태에 이르기까지 다양하다. 근육 소모가 심하고 혈중 알부민 수치가 낮다. 이미 영양 소모가 있는 환자에서 수술 후 합병증이 발생하면 이러한 상태가 되며 많은 경우 패혈증에 빠진다. 정상적인 영양상태의 환자에서도 스트레스가 심하면 여러 합병증이 발생되고 특히 영양상태가 여의치 못할 경우에 이러한 증후군이 될 수 있다.

#### 3) 영양상태는 정상이나 추가로 스트레스가 발생될 경우

정상량의 지방과 근육이 있으나 혈중 알부민치가 급속하게 감소하고 환자의 대사가 과도하다. 수술 전에 영양이 양호했던 환자에게서 대수술 후 패혈증과 같은 합병증이 발생되는 경우에 볼 수 있다.

에너지 요구량의 대부분은 글루코오스를 이용함으로써 얻어진다. 글루코오스의 주요 단점은 삼투압이 높다는 것이지만 심각한 부작용은 없다. 대체 탄수화물로 과당, 말토오스, 소르비톨, 질리톨, 글리세롤 등이 쓰일 수 있다. 그러나 이러한 제제들은 대사성산증, 고요산증, 저인산증, 신독성, 간에서의 아데닌 핵산의 감소 등의 심각한 부작용이 있을 수 있다. 적절하게 글루코오스가 이용되기 위해서는 7mg/kg/분의 속도(40kcal/kg/일)로 주입해야 한다. 이 이상의 속도로 주입될 경우에는 여러 가지 부작용이 있을 수 있으므로 더 이상의 에너지가 요구될 때는 지방으로 공급할 것이 추천되고 있다. 에너지 수요를 위하여 지방을 공급할 경우의 장점으로는 삼투압이 적고 열량이 많으며(9kcal/g) 필수지방산을 공급할 수 있다는 것이다. 지방을 에너지지원으로 공급할 경우의 단점으로는 세

| 표 4-4 | 스트레스 환자와 비스트레스 환자의 영양대사 요구 |

1. 칼로리 요구량(비단백)
   앉아서 생활하는 비스트레스 환자 15~25cal/kg/일
   입원 중인 비스트레스 환자 25~30cal/kg/일
   스트레스 환자(패혈증, 다발성 손상) 35~40cal/kg/일
   칼로리를 감소시키는 경우-호흡부전, 간부전

2. 칼로리 종류
   탄수화물 60~70%
   지방 30~40%
   탄수화물을 감소시키고 지방을 증가시켜야 하는 경우
   -호흡부전, 당뇨병, 인슐린 저항성인 상태

3. 단백 요구량
   입원한 비스트레스 환자 1g/kg/일
   스트레스 환자(패혈증, 다발성 손상) 1.5~2.5g/kg/일

4. 전해질 요구량
   나트륨 1~2mEq/kg/일
   칼륨 1mEq/kg/일
   칼슘 10~20mEq/kg/일
   마그네슘 12~16mEq/kg/일
   인산 20~30mEq/kg/일

5. 미량 금속 요구량
   아연 4mg/일
   구리 1mg/일
   망간 0.5mg/일
   크롬 10mg/일

* 위장관액을 다량으로 소실하였을 경우에는 8~12mg/일의 아연을 추가한다.

| 표 4-5 | 수술 환자에서의 여러 가지 기준에 의한 열량과 질소의 정맥을 통한 공급기준 |

| 영양과 대사 기준 | 열량(kal/kg/day) | 질소(mg/kg/day) |
| --- | --- | --- |
| 정상 영양상태: 수술 전 | 40 | 260 |
| 정상 영양상태: 수술 후 | 40 | 300 |
| 영양고갈: 스트레스 없음 | 40 | 300 |
| 영양고갈: 스트레스(+) | 45 | 350 |
| 정상영양: 스트레스(+) | 50 | 400 |

망내피계RES, 혈액응고기전, 폐기능에의 부작용을 초래할 수 있다는 것이나 소이빈 기름과 난황유탁액의 도입으로 이러한 문제는 거의 해결되었다. 결장직장 수술 환자에서 지방의 투여가 필요한 경우는 다음과 같다.

① 1주일 이상의 기간 동안 경정맥 영양을 시행하는 환자에게 필수 지방산을 공급한다.
② 에너지 수요에 부응하기 위한 경우이다. 글루코오스는 이용될 수 있는 한계가 40kcal/kg/일이므로 이 이상의 에너지는 지방으로 공급한다.
③ 글루코오스를 과량으로 공급할 경우에 체내에 이산화탄소가 축적되기 때문에 지방을 공급하면 호흡상수가 높아져 호흡기를 제거하고 자신의 호흡을 회복하는 데에 도움이 된다.

단백 요구량은 합성결정아미노산으로 공급한다. 적절한 영양을 위해서는 필수아미노산의 비율이 중요한데 정상인에 비하여 영양결핍 환자에서는 필수아미노산 비율이 약 3배나 더 필요하다. 즉 정상인은 81mg/kg의 필수아미노산이 필요하나 영양결핍 환자에서는 219mg/kg이 필요하다. 경정맥 영양을 위한 아미노산에서는 전체량의 약 40%를 필수아미노산으로 공급하는 것이 필요하다. 상용으로 시판되는 아미노산제제에서의 필수아미노산 비율은 27~45% 정도이다. 글루타민은 장관의 장관세포와 림프구의 영양공급원으로 장점막을 유지하여 장 면역체계를 유지하는 데에 중요한 역할을 한다. 실험적으로 2% 글루타민을 포함한 수액을 공급하였더니 세균의 장간막 이동이 방지되고 항원에 대한 림프구의 반응능력이 향상되었다는 보고가 있으며 또한 산소유리기 제거기인 세포내 글루타티온치를 유지하는 데에도 관련이 있다.

미량원소와 비타민도 필수적인데, 셀레늄이 장기간 결핍되면 근육 손상을 가져오며 비오틴이 결핍되면 털이 빠지고, 피부 발진, 안면지방의 이동 등이 나타난다.

### (4) 투여방법

영양공급을 위한 중심정맥 카테터의 삽입은 경피천자나 직접적인 정맥 컷-다운의 방법으로 이루어지며 카테터는 내경정맥이나 쇄골하정맥을 통하여 상공정맥에 위치하게 한다. 카테터 삽입의 합병증으로 기흉, 정맥색전, 동맥 손상, 신경 손상, 혈흉 등이 있을 수 있으나 가장 중요한 것은 카테터 패혈증이다. 포도상구균이 가장 흔한 병인균인데 엄격하게 무균조작을 하면 카테터 패혈증의 빈도를 5% 이하로 유지할 수 있다. 카테터를 제거할 경우는 반드시 카테터 말단부를 배양하도록 한다. 대부분의 경우에 카테터 패혈증을 완전히 치료하지 못한 상태에서 다시 새로운 카테터를 삽입하게 되는데 이러한 경우에는 다시 카테터 팁에 세균이 번식하여 새로운 세균증이 병발하게 되므로 반드시 패혈증을 치료하는 것이 중요하다.

정맥색전증은 카테터의 재질이 중요한데 PVC인 경우는 흔히 색전증을 동반하나 실리콘인 경우에는 비교적 안전하다. 가이드 철선이 이용될 경우에도 역시 색전증의 가능성이 높다고 보고되고 있다. 카테터 삽입 시에는 항상 기흉이나 혈흉 등의 위험성이 있지만 숙련된 경우에는 그 빈도가 2%를 넘지 않는다.

### (5) 대사성 합병증

미량원소 결핍 이외에도 저인산증이 초래될 수 있다. 영양결핍이 있는 환자의 완전비경구영양요법total parenteral nutrition; TPN 이전에는 12%의 환자에서 저인산증을 보였고, 완전비경구영양요법 중에는 42%나 되었지만 저인산증에 관련된 사망은 없었다 한다. 장기간의 완전비경구영양요법 시에는 혈중 타우린치가 감소되는데 타우린의 감소는 망막의 손상을 초래할 수 있다. 손상에 대한 대사반응기간 동안에는 비필수 영양분인 카니틴이 필요한데 이것은 골격근과 심근에서의 지방산 산화과정에 요구된다. 적혈구 카니틴 이외에도 혈장 카르니틴도 측정하여 부족한 경우에는 보충이 이루어져야 한다.

영양결핍도 문제지만 영양과다도 문제가 된다. 고혈당이 문제가 되는 경우가 흔하기 때문에 완전비경구영양요법을 시행하고 있는 환자 중 고혈당증이 있으면 슬라이딩 스케일에 따라 인슐린을 주사하여야 한다. 이외에 고려해야 될 요소로서는 피리독신 결핍증, 글라이신, 히드록시프롤린, 질리톨 같은 전구물질들의 과잉 등이 있다.

지방을 4g/kg/일 이상으로 주입하는 것은 출혈성 소지, 발열, 과지방산증, 간기능 이상, 설사, 자연출혈 등을 초래할 수 있다. 비경구 영양 동안에 담즙분비 정체가 흔한데, 담도운동기능이 저하되어 슬러지와 담석이 형성되기 때문이라고 생각되며 결석성 혹은 비결석성 담낭염이 발생될 수 있다. 증상이 없다고 하더라도 장기간의 완전비경구영양요법의 경우에는 담낭 제거를 해주기도 하는데 최근에는 복강경 담낭절제술이 많이 이용된다. 그러나 이러한 합병증은 콜레시스토키닌이나 우르소데옥시콜산 등을 정기적으로 투여하면 예방할 수 있으므로 수술적 제거가 필요한 경우는 많지 않다.

### (6) 가정용 비경구 영양

광범위한 소장 크론병으로 인하여 소장을 대량 절제한 젊은 환자는 다수에서 장기간의 정맥 영양이 필요하다. 환자가 드레싱, 카테터 연결, 펌프의 조정 등을 능숙하게 할 수 있다면 가정에서 비경구영양요법home parenteral nutrition; HPN을 계속할 수 있다. 133명의 가정용 비경구 영양요법을 받고 있는 환자를 추적한 바에 의하면 카테터 패혈증의 빈도는 매 3년마다 1회 발생하는 정도서 가정용 비경구 영양요법은 비교적 안전한 방법이라고 할 수 있다.

## 2. 경장 영양

경장 영양이란 위장관에 영양을 투여하는 것이라고 정의할 수 있다. 가능하면 비경구 영양보다 우선적으로 적용되어야 한다. 경장 영양에는 3가지 주요 투여방법이 있다. ① 비위관 혹은 비장튜브nasoenteric tube, ② 튜브 장루, ③ 세침 카테터 공장루 등이다.

비장관은 구경이 가늘고 말단부에 무게가 실려 있어 장운동에 의하여 적절한 위치에 놓이게 된다. 튜브의 위치를 흡입물이나 엑스선으로 확인하고 영양을 시작한다. 영양분이 너무 점도가 높으면 튜브가 막힐 수가 있으므로 정기적으로 물로 관류시킬 필요가 있다. 야간에는 영양물이 기도로 역류될 수 있으므로 약간 상체를 올리고 수면을 취하는 것이 좋다. 고농도의 영양분이 직접적으로 십이지장이나 공장으로 전달될 경우는 설사를 포함한 위장관 부작용이 있을 수 있으므로 저자에 따라서는 비장튜브보다는 비위관을 선호하기도 한다.

튜브 장루는 과거에는 구경이 큰 튜브를 흔히 이용하였으나 최근에는 세침 카테터 공장루를 통하여 영양분을 직접적으로 공장에 주입하는 방법이 선호되고 있다. 수술 당시에 공장에다 세침으로 약 10cm 길이의 점막하층을 통과시켜 터널을 만들어 카테터를 통과시키고 카테터가 통과된 공장을 복벽에다 고정하여 카테터주위로 누출되는 것을 줄이는 노력을 하지만 완전히 안전하지는 않다.

통상적으로 약 3L의 영양분을 튜브를 통하여 주입한다. 중력에 의하여 점적할 수 있으나 펌프를 이용하여 일정한 속도로 지속적으로 주입하는 것이 설사, 구토 등의 빈도가 적다. 처음에는 약 1/4의 농도로 시작하고 2일간에 걸쳐 농도를 높여 환자상태가 허용하는 범위에서 원래의 농도로 주입한다. 체액과다, 전해질 불균형 등이 발생되지 않도록 검사한다. 설사가 병발되면 영양분 주입속도를 감소시키고 환자의 상태를 보아 조정한다.

## 3. 경구 영양

영양분을 경구로 투여하는 것이 가장 저렴하며, 소화흡수 면에서도 가장 효과적이다. 그러나 수술 전에 경구로 충분한 영양분을 공급할 시간적 여유가 있는 경우가 매우 드물고 수술 후에는 장의 휴식이 필요하므로 역시 경구 영양이 어려우며, 환자가 너무 쇠약해서 음식물을 넘길 수 없는 경우도 있다. 그러나 결장직장 환자에서 선택적 수술을 앞두고서 경우에 따라서는 시도해볼 수 있다.

장 준비 혹은 처치과정에서 성분식이가 이용될 수 있다. 특히 수술 후 원위부 장의 휴식이 필요한 경우에 '내과적 결장루'라는 개념으로 역시 성분식이가 이용될 수 있다. 단소장증증후군, 염증성 장질환, 분루, 만성 장폐쇄, 게실염, 여러 종류의 설사증 등에서 성분식이가 이용되어 왔다. 성분식이는 질소원으로 아미노산 혹은 짧은 펩티드와 열량의 30%까지 지방을 성분으로 한다. 락토오스나 찌꺼기가 남는 것은 사용하지 않으며 미량금속과 비타민을 첨가한다. 성분식이로 정상인에서는 6개월까지 질소와 열량 균형을 유지할 수 있다. 니보낵스, 플렉시칼, 아미노이드(필수아미노산), 하페티코이드(분지사슬 아미노산) 이외에도 국내에서 엘렌탈 등이 생산되고 있다. 성분식이의 임상적 적용은 쉽게 흡수되고, 위장운동을 자극하지 않으며 잔변이 거의 남지 않아야 한다. 설사의 발생이 장의 휴식을 방해하여 성분식이의 광범위한 적용을 꺼리게 하는 요소지만 설사 발생은 개인차가 있으며 경우에 따라서는 특히 광범위한 크론병에서는 중요한 치료 역할을 하고 있다.

## 4. 식이섬유와 대장

섬유는 별로 해가 없으나 영양가치는 없다고 생각되어

왔으나 근래에는 고섬유의 식이가 건강에 유익하고 질병의 치료, 특히 변비 완화에 도움이 된다고 알려져 있다. 섬유가 적으면서 탄수화물이 높은 식이가 과거 100년간 서구의 많은 질환의 원인이 되었다는 가설이 제기되었다. '식품섬유'란 인간의 소화효소로 가수분해되기가 어려운 모든 식물 폴리사카라이드와 리그닌의 일반명이다. 섬유소의 구조는 종류에 따라 다양한 화학구조와 물리적 성질을 가지며 섬유의 특성은 정제방법, 입자의 크기, 처방의 종류에 따라 영향을 받는다.

섬유의 실지 작용기전은 분변량을 증가시켜 장 통과시간을 단축시키는 것으로 결장 내압을 감소시키고 배변에 필요한 압력을 감소시킨다. 섬유의 용적 효과는 수분을 저류하는 효과와 결장세균에 의하여 분해되는 효과에 기인한다.

식품섬유의 주요 문제점은 맛이 없어 환자에 따라 복용하기를 꺼리는 점과 규칙적으로 복용하지 않는다는 것이다. 탄수화물이 세균에 의하여 발효되므로 가스가 발생되어 장이 팽창되고 방귀가 잦으며 삼투압성 산기들이 발생되어 변이 묽어질 수도 있으나 이러한 현상들은 시간이 경과되면 호전된다.

# Ⅳ 대장 수술의 일반적 원칙

## 1. 절개와 봉합

### (1) 절개

결장직장 수술을 위한 피부절개 시에는 접근성, 확장성, 안전성을 고려해야 한다(그림 4-4).

정중절개 혹은 방정중*paramedian*절개 등의 수직절개가 흔히 이용되지만 경우에 따라서는 횡행절개 혹은 경사절개 등도 이용된다. 미용상으로는 횡행절개가 정중절개보다 우수하지만 수술 후 동통, 혈종 등이 문제가 되며 장루가 필요한 경우에는 횡행절개는 곤란하다. 방정중절개가 정중절개에 비하여 우수한 점은 전후 복직근초를 모두 봉합하여 강한 봉합이 된다는 것이다. 정중선으로부터 2~3cm 떨어져서 절개를 넣는 과거의 방정중절개보다 정중선으로부터 적어도 5cm 떨어져서 방중절개를 넣을 경우의의 있게 수술 후 절개탈장이 감소한다고 한다. 그러나 이러한 측방 방중절개는 노력이 많이 들고 출혈이 많아

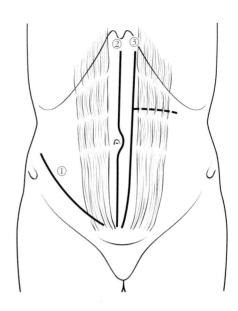

그림 4-4. 대장암 근치 수술을 위한 절개방법 ① 긴 사경 근절단절개 ② 정중선절개 ③ 방정중절개

오히려 감염의 소지가 많으며 반대측의 시야가 나쁜 단점이 있다.

이상의 이유로 정중절개를 선호하는 경우가 많다. 정중절개는 빠르고 조직 손상이 적으며, 쉽게 확장이 가능하여 특히 장루를 형성할 필요가 있을 경우는 가장 좋은 절개이다. 실제로 직장이나 에스결장을 위한 수술에서는 대부분의 외과의들이 제대부위 5cm 상방에서부터 치골결합부까지 절개를 가한다. 짧은 횡행절개나 경사절개는 기능을 필요로 하지 않는 루프 스토마 형성 시에 이용될 수있다.

절개 후 대장을 박리하는 과정에서 소장이 손상되지 않도록 보호해야 한다. 특히 골반내 직장을 박리하는 과정에서 골반이 좁고 비대한 경우에는 소장을 체외로 일시적이나마 유치해야 한다. 이 과정에 소장을 폴리비닐백 등으로 감싸서 소장의 온도 저하를 방지하고 손상을 예방한다.

### (2) 창상봉합

복부 창상은 단일층 집단봉합방법과 층층봉합방법으로 봉합할 수 있다. 집단봉합방법은 복막을 포함한 복벽의 전근건막층을 관통하는 광범위한 봉합이다. 그러나 일반적으로 피하지방이나 피부는 포함하지 않는다. 층층봉합이라 함은 안쪽 층은 전복막과 복직근 후초를 포함하여 봉합하고 다른 한 층은 복직근 전초를 봉합하는 방법이다.

집단봉합은 비흡수성 봉합사를 이용한다. 단일봉합사

인 프롤렌 혹은 나일론이 보통이며 이 봉합법의 단점은 매듭 근처에 창상동wound sinuses이 발생하기 쉽다는 것이며 이것은 매듭을 복막 안으로 묻어버리면 감소시킬 수 있다. 최근에는 덱손이나 폴리디옥산 봉합사를 사용하는데 이들은 수주 후에 흡수된다. 스테인리스 철선이나 나일론, 덱손 등으로 봉합한 창상을 추적한 결과 창상파열의 빈도에는 차이가 없었다.

수직절개에서는 복직근 후초를 전방복막과 함께 봉합한다. 수직절개의 제2층의 봉합을 위해서는 복직근 전초를 비흡수성 봉합사인 프롤렌이나 나일론으로 연속봉합한다.

### 1) 패혈증이 있는 경우의 창상봉합

대변 복막염과 같이 과도하게 오염된 환자에서는 복강내 농양과 창상 감염의 위험도가 매우 높다. 술자에 따라서는 폴리프로필렌 메쉬를 복벽에 넣고 '지퍼'를 달아 관류와 재개복을 용이하게 하기도 한다.

특히 환자가 비만하고 장 내용물에 의하여 과도하게 오염되었을 경우에는 피부와 피하조직을 봉합하지 않고 7~8일 후에 지연봉합하는 것이 현명하다.

### 2) 창상파열

복벽치유에 가장 중요한 요소는 수술기법과 재료이지만 다른 요소도 무시할 수 없다. 장폐쇄, 복수 등으로 수술 후 지속적인 복부팽만이 있거나 만성호흡기 질환 등으로 반복되는 딸꾹질과 기침, 구토 등이 있을 경우에 복부 열개의 위험성이 있다. 창상 감염은 복부 창상파열의 주요 원인이며 특히 장피 누공이나 영양불량이 있을 경우에 흔히 동반된다. 이러한 국소적 원인 외에도 빈혈, 황달, 노령, 악성종양, 스테로이드치료, 저알부민증, 비타민 C의 결핍 등이 창상치유를 지연시킨다. 결장직장 수술이 기타의 다른 수술보다 창상파열의 위험성이 높다.

### (3) 배액관을 넣을지 여부

배액관을 복강 내에 넣는 첫째 목적은 감염된 액체나 혈액이 발생될 경우에 체외로 배액시키기 위함이다. 두 번째 목적은 문합부나 봉합부가 파열될 경우에 감염된 액체 혹은 장 내용물을 배액시켜 복막염을 방지하고 장피누공 등으로 유도하기 위함이다. 그러나 개방성 배액관은 오히려 복강 내로 세균의 유입을 조장하는 통로가 될 수 있을 뿐만 아니라 동맥이나 장 등의 여러 조직을 침식시켜 2차적 출혈이나 문합부열개를 형성할 염려도 있다.

복강내 배액관이 충수절제술이나 담낭절제술 후에 유용하다고 연구되었다. 그러나 수술 후 처음 48시간 동안에는 필요하지만 그 이후에는 오히려 창상 감염 등의 수술 후 합병증의 빈도를 증가시킨다. 배액관의 다른 합병증으로는 탈장, 누, 배액관의 소실과 꼬임, 장 손상 등이 보고되었다. 따라서 배액관을 장기간 보유하는 것은 불필요할 뿐만 아니라 위험도를 증가시킨다. 실험에 의하면 배액관을 설치한 경우 처음 24~48시간 동안만 복강내액이 다량 배액되고 이후에는 배액량이 많지 않다고 한다. 대장절제술을 시행한 후 개방성 실라스틱 배액관을 설치한 군과 배액관이 없는 군을 대상으로 전향적 실험을 시행한 결과 합병증에 있어서 별 차이가 없었다. 특히 결장 수술 후 문합부 근처에 배액관을 넣은 경우 오히려 누공의 위험이 증가할 수 있으며, 근래 초음파와 CT영상 유도에 의한 수술 후 정체성 농양의 배출이 용이하므로 불필요한 배액관 설치는 피하는 것이 바람직하다.

배액관이 필요하다고 인정되는 경우에는 반드시 실라스틱이나 PVC배액관을 이용하고 배액량이 많지 않으면 48시간 내에 제거하는 것이 권장된다.

## 2. 대장문합술의 원칙과 방법

문합 예정인 장의 양측 말단부를 적절하고 확실하게 노출시킬 수 있어야 한다. 복부의 적절한 위치에 절개가 이루어지고 장을 잘 박리 유동시켜야 한다. 문합이 여의치 않을 경우에는 무리하지 말고 다른 대체 방법을 강구해야 한다.

문합이 치유되기 위해서는 충분한 혈액공급이 필수적이다. 장 말단부가 분홍색이고 정맥출혈이 검지 않아야 한다. 박리가 충분하여 문합부와 혈액공급에 긴장이 없어야 하며 문합부 봉합을 너무 촘촘하고 견인력이 강하게 하면 혈류공급에 지장을 초래하여 조직의 괴사가 초래될 수 있으므로 주의가 필요하다.

적절한 원칙이 지켜진다면 문합부 합병증은 문합의 종류, 즉 1층 봉합 혹은 2층 봉합, 단속문합 혹은 연속문합, 용수문합 혹은 기계문합에 따른 큰 차이는 없다.

### (1) 용수문합

홀스테드가 점막하층이 가장 강한 층이라는 것을 언급한 이래 감비 등은 이러한 원칙을 이용하여 문합을 시행

하고 결과를 보고하였다. 스테이플러가 보편화되면서 1
층 혹은 2층 문합 그리고 적절한 봉합사에 대해서는 논란
이 많다. 이론적으로 2층 문합인 경우에는 허혈의 위험성
이 있고 조직괴사와 함께 장 구경이 좁아진다. 그러나 1
층 문합이 2층 문합에 비하여 우수하다는 일관된 자료는
없다. 또한 1층 문합기법이 2층 문합과 대등한 밀봉효과
가 있다는 것이 실험적으로 밝혀졌다. 1층 문합에서는 2
층 봉합보다 조직을 덜 내번시키므로 문합구경이 보다 크
고 문합부에 공급하는 혈류차단도 감소한다. 2층 봉합 시
에 조직의 괴사, 염증반응, 허혈이 1층 봉합보다 더 많다.
　단속봉합은 연속봉합에 비해 매듭마다 긴장도가 다르
고 괴사조직이 더 많을 수가 있으며 문합부의 밀봉효과도

떨어진다. 연속봉합인 경우에는 문합부위가 늘어나지 못
하여 좁아질 가능성이 있으나 연속봉합에 약간의 여유를
두거나 혹은 문합부를 4~6으로 나누어서 시행하면 오히
려 효과적으로 문합부가 팽창된다.
　봉합사의 선택이 문합부의 치유에 영향을 줄 수 있다.
봉합사는 2층 문합인 경우에는 내층은 흡수성 봉합사로
외층은 비흡수성 봉합사를 이용한다. 흡수성 봉합사로는
크롬화 장선이 보편화되어 있으나 술자에 따라서는 덱손
이나 바이크릴을 선호하기도 한다. 바이크릴을 사용할 경
우에는 조직이 절단되는 것을 방지하기 위하여 액체파라
핀 등으로 윤활시키는 것이 좋다. 비흡수성 봉합사로는
실크, 린넨, 폴리프로필렌, 합성 폴리에스테르 등이 있다.

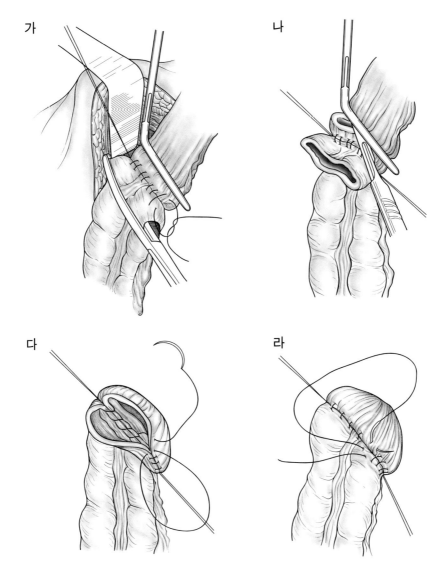

그림 4-5. 2층 단-단문합기법　**가.** 장의 장막과 근육을 포함하여 람베르트봉합을 시행하는데 이 층은 후에 뒷면의 외측봉합이 된다. **나.** 수술칼을 이용하여 장을 자르는데 이때 압궤 겸자도 함께 나가게 된다. **다.** 연속적으로 내벽을 봉합한다. **라.** 전벽의 외측봉합을 람베르트봉합을 이용하여 시행한다.

나일론이나 폴리프로필렌, 와이어 등의 모노필라멘트의 장점은 조직반응이 적다는 것이다. 성인의 장문합을 위해서는 3-0 혹은 4-0 크기의 봉합사와 장침이 이용된다. 단일봉합사로 연속봉합하면 문합부 긴장이 균등하게 분산되어 효과적이다.

결장직장 용수문합의 구체적 기법들을 기술하면 다음과 같다.

### 1) 단-단문합술

#### ① 2층기법(그림 4-5)

장의 절단된 말단부를 압궤 겸자로 잡는다. 압궤 겸자로부터 5~10cm 떨어진 부위에 가벼운 폐쇄겸자로 잡는데 이때 장간막을 폐쇄시키지 않도록 주의한다. 후방 외층을 봉합함으로써 문합을 시작한다. 실크나 린넨 등의 비흡수성 봉합사로 단속봉합을 시행한다. 근래에는 바이크릴이나 피.디.에스를 이용하기도 한다. 장간막측과 장간막 반대측에 봉합사를 충분히 길이가 길게 걸어놓고, 혈관겸자로 문합 예정부위를 잡고 압궤된 부분과 남는 부분을 잘라낸다. 양측의 개방된 장을 소독액으로 잘 씻어낸다. 문합 예정인 장 끝을 지혈하고 내층을 장선이나 바이크릴로 전층을 봉합해나간다. 봉합사가 잘 통과될 수 있도록 봉합사에 왁스를 바르는 것이 좋다. 이러한 봉합은 장간막 반대편에서 시작하고 매듭은 장막측에 위치하게 한다. 후방층은 전층을 포함한 충첩*over-and-over*연속봉합으로 시행하고 장간막 코너에 도달하면 코넬방법*loop on mucosa*을 이용하여 전방층의 내번봉합을 실시한다. 전방층도 충첩 연속봉합할 수도 있는데 이 경우에는 양측에 바늘이 달린 봉합사를 이용하며 문합 시작을 후방층 중앙에서 시작한다. 전방층 외층은 후방과 마찬가지로 비흡수성 봉합사를 이용하여 봉합한다.

#### ② 단층전층문합기법

비흡수성 봉합사로 단속봉합을 적용한다. 문합은 후방층에 전층봉합으로 시작되며 장벽의 모든 층을 관통하는 직각봉합 혹은 직각 석상*vertical mattress*봉합을 시행한다. 각 봉합을 길게 늘어뜨려 봉합이 어느 정도 되었을 때에 결찰을 시행한다. 외번을 방지하기 위하여 각각의 봉합들은 작고 비교적 촘촘하게 한다. 전방층은 단속적으로 전층을 관통하는 봉합을 하거나 점막측에서 매듭이 이루어지게 하는 직각석상코넬봉합을 하기도 한다. 외측과 내측의 봉합을 번갈아서 하는 것이 편리하다. 최종적으로 점검해보고 결손이 있으면 추가봉합으로 보강한다. 봉합사

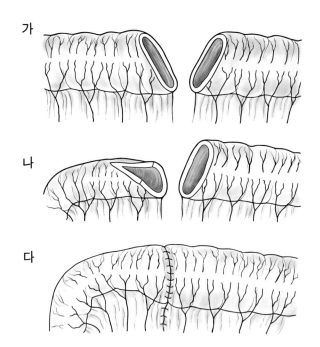

그림4-6. 소장과 대장의 구경을 맞추기 위한 조작작업

로서는 4-0 폴리프로필렌을 이용했으나 최근에는 일반적으로 흡수성 봉합사인 4-0 막손을 이용한다.

#### ③ 단층점막외문합

점막하 말단동맥의 감돈을 막기 위해 점막을 제외하고 직각 단속문합기법을 이용하는 경우가 증가한다. 이 경우에 내번이 훌륭하게 이루어진다. 너무 심하게 조이지만 않으면 피.디.에스를 이용하여 연속봉합으로 같은 기법을 적용할 수도 있다. 양측 구경의 크기에 차이가 있는 경우는 작은 구경을 장간막 반대측에 1~2cm 경사지게 절개함으로써 구경을 크게 할 수 있다(그림 4-6).

#### ④ 연속봉합을 이용한 단층문합기법

최근에 널리 쓰이기 시작한 방법으로 문합될 양측 장을 장겸자로 잡고 문합할 부위를 1~2cm가량 노출되게 한다. 실 양쪽 끝에 바늘이 각각 달린 4-0 막손 봉합사로 문합을 시작한다. 장간막측에서 첫 매듭을 장막 밖에서 만든다. 대략 5mm의 깊이로 연속봉합을 장막 밖에서 시작하여 계속 장간막측을 향하여 계속한다. 5mm의 깊이는 장막, 근층, 점막하층을 포함하고 점막층의 일부를 약간 포함하는 정도의 두께이다. 봉합과 봉합과의 간격을 역시 5mm로 하여 연속봉합을 계속해 장간막 반대측 중앙에 다다르면 아직도 장간막측의 매듭에 있는 실의 바늘로 앞서와 같은 요령으로 연속봉합을 시행하여 반대측 중앙에 다다른다. 장간막 반대측 중앙에서 만난 양측 실을 외과

봉합하고 다시 여러 번 결찰하면 단층문합이 완성된다. 이러한 기법은 하부직장을 제외하고는 소장과 결장에도 적용할 수 있다.

### 2) 단-측문합술

우반결장절제술 후 회장-결장문합술, 회장-직장문합술, 회장-에스결장문합술 등에 이용된다. 결장 끝부분은 용수봉합 혹은 스테이플봉합으로서 폐쇄한다. 대부분의 경우에는 2층 내번봉합을 시행한다.

압궤 겸자로 결장 끝을 잡고 장간막 반대편에서 크로믹 장선이나 바이크릴로 모든 층을 포함하여 봉합하고 결찰한다. 장간막측으로 압궤 겸자 직하부위를 통과하는 연속 수평석상봉합을 시행해나간다. 끝에서 결찰하고 잉여조직을 절제하고 압궤 겸자를 제거한다. 장간막측에서 결찰하고 연속중첩봉합하면서 장간막 반대측으로 되돌아간다. 외층봉합은 단속 장막근층 렘버트봉합을 바이크릴이나 비흡수성 봉합으로 시행한다. 이렇게 함으로써 말단부분을 결장구경 내로 완전하게 내번시킨다.

이렇게 형성된 결장의 절단부에서 2~3cm 거리를 두고 결장뉴를 따라서 종축으로 절개를 넣어 문합 예정인 회장과 맞도록 한다. 회장의 말단부를 1층 혹은 2층으로 결장과 단-측문합술을 시행한다.

### 3) 측-측문합술

회장결장 혹은 회장직장문합술 시에 흔히 이용되는데 단-단문합술보다 좀 더 많은 장을 사용하게 된다.

### (2) 스테이플링기법

3가지 형태의 스테이플링이 결장직장 수술에 이용되는데 선형 스테이플(TA 혹은 RL), 선형절단 스테이플(GIA 혹은 PLC), 원형문합 스테이플(EEA 혹은 ILS 변형) 등이 대표적으로 상용되고 있다.

### 1) 선형 스테이플

TA기구나 RL모형은 장관의 말단부를 폐쇄하고 밀봉하기 위한 기구이다. 장을 2열의 스테이플로 밀폐하나 절단하지는 않는다. 스테이플러를 발사하게 되면 U모형의 스테이플이 압착되어 B가 누운 모형이 된다. B가 누운 모형이 되므로 혈관이 완전히 차단되지 않고 어느 정도 혈류를 허용하므로 괴사가 방지된다. 따라서 조직의 가장자리가 단단하게 부착되나 용수봉합만큼 지혈을 하지 못해 스테이플러 사이로 출혈이 생길 수 있다. 출혈이 있을 경우에는 가볍게 전기소작하면 된다. 스테이플러 턱의 길이

에 따라 30, 55, 90mm의 3가지로 구분되고 스테이플의 크기는 3.5mm, 4.8mm의 2가지가 있다. 선형 스테이플은 장을 횡으로 절단 스텀프를 만들 경우, 즉 하트만 수술이나 저위전방절제술에서 원형 스테이플 기구와 함께 이용된다.

### 2) 선형절단 스테이플

선형절단 스테이플은 제조회사에 따라서 위장관문합 스테이플(GIA) 혹은 인접 선형절단 스테이플(PLC)로 명명된다.

스테이플이 4열로 배열되어 있으며 가운데 칼날이 있어 양측에 2열씩으로 배분할 수 있으므로 장이나 기관 등을 둘로 나눌 경우에 사용된다. 50, 70, 90mm의 여러 가지 크기가 있다. 장에 적용시키면 내용물의 누출 없이 깨끗하고 꼼꼼하게 장을 자를 수 있다. 선형 스테이플과 함께 사용되면 구경이 큰 문합을 만들 수도 있고, 회장 혹은 결장 저장낭을 만드는 데 이용된다.

### 3) 단-단 원형문합 스테이플

단-단 원형문합 스테이플은 직장암과 궤양성 대장염 시에 대장절제술을 획기적으로 개선하여 괄약근보존술식을 보다 용이하게 하였다. 이러한 기구의 사용으로 초저위전방절제술 등의 어려운 많은 수술이 가능하게 되었다. 단단문합 스테이플(EEA 혹은 CEEA), 장강내 스테이플, 머리분리형 원형스테이플 등으로 상용화되어 있으며 그림과 같이 두 부분으로 구성되어 있다(그림 4-7). 스테이플을 포함한 카트리지 혹은 어깨 부분과 머리 부분으로 되어 있고 돌리게 되어 있는 바퀴 혹은 손잡이 부분이 있어서 시계 방향으로 돌리면 머리와 카트리지 부분이 근접하게 된다. 장을 문합함에 있어서는 양측에 쌈지봉합을 하고 근위부 장의 구경에 스테이플의 머리 부분을 넣고 항문을 통하여 근위부로 카트리지 부분을 통과시켜 쌈지봉합을 각각 결찰한 다음에 시계 방향으로 손잡이를 돌리고 양측이 적당하게 맞물려 있는가를 확인하고 발사한다. 발사하면 둥근 칼이 내번된 장의 끝을 자르게 된다. 발사 후에 기구를 풀어서 양측조직이 끊김이 없는 온전한 '도넛' 모양이 되었는지 확인한다.

저위전방절제술에 단-단 원형 스테이플과 선형 스테이플의 2개의 스테이플 방법을 이용하기도 한다. 직장의 하단부를 선형 스테이플로서 밀봉처리하고 단-단 원형 스테이플을 스파이크가 부착된 상태로 항문을 통하여 잔여 직장으로 밀어 넣은 후에 스파이크가 직장밀봉부를

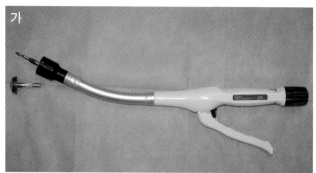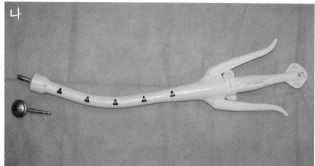

그림4-7. 단-단 원형문합 스테이플

통해 뚫고 나오게 한다. 그다음 스파이크를 제거하고 이미 쌈지봉합된 근위부 머리와 카트리지 부분을 연결시키고 손잡이를 돌려 각각을 근접시킨 후 발사한다. 원형 스테이플 구경의 크기에 따라서 25, 28, 29, 31, 33mm로 다양하다.

그러나 문합될 장조직이 염증이 심하거나 부종 등으로 두꺼워져 있을 경우에는 장조직이 절단 혹은 파열되므로 위험할 수 있다. 이 경우 타이어 천공에서 사용하는 방식의 누출검사 후 새어나오거나 취약한 부위는 반드시 용수전층봉합으로 보강해준다.

### (3) 용수문합과 스테이플링의 비교

스테이플링의 제일 큰 장점은 비교적 시간이 절약된다는 것이다. 통계에 의하면 용수문합에 비하여 8~7분이 덜 걸린다고 한다. 특히 하부 직장의 경우에는 용수문합이 기술적으로 어렵고 스테이플링 후에 문합부 협착이 발생되어도 손쉽게 수지확장이 가능하기 때문에 스테이플링 문합이 널리 쓰인다. 스테이플링 후의 문합부 협착은 0~36.2%로 보고하고 있다. 이러한 협착의 이유로는 문합부로의 혈액공급 차단, 스테이플링으로 인한 문합부의 압궤손상, 염증반응의 증가, 콜라겐의 과잉침착, 장점막의 교합실패, 문합부 괴사 등의 원인이 제시되었다.

### 3. 문합치료에 영향을 주는 요소

문합부의 치료에는 환자의 전신적 상태와 장의 국소적 상태가 중요하게 영향을 미친다. 문합 시의 장의 혈류상태, 긴장도, 장관의 상태, 장 끝의 상태, 문합방법뿐 아니라 영양불량, 당뇨병, 방사선조사, 쇼크, 심한 출혈, 면역억제 상태 등이 문합부의 치유에 영향을 미칠 수 있다. 심

한 영양불량은 결장문합 시에 콜라겐 합성을 감소시켜 장력을 감소시킨다고 알려져 있다. 출혈이 과도하면 혈액량이 부족하여 조직에 괴사가 일어날 수 있다. 개를 이용한 실험에 의하면 혈액이 10% 감소된 결과, 결장혈액은 28% 감소했다고 한다. 혈액이 소실되면 수혈이 필요하고 수혈로 인하여 면역기능이 감소되어 문합치유에 영향을 줄 수 있다. 그 외에도 만성 폐쇄성 폐질환, 복막염, 장폐쇄, 영양불량, 스테로이드 사용 등이 문합부의 치유를 지연시킬 수 있다.

## V 대장 수술 후 생길 수 있는 합병증

### 1. 문합부 합병증

문합부 합병증은 대장직장 수술의 가장 두려운 합병증 중의 하나이다. 문합부 합병증은 흔히 기술적 원인(허혈, 긴장, 잘못된 술기, 스테이플 오작동)이나 국소적 패혈증, 영양불량, 면역억제 상태, 심한 비만, 방사선 조사 등의 기존상태와 관계된다. 문합부의 혈류공급을 원활히 하고 문합부 긴장을 완화하여 문합부 누출을 최소화하려는 노력이 필요하다.

### (1) 문합부 출혈

문합부 출혈은 흔하고 그 정도가 다양하다. 대부분의 경우에 출혈은 소량이고 수술 후 첫 배변 시에 흑변을 보게 된다. 드물게 수혈이 필요하거나 적극적인 처치가 필요한 다량의 출혈이 발생한다.

출혈은 자동문합기를 이용한 문합이나 용수문합 후에 모두 발생할 수 있으나 자동문합기를 이용한 경우에 보다

흔하다. 출혈은 대부분 저절로 멈추거나 보존적 방법과 기저 지혈문제를 해결하여 치료할 수 있다. 그러나 출혈이 심한 경우에는 내시경을 이용하여 지혈하거나 혈관조영술을 이용할 수 있지만 문합부의 안전성에 해를 끼칠 수 있어 신중히 결정해야 한다.

### (2) 문합부 누출

문합부 누출의 빈도는 문합부 합병증과 관계된 여러 요소와 문합의 종류에 따라 다르다. 소장과 대장 간의 문합인 경우에 가장 빈도가 낮고(1~3%) 대장항문문합인 경우에 가장 빈도가 높다(10~20%).

장문합 수술 후에 패혈증이 발생되면 문합부 누출의 가능성을 의심해야 한다. 누출의 원인은 다양하다. 적당하지 못한 수술수기, 봉합부위의 허혈, 장이나 장간막이 충분한 여유가 없이 긴장되게 봉합되었을 경우, 문합부 자체 혹은 근처에 제거되지 못한 감염원이 있을 경우, 문합부 원위부 장의 폐쇄 등이 직접적인 원인이 될 수 있다. 80세 이상의 고령, 빈혈, 영양불량, 장기간 동안 스테로이드 등의 복용으로 인한 면역저하 상태, 문합될 장의 부종, 방사선치료, 염증성 장질환, 결핵 등에서도 문합부 부전이 많다.

#### 1) 문합부 누출의 증상과 진단

문합부 누출은 주로 수술 후 7일 이내에 발생한다. 미열, 상처, 배액관을 통한 대변 누출, 광범위한 복막염 등 다양한 증상이 나타날 수 있다. 문합부 누출이 의심될 경우, 단순복부촬영이나 흉부촬영을 시행하여 장외 가스를 확인하거나, 전산화단층촬영이나 수용성 조영제를 이용한 촬영이 도움이 될 수 있다.

조영제 등을 이용한 방사선학적으로 관찰된 누출보다도 임상적으로 문제가 되는 누출은 훨씬 적다. 결장문합이 누출되어도 대망이나 소장 등으로 누출부위가 밀폐되는 경우에는 원인불명의 발열, 복통, 복부팽만 등의 증상으로 진단이 늦어진다. 직장문합의 경우 배액관이 있으면 배액관의 내용물로 판단할 수 있어 비교적 진단이 용이하다. 시간이 경과됨에 따라 백혈구 수의 증가, 장폐쇄 등의 증상이 좋아지지 않고 패혈증으로 진행된다. 이러한 경우에 전산화단층촬영을 시행하면 복강내 농양 등이 진단될 수 있으며 가스트로그라핀 관장 등으로 문합부위를 조영검사하면 문합부 누출, 장피 누공 등이 진단된다. 누출이 국소적으로 제한되지 못하면 복강 전체를 오염시켜 범발성 분변성 복막염이 되어 사망률이 높아진다. 조기에 적극적으로 치료해야 사망률과 이환율을 감소시킬 수 있다.

#### 2) 문합부 누출의 치료

문합부 누출이 확인되면 환자의 상태에 따라 치료를 결정한다. 증상이 경미하고 수용성 조영제검사로만 누출이 확인될 경우 또는 농양이 복강 내에 한정되어 있고 그 크기가 작은 경우는 항생제와 금식으로 호전될 수 있다. 누출로 인해 형성된 농양이 큰 경우에는 전산화단층촬영이나 초음파 유도하에 배농을 시도할 수 있다. 수술 직후에 발견되었다면 문합부위의 보강봉합을 시행할 수 있으나 7일 정도의 시간이 경과한 경우에는 문합부 누출의 원인이 주로 혈액공급의 부족으로 인한 것이므로 문합부를 보강하는 것은 바람직하지 않다. 대변이 문합부를 통과하지 않도록 근위부에 루프형 회장조루술 혹은 결장조루술을 실시하고 동시에 문합부주변을 통과하는 배액관을 설치할 수 있다. 문합부의 염증과 허혈로 인한 반흔으로 문합부 협착이 예상되므로 문합부 확장이 필요할 수도 있다.

범발성 복막염이 발생한 경우에는 수액을 공급하여 탈수를 교정하고 광범위 항생제를 정맥으로 투여함과 함께 즉각적인 응급수술을 시행해야 한다. 복막염이 문합부 누출 때문인 것이 확인되면 문합부위를 절제한다. 문합부위를 절제하지 않고 다시 문합하는 것은 매우 위험하다. 문합부로의 변의 흐름을 차단하기 위해 루프형 회장조루술 혹은 결장조루술 등을 시행하고 원위부 장은 밀봉을 하거나 점액루를 조성한다. 직장인 경우에는 스테이플을 이용하여 직장을 밀봉할 수 있으나 너무 조직의 염증과 부종이 심하여 스테이플 적용이 어려운 경우에는 나머지 직장을 개방한 상태로 배액관을 설치한다.

### (3) 누공

문합부 누출은 피부, 질, 남성 비뇨생식기, 천골전방공간으로 누공을 형성할 수 있다. 대장피부 누공은 대부분 금식과 TPN을 보합한 보존적 방법으로 막히는 경우가 빈번하다. 만일 배농이 지속된다면 3~6개월 후에 누공을 제거하고 문합부를 재형성하는 재수술을 시행해야 한다. 대장질 누공은 저절로 폐쇄되는 경우가 드물다. 질을 통해 다량 배농이 된다면 근위부 장루 형성이 필요하다. 6~12주 기다린 후 재수술이 필요하다. 점막피판을 이용한 국소적 봉합이나 전진피판법, 재항문대장문합술 시행, 1차 또는 지연봉합을 시행할 수 있다.

만성 천골전방 농양이나 동은 문합부가 후방으로 누출된 경우에 발생할 수 있다. 환자들은 모호한 골반둔통, 빈변, 열, 급박변, 출혈 등을 호소할 수 있다. 문합부 부전을 자세히 관찰한 후 부드럽게 소파술을 시행하여 육아조직을 제거하고 농양을 배농되게 한 후 2차 치유를 시도할 수 있다.

### (4) 문합부 협착

문합부 협착은 문합부 누출이나 허혈의 결과이다. 대부분 수술 후 2～12개월에 변비나 배변 장애의 형태로 발생한다. 악성종양에 대한 수술이 1차 수술인 경우 반드시 재발을 염두에 두고 검사해야 한다. 문합부 협착은 대개 수지 확장이나 내시경적 풍선 확장술을 시도해볼 수 있으나 이 방법이 어려울 경우 영구적 장루가 필요하다.

## 2. 수술 후 복강내 패혈증

대장 수술 후 발열이 있으면 항상 복강내 감염을 감별 진단해야만 한다. 수술 창상이 회복되지 못했으므로 복부에 대한 이학적 검사가 어렵고 전통적인 임상병리검사도 감별진단에 도움이 되지 못할 경우가 많다. 중환자실에서 인공호흡기를 부착할 경우에는 특히 진단이 어려우며 이런 경우에 전산화단층촬영검사가 도움이 되는 경우가 많지만 시기에 따라서 유용성이 다르다. 복강내 농양이 있으면 강력한 광범위 항생제를 투여하고 중환자 감시를 철저하게 하여 조기에 치료를 시작해야만 사망률을 낮춘다. 특히 고위험 환자에서는 조기에 수술 필요 여부를 결정하여 신속하게 시행한다. 수술 시에는 배농, 괴사조직의 제거, 근위부 장의 조루술 등을 시행하고 되도록 여타의 장에 손상을 최소화하여 안전을 제일로 한다.

한편 수술 등의 과거력이 없이도 복강내 농양을 형성하는 질환은 크론병, 게실염, 암 등이 있다. 게실염에서는 농양을 배액시키면 패혈증이 소실될 수 있으나 나머지 두 질환에서는 그렇지 못하다. 게실염인 경우에는 비수술적 치료법을 시도해볼 수 있으나 환자 상태의 악화가 예상되면 즉각 수술을 시행한다. 수술적 치료로는 병소가 되는 결장을 제거하고 상황에 따라서 재문합을 시도하기도 하며 근위부 장에 장루 조성을 시행하기도 한다.

## 3. 비장 손상

미국 내의 비장절제술을 조사한 바에 의하면 수술 중 비장을 손상시켜 결과적으로 비장절제술을 시행한 예가 전체 비장절제술의 20～40%나 된다고 하는 보고들이 있다. 대장직장 수술뿐 아니라 비장을 가동시키는 수술에서 비장 손상이 발생할 수 있다. 정상적인 비장인대, 즉 비-위, 비-결장, 횡경막-비, 횡경막-결장 인대들이 찢어지거나 대망을 잡아당김으로써 비장피막이 떨어져 나간다.

## 4. 배뇨기능 장애

이론적으로 직장암 수술 시에 림프곽청술은 방광과 성기능에 해로운 영향을 준다. 방광과 성기관은 골반자율신경의 지배를 받는다. 그러므로 이들 신경을 온전히 보존하는 것이 방광과 성기능을 유지하는 가장 좋은 방법이다. 불행하게도 하복신경총은 직장 장간막하에 바로 위치하여 직장을 천골로부터 박리하는 과정에서 손상받게 되어 있다. 골반신경총도 내장골혈관의 바로 내측에 위치하여 신경총을 경유하지 않고는 내장골 림프절을 완전하게 제거하기 힘들다.

그러나 골반신경총, 특히 S4골반신경을 선택적으로 보존함으로써 방광기능을 유지하고, 경우에 따라서는 성기능 보존이 가능하다. 그러나 종양의 제거가 우선이고 신경의 보존은 다음이 되어야 한다. 직장암의 크기가 작고 좌우 한쪽으로 치우쳐 있을 경우에는 나머지측의 직장주위조직을 보존하면 기능이 유지된다.

배뇨기능 장애는 직장암 수술 후 흔한 합병증이다. 주로 남자에서 발생하며 전립선 비대증이 동반되어 있는 경우가 많다. 진단기준에 따라 그리고 보고자에 따라 빈도의 차이를 보이는데 국내 연구에서는 10.8～58.5%까지 보고하고 있다. 대부분은 수술 후 일시적인 소변 정체인데, 직장암 수술 후 소변 정체가 발생할 경우 수일 또는 수주 동안 도뇨관 삽입이 필요할 수 있고, 이런 조치로 대부분 호전될 수 있다. 골반내 자율신경을 확인하고 보존하거나 일부의 신경만이 보존된 환자들은 대부분 빠른 시간 내에 회복하며, 대개 3～6개월 내에 저절로 호전된다.

| 표 4-6 | 60세 이하의 남성에서 직장암 수술 후 1년간의 성기능의 회복 | | | |

| 신경총 보존정도 | 발기 | | 사정 | |
|---|---|---|---|---|
| | 가능 | 불가 | 가능 | 불가 |
| 완전보존 | 8 | 2 | 6 | 4 |
| 부분적 보존 | 4 | 14 | 0 | 18 |
| 완전절단 | 0 | 11 | 0 | 11 |
| 총계 | 12 | 27 | 6 | 33 |

일본국립암센터 자료

## 5. 성기능 장애

직장암 수술 후 남성 성기능 장애는 잘 알려져 있는 합병증이다. 남성에서 발기로 대표되는 성기능의 회복은 방광기능의 회복보다도 더더서 부교감신경의 완전한 보존이 되어야 가능하다(표 4-6).

부교감신경은 S2-S4에서 나와 교감신경과 만나 골반신경총을 형성하는데, 이 신경은 방광배뇨근을 지배하며 발기에 관여한다. 이 신경은 특히 직장과 정낭 사이를 박리할 때와 외측 인대를 결찰할 때 손상받는 경우가 많아 주의가 요구된다. 발기 장애는 10.4~19.1%, 사정 장애는 13.2~39.3%까지 보고되고 있는데, 이 등은 64.3%까지 성기능 장애 빈도를 보고하고 있어 보고자에 따라 차이가 크다. 이렇게 연구자 간에 빈도 차이가 큰 이유로는 연구에서 사용되는 성기능 장애의 정의, 추적기간, 환자의 나이, 수술 전 성기능 상태, 수술 후 환자의 정신상태가 미치는 영향 등이 다르기 때문이다.

직장암 수술 후 여성에서 나타나는 성기능 장애는 잘 알려져 있지 않다. 연구에 제한이 있지만 빈도는 10~20%로 알려져 있고, 성욕 감퇴와 성 만족도의 소실, 성교 불쾌증 등이 흔한 증상이다.

## 6. 요도와 요관 손상

직장 수술, 특히 직장암 수술 과정에서 하장간막동맥의 근위부를 결찰할 때, 천골곶부위를 박리해 들어갈 때, 골반부에서 직장을 박리할 때, 직장과 정낭 사이를 박리할 때 요관 손상이 발생할 수 있는 위험성이 높다. 복회음절제술을 시행할 경우, 회음부절제를 진행할 때 막성요도 또는 전립선요도와 너무 밀착해서 박리하면 요도가 손상될 수 있다. 수술 중 발생하는 요관과 요도 손상은 수술 중 발견하여 즉시 교정해야 한다. 요도 손상의 경우 손상 부위가 작을 때는 복구가 가능하지만 손상이 큰 경우에는 요루를 조성하고 지연성 치유가 필요하다.

## 7. 배변 장애와 변실금

직장 수술 후 삶의 질을 높이기 위한 노력과 함께, 자동봉합기의 발견으로 하부 직장에 위치한 종양에서도 괄약근보존술식이 가능하게 되었다. 또한 수술 전 항암방사선치료의 적용으로 괄약근보존술식의 적용범위가 더욱 넓어지면서 괄약근보존술 후 배변기능에 대한 관심이 더욱 높아지게 되었다. 직장절제술 후 변실금 또는 배변 장애는 15~50%에서 발생하는 것으로 알려져 있으며, 변실금이나 배변 장애의 기준이 달라 빈도가 다양하게 보고되는 것으로 생각된다. 저위전방절제술 환자에서 변실금의 발생과 관련이 있는 요인으로는 항문 끝에서부터 문합부까지의 거리와 문합 후에 새로 생긴 직장의 용적, 안정 시 항문압의 감소, 직장감각의 소실 등이 보고되고 있으나, 관련요인에 대해서도 연구자 사이의 이견이 많다. 저위전방절제술 후 발생한 배변장애나 변실금은 대부분 시간이 경과하면서 증세가 호전된다.

## 8. 결장루 관련 합병증

복회음절제술을 시행한 경우 결장루와 관계된 합병증이 발생할 수 있다. 흔한 초기 합병증으로는 장루의 누출, 피부 자극, 장루주위 피부염, 과다배출, 허혈 등을 들 수 있으며, 후기에는 장루 협착, 장루주위 탈장, 장루탈출 등을 들 수 있다. 초기 합병증 중 과다배출상태는 결장루보다는 회장루에서 흔히 발생한다. 장루를 형성한 직후 부종이나 정맥울혈은 흔히 발생한다. 이는 장이 복벽을 통과할 때 작은 장간막정맥들이 압박되어 발생하는데 흔히 치료하지 않아도 저절로 호전된다. 그러나 허혈은 이와는 달리 장간막의 긴장이나 과도한 장간막 박리가 원인이 되며, 심각한 합병증으로 결장루의 1~10%에서 발생한다. 근막수준에서 장루가 건강한지를 확인하는 것이 중요하며 근막수준에서 장루가 건강할 경우 보존적 치료를 하면서 관찰할 수 있다. 그러나 근막수준에서 장루의 점막이 생존하지 않는다면 괴사로 진행될 수 있어, 즉시 개복해 장루를 다시 형성해야 한다.

## 9. 염증성 장질환의 혈전과 색전증

저자에 따라 다양하나 1~7%의 빈도로 관찰되며 일단 폐의 색전증이 발생되면 25%에서 사망하므로 염증성 장질환에서는 매우 심각한 합병증이다. 한 연구에서는 궤양성 대장염 환자의 사망원인 중 복막염(38%), 악성종양(12%)에 이어 폐색전증(9%)이 3번째의 빈도라고 보고했다. 동맥이나 정맥에 모두 발생할 수 있으며 폐 이외에도 뇌, 망막, 장간막, 피부, 심부정맥 등에서 색전이 발생된다. 염증성 장질환에서 혈전증이 발생하는 기전은 분명하지 않다. 대부분의 연구자들은 염증성 장질환이 악화됨에 따라서 혈소판 증가, 응고인자 V · VIII, 피브리노겐이 증가되고 항트롬빈이 감소되어 과응고성 상태가 되는 것이 원인이라고 생각된다. 반면에 비활동성 염증성 장질환에서는 응고 이상이 발견되지 않는다.

### 참고문헌

김남규, 안태완, 박재균, 이강영, 이웅희, 손승국 등. 남성 직장암 환자에서 전직장간막절제술 및 골반자율신경 보존술 후 배뇨 및 성기능에 대한 평가. 대한대장항문학회지 2002;18:287-293.

박인자, 김희철, 유창식, 김진천. 대장암 수술 후 조기 합병증. 대한대장항문학회지 2005;21:213-219.

백세진, 최동진, 김진, 우시욱, 민병욱, 김선한 등. 복강경 결직장 수술 전 장준비: 경구 기계적 장세척군과 단순관장군의 전향적 비교연구. 대한대장항문학회지 2009;25:294-299.

심규학, 문철, 유희. 복회음절제술 후 발생한 소장폐쇄증. 대한대장항문학회지 1992;8:129-135.

윤석준, 김진수, 민병소, 김남규, 백승혁, 이강영 등. 직장암의 저위전방 절제술 후 문합부 누출의 위험인자에 대한 분석. 대한대장항문학회지 2007;23:365-373

윤성현, 강중구. 선택 대장절제술에서 Polyethylene Glycol과 Sodium Phosphate의 장세정 효과에 대한 전향적 비교 연구. 대한대장항문학회지 2004;20:27-31.

이봉화, 전시열, 이찬영. 대수술 환자에서 수술 후 영양지지요법들에 의한 Prognostic Nutritional Index의 변화. 대한외과학회지 1988;34:657-668.

이해완, 박재갑, 홍성국. 직장암에 대한 복회음절제술 시행 후 발생하는 배뇨기능 및 성기능 장애. 대한암학회지 1989;21:129-134.

정상훈, 유창식, 최평화, 김대동, 홍동현, 김희철 등. 직장암 수술 후 문합부 누출의 위험인자와 예후에 미치는 영향. 대한대장항문학회지 2006;22:371-379.

정희원, 김진천, 김병식, 유창식, 최기영, 박건춘. 대장수술 시 술 전 관장처치에 관한 비교연구: 생리식염수와 Polyethylene Glycol의 비교. 대한대장항문학회지 1994;10:333-340.

최규석, 전수한. EEA스테이플러를 이용한 직장문합. 대한외과학회지 1989;39:247-252.

최종구, 김정용, 임경준. 양성 항문직장 수술 후 요정체에 대한 임

상적 고찰 및 부교감성 약제의 임상적 효과. 대한대장항문병학회지 1992;8:269-276.

황상일, 김홍대, 한원곤. 문합부 누출 후 시행된 경피적배액술의 결과에 대한 분석. 대한대장항문학회지 2008;24:260-264.

Adams WJ, Meagher AP, Luwovsky DZ, King DW. Bisacodyl reduces the volume of polyethylene glycol solution required for bowel preparation. Dis Colon Rectum 1994;37:229-234.

Bailey HR, Hoff SD. The hand-sewn intestinal anastomosis. Problems in Gen Surg 1992;9:765-770.

Banerjee AK. Sexual dysfunction after surgery for rectal cancer. Lancet 1999;353:1900-1902.

Baudot P, Keighley MR, Alexander-Williams J. Perineal wound healing after proctectomy for carcinoma and inflammatory disease. Br J Surg 1980;67:275-276.

Benoist S, Panis Y, Pannegeon V, Soyer P, Watrin T, Boudiaf M, et al. Can failure of percutaneous drainage of postoperative abdominal abscess be predicted? Am J Surg 2002;184:148-153.

Blumetti J, Luu M, Sarosi G, Hartless K, McFarlin J, Parker B, et al. Surgical site infections after colorectal surgery: do risk factors vary depending on the type of infection considered? Surgery 2007;142:704-711.

Burke DJ, Alverdy JC, Aoys E, Moss G. Glutamine supplemented TPN improves gut immune function. Arch Surg 1989;124:1396-1399.

Burke P, Mealy K, Gillen P, Joyce W, Traynor O, Hyland J. Requirement for bowel preparation in colorectal surgery. Br J Surg 1994;81:907-910.

Chung RS, Hitch DC, Armstrong DN. The role of tissue ischemia in the pathogenesis of anastomotic structure. Surgery 1988;104:824-829.

Cinat ME, Wilson SE, Din AM. Determinants for successful percutaneous image-guided drainage of intra-abdominal abscess. Arch Surg 2002;137:845-849.

Cohen SM, Wexner SD, Binderow SR, Nogueras JJ, Daniel N, Ehrenpreis ED, et al. A prospective, randomized, endoscopic-blinded trial comparing precolonoscopy bowel cleansing methods. Dis Colon Rectum 1994;37:689-696.

Cohen SM, Wexner SD, Binderow SR, Nogueras JJ, Daniel N, Ehrenpreis ED, et al. Intestinal antisepsis; Rationale and results. World J Surg 1982;6:182-187.

Contant CM, Hop WC, van't Sant HP, Oostvogel HJ, Smeets HJ, Stassen LP, et al. Mechanical bowel preparation for elective colorectal surgery: a multicentre randomized trial. Lancet 2007;370:2112-2117.

Fleites RA, Marshall JB, Eckhauser ML, Mansour EG, Imbembo AL, McCullough AJ. The efficacy of polyethylene glycol-electrolyte lavage solution versus traditional mechanical bowel preparation for elective colonic surgery; A randomized, prospective, blind clinical trial. Surgery 1985;98:708-716.

Guenga KF, Matos D, Castro AA, Atallah AN, Wille-Jorgensen P. Mechanical bowel preparation for elective colorectal surgery. Cochrane Database Syst Rev 2003;2:CD001544.

Harris LJ, Moudgill N, Hager E, Abdolahi H, Goldstein S.

Incidence of anastomotic leak in patients undergoing elective colon resection without mechanical bowel preparation: our updated experience and tow-year review. Am Surg 2009;75:823-833.

Hendren SK, O'Connor BI, Liu M, Asano T, Cohen Z, Swallow CJ, et al. Prevalence of male and female sexual dysfunction is high following surgery for rectal cancer. Ann Surg 2005; 24:212-223.

Hendriks T, Mastboom WJ. Healing of experimental intestinal anastomoses: Parameters for repair. Dis Colon Rectum 1990; 33:891-901.

Hojo K, Vernava AM 3rd, Sugihara K, Katumata K. Preservation of urine-voiding and sexual function after rectal cancer surgery. Dis Colon Rectum 1991;34:532-539.

Howard DD, White CQ, Harden TR, Ellin CN. Incidence of surgical site infections postcolorectal resections without preoperative mechanical or antibiotic bowel preparation. Am Surg 2009;75:659-663.

Jensen LS, Anderson A, Fristrup SC, Holme JB, Hvid HM, Kraglund K, et al. Comparison of one dose versus three doses prophylactic antibiotics, and the influence of blood transfusion, on infectious complications in acute and elective colorectal surgery. Br J Surg 1990;77:513-518.

Kim NK, Aahn TW, Park JK, Lee KY, Lee WH, Sohn SK, et al. Assessment of sexual and voiding function after total mesorectal excision with pelvic autonomic nerve preservation in males with rectal cancer. Dis Colon Rectum 2002;45: 1178-1185.

Kim SH, Choi HJ, Park KJ, Kim JM, Kim KH, Kim MC, et al. Sutureless intestinal anastomosis with the biofregmentable anastomosis ring: experience of 632 anastomoses in a single institute. Dis Colon Rectum 2005;48:2127-2132.

Lange MM, Maas CP, Marijnen CA, Wiggers T, Rutten HJ, Kranenbarg EK, et al. Cooperative Clinical investigators of th Dutch Total Mesorectal Excision Tral. Urinary dysfunction after rectal cancer treatment is mainly caused by surgery. Br J Surg 2008;95:1020-1028.

Max E, Sweeney WB, Oommen SC, Bailey HR, Butts DR, Smith KW, et al. Single-layer continuous polypropylene intestinal anastomosis: Experience with 1000 cases. Am J Surg 1991; 162:461-467.

Mittinen R, Laitinen ST, Makela JT, Paakkonen ME. Bowel preparation with oral polyethylene glycol electrolyte solution vs. no preparation in elective open colorectal surgery; prospective randomized study. Dis Colon Rectum 2000;43: 669-677.

Moran BJ, Heald RJ. Risk factors for and management of anastomotic leakage in rectal surgery. Colorectal Dis 2001;3: 135-137.

Murray JJ, Schoetz DJ, Coller JA, Roberts PL, Veidenheimer MC. Intraoperative colonic lavage and primary anastomosis in nonelective colon resection. Dis Colon Rectum 1991;34: 527-531.

Nelson RL, Glenny AM, Song F. Antimicrobial prophylaxis for colorectal surgery. Cochrane Database Syst Rew 2009;21: CD001181

Nichols RL, Condon RE. Preoperative preparation of the colon. Surg Gynecol Obstet 1971;132:323-337.

O'Dwyer PJ, Conway W, McDermott EWM, O'Higgins NJ. Effect of mechanical preparation on anastomotic integrity following low anterior resection in dogs. Br J Surg 1989;76: 756-758.

Pollard CW, Nivatvongs S, Rojanasakul A, Ilstrup DM. Carcinoma of the rectum. Profiles of intraoperative and early postoperative complications. Dis Colon Rectum 1994;37:866-874.

Rosen L, Veidenheimer MC, Coller JA, Corman ML. Mortality, morbidity, and patterns of recurrence after abominoperineal resection for cancer of the rectum. Dis Colon Rectum 1982; 25:202-208.

Rothenberger DA, Wong WD. Abdominoperineal resection for adenocarcinoma of the low rectum. World J Surg 1992;16: 478-485

Santos JC, Batista J, Sirimarco MT, Guimaraes AS, Levy CE. Prospective randomized trial of mechanical bowel preparation in patients undergoing elective colorectal surgery. Br J Surg 1994;81:1673-1676.

Schechter S, Eisenstat TE, Oliver GC, Rubin RJ, Salvati EP. Computerized tomographic scan-guided drainage of intra-abdominal abscess. Preoperative and postoperative modalities in colon and rectal surgery. Dis Colon Rectum 1994;37: 984-988.

Schoetz DJ, Roberts OL, Murray JJ, Coller JA, Veidenheimer MC. Addition of parenteral cefoxitin to regimen of oral antibiotics for elective colorectal operations. A randomized prospective study. Ann Surg 1990;212:209-212.

Slim K, Vicaut E, Launary-Savary MV.Contant C, Chipponi J. Updated systemic review and meta-analysis of randomized clinical trals on the role of mechanical bowel preparation before colorectal surgery. Ann Surg 2009;249:203-209.

Slim K, Vicaut E, Panis Y, Chipponi J. Meta-analysis of randomized clinical trials of colorectal surgery with or without mechanical bowel preparation. Br J Surg 2004;91: 1125-1130.

Solla JA, Rothenberger DA. Preoperative bowel preparation: A study of colon and rectal surgeons. Dis Colon Rectum 1990; 33:154-159.

Song F, Glenny AM. Antibiotic prophylasxis in colorectal surgery: a systemic review of randomized controlled trials. Br J Surg 1998;85:1232-1241.

Stellato TA, Danzinger LH, Gordon N, Hau T, Hull CC, Zollinger RM Jr, et al. Antibiotics in elective colon surgery. A randomized trial of oral/systemic antibiotics for prophylaxis. Am Surg 1990;56:251-254.

Wallner C, Lange MM, Bonsing BA, Maas CP, Wallace CN, Dabhoiwala NF, et al. Causes of fecal and urinary incontinence after total mesorectal excision for rectal cancer based on cadaveric surgery: a study from the Cooperative Clinical investigators of the Dutch total mesorectal excisional study.

Weber WP, Marti WR, Zwahlen M, Misteli H, Rosenthal R, Rect

S, et al. The timing of surgical antimicrobial prophylaxis. Ann Surg 2008;247:918-926.

Wren SM, Ahmed N, Jamal A, Safadi BY. Preoperative oral antibiotics in colorectal surgery increase the rate of Clostridium difficile colitis. Arch Surg 2005;140:752-756.

Zmora O, Mahajna A, Bar-Zakai B, Rosin D, Hershko D, Shabtai M, et al. Colon and rectal surgery without mechanical bowel preparation; a randomized prospective trial. Ann Surg 2003;237:363-367.

# 05

# 치핵(치질)

이두한

항문관 내에는 점막하혈관, 평활근, 탄력 및 결합조직으로 이루어진 항문쿠션이라는 조직이 있으며, 이것은 미세한 변실금을 방지하는 데 도움을 준다(그림 5-1, 5-2, 5-3). 그러나 반복되는 배변과 힘주어 통변하는 습관 등으로 인해 복압과 분괴 등이 점막하조직을 압박·울혈시킨다. 이렇게 되면, 항문거근이 하향되고 항문주위조직이 변성되어 항문관주위조직의 탄력도가 감소하여, 치상선주위의 내층에서 분리성 종괴를 형성한다. 분괴배출 시에는 이러한 종괴의 상처로 출혈이 유발되며, 점차 하향 이동되고 커져 탈홍 증세를 보이게 된다(그림 5-4, 5-5, 5-6). 따라서

치핵의 치료는 항문직장의 해부학적 기능과 배변의 역학, 병인론 등을 이해하여, 이완된 주위조직과 분리성 종괴의 제거와 복원뿐 아니라, 배변에 관여하는 동반된 여러 인자들의 제거와 교정까지 함께 이루어져야 한다.

## Ⅰ 해부학적 기능

항문의 개구부는 전후 타원형의 모양으로 2횡지가 원

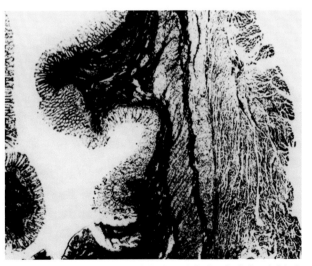

그림 5-1. 신생아 항문관의 종단면 잘 구성된 견고한 결체조직섬유가 치핵조직의 혈관을 내괄약근과 결합종근육에 지지하고 고정한다.

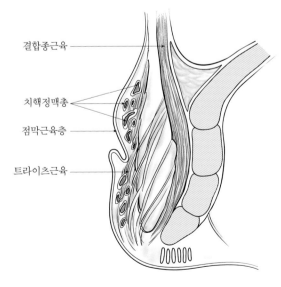

그림 5-2. 항문쿠션에서 항문관의 결합종근육에서 유래된 트라이츠근육Treitz's muscle을 보여준다.

결합종근육

치핵정맥총

점막근육층

트라이츠근육

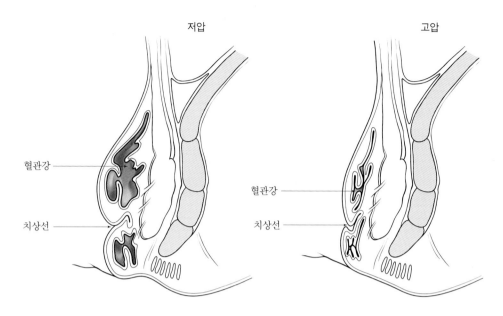

저압        고압

혈관강

치상선

혈관강

치상선

그림 5-3. 혈관강이 괄약근 이완과 확장 시에 변자제와 항문압에 관여하는 기전

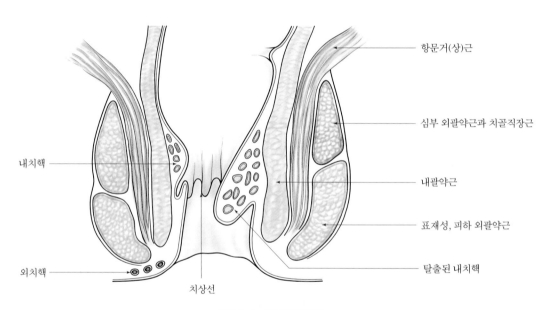

항문거(상)근

심부 외괄약근과 치골직장근

내괄약근

표재성, 피하 외괄약근

탈출된 내치핵

내치핵

외치핵

치상선

그림 5-4. 해부학적 구조

활히 유통되며, 상·중·하부 직장과 항문관은 대개 4cm 씩 4등분할 수 있다('4의 법칙'). 항문거근과 치골직장근으로 둘러싸인 하부의 직장과 상부의 항문관에는 신경말단이 많이 분포되어 있어 압력과 내용물에 대한 섬세한 분별력을 지니므로, 수술 시에 가급적 보존시켜야 한다(그림 5-7, 5-8).

항문관에서 중간부위에 위치한 치상선은 편평상피와 원주상피의 접합부로 항문판과 음와가 있으며, 항문내압이 가장 높고, 항문주위 농양과 치루의 기시점이 되기 때문에 임상적으로 매우 중요하다. 치상선보다 상방의 정맥

혈은 문맥순환으로, 림프계는 장기순환으로, 신경계는 무통성 지각섬유인 자율신경계로 지배되므로 내치핵의 경우에는 통증 없이 치료할 수 있다. 치상선보다 하방의 정맥혈과 림프계는 전신순환으로, 신경계는 동통성 지각섬유를 함유한 체성 신경계에 지배되어 동통을 수반한다(그림 5-9). 또한 치상선부위는 내괄약근과 밀착되어 점막의 하향 이동을 막아준다. 만약 배변 시에 지속되는 복압과 긴장에 의한 주위조직의 변성 등으로 인해 점막의 하향 이동이 초래되면, 치핵도 심해지고 직장중첩이나 직장류 등이 동반될 수 있다.

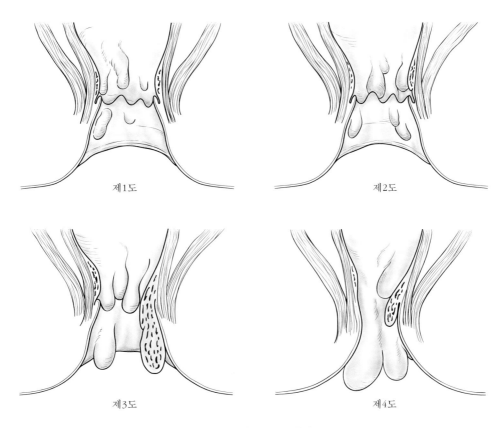

제1도 | 제2도

제3도 | 제4도

그림 5-5. 치핵의 종류 탈홍성 내치핵은 진정한 외치핵과 함께 다른 외치핵 성분의 울혈을 동반한다.

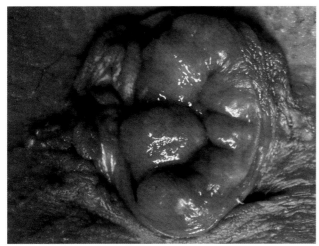 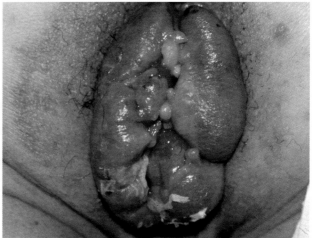

그림 5-6. 4도 치핵

항문의 괄약근 중에서 내괄약근은 직장의 환상근육이 연장되어 비후된 것이다. 이것은 지속적인 수축력으로 항문관에 25~120mmHg의 고압대를 형성하여 항문관을 닫고 있어 외괄약근과 함께 변실금을 막는 데 중요한 역할을 한다(그림 5-10). 내괄약근의 활동 증가는 치핵이나 치열을 유발하고, 선천성 거대결장처럼 내괄약근의 이완이 감소하는 경우에는 변비 성향을 나타내며 통변이 어렵

다. 치핵 환자에서는 내괄약근과 점막하층의 섬유화가 일어나는데 이때 내괄약근을 절개하면 치료에 도움이 된다. 내괄약근절개가 도움이 되는 경우는 만성 치열, 항문 협착, 고항문압 치핵, 선천성 거대결장, 만성 변비 환자에서이며, 금기인 경우는 여자에서 전방부위, 노인, 만성 설사 환자와 항문압이 낮은 경우이다(표 5-1).

외괄약근은 음부신경의 영향을 받는 횡문근으로, 내괄

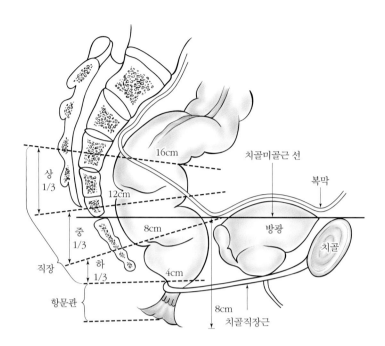

그림 5-7. 항문직장의 지표　항문관의 길이는 4cm이며, 직장의 각 1/3은 4cm로 4의 법칙으로 기억될 수 있다. 전방부의 복막반전은 8cm 위치에 있으며 치골미골근 선에 해당되고 중간직장판이 위치한다.

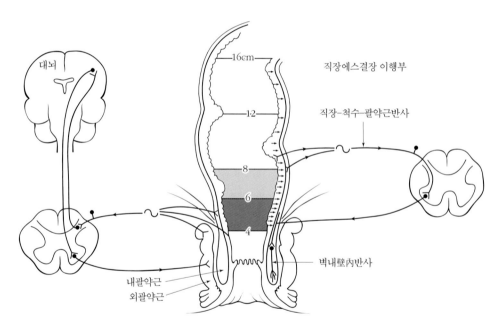

그림 5-8. 배변과 배변자제의 기전　척수를 통한 직장과 내괄약근, 대뇌경로를 통한 직장과 외괄약근의 반사기전, 배변자에 필수인 감각기는, 상부 직장에는 드문드문 있는 데 반해 하부 직장에는 매우 많다. 배변의 지각수용체는 치골직장근과 항문관의 상피세포에 있다.

약근주위를 둘러싸고 있으며 골반저부의 항문거근과 함께 내괄약근의 기능을 도와 항문의 압력을 유지시킨다. 수축능력은 평상시에는 내괄약근보다 미약하지만, 수의적인 수축을 할 경우에는 항문내압을 휴식기보다 2배 이상으로 높일 수 있다. 그러나 신경 이상이나 외괄약근 손상 시에는 외괄약근 활동 감소로 직장 및 항문탈출, 변실금의 성향을 나타낸다(표 5-1).

여자의 외괄약근 구조는 전방부에서는 남자와 매우 다르고, 판상 형태가 없이 단일 근육뭉치처럼 보이며 약하고 회음체에 의해 보완된다. 따라서 치루나 치핵 수술 시에 괄약근 손상이 없도록 세심한 주의가 필요하고, 항문압이 증가할 경우에는 질벽부위를 통한 직장류가 잘 발생한다(그림 5-11, 5-12, 5-13).

치골직장근은 골반저부의 근육과 외괄약근의 심부근육

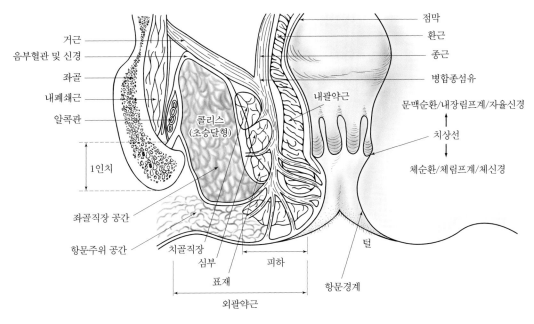

그림 5-9. 항문의 해부학적 모형도

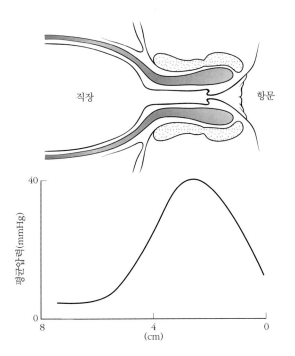

그림 5-10. 항문의 내압 치상선 근처에서 고압대를 형성한다.

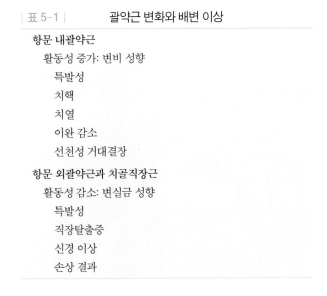

| 표 5-1 | 괄약근 변화와 배변 이상 |
|---|---|

**항문 내괄약근**

활동성 증가: 변비 성향

특발성

치핵

치열

이완 감소

선천성 거대결장

**항문 외괄약근과 치골직장근**

활동성 감소: 변실금 성향

특발성

직장탈출증

신경 이상

손상 결과

경섬유와 같으며, 항문거근이 수축하는 동안에는 항문이 열리는 점 등으로 보아, 외괄약근에 포함시키고 있다. 치골직장근은 배변자제와 변실금에 가장 중요하다.

## Ⅱ 배변의 역학

직장의 압력은 5~20mmHg로 항문관의 25~120 mmHg보다 낮고 에스결장보다는 운동능력이 더 빈번하고 수축파고도 더 높아서, 휴스턴 밸브와 함께 하부 진행을 막으며 가스와 소량의 액체물질을 체류시킨다.

사이에 있으며, 항문과 직장의 경계부를 U자 형태로 둘러싸며 당겨서 치골결합에 부착되어 있다. 수축으로 하부 직장과 상부의 항문관을 82도의 각으로 유지시키면, 직장의 하방부 점막이 판을 형성해 항문관의 상단에 놓여 통로가 차단되고, 복압의 상승 등으로 이러한 기능이 항진된다. 치골직장근은 해부학적으로 심층의 외괄약근과 서로 융합되어 발견되고, 신경 분포도 음부신경의 하치핵신

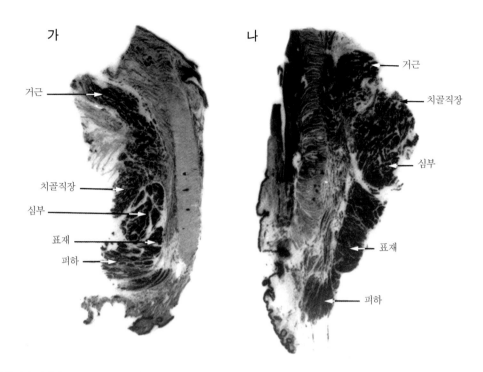

가

나

거근

거근

치골직장

치골직장

심부

심부

표재

표재

피하

피하

그림 5-11. 외괄약근의 후방시상*posterior sagital*(가)과 외측관상*lateral corconal*(나) 절편 심부의 외괄약근은 치골직장과 가까이 있으며, 여자의 외괄약근은 남자의 외측방과 비슷하다.

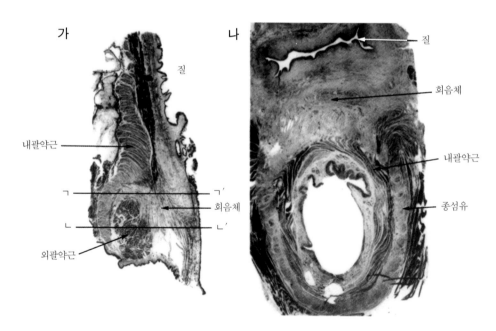

가

나

질

질

내괄약근

회음체

회음체

내괄약근

외괄약근

종섬유

그림 5-12. **가**. 여자 괄약근의 전방 종절편, 내괄약근의 섬유는 종섬유*longitudinal fiber*와 섞여 단일종괴로 된 전방 근속을 포위한다. **나**. 여자에서 내괄약근의 돌출섬유와 종근 및 회음체와의 관계

직장의 점막에는 수용체는 없고 다만 신경체간과 절세포의 마이스너총이 있어서 견인에 대한 자극에만 반응한다. 그래서 직장주위의 골반저부근육의 영향으로 물체가 도달하는 것을 알게 된다.

하부의 직장과 상부의 항문관에는 지각신경 수용체가 많이 분포되어 있다(그림 5-8). 직장이 내용물로 인해 확장되고(채취반사) 국소의 점막과 뇌척수반사로 내괄약근의 잠정적인 이완과 외괄약근의 수축이 일어나, 항문의 압력이 떨어져 소량의 직장 내용물이 항문관 내로 들어가면, 지각신경이 풍부한 치상선 근처에서 변과 가스의 성상이 섬세하게 구분된다. 항문관의 내측에는 혈관성 완충물(쿠션)이 있어 배변자제에 도움이 된다. 배변은 직장의

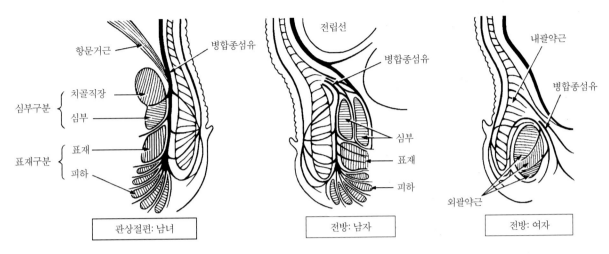

그림 5-13. 남자와 여자의 외괄약근의 전방 부시상*parasagittal*과 관상절편 전방의 종섬유는 외방과는 달리 심부 외괄약근을 심하게 둘러싸서 분지를 낸다. 남자에서는 연합된 종섬유는 심층 외괄약근을 둘러싸거나 때로는 2등분하기도 하지만 환상구조는 잘 유지된다. 여자에서는 외괄약근은 연합된 종섬유로 둘러싸인다. 남자에서 종섬유는 내괄약근에서 나오는 섬유와 합쳐져 항문벽을 인근 구조물에 견고히 당기도록 한다.

| 표 5-2 | | 배변에 관여하는 국소요소 | |
|---|---|---|---|
| | | | 항문조절의 상대중요도 |
| 감각 | 직장감각 | 직장팽대부 골반하벽 | 대 |
| 구조 | 항문관감각 | | 소 |
| | 항문직장각 | | 대 |
| | 조동판 | | 소 |
| 운동 | 점막 로제트 | | 소 |
| | 치골직장근 | 횡문근 | 대 |
| | 내항문괄약근 | 평활근 | 대 |
| | 외항문괄약근 | 횡문근 | 대 |

내용물이 모여 직장내압이 항문관의 압력에 가까워지면, 내용물에 따른 골반저부의 하강, 내괄약근의 이완, 치골직장근의 이완, 체위의 변형에 따른 항문과 직장이 이루는 각의 변형과 발살바조작으로 직장내압이 더욱 증가하고, 외괄약근의 저항을 극복함으로써 이루어진다(표 5-2).

이때 배변조영술에서는 정상 휴식기와는 달리 직장항문각이 둔각이 되고, 항문관의 길이는 짧아지며, 치골미골-회음경과 치골직장경은 길어진다(그림 5-14).

장의 내용물이 액체일 경우에는 좌측 결장에서 체류되지 못하고 또 장의 체류시간도 짧아져 민감한 항문점막이 자극되어 급박한 배변을 초래한다. 억지로 참아야 하는 경우(최대 수의적 수축)에는 항문관의 길이가 길어지고 치골미골 회음경과 치골직장경은 짧아져서 변실금을 막으나 외괄약근의 수축은 1분 이상 견뎌내지 못한다(그림 5-15).

항문과 직장의 기능은 요추와 천추부의 척추신경의 지배를 받으며, 천추의 절제에 따라 천추신경의 양측이 소실되는 경우에는 그 기능이 심하게 손상된다. 양측의 제1, 2천추신경이 보존되는 경우에는 내용물의 세분이 충분하지 않으며, 천추신경의 한쪽이 소실되는 경우에는 동측의 항문관에 감각 장애가 따르지만 직장 내용물의 확장에 따른 내·외괄약근의 반사로 심한 손상을 보이지는 않는다.

대뇌피질의 운동세포는 직접 추체경로를 신속하게 통과하며 천골전각세포에 전도되어 외괄약근을 조절한다. 척추나 뇌신경이 손상되거나 다발성 경화증과 뇌졸중 환자에서는 급박성 배변실금을 볼 수 있다(그림 5-8).

## Ⅲ 내치핵

### 1. 병인론

내치핵은 항문관과 하부 직장의 정맥총이 확장되어 생긴 정맥류가 점막에 덮여 있는 상태로, 반복되는 통변과 복압 상승으로 간 문맥압의 상승과 항문괄약근의 이완이 초래되어 항문내외로 돌출된 것이다.

이들은 상치정맥으로부터 유래되는 점막하 또는 내치정맥총에 기인하나, 점차 피하 또는 외치정맥총이 관여하여 흔히 서로 병합되기도 한다. 또 정맥에 상응하는 소동맥의 분지와 주위의 점막, 피하의 지방조직 등이 시간이 경과할수록 섬유화되어, 쉽게 축소되지 않아 촉지될 수도 있다(그림 5-16).

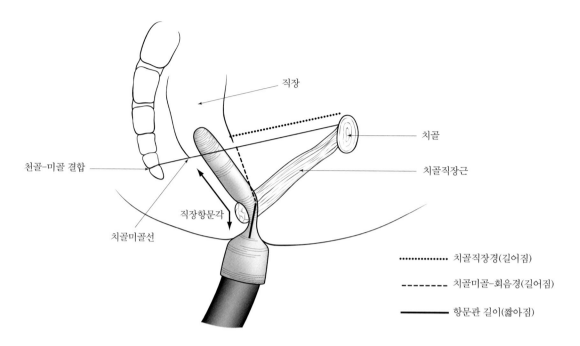

그림 5-14. 배변 시 항문관의 변화

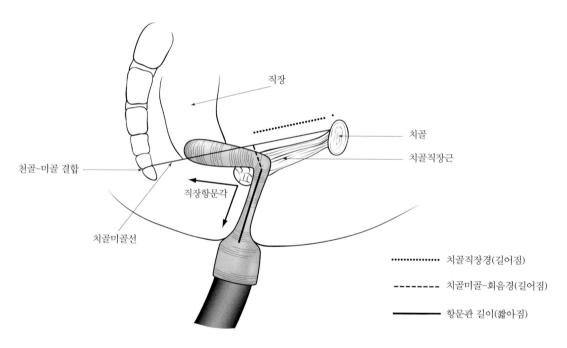

그림 5-15. 최대 수의적 수축

그레이엄-스튜어트(1963)는 내치핵을 혈관치핵과 점막치핵으로 나누었는데, 혈관치핵은 젊은층에서 주로 보이며 정맥이 주된 원인이고, 점막치핵은 장년층에서 나타나며 비후된 점막이 주된 원인이라고 하였다. 버킷(1962)은 단단한 분괴와 느린 이동, 힘주어 배변하는 경우에 정맥압 상승으로 치핵이 형성된다고 하였고, 스텔츠너(1963)는 항문관의 점막하정맥총의 확장이 동정맥이 교통하는 직장해면체 때문이며, 그래서 출혈 시 선홍색을 나타낸다고 하였다. 톰슨(1975, 1982)은 내치핵은 항문점막하근육의 확장과 절편으로 인해 항문점막층의 일부가 하강되어 정맥총이 확대된 것이라 하였고, 와너스 등(1984)은 후향성 정맥압의 발현에 기인한다고 하였다(그림 5-17). 그 밖에 항문 기초압의 상승으로 인해 초래된다는 의견도 있다. 항문압검사에서는 변의 축적반응과 초지연파가 증가

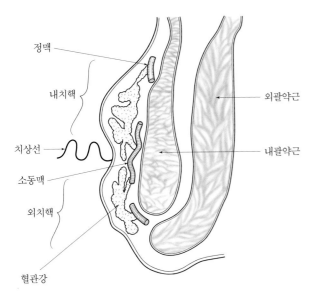

그림 5-16. 치핵총을 형성한 동정맥 문합

| 표 5-3 | 치핵의 원인 | |
|---|---|
| **과거** | **최근** |
| 체질 | 해부학적 이상 |
| 관행 | 식사 |
| 기후와 계절 | 변비 |
| 풍습 | 항문경련 |
| 격노 | 힘주어 변보기 |
| 앉아서 일하는 생활 | 가족력 |
| 꽉 졸라매는 옷 | |

하므로 이를 치료에 이용할 수도 있다(그림 5-18, 5-19).

원인으로는 해부학적 이상, 식사, 변비, 항문경련, 변보는 습관, 복압상승, 가족력 등이 있으며, 복압상승이나 정맥혈류의 차단 등으로 치정맥총에 울혈이 되는 경우와 내괄약근의 부정율동과 활동 증가로 항문관의 정맥혈이 역

연동으로 배액되지 않고 체류되어(핸콕, 1975, 1977) 유발된다고 한다. 변비, 배변 시 과도한 힘주기, 복강내 종양, 고연령층 등에서 볼 수 있다. 레인(1976)은 내괄약근의 이상보다는 휴지기 압력이 높은 것을 원인으로 꼽았다(표 5-3).

## 2. 출현 빈도

치핵의 정확한 빈도는 알 수 없으나 대장항문 질환 중 가장 빈도가 높다. 서양에서는 전체 국민의 5% 이상이 치

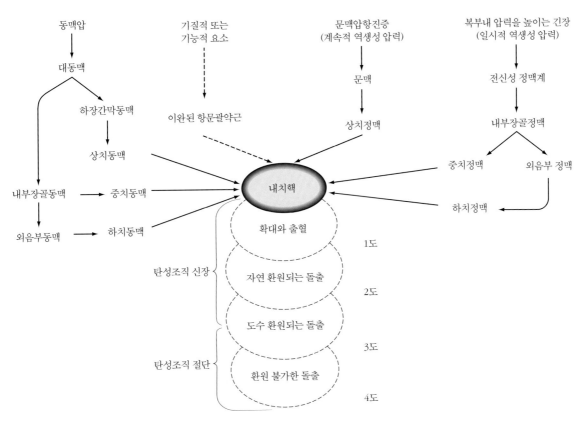

그림 5-17. 탈홍성 치핵의 병인론

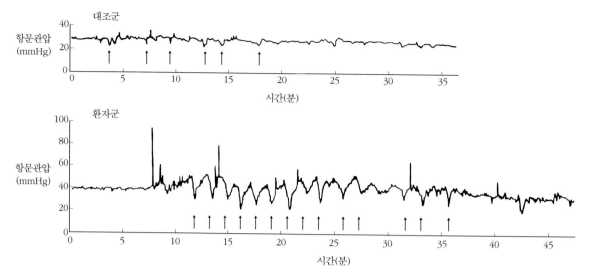

그림 5-18. 치핵 환자의 보행 시 항문관압 수집반사*sampling reflexes*는 치핵 환자에서 의의 있게 다발한다.

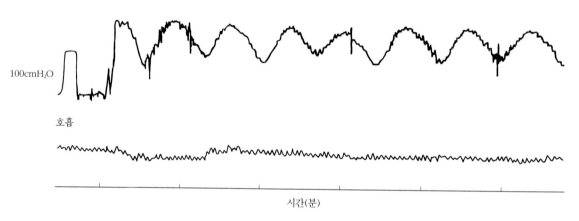

그림 5-19. 휴지기 항문압 지속적인 항문압검사 동안 흔히 초지연파 활동이 나타난다.

핵 증세가 나타나며, 30세 이상과 임신·분만 후에 증가한다. 골리거(1984)에 의하면 50세 이상에서는 적어도 50%가 치핵을 가지며, 남자가 여자보다 2배나 더 많다고 한다.

## 3. 증상과 호발부위

가장 흔한 증상은 출혈과 탈홍이지만 환원되지 않는 탈홍성·혈전성 치핵인 경우에는, 통증 이외에도 분비물의 유출과 변실금이 동반되어 항문주위의 피부를 자극하여 불편감을 주기도 한다. 출혈은 초기에는 변비인 경우에 자주 나타나며, 점차 잦아져서 종국에는 직장해면체에 동정맥이 교통되어 배변 시 동맥혈처럼 선홍색으로 뻗치며, 빈혈을 초래할 수도 있다(그림 5-16).

호발부위에 대해서 마일스(1939)는 상치동맥의 우측전후지와 좌측지에 의해 우전후방과 좌측방에 위치하며, 이 사이에 부속치핵이 있다고 하였다. 그러나 현재는 상치동맥의 종말지에 기인한다고 인정되지는 않는다(그림 5-20, 5-21).

## 4. 분류

치핵은 배변에 따른 정맥울혈이 초기에는 항문관 내로 돌출하며 가끔 출혈이 동반되는 1도 치핵, 항문개구부로 치핵이 하강되었다가 배변의 중단과 함께 저절로 원래의 위치로 환원되는 2도 치핵, 더 진전되어 쉽게 항문개구부로 빠져나오나 안으로 밀어 넣어야 환원되는 3도 치핵, 환원되지 않고 괴사와 통증이 유발되는 4도 치핵 등으로 구분할 수 있다(표 5-4).

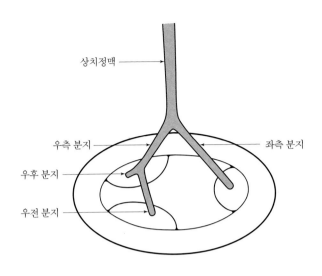

그림 5-20. 치핵의 형성부위

| 표 5-4 | 내치핵의 분류와 증상 | |
|---|---|---|
| 병기 | 돌출 | 증상 |
| 1도 | 없음 | 출혈 |
| 2도 | 배변과 함께 돌출, 그러나 자연 환원됨 | 돌출, 출혈, 경중의 불쾌감 |
| 3도 | 배변 전에 돌출, 흔히 활동 시에도 돌출, 도수환원 | 돌출, 출혈, 불쾌감, 속옷 버림, 때때로 소양감과 분비물 |
| 4도 | 계속적 돌출, 환원 불가능 | 돌출, 출혈, 통증, 혈전, 분비물과 속옷 버림 |

췌피, 색조, 융기를 관찰한다. 촉진은 췌피나 융기된 부위를 외부로 견인시켜 치핵의 유무를 알 수 있으며 괄약근의 긴장도가 심할수록 치핵이 빈발한다. 3도 치핵처럼 심한 경우에는 종괴를 촉진할 수도 있다. 그 밖에 항문경이나 직장경으로 특히 치상선부위를 중심으로 압력을 가해 치핵의 돌출된 정도와 색조를 파악함으로써 올바른 진단을 할 수 있다. 이때 치료와 감별진단을 위해 항문압검사와 배변촬영이 필요하다. 또한 직장경이나 에스결장내시경을 시행하여 직장, 하부 결장의 암, 선종, 염증성 장질환의 동반 여부를 확인해야 한다. 일반적인 치핵과는 다른 특이한 증상을 호소하거나, 치핵의 정도보다 호소하는 증상이 더 심한 경우, 대장 질환의 가족력이 있거나 50세 이상일 경우에는, 대장경검사나 바륨조영술을 시행한다.

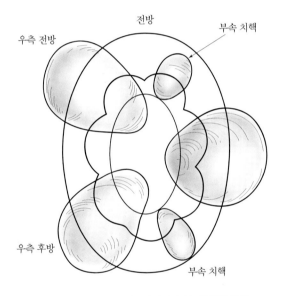

그림 5-21. 1차 치핵과 2차 혹은 부속 치핵의 위치

## 5. 진단

진단은 문진, 시진, 촉진, 내시경 등으로 할 수 있다. 문진 시에는 기간에 따른 증세의 발현과 배변습관, 배변 시에 따르는 증상을 자세히 물어본다. 병력이 길수록 변비가 있거나 통변하는 시간이 길고, 또 힘주어 복압을 상승시키는 습관이 있는 경우에는 치핵의 정도가 심하다. 치핵의 빠지는 정도와 환원시키는 방법에 따라 치핵의 정도를 알 수 있으며, 설사나 급박성 배변 후에 통증과 종괴를 호소하는 경우에는, 혈전성이나 괴사성 치핵 또는 외치핵부 부종이 수반되는 경우가 흔하다.

시진 시에는 털이 소실되는 항문부로부터 전체의 모양,

## 6. 합병증과 후유증

혈전성 치핵은 통변 중 힘을 무리하게 오래 주는 경우에 가끔 나타나며, 탈홍성 치핵이 원래의 위치로 환원되지 않을 경우에는 항문괄약근에 눌려 충혈, 부종, 혈전이 형성되고 딱딱하고 통증성인 종괴를 이루며 동시에 외치핵부에도 같은 현상이 동반되어 활동에 지장을 초래한다. 이런 증상은 대부분 보존적 요법으로 시간 경과에 따라 저절로 용해되어 호전되며 3~4주 후에는 원상태로 돌아온다. 그러나 드물게는 섬유화현상이 일어나 항문 밖으로 섬유성 종괴를 형성하고, 더 악화되면 치핵의 박리나 궤양이 생기고 감염되어 항문의 농양과 패혈증, 심하게는 간문맥 패혈증을 초래할 수도 있다.

## 7. 치료

치료는 보존적인 요법과 외과적 수술 혹은 보조술식으로 대별된다. 보존적인 요법은 변완하제와 식이요법, 통증치료, 좌욕과 배변습관의 교정 등에 치중하며 일시적인 호전이 있을 수 있다. 외과적 수술 혹은 보조술식으로는 점막고정술, 여분의 점막 제거와 점막고정술, 내괄약근 이완술과 치핵의 근본절제술 등 여러 술식이 있으며, 치핵조직의 제거와 복원 외에도 유입되는 박동혈관을 차단시키고 항문압력이 높은 경우와 치열이 동반된 경우에는 내괄약근 이완술을 첨가하여 시술해야 한다. 동반된 직장중첩증과 직장탈, 직장루들은 점막봉축술이나 전방복원술을 같이 해야 재발이 없다. 치루가 동반된 경우에는 먼저 치핵절제술 후에 치루개구술을 해야 과다한 항문점막 절제나 항문 협착을 막을 수 있다.

치핵 수술의 선택은 개인의 경험과 기호에 따라 다르나 술기가 쉽고 간편해야 하며 수술 후의 통증, 협착, 재발 등의 합병증이 적은 방법을 선택해야 한다. 현재 주로 사용되고 있는 방법은 치핵절제 및 결찰술과 점막하절제술로, 치핵절제 후에 점막의 봉합 유무에 따라 폐쇄성과 개방성 치핵절제술로 나뉜다. 괄약근의 과도긴장이 동반되어 항문주위의 울혈이나 외치핵 성분이 많은 경우에는 치핵절제술에 내괄약근 부분절개술을 첨가하는 경우도 있다.

탈홍성 혈전성 내치핵의 치료에 대해 베일리(1936)와 가브리엘(1948)은 탈홍의 초기에 마취나 진통제를 투여하고 온수좌욕하에서 항문 내로 밀어 넣으면, 괄약근으로 졸리던 것이 풀려서 혈전성으로 되는 과정이 사라진다고 하였다. 그러나 대부분의 환자들은 이미 혈전성으로 비환원성이 된 부종성 치핵으로 내원하므로 치료에는 상반된 견해가 있다. 가브리엘(1948)과 애드(1957)는 보존치료 후 근본적인 치핵절제술을 주장하였는데, 부종성의 치핵절제가 어렵고 조직의 손실이 커서 항문 및 직장 협착의 위험이 따르며 화농성 문맥염으로 발전할 수 있기 때문이라고 하였다. 그러나 골리거는 협착이 안 따르도록 조심하면서 즉시 치핵절제술을 시행하는 것이 불편감을 해소할 뿐만 아니라, 근본치료를 시행함으로써 시간을 절약할 수 있다고 하였다. 레이한(1970)은 수술 시 부종을 줄이기 위해 1 : 20,000 아드레날린용액 40mL에 3,000단위의 히알루론산 분해효소를 혼합하여 수술 직전 환부에 주사한 뒤에 마사지하면, 수술을 편리하게 할 수 있다고 하였다.

| 표 5-5 | 치핵의 보조술식

| 방법 | 치료 원칙 | 치핵 구분 |
|---|---|---|
| 식이조절 | 섬유질로 부드러운 변; 긴장 감소 | 1 |
| 부식제 주입요법 | 적은 염증과 고정 | 1, 2 |
| 환상 고무결찰술 | 다소의 조직 파괴와 고정 | 1, 2와 작은 3 |
| 적외선 응고법 | 소량의 조직 파괴와 고정 | 1, 작은 2 |
| 한랭수술 | 다량의 조직 파괴와 고정 | 2, 3 |
| 레이저 증발 | 소량의 조직 파괴와 고정 | 1, 2와 작은 3 |
| 레이저절제술 | 다량의 조직 제거와 고정 | 3, 4 |
| 치핵절제술 | 다량의 조직 제거와 고정 | 3, 4 |
| 항문수지확장법 | 항문괄약근 압력 감소 | 2, 3 |
| 내괄약근 부분절개술 | 항문괄약근 압력 감소 | 2, 3 |

외과적 보조술식으로는 부식제 주입치료, 적외선 응고법, 고무밴드 결찰술, 냉동치료 외에도 수지확장법과 내괄약근절제술이 있다. 레이저 사용도 가능하나 고가임에도 불구하고 타 술식과 비교하여 장점이 미약하다. 이들 보조술식은 단독 혹은 병용시술로 그 효과를 증대시킬 수 있다(표 5-5).

치핵절제술은 입원과 마취가 필요할 뿐 아니라, 수술에 대한 두려움, 수술 후의 심한 동통과 합병증, 일상생활로의 복귀가 늦다는 단점 등으로 인해 기피되는 실정이다. 근본술식이 아닌 보조술식으로도 증세의 호전을 기대할 수 있으므로 이러한 단점을 보완하여 시술할 수 있다. 1도 치핵이나 2도의 소형치핵에서는 부식제 주입술, 적외선 응고법으로 증세의 호전을 기대할 수 있으며 재발 시에도 3~4회 더 시도할 수 있다. 2도의 대형치핵과 3도 치핵처럼 탈홍성 치핵, 출혈이 멈추지 않거나 부식제 투여 후 수주 내에 재발하는 경우에는, 근치적 치핵절제술을 시술하기 전에 환상 고무결찰술이나 한랭 수술로 만족할 만한 성과를 얻을 수도 있다. 또한 환상 고무결찰술을 하고 그 상방에 부식제 투여나 한랭 수술을 첨가하면 좋은 결과를 얻을 수 있다.

### (1) 보조술식

#### 1) 부식제 주입요법

이 술식은 앤더슨(1924), 베이컨(1949), 가브리엘(1963), 골리거(1967) 등에 의해 잘 기술되었다. 치정맥이 있는 점막하 결체조직 내에 부식제를 주입해서 염증성 반응과 섬유화현상을 일으켜, 점막하의 소동정맥의 수축과 변형, 비혈관화를 유발하여 치핵의 혈관이 확장되지 못하도록 하고 또 치핵의 점막을 하부 근육층에 고정하여 탈홍을 막는 것이다. 모건(1869)이 철산용액을 처음 치핵에 주입한 이래 여러 종류의 부식제가 사용되었다.

모건(1869): 과황산 제일철
미첼(1871): 올리브유(2)＋석탄산(1)용액
켈시(1883): 글리세린 내에 5～75% 페놀
에드워드(1888): 글리세린과 물 속의 10～20% 석탄산
트렐(1917): 5% 요소-키니네
보아스(1922): 70% 알코올

주입부위가 치핵이냐 치핵 상부냐는 논란이 있으나 대체로 브란차드(1928)가 제안한 치핵의 상부에 주입하는 방법이 선호되며, 점막하층의 이완성에 따라 한 곳에 약 3～5mL 이하를 주입한다(그림 5-22, 5-23). 성공률은 환자의 선택이나 추적조사기간에 따라 다르나 대개 초기의 1도 내치핵에서 지혈목적으로 사용되며, 3년 안에 90% 이상이 재발하므로 널리 사용되지는 않는다.

합병증으로는 주입부위에 괴사와 궤양이 초래되거나, 화농성 분비물, 미열, 설사, 출혈 등이 있으며 대개 3～6주 후면 저절로 치유된다. 가브리엘(1948)은 점막하 농양을, 라이트(1950)는 우전방에 깊숙이 주입 시에 혈뇨나 전립선 농양의 발생을 보고하였다. 가끔 주입부위의 염증반응이 심한 경우에는 괴사성 근막염이나 협착이 유발될 수 있으며, 로서(1931)는 파라피노마처럼 섬유성 종괴를 형성하는 경우도 있다고 하였다. 주입 후의 효과는 대개 1도의 치핵과 가끔 2도의 작은 치핵에서 좋다. 밀리건(1939)은 1도의 치핵에 주입한 결과, 비록 15%에서 1～3년 후에 재차 주입치료가 요구되기는 하였지만, 98.3%의 5년 완치율을 보였고, 2도의 치핵에서도 68%가 5년간 증세 없이 지냈고, 38%에서 재발증세를 나타냈다고 하였다. 그레카 등(1981)은 치료 실패의 대부분은 3도 치핵과 소수의 2도 치핵에서였다고 한다. 최근에는 환상 고무결찰술의 상방에 선택적으로 주입함으로써 그 효과를 증대시키고 있다.

1970년대에 중국에서 고안된 소치령을 최근 일본에서 개량한 알타주사제는 황산알루미늄칼륨과 탄닌산의 용액으로 내치핵의 경화제이다. 다카노(2006)는 3～4도의 내치핵에서 알타경화요법을 시행하여 치핵절제술과 유사한 효과를 보고하였다. 알타경화요법 후 1년 재발율은

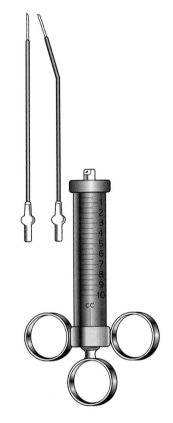

그림 5-22. 가브리엘 주사기와 주사침 주사침은 주입부의 길이를 측정할 수 있도록 끝으로부터 2cm 위치에 어깨가 있다.

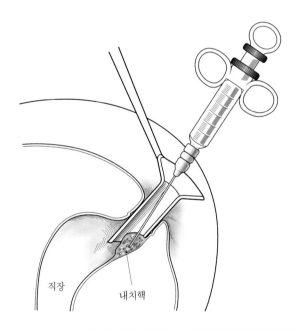

그림 5-23. 항문관의 상방에서 치상선 5cm 상방의 치핵 상부에 주입한다.

16%로 시술의 저침습성을 고려할 때 만족할 만한 결과임을 주장하였다.

시술방법으로는 마취하에 견인기를 항문에 삽입한 상태로 치핵상극부, 치핵중앙부 점막하층, 치핵중앙부 점막

고유층, 치핵하극부 점막하층에 각각 일정량의 약액을 주사하는 4단계 주사법이 이용되고 있다(그림 5-24). 합병증으로는 주사 시 서맥, 저혈압, 항문 협착, 직장궤양, 항문부 통증, 경결 등이 있으며, 수술과의 병용요법으로 이용되고 있다. 저침습적 시술이라는 장점이 있지만, 외치핵에 사용이 어렵고 합병증이 생기지 않도록 주입 시 주의를 요한다. 아직은 일본에서만 주로 시술이 이루어지고 있고 장기간의 추적결과가 없어 치료 성적은 불확실한 상태이다.

### 2) 환상 고무결찰술

블레텔(1958)이 시행한 결찰술의 변형으로 베론(1963)이 발전시켰다. 내치핵의 점막에 덮인 부분을 직장경을 통해 치상선 상부 6mm에서 환상 고무로 결찰하는 방법으로 주로 2도 치핵에 시행할 수 있다. 시술 후 7~10일에 조직이 잘리며 치핵이 떨어지게 된다(그림 5-25). 이 방법은 외래술식으로 할 수 있고 마취가 필요 없는 단순한 방법으로 불편함이 적으나, 한 번에 1개의 치핵밖에

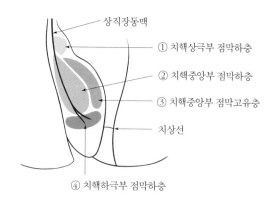

그림 5-24. 알타경화요법(4단계 주사법)의 주입 부위

제거할 수 없어 간격을 두고 해야 하며 상당한 동통과 불편감이 7~10일 정도 지속된다. 또한 부식제를 주입치료하여 섬유화가 초래된 경우에는 환상 고무결찰술로는 치핵의 괴사를 일으키지 못해 치료효과를 기대하기 어렵다. 이 시술 후 합병증으로는 동통과 직장의 팽만감이 수일간 지속될 수 있으나 보통 좌욕이나 일반적인 진통제로 조절되고, 고무밴드를 제거해야 할 정도의 동통은 드물다. 약 1%의 환자에서 치료 1~2주 사이 지연성 출혈이 발생할 수 있는데, 심한 경우 입원치료나 수혈을 요하는 경우도 있다. 2~3%의 경우 외치핵의 혈전증이 유발되며 이 경우 좌욕과 대변연화제가 권장된다.

고무결찰술 후 2~5일이 경과하면 결찰부위가 떨어지면서 궤양이 형성된다. 드물게 치열과 합병되는 큰 궤양이 생길 수도 있다. 좌욕이나 부신피질호르몬으로 치료하며, 호전되지 않으면 내괄약근 부분절개술을 고려할 수 있다. 드물지만 패혈증이 동반되는 경우도 있다.

스타인버그 등(1975)은 3~4년 후에 44%의 완치와 54%의 호전을, 뤼블레스키 등(1980)은 69%의 완치와 11%의 호전을 관찰하였다. 뮤리 등(1980)은 1년의 추적조사에서 79%, 그레카 등(1981)은 64%의 증세 재발을 관찰하였다.

### 3) 항문수지확장법

치핵이 항문괄약근의 과도긴장으로 유발된다고 믿은 코플란드(1810)는 치핵치료의 보조술식으로 직장의 확장을 주장하였다. 이것은 최근에 로드(1968)에 의해 재도입되어 항문과 하부 직장벽에 환상수축섬유인 즐판*pecten band*으로 항문이 좁아져, 배변의 지장이 다소 초래될 뿐

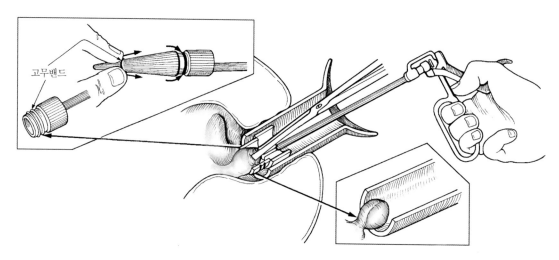

그림 5-25. 내치핵의 환상 고무결찰술

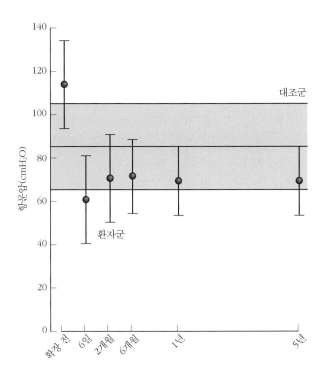

그림 5-26. 치핵 환자군과 대조군에서 관찰한 항문확장 전후의 휴지기 항문압

만 아니라 직장의 압력이 증가하여 치정맥이 울혈됨으로 인해 치핵이 유발된다고 하였다. 따라서 이 수축섬유를 파괴함으로써 치핵의 탈충혈과 증세의 호전을 기대하였다(그림 5-26). 그러나 증세의 잠정적인 호전은 있을 수 있으나 치핵 자체가 없어지지는 않으며 합병증도 적지 않아 항문주위 피부의 열창, 점막의 탈홍, 탈직장, 변실금 등이 초래될 수 있다. 찬트 등(1972)은 탈홍성 치핵이나 변실금이 있는 경우에는 금기이나 통증성·출혈성 치핵의 경우에는 시도할 수 있다고 하였다. 베이트스(1972)는 노인의 경우에 탈직장이 유발되었다고 보고하였다.

### 4) 내괄약근 부분절개술

노타라스(1977)와 아라비(1977)는 항문수지확장법 대신에 측방 내괄약근 부분절개술을 제안하였다. 내괄약근 부분절개술은 내괄약근의 기능이 증가된 치열에 널리 사용되며, 핸콕(1977)은 치핵에서도 이와 유사한 기능항진이 있다고 주장한다(그림 5-19). 이것은 항문수지확장법과는 다르게 직시하에서 괄약근의 정확한 절개를 한다는 장점이 있다(그림 5-27). 그러나 시술 후에 경미하지만 25%에서 가스나 변실금이 유발되고, 과다한 점막의 탈출이 흔히 발생하여 치료를 요하며, 5%에서 증세가 재발하였다고 한다.

이 술식은 치핵의 기본 수술로는 일반적으로 수용되지

않으나 치핵이 치열과 같이 동반된 경우나 괄약근의 기능 항진이 있는 경우에는 치핵절제술과 더불어 보조술식으로 사용될 수 있다. 이때 수술 후 통증을 감소시키고 협착도 막을 수 있다.

### 5) 한랭치질 수술

치핵에 냉각 쇼크를 유발시켜 환부를 선택적으로 급속히 응고·파괴하는 보조술식으로, 루이스(1969)가 처음 보고하였다. 장점으로는 마취가 필요 없어 외래에서 무통성으로 시행할 수 있으며 일상생활로의 복귀가 빠르다. 냉각제로는 액체질소(-196°C)보다는 질소가스(-86°C)가 널리 쓰이고 있다. 질소가스는 냉동 파괴능력은 약하지만 취급이 용이하고 액체질소와 비슷한 효과를 얻을 수 있으며 시술 중 안개가 서리지 않아 환부의 괴사 정도를 직접 확인할 수 있기 때문이다.

이 술식은 항문괄약근의 수축력과 긴장도가 비교적 약하고 항문주위의 출혈이나 외치핵 성분이 적은 경우에 시행한다. 금속관 소식자를 사용하여 2~3도 치핵을 한 번에 2~3곳을 시행하나 가끔 6주 간격으로 1개씩 시행할 수도 있다.

합병증은 단기 합병증이 문제가 되는데 배변곤란, 동통, 출혈, 소변곤란 등이 있다. 배변곤란은 만성 변비, 탈홍, 동통이 있었던 경우이고, 동통은 치핵부가 몹시 크고 탈홍성인 환자에서 첫 시술 중 반복냉동으로 치상선 근처가 침범된 경우이다. 출혈은 시술 후 10일을 전후하여 주로 배변 시에 심한 힘주기를 한 경우에 발생할 수 있다. 소변곤란은 매우 적었고, 배변급박은 노인에서 여러 차례 시행한 경우였으나 시간 경과에 따라 호전되었다. 그 외에 항문 협착, 변실금, 분비물이나 악취를 호소하는 경우는 드물었다. 선택적으로 환상 고무결찰 후에 한랭치질 수술을 첨가하는 방법을 효과적으로 시행할 수도 있다(그림 5-28). 이 치료법은 시술 후 췌피가 많이 생기고 다른 치료법에 비해 그다지 장점이 없어 1980년대 중반 이후로는 잘 안 쓰이고 있다.

### 6) 적외선 응고법

나스 등(1977)이 출혈을 멈추는 데 적외선 응고법을 발전시킨 이래, 니거(1979)가 치핵의 치료에 적용하였다. 이 방법은 부식제 주입법처럼 항문직장 경계부 직하의 치핵 직상부에 적용한다.

시술 후 치핵은 점막이 회색으로 탈색되고, 1주 후에 약 3mm의 천층 괴양이 생긴 뒤에 더 진행되어, 2주 후에는

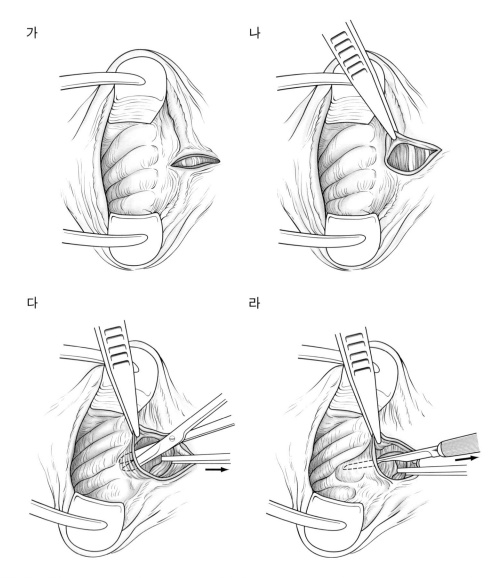

가    나

다    라

그림 5-27. 내괄약근 부분절개술 **가, 나.** 내괄약근 직하방을 절개하여 흰색의 내괄약근을 찾는다. **다, 라.** 항문점막과 피하 외괄약근으로부터 내괄약근을 분리하여 겸자로 잡은 후에 절개한다.

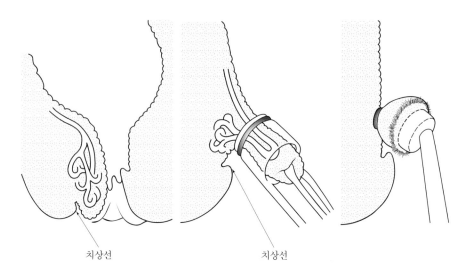

치상선    치상선

그림 5-28. 환상 고무결찰 시 탈홍성 치핵은 항문관 내로 환원되며 그 상방을 한랭소식자로 냉동한다.

반흔이 형성된다. 이때 시술부 주위의 부종이 따르며 혈전부 주위의 점막하조직에서 육아조직이 형성된다고 한다. 라이시스터 등(1981)은 탈홍성 치핵이 아닌 출혈성 치핵에서 간편히 시술할 수 있고 효과적이며 합병증도 적다고 보고하였다. 8%에서만 미약한 둔통이 1～ 2일간 지속되고, 10일을 전후하여 재출혈이 일어날 수 있으나 수술을 요하지는 않는다고 한다.

### 7) 레이저치료

레이저는 감각신경이 적은 치상선 상부에 고정하기 위해 인위적으로 궤양을 만드는 데 사용될 수 있으며, 용종과 일부 직장암 환자의 치료에도 이용된다. 치핵절제술에도 비록 제한된 보고이지만 사용되고 있다. 이러한 술기는 외래에서 시행이 가능하며 이산화탄소 레이저나 엔디: 야그 레이저를 사용할 수 있다.

이산화탄소 레이저는 조직의 수분에 의해 강하게 흡수되고 표면만 통과하기 때문에 출혈 시 조직의 응고와 지혈은 어려우나, 빛의 산란이 거의 없어 필요한 부위를 얇게 자르거나 증발시킬 수 있다.

엔디: 야그 레이저는 절제와 응고, 기화증발을 자유롭게 선택할 수 있고, 저출력으로는 조직을 축소·응고시키며 고출력으로는 조직을 절제·기화증발시킬 수 있다.

치핵의 정도가 낮은 경우에도 단백변성이나 기화증발로 치료할 수 있으며, 치핵이 심한 경우에는 초점방식으로 절제해야 한다. 내치핵은 엔디: 야그 레이저로, 외치핵에서는 이산화탄소 레이저로 치료할 수 있다.

유와 에디는 134예의 치핵 환자를 외래에서 엔디: 야그 레이저를 사용하여 치핵절제술을 시행하였고, 이와가키 등은 1,816명의 환자에게 레이저 치핵제거술을 시행하여

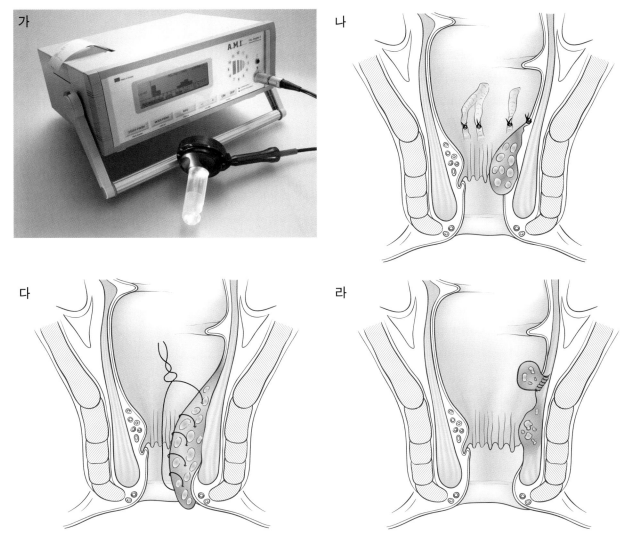

그림 5-29. 치핵동맥결찰술과 점막고정술 **가.** 도플러 프로브가 장착된 직장경 **나.** 치핵동맥결찰술 후 모습 **다.** 늘어진 점막을 연속봉합을 통해 끌어올리는 모습 **라.** 점막 고정술 후 모습

좋은 결과를 보고하였다. 레이저로 치료하는 경우에는 수술 시에 출혈이 적고 타 조직의 손상이 적어 염증과 통증이 적으나, 고가라는 단점이 있고 완화된 고정 술기와 비교하면 합병증은 유사하다.

### 8) 치핵동맥결찰술

치핵정맥총에 혈류를 공급하는 동맥을 결찰함으로써 치핵조직의 위축을 기대하는 방법으로 모리나가(1995)에 의해 처음 시도되었다. 도플러를 이용하여 상치핵동맥의 분지를 찾아 결찰하는 방법으로 술자에 따라 늘어난 점막을 끌어올려 직장 상부에 고정하는 점막고정술을 함께 시행하기도 한다(그림 5-29). 수술방법은 마취하에서 도플러 프로브가 연결된 직장경을 삽입하여 치핵동맥의 위치를 확인한 후 봉합사를 이용하여 8자 모양 결찰을 시행하며, 시계방향으로 돌아가며 같은 조작을 평균 6군데에서 반복한다.

지오르다노(2009)는 2~3도의 내치핵의 치료목적으로 쓰일 수 있는 방법이며, 수술 후 통증의 감소와 빠른 일상생활로의 복귀를 그 장점으로 보고하였다. 포쉐론(2008)은 치핵동맥결찰술로 치료한 100명의 증상이 있는 치핵 환자들을 3년간 추적 관찰한 결과 12%만이 재발하였음을 보고하였다. 다만 장비가 고가라는 단점이 있으며, 아직 수술 후 장기적 유효성에 대한 검증이 이루어지지 않아 향후 다른 치료방법과의 비교 및 장기 성적에 대한 연구가 필요하다.

### (2) 치핵 수술

치핵의 증세가 심하거나 보존요법이나 보조술식으로는 효과적인 치료가 되지 않는 경우에 시행하는 가장 근본적인 술식으로, 고대 그리스와 로마시대부터 시행되었다. 절제와 결찰, 전기소작법의 사용이 주종을 이루며 수술 후의 합병증을 줄이기 위한 여러 술식이 발전하였다.

### 1) 결찰과 절제

마취술이 수술에 도입되기 이전에 주로 시술된 방법인데, 치핵과 함께 그 주위의 피부까지도 결찰하여 절제하는 술식으로 통증이 심하다. 프레드릭 새먼은 치핵의 점막-피부 접합부를 절제한 후 점막부를 항문관 상방까지 박리하여 결찰하고 절제하였는데, 알링함-알링함(1901)은 이런 새먼의 박리 수술이 통증을 줄인다는 사실을 발견하였다. 앤더슨(1909), 밀리건(1930), 가브리엘(1948)은 더 심하게 박리하였는데, 그 결과 점막결손부가 많아져,

더 넓은 상처와 섬유화로 항문을 확장시켜야 될 만큼 협착이 초래되었다. 따라서 이를 보완하기 위해 록하트-멤머리(1934)는 치핵의 결찰부 끝을 길게 유지시켜 하방의 피부 상처부 가장자리에 꿰매고, 치핵의 근간을 아래로 끌어당김으로써 항문관의 박리된 부분에 점막을 피복하였다(그림 5-30). 한편 마일스(1919)는 치핵의 점막-피부 접합부를 자르지 않고 항문주위의 피부와 치핵의 점막을 V자형으로 분리하여 결찰하고 이를 점막-피부 접합부에 끌어당김으로써 항문관의 점막 손상을 적게 하였다. 이는 새먼의 고위 결찰술에 대한 하부 결찰술로, 근본적인 치핵 수술로 좋은 결과를 얻었다. 동시에 마일스는 치핵을 절제하지 않고 결찰만 함으로써 혈액의 유출로 치핵의 크기가 감소하고 결찰부가 풀리는 것을 막을 수 있었다. 후에 밀리건 등(1937)은 이 하부 결찰술을 기술하면서 특히 결찰된 치핵을 항문관 하방의 내괄약근 내측의 종섬유에 묶음으로써, 상부로 치켜 올라가는 것과 항문관벽의 점막 결손부가 남는 것을 막을 수 있었음을 강조하였다. 이 수술은 영국에서 널리 사용되었다.

### 2) 점막하 치핵절제술

팍스(1956)가 결찰 수술의 변형으로 제안한 이 수술은

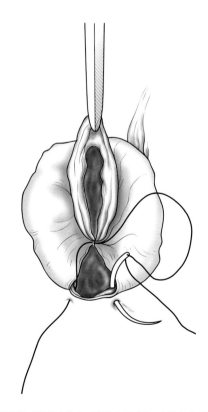

그림 5-30. 록하트-멤머리 수술 치핵의 근간을 결찰한 후 항문의 피부에 끌어내려 결찰한다.

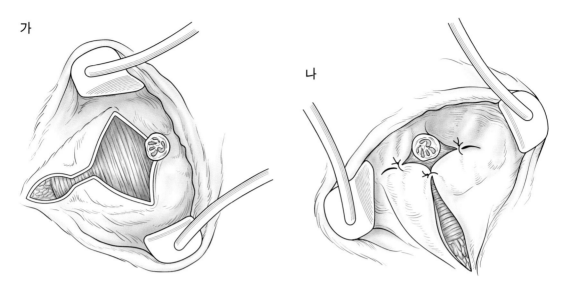

그림 5-31. 점막하 치핵절제술 **가**. 치핵이 분리되고 상처의 기저부는 내괄약근이 되며 치핵근간을 결찰 후에 절제한다. **나**. 점막피부 연결부 상방의 점막을 내괄약근에 고정시킨다.

원래 프티(1774)와 쿠퍼(1809)가 제안했던 것으로, 점막하 치핵절제술에 고위 결찰술을 가미한 것이다. 이 수술은 전적으로 항문관 내에서 시행된다.

치핵 상방의 점막하와 피하조직에 약한 아드레날린용액을 침윤시켜, 종적인 역 라켓형으로 치핵 상부를 절개하여 점막과 항문의 환상부 사이를 박리한다. 양측에서 점막현수인대를 분리하여 점막피부판을 만들고, 치핵을 괄약근에서 분리하여 근간pedicle에서 결찰과 절제 후에 조직판을 괄약근에 부착시켜 주는데 쉽게 터진다. 항문피부 부위는 소개구부가 되도록 꿰매지 않고 그대로 둔다. 더 나아가 치핵의 점막부를 절개하지 않고, 항문 하단 환상부에서 점막 하방으로 치핵을 박리하여 결찰, 절제한다

(그림 5-31).

이 수술의 장점은 ① 주된 결찰이 항문점막을 조금도 포함시키지 않아 통증이 매우 감소하며, ② 점막과 피부를 제거하지 않고 절개만 하므로 치핵절제술 후 원래의 자리에 환원되어 결손 부위가 없으며, 따라서 섬유화와 협착이 초래되지 않는다. 팍스는 이 수술 후 통증이 매우 경미하고 상처가 1주일 내에 빨리 회복되며 경련도 없고 항문을 확장할 만한 협착도 없었다고 하였다.

단점으로는 ① 출혈 때문에 치핵을 점막에서 박리하기가 쉽지 않고, ② 수술 시간이 길며, ③ 재발이 아일스나 밀리건-모건 술식보다 더 흔하다.

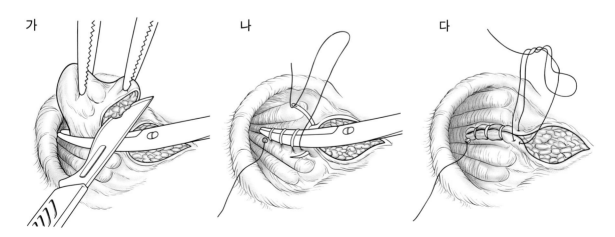

그림 5-32. 치핵절제술에서 겸자와 봉합방법(미첼 수술) **가**. 쐐기 형태로 항문피부를 치상선까지 절개한 후, 겸자로 치핵의 근간을 잡고 절제한다. **나**. 장선을 겸자 상방으로 지속적으로 봉합한다. **다**. 겸자를 제거한 후 견고하게 봉합한다.

### 3) 절제와 봉합

겸자 상방에서 치핵을 절제한 후에 봉합하는 방법으로, 미첼(1903)이 소개하였다. 치핵을 가능한 한 심하게 끌어당긴 후 치핵의 기저부와 피부까지 혈관겸자로 잡은 채, 겸자 상부의 치핵을 절제하고 흡수봉합사로 치핵기저부와 겸자 상방을 지나는 연속적 방법으로, 치상선 직상부까지 봉합하여 점막결손부가 없도록 하였다. 수술부위는 8～10일이 지나면 잘 아물었다고 한다(그림 5-32).

이 방법은 미리 피부를 절제하고 결찰술 때처럼 치핵의 근간을 미첼방법으로 잡고 절제·봉합하는 방법으로 개조되었다. 이것은 영국에서는 많이 사용되지 않았으나 미국에서는 널리 보급되어 얼(1911), 베이컨(1949) 등은 봉합방법을 겸자 밑으로 하여 철저히 지혈하였다. 그러나 최근에는 겸자를 사용하지 않고 치핵을 절제한 후 즉시 봉합하는 방법이 퍼거슨과 히턴(1959), 퍼거슨 등(1971), 간크로우(1971) 등에 의해 주장되어 널리 사용되고 있다. 이는 소위 폐쇄성 치핵절제술로 항문견인기를 사용하여 치핵을 노출시키고, 고위 결찰 및 절제한 후에 피부까지 연속으로 봉합하는 방법이다.

### 4) 치핵 함유부 전체의 절제와 봉합

화이트헤드(1882)는 관 모양으로 항문관의 치핵 함유부 전체를 절제하는 수술을 서술하였다. 항문관의 치상선 직상방에 환상절개를 해서 치핵부 각각의 항문점막을 분리하여 항문직장 경계부까지 박리시켜 결찰하고, 직장점막 하단을 치상선까지 끌어당겨 새로운 점막을 형성하도록 절제봉합하는 방법이다. 그러나 이 수술방법은 다음과 같은 점에서 만족스럽지 못하다. ① 수술 중 출혈이 많아 쇼크를 초래할 수 있다, ② 자극에 민감한 항문과 하부 직장점막의 제거로 배변조절기능에 장애가 생기거나 항문점막의 손실에 따른 변의 인지불가로 변실금이 초래될 수 있고 직장점막이 항문 밖으로 돌출되어 점액이 유출될 수 있다, ③ 이론적으로는 점막결손부가 없도록 점막과 피부를 즉각 봉합하는 것이 매력적일지 모르나 실지로는 1차적인 상처 치유가 드물어 육아조직이 환상절개부를 따라서 자라 항문 협착이 초래된다, ④ 내치핵의 근본 수술방법이라고 하지만 알링함-알링함(1901)은 항문관의 새로운 점막에서 치핵이 발전되지 않는다는 보장이 없다고 하였고, 록하트-멤머리(1934)는 수례의 재발이 발생하였다고 보고하였다. 따라서 화이트헤드의 수술은 영국에서는 오랫동안 사용되지 않았으나 미국에서는 맥마흔(1956),

버첼 등(1967), 화이트 등(1972)이 매우 큰 내·외치핵이 같이 있는 경우에 시행해왔다. 스타(1959)는 화이트헤드 술식 후에 나쁜 결과가 초래되는 이유는, 항문 끝이나 그 직하에서 자르고 항문관 피부를 없앤 후에 직장점막을 항문주위 피부에 봉합하기 때문이라고 하였다. 화이트헤드(1887) 자신은 수술 시에 절제의 최하부위는 치상선 직상의 점막이며 봉합선은 항문관이 된다고 강조하였고, 치핵이 클 때에 남은 외치핵부는 저절로 서서히 없어진다고 하였다.

### 5) 겸자 상방의 절제와 소작법

치핵의 치료에서 소작법은 고대부터 사용되긴 하였으나 쿠삭(1846)이 본 방법을 소개하였다. 치핵의 절제 후 겸자 상방으로 봉합을 하는 방법이 등장하자 곧 일부에서는 겸자로 치핵 기저부의 점막과 피부를 잡은 후에 소작하는 방법을 사용하였다. 또 일부에서는 점막피부의 접합부나 피부를 자른 후에 점막의 근간을 잡아서 소작하였고, 주위 피부에 열전도를 줄이기 위해 칼날이나 겸자 하방에 불연체 등을 끼운 채로 겸자 상방으로 노출된 치핵이 절제된 후에 남아 있는 6～7mm의 조직을 소작하기도 하였다. 앤더슨(1909)은 피부를 잡지 않는다면 다른 수술방법보다 통증이 더 적고 협착도 적다고 하였으며, 콜미와 멕네어(1959)는 비록 피부를 잡는다 해도 하부 결찰술보다는 덜 불편하다고 하였다. 하지만 영국에서는 단순봉합술보다는 불편한 방법이기 때문인지 널리 사용되지는 않았다.

### 6) 자동문합기 치핵절제술

자동문합기 치핵절제술은 페스카토리니(1997)와 롱고(1998) 등에 의해 도입된 수술방법이다. 원래는 직장의 점막탈출증에 대한 치료로 도입되었던 술식인데, 치핵으로까지 활용범위가 넓어졌고 현재는 PPH(Procedure for prolapsed hemorrhoids, Ethicon Endo-surgery)라는 이름의 자동문합기가 이용되고 있다.

이 방법의 원리는 자동문합기를 이용하여 상치핵동맥에서 공급받는 혈관을 차단함으로써 정맥의 울혈을 감소시키고, 하부 직장의 늘어난 점막을 절제하고 문합함으로써 항문쿠선조직이 하방으로 밀려나오지 않도록 고정하는 것이다. 항문주위 피부절제가 없고, 모든 수술이 치상선 상방에서 이루어지기 때문에 통증이 없으며, 정상생활로의 복귀가 빠르다는 장점이 있다.

수술과정을 보면, 먼저 항문을 충분히 이완시킨 다음에

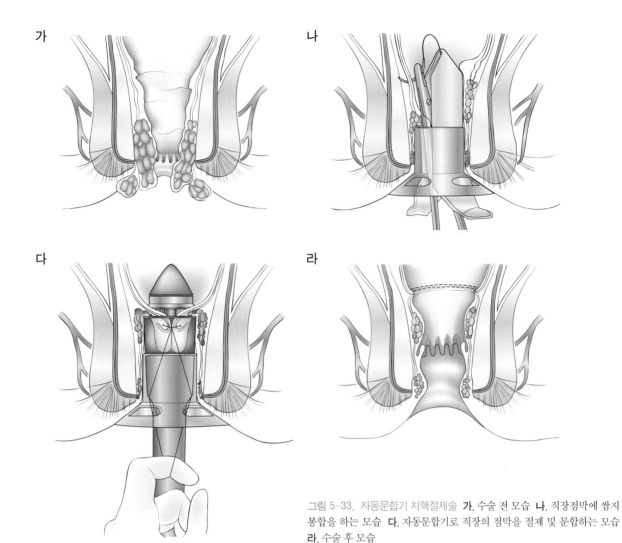

나

다

라

그림 5-33. 자동문합기 치핵절제술 **가.** 수술 전 모습 **나.** 직장점막에 쌈지봉합을 하는 모습 **다.** 자동문합기로 직장의 점막을 절제 및 문합하는 모습 **라.** 수술 후 모습

투명성 항문경을 넣어 고정시키고, 치상선 위 4~5cm 위치에 비흡수성 봉합사로 점막하 쌈지봉합을 한다. 자동문합기를 이용하여 직장점막과 점막하조직을 환상으로 절제하고 문합해준다. 문합 후 문합선에서 출혈이 있는지 여부를 확인하고 지혈을 잘해주도록 한다(그림 5-33).

자동문합기 치핵절제술은 수술방법이 비교적 간단하고 통증이 없다는 이유로 최근에 선호되고 있다. 하지만 치상선 가까이에서 문합이 이루어지는 경우에는 통증과 절박배변이 지속될 수 있고, 간혹 직장근육층이 절제표본에 포함된다는 점 등에 유의해야 한다. 드물기는 하지만 이 수술 후 직장 협착이나 직장-질루, 후복강 패혈증 등이 발생한 예도 있다. 아울러 치핵조직 자체에 대한 절제와 외치핵에 대한 처치는 이루어지지 않는다는 점도 유념해야 한다.

자동문합기 치핵절제술은 수술이 비교적 용이하고 수술 후의 통증이 적다는 장점으로 인해 점점 더 확산되는 추세이지만, 기기가 워낙 고가이기 때문에 우리나라 의료제도하에서는 사용하기가 부담스러운 것이 현실이다.

## 8. 각종 근본 수술 후의 평가

치핵의 근본 수술에는 ① 절제 및 하부 결찰술, ② 절제 및 상부결찰술(밀리건-모건 수술), ③ 절제 및 단순봉합술, ④ 겸자 상방의 절제 및 소작법, ⑤ 점막하 치핵절제술, ⑥ 자동문합기를 이용한 치핵절제술 등이 사용된다. 이들의 평가는 외부상처의 관찰, 항문관의 촉진 및 검경 등으로 수술 후의 상처치유, 섬유화, 피부편, 치핵 재발, 수술 후 동통에 관해 평가할 수 있다.

### (1) 상처부위와 상피화현상

수술 후 10일까지는 항문관의 점막 파괴가 일어난다. 상처부위의 범위에 있어 절제 및 하부 결찰술과 절제 및 상부결찰술 간의 차이는 거의 없으며, 절제 및 단순봉합술의 경우에도 좋지 않다. 수술 후 10일까지 항문 내의 상처는 붙지 않고 분리되어 있으나, 거의 50% 정도는 만족할 만큼 붙게 된다. 상피화에 의한 피복현상이 가장 좋은 방법은 점막하 치핵절제술이다. 수술 후 10일 내에 대부분의 항문내 상처가 치유되거나 육아조직의 좁은 종선이 나타나고, 외부상처도 대개 열려 있으나 보통의 치핵절제술이나 하부 결찰술 때보다도 적다. 반면 가장 파괴적인 방법은 겸자를 사용한 소작법이다. 수술 후 선상 건조가피가 분리되어 점막 끝은 대개 넓게 당겨져서 상처가 벌어져 있으며, 대부분의 경우에 치핵 간의 가느다란 점막조각은 완전히 파괴되거나 환상으로 완전히 소실된다. 수술 후 10일부터는 점막의 빠른 재생을 보이며, 6주 후에는 비록 광범위한 괴사가 있더라도 거의 완전치유된다. 외부의 상처, 즉 치상선 하방이나 항문주위의 외부는 거의 모든 수술이 비슷하게 늦게 치유되며, 겸자로 잡은 후에 절제 및 소작법을 시행한 경우에는 치유가 더 늦다.

### (2) 섬유화와 협착 유발

수술 후에 상처의 치유과정은 상피화와 섬유화로 이루어지는데, 과도하게 점막이나 피부의 파괴를 초래하는 경우에는 항문 협착을 유발하여 배변곤란을 일으킨다. 항문 협착은 점막하 치핵절제술에서 가장 적게 유발되고, 겸자로 잡아 절제하고 소작하는 경우에 가장 흔하다.

### (3) 피부편 췌피 형성

멕네어(1959)는 특히 점막하 치핵절제술의 경우에 흔하였고, 겸자로 잡은 후에 소작법을 시행한 경우에는 거의 없었다고 보고하였다.

### (4) 치핵의 재발

직장경하에서 배변 시처럼 힘을 주게 하면 항문 내의 흉터와 절제부 상방 사이에 있는 점막이 항문관 내로 부풀어나온다. 직장경을 뺄 때 이들이 항문 밖으로 빠지거나 재발증세가 있는 경우와 증세가 동반된 종괴형의 치핵이 있는 경우를 재발이라 하며, 증세가 없는 소형의 치핵은 일반적으로 제외된다.

재발은 점막하 치핵절제술 후에 제일 많고 절제 및 하부 결찰술에서도 나타날 수 있다.

### (5) 수술 후 동통의 심도

수술 후 동통의 평가는 어렵다. 대개 첫 2일간의 숙면 정도, 요구된 진통제의 양, 첫 번째와 두 번째 배변 후의 통증, 검사 당일의 불편감, 수지검사 등으로 평가되나, 수술방식에 따르는 동통의 차이는 뚜렷하지 않다. 단지 항문수지확장법으로 괄약근을 확장시킨 경우에 동통이 감소되는 경향을 띠나, 일시적인 소량의 변과 가스실금이 초래될 수 있다.

## 9. 치핵절제술의 선택

개인의 경험과 기호에 따라 다르나, 쉽고 간편하며 수술 후의 통증, 협착, 재발 등의 합병증이 적은 방법을 선택해야 한다. 현재 주로 사용되고 있는 방법은 치핵절제 및 결찰술과 점막하 절제술로, 치핵절제 후에 점막의 봉합 유무에 따라 폐쇄성과 개방성 치핵절제술로 나뉜다. 괄약근의 과도긴장이 동반되어 항문주위의 울혈이나 외치핵 성분이 많은 경우에는 치핵절제술에 내괄약근 부분 절개술을 첨가하는 경우도 있다.

### (1) 치핵의 결찰 및 절제술의 술기

밀리건 등(1937)이 서술한 대로 골리거의 치핵절제술이 근간을 이룬다. 1 : 100,000의 아드레날린을 섞은 용액을 항문 피하조직에 침윤시킨 후 주치핵의 피부로 덮인 부분(치핵 하극) 각각을 혈관 겸자로 잡아 밖으로 당기고, 각 치핵의 점막을 다른 겸자로 잡아 직장점막(치핵 상극)이 항문 밖으로 나올 때까지 잡아당겨 3개의 주치핵이 이루는 밀리건의 삼각형 모양이 나타나게 한다. 점막의 주름이 보이는 상극의 직장점막부위로부터 점막피부 접합부 하방 2.5~3cm부위의 치핵에 해당되는 피부를 V자 모양으로 잘라 내괄약근의 하단과 치핵을 깨끗하게 노출시킨 부위와 결찰한다(그림 5-34, 5-35, 5-36). 고전적인 하부 결찰술은 내괄약근 직하방내측을 종으로 내려오는 근막과 근육으로 구성된 점막하근육을 절제하지 않으나, 최근에는 이 종섬유도 절제하고 내괄약근 상방 13~20mm까지 분리시켜 결찰시킨 후에 치핵을 절제한다.

### (2) 폐쇄성 치핵절제술

국소 혹은 전신마취로 항문괄약근을 이완시킨 후에, 항문 내에 견인기를 넣고 치핵부위를 타원형으로 절개하여

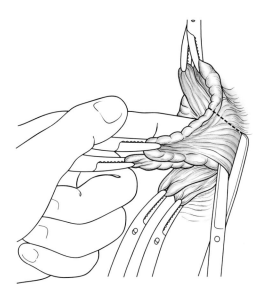

그림 5-34. 치핵의 결찰 및 절제술  겸자로 치핵의 피부 쪽과 점막 쪽을 잡은 후 좌외측 치핵의 피부를 절개한다.

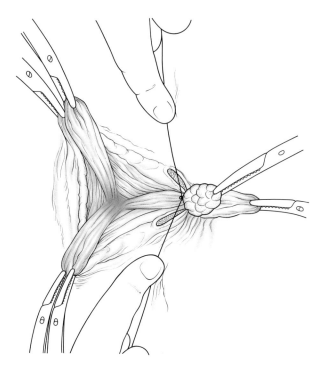

그림 5-36. 치핵의 결찰 및 절제술  겸자를 강하게 당겨 결찰하며, 점막부의 겸자는 결찰봉합사가 조직 내로 들어가도록 이완시킨다.

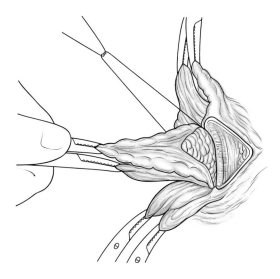

그림 5-35. 치핵의 결찰 및 절제술  치핵부를 점막피부 연결부까지 절개하여 결찰한다.

항문직장 경계부에서 항문의 피부까지 괄약근으로부터 분리시키고, 치핵 상부를 잡아 결찰 후 절제한다. 양측 점막과 피부를 봉합하여 결손부를 없애나 수술 후 이내 터진다(그림 5-37, 5-38, 5-39).

## 10. 수술 후 합병증

통증은 개인차가 많으나 부종과 외치핵 성분의 절제 때문에 일반적으로 심하다. 주로 첫 배변 시에 심하게 나타나는데 온수좌욕과 진통제를 사용하여 진정시킬 수 있다. 개방성 때보다도 폐쇄성 치핵절제술의 경우에 통증이 더

심하며 상처치유도 늦다.

요정류는 동통 다음으로 많아 3.5~10%에서 나타나며 척추마취를 한 경우나 전립선이 비대해진 노인에서 많이 초래된다. 이는 항문괄약근과 요도괄약근, 방광삼각이 외음부신경에 의해 공동으로 지배되기 때문이다. 이를 효과적으로 극복할 수 있는 방법은 전신마취하에 수액의 주입을 극소화시켜 동통을 없애고, 수돗물을 틀어놓거나 온수를 채운 욕조에 몸을 담그는 것이다. 프로스티그민이나 디스티그민과 같은 부교감신경 유사약물 0.5mg을 1~2회 피하주사하여 20분 내에 극복할 수도 있고, 최종적으로 1% 이하에서는 도뇨를 할 수 있으나 감염의 위험이 따른다.

췌피는 수술부위 피부에 부종이 따른 후 형성되는데, 느슨한 상처를 평평한 개방상처가 되도록 절제하여 막을 수 있고, 부종이 적게 발생하도록 수술부위를 압박하는 방법을 사용할 수도 있다.

출혈은 수술로 인한 출혈과 치핵근간의 염증으로 초래되는 2차성 출혈이 있다. 수술 당일의 출혈은 결찰 및 절제술을 시행한 경우보다 점막하 치핵절제술을 시행한 경우에 더 많으나, 대부분 쉽게 발견되고 지혈에 큰 어려움은 없다. 2차성 출혈은 대개 퇴원 후에 발생하는데, 치핵근간의 염증으로 치핵의 주동맥벽이 연화되어 붕괴하여

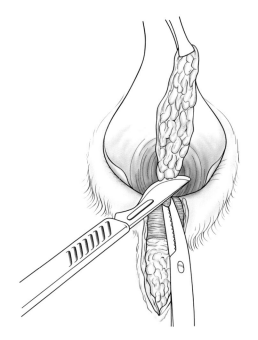

그림 5-37. 폐쇄성 치핵절제술 괄약근 상방의 치핵을 절제하고 치핵의 상부근간을 겸자로 잡고 절제한다.

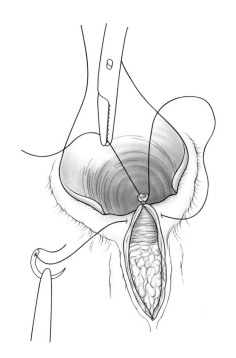

그림 5-38. 폐쇄성 치핵절제술 치핵의 상부근간을 결찰하고 창상부위를 지속적으로 봉합한다.

일어난다. 대개 수술 후 10일 전후에 약 2% 미만에서 발생하고, 출혈이 심한 경우에는 상부인 직장과 결장 내로 고일 수 있으며 배변 시 선홍색 또는 검붉은 피를 볼 수 있다.

치열은 드물지만 치핵 수술부위와 연관되어 우측 전·후방에 발생할 수 있으며, 내괄약근절개술로 호전된다.

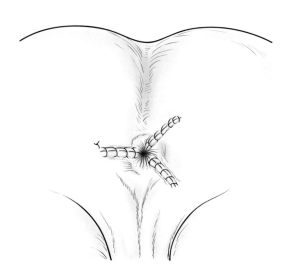

그림 5-39. 폐쇄성 치핵절제술 치핵 제거 후에 봉합된 방사형의 상처

농양이나 치루는 수술부위의 개방상처가 적거나 여분의 피부변연이 유착되어 배액이 되지 않고 감염되었을 때 일어난다.

항문 협착은 점막이나 피부의 무리한 결손이나 과도한 전기소작, 수술부위의 화농성 과정으로 인해 발생하며, 치핵절제를 한 지 약 2주 후에 완만한 수지검사로 확대시키거나 내괄약근절개술을 첨가함으로써 막을 수 있다.

재발은 일반적으로 잔존 질환이나 동반 질환, 특히 직장중첩과 직장탈, 직장류 등을 같이 수술하지 않은 경우에 초래되며, 항문압이 높은 경우에는 수술 후에도 지속되어 배변 시 과도한 힘주기를 더욱 야기시켜 치핵이 다시 발생할 수 있다.

## 11. 치핵절제술의 결과

밀리건-모건 술식은 베넷 등(1963)에 의하면 5%에서 재발을, 4%에서 항문 협착을, 26%에서 항문조절의 결함을 보였다고 한다. 그래서 가스실금이 9%, 변실금이 6%로 나타나며 가끔 내의를 더럽히는 경우가 17%로 많았다고 한다.

리드 등(1982)은 이러한 항문조절의 결함에 따르는 증세는 동반하여 나타나는 경우가 많다고 하였으나, 베넷과 골리거(1962)는 수술을 안 한 경우에도 이 정도의 실금은 가끔 나타나며 수술을 한 경우에는 단지 내의를 더럽히는 경우가 많아지지만 대개 93% 이상에서 만족할 만한 결과를 얻었다고 하였다.

## Ⅳ 외치핵

이것은 항문개구부 밖의 피부로 덮인 부위에서 나타나는데, 통증이 심하다. 급성 혈전성 외치핵 혹은 항문혈종과 만성 항문피부편으로 분류된다.

### 1. 혈전성 외치핵 혹은 항문혈종

혈전성 외치핵이 외치정맥총 또는 피하치정맥총의 정맥 내에 형성되는 동시에, 혈전성 내치핵이 내치정맥총 혹은 점막하정맥총의 정맥 내에도 발생한다. 대개 배변 시 무리한 힘을 주는 경우에 외치정맥의 하나가 파열되어 혈액이 피하조직으로 유출되면서 응고되어 팽팽한 통증성 융기부를 형성한 것을 항문혈종이라고 한다.

증상으로는 항문에 갑자기 통증성 덩어리가 나타나는데 대개 변비로 인해 무리한 힘을 주기 때문이다. 통증은 지속적이지만 배변 시에나 앉을 때에 더욱 심해진다. 이것은 시간이 경과할수록 저절로 용해되어 통증이나 융기부가 소실되며, 흔히 피부편을 형성하지만 가끔 혈종의 피부가 파열되기도 하고, 이 부위에 감염이 되어 농양이나 치루를 형성할 수도 있다. 치료는 보존적인 치료나 혈액의 응고된 덩어리를 제거한 후에 보존치료를 할 수 있다.

### 2. 췌피

췌피는 매우 흔하며 한 개 혹은 여러 개로 나타난다. 원발성 췌피는 뚜렷한 원인이 없지만 대개 용해된 혈종의 잔재로, 치료를 요하지는 않으나 항문 청결에 지장을 주거나 불편할 경우에는 절제한다. 2차성 췌피는 치열이나 항문소양증과 연관되어 나타나는데, 그 원인을 치료해야 한다.

## Ⅴ 특수상황으로 야기되는 치핵

### 1. 임신

치핵은 임신과 분만 중에 심해지는 흔한 증상이지만 분만 후에는 대부분 진정된다. 급성 탈홍과 혈전이 유발될 경우에는 임신 중 혹은 분만 직후에 치핵절제술을 시행한다.

### 2. 염증성 장질환

궤양성 결장염과 궤양성 직장항문염, 크론 질환에서도 설사 때문에 치핵의 증세가 악화되는데, 설사를 멈추게 하거나 보존요법으로 호전시킬 수 있다. 수술하는 경우에도 궤양성 결장염인 경우에는 합병증이 많지 않으나 크론 질환에서는 매우 높아 금기이다.

### 3. 문맥압항진증

비록 치정맥총이 문맥계와 교통되지만 문맥압항진증인 경우에도 치핵으로부터의 심한 출혈은 드물다. 가끔 치핵절제술이 요구될 경우에는 응혈이상증을 교정 후에 시행하며 국소마취하에 1～2주 간격으로 부분절제를 한다.

### 4. 백혈병과 림프종

백혈병, 림프종 또는 기타의 면역억제상태하에서의 수술은 창상치유가 힘들고 농양으로 쉽게 발전하므로 위험이 따른다. 백혈병이나 림프종의 국소침윤이 아닌 괴사성 혈전성 치핵인 경우에는 응고인자를 교정한 후에 치핵절제술이 가능하다.

### 5. 비만에서 장우회술 후

비만증의 치료를 위한 장우회술 후에 따르는 설사 때문에 치핵이 흔히 동반될 수 있으며, 보존요법과 지사제로 증세의 호전을 기대할 수 있다. 수술적 제거 전에 환상 고무결찰술을 시행할 수 있다.

### 6. 항문직장의 기타 질환과 연관된 치핵

치열이나 치루와 연관된 치핵인 경우에는 괄약근절개술이나 누공절개술과 함께 시행할 수 있다. 항문주위 피부와 항문관 내의 콘딜로마와 연관된 경우에는 괄약근절개술을 같이 시행하여 항문 협착을 줄일 수 있다.

# 7. 감돈치핵

감돈치핵은 3도 혹은 4도의 탈홍성 치핵에서 부종으로 복원이 불가능해지면서 발생한다. 부종은 궤양과 괴사로 진행되며 극심한 통증과 함께 요정류도 흔히 나타난다. 치료로는 응급으로 치핵절제술을 시행한다. 수술 시 보통 환상형 탈홍이 보이지만 보통 3분획 절제를 시행하고 괴사된 조직은 모두 제거한다. 통증이나 요저류가 회복될 때까지 입원치료가 필요하고 항생제는 일반적으로 사용할 필요가 없다. 감돈치핵의 또 다른 수술방법은 큰 혈종만을 제거한 후에 고무결찰술을 시행하는 방법이 있는데 결찰은 3군데 이상에서 시행한다.

## 참고문헌

김진천, 홍성국. 비환납성 탈출치핵: 그 병인과 새로운 변형개방술식. 대한외과학회지 1988;35:228-232.

박응범. 치핵절제술에 있어서 내괄약근 부분절제술을 병행한 효과에 관한 임상적 고찰. 이화의대지 1985;8:141-147.

심민철, 이수정, 송선교, 김홍진, 민현식, 서보양 등. 한랭치질수술. 대한의학협회지 1987;30:309-316.

심민철. 직장항문외과의 통원치료. 영남의대학술지 1988;5:9-15.

이동윤, 유인협, 박재갑. 치핵절제술 후의 경과 관찰. 대한외과학회지 1982;24:1225-1233.

이두한, 홍성국. 세인트막 방법에 의한 치핵 수술에 관한 연구. 대한외과학회지 1986;30:241-248.

홍성국. 치핵치료에 관한 연구. 최신의학 1982;25:91-94.

Decosse JJ, Todd IP. Anorectal Surgery. 1st ed. Edinburgh: Churchill Living-stone, 1988, p.96.

Duthie HL. Deafecation and the anal sphincters. Clin Gastroenterol 1982;11:621-631.

Eu KW, Seow-Cheon F, Goh HS. Comparison of emergency and e-lective hemorrhoidectomy. Br J Surg 1994;81:308-310.

Faucheron J, Gangner Y. Doppler-guided hemorrhoidal artery ligation for the treatment of symptomatic hemorrhoids: early and three-year follow-up results in 100 consecutive patients. Dis Colon Rectum 2008;51:945-949.

Giordano P, Overton J. Transanal hemorrhoidal dearterialization: a systematic review. Dis ColonRectum 2009;52:1665-1671.

Goldberg SM, Gordon PH, Nivatvongs SN. Essential of anorectal surgery. 1st ed. JB Lippincott, 1980, pp.69-85.

Goligher J. Surgery of the anus, rectum and colon. 5th ed. Bailliere Tindal London, 1984, pp.98-149.

Longo A. Treatment of hemorrhoidal disease by reduction of mucosa and hemorrhoidal prolapse with a circular suturing device: a new procedure. Proceedings of the World Congress of Endoscopic Surgery, Rome, 3-6 June, 1998. pp.777-784.

MacLeod JH. A method of proctology. 1st ed. Hagerstown: Harper & Row, 1981, pp.22-35.

Morinaga K, Hasuda K. A novel therapy for internal hemorrhoids: ligation of the hemorrhoidal artery with a newly devised instrument(Moricorn) in conjunction with a Doppler flowmeter. Am J Gastroenterol 1995;90:610-613.

Oh C, Kark AE. Anatomy of the external anal sphincter. Br J Surg 1972;59:717-723.

Oh C, Kark AE. Anatomy of the perineal body. Dis Col Rectum 1973;16: 444-454.

Oh C, Kark AE. The transsphincteric approach to mid and low rectal villous adenoma: anatomic basis of surgical treatment. Ann Surg 1972;176:605-612.

Oh C. A modified technique for lateral internal sphincterotomy. Surg Gyn Obstet 1978;146:623-625.

Oh C. Treatment of hemorrhoids and application of cryotechnique. Mt Sinai J Med 1975;42:179-204.

Pescatorini M, Favetta U, Deloda S, Orsini S. Transanal excision of rectal mucosal prolapse. Tech Coloproctol 1997;1:96-98.

Rasmussen OO, Larsen KG, Naver L, Christiansen J. Emergency hemorrhoidectomy compared with incision and banding for the treatment of acute strangulated hemorrhoids: A prospective randomized study. Eur J surg 1991;157:613-614.

Rob CG, Smith L. Operative surgery. 4th ed. London: Butterworths, 1983, p.429.

Seow-Choen F. Stapled hemorrhoidectomy: pain or gain. Br J Surgery 2001;88:1-3.

Shackelford RT, Zuidema GD. Surgery of the alimentary tract. 2nd ed. philadelphia: WB Saunders, 1982, p.327.

Smith LE. Hemorrhoids. Gastroenterol Clin N Am 1987;16:79-91.

Takano M, Iwadare J. Sclerosing therapy of internal hemorrhoids with a novel sclerosing agent. Int J Colorectal Dis 2006;21:44-51.

# 치열

김영균

치열은 항문연에서 치상선 사이에 생기는 항문관부위의 열상으로 정의된다. 항문의 출혈과 통증을 야기하는 비교적 흔한 질환으로 급성기는 단순한 열상이지만 만성화되면서 궤양이 형성된다. 치열의 만성화는 증상이 지속된 기간이나 치열의 형태학적인 면으로 정의된다. 보통 치열의 증상이 6주 이상 지속되면 만성 치열이라 정의하는데, 특징적인 소견은 궤양 저부에 내괄약근의 섬유가

노출되거나 궤양주위조직의 부종과 섬유화로 인해 궤양 상하로 비후유두*hypertrophied papillae*와 전초퇴*sentinel pile*, 췌피가 생길 수 있다(그림 6-1, 6-2). 만성 치열이 되면 보존적인 치료에 잘 낫지 않고 좋아지더라도 곧 재발하게 되므로 수술의 적용이 된다.

치열은 모든 연령층에서 올 수 있으나 젊은 성인에서 호발하고 남녀 빈도는 비슷하다. 절대 다수가 중앙선상,

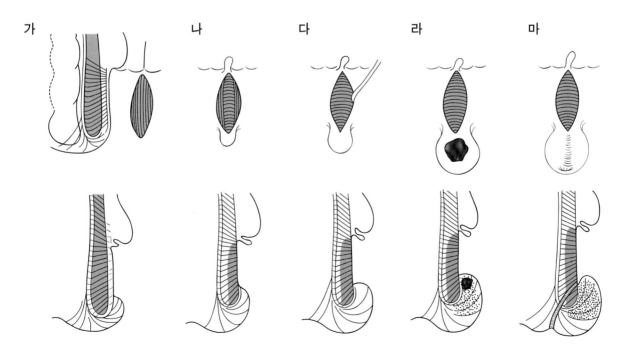

그림 6-1. 치열이 급성에서 만성으로 변하는 데 따른 해부학적 변화 **가.** 급성기의 열상 저부는 외종근의 수직섬유로 되어 있다. **나, 다.** 비후유두와 전초퇴가 형성된다. **라, 마.** 궤양 저부는 내괄약근의 횡섬유가 노출되어 있다. 전초퇴에 농양이 형성되면 천재성 치루가 생길 수 있다.

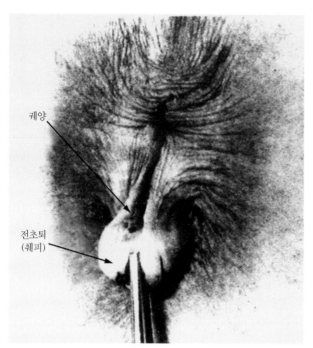

궤양

전초퇴
(췌피)

그림 6-2. 만성 치열의 소견

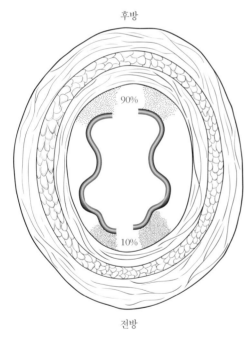

후방

90%

10%

전방

그림 6-3. 치열의 발생부위

특히 후방에 위치하지만 남자의 약 1%, 여자의 약 10% 정도에서는 전방에 위치한다(그림 6-3). 치열이 중앙선에 위치하지 않으면 크론병, 매독, 결핵, 백혈병 등 특수 질환의 가능성을 생각해야 한다.

# Ⅰ 원인과 병리

치열의 원인에 대해서는 아직까지 논란이 있다. 치열은 처음에는 대부분 딱딱한 변으로 인하여 항문관이 직접 손상을 받아서 생긴다. 즉 치열을 일으키는 가장 흔한 원인 중의 하나는 단단하거나 덩어리가 큰 변이 항문을 통과하면서 항문관에 상처를 일으키는 과정 때문이다. 그 외에 너무 자주 변을 보거나 설사로 인하여 항문에 상처가 나는 경우도 있고 출산, 항문 질환, 항문 수술병력, 스트레스 등도 치열과 관계된 유발요인이다. 또한 채소나 과일 등 섬유질이 많은 식품이나 음식을 많이 먹으면 치열의 빈도가 낮아질 수 있다는 보고도 있다.

그러나 치열이 중앙선, 특히 후방 위치에서 잘 발생하는 이유와 어떤 경우에 만성화되는지에 대해서는 확실하지 않다. 후방 중앙에 잘 발생하는 이유로는 하부 외괄약근이 구조상 원형이 아닌 앞뒤가 긴 타원형으로 되어 있어 후방의 항문관 상피에는 근육의 받침이 약하며 또한 직장과 항문의 경계부가 후방으로 굴곡되어 있어 변이 내려오면서 항문 후방부위에 손상을 잘 준다고 일부에서는 설명하고 있다.

어떤 치열은 아무 문제없이 저절로 아무는 반면 어떤 경우에는 만성화하여 오랫동안 낫지 않는 만성 치열로 가는지에 대해서도 아직 완전히 알려지지 않고 있다. 일단 항문에 상처가 생기고 단단한 변으로 인한 자극이 지속적으로 반복되면 만성화로 진행되게 된다. 여러 연구에 따르면 내괄약근의 기능 이상이나 비정상적인 수축작용이 만성화로 가는 병리기전에서 중요한 역할을 하는 것으로 알려지고 있다. 직장과 항문내압을 측정해보면 치열 환자에서는 휴식기 항문내압이 크게 증가되어 있고 직장의 확장 때에 내괄약근의 반사이완은 정상이지만 곧이어 비정상적인 지나친 수축이 따른다고 한다(그림 6-4). 그리고 성공적인 치료 후에는 이러한 비정상적인 내괄약근의 반사수축은 사라진다고 보고되고 있다. 또한 치료 목적으로 내괄약근절개술을 시행하면 비정상적인 휴지기 항문내압력이 떨어지는 것이 밝혀졌다. 이러한 사실은 내괄약근의 이상활동에 의한 항문내압의 증가가 치열의 원인이라는 병리기전을 뒷받침한다고 생각된다. 그러나 일부 연구에서는 내괄약근절개술 후 항문관의 해부학적 확장이 치열치료의 기전이라고 주장하기도 하였다.

기번스와 리드 등은 증가된 항문 내압이 항문점막에 허

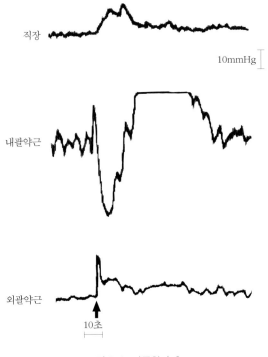

직장

10mmHg

내괄약근

외괄약근

10초

그림 6-4. 과도한 수축

혈상태를 유발하여 통증을 일으키고 상처가 낫지 않는다고 주장하였다. 클로슈테랄펜 등은 혈관조영술, 조직검사 등을 이용한 연구에서 치열 환자의 약 85%에서 후방 정중부가 항문의 다른 부위에 비해 혈류가 떨어져 있음을 발견하였고 이러한 사실은 치열의 병리기전에 중요한 역할을 할 수 있다고 보고하였다. 즉 항문에 혈액을 공급하는 혈관들이 측방으로부터 들어가는 해부학적 구조 때문에 정중부는 상대적으로 혈액공급이 적고 또한 후방으로의 타원형 모양 괄약근구조 때문에 후방 정중부 항문괄약근을 통과하는 혈관들은 증가된 괄약근 압력에 취약하여 손상을 받기 쉽고 그로 인하여 혈액공급이 줄어들어 허혈상태에 빠지기 쉬워 그 부위에 치열이 잘 생긴다고 설명하였다. 스하우텐 등은 항문압 측정술과 레이저 도플러 혈류측정술을 이용하여 치열 환자와 대조군을 비교연구하였다. 그들은 수술 전후의 항문압과 여러 방향에서 항문점막으로 들어오는 혈류량을 측정하여 대조군에 비하여 치열 환자에서 후방 정중부의 혈류량이 감소되었음을 확인하였고 또한 수술 전에 감소되었던 후방 정중부로의 혈류량이 수술 후에는 증가하는 것을 증명하여 후방 정중부로 가는 혈류의 부족과 이로 인한 허혈이 이 부위에 치열이 잘 생기는 원인이라고 했다. 이러한 연구결과는 치열이 잘 낫지 않고 만성화하는 경우에 대한 설명이 될 수도 있다.

급성 치열이 낫지 않으면 2차적인 변화가 발생한다. 특징적인 변화 중의 하나는 치열의 하방으로 부종, 염증, 섬유화 등이 생기면서 일종의 췌피인 전초퇴가 생길 수 있다. 치열의 항문연 쪽으로는 부종과 섬유화가 생기면서 비후유두가 생길 수 있다. 또한 치열이 진행되는 어느 과정 중에서도 염증이 진행될 수 있고 이러한 염증이 심해지면 항문 농양이나 치루가 생길 수도 있다.

2차적으로 생긴 치열은 항문 수술이나 외상으로 인한 항문협착 시에 빈발하며 여성의 경우 출산과도 관련이 있을 수 있다. 염증성 장질환 특히 크론병에 의해 2차적으로 치열이 생길 수도 있다. 크론병에서 치열의 발생빈도가 높은 이유는 확실하지 않으나 크론병에서의 치열은 잘 낫지 않고 병의 활동 정도에 따라 빈도가 증가한다. 치핵으로 인해 치열이 잘 생긴다는 주장도 있으나 치핵 자체 때문에 치열이 잘 생기기보다는 내괄약근의 기능 이상으로 치핵이나 치열이 함께 잘 생긴다고 보고되고 있다.

## Ⅱ 진단

치열은 병력과 항문진찰로 쉽게 진단된다. 특징적인 임상증상은 통증과 출혈이다. 통증은 배변 시나 배변 직후 찢어지는 듯하며 때로는 무지근하고 쑤시는 듯한 느낌이 배변 후 몇 분 또는 길게는 수시간 지속되기도 한다. 출혈은 보통 선홍색이며 화장지나 변기에서 볼 수 있고, 출혈이 없는 경우도 있다. 항문주위에 분비물이나 가려움증이 있을 수도 있고 변비가 동반될 수도 있다. 진찰 시에 항문을 주의 깊게 벌려보면 치열을 쉽게 발견할 수 있는데 치열이 오래된 만성 치열의 경우 항문궤양과 더불어 전초퇴나 비후유두와 같은 병변이 항문에 만져지든지 보일 수 있다. 치열의 위치는 대부분이 후방 정중선에 위치하고 전방 정중선에 생기는 경우는 약 10% 내외, 측방에 생기는 경우는 약 2~3% 정도로 보고되고 있다. 때로 치열이 큰 췌피에 가려지거나 치열 저부가 부분적으로 상피 재생되어 잘 발견할 수 없을 때도 있다. 수지직장검사상 급성기에는 열상부위에 심한 압통을 호소하며 만성인 경우에는 췌피와 함께 궤양부위에 경화가 있고 비후유두가 만져질 수 있다. 또한 하부 직장에 용종이나 암의 유무도 확인하는 것이 좋다. 항문경검사는 통증 때문에 시행할 수 없을 수도 있으나 치열의 위치나 모양을 아는 데 도움이 될 수 있고 종양이나 염증성 장질환의 동반 가능성도 확인할 수 있다. 에스결장경검사는 증상이 심할 때는 검사가 쉽지 않을 때도 있으나 가능하면 종양이나 염증성 장질환의 동반유무를 확인하기 위하여 실시하는 것이 좋다. 치료에도 반응하지 않는 만성 치열은 조직검사를 시행하는 것이 도움이 되는 경우가 있는데 조직검사에서 예상치 못한 항문암이나 크론병과 같은 질환을 발견할 수도 있다. 항문직장 생리검사에서는 급성 치열 환자의 경우 내괄약근의 기능 이상으로 휴지기 항문 내압이 높아져 있는 경우가 많고 비정상적인 직장항문 억제반사가 보이는 경우도 많다. 만성 치열 환자의 경우에는 휴지기 항문 내압이 높아진 경우도 있지만 정상이거나 낮은 경우도 있다.

## 1. 감별진단

치열이나 항문궤양을 일으킬 수 있는 질환으로는 크론병과 같은 염증성 장질환, 항문주위 농양이나 치루, 혈전성 치핵, 결핵, 매독, 에이즈 바이러스에 의한 감염, 백혈병, 항문암 등이 있다. 따라서 치열이 전후 중앙선에 있지 않거나 치열의 모양이 비전형적인 경우 그리고 일반적인 치열치료에 잘 낫지 않으면 이런 특수 질환에 의한 2차적인 치열을 의심해보아야 한다(그림 6-5).

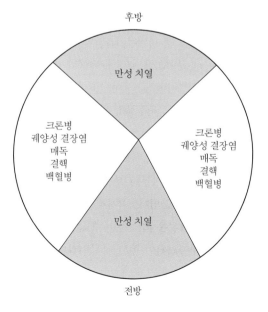

그림 6-5. 위치에 따른 단순치열과 항문궤양을 일으키는 특수질환

### (1) 염증성 장질환에서의 치열

궤양성 대장염과 관련된 치열은 정중선 이외의 부분에 생길 수 있고 다발성으로 생길 수도 있으며 내시경검사에서 직장염이나 대장염이 확인될 수 있다. 크론병과 동반된 치열은 일반적인 치열보다는 더욱 궤양이 심하고 부종과 염증이 의심되는 소견으로 보인다. 크론병과 관련된 치열의 경우는 배변 시 통증이 없는 경우도 많으며, 위치가 측방에 있거나 다발성인 경우도 있고 항문주위 농양이나 치루도 잘 동반된다. 크론병이 의심되면 조직검사로 확진할 수도 있다. 크론 장염이 근위부 대장에 있으면 에스결장내시경에서는 정상일 경우가 있으므로 전체 대장내시경을 시행하는 것이 좋다.

### (2) 항문주위 농양, 치루

후방 정중부에 위치한 괄약근간 농양이나 치루는 치열과 유사한 양상을 보일 수 있는데 특히 외공이 없는 경우에는 더욱 감별진단에 유의하여야 하고 항문초음파가 농양이나 치루를 진단하는 데 도움이 된다. 물론 치열과 치루가 같은 부위에 함께 생기는 경우도 있다.

### (3) 항문소양증

항문소양증 환자에서도 항문주위에 피부가 갈라져서 치열과 비슷하게 보일 수 있으나 자세히 진찰해보면 갈라진 상처는 항문관 안으로 들어가 치상선부위까지 도달하는 경우는 드물다. 물론 치열 환자에서 치열증상의 일부로 항문주위 분비물로 인하여 소양증이 생길 수는 있다. 항문소양증 환자에서의 치열은 표재성이고 다발성인 경우가 많다.

### (4) 항문암

항문암의 초기에도 치열과 비슷한 병변을 나타낼 수 있다. 항문의 편평상피암이나 직장의 선암성 병변이 항문에 생기면 치열과 비슷하게 배변 시 출혈과 통증을 느낄 수 있다. 그러나 수지검사상 조금 더 딱딱한 병변이 만져지는 경우가 많고 조금이라도 의심되면 조직검사를 하는 것이 좋다.

### (5) 항문주위를 침범하는 감염성 질환에서의 치열

결핵성 항문궤양은 초기에 단순치열과 매우 비슷하나 점차 궤양이 커지고 가장자리가 움푹 패이게 된다. 크론병 치열과 감별이 쉽지 않지만 폐결핵이 자주 동반되며 확진을 내리기 위해서는 조직검사와 균배양을 시행해야 한다. 매독 때 1차 하감이나 콘딜로마의 형태로 치열이 생길 수 있다. 일반적인 생각과는 달리 통증이 있을 수 있고 1차 하감의 초기에는 만성 치열과 비슷하나 점차 궤양 주위에 경화가 생기고 서혜부에 림프절이 커질 수 있다. 항문관내 대칭되는 병변이 있는 것이 특징이다. 의심되면 궤양 분비물을 암시야검사를 하여 확진할 수 있다. 헤르페스 바이러스에 의한 항문주위 피부궤양의 경우는 대부분 표재성이고 통증이 있을 수 있으나 배변과 관련이 없는 경우가 많고 항바이러스 연고로 치료될 수 있다.

### (6) 치열과 감별해야 하는 기타 질환

백혈병이 진행될 경우 치열이 생길 수 있고 통증이 심한 경우도 있다. 치열은 항문에 생기는 단순한 상처와도 감별하여야 하는데, 단순한 항문 상처는 궤양이 아주 표면적이고 상처의 가장자리가 편평하면서 동반된 췌피(비후유두, 전초퇴)가 없다. 주로 측방에 생기고 특별한 치료 없이 낫는 일시적인 병변인 경우가 많다. 또한 특발성 항문통증과 같이 항문에 상처가 없지만 치열과 비슷한 항문통증을 호소하는 환자도 있으므로 주의 깊게 감별 진단하여 치료해야 한다.

## Ⅲ 치료

치열치료는 주로 내괄약근의 휴지기 항문 압력을 낮추는 데 목적이 있다. 급성기의 치열은 보존적인 치료로 대다수에서 치료가 되지만 일부는 만성화되어 추가적인 치료를 필요로 한다. 만성 치열의 치료로 최근에는 수술적인 치료 이외에도 화학적 내괄약근 절단술과 같은 비수술적인 치료가 시도되고 있지만 모두 내괄약근의 비정상적인 수축을 감소시키는 것이 목적이다. 결론적으로는 수술적 치료인 측방 내괄약근절개술이 만성 치열의 가장 근치적이고 효과적인 치료로 널리 시행되고 있는 방법이고 약물을 이용한 화학적 내괄약근절단술도 상당한 효과가 있는 것으로 보고되고 있지만 장기간의 치료성적과 비교적 높은 재발률 등에 대해서는 논란이 있으며 계속적인 연구가 진행되고 있다.

## 1. 보존적 치료

증상 발현이 3주 이내인 단순한 열상인 경우 보존적인 치료로 효과를 보는 경우가 많다. 변비를 방지해주는 것이 가장 중요하며 대개 2~3주일 내에 낫는 경우가 많다. 급성기 치열치료의 목적은 변비와 딱딱한 변에 의한 항문 손상 및 통증, 또 그 자극과 통증에 의한 항문경련, 항문경련에 의한 항문통증과 변비유발이라는 일련의 악성고리를 차단하는 데 있다. 보존적 치료는 충분한 수분섭취와 함께 채소나 과일 등 섬유질이 많은 고식이 섬유 음식물을 섭취하고 규칙적인 배변습관을 가지며 하루 수회 온수좌욕을 한다. 온수좌욕은 항문괄약근 경련을 완화시키는 데 도움이 된다. 변완화제를 복용하거나 연고, 좌약을 사용하여 증상을 개선할 수도 있다. 치열에 사용되는 좌약이나 연고는 대부분 리도카인 등의 마취제 성분이나 스테로이드 성분 또는 윤활제 성분이 포함된 경우가 많다. 치열치료 목적으로 항문 확장기를 사용하여 항문 확장을 시키는 것은 성공률이 적고 거의 사용하지 않는다. 또한 치열의 치료나 통증을 줄이기 위해 국소마취제를 치열주위에 주사한 보고도 있으나 많이 시행되지는 않는다. 어린이에서도 치열은 잘 생기지만 변을 부드럽게 해주는 보존적 치료로 대부분 잘 낫는다.

## 2. 외과적 치료

만성 치열이 되면 보존적 치료에 잘 낫지 않고 증상이 일시적으로 좋아지더라도 곧 재발하게 된다. 치열증상이 길거나(약 6주), 만성 궤양의 소견, 즉 치열기저부 내괄약근의 섬유가 노출되어 있거나 궤양주변부의 경화가 진행되었던지, 비후유두나 피부꼬리 등이 있으면 보존적 치료로 완치되기는 어려워 수술적응이 된다. 또한 병력기간이 길지 않더라도 견디기 어려울 정도로 심한 통증이 있다든지 출혈이 계속되거나 농양이나 치루가 형성되면 수술하는 것이 좋다. 외과적 치료의 목적은 내괄약근의 기능 이상, 즉 내괄약근 경축이 생기지 않고 항문관의 직경이 넓어져 배변에 의한 항문 손상이 일어나지 않도록 하는 데 있다.

### (1) 항문의 수지확장법

마취하에서 손가락을 6~8개 넣어 항문을 강력히 넓혀

주는 것으로 이때 손가락을 하나씩 차례로 넣어 천천히 확장시키는 것이 중요하며 그 후 수개월간 항문 확장기를 사용하여 계속 항문을 넓혀주기도 한다. 레코미어(1838)에 의해 처음 기술되었고 로드에 의해 항문 질환에서 많이 사용되었다. 이 방법은 항문에 수술창이 생기지 않고 일찍 정상활동을 할 수 있다는 이점이 있으나 재발의 빈도가 높고 맹목적으로 항문괄약근을 확장시킴으로써 내괄약근 및 외괄약근 일부에 손상을 일으켜 변 조절기능에 영구적인 장애가 올 수 있다. 최근에는 주로 내괄약근절개술을 시행함으로써 이 방법은 거의 사용하지 않고 있다.

### (2) 내괄약근절개술

내괄약근의 해부학을 살펴보면 위로는 직장내륜근의 말단부와 연결되며 그 길이는 대개 항문관의 길이와 일치한다. 아래로는 치상선 약 8~12mm 하방의 괄약근간 구 *interspinteric groove*에서 끝난다. 내괄약근의 기능은 항문관을 폐쇄된 상태에서 유지하는 역할을 하고 있으며 그 작용은 불수의적이다.

치열에서 내괄약근의 역할을 이해하고 해부학적으로 정확한 내괄약근절개술을 처음 기술한 사람은 아이젠해머(1951)였다. 처음에는 치열부위를 통한 후방중앙선에서 내괄약근절개술을 시행하였다. 그러나 치열은 치유되었으나 2가지 단점이 지적되었다. 즉 상처가 치유될 때까지 시일이 오래 걸리고 또한 소위 열쇠구멍 모양의 기형 *keyhole deformity*이 생겨(그림 6-6) 내의에 변이 묻고 가벼운 변조절 장애가 생긴다는 것이었다. 아이젠해머(1959)는 다시 측방 내괄약근절개술*lateral internal sphincterotomy*을 시행하면 후방 내괄약근절개술보다 기능장애가 적다

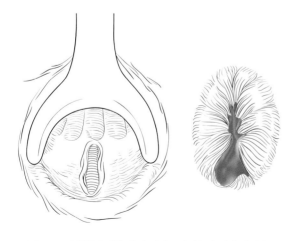

그림 6-6. 열쇠구멍 기형 후방 괄약근절개술에 의해 생긴다.

는 점을 들어 측방 절개술을 주장하게 되었다. 팍스(1967)도 측방 내괄약근절개술을 강력히 옹호하였다. 노타라스(1969)는 피부절개를 따로 하지 않고 항문연 측방에서 칼날을 그대로 넣어 내괄약근을 절개하는 측방 점막하(또는 피하) 내괄약근절개술을 발표하였다. 노타라스는 칼날을 점막하층에서 외괄약근 쪽으로 돌려 내괄약근을 잘랐으나 호프만과 골리거(1970)는 이의 변형으로 외괄약근의 손상을 줄이기 위하여 괄약근간변에서 항문관 쪽으로 내괄약근을 자르는 방법을 사용하였다. 현재 측방 내괄약근절개술이 치열 수술치료의 기본술기로 정착되었지만 개방법과 폐쇄법 중 수술 성공률 및 후유증의 관점에서 장단점에 대한 여러 연구가 진행되었고 그 결과에 대하여는 논란의 여지가 있다.

내괄약근절개술에 대한 마취는 국소, 척수, 전신마취 중에서 선택한다. 국소마취제는 1 : 200,000 에피네프린을 섞은 0.5% 리도카인용액 등을 사용한다. 조직 침투력을 높이기 위해 히알루론산 분해 효소를 섞거나 리도카인 대신 0.25% 부피바카인을 사용하기도 한다. 수술 전 간단한 관장을 하는 것이 좋다. 가능하면 에스결장내시경을 수술 전에 시행해 동반된 질환을 감별해두는 것이 좋다. 환자의 자세는 잭나이프, 좌측방위 또는 쇄석위를 취한다.

### 1) 측방 내괄약근절개술(그림 6-7)

팍스항문견인기나 항문경을 사용하여 항문을 벌린 후 항문의 좌측방이나 우측방에 방사형의 피부절개를 가한다. 그리고 하부 항문점막을 내괄약근으로부터 박리하는데 이때 항문점막이 상처 나지 않도록 조심한다. 그 후 괄약근간면을 따라 내괄약근을 박리한다. 내괄약근이 분리되면 내괄약근절개를 시행하는데 이때 절개선은 치상선을 넘지 않도록 한다. 외괄약근의 핑크색 섬유와는 달리 희고 윤택 있는 내괄약근을 확인하고 이를 치상선상까지 절개한다. 내괄약근의 절개범위에 대해서는 여러 가지 주장이 있으나 치상선까지 일률적으로 절개하는 방법도 있고 내괄약근의 하부 1/2 또는 1/3을 절개하기도 한다. 최근에는 치열의 깊이까지 절개하는 내괄약근절개술 *tailored internal sphincterotomy*이 많이 이용되기도 한다. 이때 손가락을 넣어 절개면을 만져보면 V자형의 홈이 파인 것을 느낄 수 있다. 개방형 내괄약근절개술에서는 혈종이나 농양이 생기는 것을 방지하고 배액이 잘 될 수 있도록 피부 절개창을 열어놓고 수술을 끝내기도 하고 폐쇄형 내괄약근절개술에서는 흡수 봉합사로 피부 절개창을 완전

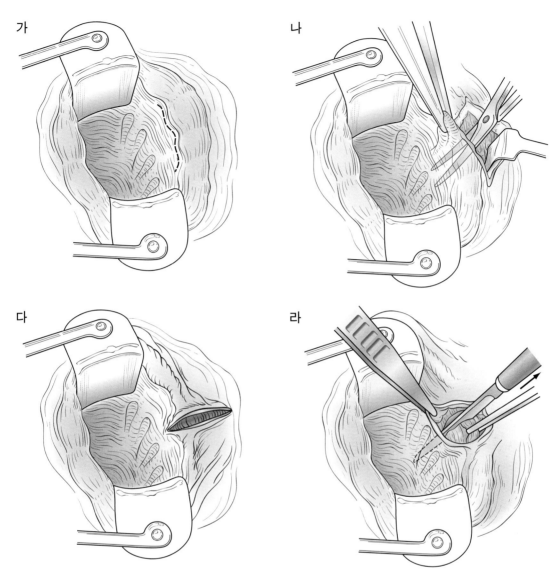

그림 6-7. 개방식 측방 내괄약근절개술 **가.** 피부 경계연에 가까운 항문관 안쪽, 괄약근간 구에 절개를 가한다. **나.** 항문관의 점막을 내괄약근에서 박리하면 괄약근간 공간이 노출된다. **다, 라.** 내괄약근이 분리되면 내괄약근을 치상선 깊이까지 혹은 치열의 깊이까지 절개한다.

봉합할 수도 있다. 팍스는 항문환에서 원주형으로 피부절개를 하였는데 이는 항문관내 피부절개창을 피할 수 있다는 이점이 있다. 항문연 안쪽부분의 피부 및 점막절개창은 3-0 크롬장선이나 다른 흡수 봉합사로 부분적으로 봉합할 수 있으나 배액이 잘 될 수 있도록 항문연 바깥쪽의 피부절개창은 그대로 열어두는 방법도 있다.

노타라스 등은 만성 치열치료에 수술창이 거의 없는 점막하 내괄약근절개술을 발표하였는데(그림 6-8) 점막하 내괄약근절개술의 장점은 개방성 내괄약근절개술에 비해 수술창이 거의 없어 수술 후 통증이 적고 수술 후 비교적 빨리 활동할 수 있다는 점이다. 항문경으로 항문관을 벌리면 내괄약근이 단단한 밴드같이 만져지면서 내괄약

근의 하연을 확인할 수 있다. 항문의 좌측방이나 우측방에서 11번 같은 날이 좁은 칼을 점막하층을 따라 치상선까지 혹은 치열의 깊이까지 찔러 넣는다. 여기서 그 칼날을 내괄약근 쪽으로 돌려 내괄약근 절개를 시행한다. 절개 시는 근섬유가 탁탁 잘리는 감을 느낄 수 있으며 완전히 절개되면 칼날에 대한 저항이 없어진다. 이때 손가락을 넣어 절개부위를 가볍게 눌러 미처 잘리지 않은 나머지 섬유를 자른다. 대부분의 출혈은 수술부위의 압박으로 지혈된다. 피부절개창은 그대로 열어두어 배액을 시킨다. 수술 시 외괄약근이 손상받지 않도록 주의하여야 한다. 외괄약근 손상의 가능성을 줄이기 위하여 칼날을 괄약근간면을 따라 찔러 넣은 후 항문강 방향으로 내괄약근

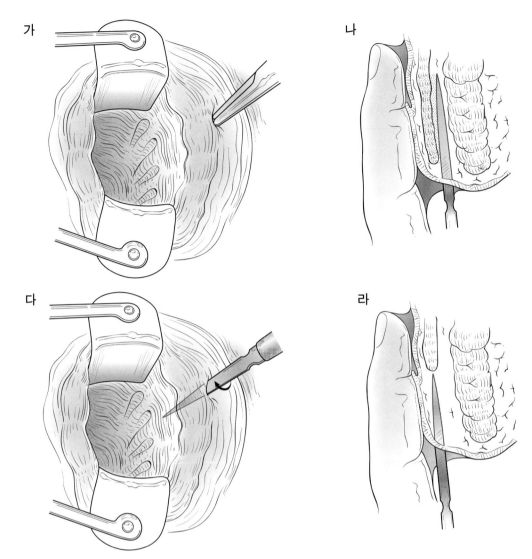

가

나

다

라

그림 6-8. 점막하 측방 내괄약근절개술 **가.** 괄약근간 구의 확인. 항문관의 바로 안쪽에 위치한다. **나.** 항문관의 관상면에서 본 괄약근간 구 **다.** 예리한 백내장용 칼을 괄약근간 구면에 위치한 항문내괄약근 근섬유에 평행하게 넣고 칼날을 90도 회전시킨다. **라.** 항문내괄약근의 하부 근섬유가 절단된다. 손가락을 항문관에 넣고 점막이 손상되지 않았는지 확인한다.

절개를 시도할 수도 있다. 이때에는 항문점막이 손상받지 않도록 주의하여야 한다.

최근에는 항문연 안쪽으로 수술창을 만들지 않고 괄약근간 구 바로 바깥쪽에 작은 피부절개를 하여 내괄약근절개술을 시행하는 방법을 많이 사용하는데 이 방법은 내괄약근을 정확하게 보면서 수술을 진행하여 재발, 변실금, 출혈 등의 합병증을 줄임과 동시에 항문연 내부의 상처를 최소화하면서 상처치유기간과 수술 후 불편감을 줄이는 장점이 있다.

내괄약근절개술이 끝난 후 만약 치열과 동반된 비후유두나 전초퇴가 있으면 같이 절제한다. 치열 자체는 치료할 필요가 없다. 수술 다음 날부터 정상식사를 하며 온수좌욕을 실시하고 필요하면 변 완하제나 진통제도 투여한다.

### 2) 결과

수술 후 관리는 좌욕과 안정, 그리고 필요 시 진통제 등을 사용할 수 있으며 보통 24~48시간 이내에 정상적인 활동이 가능한 경우가 많다. 애브카리언 등은 측방 내괄약근절개술과 치열절제를 포함한 후방 내괄약근절개술을 비교한 결과 치료율, 합병증율, 재발률 등 모든 측면에서 측방 내괄약근절개술이 우수한 방법으로 나타났고 변실금도 거의 없는 것으로 보고하였다.

측방 내괄약근절개술 후 합병증은 2~5% 정도로 보고되는데 수술부위의 반상출혈, 출혈, 항문주위 농양, 치루, 치핵탈출, 경미한 변 조절기능 장애 및 재발 등이 있다. 반상출혈은 수술부위에 생길 수 있으나 별 문제는 없고 출혈이 심한 경우는 드물다. 항문주위 농양은 거의 대부분이 치루와 관련이 있다. 이는 수술 시 칼날에 의해 항문관내 점막이 천공되어 생기는 경우가 많으며 점막하 내괄약근절개술 후 약 1%에서 발생된다. 이때 생기는 치루는 대개 저위 치루이며 점막하 또는 괄약근간 치루이다. 항문주위 농양은 배농 수술로 치료하고 내공이 발견되면 치루절개술을 병행하여야 한다.

　수술 후에도 치열이 계속 낫지 않거나 재발하는 경우도 약 3% 이내에서 보고되고 있고 그 이유는 불충분하거나 부정확한 내괄약근절개가 그 원인으로 추정되고 있다. 이런 경우 보존적 치료를 시도해보고 호전을 보이지 않으면 내괄약근절개술이 정확하고 충분히 되었는지 항문초음파검사를 이용하여 불완전한 내괄약근절개를 확인하고 추가적으로 충분히 내괄약근절개술을 시행하거나 반대쪽에 다시 내괄약근절개술을 시행하여 치료하기도 한다. 파루크 등은 내괄약근절개술 후에도 계속된 치열 환자들을 항문초음파로 조사한 결과 대부분의 환자에서 내괄약근절개술이 불충분하게 되었거나 외괄약근만 절개되고 내괄약근은 절개되지 않은 경우들이었고 이들 환자들에 대하여 2차적인 측방 내괄약근절개술을 시행한 후 모두 치료되었다고 보고하였다. 또한 치열 수술 후에도 계속 상처가 낫지 않는 경우에는 크론병과 같은 타 질환으로 생긴 2차적인 원인의 치열도 생각해야 한다.

　최근 연구들에서 항문내괄약근이 항문압검사에서 휴지기압을 구성하는 중요한 부분이며 수면 중이나 평상시 배변 조절에 일정한 역할이 있는 것으로 밝혀지고 있다. 또한 이 부분의 기능 상실이 가스 조절기능 장애나 경미한 변실금 증상을 유발하는 원인의 하나로 알려져 있다. 여러 발표에 의하면 내괄약근 부분절개 후 변 조절기능 장애가 일부 보고되고 있는데, 가스 조절기능 장애와 같은 경미한 변 조절기능 장애가 0~15%까지 보고되나 대부분은 3% 이내이고 일시적인 것으로 보고되고 있다.

　가르시아-아귈라와 매도프 등은 폐쇄성 내괄약근절개술이 개방성 내괄약근절개술과 비교하여 치료율은 비슷하나 변실금 빈도는 낮게 나타난다고 보고하였지만 쿰찬다니와 리드 등은 두 술식 간의 변실금률은 비슷하다고 보고하였다. 오 등은 점막하 내괄약근절개술이 개방형 내괄약근절개술과 비교하여 재발률이나 합병증이 높다고 했으나 다른 여러 보고에서는 점막하 내괄약근절개술과 개방형 내괄약근절개술 사이에는 치료율과 변실금률을 포함한 합병증률에 차이가 없다고 보고되고 있다. 경미한

가스실금이라도 최소화시키기 위해서 치열 수술 시에는 수술 전 환자의 항문괄약근 상태를 점검해보는 것이 좋고 만약 수술 후 장기간 변실금이 지속되는 경우 수술 시 외괄약근을 잘못 절개했을 가능성도 생각해봐야 한다.

　또한 과민성 대장증상을 가진 환자나 설사가 잦은 환자, 당뇨 환자나 고령 환자는 괄약근절개술을 하기 전에 수술 후 있을 수 있는 경미한 가스실금과 같은 합병증을 줄이기 위해 섬세한 수술과 함께 세심한 주의가 필요하다. 특히 과거력상 내괄약근절개술을 받은 병력이 있는 재발성 치열 환자, 자연분만을 위해 회음부절개술을 받은 여성 또는 출산 시 괄약근의 손상이 의심되는 환자에서는 수술 전 항문초음파검사나 항문내압검사를 하면서 수술 후 변실금 가능성에 대하여 주의해야 한다. 그러므로 수술 전 변실금 여부의 병력 청취, 항문초음파검사를 통한 괄약근의 손상 여부와 항문내압검사를 통하여 이상이 있는 환자에서는 조심스러운 술기와 함께 환자에게 적합한 수술방법에 대해 고려해야 한다. 즉 수술 전 휴지기압이 정상보다 낮은 환자에서 측방 내괄약근절개술의 시행을 재고하고 비수술적 치료나 항문 전진피판법 및 항문성형 수술과 같은 다른 수술적 치료를 고려하여 수술 후 변실금 등의 합병증을 줄이는 노력이 필요할 것으로 생각된다.

　그러나 만성 치열 환자에서 측방 내괄약근절개술의 치료율은 92~100%까지 보고되고 있어 수술 전 환자상태에 대한 세심한 고려와 섬세한 수술 등을 전제로 하면 아직까지는 가장 효과가 좋은 치료법으로 여겨지고 있다.

### (3) V-Y항문성형술(전진피판 수술법)

치열의 원위부(항문피부) 쪽으로 삼각형의 피부판을 V자형으로 만든 후 치열부위를 포함하여 Y자형으로 피부판을 밀어 넣어 봉합한다. 이 방법은 항문압력이 높지 않은 치열 환자나 항문 협착이 심한 경우에 사용되는 방법으로 항문이 넓어지는 효과가 있다. 또한 내괄약근절개술 시행 후에도 낫지 않는 환자나 항문괄약근의 결손이 의심되는 환자에서도 사용될 수 있는 방법이다. 그러나 내괄약근절개술에 비해 수술시간이 길고 항문주위에 상당한 피부박리 및 조작이 가해진다는 것이 이 방법의 단점이다. 그 외 여러 방법의 피부판을 사용한 항문성형술도 항문 협착이 심하거나 항문압력이 높지 않은 환자에서 사용되기도 한다.

## 3. 화학적 괄약근절개술

만성 치열의 치료에 대한 가장 효과적인 치료방법은 대개 측방 내괄약근절개술로 인정되고 있으나 괄약근절단술 후 올 수 있는 변실금의 가능성, 입원을 해야 하는 불편함, 마취 및 수술에 따르는 위험성 등으로 비수술적 치료가 꾸준히 연구되어왔다. 최근 이러한 비수술적 치료 중에서 가장 중요한 발전은 항문내괄약근의 압력을 일시적으로 감소시켜 치열을 치료하는 화학적 괄약근절개술 혹은 가역적 내괄약근절개술이다. 이러한 약물들로는 주로 내괄약근 압력을 감소시켜 혈류를 증강시킴으로써 치열을 치료하는 니트로글리세린과 이소소르바이드와 같은 산화질소 공여자, 딜티아젬이나 니페디핀과 같은 칼슘채널차단제, 그리고 근육의 일시적인 화학적 신경마비를 일으키는 보툴리눔독소주사 등이 많이 사용되고 있다. 또한 무스카린 작용제인 베타네콜, 교감 신경조절물질인 인도라민, 그리고 엘-아르지닌 등도 연구되고 있다.

### (1) 산화질소 공여자

산화질소nitric oxide가 항문내괄약근에 억제 신경전달물질로 작용하여 항문내괄약근을 이완시킨다는 사실을 오켈리 등이 밝혔다. 산화질소 공여자인 니트로글리세린 등이 치열을 치료하는 기전은 약물이 항문내괄약근의 압력을 낮추어 치열을 치료하고 또한 약물의 혈관확장 효과로 혈류를 증가시켜 치열부위의 허혈상태를 호전시켜 치열을 치료한다는 것이다. 국소적 니트로글리세린이나 이소소르바이드 등이 주로 사용되는데 로더 등은 니트로글리세린연고를 실제로 임상에 적용시켜 항문내괄약근의 압력 감소를 관찰하였고 룬드와 숄필드 등은 하루에 두 번 0.2% 니트로글리세린연고를 발라 8주 뒤 대조군과 비교해본 결과 휴지기 항문내압이 니트로글리세린군에서 의미 있게 떨어지는 것은 발견했으며 치열치료율도 대조군에서는 8%인 반면 니트로글리세린군에서는 68%로 치료 효과가 좋았다고 보고하였다. 왓슨 등은 항문 휴지기압의 감소를 일으키는 니트로글리세린 연고의 농도를 얻기 위해 여러 농도의 연고를 사용해 연구를 시행하여 최소 25%의 항문 휴지기압 감소를 위해서는 0.2% 이상의 농도가 필요하다고 보고하였다. 쇼우텐 등은 1% 이소소르바이드 연고를 사용하여 만성 치열 환자에서 항문 휴지기압의 감소 및 항문 상피로의 혈류증가 그리고 치료 시

작 12주 후 88% 환자에서 치열 치유를 보고하였다. 맥클라우드와 에번스는 니트로글리세린의 치열치료와 관련된 9개의 전향적 연구를 종합해본 결과 치료율은 46~70%까지 보고되었으나 장기간 추적조사 결과 재발률도 27~63%까지 보고되었다고 하였다. 리처드 등은 니트로글리세린과 측방 내괄약근절개술의 효과를 비교하는 다기관 연구를 시행하였는데 치료 시작 6주 후에 내괄약근절개술 그룹은 89.5%에서 치열이 치료된 반면 니트로글리세린 그룹은 29.5%에서 치료되었다고 보고하였다. 또한 6개월 후에는 내괄약근절개술을 시행한 환자는 92.1%에서 치료된 반면 니트로글리세린 그룹은 27.2%의 환자에서 치료되었다고 보고하였다. 내괄약근절개술 그룹에서는 2.6%에서 추가적인 수술이 필요했던 반면 니트로글리세린 그룹에서는 45.4%에서 내괄약근절개술이 필요했다고 보고하면서 니트로글리세린치료가 만족스럽지 못하다고 하였다.

니트로글리세린을 이용한 치열 환자의 치료율, 재발률, 합병증률 등이 매우 다양하게 보고되는 원인 중에는 치료대상 치열 환자 중에 급성 및 만성 치열 환자가 다양하게 포함되었기 때문이기도 하지만 니트로글리세린연고의 치료용량을 정확히 정하기 어려운 것도 하나의 이유라고 보고 있다. 일부에서는 니트로글리세린연고 대신 니트로글리세린패치patch를 사용하여 비슷한 효과를 얻었다는 보고도 있다. 또한 치열 환자에서 니트로글리세린연고의 단기치료율은 40~70%정도까지 보고되고 있지만 재발률이 약 50%(27~63%)까지 비교적 높고 부작용으로 두통이나 어지러움증을 호소하는 경우도 있으며 연고의 경우 적정용량을 정하는 것이 쉽지 않다는 것도 단점이다. 심지어 알토매어 등은 0.2% 니트로글리세린연고를 위약placebo과 비교한 연구에서 위약보다 우수한 치료효과를 보지 못했고 두통과 같은 부작용도 적지 않다고 보고하였다. 피트 등은 니트로글리세린치료의 실패와 관련된 요소를 찾기 위한 연구를 시행했는데 전초퇴sentinel pile가 있는 환자나 치열증상이 6개월 이상된 환자에서는 치료효과가 좋지 않았다고 보고하였다.

여러 연구를 보면 니트로글리세린치료는 만성 치열 환자의 1/2 내지 2/3에서 초기에는 효과가 있는 것으로 보고되지만 장기추적조사를 해보면 27~63%의 환자에서 증상이 재발한다고 보고되고 있다. 또한 내괄약근절개술 및 보툴리눔 주사요법과 비교한 일부 논문들에서도 증상

완화와 치열치료에서 니트로글리세린치료 효과가 열등한 것으로 보고되고 있다. 그리하여 니트로글리세린치료가 도입된 초창기의 기대에 비해서는 현재에는 치열치료 효과나 재발률 면에서 다소 실망스러운 결과들이 보고되기도 하는 것이 사실이다. 즉 니트로글리세린을 사용한 만성 치열치료 효과에 대해서는 논란이 있으며 현재까지는 니트로글리세린치료가 내괄약근절개술을 완전히 대체하기는 힘들 것으로 보이지만 아직은 향후의 연구를 지켜보아야 할 것으로 생각된다.

### (2) 칼슘채널차단제

여러 연구에서 칼슘채널차단제도 내괄약근의 압력을 효과적으로 낮출 수 있는 것으로 보고되고 있고 경구용보다는 연고형 제제가 효과가 좋고 부작용도 적은 것으로 알려지고 있다. 치열 환자에서 가장 많이 사용되는 칼슘채널차단제는 딜티아젬과 니페디핀이다. 딜티아젬은 니트로글리세린연고 치료에 실패했거나 부작용이 생긴 환자의 치료에 도입되었다. 요나스 등은 2% 딜티아젬 젤을 사용하여 8주 내에 환자의 49%까지 치열을 치료할 수 있었다고 보고했고 경구용 딜티아젬보다는 딜티아젬 젤을 사용한 피부 도포가 부작용도 적고 효과가 좋다고 하였다. 딜티아젬은 니트로글리세린연고에서 나타날 수 있는 두통이나 어지러움증은 없지만 항문주위 작열감이 있을 수 있고 니트로글리세린보다 비싼 것이 단점이다. 코허 등은 0.2% 니트로글리세린연고와 2% 딜티아젬 크림으로 만성 치열을 치료한 결과 치료율에서는 큰 차이가 없었지만 부작용은 딜티아젬이 적은 것으로 보고하였다. 니트로글리세린치료에 효과가 없거나 재발한 경우 또는 부작용이 나타난 경우에는 딜티아젬을 시도해보기도 한다.

또 하나의 칼슘채널차단제는 니페디핀인데 평활근 이완과 혈관확장을 일으킨다. 경구용으로 니페디핀을 먹거나 항문주위에 바르면 휴지기 항문내압을 떨어뜨리고 통증을 완화시키며 치열을 낫게 한다. 부작용은 얼굴이나 사지에 화끈거림, 경한 두통 등이 있을 수 있다. 니페디핀 치료 효과는 니트로글리세린연고나 딜티아젬과 비슷하다고 보고되기도 하지만 내괄약근절제술과 니페디핀치료를 비교한 연구에서는 내괄약근절제술이 니페디핀치료군에 비해 훨씬 좋은 치료율을 보였다.

### (3) 보툴리눔독소 주사요법

보툴리눔독소를 이용한 치열의 치료는 요스트와 쉼리크에 의해 1994년에 처음으로 기술되었다. 항문괄약근으로의 보툴리눔독소의 주사는 아세틸콜린의 분비를 차단하여 신경전달이 중지되어 일시적인 항문괄약근의 신경마비, 휴지기 항문압력 저하 및 혈류증가를 유발한다. 내괄약근에 주사하는 보툴리눔독소는 약 2.5~20unit를 사용하며 최대량은 50unit를 넘지 않는 것이 좋고 주사하는 부위는 치열주위의 양쪽으로(2군데) 괄약근간부위에 주사하는 경우가 많지만 치열이 후방정중선에 있는 경우라도 치열의 반흔이 보툴리눔독소의 흡수를 방해하므로 항문의 전방에 주사하는 것이 좋다는 주장도 있어 주사의 위치와 용량에 관하여는 아직 논란이 있다.

보툴리눔독소 주사법과 니트로글리세린연고치료법을 비교한 연구들을 보면 브리신다 등은 보툴리눔독소 주사법이 니트로글리세린연고법보다 효과가 좋았다고 보고하였다(96% vs. 60%). 그러나 민구에즈 등은 보툴리눔 주사요법으로 치료한 치열 환자를 장기간 추적 조사한 결과(42개월) 보툴리눔독소 주사 후 6개월 내에 완전히 나은 환자들 중 42%에서 재발했다고 보고하였는데, 재발을 잘 하는 환자를 분석한 결과 치열이 전방에 있는 경우, 치열증상이 오래된 경우, 주사 후 최대 수축기 항문압력의 저하율이 적은 경우 등에서 재발률이 높은 것으로 조사되었다.

치열 환자에서 보톡스 주사요법은 니트로글리세린 등의 화학적 괄약근절개치료에 반응하지 않으면서 전신상태가 좋지 않아 마취를 하기 힘든 상태의 중증 환자이거나 초음파상 괄약근 결손이 있어 수술적 괄약근절개술을 시행할 수 없을 경우에도 사용될 수 있다. 여러 보고에서 치료율은 43~96%까지 보고되고 있으며 일시적인 변실금을 포함한 합병증은 11%까지, 재발률은 52%까지 보고되고 있다. 합병증으로는 혈종, 일시적 변실금, 치료 후 항문통증이 보고되고 있고 드문 경우이지만 자율신경계통의 전신증상인 피부 알레르기반응, 근무력감, 뇨저류, 혈압 및 맥박의 변화 등이 있을 수도 있다. 산화질소 공여자 제제와 함께 사용하기도 하는데 린지 등은 만성 치열 환자에서 니트로글리세린연고로 치료한 후 반응이 없거나 재발하면 보툴리눔독소 주사요법을 권하기도 하였다.

### (4) 기타 약제

무스카린 작용제인 베타네콜 크림 0.1%는 산화질소의

생성을 도와 항문괄약근의 압력을 떨어뜨리고 치열을 낮게 할 수 있다. 또한 인도라민과 같은 알파-1 아드레날린 수용체차단제는 휴지기 항문압력을 낮추어 치열치료에 이용될 수 있다고 보고한 연구도 있다. 엘-아르지닌은 산화질소의 생성과정에 관여하여 내괄약근을 이완시킴으로써 항문 휴지기 압력을 낮추고 치열을 치료한다고 알려지고 있다. 고니오톡신gonyautoxin은 마비성 식물독소성분인데 치열 양측부위의 내괄약근에 주사하여 괄약근 압력을 떨어뜨려 치열을 치료하지만 독성에 대한 안전성은 향후 연구되어야 한다. 도포용 실데나필Sildenafil(Viagra)도 항문 괄약근 압력을 떨어뜨려 치열치료에 도움이 되었다는 보고도 있다.

### (5) 요약

여러 가지 약제들의 효과 및 장단점에 대해서는 아직 논란이 많지만 칼슘채널차단제, 산화질소 공여자, 보툴리눔독소 주사 등이 가장 많이 사용되고 있다. 넬슨 등은 여러 약제 및 괄약근절개술의 효과를 비교하기 위한 연구를 시행하였는데 그 결과 여러 약제들은 치열치료 효과에 있어서 위약보다 약간 좋은 효과를 보이는 정도였고 수술적 내괄약근절개술에 비해서는 효과가 매우 떨어지는 결과를 얻었다고 보고하기도 하였다. 확실한 것은 이러한 약물적 치료의 효과에 대해서는 아직 논란이 있는 것이 사실이고 만성 치열의 치료에 있어서는 측방 내괄약근절개술이 매우 효과적인 치료임이 증명되어 있다는 것이다.

참고문헌

Abcarian H. Surgical correction of chronic anal fissure: Results of lateral anal internal sphincterotomy vs fissurectomy-Midline sphincterotomy. Dis Colon Rectum 1980;23:31-36.

Altomare DF, Rinaldi M, Milito G, Arcaná F, Spinelli F, Nardelli N, et al. Glyceryl trinitrate for chronic anal fissure-healing or headache? Results of a multicenter, randomized, placebo-controlled, double-blind trial. Dis Colon Rectum 2000;43:174-181.

Boulos PB, Araujo JGC. Adequate internal sphincterotomy for chronic anal fissure: Subcutaneous or open technique? Br J Surg 1984;72:360-362.

Brisinda G, Maria G, Bentivoglio AR, Cassetta E, Gui D, Albanese A. A comparison of injections of botulinum toxin and topical nitroglycerin ointment for the treatment of chronic anal fissures. N Engl J Med 1999;341:65-69.

Corman ML. Colon and rectal surgery. 5th ed. Philadephia: J.P.Lippincott, 2005, p.255-277.

Dodi G, Bogoni F, Infantino A, Pianon P, Mortellaro LM, Lise M. Hot or cold in anal pain? A study of the changes in internal anal sphincter pressure profiles. Dis Colon Rectum 1986;29:248-251.

Ezri T and Susmallian S. Topical nifedipine vs. topical glyceryl trinitrate for treatment of chronic anal fissure. Dis Colon Rectum 2003;46:805-808.

Garcia-Aguilar J, Belmonte C, Wong WD, Lowry AC, Madoff RD. Open vs. closed sphincterotomy for chronic anal fissure: Long-term results. Dis Colon Rectum 1996;39:440-443.

Gibbons CP, Read NW. Anal hypertonia in fissures. Br J Surg 1986;73:443.

Gordon PH, Nivatvongs S, editors. Principles and Practice of Surgery for the Colon, Rectum, and Anus. 3rd ed. New York: Informa Healthcare, 2007, p.167-189.

Gorfine SR. Treatment of benign anal disease with topical nitroglycerine. Dis Colon Rectum 1995;38:453-457.

Jensen SL. Diet and other risk factors for fissure-in-ano. Prospective case control study. Dis Colon Rectum 1988;31:770-773.

Jonas M, Neal KR, Abercrombie JF, Scholefield JH. A randomized trial of oral vs. topical diltiazem for chronic anal fissures. Dis Colon Rectum 2001;44:1074-1078.

Jonas M, Speake W, Scholefield JH. Diltiazem heals glyceryl trinitrate-resistant chronic anal fissures. A prospective study. Dis Colon Rectum 2001;44:1640-1643.

Jost WH and SchimrigK. Therapy of anal fissure using botulin toxin. Dis Colon Rectum 1994;37:1321-1324.

Jost WH. One hundred case of anal fissure treated with botulin toxin. Dis Colon Rectum 1997;40:1029-1032.

Khubchandani IT, Reed JF. Sequelae of internal sphincterotomy for chronic fissure-in-ano. Br J Surg 1993;76:431-434.

Klosterhalfen B, Vogel P, Rexen H, et al. Topography of the inferior rectal artery: A possible cause of chronic, primary anal fissure. Dis Colon Rectum 1989;32:43-52.

Kocher HM, Steward M, Leather AJ, Cullen PT. Randomized clinical trial assessing the side-effects of glyceryl trinitrate and diltiazem hydrochloride in the treatment of chronic anal fissure. Br J Surg. 2002; 89:413-417.

Kuijpers HC. Is there really sphincter spasm in anal fissure? Dis Colon Rectum 1983;26:493-494.

Lewis TH, Corman ML, Prager EK, Robertson WG. Long-term results of open and closed sphincterotomy for anal fissure. Dis Colon Rectum 1988;31:368-371.

Lindsey I, Cunningham C, Jones OM et al. Fissurectomy-botulinum toxin: a novel sphincter-sparing procedure for medically resistant chronic anal fissure. Dis Colon Rectum 2004;47:1947-1952.

Lindsey I, Jones OM, Cunningham C et al. Botulinum toxin as second-line therapy for chronic anal fissure failing 0.2percent glyceryl trinitrate. Dis Colon Rectum 2003;46:361-366.

Littlejohn DRG and Newstead GL. Tailored lateral sphincterotomy for anal fissure. Dis Colon Rectum 1997;40:1439-

1442.

Loder PB, Kamm MA, Nicholls RJ and Phillips RKS. Reversible chemical sphincterotomy by local application of glyceryl trinitrate. Br J Surg 1994;81:1386-1389.

Lord PH. Diverse methods of managing hemorrhoids: Dilatation. Dis Colon Rectum 1973;16:180-183.

Lund JN and Scholefield JH. A randomized, prospective, double-blind, placebo-controlled trial of glyceryl trinitrate in treatment of anal fissure. Lancet 1996;349:11-14.

Lund JN and Scholefield JH. Aetilolgy and treatment of anal fissure. Br J Surg 1996;83:1335-1344.

Lund JN and Scholefield JH. Glyceryl trinitrate is an effective treatment for anal fissure. Dis Colon Rectum 1997;40:468-470.

Lund JN and Scholefield JH. Internal sphincter spasm in anal fissure: cause or effect? Int J Colorect Dis 1996;11:151-152.

Lund JN, Armitage NC and Scholefield JH. Use of glyceryl trinitrate ointment in the treatment of anal fissure. Br J Surg 1996;93:776-777.

Maria F, Cassetta E, Gui D, Brisinda G, Bentivoqlio AR, Albanese A. A comparison of botulinum toxin and saline for the treatment of chronic anal fissure. N Engl J Med 1998;338:217-220.

McLeod RS, Evans J. Symptomatic care and nitroglycerin in the management of anal fissure. J Gastrointest Surg 2002;6:278-280.

Minguez M, Herreros B, Espi A, Garcia-Granero E, Sanchiz V, Mora F, et al. Long-term follow-up(42 months) of chronic anal fissure after healing with botulinum toxin. Gastroenterology 2002;123:112-117.

Minguez M, Melo F, Espi A, Garcia-Granero E, Mora F, Lledó S, et al. Therapeutic effects of different doses of botulinum toxin in chronic anal fissure. Dis Colon Rectum 1999;42:1016-1021.

Nelson. A systemic review of medical therapy for anal fissure. Dis Colon Rectum 2004;47:422-431.

Notaras MJ. The treatment of anal fissure by lateral subcutaneous internal sphincterotomy-A technique and results. Br J Surg 1971;58:96-100.

O'Kelly TJ, Brading A, Mortenson NJ. Nerve mediated relaxation of the human internal anal sphincter: the role of nitric oxide. Gut 1993;34;689-693.

O'Kelly TJ, Davies JR, Brading A, Mortenson NJ. Distribution of nitric oxide synthase containing neurons in the rectal myenteric plexus and anal canal. Morphologic evidence that nitric oxide mediates the rectoanal inhibitory reflex. Dis Colon Rectum 1994;37:350-357.

Pitt J, Williams S, Dawson PM. Reasons for failure of glyceryl trinitrate treatment of chronic fissure-in-ano. A multivariate analysis. Dis Colon Rectum 2001;44:864-867.

Richard CS, Gregoire F, Plewes EA, Silverman R, Burul C, Buie D. Internal sphincterotomy is superior to topical nitroglycerin in the treatment of chronic anal fissure: results of a randomized, controlled trial by the Canadian colorectal Surgical Trials Group. Dis Colon Rectum 2000;43:1048-1058.

Schouten WR, Briel JW, Auwerda JJ. Relationship between anal pressure and anodermal blood flow. The vascular pathogenesis of anal fissures. Dis Colon Rectum 1994;37:664-669.

Schouten WR, Briel JW, Auwerda JJ, De Graaf EJ. Ischemic nature of anal fissure. Br J Surg 1996;83:63-65.

Walker WA, Rothenberger DA, Goldberg SM. Morbidity of internal sphincterotomy for anal fissure and stenosis. Dis Colon Rectum 1985;28:832-835.

Watson SJ, Kamm MA, Nicholls RJ, Phillips RK. Topical glyceryl trinitrate in the treatment of chronic anal fissure. Br J Surg 1996;83:771-775.

# 항문직장 농양

이종균·황도연

항문직장 농양膿瘍이란 항문 및 직장주위 조직강 내의 염증을 말한다. 흔히 농양과 치루는 같은 염증성 질환으로 급성기에는 농양의 형태로 나타나며, 이것이 만성으로 진행되어 누관을 형성하는 경우에 치루라고 한다.

## Ⅰ 원인

항문직장 농양은 크론병, 만성 궤양성 대장염 같은 염증성 장질환과 장결핵, 방선균증, 성병성 림프육아종 같은 감염성 질환, 그 외에 관통상, 이물질, 수술 등의 외상이나 상피암, 백혈병, 림프종 같은 악성 질환, 그리고 방사선 손상 등에 의해서 생길 수 있으나 가장 흔한 원인은 항문샘의 감염으로 전체 항문직장 농양의 90%를 차지한다.

키아리(1878), 허먼과 데포세(1880)에 의해 항문샘이 처음 기술된 이래 오랫동안 이의 감염이 치루의 원인으로 생각되어왔다. 아이젠해머(1958)는 대부분의 항문직장 농양이나 치루는 괄약근간에 있는 항문샘의 감염에 의해 생긴다고 단정지었으며, 팍스(1961)는 치루의 약 90%에서 항문샘의 감염이 있는 것을 조직학적으로 확인하였다. 그의 보고에 의하면 44개의 표본을 조직학적으로 조사한 결과 항문샘은 개인마다 차이가 있으나 보통 6~10개가 있으며 항문의 전 둘레에 걸쳐 항문선와에 개구하고 있었다. 44개의 표본 중 2/3에서 내괄약근으로 들어가는 항문

샘 관이 발견되었으며, 1/2에서는 내괄약근을 가로질러 연합종주근까지 도달하는 항문샘 관이 보였으나 연합종주근을 지나 외괄약근까지 도달한 경우는 없었다고 보고하였다. 그러나 소천과 호(1994)는 약 3%에서 연합종주근을 지나 관통하고 있는 항문샘이 있다고 보고한 바 있다.

분변, 이물질, 외상 등에 의해 항문샘의 관이 막히게 되면 분비물의 배출이 막혀 고이게 되고 감염이 생기게 된다. 이러한 항문샘의 감염이 바로 1차 병소가 되며 각 조직강으로 염증이 파급될 수 있다. 염증이 만성화되는 것은 항문선와의 상피세포가 계속 남아 내공으로 통하는 누관의 일부를 이루고 있기 때문이라고 하며 루니스 등(1995)에 따르면 누관이 지속되는 것은 만성적으로 감염된 항문샘보다는 누관의 비특이적인 상피화와 더 관계가 있다고 하였다.

항문직장 농양의 호발연령은 20~30대로 알려져 있으며 남녀 간의 비는 2~3 대 1이다. 그러나 소아의 경우, 남자에서 그 빈도가 훨씬 높게 나타나는데 세루어 등(2005)의 연구에서 2세 이하는 남아가 98% 이상, 2세 이상의 소아에서는 남아가 91.2%를 차지하였다.

## Ⅱ 분류

해부학적 위치에 따라 4가지 형으로 분류한다(그림 7-

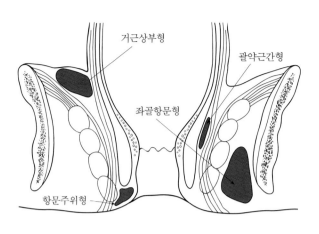

그림 7-1. 해부학적 위치에 따른 항문직장 농양의 분류

1). 항문주위의 피부 바로 밑에 있는 항문주위형perianal, 괄약근간에 위치하는 괄약근간형intersphincteric, 좌골항문와에 있는 좌골항문형ischioanal, 항문거근 상방과 골반복막 하방 사이에 있는 거근상부형supralevator이다. 때로는 여러 조직강 내에 동시에 생길 수도 있다. 각 형에 따른 빈도는 항문주위형이 가장 많고 다음이 좌골항문형이다(표 7-1).

## Ⅲ 진단

### 1. 임상 증상

농양의 위치나 크기에 따라 임상 소견에 차이가 있다. 가장 중요한 증상은 항문주위의 욱신거리는 통증으로 시간이 흐를수록 점차 심해지는 양상을 보이며 앉거나 움직일 때, 배변 시나 재채기를 할 때 더욱 심해진다. 바실레크스키와 고든(1984)은 117명의 환자에서 통증(93%), 종창(50%), 출혈(16%) 그 외에 분비물, 설사, 발열의 증상을 보인다고 하였다. 발열은 심부 농양에서 더 많이 발생하는데 심부에 농양이 생기면 초기의 통증은 그리 심하지 않고 서서히 나타나므로 발열이 주증상인 경우 감기나 몸살 정도로 오인될 수 있다.

통증의 위치는 항문관 내나 직장에서 느껴지며 전신쇠약, 배뇨곤란, 요저류 등이 동반될 수 있다. 만성인 경우 약 20～40%에서 농양이 저절로 터졌거나 절개 배농한 과거력이 있다.

### 2. 진찰 소견과 검사방법

진찰 시 항문주위에 미만성 종창이 있으며 때로는 파동이 있을 수도 있다. 직장수지검사상 항문관이나 직장벽에 압통이나 경결을 발견할 수 있으며 간혹 고름이 항문소와에서 나오는 것을 확인할 수도 있다. 거근상부 농양의 경우 직장이나 질 촉진 시 압통 있는 종괴가 만져질 수 있으며 심한 직장주위 농양인 경우 복부진찰 시 복막자극 증상이 나타날 수도 있다. 통증은 심한데도 원인을 알 수 없는 경우에는 마취하에서 조사해보는 것도 도움이 될 수 있다.

경항문초음파검사로 농양의 존재와 범위를 확인할 수 있다(그림 7-2). 그러나 항문거근 상방이나 외괄약근 외측 부위를 확인하는 데는 제한이 있다.

자기공명영상MRI검사는 경항문초음파나 직장수지검사보다 농양의 범위와 해부학적 구조를 더 정확하게 파악할 수 있으며, 고통 없이 시행될 수 있어 복잡한 형태의 농양이나 재발성 농양의 경우 유용하게 사용할 수 있다(그림 7-3).

감별해야 할 질환으로는 치열, 항문주위 모낭염, 피지낭, 화농성 한선염, 모소낭, 직장 후방의 낭종 등이 있다.

| 표 7-1 | | | | | 항문직장 농양의 부위별 빈도 | |
| --- | --- | --- | --- | --- | --- | --- |
| 저자 | 환자 수 | 항문주위형 | 좌골항문형 | 괄약근간형 | 점막하형 | 거근상부형 |
| **초기농양** | | | | | | |
| 그레이스 등(1982) | 165 | 75 | 30 | — | 5 | — |
| 화이트헤드 등(1982) | 135 | 84 | 16 | — | — | — |
| 라마누잠 등(1984) | 1,023 | 43 | 22 | 21 | 6 | 7 |
| 윈슬렛 등(1988) | 233 | 62 | 24 | 5 | 2 | 7 |
| **재발성 농양** | | | | | | |
| 크라봇 등(1983) | 97 | 18 | 28 | 14 | 0 | 10 |
| 고든 등(1984) | 117 | 19 | 61 | 18 | 0 | 2 |

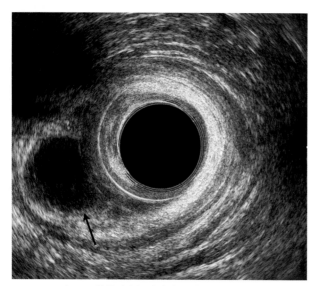

그림 7-2. 항문직장 농양(화살표)의 초음파검사 소견

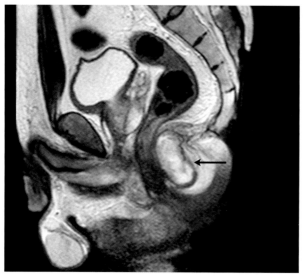

그림 7-3. 항문직장 농양(화살표)의 자기공명영상검사 소견

농양이 항문 앞쪽에 있는 경우 남자에서는 요도주위 농양과 감별해야 하는데 이때는 요도염, 요도 협착 또는 요로검사를 시행한 과거력 등을 확인하는 것이 중요하며 여자에서는 바르톨린샘염과 구별해야 한다. 한편 결핵성 농양과도 구별해야 하는데 이때는 분비물이 묽고 색깔이 연하며 외공주위의 피부는 가장자리가 움푹 파여 있다. 또한 깨끗하지 못한 육아조직으로 되어 있고 폐결핵이 동반되었거나 과거력이 있을 수 있다.

# Ⅳ 치료

진단되면 즉시 절개하여 배농시켜야 한다. 기다리는 것은 오히려 주위조직으로 염증이 더 파급되므로 완전히 화농될 때까지 기다릴 필요가 없다. 드물게 항생제를 투여하면 주변 염증이 쇠퇴하는 경우도 있지만 이를 기대하기는 어렵고 상황이 더 악화될 수 있으며 재발을 방지하지도 못한다. 염증이 회음부, 서혜부, 대퇴부까지 퍼졌거나 심한 봉와직염, 당뇨병, 간질환 등의 전신 질환으로 면역기능이 저하된 상태, 심판막 질환이나 인공기관을 부착한 환자 등에서는 항생제를 사용해야 한다.

배농 시 확실한 내공이 발견되면 동시에 괄약근절개를 가하여 다시 농양이 생기거나 치루가 발생하는 것을 방지할 수 있다. 애브카리언(1982)은 괄약근절개를 포함한 1차적인 치루 수술을 주장하였는데 항문직장 농양 1,023예 중 65.3%는 내공을 찾을 수 없었다고 보고하였다. 배농 시 내공과 괄약근을 절개하는 것은 절개배농만 하는 것에 비해 보다 효과적으로 배농할 수 있고 농양의 재발이나 향후 치루가 형성될 가능성이 더 낮지만 급성기에는 누관의 섬유화가 제대로 이루어지지 않아 괄약근절개 시 괄약근이 많이 벌어지게 되어 수술 후 괄약근의 기능이 약해질 수 있고 또한 배농만 하여도 상당수에서는 치루로 이행되지 않는 경우도 있어 동시에 내공과 괄약근을 절개하는 것을 찬성하지 않는 주장도 있다. 스코마 등(1974)은 외래에서 배농만 시행한 항문 농양 232예의 66%에서 후일 치루가 발생했다고 보고하였고, 국내에서는 이 등(1988)이 113예에서 항문직장 농양을 배농한 결과 53.1%에서 치루가 발생하였다. 라마누잠 등(1984)에 의한 각 형에 따른 치루의 발생 빈도는 표 7-2와 같다.

특히 심부 농양일 경우는 일단 배농만 시행하거나 또는 배농 후 내공을 통해 배액선(세톤)을 걸어두었다가 약 1개월 후 분비물이 계속되고 상처가 낫지 않으면 적절한 이

| 표 7-2 | 항문직장 농양의 각 형에 따른 치루 발생 빈도

| 농양의 형 | 농양 수 | 치루발생 수 | % |
| --- | --- | --- | --- |
| 항문주위형 | 437 | 151 | 34.5 |
| 괄약근간형 | 219 | 104 | 47.4 |
| 좌골항문형 | 233 | 59 | 25.3 |
| 거근상부형 | 75 | 32 | 42.6 |
| 점막하 또는 근간형 | 57 | 9 | 15.2 |

학적 검사와 영상학적 검사로 평가한 후 근본적인 치루에 대한 수술을 시행한다. 또한 시술하는 의사의 숙련도에 따라 저위 농양의 경우 내공이 확실하다면 1차적인 치루수술도 변실금 등의 합병증 없이 적절하게 시행될 수 있으며 복잡한 농양의 경우라도 충분한 배농을 위해 괄약근 절개와 치루절개를 시행할 수도 있다. 리퍼 등(1974)은 전신적인 항생제를 투여하면서 절개 배농 후에 1차 봉합하여 93%의 높은 치유율을 보고하기도 하였다.

농양의 세균학적 조사에서 주로 포도상구균같이 피부에서 유래된 세균감염에서는 치루로 발전되는 경우가 드물고 대장균, 연쇄상구균, 박테로이드속 등 장 특유의 세균이 발견되면 항문샘과 관계된 치루가 있을 수 있으므로 세균학적 검사와 그 결과에 따라 주의 깊게 경과를 관찰하는 것이 도움이 된다.

## 1. 항문직장 농양의 각 형에 따른 치료

### (1) 항문주위형

외래 진료실에서 국소마취하에 간단히 배농을 시행할 수 있다(그림 7-4). 피부를 타원형 또는 십자형으로 절개하고 절개연을 적당히 절제하여 절개연이 조기에 달라붙지 않도록 한다. 수술 후 다음 날부터는 좌욕을 시작하고 상처가 다 나을 때까지 상처를 관찰한다. 배농 후 환자에게 염증이 계속 남든지 또는 치루로 이행될 가능성이 있다는 점을 설명해주어야 한다.

### (2) 괄약근간형

항문관 내의 좋은 시야를 얻기 위해서는 전신마취나 척수마취를 시행해야 한다. 문제의 항문소와를 포함하여 제거하고 내괄약근을 절개하여 배농시킨다. 절개연은 봉합하여 출혈을 막는다(그림 7-5).

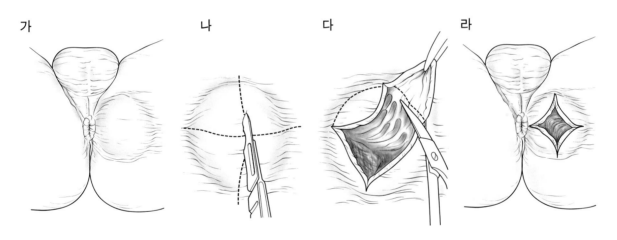

그림 7-4. 항문주위 및 좌골항문와 농양의 절개와 배농방법

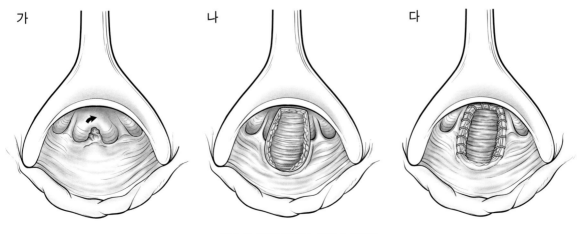

그림 7-5. 괄약근간형 농양의 수술방법

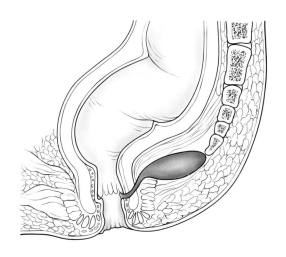

그림 7-6. 후방음와에서 시작된 항문 후방심강의 농양

그러나 여성에서 항문의 전방과 측방에 발생한 경우 1
차적인 내괄약근의 절개는 변실금을 초래할 수 있으므로
조심해야 한다. 이런 경우 괄약근간 구에 절개를 가한 뒤
근육 사이를 벌려 배농시키고 내공을 통하여 농양부까지
느슨한 세톤을 걸어놓는 것이 도움이 될 수 있다.

### (3) 좌골항문형

대개 항문주위 농양과 마찬가지로 국소마취하에서 배
농할 수 있으나 때로는 전신마취나 척수마취가 필요한 경
우도 있다. 피부절개는 가능한 항문연 가까이 넣어 후일
치루가 되어 수술하더라도 절개창이 커지지 않도록 배려
해야 한다.

항문 후방심강(그림 7-6, 항문 뒤쪽에서 천부 외괄약근보
다는 위에, 항문거근보다는 아래에 위치한 공간으로 양쪽 좌골

항문와와 통할 수 있다)에서 시작된 염증이 양측 좌골항문
와로 퍼져 마제형 농양을 형성하는 경우도 있다. 이의 배
농 시 한리(1965)는 치루절개술을 함께 시행해야 한다고
생각하고 후방중앙선에 있는 내공을 통해 농양의 공동 내
로 탐침을 넣고 그 위로 미골의 끝부분까지 절개를 가했
는데 이때 내괄약근과 피하 외괄약근이 절개된다. 농양이
앞쪽으로 뻗는 경우는 항문 양쪽에서 따로 피부를 절개하
여 같이 배농하나(그림 7-7가). 수정된 한리술식은 내괄약
근만 자르고 배농시키는 방법으로 외괄약근은 보존이 가
능하다(그림 7-7나).

### (4) 거근상부형

거근상부형 농양은 항문샘 감염이 원인이 된 괄약근간
농양이나 좌골항문 농양이 항문거근 위로 파급되거나 크
론병, 대장게실염, 충수돌기염 등 복강 내의 염증성 질환
이 아래쪽으로 파급되어 발생할 수 있다. 그러므로 원인
과 발생 경로에 따라 치료방법을 결정해야 한다. 괄약근
간 농양에 2차적으로 생긴 경우는 직장 내로 배농해야 하
며 좌골항문 농양에 2차적으로 생긴 경우는 회음부로 배
농해야 한다. 좌골항문형 농양에 의한 것을 직장으로 잘
못 배농할 경우 복잡하고 어려운 괄약근외형 치루로 만들
수 있으므로 매우 주의해야 한다(그림 7-8). 그러나 일부
술자들은 괄약근간 농양에 의한 거근상부 농양의 배농을
회음부를 통해서 시행하기도 한다.

복강내 질환에 의해 발생한 경우는 배농과 함께 각 원
인 질환에 따라 적절한 치료를 병행해야 한다.

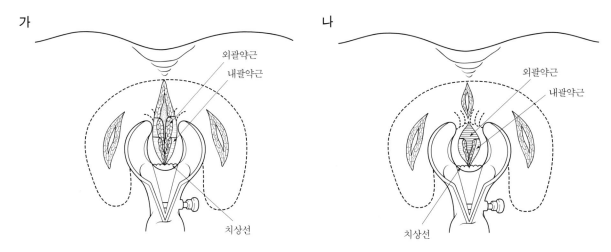

그림 7-7. 가. 마제형 농양의 한리술식  나. 마제형 농양의 수정된 한리술식

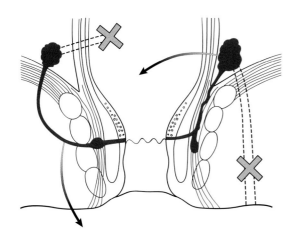

그림 7-8. 거근상부형 농양의 배농방법 좌측: 좌골항문 농양에 2차적으로 생긴 경우, 직장 내로 배농해서는 안 되며 항문주위로 배농해야 한다. 우측: 괄약근간 농양에 2차적으로 생긴 경우, 항문주위로 배농하지 말고 직장 내로 배농해야 한다.

## 2. 기타 특수한 형태의 농양치료

### (1) 괴사성 항문직장 감염

드물게 항문직장 농양이 괴사성 감염(포니어 괴저 *Fournier's gangrene*)으로 발전하여 치명적 결과를 초래할 수도 있는데 이는 항문직장 농양의 진단과 치료의 지연, 당뇨, 비만 등의 만성 질환, 스테로이드치료, 암치료 등에 의한 면역기능 저하가 원인이 될 수 있다. 회음부에 표재성으로 광범위하게 피부, 근막, 근육이 괴사되어 염발음을 일으키게 되고 전복막 또는 후복막강으로 염증이 파급되면 복벽의 압통, 복부 종괴 등이 나타날 수 있다. 발열, 빈맥 등의 생체 징후의 변화가 명백한 감염의 징후보다 먼저 나타날 수 있다는 것을 염두해야 한다.

치료는 조기진단과 함께 즉각적으로 괴사부위를 광범위하게 절제하고 배농해야 하며 복강내 염증이 의심되면 개복 수술과 장루 설치가 필요할 수 있다. 우선 그람염색이나 배양 결과를 기다릴 것 없이 신속히 경험적인 광범위 항생제 요법을 시작해야 한다. 괴사조직이나 농양에서 그람염색을 하여 클로스트리듐과 비클로스트리듐성 가스형성 세균을 구별할 수 있다. 또한 호기성균과 혐기성균에 대한 배양을 시행한다. 클로스트리듐 감염에는 페니실린과 아미노배당체 계열의 항생제를 투여하고 비클로스트리듐성 염발양 감염에는 혐기성균 치료제인 클린다마이신 또는 메트로니다졸 등을 추가해야 한다. 또한 환자의 상태에 따라 적절한 비경구적 영양공급이 필요하다. 그러나 이러한 공격적인 치료에도 불구하고 3~38%의

사망률이 보고되고 있다.

### (2) 면역기능 저하 질환과 항문직장 농양

백혈병, 과립백혈구감소증, 림프종, 사람면역결핍바이러스 감염 환자 등에서 항문직장부위에 패혈성 병변이 생길 수 있는데, 그 발생빈도는 혈액 질환으로 입원한 환자의 3~8% 정도를 보인다.

혈중 과립백혈구 수와 항문직장 감염의 빈도는 밀접한 관계가 있으며, 특히 호중구 감소의 정도와 지속기간이 감염과 관련되어 있어 밴휴에버즈윈 등(1980)에 의하면 514명의 혈액 질환 환자 중에서 혈중 호중구 수가 500/mm³ 이하인 경우 항문직장 감염이 11%에서 발생하였고, 500/mm³ 이상인 경우에는 0.4%에서 발생하였다. 이들 환자에서 항문주위나 회음부에 통증이 있으면 이를 즉시 의심하고 주의 깊게 관찰해야 하며 항문 손상을 줄 수 있는 요인들 즉 변비, 직장수지검사, 기계조작 등은 피해야 한다.

예후는 원인 질환에 대한 치료 반응과 밀접한 관계가 있으며 광범위 항생제 투여, 진통제, 변완화제, 팽창성 하제, 온수 좌욕 등 보존적 요법으로 88%의 성공률을 보인다. 일반적인 항문직장 농양에 준해서 절개하여 배농시킬 경우 출혈, 창상치유 지연, 연조직 감염의 확산 등을 초래할 수 있으므로 명백한 파동이 있거나, 항생제치료에 반응하지 않는 경우나 연조직 감염이 진행할 경우에 주의 깊게 시행한다.

올킨과 스미스(1992)는 사람면역결핍바이러스 감염 환자의 약 63%에서 1가지 이상의 항문 질환이 발견된다고 하였고 국내에서도 황 등(2003)의 보고에 따르면 사람면역결핍바이러스 감염 환자가 점차 늘어나고 있으며 항문 질환의 분포에 있어서도 치루 및 농양이 가장 많은 부분을 차지하고 있어 이들에서의 빈도가 점차 증가하고 있는 추세이다. 모에닝 등(1990)에 의하면 사람면역결핍바이러스 감염 환자는 항문직장 질환의 빈도가 증가되어 있는데 T4세포 수가 200 이하에서의 유병률이 64%이고 200 이상에서는 7%였다.

## 참고문헌

백정흠, 윤상진, 오재환. 포니어 괴저의 외과적 치료. 대한대장항문 학회지 2003;19:349-353.

이봉화, 신희용, 우제홍, 이찬영. 치루의 유형과 재발의 분석. 대한 외과학회지 1988;35:723-729.

황도연, 이주실, 윤서구, 류재현, 송석규, 이종균. HIV 감염증 환자 의 양성 항문 질환. 대한대장항문학회지 2003;19:1-5.

Abcarian H. Surgical management of recurrent anorectal abscesses. Contemp Surg 1982;21:85-91.

Hanley PH. Conservative surgical correction of horseshoe abscess and fistula. Dis Colon Rectum 1965;8:364-368.

Leaper DJ, Page RE, Rosenberg IL, Wilson DH, Goligher JC. A controlled study comparing the conventional treatment of idiopathic anorectal abscess with that of incision, curettage and primary suture under systemic antibiotic cover. Dis Colon Rectum 1976;19:46-50.

Lunniss PJ, Sheffield JP, Talbot IC, Thomson JP, Phillips RK. Persistence of idiopathic anal fistula may be related to epithelialization. Br J Surg. 1995;82:32-33.

Maruyama R, Noguchi T, Takano M, Takagi K, Morita N, Kikuchi R, et al. Usefulness of magnetic resonance imaging for diagnosing deep anorectal abscesses. Dis Colon Rectum 2000;43:S2-5.

Moenning S, Nightengale S, Simonton T, Huber P, Odom C, Kaplan E. Presentation and treatment of anorectal disorders in HIV+/AIDS patient. Dis Colon Rectum 1990;33:8.

Orkin BA, Smith LE. Perineal manifestations of HIV infection. Dis Colon Rectum 1992;35:310-314.

Parks AG. Pathogenesis and treatment of fistula-in-ano. Br Med J 1961;1:463-469.

Ramanujam PS, Prasad ML, Abcarian H, Tan AB. Perianal abscesses and fistulas: a study of 1023 patients. Dis Colon Rectum 1984;27:593-597.

Seow-Choen F, Ho JMS. Histoanatomy of anal glands. Dis Colon Rectum 1994;37:1215-1218.

Serour F, Somekh E, Gorenstein A. Perianal abscess and fistula-in-ano in infants: a different entity? Dis Colon Rectum 2005;48:359-364.

Vanhueverzwyn R, Delannoy A, Michaux JL, Dive C. Anal lesions in hematologic diseases. Dis Colon Rectum 1980;23: 310-312.

Vasilevsky CA, Gordon PH. The incidence of recurrent abscesses or fistula-in-ano following anorectal suppuration. Dis Colon Rectum 1984;27:126-130.

# 치루

이종균 · 황도연

루瘻라 함은 두 개의 상피세포층 사이에 생긴 비정상적인 연결을 뜻하는 말로 치루痔瘻, *fistula-in-ano*는 항문관과 직장 또는 항문주위 피부 사이에 발생한 비정상적인 육아조직으로 된 섬유성관으로 연결된 질환을 의미한다. 처음 세균이 침입한 곳을 1차구 또는 원발구(1차 누공)라 하며 염증이 파급되어 터져나간 곳을 2차구(2차 누공)라고 한다. 원발구는 대부분 항문관에 존재하기 때문에 내공(내구, 내개구)이라 불리기도 하고 2차구는 주로 항문 밖의 항문주위 피부에 형성되므로 외공(외구, 외개구)이라 한다. 그러나 항문관이나 직장 내에 원발구와 2차구가 함께 형성되어 있는 경우도 있다. 2차구 없이 원발구 쪽만 열린 것은 동*sinus* 또는 맹루*blind fistula*라고 하며 이것도 치루에 포함한다.

치루의 치료에 대해서는 히포크라테스에 의해 기술된 이래 수많은 논문과 책자들을 통해 발표되었으며 프레데릭 셀먼이 치루 및 항문 질환의 전문적인 치료를 위해 런던에 세인트마크 병원을 설립한 1835년 이래 괄목할 만한 발전을 이루어왔다.

치루의 치료는 질환의 재발 방지와 항문관의 배변자제 기능 보존의 두 가지 측면을 모두 만족시켜야 하기 때문에 항문 질환을 진료하는 외과 의사의 명성을 좌우하는 척도가 되어왔다. 첫 수술을 시행하는 외과 의사는 치루 치료에 있어서 가장 좋은 기회를 가지고 있기 때문에 완치뿐 아니라 수술 후 합병증을 줄이고 항문기능 장애도 최소로 줄이기 위해 노력해야 한다.

## I 원인

키아리(1878), 허먼과 데포세(1880)에 의해 항문샘의 감염이 치루의 원인으로 알려지기 시작했고 아이젠해머(1958)와 팍스(1961) 등을 통해서 소위 항문소와 항문샘 감염이론*cryptoglandular infection theory*이 확립되었다. 이는 대부분의 원발구가 치상선상의 항문소와로부터 깊숙

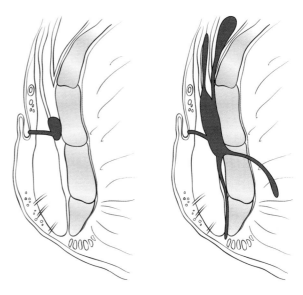

그림 8-1. 항문소와 항문샘 감염의 전파경로

한 곳에 위치하고 있는 항문샘에서 염증이 시작되어 괄약근간에 농양이 형성되고(원발소primary lesion) 이것이 저절로 터지거나 또는 외과적 수술에 의해 항문주위 피부나 직장 내로 배농되어 결국 누관이 형성된다는 이론이다(그림 8-1).

그 외 치루의 원인으로 외상, 치열, 결핵, 방선균증, 크론병을 포함한 염증성 장질환, 암 등에 2차적으로 발생한 경우 등을 들 수 있다.

## Ⅱ 진단

### 1. 증상

환자는 종종 한 번 이상의 자연적 또는 수술적으로 배농된 항문주위 농양의 병력이 있으며 수개월 내지 수년간 항문주위에 반복해서 발생하는 농양과 분비물, 배변 시의 동통, 출혈, 종창, 자연 배농과 함께 동통 감소 등의 증상을 호소한다. 치루가 다른 질환에 2차적으로 발생한 경우 추가적인 증상이 나타날 수 있다.

### 2. 이학적 검사

시진 시 항문주위에서 하나 이상의 외공을 발견할 수 있는데 동sinus인 경우나 2차구가 항문관 또는 직장 내에 존재할 경우에는 외공이 발견되지 않을 수도 있다.

항문주위 피부의 상태, 농이나 분비물의 양상, 냄새 등에 주의해서 관찰해야 한다. 분비물이 콜로이드성이면서 오랜 기간의 치루 병력을 가지고 있는 경우 치루암을 의심해야 한다.

외공과 항문관과의 관계를 조사함으로써 내공의 위치, 치루의 복잡성 등을 짐작할 수 있는데 외공이 항문횡단선에서 후방에 위치하면 대개 후방중앙선에 내공이 있고 외공이 횡단선의 전방에 위치하면 누관은 직선으로 가장 가까운 항문선와에 내공을 가지는 경우가 많다. 그러나 전방이면서도 외공이 항문연에서 3cm 이상 떨어진 경우에는 후방정중선에 내공이 있는 마제형일 가능성이 있다(굳살법칙, 그림 8-2). 김 등(1995)의 조사에 의하면 외공이 항문 후방에 있는 경우에는 92%에서 이 법칙을 따랐으나, 외공이 항문 전방에 있는 경우 64%만이 이 법칙을 따랐

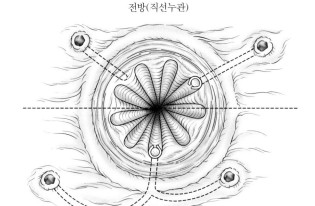

전방(직선누관)

후방(곡선누관)

그림 8-2. 굳살법칙

다. 또 외공이 항문의 양쪽에 있으면 2개의 독립된 치루이기보다는 후방중앙선에 내공을 가진 마제형 치루일 가능성이 더 크다. 또한 외공과 항문연 사이의 거리를 고려할 때 외공이 항문연 가까이 위치하고 있으면 괄약근간형일 가능성이 크고 거리가 멀어질수록 괄약근관통형이거나 좀 더 복잡한 형태의 치루관을 가질 가능성이 크다.

직장수지검사를 하면 내공에 해당하는 부위는 오목한 함몰이나 경결로 만져지게 되며 염증이 주위로 확대되었거나 2차 누관이 있으면 괄약근 밑으로 경화된 누관이 느껴진다. 집게손가락을 항문에 넣고 엄지손가락을 항문연에 두고 사이를 누르는 쌍지법을 이용하여 치루의 크기, 깊이, 괄약근과의 관계를 파악한다. 한 손으로 외공주위를 바깥쪽으로 당기면서 다른 손으로 항문과 외공 사이를 주의 깊게 만져보면 외공에서 항문관까지 연결되는 코드 같은 딱딱한 누관이 만져질 때가 있는데 이는 괄약근간형의 특징적인 소견이며, 만져지지 않으면 누관이 깊고 복잡한 형태의 치루일 가능성이 많다(그림 8-3).

메틸렌블루, 인디고카민, 우유, 과산화수소수 같은 물질을 외공에 주입하여 내공으로 유출되는 것을 통해 내공의 위치를 확인할 수도 있다. 메틸렌블루를 몇 방울 섞은 과산화수소수는 소량을 주입하여도 엷은 파란색의 유리된 산소 거품이 내공을 통해 나오는 것을 확인할 수 있어 매우 효과적인 방법이다. 그러나 큰 공간에 과산화수소수가 과량 주입될 경우 폐에 가스색전증을 일으킬 수 있으므로 주의해야 한다.

또 가는 탐침probe을 외공에 넣어보거나 의심되는 항문선와에 훅crypt hook을 넣어 내공을 찾을 수도 있다. 외공

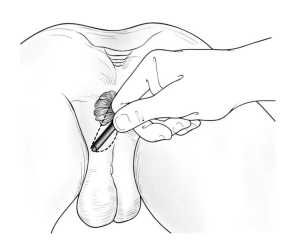

그림 8-3. 누관의 촉진  외공에서 항문관까지 연결되는 코드 같은 딱딱한 누관이 만져질 수 있다.

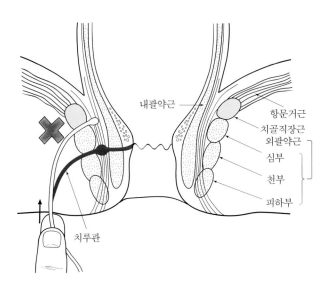

그림 8-4. 치루관의 탐침  무리한 힘을 가해 인공의 누관을 만들지 않도록 주의한다.

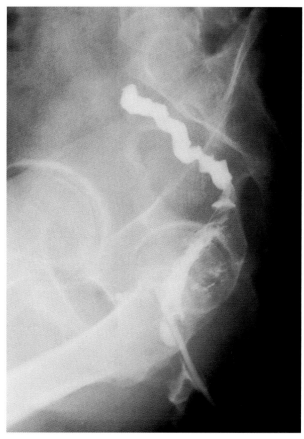

그림 8-5. 누관조영술상 나타난 누관

을 통해 탐침을 넣어 누관의 경로를 알아볼 때 항문관 쪽으로 급각도로 들어가면 저위형 치루이며 항문관과 거의 평행하게 들어가면 고위형 치루이거나 저위형 치루가 항문거근 위로 2차 누관을 가진 경우이다. 그러나 탐침을 사용해도 내공을 확인할 수 없는 경우가 많고 잘못 찔러 넣어 저위형 치루를 고위형 치루로 만들어 치료를 어렵게 만들 수 있으므로 사용 시 주의해야 한다(그림 8-4). 이러한 시술은 침습적이므로 보통은 수술실에서 마취하에 시행하는 것이 바람직하다.

항문경검사로 내공을 발견할 수도 있고 때로 병변부위의 내공에 해당되는 항문선와에서 농성 분비물이 나오는 것을 볼 수 있는 경우도 있다. 또한 직장경검사로 직장점막의 상태를 조사할 필요도 있다.

## 3. 누관조영술

외개구에 작은 관을 넣고 수용성 조영제를 주입하여 누관의 경로를 촬영하는 검사로, 재발된 치루나 크론병에 동반된 복잡치루의 진단에 도움이 된다(그림 8-5). 그러나 2차 분지가 잘 보이지 않을 수 있으며 좌골항문와의 높은 곳에 위치하는 염증과 항문거근 상방의 염증을 구별하기 어렵고 원발구의 위치를 정확히 파악하기 어렵다는 단점이 있다. 퀴퍼와 슐펜(1985)은 검사의 정확도가 16%밖에 되지 않아 치루의 검사로 적합하지 않다고 하였다.

## 4. 항문초음파

항문초음파검사는 치루의 구조를 2차원 및 3차원적으로 평가하는 데 정확하다고 알려져 있고 특히 내공의 위치, 괄약근 결손, 누관의 경로, 농양을 찾는 데 도움이 된다(그림 8-6). 누공에 과산화수소수를 주입하고 항문초음파검사를 시행하는 경우 치루 진단의 정확도를 높일 수 있어 렌젤 등(2002)은 93%에서 내개구를 확인할 수 있다

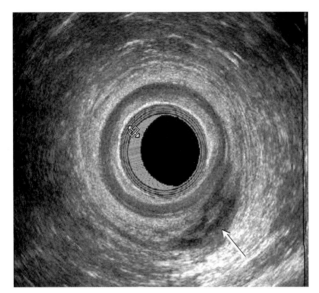

그림 8-6. 항문초음파상에 나타난 치루관(화살표)

고 하였다. 그러나 결과가 검사자에 의존적이라는 문제와 이전의 염증이나 수술, 외상으로 인해 발생한 반흔이나 결손을 누관과 구별하기 어렵다는 문제가 있다. 또한 표재성형, 괄약근상형, 괄약근외형 및 항문거근 상하로 뻗은 2차 누관은 기술적인 문제로 평가가 어렵다.

## 5. 자기공명영상

자기공명영상검사는 환자에게 큰 불편함 없이 항문직장의 해부학적 구조를 파악할 수 있어 항문초음파검사로 파악하기 어려운 복잡치루의 평가와 이전 수술로 인해 항

문관에 해부학적 변형이 있는 재발 치루의 검사에 유용하게 사용된다(그림 8-7). 특히 치루 수술 후에 재발된 예에서 이전의 수술 반흔과 염증을 구별할 수 있는 장점이 있어 자기공명영상검사는 1차 누관의 존재와 주행, 2차 누관에 대한 평가, 내개구의 위치 파악이 가장 정확하게 되는 검사로 알려져 있다. 바커 등(1994)은 자기공명영상검사와 수술 시의 소견을 비교하여 각각의 일치율을 조사했는데, 1차 누관의 위치와 주행은 88%, 2차 누관의 존재 여부와 위치는 91%, 마제형 97%, 내개구의 위치에 대해서는 80%의 일치율을 보였다.

그러나 이러한 장점에도 불구하고 자기공명영상검사는 항문직장주위의 신경이나 혈관의 구조로 인하여 영상의 판독에 어려움이 있어왔다. 최근 항문내 코일endoanal coil을 사용하여 괄약근 구조체에 대해 보다 세밀한 영상을 얻을 수 있어 96%까지 수술 소견과의 일치율을 보이고 있다. 뷰캐넌 등(2002)은 자기공명영상검사를 시행하지 않은 환자들에게서 치루의 재발률이 높은 것을 조사하여 재발 치루의 치료에 있어서 자기공명영상검사로 치루를 파악한 후 수술을 시행하였을 때 75%의 재발을 줄일 수 있다고 보고하였다.

## 6. 기타

장결핵을 포함하여 염증성 장질환을 의심할 만한 증상의 병력이 있는 환자에서는 대장조영검사나 대장내시경,

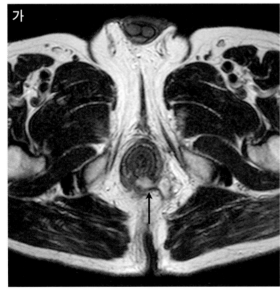

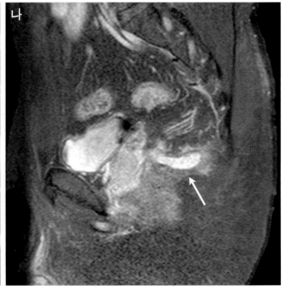

그림 8-7. 치루의 자기공명영상 소견  **가.** 외괄약근을 가로질러 항문의 6시 방향으로 개구되는 누관을 보이고 있다(화살표). **나.** 항문거근 상방으로 올라가며 직장으로 개구되고 있다(화살표).

필요시에는 소장조영검사 등을 추가로 시행해 확인할 필요가 있다.

수술 전에 괄약근기능의 상태를 조사하여 기능이 저하된 환자에서 수술 후 변실금의 가능성을 미리 설명해주고 술식의 선택에도 반영해야 한다. 직장수지검사로 대략적인 괄약근 상태를 알 수 있으나 상용적으로 항문직장압을 측정할 것이 권장되고 있다.

감별해야 할 질환으로는 화농성 한선염, 모소 질환, 직장주위 유피낭, 천미골기형종, 감염된 피지낭포, 바르톨린샘염 등이 있다. 이들 질환에서는 염증이 항문관으로 연결되지 않고 병변의 위치나 모양에서 차이가 있다.

# Ⅲ 분류

그동안 역사적으로 많은 분류법이 제시되어왔다. 밀리건과 모건(1934)은 항문기능 유지에 있어 항문직장고리의 중요성을 강조하면서 치루관이 항문직장고리 하부에 있으면 항문치루형으로, 항문직장고리 상부에 있으면 항문직장형으로 분류하였다. 골리거는 이 항문직장형을 다시 좌골직장형과 골반직장형으로 나누었다. 한편 톰슨(1966)은 간단히 단순형과 복잡형으로 나누었으며, 팍스 등(1976)은 슈텔츠너(1959)의 분류법을 수정하여 괄약근간형, 괄약근관통형, 괄약근상형, 괄약근외형 등의 4가지 유형으로 나누었다. 이는 누관과 외괄약근과의 관계를 강조한 분류법으로 현재 가장 많이 인용되고 있다(표 8-1).

항문관은 2개의 관상 구조물로 내측의 소화관 말단부를 외괄약근과 치골직장근으로 구성된 골반저 골격근이 외측에서 싸고 있는 형태이다(그림 8-8). 밀리건은 외괄약근을 다시 피하부, 천부, 심부의 3부분으로 나누었는데 특히 심부 외괄약근은 치골직장근, 내괄약근, 연합종주근의 상부와 함께 항문직장고리를 이룬다고 하였다. 이 고리는 항문관 상부의 후방과 측방에서 두꺼운 고리로 만져지며 항문괄약근의 배변조절기능 유지에 가장 중요하다.

항문샘의 감염에서 시작된 치루는 치상선상에 내공을 가지며 내괄약근을 뚫고 괄약근간면에서 1차 병소를 형성한다. 이곳 괄약근간면에서 상하 원주형과 방사형 등 여러 방향으로 염증이 주위조직에 퍼져 나간다.

누관이 괄약근간면에 국한되어 있는 경우를 괄약근간형이라 하며(그림 8-9) 가장 빈도가 높다(45%, 팍스 1976).

| 표 8-1 | 팍스에 의한 치루의 분류 |
| --- | --- |

1. 괄약근간형
   (1) 단순 괄약근간형
   (2) 고위 맹관을 수반한 괄약근간형
   (3) 직장 하부에 개구하는 고위누관을 지닌 괄약근간형
   (4) 회음부 개구가 없는 고위 괄약근간형
   (5) 골반강에 도달하는 고위 괄약근간형
   (6) 골반 질환에 2차적으로 발생한 괄약근간형

2. 괄약근관통형
   (1) 복잡하지 않은 괄약근관통형
   (2) 고위 맹관을 수반한 괄약근관통형

3. 괄약근상형
   (1) 복잡하지 않은 괄약근상형
   (2) 고위 맹관을 수반한 괄약근상형

4. 괄약근외형
   (1) 괄약근관통형에서 2차적으로 발생한 괄약근외형
   (2) 외상에 의한 괄약근외형
   (3) 특정 항문직장 질환에 2차적으로 발생한 괄약근외형
   (4) 골반염증에 2차적으로 발생한 괄약근외형

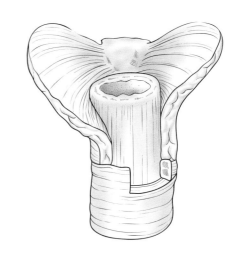

그림 8-8. 항문직장부 기계론 2개의 관상 구조로서 내측의 소화관 말단부를 외측에서 외괄약근과 골반저근육이 싸고 있다.

대개 항문연으로 바로 내려와 항문 가까운 피부에 외공을 형성하며 때로는 누관이 상부 항문관이나 직장벽으로 더 올라가 2차 누관을 형성하거나 직장으로 터져 2차 누공을 형성하기도 한다. 또한 누관이 상방으로 올라가 항문거근 상방에서 염증이 원주형으로 파급되어 하부 직장에 협착을 일으킬 수도 있다.

괄약근간면에서 누관이 외괄약근을 뚫고 좌골항문와에 도달하면 괄약근관통형이 되며(그림 8-10) 대개 아래로 내려와 항문주위 피부로 나온다. 때로 누관이 위로 올라

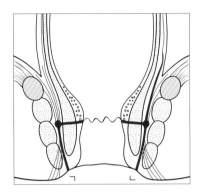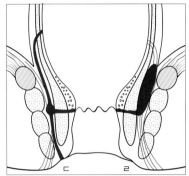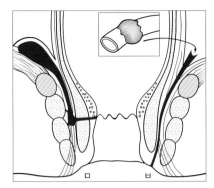

그림 8-9. 괄약근간형 치루의 종류 ㄱ.단순형 ㄴ.고위맹관으로서의 2차 누관이 동반된 형 ㄷ.직장 하부에 개구하는 고위누관을 동반한 형 ㄹ.항문주위 외공이 없는 고위누관형 ㅁ.골반강으로 뻗어간 고위형 ㅂ.골반 질환에 기인한 형

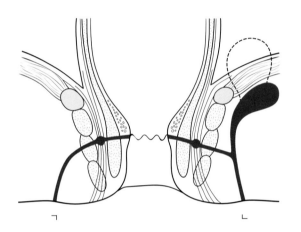

그림 8-10. 괄약근관통형 ㄱ.단순형 ㄴ.고위맹관 동반형

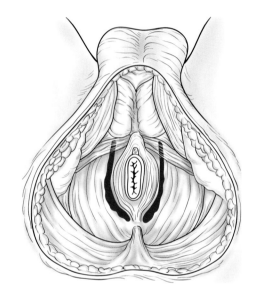

그림 8-11. 마제형 치루 좌우 좌골항문와에 2차 누관이 형성된 예

가 좌골항문와의 꼭대기에 도달하거나 항문거근을 뚫고 2차 누관을 형성하기도 한다. 또한 후방 중앙에서 항문 후방심강(코트니강)에 도달한 후 좌우 좌골항문와로 뻗어 마제형 치루를 이루고, 때로는 전방 중앙에서 마제형을 이루기도 한다(그림 8-11).

괄약근간면에서 시작된 누관이 치골직장근 위로 올라 가서 이 근육 밖에서 항문거근을 뚫고 좌골항문와를 통과 하여 항문주위 피부로 나오면 괄약근상형이 된다(그림 8-12). 이때는 누관의 안쪽으로 변조절에 관여하는 모든 근 육이 포함된다. 때로 항문거근 상방에서 하부 직장주위로 누관을 형성하기도 한다.

괄약근외형은 치루관이 항문주위 피부에서 좌골항문와 와 항문거근을 통하여 하부 직장에 개구를 가지는 것으로 모든 항문괄약근을 밖에서 통과한다. 여기에는 여러 가지 원인이 있으며 그중 괄약근관통형에서 위로 올라가 2차 누관이 직장 내로 저절로 터지거나 탐침을 잘못 넣어 직 장벽을 뚫어 생길 수 있다. 이 외에도 결장게실염, 크론병

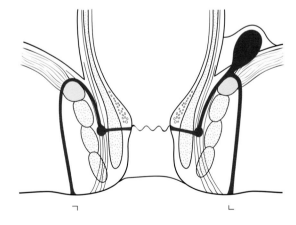

그림 8-12. 괄약근상형 ㄱ.단순형 ㄴ.고위 2차 누관을 동반한 형

등의 복강내 질환에 의해서도 올 수 있다(그림 8-13).

치루 각 형의 발생빈도를 보면 이 등(1984)의 95예에서 괄약근간형 64.2%, 괄약근관통형 27.3%, 괄약근상형

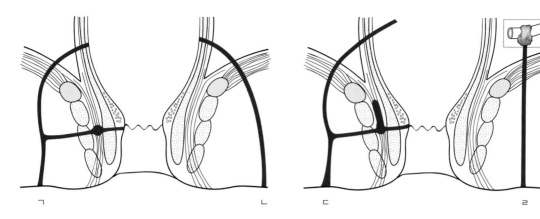

그림 8-13. 괄약근외형 ㄱ. 괄약근관통형에서 발생한 형 ㄴ. 외상에 의한 형 ㄷ. 특수 항문직장 질환에 의한 형 ㄹ. 골반 염증에 의한 형

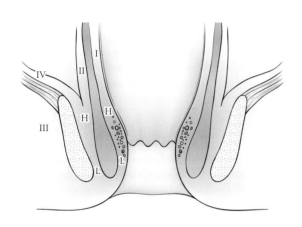

그림 8-14. 스미코시에 의한 치루 분류 I. 점막 또는 피부와 내괄약근 사이의 공간 II. 내외괄약근 사이의 공간 III. 항문거근 하부의 공간 IV. 항문거근 상부의 공간 H. 치상선 상방 L. 치상선 하방

| 표 8-2 | 스미코시에 의한 치루 분류 |
|---|---|

| | | |
|---|---|---|
| **I. 피하 또는 점막하 치루** | | |
| L. 피하치루 | | |
| H. 점막하치루 | | |
| **II. 내외괄약근간 치루** | | |
| L. 저위근간 치루 | S. 단순형 | |
| | C. 복잡형 | |
| H. 고위근간 치루 | S. 단순형 | |
| | C. 복잡형 | |
| **III. 항문거근하 치루** | | |
| U. 편측의 치루 | S. 단순형 | |
| | C. 복잡형 | |
| B. 양측의 치루 | S. 단순형 | |
| | C. 복잡형 | |
| **IV. 항문거근상 치루** | | |

3.2%, 괄약근외형 1.1%, 미분류가 4.2%로 괄약근간형이 가장 많았고 이 결과는 이 등(1988)과 팍스 등의 결과와 비슷한 양상을 보인 반면 바실레브스키와 고든, 키퍼스는 괄약근관통형이 더 많다고 보고하였다.

한편 일본에서는 스미코시 등(1972)의 분류가 널리 이용되고 있다. 스미코시 분류는 상피와 항문괄약근, 항문거근에 따라 생긴 항문직장주위의 공간을 4곳으로 나누고 누관이 그 공간의 어떤 부분을 어떻게 주행하느냐에 따라서 분류한 것이다. I형은 피하 또는 점막하 치루이며 II형은 괄약근간 치루이다. I형과 II형은 치상선을 기준으로 상방의 것을 고위형(H), 아래의 것을 저위형(L)으로 세분한다. III형은 항문거근하 치루이며 편측의 것을 U, 양측은 B, 그리고 단순한 주행의 치루는 S, 도중에 분지를 내는 복잡한 경우는 C로 표기하였다. IV형은 항문거근상 치루이다(그림 8-14, 표 8-2). 이와다레 등에 의하면 I형을 제외한 1,745명의 수술 예에서 IIL형이 65.2%, III형이

23.1%, IIH형이 7.2%, IV형이 4.5%였다.

최근 3차원 경항문초음파나 자기공명영상 등의 검사가 개발됨에 따라 누관의 주행을 비교적 정확하게 파악할 수 있으며 향후에도 치루에 대한 진단방법이 더욱 발전할 것으로 예측되어 수술 전에 보다 정확하고 자세한 분류가 가능할 것으로 기대된다.

# IV 치료

매우 드물지만 누관이 반흔으로 기질화되고 내, 외공이 상피 재생되어 막히므로 저절로 치유되는 경우도 있다. 그러나 거의 대부분은 치료하지 않으면 육아조직 누관으로 그대로 영구히 남아 일상생활에 불편을 주게 되며 오래된 치루관에서 암이 발생했다는 보고도 있다.

## 1. 수술적 치료

치루의 가장 좋은 치료법은 수술이며 그 원칙은 첫째, 괄약근간면에 있는 1차 병소를 제거하여 재발을 방지하고 둘째는 괄약근기능을 최대한 보존하고 셋째는 창상의 빠른 치유를 도모하도록 하는 것이다. 치루 수술의 첫 단계는 원발구를 정확하게 찾는 것으로 수술 전에 이미 충분한 검사를 통해 치루의 구조를 정확하게 파악했다면 수술실에 들어가서 마취하에 직장수지검사를 면밀히 다시 시행하고 탐침이나 혹을 이용하는 방법이나 메틸렌블루, 인디고카민, 우유, 과산화수소수 같은 물질을 외공에 주입하는 방법, 의심되는 항문소와 주변의 점막에 생리식염액을 주입하여 내공부위가 상대적으로 함몰되는 것을 확인하는 방법 등을 이용하여 내공을 찾는다. 이들 방법으로도 누관과 내공을 완전하게 찾지 못하면 외공으로부터 섬유화와 육아조직이 있는 누관을 돌려 뽑아가면서coring out 누관을 잡아당겨 항문선와가 함몰되는 것을 확인하는 방법이 있다.

그러나 어떤 방법으로도 내공을 찾지 못할 수 있는데 이는 항문선와에 있는 내공이 가는 탐침도 통과하지 못할 정도로 작거나 막혀버린 경우로 빈도는 국내 보고에서 권 등(1987)이 5.1%, 이 등(1984)이 17.9%, 이 등(1988)이 22.8%였다. 이러한 경우 의심되는 항문선와와 주위 2～3개의 항문선와를 함께 절제할 수도 있지만 괄약근은 한 번 절개되어 손상되면 회복이 어렵기 때문에 무리한 수술을 피하고 환자에게 충분한 동의를 얻어 수술을 중단하고

향후 경과를 관찰하는 것도 현명한 방법이 될 수 있다.

## 2. 팍스 분류법에 따른 각 형의 술식

### (1) 괄약근간형

누관이 괄약근간면에 국한되어 있으면 수술은 간단하다. 가장 먼저 내공을 찾아야 하며 내공의 위치와 누관의 경로 등이 확인되면 전체 누관을 절개하기만 하면 된다. 외공을 통해 탐침을 넣어 내공까지 통과한 후 탐침 위의 조직을 절개하여 개방하는 방법으로(그림 8-15) 이는 부분적인 내괄약근 절개를 의미하며 누관 내의 육아조직은 소파하여 병리조직검사를 의뢰한다. 필요에 따라서는 흡수성 봉합사를 이용하여 조대술을 시행한다. 그러나 누관 절개술은 크론병이나 결핵성 치루, 치루암이 의심되는 경우에는 병리조직검사를 위한 충분한 조직을 얻을 수 없는 단점이 있음을 고려해야 한다.

누관절개술 대신 누관절제술을 시행하는 경우도 있는데 이는 누관의 전조직을 절제하고 개방하는 방법으로 치루의 치료에 있어 만족할 만한 방법으로 여겨진다. 그러나 누관절개술에 비해 수술 후 조직 결손이 크기 때문에 창상이 커져 치유기간이 오래 걸리며 괄약근이 많이 벌어지고 남은 괄약근의 손상 가능성으로 인해 변실금에 대한 우려가 커질 수 있다는 단점이 있다(그림 8-16).

상방으로 뻗어간 2차 누관이 있으면 부드럽게 탐침을 삽입하여 개방한다. 그러나 누관이 직장벽을 뚫고 직장 내에 2차 누공을 형성하는 경우 이것이 괄약근간형의 2

가
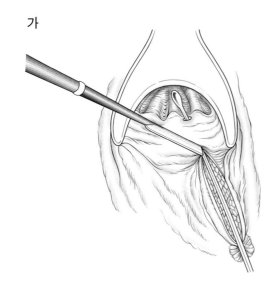

나
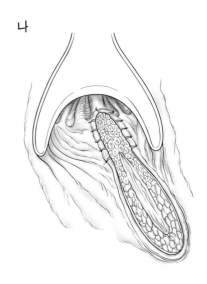

그림 8-15. 전통적인 절개개방법 내외공 사이의 전누관을 절개노출시킨다.

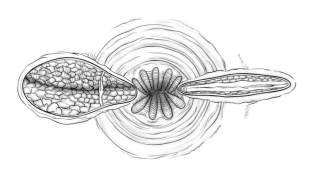

그림 8-16. 누관절제술과 절개개방술의 비교　상처 치유기간과 괄약근 손상 정도에 차이가 있다.

차 누공인지 괄약근외형의 내공(1차 누공)인지 구별이 어려울 때가 있어 절개 시 주의해야 한다. 누관 내로 탐침을 넣고 직장 내로 만져서 얇게 만져지면 괄약근간형임을 알 수 있다. 그러나 반흔이 심하면 구별이 어렵게 되고 근전도술 등을 이용해야 할 때도 있다. 항문주위에 2차 누관이 있으면 더 절개한다.

　고위 괄약근간 치루가 직장 내에서 나선형으로 진행하여 직장 협착이 오는 경우에는 전누관을 절개할 필요는 없고 동맥이 존재하는 곳을 피해서 절단만 하여 협착을 해소해준다.

### (2) 괄약근관통형

　전통적으로 누관을 완전 절개하고 개방하는 술식인 누관절개술을 시행해왔다. 괄약근관통형 치루의 대부분은 누관이 외괄약근의 아래 부분을 통과하므로 이 부분의 괄약근이 절개되어도 특별한 기능 장애는 없다(그림 8-17). 또한 누관이 외괄약근의 윗부분을 통과한 경우라도 치골직장근만 보존되면 절개해도 주요 괄약근의 기능은 유지

된다고 알려져 있다. 그러나 외괄약근이 절개되면 어느 정도의 기능 장애가 발생하게 되는데, 특히 노인이나 치루가 전방에 위치한 여자 환자의 경우에는 심한 기능 장애를 초래할 수 있다. 따라서 수술 전 괄약근의 기능상태를 꼭 점검해야 한다. 그리고 외괄약근절개로 인한 기능 장애를 최소화하기 위해 배액선법 등을 고려해야 한다.

#### 배액선법

　세톤(배액선, 라틴어로 seta이며 강모剛毛를 뜻한다)은 치루관에 포함된 괄약근을 동여 묶는 방법(그림 8-18)으로 치루에서 3가지 목적으로 쓰인다. 첫째는 동여맨 괄약근 주위에 섬유성 유착을 일으켜 다음 단계로 누관을 절개 노출하여도 괄약근이 많이 벌어지지 않아 괄약근기능을 유지할 수 있다는 것이며, 둘째는 누관에 포함된 괄약근의 양을 정확히 알기 위한 표식자의 역할이고, 셋째는 배농을 위한 배액관의 역할이다.

　배액선법을 고려해야 하는 경우는 첫째, 괄약근 구조체의 거의 대부분을 포함하는 복잡치루로 누관주위의 섬유화를 증진시키기 위해 사용한다. 둘째, 정상 해부학적 구조가 변형된 심한 항문직장 염증의 경우 괄약근관통형의 위치를 확인하기 위해 사용한다. 셋째, 여자의 항문 전방에 있는 고위 괄약근관통형 치루이다. 이곳은 치골직장근이 없고 외괄약근이 비교적 약하여 1차적인 누관절개술로는 변실금을 유발할 수 있다. 넷째, 치유과정이 불량한 후천성면역결핍증후군 환자의 고위 괄약근관통형 치루이다. 다섯째, 크론병 환자에서 동반된 치루로 장기간 염증의 배액을 도모할 수 있고 농양의 재발을 막을 수 있다. 여섯째, 1차적인 누관절개술을 시행할 경우 변실금의 가능성이 의심되는 경우로 다발성 치루, 누관절개술이나 내

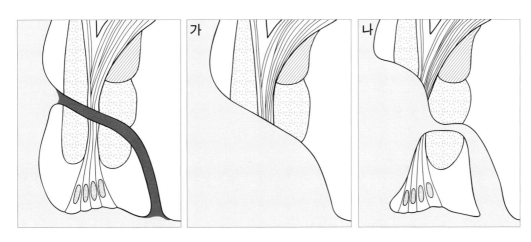

그림 8-17. 괄약근관통형의 수술　**가.** 절개노출법　**나.** 팍스 외괄약근보존법

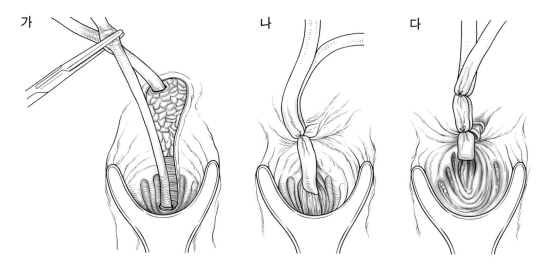

그림 8-18. 펜로즈 배액관을 사용한 배액선법

괄약근절개술 등 이전에 괄약근에 대한 수술을 시행받은 환자, 괄약근의 기능이 약화된 고령의 환자 등이다.

배액선에 사용되는 재료와 방법은 사용자에 따라 다소 차이가 있다. 실크나 나일론실 같은 비흡수성 봉합사로 느슨히 묶어두고 6~8주 후 다음 단계로 배액선에 포함된 근육을 절개하는 느슨한 세톤법loose seton이 많이 사용된다. 탄성밴드나 펜로즈 배액관을 사용하여 대개 1~2주 간격으로 조금씩 더 졸라매어 배액선에 포함된 괄약근을 천천히 그리고 완전히 자르도록 하는 절단 세톤법tight seton도 있다. 이는 누관을 좀 더 얕게 하며 고위의 치루가 점차 저위화되는 효과가 있다. 기간은 대개 6~8주가 걸리나 좀 더 꽉 졸라매어 1~2주 만에 다 잘리도록 하는 방법도 발표되었다. 또한 아키란테스 아스페라라는 식물을 원료로 하는 알칼리성 분말을 피복한 목화실(크샤라 수트라kshar sutra)을 누관에 관통시킨 후 느슨하게 묶어 포함된 괄약근이 천천히 부식되면서 절단되게 하는 화학적 세톤법chemical seton도 있다.

톰슨과 로스(1989)는 고위 괄약근관통형 치루에서 내괄약근은 절개하고 외괄약근은 나일론실로 느슨히 묶는 방법을 사용하였다. 약 6주 후 수술 상처가 적절히 치유되었으면 배액선만 제거하였고 치유가 불충분하면 배액선에 포함된 괄약근을 절개하였다. 이렇게 치료한 34명 중 15명은 배액선만 제거할 수 있었고 19명은 상처가 치유되지 않아 포함된 괄약근을 잘랐는데 절개하지 않은 경우는 83%에서, 절개한 경우는 32%만이 배변조절기능이 보존되었다고 보고하였다.

이 외에도 전진피판법 등의 괄약근보존술식을 사용할 수 있다.

### (3) 괄약근상형

괄약근상형 치루를 치료할 때는 치골직장근뿐 아니라 외괄약근 전체가 포함되어 있어 전누관을 절개하면 항문조절기능에 관련된 모든 근육이 절개되므로 변실금을 피할 수 없다는 것을 고려해야 한다. 그러므로 몇 가지 보존적인 수술방법 중에서 술식을 선택하여 치료해야 한다. 흔히 사용하는 방법으로 원발소 제거를 위해 원발구 하방의 내괄약근과 천부 외괄약근은 절개하여 충분한 배액창을 만들어주고 남아 있는 외괄약근에 배액선을 걸어주는 방법도 그중 하나이다(그림 8-19). 케네디와 제개러(1990)는 이를 변형하여 원발구 하방의 내괄약근은 절개하고 외괄약근 외방의 누관을 절개하여 개방한 후 누관이 침범된 외괄약근에는 배액선을 걸어서 섬유화를 증진시키는 방법을 시행하였다.

또한 누관의 속을 도려내고 내공을 단순 봉합하거나 근육충진하는 방법 또는 점막전진피판 등으로 내공을 막고 외공부위를 배액하는 것 등이 있다.

괄약근상형에서 주의할 사항은 실제로 누관이 치골직장근의 직하방을 통과하는지 또는 이 근육 자체나 상방을 통과하는지를 임상적으로 구별하기 어려울 때가 있다는 것이다. 치골직장근 하방을 통과하는 괄약근관통형을 괄약근상형으로 잘못 판단하고 속을 도려 빼내는 법 등의 보존적인 치료를 하여 재발률이 높아질 수가 있다. 그러

가
나

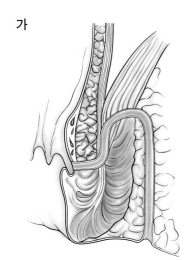
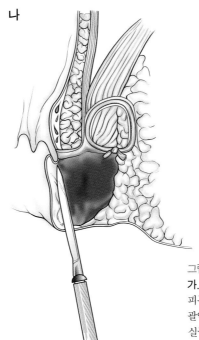

그림 8-19. 괄약근상형 치루에서의 배액선법
**가.** 누관이 항문거근 상방을 지나 좌골항문와의 피부를 통해 개구한다. **나.** 내괄약근과 천부 외괄약근은 절개된 상태이며, 상부의 누관은 배변 실금의 방지를 위해 배액선법을 이용하였다.

므로 괄약근상형으로 생각했던 상당수가 실제는 괄약근관통형인 경우가 많고 이때는 과감히 절개노출을 시행해도 된다는 사실도 유의해야 한다.

### 전진피판법

1902년 노블에 의해 처음 기술되어 질직장루치료에 이용되어왔으며 치루에서는 1912년 엘팅에 의해 처음 시행된 방법이다. 이 술식은 전통적인 절개개방술이 부적절한 경우인 여자에서의 전방 치루, 염증성 장질환에서의 치루, 고위 괄약근관통형 치루, 괄약근상형 치루, 여러 차례의 괄약근 수술 병력이 있는 환자의 치루, 다발성 및 복잡 치루에서 사용할 수 있는 방법이다.

일단 누관은 돌려뽑아 절제하거나 소파하여 제거하고 내개구는 확인하여 절제한다. 외개구 측의 창상은 충분하게 배액이 될 정도로 확보한다. 점막하층과 내괄약근 일부를 포함한 점막전진피판을 만들고 내개구부위의 괄약근 결손부분은 흡수성 봉합사로 봉합한 뒤 피판을 봉합부의 1cm 아래까지 전진시키고 흡수성 봉합사로 봉합한다 (그림 8-20). 아길라 등(1985)은 109예에서 이 방법을 이용하여 1.5%의 낮은 재발률을 보고하였고 김 등(1995)도 복잡치루 21예에서 근육봉합술을 시행하고 점막전진판을 만들어 2중 폐쇄함으로써 더 효과적으로 내공을 폐쇄할 수 있었다고 하였다.

수기상의 몇 가지 유의점은 다음과 같다. 첫째, 전진판의 충분한 혈류공급을 위해 전진판의 기시부가 끝부분보다 적어도 두 배 이상 넓어야 하며 둘째, 전진판은 점막, 점막하조직, 그리고 내괄약근의 일부를 포함하는 것이 좋고 셋째, 1차병소의 근육봉합선을 피판이 충분히 덮도록 피판봉합선이 더 아래쪽으로 내려오도록 하는 것이 중요하다.

수술 후 성공률은 50~90%까지 다양하게 보고되었으며 수술의 결과가 불량할 것으로 예측할 수 있는 인자로는 크론병 치루와 스테로이드를 사용하고 있는 환자를 들수 있다.

### (4) 괄약근외형

괄약근외형의 치루는 그 원인에 따라 치료방법이 결정된다. 치루에서 발생한 것은 괄약근관통형 치루에서 상방으로 올라간 2차 누관에 대한 과도한 탐침 사용으로 인해 직장 천공을 만들어 발생한 것으로 생각되며 이때는 높은 직장 내압으로 변이나 분비물이 계속 누공으로 들어가기 때문에 직장의 2차구를 적절히 폐쇄해야 한다. 내괄약근의 하부를 절개하고 원발소를 제거하며 직장의 2차구는 비흡수성 봉합사로 봉합한다. 일시적인 결장조루술이 필요할 수도 있으나 수술 전 기계적 장세척과 함께 광범위 항생제를 투여하고 경정맥 고영양요법으로 약 2주간 금식하여 장운동을 억제하는 방법으로 충분할 수도 있다.

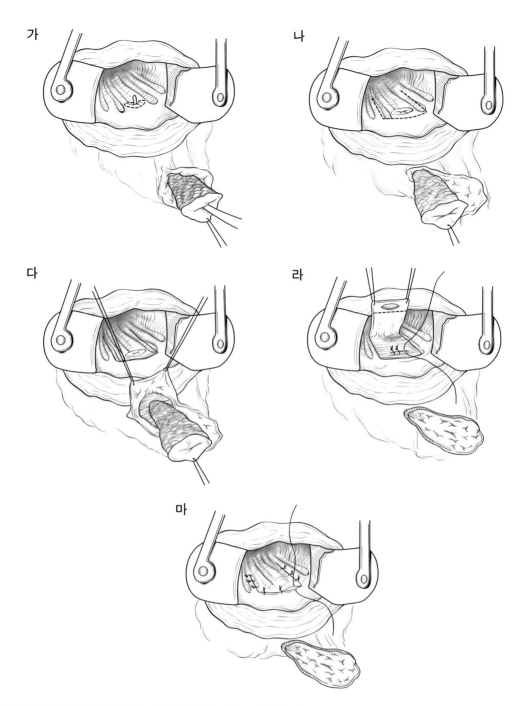

그림 8-20. 전진피판법 **가.** 누관의 주행을 파악한 후 누관을 주위조직과 함께 제거한다. **나.** 점막판을 만드는데 하단부는 내공의 바로 아래에서 만들고 측면은 서로 평행하게 항문관 안쪽을 향하게 한다. **다.** 치루관을 제거한다. **라.** 내괄약근의 결손부를 폐쇄하고 내공부위의 점막은 잘라낸다. **마.** 박리한 직장점막을 항문관의 점막과 봉합한다.

치루가 이물질에 의한 외상으로 발생한 경우 이물은 반드시 제거하고 충분한 배액창을 만들어야 하며 내개구는 봉합하고 직장 내압을 감소시키기 위해 결장조루술을 시행한다. 크론병에 의한 치루에서도 괄약근외형이 발생할 수 있으며 치료는 항문직장점막의 상태에 따라 진행하되 배액선을 설치하여 배액을 돕는다. 골반 농양으로 인해 발생한 경우에는 골반 농양을 충분히 배액해주어야 한다.

괄약근 손상에 의한 변실금의 위험이 큰 경우에는 누관경로 변경술을 시행하기도 한다(그림 8-21).

### (5) 마제형

염증이 원주형으로 파급된 것으로 괄약근간형 또는 괄약근관통형, 괄약근상형에서 볼 수 있다. 괄약근관통형은 대부분 후방중앙에서 괄약근을 통과하여 항문 후방심강

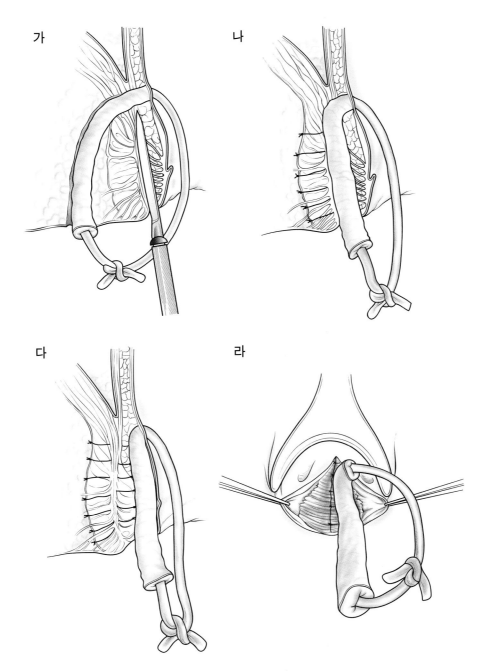

그림 8-21. 누관경로 변경술 **가.** 누관에 배액선을 걸고 외괄약근을 절개한다. **나.** 누관을 박리하여 괄약근간면에 위치시키고 외괄약근을 봉합한다. **다.** 동일한 방법으로 점막하층으로 경로 변경한다. **라.** 누관을 절제하여 수술을 완료한다.

에 도달하고 다시 좌우 좌골항문와로 뻗어가 U자형의 누관을 형성하고 있다. 대개 한 개 또는 서로 연결되는 여러 개의 외공을 가지며 드물게 전방정중선에서 U자형을 이룰 때도 있다.

괄약근관통형의 마제형치료에서 절개노출법은 내공과 누관을 찾아 모두 절개하는 것(그림 8-22)으로 치료는 확실하나 상처가 커서 치유되는 데 몇 달이 걸리고 후에 항문변형이나 기능 장애가 남을 수 있다. 배액선법을 이용하면 항문기능 장애를 줄일 수 있다(그림 8-23). 핸리

(1965)는 좀 더 보존적인 방법으로 항문직장 농양 때와 같이 후방중앙선상에서 하부 외괄약근과 내괄약근을 절개하여 내공과 항문 후방심강의 1차 병소를 처리하고 외공은 넓혀 소파하고 배액만 시켰다. 이 방법도 절개노출법보다는 침습의 정도가 적으나 항문변형과 함께 절개부위에 염증이 오래 남는 경우가 많다. 스미코시 등은 괄약근보존술식으로 소위 근육충진법을 발표했는데, 이는 후방괄약근간의 1차 병소를 항문 내에서 충분히 절제하고 조직결손부위를 주위의 외괄약근이나 대둔근 등으로 근육

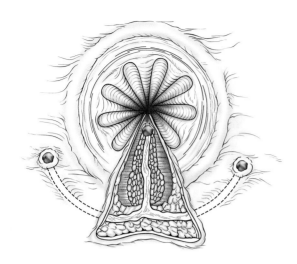

그림 8-22. 마제형 치루  절개노출법은 수술창이 크고 후방괄약근의 손상이 심하다.

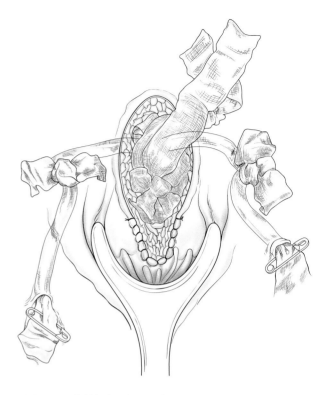

그림 8-23. 마제형 치루의 치료  항문 후방심강의 적절한 배액을 위해 후방정중부를 절개하고 내공을 처리한다. 여러 개의 외공은 각기 따로 처리하고 누관 내의 육아조직은 소파한다. 거즈나 펜로즈 배액관으로 누관과 후방심강을 배액한다.

편을 만들어 내공부위를 막는 방법이다(그림 8-24). 외공과 누관은 충분한 크기로 절제 또는 소파하고 배액을 시키는 것으로 국내에서도 좋은 결과가 보고되었다.

　마제형의 괄약근상형은 내개구를 확인하고 원발소 제거를 위해 원발구 하방의 내괄약근과 천부 외괄약근은 절개하여 충분한 배액창을 만들어주고 남아 있는 외괄약근에 배액선을 걸어주는 방법을 사용하며 항문 후방심강의 적절한 배액을 도모하고 마제형으로 뻗어간 분지는 충분히 개방하여 배액을 유도하고 육아조직은 소파하여 제거한다.

## 3. 기타 괄약근 손실을 최소화하기 위해 고안된 술식

### (1) 섬유소 접착제

　맥레이 등(1993)에 의해 섬유소 접착제*fibrin glue*를 이용한 치루 수술법이 보고되었다. 내개구와 외개구를 확인하

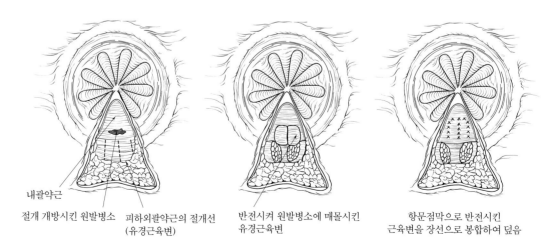

내괄약근

절개 개방시킨 원발병소　피하외괄약근의 절개선 (유경근육변)

반전시켜 원발병소에 매몰시킨 유경근육변

항문점막으로 반전시킨 근육변을 장선으로 봉합하여 덮음

그림 8-24. 근육충진법

고 누관을 소파한 후 누관 내에 섬유소 접착제를 주입하여 채워넣는 방법으로 술기가 간단하여 반복 사용이 가능하고 실패하더라도 다음 수술에 큰 영향을 끼치지 않으며 누관절개술로 인한 변실금의 위험성을 피할 수 있다는 장점이 있어 잘 선별된 일부 복잡치루 환자에게는 1차 치료로 제시되어지고 있다.

초기 단기성적은 70~74%의 성공률을 보고하였으나 후에 재발되는 문제로 인해 장기성적에서는 약 60%의 성공률을 보고하고 있다. 한편 뷰캐넌 등(2003)은 2차 분지를 내지 않는 복잡치루 환자의 14%에서 사용할 수 있다고 하였다.

### (2) 생체인공삽입치루플러그*bioprosthetic fistula plug*

항문 플러그*anal plug*는 섬유소 접착제와 비슷한 방법으로 돼지의 소장점막으로 만든 원추형 모양의 플러그를 원발구를 통하여 누관에 집어넣고 고정시키는 방법이다. 플러그를 생리식염액에 넣어 충분히 불린 후에 사용하며 누관을 소파하지 않고 과산화수소수를 주입하여 누관을 씻어낸다. 플러그를 내개구로부터 외개구로 빼내어 플러그 표면이 약간 주름질 때까지 잡아당기는데 너무 과도한 힘이 들어가지 않도록 주의한다. 내개구부위는 2-0 흡수성 봉합사를 이용하여 8자 모양으로 봉합하여 폐쇄하고 외개구 쪽의 남아 있는 플러그는 잘라낸다. 존슨 등(2006)은 고위 괄약근관통형 치루의 치료에서 플러그와 섬유소 접착제의 효과를 비교하였는데 수술 3개월 후 치루의 치유되는 정도가 각각 87%와 40%로 플러그가 더 유용하다고 보고하였다. 한편 슈반드너 등(2009)은 다기관 연구에서 수술 12개월 후 62%의 성공률을 보고하고 있다.

이 방법은 심한 염증이 없는 비교적 긴 누관을 가진 치루에서 보다 적합하다. 단점으로는 누관의 길이가 짧은 경우에 실패할 가능성이 높고 비교적 고가의 비용이 든다는 점이며 향후 효과를 판정하기 위해 보다 많은 연구가 필요하다.

### (3) 괄약근간 누관결찰술

괄약근간 누관결찰술*ligation of intersphincteric fistula tract; LIFT*은 로자나사클 등(2007)에 의해 처음 소개된 술식으로 내개구의 위치를 확인한 후 괄약근간 구에 횡으로 피부절개창을 가하고 괄약근간면을 통하여 괄약근 손상에 주의하며 박리해들어가 누관에 접근하는 방식이다. 괄약

근간면의 누관을 확인한 후 겸자를 이용하여 내괄약근에 최대한 근접하여 흡수봉합사로 누관을 결찰하고 나머지 괄약근간면의 누관은 절제한다. 외공을 통해 식염수를 주입하여 누관이 적절히 절개되었는지 확인한 후에 외공의 염증성 병변은 소파하거나 도려내는 방법이다. 저자에 따라 57~94%까지의 성공률을 보고하고 있으며 괄약근간 치루부터 복잡치루까지 다양한 경우에 적용할 수 있고 비교적 술식이 간단하여 변실금 등의 합병증이 적은 것으로 보고하고 있으나 현재까지 발표되어 있는 문헌이 많지 않아 보다 많은 연구와 함께 장기추적에 대한 결과가 필요하다.

## 4. 수술 후 관리

절개개방법을 시행한 경우는 수술 후 다음 날부터 정상 식사를 하면서 온수 좌욕을 실시한다. 또 수술 후 창상의 조기융합이나 부전유합을 방지하기 위해 항문수지검사를 시행하는 경우도 있다.

괄약근보존술식을 시행한 경우 수술 후 2~3일간 장운동을 억제시키고 상처를 처치하다가 배변 후부터 좌욕을 실시한다. 직장수지검사나 항문경검사는 대개 수술 후 10~12일째 실시한다. 수술 직후는 수술창과 괄약근절개로 인해 항문기능 장애가 올 수 있다. 그러나 항문직장고리가 보존되어 있는 한 상처가 치유되면서 거의 정상기능을 회복하게 된다.

상처 치유기간은 치루의 복잡성에 따라 다르나 간단한 경우 4~5주, 복잡한 경우는 몇 달이 걸릴 수도 있다.

## V 합병증

가장 흔히 발생할 수 있는 것으로 재발과 배변실금을 들 수 있다.

## 1. 재발

재발은 대개 2년 이내에 나타나며 누관절개술 후의 재발률은 0~18%를 보이고 있다. 재발의 가장 흔한 원인은 원발구를 정확히 찾지 못한 경우이고 측방이나 상방의 2차 누관을 인지하지 못한 경우에도 발생할 수 있다. 2차

누관은 간과하기 쉬워 20%에서 조기재발을 보이게 된다. 또한 결핵이나 크론병 등의 특수 원인에 의해서도 발생하게 된다.

배액선을 이용한 단계적 수술의 경우 재발률은 0~29%를 보인다.

전진피판법의 경우 초기에는 재발이 적은 것으로 보고되었으나 장기추적검사에서 40%까지 보고되고 있다. 전진피판법에서 재발을 줄이기 위해서는 피판이 궤사되거나 단축되는 것을 피해야 한다. 피판의 허혈성 궤사를 피하기 위해 직장벽의 전층을 피판으로 사용하는 것도 제안되었다.

## 2. 배변실금

배변실금의 발생빈도는 보고자에 따라 큰 차이를 나타내고 있다. 이는 어떤 형의 치루가 더 많았고 어떤 수술방법으로 치료했는지에 따라 영향을 받으며 또한 배변실금의 기준을 어떻게 정했는지에 따라 다르기 때문이다. 정상인에서도 소수에서는 가스조절 장애나 변을 지리는 등의 소견이 있을 수 있다는 사실도 고려해야 한다. 배변실금의 원인은 항문직장고리의 절개, 괄약근의 운동신경인 하직장신경의 절단, 장기간 거즈 충전으로 인한 괄약근의 섬유화 등을 들 수 있다.

개인에 따라 괄약근기능에 차이가 있으므로 얼마나 많은 괄약근을 안전하게 자를 수 있는가는 일률적으로 대답하기 어렵다. 일반적으로 내괄약근과 함께 치골직장근을 제외한 대부분의 외괄약근은 항문 후방에서 절단해도 기능에 큰 장애는 없다고 알려져 있다. 누관주위가 이미 섬유화되어 있어 잘라도 크게 벌어지지 않기 때문이다. 그러나 항문관의 기능이 환자마다 각기 다르므로 이러한 일반적인 표현은 부적절하며 특히 치골직장근의 보호가 없는 항문의 전방에서 위험성이 높아 여자와 노인 환자에서는 주의를 요한다. 괄약근의 기능상태가 의심되면 여러 번 나누어 배액선법으로 수술을 하거나 괄약근보존 수술을 선택하는 것이 현명하다. 항문직장압을 재어보면 괄약근간형에서 내괄약근만 절개해도 항문관의 휴식기 압력은 감소되며 수술 후 휴식기 압력 감소와 변조절기능 장애와는 밀접한 관계가 있다. 따라서 수술 전 변을 참는 힘이 약하다거나 변지림이나 가스조절 장애 등의 증상을 호소할 때 중요한 기능 장애의 발생을 방지하기 위해서 내

괄약근의 보존에도 주의를 기울여야 할 것이다. 외괄약근은 절개 정도에 따라 변조절기능에 큰 장애가 올 수 있다.

누관절개술 후의 경한 배변실금은 문헌상 18~52%를 보인 반면 변지림과 기능부전은 35~45%까지 보이고 있다. 배변실금은 복잡치루, 고위 개구가 있는 치루, 2차 분지를 형성하고 있는 치루에서 발생할 가능성이 보다 높다. 또한 연령이 많아질수록, 여자 환자에서 위험성이 높아진다.

배액선법의 경우 비교적 좋은 결과를 보일지라도 배변실금의 발생을 방지할 수는 없다. 중한 배변실금이 6.7%까지 보고되고 있다. 배변실금의 정도는 환자의 수술 전 배변자제력 상태와 창상이 치유되는 과정에 따라 영향을 받는다.

전진피판법의 경우 배변실금에 대해서는 좋은 결과가 보고되어왔으나 최근 보고에 따르면 9~35%까지 배변자제력에 장애를 보이고 있다.

그 외 치루 수술 후에 발생하는 조기합병증으로 요정체, 출혈, 분변매복, 혈전성 외치핵 등이 나타날 수 있으며 6% 미만에서 발생한다. 후기합병증은 통증, 출혈, 소양증, 창상치유 지연으로 약 9%에서 보고되고 있다. 항문협착이 나타날 수도 있는데 이는 무른 변에 의해 창상이 반흔 구축을 일으켜 발생하게 된다. 점막탈출증은 괄약근을 과도하게 절개한 경우에 발생할 수 있으며 고무결찰요법이나 경화요법 및 절제술로 치료할 수 있다. 이러한 합병증은 수술 중의 술기와 수술 후 창상관리에 세심하게 주의하면 최소한으로 줄일 수 있다.

# Ⅵ 특수한 형태의 치루에 대한 치료

## 1. 결핵성 치루

치루의 5~10%가 결핵성으로 보고되고 있고 이들 대부분은 폐결핵이 동반되어 있다. 드물게는 신체의 다른 부위에 결핵성 병변이 없이도 올 수 있다. 진찰 소견으로 외공은 크고 다발성이며 지저분한 육아조직으로 차 있으면서 주위 피부는 변색되어 있다. 누관은 넓고 잘 촉지되지 않으며 누르면 묽은 분비물이 배출된다. 그러나 대부분 특징적인 임상 소견은 보이지 않고 조직검사에서 건락성 괴사나 상피양 반응을 증명하는 것이 진단에 가장 중

요하다. 항산성 간균이 발견되는 경우는 드물지만 누관벽을 반복 채취하고 연속절편을 만들어 병리조직학적 검사를 함으로써 오진율을 낮출 수 있다.

최근 결핵의 진단법으로 기존의 칠-넬센*Ziehl-Neelsen*염색법, 조직검사, 배양법, PCR법 외에도 보다 간편하고 빠르며 과거의 결핵 예방접종 여부와 상관없이 결핵 감염여부를 알 수 있는 결핵특이항원검사법(QuantiFERON®-TB Gold Test, T-SPOT®. TB Test)이 등장했다. 결핵균의 항원인 early secretory antigenic target 6(ESAT-6), culture filtrate protein 10(CFP10)을 환자의 혈액검체에 주입하면 결핵균에 의해 감작된 환자 혈액 내의 백혈구가 인터페론-감마를 분비하는 것을 이용하는 방법이다. 폐외 결핵에 대한 민감도가 14~80%로 보고되었으나 결핵성 치루의 진단에 관해서는 향후 충분한 연구가 더 필요하다.

치료는 폐에 활동성 병변이 있으면 2~3개월 정도 항결핵제를 투여한 후 수술을 시행하며 폐의 병변이 비활동성이거나 없으면 신체 타 부위에 결핵 병변이 없다는 것을 확인한 후 즉시 수술을 시행할 수 있다. 상처 치유가 지연되는 경향이 있으나 수술방법에는 비결핵성 치루와 차이가 없다. 항결핵제의 투여기간에 대해 아직 구체적으로 정해진 바는 없다. 임 등(1996)은 흉부 엑스선검사상으로도 발견되지 않은 폐결핵의 잔존 가능성 및 그 외 장결핵 등의 가능성과 치루조직이 제거되었어도 항문관 내에 남겨져 있을 수 있는 결핵균의 완전한 사멸을 위해서 수술 후 상처가 치유되어도 9개월 이상 항결핵제를 사용할 것을 권하였다.

## 2. 소아 치루

소아 치루의 원인은 성인과 같이 항문샘의 감염에 의한 비특이성 항문직장 농양에 2차적으로 생기는 경우가 대부분이다. 생후 6개월 이내에서 발생 빈도가 높고 95% 이상이 남아에서 발생한다. 특징은 외공이 양 측방에 위치한 경우가 많고 누관도 주행 경로가 단순한 저위형 치루이다.

드물게는 저절로 낫는 수도 있지만 수술로 치료해야 하며 단순한 치루절개만으로 충분하다. 재발은 거의 없으며 박 등(1989)은 1.9%로 보고하였다.

## 3. 크론병과 치루

크론병에서 여러 가지 항문 질환이 동반될 수 있는데 그 빈도는 28~80%이다. 소장침범형보다 대장침범형에서 항문 질환 빈도가 더 높다.

치료는 치루의 복잡성, 직장염의 존재 여부 등에 따라 결정되어야 한다. 직장염이 없는 경우 단순치루에서는 치루절개술을 시행할 수 있으며, 복잡치루에서는 일부 선택적인 경우에 한하여 괄약근보존술식을 시행할 수 있다. 직장염이 있는 경우에는 내과적인 치료를 병용하고 느슨한 배액선법을 이용하여 염증이나 농양이 지속적으로 발생하는 것을 방지하는 방법이 바람직하다. 그러나 심한 경우에는 수술 후 상처가 더 커지거나 변실금이 발생하기 쉬워 직장절제술을 시행해야 하는 경우도 있다. 메트로니다졸, 아자티오프린, 6-엠피, 스테로이드, 영양공급 등의 내과적 치료로 치루가 치유되는 것을 기대하기는 어렵다. 한편 항종양괴사인자 제제인 인플릭시맙은 누관을 폐쇄하는 효과를 인정받고 있고 치유상태를 유지하는 데도 도움이 되는 것으로 받아들여지고 있다.

최근 복잡치루에 대한 치료로 성인의 지방세포에서 분리된 줄기세포를 배양하여 치루의 치료에 이용하는 방법이 등장했는데 이러한 방법이 크론병에 의한 치루를 해결할 수 있을지 기대되고 있다.

## 4. 암과 치루

만성 치루에서 드물게 암이 발생할 수 있다. 특징은 성장이 느리고 국소주위로 침윤하고 대개 조직분화도가 낮으며 전이는 서혜부로 가장 잘 일어난다. 치루 수술 때, 특히 오래된 치루에서 점액이 분비되면 육아조직이나 누관벽을 절제하여 조직학적 검사를 시행해야 한다. 콜로이드성 암이 가장 많고 다음 편평상피암, 선암 등의 순서이다.

치료는 항문직장을 광범위하게 절제해야 하며 예후는 불량하다. 절제가 불가능한 경우 특히 편평상피암일 때 방사선요법이 도움이 될 수 있다.

## 5. 직장질루

직장질루는 직장과 질 사이에 비정상적인 누관이 형성되는 것을 말하며 모든 항문직장 치루의 약 5%를 차지하고 있다.

### (1) 원인과 분류

직장질루는 분만 손상에 의한 경우가 가장 많고 질식분만의 0.1%에서 발생한다. 이 외의 원인으로는 질 또는 항문에 대한 수술이나 외상, 크론병을 포함한 염증성 장질환, 방사선 손상, 원발성 또는 재발성 악성종양, 결장게실염, 결핵, 성병성 림프육아종, 항문주위 농양과 치루 등의 각종 염증, 쇄항 등의 선천성 기형 등이 있다. 질의 중부와 하부에 존재하며 크기가 2.5cm 이하로 기저 질환이 없는 것은 단순형, 질 상부에 위치하고 2.5cm 이상으로 크기가 크며 반복 재발된 경우나 합병된 원인 질환이 있는 경우는 복잡형으로 분류한다.

### (2) 증상

증상은 누관의 크기, 위치, 발생 원인에 따라서 다양한데 아무런 증상이 없을 수도 있으나 대부분 환자에서는 질에서 변성 분비물, 가스, 변이 배출됨과 동시에 만성질염이 발생하여 정신적으로도 큰 부담을 주게 된다. 또한 항문에서도 괄약근 손상에 의한 배변실금이나 원인 질환에 의한 설사, 출혈, 점액분비 등의 증상이 있다.

### (3) 진단

진찰 시에는 직장질루를 확인하고 누공의 크기와 위치, 괄약근의 조절상태, 각종 원인 질환으로 인한 임상 소견 등을 조사해야 한다. 대부분의 누공은 질, 항문 진찰과 직장경검사로 쉽게 발견된다. 또한 누관을 찾고 동반된 항문괄약근의 손상을 확인하기 위하여 항문초음파검사를 시행해야 하며 항문내압검사 등의 기능검사를 시행한다. 누관이 확실하지 않으면 조심스럽게 탐침을 넣어보거나 질조영술, 바륨관장, 질에 탐폰을 넣고 메틸렌블루가 묻어나는 것을 확인하여 누관을 찾는 메틸렌블루 정체관장법 등을 이용하여 확인할 수 있다.

### (4) 치료

가장 중요한 사항은 수술 전 포함된 조직의 염증을 최소화하는 것이며 기저 질환의 진행을 막고 최적의 상태를 유지하는 것이다. 어떤 누관은 국소적인 염증을 치료하는 것만으로도 저절로 치유되는 경우도 있으므로 일단 기다려본 후 치유되지 않는 경우 수술을 시행한다. 특히 분만

손상으로 직장질루가 발생하였을 때 상당수가 저절로 치유되므로 전통적으로 국소염증 반응이 완전히 사라질 때까지 3~6개월을 기다려본다. 그러나 환자는 심한 불쾌한 증상과 함께 정서적으로 불안정한 상태에 있게 되므로 환자가 원하면 일찍 수술할 것을 주장하는 이도 있다. 누관이 크고 깊이 위치한 경우, 방사선 손상, 염증성 장질환, 암에 의한 것은 자연 치유가 어렵지만 기다리는 동안 기저 질환을 안정화시키고 염증 반응을 줄이기 위해 노력해야 한다.

치료는 수술이며 누공의 위치나 원인 질환을 고려해서 수술방법을 선택한다. 누공이 치상선 이하에 있는 소위 항문질루anovaginal fistula는 전방에 생기는 항문샘 기원의 괄약근관통형 치루의 치료와 같이 다루면 된다. 이는 절개개방법이나 세톤법을 포함하나 외괄약근이 많이 포함된 경우는 변실금의 가능성을 항상 염두에 두어야 한다.

악성종양, 염증성 장질환, 방사선 손상 등 특수한 원인이 있는 복잡형 직장질루는 누공이 대개 질의 상부에 있고 수술은 망울해면체근bulbocavernous muscle 등의 치환술 또는 복부를 통한 방법으로 시행해야 하며 이는 장의 절제를 포함할 수도 있다.

그러나 대부분의 경우 누공이 질 하부에 있는 단순한 형이며 이의 치료방법은 술자에 따라 차이가 많다. 단순한 직장질루는 특히 분만 손상에 의한 경우가 많으므로 산부인과 의사에 의해 질을 통한 수술이 많이 사용되어왔다. 그러나 계속적인 감염원은 질 쪽이 아닌 항문 쪽의 누공이고 또한 압력도 항문 쪽(정상적인 직장내압: 25~85cmH$_2$O)이 질 쪽(대기압)보다 훨씬 더 높으므로 항문 쪽을 통한 수술이 더 논리적이라고 주장되고 있다. 수술 전후 장관 처리에 있어서도 의견의 차이가 있어 수술 전 처치로는 콜론라이트 등으로 철저한 장관 세척 및 항생제 경구 투여를 많이 시행하고 있으나 단순히 관장만 시행하는 이도 있다. 수술 후 장운동 조절에 있어서도 여러 보고에서 유동식과 함께 아편제제 투여 등으로 5일간 장운동을 억제시키는 전통적 조치를 취하였으나 이에 반대하여 조기에 정상 식사와 함께 완하제를 투여하여 변비만을 방지하려고 노력하는 이도 있다.

하부 직장질루의 수술방법은 다음 3가지 접근 방법이 있다.

### 1) 항문을 통한 방법

층층봉합법layered closure은 항문 쪽에서 누관의 전층을

타원형으로 절제하고 질점막은 배액을 위해 열어두며 직장질 중격, 직장근육, 직장점막을 층층이 봉합하는 것이다. 골리거는 이때 봉합선에 긴장이 없어야 하므로 회음쪽을 절개하여 질과 항문, 직장을 분리하고 누관을 절개한 뒤 질후벽과 직장전벽을 충분히 가동화하는 것이 중요하다고 했다. 또한 질과 직장 쪽의 봉합선이 맞닿지 않도록 직장과 질을 서로 반대 방향으로 약간 틀어서 봉합하는 것이 중요하다고 하였다(그림 8-25). 그러나 층층봉합법은 재발한 예에서는 부적당하고 망울해면체근이나 박근gracilis muscle을 중간에 치환해야 한다. 한편 활동전진피판법sliding endorectal advancement flap은 직장벽을 누공 상방으로 4cm가량 박리하고 점막, 점막하층, 내괄약근을

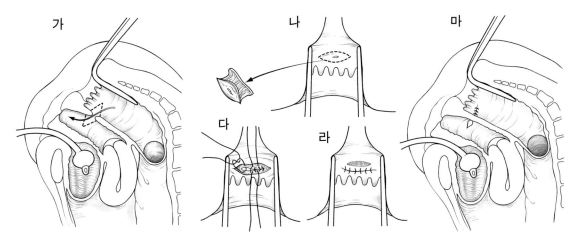

그림 8-25. 항문을 통한 직장질루의 층층봉합법 **가, 나.** 항문을 통해 전누관을 절제한다. **다.** 층층봉합을 시행한다. **라.** 직장점막을 당겨서 봉합한다. **마.** 질점막은 배농을 위해 열어둔다.

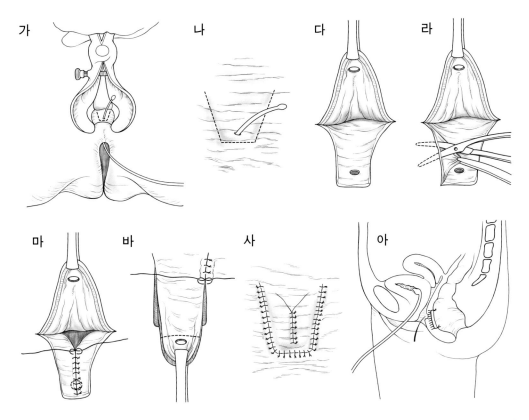

그림 8-26. 항문을 통한 활동전진피판법 **가, 나.** 항문경을 넣고 직장질루를 확인한다. **다.** 점막, 점막하조직, 내괄약근으로 된 피판을 만든다. **라.** 긴장성 없이 봉합하기 위해 가장자리를 박리한다. **마.** 내괄약근을 봉합한다. **바.** 누공이 포함된 피판의 일부는 절제한다. **사.** 피판을 덮고 봉합한다. **아.** 질점막은 배농을 위해 열어둔다.

포함한 전진피판을 만든 뒤 누관을 제거하고 내괄약근을 가로 또는 세로로 봉합한 후 피판을 항문 쪽으로 당겨 내려붙이는 방법으로(그림 8-26) 주로 외과 의사들에 의해 이용되고 있다. 박리하는 직장벽은 직장전층을 사용한 보고도 있으나 점막하층 및 내괄약근만을 사용함으로써 광범위한 박리를 피할 수 있고 외괄약근은 다치지 않으므로 항문괄약근의 조절기능은 손상되지 않는다고 주장되고 있다.

어떤 수술방법을 선택하든지 조직 박리는 조심스럽게 충분히 하고 누공절제 후 긴장성 없이 정상조직을 서로 당겨 봉합하는 것 등 엄격한 수술 원칙을 따르는 것이 중요하다.

### 2) 회음부를 통한 방법

완전한 회음부 열상으로 바꾼 뒤 층층으로 봉합하는 방법conversion to complete perineal laceration with layered closure은 주위 괄약근 및 회음체를 포함하여 누공을 중앙선에서 절개하여 4도 회음부 열상처럼 만든 후 직장점막, 괄약근, 항문거근, 회음체, 질점막 순으로 층층이 봉합하

는 방법으로 직장점막을 내번 봉합하는 것이 중요하다(그림 8-27). 100%의 성공률도 보고되어 있지만 변실금의 위험성이 있으므로 주의해서 적용해야 한다. 한편 괄약근성형술은 회음부에 피부절개를 넣어 질점막을 직장질 중격으로부터 분리시킨 후 누관을 절제하고 결손부위를 봉합한 뒤 괄약근을 재건하고 항문거근을 봉합하여 회음체를 재건하는 방법으로 항문괄약근 손상이 있는 경우 같이 복원해줄 수 있는 이점이 있으며 성공률은 78~100%로 보고되었다(그림 8-28).

### 3) 질을 통한 방법

산부인과 의사들에 의해 많이 이용되며 내번법inversion technique과 층층봉합법layered closure이 있다. 내번법은 직장 쪽에서 질 쪽을 눌러 누관을 노출시킨 후 질점막에 환상절개를 가하여 질점막을 누관으로부터 박리한 뒤 누관 주위를 쌈지봉합하고, 직장 쪽에서 묶어 누공을 내번시킨 뒤 직장근육층과 질점막을 봉합하는 방법이다(그림 8-29).

층층봉합법은 더 많이 시행되는 방법으로 질 쪽의 누공 주위를 박리하여 누관을 절제한 후 직장점막, 직장근육,

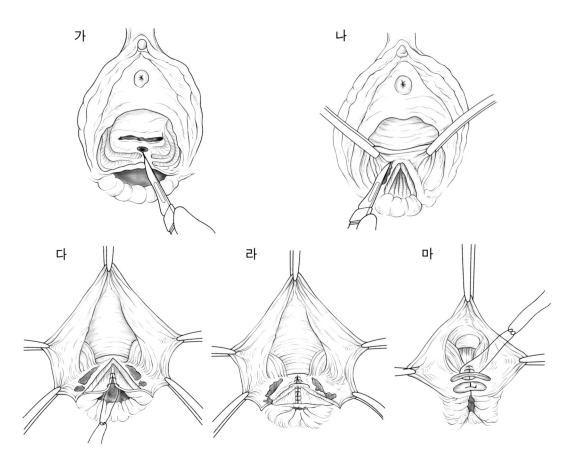

그림 8-27. 완전회음부 열상으로 바꾼 뒤 층층봉합법 **가.** 괄약근과 회음체를 포함한 직장질 누관을 절개한다. **나.** 질점막을 박리한다. **다, 라.** 직장점막과 괄약근을 층층봉합한다. **마.** 회음체를 다시 만들고 질점막을 봉합한다.

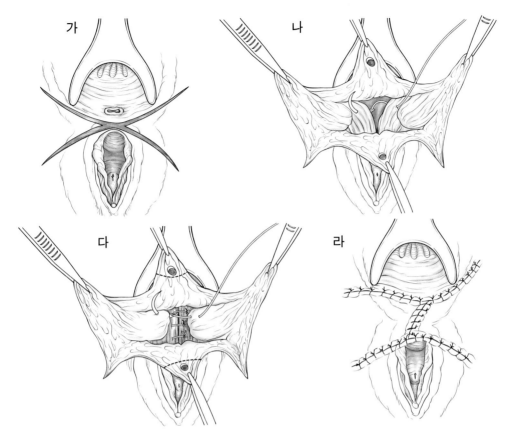

그림 8-28. 회음부를 통한 방법 **가.** 회음부에 십자형 피부절개를 한다. **나.** 항문거근을 당겨 집는다. **다.** 누공을 포함한 점막을 절제한다. **라.** 2개의 피부판을 서로 접어 봉합하여 직장과 질 사이의 거리를 띄운다.

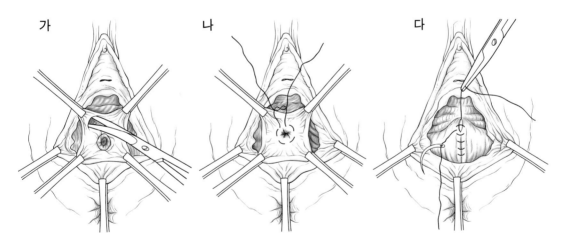

그림 8-29. 질을 통한 내번법 **가.** 누공주위의 질점막을 박리한다. **나.** 2~3개의 쌈지봉합을 하여 누공을 직장 내로 내번시킨다. **다.** 질점막을 봉합한다.

직장질 중격, 질점막을 층층이 봉합하는 것으로 이는 누공의 주위조직이 정상이며 회음체 손상이 없는 간편한 경우에 적합하다. 2가지 방법으로 약 84~100%의 성공률이 보고되었다.

### 4) 기타 방법

최근에는 생체인공삽입시트*bioprosthetic sheet*를 직장 후

벽과 외괄약근 사이, 직장점막과 내괄약근 사이에 집어넣는 방법이나 누관을 마개*plug*로 막는 방법 같은 생체인공삽입물을 사용한 방법이 등장했다. 엘리스는 44명의 전진피판법 환자와 34명의 생체인공삽입물을 사용한 환자를 비교하여 생체인공삽입물을 사용한 환자가 동등하거나 더 좋은 결과를 보였다고 보고했다. 그러나 아직은 더

많은 연구가 필요하다.

## 6. 방사선치료와 직장질루

골반장기암에 대한 방사선치료 후 직장질루가 생길 수 있고, 그 발생빈도는 1∼10%로 보고되고 있다. 자궁경부암이 가장 많고 항문암, 직장암, 방광암 등의 치료 후에도 발생할 수 있다. 대부분 방사선치료 후 6개월에서 2년 사이에 발생하며 치료 중 생기는 것은 방사선치료보다는 암의 직접 침윤 때문일 가능성이 크다. 방사선검사, 혈액검사, 반복된 조직검사 등을 통하여 암의 재발에 의한 것과 구별해야 한다.

여러 가지 수술방법이 발표되어 있는데 복부를 통한 풀스루법, 저위전방절제술, 대장항문문합법, 브리커의 온레이 패치법 등이 있다. 때로 결장조루술만을 시행할 때도 있다.

## 7. 직장요도루

직장과 남성 요도와의 누관 형성은 매우 드물다. 주로 회음부를 통한 전립선절제술의 합병증으로 온다. 때로 방광암이나 전립선암의 방사선치료 후유증으로 생기기도 한다. 그 밖의 원인으로는 외상, 감염증, 크론병 등이 있고 선천성 기형으로 고위 쇄항이 있다. 환자의 대부분이 요로 감염이 있고 또 직장 안으로 소변이 배출되기도 하며 기뇨나 분뇨도 있다. 방광경검사나 직장경으로 확진할 수 있다.

치료로는 선천성 기형에 의한 경우는 제13장을 참조하면 된다. 전립선암이나 직장암에 의한 경우는 대개 절제가 불가능한 경우가 많고 매우 드물게는 골반장기 전적출술이 가능하다. 외상에 의한 경우는 요도 카테터를 넣고 4∼6주 기다리면 저절로 치유되는 수가 많다. 낫지 않고 누관이 계속되면 수술이 필요하며 몇 가지의 수술방법이 발표되어 있는데 골리거는 후방 괄약근관통식과 복부 또는 복회음부를 통한 대망막 유경이식을 가장 좋은 술식으로 기술하였다.

**참고문헌**

권태원, 전규영. 치루의 임상적 고찰. 대한외과학회지 1987;33:622-628.

김상걸, 전수한. 치루에서 굿살 법칙의 의의. 대한대장항문학회지 1995;11:41-44.

김재오, 전수한. 복잡치루에 대한 괄약근보존술식. 대한대장항문학회지 1995;11:9-13.

박성원, 김상윤. 소아치루의 특징. 대한외과학회지 1989;36:672-627.

이근대, 전수한, 황일우. 치루의 임상적 고찰. 대한외과학회지 1984;26:547-554.

이동근. 마제형치루에서 근충전술과 Hanley 술식의 비교. 대한외과학회지 1992;42:533-536.

이봉화, 신희용, 우제홍, 이찬영. 치루의 유형과 재발의 분석. 대한외과학회지 1988;35:723-729.

이종균, 이동근, 김정길. 근충전술을 이용한 치루의 치료. 대한외과학회지 1989;36:529-535.

이종균. 치루의 외과적 치료. 대한대장항문학회지 2006;22:214-220.

임석원, 이철호, 이광렬, 유정준, 박세영, 김현식 등. 최근 국내의 결핵성 치루에 대한 임상적 고찰. 대한대장항문학회지 1996;12:51-59.

岩垂純一 編者. 實地医家のための肛門疾患診療プラクティス. 東京; 永井書店, 2000.

隅越幸男, 高野正博, 岡田光生, 平塚襄, 佐藤昭二. 痔瘻の分類. 日本大腸肛門病會志 1972;25:177-184.

Aguilar PS, Plasencia G, Hardy TG, Hartmann RF, Stewart WRC. Mucosal advancement in the treatment of anal fistula. Dis Colon Rectum 1985;28:496-498.

Barker PG, Lunniss PJ, Amstrong P, Reznek RH, Cottam K, Phillips RK. Magnetic resonance imaging of fistula-in-ano; technique, interpretation and accuracy. Clin Radiol 1994;49:7-13.

Beckingham IJ, Spencer JA, Ward J, Dyke GW, Adams C, Ambrose NS. Prospective evaluation of dynamic contrast enhanced magnetic resonance imaging in the evaluation of fistula-in-ano. Br J Surg 1996;83:1396-1398.

Buchanan G, Halligan S, Williams A, Cohen CRG, Tarroni D, Phillips RKS, et al. Effect of MRI on clinical outcome of recurrent fistula-in-ano. Lancet 2002;360:1661-1662.

Buchanan GN, Bartram CI, Phillips RKS, Gould SWT, Halligan S, Rockall TA, et al. Efficacy of fibrin sealant in the management of complex anal fistula: a prospective trial. 2003;46:1167-1174.

Buchanan GN, Halligan S, Williams AB, Cohen CRG, Tarroni D, Phillips RKS, et al. Magnetic resonance imaging for primary fistula in ano. Br J Surg 2003;90:877-881.

Cera SM, Nogueras JJ. Rectovaginal Fistula. In: Davila GW, Ghoniem GM, and Wexner SD, editors. Pelvic Floor Dysfunction: a Multidiciplinary Approach. London: Springer-Verlag, 2006, pp.325-333.

Champagne BJ, O'Connor LM, Ferguson M, Orangio GR, Schertzer ME, Armstrong DN. Efficacy of anal fistula plug in closure of cryptoglandular fistulas: long-term follow-up.

Dis Colon Rectum 2006;49:1817-1821.

Cintron JR, Park JJ, Orsay CP, Pearl RK, Nelson RL, Sone JH, et al. Repair of fistulas-in-ano using fibrin adhesive: long-term follow-up. Dis Colon Rectum 2000;43:944-950.

Deshpande PJ, Sharma KR. Treatment of fistula-in-ano by a new technique; review and follow-up of 200 cases. Am J Proctol 1973;24:49-60.

Ellis CN. Outcomes after repair of rectovaginal fistulas using bioprosthetics. Dis Colon Rectum 2008;51:1084-1088.

Gaertner WB, Hagerman GF, Finne CO, Alavi K, Jessurun J, Rothenberger DA, et al. Fistula-associated anal adenocarcinoma: good results with aggressive therapy. Dis Colon Rectum 2008;51:1061-1067.

Garcia-Olmo D, Herreros D, Pascual I, Pascual JA, Del-Valle E, Zorrilla J, et al. Expanded adipose-derived stem cells for the treatment of complex perianal fistula: a phase II clinical trial. Dis Colon Rectum 2009;52:79-86.

Goldberg SM, Gordon PH, Nivatvongs S. Essentials of anorectal surgery. Philadelphia: J.B. Lippincott, 1980.

Hanley PH. Conservative surgical correction of horseshoe abscess and fistula. Dis Colon Rectum 1965;8:364-368.

Hanley PH. Reflections on anorectal abscess fistula: 1984. Dis Colon Rectum 1985;28:528-533.

Johnson EK, Gaw JU, Armstrong DN. Efficacy of anal fistula plug vs. fibrin glue in closure of anorectal fistulas. Dis Colon Rectum 2006;49:371-376.

Kennedy HL, Zegarra JP. Fistulotomy without external sphincter division for high anal fistulae. Br J Surg 1990;77:898-901.

Kuijpers HC, Schulpen T. Fistulography for fistula-in-ano: is it useful? Dis Colon Rectum 1985;28:103-104.

Kuypers HC. Use of the seton in the treatment of extrasphincteric anal fistula. Dis Colon Rectum 1984;27:109-110.

Lengyel AJ, Hurst NG, William JG. Preoperative assessment of anal fistulas using endoanal ultrasound. Colorectal Dis 2002; 4:436-440.

Lowry AC. Rectovaginal fistulas. In: Beck DE, Wexner SD, editors. Fundamentals of Anorectal Surgery. 2nd ed. Philadelphia: W.B. Saunders, 1998. pp.175-186.

MacRae H, Weins E, Orrom W. The use of fibrin glue in the treatment of complex fistula-in-ano. Colon Rectal Surg Outlook 1993;6:1.

Matos D, Lunniss PJ, Phillips RK. Total sphincter conservation in high fistula in ano: results of a new approach. Br J Surg 1993;80:802-804.

Milligan ETC, Morgan CN. Surgical anatomy of the anal canal: with special reference to anorectal fistulae. Lancet 1934;224: 1213-1217.

Nishimura T, Hasegawa N, Mori M, Takebayashi T, Harada N, Higuchi K, et al. Accuracy of an interferon-gamma release assay to detect active pulmonary and extra-pulmonary tuberculosis. Int J Tuberc Lung Dis 2008;12:269-274.

Parks AG, Gordon PH, Hardcastle JD. A classification of fistula-in-ano. Br J Surg 1976;63:1-12.

Parks AG, Stitz RW. The treatment of high fistula-in-ano. Dis Colon Rectum 1976;19:487-499.

Ratto C, Grillo E, Parello A, Costamagna G, Doglietto GB. Endoanal ultrasound-guided surgery for anal fistula. Endoscopy 2005;37:722-728.

Reznick RK, Bailey HR. Closure of the internal opening for treatment of complex fistula-in-ano. Dis Colon Rectum 1988;31:116-118.

Rojanasakul A, Pattanaarun J, Sahakitrungruang C, Tantiphlachiva K. Total anal sphincter saving technique for fistula-in-ano; the ligation of intersphincteric fistula tract. J Med Assoc Thai 2007;90:581-586.

Schwandner T, Roblick MH, Kierer W, Brom A, Padberg W, Hirschburger M. Surgical treatment of complex anal fistulas with the anal fistula plug: a prospective, multicenter study. Dis Colon Rectum 2009;52:1578-1583.

Seow-Choen F, Nicholls RJ. Anal fistula. Br J Surg 1992;79:197-205.

Strong SA, Fazio VW. Crohn's disease of the colon, rectum, and anus. Surg Clin North Am 1993;73:933-963.

Sultan S, Azria F, Bauer P, Abdelnour M, Atienza P. Anoperineal tuberculosis: diagnostic and management considerations in seven cases. Dis Colon Rectum 2002;45:407-410.

Sumikoshi Y, Takano M, Okada M, Kiratuka J, Sato S. New classification of fistulas and its application to the operations. Am J Proctol 1974;25:72-78.

Thompson HR. Wound healing and fistula-in-ano. Lond Clin Med J 1966;7:55-64.

Thompson JPS, Ross AHM. Can the external anal sphincter be preserved in the treatment of trans-sphincteric fistula-in-ano? Int J Colorect Dis 1989;4:247-250.

Vasilevsky CA, Gordon PH. Benign anorectal: abscess and fistula. In: Wolff BG, Fleshman JW, Beck DE, Pemberton JH, Wexner SD, editors. The ASCRS Textbook of Colon and Rectal Surgery. New York: Springer, 2007, pp.192-214.

Vasilevsky CA, Gordon PH. Results of treatment of fistula-in-ano. Dis Colon Rectum 1985;28:225-231.

방층에 압력이 높은 농이 생기며 다형백혈구가 주로 보인다. 만성 농양은 육아조직에 싸인 섬유조직이 벽을 이루며 안에는 포도상구균과 혐기성균을 포함한 여러 세균이 존재한다. 모발의 침윤은 약 반수에서 나타난다. 오래된 만성 농양의 입구는 주위 피부로부터 자라 들어온 얇은 상피로 덮이게 된다. 이 경우 상피관이나 봉입유피종이 생길 수 있으나 드물다. 만성 모소동 질환에서 드물게 암이 발생할 수 있는데, 암이 발생하는 기전은 흉터, 피부궤양, 치루 등과 같은 만성 염증이 악성으로 변하는 것과 비슷하다. 모소동 질환에서 암이 진단되기까지의 평균기간은 23년이며, 외견상 홍반성의 잘 부서지는 경결된 절편을 가진 궤양으로 쉽게 진단할 수 있다. 대부분 잘 분화된 상피세포암이며, 드물게 기저세포암, 선암 등이 생길 수도 있다. 서혜부 림프절로 전이될 수 있어서 수술 전 서혜부, 회음부, 대장항문의 검사가 필요하며, 전치골근막을 포함한 광범위 국소절제를 시행한다.

## Ⅳ 임상 소견

둔부열의 무증상의 소와나 구멍을 주소로 내원하는 환자도 있으나, 의자에 오래 앉아 있는 장시간의 운전이나 운동 후에 생기는 동통을 호소하는 경우가 흔하다. 무통 혹은 압통이 있는 결절이 만져질 수도 있다. 모소동 환자의 1/5은 급성 농양으로 인한 심한 동통과 압통으로 내원한다. 4/5는 병변부위의 배농, 간헐적 출혈이나 축축함 등을 주소로 내원하는데 이전에 급성 농양이나 동통 등의 병력이 없는 경우가 대부분이다.

급성염증 시에는 동통, 압통, 부종, 발적 등의 국소염증 반응이 나타나나 농양주위의 봉와직염이나 경변은 심하지 않다. 전신증상의 동반은 흔치 않으나 미열, 백혈구 증가, 권태감 등이 나타날 수 있다. 농양은 대개 정중선이 아닌 외측으로 치우쳐 생기며 정중선상에 있는 개구나 소와를 관찰할 수 있다. 농양이 악화되면 주위조직으로 확산되어 천골근막 위쪽으로 여러 개의 누관을 형성한다. 수술적 절개나 자연파열로 배농되면 급성염증이 소실되는데 이때 정중선 외측으로 2차 개구부가 생긴다.

배농 후 증상이 없는 모소동으로 남아 있는 경우도 있으나, 대부분 간헐적으로 화농성 분비물이 재발되는 만성 모소 질환의 경과를 밟는다. 모발은 모소동의 약 1/2에서 발견된다.

## Ⅴ 진단

천미골부에 반복되는 화농성 염증 소견과 정중선 둔부열에 존재하는 모소동 개구로 큰 어려움 없이 진단할 수 있다. 그러나 항문주위 농양, 치루, 화농성 한선염, 단순 피부 농양의 가능성을 생각해야 한다. 천미골부의 골수염도 누관을 형성할 수 있으므로 감별하여야 한다. 대개 개구부로 탐침을 넣어 방향이 항문에서 멀어지는 쪽이면 모소 질환일 가능성이 높다. 선천성 천미골동洞이나 견인유피종, 봉입성 유피종 등의 선천적 질환과도 감별해야 한다.

## Ⅵ 치료

보존적 수술이 만족할 만한 결과와 낮은 재발률을 나타내고 있어 모소동의 치료에 많이 이용되고 있다. 또한 입원하지 않고 외래 환자로 치료하는 경향이 많아지고 있다.

### 1. 급성 농양의 치료

둔부열의 창상은 치유가 더디므로 농양의 절개 배농 시 가급적 정중선 외측을 세로로 절개한다. 피하지방층까지 절개한 후 농양낭으로 접근하여 배농시키고 모발이 있으면 제거한다. 항생제는 필요 없으며 샤워나 좌욕으로 창상을 청결하게 유지하고 창상주위 모발은 적어도 10~14일에 한 번씩 뽑거나 면도를 한다. 모발관리는 창상치유 후 적어도 3개월은 시행한다. 오랜 기간의 제모를 위해 레이저 제모술을 이용할 수도 있다. 젠센과 하링은 단순 절개 배농 및 창상관리로 10주 내에 58%의 치유율을 얻었으나, 20~40%는 재발하였다. 배스컴은 창상의 부종이 가라앉는 1주 후에 정중선의 확장된 모낭을 제거하는 2차 수술을 시행하여 10%정도의 낮은 재발률을 얻었다.

### 2. 만성 모소동의 치료

과거에는 절제를 원칙으로 하였고, 절제 후 남은 창상

에 대해 여러 가지 방법이 동원되었다. 그러나 근래에는 성적도 좋고, 국소마취가 가능하며 창상치유기간도 짧은 보존적 수술이 선호되고 있다.

## (1) 보존적 수술

### 1) 모낭제거술

모소동 내에는 포도상구균과 박테로이드균이 많아 창상치유에도 영향을 미치므로 수술 전 항생제를 투여하고 (예: 세팔렉신 250mg + 메트로니다졸 250mg), 마취는 국소마취를 시행한다. 정중선 2cm 외측에 피부절개를 가하고 모소동 내부의 모발이나 붉은 육아조직을 거즈를 넣어 닦아낸다(그림 9-3). 모소동 내로 자라 들어온 상피조직은 반드시 제거하고, 하얀 섬유성 내벽은 모발침윤이 심하지 않으면 그냥 둔다. 이후 정중선상의 함몰된 소와(확장된 모낭)와 1차 개구부를 모두 직경 2~4mm의 작은 수술창이 남겨지게 제거한다(그림 9-4). 소와 제거부위를 치유기간의 단축을 위해 봉합할 수 있다. 그리고 모소동의 맞은편 벽의 피하조직을 절제하여 그 밑으로 붙여준다(그림 9-5). 외측 절제는 배액을 위해 개방상태를 유지한다. 항생제는 24시간 사용하며 창상은 매일 샤워나 좌욕으로 청결히 하고 무균조작은 필요하지 않다. 창상은 반수가 3주 내에 치유되며 6주면 모두 치유된다. 배스컴 등은 50예의 외래 수술치료에서 평균치유기간 3주, 재발률 8%의 성적을 보고하였다.

### 2) 모소동의 국소절제와 모발 제거

중앙의 1차 개구부를 작게 절제하여 괴사조직 및 모발을 제거한다. 2차 누관의 개구부도 원형절개하여 소형 솔을 이용하여 누관 내의 조직을 소파한다(그림 9-6). 창상의 치료는 개방창과 같으며 약 11%에서 재발한다.

## (2) 절제술

모소동 개구부를 포함한 피부를 타원형으로 절개하여 전병소를 제거하고 근막 상부의 피하조직까지 제거한다. 절제 후 피부봉합이 불가능한 경우도 있으며, 피부봉합은 사공을 없애 창상치유를 용이하게 하는 것이 중요하다.

### 1) 절제와 1차 봉합

이상적이고 치유기간이 짧은 이점이 있으나 광범위 절

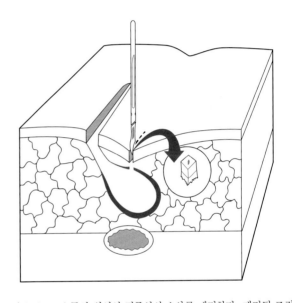

그림 9-4. 모소동의 원인인 정중선의 소와를 제거한다. 제거된 조직의 크기는 쌀알 정도이다.

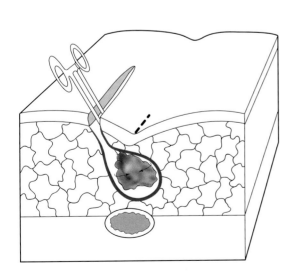

그림 9-3. 정중선에 평행한 외측 절개를 통하여 모발과 육아조직을 소파해낸다.

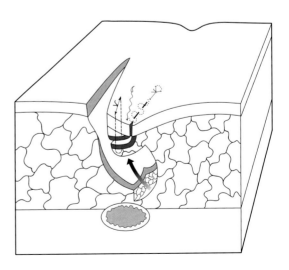

그림 9-5. 외측은 배액 목적으로 개방하고 정중선 창상은 봉합한다. 지방조직으로 그 밑을 보강한다.

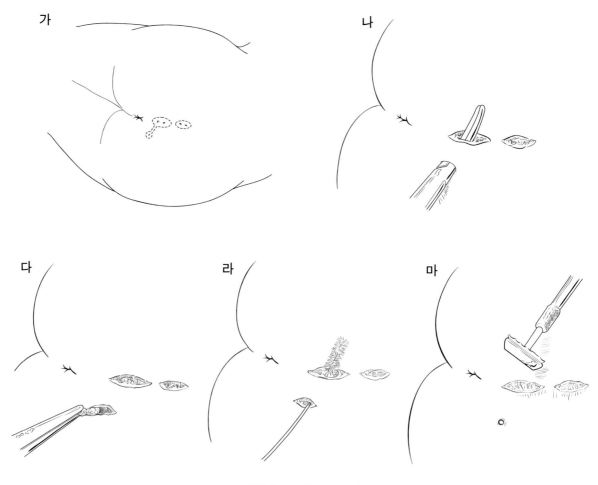

가     나

다     라     마

그림 9-6. 모소동의 국소절제

제에서는 불가능하다. 절개 양측 피부의 당김과 사공을 없애는 것이 중요한데 근막까지 봉합해야 한다. 이때 피부를 박리하여 당김이 없도록 한다(그림 9-7).

2) 절제와 성형외과적 피부봉합

1차 봉합이 용이하지 않은 경우에 이용되는 방법으로 좌우의 대둔근을 이용한 근육판이식술, 한쪽 둔부피부에 긴 반월형의 피부절개를 이용한 회전 피부판이식술, Z성형술 등의 성형외과적 봉합술이 사용된다(그림 9-8).

3) 절제와 창상의 개방

창상을 봉합하지 않고 개방창으로 만들어 육아조직으로 자연치유되게 하는 방법이다. 광범위 절제가 가능하기 때문에 모발이 없는 피부를 넓게 할 수 있어 재발이 적긴 하지만 오랜 입원기간과 2~3개월의 치유기간이 필요하다는 단점이 있다.

4) 절제와 피부이식

모소동절제 후 즉시 또는 3~4주 후 육아조직이 적당히 형성되었을 때 시행한다. 치유기간이 짧은 이점이 있으

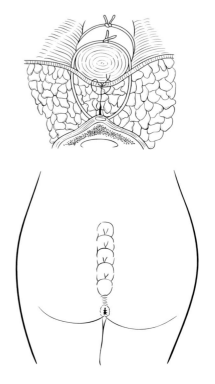

그림 9-7. 그림과 같이 거즈를 대고 결찰하여 사공을 없앤다.

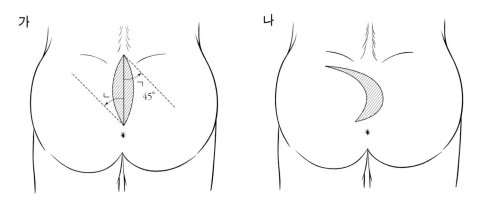

그림 9-8. **가.** Z성형술의 피부절개 **나.** 회전 피부판이식술의 피부절개

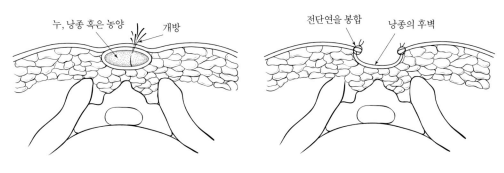

그림 9-9. 낭종의 조대술

나, 5% 정도에서는 이식된 피부의 괴사가 관찰된다.

### (3) 단순절개술

탐침을 개구부와 분지에 삽입한 후 그 위의 피부를 절개하여 모소동을 충분히 노출시킨다. 감염된 육아조직과 모발을 소파하여 신생 육아조직의 생성을 용이하게 한다. 개방창은 좌욕과 세척으로 깨끗이 하고 창상처치와 모발제거 등이 필요하다. 국소마취로도 가능하며, 병소가 작은 경우에 편리한 방법이나 봉합방법에 비하여 치료기간이 오래 걸린다.

### (4) 부분절제와 조대술

탐침을 모소동 개구부에 삽입한 후 절개하여 노출시키고 절개된 피부와 염증성 육아조직을 적절히 제거한다. 후벽의 섬유조직은 제거하지 않고 절개된 피부연과 봉합한다(그림 9-9). 이 방법은 간편히 시행할 수 있고 개방창 크기를 작게 함으로써 육아조직으로 치유되는 기간이 빠르다. 재발은 약 7～10%에서 보인다.

## 3. 미치유 창상의 치료

모소동치료 후에 간혹 창상이 치유되지 않는 경우가 있는데, 이는 드문 일이 아니다. 거의 모든 창상은 둔부열 중앙에 있는데, 대개 바닥은 젤라틴 같은 육아조직으로 차 있고 창상의 가장자리로 자라는 모발이 흔히 발견된다. 이때의 치료는 육아조직을 완전히 소파하고, 모발을 제거한 후에 창상이 안으로 말려들어가는 모양을 하고 있으면 분비물이 고이기 쉬우므로 창상을 넓게 펴주어야 한다. 간혹 비만하고 둔부열이 좁은 사람은 엉덩이의 움직임이 지속적으로 자극을 주기 때문에 처음에는 창상이 잘 치유되는 듯하나 결국 상피화가 이루어지지 않는 경우가 있다. 이럴 경우 넓은 반창고를 창상의 양쪽에 붙이고, 바깥쪽으로 견인하여 고정시켜 창상을 평평하게 한 뒤에, 둔부열의 각을 없애는 둔부열 폐쇄법을 쓰기도 한다. 이는 배스컴에 의해 고안된 것으로 기본개념은 미치유 창상과 피하조직을 제거하고 피부판을 피하지방층 위로 덮어 둔부열을 없애는 것이다(그림 9-10).

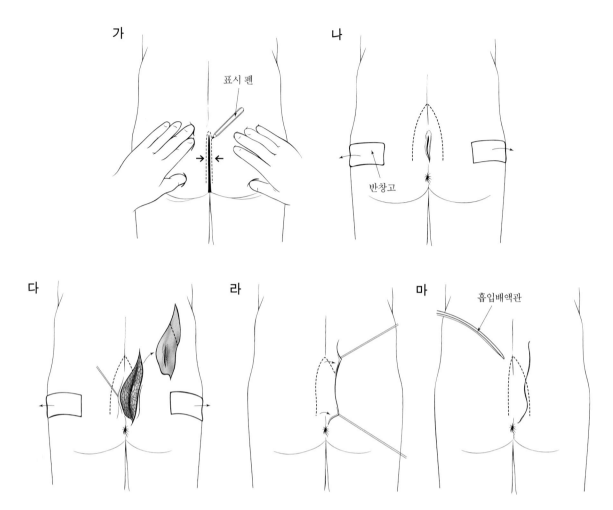

그림 9-10. 둔부열 폐쇄법 **가**. 양측 둔부를 자연스레 모아 만나는 부위를 표시한다. **나**. 둔부를 반창고로 벌린다. **다**. 병소를 그림과 같은 모양으로 제거한다. **라**. 표시부위까지 피부판을 만들고 반창고를 제거한다. 반대측과 당김이 없이 봉합하고 남는 피부는 제거한다. **라**. 폐쇄흡입배액술을 시행한다.

## Ⅶ 수술 후 창상의 관리

모소동 환자의 수술 후 창상관리는 수술 자체만큼이나 중요하다. 적어도 하루에 한 번씩 샤워나 좌욕으로 창상을 세척해야 한다. 창상이 클 경우 부드러운 거즈로 충진하고, 작은 창상은 면봉으로 모발이나 이물질을 닦아낸다. 창상주위의 모발은 10~14일마다 뽑거나 면도로 제거하며, 창상치유 후에도 수개월 동안 계속해야 한다. 환자는 1~2주마다 내원하여 육아조직의 형성장애와 재발을 일으킬 수 있는 피부의 조기치유를 예방해야 한다.

## Ⅷ 치료 결과

모소동은 자기한정성 질환이며, 질병보다 수술 자체로 더욱 고생하는 경우가 있으므로 보존적 요법을 먼저 시행하는 것이 좋다. 초기의 단순모소 질환의 치료에서는 광범위 절제가 없는 모낭제거술이 선택되어야 한다. 항문주위 청결과 모발관리에도 세심한 신경을 써야 한다.

급성 모소 농양은 단순절개 배농으로 모든 환자에서 증상의 완화를 볼 수 있으며, 추가 수술은 재발률을 낮추는 데 도움이 된다. 만성 단순모소 질환은 여러 수술기법으로 치료될 수 있으나 광범위 절제는 되도록 피한다. 창상 치유에 오랜 기간이 걸리고 재발률도 보존적 요법과 비슷하기 때문이다. 재발성이나 심한 모소 질환도 보존요법으로 치유가 가능하나 가끔 큰 수술이 필요할 경우도 있다. 재발은 부적당한 수술과 수술 후 창상관리의 잘못이 중요한 원인이 된다. 1년 이내에 흔히 일어나며 각 술식에 따라 차이는 있으나 5~25%에서 보인다.

참고문헌

Akwari OE. Pilonidal cyst and sinuses. In Sabiston DC. editors: Textbook of surgery. 14th ed. Philadelphia: WB Saunders, 1991, pp.1399-1402.

Bascom J. Pilonidal sinus. In Fazio VW. Editors: Current therapy in colon and rectal surgery. 1st ed. Philadelphia: BC Decker, 1990, p.64.

Goligher J. Surgery of the anus, rectum and colon. 5th ed. London: Bailliere Tindall, 1984, pp.221-235.

Karulf RE. Hidradenitis suppurativa and pilonidal disease. In Beck DE, Wexner SD. Editors. Fundamentals of anorectal surgery. 1st ed. NewYork: Mcgraw-Hill INC, 1992, p.183.

Keighley MRB, Williams NS. Surgery of the anus, rectum and colon. 1st ed. London: WB Saunders, 1993, p.467.

Nivatvong S. Pilonidal disease. In Gordon PH, Nivatvongs S. editors. Principles and practice of surgery for the colon, rectum and anus. 1st ed. St. Louis: QM Publishing, 1992, p.267.

Page BH. The entry of hair into a pilonidal sinus. Br J Surg 1969;56:32.

Patey DH, Scarff RW. Pathology of postanal pilonidal sinus. Its bearing on treatment. Lancet 1946;2:484-486.

Rosenberg I. Reverse banding for cure of the reluctant pilonidal wound. Dis Colon Rectum 1977;20:290-291.

# 항문소양증

김영춘

항문소양증이란 항문이나 항문주위에 기분 나쁜 가려움증이나 타는 듯한 감각을 나타내는 피부과적 상태를 말한다. 항문소양증은 항문 질환으로 내원하는 환자에서 흔한 증상의 하나이며 인구의 1~5%에서 발견된다고 하는데 남자가 여자에 비해 4 대 1 정도로 더 많이 발생하고 40~50대에서 흔한 편이지만 어떤 연령층에서도 볼 수 있다. 다양한 원인으로 발생할 수도 있으나 원인불명인 경우도 많고 그 병태생리도 확실하지 않다. 이 질환은 건선이나 경화성 또는 비후성 태선 등 뚜렷한 피부과적 질환에 의해 발생되나 대부분의 경우 특발성으로 발생되고 유인으로는 항문위생을 너무 과도하게 하는 경우, 묽은 변, 탈홍성 치핵, 크림이나 연고의 과도한 사용 등이 있으며 이들이 항문주위를 너무 습하게 하여 항문주위 피부를 손상시킴으로써 발생하게 된다. 어떤 원인에서든지 항문주위에 풍부하게 존재하는 감각신경이 자극 받으면 가려움증을 유발하며 과도하게 긁게 되고 그로 인해 피부 손상을 일으키게 되며 또 그것이 가려움증을 더욱 악화시켜 악순환하게 된다.

치료로는 원인 질환의 제거와 위에 기술한 유인의 제거 등 항문위생의 향상이 필요하며 악순환의 고리를 차단시키기 위해 최대한 노력해야 된다.

## Ⅰ 임상 양상

소양증은 항문주위 일부의 불쾌감이나 가벼운 가려움증으로 나타나는데, 시간이 흐르면서 항문주위 피부 전체와 회음부, 외음부 등으로 확산되어 나타날 수 있다. 밤에 흔히 발생하고 그 증상도 심하다. 유발요인으로는 긴장, 불안, 과로 등의 정신상태, 음식물이나 음료수, 기후 변화 등을 들 수 있다. 겨울보다는 항문주위에 습기가 많아지는 여름에 증상이 더 심해진다. 소양증이 심해지면 반사적으로 항문주위를 긁게 되어 피부에 상처를 내고, 이로 인해 2차 감염, 피부탈락 등의 피부 손상을 일으키게 된다. 이후 가려움증과 긁음의 악순환(그림 10-1)이 반복되

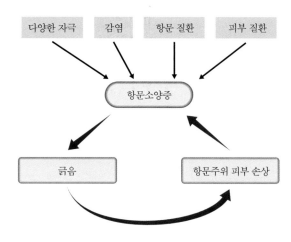

그림 10-1. 항문소양증의 병리기전

어 점점 증상이 심해진다. 소양증이 심한 경우에는 정상생활이 파괴되고 자살 충동까지 일어난다.

## Ⅱ 원인

항문소양증은 편의상 어떤 질환의 2차적 증상으로 나타나는 속발성 소양증과 원인을 찾을 수 없는 특발성 소양증으로 나눌 수 있다. 속발성 소양증의 원인 질환은 무수히 많으며, 원인 질환의 제거로 쉽게 치료되는 경우가 많다. 하지만 충분한 검사로도 원인을 알 수 없는 특발성 소양증이 반수 이상을 차지하며 이 경우는 치료도 어렵다.

### 1. 속발성 소양증

#### (1) 직장항문 질환

직장항문 질환이 있으면 항문 내의 분비물이 항문주위로 새게 되어, 피부자극 증상과 염증, 궤양 등을 일으켜 소양증을 유발한다. 치루, 치핵, 치열, 콘딜로마, 항문췌피, 직장탈출, 대장염, 종양 등의 질환이 원인이다.

#### (2) 개인 위생

항문주위의 대변지림이 피부에 자극증상을 일으킨다는 사실은 잘 알려져 있다. 막스는 소양증 환자의 대변과 항문주위 피부의 수소이온농도가 비례함을 밝히고, 이 환자들의 항문주위 피부가 자극성이 강한 알카리성을 띠는 것은 장점막 분비액에 있는 리소자임 때문이라고 하였다. 즉 항문주위의 위생상태가 불량한 경우 대변지림이 소양증을 일으키는 원인이며, 이때 청결의 유지만으로도 소양증이 치료될 수 있다. 반면에 항문주위를 깨끗이 하기 위해 심하게 문지르거나 자극성이 심한 알카리성 비누를 사용해도 만성 소양증이 생길 수 있다.

#### (3) 과민반응

소양증 환자 중 아토피나 피부 과민반응의 소질을 가진 경우가 있다. 항문 질환의 치료에 쓰이는 좌약이나 국소 도포 연고 등은 대개 항생제, 스테로이드, 부분마취제 등이 혼합되어 있으며, 이런 성분들이 소인이 있는 환자에서 과민반응을 잘 일으킨다. 소양증치료에 쓰이는 리도카인이 과민반응을 일으켜 증상을 악화시키는 경우도 있다.

#### (4) 피부 질환

항문주위의 피부병이 소양증을 일으킬 수 있으나 흔하지는 않다. 대개 몸의 다른 부위에서 피부 질환을 발견할 수 있는데, 예를 들면 건선의 경우 팔꿈치, 손목, 발목 등에서 병변을 찾을 수 있다. 건선 이외에 편평태선, 단순태선, 습진, 백반증 등도 소양증을 일으킨다.

#### (5) 전신적 질환

여러 가지 질환의 전신증상의 일부로 항문소양증이 나타날 수 있는데, 폐쇄성 황달, 당뇨병, 호지킨병, 백혈병, 만성 신부전, 갑상선기능 이상, 원발성 다혈구혈증 등에서 볼 수 있다.

#### (6) 음식물

음식물은 속발성 소양증의 가장 중요한 원인 중의 하나이다. 프렌드는 특발성 소양증의 많은 예가 음식물에 의한 것이라고 하였다. 음식물이 소양증을 일으키는 기전을 3가지로 나누면 대변 묽기의 변화로 변실금을 유발하는 경우, 음식물 자체의 화학성분에 의한 직접자극, 과다 수분섭취 시 묽은 변에 의한 항문주위 대변지림 등이 있다. 커피, 우유 및 유가공 제품, 콜라, 초콜릿, 홍차, 맥주, 토마토, 감귤류 등이 소양증을 일으킨다. 커피는 자극제로서 어떤 형태(무카페인, 아이스크림의 향료 등)로 섭취해도 소양증을 일으킨다. 콜라, 홍차, 초콜릿 등에 들어 있는 크산틴성분이 소양증을 유발하기 때문이다. 프렌드는 음식물에 의한 소양증은 개인적인 역치가 존재한다고 하였

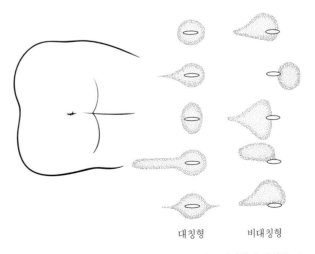

대칭형　　　비대칭형

그림 10-2. 음식물에 의한 소양증은 항문주위로 대칭형의 형태를 보인다. 음식물이 원인이 아닌 경우에는 대부분 비대칭형의 형태를 나타낸다.

| 표 10-1 | 항문소양증과 관련된 음식 |

| 호발 원인들 | 다른 원인들 |
| --- | --- |
| 커피(디카페인 포함) | 유가공 제품 |
| 차 | 땅콩과 견과류들 |
| 콜라 | 향신료 |
| 카페인이 포함된 음료 | 감귤류의 과일 |
| 술(특히 맥주, 포도주) | 포도 |
| 초콜릿 | 팝콘 |
| 토마토(케첩 포함) | 양념이 강한 음식 |
| | 말린 자두 |
| | 무화과 |

다. 커피는 하루 2~3잔, 우유는 하루 6~10온스의 역치를 갖는 경우가 가장 흔하다고 한다. 음식물에 의한 소양증은 항문을 중심으로 대칭형의 소양증과 피부 병변을 자주 보인다(그림 10-2). 소양증에 관여하는 음식은 표 10-1과 같다.

### (7) 부인과 질환

심한 냉증이나 요실금이 있을 때 외음부 소양증과 동반되어 나타난다. 트리코모나스나 캔디다질염, 자궁경부염 등을 감별해야 한다. 폐경기 여성에서 국소적 원인이 없이 소양증이 있는 경우 여성 호르몬 결핍에 의한 것으로 생각된다.

### (8) 설사

설사가 심할 경우 습기로 인한 피부 짓무름, 항문주위 대변지림, 빈번한 항문청소로 인한 피부 손상 등으로 가려움증이 생긴다. 만성 설사를 나타내는 질환뿐만 아니라 대변완화제의 남용 여부도 감별해야 한다.

### (9) 정신적 요인

불안, 초조, 긴장, 스트레스 등이 있는 경우 흔히 나타나며 성적 자극과 관계가 있다고도 한다. 어려운 시기인 중년층에 소양증 환자가 많은 것도 음미해볼 만하다.

### (10) 약물

경구 테트라사이클린은 변을 묽게 하고 때로 항문에 칸디다 감염을 일으켜 소양증을 유발한다. 이 밖에 퀴니딘, 콜히친 등을 복용하고 있던 환자에서 급성 소양증이 발생하는 경우도 있는데 이 약물들이 직접적 자극이 되거나

대변을 묽게 하여 항문액 누출을 일으키기 때문이다.

### (11) 감염 질환

감염 원인은 세균, 바이러스, 진균, 기생충 등이다. 세균 감염은 피부 손상에 의한 2차 감염이 대부분이며, 1차 감염은 드물다. 감염에 의한 소양증은 항문주위로 비대칭성의 소양증을 보이는 경우가 많다(그림 10-2).

#### 1) 세균 감염

코리네박테륨에 의한 홍색음선erythrasma은 드물지만 항문주위에 생겨 소양증을 일으킨다. 자외선 형광하에서 포르피린에 의한 붉은 산호빛 형광을 보고 진단하고, 경구 에리트로마이신으로 치료한다. 포도상구균이나 녹농균류에 의한 농가진, 절종furuncle, 옹종carbuncle 등과 항문부 결핵, 매독의 경성하감 등이 항문주위에 생겨 소양증을 일으킬 수 있다.

#### 2) 바이러스 감염

대표적으로 단순포진 바이러스(항문음부 포진), 유두종 바이러스(첨규 콘딜로마), 거대세포 바이러스(CMV) 등의 성병성 바이러스가 있다. 항문음부 포진에서는 홍반성 융류를 가진 소수포들이 항문주위에 생기며 경구 아시클로버로 치료한다. 첨규 콘딜로마는 성기나 항문주위에 꽃양배추 모양의 사마귀형태로 나타난다. 절제술로 치료되나 항문 내강의 병변을 완전히 제거해야 재발을 막을 수 있다. 면역결핍 환자에서 거대세포 바이러스에 의한 항문궤양이나 대장염이 생길 수 있으며, 조직생검으로 진단한다.

#### 3) 진균 감염

피부사상균, 백선균 등에 의해 피부진균증이 생기며, 병소는 변연부가 붉고 인설들로 약간 융기되어 환상을 그린다. 가성가리 도말검사(KOH검사)로 진단하며 항진균제 도포로 치료되나, 심할 경우 경구 항진균제도 필요하다. 항문주위 칸디다증은 항생제에 의한 균교체 현상, 심한 당뇨, 부신피질호르몬 장기투여 등의 경우에 많이 생긴다. 항문주위가 붉고, 습윤 침적되며 심한 작열감과 소양증을 호소한다. 가성가리 도말검사상 아포와 위성균사를 증명하여 확진한다. 원인 제거와 니스타틴 도포로 치료한다.

#### 4) 기생충 감염

소아에서 요충이 흔히 소양증을 일으킨다. 옴이나 사면발이가 가려움을 유발하며 크웰로션으로 치료한다.

## 2. 특발성 소양증

소양증 환자 중 철저한 검진으로도 뚜렷한 원인을 찾을 수 없을 때 특발성 소양증이라 하고 반수 이상의 소양증이 이에 해당한다. 이들 환자에서는 원인을 확실히 알 수는 없으나 대개는 어떤 원인이든 항문액 누출이 일어나 항문주위가 습해져서 발생할 것으로 추측할 수 있다. 이들 환자에 대해 직장항문 생리적 검사를 시행한 보고들에 의하면 직장풍선검사와 식염수주입검사에서 대조군과 의미 있는 차이를 보였다고 한다. 직장 확장에 의한 항문압의 감소(직장항문 억제반사)가 대조군에 비하여 심했으며, 직장내 식염수 주입 시 조기누출(600mL 주입 후)되어 대조군(1300mL 주입 후)과 차이를 보였다. 또 증상의 경중과 처음 누출을 보일 때의 주입량이 반비례 관계를 나타냈다. 즉 대조군에 비해 직장점액이 항문 밖으로 용이하게 새어나올 수 있음을 의미하며 알카리성 직장점액에 의해 항문소양증이 생긴다고 생각된다. 이 같은 누출의 기전은 잘 모르나, 내괄약근의 기능 이상을 생각해볼 수 있다.

## Ⅲ 진단

### 1. 병력

원인 규명을 위해서는 자세한 병력청취가 중요하다. 증상발현 시기와 음식물, 약물, 배변습관, 항문위생습관 등과의 관계를 먼저 살펴보아야 한다. 약물 특히 항생제, 콜히친, 퀴니딘, 부신피질호르몬이나 에스트로겐, 국소마취제를 포함하는 외용제 사용여부를 조사한다. 당뇨, 만성신부전, 혈액학적 질환, 림프계 악성질환, 염증성 장질환 등의 전신적 질환 유무를 검사한다. 알레르기, 전신적 피부병, 항문성교 여부와 해부학적 이상을 초래하여 변실금을 유발할 수 있는 항문 수술병력을 조사한다. 여성의 경우 부인과 질병 경력에 대해 알아본다. 금전이나 사회적 스트레스 등의 정신상태에 대한 간단한 문진이 필요하다.

### 2. 이학적 검사

건선, 지루성 피부염, 진균증, 피부 감염 등의 전신 피부 상태를 먼저 검사한다. 항문검사는 관장이나 좌욕을 하지

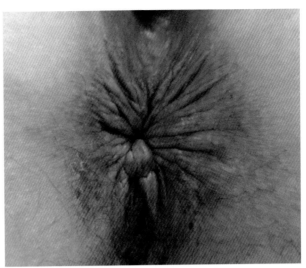

그림 10-3. 항문소양증 환자의 항문 오래된 항문소양증으로 인해 변색된 태선화 피부와 방사상 피부주름의 비후 및 피부미란이 관찰된다.

않고 평소 상태 그대로 시행한다. 측와위나 잭나이프 자세로 항문을 시진하여 과다한 습기나 대변지림, 긁은 상처, 피부 짓무름, 진균증 여부를 파악한다. 전혀 이상 소견이 없는 경우도 있고 긁은 상처, 피부탈락과 분비물이 보일 수 있으며 증상이 오래된 환자에서는 회백색으로 변색된 태선화 피부, 항문을 향한 방사상 피부주름의 비후, 상흔을 볼 수 있다(그림 10-3). 항문수지검사로 대변의 경도와 남성의 전립선 상태, 휴지기와 수축기의 항문압을 대략적으로 파악한다. 필요시 피부생검, 배양검사, 도말검사를 시행한다. 이후 관장을 시행하고, 항문직장 질환을 찾기 위하여 항문경 및 대장내시경을 한다.

## Ⅳ 치료

항문소양증 치료 시 환자와의 공감대 형성이 중요하며 지속적인 검진이 필요하다. 검사결과 원인 질환이 밝혀질 때와 알 수 없는 경우가 있는데, 2가지 경우 모두 치료 개시 초기에 환자에게 증상이 완화와 재발의 양상을 보일 수 있음을 주지시키는 것이 좋다.

### 1. 원인 질환의 치료

원인으로 생각되는 질환의 치료는 해당 분야의 전문의와 협조하여 적절한 조치를 취한다. 대장항문 분야의 원인에 대한 치료에 대해 알아보자.

### (1) 항문 질환

항문소양증을 동반한 치핵, 치열, 치루 등에 대한 적절한 치료가 필요하다. 소양증 치료 개시 전에 원인이 될 수 있는 질환에 대한 치료를 먼저 시행하는 것이 좋다. 그러나 항문 질환이 성공적으로 치료되어도 소양증이 남을 수 있음을 설명해야 한다.

#### 1) 치루

치루의 경우 누공의 유출물이 소양증의 원인일 경우 수술 후 좋은 결과를 얻을 수 있다

#### 2) 치핵

3도 이상의 점액 누출을 일으키는 내치핵은 근본치료가 필요하다. 고무환결찰법도 좋으나 치핵절제술이 필요할 수도 있고, 한냉요법은 점액누출을 증가시켜 소양증을 악화시킬 수 있다. 치핵 치료 후 소양증이 개선되지 않는 경우도 상당수 있다.

#### 3) 치열

소양증을 동반한 만성 치열은 내괄약근절제술로 치료한다. 무리한 항문괄약근신전술은 변실금을 유발하여 소양증을 악화시킬 수 있으므로 피해야 한다.

#### 4) 항문췌피

항문췌피는 항문청결 유지를 어렵게 하므로 소양증을 악화시킨다고 생각된다. 그러나 외과적 절제의 시행 여부는 항문청결을 철저히 유지하고도 증상개선이 없을 때나 크기가 아주 클 때 신중히 결정해야 한다.

#### 5) 항문 변실금

수술이나 출산 후유증으로 인한 변실금은 점액과 대변 누출을 일으켜 소양증을 일으킨다. 소양증이 괄약근 이상에 의한 변실금 때문이면 수술로 배변자제능력을 향상시켜 증상의 개선을 볼 수 있다. 그러나 소양증치료만을 위해 회음부성형술을 하는 것은 권장할 만하지 않다. 키플리 등은 회음부성형술 후 변자제능이 향상되어도 소양증이 개선되지 않는 경우가 흔하다고 했다.

### (2) 음식물

원인이 되는 음식물이 밝혀지면 경한 경우 0.5~1% 히드로코르티손 연고를 도포하고 원인 음식물의 섭취를 줄인다. 아울러 항문주위 세척도 시행한다. 증상이 심할 경우 원인 음식을 금하고 치료를 시행한다. 치료 후 역치 이하의 음식물 섭취는 가능하며 완전히 금할 필요는 없다.

## 2. 특발성 소양증의 치료

### (1) 항문부위의 청결(표 10-2)

항문주위 청결 유지는 가장 기본적이며 중요한 치료방법이다. 배변 후 깨끗한 물로 씻어 오물이 묻어 있지 않게 하고 마른 수건으로 두드려 건조시킨다. 세척 시 비누사용이나 휴지로 문질러 닦는 것을 피한다. 동통이 있는 경우 헤어드라이어로 건조시키는 것이 좋다. 비데의 사용도 항문청결 유지에 좋다. 세척이 불가능한 상황에서는 물기 있는 일회용 휴지를 사용한다. 항문 누출이 계속되는 환자는 배변 후 미지근한 물로 관장을 하는 것도 좋다. 꽉 끼고 땀의 흡수가 잘 안 되는 내의는 피하고 헐렁한 면류의 내의를 입는다. 항문을 긁는 것은 증상을 악화시킴을 설명하고 소양증을 느낄 때는 좌욕을 하도록 권장한다. 취침 시 항문을 긁는 환자는 잠자리에 들 때 항히스타민제 또는 진정제를 사용하거나 장갑을 끼도록 한다.

### (2) 지사제의 사용

특이한 원인 없이 묽은 변으로 인해 소양증이 악화될 경우 코데인이나 로페린 등의 지사제나 팽창성 완화제로 효과를 볼 수 있다.

| 표 10-2 | 항문위생에 관한 주의사항 |
| --- |

부드러운 흰색의 화장지나 얼굴용 화장지를 사용하고 사용하기 전, 물에 적셔 사용한다.

수건으로 문지르는 것은 피하고 찬물에 적신 솜으로 배변과 관계없이 아침저녁으로 청결히 한다.

청결이 어려운 경우에는 비누나 약물패드를 사용하고 손잡이 분무기, 비데를 사용한다.

항문을 건조하게 하고 머리건조기를 사용할 수 있다. 항문 사이에 솜을 끼우고 솜에 탈쿰파우더를 묻혀 습기를 흡수한다.

면으로 된 속옷을 입고 코르셋 등 꽉 끼는 속옷은 피하고 꽉 끼는 바지나 청바지는 입지 않는다.

항문에 냄새 제거제를 사용하지 말고 부드러운 화장지만 사용한다.

고섬유식품으로 변비를 피한다.

만약 배변 후 소양증이 악화된다면 50~100cc 주사기와 따뜻한 물로 직장세척이 필요하다.

저녁에 긁게 된다면 자기 전에 가벼운 장갑을 착용한다.

의사가 처방하지 않는 한 연고, 크림, 좌약 등은 사용하지 않는다.

## (3) 국소치료제 사용

과민 반응을 일으키는 국소도포제 사용을 피한다. 유성의 연고나 크림류는 항문주위를 축촉하게 하므로 특별한 경우를 제외하고 피한다. 수렴성의 로션 사용이 좋으며, 희석한 질산은 안전하고 효과적이나 내의 등에 착색되는 단점이 있다. 칼라민 로션, 석탄산 로션, 유락스 로션 등도 사용할 수 있다. 스테로이드 연고는 효과가 좋으나 장기간 사용하면 피부의 퇴화를 가져오므로 증상이 개선되면 사용을 중단해야 한다. 강력한 스테로이드제는 피부를 얇게 하고 감작으로 인해 급성 피부염이나 접촉성 피부염을 일으키기도 하며 그 약을 끊으면 반사적으로 소양증이 심해지기도하고 중독될 수 있으므로 조심해서 사용해야 한다.

## (4) 국소주사와 수술요법

상기의 방법으로도 치료되지 않는 지속적이고 심한 소양증에 여러 가지 치료방법이 시도되고 있다. 알코올이나 유성의 국소마취제 등을 피하주사하는 국소마취요법, 페놀 또는 염산을 피하주사하는 경화요법, 황화수은으로 피부를 문신하는 방법, 피부박리술, 피부절제, 피부이식술 등이 있다. 최근에는 리도카인에 메틸렌블루와 히드로코르티손을 섞은 혼합액을 피하에 문신함으로써 좋은 효과를 보았다는 보고가 있다. 그러나 효과가 일시적이고 피부괴사, 피부탈락, 감염 등의 합병증이 많아 추후 계속적인 연구가 필요할 것으로 생각된다.

**참고문헌**

Allan A, Ambrose NS, Silverman S, Keighley MR. Physiological study of pruritus ani. Br J Surg 1987;74:576-579.

Botterill ID, Sagar PM. Intra-dermal methylene blue, hydrocortisone and lignocaine for chronic, intractable pruritus ani. Colorectal Dis 2002;4:144-146.

Chang TW. Genital herpes and type 1 herpesvirus hominis. JAMA 1977;238:155.

Goligher J. Surgery of the anus, rectum and colon. 5th ed. London: Bailliere Tindall, 1984. p. 237.

Hammer B. Chap. 18. Pururitus Ani. In: Marti MC&Givel JC. Surgical Management of Anorectal and Colonic Diseases. 2nd ed. New York: Springer, 1998.

Hics TC&Stams MJ. Chap. 13. Pururitus Ani, Diagnosis&Treatment. In: Beck DE&Wexner SD. Fundamentals of Anorectal Surgery. 2nd ed. London: W.B. Saunders, 1998. pp.198-208

Keighley MRB, Williams NS. Chap. 14. Surgery of the Anus, Rectum&Colon. 3rd ed. Philadelphia: W.B. Saunders, 2008. pp.543-551

Marks MM. The influence of the intestinal ph. on anal pruritus. South Med J 1968;61:1005-1006.

Mindel A, Adler MW, Sutherland S, Fiddian AP. Intravenous acyclovir treatment for primary genital herpes. Lancet 1982;1:697-700.

Silverman SH, Youngs DJ, Allan A, Ambrose NS, Keighley MR. The fecal microflora in pruritus ani. Dis Colon Rectum 1989; 32:466-468.

Smith LE. Chap. 12. Perianal dermatologic disease. In: Gordon PH&Nivatvongs S. Principles and Practice of Surgery for the Colon, Rectum, and Anus 3rd ed. New York: Informia Healthcare, 2007.

# 항문부위의 기타 질환

이우용

## Ⅰ 항문부위의 통증

항문부위의 특이한 해부학적 병변 없이 항문직장부위의 통증을 호소하는 환자의 수는 매우 많으며 대장항문과 진료에서 흔히 접하는 증상이나 이에 대한 진단과 발병기전은 명확히 이해되지 않고 있다. 대개 이 질환들은 특이한 해부학적 기능 이상이 발견되지 않고 정확한 진단이 어려울 때 내려지는 경우가 흔하다. 이 질환군은 비뇨기과에서는 비세균성 전립선염, 정형외과에서는 만성요부증후군, 산부인과에서는 이상성감증, 골반울혈증후군 등과 연관해서 생각되어왔다.

항문직장부위의 통증을 일으킬 수 있는 질환으로는 흔히 치열, 항문주위 농양, 감돈성 또는 혈전성 치핵, 골반내 악성종양 등이 있지만 이러한 육안적 병변 없이 항문직장부위의 통증을 호소하는 경우가 있다. 이러한 해부학적 이상을 발견할 수 없는 경우 통증의 양상에 따라 일과성 직장통, 항문거근증후군, 미골통 등의 진단을 내릴 수 있으며 이 질환들의 상호 간 구별이 힘들 때도 있다.

### 1. 일과성 직장통

#### (1) 정의와 용어

일과성 직장통은 기질적 질환 없이 불규칙적인 간격으로 재발되는 직장에서 기인한 통증으로 정의되며 이 용어

는 1935년 타이슨에 의하여 처음 소개되었다.

#### (2) 증상

일과성 직장통의 증상은 슈스터에 의하여 잘 요약되어 기술되었다. 통증은 갑자기 발생하며 낮, 밤 모두 발생한다. 수면 후 수시간 뒤 발생하기도 하며 통증으로 잠에서 깨는 경우도 흔하다. 통증은 주로 밤에 발생하는데 특이한 전구증상 없이 갑자기 발생하며 갑자기 특이한 이상 없이 사라진다. 통증의 정도는 다양하며 가끔 몹시 심한 통증을 호소하기도 한다. 통증의 양상은 환자마다 다르게 호소하며 갉아먹는 듯한 느낌, 맷돌로 가는 느낌, 쥐어짜는 듯한 느낌, 칼로 도려내는 듯한 느낌, 빡빡한 느낌 등으로 표현된다. 통증의 위치는 사람에 따라 다를 수 있지만 대개 항문 상부 직장부위 근방이나 한 환자에서는 위치가 일정하다. 증상은 발작 후 대부분 수분 내에 잔여 증상 없이 호전되며 반시간 이상 지속되는 경우는 드물다. 배변습관의 변화, 잔변감, 감각 이상 등과 같은 장관의 이상은 동반되지 않는다.

#### (3) 원인

원인에 대해서는 잘 밝혀져 있지 않으나 항문거근의 경축이 원인의 하나로 알려져 있다. 하비의 연구에 의하면 일과성 직장통의 발작을 경험한 2명의 환자에서 직장과 결장의 장관내 압력을 측정했는데, 두 경우 모두에서 항

문거근의 경축이 아닌 결장 수축의 결과로 통증이 생기는 것으로 보인다고 보고하였다. 또한 그리마우드 등은 일과성 직장통이 있는 12명의 환자에서 직장압력계를 이용하여 조사한 결과, 대조군에 비해 항문통증이 있는 환자에서 휴지기 압력이 훨씬 높은 것을 보고하였다.

### (4) 빈도

이 일과성 직장통은 건강한 사람 중 약 14%에서 생기며 남자(8.8%)에서보다 여자(17.3%)에서 더 흔하다.

### (5) 심인성 요인

발작 사이에는 아무런 육체적 이상이 보이지 않는데 이는 병의 원인에 심인성 요인도 있는 것을 시사한다. 일과성 직장통 환자 48명에 관한 필링 등의 연구를 보면, 대부분의 환자들이 전문직이나 경영직을 가지고 있는 것으로 나타났다. 그들은 완벽주의자이거나, 조급해하고 긴장하는 성격이었고 어린 시절 신경증 증상의 빈도가 비교적 높았으며 지능은 평균 이상이었다. 이러한 조급해하고 완벽주의적인 성격의 사람들이 감정적인 갈등을 위장관의 통증으로 신체화하는 경향은 일과성 직장통이 심인성 요인 때문이라는 강한 증거라고 생각된다.

### (6) 치료

항문부위를 상방으로 지긋하게 압박하는 것이 증상의 호전에 도움이 된다. 기타 방법들로는 온수 좌욕, 배변, 항문수지 삽입, 항문거근 마사지, 관장 등이 있는데 대부분 증상이 일과성이므로 시간이 지나면서 저절로 통증이 소실된다. 아밀질산염의 흡입이나 설하 니트로글리세린이 사용되기도 하며 반복적으로 자주 한밤중에 통증이 발생하는 환자에게는 키니네가 사용되기도 한다. 카트시넬로스 등은 보툴리눔독소를 괄약근에 주사하였으며 시나키 등은 40%의 환자가 디아제팜의 투여에 좋은 반응을 보였다고 보고했으나 아직도 이 질환의 치료는 만족스럽지 못한 실정이다.

## 2. 항문거근증후군

일과성 항문통과 비슷한 질환으로 직장 내의 둔통이나 압박감이 있으며 환자는 '공 위에 앉아 있는 느낌' 또는 '공이 직장에 들어 있는 느낌'을 호소한다. 통증은 앉아 있는 동안 심해지고 일어서거나 누울 때 사라진다. 환자들 중에서는 직장내 악성종양에 대한 두려움을 가지고 있는 사람이 많다. 앞에서 설명한 일과성 직장통을 항문거근증후군의 변형된 종류로 설명하기도 하고 혹자는 다른 질환의 2차적으로 오는 통증도 항문거근증후군에 포함시키기도 한다.

### (1) 유발인자와 감별진단

유발인자로는 장시간 차를 타면서 야기될 수 있는 외상, 분만, 요추디스크 수술, 하방전위절제술, 직장의 복회음부절제술, 부인과 수술 등이 있고 가끔 성교 후에 통증이 생기기도 한다. 원인인자가 밝혀지지 않는 경우가 많으며 상당 부분이 정신적인 요인 때문으로 생각되어왔다(표 11-1).

일부 환자는 항문직장부위의 통증이 인근부위에서 일어나는 염증 때문으로 생각되며 남자는 급성, 만성전립선

| 표 11-1 | 항문거근증후군의 통증을 일으킬 수 있는 경우 |
| --- |
| **염증성요인** |
| 항문직장주위 농양 |
| 골반 농양 |
| 전립선염 |
| 골반내 염증(PID) |
| 골반 농양 |
| **정형외과적 또는 신경과적요인** |
| 미골통 |
| 말초신경염 |
| 다발성 경화증 |
| 마미부 질환 |
| **물리적 요인** |
| 골반저 이상 |
| 불완전 또는 내부 직장탈 |
| 치골직장근 모순수축증후군 |
| 회음부하강증후군 |
| 과격한 운동 |
| **종양성 요인** |
| 직장 종양 |
| 전립선 종양 |
| 난소 종양 |
| 방광 종양 |
| **수술 후 생기는 경우** |
| 자궁적출술 후 |
| 전위전방절제 후 |
| **정신적 요인** |

염, 여자는 골반내 염증 또는 골반내 자궁내막증이 원인이 되기도 한다. 고위직장주위 농양, 골반 농양 등도 항문거근증후군의 증상을 일으킬 수 있다.

정형외과 질환인 미골 골절이나 탈구 후에 생기는 미골통에서도 항문거근증후군의 통증이 생길 수 있으며 말초신경염, 다발성 경화증, 마미부증후군*cauda equina syndrome* 시에도 통증이 있을 수 있다.

항문직장 수술 후에도 증상이 나타날 수 있으며 특히 치핵 수술 후에 흔히 나타난다.

불완전 또는 내부 직장탈 환자, 모순적 치골직장근 수축과 같은 골반저 이상 그리고 회음부 하강증후군에서도 볼 수 있으며 과격한 운동 후에도 나타날 수 있다.

악성종양에 의한 항문거근 침윤 후에도 나타날 수 있는데 직장암, 전립선암, 난소암 등에 의한 침윤으로 통증이 생길 수 있다.

복부 수술 후에도 생길 수 있는데 복부를 통한 자궁적출술이나 저위전방절제술 후 생긴 통증은 대개 6개월이 지나면 호전되는 경우가 많으나 완전한 치료를 위해서는 특발성 항문거근증후군에 준하여 치료해야 한다.

항문거근증후군, 일과성 직장통과 구별하여 만성특발성 항문통증을 서술하는 저자도 있다. 토드는 골반, 회음부 또는 항문직장부위의 통증이 직장을 막는 듯한 느낌과 동반하여 오는 경우를 특별히 만성특발성 항문통증이라고 하였다. 산통과 같이 밑이 빠지는 느낌 또는 무엇인가가 밑을 꽉 막는 느낌을 호소한다. 잔변감이 있을 수 있고 서 있을 때 가장 불편하고 누워 있을 때 불편감이 적어진다. 이러한 것들은 직장의 불완전 장중첩 때문이라는 것을 암시하나 직장조영사진은 대부분 정상이다. 네일 등의 보고에 의하면 57%에서 수술의 병력이 있고 수술은 주로 자궁절제술, 질 수술, 여러 가지 항문 수술, 특히 치핵 수술, 골반저 수술 등이었다. 비슷한 증상이 복회음절제술 후에 생기기도 하는데 가끔 회음부 탈장 때문인 경우도 있다. 혹자는 만성특발성 항문통증을 항문거근증후군에 포함시키기도 한다.

### (2) 증상

항문거근증후군은 여자에서 호발하며(대개 75%), 주로 30~50대 사이에서 호발한다. 통증은 미골이나 좌측 둔부로 뻗칠 수 있다. 가끔 여자에서 이상 성감증이나 질부위 불편감을 호소할 수 있고 남자에서는 고환부위 통증이

나 사정 시 통증을 호소하기도 한다. 대부분의 환자에서 정서적으로 불안정해 보이는 경우가 많으며 스트레스가 심할 때 증상이 심해지는 경우가 많다.

### (3) 진단

상세한 병력 청취 후 항문직장수지검사와 결장내시경검사가 정상으로 확인되면 항문거근증후군을 의심하게 된다. 항문초음파, 대장조영술, 비뇨생식기계통의 진찰과 검사, 골반부위 초음파나 전산화단층촬영, 요천추부 방사선사진 등이 감별진단에 도움이 된다. 또한 비디오배변촬영술로 직장류, 에스결장류, 모순적 치골직장근 수축, 회음부 하강증후군, 불완전 또는 내부적 직장탈 등도 발견할 수 있다.

진단은 항문거근의 수지검사상 압통과 경축을 보임으로써 할 수 있는데 주로 편측성이면서 좌측에 호발한다. 치골직장근은 가끔 활시위같이 만져지기도 한다. 수지검사로 유발시킨 압통은 증상과 비슷하나 대개 평소의 증상보다 심하다.

### (4) 치료

이러한 증상을 가진 환자들은 가끔 증상해소를 위하여 치핵절제술, 내괄약근절단술, 골반부위 수술, 척추디스크 수술 등을 받기도 하나 통증은 여전히 남아 있다. 이 증후군과 그 예후에 대한 상세한 설명만으로도 상당한 치료효과를 기대할 수 있다.

치료로는 치골직장근의 마사지가 있는데 환자가 참을 수 있을 정도의 강도로 3~4주 간격으로 한 번에 50회 시행하는 것이다. 또한 온수 좌욕과 단기간의 신중한 안정제(디아제팜)나 프로스타그란딘 생성억제제의 사용이 도움이 된다. 좌욕은 욕조에 하반신을 20분 정도 하루에 2번 담그는 것이 도움이 된다. 항우울제가 도움이 된다는 보고도 있고(드링크와트 1987) 국소마취제를 음부신경에 주사하여 통증을 완화했다는 보고도 있으나 일시적이다. 대략 2/3가량의 환자가 위와 같은 단순한 방법으로 치료된다.

위와 같은 방법에 반응하지 않는 환자들에 대해 숀 등은 최초로 항문거근증후군의 치료를 위해 특수하게 고안한 직장 탐침을 이용하여 전기자극을 시도했다. 이 전기자극치료의 기전은 근육에 가해진 저주파수의 진동전류가 근육의 속상수축과 피로를 유발시켜 항문거근증후군의 원인으로 생각되는 연축을 해소시키는 것이라고 생각

된다. 대개 EGS모델 100을 많이 쓰며 주파수는 초당 80 사이클을 사용한다. 전압은 0에서부터 점차로 올리는데 환자가 불편감을 심하게 느끼지 않으면 대개 200~300V 수준에서 가장 치료효과가 좋다.

치료 스케줄은 여러 가지가 있으나 숀 등은 10일간 3번, 1시간씩 전기자극치료를 하는 것을 추천하였다. 그러나 다른 사람들은 증상이 호전될 때까지 2일에 1번, 15~30분 치료하기도 한다. 이 치료는 통증이 없으며 부작용도 없는 것으로 되어 있다. 그러나 임신이나 인공심박조율기를 가진 환자에서는 사용이 금기시된다. 치료성공률은 60~90%까지로 보고되고 있다. 그러나 재발률이 상당한 것으로 보고되고 있는데 빌링햄 등의 보고를 보면 치료받은 환자의 25%만이 증상 없이 남아 있다고 한다. 재발한 경우 전기자극의 재치료가 증상호전에 많은 도움이 된다. 또한 생체되먹임치료법이나, 국소마취제나 스테로이드제제를 이용한 경막외 천골차단도 효과가 있는 것으로 되어 있다. 완전한 치료실패의 경우에는 미처 발견하지 못한 신경과적 혹은 정형외과적 유발요인이 없는지 살펴보아야 하며 또한 정신적인 요인이 차지하는 부분이 큰 일부의 환자에서는 정신과적 치료도 고려해야 한다.

## 3. 미골통

### (1) 정의

미골통이란 미골부위에서 발생하는 기능적 또는 기질적 통증을 말한다. 환자는 미골부위의 칼로 베는 듯한 통증을 호소하는데 가끔 둔부나 대퇴부로 방사하기도 한다. 통증의 양상은 참을 수 없을 정도로 심하며 환자들은 대장항문과뿐 아니라 정형외과, 부인과, 신경과 등을 전전하는 경우가 흔하다.

### (2) 진단

진단은 임상증상에 따라 이루어지며, 통증의 양상, 이전 손상의 양상, 통증의 유발인자 등과 환자의 성격 등을 면밀히 분석해야 한다. 영상의학검사로 미골의 측부 엑스선 촬영이 시도되며 미골의 골절, 탈구, 골관절염 또는 종양 등의 소견이 보인다. MRI검사로 미골의 모양, 각도, 활액낭막염 등을 알 수 있다.

### (3) 기능적 미골통

기능적 미골통은 주로 신경이 매우 예민한 사람에서 호발하며 기질적인 병변은 찾을 수 없다. 미골근과 이상근 *piriformis muscle*의 경축이 동반된다. 이 질환은 '텔레비전 시청자 질병'이라고도 불리는데 장시간 동안 소파나 푹신한 의자에 앉아 있는 것이 유발인자가 된다. 딱딱한 의자에 앉거나 자세를 자주 바꾸어주도록 하고, 특별히 큰 병이 아니라고 안심을 시켜주고 신경안정제를 주는 것이 도움이 된다. 통증은 치료 없이도 호전되기도 하고 어떤 치료를 하더라도 심해지기도 하기 때문에 미골절제술 같은 수술은 전혀 적응이 되지 않는다.

매로이는 미골통과 우울증의 관련에 관한 연구를 하였는데 우울증 징후를 가지고 있거나 미골부위에 자연발생적 또는 수지검사상 유발된 통증을 가지고 있는 환자 313명을 6개월간 관찰하였다. 그 결과 미골통과 우울증 간의 매우 의미 있는 상관관계가 있음을 관찰하고 그는 수지검사상 유발된 직장통증을 숨겨진 우울증의 객관적 진단징후의 하나라고 하였다.

### (4) 기질적 미골통

기질적 미골통은 천골미골관절의 경직이나 외상성 관절염으로부터 발생한다. 미골의 전위를 동반한 골절과 탈골은 주로 직접적인 충격에 의하여 발생하며 난산에 의해 일어날 수도 있다. 앉아 있거나 배변 시의 국소통증은 주위의 근육경축에 의하여 일어난다. 통증은 예리하고 압통은 미골부위에 국한된다. 최근에 외상을 받은 환자에서는 하부 천골부위에 부종과 반상출혈을 볼 수 있다. 진단은 미골관절부위의 비정상적인 움직임과 동반된 압통으로 내릴 수 있다.

치료는 항문을 통한 수지정복으로 할 수 있으나 근육의 힘이 계속 작용하고 있기 때문에 실패하기도 한다. 약 1주일간 안정을 취하는 것으로 대부분의 증상이 호전되며 좌욕 또한 근육의 경축을 풀어준다. 변비는 증상을 악화시킬 수 있으므로 변완화제를 투여하는 것이 도움이 된다. 왓슨 등은 미골골절 후에 심한 신체 장애가 있는 환자에서는 미골절제술이 시행되어야 한다고 주장하였다. 수술이 효과가 있을 것인지를 알아보기 위하여 스테인들러 등은 미골부위에 국소마취제 주사를 권고하였는데, 만약 일시적인 증상호전이 있으면 미골절제술이 통증을 치료할 것으로 예상하였다. 미골이 심하게 전방 전위되었더라도 급성천골미골 손상에 대해서는 수술이 금기시된다. 요통이 있을 때에도 수술이 금기시되는데 그것은 가끔 미골통과 직장통이 요천골 추간판탈출증의 병리적 변화의 초기증상일 수 있기 때문이다.

미골의 수술적 제거는 천미골관절로부터 하방으로 정중방 절개를 하여 시행한다. 천미골관절을 분리하고 미골의 양측을 따라 하방으로 박리한다. 뾰족한 천골의 말단 부위는 비스듬히 잘라서 돌출한 부분이 없도록 만든다. 골반막은 미골로부터 벗겨진 것을 다시 고정시킴으로써 복원하고 대퇴근은 후천골건막에 다시 부착시킨다.

## 4. 결론

결론적으로 항문직장부위의 특발성 통증은 그 원인이나 분류도 아직 명확하지 않은 복잡한 임상증후군으로 한 가지 방법으로는 치료가 용이하지 않을 때가 많다. 보존적 치료방법, 항문거근 마사지, 직류전기 자극, 생체되먹임치료, 경막외 미추차단 등이 복합적으로 사용될 수 있다. 그러나 무엇보다 이 질환에 대한 상세한 설명으로 환자의 불안감을 덜어주고, 통증 해소에 도움이 되지 않는 불필요한 수술을 피하여야 하며, 미처 발견하지 못한 해부병리적 병변을 찾는 노력을 계속하는 것이 중요하다고 하겠다.

## Ⅱ 항문부위의 피부 질환

항문 혹은 항문주위 피부 질환은 항문과 영역에서는 흔히 접하게 되는 질환이다. 전신적인 질환의 증상으로 항문부의 피부 질환이 나타날 수 있으므로 반드시 전신을 확인해야 한다. 항문 혹은 항문주위 피부 질환은 크게 3가지로 나누어진다. 첫째는 염증성 질환, 둘째는 감염성 질환, 셋째는 전암성 또는 암성 질환이다(표 11-2).

### 1. 염증성 질환

항문주위 염증성 질환으로 가장 흔한 것은 항문소양증이나 다른 장에서 언급되므로 여기에서는 제외시키기로 한다.

| 표 11-2 | 항문주위 피부 질환 |

| 염증성 질환 | 감염성 질환 | 전암성 및 암성 질환 |
|---|---|---|
| 항문소양증 | **비성병성** | 흑색 극세포증 |
| 건선 | 모소동 | 백판증 |
| 편평태선 | 화농성 한선염 | 균상식육종 |
| 피부위축증 | 치루 | 피부백혈병 |
| 접촉성 피부염 | 크론병 | 기저세포암 |
| 지루성 피부염 | 결핵 | 편평세포암 |
| 아토피 피부염 | 방선균증 | 악성 흑색종 |
| 방사선 피부염 | 대상포진 | 보엔병 |
| 베체트증후군 | 백시니아 | 유방외 파제트병 |
| 홍반성 루프스 | 포니어 괴사 | |
| 피부근염 | 완선 | |
| 피부경피증 | 캔디다증 | |
| 다형성홍반 | 심부 진균증 | |
| 가족성 양성 천포창 | 아메바증 | |
| 심상성 천포창 | 요충 | |
| 반흔성 천포창 | 이 | |
| | 옴 | |
| | **성병성** | |
| | 임질 | |
| | 매독 | |
| | 연성하감 | |
| | 서혜육아종 | |
| | 성병성 림프육아종 | |
| | 음부포진 | |
| | 첨형 콘딜로마 | |

### (1) 건선

건선은 흔한 만성 염증성 피부 질환으로 은백색의 인설로 덮여 있는 경계가 뚜렷하며 크기가 다양한 홍반성 구반을 특징으로 한다. 알려진 원인은 없으나 환자의 30%에서 건선의 가족력이 있는 것으로 보아 유전적 요인이 있으리라 생각되고 있다. 여러 신체부위에서 생길 수 있으나 항문주위에 생기는 건선은 심한 소양증 증세를 나타낼 수 있다. 항문주위 건선은 엉덩이부위의 습한 환경 때문에 특징적인 인설 대신 종종 경계가 뚜렷한 특징적인 나비모양 분포를 나타내기도 한다. 신체 다른 부위에 대하여 병변 유무를 반드시 확인해야 한다. 조직학적으로 특징적인 변화는 표피의 과형성과 진피모세혈관의 이상이다. 완치는 불가능하나 1% 국소스테로이드연고제 등을 사용하여 조절가능하며 자외선치료가 도움이 되기도 한다. 그러나 신체 타 부위의 건선이 동반될 때에는 피부과전문의의 진료가 필요하다(그림 11-1).

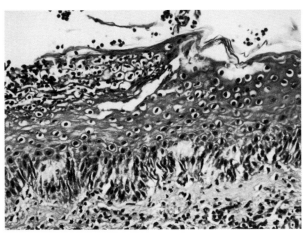

그림 11-1. 건선 표피의 과형성과 진피모세혈관의 이상이 특징적이다.

### (2) 편평태선

편평태선은 30~60세 사이에 호발하는 자주빛을 띠는 구진과 인설을 동반하며 때로 소양감을 동반하는 질환이다. 성기와 항문주변 피부에서 시작되어 점차 다른 부위로 퍼져나가는 특징을 보인다. 또한 구강내 흰 패치를 발생시키며, 병변은 특징적으로 굴측부 점막에 잘 생긴다. 병리조직 소견을 보면 구진에서는 과립증의 비대, 기저막과 기저층의 액화변성, 진피 상부에 띠 모양의 염증세포 침윤을 볼 수 있다. 치료로는 습윤드레싱, 좌욕, 저농도 스테로이드의 사용으로 증세의 호전을 얻을 수 있다. 병변내 주사나 심한 경우 전신적인 스테로이드 투여도 증상의 호전을 가져올 수 있으나 이 질환 경과를 단축하는지는 불확실하다.

### (3) 경피성 위축성 태선

경피성 위축성 태선은 여자가 남자에 비해 5 대 1의 비율로 호발하며 생식기부위에 가장 잘 생긴다. 진찰상 역상의 열쇠구멍 형태의 분포를 보이는 것이 특징적이다. 흔히 불편감, 소양감, 배뇨통증, 성교불쾌증 등을 호소한다. 특징적인 조직학적 소견은 진피하 교원질의 부종과 균질화이다. 질의 병변은 편평세포암종과 관련이 있을 수 있고 항문주위 병변도 편평세포암종과 관계있다는 보고도 있다. 치료는 소양감의 해소를 위해 국소스테로이드를 사용할 수 있다.

### (4) 피부위축증

피부위축증은 장기간의 반복된 국소스테로이드 도포나 주사 후에 생길 수 있다. 진피내 교원질 감소가 생겨 모세

혈관확장증이 일어나고 환자는 소양감을 호소하기도 한다. 그러므로 소양증이 사라졌을 때에는 스테로이드의 사용을 자제해야 한다.

### (5) 접촉성 피부염

접촉성 피부염은 자극성 피부염과 과민성 피부염의 2가지가 있는데, 자극성 물질로는 알칼리나 산, 먼지, 가스 등이 있고, 알레르기성 접촉성 피부염은 염료, 기름, 화장품이나 방충제에 사용되는 화학물질, 세균이나 기생충, 곰팡이 등의 생성물 등이 알레르기 유발물질이 될 수 있다. 또한 항문 질환치료에 사용되는 리도카인과 같은 국소마취제나 국소연고 제제들도 접촉성 피부염을 유발시킬 수 있다. 첩포검사가 진단에 사용되며 치료로는 의심되는 유발물질을 피하고 심한 경우 속옷을 입지 않는 것이 좋으며 피부가 공기에 노출되는 것이 좋다. 헤어드라이어로 말려주고 스테로이드 로션을 발라주는 것이 도움이 된다.

### (6) 지루성 피부염

지루성 피부염의 병변은 피지의 과다분비 때문이며 다한과 스트레스에 의해 악화된다. 소양증이 주증상이며, 두피나 가슴부위, 귀, 치골부위 등 몸의 다른 부분도 살펴보아야 한다. Pityrasporum ovale이라는 효모균이 원인이라고 보고 있으며, 지루성 피부염 환자의 피부에서 정상인의 피부에 비하여 유리 지방산*free fatty acid* 수치가 낮고, 중성지방*triglycerides* 수치가 높다고 알려져 있다. 2% 국소스테로이드 연고나 미코나졸*miconazole* 로션 또는 2% 케토코나졸*ketoconazole* 샴푸 등으로 치료하며, 치료에 대한 반응은 좋은 편이다.

### (7) 아토피성 피부염

아토피성 피부염 환자는 천식이나 고초열, 습진 등 다른 증상을 가지고 있을 수 있다. 비누는 사용하지 않는 것이 좋으며 치료로는 스트레스를 피하고 춥거나 뜨거운 환경을 피하며 자극성 있는 음료를 제한하고 경구 항히스타민과 국소스테로이드를 사용한다. 경구 스테로이드 30~40mg을 4~6주 투여하기도 한다.

### (8) 방사선 피부염

항문직장의 악성종양치료 때문에 방사선에 의한 항문

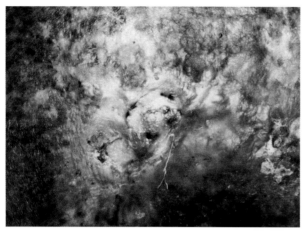

그림 11-2. 방사선 손상에 의한 만성 피부조직염의 육안 소견 피부의 위축과 궤양의 소견이 보인다.

주위 피부변화가 일어날 수 있다. 발적, 부종, 궤양 등이 있을 수 있는데 증상은 화끈거린다든지 가렵거나 통증이 있을 수 있다. 방사선에 의한 피부 손상은 장기간의 시일이 지난 후에 악성종양이 발생할 수도 있으므로 의심되는 부위는 생검이 필요하다. 악성 변화의 징후가 없으면 특별한 치료가 필요치 않으나 스테로이드 국소도포가 증상 완화에 도움이 될 수 있다(그림 11-2).

### (9) 베체트증후군

베체트증후군은 재발성 아프타성 구강궤양, 피부 병변, 눈 병변, 그리고 생식기궤양의 4가지 주증상으로 특징지어진다. 생식기궤양은 회음부, 항문, 그리고 직장에서도 발견될 수 있다. 원인은 확실하지 않으나 바이러스가 원인이거나 자가면역성 질환으로 의심하고 있다. 조직은 주로 혈관염 소견을 보이고 있다. 항문의 병변은 치핵, 치열, 크론병, 콘딜로마 또는 성병으로 오진될 수 있다. 수술은 금기이며 치료는 전신적 혹은 국소적 스테로이드치료이다.

### (10) 홍반성 루프스

항문주위 병변은 극히 드문 것으로 되어 있다. 전형적인 플라그는 약 1cm 또는 그 이상 되는 특정적인 인설로 되어 있다. 치료는 강한 태양광선, 뜨겁거나 매우 차가운 것, 외상 등을 피하고 스테로이드의 국소도포나 주사가 도움이 된다.

### (11) 피부근염

피부근염은 피부, 피하조직, 근육에 혈관병증을 일으키

는 질환으로 40세 이상의 환자에서는 내장 악성종양과 연관이 있을 수 있다고 보고되고 있다. 조직생검을 통해 확진할 수 있으며 대증적인 치료 외에 다른 치료법은 없다. 치료로는 안정, 살리실레이트, 스테로이드, 메토트렉세이트, 아자티오프린 등이 있다. 아토피와는 다르게 가족력은 발견되지 않는다.

### (12) 경피증

경피증은 서서히 진행하는 만성 질환으로 장기의 섬유화를 특징으로 하며 피부 병변은 단발성의 반상 병소로 나타나는 경우가 많고 대개 난원형이나 불규칙하기도 하다. 병소의 결절은 3~5년 이내에 쇠퇴하여 갈색의 반으로 수년간 지속된다. 치료는 목욕, 고단백질 음식, 스테로이드나 면역억제제를 사용할 수 있다.

### (13) 다형홍반

다형홍반은 약물, 바이러스나 박테리아에 의한 감염, 방사선치료, 악성종양, 임신, 결합조직 질환에 의하여 유발되는데 피부와 점막에 홍반부터 수포에 이르기까지 다양한 피부 병변을 형성한다. 치료로는 대증요법이 주로 사용되며 심한 경우 스테로이드가 사용될 수 있다. 2차 감염이 있을 때에는 항생제를 사용할 수 있다.

### (14) 가족성 양성 천포창

가족적으로 발생하는 만성수포성 질환으로 소수포가 항문주위에 군집하여 발생한다. 상염색체 우성유전 질환으로 치료는 항생제를 경구 혹은 국소로 사용하여 악화를

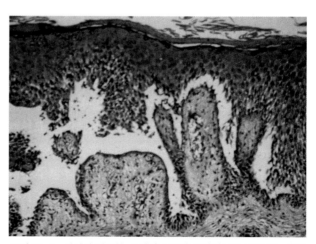

그림 11-3. 심상성 천포창 표피내 수포가 특징적이며 진피에는 염증 반응이 없다.

방지하고 스테로이드제도 유효하다.

### (15) 심상성 천포창

정상 피부와 점막에 대소수포가 다수 발생한다. 원인은 자가면역 질환으로 생각되며 주로 40~50대에 호발하며 남녀 간 빈도 차이는 없다. 이 질환의 조직학적 특징은 표피 내의 표피세포극융해이다(그림 11-3). 치료로는 실바딘 크림이나 스테로이드를 사용한다.

## 2. 감염성 질환

치루, 크론병, 모소낭, 화농성 한선염, 괴사성 감염 질환 등은 다른 장에서 다루어지므로 제외하기로 한다.

### (1) 결핵

회맹판 이하의 결핵은 드문 편이나 결핵 호발 지역에서는 자주 접하기도 한다. 결핵이 항문주위를 침범했을 때에는 크론병, 방선균증, 치루, 기타 피부 질환과 감별해야 한다. 주로 남자에서 호발하며 폐결핵과 연관되어 발생하나 폐 병변 없이 생기기도 한다. 병변은 갈색이 도는 적색 구진으로 나타날 수 있으며 구역 림프절 비대가 흔하다. 잘 낫지 않는 측방에 위치한 치열도 결핵 병변을 의심할 수 있다. 진단은 조직생검이나 조직편의 기니아픽 배양에서 항산성간균이 나오거나 조직검사상 건락성 육아종이 나올 때 할 수 있다. 폐결핵이 있거나 피부반응검사상 양성일 때에는 진단에 도움이 된다. 치료로는 항결핵 약제(이소니아지드, 리팜핀, 에탐부톨)를 수개월 사용해야 한다.

### (2) 방선균증

방선균증은 드문 질환으로 악티노마이시즈 이스라엘이 *actinomyces israelii* 혐기성균에 의해서 생기는데 직장염, 항문주위 농양, 치루와 동반된 피부의 갈색 침윤으로 보인다. 비전형적인 치루가 관찰되는 경우 방선균증에 대해 강하게 의심하는 것이 필요하다. 진단은 분비물에 있는 방망이 모양의 방사상으로 빛나는 특징적인 '유황과립'을 확인하면 확진할 수 있다. 치료는 페니실린과 국소대증요법이다.

### (3) 나병

나균에 대한 저항력이 강한 경우는 병소를 국한시키려는 경향이 있어 경계가 명확하며 주변은 융기되고 중심부 위는 피부가 다소 함몰되고 위축되어 있다. 이런 경우 병변은 주로 얼굴, 사지의 외측부, 엉덩이 등에서 관찰된다. 저항력이 약한 경우 병변은 회음부를 포함한 전신에서 나타날 수 있으며, 주된 변화는 나성반, 나성 침윤, 결절, 궤양 등을 볼 수 있다. 진단은 피부조직생검으로 확진하며 치료는 답손(DDS), 클로파지민(램프렌), 리팜핀(리파메이트)으로 한다. 나균의 게놈에 대한 이해를 통해 현재 약물의 더 나은 사용과 새로운 약제의 개발을 불러올 것이다.

### (4) 바이러스 감염

#### 1) 단순 포진

대부분 성접촉에 의해서 전염되는데 잠복기는 2~7일 정도이다. 통증과 소양증이 주증상이며 최초 병변은 홍반성 피부 병변으로 둘러싸인 수포인데 1~2일이 지나면 표면이 터져 궤양이 생긴다. 진단은 병력과 진찰로 할 수 있는데 세포검사, 면역형광검사, 바이러스 배양 등이 도움이 된다. 치료는 주로 대증요법이고 아시클로버 *acyclovir*가 도움이 되는데 보통 재발이 잘 된다. 면역기능이 떨어진 환자는 아시클로버 정맥주사를 맞기 위해 입원해야 한다.

#### 2) 대상포진

바리셀라의 활성화로 생기며 남녀 비는 비슷하고 악성 종양의 치료로 인한 면역상태 저하 환자에서 호발한다. 병변은 후방 신경절로 가는 척수신경의 분포를 따라 붉은 바탕 위에 수포들이 모여 있는 것이 특징이다. 가려움증, 압통, 동통을 호소할 수 있다. 진단은 조직배양과 면역형광기법으로 혈청 내의 항체를 보여주는 것이다. 조직학적으로는 상피 내에 수포들이 보이며 수포 내에는 풍선세포라는 크고 부푼 세포가 보인다. 치료는 안정과 온열요법이다. 통증 완화를 위해 진통제를 사용할 수 있으며 초기에는 아시클로버(조비락스) 800mg를 하루에 4~5회 7~10일간 경구 투여하는 것이 매우 효과적이다. 노인 환자의 심한 통증에는 전신 스테로이드 투여가 도움이 된다. 3~4주가 지나면 자연 회복되는 것이 보통이다.

#### 3) 백시니아

백시니아 바이러스는 천연두에 대한 면역을 위하여 실험실에서 전파된 약화된 우두 바이러스이다. 항문주위 종두증은 드문 질환이나 어린이에서 주로 발생하고 성인에서는 매독 또는 단순포진과 혼동될 수 있다. 최근에 백신을 맞은 병력이나 백신을 맞은 사람이 주위에 있다든지 하는 사실이 진단에 도움이 된다. 치료는 대증요법이며 대부분 저절로 낫는다.

### (5) 진균 감염

#### 1) 완선

피부백선균에 의한 감염으로 남자에게 병발하며 열이나 습기에 의해 악화된다. 병변은 경계가 명확한 홍반 구진성 소수포를 볼 수 있으며 중앙부는 태선화, 색소침착이 있다. 진단은 진균을 현미경으로 보든가 배양하면 된다. 치료는 그리세오풀빈이 유효하다(그림 11-4, 11-5).

#### 2) 칸디다증

장내 정상 세균총인 칸디다 알비칸스*candida albicans*에 의해 생긴다. 조절되지 않는 당뇨, 항생제의 오랜 사용, 스테로이드제의 장기 투여 등 환자의 저항력 저하 시에 병을 유발한다. 항문주위에 붉은 미란면이 발생하거나 구

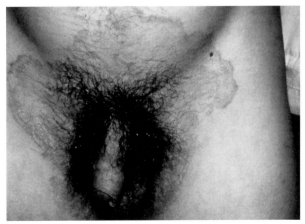

그림 11-4. 완선 인설을 동반한 윤상경계를 가진 피부반을 볼 수 있다.

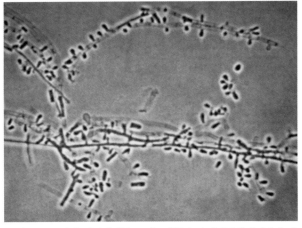

그림 11-5. 완선 피부백선균(트리코피톤)은 수산화칼륨처리에서 잘 보인다.

진이 생긴다. 진단은 현미경으로 확진하며 치료는 항칸디다제제인 니스타틴, 클로트리마졸, 마이코나졸 등을 사용한다.

### (6) 기생충 감염

#### 1) 아메바증

엔타메바 히스토리티카*entamoeba histolytica*에 의해서 생기며 흰색의 막으로 덮인 건조하고 붉은, 냄새나는 통증성 궤양으로 나타난다. 후천성면역결핍증 환자에서의 헤르페스와 감별해야 한다. 치료는 메트로니다졸이다.

#### 2) 요충

요충*enterobius vermicularis*에 의하여 생기며 아이들에게서 항문소양증의 가장 흔한 원인이다. 기생충은 밤과 이른 아침에 항문관을 통해 나오며 이때 가장 소양증이 심해진다. 때에 따라서 잠에서 깰 정도의 가려움을 호소한다. 진단은 아침에 투명 셀로판테이프를 항문주위에 부착시킨 후 떼어서 현미경하에서 요충란을 검사하면 된다. 치료는 피페라진(안테파르)과 메벤다졸이 효과적이다. 가족 간에 전염이 쉽게 되므로 같이 치료를 받아야 한다. 또한 요충란이 집안 가구, 침구류 등에 존재할 수 있으므로 이들을 같이 청소하는 것이 중요하다.

#### 3) 옴

옴*sarcoptes scabiei*에 의해서 생기며 평균 2주의 잠복기 후에 소양을 동반한 피진이 발생한다. 항문소양증이 생기기 전에 팔, 다리, 고환 등에 먼저 소양감이 생긴다. 소양감은 대단히 심한데 특히 야간에 심하여 수면이 방해될 정도이다. 특징적인 병변은 회색 내지 흰색의 세선으로 된 축도*burrow*이다. 진단은 축도가 있으면 간단하나 그렇지 않을 경우 피진으로부터 옴 충을 검출할 필요가 있다. 치료는 감마 벤젠헥사클로라이드(크웰용액)나 10% 크로타민 로션을 사용하고 같이 생활하는 사람들의 모든 의류와 침구류는 삶아서 빨아야 재감염을 막을 수 있다. 경우에 따라서 치료 후에도 소양감이 몇 주간 지속될 수 있는데 이는 죽은 옴에 의해 생기는 것으로 국소스테로이드나 전신 항히스타민 제제를 통해 조절할 수 있다. 아이들의 경우 머리도 반드시 치료해야 하는데 이 경우 개방된 상처를 통해 약물이 흡수되지 않도록 주의해야 경련 같은 약의 부작용을 예방할 수 있다.

#### 4) 사면발이증

사면발이*pediculus pubis*에 의해 생기며 주로 성관계에

의해 전파된다. 맨눈으로도 게를 닮은 기생충이 확인가능하며, 음모에 낳은 알들을 볼 수 있다. 증상은 주로 소양증을 호소한다. 치료는 1% 감마 벤젠헥사클로라이드(크웰용액)나 크로타민 로션을 음모와 항문주위 털에 바른 후 최소 두 시간 후에 씻어낸다. 성 파트너도 반드시 같이 치료를 받아야 하며 모든 의류와 침구류는 뜨거운 물에 소독한다.

### (7) 성병성 림프육아종

성병으로 전염되는 바이러스에 의하여 일어나는데 병이 진행되면 광범위한 반흔과 증식성 병변으로 항문주위 병변이 변형된다. 직장주위염은 가끔 항문연 상방 5~10cm에 협착을 일으키기도 하고 그 주위로 치루가 발생하기도 한다.

### (8) 첨형 콘딜로마

항문주위와 성기부위에 사마귀형태로 생기는 첨형 콘딜로마condyloma acuminatum는 성접촉에 의해 전파되는 경우가 많으며 동성애를 하는 남자에게 흔한 것으로 되어 있으나 이성 간 심지어 아이들에게서도 발견되었다는 보고가 있다. 면역력이 저하되어 있는 사람들에게서 잘 생긴다고 알려져 있으며, 특히 HIV 양성인 사람에게서 많이 생기는 것으로 되어 있다. 항문주위 병변을 가진 50~90%의 환자가 항문관 내에 병변을 가질 수 있다는 보고도 있으므로 항문관내 병변도 잘 살펴보아야 하고 또한 남자의 경우 음경, 여자의 경우 외부 생식기부위, 질, 자궁 경부 등에도 생길 수 있다.

이 질환의 원인은 인유두종 바이러스인데 6가지의 아형이 가장 흔히 발견된다.

편평세포 상피내암종이 드물지만 발생할 수 있다는 보고가 있다. 롱고 등은 항문주위 콘딜로마 환자에게서 발생한 14예의 편평세포 상피내암종을 보고하고 국소절제 후 재발은 없었다고 보고하였다.

빠르게 성장하면서 광범위하게 주위조직을 파괴할 수 있는 국소침윤형의 거대첨형 콘딜로마인 부쉬케-로웬스타인 종양이 드물게 있는데 조기에 광범위한 국소절제를 하는 것이 좋다.

진단은 출혈, 소양증이 있으면서 항문주위에 사마귀 같은 덩어리들이 만져지므로 어렵지 않고 치료는 자가백신, 병변내 인터페론 주사, 포도필린용액, 5-플루오로우라실 크림, 적외선 응고, 레이저, 냉동요법, 외과적 절제와 전기소작 응고요법 등을 사용할 수 있다.

## 3. 종양성 병변

항문주위의 전암성 병변에는 흑색극 세포종, 백판증, 균상식육종, 피부백혈병 등이 있다. 항문연과 항문주위 피부의 악성종양은 기저세포암, 유방외 파제트병, 보엔병, 악성흑색종, 상피세포암을 포함한다,

### (1) 흑색 극세포증

흑색 극세포증acanthosis nigricans은 회색의 감촉이 부드러운 피부의 비후나 거침으로 나타난다. 소양증이 주증상이며 이 병변이 중요한 것은 성인에서 복부 악성종양과의 관련 때문이다. 그 외에 고인슐린혈증, 심한 아토피 피부염, 그리고 다운증후군과 연관성이 있다. 이 질환은 양성 혹은 악성일 수 있으나 임상적으로는 구분이 어렵다. 일반적으로 악성형은 갑자기 발생하여 빠르게 진행한다. 동반되는 대부분의 복부 악성종양은 위에서 생기는 선암이다(60%). 따라서 기저 악성질환을 배제하기 위한 완벽한 위장관검사가 필수적이다. 치료는 원발병소 악성질환의 치료이다.

### (2) 백반증

백반증은 점막상피세포의 흰색 비후이다. 항문관에서는 주로 남자에서 생기며 난치창과 관련이 있다. 항문에 있는 백반 병변은 악성종양을 나타내지 않으나 잇몸이나 구강점막에 생겼을 때에는 상피세포암이 생길 위험이 높다. 콜먼은 치료로 단순절제로는 재발하기 쉬우므로 재발을 줄이기 위하여 광역절제 후 항문성형술을 시행할 수 있다고 하였다. 잠재적인 악성 위험 때문에 매년 항문직장경을 시행하는 것이 좋다.

### (3) 균상식육종

균상식육종mycosis fungoides은 흔치 않은 림프망상계의 피부 악성종양이다. 병이 진행되면서 림프절과 내장기관을 침범하기도 한다. 또한 시간이 지나면서 궤양이 생기고 통증이 주증상이 된다. 치료는 전신 질환을 치료하는 것이다.

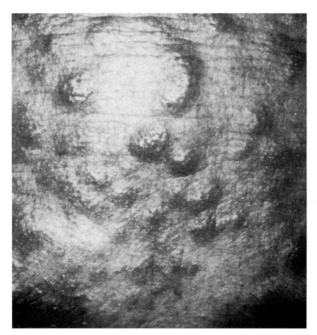

그림 11-6. 피부백혈병 미만성 부종과 침윤이 특징적이다.

### (4) 피부백혈병

백혈병세포에 의한 항문주위 침윤은 흔하지 않으나 가끔 이 악성질환의 최초 표현이 될 때도 있다. 주로 침윤, 발적과 궤양으로 나타난다(그림 11-6). 항문주위 피부백혈병은 치루, 농양, 압통이 있거나 발적이 있는 부위로 나타난다. 백혈병의 항문주위 합병증은 다른 장에서 논의하기로 한다.

### (5) 기저세포암

항문의 기저세포암은 극히 드문 질환이다. 가브리엘의 1,700예의 악성종양 중에서 1예가 있었고 메이오 클리닉에서 20년간 20예의 환자만을 보고하였다. 옌센 등의 보고가 가장 큰데 30년 동안 34명의 환자를 치료하였다. 환자의 2/3에서 증상은 혹이거나 궤양이었다. 특징적인 양상은 만성 경화성 병변의 중앙이 함몰되어 있거나 궤양이 있고 가장자리가 진주로 장식한 것 같은 병변이다. 남자에서 더 많고 신체 다른 부위에 기저세포암이 있는 경우가 많았다. 국소침습을 하나 전이는 일어나지 않는 것으로 알려져 있다. 치료는 충분한 경계를 가진 국소절제이다. 오래되고 광범위한 침윤성의 병변에 대해서는 근치적인 복회음부절제술을 시행하기도 한다. 옌센 등의 보고에서는 기저세포암으로 인한 사망은 없었다.

### (6) 보엔병

보엔병bowen's disease은 표피내 암종으로 황색의 인설로 보이며 잘 떨어지고 붉은 과립성 표면을 남긴다(그림11-7). 이 병변은 침습성 편평세포암으로의 이행 가능성 때문에 중요하다. 또한 그레이엄과 헬위그는 이 병변이 다른 부위의 악성종양(흉선종, 기관지선암, 과신종, 위장관암)과 관계가 있다고 발표했는데 이 병변이 진단되고 10년 내에 1/3에서 종양이 발생하였다고 한다. 그러나 레이만은 보엔병 환자 581명에 대하여 조사한 결과 이 병변이 내부 악성종양의 표식이라는 견해를 뒷받침하는 데 실패하였다.

#### 1) 증상

주로 50~60대에 생기는데 통증이나 출혈이 있을 수 있지만 주로 가려움증과 화끈거리는 느낌이 있다. 클리블랜드 크리닉의 베크 등은 33명의 환자에 대하여 조사한 결과 61%는 증상을 가지고 있었지만 39%는 치핵 수술 후 조직검사에서 발견되었다고 하였다. 진찰 시 붉거나 색소가 침착된 병변같이 생겼으며, 경계가 뚜렷하며 건선이나 파제트병과 감별해야 한다.

#### 2) 치료

치료는 광역국소절제이며 충분한 경계부위를 확인하기

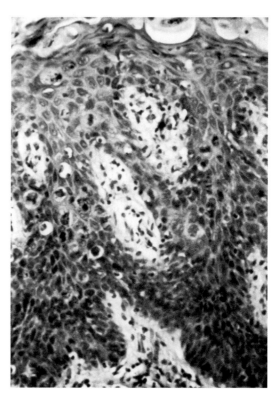

그림 11-7. 보엔병 표피에 흩어져 있는 과염색의 핵을 가진 세포가 특징적이다(보엔노이드세포).

위하여 동결절편을 넣어야 한다. 디니트로클로르벤젠과
5-플루오로우라실에 반응한다는 보고도 있다.

### (7) 편평세포암종

콘딜로마로 잘못 진단될 수 있다. 병변은 표재성이고
주위와 뚜렷이 구별되며 단단하다. 점점 진행되면서 궤양
이 생기거나 유두종같이 증식을 하기도 한다. 2차 감염이
흔하다. 이 종양은 천천히 자라지만 소속림프절에 전이가
일어날 수 있다. 조직검사를 통해 확진하며, 광역 국소절
제가 치료방침이다.

### (8) 흑색종

극히 드문 질환이지만 소화관 내에서 악성흑색종이 가
장 호발하는 부위가 항문이다. 이 종양은 하부 항문관의
편평세포점막에 있는 흑색세포로부터 생기는 것으로 보
인다. 출혈, 항문관내 종괴, 동통이 가장 흔하고 일관적인
증상이며 배변습관 변화도 동반될 수 있다. 25%의 환자
에서만이 1cm 미만 크기로 발견되며 평균 4cm에 이른다.
진찰상 소견은 다양한데 작은 치핵같이 생긴, 색소가
침착된 병변으로부터 항문직장 경계부에 궤양성 혹은 용
종양의 병변까지 여러 모양으로 나타날 수 있다. 조직검
사상 종양세포 안의 멜라닌 색소 침착을 확인하면 확진할
수 있다. 항문직장부위의 흑색종은 국소침습성 종양이지
만 전이를 할 수도 있다. 직장을 따라 점막하로 퍼져나가
는 경향이 있으나, 주변 장기로의 직접 침범은 드물다. 전
신적인 전이는 간, 폐, 뼈 등으로 초기에 그리고 빠르게
나타난다. 경항문 초음파는 병변의 깊이와 주변 림프선으
로의 전이 여부를 아는 데 유용하다. 치료는 광범위 국소
절제 혹은 복회음부절제인데 국소절제와 복회음부절제
간에 의미 있는 생존율의 차이가 없다는 보고들도 있다.
예후는 좋지 않다.

### (9) 항문주위 파제트병

1884년 제임스 파제트 경은 큰 핵을 가진 크고 둥근세
포의 유방 병변을 기술하였다. 1893년 다리에와 코이라
우드는 회음부의 병변을 서술하였는데 파제트가 기술한
유방의 병변과 다르지 않았다(그림 11-8). 이는 상당히 드
문 질환으로 지금까지 100예가 보고되었다. 발병연령은
59~65세 사이이며 대부분의 환자는 궤양, 분비물, 소양
증, 그리고 가끔 출혈과 통증을 호소한다. 진단은 생검을

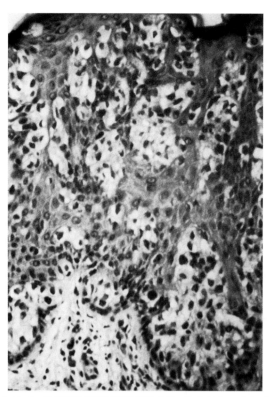

그림 11-8. 항문주위 파제트병의 조직 소견  표피 내에 크기가 큰 파
제트세포가 보인다.

통해 특징적인 파제트세포를 관찰함으로써 가능하다.

#### 1) 악성종양과의 관련

특히 항문관과 직장부위에 암이 많이 발생한다. 헬위그
와 그레이엄의 보고를 보면 40명의 환자 중 13명에서 피
부암을 가지고 있었고 다른 7명에서는 원발성의 피부외
부위의 암을 가지고 있어 50%에서 악성종양을 가지고 있
었다고 보고하였다. 따라서 직장과 항문관을 포함한 대장
전체에 대한 완벽한 검사가 반드시 필요하다.

#### 2) 치료

치료는 기저에 침습성암의 존재 여부에 따라 달라진다.
비침습성암에 대해서는 광역국소절제로 충분하지만 침
습성암에 대해서는 복회음부절제가 필요하거나 고려되
어야 한다.

클리블랜드 클리닉의 10명에 대한 조사를 보면 광역국
소절제와 피부이식으로 대부분 치료되었는데 전이가 일
어난 3명은 침습성 암이었고 그 외에는 재발이 없었다고
하였다. 옌센은 5년과 10년 생존율이 54%와 45%라고 보
고하였다. 국소 재발, 침습성 파제트병으로 진행의 발견
을 위해 조심스럽고 지속적인 추적조사와 소양증과 같은
의심되는 부위에 대해서는 반복적인 생검이 시행되어야
한다. 방사선치료는 국소절제 후 재발 등에서 효과적이나

보조적인 항암치료는 도움이 되지 않는다.

# Ⅲ 화농성 한선염

## 1. 임상양상과 원인

화농성 한선염은 한선(땀샘)에서 생기는 피부와 피하조직(액와, 서혜부, 생식기부위, 회음부, 유방부위)의 흔치 않은 만성, 재발성, 무통성 감염이다. 가장 흔한 호발부위는 액와부이지만 항문주위에도 생길 수 있다. 이 질환은 1889년 벨포우에 의해서 처음으로 기술되었다. 이 질환의 중요성은 항문주위 농양, 치루, 크론병 등과 유사해보이나 이들과는 달리 광범위 외과적 절제를 해야 치료할 수 있다는 것이다. 전체적으로는 여자에서 호발하며 한선이 활성화되는 사춘기 이후에 시작된다. 16~40세 사이에서 호발하나 회음부에 생겨서 수술한 예는 남자에서 더 많은 것으로 되어 있다.

정확한 원인은 명확하게 알려져 있지 않다. 기계적 자극, 외상, 접촉성 피부염이 취약인자로 언급되고 있다. 비만, 여드름, 불결한 위생, 다한, 탈모제 등이 유발요인이 될 수 있다. 이러한 명확하지 않은 여러 원인들에 의해 한선이 케라틴으로 막히게 되고 결과적으로 염증이 유발되게 된다. 내분비 이상과의 관계도 보고되었는데 해리슨 등은 안드로겐 과다와 프로게스테론 저하를 보고하였다. 경구 피임약의 중단 또는 에스트로겐의 비율이 더 높은 경구 피임약으로의 변경 시 증상이 사라지거나 완화되었다는 연구가 있다. 특히 임신 또는 월경 중 증상이 호전되는 것은 이 질병과 성호르몬과의 밀접한 연관성을 보여준다. 혈당조절 이상이 보고되기도 하고 흡연이 화농성 한선염의 유발 인자라는 연구도 있다. 가족내 발생률이 높아 유전적 소인도 있는 것으로 생각된다.

관절염과 연관된 화농성 한선염은 드물고, 주로 말단관절을 침범한다. 화농성 한선염과 연관된 크론병의 경우 특히 주의해야 한다. 화농성 한선염이 크론병으로 진단되어 수술적 치료가 지연되거나 부적절한 치료를 받게 될 수 있다. 반대로 크론병이 화농성 한선염으로 오진되는 경우 더욱 침습적인 외과적 치료를 받을 수 있다. 또한 화농선 한선염이 크론병의 경과에 영향을 주어 직장절제술 후 지속적인 회음부 피부 병변을 불러올 수 있다.

이 질환은 케라틴에 의한 한선폐쇄로 인해 땀 분비가 되지 않아 생기는 것으로 감염과 함께 분비샘이 파열되어 병변이 진피 내로 퍼지고 결과적으로 다른 분비샘과 분비선을 2차적으로 포함하게 된다.

화농성 한선염은 치루, 크론병, 결핵, 모소낭, 감염된 비지낭, 여타 항문주위 감염 질환과 감별해야 한다. 치루는 치상선으로부터 생기나 한선염은 치상선부위에 병변이 없고 또한 화농성 한선염은 내괄약근을 침입하지 않는다. 또한 크론병과 유사하게 나타날 수 있는데 이때에는 대장내시경에 의한 조직검사나 대장조영술을 사용하여 장관의 병변을 검사해야 한다. 화농성 한선염에서는 크론병과 달리 액와나 서혜부 병변이 동반되는 경우가 많다. 만성 화농성 한선염과 관계되는 합병증으로는 빈혈, 저혈중단백증, 골수염, 간질각막염, 변실금, 인근 골반내 장기로의 누공이 생길 수 있다.

질환이 장기간 오래될 때 생길 수 있는, 심각하지만 흔치않은 합병증은 상피세포암이다. 문헌을 보면 상피암이 발생한 16예의 보고가 있는데 상피암이 발생하는 데 걸린 평균기간은 16년이었다.

그중 7명은 결국 암의 전이로 인하여 사망하였다. 화농성 한선염은 마졸린궤양과 같이 만성 염증 과정이 길면 길수록 악성종양의 발생가능성이 높아진다. 따라서 초기에 완벽한 외과적 절제를 하는 것이 유용하다는 주장이 있다.

## 2. 진찰

진찰상 압통이 있는, 농이 나오는 붉은 병변이 있으며 림프선 비대나 열, 전신피로, 백혈구 증가 등의 전신적인 증상이 있을 수 있다. 이 병변은 자주 여러 개의 움푹 파인 누공을 만드는데 항문주위로 넓게 퍼지기도 하며 고환낭, 엉덩이, 음순, 대퇴부나 천골로 퍼져나가기도 한다. 만성이 되면 피하에 반흔과 섬유화가 일어나며 누공을 형성하게 된다(그림 11-9).

## 3. 병리 소견

한선주위로 염증반응이 보이며 분비선들은 백혈구로 팽만되어 있다. 만성기에는 다발성 농양과 서로 연결된 누공, 불규칙하게 비후된 반흔이 형성된다. 반흔과 궤양, 감염이 피하조직을 통하여 근막까지 퍼질 수 있으며 누관

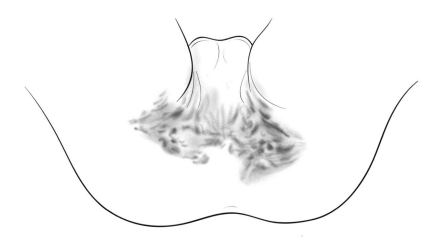

그림 11-9. 화농성 한선염 항문주위와 둔부를 광범위하게 침범하고 있다.

은 상피세포로 쌓여 있다. 오랜 기간 질병을 앓아온 사람에게서는 상피세포암이 발견될 수 있다.

## 4. 치료

여러 비수술적 요법이 사용되어왔으나 대부분 효과를 보지 못하였다. 항생제가 도입되기 전에는 방사선치료도 가끔 사용되었고 피하 스타파지용액 같은 면역치료제뿐만 아니라 여드름치료제인 13시스-레티노산 같은 제제도 사용되어왔다. 국소항균제제인 헥사클로로펜, 포비돈요오드, 국소클린다마이신, 스테로이드가 유용하다.

국소적인 작은 농양만 있는 초기에는 항생제의 치료가 효과가 있는 것으로 되어 있다. 여러 가지 세균들이 추출되는데, 포도상구균, 연쇄상구균, 대장균, 프로테우스 등

이 가장 흔하게 배양되지만 전혀 배양되는 균이 없는 경우도 많다. 국소 또는 전신적인 항생제치료가 필요한데 페니실린, 세팔로스포린, 에리트로마이신, 테트라사이클린 등이 사용될 수 있다. 한 보고서에서는 삼출된 농의 배양과 항생제 민감반응에서 약 반 수의 환자에서 균이 자라지 않았다는 보고도 있다. 항생제치료는 이 질환이 완전히 나을 때까지 지속되어야 하는데 어떤 환자는 몇 달이나 몇 년까지도 치료가 필요하다.

회음부의 화농성 한선염은 광범위하게 퍼지며 보존적인 요법에는 재발률이 높은 것으로 되어 있다(한 보고에서 회음부 병변 재발률은 74%인 반면 액와 병변은 13%로 나타났다). 병변의 부위가 적고 내과적 치료가 불충분한 경우에는 절개와 배농만으로 치료될 수 있다. 그러나 병변의 부위가 크고, 누공 형성이 광범위한 경우에는 병변의 절제

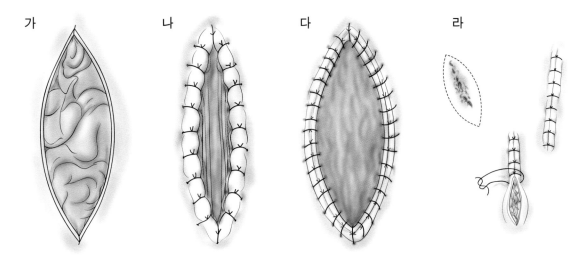

그림 11-10. 화농성한선염의 4가지 치료방법 **가.** 절제와 충전 **나.** 절제와 조대술 **다.** 절제와 이식 **라.** 절제와 1차 봉합

만이 효과적인 것으로 되어 있다.

외과적 처치에는 4가지 방법이 있는데, 첫째는 절제와 1차 봉합이고 둘째는 절제와 피부이식, 셋째는 절제와 조대술, 넷째는 절제와 충전이다(그림 11-10).

1차 봉합은 비교적 적은 병변에 사용된다. 상처가 클 때에는 피부이식을 적용할 수 있으나 일반적인 치료법은 아니다. 병변이 더 큰 경우에는 광범위한 절제 후 개방창상을 남겨놓고 육아조직에 의한 상처치유가 이루어지도록 하는 것이 가장 흔한 외과적 치료이다. 이때의 단점은 상처치유기간이 길게 걸린다는 것이다. 이식편을 사용하거나 Z성형과 같은 성형술을 사용하여 상처를 봉합할 수도 있다. 광범위 절제 시에는 반드시 누공과 섬유화되었거나 염증이 생긴 피하지방조직을 모두 포함하여야 한다. 광범위한 수술과 피부 이식 후 가끔 대장루를 시행하기도 하나 일반적으로 불필요한 것으로 알려져 있다. 다행히도 항문관 자체에는 침범되지 않는 것이 보통이다. 또한 괄약근도 침범되지 않는 경우가 대부분이어서 만약 괄약근이 침범되었을 경우에는 다른 질환을 의심하여야 한다.

## 5. 치료결과

메이오 클리닉의 컬프 등의 보고에 의하면 132명의 환자 가운데 30명의 환자에서 항문관주위에 화농성 한선염이 생겼는데, 2/3가 남자였다. 대부분의 경우 여러 차례의 수술적 치료를 받았다. 컬프 등은 과거에는 절제와 이식이 많이 사용되었으나, 최근에는 광범위한 절제만으로 대부분의 경우에서 8주 이내에 상처치유를 할 수 있다고 보고했다. 전환성 대장루는 불필요한 것으로 보이며 광역 절제 후 1차 이상 추적결과 재발은 없었다.

애브카리언 등은 104명의 화농성 한선염 환자에서 전기소작을 사용한 광범위한 절제를 시행하고 상처는 포르말린 거즈를 충전한 다음 2주 간격으로 추적하였다. 평균 입원기간은 1주일이었으나 40세 이상 환자에서는 평균 입원기간이 19일이었다. 창상치유 기간은 비교적 적은 상처에서는 1개월이었고 큰 상처에서는 2개월이었다. 한편 콜먼은 작은 병변에서 절제와 1차 봉합을 사용하며 광범위한 병변은 절제 후 개방창상으로 남겨두어 육아조직으로 창상치유가 되도록 하는 것이 좋다고 하였다.

# IV 괴사성 감염 질환

1883년 포니어는 회음부, 서혜부, 생식기부위의 치명적이고 사망률이 높은 괴사성 연부조직 감염 질환을 기술했는데 흔히 포니어괴사라고 불린다. 2종류 이상의 박테리아가 감염되어 있어 '상승괴저synergistic gangrene'란 용어가 사용되기도 한다. 괴사성 근막염은 또 다른 이 질환의 발현이다. 그러나 이 질환과 클로스트리디아성 근괴사와는 감별하는 것이 중요한데, 왜냐하면 치료가 확연이 다르기 때문이다. 심하지 않은 직장항문주위 또는 비뇨기계통의 감염이 어떤 환자에서는 이와 같은 심한 괴사성 감염 질환으로 진행되는지는 잘 알려져 있지 않다. 경미한 감염에 대한 정확한 진단과 적절한 치료를 지연하는 것은 이러한 괴사성 감염 질환을 유발하게 하는 중요한 요인이다. 여자보다 남자에게서 10배 정도로 많이 발생한다. 이 질환과 관련된 높은 사망률은 전신적인 질환의 동반과 관련이 있는데, 특히 당뇨병이 중요한 역할을 한다. 또한 비뇨기계 감염이나 수술 등도 유발요인이 될 수 있다. 항암치료를 받는 환자나 후천성면역결핍증 환자도 감염되기 쉬운데 이러한 사실은 면역저하가 중요한 역할을 하리라는 것을 의미한다. 어떤 환자들은 기왕의 직장항문 수술이나 골반내 수술의 병력을 가지고 있다. 치핵의 고무환 결찰법도 유발요인으로 보고되기도 한다. 가장 많은 원인은 항문주위 감염이다.

## 1. 증상과 진찰 소견

증상은 회음부와 음낭부위의 동통과 부종이다. 이후 급격한 피부 괴사와 고약한 냄새를 풍기는 괴저로 진행한다. 가스를 생성하는 미생물에 의한 염발음을 촉지할 수 있으며, 실제로 외과적 절개 배농 시에 가스와 고름의 방출을 확인할 수 있다. 20,000/uL 이상의 백혈구 증가와 조절되지 않은 당뇨, 케톤산증, 빈혈, 고빌리루빈혈증, 혈중요소질소/Cr의 증가 등이 관찰된다. 단순 방사선촬영상 피하의 공기음영이 보일 수 있다. 회음부촬영 CT가 비전형적인 특징을 보이는 회음부의 농양을 찾는 데 유용할 수 있고, 진찰을 위해서 마취가 필요할 수 있다. 감염에 포함된 세균에 대해서는 논란이 있다. 여러 가지 세균들이 보고되고 있는데 호기성세균과 클로스트리듐 웰치를 포함한 혐기성세균이 포함된다. 보통 괴사성 감염 질환은 연쇄상구균, 포도상구균, 박테로이데스, 클레브시엘라, 대장균, 장내구균, 프로테우스, 시트로박터 등의 혼합 감염 때문이다. 감염이 진행되면 그람염색과 호기성 또는 혐기성 배양이 시행되어야 한다.

## 2. 치료

초기에 수액 및 전해질 교정을 시행한 후 광범위한 항생제치료가 요망된다. 혐기성 세균의 대부분은 클린다마이신과 메트로니다졸에 민감하기 때문에 이 약제들이 주로 사용된다. 그러나 피부, 근막, 근육을 포함한 모든 침범조직에 대한 외과적 절제와 괴사조직의 완전한 제거가 필수적이다. 고환절제술은 고환의 괴사가 있지 않는 한 시행할 필요가 없다. 필요시 지체 없는 반복적 제거가 필요하다. 고압 산소의 치료효과에 대해서는 논란이 있다. 항문주위 감염의 원인이 대장 질환일 경우에는 대장루가 필요하다. 괴사조직의 제거는 철저히 해야 하며 절제된 조직의 조직학적 검사는 괴사조직 제거가 충분한지를 결정하는 데 유용하게 사용된다. 이 질환의 높은 사망률 때문에 치료 초기의 피부이식이나 성형 등은 고려되지 않는다. 한 가지 예외는 노출된 고환을 보호하는 경우뿐이다. 상처는 개방된 채로 치료하며 추가적인 괴사조직 제거가 필요할 때에는 수술장에서 치료하도록 한다. 살균소독용액을 사용하여 깨끗이 세척하여야 하며 염증이 치료된 후에만 피부이식이나 여타의 복원술이 시행될 수 있다.

## 3. 결과

일반적으로 이 질환을 위와 같은 치료방침으로 처치하였을 경우 사망률은 25%로 보고되고 있다. 클레이턴 등은 남성 성기에 생긴 괴사성 근막염 환자 57명에 대하여 분석한 결과 18%의 사망률을 보고하고 젊은 나이와 혈청 BUN 농도 등이 생존율과 관계가 있다고 보고하였다. 과감한 외과적 또는 내과적 처치가 시행되어야 하며 이를 위하여 감염 질환 전문의와 외과의, 그리고 필요하다면 비뇨기과 전문의의 협진이 요망된다. 당뇨의 유무와 증상 발현부터 첫 수술까지의 기간이 사망률과 관계가 있다는 보고가 있다.

참고문헌

Beck DE, Fazio VW. Perianal Paget's disease. Dis Colon Rectum 1987;30:263-266.

Billingham RP, Issler JT, Friend WG, Hostetler J. Treatment of levator syndrome using high-voltage electrogalvanic stimulation. Dis Colon Rectum 1987;30:584-587.

Bleijenberg G, Kuijpers HC. Treatment of the spastic pelvic floor syndrome with biofeedback. Dis Colon Rectum 1987;30:108-111.

Clayton MD, Fowler JE Jr, Sharifi R, Pearl RK. Causes, presentation and survival of fifty-seven patients with necrotizing fasciitis of the male genitalia. Surg Gynecol Obstet 1990;170:49-55.

Culp CE. Chronic hidradenitis suppurative of the anal canal-a surgical skin disease. Dis Colon Rectum 1983;26:669-676.

Graham JH, Helwig EB. Bowen's disease and its relationship to systemic cancer. Arch Dermatol 1961;83:738-758.

Grant S, Salvati EP, Rubin RJ. Levator syndrome: An analysis of 316 cases. Dis Colon Rectum 1975;18:161-163.

Grimaud J-C, Bouvier M, Naudy B, Guien C, Salducci J. Manometric and radiologic investigations and biofeedback treatment of chronic idiopathic anal pain. Dis Colon Rectum 1991;34:690-695.

Harrison BJ, Read GF, Hughes LE. Endocrine basis for the clinical presentation of hidradenitis suppurativa. Br J Surg 1988;75:972-975.

Helwig EB, Graham JH. Anogenital(extramammary) Paget's disease. Cancer 1963;16:387-403.

Henry MM, Swash M. Coloproctology and the pelvic floor. 2nd ed. 1992.

Jensen SL, Sjolin KE, Shokouh-Amiri MH, Hagen K, Harling H. Paget's disease of the anal margin. Br J Surg 1988;75:1089-1092.

Maroy B. Spontaneous and evoked coccygeal pain in depression. Dis Colon Rectum 1988;31:210-215.

Nicasia JF, Abcarian H. Levator syndrome: a treatment that works. Dis Colon Rectum 1985;28:406-408.

Nielsen OV, Jensen SL. Basal cell carcinoma of the anus-a clinical study of 34 cases. Br J Surg 1981;68:856-857.

Oliver GC, Rubin RJ, Salvati EP, Eisenstat TE. Electrogalvanic stimulation in the treatment of levator syndrome. Dis Colon Rectum 1985;28:662-663.

Reymann F, Favnborg L, Schou G, Engholm G, Osterlind A, Thestrup-Pedersen K. Bowen's disease and internal malignant disease. Arch Dermatol 1988;124:677-679.

Salvati EP. The levator syndrome and its variant. Gastroenterol Clin North Am 1987;16:71-78.

Shutze WP, Gleysteen JJ. Perianal Paget's disease. Classification and review of management: report of two cases. Dis Colon Rectum 1990;33:502-507.

Sohn N, Weinstein MA, Robbins RD. The levator syndrome and its treatment with high-voltage electrogalvanic stimulation. Am J Surg 1982;144:580-582.

Strauss RJ, Fazio VW. Bowen's disease of the anal and perianal area: a report and analysis of twelve cases. Am J Surg 1979; 137:231–234.

Thorton JP, Abcarian H. Surgical treatment of perianal and perineal hidradenitis suppurativa. Dis Colon Rectum 1978; 21:573–577.

# 12

# 직장탈출증

김도선

직장탈출증直腸脫出症이란 항문을 통해서 뒤창자가 아래로 탈출되는 것을 말한다. 이 질환은 기원전 1500년경의 「에버스 파피루스Ebers Papyrus」에도 묘사된 바 있는 오랜 역사를 가진 질병이나 그 원인이나 가장 적절한 치료법, 다른 다양한 임상증후군과의 연관성에 대해서는 아직 많은 부분에서 논쟁의 여지가 남아 있다.

점막만이 탈출된 경우를 부분탈출증 또는 불완전탈출증이라 하며 직장 전층이 탈출된 것을 완전탈출증이라고 한다. 점막탈출의 경우 점막의 일부분만 탈출되는 경우도 있고 환상으로 탈출되는 경우도 있다. 최근에 상부 직장이 항문 밖으로 탈출되지 않고 중부나 하부 직장으로 내려오는 것을 내탈출증 또는 은폐탈출증이라고 부르기도 한다.

## I 빈도

### 1. 연령과 성별

성인에서의 직장탈출증은 부분탈출증도 있으나 완전탈출증이 더 흔하다. 쿠퍼와 골리거(1970), 휴스(1949)의 세인트마크 병원의 통계를 보면 85%가 여자로 남녀비는 1 대 6 정도였다. 여자에서는 50대 이후에 가장 흔하며 50% 이상이 70세 이상이다. 남자에서는 전연령층이 균등

하게 분포되어 있으며 오히려 20~30대에 흔하였다. 만(1988)의 조사에 의하면 남자에서 40대 이후에는 발생률이 떨어지나 여자에서는 점점 증가해서 70대에 최대 발생률을 보인다. 변실금은 노령층에 국한되어 나타나지는 않으며 질분만의 경험이 있는 여자에서 압도적으로 많다.

서구의 이런 분포와는 달리 동양에서는 남녀비가 2 대 1로 남자에서 호발하며 남자에서는 40대, 여자에서는 60대 이상에서 최고점을 이루는 것으로 보고되고 있다. 국내 한 조사에서 남녀비는 2.3 대 1로 남자가 많았고 남자의 경우는 20대에서, 여자의 경우에는 60대 이상에서 잘 생기는 것으로 나타났다.

### 2. 분만과의 관계

분만은 중요한 인자는 아닌 것 같다. 카라스코(1934) 등은 직장탈출증은 경산부에서 미산부보다 많다고 하였다. 그러나 휴스(1949)의 세인트마크 병원의 통계에 의하면 미산부가 오히려 경산부보다 직장탈출증이 흔하였다. 흔하지는 않으나 직장탈출증과 자궁탈출증이 함께 생길 수도 있다. 산과적 외상의 기왕력이 있는 경우 하부괄약근의 압력이 떨어져 있고 항문직장각이 둔화되어 있으며 음부신경 원위잠복시간이 지연되어 있으며 신경인성 변실금 환자와 비슷한 생리학적 병태를 보인다.

### 3. 정신 상태

흔히 직장탈출증은 정신 질환이 있는 환자에서 특히 잘 생긴다고 한다. 쿠퍼와 골리거(1970)는 100명의 환자의 정신 상태를 분류한 결과 64명이 정상, 33명이 비정상 환자였으며 3명이 완전히 정신 질환이 있었다고 보고하였다.

## Ⅱ 원인

원인론에는 2가지 이론이 있다. 첫번째는 모슈코위츠(1912)가 제안한 골반근막의 결손부를 통한 활주탈장설 *sliding hernia*인데 대부분의 직장탈출증 환자에서 비정상적으로 깊은 직장질와 또는 직장방광와가 현저하게 나타난다는 데 그 근거를 두고 있다. 따라서 모슈코위츠는 탈출된 직장의 절제와 더불어 항문거근 결손의 교정과 깊은 복막더글라스와의 폐쇄를 주장하였다. 하지만 실제적으로 이와 같은 수술법에서 재발률은 상당히 높으며 탈출된 직장에서 전측 복막반전부가 더 길게 탈출되는 것은 아니고, 또한 후측 직장고정술이 효과가 있다는 것이 설명이 안 된다.

두 번째는 브로덴과 스넬만(1968)에 의한 것으로 그들은 영화방사선촬영술을 이용해 항문연에서 3인치 상방의 시발점에서 시작되는 원주형의 장중첩증을 발견하였으며 이것이 직장탈출증의 시초라는 장중첩설을 주장하였다. 이러한 현상은 방사선 비투과성 클립을 이용한 방법으로도 확인이 되었으며 이 이론은 직장고정술의 좋은 효과에 대한 설명의 기초가 되었다. 브로덴과 스넬만은 동반되는 해부학적 이상은 원인이 아니라 탈출에 의한 결과로 나타나는 현상이라고 하였는데, 실제로 탈출은 골반저 상방에서 시작되며 약한 골반저에 의한 변실금도 단순히 장중첩을 방지하는 술식만으로도 거의 70%에서 교정이 되므로 골반 근육층의 이완이나 항문거근의 부족은 1차 원인이라기보다는 탈출증에 의한 결과라고 보는 것이 타당하다. 그러나 활주탈장이라고 명명된 직장전벽의 함입이 완전 원주형 상태가 아직 안 된 불완전한 장중첩증이라고 볼 수도 있으므로 이 2가지 이론은 동일하다고도 볼 수 있다(그림 12-1, 12-2).

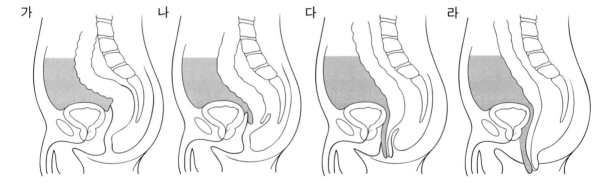

그림 12-1. 브로덴과 스넬만(1968)이 제안한 직장탈출증에서의 장중첩 과정

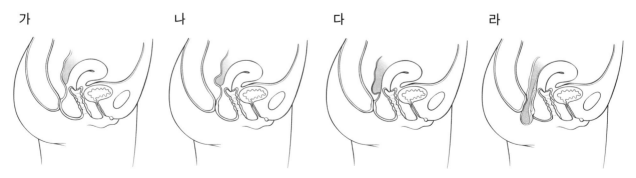

그림 12-2. 모슈코위츠(1912)가 제안한 활주탈장설

## Ⅲ 분류

알트마이어 등(1971)은 해부학적으로 3가지 형으로 분류하였다.

제1형 여분의 점막층이 돌출되는 것으로 가성탈출이라고 하며 보통 치핵과 관련이 있다.
제2형 더글라스와의 활주탈장과 관련된 장중첩증을 말한다.
제3형 더글라스와의 활주탈장이며 대부분의 직장탈출증이 여기에 속한다.

베어즈 등(1972)은 장중첩증의 원인론에 입각하여 임상적으로 다음과 같이 분류하였다.

Ⅰ 불완전형(점막탈출증)
Ⅱ 완전형(전층벽탈출)
　1도: 고위 혹은 초기, 잠복성, 외부에서 보이지 않는 탈출증
　2도: 힘을 줄 때 외부에서 관찰이 가능하고 직장벽과 항문관 사이에 구sulcus의 확인이 가능
　3도: 평상시 외부에서 관찰가능

그러나 아직 범용적으로 인정받는 분류법은 없으며 앞으로 변실금을 포함한 항문조절의 정도를 객관적으로 평가할 수 있고 다양한 치료법을 비교할 수 있는 포괄적인 분류법이 개발되어야 할 것이다.

## Ⅳ 유발인자

세인트마크 병원의 보고에 의하면 536에 중 52%에서 난치성 변비의 병력이 있었으며 15%에서 설사를 경험하였다. 이런 만성변비 환자에서는 대장 통과시간도 지연되며 따라서 대장무기력증과 연관된 직장탈출증의 한 부류가 있을 수 있다. 이런 경우에는 직장고정술과 병행하여 대장아전절제술을 시행하는 것이 도움이 될 수도 있다. 다른 부가적인 유발인자들로는 과민성 대장증후군, 오랜 기간 동안의 과도한 배변 시 긴장, 임신, 산과적 외상의 기왕력, 마미증후군, 척추이분증 같은 신경과적 질환 등

| 표 12-1 | 직장탈출증의 소인으로 추정되는 인자와 해부학적 결함들 |
|---|

배변 장애, 특히 변비
신경과적 질환들(선천성 기형, 마미증후군, 척수 손상, 노인성 치매)
여성
출산의 경험이 없는 여성
여분의 직장에스결장
비정상으로 깊은 더글라스와(직장자궁오목)
열려 있는 항문(내괄약근의 약화)
항문거근의 분리(골반저의 결손)
직장의 천골고정의 약화
대장 병변에 의해 2차적으로 생긴 장중첩증
수술: 치핵절제술, 치루절제술, 풀스루술식 등

에 의한 해부학적 또는 신경근육학적인 결함이 있을 수 있다. 이런 신경과적 질환이 있을 때 대개 자궁탈출증이나 대장운동저하증이나 직장무력증이 동반된다. 신경의 신장이나 압박에 의한 골반저의 쇠약으로 근육의 결함을 초래하여 완전직장탈출증이 생긴다는 보고도 있다. 또한 상당한 수의 환자들이 노인성 치매 등의 정신 질환을 갖는 것으로 알려져 있다(표 12-1).

## Ⅴ 관련된 결함들

직장탈출증에서 볼 수 있는 해부학적 결함들은 그림 12-3과 같다.

이 밖에 자궁하수, 요실금, 방광류를 동반하는 경우도 있으며 항문직장각이 보통 둔화되고 항문관이 정상인보다 짧고 휴식기에도 회음부와 골반저의 하강을 볼 수 있다. 최대수축 시의 골반저는 대개 골반저의 상승과 항문직장각의 감소를 동반한 왕성한 운동성을 보인다.

직장탈출이 1차적으로 장중첩증에 의한다고 믿는 사람들은 이들 해부학적 변화가 반복되는 직장탈출에 의해 생긴다고 주장한다.

## Ⅵ 임상 증상

증상은 직장탈출, 그 자체에 의한 것이거나 자주 병발하는 배변조절 장애에 의한 것이다. 초기에는 배변 시에

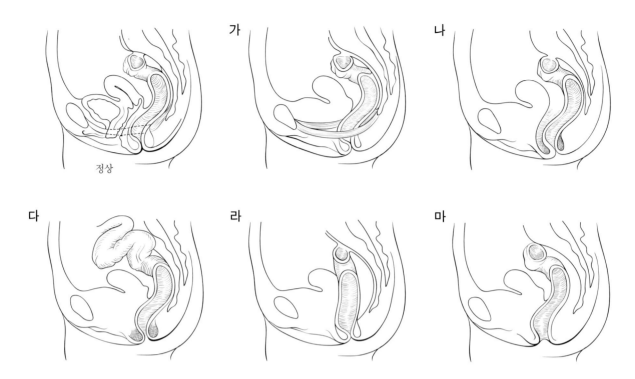

그림 12-3. 직장탈출증에서 볼 수 있는 해부학적 결함들 **가.** 항문거근의 분리(diastasis) **나.** 비정상적으로 깊은 더글라스와 **다.** 과잉의 에스결장 **라.** 직장의 수평위치 소실과 천골부착의 약화 **마.** 이완되어 있는 항문괄약근

만 돌출하지만 진행이 되면 기침이나 재채기 같은 약간의 노작에도 발생한다. 초기단계에서의 증상은 배변조절의 어려움, 불편감, 불완전 배변감, 이급후중 등이 나타난다. 탈출된 직장에서의 상당히 많은 점액분비로 인해 점막이나 항문주위 피부가 박탈되거나 궤양화되는 경우도 있고 심각한 항문소양증을 야기하기도 한다.

탈출된 직장벽이 외부에 손상되면서 출혈이 생기는 경우가 있고, 정맥응혈, 배변 시의 심한 긴장, 불완전 배변, 변비에 의해서도 출혈이 생길 수 있다. 긴장성 변비도 자주 동반되며 변실금은 50~80%에서 동반되는데 항상 돌출되어 있는 직장에 의한 항문직장 지각의 장애로 인해서 생긴다. 오히려 변실금을 더욱 심각하게 호소하는 경우도 있는데, 이런 경우 대개 내괄약근은 약하며 음부신경의 전도 장애에 의해 외괄약근 섬유의 밀도가 증가하기도 하고 직장감각의 소실로 인해 대변과 직장탈출을 구별하지 못하는 수도 있다. 설사나 배변긴급은 직장염이나 과민성 대장증후군이 동반된 경우에 흔히 나타나며, 요실금이 생기기도 하고 자궁탈출증이 동반되는 경우도 있다. 환자들에게 정신적 고통은 대단하며 이로 인해 많은 환자들은 사회적 접촉을 피하게 되기도 한다.

## Ⅶ 검사

직장탈출증 자체는 수술로 비교적 쉽게 교정이 가능하지만 기능적으로는 교정이 안 되거나 오히려 더욱 나빠질 수 있기 때문에 적절한 수술 전 검사들을 시행하여야 수술방법을 선택함에 있어서 신중한 결정을 내릴 수 있다.

### 1. 이학적 검사

#### (1) 시진

심한 경우에는 항문 밖으로 돌출된 크고, 붉은 종괴로서 구별이 쉽지만 초진 시에 정복되어 있는 경우가 자주 있으므로 주의하여야 한다. 대부분의 경우에 항문 입구가 이완되어 있다. 진단이 불명확한 경우 환자로 하여금 웅크린 자세에서 배변 시와 같이 힘을 주게 하면 직장벽의 전체가 탈출되고 동심성 주름들이 보이게 된다(그림 12-4). 이때 병발된 자궁탈출이나 방광류도 확인한다. 때로는 반복되는 외상으로 인한 점막의 표재성 궤양이 관찰되기도 한다.

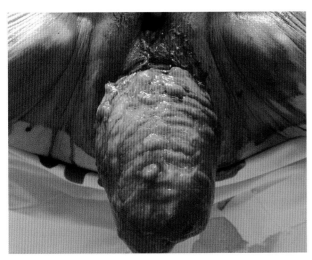

그림 12-4. 직장탈출증

### (2) 촉진

직장수지검사상 대개 괄약근이 약화되어 있고 근육을 수축시켜도 수축이 약하거나 없는 것을 감지할 수 있으며 항문직장각의 소실로 인해 항문직장이 똑바로 서 있는 것을 느낄 수 있는데, 환자는 이러한 검사 도중에도 이완된 항문으로 인해 불편함을 못 느낀다. 돌출된 조직을 양수지검사함으로써 장벽 전체의 두께를 확인할 수 있다. 질검사를 통해 방광류, 직장류의 유무를 확인한다. 직장질 중격은 위축되어 있으며 회음체는 빈약하거나 반흔조직화되어 있다.

### (3) 대장내시경과 에스결장경

독립성 궤양, 용종, 점막 병변을 감별진단하기 위해 시행해야 한다. 쉽게 접촉성 출혈을 유발하는 원위부 직장염은 흔하게 관찰되지만 탈출증이 해결되면 자연히 없어지므로 염증성 대장 질환과 감별해야 한다. 대개 10~12cm 상방에서 갑자기 정상화되는 분절 이상 소견을 나타내는 것이 감별점이다. 드물게는 은폐성 또는 잠재성 직장탈출의 초기 증거로 생각되는 육아종이 관찰되기도 하며, 독립성 직장궤양증후군이 관찰되기도 한다. 악성종양 같은 다른 원인들도 감별이 되어야 한다. 대장암을 선별검사하기 위해 50세 이상의 환자들에서는 에스결장경보다는 대장내시경을 시행하는 것이 좋다.

## 2. 방사선검사

### (1) 대장조영술

종양, 염증성 대장 질환, 게실 질환 같은 다른 질환들과 관련여부를 가리기 위해 시행된다. 다른 질환의 존재여부에 의해 치료방침이 변경될 수도 있다. 여분의 에스결장의 길이를 확인하여 장절제의 시행여부를 결정하는 데 필요한 정보를 얻을 수 있다.

### (2) 요추와 골반의 방사선검사

요추와 골반의 방사선검사는 병발 가능성이 많은 잠재이분 척추 같은 신경성 질환의 진단에 도움이 되지만 이와 같은 방사선검사가 모든 경우에 필요한 것은 아니다. 그러나 임상적으로 필요하다면 신경과적 자문을 받아야 한다.

### (3) 정맥신우조영술

정맥신우조영술은 요관의 경로를 알기 위해 시행되기도 한다. 골반 바닥이 내려와 있으면 요관 역시 내려와서 직장과 함께 당겨진다. 그러므로 직장 수술 시 위험할 수 있다.

### (4) 비디오배변조영술

직장탈출이 의심되나 확진이 안 될 때 비디오배변조영

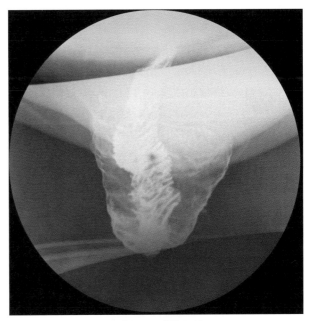

그림 12-5. 배변조영술

술에 의해 직장탈출을 알 수 있다(그림 12-5). 직장탈출증에서 해부학적 구조나 기능적 이상 소견을 확인하는 데 있어서 상당히 유용하며 골반저운동, 직장배출의 효율성, 폐쇄성 배출 이상에 대한 정보를 얻을 수 있다. 변실금이 있는 경우 항문직장각의 둔화, 짧은 항문관, 과도한 골반저 하강이 있으면 직장고정술 후에도 변실금이 남을 가능성이 있으며, 직장배설의 결함과 골반저 운동의 약화가 있으면 수술 후에도 변배출의 어려움이 남을 수 있다. 또한 불완전장중첩을 확인하는 데도 도움을 받을 수 있다.

비디오배변조영술 대신 동적 자기공명영상dynamic MRI을 시행하면 점막탈출증과 전층벽탈출증의 감별진단에 용이하며 주변 장기의 탈출 여부를 확인할 수 있다는 장점이 있다.

### (5) 항문초음파검사

괄약근의 손상 여부를 확인하기 위해 직장탈출증 환자에서 항문초음파검사를 시행하는 경우가 있는데 검사상 점막하층과 내괄약근의 비후를 관찰할 수 있다.

## 3. 생리학적 검사

대장운동검사법은 설사를 동반한 환자에서 과운동성 에스결장의 여부를 확인할 수 있다. 항문내압검사, 근전도, 신경전도검사는 장절제를 하지 않거나 골반저의 보강을 하려는 경우에 시행할 만한 검사이다. 수술 후의 기능회복을 예측하는 데 도움을 받을 수 있는 검사들이다.

### (1) 항문내압 계측검사

항문직장압의 계측으로 이상 소견을 발견함으로써 직장탈출증의 조기진단에 도움이 되며, 식염수 주입검사와 더불어 직장고정술 후에도 변실금이 남을 것으로 예상되는 환자들을 감별하는 데 도움을 줄 수 있다. 휴식기압과 최대 수축기압의 감소로 나타나는 괄약근 기능의 저하를 확인할 수 있다.

### (2) 근전도

변실금이 있는 경우에 외괄약근과 치골직장근의 단섬유 근전도를 해보면 신경 손상과 그에 따른 신경재생에 의한 근섬유 밀도의 특징적인 증가를 볼 수 있다. 음부신경 원위 잠복시간은 특히 변실금 환자들에서 지연되어 있

다. 아직까지는 이런 생리학적 검사만으로 치료방침을 결정하기에는 불충분하지만 내압계측검사, 신경전도검사와 함께 비절제 수술법이나 골반저 보강술이 필요한가에 대한 지침을 줄 수도 있다.

### (3) 대장 통과시간 측정법

심각한 변비를 동반한 직장탈출증 환자에서 시행하여 대장무력증 여부를 확인하여야 한다. 대장무력증이 동반된 경우에는 대장 통과시간이 지연되어 있고 직장탈출증만 교정할 경우 하제와 좌약에 반응이 없는 심각한 변비가 남을 수 있다. 대장무력증이 직장탈출증과 동반되어 있고 변실금이 없는 경우 전대장절제술과 회장직장문합, 직장고정술을 병행하는 수술을 고려해야 할 것이다.

### (4) 식염수주입검사법

정상보다 더 적은 양에서 식염수가 배출되는데 수술 후에도 변실금이 남을 가능성이 있는 환자를 예측할 수 있다.

### (5) 직장감각검사법

직장 풍선 속으로 20mL씩의 공기를 점차적으로 주입시킴으로써 직장 고유감각을 확인해보면 직장염이나 독립성 직장궤양이 동반된 경우 과민성 점막에 의한 비정상적 운동성을 보인다. 또한 임계용적과 상시 이완용적의 측정으로 알 수 있는 생리적 직장수용 능력이 감소되어 있다.

### (6) 항문반사

직장항문 억제반사는 휴식기압이 매우 낮으므로 없을 수 있으며, 항문피부반사가 없으면 음부신경의 병변을 의미한다.

## Ⅷ 감별 진단

점막탈출증은 대부분 앞쪽에 생기며, 좀처럼 항문이 이완되어 있지 않고, 환자가 힘을 뺀 상태에서는 탈출되어 있지 않은 것이 보통이다. 점막탈출증이 회음부하강증후군을 동반하는 경우는 10% 미만이며 30%에서는 변실금을 동반하고 5명 중 1명이 결국 완전직장탈출증으로 발

전한다고 한다. 점막이 항문 입구에서 조금 나와 있는 상태에서 완전직장탈출증, 점막탈출증, 탈출성 내치핵을 감별하기는 어려운데, 감별점으로는 ① 완전직장탈출증은 동심성 주름이 있으나 점막탈출증은 방사상 주름이 있다. ② 항문의 해부학적 상태를 보면 완전직장탈출증은 정상 상태이나 점막탈출증은 외번되어 있다. ③ 완전직장탈출증은 항문과 탈출된 장 사이에 구*sulcus*가 있으나 점막탈출증에서는 없다(제3장의 그림 3-6 참고. 직장탈출증과 탈출성 내치핵의 감별 진단으로 '그림 3-6가'는 직장탈출증에서의 동심성 주름들을 보인다. '그림 3-6나'는 탈출성 내치핵의 방사상 주름들을 보인다.).

가끔 직장이나 결장의 큰 용종성 종양이 항문구를 통해 나오거나 장중첩을 유발시켜 직장탈출로 오인되는 경우도 있으나 이러한 질환은 관련증상, 직장수지검사, 직장경, 대장조영술에 의하여 감별이 가능하다.

## Ⅸ 치료

외과의사들은 직장탈출증에 대한 수술방법의 다양함으로 인해 상당히 곤혹스러울 때가 많다. 치료의 목적은 탈출증의 교정과 더불어 배변조절의 회복, 변비나 불완전 배변의 방지에 있다. 따라서 수술방법을 선택할 때 추정된 원인인자와 해부학적 이상 소견에 대한 숙지와 함께 환자의 건강상태, 사망률, 유병률, 재발률, 배변기능의 유지와 회복 가능성에 대해서 고려해야 한다.

예를 들면 경회음 직장에스결장절제술은 고령의 환자에서 주로 탈출증의 교정을 위해 시행할 만하며, 직장고

| 표 12-2 | 직장탈출증의 수술방법 |
| --- |
| 항문의 입구를 좁힘 |
| 더글라스와의 폐쇄 |
| 골반저*pelvic floor*의 회복 |
| 장절제술 |
|   복부접근술 |
|   회음부접근술 |
|   천골접근술 |
| 직장의 현수법 혹은 고정법 |
|   천골 |
|   치골 |
|   기타 구조 |
| 상기한 방법들의 2가지 이상의 병용 |

정술과 골반저 보강법의 병행법은 변실금이 동반된 젊은 탈출증 환자에서 선택될 수 있는 술식이다. 직장고정술과 결장절제술의 병행법은 변비를 동반한 환자에서 사용할 만하다.

그동안 개발된 대부분의 수술법들이 각각 장단점이 있으며, 상당한 부분은 개발자를 제외하고는 보편적으로 인정이 안 되고 있으므로 이 책에서는 그중 보편적으로 사용되고 있는 수술방법들에 대해서만 논하기로 한다(표 12-2).

### 1. 수술 소견

남자 환자에서와 달리 대부분의 여성 환자에서는 거의 항상 길고 깊은 복막반전부가 존재한다. 직장은 상당히 유동적이며 직장간막은 가늘어져 있고 직장을 거의 지지해주지 못한다. 외측 인대는 거의 없거나 부실하며 중직장혈관들이 없는 경우도 있다. 후직장 간격은 매우 넓어 후측과 외측의 박리가 쉽다. 골반저, 특히 치골직장 슬링과 직장질중격은 위축되어 있으며 회음체는 대개 부실하다. 에스결장이 유동적이고 남아도는 데 비해 다른 대장은 대개 정상이다.

### 2. 성인에서의 직장점막탈출증(부분직장탈출증)

부분직장탈출증에서 중요하게 생각해야 하는 것은 괄약근기능의 정상여부이다.

괄약근이 약간 이완되었으나 힘은 정상인 부분직장탈출증 환자에서의 치료는 심한 3도 내치핵에서의 결찰과 절제의 수술방법을 이용한다. 즉 점막의 환상탈출은 우전측, 우후측, 좌외측의 3방향에서 탈출된 점막을 절제한다. 그러나 단순한 치핵과 달리 부분직장탈출증에서는 이들 3방향의 점막 외에도 서로 조금씩 탈출되어서 연결을 만들기 때문에 이 연결된 점막들을 같이 자르게 되면 결국 항문 협착을 초래하게 되므로 주의해야 한다.

노년층에서 괄약근의 이완이 동반된 부분직장탈출증의 치료는 어렵고 결과도 만족스럽지 못하다. 이들 환자에서의 주된 호소는 이완된 괄약근에 의한 변실금으로 탈출된 점막을 절제해도 변실금의 증상은 호전되지 않는다. 변실금 환자에서 괄약근의 힘을 호전시키기 위한 여러 시도가 있었으나 만족할 만한 효과는 없었다. 수의적인 괄약근운

동, 전기자극요법, 은철사나 단섬유나일론을 항문주위에 환상으로 삽입하는 방법, 항문마개anal plug 또는 삽입물에 의한 괄약근 전기자극요법, 후측 괄약근간을 통해 치골직장근의 슬링을 바짝 조여주는 일종의 경회음봉합술 등이 소개되어 있다.

## 3. 성인에서의 완전직장탈출증

### (1) 복부접근술

#### 1) 립스타인술식

미국에서 가장 보편적으로 사용되는 방법으로 립스타인(1963)에 의해 개발되었다. 립스타인은 직장의 부착이 이완되어 직장이 똑바로 서게 되면 배변 시 생기는 압력과 장관의 장축에 작용하는 힘이 합해져 직장에스결장 접합점에서 시작하는 장중첩증을 야기시키고 결국 항문을 통해서 돌출하게 되어 직장탈출증이 생긴다고 하였다. 골반저의 손상은 탈출증에 의한 2차적인 것이라고 생각하여 만약에 천골에 직장을 고정시켜서 직장의 후측 굴곡을

재건시킨 후 배변 시에도 고정이 되게끔 하면 장중첩증, 즉 직장탈출은 발생하지 않는다고 주장하였다. 따라서 이 술식에서는 복막낭을 제거하거나 골반저를 보완할 필요가 없으며 단지 직장을 천골에 단단히 고정시킬 수 있는 슬링만이 필요하게 된다. 처음에는 대퇴근막을 이용하였으나 다른 절개를 피하기 위해 테플론망사로 대체하였고 후에 말렉스망사나 고어텍스가 이용되기도 하였다.

수술방법은 미골 끝까지 직장을 가동화시켜 천골로부터 장을 떼어놓은 후, 약 5cm 넓이의 테플론 또는 말렉스망사를 복막 반전부의 위치에서 직장을 감싼 다음, 그 개방된 끝을 천골갑각에서 5cm 밑으로 천골전근막과 골막에 천골 혈관들을 주의하면서 중심선에서 1cm 부근에 단단하게 봉합한다. 그런 다음 망사의 반대쪽 1cm 지점에서 천골전근막에 봉합 고정한다. 직장을 최대한 위쪽으로 잡아당겨 고정하고 슬링이 위나 아래로 미끄러지지 않도록 슬링의 윗면과 아랫면을 직장에 비흡수성 봉합사로 봉합한다. 이 슬링은 장과 천골전근막 사이로 1~2수지 정도가 들어갈 정도로 느슨해야 하는데 너무 조이면 변비나

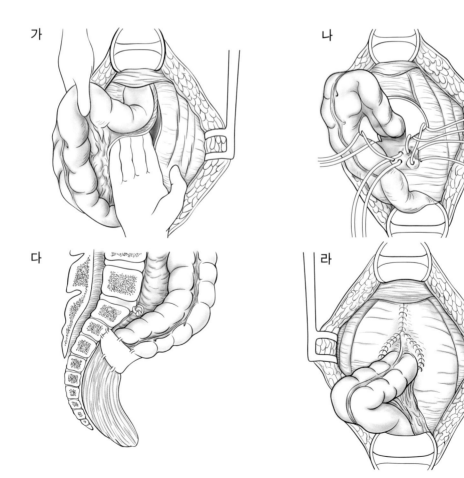

그림 12-6. 립스타인술식의 방법

분변 매복 등의 문제가 발생하게 된다. 만약 슬링에 의해서 직장의 각도가 뚜렷해지면 요천골 추간원판의 전면과 직장간막 사이를 끌어올리는 봉합을 추가할 수 있다. 그 후 복막의 결손부위를 봉합한다(그림 12-6).

립스타인은 289명의 환자 중 3%에서만 여분의 직장에 스결장의 절제가 요구되었으며 합병증은 거의 없었다고 보고하였다.

그러나 고든과 헥스터(1978)는 미국 대장항문외과협회 회원들을 통해 총 1,111명의 환자에 대한 자료를 분석조사한 결과, 재발률은 2.3%, 슬링과 직접적으로 관련이 있는 합병증은 16.5%, 점막탈출과 재발에 의한 재수술을 제외한 재수술률이 4.1%였다. 이런 재수술의 적응증으로는 분변매복, 소장폐쇄, 협착, 골반 농양, 직장미란, 출혈 등이었다. 가장 많았던 합병증은 분변매복으로 6.7%였는데 이는 반복적인 관장이 필요하거나 재수술이 필요했던 심한 경우만을 포함시킨 것이었다. 천골 전방 출혈은 2.6%였는데 이의 예방을 위해서는 직장의 가동화 시에 적절한 박리면을 찾아야 하고 전천골근막의 봉합 시 세심한 주의를 요하며, 출혈 시 재빨리 봉합한 후 압박지혈과 재봉합을 시도해야 한다고 하였다. 협착은 1.8%였으나 슬링의 제거나 장절제 등의 재수술을 요했던 경우만 포함되었다. 골반 농양(1.5%)으로 패혈증에 빠지는 경우도 있는데 이때는 빨리 슬링을 제거한 후 배농해주고, 심한 경우는 일시적인 인공결장조루술을 시행한다. 예방을 위해서는 직장의 전층을 봉합하지 않도록 주의해야 한다. 소장폐쇄(1.4%)는 슬링의 부착자리에 장이 유착을 일으켜서 발생되며 예방을 위해서는 골반저 복막을 재봉합하고 슬링을 복강 외에 위치시킨다. 장루(0.4%)는 봉합 시에 장이 뚫리거나 슬링에 의한 장의 미란 때문에 나타나는데, 이것은 대변이 슬링을 통과하면서 과다한 힘이 작용하여 직장이 허혈에 빠져서 나타나는 후기합병증이다. 이 수술에서의 재발률은 상당히 낮은 편이지만 래히 클리닉의 보고에 의하면 슬링과 관계된 합병증이 16.5%이고 비뇨기계 합병증, 폐 합병증, 창상 감염 등이 13%로 전체 합병증이 거의 30%에 이른다. 따라서 합병증을 줄이기 위하여 직장의 전면 1/3~1/4을 남기고 후면만 고정시키는 변형법이 웰스에 의해 고안되었다. 모건 등(1972)과 펜폴드 등(1972)이 폴리비닐 알코올(이발론) 스펀지를 이용하여 이 변형법을 사용하였고 립스타인 자신도 나중에는 고어텍스를 이용하여 이 변형법을 사용하였다.

### 2) 이발론 스펀지덮개 수술

이 술식은 웰스(1959)에 의해 처음 고안되었고 점점 보편화되어 영국에서는 직장탈출증 대부분의 경우에서 제일 먼저 선택되는 치료법이다.

수술방법은 우선 직장을 미골부위까지 충분히 박리하여 가동화시키는데 이 과정에서 혈종이 생겨 스펀지가 감염되는 경우가 있으므로 지혈을 세심하게 해야 한다. 그런 다음 장방형의 이발론 스펀지(8×20cm)를 2-0프롤린이나 2-0바이크릴 봉합사로 천골전근막에 봉합 고정한다. 그 후 가동화시킨 직장을 끌어올려 스펀지 위에 놓고 직장 전측 1/4은 장관의 협착을 막기 위해 덮지 않은 상태로 스펀지의 양끝을 직장벽에 견고하게 고정한다. 마지막으로 고정된 직장 위로 복막을 봉합한다(그림 12-7).

합병증으로는 직장의 전면부는 노출되므로 분변매복이나 협착은 생기지 않지만 그 외의 합병증은 립스타인술식과 비슷하다. 골반 농양이 주된 합병증인데 예방을 위하여 적절한 장세척과 항생제요법, 직장고정 시 장의 전층을 통과하지 않게 주의해야 한다. 수술 중 장관이 열리거나 상처를 입으면 이 수술방법은 피해야 한다. 골반염증이 발생하면 결국 스펀지는 제거해야 하며, 농양이 질이나 직장으로 나오면 초기치료로 이들 장기의 벽을 통해 스펀지의 제거를 시도하여 완전치유를 기대할 수도 있다. 모건 등(1972)은 2.6%의 골반 농양을 보고한 반면 쿠퍼와 골리거(1970)는 16%를 보고하였다.

완치율에 있어서 모건 등(1972)은 96%로 보고하였다. 점막탈출은 8.6%에서 발생했는데 그중 절반은 아몬드유 속에 5%의 페놀액의 점막하 주사로 호전되었으나 나머지는 수술이 필요하였다. 이들은 이 술식이 직장탈출증을 교정하는 아주 효과적인 방법이며 또한 환자의 50%에서 변실금이 호전되었다고 보고하였다.

이발론 스펀지는 쥐에서 육종을 발생시킨다는 보고가 있으나 사람에서는 악성종양이 생긴다는 증거는 아직 없다. 펜폴드와 홀리(1972)는 세인트마크 병원의 10년간의 경험을 토대로 재수술 소견의 관찰 결과 이발론은 직장과 천골 사이에서 경도의 섬유화만을 일으키며 따라서 작용기전은 직장 고정보다는 직장의 경화에 의한 장중첩 방지에 의한 것 같다고 보고하였다.

최근 직장후면고정술의 동일한 원칙 아래 다른 재료를 사용한 연구들이 보고되고 있는데 요시오카 등(1989)은 말렉스망사를 이용하여 재발률 1.5%, 점막탈출 7%를 보

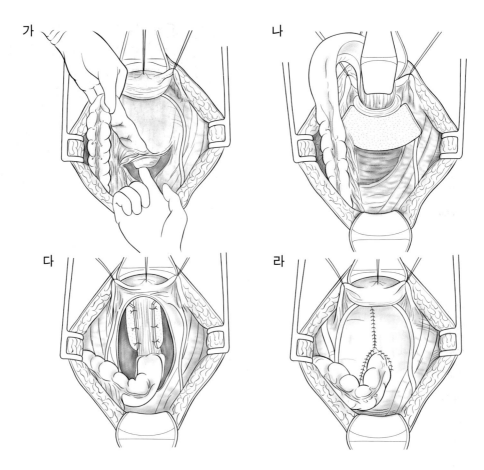

그림 12-7. 이발론 스펀지 고정술

고하였는데 변실금은 1/3에서 계속되었고 약 반수의 환자들이 수술 후 변비가 생겼다.

### 3) 복부직장고정술과 에스결장절제술의 병행술

프릭맨과 골드버그(1969)에 의해서 처음 제안된 것으로 직장탈출에 관여하는 비정상 요소를 제거하기 위한 방법들을 복합적으로 사용하는 술식이다.

방법은 복부 쪽을 통해 직장을 가동화하는데 이때 직장의 혈류공급을 보존하고 외측 경상부lateral stalks를 보존한다. 그 후 직장을 충분히 위로 끌어올리고 외측 경상부를 천골의 골막에 단단히 봉합 고정한다. 이때 장관이 협착되어 장폐쇄를 유발하지 않도록 주의해야 한다. 다음에 더글라스와를 폐쇄시키기 위하여 더글라스와의 여분의 복막은 잘라내고 직장의 앞쪽과 골반내근막을 봉합한다. 이때 항문거근이 직장전면에 붙게 하면 안 된다. 비장만곡부까지 충분히 좌측 결장을 가동화하고 남는 결장은 분절절제술을 한 후에 장력이 생기지 않게 단단문합술을 시행하고 재복강화한다(그림 12-8).

왓츠 등(1985)은 미네소타대학에서 프릭맨-골드버그술

식을 사용한 138명 중에 4%의 문합부 누출과 1.4%의 재발률을 보였고, 변실금은 한 명을 제외한 모두에서 개선되었고 변비는 56%에서 개선되었다고 보고하였다. 따라서 이 술식은 변비가 있는 젊은 환자에서 선택적으로 시행할 만한 술식이다.

이 술식에 있어서의 논쟁의 여지는 직장탈출을 치료하기 위하여 과연 결장의 절제가 꼭 필요한가라는 것이다. 이 술식에 찬성하는 학자들은 좌측 결장을 단축시킴으로써 횡격막결장인대에 의해서 지지받는 좌측 결장의 유동성이 거의 없어져서 관련된 원인인자의 종류나 다양성에 관계없이 재발을 영원히 방지할 수 있다고 주장한다. 즉 직장탈출증의 원인요소들 중 유일하게 확실한 교정이 가능한 것은 결장의 길이뿐이며 어떠한 자극이나 압력에 의해 수술로 고정된 직장의 기반이 파괴되고 더글라스와가 다시 깊어지게 되더라도, 절제를 한 곧고 짧은 좌측 결장의 모양에는 변화가 없으므로 직장은 내려앉을 수 없고 따라서 직장탈출은 재발될 수 없다는 주장이다.

투어카프 등(1970)은 메이오 클리닉에서 다양한 술식을

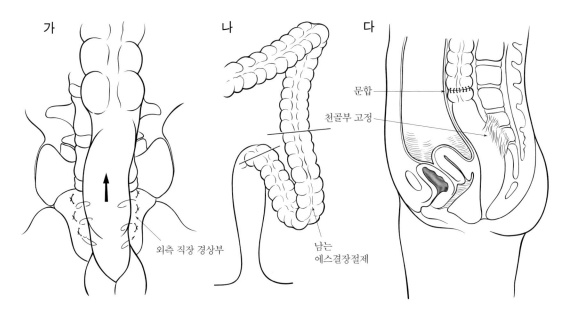

가

나

다

문합

천골부 고정

외측 직장 경상부

남는
에스결장절제

그림 12-8. 복부직장고정술과 에스결장절제술의 병행술

적용했던 124명의 예에서 재발률이 펨버튼 현수고정술에서 32.4%, 알트마이어 경회음 에스결장절제술에서 38.5%, 전방절제술에서 3.7%라고 보고하였다. 이들 결과를 토대로 그들은 모든 연령층의 위험도가 낮은 환자에서는 현수고정술식을 함께 하든 안하든 전방절제술을 권장하고 노령의 위험도가 높은 환자는 티르쉬 수술을 권장하였다. 중등도의 위험도인 환자들에서는 펨버튼술식을 시행하는 것이 좋다고 하였다.

또한 같은 병원의 1985년 보고에 의하면 1%의 사망률, 29%의 수술 유병률, 9%의 재발률을 보고하고 있으며 재발가능성은 시간이 지남에 따라 증가하며, 고위전방절제술이 저위전방절제술에 비해 더욱 안전하며 재발률은 증가하지 않는다고 하였다.

여분의 장을 절제하는 것에 대한 중요성은 증가하고 있으며 직장탈출의 재발을 방지하는 데 가치가 있을지도 모른다. 물론 이러한 적극적인 방법을 시행하는 데는 전반적인 신체조건이 합당해야 할 것이다.

### 4) 복부직장고정술

장을 절제하지 않고 메쉬 없이 직장을 봉합 고정하는 방법으로 비흡수성 봉합사를 이용하여 가동화한 직장을 천골전근막에 봉합하여 고정한다. 최근 직장탈출증에서 복강경 수술이 보편화되면서 복강경 복부직장고정술이 증가하고 있다. 로이그 등(1971)은 복부직장고정술을 시행한 140명의 환자를 15년간 추적하여 수술 후 2명이 사망하였으며 재발률은 3.6%이며 수술 후 상당수의 환자들에서 변실금이 호전되었다고 보고하였다. 하지만 두알드 등(2003)의 보고에 따르면 수술 후 52%에서 변비가 악화되고 배변 장애가 23%에서 61%로 증가되어 에스결장이 길거나 수술 전 변비가 심한 환자인 경우 에스결장 절제술을 병행하는 것이 합당하다.

### (2) 회음부접근술

#### 1) 티르쉬술식

티르쉬(1891)에 의해 처음 고안된 간단하고 보존적인 방법으로 강선(철사)으로 항문구를 둘러싸는 방법이다(그림 12-9).

이 수술의 장점으로는 수술에 의한 손상이 아주 적다는 것과 부분마취하에서 쉽게 할 수 있으며, 만약 수술 결과가 만족스럽지 못하면 강선을 쉽게 제거할 수 있을 뿐만 아니라 필요하면 두세 번 재삽입이 가능하다는 점이 있다. 또한 기계적으로 탈출을 지지하고 봉쇄해준다는 점, 항문주위조직을 자극하여 힘이 없는 괄약근을 보강해주어 섬유화가 일어나게 한다는 점 등이다. 하지만 단점으로는 단지 일시적 치료이기 때문에 직장탈출의 완전치유를 할 수 없으며 배변조절을 회복시킬 수 없고 재발률이 높다는 점이 있다. 골리거에 의하면 재발률이 56%이다.

합병증으로는 분변매복, 감염, 강선의 탈락, 강선의 절단, 점막탈출 등이다. 또한 강선에 의한 미란으로 생긴 직

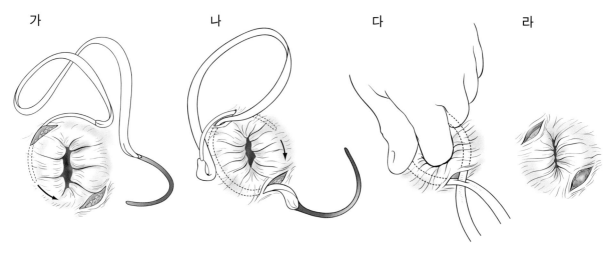

그림 12-9. 티르쉬술식

장-질루도 보고된 바 있다. 따라서 비자극성이고 현저한 조직 반응을 일으키지 않는 대체물질에 대한 많은 연구가 있었는데 대체물질로는 봉합사, 근육, 테플론, 나일론, 말렉스망사, 실리콘 고무, 실라스틱 슬링 등이 사용된다. 로마스와 쿠퍼맨(1972)은 폴리프로피렌 망사(말렉스)를 사

용하여 50명의 환자 중 47명의 환자에서 좋은 결과를 얻었다고 보고하였다.

방법은 잭나이프 자세로 항문주위에 국소마취를 한 후 항문관에서 2cm 떨어진 부위에 1cm 정도의 환상절개를 2.5cm 깊이로 좌측 후방과 우측 전방에 가한다. 이때 절

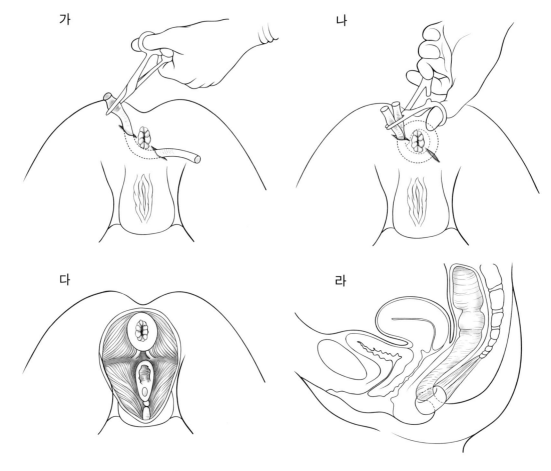

그림 12-10. 로마스와 쿠퍼맨(1972)의 변형 티르쉬술식

개는 가능하면 정중선을 피해야 하며 외괄약근의 바깥쪽으로 가해야 하고 직장벽이나 질후벽의 손상을 피하도록 주의해야 한다. 만곡된 지혈겸자를 좌우측 절개를 통해 외괄약근의 외측으로 하여 터널을 만들어 우측 전방으로 나오게 한 후 1cm 간격으로 매듭진 1.5×20cm 크기의 말렉스망사를 항문 반쪽에 윤상으로 넣고 다시 겸자를 이용하여 나머지 반쪽 윤상으로 꺼낸다. 집게손가락을 항문관 내로 넣고 그 위로 말렉스망사를 밀착시켜서 좁힌 다음 말렉스의 4~6개의 매듭으로 겹쳐진 망사를 고정시킨다. 남은 망사는 잘라내고 상처를 카나마이신용액을 사용하여 세척한 후 절개부위를 봉합한다(그림 12-10).

홉킨슨과 하드맨(1973)은 실리콘 고무를 사용하여 탄력성에 의해 수축과 팽창이 가능하게 하여 배변과 직장탈출을 조절할 수 있게 하였으며 절단, 단절, 분변매복 등의 합병증 없이 괄약근을 지지하는 데 좋은 효과가 있었다고 보고하였다.

### 2) 경회음 직장고정술

직장고정술은 대개 복부를 통해 접근하지만 고위험군에서는 바람직하지 않으므로 경회음 접근법으로 천골에 직장을 고정하는 방법을 쓰기도 한다. 직장간막은 전천골근막에 부착시키거나 테플론 등을 사이에 끼워 부착시킨다. 대개는 항문후방교정술과 병행하는데 결과는 적은 환자수와 병행한 술식들 때문에 논하기가 힘들다.

방법은 괄약근간을 통하여 직장을 후방가동화하여 골반저에 도달하는데 다비디안(1972)이 기술한 방법은 후방으로 미골 끝을 자른 후 경천골접근법으로 직장에 도달한다. 가동화한 직장을 천골에 고정한 후 직장 뒤의 이완된 치골직장근과 골반내근막을 봉합한다. 이 교정법은 골반저를 보강해줄 뿐 아니라 직장을 후측으로 수평위치가 되게 하는 이중효과가 있다. 필요하면 여분의 직장과 에스결장을 적당히 절제할 수 있다.

토머스(1975)는 이 방법으로 수술받은 44명의 환자 중에서 사망과 재발이 없었다고 보고하였다. 장절제는 44명 중 8명에서 시행하였는데 상처 감염이 20%에서 발생하였으며 문합부 누출과 장루가 각각 2명에서, 항문 협착이 1명에서 발생하였다. 이 술식은 심한 변실금을 동반한 고위험군의 환자에게 확실히 적용할 만한 술식으로 기술적인 어려움은 있으나 배변조절을 유지하거나 향상시키는 데 도움이 된다.

### 3) 경회음 직장에스결장절제술

미쿨리츠(1889)에 의해 처음 기술되었고 마일스(1933)에 의하여 적용되기 시작한 후 영국에서 오랫동안 선호되어왔던 수술법이다. 미국에서는 알트마이어(1971) 등에 의하여 이용되었다. 경복강절제술에 비해 문합부 누출의 위험은 훨씬 적기 때문에, 탈출된 장을 절제하고 깊은 복막낭을 폐쇄하며 골반저근육의 보강을 위하여 시행한다.

수술방법은 환자를 쇄석위로 눕히고 경도의 트렌델렌부르크 자세를 취하게 함으로써 치핵혈관의 확장을 최소한으로 감소시킨 후, 상하좌우 4방향에 견인을 위한 표시를 하고 치상선 상방 1.5cm정도(자동봉합기를 사용할 때는 2.5cm)의 직장에 전층으로 환형절개를 한다. 이 길이는 문합을 하기에 적절하고 또한 수술 후 직장탈출을 방지할 수 있는 길이이다. 그런 다음 탈출낭의 전벽을 노출, 개방시켜 여분의 복막반전부를 절제한다. 여분의 장의 장간막은 장이 더 이상 내려오지 않을 때까지 분할하여 잘라내고 결찰한다. 더글라스와는 2-0크로믹 장선으로 연속봉합하여 폐쇄시킨 후 직장전방의 당겨진 항문거근의 내측연을 서로 단속봉합하여 근접시켜 골반저의 결손을 회복시킨다. 후방절제 시 치골직장근의 슬링을 단속봉합해주기도 한다. 여분의 장을 절제하고 대장-항문문합을 한 후 외번된 문합부를 다시 내번시킨다(그림 12-11, 12-12).

포터(1962)는 세인트마크 병원에서 직장에스결장을 절제한 110명의 환자를 보고하였는데, 이들 중 상당수에서 치골직장근을 회음부에서 봉합하였으나 결과는 거의 차이가 없었고 재발률은 58%였다. 따라서 포터는 치골직장근의 접근봉합은 별로 중요하지 않다고 하였다. 알트마이어 등(1971)은 106명 중에서 3명만이 재발하는 놀라운 결과를 보고하였으나 이 결과는 다른 외과의들의 보고와는 다소 차이를 보인다. 김 등(1999)이 미네소타 그룹의 직장탈출증 환자 총 372명을 분석하여 19년간의 치료경험을 보고하였는데 경회음 직장에스결장절제술을 주로 하는 회음부술식과 복부접근법을 비교한 결과, 회음부접근법이 복부접근법에 비해 합병증이 적고 재원기간이 짧은 장점이 있지만 재발률이 높았다(16% 대 5%). 따라서 회음부술식은 고령의 고위험군 환자에게 권장될 만하다고 보고하였다.

합병증으로는 문합부 누출과 농양, 직장협착증 등이 있다. 문합부 누출은 상당히 드문데 주로 과도한 긴장이나 불충분한 혈액공급에 기인한다. 농양이나 출혈은 국소적

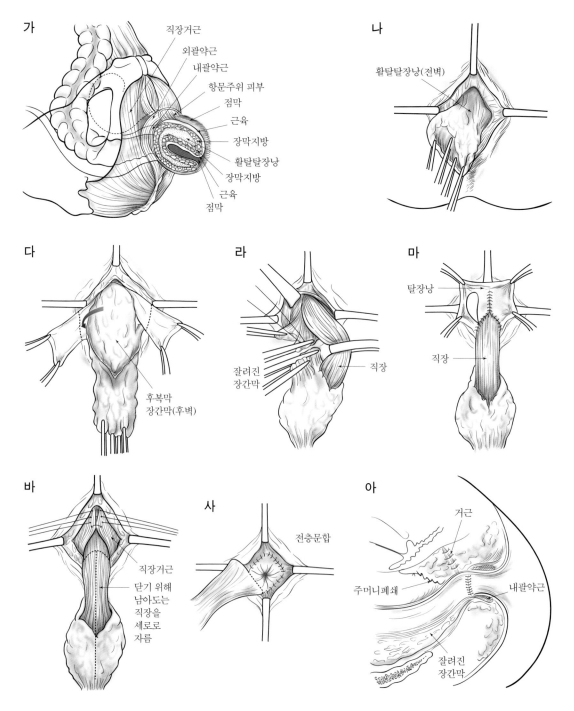

가　직장거근
외괄약근
내괄약근
항문주위 피부
점막
근육
장막지방
활탈탈장낭
장막지방
근육
점막

나　활탈탈장낭(전벽)

다　후복막
장간막(후벽)

라　잘려진
장간막
직장

마　탈장낭
직장

바　직장거근
닫기 위해
남아도는
직장을
세로로
자름

사　전층문합

아　거근
주머니폐쇄
내괄약근
잘려진
장간막

그림 12-11. 경회음 직장에스결장절제술

으로 배농이 가능하다. 경도의 문합부협착은 대개의 환자들에게 생기지만 심한 경우는 드물다. 그 외 복막낭의 개방 후 소장에 손상을 줄 수 있으며 박리 중 질후벽에 손상을 줄 수 있다. 변실금에 있어서는 복부 직장고정술에 비해 결과가 좋지 않은데 주로 저장소로서의 역할을 하는 직장이 없어지기 때문으로 생각된다.

이 술식의 결과가 만족스럽지 않아 프라사드 등(1986)은 경회음직장절제술, 후방직장고정술, 항문후방 직장거근복원술을 한 번에 하도록 고안하였다. 이 방법은 척추마취로도 가능하여 고위험군의 환자에게 적용이 가능하며 탈출증의 치료뿐만 아니라 변실금의 상당한 호전을 기대할 수 있다는 장점이 있다. 알려진 재발률은 5% 정도이다.

4) 델로르메술식

1900년 델로르메가 고안한 방법으로 탈출된 장의 점막을 벗겨내고 남은 근육층을 주름을 잡아 점막윤에 재문합하는 방법이다. 방법은 항문주변과 점막하층을 1 : 200,000

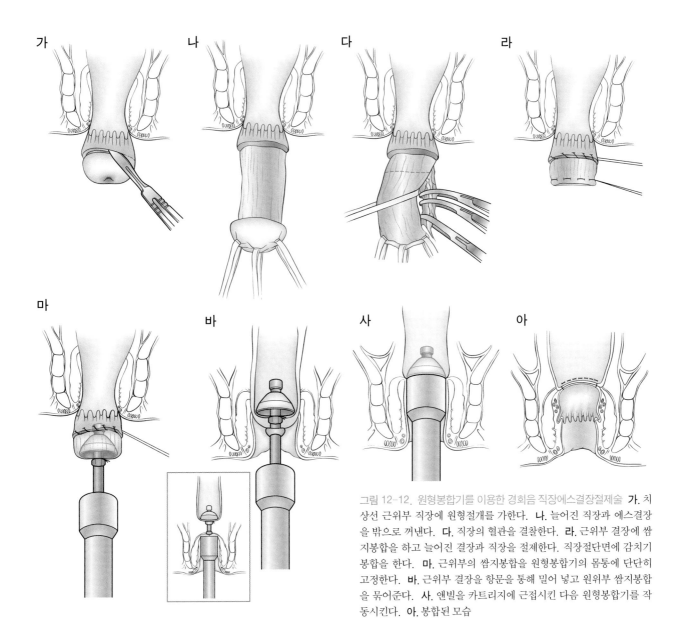

그림 12-12. 원형봉합기를 이용한 경회음 직장에스결장절제술 **가**. 치상선 근위부 직장에 원형절개를 가한다. **나**. 늘어진 직장과 에스결장을 밖으로 꺼낸다. **다**. 직장의 혈관을 결찰한다. **라**. 근위부 결장에 쌈지봉합을 하고 늘어진 결장과 직장을 절제한다. 직장절단면에 감치기봉합을 한다. **마**. 근위부의 쌈지봉합을 원형봉합기의 몸통에 단단히 고정한다. **바**. 근위부 결장을 항문을 통해 밀어 넣고 원위부 쌈지봉합을 묶어준다. **사**. 앤빌을 카트리지에 근접시킨 다음 원형봉합기를 작동시킨다. **아**. 봉합된 모습

에피네프린을 섞은 0.5% 리도카인으로 침윤시켜 출혈을 방지하고 박리에 도움을 주도록 한 후 치상선 상방 1cm에 원형절개하고 긴장이 생길 때까지 점막과 점막하층을 벗겨낸다. 대개 10~25cm, 때로는 그 이상이 벗겨진다. 박리된 근육층을 각 1/4에서 흡수성 봉합사로 봉합하여 종축으로 주름을 잡은 후 사이에 2~3개의 봉합을 추가하여 총 12개 정도의 종축방향의 주름봉합을 한다. 결찰 전에는 필히 완벽하게 지혈해야 한다. 벗겨낸 점막을 잘라낸 후 결찰하고 이후 점막끼리 문합한다(그림 12-13, 12-14). 탈출이 심하지 않을 때나 증상이 있는 잠복탈출증에서도 적용 가능한 술식으로 직장을 외부로 꺼낼 수 없을 때는 항문관 안쪽에서 시술을 시행하기도 한다.

국소마취하에서도 시행이 가능하고 장관을 절제하고

문합하거나 복부에 상처를 만들지 않아도 되는 상당히 간단하고 안전한 술식이다. 게다가 재발했을 경우에도 이 술식을 다시 시도할 수 있다는 장점이 있다. 보고자에 따라 차이가 있기는 하지만 직장의 감각이 호전되고 직장용적이 줄어들어 변실금이나 배변 장애가 호전된다는 보고도 있다. 하지만 근본 해부학적 원인을 교정하는 술식이 아니어서 복부접근법보다 확실히 재발률이 높으므로 고위험군의 고령의 환자에게 추천할 만한 술식이다. 합병증은 드물지만 문합부 파열에 의한 출혈이 가장 많고 패혈증, 괄약근 손상으로 인한 배변실금, 항문 협착 등이 있다.

### 5) 기타의 술식

일본 등에서는 항문을 통한 간트-미와 방법을 흔히 사용한다. 이 술식은 20~30개의 탈출된 직장점막의 봉합

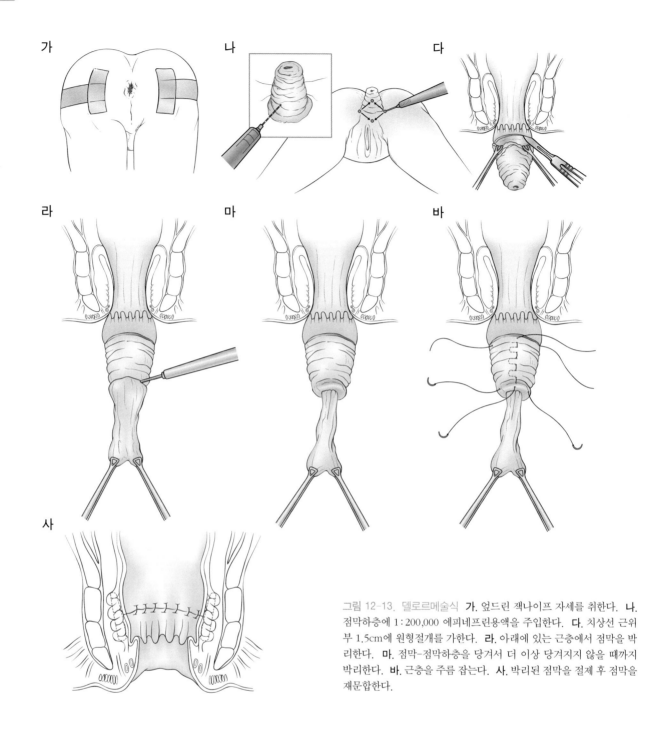

그림 12-13. 델로르메술식  **가.** 엎드린 잭나이프 자세를 취한다.  **나.** 점막하층에 1 : 200,000 에피네프린용액을 주입한다.  **다.** 치상선 근위부 1.5cm에 원형절개를 가한다.  **라.** 아래에 있는 근층에서 점막을 박리한다.  **마.** 점막−점막하층을 당겨서 더 이상 당겨지지 않을 때까지 박리한다.  **바.** 근층을 주름 잡는다.  **사.** 박리된 점막을 절제 후 점막을 재문합한다.

결찰에 의한 주름 형성으로 점막의 수축을 통해 탈출된 직장을 정복시키는 방법인데 재발률이 10% 정도로 보고되고 있다.

한편 다카노 등(1985)은 경항문적 직장봉축술을 시술한 결과 44명의 환자 중 6명에서만 재발하였다고 보고하였다. 이 술식은 직장탈출증의 근본적인 치료술식은 아니나 술식이 간편하고 합병증이 적어서 정신 질환자나 고령의 위험도가 높은 환자에게 적용될 수 있다. 방법은 잭나이프 자세에서 탈출점막을 최대한으로 끌어낸 다음, 탈출된 직장점막의 최상부에서 치상선까지의 수직절개를 5~6

군데 넣고 지혈을 충분히 한 후 절개선을 따라 연속 봉축봉합한다.

### (3) 복강경술식

실제로 모든 형태의 복부술식을 복강경으로 시행할 수 있다. 복강경술식의 장점은 기존의 개복 수술에 비해 수술 후 통증이 적고 장운동 회복이 빨라 재원기간이 짧고 수술 후 좋은 성적을 보인다는 것이다. 최근 망사를 이용한 직장고정술과 에스결장절제술을 동반한 봉합직장고정술을 복강경을 통해 시술하는 경우가 늘고 있다. 개복술

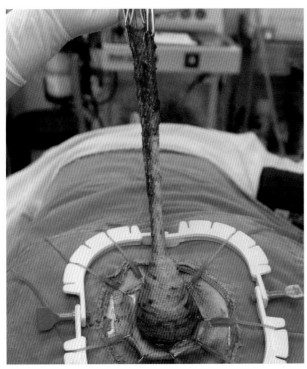

그림 12-14. 델로르메술식 점막-점막하층에 긴장이 걸릴 때까지 박리한다.

과 비등한 성공률과 합병증 이환율이 보고되고 있으며 빠른 회복과 짧은 입원 기간 등이 장점으로 대두되고 있다.

트로카는 배꼽, 좌상복부와 우상복부에 만들고 직장을 머리 쪽으로 끌어당겨야 할 경우에는 흉골하에 하나 더 만들 수도 있다. 환자를 가파른 트렌델렌부르크 자세로 하고 비스듬한 시야의 복강경을 사용하면 직장을 가동화시킬 때 용이하다. 표준화된 봉합직장고정술을 할 수도 있고 망사를 삽입할 수도 있다. 망사를 고정할 때는 베르만Berman의 못질 방법을 사용하면 많은 시간과 노력을 필요로 하는 복강경 봉합방법을 대신할 수 있다. 하지만 망사를 좀 더 확실하게 고정하기 위해서는 봉합방법을 써야 한다는 의견도 있다. 변비가 있는 비교적 젊은 환자군에서는 에스결장절제술을 동반한 봉합직장고정술을 시행하는 것이 효과적이다. 장절제를 해야 할 경우에는 망사를 사용하지 않는 것이 좋다. 외측 경상부를 절제하면 부교감신경의 탈신경으로 인해 변배출의 장애가 올 수 있어 외측 경상부를 보존하는 것이 필수적이다. 직장후면을 박리할 때에 아랫배신경에 손상을 주지 않도록 하는 것도 주의해야 할 점이다(자세한 수술방법은 제40장 '대장 질환에서의 최소침습 수술' 참고).

| 표 12-3 | 재발직장탈출증의 치료 | |
| --- | --- |
| 기존 수술 | 재발 시 수술 선택 |
| 경회음 직장에스결장절제술 | 경회음 직장에스결장절제술 |
| | 복부 직장고정술(대장절제 금지) |
| 복부 직장고정술 | 복부 직장고정술<br>(±에스결장절제술) |
| | 경회음 직장에스결장절제술 |
| 복부 직장고정술＋장절제 | 복부 직장고정술(±장절제술) |
| | 경회음 직장에스결장절제술<br>금지 |

### (4) 재발직장탈출증(표 12-3)

앞서 기술한 바와 같이 직장탈출증에 있어 수술 후 재발은 드물지 않다. 최근 절제와 직장고정술을 병행한 경우에 10% 이하의 재발률이 보고되고 있기는 하지만 완전 직장탈출증의 재발은 50% 이상에서 생길 수 있다. 일반적으로 회음부접근술이 복부접근술에 비해 재발이 높다.

수술방법을 선택할 때 남아 있는 대장의 잔류혈액 공급이 충분한지를 고려하는 것이 가장 중요하다. 이전 수술로 직장이나 에스결장을 절제하고 연결한 경우에는 다음 수술을 결정할 때 신중을 기해야 하며, 다시 대장을 절제하고 연결할 경우 두 연결 부위 사이에 허혈의 위험이 높아질 수 있음을 기억해야 한다.

재발한 경우에도 처음에 시행했던 술식을 다시 적용하여 성공적으로 치료했다는 보고들이 있다. 하지만 이런 보고들은 처음의 술식을 재발 후 2차술식으로 선택했던 근거를 정확하게 설명하지 못하고 있고 재발 시에 가장 적합한 술식에 대한 자료를 제시하지 못하였다. 젊은 환자에서는 복부접근법이 고령의 환자에서는 회음부술식이 적합하다는 것 외에는 재발 시에 수술법의 선택에 있어서 정확한 논리적 체계가 갖춰지지 않은 상태이다. 표는 기존의 보고들을 종합하여 재발직장탈출증의 수술법을 제시하였다. 하지만 실제 임상에서는 환자의 병력과 기존 수술법, 현재 직장탈출과 관련된 배변 장애 등을 고려해서 개별적으로 선택해야 할 것이다.

# X 처치

## 1. 수술 후 처치

수술 후 처치에서 가장 중요한 것은 수술방법이 어떻든 환자가 과도한 긴장 없이 규칙적으로 배변을 할 수 있어야 한다는 것이다. 보존적 요법만으로 직장탈출증을 치료하려는 것은 의미가 없으나 수술 후 젊은 환자에서 배변 시 항문에 무리한 힘을 주지 않도록 재교육하는 것은 직장주변의 섬유화가 일어나기 전에 반복된 배변긴장에 의한 초기재발을 막는 데 도움이 된다. 변비가 있는 경우 음식조절과 적당한 하제의 사용은 필요하며, 변실금이 있는 경우 골반저운동과 생체되먹임, 전기자극성 항문마개의 사용은 직장고정술 후 물리치료의 한 방편으로 의미가 있다.

## 2. 수술 후 잔존 변실금에 대한 처치

해부학적으로는 우수한 결과를 보임에도 불구하고 기존 수술방법의 최대의 약점은 수술 후 정상적인 항문직장기능의 회복에 한계가 있다는 것이다. 잔존 변실금의 빈도는 26~81%로 다양하나 대개 복부접근술에서는 40~60%, 회음부접근술에서는 80~90% 정도로 보고되고 있다. 또한 변실금의 분류가 상당히 어려우며 각각의 주관적인 해석방법 때문에 여러 보고들에 대한 정확한 객관적인 비교가 어려운 실정이다. 직장탈출과 변실금의 관계는 장기간의 직장탈출에 의한 괄약근의 기계적인 인장 손상에 의한 것인지 둘 다 신경-근 결핍에 의한 현상인지는 아직 확실하지 않다.

모건 등(1972)은 이발론 스펀지술식으로 수술받은 150명의 환자 중 일부에서 배변조절 과정을 관찰하였다. 이들은 변실금을 고형변과 설사의 조절되지 않는 배출로 정의하고 수술 전후 배변 시의 방사선영화촬영술로 수술 전 환자의 80.6%에서 변실금이 있음을 발견하였다. 거의 모든 환자가 배변 시 변의 절박감을 호소하였으며, 38.8%는 수술 후에도 변실금이 있었으며, 그들 중 7.5%는 변실금의 교정을 위해 다시 수술받았다. 수술 후 검사 결과, 천골만곡부에 직장이 잘 부착되었으며 직장 아래쪽의 항문거근의 위치도 좋아졌다. 하지만 근전도검사에서는 모든 환자에서 수술 전에 골반저 반사의 장애가 있었는데 수술 후에도 거의 대부분에서 골반근육기능의 회복을 볼 수 없었다. 따라서 모건 등은 직장탈출의 원인이 무엇이든 간에 이들 원인적 요소들에 의해 직장탈출 이전에 이미 골반저의 근육이 손상을 받으며, 이러한 결손은 천골만곡부에 직장을 고정한다고 해서 좋아지지는 않는다고 하였다. 이런 이유가 직장탈출의 교정만으로는 비정상적 배변습관과 배변조절의 기능적 문제가 완전히 해결되지 않는 점에 대한 설명이 될 수 있을 것이다.

대개 배변조절기능이 정상으로 돌아오는 데는 최소한 6~12개월이 걸리며 따라서 변실금의 교정을 위한 수술은 1년 후까지 기다려보아야 한다. 수술 후 배변조절의 회복에는 여러 가지 중요한 인자가 있는데 우선 환자에게 가장 적절한 완하제를 선택할 수 있어야 한다. 가장 유용한 것은 부피형성약제이다. 또한 수술로 탈출된 직장에 의한 지속적인 항문관의 확장을 제거하는 것이다.

립스타인 수술 전후의 항문압을 측정해보면 수술 후 평균 최대휴지기압이 증가함을 알 수 있는데 이것은 아마도 항문관의 폐쇄용적을 증가시키는 내괄약근기능의 개선을 의미할 수 있다. 그런데 장기간 탈출이 있던 환자는 탈출에 의한 기계적 확장 이전에 이미 내괄약근이 결손되었을 수 있고 따라서 수술 후 기능회복을 기대하기 어려울 수 있다.

팍스(1967)는 수술 후 변실금 환자에서 괄약근 사이의 면으로 접근하여 항문거근을 교정함으로써 해부학적인 보완을 시도하였다. 이 수술법은 항문관을 좁혀주고 항문직장각을 교정해주며 수술 후 적어도 18개월 동안은 유지된다. 이로 인해 흔히 가는 변을 배출하게 된다.

골리거는 91명의 환자에서 복부교정을 시행한 결과, 환자의 40%는 항문배변기능을 회복하는 데 실패하였지만 알트마이어의 환자 중 절반은 수술 후 6개월에서 1년 사이에 외괄약근의 기능을 되찾았다. 이들 환자들에서 수술 후 20~30일 동안은 배변실금이 있었으나 그 후부터 서서히 조절기능이 회복되었다. 펜폴드와 홀리(1972)는 환자 중 40%가 이발론 스펀지 수술 후 만족할 만한 배변조절기능을 되찾지 못했다고 서술하였다.

## XI 직장탈출증의 합병증

### 1. 감돈

아주 드물게 직장탈출증에서 감돈이 생길 수 있다. 정복이 안 되거나 장관의 생존능력이 의심되면 응급 직장에스결장절제술을 시행한다.

### 2. 궤양과 출혈

드물게 궤양에 의하여 심한 출혈이 있을 수 있다.

### 3. 직장탈출의 파열

상당히 드문 합병증으로 응급수술이 요구된다. 대개 복부접근술로 처리한다.

## XII 소아의 직장탈출증

어린이에서 직장탈출증은 생후 3년 내에 가장 흔하며 첫 1년에 가장 빈발한다. 그 이후부터는 점차 빈도가 떨어진다. 남녀 비는 같으며 대부분이 점막탈출증이다.

어린이에서 직장탈출증이 잘 생길 수 있다는 가설의 근거로는 어린이의 직장점막이 어른에 비해 더 과잉되어 있고 근육에 대한 부착도 약하며, 천골이 평평하여 천골만곡의 손실에 의하여 앉거나 서 있는 상태에서 직장과 항문관이 거의 수직으로 되며 골반내근막이나 항문거근의 지지력도 약하다는 것 등을 들 수 있다.

일반적으로 직장탈출증의 중요한 유발요인으로는 낭성섬유증 같은 만성 호흡기 질환이 있는 환아에서 18~28%가 발생한다고 보고되고 있다. 특히 설사와 하제의 과다 복용, 변비, 빈번한 기침과 같이 배변 시의 과도한 긴장을 초래하는 질환들과 아메바증, 편모충증, 기생충 질환같이 설사를 유발하는 질환을 앓는 영양실조 환아에서 잘 생긴다. 점액성 점착증도 직장탈출의 유발요인이 될 수 있다.

대개의 경우 부모가 아이의 배변 시 직장이 항문으로 탈출되는 것을 발견한다. 점액이나 혈액이 나오기도 하며 과도한 긴장에 의한 치열이 병발하기도 한다. 대개 탈출된 점막윤이 항문구에서 2~4cm정도 나오는 것을 관찰

할 수 있는데, 감별진단해야 할 질환들은 탈출된 직장용종이나 항문을 통해 탈출된 장중첩증, 치핵 등이다.

치료는 환아가 자라면서 직장주변의 지지력이 강화되므로 보존적 요법이 원칙이며 변비의 교정과 적당한 배변 습관으로 저절로 좋아질 수 있다. 뒤쪽에서 엉덩이를 반 창고로 붙여 탈출을 막는 방법도 사용하며 필요 이상으로 오래 앉혀 놓는 것은 바람직하지 않다. 이렇게 해서 치유가 되지 않는 환자는 주사경화요법으로 80~90%의 효과를 볼 수 있다. 대개 보존적 치료로 효과가 좋으므로 수술적 방법은 거의 필요 없는데 수술이 필요한 경우에는 장선을 사용한 한시적인 티르쉬 수술, 직장항문의 선상 전기소작법, 거즈나 젤폼의 전천골 충전술이 사용될 수 있다. 그 외에 탈출점막절제술, 경천골 직장고정술, 경미골 직장고정술, 치골직장근의 주름형성술, 경회음 직장에스결장절제술, 경회음 직장고정술 등이 좋은 결과를 보고한 술식들이다. 크고 쉽게 정복이 되지 않는 소아 직장탈출의 경우에는 응급으로 직장에스결장절제술을 시행하기도 한다.

## XIII 잠복탈출증(내탈출증)

직장탈출증의 시초 단계라고 생각되며 중첩된 직장이 항문관을 통해서 완전히 빠져나오지 않은 채 직장 팽대부에 머물러 있는 상태이다. 가장 흔한 증상은 불완전한 변 배출 또는 폐쇄의 느낌이며 두 번째 흔한 증상은 변실금이다. 그 외의 증상들로는 통증, 출혈, 점액배출, 소양증, 설사 등이 있다.

배변조영술은 내부 장중첩을 확인하는 가장 유용한 진단방법으로 직장 팽대부에 머물러 있는 중첩된 장을 볼수 있으며 에스결장경검사법으로 항문에서 8~10cm까지 직장전벽의 점막의 고립성 궤양이나 충혈, 부종이 관찰되기도 한다.

통증이나 장폐쇄로 수술을 하는 경우는 결과가 좋지 않으므로 변실금이 있는 환자에서만 수술을 시도함이 바람직하다. 수술방법은 립스타인술식이나 이발론 직장고정술, 델로르메술식이 좋은 결과들을 보고하고 있다.

최근 직장류와 직장중첩증이 동반되어 폐쇄성 배변장애증후군을 보이는 환자들에서 자동문합기 PPH®를 이용하여 중첩되는 직장과 직장류를 항문을 통해 절제하는 경

항문직장절제술(STARR)이 소개되어 시행되고 있다. 아직 장기간의 성적이 보고되지 않은 상태이지만 상당히 좋은 단기 성적들이 보고되어 있어 직장류와 직장중첩증으로 인한 배변 장애치료의 한 가지 방법으로 고려할 만하다.

## XIV 고립성 직장궤양증후군

고립성 직장궤양증후군은 직장탈출증에 자주 동반되는 드문 질환이다. 환자들은 직장출혈, 점액 분비 증가, 항문직장통, 배변 장애 등을 호소한다. 궤양은 주로 하나이지만 여러 개가 나타나는 경우도 있고 때로는 궤양이 없이 용종 모양으로 나타날 때도 있다. 궤양은 주로 직장항문륜 상방의 직장 전벽에 나타나고 드물게 치상선과 항문연 상방 15cm 사이에 나타나는 경우도 있다. 궤양은 얕고 주변부에 충혈을 동반한 구멍모양의 회백색 기저부로 관찰된다(그림 12-15).

병리조직학적으로는 심재성 낭포성 대장염으로 불리는데 점막하 낭종이 점막근층하에서 관찰되거나 고유근층이 섬유근의 증식으로 폐쇄되고 점막근층이 두드러져 있다. 직장의 선암, 자궁내막증, 용종, 염증성 육아종, 감염성 질환, 약제 유발성 대장염 등과의 감별진단이 중요하다. 원인은 확실치 않으나 만성 염증이나 외상으로 설명될 수 있다. 염증성 대장 질환이나 허혈성 대장염을 앓고 난 후, 직장탈출이나 내직장탈출과 관련된 외상이나 수지로 직접 외상을 주는 경우, 단단한 변을 배출하기 위해 과도하게 힘을 주는 경우 등이다. 최근 고립성 직장궤양과 심재성 낭포성 대장염 등을 포괄하여 점막탈출증후군으로 부르자는 의견도 있다.

내시경검사상 발적, 부종, 용종양 병변, 접촉성 자극궤양 등이 관찰되면 조직검사를 통해 진단한다. 조직검사를 깊고 충분히 하여야 정확한 진단이 가능하다.

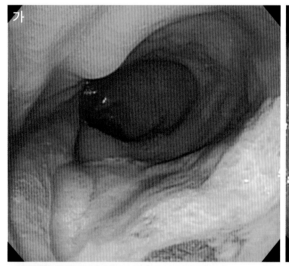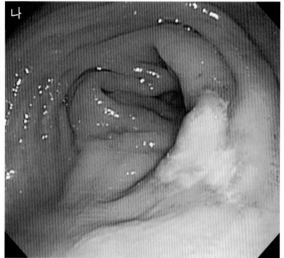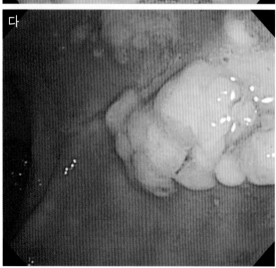

그림 12-15 고립성 직장궤양 가. 궤양형 나. 궤양형 다. 융기형

전층의 직장탈출증이 있는 경우 이를 교정해주어야 하며 이 경우 78%에서 염증이 소실된다. 그 외의 경우는 배변 장애를 교정해주는 보존적인 치료를 하게 되는데 고섬유질 식이를 교육하고 배변 시 무리한 힘을 주지 않도록 하며 치골직장근 이완부전이나 기타 골반저기능 이상이 있을 때는 바이오피드백 치료를 시행한다. 보존적인 치료로 호전되지 않을 경우 경항문절제나 결장항문 경항문건인술식으로 절제한다.

## 참고문헌

신종근, 곽창신, 박정수, 최성일, 이재범, 박현주 등. 폐쇄성 배변장애증후군에서 자동문합기 PPH®를 이용한 경항문 직장절제술(STARR)의 초기 성적. 대한대장항문학회지 2007;23:1-9.

정두선, 황일우, 전수한. 한국인의 직장탈출증. 대한대장항문병학회지 1992;8:9-14.

高野正博. 直腸脫に 對する 經肛門的 直腸縮術. 大腸肛門誌 1985;38:253.

Allen-Mersh TG, Turner MJ, Mann CV. Effect of abdominal Ivalon rectopexy on bowel habit and rectal wall. Dis Colon Rectum 1990;33:550-553.

Altemeier WA, Culbertson WR, Schowengerdt C and Hunt J. Nineteen years' experience with the one stage perineal repair of rectal prolapsed. Am Surg 1971;173:993-1006.

Beahrs OH, Theuerkauf FJ, Hill JR. Procidentia: Surgical treatment. Dis Colon Rectum 1972;15:337-346.

Broden B and Snellman B. Procidentis of the rectum studied with cineradiography: a contribution to the discussion of causative mechanism. Dis Colon Rectum 1968;11:330-347.

Corman ML. Rectal prolapsed. Surg Clin North Am 1988;68:1255-1265.

Davidian VA Jr and Thomas CG Jr. Trans-sacral repair of rectal prolapse. Efficacy of treatment in thirty consecutive patients. Am J Surg 1972;123:231-235.

Douard R, Frileux P, Brunel M, Attal E, Tiret E, Parc R. Functional results after Orr-Loygue transabdominal rectopexy for complete rectal prolapse. Dis Colon Rectum 2003;46(8):1089-1096.

Frykman HM and Goldberg SM. The surgical treatment of rectal procidentia. Surg Gynec Obstet 1969;129:1225-1230.

Goldberg SM and Gordon PH. Treatment of rectal prolapsed. Clin Gastroenterol 1975;4:489-504.

Goldberg SM, Gordon PH, Nivatvongs S. Essentials of Anorectal Surgery. Philadelphia: JB Lippincott, 1980, p.248.

Gordon PH and Hoexter B. Complications of Ripstein procedure. Dis Colon Rectum 1978;21:277-280.

Hopkinson BR, Hardman J. Silicone rubber perianal suture for rectal prolapsed. Pro R Soc Med 1973;66:1095-1098.

Hughes ES, Gleadell LW. Abdominoperineal repair of complete prolapse of the rectum. Proc R Soc Med 1962;55:1077-1080.

Jurgeleit HC, Corman ML, Coller JA and Veidenheimer MC. Procidentia of the rectum; Teflon sling repair of rectal prolapse, Lahay clinic experience. Dis Colon Rectum 1975;6:464-467.

Kim DS, Tsang CB, Wong WD, Lowry AC, Goldberg SM, Madoff RD. Complete rectal prolapse. Evolution of management and results. Dis Colon Rectum 1999;42:460-469.

Kupfer CA and Goligher JC. One hundred consecutive cases of complete prolapse of the rectum treated by operation. Br J surg 1970;57:482-487.

Lomas MI and Cooperman H. correction of rectal procidentia by use of Polypropylene mesh(Marlex). Dis Colon Rectum 1972;15:416-419.

Loygue J, Huguier M, Malafosse M and Biotois H. Complete prolapse of the rectum: a report on 140cases treated by rectopexy, by an extended abdominal rectopexy. Br J Surg 1971;58:847-848.

Mann CV, Hoffman C. Complete rectal prolapse: The anatomical and functional results of treatment by an extended abdominal rectopexy. Br J Surg 1988;75:34-37.

Morgan CN, Porter NH and Klugman DJ. Ivalon(polyvinyl alcohol) sponge in the repair of complete rectal prolapsed. Br J Surg 1972;59:841-846.

Parks AG, Porter NH, Hardcastle JD. The syndrome of the descending perineum. Proc R Soc Med 1966;59:477-482.

Parks AG. Post-anal perineorrhaphy for rectal prolapse, Proc R. Soc Med 1967;60:920-921.

Penfold JC and Hawley PR. Experiences of Ivalon-sponge implant for complete rectal prolapse at St. Mark's Hospital, 1960-1970. Br J Surg 1972;59:846-848.

Plusa SM, Chariq JA, Balaji V, Watts A, Thompson MR. Physiological changes after Delorme's procedure for full-thickness rectal prolapse. Br J Surg 1995;82(11):1475-1478.

Prasad ML, Pearl RK, Abcarian H, Orsay CP, Nelson RL. Perineal proctectomy, posterior rectopexy, and postanal levator repair for the treatment of rectal prolapse. Dis Colon Rectum 1986;29;547-552.

Ripstein CB. Definitive corrective surgery. Dis Colon Rectum 1972:15:334-346.

Romero-Torres R. Sacrofixation with Marlex in total prolapse of the rectum. Am J Surg 1972;124:381-383.

Schlinkert RT, Beart RW, Wolff BG, Pemberton JH. Anterior resection for complete rectal prolapse. Dis Colon Rectum 1985;28:409-412.

Senagore AJ. Management of rectal prolapse: The role of laparoscopic approaches. Semin Laparosc Surg 2003;10:197-202

Theuerkauf FJ Jr., Beahrs OH and Hill JR. Rectal prolapse: causation and surgical treatment. Ann Surg 1970;171(6):819-835.

Thiersch K. Quoted by Carrasco(1934). 1891.

Thomas CG Jr. Procidentia of rectum: transsacral repair. Dis Colon Rectum 1975;18(6):473-477.

Vasilevsky CA, Goldberg SM. The use of the intraluminal

stapling device in perineal rectosigmoidectomy for rectal prolapse. In Ravitch MM, Steichen FM, eds. Principles and Practice of Surgical Stapling. Chicago: Year Book, 1987, pp.480-486.

Watts JD, Rothenberger DA, Buls JG, Goldberg SM, Nivatvongs S. The management of procidentia: 30years' experience. Dis Colon Rectum 1985;28:96-102.

Wolff BG, Fleshman JW, Beck DE, Pemberton JH, Wexner SD, editors. The ASCRS Textbook of Colon and Rectal Surgery. New York: Springer Science+Business Media, LLC, 2007, pp.665-677

Yoshioka K, Heyen F, Keighley MR. Functional results after abdominal rectopexy for rectal prolapse. Dis Colon Rectum 1989;32:835-838.

# 직장항문부위의 선천성 기형

서정민

## Ⅰ  직장항문 기형의 역사

신생아의 직장항문 기형은 매우 다양한 형태를 취한다. 직장과 항문이 정상적 해부학적 구조를 갖추었으나 마지막 항문 입구가 만들어지지 않은 경우부터 직장이 골반저 부근*pelvic floor muscle*을 관통하지 못하고 복강 내에서 방광과 연결된 경우까지 있다. 치료에서도 항문 입구가 회음부에 있는 경우나 입구만 작은 경우는 항문 입구를 만들어주는 간단한 수술로 해결할 수 있고 수술 후 배변기능도 매우 좋다. 그러나 남자아이에서 직장이 요도나 방광과 연결된 경우 또는 여자아이에서 직장이 질 또는 전정부와 연결된 경우는 수술방법도 다양하고 복잡하며 배변기능의 회복이 어려워 배변 훈련을 요하는 경우도 있으며 장기적 외래 관찰이 요구된다.

치료의 역사를 살펴보면 1953년 이후에야 스티븐슨에 의해 치골직장근의 중요성이 강조되었으며, 경천추회음부 교정법이 소개되어 유럽에서 널리 쓰였다. 1966년 독일의 레바인은 골반 내의 해부학적 상태를 크게 손상시키지 않는 방법으로 직장맹관의 점막을 제거하고 이를 통해 새로운 직장을 통과시키는 방식을 고안했다. 한편 미국에서는 1966년 키스웨터에 의해 복합한 경 복부–천추–회음부 교정법이 소개되기도 했으나, 소아외과 의사들에게 널리 받아들여지지는 못하였다. 1981년 페니아는 직장항문 후방정중선을 가르고, 즉 골반내 근육층을 후방에서 가르고 들어가서 모든 구조를 눈으로 직접 보며 수술하고, 늘어난 직장을 줄여서 제 위치에 놓는 교정술을 발표하였다. 이후 이 수술이 소아외과 의사가 가장 선호하는 치료방법이 되었고, 치료 후 배변기능의 성적도 월등히 개선되었다. 21세기에 들어서 조지슨이 복강경을 이용하여 복강 내에서 직장요도 누공을 처리하고 직장을 괄약근의 중앙에 위치시키는 수술방법을 발표하였다. 복강경을 이용한 수술은 괄약근을 손상시키지 않는다는 점에서 소아외과 의사에게 호응을 얻고 있으나 장기성적은 아직 나오지 않은 상태이다. 아직도 완벽한 수술방법은 개발 중이며, 수술 후에도 환자의 배변기능의 회복을 위해 배변훈련 등을 통한 장기적 외래 관찰이 요구된다.

## Ⅱ  기형의 분류와 빈도

1984년 미국 위스콘신 주의 윙스프레드에 모여 직장항문 기형의 국제적 분류표인 윙스프레드 분류법*Wingspread classification*을 만들었다. 이 분류는 해부학적 구조와 방사선검사에 근거한 분류로 우선 여자와 남자로 분류하고 각각을 고위형, 중간형, 저위형으로 분류하였다. 이에 대해 1995년 페니아는 누공의 위치가 수술 시 중요하므로 누공의 위치에 따라 분류할 것을 제안하였고 이어 2005년 독일의 크리켄베크*Krickenbeck*에 모여 새 분류를 만들었

| 표 13-1 | 크리켄베크 국제 분류 진단의 기준 |
| --- | --- |
| 주요 임상 집단 | 희귀/구역 변이 |
| 회음부(피부) 누공 | 대장낭 |
| 직장요도 누공 | 직장 무형성증/협착 |
| 전립선 | 직장질 누공 |
| 팽대부 | H 누공 |
| 직장방광 누공 | 기타 |
| 전정부 누공 | |
| 배설강 | |
| 누공 없음 | |
| 항문 협착 | |

다(표 13-1). 새 분류의 특징은 H형 누공을 인정했다는 것이다. 위의 윙스프레드와 크리켄베크 분류를 비교하면 회음부 누공과 전정부 누공은 저위형으로 볼 수 있고, 팽대부 누공, 누공이 없는 경우, 질 누공은 중간형, 전립선과 방광경부 누공은 고위형으로 볼 수 있다. 그러나 여자아이의 전정부 누공인 경우 직장의 위치에 따라 중간형도 될 수 있다. 수술 시 직장과 치골직장근의 위치 문제보다 '누공이 존재하는가?', '있으면 어디와 연결되며 위치는 어디인가?' 같은 문제가 더 중요하다. 따라서 크리켄베크 분류를 따르는 것이 더 실질적이고 수술에 도움이 된다.

쇄항은 신생아 4,000~5,000명당 1명꼴로 발생한다. 여아보다는 남자아이에서 조금 더 흔한 편이다. 남자아이에서 가장 흔한 형태는 직장-요도 누공이 동반된 쇄항이며, 여아에서는 직장-질 전정부 누공이 가장 흔한 형태이다. 누공이 동반되지 않은 쇄항은 비교적 드문 형태로, 전체 항문직장 기형의 5% 정도만을 차지하고 있다. 한때는 대부분의 총배설강 기형과 직장-질 전정부 누공이 직장-질 누공의 형태로 오인되어 오히려 총배설강 기형이 드문 형태로 인식된 적이 있었다. 그러나 여아에서 총배설강 기형은 직장-질 전정부 누공과 회음부 누공 다음으로 흔한 형태이며, 현재는 직장-질 누공은 거의 존재하지 않는다고 봐도 무방한 형태로 인식되고 있다. 남자아이에서 직장-방광경부 누공은 진정한 치골직장근 상방 기형의 형태이며 예후가 무척 불량하지만 다행스럽게도 남자 환아의 약 10%에서만 발생한다. 이 기형은 남자아이 쇄항에서 유일하게 복부접근(개복이든 복강경이든)이 필요한 형태인데 이는 후방정중접근만으로는 직장에 도달할 수 없기 때문이다.

지금부터는 표 13-1의 분류에 따라 각 특징을 기술하겠다.

## 1. 회음부 누공

남자아이에서 직장회음부 누공*perineal (cutaneous) fistula*은 전통적으로 저위형 기형으로 알려져온 형태이다. 직장은 괄약근 내에 위치하며, 직장의 최하단부 일부만이 괄약근보다 앞쪽에 비정상적으로 위치해 있는 형태로 볼 수 있다(그림 13-1가, 13-2가). 때로 누공은 회음부에 개구하지 않고, 피하층에서 정중선을 따라가다가 어느 한 부위에서—심지어는 음낭 내지는 음경의 저부에서—개구하기도 한다(그림 13-2나, 다). 진단은 시진만으로 충분하며 더 이

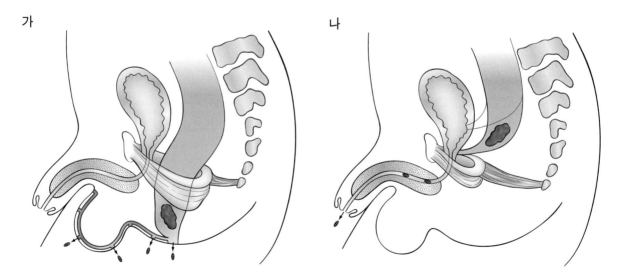

그림 13-1. 남자아이의 직장항문 기형 모식도 **가.** 회음부 누공 **나.** 직장요도 누공

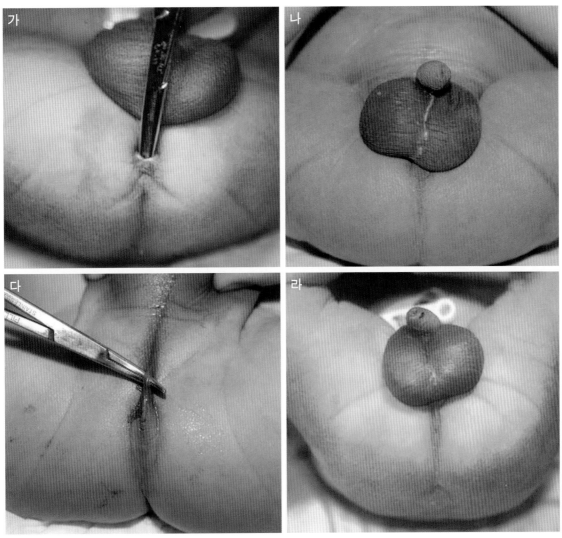

그림 13-2. 남자아이의 직장항문 기형 **가.** 정상 항문 앞쪽으로 열린 회음부 누공 **나.** 피하조직을 따라 음낭의 정중선을 타고 자리한 회음부 누공 **다.** 항문피부가 가린 회음부 누공 **라.** 직장요도 누공으로 소변 시 나온 태변이 음경 끝에 묻어 있다.

상의 진단적 검사는 필요하지 않다. '덮인 항문', '항문막', '전방항문 위치 이상', '양동이-손잡이 기형' 등의 용어는 서로 다른 외형에 대한 기술이지만 근본적으로는 같은 회음부 누공이다.

여자아이에서 이 형태의 누공은 대음순과 항문 사이에 누공이 위치한다. 항문의 형태를 이루지 못하고 누공의 형태만 있을 경우 진단이 쉽고 항문괄약근 내에 위치한다. 항문형태를 이루고 정상 항문 위치보다 앞쪽에 있는 것처럼 보일 경우도 있다.

## 2. 직장요도 누공

직장요도 누공은 남자아이에서 가장 흔한 형태이며 여자아이에서는 없다(그림 13-1나). 누공은 전립선요도에서 팽대부요도에 위치한다. 출생 시 항문을 발견할 수 없으며 배뇨 시 태변이 묻어나오는 경우도 있다(그림 13-2라). 누공의 직상방으로 요도와 직장은 공통벽을 공유하는데 이는 향후 수술 시 중요한 의미를 지닌다. 직장은 대개 늘어나 있으며 가측과 후측면은 항문거근에 둘러싸여 있다. 직장과 회음부 사이에, 근육복합체라 불리는 수의근 일부가 존재한다. 이 근육층의 수축이 항문부 피부를 끌어당기는 구실을 한다. 피부층에서 방정중섬유*parasagittal fiber*라 불리는 일단의 수의근이 정중선 양측에 존재한다. 팽대부요도 누공 환아들에서는 대개 괄약근과 천골의 발달이 양호하고 정중선이 명확하며, 항문오목*anal dimple*이 명확한 것을 볼 수 있다. 반면 상부요도 누공(전립선요도 누공) 환아에서는 괄약근의 발달이 미약하고, 천골 형성부전, 평평한 회음부, 항문오목이 미약한 소견을 볼 수 있다.

## 3. 직장방광 누공

직장방광 누공은 남자아이에서만 존재하며 직장은 방광 경부로 개구한다. 항문거근, 근육복합체, 외괄약근의 발달이 매우 미약하므로 예후가 불량하다. 천골은 대개 기형적 형태를 보이며, 전반적으로 골반강 전체가 덜 발달된 양상이다. 남자아이 기형의 약 10%가 여기에 해당한다.

## 4. 직장 질전정부 누공

직장 질전정부 누공은 여아에서 가장 흔한 형태의 기형이며, 종종 직장질 누공으로 오인될 수 있으므로 주의를 요한다(그림 13-3가, 13-4나). 진단을 위해 환아 회음부를 정밀하게 관찰해야 하며, 요도, 질 입구와 함께 전정부에 또 다른 개구부를 관찰할 수 있는데 이가 질전정부 누공에 해당한다. 치료는 요즘에는 신생아기에 결장루 없이 1

단계로 교정 수술을 해주며, 예후는 매우 양호한 편이다.

## 5. 총배설강 기형

총배설강 기형은 여아 직장항문 기형의 가장 심한 형태이다. 총배설강이란 직장, 질, 요도가 만나서 이루는 하나의 공통 출구를 가리킨다. 진단은 회음부 시진으로 충분한데, 회음부에 단 하나의 개구부만 존재할 경우 진단할 수 있다(그림 13-4다). 총배설강의 길이는 다양하여 1~7cm에 이르는데, 이 길이는 이후 치료와 예후에 중요한 의미를 지닌다. 총배설강 길이가 3cm 이상일 경우 보통 다른 복합기형이 동반되어 있는데, 일례로 질의 유동화가 매우 어려워 교정 수술 시 직장 등을 이용해 질 대체술까지 해줘야 하는 경우도 있다. 반면 총배설강의 길이가 3cm보다 짧을 경우, 대개 후방정중절개 접근만으로 교정 수술이 가능한 경우가 많다. 때때로 질이 매우 늘어나 있으며 그 안에 분비물이 가득 찬 수질증을 보이는 경우가

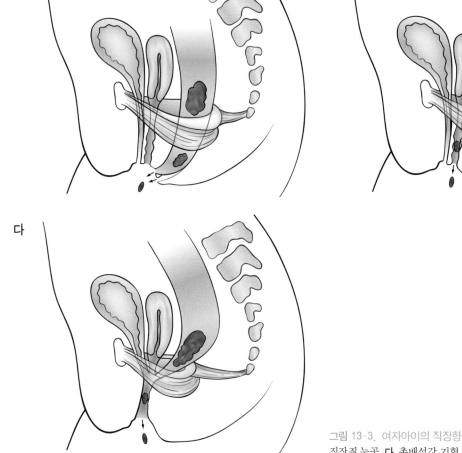

그림 13-3. 여자아이의 직장항문 기형 모식도 **가**. 질전정부 누공 **나**. 직장질 누공 **다**. 총배설강 기형

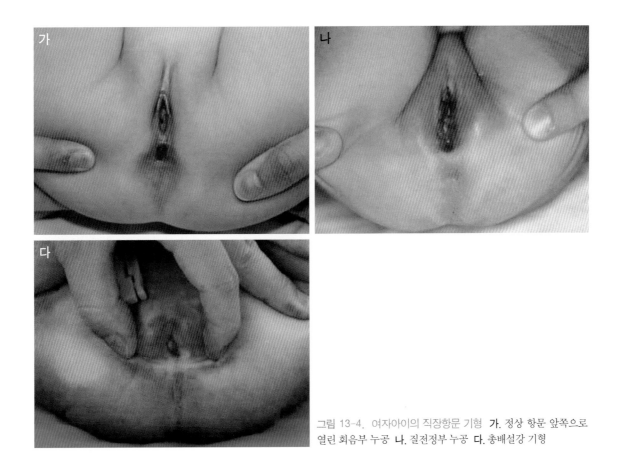

그림 13-4. 여자아이의 직장항문 기형 **가.** 정상 항문 앞쪽으로 열린 회음부 누공 **나.** 질전정부 누공 **다.** 총배설강 기형

있다. 이 늘어난 질이 방광과 요관을 압박하여 거대 요관증이 동반되는 경우도 있으며, 감염이 있을 경우 질축농이 초래되며, 천공되어 복막염을 야기시키기도 한다. 또한 총배설강 기형에서는 질과 자궁에 다양한 형태의 격막이 존재하는 것이 종종 관찰되며, 이럴 경우 직장은 보통 2개의 질 사이에 개구하게 된다. 총배설강 길이가 3cm보다 짧은 경우는 대개 천골은 잘 발달되어 있으며, 회음부는 육안상 정상 형태를 갖추고 있고 괄약근과 주변 신경이 비교적 잘 발달되어 있어 수술 후 양호한 예후를 기대할 수 있다.

## 6. H형 누공

H형 누공H fistula은 여아에서 질과 항문은 정상적으로 위치하고 질 전정부와 항문 사이에 누공이 발생한 형태로 정상 항문으로 배변을 하면 항문과 질전정부로 동시에 변이 나온다. 부모가 기저귀를 갈면서 질에서 변이 나온다고 호소하지만 자세히 살펴보면 질의 전정부에 누공이 있다. 2005년 새로운 분류법에 첨가되었다.

## III 진단과 치료

직장항문 기형을 갖고 태어난 신생아에서 남자아이(그림 13-5)와 여자아이(그림 13-6)를 분류하여 살펴보자. 먼저 남자아이의 경우, 치료방법 결정에 가장 중요한 것은 회음부에 직장 누공이 존재하는가이다. 회음부 관찰에서 누공이 보이고 태변이 관찰되면 쉽게 회음부 누공으로 진단할 수 있다. 누공이 보이지 않을 경우 음낭과 음경을 세밀히 관찰하여 정중선의 피하조직에 회색 내지는 검정색 터널이 존재하는가를 관찰해, 존재하면 회음부 누공이 있음을 시사한다. 이런 단서가 보이지 않으면 직장요도 누공을 의심할 수 있으나 생후 24시간 이내에 진단을 보류하고 흔히 동반될 수 있는 기형에 대한 기본검사를 시행한다. 척추의 기형을 보기 위한 단순방사선촬영과 계류척수를 진단하기 위한 척추초음파, 수신증을 진단하기 위한 복부초음파, 심장 기형을 진단하기 위한 심장초음파, 소변검사 등을 시행한다. 생후 24시간이 되었을 때 아이를 복와위로 눕히고 항문을 높여 15분 정도 기다려 직장에 가스가 찬 후 골반 측면 단순방사선사진을 촬영한다. 이

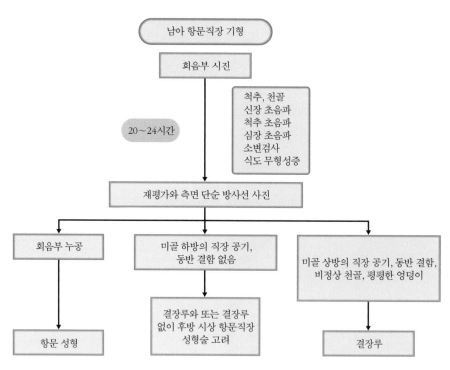

그림 13-5. 직장항문 기형을 가진 남자 신생아의 치료

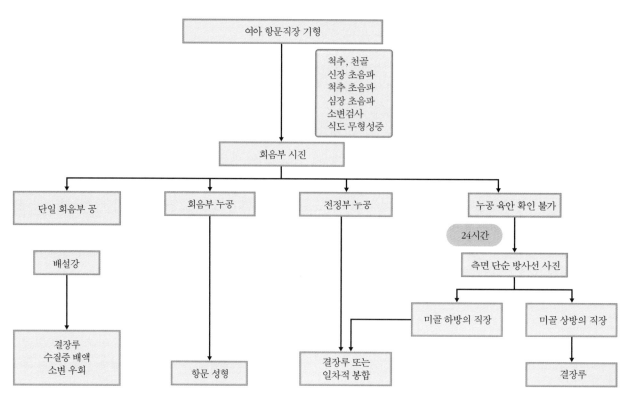

그림 13-6. 직장항문 기형을 가진 여자 신생아의 치료

사진에서 직장맹관의 말단부위 위치를 짐작할 수 있다. 회음부 누공인 경우 환자가 안정되면 바로 항문을 만들어 준다. 24시간 사진에서 직장의 말단부위가 미골의 원위 부, 즉 항문에 가까이 위치하면 경험이 많은 소아외과 의사 중에는 바로 항문성형술을 하는 경우도 있으나 회음부 에서 태변이 배출되는 회음부 항문 누공이 확실히 발견되

지 않으면 에스결장조루술을 시행하고 한 달 이후에 항문 성형 수술을 해주는 것이 안전하다. 소변에 태변이 섞여 나오거나 회음부 누공이 발견되지 않고 24시간 사진에서 직장맹관이 미골보다 위쪽에 있으면 직장요도 누공을 의 심한다. 직장요도 누공이 의심되면 먼저 에스결장조루술 을 시행하고 한 달 이후에 항문성형 수술을 한다. 직장방 광 누공이 있을 경우 단순방사선촬영에서 방광에 가스를 볼 수 있는 경우도 있다. 이 경우에도 먼저 에스결장조루 술을 시행한다. 직장요도 누공과 직장방광 누공이 의심되 어 에스결장조루술을 시행한 아이에서 항문성형 수술을 하기 전에 배뇨방광요도조영술*voiding cystourethrography; VCUG*과 에스결장루의 원위부 조영술을 시행하여 정확 한 누공의 위치를 파악하고 방광요도 역류 유무를 확인해 야 한다.

여자아이의 경우도 회음부의 관찰이 중요하다. 회음부 누공이 있을 경우 에스결장조루술 없이 바로 항문성형술 을 시행한다. 여자아이에서 가장 흔한 형태인 질전정부 누공인 경우 대음순 안쪽, 질하방부에서 누공을 발견할 수 있다. 질전정부 누공인 아이 대부분에서 24시간 이내 누공을 통해 태변이 배출된다. 질전정부 누공의 치료는 에스결장조루술 시행 없이 항문성형술을 시행하기도 하 고 먼저 에스결장조루술을 시행한 후 한 달 이후에 항문 성형술을 시행할 수도 있다. 이 경우 질전정부 누공을 통 한 조영술을 시행하면 항문성형 수술과 에스결장조루술 의 선택에 도움을 줄 수 있으며 소아외과의사의 경험에 따라 선택할 수 있다. 직장질 누공은 매우 드물지만 회음 부 관찰 시 요도와 질만이 보이고 항문 누공이 관찰되지 않고 질에서 태변이 배출된다. 직장질 누공 여자아이에서 는 먼저 에스결장조루술을 시행하고 후에 항문성형 수술 을 한다. 회음부 관찰에서 단 한 개의 구멍만이 관찰된다 면 총배설강 기형을 진단할 수 있다. 총배설강 기형에서 는 비뇨기계 기형과 수질증이 동반되어 있을 가능성이 많 기 때문에 수술에 앞서 이에 대한 평가를 철저히 해야 한 다. 총배설강이 진단되면 먼저 에스결장조루술을 시행한 다. 수질증이 동반되어 있다면 결장루 수술과 함께 배액 시켜주는 것이 중요하다. 튜브 배액술로 충분하며 만약 질이 두 개라면 양쪽 모두 배액해야 한다. 총배설강 기형 여자아이들은 수질증에 의한 질의 확대로 요도가 눌려 소 변을 볼 수 없는 경우가 많다. 수질증을 튜브로 배액하면 소변을 볼 수 있고, 드물게 배액이 어려울 경우 방광루를

시행하는 경우도 있다. 에스결장조루술 후 내시경으로 총 배설강의 해부학적 구조를 정밀하게 살펴서 교정 수술에 대한 계획을 세워야 한다. 여자아이도 남자아이와 같이 척추단순촬영, 복부초음파, 척추초음파, 심장초음파를 시 행하고, 수술 후 배뇨방광요도조영술을 시행하여 방광요 도 역류 유무를 확인해야 한다.

# Ⅳ 수술방법

회음부의 후방정중선(천골에서 항문의 앞부분까지)을 절 개하는 것으로 대부분의 직장항문 기형 수술이 가능하다. 단 남자아이의 약 10%를 차지하는 직장방광 누공의 경우 와 여자아이의 총배설강 기형의 40%에서는 복강내 수술 을 병행해야 한다. 정중선 수술은 1980년대 초 페니아가 개발하였으며 현재 대부분의 소아외과 의사가 이 수술을 하고 있다. 이 수술의 장점은 직장으로 들어가 분포하는 신경과 혈관은 양측에서 중앙으로 분포하여 중앙선 절개 는 직장의 신경과 혈관의 손상이 없다는 점이다. 또한 골 반저부근육, 치골직장근을 직접 보면서 수술하여 정확히 항문괄약근에 직장을 위치시킬 수 있다는 장점이 있다. 수술 전 누공의 위치를 파악하는 것이 매우 중요하다. 이 를 위해 에스결장루를 이용하여 원위부결장에 압력을 주 어 원위부 누공촬영을 시행하여 누공의 위치를 정확히 파 악해야 한다(표 13-2).

## 1. 제한적 후방 시상 항문직장성형술

남자와 여자아이의 회음부 누공의 대부분은 제한적 후 방 시상 항문직장성형술*limited posterior sagittal anorecto-plasty*로 가능하다. 회음부 누공은 직장의 말단부위가 항

| 표 13-2 | 크리켄베크 외과 술기의 국제 구분 |
| --- |
| **수술 술기** |
| 회음부 수술 |
| 전방 시상 접근 |
| 천골-회음부 접근 |
| 후방 시상 항문직장성형술 |
| 복천골회음 풀스루*pull-through* 기법 |
| 복회음 풀스루 기법 |
| 복강경 보조 항문직장 풀스루 기법 |

문괄약근을 통과하여 회음부에 누공이 생긴 형태이므로 누공에서 정중선으로 절개한 후 근육전기자극기로 항문 정중앙 위치를 파악하고 봉합하는 수술이다. 태변은 무균 상태이므로 출생 후 48시간 이내 시행하면 감염의 위험 은 없다.

## 2. 후방 시상 항문직장성형술

후방 시상 항문직장성형술posterior sagittal anorectoplasty (그림 13-7)은 1980년대 초 페니아가 개발한 수술방법으 로 회음부 누공을 제외한 모든 직장항문 기형 수술에 적 용한다. 먼저 남자아이의 직장항문 기형 수술의 경우, 직 장요도 누공의 수술 시 요도 손상 없이 누공을 처리하는 데 탁월한 장점이 있다. 환자를 복와위에서 둔부를 위로 올린 상태에서 추골에서 항문 위치나 항문 위치보다 앞쪽 까지 정중선 절개를 한다. 남자아이에서 근육전기자극기 로 항문의 위치를 파악한 후 피부에 표시해 둔다. 정중선 절개를 하면서 항문근육복합체가 정중선의 수직으로 펼 쳐지는 것을 볼 수 있다. 이 근육은 항문을 조일 때 피부 가 함몰하여 항문의 모양을 잡아주는 역할을 한다. 이 근 육의 중앙에 항문의 말단부위를 위치시키면 된다. 더 절 개를 안쪽으로 해나가면 직장을 발견할 수 있다. 직장요 도 누공이 팽대부요도에 위치한 경우는 골반저부근육을 조금 절개하면 보이고, 전립선요도에 위치한 경우는 많이 절개해 들어가야 한다. 방광에 누공이 있을 경우는 복강 내에서 접근을 해야 한다. 직장의 후벽을 절개하면 직장

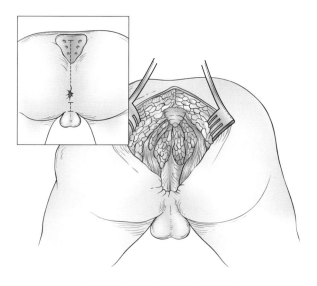

그림 13-7. 후방 시상 항문직장성형술

안에서 누공이 보인다. 누공주위를 원형으로 직장의 점막 하층에서 분리하고 누공의 5mm 정도의 밖에서 직장과 요도를 분리한다. 누공부위에서는 요도와 직장의 분리가 어려워 직장의 외부에서 분리해 들어가면 요도의 손상을 주기 쉬우나 직장의 안쪽에서 분리하면 요도의 손상을 방 지할 수 있다. 누공을 봉합한 후 직장과 요도의 근위부로 더 분리하여 직장을 항문과 연결 시 긴장이 발생하지 않 게 한다. 직장과 요도를 분리한 후 직장후벽의 절개한 부 분은 항문의 크기에 맞게 봉합한다. 이때 누공과 분리한 앞벽도 항문의 모양을 짐작하여 봉합할 수 있으나 앞쪽은 요도 누공봉합부위와 가까우므로 되도록이면 봉합하지 않고 완전한 직장벽을 사용한다. 근육전기자극기로 골반 저부근육과 항문복합근육을 자극하여 항문의 위치를 정 한 후 직장의 전방과 요도의 사이에 회음부체를 만든다. 직장 후방으로 골반저위부근육과 항문근육복합체를 봉 합하고 정중선을 봉합한 후 직장과 항문주위 피부를 봉합 하여 완성한다.

여자아이의 질전정부 누공 수술도 남자아이와 같은 자 세로 고정시킨다. 누공의 후방 경계를 분리하고 항문위치 의 후방 경계까지 절개한다. 직장의 후벽을 정중선에서 절개하여 항문복합근과 골반저부근을 절개한다. 근육의 절개는 누공의 위치에 따라 정도를 달리한다. 여자아이의 수술에서 가장 어려운 점은 직장과 질의 분리이다. 질전 정부 누공의 원위부의 1~2cm는 질의 후벽과 직장이 붙 어 있어 분리가 어렵다. 질과 직장을 분리한 후 회음부체 를 만들어 대음순과 직장이 일정 간격 분리된 모양을 이 루는 것이 모양과 기능상 매우 중요하다. 회음부체를 완 성한 후 직장과 항문주위 피부와 봉합하여 항문 모양을 만들어 완성한다.

## 3. 복강경 보조 항문직장 풀스루

복강경 보조 항문직장 풀스루술식laparoscopicassisted anorectal pull-through; LAARP(그림 13-8)은 2000년 조지슨 이 발표한 방법으로 남자아이의 직장요도 누공과 직장방 광 누공 기형에 적용되고 여자아이에서는 질 누공과 총배 설강 기형에서 시행한다. 복강경을 이용하여 복강 내에서 직장요도 누공을 분리한 후 복강경을 보면서 회음부의 항 문 위치에서 투관침trocar을 골반저부근과 치골직장근의 중심에 삽입한다. 삽입한 투관침을 통해 분리해놓은 직장

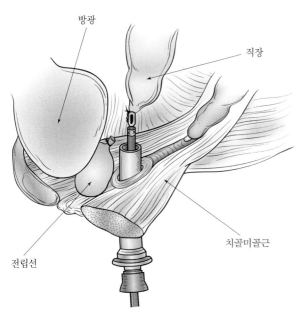

방광

직장

전립선

치골미골근

그림 13-8. 복강경 보조 항문직장 풀스루술식

을 회음부 항문으로 빼낸다. 항문으로 나온 직장을 항문 주위 피부에 봉합하여 수술을 완성한다. 복강경을 이용한 수술은 골반저위근과 치골직장근을 절개하지 않기 때문에 항문괄약근의 손상을 주지 않아 괄약근의 탄력성이 유지된다는 장점이 있다. 특히 방광요도 누공 수술 시 복부 절개를 하지 않고 복강경을 이용해 복강내 직장방광 누공을 분리할 수 있다는 장점이 있다. 복강경 수술은 직장방광 누공과 직장요도 누공 중 전립선 누공인 경우는 장점이 인정되나 팽대부요도 누공에서는 적용에 논란이 있다. 복강경 수술에 대한 기술 습득이 선행되어야 하고 장기 성적이 나오지 않은 관계로 많은 소아외과 의사가 시행하고 있지는 않지만 위에 언급한 장점으로 점차 늘어가는

추세이다.

## V 수술 후 관리와 예후

직장항문 기형은 수술 후 관리가 중요하다. 회음부 누공으로 생후 2일 이내 수술한 경우 수술 다음날부터 경구 섭취를 시작한다. 여자아이의 질전정부 누공은 에스결장 조루를 가지고 있지 않은 경우는 수술 후 5일간 경구 섭취를 금지하고 경정맥 영양을 시행한다. 직장요도와 직장방광 누공 환자는 수술 후 5일간 도뇨관*foley*을 거치시켜 놓고 5일째 배뇨방광조영술을 하여 누공봉합부위의 누출이 없음을 확인한 후 요관을 제거한다. 이 경우 에스결장 루를 가지고 있으므로 수술 다음 날부터 경구 섭취를 시작할 수 있다. 직장방광 누공으로 복강절개술을 시행한 경우는 장운동이 회복된 후 경구 섭취를 시작한다. 수술 2주 후부터 헤가를 이용하여 항문 확장을 시작한다. 헤가의 크기는 9번부터 시작하여 표 13-3에 해당하는 나이에 맞는 헤가 크기에 도달할 때까지 1주일을 주기로 헤가 크

| 표 13-3 | 항문 확장 프로그램 |
| --- | --- |
| 환자월령/연령 | 헤가 확장기 번호 |
| 1~4개월 | 12 |
| 4~8개월 | 13 |
| 8~12개월 | 14 |
| 1~3세 | 15 |
| 2~12세 | 16 |
| 12세 이상 | 17 |

| 표 13-4 | 항문직장 기형에서 장운동의 임상적 결과(n = 563) | | | | | | | |
| --- | --- | --- | --- | --- | --- | --- | --- | --- |
| | 자발적 장운동 | | 변지림 | | 완전 자제 | | 변비 | |
| | n | % | n | % | n | % | n | % |
| 회음부 누공 | 39/39 | 100 | 3/43 | 20.9 | 35/39 | 89.7 | 30/53 | 56.6 |
| 직장 무형성증, 협착 | 8/8 | 100 | 2/8 | 25 | 6/8 | 75 | 4/8 | 50 |
| 전정부 누공 | 89/97 | 92 | 36/100 | 36 | 63/89 | 70.8 | 61/100 | 61 |
| 누공 없는 쇄항 | 30/35 | 86 | 18/37 | 48.6 | 18/30 | 60 | 22/40 | 55 |
| 팽대부-요도 누공 | 68/83 | 82 | 48/89 | 53.9 | 34/68 | 50 | 52/81 | 64.2 |
| 전립선 누공 | 52/71 | 73 | 67/87 | 77.1 | 16/52 | 30.8 | 42/93 | 45.2 |
| 배설강(짧은 공통채널) | 50/70 | 71 | 50/79 | 63.3 | 25/50 | 50 | 34/85 | 40 |
| 배설강(긴 공통채널) | 18/41 | 44 | 34/39 | 87.2 | 5/18 | 27.8 | 17/45 | 34.8 |
| 질 누공 | 3/4 | 75 | 4/5 | 80 | 1/3 | 33.3 | 1/5 | 20 |
| 방광경부 누공 | 8/29 | 28 | 39/43 | 90.7 | 1/8 | 12.5 | 7/45 | 15.6 |

* 레빗, 페니아(2005)

기를 증가시킨다. 헤가를 이용한 항문 확장은 하루에 2번 시행하고 나이에 맞는 헤가 크기에 도달하면 에스결장루를 복원한다. 복원 후에도 헤가 확장은 계속하며 쉽게 헤가가 항문에 삽입될 때까지 시행한 후 횟수를 감소시킨다. 헤가 횟수 감소는 1달 동안 하루 1번 시행한 후 다음 달은 1주일에 2번, 그다음 달에는 1주일에 1번 시행한다. 1~2개월 더 시행한 후 중단한다.

후방 시상 직장항문성형술을 만든 페니아 교수가 25년 이상 추적 관찰한 배변기능 성적을 발표하였다(표 13-4). 변비가 환자의 50% 정도에서 발생하고 스스로 배변 느낌을 갖고 분변증상이 없는 아이는 43% 정도이다. 모든 환자가 배변기능이 정상으로 돌아오지 않는다. 스스로 배변이 가능할 때까지 장기적 외래 관찰이 요구되고 변비와 배변기능 장애 시에는 배변훈련을 하여 배변기능이 돌아오도록 도와주어야 한다. 배변훈련은 정기적 관장과 완화제를 적절히 사용하여 배변 느낌을 촉진시키고 스스로 화장실을 갈 수 있게 도와주는 것이다. 직장항문 기형치료의 최종 목표는 수술받은 아이가 사회생활에 지장이 없는 배변기능을 회복하는 것이다.

## 참고문헌

Boemers TML, Beek FJA, Bax MNA. Review. Guidelines for the urological screening and initial management of lower urinary tract dysfunction in children with anorectal malformations-the ARGUS protocol. BJU Int 1999;83:662-671.

Davies MC, Creighton SM, Wilcox DT. Long-term outcomes of anorectal malformations. Pediatr Surg Int 2004;20:567-572.

de Vries PA, Pena A. Posterior sagittal anorectoplasty. J Pediatr Surg 1982;17:638-643.

Georgeson KE, Laparoscopic-assisted anorectal pull-through. Semin Pediatr Surg 2007;16:266-269.

Georgeson KE, Thomas H. Inge, Craig T. Albanese. Laparoscopically assisted anorectal pull-through for high imperforate anus: a new technique. J Pediatr Surg 2000;35:927-931.

Holschneider A, Hutsonb J, Pena A, Bekhitd E, Chatterjeee S, Coran A, et al. Preliminary report on the international conference for the development of standards for the treatment of anorectal malformations. J Pediatr Surg 2005;40: 1521-1526.

Levitt MA, Patel M, Rodriguez G, Gaylin DS, Pena A. The tethered spinal cord in patients with anorectal malformations. J Pediatr Surg 1997;32:462-468.

Levitt MA, Pena A. Outcomes from the correction of anorectal malformations. Current Opinion in Pediatrics 2005;17:394-401.

Pena A, Levitt MA, Hong A, Midulla P. Surgical management of cloacal malformations: a review of 339 patients. J Pediatr Surg 2004;39:470-479.

Pena A, Levitt MA. Anorectal malformation in: Grosfeld J, O'Neill J, Coran A, Fonkalsrud E. editors. Pediatric Surgery. 6th ed. New York: Elservier, 2006, pp.1566-1589.

Rintala RJ, Lindahl HG. Fecal continence in patients having undergone posterior sagittal anorectoplasty procedure for a high anorectal malformation improves at adolescence, as constipation disappears. J Pediatr Surg 2001;36:1218-1221.

Stephens FD. Imperforate rectum: a new surgical technique. Med J Aust 1953;7:1(6):202-203.

# 히르슈슈프룽병

정성은·김현영

## I  역사적 배경

히르슈슈프룽병*Hirschsprung's disease*은 1886년 베를린의 소아과학회에서 덴마크 소아과의사인 해럴드 히르슈슈프룽에 의해 처음으로 2명의 환자에 대한 임상증상과 해부학적 특징이 보고되었고, 1904년 히르슈슈프룽이 10예를 추가 정리해 발표하면서 '대장의 선천성 확장'이라 명명되었다. 이후로 60여 년간 병태생리를 이해하지 못하다가 1946년 에렌프레이스가 대장의 확장은 그보다 말단부위 대장의 폐쇄에 의한 2차적 결과임을 보고하였고, 1948년 비로소 화이트하우스와 커노핸, 주엘저와 윌슨이 근육층신경얼기의 신경절세포가 없어 발생한 것이라 보고하였다. 1948년 스웬슨과 빌이 처음으로 교정 수술을 시행하였으며, 이후 1967년 듀하멜과 소아베가 2단계 또는 3단계의 단계별 수술을 이용한 새 수술방법을 발전시킨 것이 히르슈슈프룽병의 치료방법이 되었다. 1967년 오카모토는 병아리의 창자 발생에서 신경절세포가 구강에서 항문 쪽으로 이동하는 것을 보고 이 병의 병인으로 태생기 '신경절세포의 이동 중 정지'를 실험적으로 증명했다. 1970년대에는 이미 각 수술법의 장단점이 파악되었고 신생아에서의 조기진단과 적절한 수술을 통해 사망률이 획기적으로 감소하기 시작하였다. 또한 1970년대 후반부터 1980년대에 걸쳐 면역조직화학적 방법을 이용하여 이 병의 원인과 여러 아형에 대한 연구가 활발히 진행되었다. 1980년대 들어와서 1단계 풀스루*single stage pull-through* 수술법이 개발되었고 현재에는 복강경을 이용한 수술도 선보이고 있는 실정이다.

우리나라에서도 1960년대 초반 서울대학교병원의 민병철과 연세대학교병원의 이세순이 미국의 최신 소아외과학을 도입한 이래 처음에는 스웬슨술식이 시행되어왔으나, 이 수술의 기술적 어려움과 합병증으로 인해 1970년대에는 듀하멜술식을 널리 사용하기 시작하였다. 또한 1970년대 후반부터 소아외과 환자만을 진료하는 외과의의 등장으로 단시일 내에 많은 경험이 축적되어 적절한 치료가 수행되고 있으나, 장기추적 관찰결과 배변 장애를 보이는 일부의 환자들이 있어 앞으로 해결해야 할 난제이기도 하다.

## II  발생빈도

### 1. 성별에 따른 차이

미국에서 실시된 조사에 따르면, 발생빈도는 신생아 10,000명당 미국계 아시아인은 2.8명, 미국계 흑인은 2.1명, 미국 백인은 1.5명, 미국계 라틴아메리카인은 1명으로 인종 간 약간의 차이를 보이나 일반적으로 신생아 5,000명당 한 명의 환자가 발생한다. 남녀 비는 4 대 1로

| 표 14-1 | 히르슈슈프룽병의 성비 (서울대학교병원 소아외과, 총 214예) | | |
| --- | --- | --- | --- |
| 분류 | 남 : 여(%) | 성비 |
| 모든 환자(총 214명) | 170 : 44(79 : 21) | 3.8 : 1 |
| 직장에스결장 무신경형 | 151 : 35(81 : 19) | 4.3 : 1 |
| 전대장침범형 | 7 : 8 (46 : 54) | 0.8 : 1 |

| 표 14-2 | 히르슈슈프룽병의 가족력 (서울대학교병원 소아외과, 총 214예, 1978~1984) | | |
| --- | --- | --- |
| 무신경절의 길이 | 남아 중 가족력 | 여아 중 가족력 |
| 직장에스결장형 | 2/151 | 1/35 |
| 중간형 | 0/12 | 0/1 |
| 전대장형 | 0/7 | 2/8 |
| 전체(5/214 = 2.3%) | 2/170 | 3/44 |

남아에서 호발하고, 인종 간의 차이는 없는 것으로 알려져 있다. 이러한 남아의 호발 경향은 무신경절의 길이가 길어질수록 차츰 약해져서 전결장무신경증의 경우가 되면 남녀의 비율이 같아지고 오히려 여아에서 증가하는 경향을 보이기도 한다. 우리나라의 경우 최근 출산율의 감소로 신생아를 매년 50만 명 정도로 보았을 때 약 100명의 환자가 생긴다고 볼 수 있다. 서울대학교병원 외과에서 소아외과가 독립한 1978년부터 1984년까지 6년간 경험한 214명의 히르슈슈프룽병 환자들 중, 남아는 170명, 여아는 44명으로 남아가 3.8배 더 많았다. 이는 미국, 일본의 대규모 실지조사와 비교해보았을 때, 통계적 차이가 없는 수치이다(표 14-1).

## 2. 가족력

히르슈슈프룽병의 유전적 소인은 널리 보고되어 있다. 이 질환을 가진 환자가 있는 가족에서 발생률은 약 6%(2~18%)까지 증가하는 것으로 나타나고 있다. 형제간 연구에서 무신경절이 짧은 경우 남아는 약 4%의 위험성을, 여아는 1%의 위험성을 갖는다고 하지만, 무신경절이 길어질 경우 그 위험성은 24%까지 증가하며, 특히 전결장무신경절을 가진 엄마에서 태어난 아들의 경우 29%까지 증가한다고 보고되고 있다. 서울대학교병원 소아외과의 경우 총 214명 중 5명의 환자에서 형제간 같은 환자가 있어 2.3%에서 가족력이 있었다. 이는 7%인 미국보다는 낮지만 3%인 일본과는 비슷한 결과로 미국, 일본과 서울대의 가족력 비율 간의 통계적 차이는 없었다(p>0.05)(표 14-2). 증례수가 적어서 통계적 의의는 낮지만 역시 여아와 전결장무신경절 환자에서 가족력이 높아, 여아의 7%가 가족력이 있으며, 전체 결장을 침범당한 여아의 경우는 25%에서 가족력이 있었다.

## Ⅲ 병인

### 1. 발생학

#### (1) 장관신경계의 정상 발생

시공간적으로 적합한 때에 다양한 인자들과 분자신호에 따라 유도된 신경릉세포는 태생 5주경 식도로부터 이동이 시작되어 7주까지는 중간창자에 이르고 12주가 되면 말단결장에 도달한다. 신경릉세포는 섬유결합소와 히알루론산과 같은 당단백질과 여러 신경성장인자들에 의해 길 안내를 받아 근육층신경얼기와 점막밑신경얼기로 차례로 이동하여 신경세포절을 형성한다. 히르슈슈프룽병이 발생하는 2가지 기본이론은 '이동 장애'와 '적대적 환경'이다.

이들 신경얼기의 결여는 장운동의 지장을 초래하여 해당 창자의 임의 수축, 경련, 하부장관으로의 연동운동 정지 등을 초래한다. 또한 일단 무신경절장이 발생하면 그 이하의 장은 신경절이 모두 없게 된다. 발생학적으로 식도로부터 내려오다가 멈춘 것이므로 무신경절이 시작된 부위부터 항문까지는 모두 신경절이 없게 된다.

#### (2) 히르슈슈프룽병에서의 발생학적 문제
#### 1) 장관신경세포들의 비정상적 이주

미주신경릉세포와 천수신경릉세포가 장관신경절을 이루는 세포이며, 이 중 미주신경릉세포가 주된 역할을 한다. 오카모토와 우에다는 정상 신경릉세포의 이동장애로 인해 장관의 신경절세포 결손이 발생할 것이라는 가설을 처음 세웠으며, 이를 동물실험으로 증명하였다. 병아리배아에서 미주신경릉세포를 제거한 경우 전결장무신경절 히르슈슈프룽병을 확인하였고, 천수신경릉세포를 제거하였을 경우 뒤창자에서만 무신경절이 발견되었다. 또한 배아 몸분절의 3~5번째를 제거하였을 때 역시 뒤창자의 무신경절이 발견되어, 신경릉세포가 신경절을 형성하는 세포임을 증명한 것이다.

### 2) 세포외질의 변화

신경릉세포는 섬유결합소와 히알루론산을 포함한 각종 당단백질에 의해 이동할 길 안내를 받게 된다. 이들 섬유소들은 세포가 장벽에 정상적으로 안착할 수 있도록 하는데, 이 과정에 문제가 발생하게 되는 것이 적대적 환경이 되는 것이다. 실제로 히르슈슈프룽병 환자의 무신경절 장벽에는 섬유결합소와 라미닌의 비정상적인 분포가 관찰된다.

### 3) 신경영향인자의 결손

신경릉세포의 정상적인 이동이나 협조에 관해서는 정확하게 알려진 바가 없다. 그러나 발병기전에 관여하는 한 가지 중요한 인자로 향신경neurotrophic인자인 RET와 보조수용체인 GFR-α1이 있다. 이들은 미주신경릉세포의 이동 때 발현되며 장관신경계 형성에 필수적인 요소이다. RET-GFR-α1 복합체에 대한 리간드로 GDNFR-α이 있다. GDNF는 장관벽에서 발현되며 장관뉴론에 대한 화학유인물질로 작용한다. 신경릉세포가 이동해가는 경로의 바로 앞부분에서 GDNF의 최대반응이 나타나는 것을 보면 이것이 직접적인 길 안내자 역할을 하는 것을 알 수 있다. 이의 반대 조절자로는 엔도텔린endothelin-3가 있으며, 이들의 돌연변이로 인해 정상이동이 방해되는 것이다.

신경릉세포의 기능 면에서의 결손 역시 히르슈슈프룽병 발병에 주된 요소이다. 발생학적으로 신경릉세포에서 처음으로 발현되는 인자는 산화질소이며, 무신경장에서는 이 산화질소의 발현이 사라진 것을 확인할 수가 있다. 이 외에도 신경릉세포의 성숙을 돕는 것으로 Mash1과 SOX10이 있으며, 이들에 대한 돌연변이 역시 히르슈슈프룽병의 원인이 되고 있다.

### 4) 세포결합분자 표현의 소실

적대적 환경이론 면에서 랭어 등은 무신경절대장의 민무늬근과 정상적인 신경절세포를 함께 배양하였을 때, 신경절세포가 민무늬근에 달라붙는 능력이 현저하게 감소하는 것을 관찰하였고, 이것이 세포 간 결합력이 상실되었기 때문인 것으로 판단하였다. 코바야시 등은 히르슈슈프룽병에 있어 신경세포 부착물질Neural Cell Adherence Molecule; NCAM의 활성도의 소실을 증명하였다. NCAM은 신경세포의 이동과 신경세포가 특정부위에 정착하는데 매우 중요한 역할을 하는 것으로 생각된다. 이외에도

L1CAM, N-cadhedrin 등의 낮은 발현도 관찰되며, 이런 경우 신경이동의 소실에 대한 보상으로 세포 간 부착물질-1intercellular adhesion molecule 1; ICAM-1이 증가된 것을 관찰할 수 있다.

### 5) 면역인자

무신경절 구역에서는 MHC class II 항원의 발현이 급격히 증가한다. 이로 인해 신경절세포에 대한 자가항원반응이 급격이 증가하여 염증반응이 높게 나타나며, 또한 세포자멸을 억제하는 Bcl-2의 결손이 있어 세포자멸이 증가하게 된다.

## 2. 유전학 분자생물학 배경

히르슈슈프룽병은 80~90%가 산발적으로 발생한다. 그러나 이 질환을 가진 환자의 형제에서 위험도가 증가하고, 남녀 성별에 따른 발생률의 차이를 보이며, 선천성기형증후군이나 염색체 이상 질환들과 연관되어 있다는 것은 기저에 유전적인 요소가 있다는 것을 의미한다. 이탈리아에서 전결장무신경절 환자의 10번 염색체 장완의 결손이 유전적 이상으로는 처음 보고되었고 결손작도를 통해 이 유전자 이상이 RET 원종양유전자proto-oncogene에 위치하는 것이 밝혀졌다. RET 유전자는 배아기 동안 신경릉, 비뇨생식 전구물질, 부신수질, 갑상선, 중추신경, 말초신경계와 내분비계에서 발현되는 원종양유전자이다. RET 유전자는 가족력이 없는 히르슈슈프룽병의 경우 35%, 가족력이 있는 경우 49%까지에서 돌연변이가 발견된다. 긴 무신경절의 경우 76%까지 보고되어 짧은 무신경절(32%)에 비해 상당히 높게 나타난다. 이 유전자의 돌연변이는 대립유전자의 기능적 소실을 초래하게 된다. 이는 1995년 면역화학염색을 통한 연구에서 RET 유전자 변이가 있는 곳에서 RET 단백질의 감소로 인해 염색이 상당히 감소하는 것을 통해 입증되었다. 이후의 연구를 통해 9번과 3번, 19번 염색체 RET 유전자 변이가 추가로 발견되었다. 히르슈슈프룽병을 가진 환자의 형제는 발생 위험은 4%이지만, 이는 일반인에 비해 상대위험도가 200배에 달하는 것이다.

# Ⅳ 진단

## 1. 임상증상

가장 특징 있는 임상 소견은 신생아의 태변통과 장애이다. 출생 후 24시간이 경과했는데도 태변이 안 나오는 경우 50% 이상이 바로 히르슈슈프룽병에 기인한다고 볼 수 있다. 또한 복부팽만, 구토 등 장폐쇄증상이 나타나게 된다. 무신경절의 길이가 짧은 경우에는 장폐쇄 증상보다는 서서히 심해지는 변비로 증상이 나타나는 수도 있다. 그러나 사실상 임상증상과 무신경절의 길이와는 언제나 일치하지는 않으며 개인차가 심할 수도 있다. 복부팽만은 63~91%, 담즙성 구토는 19~37%에서 나타난다. 또한 항문수지검사에서 항문이 꽉 끼는 것을 느낄 수 있고, 수지검사로 인해 태변이 배출되면 폐쇄가 경감된다. 변비와는 반대로 오히려 설사가 주증상인 경우도 있다. 이는 이 질환의 합병증인 장염에 기인하는 것으로 경우에 따라서는 아주 치명적인 허혈성 장염으로 발전하여 장 천공, 급속한 패혈증 등으로 사망할 수 있다. 히르슈슈프룽병과 연관된 장염은 5~44%에서 관찰되며, 악취, 설사, 고열, 복부팽만 등이 동반된다. 이러한 경우 수액공급, 항생제, 직장세척 등이 사망률을 감소시키는 데 중요하고 응급으로 결장루를 만들기도 한다.

## 2. 바륨대장조영술

대장조영으로 확장된 상부 장관과 정상 크기를 보이는 무신경절, 그리고 이 둘 사이를 연결하는 소위 이행부위를 발견하면 히르슈슈프룽병을 강하게 시사한다(그림 14-1, 14-2). 그러나 역시 최종 진단은 생검을 통해 내려야만 한다. 바륨대장조영술을 시행할 때는 어른의 암 진단과 달리 촬영 전 세척을 위한 관장을 해서는 안 된다. 또 직장수지검사도 해서는 안 된다. 가능한 한 직장의 상황 변화를 가져오지 못할 최소한의 조작으로 대장조영을 시행해야만 정확한 소견을 얻을 수 있다. 좀 자란 영아에서는 정확도가 높다. 다만 신생아의 대장조영은 상당한 기술이 필요하고 소견 판독에 기술과 경험이 필요하다. 가능하면 꼭 필요한 소량의 바륨을 사용하기를 권한다. 주입된 조영제의 잔류를 24시간 이후 확인하는 지연영상도 정확한 진단에 도움이 된다(그림 14-3).

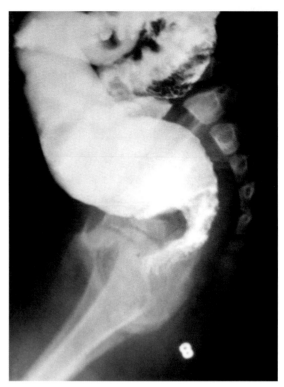

그림 14-1. 좀 성장한 아이의 대장조영 소견 확장된 대장과 비확장 무신경절의 이행부위를 관찰할 수 있다.

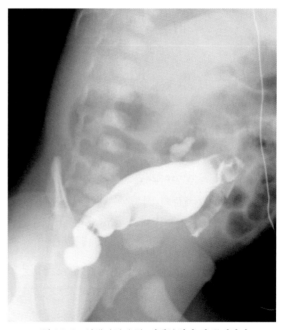

그림 14-2. 신생아의 소견 이행부위가 덜 뚜렷하다.

대장조영을 시행할 때 주의해야 할 것은 장 천공이다. 특히 합병증인 장염으로 약해진 대장은 천공이 잘 되므로 경험 있는 의사의 진단적 조작이 필요하다. 간혹 천공의 위험을 고려해서 다른 조영제인 가스트로그라핀을 사용하기도 하는데, 이 용액은 삼투압이 정상에 비하여 4배

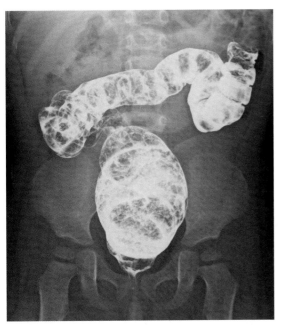

그림 14-3. 지연촬영 24시간 경과 후에 촬영한 '지연촬영'에서 잔류 바륨이 보인다.

이상 되므로 신생아의 경우 장 내로 수분을 끌어들여 혈류량의 급속한 감소를 초래할 수 있으므로 시행에 각별한 주의가 필요하다.

## 3. 직장항문 내압측정

정상 아동의 직장 내압을 일정 정도 이상 올려주면 항문직장말단의 내괄약근의 이완이 나타나며 이는 극히 정상적인 배변동작이다. 신경절세포가 없으면 내괄약근의 이완이 없고 약한 수축이 오기까지 한다(그림 14-4). 이러한 내괄약근의 이완여부를 검사하는 직장항문내압 측정은 우리나라에서도 많이 쓰이는 진단 방법으로 입원하지 않고 외래진찰실에서 특별한 처치 없이 사용할 수 있다는

장점이 있다. 그러나 생후 10일 이내, 체중 3kg 이하, 재태연령 39주 미만의 신생아, 갑상선기능저하증이 있는 경우, 그리고 숙련된 검사자가 아닐 경우 결과의 해석에 주의를 요한다.

## 4. 병리

### (1) 검사방법

병리학적 검사를 통해 직장벽내 근층 사이에 있는 신경절세포의 결여를 확인하고 부수적으로 점막밑층에서 무수신경섬유의 비후를 증명할 수도 있다. 또 점막밑층조직의 증가된 아세틸콜린에스테르분해효소를 조직화학적 또는 면역화학적 방법으로 증명하면 확진에 도움이 된다. 근육층내 신경세포의 결여를 증명하는 가장 고전적인 방법은 스웬슨 등에 의해 소개되었다. 먼저 전신마취 후 항문과 직장을 충분히 확장시키고 직장치상선 상부 2cm 후방 점막을 절개한다. 그리고 근층을 절제해내고 근층 결손을 수선한 후 점막을 다시 봉합한다. 그러나 이 방법은 조직검사 후 생기는 반흔조직으로 인한 유착이 일어나 교정 수술pull-through operation 시 직장의 박리가 어렵다는 단점도 있다.

또 다른 방법은 미세한 생검 펀치를 이용하는 것이다. 신경외과용 펀치나 이비인후과용 펀치 또는 보통 에스결장경 세트 속에 들어 있는 펀치를 이용하여 항문치상선 상부 2~3cm 위치에서 점막을 포함하여 조직을 떼어낸다. 지혈은 압박으로 충분하며 입원하여 마취하에 시행한다.

최근 주로 사용되는 방법은 직장점막 흡인 생검으로, 입원과 마취 없이 외래에서 간편하게 시행할 수 있으며, 점막밑신경세포의 결여, 신경섬유의 비후, 아세틸콜린에

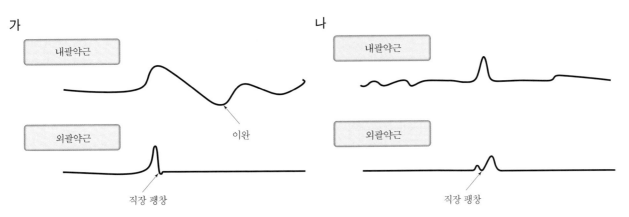

그림 14-4. 직장항문 억제반사 **가.** 정상 직장항문 억제반사 소견으로 직장이 확장되면 내괄약근이 이완되어 항문 내압이 감소한다. **나.** 내괄약근 이완의 소실 소견으로 직장이 확장되어도 내괄약근의 이완이 없어 항문 내압이 감소하지 않는다.

스테르분해효소의 상승 등을 확인하여 진단하는 것으로 간편하고 정확한 검사법이다. 다만 부적합한 조직이 획득되거나 조직처리염색법이 미숙한 경우 정확한 진단을 내리기 어려운 단점이 있다.

생검에서 가장 중요한 것은 충분한 양의 생검조직과 이 방면에 경험이 있고 흥미를 가진 소아 소화기병리의사가 있어야 한다는 점이다. 또한 치상선 1~1.5cm까지는 정상적으로 신경절세포가 존재하지 않으므로 조직생검을 할 때 항문피부선에서 너무 가까운 부위를 검사하지 않아야 한다.

### (2) 소견

히르슈슈프룽병의 육안적 소견은 치료받는 시점에 따라 다르다. 신생아 시기에는 전반적으로 정상 장으로 보이고, 영아기에 들어서면 신경절세포가 있는 상부 장의 비대화를 관찰하게 된다. 이는 정상보다 더 두껍고 긴 양상으로 나타난다. 또한 결장끈의 소실이 있고, 결장을 둘러싼 비대화된 세로근육층을 관찰할 수 있다. 이행부위는 깔대기 모양으로 보이고, 그 길이는 다양하다. 이행부위 하부 장관은 정상이거나 위축된 상태로 관찰된다.

이행부위를 확인하기 위해 많은 외과의사들이 동결절편을 이용하는데, 일반적으로 영구병리검사와 비교하여 80% 정도의 정확성만을 갖고 있다. 따라서 경험이 있는 병리과 의사가 필수요소임과 동시에 아세틸콜린에스테르분해효소 염색이 증가되거나 NADPH 디아포라아제염색이 되지 않는 것을 이용하면 이러한 오류를 줄일 수 있다.

동결절편에서 신경절세포가 관찰된다 하더라도 장의 운동은 정상이 아닐 수 있다. 대체로 비후된 신경섬유가 관찰된다면, 이 부위 역시 이행부위에 속한다고 할 수 있다. 비후된 신경섬유는 장신경이형성증intestinal neuronal dysplasia의 가능성을 말해주는 것이며, 교정 수술 후 기능상의 문제의 원인이 되기도 한다. 또한 장의 한쪽 벽에 신경절세포가 있더라도 장 전체를 둘러 신경절세포가 존재하지 않을 수 있으므로 동결절편으로 확인한 부위보다 몇 cm 상방에서 교정 수술을 하는 것이 권장된다.

또한 다양한 신경단백 표지자로서, 병변부위에서 혈관작용 장 다단백vasoactive intestinal polypeptide, 물질 Psubstance P, 가스트린 분비단백gastrin-releasing peptide, 메트-엔케팔린met-enkephalin 등에 대한 염색이 감소함을 확인할 수 있다. 또한 뉴런특이 에놀라아제neuron-specific enolase, 신경잔섬유neurofilament, S-100단백 등이 감소하고, 슈반세포에 대한 단클론항체가 존재하지 않는 것을 확인하는 것도 매우 좋은 검사이다. 그리고 카할의 간질세포interstitial cell of Cajal의 변화를 관찰할 수 있는데, 히르슈슈프룽병이 있는 결장구획에서는 이 세포가 관찰되지 않는다.

## 5. 감별진단

히르슈슈프룽병의 진단 시에는 감별해야 할 여러 가지 질병이 있다(표 14-3). 태변성 장폐쇄는 출생 초기의 양상이 히르슈슈프룽병과 비슷하여 단순복부촬영에서는 특히 우하복부에서 젖빛유리 양상을 보이고, 조영관장에서는 작은결장증을 나타낸다. 결장이나 회장말단의 폐쇄의 경우도 초기에는 히르슈슈프룽병과 유사해 보인다. 이때에도 조영관장을 하면 작은결장증을 확인할 수 있다. 태변마개증후군에서는 조영관장이 진단과 동시에 치료방법이 된다. 작은좌측결장증후군의 경우는 바륨조영관장에서 수축된 좌측 결장을 나타내며, 당뇨병을 가진 산모인 경우가 대부분이다. 그러나 조영관장영상은 히르슈슈프룽병과 거의 같아 보이기 때문에, 태변마개증후군과 작은좌측결장증의 경우에는 흡입직장생검을 시행하는 것이 권장된다.

이외에도 미숙아의 결장은 기능적으로 떨어질 수 있으며, 패혈증이나 전해질 이상, 갑상선기능저하증과 같은 경우에도 장관폐쇄증상이 나타날 수 있다. 또한 조금 큰 아이들의 경우 양성 기능성 변비가 히르슈슈프룽병과 같은

| 표 14-3 | 히르슈슈프룽병의 감별진단 |
| --- | --- |
| **기계적 폐쇄** | |
| 태변성 장폐쇄 | |
| 원위 회장, 대장 무형성증 | |
| 소장 협착 | |
| 저위 쇄항 | |
| **기능적 장관의 폐쇄** | |
| 미숙아 | |
| 작은좌측결장증후군 | |
| 태변마개증후군 | |
| 패혈증과 전해질 불균형 | |
| 크레틴병과 점액부종 | |
| 기능적 변비 | |
| 장신경이형성증 | |

| 표 14-4 | | 히르슈슈프룽병과 습관성 변비의 구별 | |
|---|---|---|
| **구별요점** | **히르슈슈프룽병** | **습관성 변비** |
| 증상시작 시기 | 출생 직후 | 대략 2세 전후 |
| 직장수지검사 | 좁고, 변이 없다 | 넓고, 딱딱한 대변이 만져짐 |
| 변실금 | 없다 | 흔하다. 속옷에 변이 묻는다 |
| 환자 태도 | 빈혈, 짙은 병색 | 건강하고 당당하다 |
| 대장조영 | 상부 확장, 좁은 직장 | 직장 확장, 직장내 큰 대변 |
| 직장 내압측정 | 항문괄약근 긴장 | 항문괄약근 이완(정상반응) |

임상양상을 보이는 경우가 매우 흔하므로 주의해야 한다. 양성 기능성 변비와의 감별점은 표 14-4에 정리하였다.

## Ⅴ 임상 소견과 경과

### 1. 병태생리학

정상 장운동은 중추신경계로부터의 외부조절과 장 자체의 신경절에 의한 내부조절 2가지로부터 영향을 받는다. 외부조절은 교감신경과 부교감신경의 영향을 받는데 교감신경은 장운동을 촉진시키는 작용도 보이지만 보통은 노르에피네프린을 통해 장운동 억제를, 부교감신경은 아세틸콜린을 통한 장운동 촉진을 일으키고, 내부인자는 수축과 이완을 적절히 조절할 수 있다. 정상상태에서는 내부인자가 주된 역할을 하며 보통 장운동을 억제하는 방향으로 작용한다.

1877년 고워스는 음식물이 들어오면 그 음식물의 상방은 수축하고 하방은 반대로 이완되는 하부직장의 정상적인 운동반사 기전을 발표했다. 이 기전에는 신경절세포인 내부조절중추가 주된 역할을 하는 것으로 알려져 있다. 그러나 신경절세포와 장운동 조율기인 카할세포의 이동에 이상이 발생하는 히르슈슈프룽병에 있어서는 이러한 내부조절중추가 정상적으로 작용하지 못하게 되어 상대적으로 외부조절중추가 2~3배 이상 강화되게 된다. 또한 외부조절중추 중 교감신경의 경우에도 억제작용보다 흥분작용이 더 강화되어 결과적으로 부교감신경의 작용과 더불어 민무늬근육의 긴장을 증가시키게 된다. 1990년에 불트 등은 산화질소가 정상 장에서 운동을 억제하는 매개물질임을 밝혔는데, 병변이 있는 장에서는 이러한 산화질소의 소실이 관찰되고, 아울러 산화질소를 생성하는 산화질소 합성효소 역시 소실되어 있음을 보고하였다.

### 2. 히르슈슈프룽병에서의 장염

치료하지 않고 방치된 히르슈슈프룽병의 사망원인 중 가장 중요한 것이 바로 이 허혈성, 궤양성 장염이다. 선천성으로 변비가 있던 환자가 갑자기 장폐쇄 상태가 악화되며 복부팽만과 폭발성 설사가 나타나며 급속히 전신 상태가 나빠져 몇 시간 만에 쇼크에 빠지고 어떠한 치료에도 반응하지 않고 사망하는 경우가 바로 이것이다. 히르슈슈프룽병 환자는 폐쇄 상부 장관에 정도의 차이는 있어도 사실 100%에서 모두 장염이 있다고 보아야 한다.

이 장염이 어떤 경로로 치사성 장염으로 발전하는지는 확실하지 않다. 일반적으로 무신경절 부분에서의 결장내 저류가 발생하고 이로 인해 박테리아의 과도증식이 일어나고, 점액의 구성성분이 변화하며, 장연관림프조직GALT의 방어능력 저하를 초래한다. 장관내 부착 박테리아가 손상된 장상피세로 침투하여 염증반응을 일으켜 임상적인 장염을 발생시키고, 전신증상인 패혈증과 혈액응고장애를 초래하게 되는 것이 병의 진행과정이다. 일단 치사적인 허혈성 궤양이 생기면 응급수술로 장폐쇄를 풀어주어도 치유를 보장하지 못한다. 따라서 조금이라도 의심되면 악화될 때까지 방치하지 말고 즉시 입원시켜 철저한 적극적 치료를 하는 것을 원칙으로 하고 있다. 또 장염은 무신경절의 길이와 관계가 있다고 보인다.

보통 장염의 발생빈도는 장염을 정의하는 판단기준에 따라 다르다. 서울대학교병원 소아외과에서 경험한 입원 치료가 필요했던 장염의 빈도는 19%였다(표 14-5). 미국의 경우는 18%, 일본의 경우는 29%였다.

최근에는 조기진단과 조기치료를 시행하게 되어 사망에 이르는 치명적인 장염은 줄어들었다. 진단이 되면 바

| 표 14-5 | 심한 장염의 발생빈도 (서울대학교병원 소아외과, 히르슈슈프룽병 총 214예)

| 무신경절 길이 | 인공항문 개설 전 | 인공항문 개설 후 | 전체 |
| --- | --- | --- | --- |
| 직장에스결장형 | 24(5)* | 13 | 37/186(19%) |
| 중간형 | 1 | – | 1/13 |
| 전대장형 | 2(1)* | 2 | 4/15 |
| 전체 | 27(6)* | 15 | 42/214(19%) |

\* 인공항문 개설 후에도 장염이 생긴 환자

| 표 14-6 | 히르슈슈프룽병 환자의 동반 기형 (서울대학교 소아외과, 1978~1984, 총 214예)

| 분류 | 동반기형 수 |
| --- | --- |
| 직장에스결장형 | 3 탈장, 2 뇌성마비, 2 뇌수종, 2 심장 기형, 2 수신증, 2 장회전 이상, 1 다운증후군, 1 제탈장, 1 천추 미형성 |
| 다른 장기 이상형 | 2 장회전 이상, 1 다운증후군, 1 심장 기형 |

로 인공항문을 만들어서 장폐쇄를 풀어 주고 의심이 되면 즉시 입원시켜 클로스트리듐 등의 혐기성균에 효과적인 항생제치료를 포함한 적극적 치료를 해야 한다.

## 3. 동반 기형

히르슈슈프룽병이 대부분 독립된 질환으로 나타나지만, 5~21%에서 다운증후군, 심장중격 결손, 선천성 중추성 과소환기증후군, 복합내분비계 신생물 2형, 신경섬유종증, 바르덴부르크증후군 등과 동반된다. 미국의 보고에는 다운증후군의 수반율이 3.2~5%까지 보고되고 있으나 일본의 보고는 10.2~15.2%가 각종 기형을 동반하고 있다고 하여 우리의 수반율 10%와 비슷하다(표 14-6). 전체로 보아 동반된 소화기 기형은 장이상회전증이 가장 흔하다.

## 4. 분류

항문의 내괄약근으로부터 상부 쪽으로 무신경절의 길이에 따라 분류를 하는 것이 대부분이다. 일반적으로 직장구불창자까지의 히르슈슈프룽병이 대부분을 차지하고, 내림창자까지 침범한 긴 분절 히르슈슈프룽병, 전결장을 모두 침범한 형태 등이 있으며, 초단분절만을 침범한 형태도 있다(표 14-7).

### (1) 충수

히르슈슈프룽병은 신생아기에 천공성 충수돌기염으로

| 표 14-7 | 무신경절의 범위에 따른 분류 (서울대학교병원 소아외과, 1978~1984, 총 214예)

| 무신경절 범위 | 수(명) | 비율(%) |
| --- | --- | --- |
| 직상구불결장(단분절침범형) | 186/214 | 87 |
| 내림결장 이상(장분절침범형) | 13/214 | 6 |
| 전결장형 | 15/214 | 7 |

나타날 수 있다. 이런 경우 전결장에 걸쳐 연속적인 조직 생검을 시행해야 한다. 이러한 천공 소견은 일반적으로 전결장무신경절을 보이는 경우가 많다. 그러나 충수돌기를 통한 조직학적 검사가 매우 훌륭한 진단방법임에도 불구하고, 충수돌기만을 절제하여 신경절 여부를 검사하는 것은 아직 논란이 있다. 이는 충수돌기의 신경절이 형성되는 형태가 다른 결장과 차이가 있기 때문이다. 전결장 무신경절의 예에서도 충수돌기에서 신경내분비세포와 섬유들이 발견되기도 하고, 충수돌기에서는 무신경절로 판단되었지만 가로결장에 신경세포절이 존재하는 매우 드문 경우들도 보고되기 때문이다.

### (2) 분절형과 후천성 히르슈슈프룽병

분절형 무신경절은 일부 국한된 분절에만 신경절세포가 존재하지 않고, 그 분절 하방으로는 정상적인 신경절세포가 존재하는 것을 의미한다. 발생학적으로 이러한 현상이 나타나는 원인에 대해 알려진 바는 없으나, 오카모토와 우에다는 신경모세포의 이동과정 중의 방해로 인해 형성되는 것으로 언급하고 있다. 또한 특정부위의 신경절세포가 존재하다가 사라지는 경우를 후천성 히르슈슈프룽병이라고 말한다. 이에 대한 원인으로는 수술 등의 여러 인자에 의해 허혈이 발생하기 때문이라고 설명하기도 하고, 히르슈슈프룽병 교정 수술 직후 매우 작은 무신경분절이 남아 별 문제가 없다가 점차로 장이 길어지면서 병이 발생하는 것으로 설명하기도 한다.

### (3) 청소년기와 성인기의 히르슈슈프룽병

청소년이나 성인 환자들은 병변의 상부 장관은 확장되어 있고 하제나 관장 등을 사용하면서 생활해온 경우가 대부분이다. 이러한 경우 보통의 치료법으로 접근하게 되면 합병증이 좀 더 많이 발생하게 되어 우선은 대증적 치료를 하는 것이 좋다. 만약 5cm 미만의 초단분절형 병변이라면 근절제술을 시행하고 그렇지 않다면 근절제술과 병행하여 전방저위절제술을 시행하는 것이 좋다.

### (4) 초단분절 히르슈슈프룽병

초단분절 히르슈슈프룽병은 직장항문이완불능증이라고도 지칭된다. 이 병의 경우 소위 확정진단법으로 생각되는 직장생검이 항문피부선으로부터 조금 높은 부위에서 시행될 경우 신경절세포가 존재하는 것으로 나올 수 있다. 이 환자들은 수년 동안 만성 변비와 대변지림도 보인다. 바륨영상에서도 이행부위가 관찰되지 않는 경우가 대부분이다. 이러한 경우에는 직장항문 내압을 측정하는 것이 진단에 가장 도움이 된다. 치료는 근절제술을 시행한다.

### (5) 전결장무신경증 히르슈슈프룽병

보통 히르슈슈프룽병 환자의 3~12%를 차지하며 진단이 매우 어려워 바륨영상으로는 20~30% 정도밖에 진단할 수 없다. 보통의 진단은 장폐쇄나 천공을 의심하여 수술하는 경우, 인공항문을 만들 목적으로 수술하는 경우에 이루어진다. 충수돌기절제를 통한 동결절편조직검사가 대체로 정확하면서도 빠른 검사이다. 대체로 회장말단부위까지 침범하는 경우가 75%이며, 회장중간부위가 20%, 공장까지 침범하는 경우도 5%에서 관찰된다. 탈수, 전해질 이상, 영양결핍, 발육부전 등의 합병증이 많이 동반되며 교정 수술은 어느 정도 성장한 이후에 하는 것이 좋다.

### (6) 미숙아에서의 히르슈슈프룽병

일반적으로 히르슈슈프룽병은 만삭아에서 나타나는 질환이지만, 드물게 재태연령 36주 미만의 미숙아에서도 발생할 수 있다. 미국의 경우 전체 환자의 6.5~10%에서 발생한다는 보고가 있다.

## Ⅵ 치료

### 1. 인공항문

일반적으로 신생아, 영양상태가 나쁜 환자, 장염이 있거나 앓았던 환자, 무신경절의 길이가 긴 환자 등에는 결장루가 꼭 필요하다. 또 대장이 심하게 비후되고 늘어나 있는 환자는 교정 수술 시 기술적인 이유 때문에 비후된 정상 창자를 잘라버리는 일을 예방하기 위해서도 장기간의 결장루가 필요하다.

신경이 있는 결장의 말단부를 복벽으로 꺼내놓는 인공항문 또는 장루(대부분의 경우 결장루)를 만들어주는 것이 원칙이며, 결장루를 열 때 얻게 되는 결장조직을 검사하여 신경절 유무를 확인해야 한다.

일반적으로 좌측 하복부에 절개를 넣은 후 이행부위를 육안으로 확인하게 되는데, 보통 정상적인 신경절세포를 갖는 병변의 상부 장관은 비후된 세로근육층을 갖고 있으며, 결장끈이 구분되지 않는 경우가 대부분이다. 장간막의 반대편에서 동결절편검사를 통해 신경절세포가 있다는 것이 증명되더라도 보통 그로부터 몇 cm 상방에 개구를 만드는 것도 안전한 방법이다. 그 이유는 장관의 둘레 전체에 신경절세포가 모두 분포한다고 할 수 없기 때문에 개구부에 신경세포가 반드시 존재하게 하도록 하기 위해서이다.

### 2. 교정 수술 시기

결장루 등 인공항문 없이 바로 수술을 시행하는 경우를 제외하고 환자가 인공항문을 가지고 있으면 인공항문 수술에서 회복된 후 정상적인 발육을 하고 영양상태가 호전되면 교정 수술을 할 수 있다. 결장루를 가지고 있는 환자는 철결핍성 빈혈이 종종 발생하므로 철분을 보충해주어야 한다. 신생아의 경우 보통 3개월 정도면 늘어났던 결장이 정상으로 돌아오고, 나이가 든 환자일수록 정상 직경의 장으로 돌아오는 데 더 많은 시간이 걸릴 수 있다. 배변조절기능은 교정 수술시기와 큰 관계는 없으며, 대체로 1세 이전에 수술하면 된다는 것이 일반적인 견해이다.

## 3. 교정 수술의 방법

### (1) 스웬슨술식

1948년, 교정 수술로는 가장 먼저 소개된 방법으로 신경절이 없는 장을 모두 절제하고 정상적인 장을 끌어내려 항문에 문합을 해주는 방법으로 가장 이상적인 수술방법이지만 아주 뛰어난 손재주를 갖는 외과의사라 할지라도 인근주위조직의 신경혈관구조물에 많은 손상을 가하게 되어 요도 손상, 전립선 손상, 신경 손상, 성교불능, 요 및 변실금 등의 각종 합병증을 일으키게 된다. 현재는 거의 사용하지 않는 술기로 여기서는 소개하지 않는다.

### (2) 듀하멜술식retrorectal pull-through procedure

스웬슨술식의 합병증을 없애고자 고안된 방법으로 본래의 직장은 그대로 남겨두고 직장 후방으로 정상적인 창자를 끌어내린 후 치상선 1cm 상방에서 절개를 가하여 밖으로 꺼내고 이로 인해 형성된 가운데 격막을 분쇄겸자를 이용해 없애는 방법이다. 현재는 분쇄겸자 대신 장자동문합기구를 이용하여 격막이 완전히 소실되는 방법을 사용하고 있어 좋은 결과를 얻고 있다. 그러나 새로 만든 직장의 앞쪽은 무신경절이 남아 있고, 뒤쪽에만 신경절이 있어 수술 후 변비가 발생할 가능성이 있고, 늘어난 직장 내에 대변덩어리가 남아 분종괴나 분석을 형성하기도 한다.

### (3) 소아베술식endorectal pull-through procedure

직장점막을 제거한 다음 그 속으로 정상 장을 끌어내리는 방법이다. 이 소아베의 술식은 원래 항문과 새 장의 문합을 2주 후로 미뤘으나, 볼리는 이를 바로 문합하는 술식으로 변형하였고, 현재는 볼리의 방법이 널리 사용된다.

### (4) 근절제술

항문을 통하거나 아니면 직장 후방으로 항문내괄약근과 상부 직장의 근층을 세로로 제거하는 직장항문근절제술이 있다. 이는 초단분절 무신경절증의 진단과 치료에 사용되고, 각종 교정 수술 후에도 남아 있는 변비의 감별 진단과 치료에도 사용된다. 최근 지글러는 이 근절제술을 전대소장무신경절증 또는 광범위 소장무신결절증에 적용시키기도 하였다.

### (5) 일 단계 풀스루술식one stage pull-through operation

결장루 없이 한 번에 교정 수술이 시행된 경우도 있다. 이 환자들은 나이가 많았고, 관장으로 배변이 잘 되었으며, 성장과 영양이 비교적 양호했고 가족들이 결장루 형성을 반대했다. 신생아의 직장점막은 매우 쉽게 박리가 되기 때문에 결장루를 만들지 않고 한 번의 수술로 끝내는 경우가 점차 증가하고 있다. 또한 복부를 절개하지 않고 항문 쪽에서 접근하는 술식인 경항문 직장내 풀스루transanal endorectal pull-through를 적용한 수술이 확대되고 있는 실정이다.

### (6) 복강경술식

기존의 개복술과 같은 수술 방법을 단지 복강경을 적용하여 시행하는 것이다. 결장루가 있다면 결장루를 근막에서 박리한 후 그 자리에 투관침trocha을 위치시키고 근막을 닫은 후 수술을 진행하므로, 결장루 여부는 복강경술식과 관련이 없다. 이행부위를 확인한 후 클립이나 전기소작을 이용하여 혈관을 결찰하고 결장을 충분히 가동화한 후 경항문 박리와 문합을 시행한다. 최근에는 최소침습 수술의 영역이 점차 확대되고 있는 실정이다.

## Ⅶ 수술 후 경과

교정 수술 직후의 합병증은 출혈, 장폐쇄, 수술부위 감염, 항문 협착이나 문합부 파열 등이 있으나 대부분 큰 문제가 되지 않는다. 수술 후 발생하는 장기 합병증으로는 변비와 변실금이 있으며, 그중 가장 삶의 질을 저하시키는 합병증이 바로 변실금이다. 이러한 변실금은 다운증후군 등과 같이 정신지연 환자에서 좀 더 많은 경향이 있다. 보고자에 따라 3~8%로 나타나지만, 실제로는 이보다 더 많을 것이라 예상된다. 하지만 변실금의 문제는 나이가 들면 대부분 사라지게 되므로, 스스로 조절할 수 있을 때까지 식이습관의 변화, 약물 투여 등으로 조절할 필요가 있다. 잦은 배변이나 변비 등도 역시 나이가 들면 문제가 사라지게 되고, 이 역시 식이습관에서 오는 경우가 많으므로 조절이 필요하다. 대부분 수술을 필요로 하지 않으며 항생제를 투여하면서 대증적 치료를 하면 좋아지고, 시간이 지나면 호전된다. 그 외에도 협착이나 성기능 장애, 요로기능 장애 등이 보고되고 있으나 그 빈도는 매우 낮다. 전반적인 삶의 질은 청소년기에 접어들면 대체로 향상되는 경향을 보인다.

## 참고문헌

김묵환, 김영욱, 장수일. Hirschsprung병에 있어서 Endorectal pullthrogh술식의 수술성적. 대한외과학회지 1991;41:641-650.

김용정, 한석주, 황의호. 선천성 거대결장증에서 Duhamel술식의 임상적 경험. 대한외과학회지 1995;48:853-858.

김우기, 김상윤, 김신곤, 김인구, 김재천, 박귀원 등. 1994년도 한국소아외과학회회원의 신생아외과 501예 경험. 대한소아외과학회 1996;49:26-32.

김우기, 박귀원, 이성철. 선천성 거대결장증(선천성 무신경절증) 214예 증례분석(1978-1984년). 대한외과학회지 1987;32:436-444.

김우기, 박귀원. GIA를 이용한 Duhamel술식. 대한외과학회지 1981;23:60-64.

김우기. 임상소아외과학. 1판. 서울: 일조각, 1979, pp.135-140.

김우기. 홍창의 편. 소아과학. 개정판. 서울: 대한교과서주식회사, 1986, pp.409-410.

김인구, 민병철. 선천성 거대결장에 대한 임상적 고찰. 대한외과학회지 1975;17:61-67.

김창수, 김갑태, 정을삼. Hirschsprung병 환아의 교정 수술에 따르는 이환율의 분석. 대한외과학회지 1992;43:288-299.

유민철, 조장환, 황의호. 선천성 거대결장애에 대한 임상적 고찰. 대한외과학회지 1974;16:29-33.

유영선, 유희성. 외과적 근치수술을 가한 Hirschsprung병 17예에 대한 원격성적. 대한외과학회지 1968;10:101-104.

이석구, 김우기, 박귀원, 이성철. 전대장 무신경절증-18예 증례분석. 대한외과학회지 1988;35:340-345.

이세순, 김광수, 조범구, 최하경, 서상현, 홍필훈. 선천성 거대결장에 대한 수술-Duhamel술법. 대한외과학회지 1968;10:421-426.

정진호, 정풍만. 선천성 거대결장의 치료에 관한 연구. 대한외과학회지 1992;43:244-257.

Dasgupta R, Langer JC. Hirschsprung disease. Curr Probl Surg 2004;41:949-988.

Haricharan RN, Georgeson KE. Hirschsprung disease. Semin Pediatr Surg 2008;17: 266-275.

Ikeda K, Goto S. Diagnosis and treatment of Hirschsprung's disease in Japan. An analysis of 1628 patients. Ann Surg. 1984 Apr;199(4):400-405.

Kleinhaus S, Boley SC, Sheran M, Sieber WK. Hirschsprung's disease, A survery of the members of the surgical section of the American Academy of Pediatrics. J Ped Surg 1979;14: 588-597.

Martin LW. Surgical Management of total colonic aganglionosis. Ann Surg 1972; 176:343-346.

Okamoto E, Ueda T. Embryogenesis of intramural ganglia of the gut and its relation to Hirschsprung's disease. J Ped Surg 1967;2:437-443.

Sieber WK. Hirschsprung's Disease in Pediatric Surgery. 4th Ed. Chicago & London: ear Book Medical Publishers Inc. 1986, pp.995-1015.

Swenson O, Bill AH. Resection of rectum and rectosigmoid with preservation of the sphincter for benign spastic lesions producing megacolon. Surgery 1948;24:212-220.

Swenson O, Sherman JO, Fisher JH, Cohen E. The treatment and postoperative complications of congenital megacolon, a 25year follow up. Ann Surg 1975;182:266-273.

Teitelbaum DH, Coran AG. Hirschsprung's disease and related neuromuscular disorders of the intestine. In: Grosfeld JL, O'Neill JA Jr, Fonkalsrud EW, Coran AG. Pediatric Surgery. 6th ed. Philadelphia: Mosby, 2006, pp.1514-1559.

Teitelbaum DH, Wulkan ML, Georgeson KE, Langer JC. Hirschsprung's Disease. In: Ziegler MM, Azizkhan RG, Weber TR. Operative Pediatric Surgery. International ed. USA: McGrawHill, 2003, pp.617-646.

# 소아에서의 항문과 직장 질환

김대연

## Ⅰ 항문주위 농양

소아에서의 항문주위 농양은 대부분 1세 미만의 남아에서 볼 수 있다. 대개 압통이 있지만, 발열이 동반되거나 배변의 문제도 거의 없이 건강해 보인다. 영아에서는 병변이 항문주변에 국한되어 있지만, 나이가 더 들게 되면 직장주위 농양이 있을 수 있다. 최근 들어 소아에서도 크론병의 발생이 증가하고 있어 잘 낫지 않거나, 좌골직장와 농양이 발견되면 의심해야 한다.

발생 원인으로는 영아기에 비정상적인 움crypt이 모르가그니움의 염증을 유발할 수도 있고, 농양이 치루가 된 경우, 치루를 현미경으로 보면 중층편평상피, 이행상피, 원주상피가 혼재되어 있는 것으로 볼 때 선천성이라는 주장도 있다.

좌욕만으로도 좋아지는 경우가 많이 있고, 대부분의 경우 항생제는 필요 없다. 환자의 2/3에서 절개 배농이 필요하다. 화농되면 국소도포 마취제를 바르고 외래에서 간단히 절개 배농을 할 수 있다. 1/3은 농양이 재발하고, 1/3에서는 치루가 된다.

## Ⅱ 치루

항문주위 농양의 절반가량은 결국 치루가 된다. 대부분

의 환자들은 항문주위 농양으로 2~3회 절개 배농을 받은 후에도 배농이 지속되거나, 작은 농포가 막히지 않아 외래를 방문하게 된다. 누공은 정중선의 약간 외측에 발생하고, 한 환자에서 2개가 동시에 생기기도 한다. 여아에서는 잘 볼 수 없는 것으로 보아 안드로겐과 관계있는 비정상적인 움에 염증이 생겨 발생한다는 가설이 있다.

수술적 치료시기에 있어 2가지 다른 견해가 있다. 반드시 수술적 치료가 필요하기 때문에 빨리 수술해주는 것이 좋다는 주장과 환자의 대부분은 6~12개월 이내에 저절로 없어지기 때문에 결국 수술이 필요 없다는 주장이다. 저자의 경험은 대부분의 경우 생후 12개월까지는 저절로 없어지기 때문에, 그 이후에도 지속되면 수술을 고려한다.

수술은 누공절개술이 원칙이다. 전신마취하에 항문을 헤가로 확장시킨 후 작은 견인기를 사용하여 항문을 관찰한다. 작은 구부러지는 탐침을 항문 밖에 보이는 누공을 통해 넣으면, 염증성 움을 통해 누공의 안쪽 배출구로 나오게 된다. 성인과 달리 소아에서는 누공이 대부분의 경우 굿살의 법칙을 따르지 않고, 안쪽과 바깥쪽 누공 사이가 직선방향이다. 탐침을 약간 당기면서 전기소작기를 사용해 외괄약근까지 절개한 후, 누공의 바닥에 있는 육아조직을 큐렛으로 긁어낸다. 창상을 다시 닫아주어도 염증이 생기지 않는다는 보고도 있지만, 대부분 그냥 놓아두는 것이 좋다. 수술 당일이나 그다음 날 집에 보낸다. 대변을 본 직후를 포함하여 적어도 하루에 3회 정도 누공절개부위를 약간 벌려주면서 좌욕을 하라고 교육시키는 것이 중요하다. 재발률은 15% 정도이다.

## Ⅲ 치열

신생아와 유아의 가장 흔한 직장 출혈의 원인이 치열이다. 이유식을 시작하는 시기에 대변이 약간 굳게 나오면서 발생한다. 크고 딱딱한 대변이 나올 때 항문의 점막피부 이음부 아래의 점막이 과도하게 늘어나서 후방정중앙에 생긴 열상으로 인해 대변에 줄 모양으로 피가 묻어나온 것을 보고, 놀라서 병원을 찾게 된다. 매우 아프기 때문에 대변보는 것을 주저하게 되어 변비가 발생하는 악순환이 된다. 하지만 정상적인 무른 대변을 보는데도 치열은 생길 수 있다.

수술이 필요한 경우는 거의 없고, 좌욕과 대변완화제가 도움이 된다. 배변 시 심한 통증이 있는 경우, 대변보기 전에 국소도포마취제를 바르게 하여 효과를 볼 수 있다. 성인에서 사용하는 0.2% 니트로글리세린 연고나 보툴리눔 독소는 잘 사용하지 않는다. 빨리 낫지 않고, 만성적인 경과를 보일 경우 항문유두가 항문치상선에서 비대하게 되어 항문피부선에서 작은 목을 가진 섬유성 돌출물의 피부연성 섬유종이 생길 수 있다. 대부분 치료가 필요 없지만, 너무 크기가 커서 부모가 걱정하거나, 위생에 좋지 않을 수 있기 때문에 국소절제술을 해주기도 한다.

학령기의 소아에 치루나 치열이 생기면 크론병이나 면역결핍의 합병증을 의심해야 한다. 크론병이 의심될 때는 직장경이나 결장경에 의한 조직검사가 필요하다.

## Ⅳ 치핵

소아에서 드물기도 하고, 치료가 필요한 경우도 거의 없다.

외치핵은 항문강의 원위부 1/3에 생기는 혈전에 의한 압통과 점막피부 변연부의 청색 종괴다. 치핵을 절개하여 제거한 후, 대변완화제를 투여하면서 좌욕과 섬유성 식이를 권한다. 내치핵이 생기는 경우는 간문맥 고혈압에 의한 경우가 대부분이기 때문에 이에 대한 검사와 치료를 하는 것이 우선이다.

## Ⅴ 직장탈출

대변볼 때 가끔씩 점막이 나오는 정도일 수도 있지만, 손가락으로 넣어야 들어갈 정도로 직장 전체가 나오는 심한 경우도 있다. 배변 시 항문이 불편하다고 하여 부모가 항문을 들여다보고 장미꽃 모양의 직장점막이 나온 것을 보고 놀라서 병원을 찾게 된다. 출혈이 주증상일 수 있지만, 그다지 심각한 문제를 일으키지는 않는다. 대변을 보고 나면 저절로 들어가기도 하지만, 보호자가 손가락으로 밀어 넣기도 하고, 조금 나이든 경우 스스로 하기도 한다. 진찰실에서 직장탈출을 유발할 수 있는 경우는 드물다. 전형적인 직장탈출의 모양은 장미꽃 모양의 점막이 항문 밖으로 나오는데, 12시 방향보다 6시 방향이 좀 더 튀어나온다. 드물기는 하지만, 장중첩증이 에스자결장을 넘어선 경우 직장탈장이 되기도 한다.

근육 구조인 골반가로막은 재발되지 않는다면 근섬유가 짧아져서 저절로 낫게 된다. 대변볼 때마다 계속 힘을 주면 골반가로막과 직장괄약근이 늘어나게 되어 저절로 나을 수 없게 된다.

배변습관을 바꾸고, 대변완화제를 투여하는 비수술적 치료를 먼저 한다. 아이들이 사용하는 이동식 좌변기 대신 신문지 위에서 쭈그리고 앉아 대변을 보게 하는 것이 배변 시 힘주는 것을 막는 효과적인 방법이다.

비수술적 방법으로 해결이 되지 않으면, 수술이나 약물주입술을 한다. 항문주변원형조임술은 골반저부의 근육을 정상화하면서, 항문 입구를 조이고 재발을 방지할 수 있다. 효과가 입증된 수술법이지만, 너무 조이면 항문이 짓무를 수도 있기 때문에 적당한 크기의 헤가를 넣고 하는 것이 좋다. 30% 생리식염수, 25% 포도당 등을 직장 후방에 주입하여 유발된 염증 후 반흔을 생기게 하는 경화요법을 사용하기도 한다. 이와 동시에 대변완화제를 투여하고, 배변습관을 바꾸게 하는 것이 좋다. 이런 치료가 실패하는 전층탈출인 경우 직장고정술을 시행하는데, 최근에는 복강경으로 시도하기도 한다.

## Ⅵ 직장 외상

교통사고에 의한 관통상이나 성폭행에 의한 경우가 대부분이다. 성폭행의 경우에는 손가락, 성기, 기구 등을 항문에 넣어서 출혈이 일어나거나 멍이 들게 된다. 만성적으로 반복될 경우 항문주변이 붓고, 열상이 생기기도 하고, 항문주변에서 콘딜로마를 발견할 수도 있다.

사고에 의한 경우 정확하고 자세한 기전을 알아내는 것이 필수적이다. 진단을 위해서 전신마취하에 직장검사나 에스결장경검사를 하여 직장내 이물질이 박혀 있지 않은지 살펴보아야 한다. 요도나 방광의 손상이 의심될 때는 역행성 요도조영술이나 배설성 방광요도조영술을 시행해야 한다.

성폭행이 의심될 때도 정확한 진단을 하고 외상의 범위를 정확히 알아야 한다. 진단 즉시 수술적 치료가 필요하기 때문에 전신 마취가 필요하다. 직장에 관통상을 입은 경우 결장루가 필요하다. 직장의 근위부 2/3와 접근가능한 원위부 직장 1/3의 손상은 봉합술과 대변전환술을 시행하고, 접근이 불가능하거나 심한 원위부 복막의 직장 손상은 대변전환술과 전천부 배액술을 시행해야 한다. 접근 가능한 원위부 직장과 항문강의 손상은 괄약근의 기전과 점막을 접근봉합하는 것이 좋다. 전층에 걸친 손상은 대변전환술이 필요하다. 대변전환술 후 복원은 상처가 치유되는 3개월 이후에 한다. 성폭력에 의한 직장 손상으로 생긴 열상은 대부분 전층 손상이 없기 때문에 결장루 없이 봉합하는 것이 가능하지만, 전층 손상인 경우 결장루가 필요하다. 콘딜로마가 발견되면 작은 병변은 포도필린이나 국소도포제를 사용하고, 광범위한 경우 수술적 제거를 한다.

# Ⅶ 대변실금

대변실금은 환자에게 사회적응을 어렵게 하고 정신적인 후유증까지 가져오는 심각한 문제다. 항문직장 기형, 선천성 거대결장, 뇌수막류 등의 척수 질환, 척추 손상을 가진 환자에게 생길 수 있다. 대변조절기능 이상이 있는 환자에서 대변실금과 일출성 가성 실금overflow pseudoincontinence을 구별하는 것이 중요하다. 가성 실금은 배변조절능이 있지만, 심한 변비나 과잉성 장운동으로 변지림soiling을 하게 된다.

항문직장 기형을 가진 환자의 25% 정도는 대변실금으로 자발적 배변을 할 수 없고, 자발적으로 배변을 할 수 있는 나머지 환자들도 배변 훈련은 필요하다. 이에 반해

히르슈슈프룽병 환자는 수술 중 항문강이 소실되거나, 괄약근이 손상된 경우 대변실금이 생길 수 있다. 척추 질환이나 손상이 있는 환자도 정도에는 차이가 있지만 배변조절에 문제가 있다. 대변실금이 있는 경우 매일 관장을 하여 팬티에 대변이 묻지 않게 하는 훈련을 하고, 일출성 가성 실금이라면 변비나 묽은 변에 대한 약물치료를 하는 것이 필요하다.

## 1. 배변자제의 기전

배변자제는 수의괄약근, 항문관 감각, 결장 운동성 등 3가지 요소에 의존한다. 정상에서는 배변 시 항문거상근, 시상주위섬유parasagittal fibers로 이루어진 수의근은 직장 에스결장에 있는 대변이 비수의적 연동수축으로 밀리고, 곧이어 이완되어 항문직장부에 도달하는 순간에만 기능한다. 쇄항 환자는 정도의 차이는 있지만, 횡문근의 수가 적고, 히르슈슈프룽병 환자는 수술 중 이러한 근육의 손상이 있을 수 있다.

항문관에서 감각을 느끼기 위해서는 손상되지 않은 항문감각기전으로부터 온 정보가 필요하다. 쇄항 환자는 항문관이 없기 때문에 이런 감각이 없거나 있더라도 매우 미약하다. 척추 질환 환자들은 이런 감각이 부족하고, 히르슈슈프룽병 환자들은 수술 시 이 감각이 손상될 수 있다. 쇄항 수술 시 새로 만드는 항문관을 괄약근 구조 안에 있게 하는 것은 매우 중요하다. 임상적으로 묽은 변은 직장을 팽창시키지 않기 때문에 감각을 느끼지 못한다. 충분한 정도의 감각과 배변조절을 위해서 고형변을 만들 수 있는 능력을 갖추는 것이 중요하다.

쇄항으로 수술받은 환자들에서 거대결장이 종종 일어날 수 있다. 적극적인 치료를 하지 않으면 결장이 심하게 확장되어 심한 변비가 생기게 된다. 이로 인해 결장이 심하게 늘어나게 되는 악순환이 된다. 이런 환자들은 장에 신경절세포가 있음에도 불구하고 히르슈슈프룽병과 유사한 증상이 생기는 것이다. 쇄항 환자는 장의 말단부가 절단되어 직장의 저장기능이 없는 환자가 된다. 절제된 결장이 길면 묽은 변이 생기게 되는데, 이런 경우 관장을 하고, 변이 굳어질 수 있는 식이요법을 하거나, 로페라마이드loperamide 같은 약물을 투여하는 것이 좋다. 쇄항 환자와 동일하게 장의 말단부를 절제한 히르슈슈프룽병 환자에서 배변조절을 할 수 있는 것은 항문관의 감각과 괄

약근기능이 보존되어 있기 때문이다. 또한 외상으로 항문관의 괄약근이 손상된 환자들이 배변조절을 할 수 있는 것은 결장의 운동성이 정상이기 때문이다.

## 2. 진성 대변실금

진성 대변실금 환자에게는 환자나 보호자에게 매일 관장을 통해 24시간 동안은 대장에 변이 없도록 유지하는 교육을 시키는 것이 중요하다. 적절한 관장제와 양을 알기 위해서 1주일가량 걸리고, 평상시 속옷에 대변을 묻히지 않게 하는 것이 목표다. 충분한 관장 한 번으로 결장이 완전히 비워진다면 가능하지만, 이러한 환자는 자발적으로 대변을 볼 수 없어 결장을 비우기 위해 관장이 필수적이다. 매일 관장을 하고 단순방사선촬영을 하여 결장에 남아 있는 대변을 파악해야 한다. 항문직장 기형 환자의 75%는 수술이 성공적이어서 3세 이후 배변에 큰 문제가 없게 된다. 수술이 성공적이라도 절반 정도는 간혹 속옷에 변을 묻히는데, 이런 것은 변비로 인한 것이고 변비가 제대로 치료되면 변지림은 없어져서 정상적인 아이들과 같아진다. 그렇지만 장염에 의한 설사가 발생하면 일시적으로 대변실금이 발생할 수 있다. 40% 정도의 환자들이 자발적으로 대변을 보고, 대변지림을 하지 않게 된다.

수술이 성공적이지 않거나, 심한 고위 기형을 가진 25% 정도의 환자들은 대변실금이 있어 장을 비워내는 것이 필요하다. 쇄항 환자들 중 배변실금의 가능성이 높은 환자들에게는 3~4세가 되어 유치원에 가기 전까지는 장관리 프로그램을 시행하여 평상시 대변지림이 일어나지 않게 하는 것이 필요하다.

## 3. 가성 실금

대변실금이 있을 것으로 생각되지만, 실제로 심한 변비와 일출성 변지림이 있는 경우다. 분복 대변을 제거하고 변비가 없어질 정도의 충분한 변비완화제를 복용하면 정상적으로 자발적 배변을 할 수 있게 된다.

보편적으로 직장에스결장은 대변을 저장하고 24~48시간마다 자발적 연동운동을 하는데 이것은 대변을 비울 시간이라는 것을 알리는 것이다. 정상적인 사람들은 이런 감각을 느낄 수 있어서, 언제 수의괄약근기전을 이완할지 결정한다. 대변을 조절할 수 있다면, 대변완화제를 사용한

변비의 치료를 통해 연동운동을 유발할 수 있는 것이다.

성공적으로 히르슈슈프룽병과 쇄항 수술을 받은 대부분의 환자들은 대변을 조절할 수 있다. 그렇지만 쇄항 환자에서 변비는 아주 흔한 문제이고, 성공적으로 히르슈슈프룽병의 수술을 받은 환자와 특발성 변비 환자에서도 자주 볼 수 있다. 이런 환자들이 적절히 치료받지 않는 경우 변비는 극단적으로 어떻게 할 수 없는 상태가 된다.

식이습관과 식단이 결장운동에 영향을 줄 수 있지만, 많은 경우 별로 신경을 쓰지 않는다. 심한 변비를 가진 환자들은 심리적인 문제를 가지고 있지만, 그것만으로는 원인이 잘 설명되지 않는다. 자율적 직장에스결장 연동운동을 할 때 자발적으로 대변을 갖고 있는 것이 쉽지 않기 때문이다.

크고 딱딱한 대변 덩어리가 나오게 되면 통증을 유발하고 환자도 대변을 갖고 있는 것처럼 행동한다. 이건 변비를 더욱 악화시키지만, 근본적인 원인은 아니다. 변비는 스스로 지속적인 문제를 일으키는 질환이다. 상당한 정도로 변비가 있는 환자가 제대로 치료되지 않으면 결장의 아주 일부분만 비워내고 더욱 많은 대변이 직장에스결장에 남아 있게 된다. 이로 인해 말단부 결장이 더 커지게 되고, 이렇게 팽창된 장은 연동운동이 떨어질 수밖에 없게 되어 대변이 정체되고 거대결장이 되는 악순환을 반복한다. 더군다나 크고 딱딱한 변이 나오게 될 때 치열이 생기고, 배변 시 통증을 유발하기 때문에 대변보는 것이 점점 힘들어지게 된다.

좋은 예후를 가질 것으로 생각되는 히르슈슈프룽병과 쇄항 환자는 보통의 변비 환자처럼 치료하면 된다. 대변완화제는 배변조절능력이 아직 없는 소아 환자에게 사용하면 더욱 악화될 수 있기 때문에 변비치료 전에 배변조절을 할 수 있고 스스로 대변을 볼 수 있음을 자각시키는 것이 중요하다. 이런 환자들은 조기에 치료하면 쉽게 대변을 가릴 수 있게 된다.

직장에스결장을 완전히 비우는 것이 힘들게 되면 많은 환자가 크게 직장과 에스결장이 늘어나게 되어 고통을 받는다. 이런 경우는 제대로 치료받으면 문제가 없을 수도 있지만, 변비가 제대로 치료되지 못할 경우 문제가 생긴다. 결국 분변매복이 되고, 분출성 가성 실금이 되기 때문이다. 결장의 운동성이 떨어진 환자나 심한 특발성 변비 환자에서도 그럴 수 있다.

이런 환자는 우선적으로 분변매복을 제거하여 거대직

장에스결장을 비워야 한다. 결장이 한 번 비워지면 대변완화제를 투여하는데, 결장을 완전히 비울 수 있는 하루 용량을 결정하게 될 때까지 증량해야 한다. 심한 거대에스결장이 있는 많은 환자는 대변을 비워내기 위해 막대한 양의 대변완화제가 필요하고, 아주 심한 경우 결장절제술을 해야 하는 경우도 있다.

스스로 대변을 볼 수 없는 진성 대변실금 환자는 관장이 도움이 되지만, 가성 일출성 대변실금 환자는 관장보다는 적당한 양의 대변완화제가 필요하다. 분변매복 상태에서 결장운동이 증가하면 복통이 생기기 때문에 대변완화제를 투여하기 전에 대변을 파내야 한다. 변지림은 심한 변비의 중요한 증후다. 환자가 대변조절을 할 수 있는 나이가 되어도 밤낮으로 변지림을 하고 자발적으로 대변을 보지 못한다면 일출성 가성 대변실금이다. 이런 환자는 적절히 변비가 치료되면 정상적으로 대변조절을 할 수 있게 된다. 물론 이런 일은 진성 대변실금 환자에서도 볼 수 있다.

감별이 불확실하면 대변조절에 문제가 있는 3~4세의 환자를 매일 관장을 하여 대변조절의 가능성이 있다면 대변완화제를 투여한다. 이럴 경우 가스트로그라핀 관장조영술은 매우 유용하다. 변비 환자에서 거상근의 아래로 결장이 늘어난 거대직장에스결장을 볼 수 있는데, 정상 횡행, 하행결장과 늘어난 거대직장에스결장과의 차이는

| 표 15-1 | 소아에서의 정상적인 배변 횟수

| 나이 | 배변 횟수/주 | 배변 횟수/일 |
| --- | --- | --- |
| 0~3개월 | | |
| 　모유 수유 | 5~40 | 2.9 |
| 　분유 수유 | 5~28 | 2.0 |
| 6~12개월 | 5~28 | 1.8 |
| 1~3세 | 4~21 | 1.4 |
| 3세 이상 | 3~14 | 1.0 |

대변완하제 투여의 지표가 될 수 있다. 전반적이 아닌 국소적인 직장에스결장은 결장절제로 대변완화제를 줄이거나 없앨 수 있다는 것을 보여주는 것이다.

직장과 결장의 압력검사는 유용하게 사용될 수 있는 검사다. 압력 측정을 결장의 다른 곳에서 하고 수축의 파장이나 전기활동을 측정한다. 신티그래피도 결장운동성을 평가하는 데 사용된다. 이런 환자의 절제된 결장의 조직소견으로는 단지 확장된 결장의 비후와 정상적인 신경절세포가 관찰된다.

## Ⅷ 변비

부모들은 자기 자식이 정상적으로 대변을 보아야 건강

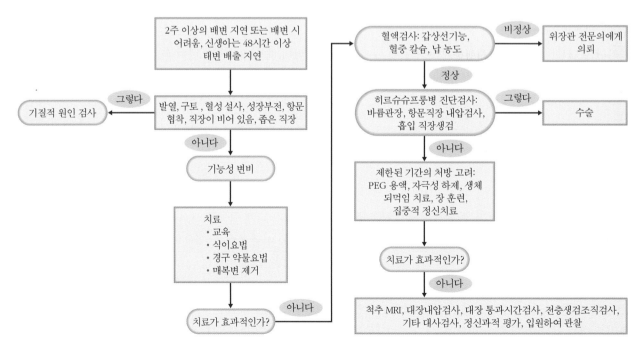

그림 15-1. 소아 변비치료의 알고리즘

하다고 생각한다. 신생아기에는 자식의 대변보는 횟수나 대변 자체에 특히 관심이 많다. 가족 중에 한 명이라도 아이의 대변보는 것이 정상에서 조금 벗어났다고 생각하면 병원을 바로 찾는 경향이 있다. 기질적 원인이 있는 변비는 아주 소수이고, 신생아기를 넘어선 변비의 가장 많은 원인은 기능성 변비다. 부모들은 아이의 대변이 너무 크고, 딱딱하고, 대변볼 때 힘들어 하고, 그 횟수가 적다고 걱정한다. 영아기에 대변보는 횟수는 1주일에 5회 이상이지만, 4세가 지나면 평균 하루에 한 번씩 대변을 보게 된다.

변비로 내원하는 소아 환자에 대해서는 선천성 원인과 대사성 질환에 의한 원인의 감별진단을 하는 것이 필요하다(그림 15-1).

## 1. 기능성 변비의 치료

기능성 변비가 있는 환자는 우선적으로 분변매복이 있는지 확인하고, 있다면 이에 대한 치료를 먼저 한 후 약물치료와 보호자 교육을 한다.

### (1) 교육
변비가 생기는 원인과 기전에 대해 충분히 설명하고, 대변 못 보는 것에 대하여 야단을 치지 말고, 대변을 잘 보았을 때 칭찬을 해주는 것이 좋다.

### (2) 분변매복의 제거
변비에 대한 유지요법을 시행하기 전에 분변매복을 제거하는 것이 필수적이다. 미네랄 오일이나 PEG 전해질 *polyethylene glycol electrolyte* 용액 등을 먹이기도 하고, 인산염, 미네랄 오일, 생리식염수 등을 사용하여 관장하기도 한다. 아주 심한 경우 전신마취하에 분변매복을 파내기도 한다.

관장을 하기 전에 가스트로그라핀 대장조영술로 대장이 팽창형인지, 비팽창형인지 구별해서 관장액의 종류와 양을 결정하는 것이 중요하다. 관장액은 약국에서 구입할 수도 있고, 집에서 만들기도 한다. 생리식염수와 동일한 농도의 관장액을 집에서 만들 경우 대략 물 1,000cc에 소금 1.5티스푼을 타서 만든다. 인산 관장은 소아의 경우 하루에 한 번 이상하면 안 되고, 신부전이 있는 경우 금기이다. 생리식염수 관장은 글리세린과 혼합하여 사용하면 좀

| 표 15-2 | 대변에 영향을 미치는 음식물 |
| --- | --- |
| 묽은 변을 유발하는 음식 | 변비를 유발하는 음식 |
| 우유 | 껍질을 벗겨낸 사과 |
| 지방 | 쌀 |
| 튀김 | 흰빵 |
| 야채 | 음료수 |
| 과일주스 | 바나나 |
| 감자튀김 | 파스타 |
| 초콜릿 | 감자 |
|  | 젤리 |
|  | 고기 |

더 효과적이다.

이상적인 관장은 관장 후 30~45분 이내에 대변을 보고 24시간 동안 대장이 비어 있게 만드는 것이다. 한 번의 관장으로 불충분하고, 계속 변을 지리게 되면, 좀 더 적극적인 방법을 써야 한다. 폴리카테터를 써서 직장에 풍선확장을 하고 관장액이 새지 않게 하면 효과적이다.

많은 경우 자기 자신의 병에 대한 자각이 생기면 관장은 더 이상 필요하지 않게 되고, 식이조절만으로 충분히 가능하게 된다. 학교에 입학한 환자들은 방학 동안이 매우 중요하다. 이 기간 동안 어떻게 관장 없이 배변조절을 할 수 있는지 알아내도록 하는 것이 중요하다. 배변조절 능력이 없어서 결장루를 가지고 있는 환자에게 교정 풀스루 수술을 할 것인지, 평생 결장루를 가지고 살지 결정하는 것이 중요하다. 장루로 고형변이 나온다면 교정 풀스루 수술을 하고 매일 관장하는 것으로 변지림을 막을 수 있기 때문이다.

### (3) 식이요법(표 15-2)
식단의 변화가 필요하다. 수분을 많이 섭취하게 하고, 소르비톨이 많이 들어가 있는 사과나 배 주스를 먹는 것이 좋다. 곡물, 과일, 야채를 포함한 균형 있는 식단이 권장된다.

### (4) 배변습관
규칙적으로 화장실을 가게 하는 것이 매우 중요하다. 식사 후 화장실에서 급하지 않게 대변을 보게 하는 것이 좋다. 배변 횟수에 대한 일지를 쓰게 하고, 이에 대한 칭찬을 해주는 것이 도움이 된다.

| 표 15-3 | 변비치료에 사용하는 약물

| 하제 | 용량 | 부작용 | 참고사항 |
|---|---|---|---|
| **삼투성** | | | |
| 락툴로오스 | 1~3mL/kg/일 분할용량; 70% 용액으로 사용 가능 | 위창자내 공기가 참, 복부 경련통, 간성 혼수에서 고용량 사용 시 고나트륨혈증 보고, 고령에서 비독성 거대결장 사례 보고 | 합성 이당류, 장기간 사용 가능 |
| 소르비톨 | 1~3mL/kg/일 분할용량; 70% 용액으로 사용 가능 | 락툴로오스와 동일 | 락툴로오스보다 저렴 |
| 보리 맥아 추출물 | 2~10mL/240mL의 우유나 주스 | | 불쾌한 냄새, 젖병으로 먹는 영아에 적합 |
| 수산화 마그네슘 | 1~3mL/kg/일 400mg/5mL; 액상으로 사용 가능, 400mg/5mL와 800mg/5mL, 알약 | 영아는 마그네슘 중독이 생기기 쉬움. 과용량 시 과마그네슘혈증, 저인산혈증, 2차성 저칼슘혈증 발생 가능 | 삼투성 하제로 작용. 콜레시스토키닌을 분비하여 위장관 분비와 운동성을 촉진. 신기능 부전 환자에서 사용시 주의 |
| 구연산 마그네슘 | <6세, 1~3mL/kg/일 6~12세, 100~150mL/일 >12세, 150~300mL/일; 단회 혹은 분할용량 투여. 액상으로 16.17% 마그네슘 사용 가능 | 영아는 마그네슘 중독이 생기기 쉬움. 과용량 시 과마그네슘혈증, 저인산혈증, 2차성 저칼슘혈증 발생 가능 | |
| PEG 3350 | 매복변 제거; 1~1.5g/kg/일 3일간 사용 유지 용량 1g/kg/일 | | 어린이들의 입맛에 잘 맞아 먹기 쉬움, 영아에서 보편적인 사용을 추천하기 전 안정성 연구가 필요함 |
| **삼투성 관장** | | | |
| 인산 관장 | <2세, 사용 피해야 함 ≥2세, 6mL/kg에서 135mL까지 | 직장 벽의 기계적 손상 위험성, 복부 팽만, 구토. 심하거나, 강직과 함께 치명적인 고인산혈증, 저칼슘혈증 유발 가능. | 음이온 중 일부가 흡수되지만, 신장이 정상이면 독성 축적은 일어나지 않음. 대부분의 부작용은 신부전이나 히르슈슈프룽병이 있는 어린이에서 일어남 |
| **장세척** | | | |
| PEG 전해질용액 | 매복변 제거: 비위관을 이용하여 25mL/kg/시(1,000mL/시까지)로 깨끗할 때까지 또는 20mL/kg/시로 4시/일. 학동기 소아, 5~10mL/kg/일 | 시행하기 어려움. 오심, 복부 팽만, 복부 경련통, 구토, 항문 자극. 흡인, 폐렴, 폐부종, 말로리-바이스 손상. 장기 유지용량 사용은 증명되지 않음. | 관련 정보는 대부분 전대장 세척을 위해 사용한 경우에서 얻어짐. 입원과 비위관 삽입이 필요할 수 있음 |
| **윤활액** | | | |
| 미네랄 오일 | <1세, 추천되지 않음 매복변 제거, 15~30mL/세, 240mL/일, 유지용량: 1~3mL/kg/일 | 흡인 시 지질성 폐렴. 이론적으로 지용성 물질의 흡수와 간섭이 일어날 수 있으나, 문헌상 증명되지는 않았음. 소장점막에 이물반응 | 변 완화, 수분 흡수 줄어듦. 시원하게 하면 더 감칠맛이 남. 항문 누출 시 과용량이거나 세척해내야 함을 의미 |
| **자극제** | | | |
| 세나 | 2~6세, 2.5~7.5mL/일 6~12세, 5~15mL/일; 시럽으로 사용 가능, 8.8mg 세나 추출물/5mL. 과립, 알약으로 사용 가능 | 이상성 간염, 대장 흑색증, 비대성 골관절병증, 진통제 콩팥병증 | 대장 흑색증은 투약 중단 후 4~12개월 후 호전됨 |
| 비사코딜 | ≥2세, 용량당 0.5~1 좌약, 1~3 알약. 5mg 알약, 10mg 좌약으로 사용 가능 | 복통, 설사, 저칼륨혈증, 직장점막 이상, (드물게) 직장염. 요석증의 사례 보고 | |
| 글리세린 좌약 | | 부작용 없음 | |

### (5) 소아에서 사용하는 약물(표 15-3)

설사제의 사용은 규칙적으로 배변을 할 때까지 필요하다. 미네랄 오일, 수산화마그네슘, 락툴로오스, PEG 3350 등은 효과가 비슷한 초기 약물로 환자의 반응을 고려하여 선택하면 된다. 세나 등을 포함한 자극적인 설사제는 장기간은 사용하지 않는 것이 좋다.

참고문헌

김우기. 임상소아외과학. 1판. 서울: 일조각, 1979, pp.170-171.

Bonnard A, Zamakhshary M, Wales PW. Outcomes and management of rectal injuries in children. Pediatr Surg Int 2007; 23:1071-1076.

Constipation Guideline Committee of the North American Society for Pediatric Gastroenterology, Hepatology and Nutrition. Evaluation and treatment of constipation in infants and children: recommendations of the North American Society for Pediatric Gastroenterology, Hepatology and Nutrition. J Pediatr Gastroenterol Nutr 2006;43(3): e1-13.

Geist RF. Sexually related trauma. Emerg Med Clin North Am 1988;6:439-466.

Levitt MA, Pena A. Surgery and constipation: When, how, yes, or no? J Pediatr Gastroenterol Nutr 2005;41(Suppl 1):S58-60.

Pena A, Guardino K, Tovilla JM, Levitt MA, Rodriquez G, Torres R. Bowel management for fecal incontinence in patients with anorectal malformations. J Pediatr Surg 1998;33:133-137.

Shah A, Parikh D, Jawaheer G, Gornall P. Persistent rectal prolapse in children: Sclerotherapy and surgical management. Pediatr Surg Int 2005;21:270-273.

Stites T, Lund DP. Common anorectal problems. Semin Pediatr Surg 2007;16:71-78.

# 변비

박규주·최은경

## Ⅰ 정의

변비는 대장항문외과 외래에서 흔히 접하는 증상임에도 불구하고 그 정의가 통일되어 있지 않다. 환자들이 호소하는 내용도 '대변을 너무 띄엄띄엄 본다' '대변의 양이 적다' 등 배변횟수와 양을 기준으로 하거나, '대변이 돌같이 딱딱하다' 등 대변의 경도를 기준으로 하기도 하고, '대변을 보고 싶은 생각이 없다', '보고 난 후에도 시원하지 않다', '대변을 보기가 힘들다' 등 배변감각을 기준으로 하는 경우도 있어 매우 다양하다.

최 등(1990)이 국내 102명의 의사를 대상으로 변비의 정의에 대해 설문조사한 결과, 배변횟수를 기준으로 하는 경우가 28%, 배변 감각(배변 장애, 배변곤란, 배변동통 등)을 기준으로 하는 경우가 36%, 배변경도를 기준으로 하는 경우가 22%라고 보고하였다. 무어와 길런은 약 50%의 환자는 배변횟수를 기준으로, 25%는 배변 시 통증, 딱딱한 변, 배변 장애 등 횟수 이외의 증상을 기준으로, 30%는 양쪽 모두를 기준으로 변비를 호소한다고 하였다. 코넬 등은 1,055명의 정상인을 조사하였는데, 98% 이상이 하루 3회에서 1주일에 3회까지 배변하는 것으로 보고하였고, 배변횟수만을 기준으로 하는 경우에는 통상 1주에 2회 이내를 변비로 정의하였다. 기능성 변비를 정의하는 로마 III 진단 기준은 표 16-1과 같다.

| 표 16-1 | **기능성 변비의 지표**(로마 III 판정 기준)

1. 6개월 이전에 시작된 증상으로 최근 3개월 이상의 기간 동안 다음의 증상이 2가지 이상 있는 경우
   ① 일주일에 3회 미만의 배변횟수
   ② 덩어리변이나 단단한 변이 전체 배변횟수의 25% 이상
   ③ 배변 시 과도한 힘 주기를 하는 경우가 전체 배변횟수의 25% 이상
   ④ 배변 후 잔변감이 드는 경우가 전체 배변횟수의 25% 이상
   ⑤ 배변 시 항문이 폐쇄되거나 막힌 느낌이 드는 경우가 전체 배변횟수의 25% 이상
   ⑥ 배변을 돕기 위한 수조작이 필요한 경우가 전체 배변횟수의 25% 이상(예, 대변을 손가락으로 파기, 골반저를 지지하는 조작)
2. 하제를 사용하지 않는 경우가 아니면 묽은 변은 거의 없어야 한다.
3. 과민성 장증후군의 진단 기준에 부적합해야 한다.

## Ⅱ 빈도

아널드 월드는 한국을 포함한 세계 7개국의 변비 유병률은 평균 12%였고, 한국의 경우 17%였다고 보고하였다. 이 중 여성변비 환자의 비율은 남성보다 높아 한국에서는 68%였다. 우리나라 기혼 여성의 30% 이상이 변비로 고통을 받는다고 보고된 바 있다. 소넨버그와 코크는 미국 인구의 2%가 만성 변비로 변완화제를 복용하며, 남성보다 여성에서 3배나 더 호발하고, 65세 이상의 노인층

에 빈발하며, 특히 비활동적이거나 생활형편이 어렵고, 교육을 받지 못한 계층에 더 흔하다고 보고하였다.

또한 가족 내에 변비 환자가 있으면 나머지 가족에서도 빈도가 더 높고, 일란성 쌍둥이 중 한 명에서 변비가 있으면 나머지에서 변비가 있을 확률이 일반인의 4배에 달해, 유전적 소인이 변비의 원인에 관여함을 시사한다. 여자에서 변비의 높은 이환율은 호르몬의 영향이 큰 것으로 생각된다. 일부의 만성 특발성 변비를 제외하고는 여성의 변비는 대개 월경을 시작한 전후에 발생한다.

## Ⅲ 정상적인 배변기능

대장의 주된 기능은 수분, 전해질, 박테리아의 대사산물 흡수와 노폐물의 배출을 위한 연동운동이다. 음식물을 섭취한 후 소장을 통과하는 데는 1~2시간이 소요되며, 대장 통과에는 30시간 이상이 소요되기도 한다. 변비 환자의 경우에는 장 내의 음식물 통과가 느려짐에 따라 대장점막의 수분과 전해질의 흡수가 증가하여 대변 내의 수분이 줄어들고 대변이 딱딱해진다. 대장에서 수분을 흡수하고 남은 내용물은 연동운동에 의해 직장 쪽으로 이동하므로 대변은 흔히 에스결장에 머물러 있게 되고, 계속되는 연동운동에 의해 배변기능이 일어나서 에스결장에 있던 대변이 직장으로 이동되어 대변이 배출된다.

직장이 대변에 의해 확장되면 직장항문 억제반사에 의해 항문내괄약근과 치골직장근은 이완되고 항문외괄약근은 수축이 일어나므로, 대변을 배출하기 위해 항문외괄약근의 수축을 극복할 수 있는 압력이 필요해진다. 이때 발살바조작으로 복압을 상승시키면 대변을 볼 수 있게 된다.

배변의욕을 느끼게 되는 것은 에스결장에서 직장으로 대변이 이동하는 징후인데, 이것은 음식물의 섭취에 따라 일어나는 위의 자극으로 인한 연동운동에 의해 일어난다. 이것을 소위 위-장반사라고 하며, 흔히 아침식사 후에 일어난다. 이러한 대장의 연동운동으로 인해 대변이 배설되지만, 쭈그려 앉는 적당한 자세, 발살바조작으로 상승된 복압, 안정되고 격리된 적당한 장소, 항문괄약근의 이완 등 복합된 요소가 있어야만 대변을 쉽게 볼 수 있다.

배변은 자율신경계와 중추신경계의 신경계와 평활근, 횡문근근육의 조화로 이루어지는데, 이 중 하나 또는 둘 이상의 이상으로 배변 이상이 야기될 수 있다. 하나가 이상이면 이의 치료로 완치가 가능하지만, 여러 단계의 이상인 경우에는 배변 이상에 영향을 미치는 만큼만 부분적으로 호전된다.

## Ⅳ 원인

### 1. 대장외 이상에 의한 변비

#### (1) 하루 1회 배변이 건강의 척도라는 잘못된 인식
하루에 1번 대변을 보는 것이 건강의 척도라는 잘못된 인식으로 인해 장기간 설사약을 남용하는 경우가 있다. 설사약을 사용하여 일단 대장이 완전히 비워지면, 배변하고 싶은 생각이 들 정도의 대변이 모이는 데 최소한 2일 이상이 걸리는 것이 명백함에도 불구하고, 다음 날에도 배변하고자 불필요한 설사약을 복용하여, 결국 자연적인 배변습관이 완전히 소실될 수도 있다.

#### (2) 정신적·환경적 요인
정신적 이상 자체 또는 이의 치료에 사용되는 약제로 인해 변비가 야기될 수 있고, 부적절한 근무환경, 여행, 입원 등에 의해서도 일시적인 변비가 나타날 수 있다. 실제로 정신과적 치료를 받고 있는 환자의 심한 변비는 임상에서 흔히 경험하는 문제이다.

#### (3) 잘못된 생활습관
변비의 가장 흔한 원인은 잘못된 식사습관과 반복적으로 배변을 억제하는 것이다. 식물성 섬유질과 수분의 섭취 부족은 대변의 양을 적게 하고, 딱딱하게 만든다. 또한 신체 활동 부족과 운동 부족은 대장의 운동을 저하시켜 변비를 유발한다. 반복적으로 대변보는 것을 참으면, 직장내 대변에 의해 야기되는 배변 반사기능이 떨어질 뿐 아니라, 점막에서의 수분과 전해질의 흡수가 증가하여 대변 내의 수분이 줄어들고, 대변이 딱딱해져서 배변이 더욱 어려워진다.

#### (4) 내분비 또는 대사 장애
갑상선기능저하증, 과칼슘혈증, 임신, 당뇨병, 탈수증, 저칼륨혈증, 요독증, 갈색세포종, 뇌하수체기능저하증, 납중독, 포르피린증 등의 질환으로 인해 2차적으로 변비

| 표 16-2 | 변비 유발 약제 |
|---|---|
| 분류 | 흔한 약제 예시 |
| 진통제 | 아편제제, 비스테로이드성 항염증제 |
| 항콜린작용제 | 항연축제, 항우울제, 항파킨슨제 |
| 제산제 | 산화알루미늄제, 탄산칼슘제 |
| 항고혈압제 | 알파아드레날린작용제, 베타차단제, 칼슘통로차단제, 이뇨제 |
| 기타 | 항경련제, 철분제, 비스무트 |

가 나타날 수 있다.

### (5) 신경 장애

뇌혈관 사고, 척수 손상, 다발성 경화증, 파킨슨병, 척추 갈림증 등 중추신경계의 병변은 대장기능의 장애를 가져올 수 있다. 전향적 연구에 의하면 뇌졸중에 대한 재활치료를 받는 환자의 60%에서 변비가 발생하였다. 뇌혈관 사고에 의한 변비는, 환자의 활동성이 저하되고 식습관이 변화하고 여러 가지 약제를 복용하는 것이 원인으로 생각된다. 척수 손상은 다양한 기전에 의해 변비를 유발한다고 알려져 있다. 척수 손상 환자들에서는 천골신경과 대장직장의 반사궁이 손상되어 배변 중 좌측 결장에서 배출능이 감소하게 되며, 교감신경과 부교감신경의 불균형이 정상적인 대장운동을 저하하게 된다. 이외 골반내 수술에 의한 신경 손상에 의해서도 변비가 나타날 수 있다. 골반부 자율신경병증은 선천성일 수도 있는데 히르슈슈프룽병 등이 대표적이다.

이외에도 샤가스병, 공피증, 당뇨, 진행된 악성종양, 크론병, 신경섬유종증 등에 의해 생길 수 있고, 항콜린제 같은 약물의 장기복용도 원인이 될 수 있다.

### (6) 약물

마약, 항경련제, 항우울제, 항콜린작용제, 칼슘통로차단제, 철분제제 등의 약제는 변비를 일으킬 수 있다(표 16-2). 장기적인 하제의 복용이 만성 변비의 중요한 원인이다. 특히 어린 시기에 하제를 장기복용하면, 장벽근육 내의 신경총을 손상시키고 더 이상 하제에 반응하지 않아 하제의 양을 늘리는 악순환을 반복하게 된다.

## 2. 대장의 구조적 이상에 의한 변비

### (1) 대장폐쇄

대장암, 장축염전증, 허혈성 대장염, 문합부 협착 등이 기계적인 대장폐쇄를 일으킨다. 또한 궤양성 대장염, 크론병, 자궁내막증, 게실염 등의 염증성 질환은 대장의 협착을 유발하여 폐쇄 증상이 발생한다.

### (2) 항문폐쇄

항문 협착, 치열 등의 통증을 일으키는 항문 병변이 있을 경우에, 환자는 의식적으로 배변을 지연시키려 하므로 변비가 나타날 수 있다. 치핵 수술 등의 항문 수술력과 염증성 장질환은 항문 협착의 가장 흔한 원인이다.

### (3) 히르슈슈프룽병

발생학적으로 근층 간 신경초에 신경절세포가 없는 질환으로 출생 직후부터 다양한 정도의 장폐쇄 증상을 보인다.

## 3. 대장의 기능적 이상에 의한 변비

여러 가지 직장생리학적 검사에 의하면 대장의 기능적 이상에 의한 변비는 크게 골반 출구폐쇄, 대장 무기력증, 과민성 장증후군 등의 3가지로 나뉜다. 골반 출구폐쇄는 배변긴장 시 직장치골근이나 외괄약근의 이완에 장애가 있거나 내괄약근의 과긴장성으로 인해 직장 내용물을 비우지 못하는 것이다. 직장생리검사에서는 배변긴장 시 회음부하강증후군이나 직장항문각의 소실 장애와 동반되어 있으며, 비디오배변조영술, 풍선배출검사 등으로 진단할 수 있다.

대장이 장 내용물을 항문 쪽으로 추진하지 못하여 생기는 대장무력증의 경우에도 변비가 생길 수 있다. 대장의 운동 장애는 대장이나 직장의 한 분절에 국한될 수도 있고 전대장에 걸쳐 있을 수도 있다. 방사선 비투과 표지를 복용시킨 후 대변으로 배출되는 시간을 측정하여 진단할 수 있고, 장운동 촉진제나 자극제에 대한 반응의 소실로도 진단할 수 있다. 변비 환자에서 골반 출구폐쇄증의 소견과 대장무력증의 소견을 함께 보이는 경우가 많은데, 잘 조사해보면 한 성분이 우세함을 알 수 있다.

과민성 대장증후군은 설사가 주증상으로 나타나는 경

우가 더 많지만, 만성 변비의 증상을 나타낼 수도 있고 설사와 변비가 교대로 나타나는 경우도 많다.

### (1) 출구폐쇄

특징적인 소견은 배변 시도 시의 직장치골근이나 외괄약근의 이완이 잘 되지 않고 직장 내용물을 비우지 못하는 것이다. 이러한 환자의 대부분은 정상적인 직장항문반사와 감각을 보이고 휴식기 항문압은 정상이거나 증가되어 있다. 비디오배변조영술에서 회음부하강증후군, 불완전직장탈, 직장 전방점막탈 등의 소견을 보이는 경우가 많다. 전기전도검사에서는 배변 시 골반상근육이나 외괄약근의 활동성이 억제되지 않는 소견을 보일 뿐만 아니라 이러한 근육에로의 전도 장애 소견도 관찰된다.

#### 1) 회음부하강증후군

회음부하강증후군descending perineum syndrome은 출산 또는 만성 변비로 인해 골반 바닥을 구성하는 근육이 손상되거나 천골신경, 음부신경이 손상받게 되면 골반 바닥이 약해지게 되면서 발생한다. 이로 인해 항문직장각이 넓어지고, 회음부 중심이 약해지며, 직장이 더욱 직각 방향으로 놓이게 되어 배변 시 출구가 폐쇄된다. 시간이 지남에 따라 항문 전벽의 점막이 배변 시 돌출하면서 자극을 받고 출혈한다. 후기에는 점액 분비, 가려움증이 생긴다. 환자들은 대부분 잔변감이 있고, 배변 시 직장 전벽의 점막이 탈출하여 항문이 막히는 증상을 호소한다.

#### 2) 치골직장근 이완부전증

치골직장근 이완부전증nonrelaxing puborectalis syndrome은 직장류가 있을 때 나타나는 증상(배변 시 오랫동안 반복적으로 힘을 주기, 잔변감, 수기 조작을 통한 배변)이 모두 나타난다. 동의어로는 경직성골반저증후군spastic pelvic floor syndrome, 항문경anismus, 역설적 치골직장근증후군paradoxical puborectalis syndrome 등이 있다. 정상적으로는 변이 직장에 도달하여 직장을 팽창시키면 항문내괄약근이 이완되고, 이에 따라 외괄약근은 수축하게 된다. 이후 배변을 하려고 하면 치골직장근과 외괄약근은 이완하게 되어 항문직장각이 펴지면서 배출이 원활하게 된다. 따라서 치골직장근이 이완하지 않으면 항문직장각이 유지되어 항문 출구가 폐쇄된다.

### (2) 대장무력증

대장무력증은 서행성 변비slow transit constipation를 유발한다. 방사선 비투과 표지를 복용시킨 후에 복부단순사진을 촬영하여 표지의 이동을 조사하는 것이 가장 정확한 검사이다. 표지를 1회에 복용시키는 검사보다 4~5일에 걸쳐 표지를 복용시켜 평형상태가 된 후에 평가하는 것이 정확한 방법이다. 직장압검사나 근전도검사로도 대장무력증을 진단할 수 있는데 휴식기나 식사 후 근육의 활동성이 낮아져 있고 비사코딜 등의 자극에 의한 반응도 저하되어 있다.

### (3) 변비 우세형 과민성 대장증후군

과민성 대장증후군의 아형인 변비 우세형 과민성 대장증후군은 일반적인 과민성 대장증후군 환자들 중 덩어리변이나 단단한 변이 전체 배변횟수의 25% 이상, 수양성 또는 묽은 변이 전체 배변횟수의 25% 미만인 경우를 말한다.

## V 진단

변비의 진단은 이해를 쉽게 하기 위해 크게 3단계로 나누어 생각해볼 수 있다.

## 1. 제1단계

기본적인 평가의 단계이며 변비가 대장, 직장 또는 항문의 질환에 의한 1차적인 것인지, 아니면 전신 질환에 의한 2차적인 것인지를 구별하는 데 그 목적이 있다. 이를 구별하기 위해서는 병력과 진찰 소견, 직장과 에스결장내시경, 대장내시경이나 대장조영술, 생화학적인 검사가 필요하다.

자세한 병력 청취와 진찰 소견만으로도 운동 장애에 의한 변비와 배출 장애에 의한 변비의 구별이 가능할 수 있

| 표 16-3 | 변비 환자에서의 빨간 깃발 징후 |
| --- |
| 혈변 또는 대변 잠혈반응검사 양성 |
| 대장암이나 직장암의 가족력 |
| 빈혈 |
| 이유를 설명할 수 없는 체중 감소(> 약 5kg) |
| 치료를 하여도 증상이 계속될 때 |
| 새로 발생한 증상 |
| 염증성 장질환의 가족력이 있을 때 |

고, 이후 좀 더 자세한 검사를 통해 이를 증명할 수 있다.

변비 환자를 진료하는 데 있어서 주의해야 할 점을 '빨간 깃발 징후red flag sign'이라고 하는데 이러한 징후(표 16-3)가 있으면 대장내시경을 통한 검사가 필수적으로 이루어져야 한다.

### (1) 병력

증세의 지속성과 환자의 정서상태를 파악하기 위해 되도록이면 오랜 시간 동안 환자를 관찰하며 청취하는 것이 중요하다.

#### 1) 심리적·정신적 상태에 대한 평가

대부분의 환자들이 정신적인 문제를 가지고 있으므로 가장 먼저 시행해야 한다. 환자들은 자기 자신이 불안, 스트레스, 정서 장애 등의 정신적인 문제를 가지고 있다는 사실을 부정하려는 경향이 있다. 의심이 되는 경우에는 임상심리검사를 통해 성격 혹은 정서상태의 이상을 찾기 위해 노력해야 한다. 정신적 질환이 변비의 유일한 원인인 경우도 있으므로, 만약 진단 초기에 이를 찾아낼 수만 있다면 복잡한 검사를 피할 수 있다.

#### 2) 식생활과 생활습관의 분석

환자의 식습관에 대한 분석이 이루어져야 하는데, 식사의 양, 전체 식사의 성분 중 섬유소가 차지하는 비율, 규칙적인 식사가 이루어지고 있는지 등이 문진해야 할 중요한 항목이다.

음식물의 양이 적고, 수분과 섬유질이 부족한 음식물을 섭취하는 경우에 변비가 흔하다. 이러한 음식물은 대변의 형성이 적어서 직장을 자극하지 못하고 따라서 배변욕구를 유발하지 못한다.

실제로 편향된 식사습관을 교정하는 것만으로도 심하지 않은 변비는 증상이 좋아지는 것을 종종 관찰할 수 있다. 아침식사 후 30분 정도 뒤가 위-장반사에 의한 직장의 운동이 가장 활발하므로 이 시간대에 화장실에 가는 것이 배변에 성공할 가능성이 가장 높지만, 주위 환경에 따라 항상 가능한 것은 아니므로 이 부분에 대한 문진도 꼭 필요한 부분이다.

#### 3) 전신 질환과 약물

내분비 질환과 대사 질환, 신경 질환의 기왕력, 복부 또는 골반 수술의 기왕력, 변비를 일으킬 수 있는 약의 복용 여부 등을 조사하여 전신 질환에 의한 2차적인 변비를 배제하도록 한다.

#### 4) 대변습관에 관한 조사

① 대변횟수가 1주에 2회 이내인 경우에 일단 변비로 진단할 수 있다.

② 대변의 경도와 이에 동반된 통증, 출혈, 점액 출현의 유무를 조사한다.

③ 잔변감이나 불완전 배변감을 조사한다.

④ 배변 시의 고통과 직장의 감각 유무, 화장실에서 얼마나 시간을 보내는지 등을 조사한다.

⑤ 배변을 하기 위해 손 또는 기타 다른 도움이 필요한지 여부를 조사한다.

⑥ 증상의 발현시기: 아동기에 변비가 시작되었으면 히르슈슈프룽병 쪽을 고려해볼 수 있고, 최근에 증상이 나타났다면 구조적 이상을 야기하는 질병을 의심할 수 있다.

### (2) 진찰 소견

전신 질환에 의한 2차적 변비의 가능성을 배제하기 위해 전신을 진찰해야 하고, 특히 복부와 항문주위의 진찰을 철저히 해야 한다.

#### 1) 복부 진찰

복부에서 대변이 꽉 찬 대장이 만져지거나, 대장암이 의심되는 종괴나 간전이가 의심되는 간장 비대가 촉지될 수도 있다. 또한 복부의 절개반흔을 관찰함으로써 복부나 골반 수술의 기왕력을 짐작할 수도 있다.

#### 2) 항문주위 진찰

항문주위의 시진이나 촉진, 항문경검사를 통해 종양, 이소성 항문, 치열, 치핵, 치루, 항문주위 농양, 수술에 의한 항문 협착 등의 해부학적 원인을 찾아낼 수 있고, 항문의 감각 이상이나 반사 이상 등도 감지해낼 수 있다. 또 수지검사로 직장의 종괴나 돌같이 단단한 대변을 만질 수도 있는데 직장류가 있는 여성의 경우에는 직장의 괄약근 바로 위, 앞쪽 벽에서 주머니 같은 함몰부를 만질 수 있다. 대변을 전혀 만질 수 없는 경우도 있다. 히르슈슈프룽병 환아에서는 직장수지검사 후에 다량의 배변을 관찰할 수 있다. 항문주위 피부를 가는 침으로 찔러 신경 이상에 의한 항문주위 피부감각의 저하나 피부괄약근반사를 조사하는 것도 중요하다. 직장탈이 의심스러운 경우에는 반드시 화장실에서 직장점막의 탈출을 확인해야 하고 대변 검사를 하는 것이 진단에 도움을 줄 수 있다.

### (3) 생화학적 검사

칼슘이나 갑상선기능검사 등의 생화학적인 검사를 통해 내분비 이상, 또는 대사 질환을 감별해낼 수 있고, 위장관계의 호르몬 등의 특별검사로 도움을 받는 경우도 있다.

### (4) 직장 및 에스결장내시경, 대장내시경

직장 및 에스결장내시경을 통해 직장 및 에스결장의 종양, 안트라센 계열의 설사약 장기복용으로 인한 대장흑색증, 직장궤양, 직장탈 등의 관찰이 가능하다. 변비의 검사로는 대장내시경보다는 대장조영술이 우월한 편이다.

### (5) 방사선검사

복부팽만이 있는 환자에서는 우선 단순복부촬영을 실시해야 한다. 대장폐쇄 환자의 경우에는 단순복부촬영에서 대장의 심한 확장을 관찰할 수 있는데, 특히 맹장이 늘어나 있다. 진행되면 천공을 일으킬 수 있으므로 시차를 두고 계속적으로 촬영해야 하며, 염증성 대장 질환 환자에서 발생한 중독성 거대결장증의 경우와 마찬가지로 관심을 기울여야 한다. 대장조영술은 되도록 시행하지 않는 것이 좋고, 원인이 되는 대장의 병변을 찾기 위해 실시하는 경우라도 수용성인 조영제를 사용하여 주의 깊게 실시해야 한다. 히르슈슈프룽병 환자에서 대장조영술을 시행하면 짧은 분절의 거대결장의 경우는 예외이지만, 보통의 경우 대변이 가득 차 있는 커다란 대장 또는 과잉결장을 관찰할 수 있다.

물론 이러한 소견만으로 확진할 수는 없지만, 해부학적 이상의 정도를 파악하는 것이 가능하고 향후에 이 환자를 수술하는 경우에 많은 도움이 될 수 있다. 또한 대장내시경을 실시할 경우의 어려움을 예상할 수 있게 해주고, 특히 최근에 시작된 변비 환자에서는 해부학적인 이상이 의심되므로 대장조영술은 필수적이다. 매우 확장된 직장이나 결장이 관찰되기도 하는데, 최근의 보고에 의하면 측면 촬영 시에 골반 입구에서 측정된 에스결장 직경의 상한은 6.5cm라고 한다. 변비의 검사로는 대장내시경보다는 대장조영술이 우월하고, 특히 배변조영술과 함께 실시하면 많은 정보를 얻을 수 있다.

### (6) 직장생검

히르슈슈프룽병이 의심되는 경우에는 치상선의 1.0~1.5cm 상방에서 직장의 전층을 포함하는 생검을 실시해야 한다. 근육층을 포함한 생검조직에서 신경절세포가 관찰되지 않는 것으로 확진이 가능하지만, 정상적인 경우에도 근육층에 신경절세포가 나타나지 않을 수 있고 아주 짧은 분절을 침범하는 경우에는 생검이 의미가 없을 수 있다는 점을 염두에 두어야 한다. 히르슈슈프룽병 환자의 생검조직을 아세틸콜린에스테라아제로 염색하면 매우 크고 갈색으로 염색되는 신경섬유가 다수 관찰된다.

이카와 등은 보통의 헤마톡실린-에오신 염색의 정확성이 61%인 반면, 아세틸콜린에스테라아제 염색은 99%의 진단적 정확성이 있고 또 전신마취하에서 시행해야 되는 전층을 포함하는 생검을 피할 수 있어 더욱 유용하다고 보고하였다. 무어 등은 면역조직화학 염색법을 이용하여 짧은 분절을 침범한 히르슈슈프룽병 환자 3예를 분석한 결과, 2예에서 산화질소 합성효소의 결여를 관찰하였다. 이외에 신경계의 단백질인 뉴런 특이성 에놀라아제와 S-100 단백질을 면역화학 염색하여 대장의 신경절분포의 부족을 증명하였다. 전자는 신경절세포의 핵주위 질을 짙게 염색하여 작고 미성숙한 신경절세포의 판별을 용이하게 해주고, 후자는 슈반세포를 염색시켜 중앙에 위치한 염색되지 않은 신경절세포를 두드러지게 한다.

하지만 이러한 방법으로도 생검조직의 판단에서 어려움이 따를 수 있으므로, 담당 외과의는 대장조영술이나 압력검사 등을 바탕으로 한 임상 소견을 근거로 짧은 분절을 침범한 히르슈슈프룽병을 진단하도록 한다. 이상의 제1단계의 검사로 명확한 원인이 밝혀지지 않았다면, 제2단계의 생리기능검사를 시행하기 전에 대부분의 환자에게 우선 하루 30g 이상의 식이섬유 섭취와 깨어 있는 동안 2시간마다 150cc의 수분섭취, 규칙적인 운동처방을 시도해보는 것이 바람직하다. 소량의 관장이나 글리세린 좌약이 장운동 증가에 도움이 될 수도 있다.

## 2. 제2단계

제2단계는 기본적이며 비침습적인 생리기능검사, 즉 풍선배출검사, 항문내압검사, 대장통과시간검사를 통해 배출 장애와 운동 장애로의 일반적인 분류를 하기 위한 단계이다. 어떤 환자가 배출 장애 부류에 속한다고 생각되면, 이 단계에서 바이오피드백을 시도해볼 만하다. 특히 나이가 많거나, 위험이 많은 환자군에서는 이상의 검사로 충분하다고 할 수 있다. 구체적인 검사방법은 제1장에 상세히 설명되어 있으므로 여기에서는 간단히 설명하도록 한다.

### (1) 풍선배출검사

이 검사는 대변의 배출에 어려움이 있는가를 알아보기 위해, 폴리 도뇨관을 직장에 넣고 풍선을 50cc로 부풀린 후에 환자로 하여금 배출하게 하는 것이다. 이 크기의 풍선 배출이 어렵다면 배출 장애로 진단할 수 있다.

### (2) 항문내압검사

정상인에서 휴식기의 항문내압은 항문내괄약근의 수축으로 증가되어 있으나, 대변에 의해 직장이 확장되어 직장압이 증가하면 항문내괄약근과 치골직장근이 이완된다. 반대로 항문외괄약근은 수축되는 소위 직장항문 억제반사가 나타난다. 그러나 변비, 특히 항문괄약근의 수축으로 인한 골반의 출구폐쇄증후군과 히르슈슈프룽병이 있으면 항문괄약근의 이완은 일어나지 않는다. 이러한 경우에는 항문근절제술이 변비치료에 효과적일 수 있다.

### (3) 대장통과시간검사

대장통과시간검사로 객관적으로 대장의 운동을 관찰할 수 있고, 이를 통해 배출 장애에 의한 것인지 또는 운동장애에 의한 것인지를 구별할 수 있다. 검사 48시간 전부터 검사종료 시까지 하제를 사용해서는 안 되고 정상적인 일상생활을 해야 한다. 20개(또는 24개)의 방사선 비투과

표지자가 들어 있는 젤라틴 캡슐 한 알을 복용시키고 복용 후 5일 동안 관장기나 좌약 등의 사용을 금할 것을 주의시킨다. 복용 후 만 5일째 되는 날 방사선 비투과 표지자의 위치와 배출 정도를 파악하기 위해 단순복부촬영을 실시한다.

대장무기력증의 경우에는 전대장에 표식자가 고루 남아 있으며, 골반 출구폐쇄의 경우에는 주로 직장에 남아 있다. 4일째까지 80% 이상의 표식자가 배설되어야 하고, 7일째까지는 모든 표식자가 배설되어야 한다.

슈스터는 변비의 4가지 유형을 다음과 같이 제시하였다.

#### 1) 저긴장성

매우 젊은 사람과 아주 나이 많은 사람에서 주로 관찰되며, 이완되고 확장된 대장의 소견이 관찰된다.

#### 2) 긴장성

흔히 과민성 대장증후군의 경우에 잘 나타나며 식물성 섬유소 제제와 항경련제에 잘 반응한다.

#### 3) 대장 무기력성

대장 전체에서 방사선 비투과성 표식자의 통과가 느리다.

#### 4) 출구폐쇄성

방사선 비투과성 표식자가 직장에서 지체하면 선천성 거대결장증이나 긴장성 골반저증후군의 가능성을 시사한다. 월드는 치료에 잘 반응하지 않는 21명의 변비 환자에서 표식자를 먹이고 매일 엑스선 촬영을 한 뒤에, 치료의 계획과 임상적 결과를 분석하였다. 표식자의 대장 통

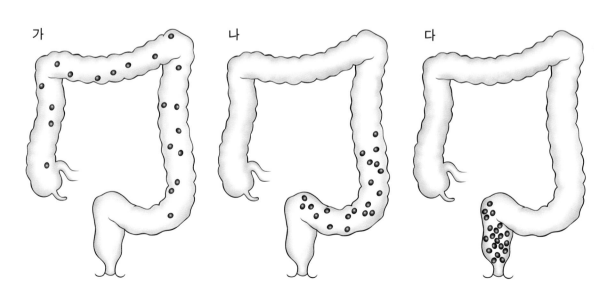

그림 16-1. 대장통과시간검사에서 나타난 3가지 형태의 배출 장애 **가.** 대장무기력성 : 방사선 비투과성 표지자가 대장 전체에 걸쳐 관찰된다. **나.** 후장무기력성 : 방사선 비투과성 표지자가 좌측 결장에 분포되어 있다. **다.** 출구폐쇄성 : 방사선 비투과성 표지자가 직장에 밀집되어 있다.

과가 느려지는 비정상적인 3가지 형태가 관찰되었는데, 전형적인 후장무기력성 형태가 그림 16-1에 잘 도식되어 있다. 이러한 대장통과시간검사의 결과는 반드시 다른 생리학적 검사와 종합하여 분석해야만 정확한 결과를 얻을 수 있다.

### (4) 신티그래피검사

단순복부촬영과 대장조영술은 변비의 원인이 기계적 폐쇄임을 밝히는 데는 매우 유용하지만, 생리적·기능적 이상을 밝히는 데는 한계가 있다. 이에 반해 신티그래피 검사는 장의 운동을 정량적·비침습적으로 평가하는 것이 가능하다. 대장통과 신티그래피검사는 새로 개발되었는데, 대장의 가성폐쇄 진단에 유용한 것으로 보고되고 있다. 또한 131 요오드섬유를 이용하여 시사프라이드 등의 장운동촉진제가 대장 통과를 개선시키는 것을 증명할 수 있다.

## 3. 제3단계

제3단계는 제2단계에서 알아낸 배출 장애나 운동 장애의 대분류를 바탕으로, 조금 더 침습적인 생리학적 검사를 시행하여 객관적인 자료를 얻는 과정으로 최종진단이 가능할 수도 있다.

만약 제2단계에서 운동 장애로 잠정 진단되었다면 좀 더 복잡한 2차적인 생리기능검사를 통해 위장부터 항문까지의 어느 부분의 운동에 이상이 있는가를 알아낼 수 있다. 운동 장애는 대장에만 국한되어 있을 수도 있고 좀 더 근위부에 있는 내장, 즉 소장에도 침범되어 있을 수도 있다. 물론 전체 소화기의 운동성이 떨어져 있을 때 수술은 금기이고, 수소호흡검사를 통해 입에서부터 맹장까지의 운동성 비율을 구하거나, 식도위장조영술을 통해 식도나 위의 운동 장애를 알아낼 수도 있다.

### (1) 회음부 측정

회음하강의 정도를 파악하는 데 유용한 방법으로 정상인에서 회음은 치골조면보다 평균 2.5cm 위에 있고 배변긴장 시에도 1.5cm 정도밖에 하강하지 않는다. 그러나 회음부하강증후군 환자에서는 휴식기에는 정상인과 별 차이가 없지만, 배변긴장 시에는 치골조면하 3cm까지 하강한다.

### (2) 배변조영술

배변조영술은 시행이 간편하면서도 객관적인 결과를 얻을 수 있을 뿐만 아니라, 출구폐쇄의 확증도 얻을 수 있다. 예를 들어 직장중첩, 전방직장벽탈출, 직장류, 장류, 회음부하수, 긴장성 골반저증후군 등의 특정한 해부학적 질환을 확진할 수 있고, 직장류의 경우에는 남아 있는 바륨을 관찰할 수 있고, 긴장성 골반저증후군의 경우에는 배변 시에도 증가되지 않는 항문직장각을 관찰할 수 있다. 회음부하수의 경우에는 항문직장 연결부와 치골미골선 간의 거리를 측정하여 항문직장 연결부위가 치골미골선보다 2cm 이상 아래로 내려가는 경우에 회음부하수로 진단한다.

이 단계에서 정확한 진단을 얻었다면 굳이 근전도검사를 시행할 필요는 없으며, 명백한 배출 장애의 원인을 확인했다면 적절한 수술을 시행해야 한다. 만약 배출 장애가 아니라면 정신과적 상담이나 식물성 섬유소, 바이오피드백 등으로 치료를 시도해보는 것이 좋다.

### (3) 근전도검사

에스결장의 근전도검사는 수술 시 표면전극을 사용하거나 에스결장경 끝에 부착시킨 침상전극을 통해 시행할 수 있다. 환자의 변비가 게실증이나 과민성 대장염에 의한 경우에는 에스결장의 전기적인 활동성이 항진되어 있다.

직장치골근이나 외괄약근의 근전도검사는 배변 시의 부적절한 운동에 대한 정보를 제공한다. 배변긴장 시 이들 근육에서는 대개 특별한 전기적인 활동이 관찰되지 않는다. 이 근육들이 배변긴장 시에 이완되지 않는, 즉 증가된 전기적 활동을 보이는 소견이 긴장성 골반저증후군이다. 단일섬유근전도검사로 회음부신경의 과도한 신장에 의한 손상의 정도를 파악할 수 있고 신경 재지배의 과정을 관찰할 수 있다. 골반신경의 말단부위에서 잠복기가 연장된 소견을 관찰할 수도 있다.

## Ⅵ 치료

## 1. 일반적인 치료

우선 환자에게 배변횟수는 개개인에 따라 차이가 매우 클 수 있다는 것을 이해시켜야 한다. 또한 하루에 1번 대변을 보는 것이 건강의 척도이고, 건강에 해로운 노폐물이 대변에서 흡수된다는 등의 생각이 잘못된 지식이라는 것을 알려준다. 이와 더불어 검사를 통해 심각한 질병이 없다는 것을 조사하고 환자에게 잘 설명해주어 환자를 안심시킨다.

대부분의 환자들이 불안, 스트레스, 정서 장애 등의 정신적인 문제를 가지고 있으므로, 의심이 되는 경우에는 임상심리검사를 통해 성격 혹은 정서상태의 이상을 찾도록 노력해야 한다. 정신적 질환이 변비의 유일한 원인인 경우도 있다.

치료기간 동안 하제는 대개 처방하는 것이 원칙이지만 너무 장기간 투여하지는 말아야 한다. 대장 내용물을 추진하는 장운동을 증가시키기 위해 적당한 운동량을 유지하게 하고 수분섭취를 권장한다. 과거에는 변괴 형성을 촉진하는 섬유소를 꼭 섭취시켰지만, 실제로는 식습관을 바꾸는 것만으로도 충분하고 섬유소의 섭취가 오히려 복통, 복부팽만감 등을 유발하거나 악화시킬 수 있다.

치료에 잘 반응하지 않는 경우에는 대사 장애, 내분비 이상 등의 질환에 의한 2차적 변비를 감별해야 하고, 2차적 변비의 경우에는 원인 질환의 치료가 우선되어야 한다.

## 2. 잘못된 식사습관과 생활습관의 교정

변비의 가장 흔한 원인은 가공식품 등 섬유소가 적게 포함되어 있는 식품을 주로 섭취하는 잘못된 식사습관과 대변보고 싶은 것을 참는 생리적인 배변 리듬을 깨는 나쁜 생활습관이다. 따라서 식물성 섬유소가 많이 포함되어 있는 음식의 섭취를 권장하고, 대변보고 싶은 것을 참지 말도록 교육하고, 규칙적인 아침산책 등의 간단한 운동을 권하여 자연스럽게 생체리듬을 회복하도록 유도한다.

식물성 섬유소는 장 내의 소화효소로 분해되지 않고 대장에 도달하므로, 대변 내의 수분과 대변의 부피를 증가시켜 생리적인 연동운동을 증가시키고 장내 압력을 낮춘다. 또한 대장 통과시간도 감소시킬 뿐만 아니라 대변을 부드럽게 만들어 매끄럽게 배변시키는 작용을 한다. 섬유소가 많은 식사는 일반적으로 1일 25～50g의 식이섬유소를 함유한 식사인데, 섬유소 섭취량을 늘리기 위해서는 전곡류, 과일류, 채소류의 사용량을 늘리고 채소와 과일은 조리하는 과정에서 섬유소가 감소할 수 있으므로 생것을 섭취하도록 권한다. 음식물로 식물성 섬유질이 충분히

| 표 16-4 | 변비 환자에서의 이상적 식단 |
| --- |

충분한 수분을 섭취한다(1일 8～10컵).

섬유소가 많은 식사를 하려면

  흰 쌀밥보다는 잡곡밥을 주로 먹는다.

  매끼 2가지 이상의 채소반찬을 먹는다.

  과일과 채소는 되도록 생것을 먹는다.

  과일은 되도록 껍질째 먹는다.

  정제된 식품 대신 전곡으로 만든 식품을 먹는다.

  요구르트 등의 발효된 유제품을 먹는다.

섭취되지 않은 경우에는 하루에 30～60g의 농축된 식물성 섬유소제제를 권하는 것도 좋다. 수용성 섬유소는 물을 흡수하여 대변의 용적을 늘려 변비를 완화하므로 수분섭취도 증가시키도록 한다. 표 16-4의 이상적인 식단을 참고하는 것이 도움이 된다.

## 3. 변비의 약물치료

정상인에서 나타나는 현상으로서의 변비, 과민성 대장증후군과 관련된 변비, 대장통과시간 지연치료의 근간은 약물요법이다.

변비에 사용할 수 있는 약물제제로는 부피형성제와 변연화제, 삼투압성 완하제, 자극성 완하제, 그리고 위장운동촉진제 등이 있다.

우선적으로 사용할 수 있는 제제들은 부피형성제와 변연화제이다. 부피형성제는 수분을 흡수하여 부드럽고 덩어리를 구성하는 변을 만들어주고 장운동을 자극한다. 대표적인 것으로 차전자피psyllium, 메틸셀룰로스methylcellulose, 칼슘 폴리카보필calcium polycarbophil 같은 제제가 있는데 차전자피의 경우 배변횟수와 분변 굵기를 향상시키는 효과가 입증된 바 있지만 다른 제제들에 대한 연구결과는 아직까지 미흡하다. 변 연화제는 수분이 변과 섞이는 것을 도와 건조하고 딱딱한 변이 만들어지는 것을 예방하여 무리하게 힘주지 않고도 배변이 가능하도록 해주지만 차전자피보다는 배변횟수를 증가시키는 효과가 미흡하며 만성 변비에서 변 연화제가 효과가 있다는 증거가 없다. 대표적인 변 연화제 약제로는 도큐세이트docusates와 미네랄 오일mineral oil 등이 있다.

삼투압성 완하제에는 마그네슘을 포함하는 제제(황산 마그네슘, 구연산 마그네슘, 수산화 마그네슘), 폴리에틸렌 글리콜polyethylene glycol; PEG, 그리고 비흡수성 당 제제인

락툴로오스lactulose, 소르비톨sorbitol 등이 있다. 이 중 락툴로오스는 합성 이당류로 대장내 세균에 의해서 짧은 사슬 지방산의 부산물로 분해되며, 폴리에틸렌 글리콜은 비흡수성, 비대사성 중합체로 대장세균에 의해 분해되지 않는다. 락툴로오스의 부작용으로는 오심, 구토, 복부팽만감, 헛배부름, 장경련 등이 있으며, 항산제와 같이 투여하는 경우 원하는 대장 내의 pH 하강효과가 상쇄될 수 있다. 폴리에틸렌 글리콜의 경우 2주 이하의 짧은 기간 사용 시에는 부작용이 별로 없는 것으로 알려져 있다. 부작용으로는 오심, 복부 팽만감, 장경련, 헛배부름 등이 있으며 전해질 불균형을 주의해야 한다.

자극성 완하제에는 비사코딜bisacodyl, 세나senna, 피마자 오일caster oil 등이 있는데 이들 제제 복용 시 일반적으로 우려하는 대장의 손상은 입증된 바는 없다. 아울러 이들 약제에 대한 중독을 우려하기도 하는데, 실제 중독성이 뚜렷이 입증된 바는 없으며, 아울러 이들 약제에 대한 내성이 우려되기도 하지만 대다수의 환자에서는 입증된 바는 없다. 이들 약제는 심한 경련성 통증과 전해질 및 수분 평형 장애와 신진대사 이상을 초래할 수 있다.

이외에도 장운동을 촉진하는 위장운동 촉진제가 표 16-5에 나와 있다.

이상과 같이 여러 가지 약제가 있지만 실제적으로 유용하게 쓰이던 약제는 테가세로드tegaserod로 65세 이하의 특발성 변비 환자와 변비형 과민성 대장증후군에서 적응증이 되어왔다. 그러나 이 약제도 시사프라이드cisapride가 판매금지된 이유와 마찬가지로 2007년 3월 심장부작용을 이유로 갑자기 판매가 금지되었다. 실제로 이외에도 여러 가지의 5-HT 수용체에 관여된 약제들(알로세트론alosetron, 페르골라이드pergolide)이 판매금지된 바 있다. 이에 따라 실제로 안전하고 효과 있으면서도 편안하게 사용할 수 있는 장운동 촉진제가 거의 없는 현실이었다. 그러나 2006년 미국 식품의약국에서 특발성 변비에 사용이 허가된 염소 채널 활성화제인 루비프로스톤lubiprostone의 효과가 입증되면서 많이 사용되기 시작하였다. 루비프로스톤은 선택적으로 ClC-2 염소 채널을 활성화함으로써 장관내 수분 분비를 촉진하여 효과를 나타내는 것으로 알려져 있다. 실제로 루비프로스톤은 위약에 비해 자발적 배변의 횟수뿐만 아니라 힘주기와 변 굳기도 현저하게 증가되는 것이 보고된 바 있다. 부작용도 비교적 적은 것으로 알려져 있는데, 알려진 것으로는 오심과 설상 등이 있

| 표 16-5 | 위장관운동 촉진제 |

**부교감신경흥분제**parasympathomimetics
　베타네콜bethanechol
　네오스티그민neostigmine

**모틸린 작용제**motilin agonists
　에리트로마이신erythromycin

**CCK 대항제**CCK antagonists
　덱스록시글루마이드dexloxiglumide

**운동 및 분비관련**
　미소프로스톨misoprostol(PGE1)
　콜치신colchicine
　RU-0211(PGE2)

**5-HT₄ 작용제**agonists
　부분적
　　테가세로드tegaserod(판매 금지 상태)
　선택적
　　프루칼로프라이드prucalopride
　　모사프라이드mosapride

**신경 친화 물질**neurotrophins
　뉴로트로핀-3neurotrophin-3

다. 오심은 음식물과 같이 투여 시 완화되며, 이 제에 의한 전해질 불균형은 없는 것으로 알려졌다.

## 4. 관장

어떤 환자들에서는 관장이 변을 보는 유일한 방법인 경우가 종종 있다. 관장은 좋은 방법은 아니지만 대변기능의 연습에 도움을 줄 수 있다. 관장에는 비눗물 같은 자극성이 있는 관장약을 사용하지 않고 첨가물이 없는 단순한 물을 한 번에 500cc 정도 사용하는 것이 가장 안전한 방법이다. 관장은 직장을 팽창시켜 대변을 보게 하는 작용을 하는 것이므로 장세척을 목적으로 하는 관장과는 다르다.

## 5. 수술

수술은 위에 열거한 대증적 치료가 효과적이지 못하고, 변비로 심한 고통을 받는, 특히 나이가 젊은 환자에서 거대결장의 소견이 있는 경우에 고려할 수 있다. 1908년에 란이 변비의 치료로 수술적 대안을 시도한 이래, 회장대장우회술, 부분대장절제술, 아전대장절제술, 전대장절제술 등의 여러 가지 수술이 시도되어왔다. 하지만 어떠한

수술이 가장 효과적인지는 아직 잘 밝혀지지 않고 있다.

변비 환자의 수술을 고려할 때 가장 중요한 사항은, 수술 전 환자의 증상이 1차적인 대사성 이상이나 신경전도 장애성이 아닌지를 철저히 감별하고 마지막 대안으로 선택해야 한다는 것이다.

### (1) 에스결장절제술

에스결장절제술은 아주 매력적인 수술방법처럼 보이지만, 에스결장절제술만을 시행한 경우의 결과는 크게 만족스럽지는 못한 실정이다. 에스결장이 현저하게 커져서 장축염전의 가능성이 있는 환자에게 시행할 수 있다.

### (2) 아전대장절제술

이 수술의 목적은 전대장을 절제하여 장 내용물이 직장에 빨리 도달할 수 있게 하고, 에스결장의 대변보관기능을 없애 대변이 쉽게 배설될 수 있게 하는 것이다. 75~80%에서 효과를 볼 수 있으나, 설사, 복통, 변실금 등의 부작용이 나타날 수 있고, 그 밖에 변비가 아닌 다른 심각한 문제를 만들 수도 있다. 대장절제 후에 회장에스결장문합술, 맹장-직장문합술 혹은 회장-직장문합술 등을 시행하는데, 회장-직장문합술이 가장 흔히 이용된다.

### (3) 직장항문근절제술

대장에 운동기능 저하가 있는 변비 환자에게는 시행해서는 안 되고, 골반근육의 수축에 의해 일어나는 골반의 출구폐쇄증후군인 경우에 시행한다. 60%에서는 효과적이나, 16%에서는 변실금 등의 심각한 합병증이 나타난다. 치상선 상부 6~8cm에서 1cm 폭으로 치골직장근을 포함한 항문괄약근을 절제한다.

### (4) 대장절제술과 회장직장문합술

이는 심한 저긴장성 변비인 경우에 시행할 수 있으며 표 16-6의 기준을 만족시킬 때 시행하는 것이 좋다.

실제로 서울대학교병원에서 성인 만성 변비 환자들 중 이행대가 관찰되고 상부 대장이 확장된 양상을 보이는 19명에 대하여 대장전절제 수술과 회장직장문합술을 시행한 결과 단기 및 장기간 추적관찰에서 모두 성공적인 성적을 보였다.

| 표 16-6 | 변비 환자에서의 대장절제술의 적응증

심한 만성 변비로 일상생활에 심한 지장을 받고 있으며, 약물 치료에 반응하지 않는 경우

저긴장성 변비로, 대장통과시간검사상 무기력한 형태를 나타내는 경우

어떠한 정신과적 문제도 없는 것이 확실해진 경우

장 가성폐쇄증이 아닌 것이 증명된 경우

환자와 담당의사 간에 대장절제술의 결과와 합병증에 대해 충분한 상의가 있는 경우

### (5) 히르슈슈프룽병

제14장에 자세히 설명되어 있으며, 스웬슨 수술, 듀하멜 수술, 소아베와 볼리 수술 등으로 교정 수술한다.

# Ⅶ 분변매복

분변매복이란 대변덩어리에 의해 직장이 완전히 꽉 차서 이로 인해 직장이 늘어나고, 환자가 이 대변덩어리를 스스로 배출할 수 없는 상태를 의미한다. 분변매복은 어린이에서는 거대결장이나 거대직장에서 습관적 혹은 후천적으로 변이 굳게 장 속에 박혀 발생하고, 어른에서는 습관성이거나 절대적인 안정을 요하는 수술을 받았거나 복부 수술을 받은 경우에 볼 수 있다. 그러나 분변매복이 제일 흔히 발생하는 연령층은 노인이다. 노인연령층에서도 특히 양로원 등의 수용시설에 있거나 노인병동에 입원해 있는 환자들에서 분변매복의 발생 빈도가 높다. 실제로 한 보고에 의하면 노인병동에 입원한 환자의 42%가 분변매복으로 고생하고 있었다고 한다. 노령층에서 분변매복이 흔한 이유는 연령에 따른 정신적·신체적 기능의 저하 때문이다. 즉 정신적 기능의 저하로(의식 장애, 우울증 등) 변의를 무시하게 되고, 활동영역의 제한, 화장실 시설의 부적절함, 전신적 쇠약 등에 의해 화장실에 가는 것 자체가 어려워져서 부득이 변을 참게 되기 때문에 분변매복이 발생하게 된다.

## 1. 병태생리

분변매복의 병태생리(표 16-7)는 변비의 병태생리와 유사하며 주로 대장의 기능 장애에 기인한다.

대장의 운동기능은 국소 및 전신적인 요소들에 의해 영

| 표 16-7 | 분변매복의 병태생리 |
| --- | --- |

**변비**
　해부학적 이상
　대상 이상
　식이습관 이상
　약물
　신경인성
**항문직장의 해부학적 이상**
　거대직장
　항문직장 협착
　신생물
**항문직장의 기능성 이상**
　직장수용능 증가
　직장감각기능 이상

향을 받는데, 대장의 운동에 관여하는 요소들에 대해서는 아직까지 불분명한 점이 많다. 대장의 운동에는 규칙적인 분절운동, 연동운동, 집단연동운동 등의 3가지가 있다. 분절운동은 장 내용물을 섞어주어 흡수될 수 있도록 하는 역할을 담당하고, 연동운동은 장 내용물을 운반하는 역할을 담당한다. 집단연동운동은 하루에 1~2회 나타나는데, 장 내용물을 연동운동보다 신속하고 강력하게 운반하는 기능을 담당한다. 변비 환자에서는 분절운동이 증가되어 있고, 노령층에서 변비의 원인으로 집단연동운동의 감소가 작용한다고 알려져 있다.

대장의 운동기능을 조절하는 데 중요한 것 중의 하나는 교감신경과 부교감신경 사이의 균형이다. 이들 신경은 대장 내의 장근신경총을 통해 작용한다. 이들의 기능을 살펴보면 부교감신경은 연동운동과 집단연동운동을 증가시켜 장 내용물의 운반을 용이하게 해주는 반면, 교감신경은 분절운동을 증가시켜 운반을 방해한다. 분변매복은 주로 노령인구에서 흔히 발견되지만, 장근신경총의 이상이 있는 경우(소아의 거대결장, 샤가스병, 하제의 과다사용, 특발성 거대결장 등) 젊은 연령층에서도 대장운동의 저하와 이로 인한 분변매복이 생길 수 있다.

대장의 운동기능은 호르몬과 대사관계에 의해서도 영향을 받는다. 즉 뇌하수체 기능저하증, 갑상선 기능저하증, 부갑상선 기능항진증, 고칼슘혈증, 저칼륨혈증, 요독증 등에 의해 변비가 야기될 수 있고, 그 결과 분변매복이 발생할 수 있다.

그러나 대장의 운동기능 조절에서 가장 중요한 비중을 차지하는 것은 바로 음식물이다. 적절한 양의 섬유질과 수분의 섭취는 변비 방지에 매우 중요하다. 아울러 적절한 양의 탄수화물을 섭취하고 과다한 단백질의 섭취를 피하는 것은, 대장 내에 유산균의 증식, 유기 음이온의 생성, 산성 pH를 유지하게 해줌으로써 대장운동을 자극해주는 효과가 있다.

대장이 염증성 질환이나 종양에 의해 막히는 경우 역시 변비와 분변매복의 원인이 될 수 있다. 그러므로 이러한 병변의 존재 여부를 확인하는 것이 필요하다.

대장의 근육 그리고 복벽과 회음부 및 횡격막 등의 근육의 기능도 변비와 밀접한 관련이 있다. 이들 근육의 위축은 노령층에서 흔히 발견되는데 이는 척수의 전각세포들이 나이가 듦에 따라 손실되기 때문이다. 이들 근육의 손실은 또한 신경-근육계통의 질환에서 흔히 동반되는데, 그 예로는 파킨슨병, 다발성 경화증, 근위축성 축삭경화증 등이 있다. 이러한 질환에 걸린 환자들에서는 근력 약화로 인해 배변 시 힘을 주는 데 장애가 생기고 그 결과 변비와 분변매복이 흔히 발견된다.

배변과정에서 중요한 요인 중의 하나는 직장과 항문의 감각기능이다. 즉 직장의 감각기능은 직장 내에 변이 찬 것을 감지하여 변의를 느끼게 하고, 항문의 감각기능은 대변 내용물의 종류를 분별할 수 있게 해준다. 분변매복이 있는 노인 환자에서는 직장의 팽창에 대한 감지능력의 저하, 항문감각의 저하 등이 동반되는 것으로 알려져 있다. 항문관에 통증이 동반되는 질환이 있는 경우(치열, 치루, 항문주위 농양 등)에도 통증 때문에 변보는 것을 꺼리게 되어 변비와 분변매복이 야기되기도 한다. 또한 분변매복이 있는 노인들에서는 대부분 치질이 동반되는데 대개는 변비의 결과로 생긴 것으로 이해할 수 있는데, 치질 때문에 변비가 생기는지는 아직까지 확실하지 않다.

변비의 원인이 무엇이건 간에 대변이 정체되면 대장의 정상적인 수분과 전해질 흡수기능에 의해 변이 딱딱해지고, 대장의 연동운동에 의해 대변은 직장 쪽으로 이동하게 된다. 결과적으로 직장은 변덩어리에 의해 팽창하게 되고 항문은 그 이완능력에 한계가 있으므로 변덩어리를 배출해내지 못해 분변매복이 발생하는 것이다. 분변매복이 지속되면 액체와 가스를 구별하는 항문의 감각기능이 저하되고, 항문관의 내괄약근과 외괄약근의 적절한 배변 조절기능에 장애가 생겨, 변실금과 역설성 설사가 발생한다.

기이성 설사는 변덩어리가 구상밸브와 같은 작용을 하여, 직장을 막고 있는 변덩어리 옆으로 액체변을 통과시킴으로써 설사가 야기되는 것이다.

## 2. 원인

대개의 경우 분변매복은 여러 가지 중복되는 병태생리저 요인에 의해 발생하기 때문에, 실제로 분변매복의 정확한 원인을 찾는 것은 매우 어려운 일이다. 여기서는 대표적인 원인들에 대해 언급하고자 한다.

각종 약물은 변비와 분변매복을 일으키는 중요한 원인이 된다. 특히 마약성 진통제는 분변매복을 잘 일으키는 것으로 알려져 있다. 또한 우울증과 정신 질환의 치료에 쓰이는 각종 약제, 파킨슨병에 쓰이는 치료제, 항경련제, 고혈압치료제 중 일부(알파차단제, 베타차단제, 칼슘통로 차단약물 등), 항콜린작용약물, 제산제(칼슘과 알루미늄 성분제제), 이뇨제 등은 변비와 분변매복을 일으키는 대표적인 약물들이다. 또 한 가지 중요한 것은 자극성 완하제를 장기간 복용하는 경우에, 장근신경총이 파괴되어 변비가 악화되고 분변매복이 발생하므로 이들 약물을 장기간 복용할 경우에는 유의해야 한다.

노인층에서 분변매복이 발생하는 기타의 원인들로는 활동능력의 저하, 치아불량, 침 생산량의 감소, 수분섭취 부족과 탈수, 섬유소 섭취량의 감소 등이 있다. 서서 운동을 하는 것은 대장의 운동을 항진시키는 것으로 알려져 있다. 따라서 운동기능의 저하는 변비를 초래하고, 또한 치매 등의 정신기능 저하는 변의를 무시하는 결과를 초래하여 분변매복을 야기한다. 노인층에서는 변비를 초래할 수 있는 각종 대장 질환(대장암, 게실 질환, 과민성 대장 질환)이 젊은 연령층에 비해 흔하고, 각종 약물의 복용 빈도가 상대적으로 높기 때문에 분변매복의 빈도가 높아진다. 또한 중풍 등의 중추신경계 질환과 척수 질환들도 분변매복의 원인이 되고, 기타 만성 신부전증, 앞에서 언급한 각종 내분비계통의 질환과 대사 질환, 항문의 질환(치열, 치루, 항문주위 농양, 점막탈출증)들도 분변매복의 원인이 될 수 있다.

## 3. 임상상

분변매복에 의한 증상은 대개 비특이적이고 경미하며, 환자들이 본인의 의사를 제대로 표시하지 못하는 경우가 많기 때문에 그 진단이 매우 어렵다. 일반적으로 앞에서 언급한 분변매복에 걸릴 위험요인들을 가지고 있는 환자에서 배변횟수의 변화나 변의 경도에 변화가 생기는 경우에는 일단 의심을 해보아야 한다. 환자가 변을 계속 보고 있다고 해서 분변매복이 없다고 생각해서는 안 된다.

건강한 노인의 경우에도 연령이 증가함에 따라 변비의 빈도가 증가하는 것으로 인정되고 있다. 그러나 서양의 보고에 의하면 정상 서양식을 섭취하는 사람의 1% 미만이 1주일에 3회 이하로 대변을 보는 것으로 밝혀졌다. 따라서 이틀에 1번 이하로 변을 보는 사람에서는 일단 분변매복을 의심해야 한다.

분변매복의 전형적인 증상은 식욕부진, 오심, 구토, 복통 등이지만 이러한 전형적인 증상 이외의 다른 증상들이 나타날 수도 있다. 그 대표적인 것이 기이성 설사와 변실금인데 이러한 증상은 노인 수용시설이나 치매 등의 정신장애가 있는 환자에서 흔히 볼 수 있다. 분변매복이 있는 환자에서는 또한 요실금, 요저류, 빈뇨 등의 요로계 증상이 있을 수 있는데, 이는 주로 분변매복 시 변덩어리에 의한 기계적 효과 때문이다. 그러나 간혹 분변매복과 요로계 문제가 같이 공존하는 경우, 공통되는 신경의 장애가 원인일 수 있으므로 이에 유의해야 한다. 분변매복은 재발하는 경향이 높은 질환이므로 한 번 분변매복에 걸렸던 과거력은 이 질환의 진단을 용이하게 해줄 수 있다.

분변매복 시에 나타나는 징후는 매우 다양하다. 체온의 상승이 있을 수 있고, 횡격막운동의 장애에서 기인한 부정맥과 빈호흡 등이 보고되었다. 분변매복 환자에서 발견되는 치핵은 비교적 비특이적인 소견이다. 대장폐쇄에 의한 증상은 비교적 늦게 나타나는데 복부압통, 복부팽만 등이 있다.

분변매복의 진단에 있어서 직장수지검사는 필수적이다. 대부분의 분변매복은 직장에서 발생하지만, 직장에서 변덩어리가 만져지지 않는다고 해서 분변매복이 아니라고 생각해서는 안 된다. 분변매복은 대장의 어느 부위에서나 발생할 수 있기 때문이다. 직장의 상부에서 분변매복이 생기는 경우는 대개 대장암이 원인이다.

분변매복이 항상 고형변에 의해 발생하는 것은 아니다. 즉 분변매복은 다양한 경도의 변에 의해 발생할 수 있고, 변덩어리의 개수도 한 개부터 여러 개까지 다양할 수 있다.

분변매복 시 나타나는 검사 소견의 이상으로는 백혈구 증가증, 전해질의 이상 등이 있고, 대변잠혈검사가 양성인 경우에는 분변매복에 의한 점막 손상을 생각할 수 있는데 대장암이 있는지도 함께 의심해보아야 한다. 고열과 백혈구증가증이 동반되어 있는 경우, 분변매복으로 인한 점막파열과 이로 인한 장 천공을 의심해야 한다. 이 경우 수용성 조영제를 직장을 통해 주입함으로써, 천공 여부를 파악하고 동시에 변의 배출을 기대할 수 있다.

분변매복이 의심되지만 직장수지검사상 변이 만져지지 않을 때에는 단순복부방사선촬영으로 변덩어리가 보이는지 혹은 대장폐쇄 소견이 보이는지를 조사해야 한다. 대개의 경우 단순방사선 소견상 변덩어리를 확인할 수 있다.

## 4. 합병증

분변매복으로 인한 가장 흔하고 심각한 합병증은 변실금이다. 이것은 환자들을 당황하게 만들고, 환자를 돌보는 사람들이 환자에 대한 혐오감을 가지게 만든다. 또한 점액과 묽은 변이 계속 새어 나옴으로써 욕창이 생기게 된다.

요로계의 감염도 분변매복에 의해 발생할 수 있는데 이는 회음부의 오염, 변덩어리에 의한 요로계의 폐쇄 또는 장내세균이 직접 방광으로 들어감으로써 발생한다.

대장폐쇄 또한 분변매복의 흔한 합병증이다. 일반인에서는 장폐쇄의 원인으로서의 분변매복의 빈도는 1.3%밖에 되지 않는다. 그러나 분변매복이 발생할 가능성이 높은 사람들에서는 그 빈도가 증가하는데 예를 들어 척수손상 환자의 경우에는 45%까지 분변매복에 의한 장폐쇄가 발생할 수 있다고 한다. 분변매복에 의한 장폐쇄 발생 시 사망률은 0~16%까지 보고되고 있는데, 노인층에서 사망률이 높은 것으로 알려져 있다.

변덩어리에 의해 장벽에 압력이 가해지고 이로 인한 허혈성 괴사가 생기는 경우에는 숙변성 궤양이 발생한다. 숙변성 궤양은 합병증을 일으키기 전에는 일반적으로 증상은 경미하고, 이로 인한 대량출혈도 드물다. 간혹 드물기는 하지만 숙변성 궤양이 천공을 일으킬 수 있는데, 이 경우에는 높은 사망률을 나타낸다. 이는 대부분의 환자가 전신 상태가 불량한 노인들이고 대체로 진단이 지연되기 때문이다. 천공이 되는 경우에는 복막염 소견이 나타나며 방사선검사 소견상 유리가스가 보인다.

분변매복에 의한 기타 합병증으로는 기흉(배변 시 과다하게 힘을 줌으로써 발생), 탈직장, 저산소증, 장 염전, 장 내로 다량의 수액이 유입됨으로써 발생하는 쇼크 등이 있다.

분석이란 분변매복에 의해 생겨난 변덩어리를 지칭하는 말인데 이것은 가끔 종양과 감별하기가 어려운 경우가 있다.

## 5. 예방

분변매복의 가장 좋은 치료법은 예방이다. 이를 위해서는 무엇보다도 적절한 양의 섬유소와 충분한 수분의 섭취, 운동량의 증가, 원인이 될 만한 질환들에 대한 적절한 치료가 요구된다. 또한 원인이 될 만한 약제를 복용하고 있는 경우, 가능하면 약제의 변경을 고려한다. 아울러 화장실 시설의 개선과 배변자세의 변화 등도 고려해야 한다.

변비가 심한 환자에서 정기적으로 하제를 복용하거나 관장을 시행하는 것은 도움이 될 수는 있으나, 그 자체가 어느 정도의 위험성을 내포하고 있으므로 유의해야 한다. 일반적으로 팽창성 완하제가 가장 안전하고 분변매복의 예방에 효과적인 것으로 알려져 있다. 삼투성 완하제는 부작용 때문에 가급적 사용하지 않는 것이 좋고, 자극성 완하제는 장기간 복용 시 대장흑색증, 장근신경총 손상 등을 일으킬 수 있으므로 유의해야 한다. 윤활성 하제 역시 장기간 복용하는 것은 바람직하지 못하다.

## 6. 치료

분변매복이 발생한 경우, 약제의 경구 투여로 치료하려는 시도는 효과가 없을 뿐 아니라, 복통과 합병증의 발생 위험을 증가시킨다. 관장이나 좌약 투여만으로 분변매복이 치료되는 경우도 있으나, 수지로 변을 깨뜨려 제거하는 치료가 우선적으로 시행되어야 한다.

수지로 변을 깨뜨려 제거하기 위해서는 일반적으로 국소마취가 필요하며, 우선 손가락으로 변을 가위질하듯이 조각낸다. 이후 손가락을 약간 구부리고 빙글빙글 돌려가며 제거해준다. 항문 견인자(예, 힐퍼거슨 견인기)의 도움을 받아 손가락으로 변을 제거하기도 한다. 변을 제거해준 다음에는 당분간 관장과 완하제, 좌약을 사용해야 한다. 관장은 물을 이용하거나 일반적인 염화인산염 관장액을 사용하는데, 노인층에서는 소량의 관장액만을 사용해야 한다. 비누 관장액이나 더운 물을 이용한 관장은 직장 점막을 자극하여 출혈을 일으킬 수 있으므로 사용해서는 안 된다.

분변매복의 위치가 높아서 손에 닿지 않는 경우에는 에스결장경을 이용하여 변덩어리를 직접 보면서 세척해내는 방법을 쓸 수도 있다. 매일 2L씩 폴리에틸렌 글리콜용액의 경구 투여를 이용한 장관세척도 완전한 폐쇄를 일으키지는 않은 분변매복의 치료에 쓰일 수 있다. 또한 수용성 조영제를 방사선투시하에 20~50%의 농도로 투여하는 방법도 사용할 수 있다. 최근에는 특수한 기계를 이용한 간헐세척배설법을 사용하기도 한다.

이와 같은 방법들이 실패하는 경우에는 결국 수술을 시행해야 한다. 그러나 전결장절제술과 회장직장문합술 같은 수술의 성적은 노인층에서는 높은 합병증의 발생 빈도 때문에 그다지 만족스럽지 못하다. 분변매복의 원인이 되는 질환이 있는 경우(대장암, 내분비·대사성 질환 등)에는 이들 원인 질환에 대한 치료가 병행되어야 한다.

## 참고문헌

최경달. 변비소고. 부산의사회지 1990;26:5-9.

Balazs M. Melanosis coli: Ultrastructural study of 45 patients. Dis Colon Rectum 1986;29:839-844.

Barrett JA. Colorectal disorders in elderly people. Br Med J 1992;305:764-766.

Beck DE. Fecal impaction. Tech Gastrointest Endosc 2004; 6:41-43.

Choe EK, Park SH, Park KJ. Colonic pseudo-obstruction with distinct transitional zone in adult constipation patients: pathological analysis and results of surgical treatment. Am Surg 2011;77:736-742.

Connell AM, Hilton C, Irvine C, Lennard-Jones JE, Misilwicz JJ. Variation of bowel habit in two population samples. Br Med J 1965;2:1095-1099.

De Lillo AR, Rose S. Functional bowel disorders in the geriatric patient: constipation, fecal impaction, and fecal incontinence. Am J Gastroenterol 2000;95:901-905.

Ikawa H, Kim SH, Hendren H, Donahoe PK. Acethylcholinesterase and manometry in the diagnosis of constipated child. Arch Surg 1986;121:435-438.

Jorge JM, Wexner SD, Ger GC, Salanga VD, Nogueras JJ, Jagelman DG. Cinedefecography and electromyography in the diagnosis of nonrelaxing puborectalis syndrome. Dis Colon Rectum 1993;36:668-676.

Karasick S, Karasick D, Karasick SR. Functional disorders of the anus and rectum: findings on defecography. AJR 1993; 160:777-782.

Kokoszka J, Nelson R, Falconio M, Abcarian H. Treatment of fecal impaction with pulsed irrigation enhanced evacuation. Dis Colon Rectum 1994;37:162-164.

Longstreth GF, Thompson WG, Chey WD, Houghton LA, Mearin F, Spiller RC. Functional bowel disorders. Gastroenterology. 2006;130(5):1480-1491.

Moore BG, Singaram C, Eckhoff DE, Gaumnitz EA, Starling JR. Immunohistochemical evaluations of ultrashort-segment Hirschsprung's disease. Dis Colon Rectum 1996;39:817-822.

Moore-Gillon V. Constipation: What does it mean? J R Soc Med 1984;77:108-110.

Murray FE, Bliss CM. Geriatric constipation: Brief update on a common problem. Geriatrics 1991;46:64-68.

Preston DM, Lennard-Jones JE, Thomas BM. Towards a radiological definition of idiopathic megacolon. Gastrointest Radiol 1985;10:167-169.

Read NW, Abouzekry L, Read MG, Howell P, Ottewell D, Donnelly C. Anorectal function in elderly patients with fecal impaction. Gastroenterology 1985;89:959-966.

Shamburek RD, Farrar JT. Disorders of the digestive system in the elderly. N Engl J Med 1990;322:438-443.

Shelton AA, Welton ML. The pelvic floor in health and disease. West J Med 1997;167:90-98.

Sonnenberg A, Koch TR. Epidemiology in the United States. Dis Colon Rectum 1989;32:1-8.

Wald A, Scarpignato C, Mueller-Lissner S, Kamm MA, Hinkel U, Helfrich I, et al. A multinational survey of prevalence and patterns of laxative use among adults with self-defined constipation. Aliment Pharmacol Ther 2008;28:917-930.

Wrenn K. Fecal impaction. N Engl J Med 1989;321:658-662.

# 대변실금

강성범

## Ⅰ 정의

대변실금fecal incontinence은 '사회적으로 인정될 수 없는 장소나 시간에 대변 또는 방귀가 불수의적으로 조절되지 않는 상태' 또는 4세 이후의 변누출은 정상으로 인정될 수 없기 때문에 '4세 이상에서 한 달에 한 번 이상 대변의 불수의적인 배출'(로마 Ⅱ 진단 기준)로 정의할 수 있다. 대변실금은 항문실금anal incontinence과 개념적으로 혼동을 유발할 수 있는데 대변실금은 협의적 개념으로 액체변과 고형변의 자제능 상실, 항문실금은 광의적 개념으로 가스, 액체, 고형변의 자제능 상실로 정의되며 일반적으로 대변실금 개념을 사용할 것을 추천한다.

대변실금은 고형변의 누출을 의미하는 완전형 대변실금과 액체와 가스의 누출을 의미하는 불완전형 대변실금으로 구분되기도 한다. 또한 수동실금passive incontinence은 인지하지 못하는 상태에서의 누출을 의미하는데 신경병증과 관련되고, 절박실금urge incontinence은 자제하기 위한 노력에도 불구하고 누출하는 상태로 내외괄약근의 손상과 관련된다. 때때로 대변실금과 변지림을 구별하기도 하는데, 변지림은 보통 항문강이 반흔으로 변형되었거나 직장 내에 딱딱한 변괴가 차 있어서 실금이 발생하는 경우로 일반적으로 이완기압력이나 수축기압력이 높아져 있는 경우가 많고, 항문 수술을 했던 과거력을 갖는 경우가 2/3 이상이다.

대변실금은 환자를 절망하게 만들 수 있고 사회적인 격리나 심리적인 고립감에 시달리게 하고, 생활의 질을 심각하게 떨어뜨린다. 또한 직업 유지를 어렵게 하여 환자 자신은 물론 가족들에게 심각한 사회경제적 부담을 초래하게 할 수 있다. 미국에서는 노인들이 요양기관에 입원하는 두 번째로 흔한 원인으로 치매보다 그 수가 많다고 한다. 또한 1994년 연간 노인용 기저귀 판매비용만 4억 달러를 넘었고, 요양기관에서 대변실금 환자를 관리하는 데 15억~70억 달러가 소비되고 있다고 한다.

## Ⅱ 유병률

대변실금의 유병률은 실금의 정의, 연구대상집단, 수집방법의 익명성 등에 따라서 달라질 수 있다. 일반인의 2.2~25%까지 대변실금을 갖고 있는 것으로 보고되며, 고형변에 대한 실금이 5%, 가스나 액체변에 대한 불완전실금이 20% 정도인 것으로 알려져 있다(표 17-1). 기관에 입원하고 있지 않은 일반인을 대상으로 한 2010년의 메타분석 결과를 보면, 여자의 8.7%, 남자의 7.7%가 대변실금을 갖고 있었다. 액체변에 대한 실금이 고형변에 대한 실금보다 2~3배 더 많아서, 액체변실금이 6.2%, 고형변실금이 1.6%, 점액변실금이 3.1%으로 보고되었다. 가스에 대해서는 한 달에 1회 이상의 실금을 경험한 경우가 남자

| 표 17-1 | | 일반인을 대상으로 한 대변실금의 유병률 | | |
|---|---|---|---|---|
| 연구자 | 대상집단 | 표본 대상 인원수 | 수집방법 | 유병률 |
| 조핸슨(영국, 1966) | 일반인, 연령 18~92세 | 586 | 익명 | 11% |
| 미구엘(스페인, 1999) | 성인 | 800 | 대면 인터뷰 | 8.8% |
| 린치(뉴질랜드, 2001) | 무작위, 18세 이상 | 500 | 익명 | 17% |
| 페리(영국, 2002) | 무작위, 건강한 40세 이상 | 15,904 | 우편에 의한 기입 | 3.1% |
| 톰슨(캐나다, 2002) | 무작위, 18세 이상 | 1,149 | 전화 인터뷰 | 6.9% |

| 표 17-2 | 대변실금의 고위험군

**환자상태**

고령, 요양기관 입원 환자, 비만, 신체적 장애, 요실금, 골반장기탈출증, 신경학적 질환(분명하지 않은 인자: 성별, 인종)

**위장관 증상과 질환**

설사, 만성 변비, 급박변, 과민성 대장증후군, 염증성 장질환, 항문 기형

**산과적 인자**

분만 중 괄약근 손상, 중심선 회음절개(분명하지 않은 인자: 겸자분만, 제왕절개 유무, 태아 몸무게, 제2기 지연분만)

**수술 후 합병증**

결장절제와 회장직장문합, 괄약근절개술, 치질 수술, 전립선절제술, 골반방사선치료

노턴, 화이트헤드

는 46%, 여자는 51%였다. 요실금이 대변실금에 같이 동반되는 경우가 많고 여성은 요실금이 22.7%, 요실금과 대변실금이 같이 동반되어 있는 경우가 17.7%라고 하였다.

대변실금의 고위험군은 고령, 요실금이 있는 환자, 치매, 정신과적 질환, 분만 중 괄약근 손상, 만성 변비, 분변매복 등의 질환이 있는 환자이다. 또한 당뇨, 파킨슨병, 중풍, 척수 손상, 직장탈출증이나 염증성 장질환, 방사선관련 직장염, 선천성 항문 기형 등의 질환도 대변실금을 유발한다(표 17-2). 항문 질환의 수술 후 합병증으로도 발생될 수 있어서 치루 수술의 27%, 치열 수술 후 12%, 치핵절제술 후 6% 등에서 발생될 수 있다고 한다. 최근 저위직장암에서 괄약근보존술식이 증가하면서 수술 후에 78%까지 발생되었다고 보고되었다. 일부 연구는 요양기관에 입원하는 노인 환자의 30%가 1주일에 최소한 1회 이상의 대변실금을 경험하고 있다고 하였다.

우리나라에서도 2010년 60세 이상 1,000명의 성인을 대상으로 역학연구가 실시되었는데 대변실금의 유병률은 15.5%였다. 고위험군은 요실금, 당뇨, 치질이 있는 경우나 건강상태가 나쁘다고 느끼는 경우 또는 주당섬유질 섭취 횟수가 적은 경우 등이라고 보고했다.

# Ⅲ 중증도에 대한 평가

대변실금의 정도를 평가하고 치료결과를 비교하기 위해서는 표준화된 점수체계가 필요한데, 요실금과 다르게 대변실금은 고형변, 액체변, 가스 등을 포함하기 때문에 점수체계를 만들기가 쉽지 않다. 알란 팍스 등이 1975년 대변실금의 점수체계를 처음 제안한 이후, 많은 점수체계가 제안되었다(표 17-3). 웩스너 점수Wexner score는 사용하기 쉽고 삶의 질을 반영할 수 있는 생활의 변화와 기저귀의 사용 여부를 포함하고 있어 넓게 사용되고 있지만 증상에 따른 가중치가 없다는 단점이 있다(표 17-4). 즉, 경미한 가스와 관련된 실금에는 과평가 될 수 있고, 고형변의 실금이 있는 경우에는 저평가 될 수 있다. 일부 연구는 웩스너 점수가 9점이 넘는 경우 위장관 삶의 질과 깊은 연관관계가 있어서 삶의 질을 평가하는 데 유용하다고 하였다. 1999년, 26명의 미국 대장항문외과 의사의 공동연구로 개발된 표준체계인 대변실금 중증도 지표fecal incontinence severity Index; FISI가 미국 대장항문학회의 공인을 받게 되면서 많은 임상가들이 사용하고 있다(표 17-5). FISI는 각 항목에 가중치를 부여하고, 각 실금의 형태에 따라서 지난 1개월 동안의 평균횟수를 조합하여 점수

| 표 17-3 | 대변실금의 다양한 점수체계 | |
|---|---|---|
| 연구주체 | 연도 | 점수 |
| 팍스 | 1975 | 1-4 |
| 콜먼 | 1985 | Excellent, Good, Fair, Poor |
| 페스카토리 | 1992 | 0-9 |
| 웩스너 | 1993 | 0-20 |
| 미국 대장항문학회 | 1999 | 2-61(외과의), 3-57(환자) |

| 표 17-4 | 웩스너 점수

| 실금의 종류 | 횟수 | | | | |
| --- | --- | --- | --- | --- | --- |
| | 없다 | 월 1회 미만 | 주 1회 미만~월 1회 이상 | 하루 1회 미만~주 1회 이상 | 하루 1회 이상 |
| 고형변 | 0 | 1 | 2 | 3 | 4 |
| 액체변 | 0 | 1 | 2 | 3 | 4 |
| 가스 | 0 | 1 | 2 | 3 | 4 |
| 기저귀 착용 | 0 | 1 | 2 | 3 | 4 |
| 생활의 변화 | 0 | 1 | 2 | 3 | 4 |

| 표 17-5 | 대변실금 중증도 지표*fecal incontinence severity index; FISI*

| | 하루 2회 이상 | | 하루 1회 | | 주 2회 이상 | | 주 1회 | | 월 1~3회 | |
| --- | --- | --- | --- | --- | --- | --- | --- | --- | --- | --- |
| | 환자 | 외과의 | 환자 | 외과의 | 환자 | 외과의 | 환자 | 외과의 | 환자 | 외과의 |
| 가스 | 12 | 9 | 11 | 8 | 8 | 6 | 6 | 4 | 4 | 2 |
| 점액변 | 12 | 11 | 10 | 9 | 7 | 7 | 5 | 7 | 3 | 5 |
| 액체변 | 19 | 18 | 17 | 16 | 13 | 14 | 10 | 13 | 8 | 10 |
| 고형변 | 18 | 19 | 16 | 17 | 13 | 16 | 10 | 14 | 8 | 11 |

를 합산하고 정도를 평가한다. 외과의와 환자의 만족도는 일부 차이가 있을 수 있는데 외과의에게는 고형변의 실금이 괄약근의 견실함과 수술적 치료의 만족도를 평가하는 잣대가 될 수 있는 반면, 환자는 위생과 사회적 적응에 큰 영향을 미치는 액체변의 실금이 만족도의 큰 잣대가 될 수 있다. 따라서 항목에 따른 점수가 달라 외과의는 최고 61점까지, 환자는 57점까지의 점수로 계산된다. 점수가 높을수록 증상이 심한 것을 의미하며 각 연구의 목적에 맞게 환자 또는 외과의의 점수체계를 선택해서 사용할 수 있다. 일부 연구는 FISI가 30점이 넘는 경우 삶의 질에 심각한 영향을 준다고 보고한 바 있다. 미국 대장항문학회는 대변실금 환자에서 삶의 질을 평가하기 위해 SF-36과 높은 연관성이 있다고 밝혀진 대변실금 삶의 질*fecal incontinence quality of life; FIQL* 척도를 개발하여 삶의 질을 평가하도록 권장하였다. 이것은 29가지의 설문으로 구성되며, 생활습관(10), 대처/행동(9), 우울/자존감(7), 당황(3)의 각 항목에 1점부터 5점까지 점수를 부여하고 평균값을 산출하여 비교한다.

## Ⅳ 항문직장생리

정상적인 대변자제를 위해서는 직장, 항문, 골반저근육의 신경근육학적 조화가 필요하며, 정상 채취반사의 유지, 정상 항문직장각, 정상 항문휴식압, 항문열림에 대한 저항 등이 필요하다. 직장내용물이 묽을 때에 실금을 보이는 환자들이 많아서 변의 굳기는 중요한 요소로 인정되며, 직장용적과 유순도도 중요해서 감소된 용적은 급박감, 빈번한 배변, 간헐적 실금과 관련된다.

### 1. 항문쿠션

항문강이 닫혀 있기 위해서는 항문쿠션이 중요하며, 적당한 분비작용에 의해 점막이 잘 닫혀 있게 된다. 치핵절제 후 괄약근기능이 정상일 경우에도 항문쿠션이 나빠져서 실금이 생길 수 있다. 항문쿠션은 많은 혈관가지 내에 피가 들어차게 되면서 쉽게 팽창되는데, 항문압이 높으면 압축되며 항문압이 떨어지면 확장되어 항문강을 닫혀 있게 한다.

### 2. 내괄약근

내괄약근은 직장의 환상평활근이 항문에 이르러 팽창된 부분이며, 자율신경조절과 장근근총에 의한 국소신경지배를 같이 받아 지속적으로 수축할 수 있다. 내괄약근은 휴식기압에 가장 큰 기여를 하며 신경독소에도 반응하

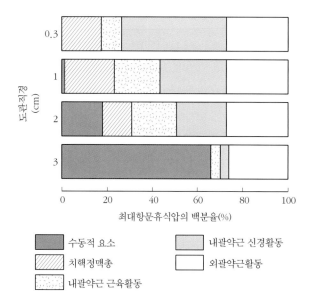

그림 17-1. 항문휴식압의 구성요소 최대항문휴식압의 구성비는 도관의 직장에 따라 각각 그려졌다.

지 않는데, 대변실금 환자에서 휴식기압은 저하된다(그림 17-1, 17-2). 스누크 등은 항문수지확장술을 받은 10명의 환자 중 8명에서 낮은 휴식기압을 갖는 내괄약근기능 이상을 발견하였다. 실금의 원인으로서 내괄약근기능 저하

는 최근까지 충분히 주목을 받지 못한 상태이고 기능증강을 위한 약물치료도 앞으로 더 연구되어야 할 필요가 있다. 내괄약근은 채취반사sampling reflex에 의해 직장 내용물이 내려와 예민한 감각을 가진 항문점막부위와 접촉할 수 있게 하는 중요한 역할도 수행한다. 특발성 대변실금 환자의 내괄약근은 약해져 있어서 직장항문 억제반사 여부를 전혀 확인할 수 없는 경우도 많으며, 60세가 넘어가면서 내괄약근은 변성이 일어나고 휴식기압은 점차 저하된다. 특발성 대변실금에서 평활근세포의 소실, 탄성조직의 신전, 교원질침착과 평활근세포의 파괴 등 내괄약근 초미세구조의 변화가 관찰되며, 항문초음파검사로 내괄약근의 변화를 확인하는 경우도 있다.

### (1) 내괄약근의 신경지배

내괄약근은 이중의 자율신경지배를 받는다. 하복신경을 경유하는 교감신경(L1-L2)은 흥분성이고 골반신경에서 내려오는 부교감신경(S2-S4)은 억제성이다. 천골신경이 나오는 부위에 질환이 생겨 부교감신경이 손상을 받게 되면 내괄약근 활동이 거의 없어져 버린다. 반대로 목이

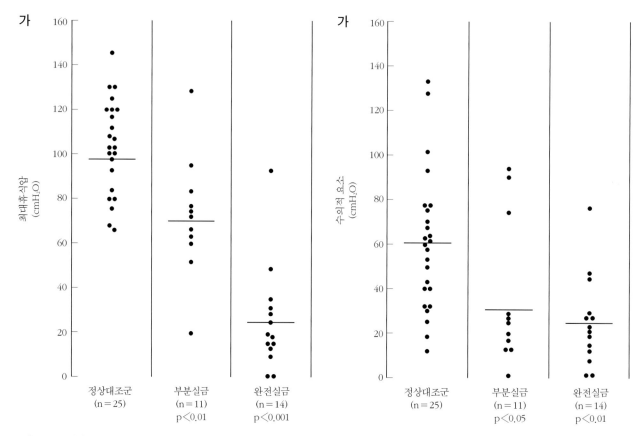

그림 17-2. 대변실금에서의 항문압 가. 부분대변실금과 완전실금 환자에서 정상대조군과 비교한 최대항문휴식기압(cmH₂O) 나. 부분대변실금과 완전실금 환자에서 정상대조군과 비교한 수축기압의 수의적 요소

나 등의 척수가 압박을 받거나 근이완제를 투여하거나 혹은 외음신경을 차단하면 외괄약근은 마비가 되나 휴식기압은 적게 저하된다. 내괄약근은 신경절세포가 결여되어 있고 항문평활근의 자율신경총에는 내재신경세포의 핵주위질이 없다. 비록 신경절세포는 없지만 교감신경 전달물질인 고농도의 노르아드레날린을 가지고 있는 신경섬유가 많다. 교감신경 알파수용체에 의해서 수축하며 베타수용체를 통해서는 이완된다. 국소적인 알파수용체 작용제에 의해 혈압의 증가 없이 수축을 유발하며, 아세틸콜린은 무스카리닉 수용체를 통해서 내괄약근의 이완을 유발한다. 산화질소는 내괄약근 이완을 초래하여 치열치료에 사용되며, 모르핀은 역추진성 장관운동을 촉진하고 괄약근의 수축을 유도하여 지사제로 사용될 수 있다.

### (2) 직장항문 억제반사

20~30mL의 공기를 직장 내에 넣으면 휴식기압이 일시적으로 증가한 후 곧이어 현저히 감소하게 되는데, 이것을 직장항문 억제반사 혹은 채취반사라 부른다. 이러한 직장항문 억제반사는 1877년 가우어에 의해 처음 기술되었으며, 직장압의 증가 후 항문압력이 25% 이상 일시적으로 감소했다가 다시 정상 항문압으로 회복하는 현상을 양성으로 정의한다. 직장팽창 시에 항문강 내의 윗부분(내괄약근)에서는 휴식기압이 떨어지는 반면 아랫부분(외괄약근)에서는 압력이 증가하는데, 이러한 반사의 특성은 팽창용적에 영향을 받기 때문에, 양이 적을 때는 내괄약근 반응만이, 양이 많을 때는 외괄약근의 반응이 겹쳐서 나타난다. 반사의 크기와 지속시간은 팽창용적이 클수록 증가한다(그림 17-3). 공기를 50mL 사용할 경우 반사는 약 15~20초간 지속되며, 야간에는 길어지는 경향이 있다. 직장항문 억제반사는 배변을 시작하고 조절하는 데 중요한 역할을 한다. 내괄약근이 이완되면 변이 항문이행

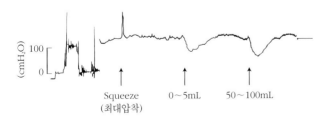

그림 17-3. 직장항문 억제반사 항문강내 최대휴식기압과 골반상근육의 최대수축기압에 대한 반응이 보인다. 처음에는 50mL의 공기를, 다음에는 100mL의 공기를 직장내 풍선에 집어넣은 후의 휴식기압 하강이 보인다.

부위에 있는 예민한 점막에 접촉되며, 변의 성상이 파악되면 외괄약근과 치골직장근은 이완되어 변을 배출하든가 아니면 환경이 적절하지 못하다 생각되면 이 근육들이 수축하여 변이 직장 내로 되돌아가게 한다. 내괄약근의 이완은 회장항문문합 후에 신경지배가 다시 관찰될 수 있는 것을 볼 때 아마도 내인성 벽내신경총을 통해 이루어지는 것으로 생각된다. 반사는 척수의 상부가 압착되거나, 항문이행부위가 유지되는 직장절제술, 척수마취, 음부신경 차단, 근이완제 투여 시에도 보존된다. 내괄약근 이완은 실금 환자에서 압력저하가 더 크게 나타난다. 직장압과 항문압이 같아지는 현상이 대변실금 환자에서는 드물게 나타나는데 이는 감각소실로 인한 채취반사의 장애를 암시할 수 있으며, 정상인에 비해 실금 환자에서 직장항문 억제반사의 역치가 높다.

## 3. 외괄약근과 치골직장근

변자제의 수의적인 조절은 주로 치골직장근과 외괄약근에 의해 이루어지며, 치골미골근, 좌미골근, 장골미골근은 골반과 회음부를 구분하는 보조적인 역할을 하는 것으로 생각된다. 외괄약근은 외음신경에 의해 치골직장근은 S3와 S4로부터 직접 신경지배를 받는다.

### (1) 신경지배

외음신경은 제2, 3, 4천추신경의 앞쪽 가지에서 시작되며 항문거근의 회음쪽 면과 외괄약근을 지배하고 항문강과 회음부의 감각신경이 된다. 외음신경의 말단분지는 회음부와 후방요도 그리고 요도주위괄약근을 지배한다. 외음신경말단운동근 잠복PNTML검사를 해보면 외음신경이 치골직장근을 지배하지 않는다는 것을 알 수 있는데, 외음신경을 자극하면 치골직장근이 반응하지 않는다. 특발성 대변실금에선 외괄약근으로의 척수신경잠복의 지연을 보이나 치골직장근으로의 지연은 없다. 대변실금과 요실금이 함께 있는 경우에는 요도괄약근으로의 척수신경 잠복의 심한 지연과 회음신경말단운동근 잠복의 증가가 있으며 외괄약근으로의 신경전도에 결함도 있다(표17-6). 치골직장근과 외괄약근은 휴식 시에도 지속적인 긴장성 수축활동을 나타내며, 이로 인하여 항문주위 내괄약근의 휴식긴장도에 힘이 더해진다. 그러나 이들 두 수의근에는 1형과 2형 근섬유의 구성비와 섬유의 크기, 탈신경

| 표 17-6 | 외음 및 회음신경말단운동근 잠복 |

|  | 대상수 | 외음신경말단<br>운동근 잠복(ms) | 회음신경말단<br>운동근 잠복(ms) |
|---|---|---|---|
| 대조군 | 21 | 1.9 | 2.4 |
| 항문직장실금 | 23 | 2.3 | 3.3 |
| 이중실금 | 17 | 2.6 | 4.1 |

스누크와 스위시(1986)

| 표 17-7 | 경경추요추 척수잠복과 전도속도(정상인) |

|  | 치골직장근까지의 잠복(ms) | 전도속도(ms) |
|---|---|---|
| C6 | 11.0±1.5 | C6-L1=67.4±9.1 |
| L1 | 5.3±0.5 | L1-L4=57.9±10.3 |
| L4 | 3.8±0.6 | |

헨리와 스위시(1985)

에 대한 감수성에 있어 형태학적인 차이들이 있다. 특히 서로 다른 신경지배를 보여서, 이들 두 근육은 태생학적으로 기원이 다를 가능성이 많다. 목이나 등의 척수 손상에 의한 상부운동신경원성 손상은 배변의 수의조절을 없애지만 휴식항문압은 정상이고 직장항문 억제반사도 보통 보존된다. 때로 정상에서보다 반사의 크기와 지속시간이 증가되기도 한다. 마미에 생기는 병소는 다양한 양상을 나타내는데, 수막척수류를 가진 환자에서처럼 천추에서 나오는 신경가지가 전부 압박을 받으면 항문이 무기력해지고 회음부의 감각이 사라지며 요저류가 생기고 배변의 수의조절이 불가능해진다. 하부 척추마취나 미추마취를 하면 비슷한 소견을 나타낸다. 직장은 대개 크고 신축성이 있으나 팽창시켜도 수축운동이 거의 없고 직장감각이 무뎌져 회음부 불쾌감이 아니라 복부 불쾌감으로 느껴진다. 때로 직장항문 억제반사는 살아 있으나 외괄약근의 반사수축은 없어진다. 마미 병소에서 외관상으로 회음부하강이 나타날 수 있다. 심한 하부신경원성 병변이 있는 대부분의 환자에서 실금이 나타난다. 그러나 한쪽에 국한된 천추 병변인 경우 항문휴식압과 압착압의 감소가 적으며 항문직장회음감각과 항문반사와 직장항문 억제반사가 그대로 유지된다. 반면에 양측성 천추 병변은 운동과 감각기능을 소실시켜 완전실금을 초래한다. 척수나 마미 병변의 위치는 척추의 C6, L1과 L4 위치에 경피척수 자극으로 확인할 수 있다. 그 정상치는 표 17-7에 있다.

### (2) 외괄약근

외괄약근은 내괄약근을 감싸고 있다. 외괄약근은 수의

근으로 오래 수축하지 못하고 빠른 피곤현상을 보여서, 변이 상부항문강에 들어왔을 때 결정적으로 조절에 참여하는 역할을 맡게 된다. 사픽은 외괄약근이 2개의 슬링으로 작용한다고 주장하였다. 중심 슬링은 뒤쪽으로 항문미골봉선에 붙어 있으며 항문직장의 앞쪽을 싸고돌기 때문에 치골직장근과 반대방향의 힘을 제공한다. 그는 외괄약근의 가장 아래쪽 근섬유들은 뒤쪽을 싸고돌아 앞에 있는 회음체에 붙는 슬링이라고 설명하였다. 실제로는 이 괄약근은 이렇듯 명확하게 구분되지는 않는 것 같으나 여기에 치골직장근 슬링을 추가한 3개의 반대 방향으로 작용하는 슬링의 개념이 항문강 내에서 방향에 따라 압력이 차이나는 것을 설명할 수 있게 한다. 항문 윗부분에서는 뒤쪽의 압력이 더 높고 아래쪽에서는 앞쪽 압력이 더 높다.

특발성 실금에서 외괄약근의 신경 이상은 치골직장근 신경 장애보다 드문 것으로 여겨져 왔다. 그러나 배변 시의 만성적인 긴장과 지연분만 등은 외음신경을 늘어나게 하여 전도속도가 느려지게 하며, 축삭변성에 대한 반응으로 신경재지배가 일어나 외괄약근의 섬유 밀도가 증가하게 된다. 최근에는 외음신경 장애와 회음하강 사이에 상호연관성이 별로 없다 하여 위의 이론에 의구심이 더해지고 있다. 태아의 머리에 의해 치골직장근이 손상을 받는 것이 대변실금의 가장 중요한 원인으로 여겨져 왔다. 한편 스누크 등은 정상분만 후에 외음신경 장애와 지속적인 회음하강, 외괄약근 손상이 생긴다는 증거들을 제시했다.

### (3) 항문피부반사

항문피부반사는 항문주위 피부를 칠 때 생기는데 외괄약근이 잠깐 수축하게 된다. 이 반사는 항문압력이 증가하거나 근전도검사로 외괄약근의 전기적 활동이 증가되는 것으로 확인할 수 있다. 이 반사는 외음신경과 천추신경총 전반을 검사하는 것으로서 대변실금에서 소실될 수 있다. 항문피부반사 잠복은 외음신경의 기능에 대한 검사로 제안되었고, 대변실금에서 잠복시간이 길어진다고 보고하였다.

### (4) 치골직장근

외괄약근은 뒤쪽으로 치골직장근섬유들과 연결되어 항문거근의 내측부분을 형성한다(그림 17-4). 항문거근은 3부분으로 나뉘어 안쪽이 치골직장근으로 구성되어 항문직장을 싸고 있는 슬링 역할을 한다. 나머지 두 부분은 좌

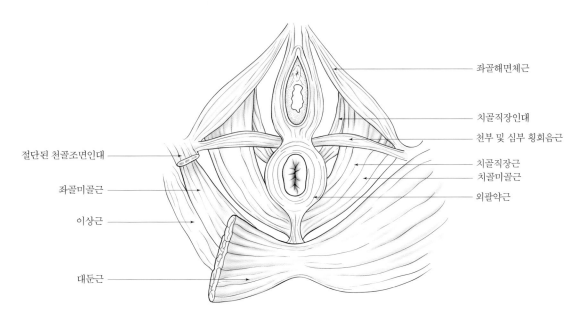

그림 17-4. 회음 쪽에서 본 항문거근  골반상근육을 이루는 근육들, 특히 외괄약근 바로 위에 위치한 치골직장근과 치골미골근이 보인다. 치골직장근 인대가 천부 및 심부 횡회음근과 함께 보인다.

골미골근과 치골미골근으로 되어 있다. 뒤쪽에 서로 겹쳐지는 근섬유들이 항문미골봉선을 형성한다. 치골직장근 슬링은 항문과 직장 사이에 예각을 만들어 대변자제에 결정적 역할을 한다고 여겨져 왔다. 항문직장각은 복압이 올라가면 더 예각이 되어 기침이나 재채기, 배뇨 시에 변자제를 유지해준다.

지난 10년간 대변자제에서 항문직장각의 중요성이 그 논거를 많이 잃어왔다. 그 이유로는 직장의 앞쪽 벽이 항문강과 접하는 경우가 거의 없고, 직장고정술에 의해 항문직장각이 증가해도 보통 변자제에는 지장이 없고, 항문후방교정술 후 항문직장각의 변화 없이 대변자제가 회복되는 경우가 있다는 점들이 제시되었다.

#### (5) 항문직장감각

##### 1) 직장감각

직장점막은 통증과 촉지자극은 감지하지 못하지만 팽창은 감지한다. 최초로 느끼기 시작하는 최소부피는 20~40mL이다. 연동운동이 일어나면 대장의 내압은 50cm $H_2O$까지 상승하며, 경미한 불쾌감은 있을 수 있지만 그 이상의 불편감은 없는 것으로 알려져 있다. 직장내 부피가 증가하면 일시적인 배변욕구를 느끼게 되고 더 양이 늘어나게 되면 급박감에 뒤이어 지속적인 배변욕구를 갖게 된다. 직장에서 나오는 구심성 감각섬유들은 천추부교감신경을 따라간다. 직장팽창감각은 천추신경총과 항문거근

에 있는 외음신경의 원심섬유들에 의해 전달될 가능성도 있다. 왜냐하면 회장항문문합술이나 결장항문문합술 후와 같이 직장이 절제된 상태에서도 직장의 팽창감각이 유지되기 때문이다. 양쪽 천추신경이 손상되면 직장팽창에 대한 감각이 감소할 뿐 아니라 고체와 액체에 대한 감별력이 떨어진다. 현재까지 알려진 바로는 대변실금에서 채취반사에 이상이 있을 수는 있지만 직장감각은 대개 이상이 없는 것으로 되어 있다. 그러나 외음신경 병변 없이 직장감각의 역치만 증가한 환자에 대한 보고가 전혀 없는 것은 아니다. 부저와 마이너는 실금 환자 46명 중 13명에서 직장팽창을 감지하는 것이 지연되었음을 보고하였다. 이러한 장애는 급박감과 변지림을 유발하는 경우가 많으나 바이오피드백 치료로 나아질 수 있다. 당뇨와 동반된 대변실금에서도 직장감각 장애가 있을 수 있으나 대개의 당뇨 환자는 직장팽창에 대한 정상감각을 가지고 있다.

##### 2) 항문감각

항문강은 항문연에 비교해 풍부한 신경들이 지배하며, 천골2~4신경에 의해 지배된다. 특히 천골3신경은 변자제와 관련하여 가장 중요한 것으로 알려져 있다. 항문강은 풍부한 감각신경종말을 가지고 있는데, 통증자극은 항문샘의 0.5~1.5cm 상부에서 가장 잘 느껴지고 가벼운 건드림이나 온도감은 치상선 바로 0.25~0.75cm 위의 항문이행구역anal transition zone에서 가장 잘 느껴진다. 외음신경과 천추신경총이 항문주변부와 항문강에서 시작하는

감각신경섬유를 운반한다. 위쪽 항문강의 감각은 S2~S3 신경근을 거치는 부교감신경섬유를 통해 전달되고 내용물의 식별은 항문이행부위에 있는 자유신경종말에 의해 전달되는 것으로 생각된다. 더욱이 결장항문문합술 후에도 뇌피질유발전위를 일으키는 항문자극은 그대로 유지된다. 항문감각은 점막전기감수성을 측정하여 객관적으로 판정할 수 있다. 로우 등은 항문감각역치가 특발성 실금 환자에서 증가한다고 하였다. 온도감각은 고도로 전문화된 감각으로 가스와 액체를 구별하는 데 관여한다고 여겨지지만, 이러한 연구결과에 대한 해석은 아직도 논의의 대상이다. 당뇨를 가진 대변실금 환자는 항문감각에 이상이 있을 수도 있다. 국소마취제를 항문강에 사용해도 실금을 초래하거나 항문휴식압에 영향을 주지 않는다.

# V  원인

대변실금은 대변자제와 관련된 한 가지 이상의 요소가 다른 요소들에 의해 보상되기 어려운 지경에 이르렀을 때 발생된다. 대변실금 환자의 80%는 한 가지 이상의 병리학적 이상을 갖고 있는데, 항문괄약근의 손상과 약화, 회음신경병증, 항문직장감각의 손상, 직장수용의 변화, 불완전한 배변 등이 관여된다. 대변실금의 주요원인은 분만손상, 외음신경 장애, 항문 수술과 분변매복이다. 분만에 의한 괄약근 파열이 있는 경우 회음부하강이 있고, 어떤 이들은 오랜 세월 배변 시 힘을 지나치게 주는 것으로 보아 대변실금과 직장배출의 장애가 관련될 수 있다. 교통사고나 관통창, 성관계 혹은 수술 등과 관련된 괄약근의 외상성 손상도 늘고 있다. 신경학적인 원인으로는 대뇌질환, 상부 혹은 하부 신경계 질환, 천추출구나 외음신경 등의 말초신경계 병변들이 있다. 소아에서는 뇌수막류, 거대결장증, 항문직장폐쇄증 혹은 기형종의 수술이 실금을 가져올 수 있다. 당뇨 환자의 실금은 운동 장애와 감각소실이 함께 작용하기도 한다. 결장항문문합술이나 염증성 직장염 등과 관련된 직장유순도의 이상이 실금과 관련될 수 있다. 설사는 대변실금과 자주 동반되며 괄약근 손상을 가진 환자에서 증상을 악화시킬 수 있다. 과민성 대장증후군, 염증성 장질환, 감염성 질환, 크론병도 흔하며, 단일성 궤양과 점막탈이 회음하강증후군과 관련되어 나타날 수 있다. 어떤 환자들은 질탈출증과 요실금을 동반

하며, 직장탈출증 환자의 70%는 대변실금을 동반한다. 감염성 질환, 공피증 등이 관련될 수 있고, 방사선치료 후에 실금이 발생할 수도 있다. 버밍엄 병원에서 1975~1980년 사이에 진찰받은 대변실금 환자의 원인 중에서 (표 17-8), 가장 흔한 것이 직장암, 염증성 장질환, 직장탈, 이전의 결장직장 수술 등이다.

## 1. 선천성 기형

항문직장이 비정상적으로 발생된 환자 중 저위 병변은 조기에 수술하면 실금이 많지 않지만, 직장질루나 직장요도루 등 골반횡경막과 생식기에 이상이 함께 있는 고위 병변을 가진 경우 풀스루술식을 이용하여 항문강을 만들어도 실금이 많이 나타난다.

## 2. 괄약근 손상

괄약근 손상의 가장 흔한 원인은 치루 수술과 3도 분만 열창이다. 분만 손상을 입은 환자는 외괄약근류에 함몰부

| 표 17-8 | 314명의 대변실금 환자에서의 관련 동반 질환 (버밍엄 병원, 1975~1980)

| 진단 | 환자수 |
|---|---|
| 직장암 | 104 |
| 염증성 장질환 | 70 |
| 크론 질환 | 37 |
| 궤양성 대장염 | 21 |
| 게실증 | 10 |
| 방사선직장염 | 2 |
| 직장탈 | 40 |
| 기왕의 결장직장 수술 | 32 |
| 염증성 장질환관련 회장직장문합술 | 14 |
| 저위전방절제술 | 12 |
| 결장항문문합 | 6 |
| 회음하강증후군 | 22 |
| 항문강 수술 | 20 |
| 분변매복 | 16 |
| 융모상 선종 | 14 |
| 신경학적 질환 | 5 |
| 분만 손상 | 5 |
| 반복된 자가확장 | 4 |
| 쇄항 | 3 |
| 교통사고에 의한 외상 | 3 |
| 원인불명 | 8 |

위를 가질 뿐 아니라 외음신경 장애를 동반하는 경우도 많다. 괄약근 외상은 반복적인 항문직장 확장으로 생길 수 있는데 점차 항문감각이 소실되고 항문의 힘이 떨어지며 결과적으로 대변지림이 나타난다. 항문을 통해 성관계를 갖는 동성연애자에게서도 항문압의 감소가 확인된다. 직장으로 여러 가지 것들을 삽입하여 비슷한 손상을 입는 경우도 있다.

### (1) 항문직장 수술

#### 1) 치루 수술

의원성실금*iatrogenic incontinence*의 가장 많은 원인 중 하나로 27%의 환자에서 발생하는 것으로 알려져 있고, 대부분 괄약근의 부분절단이나 완전절단술을 받은 경우이다. 고위치루에서는 실금가능성이 높으나 발생빈도는 드물다. 수술 후 실금을 가진 환자의 대부분은 경괄약근 치루로 수술을 여러 번 받았거나 수술 전후로 염증이 생겼던 경우이다. 변지림은 치루 수술 후 흔한 소견이다. 실금이 계속되면 괄약근교정술로 좋아지기도 하지만 논란이 있다.

#### 2) 치핵절제술

수술 시 너무 많은 피부조직을 잘라내거나 내괄약근의 일부를 절제할 때 혹은 항문 확장을 할 때 위험성이 커진다. 특히 점액누출과 변지림을 초래하는 화이트헤드 변형을 만드는 수술이 문제가 된다. 리드와 그의 동료들은 1982년 치핵절제술 후 실금이 생기는 원인과 빈도에 대한 전향성 연구에서 환자의 10%에서 경도의 실금이 생겼으며 1/4에서 수술 후 항문직장기능의 이상이 나타났다고 보고했다. 그러나 치핵절제술을 받을 환자 중 많은 이들이 수술 전 이미 심한 회음부하강과 외음신경 전도장애 그리고 섬유 밀도의 증가를 가지고 있다는 것을 염두에 두어야 한다.

#### 3) 항문확장술

항문확장술은 실금의 흔한 원인으로 항문초음파검사를 해보면 내괄약근에 심한 손상을 주는 것으로 확인된다. 매킨터는 확장술 후 55명 중 10명에서 1주일 내에 실금이 있고 이 중 4명은 증상이 지속된다고 하였다. 로드가 주창한 방법으로 강하게 확장을 했을 때는 20%에서 지속적인 실금이 있었다.

#### 4) 치열의 절제

치열의 절제 후에도 12%까지 부분적인 실금이 관찰된

다. 내괄약근과 함께 후방 치열을 절제한 후 움푹 패이는 열쇠구멍 변형으로 실금이 생길 수 있으나, 측방내괄약근 절개술 후에는 매우 드문 것으로 되어 있다.

#### 5) 대장직장 질환의 수술

전대장직장절제술 후 시행한 회장직장낭이 있는 환자의 40% 정도는 야간성 대변실금을 경험한다고 하며, 저위직장암에서 괄약근보존술을 시행한 경우 괄약근의 손상, 직장용적의 감소, 직장유순도의 감소와 관련되어 20~80%까지 발생하는 것으로 알려져 있고, 최근 괄약근보존술이 증가하면서 늘어나고 있는 추세이다.

### (2) **산과적 외상**

연장된 진통이나 외상성 분만 시 실금이 흔하며 산과적 외상은 대변실금에 대한 수술적 치료의 가장 흔한 원인이다. 첫 분만여성의 35%에서 질식분만 시 괄약근의 손상이 발견되며, 중앙부의 회음절개술을 시행한 경우 50%에서 발견된다. 치료시기에 대해서는 손상 직후에서부터 손상 후 6개월까지 논란이 있다.

#### 1) 원인

분만 중의 괄약근 손상과 중심선 회음절개는 대변실금의 고위험군으로 평가되며, 여성의 특발성 실금은 분만과 관련될 수 있다. 질식분만과 제왕절개술에 대한 비교와 분만수, 진통기간, 겸자분만 등이 실금에 미치는 영향에 대한 평가들이 행해졌다. 회음신경말단운동근 잠복은 대부분의 질식분만을 한 산모에서는 회복되나 겸자를 사용한 다산부에서는 지속적인 전도지연을 보인다. 분만횟수, 신생아의 몸무게, 진통 2기의 지속시간, 겸자분만과 3도 열창 등이 실금과 관련될 수 있지만(표 17-2, 17-9) 아직 논란이 있다.

#### 2) 빈도

질식분만을 한 2만 5,000명의 여성들을 조사해본 결과, 오직 1,040(5%)명만이 회음절개술을 받거나 3도 열창을 가진 것으로 밝혀졌다. 이 중 41명에서는 대변실금이 생

| 표 17-9 | 124명의 항문 후방교정술을<br>받은 환자 중 아이를 낳은 80명의 분만력 |
| --- | --- |
| 겸자분만 | 48 |
| 지연분만 2기 | 69 |
| 3회 이상의 질식분만 | 54 |
| 신생아 체중 > 3.5kg | 31 |
| 3도 열창 | 24 |

겼고 31명에서는 직장질루가 생겼다. 질식분만을 한 후 얼마나 대변실금이 생기는지 확실하게 알 수는 없다.

페리 등은 8채널의 압력측정으로 항문벡터 윤곽을 검사하여 벡터대칭지수가 외음절개를 받은 모든 산모의 반수 이상에서 정상이 아니라는 것을 발견했다. 이는 질식분만 후 증상이 나타나지 않은 잠복된 괄약근 손상이 많다는 것을 의미힌다.

### 3) 예방

조기의 외음부절개가 3도 열창과 괄약근의 손상을 최소화할 수 있다고 믿는 경우가 많으나, 외음절개를 제한적으로 시행한 그룹과 자유롭게 시행한 그룹으로 환자들을 무작위로 배치하여 서로를 비교한 연구에 의하면 실금이나 3도 열창의 빈도가 다르다는 증거를 발견하지 못하였다. 질식분만 시 쪼그리는 자세와 반횡와위를 비교하는 무작위 연구에서, 쪼그린 자세에서 겸자사용이 반으로 줄었으며 진통 2기의 기간도 45분에서 31분으로 줄었으나 열창은 더 많았다. 질식분만과 제왕절개가 대변실금에 미치는 영향에 대한 연구에서도 제왕절개가 실금을 줄인다는 증거는 아직 정립되지 않았다.

## 3. 특발성 골반신경병증

대변실금을 가진 많은 환자에서 정확한 원인을 확인하는 것은 쉽지 않다. 많은 경우 긴 진통이나 어려운 질식분만 또는 회음열창의 분만력을 가지고 있지만, 그 원인이 명백히 분만에 의한 것이라고 확인하기가 어려운 경우가 많다. 이러한 어려움 때문에 특발성 혹은 신경성 대변실금이라는 용어를 사용하게 되었다.

### (1) 조직학적 증거

외괄약근과 치골직장근에는 탈신경으로 인한 신경파괴와 신경재지배 노력을 보이는 조직화학적 증거들이 있다. 외괄약근과 치골직장근에는 1형과 2형의 근섬유들이 있고, 산화적 대사경로에 의해 지속적 수축이 가능한 제1형 근섬유가 지배적이다. 실금 환자와 정상인에서 외괄약근과 치골직장근 항문거근의 조직학적 측량분석결과는 표 17-10과 같다. 주요한 정량적 변화는 실금 환자에서 치골직장근의 근섬유비후와 괄약근의 제1형 근섬유의 증가이다. 조직검사를 해보면 섬유조직이나 지방 내에 분산되어 있는 소수의 횡문근섬유를 볼 수도 있다. 섬유 유형

| 표 17-10 | 대변실금에서 골반상근육의 조직측정 이상 |

| 근육 | 근섬유 유형 | 직경의 증가(%) | 1형 섬유 비율 | |
|---|---|---|---|---|
| | | | 대조군 | 대변실금 |
| 외괄약근 | 1형 | 36 | 78 | 85 |
| | 2형 | 54 | | |
| 치골직장근 | 1형 | 132 | 75 | 82 |
| | 2형 | 135 | | |
| 항문거근 | 1형 | 21 | 69 | 68 |
| | 2형 | 61 | | |

헨리와 스위시(1985)

별로 분류해보면 제1형과 제2형 근섬유들이 재배열되어 하나의 축삭에 의해 신경지배를 받고 있으며, 제트-밴드 Z-band 물질에서 유래된 로드체rod bodies들이 치골직장근 조직표본의 30%에서 분산되어 발견된다.

### (2) 신경지배

특발성 대변실금에서의 신경 손상에 대해 2가지 학설이 제시되어왔다. 첫째는 질식분만 시 신생아의 머리에 의해 천골신경이 외상성 손상을 입거나 골반상과 치골직장근에 직접적인 외상을 당한다는 것이다. 둘째는 외음신경에 신전 손상을 초래하는 회음부 하강에 의해 외괄약근에 퇴행성 변화가 온다는 것이다. 두 번째의 기전이 대변과 요실금을 동시에 가진 여자 환자에서 요도주위 괄약근에 오는 기능 이상을 설명해주지만, 이러한 원인들을 완전히 분리하는 것은 불가능할지도 모른다. 특발성 대변실금에서 외음신경의 신전 손상으로 인해 빨리 전도하는 축삭의 소실과 함께 외음신경의 말단부분에 전도 이상이 있다는 많은 증거들이 발견되고 있다. 배변긴장 시 비정상적인 회음하강은 보통 2~3cm 정도이다. 어른에서 외음신경의 말단부분은 약 9cm가량 되고, 신경이 12% 정도만 늘어나도 불가역적인 손상이 생기기 때문에 신전이 특발성 실금에서 말단운동근전도 이상을 초래하는 기전일 가능성이 많다.

키프와 스위시는 회음신경말단운동근 잠복은 외괄약근의 평균섬유 밀도와 관련되어 있다는 것을 발견하였다. 스누크 등은 항문휴식기압과 수축기압이 낮은 환자에서 섬유 밀도가 외괄약근과 치골직장근에서 증가되어 있다고 보고하였고, 이런 환자는 L1에서의 척수자극 후 외괄약근과 치골직장근으로의 전도 이상을 가지고 있었다. 외음신경 장애의 최종결과는 짧은 항문강과 낮은 항문압, 신경전

도의 지연, 섬유 밀도의 증가, 항문감각의 감퇴이다.

특발성 실금증 환자 중 어떤 이들은 상부운동신경 장애가 있다고 이미 지적되어왔다. 스누크 등은 L1과 L4 두 곳을 경피자극하여 실금 환자의 23%에서 척수 혹은 마미에 전도지연이 있고, 이는 외음신경말단부잠복과 척수잠복간에 밀접한 상관관계가 있다고 하였다. 특발성 대변실금은 그 원인이 다인자성으로, 대부분의 환자는 치골직장근과 외괄약근에 장애를 일으키는 신경병증을 가지나 항문거근이나 요도주위괄약근, 내괄약근들도 영향을 받는 경우가 흔하며, 많은 환자들은 외음말단신경 장애뿐 아니라 마미에도 신경전도 장애를 가질 수 있고, 신경근을 누르는 척추협착이나 척추이분증 혹은 척추간판 병변 등의 상부 병변도 있을 수 있다.

## 4. 신경근육 질환

중추신경계 질환에서 다발성경화증, 치매, 중풍, 뇌종양, 진정제 투여, 척수 병변 등과 말초신경계 질환에서 마미 병변, 당뇨성 신경병증, 알코올과 관련된 독성신경병증, 분만 시 발생된 신경 손상 등이 대변실금을 유발할 수 있다. 또한 근육이형성증, 근무력증을 포함하는 골격근 질환 등이 외괄약근에 영향을 줄 수 있다.

급성 중심추간판탈출을 가진 환자는 방광이 늘어나고 항문이 힘없이 쳐져 있으며 둔부감각과 항문반사가 소실되어 있다. 이 환자들은 응급척수감압 수술을 받아야 한다. 상부운동신경원성 병소를 가진 환자는 일반적으로 이런 문제에는 잘 견딘다. 둔부에 감각은 없으나 항문의 힘은 잘 유지된다. 그들의 주된 장애는 실금이 아니라 불완전한 배출과 무기력한 대장으로 인한 변비이며 이를 해결하기 위해 반복적인 관장을 하게 된다. 대변실금은 천골에서의 신경기시부에 문제를 일으키는 하부운동신경원성 병소를 가진 환자들에서 더 문제가 된다. 흔한 원인으로는 뇌수막류, 기형종의 외과적 제거, 척삭종chordoma, 마미압박, 거미막염arachnoiditis, 천추와 천골유출부위 종양 등이다. 외괄약근과 내괄약근이 마비가 되어 항문에 수축력이 없고 전회음부에 감각이 소실되어 대변이 누출되는 것을 알지 못한다.

실금을 가진 당뇨 환자는 흥미로운 소견을 가진다. 대부분의 환자들은 설사를 하며 액체성 변에 대해서만 실금이 있다. 쉴러 등이 보고한 모든 환자는 자율신경 장애를 가지며 요실금, 발한 장애, 발기불능과 자세성 저혈압 등의 병력이 있었다. 반 이상에서 말초신경 장애가 있으며 1/3에서 지방변을 보인다. 실금이 있는 당뇨 환자는 낮은 항문휴식기압을 가지나 수축기압은 정상이다. 이 환자들은 직장 내에 많은 양의 액체를 참아낼 수 없으며 고형구에 대해 실금이 있다. 이 환자들에서는 내괄약근에 이상이 있는 것으로 보인다. 또한 전체 위장관에 나타나는 자율신경 장애로 인하여 설사뿐 아니라 급박감을 가지고 있다. 대부분 당뇨 환자에서 변실금은 간헐적으로 나타나며 여러 생리적 이상들과 관련되어 있다. 변실금을 가진 당뇨 환자들은 직장감각의 역치가 증가되어 있고, 직장팽창에 대한 외괄약근의 반응이 늦게 나타난다. 이런 감각 장애는 바이오피드백치료로 호전된다.

## 5. 분변매복

### (1) 원인과 빈도

실금의 원인으로서의 분변매복은 대개 노인들에게 흔하고, 젊은 사람의 경우 거대직장이나 심한 항문경련이 있으면 직장 내에 굳어진 변괴가 폐쇄를 일으켜 실금이 나타난다. 어떤 경우 완하제를 사용하면 증상이 더 악화된다. 이는 완하제가 변괴는 배출시키지 못한 채 묽은 변을 변괴 옆으로 새어나오게만 하기 때문이다. 변괴를 제거한 후 완하제를 사용하면 재발을 방지하는 데 도움이 된다. 게보즈와 보사르트에 의하면 노인병동 입원 환자 중 급성질환자 18%와 만성 질환자 27%가 분변매복으로 입원한다고 한다. 리드 등은 노인병동에 입원한 환자의 42%가 분변매복을 가지고 있다고 하였다.

### (2) 발병기전

고형변 옆으로 점액과 액체가 새어나오는 것은 변괴에 의해 괄약근이 늘어나기 때문일 수 있다. 반면 범람형 실금은 직장팽창에 의한 내괄약근 긴장의 반사적 억제에 의한 것일 수도 있다. 분변매복 환자에서 직장감각이 감소되어 있다는 증거들이 있으나 치료 후 회복되지 않는 것으로 보아 이 장애는 분변매복의 결과가 아니라 원인일지도 모른다. 감각이상 외에 어떤 환자들은 팽창에 대한 반응인 직장수축이 감소되어 있기도 하다. 실제로 위-대장반사가 소실되어 대장에서의 수분흡수가 증가되어 분변매복이 악화될 수도 있다. 세밀한 생리검사를 해보면 휴식기압과 수축기압은 정상이나 회음하강이 있고, 채취반사를 일으키는 용적이 증가되어 있다. 직장과 회음부 감각에 이상이 있으며 항문직장각이 더 커져 있다. 직장수축을 일으키기 위해서는 정상에서 보다 훨씬 더 많은 팽창부피가 필요하며 직장배출에도 장애가 있다. 어떤 환자들은 외음신경병증을 가지고 있다.

### (3) 노인성 대변실금

대변실금은 노인에서 정신적으로 육체적으로 약해지면서 나타나는 불쾌한 결과 중의 하나이다. 이것은 환자에게 고통일 뿐 아니라 환자를 돌보는 사람에게도 힘든 일이다. 대변실금을 가진 많은 노인 환자들은 고령이고 행동이 부자유스러우며 요실금을 함께 가진 경우가 많다. 변실금을 가진 노인에는 두 그룹의 환자들이 있다. 이미 말한 대로 분변매복이 있는 군과 직장은 비어 있고 항문에 힘이 없는 군이다. 최근까지만 해도 대변실금은 노인 병동에서는 피할 수 없고 관심을 끌지도 못하는 가장 큰 문제로 여겨져 왔다. 한 연구결과에 의하면 분변매복에서는 반복적인 관장과 락툴로오스로, 신경병증성 실금에서는 코데인과 1주일에 2번씩 관장을 함으로써 2/3에서 대변자제가 가능해졌다. 분변매복이 신경병증성 실금보다 치료가 쉽고, 협조를 잘하는 환자는 간단한 치료로 89%에서 좋아졌다. 염증성 장질환이나 괄약근의 손상이 없다면 노인에서 대변실금으로 결장루가 필요한 경우는 거의 없다.

## 6. 회음하강증후군

### (1) 정의

이는 임상에서 흔히 접하게 되는 이상 소견이다. 최대로 배변긴장을 하여 항문문연이 좌골조면보다 3cm 이상 내려올 때 회음하강증후군이라 정의한다. 회음하강은 실금의 다른 원인을 찾을 수 없는 많은 환자에서 관찰된다. 키플리 등의 경험에 의하면 하강 정도는 나이와는 무관하나 여성의 경우 질식분만 횟수에 따라 비례적으로 증가했다.

### (2) 원인

골반상근육은 수년에 걸친 지속적인 배변긴장으로 신경 손상을 받으며, 골반상근육이 약해지면 전체의 골반격막이 하강하게 된다. 특발성 대변실금에서와 같이 회음부

하강증후군에서도 주로 치골직장근과 외괄약근에 영향을 미치는 신경병증의 조직학적 및 조직화학적 증거가 있다. 주사침 근전도검사에서 운동근단위전위차에 이상이 있고, 단일섬유 근전도검사로 섬유 밀도가 증가되어 있어서 손상된 근육에 많은 측부신경 재지배가 있음을 알게 되었다. 회음하강은 외음신경분포를 따라 뚜렷한 신경병증을 동반하며 이는 외괄약근에 보이는 섬유 밀도의 증가로 알 수 있다. 회음하강은 여성에서 많으며 이는 분만 손상뿐만 아니라 배변 시 과긴장을 하게 하는 변비나 골반출구폐쇄가 여성에서 많기 때문이다. 바톨로 등은 회음하강은 남녀에서 다 있을 수 있다고 강조했다. 그러나 변자제는 남성보다 여성이 훨씬 자주 훼손을 받게 된다. 그들은 운동근 단위전위기간을 회음하강이 있는 남녀에서 검사한 결과 회음하강이 남녀 모두에서 외괄약근 손상과 연관되어 있으나 치골직장근 단위전위기간은 여성에서만 이상이 있었다고 보고했다. 이들 결과들은 여성은 치골직장근이 분만 손상으로 이미 장애를 받게 되기 때문에 남자보다 배변실금이 더 잘 생기고, 회음하강에서 산과적 원인이 중요하다는 것을 강조한다. 위맥 등은 회음하강을 동반한 실금이 항상 치골직장근의 탈신경에 의한 것이 아니고 직장유순도와 내괄약근기능의 장애에 의한다고 했다. 이들 결과들은 긴 배변긴장과 회음하강이 외괄약근의 기능을 떨어뜨리는 것은 주로 외음신경말단부의 전도 장애에 기인한다는 것을 보여준다.

### (3) 자연경과

놀랍게도 회음하강의 자연경과에 대해 알려진 것이 거의 없다. 골반상이 심하게 손상된 환자 중 많은 사람에서 실금이 없기도 하다. 매키와 팍스는 29명 중 13명만이 대변실금을 가졌다고 보고했다. 전방점막탈을 가지고 있는 사람들 중에 회음하강을 가진 상태에서 계속 배변긴장을 하게 되면 10년내 30%가 실금이 생기며 20%는 직장탈을 갖게 된다고 하였다.

## Ⅵ 임상 소견과 진단적 검사

## 1. 문진

대변실금 환자에게는 자세한 기왕력을 물어보아야 한

다. 실금의 정확한 빈도를 알기 위해서는 항문 질환이나 장질환으로 병원을 찾는 환자들에게 배변일기와 임상증상을 기초로 실금의 정도와 횟수를 확인해야 하며 특히 묽은 변에만 혹은 고형변에도 실금이 있는지 물어봐야 한다. 또 이러한 실금이 괄약근 조절의 이상인지 혹은 감각이상 때문인지 아니면 둘 다 문제가 되는지도 확인해야 한다. 변의 굳기와 배변횟수도 자세히 물어야 한다. 실금을 변지림이나 급박감과 구분해야 하며, 과민성 장증후군과 게실 질환의 동반여부도 확인되어야 한다. 전층직장탈, 요실금, 질탈, 자궁탈이 동반되는지도 확인되어야 한다. 성관계도 물어 동성 간의 성관계나 기타 질환의 가능성을 확인해야 한다. 남자에서 실금이 당뇨 때문이면 발기불능도 함께 있다. 신경학적 증상을 물어보는 것도 필수적이다. 직장항문부위에 외상이 있었는지, 분만 시 난산이었는지, 회음열창이 있었는지 항상 확인해야 한다. 항문직장에 가해진 모든 수술을 확인해야 하며 특히 항문확장술, 괄약근절단술, 치루 수술, 치핵절제술 등을 확인해야 한다. 부인과적 수술의 기왕력도 물어보아야 한다.

## 2. 진찰과 임상검사

복부를 진찰한 후 요천추부의 신경학적 검사를 하는 것이 좋으며 이때 슬관절이나 족관절반사와 둔부감각을 확인해야 한다. 항문피부반사를 검사한 후 회음하강의 정도와 전층직장탈의 유무를 확인하기 위해 항문부를 밀어내리도록 해본다. 회음부에 반흔이나 치루, 췌피, 무기력한 항문과 표피박리 등이 있는지 본다. 직장수지검사 시 항문휴식압의 정도를 평가해본다. 항문을 수축시켜 힘의 강도와 치골직장근의 움직임을 알아본다. 어떤 환자들은 항문을 수축시키는 방법을 모르고 있기도 하다. 애러비 등은 항문이 무기력한 경우를 제외하고는 손으로 측정하는 항문압은 부정확하다고 하였다. 그러나 일부 연구자들은 숙련된 의사의 수지검사는 휴식기압/수축기압과 강한 상관관계가 있음을 보고하였다. 회음체가 어떤가 확인하고 직장류가 있는지, 자궁탈이 있는지 혹은 다른 부인과적 질환이 있는지를 알아보기 위해 질검사도 해보아야 한다. 변지림이나 실금의 정도를 알아보기 위해 속옷을 자세히 확인하기도 한다. 당뇨를 확인하기 위해 소변검사를 해야 한다. 또한 항문경을 통해 치핵과 치열, 치루, 농양 등이 있나 알아보기도 한다. 암이나 융모상 선종, 염증성 장질

환, 용종, 단일성 직장궤양 혹은 직장염 등이 있는지 알기 위해 에스결장경검사를 하기도 한다.

## 3. 배변자제에 대한 생리기능검사

치료방법을 결정하기 위해 항상 이런 특수검사를 할 필요는 없으나 실금의 원인과 정도를 객관적으로 확인하기 위해 시행하는 것이 바람직하다. 더구나 항문기능검사는 보존적 치료 혹은 수술의 효과를 평가하는 데 도움이 된다. 실금에 대해 특별한 관심을 가진 의사들은 생리적 기능 이상의 정도와 질을 측정하고 싶어 하지만, 그 측정값은 실금의 정도와 연관성이 떨어지는 경우가 많다. 아마도 수술 전 기능검사의 가장 유용한 면은 이를 통해 수술 후 결과를 예측하는 데 있다. 항문직장압력검사는 항문괄약근의 긴장도와 근력 그리고 직장감각의 정도를 평가할 수 있으며, 항문괄약근의 결손이 의심될 때는 항문초음파가 유용하다. 항문괄약근의 손상이 발견된 경우에는 근전도를 통해 신경전달이 잘 유지되고 있는지를 확인해야 하지만, 외음신경말단운동잠복검사나 배변조영술의 역할에 대해서는 논란이 있다.

### (1) 항문내압검사

휴식기압은 50~70mmHg 정도가 정상으로 알려져 있고, 여성과 노인들의 휴식압은 일반적으로 낮다. 휴식기압은 내괄약근에 의해 50~85%, 외괄약근에 의해 25~30%, 항문쿠션에 의해 15% 정도 결정되는데, 자동적인 대변자제기전은 주로 내괄약근에 의하며 반사적인 외괄약근의 수축으로 안정화된다. 수축기압은 100~180mmHg 정도가 정상으로 대부분 외괄약근의 자발적인 수축에 의한다. 거의 대부분의 실금 환자에서 항문 휴식기압과 수축기압이 정상인보다 낮고(표 17-11), 고형변에도 실금이 있는 환자가 묽은 변에만 실금이 있는 환자보다 낮은 수축기압을 보인다. 근육의 피로 때문에 외괄약근의 수축시간은 약 40~60초 정도 유지될 수 있으며, 외괄약근이 피로에 빠져 휴식기와 압력이 같아지는 시간에 의해 결정되는 피로도지수는 정상인에서 3.3분 정도이나, 대변실금 환자는 1.5분으로 짧다. 피로도 지수의 임상적 의의에 대한 연구들은 계속 진행 중에 있다. 고압력 구역의 길이가 정상인에서보다 실금 환자에서 짧고 여자에서 더 짧다. 항문압은 일생 중 거의 변하지 않고 일정하나 60세가 넘어가면 낮아지기

| 표 17-11 | 대변실금에서 항문직장기능의 변화 | |
|---|---|---|
| | 실금 환자 | 정상인 |
| 최대 휴식기압(cmH2O) | 58 | 82 |
| 최대 수축기압(cmH2O) | 120 | 193 |
| 직장항문반사 존재율(%) | 31 | 100 |
| 항문피부반사(%) | 47 | 100 |
| 항문자극에 대한 역치(mL) | 42 | 29 |
| 최대 수용부피(mL) | 268 | >400 |
| 운동지수 | 680 | 320 |
| 5일 후 표지의 통과율(%) | 76 | 75 |
| 휴식기 항문직장각(도) | 123 | 88 |
| 휴식기 골반상 하강(cm) | +2.2 | -0.4 |
| 배변긴장 시 골반상 하강(cm) | +0.6 | -4.3 |
| 식염수 주입 시 샐 때까지의 양(mL) | 80 | 960 |
| 외음신경말단운동근 잠복(ms) | 2.4 | 2.0 |
| 치골직장근섬유 밀도 | 1.7 | 1.4 |

시작하고, 여자에서 남자보다 압력이 낮은 경향이 있기 때문에 통계적 분석을 할 때는 나이와 성별을 고려해야 한다. 또한 항문괄약근의 좌우균형도 직장암절제 후 대변실금 유무와 관련될 수 있다고 하였으나 좀 더 연구가 필요할 것으로 보인다.

또한 대변실금의 생리기능검사를 위해서는 항문피부반사와 직장항문 억제반사검사도 필요하다. 소분절 선천성 거대결장 환자나 샤가스병 환자, 저위전방절제술이나 회장항문문합 후 초기, 음부신경병증에서는 직장항문 억제반사가 없는데 이는 수술 후 대변자제기능의 회복을 예측할 수 있는 신호이다. 일반적으로 실금 환자의 직장항문 억제반사 역치는 증가하거나 없다. 휴식기압이 낮은 경우나 풍선의 확장이 제대로 되지 않는 거대직장, 직장감각이 저하된 환자에서는 위음성으로 나오기도 한다.

회음하강과 실금을 가진 어떤 환자들에서는 직장이 잘 확장되지 않음이 발견되기도 한다. 실금 환자에서 직장감각검사 시 최대수용용적에 도달하기 전 풍선이 빠져나오는 경우가 많다. 항문감각은 점막전기감수성으로 측정하는데 과민성 대장증후군에서는 증가하지만, 대변실금 환자의 대부분에서 장애가 관찰되거나 정상 소견을 보인다.

액체에 내한 자제는 체온 징도로 대워진 생리식염수를 가는 관을 통해 25~30분에 걸쳐 서서히 직장 내로 주입함으로써 검사할 수 있다. 이와 동시에 항문과 직장압을 측정하면 항문과 직장의 반사수축을 확인할 수 있다. 좌변기에 앉은 상태에서 언제 처음으로 액체가 새어나오는지 그 주입량을 기록한다. 정상에서는 이것이 최대주입량인 1.5L를 넘으나 실금 환자의 경우 대개 250~600mL 사이에서 시작된다. 다른 측정값으로 직장 내에 남아 있는 양을 재기도 한다. 이것은 주입량(1.5L)에서 검사 중 누출된 양을 뺀 값이다. 정상에서는 주입된 양이 모두 남아 있게 되나 실금 환자에서는 실금의 정도에 따라 500~1,000mL 가량 남아 있다. 고형변에 대한 자제는 직장 안으로 집어 넣은 여러 크기의 구球를 빼내는 데 필요한 힘을 측정하여 검사할 수 있다. 실제로는 지름 1.8cm 크기의 구를 가장 많이 사용한다. 휴식 시와 괄약근을 힘껏 수축시켰을 때 이 구를 빼내는 필요한 추의 무게를 기록한다. 정상인에서는 이 무게가 휴식 시와 수축 시 각각 685g과 1,065g이며 실금 환자에서는 평균 530g과 790g이다.

회음하강의 측정은 회음계측기를 사용하여 측정하기도 하고 비디오직장조영술에 의해 정의하기도 한다. 정상적으로 항문직장접합부는 치골미골선보다 위쪽에 위치한다. 회음하강증후군 환자에서는 항문직장접합부가 치골미골선보다 아래에 위치하며 배변긴장 시에는 더 내려간

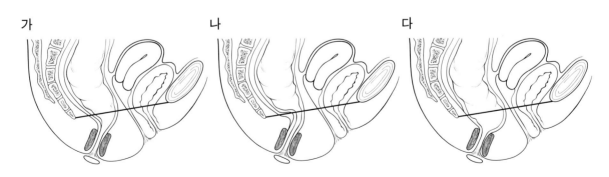

그림 17-5. 회음하강의 비디오직장조영술상 증거 **가.** 대변실금에서 항문직장각의 위치. 항문직장각이 치골미골선 아래에 위치하며 항문강이 짧다. **나.** 최대 골반수축에 대한 반응. 골반상의 움직임이 크지 않다. 항문직장각만이 치골미골선 위쪽으로 약간 올라가나, 항문직장각은 상대적으로 둔각인 채 남아 있다. **다.** 배변 시도에 따른 변화. 회음이 치골미골선 아래로 꽤 내려온다. 항문직장각 또한 회음을 향해 내려온다.

다(그림 17-5).

### (2) 근전도

대변실금 환자는 섬유 밀도 측정을 통해 탈신경의 정도를 평가하거나, 신경잠복시간을 측정하여 전도 장애를 평가할 수 있다. 실금 환자에서 근전도는 5가지 방법으로 사용된다. 첫째는 비디오직장조영술을 하는 동안 일어나는 여러 가지 상황에서 괄약근의 전기적 활동을 측정하는 것이다. 둘째는 배변시도 시 치골직장근이 부적절하게 수축하는 근전도적인 증거가 있는지 혹은 탈신경의 증거가 있는지 등등을 알아보는 것이다. 셋째는 괄약근 지도를 작성하는 것이다. 이는 이소성 항문, 선천적 기형, 분만이나 치루 수술 후의 괄약근 손상 등에서 매우 유용하다. 넷째로 탈신경의 정도와 전도 장애를 확인하는 데 사용할 수 있다. 마지막으로 표면근전도로 횡문근기능을 측정하여 바이오피드백 등에 이용할 수 있다.

#### 1) 운동단위전위기간

운동단위전위기간은 부분적으로 탈신경된 근육에 신경재지배가 일어날 때 증가한다. 이것은 동심의 침전극을 외괄약근에 삽입하여 치골직장근까지 밀어 넣어 측정한다. 각 운동단위기간은 전위가 시작하여 기초선에서 상승할 때부터 다 끝나고 제자리로 돌아올 때까지의 시간을 말한다. 4군데에서 각 20개의 운동근단위전위를 기록한다. 섬유 밀도보다 통증이 적고 편차가 적은 장점을 가지고 있다. 단점은 개개의 근섬유활동전위가 운동단위활동전위 내에서 구별되지 않는다는 것이다.

#### 2) 섬유 밀도

단일근섬유활동전위는 작은 전극으로 세포 밖에서만 기록된다. 이 방법은 오직 한두 개의 근섬유전위만을 기록한다. 단일섬유근전도의 장점은 신경의 발아에 따른 재신경화를 반영하는 섬유 밀도를 측정할 수 있다는 것이다. 즉 단일운동단위에 속한 근섬유의 수를 측정할 수 있다. 섬유 밀도는 $1.5 \pm 0.1$이지만 나이가 들면 증가한다. 섬유 밀도를 재기 위해선 전위가 $100\mu V$ 이상이어야 하며 깨끗하게 기록된 20개의 연속된 기록을 사용해야 한다. 특발성 대변실금에서 섬유 밀도가 증가하는데 이는 전극으로 채취 가능한 범위 내에 개별축삭이나 그 분지로 지배된 섬유가 정상에서보다 더 많기 때문이다. 다요소운동단위*multicomponent motor unit*의 연속된 두 요소 간 간격의 변이성인 신경근과민도 신경 손상의 변수로 사용될 수 있

다. 이것은 종판기능의 측정이다.

#### 3) 외음 혹은 회음신경말단운동잠복

외음신경이 좌골극을 지나는 부위에서 자극하여 외괄약근이나 요도괄약근의 자극전위를 측정한다. 측정은 양측을 다 해야 한다. 특발성 대변실금에서는 외음신경말단운동잠복이 증가되며 회음신경말단운동잠복은 대변실금과 요실금이 함께 있을 때 증가된다. 외음신경말단운동잠복과 섬유 밀도 그리고 회음하강은 나이와 함께 증가되어 그 결과를 해석하는 데 주의해야 한다. 운동전도의 신경학적 특성상 신경 손상이 상당히 진행이 되었어도 운동전도기능은 유지될 수 있고, 극단적으로 극히 일부의 섬유만 기능을 한다고 해도 전도기능은 정상으로 측정될 수 있다는 한계가 있다. 괄약근성형술 후의 예후인자로서의 의의가 있다는 보고들도 있으나 이견이 많은 실정이다.

#### 4) 경피척수자극

척수나 마미부를 전기자극하면 척수나 마미, 운동신경근에 전도 이상을 확인할 수 있다. 경피자극과 외음신경말단운동잠복검사를 함께 하면 전도 장애가 신경의 말단부에 있는지 혹은 마미에 있는지 등을 알 수 있다. 경피자극은 C6, L1 혹은 L4 척추부위에서 시행하며 이렇게 해서 병소의 위치를 구분해낸다. L4 잠복에 대한 L1 잠복을 척수잠복비라 부른다. 대변실금 시 간혹 이것이 증가된 것을 발견하는데 이는 마미전도 장애가 있음을 가리킨다.

#### 5) 뇌피질전도검사

운동피질을 전기자극하여 괄약근에 나타나는 자극전위의 전도시간을 측정하는 것으로 이제는 의식을 가진 환자에서 가능하다. 이러한 검사는 아직은 골반상 질환에서 많이 쓰이지는 않는다.

### (3) 항문직장초음파검사와 자기공명영상

내괄약근과 외괄약근의 거의 전부, 치골직장근 그리고 직장질벽의 형태가 항문내 초음파검사로 관찰된다. 이 검사는 휴식과 수축상태에서 구조적 이상을 찾고 소와의 감염을 배제하며 항문강의 상부와 중간 그리고 하부에 있는 괄약근의 두께를 측정하기도 한다. 또한 괄약근과 치골직장근의 운동상태를 파악하기 위해 사용하기도 한다. 초음파 소견과 수술 중 확인된 내외괄약근 결손부위는 잘 맞아 들어간다. 내괄약근의 결손부위는 점막하층 아래 괄약근륜이 끊어진 소견으로 보이고 외괄약근의 손상은 바깥층의 결손으로 관찰되며, 이런 괄약근의 손상은 역동성검

사 시 상대적으로 약해져 있는 치골직장근과 관련이 있다. 항문초음파검사로 내외괄약근의 해부학적 결손부위를 직접 확인함으로써 미리 교정술의 계획을 세울 수 있게 되었고, 이소성 항문에서 외괄약근의 위치도 확인하고, 괄약근교정술 후의 결과도 확인할 수 있다.

자기공명영상은 외괄약근의 구조를 평가하는 데 도움이 되는 것으로 일부에서 보고되고 있으나, 초음파보다 정확도가 떨어지는 것으로 되어 있다.

### (4) 배변조영술

장처치는 하지 않고, 변과 같은 군기로 조영제와 셀룰로오스를 섞어 주입기로 직장에 넣는다. 방사선 비투과고약으로 항문강을 표시해둔다. 치골결합에 표시를 하고 치골과 미골 중간의 피부에도 표시를 한다. 항문압과 근전도를 동시에 기록할 수도 있으며 검사는 앉은 자세로 한다. 휴식 시와 골반의 최대수축 시 그리고 1분에 걸친 배변시도 시의 골반상운동을 관찰하며 이때 항문압과 근전도를 동시에 검사하기도 한다. 치골미골선으로부터의 회음부와 골반상의 하강 정도를 녹화화면을 통해 계산한다. 항문직장각과 항문강 길이도 각 시기마다 컴퓨터를 이용해 계산한다(그림 17-6). 항문직장각의 측정은 직장후벽보다 중심선을 이용하는 것이 더 신뢰성이 있다. 그러나 이 항문직장각 자체에 대한 신뢰도에 여러 의문들이 제기되어왔다. 직장 변형이나 협착, 직장류, 직장탈, 골반상운동 장애 등이 기록된다. 1분내 배출된 조영제의 양을 계산하여 직장배출기능을 측정한다. 대변실금은 보통 짧은 항문강과 회음하강, 넓어진 직장항문각, 조영제의 누출

등의 소견을 보인다. 대변실금에서 배변조영술은 일반적으로 항문직장압력검사를 통해 얻는 정보에 추가적인 정보를 얻기 어려운 것으로 알려져 있다.

### (5) 에스결장압 측정과 통과시간검사

#### 1) 에스결장 운동성

에스결장 운동성의 장애는 보통 근전도검사보다는 장내압력 측정으로 알 수 있다. 항문연으로부터 10, 15, 20, 25cm 위치에 옆면으로 구멍이 나 있는 4채널의 지속주입 카테터를 사용하여 에스결장경검사 시에 삽입한다. 카테터를 둔부에 반창고로 고정하여 3~4시간 동안 연속기록을 한다. 최근엔 재가기록법이 쓰이기도 한다. 실금 환자에서 자발적 고압력운동의 에피소드가 관찰되며 특히 과민성 장증후군과 회음하강을 가진 젊은 여자에서 많이 관찰된다. 정상인과 비교했을 때 실금 환자에서 기초에스결장압과 에스결장 운동성지수가 유의하게 높다. 높은 에스결장 운동성지수를 가진 환자들은 항문 후방교정술 후 좋지 않은 결과를 갖는 경우가 많다.

#### 2) 대장통과검사

대장통과검사는 대부분의 실금 환자에서 정상이지만 탈직장을 함께 가지고 있는 젊은 환자에서 가끔 지연되는 경우도 있다.

## Ⅶ 치료

대변실금은 대장항문외과 의사에게 있어서 가장 해결

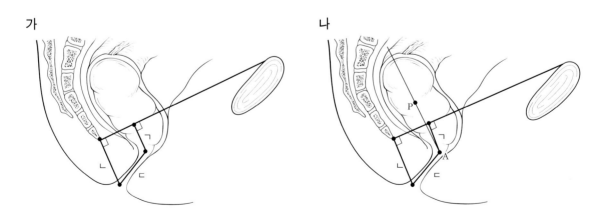

그림 17-6. 비디오 배변조영술상의 측정 **가.** 측면사진 골미골선이 그려져 있다. ㄱ = 항문직장각과 치골미골선 사이의 거리로, 골반상의 하강을 반영한다. ㄴ = 치골미골선과 회음 사이의 거리로, 회음하강을 반영한다. ㄷ = 항문강의 길이 **나.** 이 그림은 중심선을 이용한 측정이다. 중심선이란 직장음영의 중심점(P)을 지나는 선이기 때문에 이 점과 항문직장각의 측정을 위해 사용될 수 있다.

하기 어려운 난치 질환의 하나이다. 대변실금은 항문직장의 해부생리에 영향을 미치는 다양한 요소의 결과로 분명한 원인 질환을 아는 경우 그 원인을 치료하면 되지만 대체로 한 가지의 원인으로 규명하기 어려운 경우가 많아서 대변실금 치료의 목적은 증상을 개선하고 삶의 질을 개선시키는 쪽에 두고, 적당한 약물, 행동요법, 수술적 치료 등을 적절히 병합해야 한다. 현재까지 여러 가지 치료법에 대한 명백한 과학적 증거들이 불충분한 상태이며, 비수술적 치료와 수술적 치료의 효용성 또는 수술적 치료 간의 효용성에 대해서도 무작위 연구를 통해서 증명되어 있지 않다.

대변실금은 임상치료 관점에서 크게 범람형*overflow* 대변실금, 저용적성*reservoir* 대변실금, 괄약근 손상과 관련된 대변실금의 3가지로 구분된다. 범람형 대변실금과 저용적성 대변실금은 주로 식이조절과 약물치료를 통하여 접근하고, 괄약근 손상과 관련된 대변실금은 식이, 바이오피드백, 약물, 수술적 치료 등 다양한 치료방법을 결합하게 된다. 범람형 대변실금은 신체기능이나 인지기능이 저하된 경우 분변매복과 관련하여 발생되는 것으로 항문기능은 정상인 경우도 있다. 이 경우 2~3일간의 관장을 통해서 변을 부드럽게 하고, 때로 수지를 통한 관장이 필요한 경우도 있지만 자주 시행하지 않는 것이 좋으며, 지사제는 증상을 악화시키는 경우가 있다. 폴리에틸렌글리콜을 경구 복용하는 경우도 배변을 유도한다. 관장을 통한 장세척이 성공하면 섬유식이를 줄이는 것이 좋으며, 변비유발 약물은 피하는 것이 좋다. 직장의 용적이 절대적으로 줄었거나 유순도가 감소하여 저장소로서의 역할을 제대로 못하는 경우에서 발생되는 저용적성 대변실금은 직장이나 하부결장을 포함하는 염증성 장질환, 방사선에 의한 직장염, 허혈성 직장염, 회장항문문합술, 저위전방절제술 후에 발생되며, 항문괄약근의 이상을 동반하여 증상을 악화시키는 경우가 많다. 외과적으로 도움을 줄 수 있는 명백한 병변이 없는 경우 일회용 기저귀를 사용하고, 로페라마이드를 외출하기 전 45분 전에 2~4mg 복용하고, 섬유섭취를 줄여서 대변량을 감소시키는 것이 좋다.

현재까지 대변실금에서 충분히 연구된 수술은 괄약근 성형술이며, 명백한 괄약근의 손상이 있는 경우 시도될 수 있다. 최근 15년 동안 천수신경자극술을 비롯하여 무선주파수 열에너지치료, 카본비드 등을 주입하는 치료, 그리고 최근 세포치료 등이 소개되었지만 아직 임상적 효용성은 증명되어 있지 않으며, 말기 환자에서 적용될 수 있는 인공괄약근삽입술과 전기자극 치골경골근 이동술 등은 그 합병증이 많아서 환자 선별에 주의를 요한다.

## 1. 보존적 치료

경미한 증상을 가진 대부분의 환자들은 보존적 치료로 증상이 개선되며, 보존적 치료가 비용이 저렴하고 합병증이 거의 없다는 점에서 대변실금의 1차적 치료방법이라는 점에 대해서는 이견이 없는 상태이다. 다만 괄약근이 급성 손상을 받은 경우나 산과적 손상, 초음파에서 괄약근 손상이 명백한 실금 환자는 수술적 치료가 1차적 치료라고 할 수 있다.

### (1) 지지요법

피부로부터 습기를 차단하기 위해 다중합체를 이용한 일회용 기저귀가 선호되며, 회음부의 위생관리를 위해 마른 휴지보다는 물휴지를 이용하는 것이 좋고, 아연산화물이나 멘솔로션을 첨가한 배리어크림 등이 피부에 대한 자극을 감소시킬 수 있다. 항문주변에 진균감염이 있는 경우 국소적인 항진균제제를 사용하고, 냄새를 감소시키기 위해서 소취제*deodorant*를 사용할 수 있다. 식이관리도 중요한데, 카페인이 들어있는 음료나 맥주, 우유 제품과 감귤류 과일은 위대장반사를 증가시키기 때문에 자제하는 것이 좋으며, 식후 갑작스런 운동은 대장운동을 증가시키기 때문에 좋지 않다. 설사를 일으키는 자극적이고 매운 음식은 피해야 한다.

실금을 예방하고 조절할 수 있는 1가지 확실한 길은 직장내 변이 남아 있지 않게 하는 것이다. 따라서 실금을 가진 환자에서 좌약이나 관장을 사용하기도 한다. 좌약보다는 관장액을 사용하는 것이 보다 효과적이나 과정이 번거로울 수 있다. 또한 같은 목적으로 충수루나 맹장루를 이용한 전향성 세척*antegrade irrigation*이 사용될 수 있다.

### (2) 약물요법

치료의 목표는 알맞은 변을 하루 1번 내지 2번 배출할 수 있게 하는 것이다. 대변실금의 높은 비율에서 설사를 동반한다. 이때 좌하복부에 선통을 동반하기도 한다. 설사는 간헐적이며 변의 누출을 악화시키기 때문에 지사제가 도움이 될 수 있다. 따라서 설사를 하는 모든 환자에서 우선적인 치료는 코데인 포스페이트나 로페라마이드 같은 변경화제를 사용하는 것이다. 로페라마이드 4mg을 하루 3번 복용한 무작위전향적 연구의 결과 실금 개선, 변의 급박성 감소, 휴식기압 증가가 나타났다고 보고하였다. 소장의 운동성이 과도하게 항진된 경우나 소장절제술로 인해 설사가 생긴 경우도 특히 유용하다. 이 약제는 장 통과시간을 늦추어 변의 무게와 빈도, 급박감과 실금을 감소시키며 괄약근기능을 강화시킨다. 선통을 동반한 지나친 장운동의 항진이 있으면 로모틸이 도움이 된다. 과도한 양을 사용하면 구강건조와 빈맥, 안구진탕이 나타난다. 그 외에 카올린 등을 쓰기도 한다. 그러나 모르핀이나 아편제제를 쓰는 것은 장기적인 치료가 필요할 때는 피해야 한다. 변의 양을 늘리는 제제는 묽은 변의 굳기를 개선시키기도 한다.

대변실금이 있는 폐경여성에서 에스트로겐치료로 휴식기압과 수축기압이 증가하였다는 보고가 있으며, 아미트립틸린 등의 항우울제가 사용되기도 한다. 알파-1 교감신경작용제인 페닐레프린이 내괄약근의 수축을 유도할 수 있다는 동물실험 결과를 바탕으로 세인트마크 병원의 필립스 등은 10명의 환자에서 페닐레프린의 국소도포를 통하여 내괄약근압력이 상승한 것을 확인하고, 36명의 대변실금 환자에서 이중맹검 연구를 시행하였는데 결과는 고무적이지는 못하였다. 방사선 직장염으로 인한 대변실금에서 일부 의사들은 좋은 결과를 얻었다고 하였으나 그 결과 또한 좀 더 기다려봐야 할 것으로 보인다. 페닐레프린 연고는 아직 임상시험단계에서만 인정되고 있으며, 주요한 부작용은 고농도에서 관찰되는 일시적인 작열감이다. 강 등은 저위전방절제술 후 발생된 대변실금 환자를 대상으로 페닐레프린 연고의 국소도포를 통한 무작위전향적 연구를 시행하였으나 의미 있는 결과는 얻지 못하였다.

### (3) 바이오피드백과 물리치료

골반저근육을 강화하기 위한 케겔운동과 바이오피드백은 위험성이 없고 효과적이기 때문에 많이 이용되고 있다. 미국위장관학회는 괄약근이 약화된 경우나 직장의 감각이 손상된 경우 우선적으로 바이오피드백을 추천하였다. 액체변에 대해서만 가끔 실금이 있을 경우에는 물리치료를 고려해볼 수 있고, 감각 장애를 가진 당뇨병 환자 중 골반근육을 수축시키지 못하는 환자들에서는 외부 전기치료를 이용하는 물리치료와 바이오피드백이 도움이

될 수 있다. 골반근육을 사용하는 방법을 재교육시키기 위해서 항문압 측정, 비디오 직장조영술 혹은 표면근전도검사 등을 사용하여서 근육운동을 강화시킬 수 있다.

바이오피드백은 자발기전의 3단계 과정을 필요로 하는데 감각역치를 감소시키기 위한 감각트레이닝, 외괄약근 수축운동, 내외괄약근의 협조동조과정을 거친다. 환자를 48시간 정도 입원시켜서 집중적으로 치료를 하고 또한 표면근전도항문봉를 어떻게 사용하는지 교육시켜 환자의 협조를 극대화할 수 있다. 환자들은 직장팽창에 대하여 괄약근과 항문거근을 수축하는 것을 배운 후 이 기구를 집에 가져가서 스스로 연습하고 6~8주 뒤에 외래에서 상태를 검사해본다. 이러한 훈련을 바이오피드백이라 부른다. 이러한 방법은 정상적인 항문괄약근섬유가 일부 남아 있을 때에 시행하는 것이 좋으며, 근육운동에 의해서 생기는 전기적인 자극이 시각 또는 청각의 신호형태로 환자에게 주어지게 만들어진 기구를 이용한다. 환자가 모든 일을 하는 대신에 주어지는 자극에 의해서 근육이 수축하고 또한 항문봉을 통해 근육의 수축이 기록된다. 이 보고에 의하면 외래 통원치료를 하는 경우도 입원치료 못지않게 성공적이었다. 버밍엄 그룹은 항문봉을 하루에 2번, 1번에 약 10분간씩 삽입하기를 한 달간 하였다. 처음의 환자 중에는 직장탈을 가진 환자와 신경원성 실금을 가진 환자가 많이 포함됐기 때문에 치료결과는 맥클라우드에 의해서 발표된 결과만큼 좋지 않았다. 그러나 수술에 의한 실금이 생긴 환자에서는 훨씬 더 좋은 치료효과를 보여 약 60%에서 좋은 결과를 얻었다. 1개월 후에 검사한 항문수축기압도 유의한 증가가 있었다. 채취반사를 이용하여 당뇨 환자의 감각장애를 바이오피드백으로 치료하여 효과를 보았다는 보고도 있다. 환자는 앉아서 기록화면을 보며 직장내 풍선이 느껴지고 억제반사가 나타날 때까지 풍선을 팽창시킨다. 보다 적은 부피를 사용하여 이러한 과정을 반복하며 환자가 팽창감을 느끼지 못할 때는 직장내 풍선이 늘어난 상태를 환자에게 이야기해준다. 바이오피드백치료에 의해 감각역치를 감소시키는 것은 가능하다(그림 17-7). 일단 감각역치가 20mL 이하가 되면 환자에게 억제반사가 보이자마자 또는 팽창감을 느끼자마자 괄약근을 수축시키라고 이야기해준다. 감각역치가 20mL 이하로 감소될 수 있다면 바이오피드백을 이용한 감각 장애의 치료결과는 뛰어나다.

여러 원인으로 대변실금이 생긴 50명의 환자를 치료한

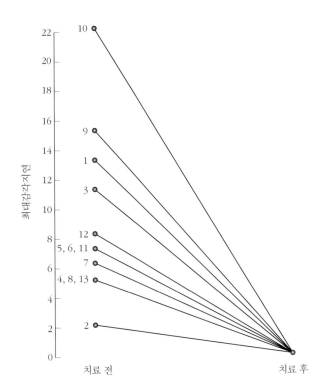

그림 17-7. 감각지연을 가진 대변실금 환자에서의 바이오피드백 치료 치료 전후 각각 직장풍선의 팽창 시부터 감각을 느낄 때까지의 시간의 변화를 알 수 있다.

결과, 치핵절제술 후에 생긴 변지림의 경우가 가장 성공적이었다. 그다음으로 효과가 좋은 환자들은 치루 수술에 의해서 괄약근이 일부 손상을 입은 경우, 당뇨가 있는 감각 장애의 수동적 변실금, 분변매복이나 항문직장 기형을 가진 소아이다. 외괄약근에 기능 손실이나 신경근육 손상이 있을 때에 특히 운동 장애의 치료효과가 좋다. 60~70%의 환자에서 이러한 바이오피드백치료를 이용하여 완전한 대변자제를 갖게 되었다고 보고하였다. 특발성 대변실금을 가진 환자, 결장직장절제술 후에 생긴 실금, 척수 질환이 있는 환자에서는 그 결과가 좋지 않았다. 최근엔 대변실금에서 바이오피드백치료의 장기적인 치료효과에 대해 회의적인 보고도 있다. 바이오피드백의 치료결과는 대변실금의 기간, 항문생리기능검사, 초음파, 바이오피드백 치료기법보다는 환자의 의지에 의해서 좌우되는 것으로 알려져 있다. 노턴 등이 2003년 171명의 환자를 대상으로 한 약물치료와 여러 가지 바이오피드백 방법 등 4개의 대상군에 대한 무작위 전향적 연구결과는 아쉽게도 각 군 간 차이는 없었으며, 증상개선에 기여한 인자는 환자-치료자 간 관계와 환자의 의지였던 것으로 보고되었다.

## 2. 주입을 통한 항문의 강화요법

### (1) 확장성 약물의 점막하주입법

내괄약근의 두께를 증가시켜 내괄약근 압력을 개선시킬 목적으로 실리콘, 카본비드(그림 17-8), 지방세포, 콜라겐 등과 같은 확장성 제제*bulking agent*을 점막하에 주입할 수 있다. 이는 외래를 통하여 시행할 수 있고 단순하며 상대적으로 안전해 효과적인 것으로 보고되었다. 이 치료방법은 수십 년 동안 요실금에 대해서 성공적으로 시행되어 왔고, 요실금에 대해서 카본비드, 지방세포, 콜라겐 등은 이미 미국 식품의약국 공인이 나 있는 상태다. 사픽이 대변실금에서 테플론의 주입이 성공적이었다고 보고한 이후 다양한 재료가 시도되었는데, 초기연구는 고무적인 결과를 보고하였으나 장기적인 추적결과는 좋지 않았다. 주입한 물질이 다른 곳으로 이동되고 납작해져서 추가적인 주입이 필요했기 때문이다. 이러한 단점을 보완하기 위해 나온 카본비드는 지름의 크기가 212~500um로 이동하지 않고, 비흡수적이면서 생체에 무리가 없도록 고안되어 치상선의 0.5~1cm 하방의 점막하 또는 괄약근간공간으로 주입되었다. 점막하 주입의 효과는 항문점막의 감각과 분별력을 개선하고 괄약근 결손을 채워서 정상적인 항문관의 외형을 회복시키고 연속적인 섬유화로 괄약근의 부피를 증가시킨다는 점이다.

내괄약근의 위축이나 손상이 있는 경우 수술을 통한 괄약근교정술은 실효를 거두기 어려운 것으로 알려져 있는데, 세이트마크 병원의 캄 등은 6명의 환자에서 실리콘의 주입을 통하여 좋은 결과를 얻었다. 최근 탄드라 등은 치핵절제술 후 대변실금, 심각한 내괄약근 관련 대변실금

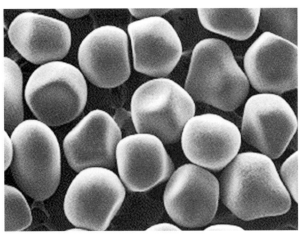

그림 17-8. 점막하주입에 사용되는 카본비드

환자에서 실리콘의 주입을 통하여 좋은 결과를 얻었다고 하였다. 와이스 등은 카본비드 주입을 통하여 10명의 환자 중 8명에서 증상이 개선되었고 웩스너 점수가 13점에서 치료 6개월째 9.3점으로 감소하였다고 하였다. 데이비스 등은 내괄약근의 결손부위에 카본비드를 주입하여 항문관의 불규칙성을 회복하였는데 웩스너 점수가 11.89점에서 12개월째 8.07점으로 감소하였고 주입부위와 개선의 정도는 관련성이 있다고 하였다. 괄약근간공간에 주입했던 미국에서 진행된 다기관연구는 별다른 합병증 없이 고무적인 결과를 보고하였으나 카본비드 치료방법은 미국 식품의약국 공인이 나지 않은 상태이다.

### (2) 고주파무선주파수 열에너지치료

고주파무선주파수 열에너지치료The Secca®procedure는 항문괄약근에 고주파 에너지radiofrequency energy를 적용하여 콜라겐 수축력을 변화시키고, 점막의 원형을 보존하여 조직을 조여주는 효과를 얻기 위해서 온도를 조절하는 기계를 사용하는 것이다. 이 치료방법은 위식도역류증, 전립선비대증, 폐쇄성무수면증, 코골이치료에 적용될 수 있다. 2000년 위식도역류증에 대해서 미국 식품의약국 공인을 받았고, 2002년 대변실금에 대해서도 이미 미국 식품의약국 공인을 받았다. 외래에서 치료가 가능하며 4개의 바늘전극을 가진 핸드피스를 치상선부터 근위부에 삽입하고, 각각 90초 동안 시행한다. 4방향에서 항문괄약근의 길이를 고려하여 총 16~20번까지 시행한다. 온도조절고주파는 표면조직에 대한 손상을 최소화하기 위해 냉각을 병행하면서 조직에 가해지는 에너지를 조절할 수 있는데, 목표물의 온도가 85°C에 도달하면 전류가 자동적으로 차단된다. 최근 종료된 다기관 무작위 전향적 연구 결과가 곧 발표될 예정이다. 다기관 전향적 연구에서 에프론 등은 50명의 환자에서 웩스너 점수가 14.5점에서 6개월 후 11.1점으로 감소하였고 환자의 60%에서 증상의 개선과 삶의 질을 개선했다고 보고하였다. 다카하시 등도 2년간의 장기추적을 통하여 웩스너 점수가 13.5점에서 12개월 후 5점으로 감소하고 2년 후에는 7.3점으로 내려갔다고 하여 장기적인 효과가 있음을 보고하였다. 최근 강 등에 의해 시행된 연구는 고주파무선주파수 열에너지치료 시술의 만족스런 결과를 보이지 못하였다.

### (3) 조직공학과 세포치료

최근 손상된 조직이나 장기를 복원, 재생 또는 대체하여 정상기능을 회복시키기 위한 재생의학이 주목을 받고 있다. 이 학문은 의학, 공학, 화학, 재료과학, 생물, 분자생물학 등 여러 학문 분야의 발전이 필요한데, 최근 세포치료(표 17-12)를 포함한 다양한 임상시험이 진행되어왔다. 내변실금치료와 관련된 세포치료의 적용은 초기단계에 불과하다. 아직 안전성과 관련하여 입증되지 않은 줄기세포는 임상적용에 어려움이 있으나, 근육모세포는 비교적 안전하게 적용될 수 있다. 근육 손상의 복구에 관여하는 위성세포는 근섬유의 형질막과 기저막 사이에 있는 단핵세포인데, 위성세포의 약 10%는 Pax7＋/Myf5-인 줄기세포일 것으로 추정되고 있다. 이들 줄기세포는 비대칭적이어서 기저막에 접촉하면서 계속적인 분열능력을 갖는 줄기세포(Pax7＋/Myf5-)와 기저막과 접촉되지 않는 세포(Pax7＋/Myf5＋)로 비대칭적으로 세포분열된다. 근육줄기세포 유전자의 표현형은 근육의 종류에 따라 다르고 근육발생 단계에 따라 다른데, 아직 표식자가 불확실하지만 근육줄기세포는 Pax7, Myf5-, Sca1, CD34, CD45-, Eya2, Six1, Dach2, 근육모세포myoblast는 Pax7, MyoD, Myf5, Desmin, MHC-, Myogenin-, MRF4-, 근육세포는 MHC, Myogenin, MRF4 등으로 알려져 있다.

근육모세포는 활성화된 위성세포라고 할 수 있는데, 근육모세포는 여타의 줄기세포와 다르게 이식한 후에 원숭이에서 종양이 전혀 관찰되지 않았다. 그러나 타가이식인 경우 세포 주입 후 대부분의 세포는 초기에 급격하게 소멸되고, 일정 시간이 지난 후에는 급성 거부반응에 의해

| 표 17-12 | 세포치료에 대한 임상시험 |
| --- | --- |

| 질환 | 임상시험의 숫자 |
| --- | --- |
| 심근경색 | ＞100 |
| 말초혈관 질환 | ＞100 |
| 관상동맥 질환 | ＞50 |
| 울혈성심 질환 | 50 |
| 심근증 | 48 |
| 당뇨 | 28 |
| 간경화 | 17 |
| 허혈성뇌 질환 | 12 |
| 요실금 | 4 |
| 치루 | 2 |
| 변실금 | 3 |

(www.clinicaltrials.gov)

소멸되는 것으로 알려져 있다. 따라서 세포이식 후 세포 생존을 높이기 위해서는 주입하는 세포의 숫자를 줄이고 적절한 면역억제제를 사용하여 면역관용을 높이는 치료가 필요할 것으로 보인다.

실금치료와 관련된 세포치료에 대해 최근 몇 개의 연구들이 발표되었는데, 63명의 요실금 환자를 대상으로 실시된 무작위 전향적 연구에서 자가 근육모세포와 섬유아세포를 괄약근에 주입한 42명의 환자 중 38명에서 배뇨자제능을 유지한 반면, 콜라겐을 주입한 대조군은 21명 중 2명만이 배뇨자제능을 유지하였다. 대변실금과 관련해서는 항문괄약근에 외과적 손상을 준 24마리의 흰쥐를 대상으로 한 연구가 발표되었다. 골수줄기세포를 손상부위에 이식해 근육의 재생과 수축력의 회복을 관찰한 연구와 냉동손상을 유발한 백서의 항문괄약근에 근육줄기세포를 주입하여 괄약근 및 평활근으로의 세포분화와 괄약근 기능의 회복을 관찰한 동물실험연구이다(그림 17-9). 최근에는 윤리적 문제가 제기된 배아줄기세포 대신에 근육모세포에 의한 임상시험이 발표되었다. 2010년 푸르딩거 등은 대변실금 환자에서 근육모세포의 이식치료를 통한 임상시험을 처음으로 보고하였다. 산과적 손상으로 대변

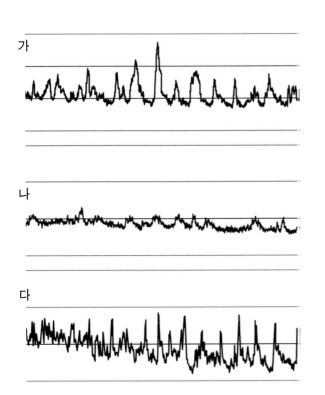

그림 17-9. 근육줄기세포를 이식주입한 후 수축력의 변화에 대한 연구 **가.** 아세틸콜린을 투여한 후 정상대조군 괄약근의 수축력 **나.** 아세틸콜린을 투여한 후 냉동 손상된 괄약근의 수축력 **다.** 냉동 손상된 괄약근에 근육줄기세포를 주입한 후 아세틸콜린에 의한 수축력

실금이 발생된 평균 38.3세의 여성 10명에게 자가 근육모세포를 이식하고 1년 후에 관찰하였을 때, 합병증은 없었고 웩스너 점수는 13.7점 감소하였으며, 삶의 질 지수는 30점 증가하여 통계학적으로 증상의 개선을 보고하였다. 다만 항문휴식기압과 수축압은 증가하지 않았으며, 초음파에 의해 측정된 각 괄약근의 두께도 증가하지 않아서 위약효과일 가능성을 전혀 배제할 수 없고, 광범위한 규모의 무작위 전향적 연구가 필요할 것으로 보인다.

## 3. 괄약근교정술

괄약근성형술은 외괄약근에 육안적으로 확인할 수 있는 절단 손상이 있는 환자에서 사용되는데, 빠를수록 결과가 좋고, 첫번째 수술이 가장 좋은 기회라고 할 수 있다. 이들 환자의 대부분은 치루 수술을 받았거나 3도의 분만열창을 가진 사람들이다. 수술 전에 장세척을 하는 것이 좋고, 잭나이프 자세에서 수술이 진행된다. 수술 후 3~5일간은 미음, 로페라마이드 등을 하루에 4차례 투여한다. 단기결과는 환자의 85%에서 실금증상의 개선이 있었지만, 5년이 경과한 경우 약 10~50%의 환자만이 개선된 결과가 유지되었다고 한다. 괄약근성형술의 실패예견인자는 내괄약근의 결손이 있는 경우, 외음신경말단운동잠복시간이 높은 경우, 외괄약근의 퇴화가 있는 경우, 과민성 대장증후군이 있는 경우 등이나 아직 이견이 있다.

괄약근교정술은 일반적으로 수술창이 감염되지 않고 신경원성 대변실금의 증거가 없는 산과적 분만 손상이 동반된 대변실금 환자에서 가장 좋은 결과를 가져온다. 따라서 외괄약근의 부분적 혹은 완전한 손상이 있을 때 가장 좋은 치료법으로 여겨진다. 외괄약근의 결손부위는 보통 육안적으로도 관찰되나 근전도검사나 초음파검사를 이용하여 확인할 수 있다. 만일 이전에 항문 수술을 했거나 장처치가 좋지 않은 경우 또는 크론 질환이 있거나 비만 등이 있어 감염의 우려가 많을 때는 근위부 결장루를 만들기도 한다. 그러나 경구 섭취를 억제함으로써 수술 후 일주간 배변을 억제할 수 있기 때문에 변누출을 줄이고 이에 따른 감염을 막을 수 있어 장루설치를 반대하는 사람도 많다. 브라우닝과 모트슨이 세인트마크 병원에서 치료받은 93명에 대해 발표한 결과에 의하면 이들 중 13명만이 분만 손상을 가진 부인이었고 나머지 대부분의 환자들은 치루 수술이나 항문직장 외상으로 인해 괄약근 손

상을 입은 환자였다. 수술 후 78%에서 고체와 액체에 대해 완벽한 자제를 할 수 있는 좋은 결과를 얻은 것은 아마도 분만 손상의 비율이 적었기 때문으로 생각된다. 분만 손상 환자에서는 결과가 좋지 않았다.

대부분의 연구자 또는 의사들은 괄약근에 반흔조직이 생긴 부위를 그대로 보존하고, 외괄약근과 내괄약근은 박리하지 않고 중첩봉합하는 것이 용이하다고 충고하는데 이는 섬유화된 조직이 건강한 근육조직보다 봉합 시 덜 찢어지기 때문이다. 다만 현재까지 나와 있는 중첩봉합과 단단문합에 대한 무작위 전향적 연구 3개는 모두 봉합방법에 따라 수술결과가 차이가 없었음을 보고하고 있다. 산과분만 시 발생한 3~4도 열창에서는 긴장 없이 단단봉합을 시행할 수 있다고 알려져 있으나, 심한 손상이 동반된 경우 즉시 봉합보다는 후에 시행하는 것이 좋다. 수술결과는 항문둘레를 따라 어디에 손상부위가 있느냐와 관계가 없다고 하며, 직장질루가 수술의 금기가 되지도 않는다. 3도 열창을 가진 몇 환자들은 골반상신경 장애를 함께 가지고 있어서 괄약근 교정과 함께 항문후방교정술을 해주기도 한다. 이 수술을 받은 환자 7명의 결과에 따르면 모두에서 고체에 대한 대변자제는 얻어졌으나 액체변에 대해서는 누출과 심한 급박감을 가지고 있었다고 한다.

봉합은 대부분 흡수성 봉합사 또는 비흡수성 프롤린 등이 사용될 수 있으며, 항문과 질 간의 거리를 늘려주는 것이 중요한데 필요하면 창상은 개방해놓을 수 있다. 결장루는 다음의 경우 외에는 많이 사용하지 않는다. ① 이미 결장루를 가지고 있는 환자, ② 재수술, 불량한 장처치, 비만, 당뇨, 광범위 손상을 가진 노인과 같이 감염의 우려가 높거나 이전의 수술이 실패한 환자, ③ 괄약근과 골반상 장애가 함께 있는 환자, ④ 직장질루가 동반되어 있는 환자 등이다. 어떤 이들은 이런 때에도 결장루를 만들 필요가 없다고 주장한다.

외괄약근의 길이가 충분하지 않을 때에는 크리스티안센과 페더슨이 기술한 것과 같이 외괄약근을 치골직장근에 봉합해주기도 한다(그림 17-10). 처음의 수술결과가 감염으로 좋지 않았다면 재수술을 시도해 성공할 수도 있다. 반면에 3도 열창을 수술한 후 결과가 좋지 않다면 2차적인 항문후방교정술로 대변자제를 회복할 수도 있다. 요시오카 등에 의하면 괄약근교정술 후에 결과가 좋지 않던 7명의 환자 중 5명은 3도 회음부열창과 함께 신경병인성 대변실금을 가진 환자였다. 환자마다 신경 장애와 3도

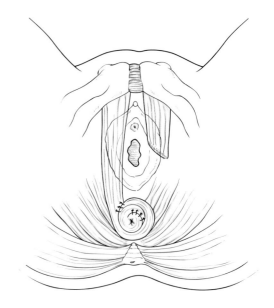

**그림 17-10. 치골직장근 보강술** 외괄약근이 완전히 파괴된 경우에는 치골직장근을 사용하여 항문주위에 둥근 근육륜을 만들어줄 수 있다. 치골직장근의 한쪽 근육을 직장질간막부위에서 절단하여 반대쪽 치골직장근에 봉합해준다.

분만열창을 가진 빈도가 다른 것이 괄약근재건술 후 성공률이 다르게 보고되는 원인일 수 있다. 심한 회음부 염증으로 인한 과도한 피부 손실이나 회음체 결손이 있으면 회전 피부판이식술을 더하기도 한다. 레이 클리닉에서는 회음체 표면의 피부에 십자형 절개를 한 후 이중Z성형술로 재건하였다(그림 17-11). 문헌에 보고된 결과들이 표 17-13에 요약되어 있다. 적어도 모든 수술 환자의 2/3가 수술 후 굳은 변과 액체에 대해서 완전한 자제능을 가졌으며 지금껏 확인된 바에 의하면 286명의 환자 중 2명에서만 증상의 개선이 없었다. 실제로 괄약근재건술 후 항문수축기압이 유의하게 증가되는 것을 확인할 수 있는데 보고에 의하면 수술 전 $94cmH_2O$에서 수술 후 $164cmH_2O$로 증가되었다. 정상적인 회음부신경말단잠복시간이 정상이고, 신경학적 이상이 없는 환자에서 예후가 좋으며, 1차적인 봉합에 실패한 경우 적어도 3개월은 경과한 이후에 수술하는 것이 결과가 좋다.

### 수술방법

전신마취하에서 수술을 시행하는데 환자의 자세는 괄약근 손상부위에 따라 결정된다. 뒷부분이나 후측벽에 손상이 있을 때에는 복와위 자세를 취한 후 둔부를 양옆으로 당겨 고정시킨다(그림 17-12가). 절개는 중앙선의 한쪽에 가하며 미추의 끝부분은 피한다. 손상부위로의 접근을 쉽게 하기 위하여 대둔근의 아래쪽 섬유들을 자르기도 한

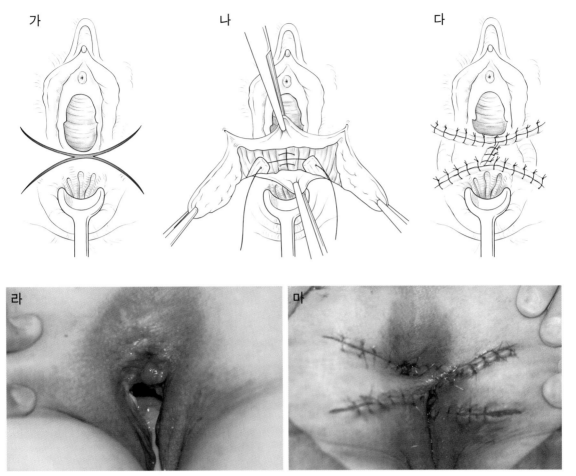

그림 17-11. 괄약근교정술을 위한 이중Z성형술　**가.** 변형된 회음체 위에 십자 절개를 가한다. **나.** 앞쪽과 뒤쪽 피부판을 들어 올린 후, 측면 피부판도 만든다. 외괄약근을 확인하고 반흔조직을 절단한다. 항문거근의 앞쪽 면을 확인하여 중앙선을 건너질러 봉합한다. 이후 외괄약근을 두 층으로 근육판을 중첩봉합한다. **다.** 회음체 위로 피부면을 늘려 봉합한다. **라.** 질식분만 후에 생긴 회음체 결손. 질과 항문 사이에 보여야 할 회음체가 보이지 않는다. **마.** 이중Z성형술을 시행하여 회음체를 재건한 사진이다.

| 표 17-13 | 괄약근교정술의 결과 | | | | | |
| --- | --- | --- | --- | --- | --- | --- |
| | 페짐 등 (1987) | 키플리와 피엘딩 (1983) | 크리스티안센과 페더슨 (1987) | 슬레이드 등 (1977) | 브라우닝과 모트슨 (1984) | 하기하라와 그리펜 (1976) |
| 고형변과 액체변에 자제능 | 10 | 24 | 15 | 16 | 65 | 6 |
| 고형변에만 자제능 | 23 | 6 | 7 | 13 | 13 | 0 |
| 증상 변화 없음 | 7 | 4 | 1 | 1 | 7 | 1 |

다. 항문직장을 개방할 필요는 없으며 항문점막이 찢어지지 않도록 한다. 골반근육은 그대로 놔두거나 곧바로 복원해주어야 한다. 앞쪽이나 전측방 손상 시에는 누운 자세로 수술하기도 하나(그림 17-12나) 많은 의사들은 엎드린 잭나이프 자세를 좋아한다. 미국에서는 전방 혹은 후방 손상 어느 때든지 엎드린 자세를 선호하는데 그 이유는 이 자세가 손상부위로의 접근을 쉽게 하기 때문이다(그림 17-12나). 환자의 자세와는 달리 반흔조직이 남아 있는 채로 근육판을 겹쳐서 봉합하는 원칙엔 거의 모든

의사가 의견을 같이한다. 수술은 항문연을 따라 둥글게 절개를 한 후(그림 17-12다) 손상으로 반흔이 생긴 괄약근의 안쪽을 항문점막으로부터 조심스럽게 박리한다. 점막이 반흔조직에 붙어 있을 때가 많으나 완전하게 박리해야 한다. 항문주위 피부를 괄약근을 따라 섬유화된 부위를 지나 정상적인 괄약근부위까지 박리해야 한다(그림 17-12라). 그 후에 끈을 손상된 부위 아래를 통해 근육주위에 두른다(그림 17-12마). 너무 옆으로 멀리 박리해 들어가지 말아야 하는데 이는 외괄약근을 지배하는 신경이 이 근처

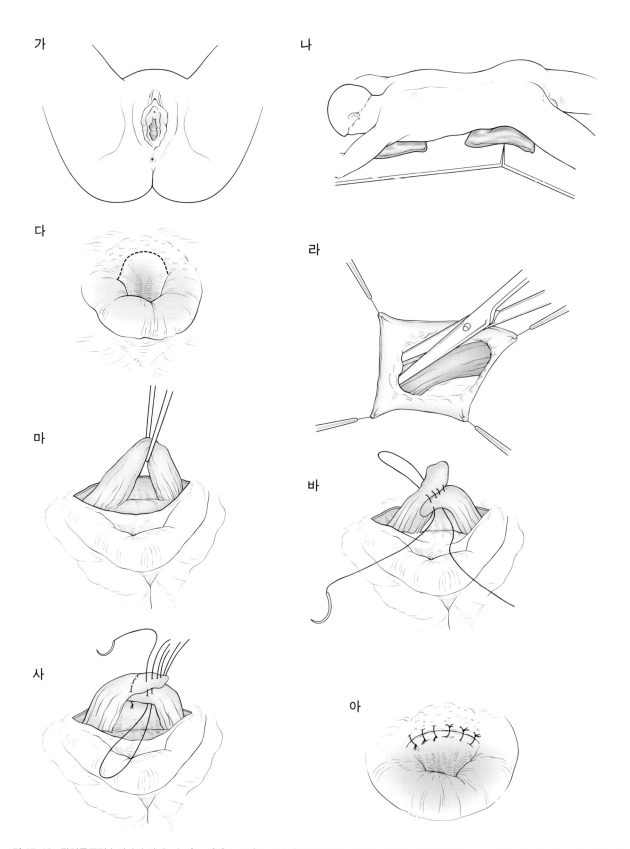

그림 17-12. 괄약근교정술의 수술방법 **가.** 앞쪽 괄약근 손상을 수술하기 위해서는 쇄석위 자세를 취하기도 한다. **나.** 뒤쪽 손상일 경우에는 복와위 잭나이프 자세를 취한다. **다.** 손상된 괄약근을 덮고 있는 점막을 박리한다. **라.** 외괄약근의 측면을 따라 잘 박리해 간다. **마.** 외괄약근을 들고 손상된 부위를 절단한다. **바.** 봉합을 시작한다. **사.** 두 층의 중첩봉합을 시행한다. **아.** 봉합을 마친 후 항문점막을 꿰매준다.

에서 근육 내로 들어가기 때문이다. 측방으로 많이 박리를 해야 하는 경우에는 신경자극기를 사용하여 외음신경의 말단부위를 확인하기도 한다. 일단 점막이 반흔조직으로부터 완전히 박리가 된 후에 괄약근의 섬유화된 부분을 절단한다. 보고에 의하면 손상은 보통 괄약근의 1/3 혹은 1/4에 국한되어 있다고 한다. 반흔조직을 절단한 후에는 건강한 근육을 따라 옆으로 더 박리하여 절단된 근육이 적어도 1.5cm 정도 여유 있게 겹쳐질 수 있도록 해야 한다. 봉합은 2-0봉합사를 이용하여 이중으로 시행한다. 실들을 봉합할 근육에 먼저 꿰어놓은 후에 일시에 결찰한다(그림 17-12바~사).

괄약근을 봉합한 후 점막이 항문 속으로 당겨 올라가지 않도록 장선을 이용하여 피부에 꿰매준다(그림 17-12아). 배액을 위해 창상의 중간부위를 봉합하지 않을 때도 있다. 감염의 우려가 있을 때에는 환자를 엎드린 자세인 채로 좌측 장골와 결장루를 만들기도 한다. 회음체를 함께 다친 전방괄약근 손상에서 복원 시에 전방거근성형술을 동시에 하기도 하며 피부는 종으로 길게 혹은 양쪽에 Z성형술로 봉합한다. 수술 실패의 중요한 요인은 문합부의 파열이 가장 흔한 원인이며, 그 밖에 고령, 문합부 반흔, 점진적인 음부신경 손상으로 생각되고 있다.

## 4. 항문후방교정술과 전후골반저복원술

항문괄약근간 접근법으로 항문직장각을 줄여서 배변기전을 회복시킨다는 이론이다. 중장기 추적 시 호전율이 감소한다는 보고가 많고, 잘 계획된 연구보고는 없는 실정이다.

### (1) 항문후방교정술

항문후방교정술은 외괄약근이 손상을 입지 않은 특발성 혹은 신경원성 실금을 가진 환자에게 시술된다. 이에 속하는 환자들은 대개 회음하강을 가졌거나 기왕의 항문확장술 혹은 직장고정술 후에도 지속되는 실금과 그 외 몇몇 신경학적인 원인에 의한 실금에 적용될 수 있는데, 장기 결과가 좋지 않아서 현재는 거의 사용되지 않는다. 이외에도 여러 가지 수술법이 있는데 단축 수술, 전방항문거근성형술, 전골반상교정술 등이 있다.

항문후방교정술은 항문거근과 외괄약근의 후방근육을 결찰하여 넓어진 항문직장각을 다시 좁혀주고 항문관의 기능적 길이를 길게 해주기 위해서 1966년 알란 팍스에 의해 고안되었다. 괄약근이 손상되어 2차적으로 대변실금이 생긴 경우가 이 수술의 금기로 알려져 있다. 최근의 증거들은 이 수술이 항문직장각에는 영향을 주지 않는다고 보고하고 있다. 치골직장근의 내측 섬유들을 서로 봉합하기 위해서 이 수술은 골반 위쪽이나 아래쪽으로부터 골반 안쪽에서 시행되어야 한다. 위쪽으로부터의 접근은 매우 어렵기 때문에 요즘은 예외 없이 회음부를 통해서 수술이 시행된다. 회음부에서 치골직장근에 접근하려면 미추 앞쪽을 통한 접근과 항문 후방을 통한 접근이 있다. 요즘은 대부분의 외과의사들이 항문 후방으로의 접근을 선호하는데 그 이유는 천추로 인해 골반근육들의 안쪽 섬유가 적절히 노출되는 것이 어렵기 때문이다. 팍스는 쇄석위 자세가 좋다고 했지만 최근 미국에서는 엎드린 잭나이프 자세를 선호한다. 수술의 원리는 괄약근간면을 통해 들어가서 치골미골근과 치골직장근 그리고 장골미골근을 노출시키며 이들 근육들의 뒤쪽 부분을 봉합하고 외괄약근의 뒤쪽 부분도 함께 봉합하는 것이다. 이 수술은 항문강의 고압력 구역의 길이를 증가시킨다. 브라우닝과 팍스, 그리고 훗날 소이어 등은 이 수술 후에 항문휴식압이 유의하게 증가하였으며 항문압축압도 유의하게 증가하였다고 보고하였다. 그러나 다른 버밍엄과 런던의 연구자들은 이러한 사실을 확인하지 못하였고 항문휴식압과 항문압축압 그리고 항문직장각에서 유의한 개선이 없었다

| 표 17-14 | 괄약근교정술과 항문후방교정술 치료가 항문압에 미친 영향(cmH₂O)

| | 환자 수 | 휴식기압 | | 수축기압 | |
|---|---|---|---|---|---|
| | | 전 | 후 | 전 | 후 |
| 물리치료 | 35 | 61±7 | 67±7 | 124±10 | *140±11 |
| 항문후방교정술 | 67 | 63±6 | *72±5 | 136±9 | 138±8 |
| 괄약근교정술 | 29 | 72±3 | 77±6 | 67±10 | †164±14 |

값은 평균±표준편차
* p<0.05, † p<0.01

| 표 17-15 | 항문후방교정술의 결과 | | | | |
|---|---|---|---|---|---|
| | 하버 가마 등(1986) | 브라우닝 등(1984) | 요시오카, 키플리 등(1989) | 슈에어 등(1989) | 헨리와 심슨(1985) |
| 환자 수 | 42 | 140 | 116 | 39 | 129 |
| 고형변과 액체변에 자제능 | 22 | 104 | 40 | 18 | 72 |
| 고형변에만 자제능 | 17 | 17 | 66 | 9 | 18 |
| 증상 변화 없음 | 3 | 19 | 10 | 12 | 39 |

| 표 17-16 | 항문후방교정술 후 대변자제의 정도 |
|---|---|
| (환자 수＝124, 1976～1986) | |
| 3년 이상 추적된 환자 수 | 84 |
| 향상된 상태유지 | 60(71%) |
| 변지림 | 53(63%) |
| 기저귀 착용 | 46(55%) |
| 가스와 변에 대한 완전한 자제능 | 29(34%) |

고 보고하였다(표 17-14).

항문후방교정술의 임상결과가 세인트마크 병원을 비롯한 몇몇 병원에서 보고되었다(표 17-15). 이들 표에서 보는 것과 같은 초기의 희망적인 결과와는 달리 수술 수년 후에 이들 환자를 독립된 관찰자들이 다시 조사해본 결과는 좋지가 않다. 키플리 등이 10년 이상에 걸쳐 수술한 121명의 환자에서 그 결과를 평가해보았다. 3년 이상된 84명의 환자 중 71%에서 수술 후 호전되었다고 느끼고 있었지만 대변자제의 질에 대한 객관적인 평가는 이와 다른 결과를 보여주고 있다(표 17-16). 대변지림이 63%에서 있었고 55%에서는 패드를 차고 있었으며 오직 34%의 환자만이 액체와 고형변과 가스에 대해 완전하게 자제가 가능했다.

이 수술은 쇄석위자세에서 전신마취하에 시행한다(그림 17-13). 환자에게 꼭 이야기할 것은 항문후방교정술 직후에는 배변자제를 얻을 수 없다는 것이다. 실제로 수술 후에 대변실금은 매우 흔하다. 초기의 실금은 통증으로 인해 근육을 수축시킬 수 없기 때문일 수 있다. 혹은 수술 후 설사가 심하거나 변비를 예방하기 위해 하제를 사용하여 대변자제가 어려울 수도 있다. 도뇨관은 수술 후 3～4일째 제거하고 환자는 일찍 기동을 시킨다. 그리고 조기에 탕목욕을 시킨다. 수술 후에는 변의 양을 늘리는 하제를 처방하는 것이 좋고 배변 시에 긴장을 절대로 하지 않도록 교육하는 것이 중요하다. 만족한 결과를 얻는 환자의 경우 6～8주경에 대변자제가 가능하게 된다. 수술 후 골반상운동을 하도록 권하는데 이 운동이 기능을 증진시킬 것으로 생각되기 때문이다. 하지만 장기 결과가 좋지 않아서 현재는 거의 사용되지 않는다.

### (2) 전방과 후방단축 수술

단축 수술은 외괄약근 깊이 위치해 있는 근섬유를 접어 봉합해주는 수술이다. 뒤쪽으로는 이 수술 후에 치골직장근의 일부분을 같이 봉합하게 된다. 이 수술은 전방 열창의 경우에는 질을 통해 시행하게 되고 외괄약근과 치골직장근에 양측 근육을 정중앙에서 함께 봉합해준다. 후방단축술 시에는 항문 뒤쪽에 둥글게 절개를 한 후 외괄약근의 양측 근육을 중앙에서 봉합한다. 전방이나 후방 어느 술식도 괄약근을 완전히 재건하는 수술은 아니다. 전방단축술은 쇄석위 자세에서 시행한다. 결손된 회음체 위쪽으로 횡절개를 하거나 질의 후경계를 따라 둥글게 절개를 한다. 질점막을 박리해 회음체로부터 분리해낸 후에 직장질간막을 열고 치골직장근의 양측 근육을 확인한다. 치골직장근의 양쪽 근육을 중앙에서 서로 봉합하고 외괄약근의 앞쪽 근육들도 교정 시에 같이 봉합해준다(그림 17-14). 피부절개부위는 봉합하지 않은 채 그대로 놔두거나 종으로 봉합해준다. 경우에 따라서는 외괄약근의 전방근섬유들만 단축봉합해주기도 한다. 괄약근의 후방단축술은 항문후방주위절개를 통해서 시행한다. 외괄약근을 내괄약근으로부터 박리한 후에 중앙에서 단축봉합해준다(그림 17-15). 광범위한 단축 수술을 통해서 초기에 좋은 결과를 얻었음에도 불구하고, 가스나 액체변의 대변실금이 서서히 증가하는 것으로 보고되고 있으며, 지금은 거의 사용되지 않는 수술 술식이다.

### (3) 전방거근성형술과 외괄약근단축 수술

항문후방교정술의 상대적으로 좋지 않은 결과와 특발성 대변실금을 가진 환자의 70～80%에서 비디오직장조영술을 통해 직장류가 확인되는 결과로(그림 17-16), 뒤쪽을 통한 후방골반상 교정보다 앞쪽을 통한 수술을 선호한다. 분만 후 신경원성 대변실금을 가진 부인들에서 회음

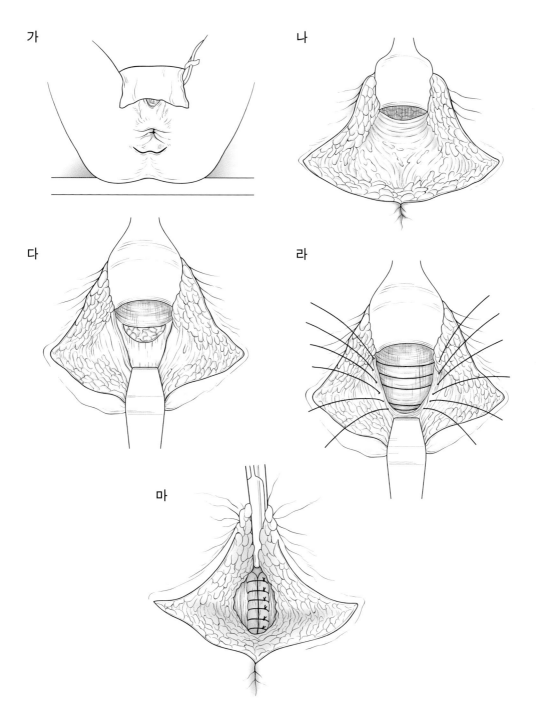

그림 17-13. 항문후방교정술 **가.** 쇄석위에서 도뇨관을 꽂고 항문연에서 3cm 떨어진 미추의 꼭지부위에서 둥근 절개를 가한다. **나.** 앞쪽으로 피부판을 들어 항문연 근처에 있는 외괄약근을 확인한 후 내괄약근으로부터 박리하여 두 괄약근 사이 면을 연다. **다.** 견인기로 직장을 앞쪽으로 변위시키며, 외괄약근은 뒤쪽으로 당긴다. 발데이어근막이 보이면 횡으로 절개를 가한다. 이후 직장을 손으로 조심스럽게 천추로부터 박리하여 앞쪽 견인기로 직장을 당겨 골반상근육들이 드러나게 한다. **라.** 교정. 치골직장근과 장골미골 슬링의 내측 섬유들을 통해 봉합사를 꿰어놓은 후 앞쪽의 견인기를 치우고 일시에 결찰을 실시한다. **마.** 결찰을 하는 동안 견인기 대신 혈관 겸자로 피부판을 앞쪽으로 당긴다.

체가 소실되어 있다는 사실과 항문후방교정술이 항문직장각에 영향을 주지 못한다는 인식들이 이러한 수술방법의 변화를 가능하게 하는 요소들이다. 밀러 등은 1989년 30명의 환자에서 항문거근성형술과 전방괄약근단축 수술에 대한 결과를 보고하였다. 30명 중 14명은 3도의 회음 열창을 동반한 신경원적 대변실금 환자이고 16명은 특발성 대변실금 환자였다. 3도 열창을 가진 환자의 71%와 특발성 실금을 가진 환자의 62%에서 고형변과 액체변에 대한 대변자제를 가질 수 있었다(표 17-17). 이러한 수술은 항문후방교정술과 동시에 혹은 단독술식으로 사용

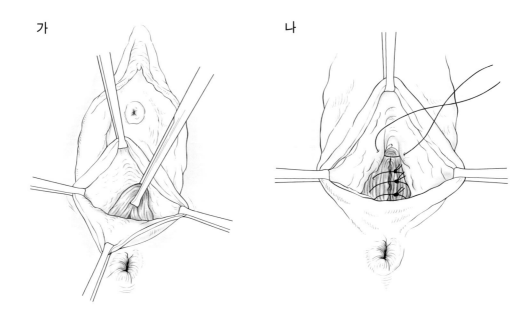

그림 17-14. 전방괄약근단축술 **가.** 환자를 쇄석위로 눕히고 횡절개를 가한다. 외괄약근을 회음체와 내괄약근으로부터 박리한다. **나.** 외괄약근의 첨부를 앞쪽으로 당겨 겹쳐지는 부분들을 서로 봉합해준다.

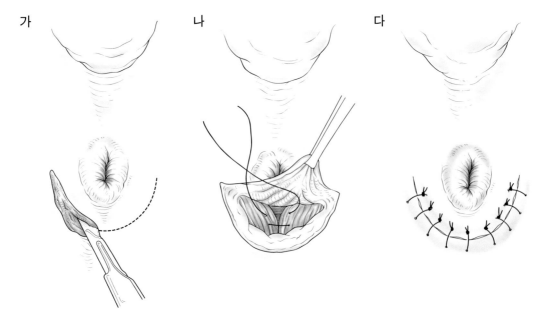

그림 17-15. 후방괄약근단축술 **가.** 쇄석위에서 외괄약근 뒤쪽을 따라 둥근 절개를 가한다. **나.** 앞쪽의 피부판을 들어 외괄약근을 피부와 내괄약근으로부터 박리한다. 괄약근 첨부를 뒤로 당겨 괄약근 양단을 서로 봉합한다. **다.** 피부를 봉합한다.

될 수 있다. 다만 이미 신경 손상이 있는 근육에 대한 조작이어서 별로 도움이 되지 않는 경우가 많다.

#### 수술방법

장처치와 항생제 투여 후에 환자를 쇄석위 자세로 마취한다. 최근엔 복와위 자세를 취하는 경우도 많다. 도뇨관을 삽입하고 헤드램프를 사용하는 것이 좋다. 질 입구 직후방에 둥근 횡절개를 가한다(그림 17-17가). 직장질간막을 박리하여 질상피 뒤쪽으로부터 후방천장에 도달하는 부분까지 박리를 한다. 질점막으로부터 많은 출혈이 있는 경우가 많은데 전기소작으로 지혈한다. 회음체와 항문연의 피부를 잡고 외괄약근을 박리한다. 끈을 근육 아래를 지나 거치시킨다(그림 17-17나). 항문거근의 양쪽 근육을 괄약근 앞쪽에서 확인한다. 봉합사를 뒤로부터 앞을 향해 거치시켜(그림 17-17다) 외괄약근을 단축시키고(그림 17-17라) 외괄약근과 항문거근의 앞쪽섬유를 단축시켜야 한다(그림17-17마). 봉합사를 다 꿴 후에 동시에 실을 묶는

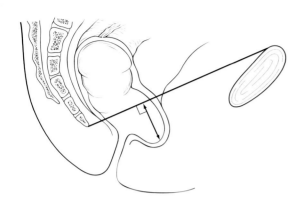

그림 17-16. 직장류의 비디오직장조영술상의 증거  많은 대변실금 환자가 배변긴장 시 직장류의 소견을 보인다.

| 표 17-17 | 전방괄약근단축술과 전방항문거근성형술 | | |
|---|---|---|
| | 외상성 괄약근 손상<br>(환자 수 = 14) | 특발성 변실금<br>(환자 수 = 16) |
| 고형변과 액체변에 자제능 | 10 | 10 |
| 고형변에만 자제능 | 3 | 3 |
| 증상 변화 없음 | 1 | 3 |

(밀러 등, 1989)

다. 실의 매듭은 속으로 들어가게 한다. 2개의 흡입배액관을 앞쪽에 삽입한다. 견인기를 제거한 후에 봉합된 근육층 사이에 긴장이 있어서는 안 된다(그림 17-17바). 보호결장루는 직장이 손상된 경우 외에는 만들지 않고, 손상되었다 해도 꼭 필요한 것은 아니다. 직장질간막을 박리하는 동안에 직장이 찢어졌을 때에는 직접 봉합한다. 수술 후 처치는 항문후방교정술의 경우와 동일하다. 어떤

환자들은 퇴원 후 2~3주일간 성교통을 호소하기도 한다. 간혹 봉합사들이 밖으로 밀려나오기도 하는데 제거해 주어야 한다.

### (4) 전골반상교정술

전골반상교정술total pelvic floor repair은 항문후방교정술과 전방거근성형술 및 괄약근단축술을 병합하여 시술한다. 적용대상은 외괄약근과 치골직장근에 복잡한 손상이 있거나, 회음신경병증이 있는 경우이다. 키플리 등은 항문후방교정술 후에도 계속 실금이 있는 14명의 환자에서 2단계의 전골반상교정술을 실시했다. 이들 중 43%에서 고형변과 액체변에 대하여 자제능을 회복하였고 오직 한 환자만이 계속 실금증상을 호소하였다. 또한 최근에는 22명의 특발성 대변실금 환자에서 동시 전골반상교정술을 시행하였다. 평균 48개월 관찰 중인 현재, 55%의 환자가 액체와 고형변에 대하여 자제를 할 수 있게 되었고 오직 1명의 환자만이 계속 실금을 호소하였다. 이들 환자들의 수술 후 결과는 항문후방교정술만을 받은 47명의 환자에 대한 기왕의 보고들보다 더 좋은 것이다(표 17-18). 골반상교정술은 항문강 길이를 늘려주고 휴식 시와 대변긴장 시에 골반하강의 정도를 교정해주고 70%에서 직장류를 없앴으나 항문강압력과 항문직장각에는 변화가 없었다. 딘 등은 1993년 항문후방교정술, 전방거근성형술 및 괄약근단축술, 전골반상교정술 3가지를 무작위 시도를 하고 2년째의 결과를 보고했다. 그 보고에 의하면 전

| 표 17-18 | 전골반상교정술의 결과 | | | | | |
|---|---|---|---|---|---|---|
| | 동시성 수술(환자 수 = 22) | | 단계적 수술(환자 수 = 14) | | 이전의 항문후방교정술(환자 수 = 47) | |
| | 수술 전 | 수술 후 | 수술 전 | 수술 후 | 수술 전 | 수술 후 |
| 고형변, 액체변, 가스에 자제능 | 0 | 9(41) | 0 | 2(14) | 0 | 2(4) |
| 고형변, 액체변에 자제능 | 0 | 12(55) | 0 | 6(43) | 0 | 6(13) |
| 고형변에 자제능 | 3 | 21(95) | 3 | 13(93) | 7 | 29(62) |

(버밍엄 병원, 괄호 안은 퍼센트)

| 표 17-19 | 각 수술방법의 무작위 연구의 결과 | | | | |
|---|---|---|---|---|---|
| | 고형 및 액체변에 완벽한 자제능 | | 변자제 점수 > 3.5 | | |
| | 6개월 | 24개월 | 수술 전 | 6개월 | 24개월 |
| 전골반상교정술(환자 수 = 12) | 9 | 8 | 12 | 3 | 2 |
| 전방거근성형술과 외괄약근단축술(환자 수 = 12) | 4 | 4 | 12 | 8 | 8 |
| 항문후방교정술(환자 수 = 12) | 4 | 5 | 12 | 8 | 7 |

(딘 등, 1993)

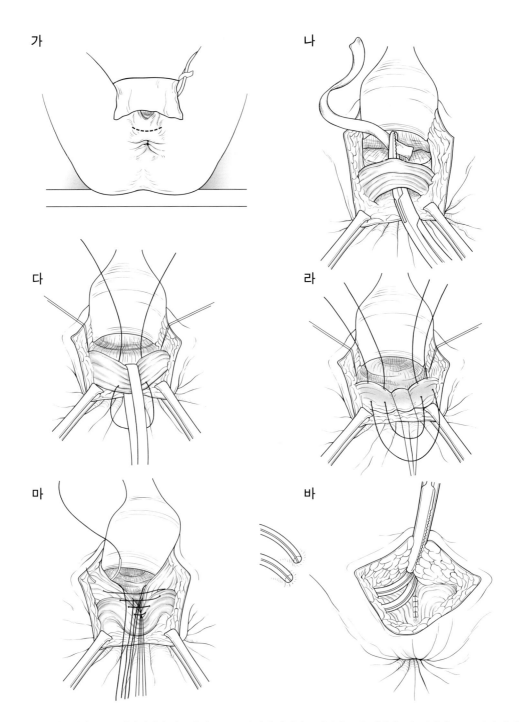

그림 17-17. 전방항문거근성형술 **가**. 쇄석위에서 항문연 앞쪽 2cm 부위에 횡절개를 가한다. **나**. 외괄약근을 내괄약근으로부터 박리한 후, 부드러운 끈을 이용하여 뒤쪽으로 당긴다. **다**. 직장질간막을 전부 열어 항문거근을 노출시키고 봉합사를 외괄약근에 꿰어놓는다. **라**. 외괄약근을 단축한다. **마**. 앞쪽의 견인기를 돌려 치골직장근의 전방섬유들을 확인한 후, 이들도 봉축하여 앞쪽 중앙부에서 골반상을 지탱하도록 한다. **바**. 앞쪽의 견인기를 치운 후, 혈관 겸자로 피부를 당기고 흡입배액관을 직장질간막 사이에 위치시킨 후에 피부를 봉합한다.

골반상교정술이 전방 혹은 후방교정술과 비교하여 대변 자제를 회복하는 데 유의하게 효과적이다(표 17-19). 더구나 삶의 질과 만족감은 전골반상교정술 후에 유의하게 개선되었다.

**수술방법**

이 수술은 항문후방교정술처럼 시작하여 직장-질간막의 박리로 이행된다. 박리가 다 끝날 때까지 봉합사를 거치시키지 않는다. 교정은 후방으로부터 시작하여 전방괄약근단축술과 거근성형술로 마친다. 이 수술의 효과는 항문거근 내의 탈장을 교정하고 상부 항문강의 길이를 늘여 앞쪽을 튼튼하게 하는 것이다. 이렇게 함으로써 있을지도 모를 직장류를 교정할 수도 있다.

## 5. 천골신경자극술

천골신경자극술sacral nerve stimulation; SNS은 요실금 환자에서 전기자극을 통한 잔류기능의 회복이 1960년에 보고된 이후, 최근 대변실금에서도 적용되고 있다. 1994년에 대변실금의 치료에 대해 CE(Conformite Europeene)마크를 획득한 상태이고, 또한 급박성 요실금에 대해서는 1997년 미국 식품의약국 공인을 받았다. 대변실금에 대해서는 미국 식품의약국의 공인을 받기 위한 연구가 현재 진행 중에 있다. 1995년 독일의 마첼이 『란셋Lancet』에 첫 연구를 보고한 이후 현재까지 전 세계적으로 1,300여 환자에서 시술되었다. 인공항문치환술이나 전기자극 치골경골근이동술이 합병증 발생가능성이 높고 기술적으로 복잡하기 때문에 천골신경자극술을 먼저 고려할 수 있다. 이 치료방법의 기전은 천골신경이나 외음부신경을 통하여 골반장기나 항문직장부위에 체신경과 자율신경의 공급을 자극하는 치료로 알려져 있으나 정확한 기전은 확실하지 않다. 구심성 감각신경 자극, 원심성 운동신경 자극, 근육피로를 극복하기 위한 근육표현형의 변화, 천골 반사궁의 조율 등이 제안되고 있다.

천골신경자극술은 천골2~4신경에 자극기를 삽입하여 치료효과를 볼 수 있는 환자에 대한 선택과정을 거친 이후에 영구자극기를 설치하게 된다(그림 17-18). 이 수술법은 비교적 안전하고 시술이 간단하며, 효과가 높다고 알려져 있지만, 비용이 비싸고, 괄약근의 손실이 큰 환자에서는 사용될 수 없다. 시술방법은 먼저 시험자극을 위해 경피하 3천추소공으로 가지가 있는 도자를 삽입한 후 일시적으로 자극기에 전기자극을 주면서 풀무반응bellows

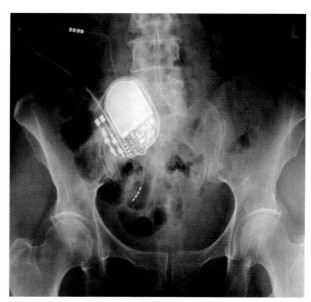

그림 17-19. 천추신경자극기의 삽입

reflex인 1, 2족지의 구부러짐과 골반저근육 및 항문괄약근의 수축하는 모습을 확인하고 3주 정도의 변실금 개선효과를 평가한다. 마첼이 주장하는 영구자극기의 대상은 주당 실금횟수가 최소한 50% 이상 감소하거나, 주당 실금이 있는 날짜가 50% 감소한 경우인데, 만약 이 정도로 개선효과가 관찰되면 다음 단계로 영구적인 편측 둔부나 전복벽에 영구적인 전기자극기를 삽입한다(그림 17-19). 초기에는 괄약근의 형태학적 손실은 적으면서 신경근육 연결은 이상이 없는 경우에서만 적용되었으나, 최근에는 마미증후군으로 인한 대변실금, 직장절제술 후의 대변실금, 외괄약근의 결손이 있는 경우, 직장탈출증치료 후의 대변실금으로 치료대상을 넓히고 있다. 수술의 금기증은 자극기 삽입이 어려운 천골부위의 병변이 있는 경우, 심세동기를 갖고 있는 환자 등이다. 합병증은 높지는 않으나 20%에서 자극기 삽입부위에 통증이 있다고 하며, 감염, 증상의 악화 등이 보고되고 있다. 시술 결과는 83~100%까지 성공률이 보고되고 있다(표 17-20).

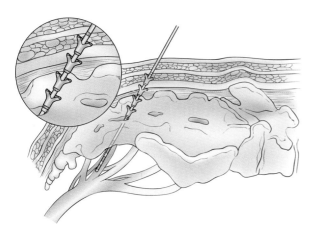

그림 17-18. 천골4신경에 자극기를 삽입하는 도식도

| 표 17-20 | | 천골신경자극술의 치료 |
| --- | --- | --- |
| 저자 | 저널, 연도 | 내용 |
| 바이지, 영국 | *DCR*, 2000 | 무작위 전향적 연구, 2명 |
| 마첼, 독일 | *Lancet*, 2004 | 다기관연구, 34명, 83% 성공 |
| 루아, 프랑스 | *Ann Surg*, 2005 | 무작위 전향적 연구, 37명, 단기간 효과 입증 |
| 미켈슨, 덴마크 | *DCR*, 2006 | 직장용적과 유순도의 증가 확인 |

## 6. 대변실금 말기 환자에서의 수술적 치료

### (1) 근육이동술

기능을 잃은 괄약근을 보강하기 위하여 많은 근육들이 사용되어왔다. 둔근판을 이용한 수술도 보고되고 있지만 (그림 17-20), 치골경골근 이동이 가장 널리 사용되는 근육이식방법이다.

### 1) 치골경골근이동술

외괄약근이 부분적으로 손상을 입었을 때에는 어떤 형태든 복원이 가능하다. 그러나 외괄약근의 많은 부분이 소실되었거나, 오랫동안 근육을 사용하지 않았거나 탈신경이 되었을 때에는 교정술이 불가능할 때도 있다. 이러한 상황에서는 신경공급이 살아 있는 치골경골근을 이용하여 인공적인 괄약근을 만드는 수술을 할 수 있다. 이 수술은 이미 여러 번 교정술을 실패했거나 과도하게 괄약근

이 파괴되었을 때만 사용되어왔다. 1952년 피크렐에 의해 처음으로 기술된 이 수술은 보통 고위쇄항증에 사용되었으나 직장탈에도 시행되었다. 치골경골근은 기존에 사용되던 대둔근에 비해 해부학적으로 몇 가지 장점을 가지고 있는데, 외측 천골신경*obturator nerve*과 대퇴심혈관 *profunda femoris vessels*에 의해 신경혈액공급이 근위부로부터 항상적이며, 대퇴부에서 가장 접근하기 쉽고, 위가 아래보다 근육이 넓어서 원위부위를 절단해도 근육의 생존능력이 좋다는 점이다. 현재의 주된 적응증은 다른 모든 교정술이 실패한 경우, 외상이나 그에 동반된 괴사로 괄약근이 파괴된 경우다. 최상의 결과는 광범위한 회음 손상을 입은 환자나 선천적 기형을 가진 환자에서 얻어진다. 수술의 결과는 매우 다양하다(표 17-21). 치골경골근 이식 수술이 어떻게 항문자제능을 개선시키는지 그 이유는 알기 힘들다. 어떤 이들은 이 근육이 단지 항문을 두르

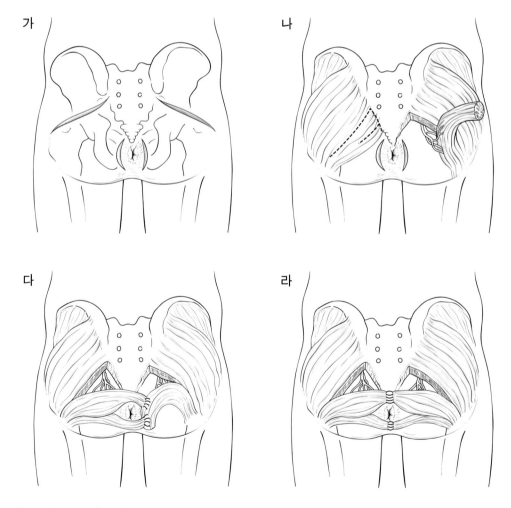

그림 17-20. 대둔근이동술 **가.** 절개를 한다. **나.** 5cm 두께의 근육편을 신경혈관다발과 함께 본 근육에서 분리해낸다. **다.** 한쪽 근육편 끝을 분리하여 반대쪽 근육편에 봉합한다. **라.** 다른 수술법

| 표 17-21 | 치골경골근이동술의 결과 | | | | | |
|---|---|---|---|---|---|---|
| | 레큇 등<br>(1985) | 콜먼 등<br>(1985) | 시몬슨 등*<br>(1976) | 요시오카<br>(1989) | 윙 등<br>(1988) | 크리스티안센 등<br>(1990) |
| 환자 수 | 10 | 22 | 22 | 6 | 5 | 13† |
| 고형변과 액체변에 자제능 | 4 | 8 | 17 | 0 | 4 | 6 |
| 고형변에만 자제능 | 5 | 10 | 2 | 0 | 0 | 4 |
| 증상 변화 없음 | 1 | 4 | 3 | 61 | 1 | 2 |

* 회음부 결장루와 치골경골근고리 수술
† 패혈증으로 1예 사망

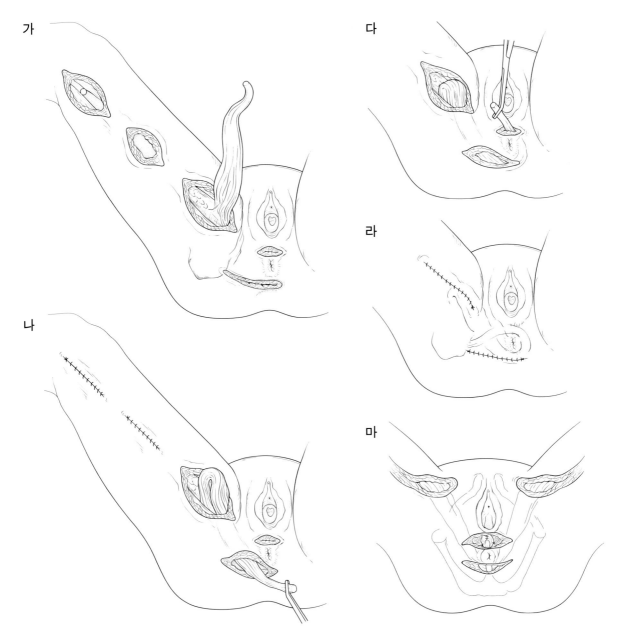

그림 17-21. 치골경골근이동술 **가.** 치골경골근을 확인하고, 이를 유동시키기 위해 대퇴부에 절개창들을 만든다. 신경혈관다발이 근위 1/3부위에서 근육 내로 들어가는 근처를 박리할 때 특별한 주의를 기울여 이 다발이 다치지 않도록 해야 한다. 경골 내측에 인대가 붙는 곳에서 절단한다. **나.** 항문강 둘레에 터널을 만들어 치골경골근의 인대를 항문주위에 돌려 후방 슬링을 만들어준다. **다.** 괄약근 뒤쪽으로 돌려지는 치골경골근 **라.** 치골경골근 인대를 장골조면에 봉합해주고 피부절개면도 봉합한다. **마.** 이중치골경골근이동술. 양측 인대를 항문주위에 돌려 서로 봉합한다.

는 끈으로 작용한다고 생각하며 어떤 이들은 이 근육이 적극적으로 수축하여 항문강을 닫는다고 생각한다. 최근까지 밝혀진 바로는 전기자극에 의해 원래의 급속연축근육에서 피로저항성근육으로 바뀌지 않으면 효과가 없다는 것이다.

**수술방법**

수술 전 장처치와 수술 전후 항생제 투여가 필수적이다. 도뇨관을 삽입하며 누운 자세로 대퇴부와 항문을 잘 노출시켜야 한다. 둔부를 수술대 끝 밖으로 나오게 해서 미추의 끝부분이 쉽게 만져지도록 한다. 보통 오른쪽 치골경골근을 사용하여 항문주위에 시계방향으로 두른 후에 왼쪽 좌골조면에 봉합해준다. 이전에 오른쪽 치골경골근을 사용했거나 혹은 왼쪽 근육을 사용하는 것이 더 나은 경우에는 시계반대방향으로 항문주위를 두른 후에 오른쪽 좌골조면에 봉합한다(그림 17-21).

**2) 전기자극 치골경골근이동술**

치골경골근은 횡문근이기 때문에 계속적인 수축이 불가능하므로 만성적인 저빈도자극을 주면 근육의 성질이 속근섬유*fast-twitch muscle*에서 지근섬유*slow-twitch muscle*로 전환시켜서 지속적인 근육수축을 가능하게 하는 전기자극 치골경골근이동술*dynamic gracioplasty*을 고안하게 되었다. 일단 근육의 특성을 변화시키면 항문관의 지속적

인 폐쇄를 가능하게 할 수 있을 것으로 기대하는 것이다. 이러한 치료방법은 전통적인 치골경골근이동술에 비해, 전기자극뿐만 아니라 괄약근 성형에 힘줄 이외에 근육을 활용할 수 있게 했다는 장점을 갖는다. 1988년 비튼 등이 임상적인 성공을 처음으로 보고하였고, 1991년 8명의 환자에서 2형 근육이 평활근의 성질을 갖는 1형 근육으로 변했다고 보고하였는데 근육은 오랜 동안 수축할 수 있었다고 하였다.

신경혈관다발 근처에 전극을 설치하여 맥파발생기로 2~3개월간 치골경골근을 자극하면 급속 연축근이 저속 연축근으로 변환되며 피로에 훨씬 더 큰 저항력을 갖게 된다(그림 17-22가). 전극은 근육수축역치가 가장 낮은 곳을 찾아 근육 내에 심어주고 전선을 쇄골 중앙선상의 9번째 늑골부위 피하에 위치시킨 수용기에 연결한다(그림 17-22나). 이후의 치골경골근 인대와 근육의 이동 수술방법은 앞에서 기술한 바와 같고 근위부에 보호결장루를 만들어준다. 좌골조면에서 힘줄을 신경으로부터 자극기가 이동하면 기능적인 실패를 가져오기 때문에 경험의 숙련이 중요하다. 전기자극은 수술 후 4~8주째 시작하며 외부자극기를 사용하여 수용기를 활성화시킨다. 최근에는 인체 내에 전체를 삽입할 수 있는 자극기를 사용하기도 한다. 자극을 6~8주 실시한 후에 융합빈도가 감소하고

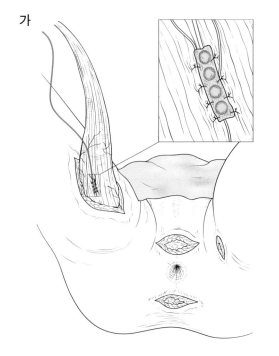
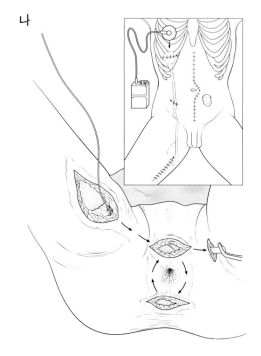

그림 17-22. 치골경골근의 지속적 전기자극 **가.** 전기자극 위한 전극을 치골경골근 근위부 신경혈관다발 근처에서 봉합한다. **나.** 치골경골근 항문 주위에 돌려준다. 외부 맥파발생기를 이용하여 늑골 밑에 있는 장치를 활성화시켜 근육을 자극한다.

| 표 17-22 | 전기자극 치골경골근이동술의 전향적 다기관연구 결과 |||||
| --- | --- | --- | --- | --- | --- |
| | 합병증 수 | 환자 수 | 재수술 | 합병증 해결(%) | 1년 성공률(%) |
| 감염 | 49 | 44 | 50 | 49(100) | 15 |
| 근육기능 문제 | 9 | 9 | 9 | 9(100) | 43 |
| 동통 | 42 | 34 | 12 | 34 | 48 |
| 기계적 결함 | 20 | 16 | 16 | 19 | 73 |
| 변비 | 28 | 28 | 7 | 20 | 48 |

강축의 지속시간이 증가되면 결장루를 닫는다. 변의가 있으면 발생기의 외부자극을 중단시켜 배변을 유도한다. 배변을 지연시키고자 할 때는 자극의 강도를 증가시킨다. 일반적으로 강축하 빈도subtetanic frequency로 자극하여 항문휴식기압을 유지한다.

이 수술은 기존의 수술로 실금증을 고치는 데 실패했거나 그런 수술을 할 수 없는 경우 혹은 결장루밖에 더 해볼 수술이 없는 상황, 복회음절제가 필요한 조기병변, 회음부의 감염증이 있거나 회음부 기형이 있는 환자에서 실시한다. 이 수술의 적령기는 직장이나 근육 길이의 변화가 문제가 되지 않을 정도로 충분히 성장한 16세 이상부터 가장 적당하며, 70~75세까지도 가능한 것으로 되어 있다. 이 치료는 하지근육과 관련된 신경학적 질환이 있는 경우에는 시행이 어려우며 이런 경우 인공괄약근삽입술이 대상이 된다. 합병증은 패혈증, 근육괴사, 기계적 실패, 자극기 이동, 동통, 항문관 천공, 배출 장애(표 17-22) 등이다. DGTSG(Dynamic Graciloplasty Therapy Study Group)는 123명에서 전기자극 치골경골근이동술이 시행되어 91명에서 189예의 합병증이 발생하였고, 감염이 가장 심각한 합병증이었다. 대변실금 횟수가 50% 이상 감소한 경우 성공적이라고 판단하는데, 55~75%까지 증상이 개선되었다고 하였다. 그러나 이 수술은 복잡하고 합병증이 많아서 메드트로닉사는 미국 식품의약국 공인을 위한 연구를 중단하기로 결정하여 미국에서는 시행되지 않고 있다.

### (2) 항문주변에 인공조직의 삽입

#### 1) 다크론 슬링

다크론 슬링은 직장탈의 수술에 이용되는 티어쉬 수술의 변형으로 폭이 약 1.5cm 정도인 실라스틱튜를 사용하여 피하조직 내로 항문을 둘러싼다. 다크론을 혼합한 실라스틱 물질은 신축성이 있어 변이 나올 때 항문강이 늘어날 수 있게 해준다. 수술은 복와위나 배와위 자세로 시행한다. 양측 장골직장와부위를 절개한다. 터널을 약 4cm 깊이의 항문둘레에 만들며 뒤쪽의 항문미골봉선을 절단한다. 1.5~2cm폭의 다크론을 꼬이지 않게 주의하여 항문둘레에 두른다. 항문 안쪽에 인지를 집어넣어 슬링의 적정한 긴장도를 확인하여 TA30이나 GIA 문합기로 양 끝을 연결한다. 레이 클리닉에서 수술한 16명의 결과를 보면 3명은 수술 후 요저류가 생겼으며 수술부위가 감염되고 피부괴사가 생겨 삽입물을 제거한 후 재수술을 시행하였다. 3명의 환자는 액체와 고형변에 대해 배변자제가 가능했고 4명은 고형변에 대해서만 자제가 가능했으며 5명에서는 심한 누출이 있었고 3명에서는 완전히 실패하였다. 1명은 다른 질환으로 사망하였다. 라브로 등은 50%의 환자에서 좋은 결과를 얻었다고 보고했다.

#### 2) 인공괄약근삽입술

인공괄약근삽입술artificial bowel sphincter은 인공조직을 이용하여 항문관을 좁게 하는 티어쉬 수술의 변형으로 1972년 요실금에 적용한 이후 동물실험과 여러 임상실험 후에 대변실금치료로 확대되었다. 덴마크의 크리스티안센은 1987년 인공괄약근삽입술식을 시행한 후 3개월 동안의 추적기간 동안 좋은 결과를 얻었다고 처음 보고한 이후 많은 보고들이 잇따랐다. 1992년 기존의 요실금에 사용되던 것과 다르게 대변실금에 사용될 수 있는 더 커다란 인공괄약근이 개발되어 임상에 적용되고 있다. 현재까지 1,000예 이상이 시술되었고, 아직은 실험적인 단계이지만 미국 식품의약국 공인을 위한 연구가 진행 중이다. 적응증은 신경학적 이상을 동반하는 대변실금, 괄약근재건술이 실패한 경우, 괄약근의 선천성 기형, 복회음절제술이 시행된 초기 항문직장암 등이다. 산과적 손상에 의해 유발된 얇고 흉터를 가진 회음부, 항문주변 감염, 복회음절제술 이후 방사선치료가 시행된 경우는 인공괄약근보다는 치골경골근이동술이 더 좋은 것으로 되어 있다.

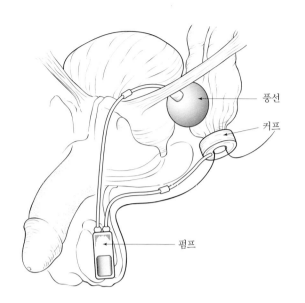

풍선

커프

펌프

그림 17-23. 대변자제를 돕기 위한 인공괄약근 삽입장치 커프를 항문강 둘레에 위치시킨다. 확장이 되는 펌프 조절장치를 음낭 내에 삽입하고, 저장풍선을 치골결합 밑에 위치시킨다.

시술 시 회음부와 복부에 단지 2개의 절개만 가하면 되며, 수술시간은 2시간 이하이고 수술 후에는 가벼운 처치만 하면 된다. 항문관주위에 커프를 감고 조절펌프는 정낭이나 대음순에 삽입하고, 저장풍선은 치골결합부위 아래에 넣는다(그림 17-23). 대변을 보려고 할 때, 펌프를 9~12회 정도 짜면 항문주위의 커프가 감압되어 항문관이 열리게 되며, 대변을 보고 나면 자동적으로 액체가 항문관 주위의 커프로 이동하여 배변자제를 유지하게 된다. 합병증은 감염이 가장 심각하며 커프에 의한 항문강의 부식, 기계적 실패, 항문폐쇄, 재수술, 적출 등이 보고되고 있다(표 17-23). 인공괄약근삽입술은 2002년 윙 등에 의해 보고된 다기관 연구에서 수술 후 1년 동안 환자의 67%에서 기능을 하였다고 보고하였으나, 커프에 의한 항문강의 부식과 감염증의 심각한 합병증이 25%에서 발생하고, 기계적 실패, 제거 등이 37%에서, 재수술이 46%에서 시

행되어 전체적으로 성공률은 환자의 53%였고, 잘 기능하는 기구의 경우에서만 85%에서 좋은 결과를 얻었다고 한다. 앨토마레 등은 이 치료법은 시간과 함께 기능이 매우 떨어진다고 보고하였다.

인공괄약근삽입술은 미국에서 대변실금에 대한 치료방법으로는 가장 침습적이고 복잡한 것으로 다른 치료방법들이 모두 실패했을 때 시도할 수 있다고 여겨지고 있다. 환자의 동기가 강력하며 실패할 경우 영구적인 장루로 살 수 있는 정신적인 준비가 되어 있는 환자에서나 시도 가능하다. 최근 수술 전후 항생제치료를 통해 감염과 관련된 합병증을 9%까지 감소시켰다고 하였지만 인공괄약근삽입술은 현재 실험단계라고 할 수 있고, 좀 더 결과를 지켜볼 필요가 있다.

### (3) 장루

몇몇 환자들은 반복적인 수술적 치료에도 불구하고 실금증이 개선되지 않아 결국 장루를 설치해야 되는 경우가 있다. 이들 중에는 비록 장치를 차고 다녀야 되는 불편함에도 불구하고 대변배출에 대한 어느 정도의 조절이 가능하다는 사실에 안도감을 갖는 경우가 많다. 어떤 환자들에서는 항문기능이 심하게 악화되어 있기 때문에 초진 시에 장루를 권하기도 하지만, 대개 환자들은 다른 모든 노력이 실패한 후에야 장루를 받아들인다. 대장운동 장애가 없는 한 말단결장루를 설치하면 환자들 스스로 관리를 할 수 있다. 이 경우 직장 쪽 절단면은 봉합을 하여 폐쇄하고 말단결장루는 좌측 복직근 내에 설치하지만, 어떤 이들은 남아 있는 직장에서 나오는 점액질에 대해 심한 실금이 있어서 복회음절제술을 원하기도 한다. 또한 변에 의한 냄새 때문에 말단결장루보다 회장루를 선호하는 환자도 있다.

신경학적 질환이나 항문직장의 변형이 있어 변의 배출

| 표 17-23 | | | | 인공괄약근삽입술의 치료결과(%) | | | | | | |
|---|---|---|---|---|---|---|---|---|---|---|
| 연도 | 저자 | 수 | 종류 | 추적기간 | 감염 | 기계실패 | 재수술 | 적출 | 기능 | 성공률 |
| 1987 | 크리스티안센 | 1 | AMS 800 | 3개월 | 0 | 0 | 0 | 0 | 100 | 100 |
| 1992 | 크리스티안센 | 12 | Modified | 34개월 | 25 | 33 | 67 | 17 | 83 | 67~83 |
| 1996 | 윙 | 12 | Modified | 76개월 | 25 | 25 | 42 | 8 | 92 | 75 |
| 1999 | 크리스티안센 | 17 | Both | 10년 | 18 | 41 | 35 | 41 | 47 | 47 |
| 2000 | 레후 | 24 | Acticon | 35개월 | 12 | 17 | 17 | 17 | 83 | 75 |
| 2000 | 오브라이언 | 13 | Acticon | NA | 15 | 0 | 15 | 23 | 77 | 77 |

(비튼·웩스너, 2000)

이 원활하지 않아서 대변실금이 발생하는 소아나 성인에서 멀론Malone(antegrade continent enema)치료법이 시도될 수 있다. 이는 맹장루나 충수루를 통해 매일 또는 이틀마다 주기적인 관장을 통해 대장의 변을 제거하여 변지림을 방지하는 방법이다. 카테터에 의한 천공, 장루 협착, 감염 등의 부작용이 보고되고 있으나 흔하지 않은 것으로 보고되고 있다.

## 참고문헌

강성범, 이택구. 근육재생: 대변실금 치료를 위한 모색. 대한대장항문학회지 2010;26:1-7.

박덕훈. 변실금 치료의 현재와 미래. 대한대장항문학회지 2007;23: 136-143.

성무경, 심진석. 항문 외괄약근 피로도 지수의 임상적 의의에 대한 재평가. 대한대장항문학회지 2009;25:75-80.

성무경. 변실금의 진단과 치료. 대한대장항문학회지 2007;23:386-394.

이상전. 골반저 질환의 평가와 치료. 대한대장항문학회지 2007;23: 206-220.

이상전. 직장절제 후 증상의 관리. 대한대장항문학회지 2008;24: 62-71.

Altomare DF, Binda GA, Dodi G, La Torre F, Romano G, Rinaldi M, et al. Disappointing long-term results of the artificial and sphincter for fecal incontinence. Br J Surg 2004;91:1352-1353.

Arabi Y, Alexander-Williams J, Keighley MRB. Anal pressure in hemorrhoids and anal fissure. Am J Surg 1977;134:608-610.

Baeten CG, Bailey HR, Bakka A, Belliveau P, Berg E, Buie WD, et al. Safety and efficacy of dynamic graciloplasty for fecal incontinence: report of a prospective, multicenter trial. Dynamic Graciloplasty Therapy Study Group. Dis Colon Rectum 2000;43:743-751.

Barrett JA, Brocklehurst JC, Kiff ES, Ferguson G, Faragher EB. Anal function in geriatric patients with fecal incontinence. Gut 1989;30:1244-1251.

Bartolo DCC, Roe AM, Locke-Edmunds JC, Mortensen NJMcC. Flap-valve theory of anorectal continence. Br J Surg 1986; 73:1012-1014.

Boulos BP, Arauje JGC. Adequate internal sphincterotomy for chronic anal fissure: subcutaneous or open technique? Br J Surg 1984;71:360-362.

Brown SR, Nelson RL. Surgery for faecal incontinence in adults. Cochrane Database Syst Rev 2007;2:CD001757.

Browning GGP, Motson RW. Anal sphincter injury. Management and results of Parks sphincter repair. Ann Surg 1984; 199:351-357.

Campell AJ, Reiken J, McCosh L. Incontinence in the elderly: prevalence and prognosis. Age ageing 1985;14:65-70.

Cavina E, Seccia M, Evangelista G. Perineal colostomy and electrostimulated gracilis neosphincter after abdomino-perineal resection of the colon and anorectum: a surgical experience and follow-up study in 47 cases. Int J Colorectal Dis 1990;5:6-11.

Chassagne P, Landrin I, Neveu C, Czernichow P, Bouaniche M, Doucet J, et al. Fecal incontinence in the institutionalized elderly: incidence, risk factors, and prognosis. Am J Med 1999;106:185-190.

Christiansen J, Sorensen M, Rasmussen OO. Gracilis muscle transposition for fecal incontinence. Br J surg 1990;77:1039-1040.

Dare OO, Cleland JG. Reliability and validity of survey data on sexual behaviour. Health Transit Rev 1994;4 Suppl:93-110.

DW Kim, HM Yoon, JS Park, YH Kim, SB Kang. Radiofrequency energy delivery to the anal canal: Is it a promising new approach to the treatment of fecal incontinence? Am J Surg 2009;197:14-18.

Efron JE. The SECCA procedure: a new therapy for treatment of fecal incontinence. Surg Technol Int 2004;13:107-110.

Frudinger A, Kolle D, Schwaiger W, Pfeifer J, Paede J, Halligan S. Muscle-derived cell injection to treat anal incontinence due to obstetric trauma: pilot study with 1 year follow-up. Gut 2010;59:55-61.

Fynes M, Donnelly V, Behan M, O'Connell PR, O'Herlihy C. Effect of second vaginal delivery on anorectal physiology and faecal continence: a prospective study. Lancet 1999; 354:983-986.

Giebel GD, Lefering R, Troidl H, Blochl H.Prevalence of fecal incontinence: what can be expected? Int J Colorectal Dis 1998;13:73-77.

Hinds JP, Eidelman BH, Wald A. Prevalence of bowel dysfunction in multiple sclerosis. A population survey. Gastroenterology 1990;98:1538-1542.

Joh HK, Seong MK, Oh SW. Fecal incontinence in elderly Koreans. J Am Geriatr Soc 2010;58:116-121.

Johanson JF, Lafferty J. Epidemiology of fecal incontinence: the silent affliction. Am J Gastroenterol 1996;91:33-36.

Kalantar JS, Howell S, Talley NJ. Prevalence of faecal incontinence and associated risk factors; an underdiagnosed problem in the Australian community? Med J Aust 2002;176: 54-57.

Kamm MA, Lennard-Jones JE, Nicholls RJ. Evaluation of the intrinsic innervation of the internal anal sphincter using electrical stimulation. Gut 1989;30:935-938.

Kang SB, Kim NY, Lee KH, Kim YH, Kim JH, Kim JS. Anal Sphincter Asymmetry in Anal Incontinence After Restorative Proctectomy for Rectal Cancer. World J Surg 2008;32:2083-2088.

Kang SB, Lee HN, Lee JY, Park JS, Lee HS. Sphincter contractility after muscle-derived stem cells autograft into the cryo-injured anal sphincters of rats. Dis Colon Rectum 2008;51:1367-1373.

Keighley MRB. Postanal repair. Int J Colorectal Dis 1987;2:236-239.

Khaikin M, Wexner SD. Treatment strategies in obstructed defecation and fecal incontinence. World J Gastroenterology

2006;12:3168–3173.

Kiff ES, Swash M. Slowed conduction in the pudendal nerves in idiopthic (neurogenic) fecal incontinence. Br J Surg 1984; 71:614–616.

Kim DW, Yoon HM, Park JS, Kim YH, Kang SB. Radiofrequency energy delivery to the anal canal: is it a promising new approach to the treatment of fecal incontinence? Am J Surg 2009;197:14–18.

Kumer d, Williams NS, Waldron D, Wingate DL. Prolonged manometric recording of anorectal motor activity in ambulant human subjects: evidence of periodic activity. Gut 1989; 30:1007–1011.

Lam TCF, Kennedy mL, Chen FC, Lubowski DZ, Talley NJ. Prevalence of fecal incontinence: obstetric and constipation-related risk factors; a population-based study. Colorectal Dis 1999;1:197–203.

Lamah M, Kumar D. Fecal incontinence. Dig Dis Sci 1999;44: 2488–2499.

Lee TG, Kang SB, Heo SC, Jeong SY, Park KJ. Risk factors for persistent anal incontinence after restorative proctectomy in rectal cancer patients with anal incontinence: prospective cohort study. World J Surg 2011;35:1918–1924.

Leight RJ, Turnberg LA. Fecal incontinence the unvoiced symptom. Lancet 1982;I: 1349–1352.

Lequit R Jr, van Baal JG, Brummelkamp WH. Gracilis muscle transposition in the treatment of fecal incontinence: long-term follow-up and evaluation of anal pressure recordings. Dis Colon Rectum 1985;28:1–4.

Lestar B, Penninckx F, Kerremans RP. The composition of anal basal pressure. An in vivo and in vitro study in man. Int J Colorectal Dis 1989;4:118–122.

Loening-Baucke V, Anuras S. Effects of age and sex on anorectal manometry. Am J Gastroenterol 1985;80:50–53.

Lorenzi B, Pessina F, Lorenzoni P, Urbani S, Vernillo R, Sgaragli G, et al. Treatment of experimental injury of anal sphincters with primary surgical repair and injection of bone marrow-derived mesenchymal stem cells. Dis Colon Rectum 2008;51: 411–420.

MacLeod JH. Management of anal incontinence by biofeedback. Gastroenterology 1987;93:291–294.

Macmillan AK, Merrie AE, Marshall RJ, Parry BR. The prevalence of fecal incontinence in community-dwelling adults: a systematic review of the literature. Dis Colon Rectum 2004;47:1341–1349.

Madoff RD, Parker SC, Varma MG, Lowry AC. Faecal incontinence in adults. Lancet 2004;364:621–632.

Madoff RD. Surgical treatment options for fecal incontinence. Gastroenterology 2004;126(1 Suppl 1):S48–54.

Matzel KE, Kamm MA, Stosser M, Baeten CG, Christiansen J, Madoff R, et al. Sacral spinal nerve stimulation for faecal incontinence: multicentre study. Lancet 2004;363:1270–1276.

Matzel KE, Stadelmaier U, Hohenberger W. Innovations in fecal incontinence: sacral nerve stimulation. Dis Colon Rectum 2004;47:1720–1728.

Nelson R, Norton N, Cautley E, Furner S. Community-based prevalence of anal incontinence. JAMA 1995;274:559–561.

Norton C, Whitehead WE, Bliss DZ, Harari D, Lang J. Conservative Management of Fecal Incontinence in Adults Committee of the International Consultation on Incontinence. Management of fecal incontinence in adults. Neurourol Urodyn 2010;29:199–206.

Park JS, Kang SB, Kim DW, Namgung HW, Kim HL. The efficacy and adverse effects of topical phenylephrine for anal incontinence after low anterior resection in patients with rectal cancer. Int J Colorectal Dis 2007;22:1319–1324.

Parker SC, Spencer MP, Madoff RD, Jensen LL, Wong WD, Rothenberger DA. Artificial bowel sphincter: long-term experience at a single institution. Dis Colon Rectum 2003; 46:722–729.

Perry S, Shaw C, McGrother C, Matthews RJ, Assassa RP, Dallosso H, et al. Leicestershire MRC Incontinence Study Team. Prevalence of faecal incontinence in adults aged 40 years or more living in the community. Gut 2002;50:480–484.

Person B, Kaidar-Person O, Wexner SD. Novel approaches in the treatment of fecal incontinence. Surg Clin North Am 2006;86:969–986.

Preston DM, Lennard-Jones PE, Thomas BM. The balloon proctogram. Br J Surg 1984;71:29–32.

Rao SS, Welcher KD, Happel J. Can biofeedback therapy improve anorectal function in fecal incontinence? Am J Gastroenterol 1996;91:2360–2366.

Rao SS. American College of Gastroenterology Practice Parameters Committee. Diagnosis and management of fecal incontinence. American College of Gastroenterology Practice Parameters Committee. Am J Gastroenterol 2004;99:1585–1604.

Read MG, Read NW, Haynes WG, Donnelly TC, Johnson AG. A prospective study of the effect of hemorrhoidectomy on sphincter function and fecal incontinence. Br J Surg 1982; 69:396–398.

Read NW, Bartolo DCC, Read MG. Differences in anal function in patients with incontinence to solids and in patients with incontinence to liquids. Br J Surg 1984;71:39–42.

Read NW, Celik AF, Katsinelos P. Constipation and incontinence in the elderly. J Clin Gastroenterol 1995;20:61–70.

Rockwood TH, Church JM, Fleshman JW, Kane RL, Mavrantonis C, Thorson AG, et al. Fecal Incontinence Quality of Life Scale: quality of life instrument for patients with fecal incontinence. Dis Colon Rectum 2000;43:9–16.

Rockwood TH, Church JM, Fleshman JW, Kane RL, Mavrantonis C, Thorson AG, et al. Patient and surgeon ranking of the severity of symptoms associated with fecal incontinence: the fecal incontinence severity index. Dis Colon Rectum 1999;42:1525–1532.

Santoro GA, Eitan BZ, Pryde A, Bartolo DC. Open study of low-dose amitriptyline in the treatment of patients with idiopathic fecal incontinence. Dis Colon Rectum 2000;43: 1676–1681.

Schuster MM, Hookman P, Hendrix TR, Mendeloff AI. Simultaneous manometric recording of internal and external anal sphincter reflexes. Bull Johns Hopkins Hosp 1965;116:79-88.

Snook SJ, Swash M, Mathers SE, Henry MM. Effect of vaginal delivery on the pelvic floor: a 5 year follow-up. Br J Surg 1990;77:1358-1360.

Snook SJ, Swash M. Motor conduction velocity in the human spinal cord: slowed conduction in multiple sclerosis and radiation myelopathy. J Neurol Neurosurg Psychiatr 1985; 48:1135-1139.

Strasser H, Marksteiner R, Margreiter E, Pinggera GM, Mitterberger M, Frauscher F, et al. Autologous myoblasts and fibroblasts versus collagen for treatment of stress urinary incontinence in women: a randomised controlled trial. Lancet 2007;369:2179-2186.

Sun WM, Read NW, Verlinden M. Effects of loperamide oxide on gastrointestinal transit time and anorectal function in patients with chronic diarrhoea and faecal incontinence. Scand J Gastroenterol 1997;32:34-38.

Takahashi T, Garcia-Osogobio S, Valdovinos MA, Belmonte C, Barreto C, Velasco L. Extended two-year results of radio-frequency energy delivery for the treatment of fecal incontinence (the Secca procedure). Dis Colon Rectum 2003;46:711-715.

Thomas TM, Egan M, Walgrove A, Meade TW. The prevalence of faecal and double incontinence. Community Med 1984;6: 216-220.

Tjandra JJ, Lim JF, Matzel K. Sacral nerve stimulation: an emerging treatment for fecal incontinence. ANJ J Surg 2004;74:1098-1106.

Wald A. Faecal Incontinence in the Elderly: Epidemiology and Management. Drugs & Aging 2005;22:131-139.

Wexner SD, Baeten C, Bailey R, Bakka A, Belin B, Belliveau P, et at. Long-term efficacy of dynamic graciloplasty for fecal incontinence. Dis Colon Rectum 2002;45:809-818.

Wexner SD, Marchetti F, Jagelman DG. The role of sphincteroplasty for fecal incontinence reevaluated: a prospective physiologic and functional review. Dis Colon Rectum 1991; 34:22-30.

Whitehead WE, Wald A, Norton NJ. Treatment optionsfor fecal incontinence. Dis Colon Rectum 2001;44:131-144.

Williams NS, Hallan RI, Koeze TH, Pilot MA, Watkins ES. Construction of a neoanal sphincter by transposition of the gracilis muscle and prolonged neuromuscular stimulation for the treatment of fecal incontinence. Ann R Coll Surg Engl 1990;72:108-113.

Williams NS, Hallan RI, Koeze TH, Watkins ES. Construction of a neorectum and neoanal sphincter following previous proctocolectomy. Br J Surg 1989;76:1191-1194.

Williams NS, Patel J, George BD, Hallan RI, Watkins ES. Development of an electrically stimulated neoanal sphincter. Lancet 1991;338:1166-1169.

Womack NR, Morrison JFB, Williams NS. The role of pelvic floor denervation in the etiology of idiopathic fecal incontinence. Br J Surg 1986;73:404-407.

Wong WD, Congliosi SM, Spencer MP, Corman mL, Tan P, Opelka FG, et al. The safety and efficacy of the artificial bowel sphincter for fecal incontinence: results from a multicenter cohort study. Dis Colon Rectum 2002;45:1139-1153.

Yoshioka K, Keighley MR. Clinical and manometric assessment of gracilis muscle transplant for fecal incontinence. Dis Colon Rectum 1988;31:767-769.

# 18

# 결장과 직장의 양성용종

김남규

## I. 정의와 분류

용종은 장관점막 위로 돌출하여 육안적으로 보이는 부위 혹은 종괴를 의미한다. 결장과 직장의 용종은 크게 신생물성 용종neoplastic polyps과 비신생물성 용종nonneoplastic polyps으로 구분할 수 있다. 신생물성 용종은 상피조직에서 기인하는가 그렇지 않은가의 여부에 따라 두 가지 군으로 나눌 수 있으며 비신생물성 용종은 증식성hyperplastic polyps, 과오종성harmatomas, 염증성inflammatory polyps 등으로 분류된다(표 18-1). 형태학적으로 용종의 목이 있는가 없는가의 여부에 따라 유경형 혹은 무경형으로 분류될 수 있으며 형태학적 및 조직학적 특성에 따라 다양한 분류가 가능하다(표 18-2, 표 18-3).

## II. 비신생물성 용종

### 1. 증식성 용종

증식성 용종은 정상적인 세포사멸 과정이 제대로 일어나지 않아 발생한다. 정상 점막세포가 분화하고 성숙하여 점막의 표면에 축적되며 작은 목 없는 융기를 형성한다. 세포의 군집은 특징적인 톱니 모양을 나타내며 성숙된 술잔세포goblet cells가 주요한 세포질 성분이다.

| 표 18-1 | 용종의 분류

| 신생물성 용종 | | 비신생물성 용종 |
|---|---|---|
| 상피성 병변 | 비상피성 병변 | |
| 샘종 | 지방종 | 과오종 |
| 융모성 샘암종 | 평활근종 | 증식성 용종 |
| 유암종 | 림프종성용종 | 염증성 용종 |

| 표 18-2 | 결장직장에 생기는 용종의 형태학적 분류

| 특징 | 분류 |
|---|---|
| 위치 | 직장, 에스결장, 하행결장 등 |
| | 우측 결장 / 좌측 결장 |
| 크기 | 소형: ≤0.5cm |
| | 중형: 0.5~1.0cm |
| | 대형: >1.0cm |
| 표면 | 매끈함(복잡하지 않은) |
| | 불규칙함 |
| 병변의 수 | 단일 |
| | 다수 |
| 형태 | 소엽상, 딸기형(전형적인 관상 선종) |
| | 덥수룩한, 부드러운(전형적인 융모상 선종) |
| | 혼합형 |
| 고정 | 무경성sessile(줄기가 없는) |
| | 유경성pedunculated(줄기가 있는) |
| | 평탄형 |
| 외관 | 출혈 |
| | 무출혈 |

| 표 18-3 | 결장직장에 생기는 용종의 조직학적 분류 | |
|---|---|
| 종양 형태 | 분류 |
| 상피 종양 (혹은 종양성 병변) | 선종 |
| | 과형성(화생성) 용종 |
| | 무경형 톱니 모양 선종(SSA) |
| | 유년기 용종 |
| | 염증성 용종 |
| | 염증성 섬유화 용종 |
| | 포이츠-제거스 용종 |
| | 선암 |
| | 유전성 비용종성 대장암(HNPCC) |
| | 내분비 세포종 혹은 유암종 |
| 용종증증후군 | 가족성 선종성 용종증(FAP) |
| | 유년기 용종증 |
| | 포이츠-제거스증후군 |
| | 코든증후군 |
| | 바나얀-릴리-루발카바증후군 |
| | 크론크하이트-캐나다증후군 |
| 비상피성 종양 | |
| 림프 조직의 종양 | 양성 림프 용종 |
| | 양성 림프 용종증 |
| | 대장의 악성 림프종 |
| 결합조직의 종양 | 위장간 간질종양(GIST) |
| | 직장의 간질종양(평활근종성 용종) |
| 지방조직의 종양 | 지방종 |
| | 회맹판의 지방증식증 |
| 혈관조직의 종양 | 혈관종 |
| | 림프관종 |
| 신경성 종양 | 양성 신경섬유종(양성종) |
| | 위장간 간질종양(GIST) |

대부분의 증식성 용종은 크기가 작아 3mm 미만에서 5mm 정도의 크기인데 엷은 색조를 나타내며 주로 결장직장 경계부위에 많이 분포하고 대부분의 경우 무증상이며 다발성으로 존재한다. 증식성 용종과 샘종은 각각 특징적인 모양을 나타내긴 하지만 육안적으로 증식성 용종과 샘종을 구분하기는 쉽지 않다. 정확한 진단을 위해서는 조직검사가 필요하며 조직검사는 80%의 민감도와 71%의 특이도를 갖는다. 색소대장내시경검사를 시행할 경우 선종성 용종의 감별능력이 높아진다. 증식성 용종은 인디고카민염색 후 확대내시경을 이용해서 관찰하면 특징적인 별 모양의 선구형태pit pattern를 보인다.

증식성 용종이 건강검진을 통해 발견되었을 때 추후에 암발생률이 올라가는지에 대해서는 의견이 분분하다. 왼쪽 결장의 증식성 용종은 근위부 결장의 선종을 예측하는 인자라는 주장이 있기도 하지만 미국에서 시행된 큰 규모의 연구에서는 관련성이 없었다.

유전성 증식성 용종증 환자에서는 대장암의 발생위험이 높은 것으로 보고되고 있으며 세계보건기구WHO에서 정의한 진단기준은 다음과 같다.

① 적어도 5개 이상의 증식성 용종이 에스결장의 근위부에서 발견된다.
② 2개가 크기가 1cm 이상이거나, 증식성 용종증을 갖는 환자의 직계가족에서 증식성 용종이 1개 이상 발견된다.
③ 전대장에 걸쳐 30개 이상의 증식성 용종이 관찰된다.

매우 드문 질환인데 환자의 평균나이는 52세이고 각 환자당 평균 100개 이상의 용종을 갖고 있으며 평균 용종의 크기가 16mm(범위, 5~45mm)이다. 절반 이상의 환자에서 암이 관찰되었으며 그중의 절반 이상은 우측 결장암이었다. 현재까지 증식성 용종이나 유전성 증식성 용종증에 대한 진료지침은 정립되지 않은 실정이다.

## 2. 과오종

### (1) 유년기 용종

유년기 용종juvenile polyps은 선천성 용종, 저류성 용종, 유년기 선종 등으로 불린다. 점막세포의 수가 증가하기보다는 고유판에 둘러싸인 확대된 낭샘으로 구성된, 정상성숙세포가 국소적으로 과증식된 과오종의 하나이다. 육안적 소견상 대부분의 유년기 용종은 원형이며 분홍빛을 나타내고, 표면이 부드럽고 유경성이다. 일부에서는 크기가 작고 무경성인 경우도 있으며 대부분 1개나 2개의 용종이 관찰된다. 3개 정도의 용종이 비유전성으로 관찰되기도 한다. 258명의 유년기 용종을 분석한 결과, 60%의 환자에서 항문연 근위부 10cm 내에서 발견되었고 20cm 이상인 경우는 10%에 불과하였다.

유년기 용종은 어느 연령대에서나 발견이 가능하나 주로 10세 이하의 소아에서 발견되는 경우가 많다. 다발성 유년기 용종은 우성유전을 하는 가족력이 있는 경우는 드물며 증상은 직장출혈, 점액분비, 설사와 복통, 장중첩증, 항문탈출증 등이 있으며 출혈의 위험성이 있기 때문에 제거되어야 한다. 치료는 올가미 용종제거술snare polypec-tomy이 추천되며 추적검진은 필요하지 않다.

## (2) 유년기 용종증

### 1) 임상 양상

유년기 용종증juvenile polyposis은 대장의 다발성 유년기 용종을 특징으로 한다. 위와 소장에서도 발견되는 확률이 약 50% 정도이다. 유년기 용종증을 정의하는 데 필요한 발견된 용종의 개수는 보고자마다 조금씩은 다르지만 대략 3~5개 정도가 제시되고 있다. 대부분은 50~200개의 용종을 보이는 경우가 많지만 어떤 사람은 거의 없는 경우도 있다. 유년기 용종증의 가족력이 있을 경우 환자에서 발견된 단 하나의 유년기 용종만으로도 진단은 가능하다.

이 질환은 매우 드문 질환으로 10만 명당 1명 정도 발견되며 평균 9세에서 직장출혈이나 빈혈 용종의 탈출증상으로 진단된다. 용종은 과오종으로 증식성 기질, 과량의 고유판, 낭종샘, 염증을 특징으로 한다.

이런 환자의 절반에서 샘종 변화가 일어나며 침습성 종양으로 발전할 수 있다. 10~20%의 환자에서 다른 육안적 비정상 소견으로 대두증, 정신지체, 입술갈림증 혹은 입천장갈림증, 선천성 심장 기형, 비뇨기계 이상, 장회전 이상 등이 동반되기도 한다.

### 2) 유전적 소인

이 질환은 유전적으로 3가지 정도의 다른 유전자가 영향을 주고 있는 것으로 연구되었다. 유전적 변이는 염색체 18q21에 위치해 있으며 종양억제유전자라고 알려진 SMAD4(DPC4라고도 알려짐)에서 발견된다. SMAD4는 전환성장인자-베타transforming growth factor-β 신호전달체계에 관여하는 단백질을 생성하는 유전자이며 미국에서의 연구에 의하면 35~60%의 유년기 용종증 환자에서 배선돌연변이가 관찰되는 것으로 보고되고 있다. 그러나 유럽에서 시행된 연구에서는 3~28% 정도에서 관찰되어 그 비율이 조금 낮다.

최근에는 같은 신호전달체계에 관여하는 단백질을 관장하는 염색체 10q22에 위치한 BMPR1A의 배선돌연변이가 15%에서 관찰되었다. PTEN 돌연변이도 유년기 용종증에서 관찰되었는데 이러한 현상이 유년기 용종증과 직접적인 관련이 있는지에 대해서는 아직 확실하지 않다.

### 3) 암 발생확률과 관리

대장암 발생확률은 약 30~50% 정도이다. 진단받은 사람의 한 세대 차이가 나는 가족구성원은 증상이 없어도 약 12세경부터는 대장내시경 검사로 조기검진을 시작하여야 하며 5년마다 검사를 받아야 한다. 용종이 발견될 경우 용종절제술을 시행하여야 하며 상부위장관 내시경과 대장내시경을 적어도 2년에 한 번씩은 시행받아야 한다. 용종절제술로 치료하기에 용종의 수가 너무 많다고 판단되는 경우에는 전대장직장절제술과 재건대장직장절제술이 필요할 수 있다. 내시경적 검진 프로그램과 용종절제술이 암 발생을 억제하는지에 대해서는 아직 연구가 부족한 실정이며 예방적 대장절제술의 필요성도 정립되어 있지 않다. 대장에서 용종이 발견된 환자는 25세경부터는 상부위장관 내시경검진도 시작하여야 한다.

## (3) 크론크하이트-캐나다증후군

매우 드문 질환이며 성인기에 시작하고 유전적으로 발생한다는 증거는 없다. 위장관의 과오종과 외배엽 이상인 탈모, 손발톱 이상증, 얼굴과 눈썹피부의 과색소침착을 특징으로 한다. 위점막은 메네트리에병Menetrier disease의 점막과 비슷하며 영양흡수 장애와 단백질 부족으로 인하여 빈혈, 설사, 체중감소, 부종, 강직이 나타나며 저칼륨증이 나타나기도 한다.

75%의 환자가 십이지장에서 다발성 유년기 용종의 염증성 변화가 관찰되며 50%에서는 소장에서 관찰되고 위와 대장에서도 관찰된다. 샘종성 변화도 가능하며 약 10%에서는 위장관 종양이 발견된다. 치료는 수액공급과 영양공급 등의 보존적인 치료를 시행한다.

## (4) 포이츠-제거스증후군

다발성의 과오종이 위장관 내에서 발견되며 점막피부 접합부의 색소침착이 특징적인 질병이다. 1921년에 포이츠에 의해 독일의 한 가정에서 발견되었다. 상염색체 우성으로 유전하며 용종과 피부침착의 특징이 다음 세대에서도 잘 나타나는 것으로 알려져 있다. 남성과 여성에서의 유병률이 비슷하며 2만 5,000~28만 명당 1명의 발생률이 보고되는 매우 드문 질환이다. 19번 염색체 단완(19p13.3)에 세린-트레오닌 키나아제를 조절하는 LKB1 혹은 STK11 유전자의 돌연변이에 의해서 발생한다.

피부색소는 태어날 때부터 혹은 유아기에 나타난다. 특징적으로 평편하면서 흑색에서 흑갈색의 주근깨 같은 1~5mm 정도의 크기를 갖는다. 입술과 입주위에서 대부분 나타나며 손이나 볼점막 그리고 다리에서 많이 나타난다. 코, 항문주위, 성기주위에서도 나타날 수 있으나 위장관에서는 거의 나타나지 않는다. 볼점막에 나타나는 것을 제외하고는 사춘기 이후에는 소실될 수 있다.

용종은 주로 10대 이전에 자라기 시작하여 10~30대에 증상을 나타내기 시작한다. 위장관의 용종에 의해 장중첩증이나 위장관폐쇄가 나타날 수 있으며 혈류의 허혈에 의한 복부통증이나 직장출혈, 용종의 항문탈출 등의 증상이 나타날 수 있다. 약 반의 환자에서 일생 동안 한 번 정도의 장중첩증을 경험하게 되며 대부분은 소장에서 발생한다.

### 1) 병리

용종의 개수는 다양하며 1~20개 이상의 용종을 보이거나 단독으로 발견되는 경우가 있다. 용종의 크기는 0.1~5cm 이상까지 매우 다양하다. 현미경적으로는 성숙된 선상피관들이 점막근층 평활근의 수지상 골격을 따라서 엽상으로 배열된다. 감싸고 있는 점막구조는 정상이고 과증식세포의 이형성, 분화도의 소실 등은 보이지 않기 때문에 과오종임을 알 수 있다(그림 18-1).

### 2) 치료

장폐쇄 등의 증상은 소장에서 가장 많이 발생하기 때문에 일생 동안 소장에 대한 수술을 여러 차례 받는 경우도 있다. 장절제를 최소화해서 흡수 장애 등의 합병증을 줄여야 한다. 장절개를 통해 제거할 수 있는 용종은 제거하고 이후 내시경적 절제가 가능한 용종은 내시경적 절제를 이용한다. 수술시행 시 소장내시경을 가장 큰 용종이 있는 곳 주위에 삽입하여 관찰하고 내시경을 꺼내면서 용종 제

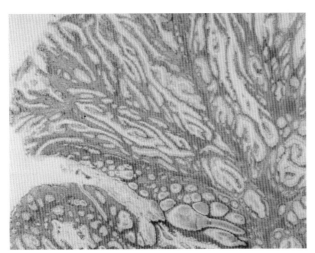

그림 18-1. 포이츠-제거스증후군(H&E 염색, 40배) 점막근층으로부터 방사상으로 나온 평활근조직을 축으로 용종이 증식하며, 간질은 중등도의 부종성과 충혈상을 보이는데 선관구조나 세포이형성이 없다.

거를 동시에 시행한다. 이러한 내시경을 이용하는 방법은 기존에 손으로 만지거나 간접적으로 빛을 이용하여 용종을 찾아내는 방법에 비해 좀 더 많은 용종을 찾을 수 있다.

결장과 직장에서의 암 발생은 포이츠-제거스 용종이 아닌 부위에서 발생한 종양이 많고 과오종 암의 속발은 일반인에서의 빈도와 비슷한 것으로 보고하였다.

## Ⅲ 신생물성 용종

### 1. 선종

신생물성 용종 중 선종은 선종-암 연쇄현상*adenoma-carcinoma sequence*으로 인하여 결국 암이 되기 때문에, 암의 예방을 위해 선종에 대한 이해가 매우 중요하다. 국내에서 선별검사를 목적으로 대장내시경을 시행한 3,454명의 환자를 조사한 결과 용종이 발견된 환자에게서 1개 이상의 용종이 발견된 경우가 422명(62.2%), 2개 이상의 용종이 발견된 경우가 212명(33.4%)으로 나타났다. 그중 선종이 387명(61.0%), 비선종성 용종 200명(31.6%), 선암 47명(7.4%)으로 선종이 가장 많은 분포를 나타냈으며, 선종의 65% 이상이 좌측 대장에 분포하는 양상을 보여주었다. 선종은 관상 선종, 관상융모상 선종, 융모상 선종으로 세분된다(그림 18-2, 표 18-4). 관상 선종은 세관의 이형성이 80% 이상 동반된 경우로 정의하며, 융모상 선종은 융모조직의 이형성이 80% 이상 관찰되는 경우로 정의한다. 관상융모상 선종은 20% 이상의 관상형 이형성이 관찰되나 80% 미만의 선종 이형성을 포함한 경우이다.

세인트마크 병원의 통계에 의하면 관상 선종이 75%, 관상융모상 선종이 15.3%, 융모상 선종이 9.7%를 차지한다.

### (1) 관상 선종

미국의 국립용종연구*National Polyp study*에 의하면 3,358명의 산발적 대장직장 용종을 조사한 결과, 87%에서 관상 선종, 5% 융모 선종, 8%의 관상융모상 선종의 분포를 발표한 바 있다. 크기는 약 1mm~5cm까지 다양하며 줄기 유무에 따라 유경, 무경으로 기술된다. 호발부위는 직장과 에스결장 등으로 전체 관상 선종의 50~80%가 이곳에서 발생한다. 최근 국내에서 보고한 연구에 따르면 연령이 증가할수록 우측의 용종 분포율이 증가하는 경향

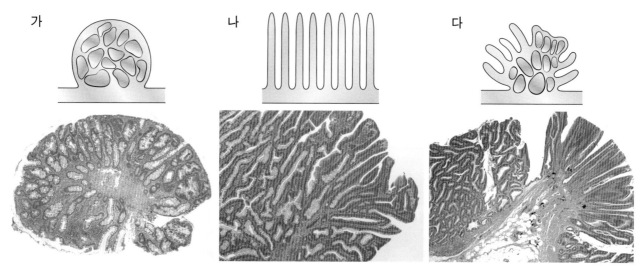

그림 18-2. 선종의 형태 **가.** 관상tubular **나.** 융모상villous **다.** 관상융모상tubulovillous

| 표 18-4 | | | 선종의 내시경적 특징 |

| 내시경적 특징 | 관상 선종 | 관상융모 선종 | 융모 선종 |
| --- | --- | --- | --- |
| 모양 | 유경성 또는 무경성 | 유경성 또는 무경성 | 무경성, 주로 3cm 이상 |
| 표면 | 정상에서 경미한 발적 | 발적을 보임 | 연노란색, 불규칙적 |
| 성상 | 매끈한 분엽상 | 결절상, 분엽상 | 결절상, 수지상돌기, 미만성 및 관상 성상 |

을 보이며 70세 이상의 환자군에서는 우측 용종 비율이 30% 이상되는 것으로 보고하였다. 40세 이후에서 용종 발생률이 급증하는 것을 알 수 있으며, 노인층에서 더욱 호발하고 젊은 나이에 선종이 발견되면 가족성 용종증에 대한 검사가 필요하다.

### 1) 조직학적 소견

정상적인 고유층으로 분리된, 세포의 이형성을 보이는 상피관과 밀집되어 선종을 형성하며 선종은 점막근층을 향해 수평하게 가지를 내면서 성장한다. 관 모양은 이형성이 약할 때는 일정하나, 이형성이 증가하면 불규칙해질 수 있다.

이형성은 상피세포의 행은 길어지고, 과염색성을 보인다. 핵의 숫자가 증가되어 행의 중첩을 보이고, 세포분열이 자주 관찰된다. 이형성 정도에 따라 저등급과 고등급으로 나누는데, 진단기준은 중첩된 핵들의 높이가 세포질의 하부 1/2 내에 국한되어 있을 때는 저등급, 핵 층의 높이가 세포질의 1/2을 넘을 때는 고등급으로 진단한다. 핵배열의 규칙성이 소실되고 세포의 이형성과 관구조의 비정형성이 심하면 저자에 따라서는 상피내암으로 분류하고, 고유층으로의 침윤이 있으나 점막 내에 국한되어 있을 때는 점막내암으로 분류한다.

### 2) 성장 속도

결장점막의 정상 상피세포는 4~8일마다 재생되는데 세포분열과 이동에 의해 세포탈락의 균형이 이루어진다. 엘리아스 등의 보고에 의하면 선종형 용종은 정상 점막에 비해 점막 면적의 226배, 세포 수의 370배 증가를 보여주었다.

### 3) 가성 침습

양성으로 보이는 선조직이 점막근층보다 깊은 곳으로 침윤되어 보이는 경우가 있다. 특히 종양이 크고 긴 줄기가 있는 경우에 감별진단이 필요하며, 특히 에스결장에서 관찰된다. 이러한 현상은 줄기가 반복적으로 꼬이는 외상이나 출혈에 의해 약화된 점막근층 사이로 점막 내의 선조직이 탈장되어 발생하는 것으로 알려져 있다. 양성종양과 같은 세포학적 모양을 보이는 선 모양이거나 낭종 같은 구조가 점막하층에 있는 경우 조직검사로 약 10%에서 확인할 수 있다. 가성 침습을 침습성 암과 구별하는 것이 중요하다.

### (2) 융모상 선종 혹은 융모성 유두종

융모상 선종은 일반적으로 관상 선종보다 크고 무경형이다. 관상 선종에 비해 경계가 불분명하고 크기에 비해 촉감이 매우 부드러워 직장수지검사에서 놓치는 경우가 많다. 크기가 큰 경우에는 항문을 통해 밖으로 탈출되기도 한다. 메이오 클리닉에서 발표한 연구에 따르면 암을 동반하지 않은 융모상 선종 331명을 분석한 결과 평균연령은 64세(36~82세)였고, 약 1/3에서는 증상이 없었다. 7%에서 크기가 1cm 미만이었으며, 61%에서 3cm 미만이었다.

### 1) 증상

직장출혈이 가장 흔한 증상이지만, 크기가 큰 경우에는 배변습관의 변화, 점액배설이 더 흔히 나타난다. 저칼륨증과 탈수가 되는 경우에는 점액설사가 하루에 1~3L가량 배설되며, 배설물 중에는 칼륨(25~35mEq/L)과 나트륨(100~150mEq/L)을 다량 포함하고 있어, 탈수, 저칼륨증, 대사성 산증, 신부전 등이 나타날 수 있다. 환자가 노령인 경우에는 특히 위험할 수 있어서 적절한 전해질 및 수액요법이 필요하다. 그러나 이러한 환자들은 융모상 선종의 크기에 비해 악성화 변화가 거의 없는 것이 특징이다.

### 2) 병리 소견

육안 소견은 융 모양 혹은 과립성의 표면이 점액으로 덮혀 있고, 정상 점막과의 경계가 불분명하며 매우 부드럽다. 또한 붉은 회색빛의 색조를 가지고 대부분 장 표면에 고착되어 있다. 용종의 표면은 손가락 모양의 긴 돌기들로 구성되어 있는데, 각각의 돌기는 모두 고유층을 갖고 있다. 상피세포가 점막고유층과 함께 장관 강을 향해 수직으로 융모를 형성하면서 커져 있다. 양성인 경우에는 점막근 상방에 상피가 국한되어 있으나 상피는 이형성을 보인다.

### (3) 관상융모상 선종

융모상 선종과 관상 선종 중간의 조직학적 소견이 있는 양성 신생물성 용종이다.

### (4) 톱니 모양 선종

톱니 모양 선종serrated adenoma은 1990년에 롱에이커와 페노글리오-프리즈가 처음으로 명명한 용종으로 형태학적으로는 증식성 용종의 특징을 가지고 있지만 조직학적인 구조가 전형적인 선종의 특성을 가진 혼합된 형태이다. 조직학적으로 미성숙 배상세포, 선와상부의 유사분열, 뚜렷한 핵의 존재, 호산구성 세포질 등의 소견을 보인다(그림 18-3). 이것은 증식성 용종과는 달리 선종의 특징을 보이며, 일반적으로 증식성 용종은 암성화 가능성이 없는 데 비하여 크기가 큰 톱니 모양 용종에서는 동시성 대장암의 발생이 보고되었다. 또한 37%에서 이형성증이 동반되어 있고, 11%에서는 고이형성증high-grade dysplasia이 동시에 발견되어 암성화 가능성이 높다고 보고되었다.

최근의 연구결과에 의하면, 톱니 모양 선종도 무경형 톱니 모양 선종sessile serrated adenomas; SSAs과 전형적인 톱니 모양 선종traditional serrated adenomas; TSAs 그리고 혼합형 용종mixed polyps; MPs 등으로 구별이 된다.

전형적인 톱니 모양 선종은 대장 용종의 0.6~1.3%를 차지하며, 60%에서 0.1~0.6cm로 크기로 1.0cm 이상인 경우가 드물다. 남성에 호발하고, 에스결장직장 경계부위

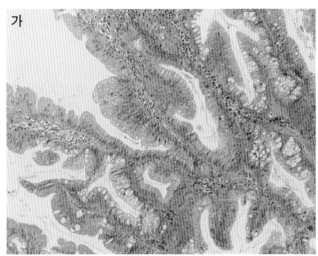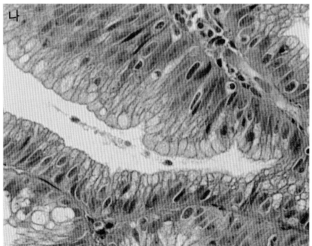

그림 18-3. 톱니 모양 선종 **가.** 과증식성 용종에 비해 보다 복잡한 분지를 하며, 움crypt이 보다 길어져 있고, 팽창되어 있으며 때로는 움이 점막판층에 평행하게 배열하기도 한다(H&E 염색, 100배). **나.** 핵은 난원형인 경우가 많고, 부분적으로 위중층pseudostratification의 배열을 보이기도 한다(H&E 염색, 400배).

에 가장 많은 것으로 보고되고 있다.

무경형 톱니 모양 선종은 대장 용종의 3.9~9%를 차지하며 근위부 결장에 호발하고 0.5cm 이상 되는 비율이 64%로 크기가 좀 더 큰 것으로 보고되고 있다. 여성에서 더 흔하며 평균 진단 당시의 나이는 70세이다. 표면을 확대해보면 별 모양이 증식성 용종과 비슷하게 관찰된다. 모양이 편평하고 선와의 기저부까지 톱니 모양을 하고 있다. 두 종류의 선종의 조직학적인 차이로는 선와의 증식, 확대, 편평선와가 무경형 톱니 모양 선종에서 더 흔한 것으로 보고되고 있다.

톱니 모양 선종은 일반적인 선종에서 흔히 발견되는 선종성 결장용종증adenomatous polyposis coli 유전자나 베타카테닌β-catenin의 변이가 적다. P53 유전자 돌연변이도 암발생 과정 중 조기에 일어난다는 점에서 일반적인 선종-선암 경로와는 다른 경로를 통해 암발생이 일어나는 것으로 생각되고 있다. 이러한 다른 경로를 '톱니 모양 경로serrated pathway' 또는 '증식성 용종-톱니 모양 선종-선암 경로'라고 부르고 있다.

무경형 톱니 모양 선종은, 특히 조직학적 형성 이상을 부분적으로 함유하고 있는 경우, MSI-H(microsatellite instability-high) 대장암의 전구체로 생각되고 있다. 유전검사에 의하면 복제실수교정 유전자인 hMLH1(human mutL homolog1)과 MGMT(0-6-methylguanine DNA methyltransferase) 등의 단독 혹은 동시 메틸화로 인해 미세부수체 불안정성이 발생하는 것으로 주장되고 있다.

톱니 모양 선종은 악성 진행 가능성이 있어 용종절제술과 같은 적극적인 치료가 필요하다. 그러나 초기에 증식성 용종과 형태적으로 구분하기 어려워 병리검사에서 증식성 용종으로 오진할 가능성이 있어 반복적인 조직검사가 필요할 수 있다. 특히 조직학적 이형성이 없는 무경형 톱니 모양 선종이 우측 결장에서 발견될 경우 내시경적으로 완전히 절제가 되어야 하며 그렇지 못할 경우 6개월 내에 내시경을 다시 시행하고 조직검사를 시행하는 것이 추천되고 있다. 그리고 크기가 1cm 이상 큰 경우에는 절제면에서 조직학적으로 암성세포가 발견되지 않았는지 확인이 필요하다. 수술적인 치료는 내시경적으로 절제가 실패했을 경우, 특히 고이형성증을 보이는 경우, 그리고 우측 결장에 발생한 이형성을 보이는 경우에 고려되어야 한다(그림 18-3).

# 2. 진단

국내보고에 따르면, 무증상 선별검사로 대장내시경을 시행받은 환자의 18% 정도에서 용종이 발생했으며, 용종이 발견되는 환자들의 평균나이는 60세로, 연령별 분포를 보면 50~59세가 가장 많고, 남녀 비는 2.5 대 1로 남자에서 높게 나타나는 것으로 보고되고 있다.

구미에서 양성 신생물성 용종에 대해 보고한 바로는 보고자에 따라 조금씩 다르지만, 일반인에서 12~60%에서 발견되며, 검사방법으로는 직장수지검사, 대장내시경, 방사선대장조영술 등이 있다. 간혹 대변 등과의 감별이 종종 어려우며, 특히 융모상 선종은 부드러운 과립성 표면으로 인해 정상 점막과의 감별이 어렵기 때문에 직장수지검사 시에 유의해야 한다. 유경성 용종의 경우에는 원래의 위치보다 하부에서 촉지될 수 있으므로 수지검사로 위치를 속단하지 않도록 해야 한다.

## (1) 방사선학적 검사

이중조영술을 이용하면, 2~3mm 크기의 용종도 확인할 수 있다. 증상이 없는 환자 200명에게 바륨관장을 시행한 결과, 동시성 근위부 용종을 2.5%에서 하나 이상 확인할 수 있었다. 융모선 선종은 특징적인 방사선 소견을 보이는데, 손가락 모양으로 성장하기 때문에 표면이 불규칙하고 바륨이 중간중간 끼어들어 레이스 모양을 보인다. 다만 용종 발견 시 다시 대장내시경을 이용해 용종절제술을 시행해야 한다는 불편함이 있다.

## (2) 대장내시경

환자 1,000명 이상을 대상으로, 제거된 용종에 대한 연구를 분석해보면 전체 용종의 3/4 이상이 좌측 결장에 위치하고 있으며, 연령이 증가하면서 우측 대장의 용종 분포율이 증가하는 양상을 띤다. 그리고 크기가 클수록, 융모성 부분이 많아지면서 악성화하는 경향을 보여주었다. 내시경 소견으로 악성을 감별하기 위하여 5가지 기준이 제시되고 있는데, 쉽게 부서짐, 궤양, 딱딱함, 여러 개의 소엽으로 구분됨, 비대칭성 등이 그 기준이다.

국립암센터와 대한대장항문학회에서 권고하는 대장암 검진 안에도 대장내시경이 포함되어 있으며, 저위험군일 경우에는 남녀 모두 50세 이상에서 5~10년마다 시행받는 것을 권고하고 있다.

## (3) 색소대장내시경

색소대장내시경*chromoscopic colonoscopy*은 육안적으로 구별이 어려운 병변을 특수 색소를 이용하여 잘 보이게 만드는 특수 내시경 기법이다. 특히 색소내시경은 종양의 육안형태학적 진단, 병변범위의 진단, 질적 진단(종양과 비종양 감별진단 및 종양의 이형도 진단), T병기의 정확한 진단을 위해서 빠질 수 없는 진단방법이다. T병기의 진단을 위해서는 병변과 그 주위 소견을 관찰하여야 하며, 주위에 색소를 살포하면 그 색소의 성격에 따라 병변의 진단에 큰 도움을 받을 수 있다. 크게 대조법과 염색법, 반응법으로 나누어볼 수 있으며 대조법은 액체 색소가 고이게 되는 현상을 응용하여 요철이 강조될 수 있도록 관찰하는 방법으로 이때 인디고카민, 에번스블루, 브릴리블루 등의 색소가 이용된다. 염색법은 색소용액의 침윤 또는 흡수에 의한 생체조직의 염색을 관찰하는 방법으로 사용하는 색소에는 메틸렌블루와 톨루이딘블루가 있다. 반응법은 색소가 특정한 환경하에서 특이적으로 반응하게 되는 것을 응용한 방법으로, 사용하는 색소로는 루골, 콩고레드, 크리스틸바이올렛이 있다. 임상에 응용된 경우를 예를 들어보면 루골 솔루션은 조기의 식도암이나 바렛상피의 진단을 위하여 임상에서 흔히 사용되며 루골 솔루션의 아이오다인 성분은 정상적인 편평상피의 글리코겐에 반응하여 녹갈색으로 염색하지만 염증이나 원주상피, 신생물 등은 염색하지 못한다. 이에 식도암의 고위험 환자군에 대한 조사에서, 내시경검사에서 식도암은 약 3%였으며 전체 식도암 중 20%는 루골 솔루션을 이용한 색도내시경에서 배타적으로 진단되었다. 메틸렌블루액은 솔가장자리*brush border*를 가지는 원주상피에 흡수되는 특성이 있어 식도의 바렛상피나 위점막의 장상피 화생이 있는 경우 감별에 도움이 된다. 인디고카민액은 점막면의 요철을 강조 대비하여 평면의 영상을 입체적으로 감별할 수 있게 하여 대장의 작은 병변들을 발견하는 데 도움을 준다.

## 3. 선종-암 연속체

### (1) 선종과 선암

대장의 선종은 연령이 증가함에 따라 그 발생 빈도가 증가한다. 50세 이전의 남자에서 유병률은 6%였으나 50대와 70대 사이에서는 거의 9배나 증가한다는 보고가 있으며. 20~39세의 여성에서는 용종이 발견되지 않았으나 60대 이후에는 상당한 빈도의 증가를 보였다는 보고도 있다. 지역에 따라서 차이가 많은데 일본 본토에서의 빈도는 매우 낮지만, 하와이에 이주한 일본인에서는 특히 남성에서 상당한 증가가 있었다.

대장암과 달리 선종에서는 대장의 부위에 따라 빈도의 차이는 뚜렷하지 않으나, 미국 용종연구회에 따르면 좌측 결장에서의 용종들이 크고 이형성이 많다고 한다.

현재까지는 대장암의 95% 이상이 선종에서 발생하고, 0~5%에서는 처음부터 선종이 아닌 드노보 암*de novo cancer*에서 발생한다고 알려져 있다.

대부분의 대장암이 선종에서 발생하므로 선종을 전 암단계로 볼 수 있으며, 선종을 제거하면 암을 예방할 수 있다. 2만 1,000명의 무증상 환자를 최소한 25년간 추적한 결과, 예상되는 암의 85%를 감소시킬 수 있었다고 한다.

5mm 이하의 선종이 1cm로 자라는 데 2~3년이 소요되고, 1cm 크기의 선종이 선암으로 진행하는 데까지 2~5년이 걸리는 것으로 알려져 있다. 선종은 크기가 클수록 이형성의 경향이 있어서 2cm가 넘으면 고위험 병변이다. 선종의 크기가 1cm 이하이면 암의 빈도가 6%이나, 1cm 이상인 경우에는 16.7%로 증가한다. 메이오 클리닉의 자료에 의하면 선종의 크기가 1cm 이상일 경우 5년, 10년, 20년 이후에 선암이 될 가능성은 3%, 8%, 24%이다. 전체적으로 선종이 암으로 변환될 확률은 연간 0.25%씩 증가한다. 용종의 크기가 1cm 이상인 경우(3%), 유두성 선종인 경우(17%), 고도 이형성의 선종인 경우(37%)에는 암으로 이행될 확률이 높은 고위험군이다. 크기가 1cm 이하이면 관상성분이 많고, 2cm 이상이면 융모성분이 많으며, 1~2cm에서는 중간형태이다.

이형성 변화나 점막 비정형은 세포의 역분화도와 구조의 변화, 핵의 이상에 따라 경도, 중증도, 중증의 이형성으로 분류한다. 7,590개의 선종성 용종을 대상으로 한 연구에서, 고도 이형성 혹은 침습과 관련된 위험인자분석을 시행한 결과 용종의 크기는 가장 강력한 예측인자로 밝혀졌다. 고도 이형성과 침습을 보이는 선종성 용종은 크기가 5mm 미만일 경우 3.4%, 5~10mm인 경우 13.5%, 10mm 초과인 경우 38.5%였다. 그 외 유두성 변화, 좌측 결장에 위치한 경우, 나이가 60세 이상인 경우도 고도 이형성과 관련이 있었다(표 18-5). 5mm 이하의 크기를 가진 용종에서는 침습성 암이 발견되지 않았다.

미국 국립용종연구에 의하면 용종의 크기와 유두성분

| 표 18-5 | 선종의 유두성분과 고도 이형성 |
|---|---|
| 조직형태(유두성분) | 고도 이형성(%) |
| 관상 선종 | 2.2 |
| 유두성 A | 11.4 |
| 유두성 B | 14.9 |
| 유두성 C | 27.0 |
| 유두성 D | 32.0 |

(미국 국립용종연구*National Polyp Study*, 1990)

의 범위가 선종의 이형성과 관련된 2개의 중요한 독립적인 인자였다. 이형성 혹은 암과 관련된 다른 인자는 환자의 연령이었다. 고도의 이형성과 큰 선종은 고령의 환자에서 뚜렷하게 유두성분의 비율이 높음을 보였다. 선종의 이형성 정도를 3등급으로 나누어 비교하였을 때, 경도 이형성의 5.7%, 중등도의 경우 18%, 중증 이형성의 경우 34.5%에서 각각 암이 발견되었다.

용종의 크기와 이형성을 고려하여 분석한 결과, 크기가 2cm 이하이고 경도의 이형성을 동반한 선종의 경우에 약 3%의 침윤암을 보인 반면, 중등도의 이형성은 14.4%, 중증 이형성의 경우에는 24.1%의 침윤암을 보였다. 즉 크기가 작은 암에서 중증 이형성을 보이는 경우는 드물지만, 일단 이러한 조직 소견이 보이면 침윤암이 있을 가능성이 많다. 그러나 용종이 큰 경우(2cm 이상)에는 이형성의 동반과 관계없이 침윤암의 가능성이 높다.

### (2) 선종과 암과의 관련

#### 1) 동시성 병변

용종과 암이 동시에 발견되는 예가 많다. 헬드 등은 2개 이상의 동시성암을 가진 환자의 75%에서 선종이 발견되었다고 보고하였다. 또한 병리조직검사로 대장암을 검색하면 대장암 예의 1/4에서 잔류 선종을 발견할 수 있다고 보고되었다. 잔류 선종조직은 대부분 관상융모상이며 55세 이상의 환자가 다수이다. 잔류 선종은 암의 크기와는 무관하고 오히려 장벽의 침습도와 조직학적 분화도, 육안적 유형과 비례하였다.

#### 2) 이시성 암

처음 용종을 진단할 당시 크기가 1cm 이상이면 그렇지 않은 경우보다 이시성 용종이 발견된 확률이 2.7배나 된다. 선종성 용종이 있는 경우에 이시성 선종이나 암의 위험이 높다. 미국 국립용종연구에 의하면 치료 3년 후 선종의 재발률은 35%이며, 1년 이내에 재발된 선종은 크기가 작고 근위부에 위치하는 특징이 있으나 3년 이후에는 이러한 차이가 발견되지 않았다고 분석하였다. 대장암이 발생한 경우 이시성 대장암이 발생할 확률은 4%이고, 그 기간은 평균 10년이라고 하였다.

#### 3) 지역적인 분포

대장암은 구미에서 많은 질환인데 이것은 선종성 용종의 분포와도 일치한다. 일반적으로 육류 소비량이 많고 도시화된 지역에서 높은 발생률을 보인다.

#### 4) 병변의 해부학적 분포

양성용종의 약 반수가 직장과 에스결장에 위치하고, 19%만이 우측 결장에서 발견된다. 미국에서 시행한 대규모 용종 연구에서 선종의 분포도는 맹장은 8%, 상행결장이 9%, 간만곡부위가 5%, 횡행결장이 10%, 비장만곡부위가 4%, 하행결장이 14%, 에스결장이 43%, 직장이 8%로 나타났다. 그러나 10년 전에 비해 최근에는 좌측 결장에서 우측 결장으로 빈도가 이동하는 현상을 발견할 수 있다. 그 예로 예전에는 선종이 직장에서 32%나 발생하였으나 최근에는 13%만이 직장에서 발견된다.

#### 5) 발생연령

용종이 작으면 상당 기간 동안 증상이 없다가 약 10년이 경과하면 암화되는 것으로 생각된다. 서구의 일반인에서 60세 이상인 성인에서의 산발성 선종의 유병률은 30~40% 정도이다. 하지만 대장직장암의 발생률은 85세에서는 6%였다. 이는 소수의 선종만이 선암으로 발전한다는 것을 의미한다. 실제로 한 연구에 따르면 3~5년 동안 213개의 선종을 추적관찰한 경우 4%만이 크기 증가가 있었다. 선종의 암으로의 '느린 이환'은 선종을 가진 환자의 평균연령과 선암을 가진 환자의 평균연령이 7년가량 차이가 난다는 사실로 추측할 수 있다. 대장의 용종을 진단받는 평균연령은 55세이나 대장암을 진단받는 평균연령은 62세이다.

#### 6) 성

남성이 동년배의 여성보다 1.5배 정도 유병률이 높은 것으로 알려져 있다. 여성인 경우에는 우측 용종이나 암이 많다.

#### 7) 기타 인자

용종의 빈도가 많으면 대장암의 빈도가 높다. 이러한 원인이 식이나 환경에 기인한 것인지는 계속 연구되어야 할 과제이지만, 담배와 알코올 소비는 결장 용종 발생에 대해 독립적인 위험인자이다.

### 8) 암화 현상의 관찰

선종 용종에서 암화된다는 선종-암 연속체 현상은 다음의 3가지 사항에 의해 증명된다.

① 양성용종의 제거를 거부한 환자에서 같은 장소에서 암이 발생한다.
② 가족성 용종에서 결장을 절제하지 않으면 항상 암이 발생한다.
③ 유전성 비용종성 대장암에서도 용종이 관찰된다.

가족성 용종증에서의 용종은 흔히 보는 선종성 용종과 동일한 것으로, 수많은 용종이 각각 암화될 가능성이 있으므로 전체적으로 보면 암이 될 위험성은 매우 크다. 가족성 용종증 환자의 처음 진단연령은 27세였고, 암이 진단된 연령은 39세였다. 양성용종 환자를 시간을 두고 관찰한 결과 선종-암 연속체 현상은 적어도 5~10년이 필요하다고 결론짓고 있다. 선종이 암화될 가능성은 5년, 10년, 20년에 각각 2.5%, 8%, 24%이다.

### 9) 조직학적 변화

선종-암 연속체 현상의 가장 직접적인 증거는 같은 표본 내에서 암화되는 여러 단계가 동시에 관찰된다는 것이다. 일반적으로 크기가 클수록 암일 가능성이 많다. 선종성 용종에서 크기가 1cm 이하, 1~2cm, 2cm 이상으로 구분하면 각각 1%, 10%, 35%의 암화를 보인다. 그러나 평편 선종인 경우에는 크기가 1cm 이하일 때에도 고등급의 이형성을 보이는 예가 많았다고 한다.

융모상 선종인 경우에는 1cm 이하, 1~2cm, 2cm 이상일 때에 각각 10%, 10%, 53%의 암화 현상이 관찰되었다.

### 10) 평편 선종, 비정상 선와, 드노보 암

소형의 평편 선종*flat adenoma*들은 대장내시경상에서 중간부위 함몰을 동반하거나, 하지 않는 작은 적색의 점들로 표현되는 경우가 많았다. 대장내시경의 발달로 인해 이런 소형의 평편 선종의 관찰이 가능해졌는데, 평편 선종들은 크기가 작지만 악성화하는 경향이 높으며 용종의 크기와 비례하여 증가한다. 평편 선종의 자연사에 대한 내용이 명확히 알려져 있지는 않으나, 이러한 평편 선종에서 중간단계를 거치지 않고 암으로 발전하는 경우(드노보 암)가 관찰되고 있어 선종-암 연속체나 대장암 선별검사에서 중요한 위치를 차지하고 있다. 일반 대장내시경으로는 이런 평편 선종을 찾아내기가 쉽지 않기 때문에, 색소대장내시경이 추천된다(그림 18-4).

결장의 점막을 메틸렌블루로 염색하고 확대내시경으로 관찰하거나 장내경의 방향과 평행하게 조직을 절단하여 현미경으로 관찰하면, 정상 점막조직 가운데 메틸렌블루로 염색되는 비정상 선와*abnormal crypt*를 관찰할 수 있다. 단독 혹은 여러 개의 비정상 선와가 발전하여 미세선종이 되고 여기에서 암으로 발전되는 양상이 동물실험 등에서 관찰되고 있어서, 비정상 선와는 전 암 단계로 인정되고 있다.

양성용종을 거치지 않고 점막에서 암이 발생하는 소위

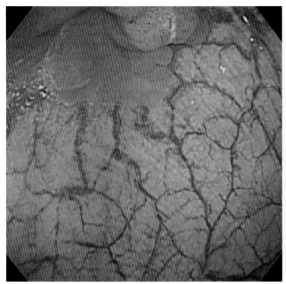 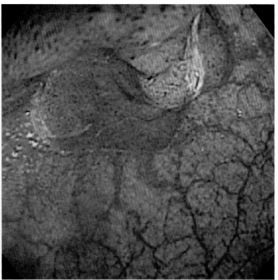

그림 18-4. 색소대장내시경으로 관찰한 평편 선종 인디고카민용액을 분사하여 구분할 수 있다.

드노보 암에 대한 여러 가지 증거들이 있다. 예를 들면 오래 지속된 궤양성 결장염인 경우에 국소적으로 이형성의 상피에서 침습암이 발생하는 것이 관찰된다. 시모다 등은 침습성 암종의 특이한 유형으로 '비용종성 증식'이란 용어를 사용하였는데, 선종성분이 없으면서 점막하층 이하로 악성세포가 다량 침습하는 특징을 보고하였다. 이 암종은 주로 크기가 1cm 미만으로 작고, 점막하층 이하로 침습하면서 빠르게 성장하지만, 림프관이나 정맥으로의 침습은 드물다.

### 11) 분자생물학적 관점과 선종-암 연속체

분자생물학적인 관점에서, 선종에서 선암으로의 이행에 관한 전형적인 이론은 선종-암 연속체 이론이다. 이것은 보겔쉬타인 등이 처음으로 주장한 내용으로, 염색체 불안정성 이론chromosomal instability pathway으로도 알려져 있으며, 그 내용은 다음과 같다. 선종의 발생은 각각의 상피세포에서 APC 유전자가 불활성화되는 것과 연관이 있다. 이 현상은 K-ras, DCC, p53 같은 추가적인 종양발생 유전자의 돌연변이를 일으키는 것으로 생각된다(그림 18-5). 이런 분자생물학적인 비정상의 축적은 침습암의 발생과 연관이 있다. 이 이론은 대장암의 발생에 대한 가장 주된 이론이며, 가족성 선종성용종증FAP에서 대표적으로 보이는 것이다. 하지만 모든 대장암의 발생이 이 선종-암 연속체 이론과 일치하는 것은 아니며, 대장암으로

의 다른 이행과정에 관해서도 점점 알려지고 있다. 이런 이행과정들은 과증식성 용종이나 혼합성 용종, 그리고 톱니 모양 선종 같은 용종 병변에 관여하는 것으로 생각된다. 유전성 비용종성 대장암HNPCC 환자에서 DNA복제 실수교정 유전자mismatch repair gene; MMR gene의 돌연변이된 복제가 유전된다. 두 번째 복제가 불활성화될 때, MMR 유전자의 기능 소실이 유전자를 통해 돌연변이들의 발생을 일으킨다. 돌연변이의 축적은 암으로의 급속한 진행과 연관이 있으며, 인지될 수 있는 전구 병변precursor lesion 없이 일어난다. 유전성 비용종성 대장암에 대한 전구 병변이 존재할 때, 그것은 특정 선종에서 자주 보이며, 과증식성 및 선종성 용종과 확연히 구별되는 부분을 가진 과증식성 및 혼합성 용종이 일부 유전성 비용종성 대장암에서 원인이 됨을 보여준다.

## 4. 신생물성 용종의 치료지침과 근거

여러 종류의 용종을 내시경적으로 제거한 결과 0.2~8.3%에서 침습성 암이 발견되었다. 따라서 용종을 병리학적으로 완전하게 검색하고 적절한 치료를 해야 한다. 신생물성 용종이라 함은 점막의 이형성으로 대표되는데, 저등급과 고등급으로 나눌 수 있다. 이형성은 대장상피세포의 신생물성 변화가 선와기저막 내에 국한되어 있는 경

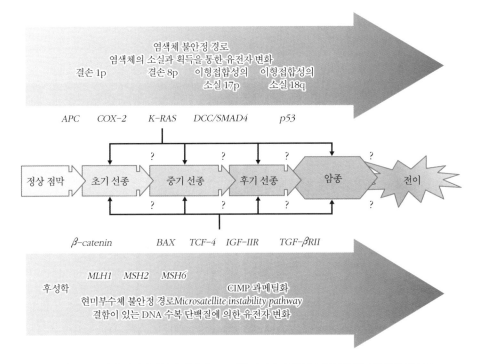

그림 18-5. 정상 점막에서부터 대장암으로 변화되기까지 관련된 유전적 변이에 관한 모식도

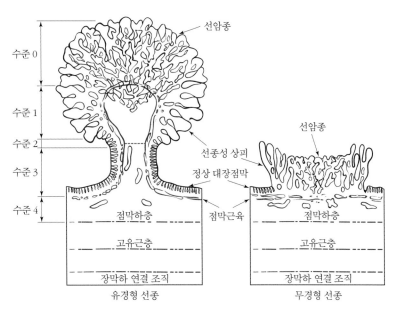

그림 18-6. 유경성과 무경성 선종의 해부학적 지표

우를 말한다. 이형성세포가 점막근층을 통과하지 않고 점막내 고유층에만 국한되어 있는 병변을 '점막내 암'이라고 정의한다. 비록 대장과 직장의 림프계가 점막근층과 가깝게 연관되어 있지만, 점막근층을 침범한 병변부터 전이를 일으킨다. 그리고 점막근층을 일단 이형성세포가 통과하여 점막하층에 도달하면 진정한 의미의 암이 된다. 침습성 암에 대한 중요 위험인자로는 용종 크기와 융모성 조직의 포함여부이다. 이 부분에 대한 감별은 불필요한 대장절제술을 피할 수 있게 도와준다. 용종에서는 암세포의 침습수준과 범위가 밝혀져야 한다.

용종절제술 표본에서 침습암이 발견되었을 경우에 그 다음 처리순서에 대해 논란이 있을 수 있다. 저분화 병변인 경우와 절제면에 근접하여 암세포가 발견되는 경우, 림프관 침습이 있을 경우에는 장관절제가 권장된다. 이형성세포의 침습 정도에 따라 예후가 다른데 해깃 등이 분류한 악성용종의 분류는 다음과 같다(그림 18-6).

수준 0: 비침습성인 경우(중증 이형성)
수준 1: 암조직이 점막근층을 통과하여 점막하층에 도달하였으나 용종의 선단부에만 있는 경우
수준 2: 선종과 줄기의 경계면에 암조직이 있는 경우
수준 3: 용종의 줄기에 암조직이 있는 경우
수준 4: 용종의 줄기를 통과하여 장의 점막하층에 암조직이 침범하였으나, 고유근층은 침범하지 않은 경우

유경형 선종에서 발생한 침습성 암은 1~4 수준으로 분류될 수 있지만, 무경형 선종에서 발생한 침습성 암은 점막하층을 침범하므로 수준 4에 속한다. 침습 수준 이외에 절제 범위의 측정이 중요하며, 적어도 2mm의 절제 범위를 유지해야 한다.

### (1) 악성용종의 예후

악성용종의 예후는 병리 소견에 달려 있다.

양호인자와 불량인자를 분석하여 용종절제술과 장관절제를 결정해야 한다. 이때 암세포의 침윤 수준이 가장 중요한데, 특히 수준 4가 되면 23%에서 림프절전이가 발견된다. 용종 제거 후에 절제면에서 2mm 이내에 암세포가 있을 경우에는 위험인자로 작용한다(표 18-6).

| 표 18-6 | | 악성용종의 예후 | | |
|---|---|---|---|---|
| 예후 인자 | 양호 인자 | 위험률* | 불량 인자 | 위험률* |
| 절제인자 | >2mm | 2 | <2mm | 45 |
| 용종인자 | 유경형 | 0.3~6 | 무경형 | 4.8~10 |
| 침습 수준 | 1~3 | 0~1 | 4 | 27~30 |
| 분화도 | 고분화 | 0 | 저분화 | 41~80 |
| 림프관 침습 | – | 0 | + | 25~30 |

* 양성 림프절, 잔여암, 재발 등을 포함한다.

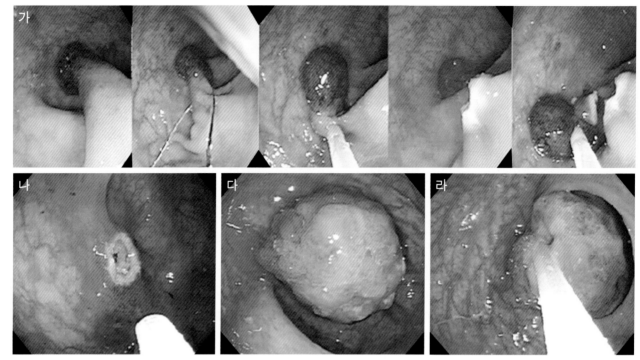

그림 18-7. 유경성 용종의 내시경적 용종절제술

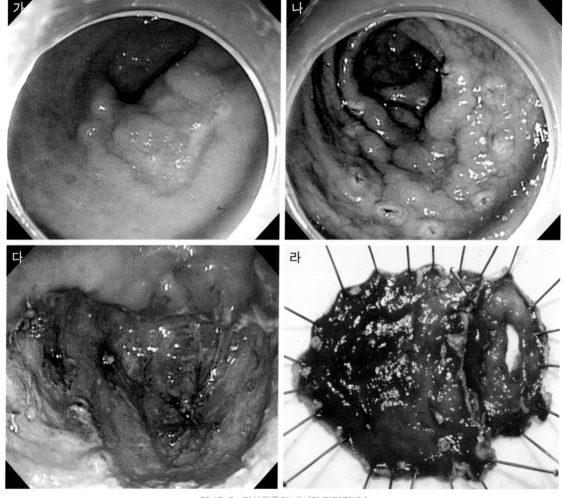

그림 18-8. 악성용종의 내시경 점막절제술

## (2) 결장과 상부 직장 용종의 치료

대부분의 경우에 대장내시경을 통해 제거한다. 대장직장 용종의 내시경절제는 올가미절제술*snare polypectomy*(그림 18-7), 내시경 점막절제술*endoscopic mucosal resection; EMR*(그림 18-8), 내시경 분할 점막절제술*endoscopic piecemeal mucosal resection; EPMR* 등이 있다.

### 1) 악성용종의 내시경적 절제

내시경 점막절제술은 대장의 측방발육형 종양*laterally spreading tumor; LST*, 크기가 큰 융기성 종양과 일부 조기 대장암을 제거하는 데 매우 유용한 치료방법이다. 하지만 무경성 용종이나 크기가 20mm를 넘는 용종인 경우 올가미의 물리적 특성 때문에 용종이 올가미에 한꺼번에 걸리지 않아 분할절제될 가능성이 높고, 분할절제된 경우에는 절제연을 알기가 어려워 악성용종의 경우에는 잔존 암을 남길 수 있는 소지가 있다. 따라서 내시경점막하박리법*endoscopic submucosal dissection; ESD*이 도입되었다. 일본에서는 ESD가 대장 용종의 절제에 도입되어 활발히 시행되고 있다. ESD를 이용하면 병변의 크기에 관계없이 일괄 절제가 가능하여 정확한 병리 진단을 얻을 수 있을 뿐 아니라 재발률도 낮출 수 있다.

이런 관점에서 볼 때 전형적인 올가미절제술은 원칙적으로 줄기*stalk*의 굵기가 1cm 이하인 유경성 병변 및 2cm 이하 크기의 아유경성 또는 융기형 무경성 병변에 대해 시행될 수는 있으나, 무경성 병변인 경우 충분한 절제연을 확보하기가 쉽지 않다.

내시경 점막절제술은 병변기저부 점막하층에 생리식염수 등을 주입하여 병변이 부풀어 오르게 한 후 올가미를 씌워 병변주위 정상 점막까지 포함하여 일괄 절제를 시도하는 방법인데, 크기가 큰 병변의 경우에는 제한점이 있다.

내시경 점막하박리술은 병변 아래 점막하층에 용액을 주입한 후 다양한 절개도를 이용해 부풀어 오른 점막하층을 박리하여 종양을 절제해내는 방법이다. 대장벽은 천공의 위험성이 높으며 점막하박리술을 이용한 일괄 절제에 걸리는 시간이 길기 때문에 어려움이 있으나 현재 많은 술기와 기구의 개발로 그 적용 예가 늘어나고 있다.

니밧봉스 등의 1991년 보고에 의하면 용종절제술 후에 151명의 환자를 장절제한 결과, 무경형 용종 환자의 10%에서 림프절 전이가 확인되었고, 이 중의 80%가 림프혈관의 침습이 있었다. 유경형의 용종인 경우에는 6%에서 림프절 전이가 있었으나, 수준 1, 2, 3에서는 전이가 없었다.

내시경적 용종절제술 후에 다음의 4가지 경우에는 암조직이 잔존할 가능성이 있다. 용종의 크기가 1.5cm 이상, 무경형, 절제조직의 50% 이상이 암조직, 침습암 등인 경우이다. 특히 침습암이 있는 무경형 용종은 장절제를 해야 한다. 용종은 전체를 절제해야 하며 단지 생검만으로는 용종의 치료 결정에 도움이 되지 않는다. 내시경적 용종절제술 시에 결장의 천공을 예방하기 위해서는 유경형 용종에서 용종의 두부에 가깝게 절제해야 한다. 그러나 용종 두부의 표면이 불규칙적이고 단단하며, 궤양이 있거나 줄기가 두꺼우면 보다 광범위한 절제범위를 얻기 위해 장벽에 가깝게 절단면을 정한다.

용종의 크기가 2cm 이상인 무경형 용종에서는 한 번의 올가미 조작으로는 전체를 제거하기가 어렵다. 따라서 이 경우에는 여러 차례에 나누어 용종의 일부를 단계적으로 제거한다. 그러나 올가미를 통한 전기소작은 절제범위가 일정하지 못해, 조직표본에서는 암세포가 없으나 절제된 용종의 주위에 암세포가 있을 수 있다. 더구나 조각조각 절제한 표본은 병리학적으로 방향성을 알기가 어려워서 추가적인 치료방침을 결정하는 데 혼란을 가져올 수 있다.

무엇보다도 용종의 적절한 처리를 위해 가장 중요한 사항은 절제된 조직에 대한 조직학적 소견이다. 따라서 시술에 직접 참여한 외과의가 병리 소견을 확인하고 적절한 치료가 이루어졌는지 여부를 정확히 판단하기 위해 담당 병리의와의 긴밀한 협의가 중요하다.

미국과 일본에서는 미국 위장관학회*American College of Gastroenterology; ACG*와 일본 대장암연구회가 각각 주축이 되어 조기 대장직장암에서 내시경적 절제 후 추가적 대장절제술에 대한 권고안을 발표하였다. 미국 위장관학회에서 발표한 권고안은 다음과 같다

① 내시경 시행 의사에 의해 종양이 완전히 절제되었다고 판단되며, 절제된 종양 전체가 병리검사를 위해 의뢰된 경우
② 병리과에서 암의 심달도, 분화도, 절단면 판정을 정확히 할 수 있도록 조직 슬라이드가 제작된 경우
③ 저분화 선암이 아닌 경우
④ 혈관 및 림프관 침범이 없는 경우
⑤ 절단면에 암세포가 없는 경우

미국 위장관학회의 가이드라인에 따르면 위의 5가지

항목을 모두 만족하는 경우, 추가적 대장절제술을 시행하지 않는다.

일본 대장암연구회에서는 다음의 4가지 위험인자를 제시하고 이들이 모두 없을 경우에는 추가적 대장절제술이 필요하지 않다고 발표하였다.

① 수직 절단면 암세포 침범 양성인 경우
② 기타지마 등의 방법으로 계측된 점막하 침윤 심달도 1,000㎛ 이상
③ 저분화 선암인 경우
④ 혈관 및 림프관 암세포 침범 양성인 경우

### 2) 수술 중 대장내시경검사

환자를 쇄석위 자세를 취하게 하여 개복한 다음에, 대장경을 직장을 통해 삽입한다. 공기가 지나치게 주입되는 것을 막기 위해 장겸자로 결장을 잡고 내시경으로 용종을 확인한 후, 내시경적 용종절제술을 시행한다. 개복술을 통해 촉지되지 않는 용종의 위치를 확인하는 경우에도 이용된다.

### 3) 장절제를 시행하지 않은 경우의 환자 추적

재발에 대한 치밀한 추적조사가 필요하다. 내시경적 용종절제술 후 2~3개월 뒤에 다시 용종이 절제된 부위를 확인하고, 처음 2년간은 6개월마다 다시 확인한다. 처음 1년간의 대장내시경검사에서 이상이 발견되지 않으면, 여타의 이시성 용종을 발견하기 위해 3~5년마다 내시경을 시행한다.

### (3) 중간 및 하부 직장 종양의 진단과 치료

직장의 악성용종의 병리 소견은 결장과 다를 바 없으나, 치료방법에 있어서는 여러 가지 면에서 차이가 있다. 용종은 항문을 통해 가까이서 좀 더 확실하게 파악할 수 있고, 항문관을 통한 절제가 가능하다. 그러나 이 부위에서의 장절제는 저위전방절제술 이외에 인공항문조성술을 포함한 복회음 수술이 될 수 있기 때문에, 이에 수반되는 이환율과 수술사망률을 고려해야 한다. 따라서 국소적 치료가 좀 더 고려되는 부위이다. 대장내시경으로 정확한 부위를 결정하기 곤란한 결장과는 달리, 직장에서는 직장수지검사나 경성 직장경을 통해 항문연에서의 거리를 정확하게 파악할 수 있다. 특히 이학적 검사, 즉 직장수지검사를 통해 용종을 촉진하여 용종 표면이 단단한 정도에

따라 경험적으로 악성화를 추론한다. 통계에 의하면 경험이 풍부한 검사자의 경우 직장수지검사로 직장 용종을 진찰하여 침습암화를 판단해본 결과, 91%의 정확성을 보였다고 한다. 용종이 악성화된 경우에는 전산화단층촬영 등이 암의 범위 판정에 이용되어왔으나 그 정확도는 71%에 불과하였다. 자기공명영상은 전산화단층촬영과 별 차이가 없다고 생각되어왔으나, 최근 조영방법의 개발로 암의 침습도를 판정하는 데 새로이 시도되고 있다.

### 1) 직장초음파

항문을 통해 직장에 초음파탐침을 넣고 용종부분을 조영시키면, 병변부위가 직장벽의 점막하층 또는 고유근층을 침범하였는가를 어렵지 않게 판별할 수 있다. 따라서 초음파에 의한 직장관벽 침습도(uT)를 다음과 같이 분류하였다.

uT1: 점막과 점막하층에 병변이 국한된 경우
uT2: 고유근층에 병변이 침범한 경우
uT3: 직장주위 지방층에 병변이 침범한 경우
uT4: 병변이 주위 장기에 침범한 경우

점막하층의 침습 여부로 악성화를 판별할 수 있으므로, 부분적으로 악성화되어 조직검사로는 전체의 악성화 여부를 판별하기 어려운 융모상 선종의 악성화 여부를 판별하는 데 결정적인 도움을 줄 수 있다. 직장초음파에 의한 림프절전이의 정확도는 61~83%로 전산화단층촬영보다 우월한 것으로 보고하고 있다. 직장초음파상 전이성 림프절의 판단 기준에 있어서는 림프절의 크기가 중요한 기준이며, 림프절의 크기가 클수록 높은 정확도를 보고하였다.

### 2) 용종제거 방법

직장의 상부(10~15cm)에서는 내시경적 올가미로 용종을 제거한다. 용종의 크기에 따라서 한 번에 혹은 조각으로 제거한다. 중하부(0~10cm)에서는 역시 내시경적으로 제거하나, 내시경적으로 제거가 곤란한 경우에는 경항문 절제 등의 방법을 시도해볼 수 있다. 직장의 거대양성종양, 특히 융모상 선종을 처리해야 하는 경우에는 일반적으로 악성화의 가능성이 높으므로 생검상 양성의 소견은 의미가 없다. 종양을 꼼꼼하게 관찰하여 색깔이 옅거나, 하얀 부위를 생검해야 악성화된 부분을 확인할 수 있다. 직장초음파를 실시하여 점막하층의 침범 여부를 판별하여 침습암 여부 등을 확인할 수 있다. 침습암이 아닌 경우에

는 항문괄약근을 보존하기 위한 모든 노력을 해야 한다.

직장에 발생한 용종의 제거법에는 경항문절제, 경미골절제(크라스케술식), 경괄약근절제(메이슨술식), 경회음절제, 개복술을 통한 직장절제 등의 방법이 있다.

① 경항문절제

전기소작을 이용한 올가미 용종절제술, 경항문 내시경 미세수술, 레이저치료, 수술적 치료 등으로 시행할 수 있다. 크고 작은 병변이 있을 경우에는 큰 용종부터 처리한다. 결장 수술을 하기 전과 마찬가지로 장준비와 수술 전 항생제가 도움이 된다. 병변이 전방에 위치하면 잭나이프 자세, 후방에 위치하면 쇄석위가 권장된다. 항문을 적절하게 확장시키고 항문경을 넣어 병변을 끌어내린다. 끝이 뾰족한 전기소작기구로 적절한 경계를 먼저 표시하고 제거한다(그림 18-9).

또 다른 방법은 경계를 고정 봉합하고, 칼이나 가위로 박리해내는 방법이다. 출혈을 줄이기 위해 점막하층에 1:300,000 비율로 희석된 에피네프린-생리식염수를 주사하고 박리한다. 용종을 고유근층으로 박리하고 정상 점막을 포함하는 약 1cm의 경계를 유지하면서 점막하절제를 시행한다. 필요에 따라서는 직장의 전층을 절제하고 봉합하는데, 각각의 봉합사는 절단하지 않고 견인에 이용하여 절제에 도움이 되도록 한다. 큰 종양을 제거한 후에 발생한 점막 결손은 대개는 잘 치유되나, 하부 직장의 전체

둘레를 포함하는 윤상의 점막과 피부 결손은 치유과정에서 항문의 협착을 초래하므로, 주름 형성방법이나 점막 박리를 동반한 팍스술식으로 해결한다(그림 18-10, 18-11). 또 다른 수술적인 절제법으로 MITAS(minimally invasive transanal surgery)라는 방법이 있다. 이 방법은 정상 점막으로 이루어진 가성줄기가 있는 경우에 특수하게 고안된 항문견인기를 이용하여 종괴를 잡아올려 점막하층에 GIA 또는 TA 자동문합기를 적용하여 병변을 절제하는 것이다. 수술 전 병변에 대한 정확한 판단을 통해 이 수술이 적용 가능한 환자는 상부 직장 위치에 있는 병변에 대해서도 사용이 가능한 것이 장점이다. 다른 국소절제술과 비교해서도 종양학적인 결과는 비슷한 것으로 보고되고 있다.

레이저를 이용하여 용종을 태우는 방법은 완전한 조직학적 소견을 얻을 수 없고, 시간과 비용도 많이 든다.

② 경항문 내시경 미세수술

가스를 주입할 수 있는 포트와 내시경 수술에 필요한 기구를 위한 포트가 장착된 수술직장경을 통해 직장을 부풀려 공간을 확보하고, 직장의 무경성 용종이나 조기암을 국소적으로 절제할 수 있는 기계이다. 상부 및 중부 직장의 점막절제술에서부터 직장의 전층을 절제할 수 있다. 수술직장경은 외경이 약 4cm로, 12cm 또는 20cm 길이의 원통형이며 종양의 항문연으로부터의 거리에 따라서 선택하여 사용한다. 직장을 팽만시키기 위해 탄산가스를

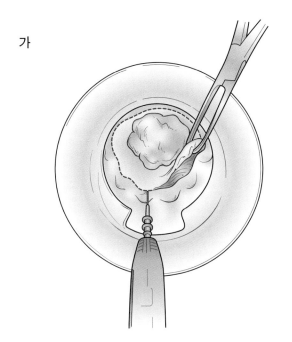
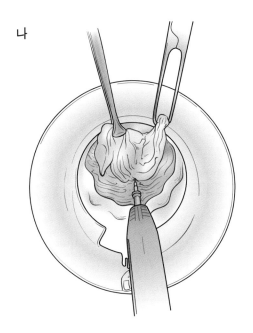

그림 18-9. 전기소작을 이용한 직장 용종의 경항문절제 **가.** 용종의 적절한 경계면을 바늘침으로 표시한다. **나.** 전기소작을 이용하여 완전제거하고 지혈한다.

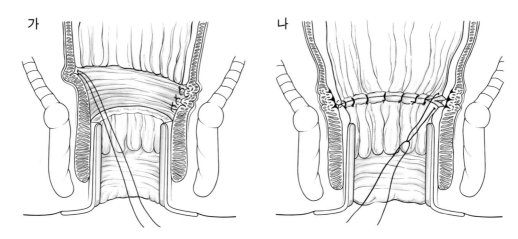

그림 18-10. 하부 직장에 윤상으로 발생한 융모상 선종의 치료(팍스술식) **가.** 장선 혹은 덱손으로 점막 탈락부위의 근육층을 주름 잡는다. **나.** 상하의 점막이 근접될 경우에는 봉합도 가능하다.

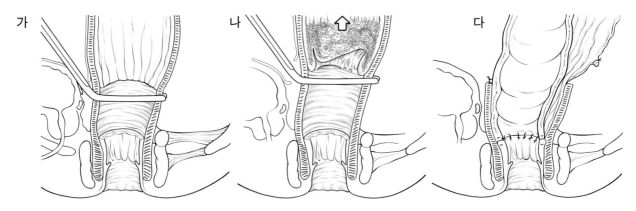

그림 18-11. 직장에 윤상으로 발생한 큰 융모상 선종에 대한 팍스의 복항문절제 **가.** 융모상 선종제거 후에 점막하절제 상단에서 직장을 절단한다. **나.** 경항문완전절제가 불가능한 부위까지 절제하고, 상부 용종은 전방절제한다. **다.** 전방절제 후 결장 하단을 탈점막직장으로 내린 다음에 봉합한다.

주입하며, 가스가 새지 않도록 밀봉된 4~5개의 포트가 부착되어 있다. 직장경은 병변이 입체적으로 관찰될 수 있도록 고안되었고, 비디오카메라를 위한 포트와 가위, 겸자, 봉합침 집게, 전기소작기 등을 위한 포트들이 마련되어 있다. 수술직장경을 고정하는 장치를 이용하여 수술대에 안정되게 고정한다. 시술하기 전에 직장 수술을 위한 항생제를 포함한 장처치를 시행한다. 마취는 전신마취를 시행하는 것이 수술을 진행하는 데 좋다. 직장경은 30도 방향을 사용하는 것이 시야확보에 좋고 시술 시 종양의 위치가 시야의 하방에 있어야 한다. 종양의 위치에 따라서 환자의 자세를 변경하여 종양이 항상 시야의 하방에 위치하도록 한다. 직장 후방의 병변을 위해서는 쇄석위, 전방 병변에 대해서는 복와위, 측방 병변에 대해서는 측와위 자세를 취한다. 병변의 위치를 시야의 하부 1/2에 놓는 것이 좋고, 수술직장경을 고정하는 장치를 필요에

따라 수시로 맞춘다. 종양으로부터 약 1cm의 정상 점막 절제 범위를 확보하고 직장의 근육층을 포함한 전층을 절제한다. 출혈을 줄이기 위하여 전기소작기나 초음파소작기를 이용하는 것이 좋다. 절제된 종양은 정확한 조직검사를 위하여 절제연부위를 받침에 핀으로 고정하도록 한다. 지혈을 철저히 하고 흡습성 봉합사로 연속봉합을 시행하거나 실버클립을 사용한다. 합병증의 빈도는 적으나 너무 큰 병변을 제거할 경우에는 봉합부위의 긴장 때문에 창상이 열개될 수 있고, 출혈, 농양 등으로 인하여 2차적인 수술을 필요로 하는 경우도 있다. 장비가 고가이고 적응증이 제한적인 것이 단점이다. 국내 보고에서는 경항문내시경 미세수술을 시행한 74명의 T1, T2 직장암 환자와 림프절 및 원격 전이가 없고, 직장절제를 시행한 100명의 T1, T2 직장암 환자를 비교했다. 그 결과 두 군의 환자가 5년 재발률과 생존율에서 차이를 보였다. 즉 T1 환자는

비슷한 결과를 보였으나 T2 환자의 경우 경항문 내시경 미세수술을 시행한 환자군의 재발률이 장절제를 시행한 군보다 더 높게 나타났다. 따라서 경항문 내시경 미세수술은 환자 선택에서 신중해야 하며 근육층 침범이 있을 시에는 장절제를 고려해야 한다.

③ 경미골절제(크라스케술식)

직장 중부의 병변을 절제하기 위한 방법으로, 결직장 수술 시와 같이 완전한 장준비가 필요하다. 환자를 엎드린 자세 혹은 잭나이프 자세를 취하게 하고 둔부를 높게

한다.

항문연에서부터 미골상부까지 정중선을 따라 절개하고, 미골이 노출되면 미골을 절제하고, 경우에 따라서는 하부 천골도 절제한다. 외괄약근과 항문거근을 절개하고 직장의 후벽을 노출한다. 항문거근과 외괄약근에 봉합사를 걸어서 나중에 봉합할 때 도움이 되게 한다. 직장후벽을 앨리스 겸자로 잡아서 중직장을 절개한 후에 병변을 제거하고, 절개된 장벽을 각각 봉합한다. 괄약근을 #1 덱손이나 바이크릴로 단속봉합한 후 작은 흡입관을 설치하

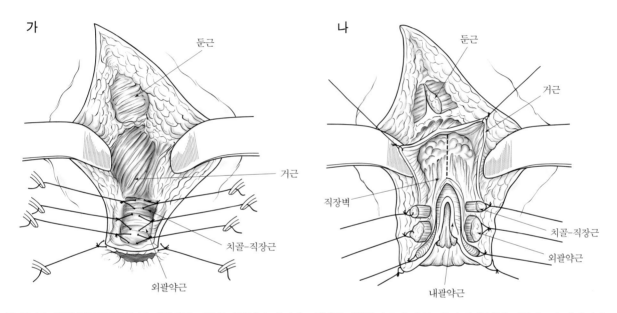

그림 18-12. 후방 경괄약근절제 가. 외괄약근, 거상근, 둔근을 노출시키고 절개를 진행하며, 노출된 구조물의 표지봉합을 해준다. 나. 내외 괄약근과 거상근이 모두 절개되었고, 직장벽이 후방정중앙 절개되고 있다.

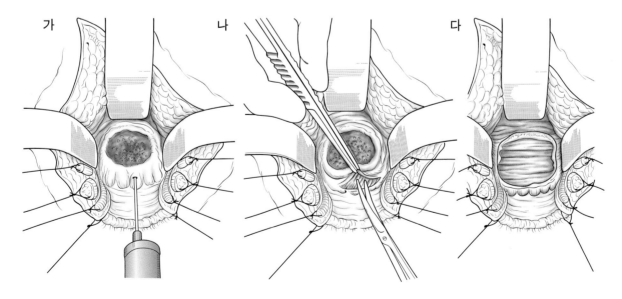

그림 18-13. 후방 경괄약근절제 가. 고착성 융모상 유두종 점막하부에 저농도 에피네프린용액을 주사한다. 나. 종양을 예리한 가위로 박리한다. 다. 절제 후의 모습

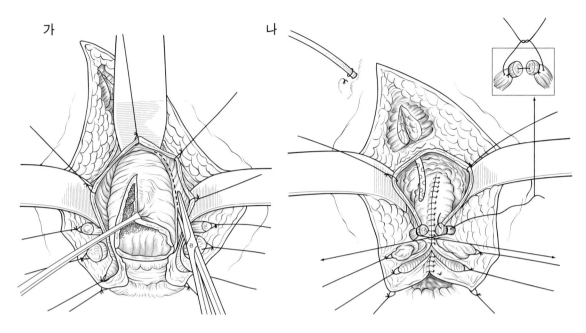

그림 18-14. 후방 경괄약근절제 **가.** 하부 직장의 심한 융모상 유두종. 점막하에 생리식염수 주사 후에 종양 아래의 점막을 자르고, 유두종을 장으로부터 제거한다. **나.** 직장벽, 거상근, 괄약근을 봉합하여 복원한다. 흡인 드레인을 직장주위 공간에 둔다.

고, 피하조직과 피부를 봉합한다.

직장을 절제하거나 후벽을 절제하기 위해서는 절개위치를 정확하게 선정해서 병변을 절개하는 일이 없도록 한다. 복막부분의 절개 없이도 직장을 5~6cm까지는 절제하는 것이 가능하다. 필요에 따라서는 에스직장을 끌어내려 조작을 할 수도 있다.

④ 간괄약근절제 혹은 경회음절제

전방 간괄약근 접근방법은 직장후벽의 시야를 좋게 하므로 직장후벽의 병변을 절제하는 데에 적절하다. 이 방법은 경미골절제와 반대로 시행한다고 생각하면 된다. 회음부를 통해 항문연 전방에 횡으로 약간 굽은 절개를 가해 간괄약근 평면으로 항문거근 상방공간이 노출한다. 그리고 직장 앞벽을 절개하고 후벽의 종양을 절제한 후 절개층을 층층이 봉합한다.

⑤ 경괄약근절제(메이슨술식)

1970년 메이슨이 직장 하부에 위치한 종양의 치료를 위해 시행하였으나, 현재 널리 시행되지는 않는다. 환자의 체위를 복와위로 하고 후방정중앙을 따라 외괄약근과 항문거근을 완전히 이등분 절개를 하고 직장 앞벽 혹은 측면에 위치한 종양을 제거한다. 이후 절개된 구조들을 차례로 봉합한다(그림 18-12, 18-13, 18-14).

⑥ 근치적 직장절제방법

개복술, 복강경, 다빈치로봇을 통한 저위전방절제술, 초저위전방절제술과 결장항문문합술, 복천골절제, 복회음절제술 등의 방법들이 사용될 수 있다.

(4) 치료결과

메이오 클리닉에서 331명의 융모상 선종 환자를 10여 년에 걸쳐 치료한 결과를 보면 종양의 위치와 크기에 따라 다양한 절제 방법이 쓰였다. 전체 환자 중에서 3명만이 복회음절제술을 받았는데, 69명의 전기소작술을 시행한 환자 중 4명에서 재발이 있었고, 26명의 경항문절제술을 시행한 환자 중 7명에서 재발이 발견되었다. 따라서 저자들은 침습성 암종이 아닌 경우 개복술 같은 광범위치료법보다는 국소적인 치료가 중요함을 주장하였다.

퍼거슨 클리닉에서는 118명의 융모상 선종 환자를 경항문절제술 후에 평균 55개월간 추적하였다. 그중 30%에서 재발을 확인하였고, 수술 후 합병증은 10명에서 출혈, 2명에서 천공이 발견되어 약 10%의 합병증을 보고하였다.

웨스트브룩 등은 융모상 선종 환자 19명을 경천골절제술을 시행한 후에 추적한 결과 4명에서 분변루, 2명에서 창상열개, 1명에서 탈장을 경험했다고 하였다. 위와 같은 결과를 볼 때 직장의 양성종양의 절제는 경항문을 통한 접근이 1차적으로 고려되어야 할 것으로 생각된다.

al. Outcomes of Novel Transanal Operation for Selected Tumors in the Rectum. J Am Coll Surg 2004;199:353-360.

Makinen MJ, George SM, Jernvall P, Makela J, Vihko P, Karttunen TJ. Colorectal carcinoma associated with serrated adenoma-prevalence, histological features, and prognosis. J Pathol 2001;193:286-294.

Nascimbeni R, Burgart LG, Nivatvongs S, Larson DR. Risk of lymph node metastases in T1 carcinoma of colon and rectum. Dis Colon Rectum 2002;45:200-206.

Nivatvongs S, Rojanasakul A, Reiman HM, Dozois RR, Wolff BG, Pemberton JH, et al. The risk of lymph node metastasis in colorectal polyps with invasive adenocarcinoma. Dis Colon Rectum 1991;34:323-328.

O'Brien MJ, Winawer SJ, Zauber AG, Gottlieb LS, Sternberg SS, Diaz B, et al. The National Polyp Study. Patient and polyp characteristics associated with high-grade dysplasia in colorectal adenomas. Gastroenterology 1990;98(2):371-379.

Parks AG. A technique for excising extensive villous papillomatous change in the lower rectum. Proc R Soc Med 1968 May;61(5):441-442.

Schreibman IR, Baker M, Amos C, McGarrity TJ. The hamartomatous polyposis syndromes: a clinical and molecular review. Am J Gastroenterol 2005;100(2):476-490.

Shimoda T, Ikegami M, Fugisaki J, Matsui T, Aizawa S, Ishikawa E. Early colorectal carcinoma with special reference to its development de novo. Cancer 1989;64:1138-1146.

Søreide K, Janssen EA, Søiland H, Kørner H, Baak JP. Microsatellite instability in colorectal cancer. Br J Surg 2006;93:395-406.

Stryker SJ, Wolff BG, Culp CE, Libbe SD, Ilstrup DM, MacCarty RL. Natural history of untreated colonic polyps. Gastroenterology 1987;93:1009-1013.

Winawer SJ, Fletcher RH, Miller L, Godlee F, Stolar MH, Mulrow CD, et al. Colorectal cancer screening: clinical guidelines and rationale. Gastroenterology 1997;112:594-642.

Winawer SJ, Zauber AG, Fletcher RH, Stillman JS, O'brien MJ, Levin B, et al. Guidelines for Colonoscopy Surveillance after Polypectomy: A Consensus Update by the US Multi-Society Task Force on Colorectal Cancer and the American Cancer Society. Gastroenterology 2006;130(6):1872-1885.

# 대장암의 빈도와 병리

오재환·박성찬·강경훈

## Ⅰ 역학

미국의 경우에는 매년 147만 9,350명의 암 환자가 새로 발생하고, 56만 2,340명이 암으로 인해 사망하는 것으로 추정하고 있으며, 그중 대장암의 경우 매년 14만 6,970명의 신환이 발생하고 4만 9,920명이 사망한다.

국내에서도 대장암은 생활습관이 서구화됨에 따라 1980년대 이후 발생이 꾸준히 증가하고 있다. 2009년 보건복지부 중앙암등록본부에서 발표한 자료에 따르면 국내에서 대장암의 발생 빈도는 조발생률 인구 10만 명당 남자 46.9명, 여자 25.6명으로 보고되어 최근 수년간 계속 증가추세에 있으며 연간 % 증가율*annual percentage change; APC*이 6%에 달한다. 이를 2008년 자료 기준으로 다른 나라와 비교해볼 때, 일본의 경우 남자 41.7명, 여자 22.8명에 비해 높은 발생 빈도일 뿐만 아니라, 남자 16.3명, 여자 12.2명의 발생 빈도를 보이는 중국에 비해 남녀 모두에서 2배 이상의 매우 높은 발생률이다. 이는 미국, 영국, 프랑스보다도 더 높은 발생률이다. 국내에서도 지역적인 차이를 보이고 있어 1999~2007년까지 서울 지역에서 인구 10만 명당 대장암 발생률을 조사한 것에 의하면 남자 40.6명, 여자 22.7명으로 이는 타 지역과 비교하였을 때 약 10% 정도 높은 수치로, 시골지역보다 도시지역에서 대장암의 발생이 높아지는 것을 알 수 있다.

통계청 사망통계자료에 의하면 인구 10만 명당 대장암의 연령표준화 사망률은 지난 10년 동안 2배로 증가하여, 2008년에는 남자 15.5명, 여자 12.2명이었다. 2007년 한국 중앙암등록사업연례보고서에 따르면 국내 대장암의 발생 수준은 전체 암 중에서 남자에서는 위암, 폐암 다음으로, 여자에서는 갑상선암, 유방암, 위암 다음으로 높게 나타났다.

대장암 가운데서도 직장암보다 특히 결장암의 증가가 현저한데, 지난 9년간의 통계를 보면 결장암은 전체 암에서 차지하는 비율이 4.7%에서 7.1%로 증가하여 51%나 증가한 반면 직장암의 경우에는 4.9%에서 5.6%로 증가하여 14%의 증가를 보였다(표 19-1). 이러한 원인은 우리 식생활의 서구화에 기인한다고 볼 수 있으므로 증가속도

| 표 19-1 | 1999년 이후 대장암의 상대적 빈도 변화
(보건복지부 중앙암등록본부, 단위: 명)

| 연도 | 결장암 | 직장항문암 | 합계 |
|------|--------|-----------|------|
| 1999 | 4,758(4.7) | 4,956(4.9) | 9,714(9.6) |
| 2000 | 5,049(5.0) | 5,307(5.2) | 10,356(10.2) |
| 2001 | 5,842(5.3) | 5,826(5.2) | 11,668(10.5) |
| 2002 | 6,512(5.6) | 6,571(5.6) | 13,083(11.2) |
| 2003 | 7,397(5.9) | 7,185(5.8) | 14,582(11.7) |
| 2004 | 8,378(6.3) | 7,726(5.8) | 16,104(12.1) |
| 2005 | 9,533(6.5) | 8,574(5.9) | 18,107(12.4) |
| 2006 | 10,568(6.9) | 9,002(5.9) | 19,570(12.8) |
| 2007 | 11,433(7.1) | 9,125(5.6) | 20,558(12.7) |

( )은 전체 암에 대한 백분율

는 더욱 가속화될 것으로 예측된다. 어떠한 요인이 대장암의 발생위험을 높이는가에 대한 외국의 연구에 의하면, 국가나 지역 간, 이주민집단에서 보인 역학적 특성에는 유전적 요인보다는 환경적 요인이 더 크게 작용하는 것으로 추론하고 있다. 암 발생률 조사에서 보이는 국가 간 차이는 약 90%가 식이습관의 차이라는 주장도 있다.

대장암 발생률이 높은 서구국가에서 시행한 연구에 의하면, 식이 요인 이외에 육체적 활동량이 또 다른 대장암 발생의 위험요인으로 지적되고 있다. 즉 육체적 활동량이 많은 직업을 가진 사람에서 대장암 발생률이 낮아질 뿐만 아니라, 여가시간의 육체적 활동이 대장암의 발생을 낮춘다는 보고도 있다. 포화지방산을 하루에 10g 이상 섭취하고 육체적 활동이 부족한, 주로 앉아서 일하는 생활습관 등이 대장암 증가의 원인이 된다는 조사결과도 있다.

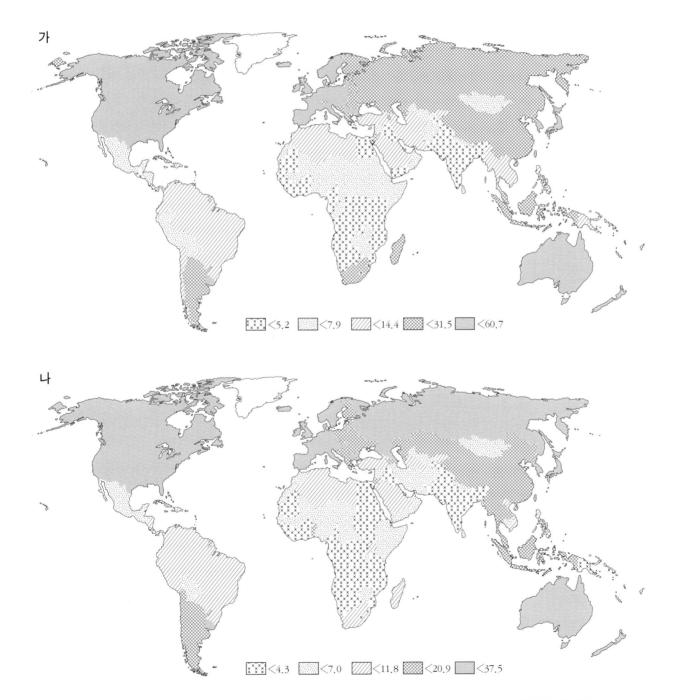

그림 19-1. **가.** 대장암과 직장암의 10만 명당 연령표준화 발생률(남자) **나.** 대장암과 직장암의 10만 명당 연령표준화 발생률(여자)

## 1. 지역적 분포

서유럽과 구미에서의 대장암 발생 빈도가 상대적으로 높고, 아시아, 아프리카, 남아메리카에서는 낮은 것으로 알려져왔다. 하지만 우리나라를 포함한 아시아지역의 대장암 발생 빈도가 꾸준히 증가하였기 때문에, 근래 발표되는 자료들을 보면 우리나라는 더 이상 대장암 발병이 적은 지역으로 분류되기 힘들 것으로 보인다(그림 19-1).

## 2. 연령과 성별 빈도

직장암의 발생 빈도가 가장 높은 연령은 60~70세로, 연령의 증가에 따라 늘어나는 추세이며 결장암도 같은 경향을 보인다.

40세 이하에서의 대장암은 전체의 2~4%에 불과하며 최저연령으로 9세가 보고되었다. 젊은 연령층의 경우 남자에서는 우측 결장이, 여성에서는 좌측 결장이 더 호발한다고 하지만 이를 반박하는 자료도 있다. 남녀에 따른 발생의 차이는 우리나라의 경우 직장암은 남자에서 1.4배, 결장암은 1.3배 정도로 모두 남자에서 호발하는 것으로 나타났다. 그러나 미국의 자료에서는 직장암의 경우에만 남성에서 1.4배 많은 것으로 나타났다.

## 3. 부위별 분포

결장에서의 분포는 50%가 에스결장에서 발생하고, 25%가 우측 결장, 나머지 25%가 회행결장, 비만곡, 하행결장에서 발생한다. 좌측 결장 및 직장에서의 발생률과 우측 결장에서의 발생률은 미국과 한국에서 차이를 보이는데, 미국은 3 대 2정도이지만, 한국은 3 대 1 정도이다. 직장 내에서의 빈도는 상, 중, 하로 구분하기 어려운 점이 있어, 부위별로 정확한 빈도는 알기 어려우나 일반적으로 균등하게 발생하는 것으로 알려져 있다.

## 4. 동시성 암

암이 제거된 지 6개월 이내에 대장의 서로 다른 부위에서 발생하고, 전이가 아닌 것이 확인될 경우에 동시성 암 synchronous cancer이라고 정의할 수 있다. 동시성 암의 빈도는 1.5~8%로 보고되고 있다. 양성용종의 빈도는 암이 단독으로 발견된 경우에는 12~60%이며, 동시성 암이 있을 경우에는 57~86%이다.

그러므로 대장암 환자에서는 반드시 대장의 모든 부분에 대해 대장내시경검사를 실시하여야 하고, 종양에 의한 폐쇄 등의 이유로 대장의 모든 부분을 관찰하지 못한 경우에는 수술 후 6개월 내에 나머지 부분에 대한 대장내시경 검사를 해야 한다. 다발성 대장암이 단독 대장암에 비해 예후가 불량하다는 연구결과가 최근에 보고된 바 있으며, 이는 기존의 연구결과와는 상이하지만, 코호트를 대상으로 한 연구결과이기 때문에, 신뢰도가 높은 자료이다.

# II 대장암 환자의 자연병력

대장암의 자연경과에 대한 세포생물학적 또는 분자생물학적 정보가 누적됨에 따라, 이 질환을 보다 더 구체적으로 이해함으로써 진단과 치료에 획기적인 발전을 가져오고 있다.

선종은 움crypt의 줄기세포stem cell 가운데 하나에서 발생할 수 있다. 대장암 혹은 선종의 클론 구성에 대한 조사에서 직경 3~4mm의 작은 선종은 하나의 클론으로 구성되어 있다는 것이 보고되었다. 종양이 하나의 클론에서 발생한다는 것은 다음과 같은 중요한 의미를 갖는다.

① 돌연변이에 의해 종양이 발생한다는 것을 뒷받침한다.
② 하나의 세포 안의 유전자적·분자생물학적 변화를 관찰함으로써, 종양의 발생을 이해하는 데 도움이 된다.
③ 정상 세포에서 전암 단계를 거쳐 대장암으로 이행하는 과정에서 여러 단계의 유전자적 변화를 거친다.

## 1. 선종 환자의 자연병력

대부분의 대장암이 선종-암 연속체의 결과로 선종에서부터 유래한다는 것이 밝혀졌는데, 그 증거로는 다음과 같은 것들이 있다.

① 선종은 대장암 환자에서 흔하게 발견된다. 대장암 환자의 약 30%에서 선종과 암을 동시에 가지고 있다.

② 선종의 크기가 클수록 병리조직학적으로 이형성과 암의 발생 빈도가 높아진다.

③ 대부분의 침습성 암에서 조직검사상 선종조직이 암 조직 내에 또는 인접하여 동시에 관찰된다.

④ 대장에 100개 이상의 수많은 선종이 발생하는 가족성 용종증은, 치료하지 않으면 100%에서 진행암으로 이행된다.

⑤ 대장암의 발생 빈도가 높은 집단에서 선종의 발생 빈도도 높다.

⑥ 선종이 있는 사람에서 대장암의 발생 빈도는 선종이 없는 사람보다 높다.

⑦ 선종의 호발연령이 50대인 것과 비교하여 대장암의 호발연령은 60대이므로, 선종이 암화되는 데에는 약 10년이 소요된다고 추정할 수 있다.

⑧ 선종을 발견하여 제거하는 프로그램을 도입한 결과 대장암의 발생률이 떨어졌다.

미국 내의 전국용종조사보고에 의하면 선종 환자는 대장암보다 연령상 평균 5세가 낮았고, 45%의 환자에서 2개 이상의 선종을 발견할 수 있었다. 연령이 높을수록 선종성 용종의 유병률이 높았고, 크기가 크며, 이형성의 정도도 심하였고, 숫자도 증가하였다. 용종의 호발부위는 직장 및 에스결장이고 이곳은 용종의 제거가 비교적 용이한 부위이다. 대장경 또는 에스결장경을 통한 용종의 제거는 선종-암 속발을 차단하여 암의 2차 예방효과를 거둘 수 있는 것으로 생각된다. 최근에는 비스테로이드성 소염진통제의 COX 억제기전을 이용하여 선종의 성장과 암성 변화를 차단하는 연구도 활발히 이루어지고 있다.

## 2. 유전자 발암기전

대장암은 다른 암과 마찬가지로 유전자 변이의 누적에 의하여 발생한다. 특히 대장암은 전술한 바와 같이 대부분 선종이라는 전암성 병변을 거친 후 발암하는 형태학적 다단계 과정을 거치는데, 분자적 변화 또한 형태학적 다단계 과정에 상응하는 다단계 과정을 거치는 것으로 알려져 있다. 대장암에서의 이러한 다단계 발암과정은 다른 장기의 암에 비해 잘 연구되어 있어, 타 장기 암의 연구의 모델로 이용되고 있다(그림 19-2).

대장암이 발생하는 분자 경로로는 염색체 불안정성 경

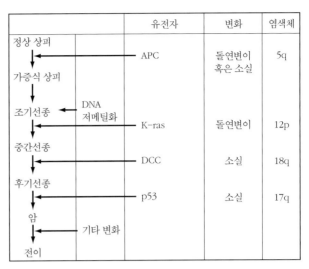

| | | 유전자 | 변화 | 염색체 |
|---|---|---|---|---|
| 정상 상피 | | APC | 돌연변이 혹은 소실 | 5q |
| 가증식 상피 | | | | |
| 조기선종 | DNA 저메틸화 | K-ras | 돌연변이 | 12p |
| 중간선종 | | DCC | 소실 | 18q |
| 후기선종 | | p53 | 소실 | 17q |
| 암 | 기타 변화 | | | |
| 전이 | | | | |

그림 19-2. 대장 종양 형성을 위한 유전자 모델

로chromosomal instability pathway, 현미부수체 불안정성 경로microsatellite instability pathway, CpG 섬 메틸화 표현형 경로CpG island methylator phenotype pathway를 들 수 있다.

### (1) 염색체 불안정성 경로

대장암의 발생과정에 관여하는 유전적 변화로서는 5번 염색체 장완의 대립 유전자 소실(APC와 MCC), K-ras 유전자의 돌연변이, 18번 염색체 장완의 대립 유전자 소실(DCC, SMAD2, SMAD4), 17번 염색체 단완의 대립 유전자 소실(p53) 등 종양 유전자의 활성화와 종양억제 유전자의 불활성화처럼 유전자들의 유전적 변화를 주된 기전으로 하여 대장암이 발암하는 분자경로를 지칭한다. 특징적으로 많은 염색체들의 수적 또는 구조적 변화를 수반하고 있으며 이와 같은 염색체 불안정성 경로에 의해 발암하는 대장암은 대략 85% 정도를 차지한다.

### (2) 현미부수체 불안정성 경로

현미부수체는 짧은 염기 서열이 반복되는 것을 의미하는데〔예 (CA)n 등〕 현미부수체 불안정성이란 현미부수체의 복제 이상으로 인해 반복되는 염기서열의 수적 변화를 초래하고 이에 따른 길이 변화가 초래된 상태를 말한다. 현미부수체의 복제 이상은 복제실수교정mismatch repair 효소에 의해 수복되어야 하나, 현미부수체 복제과정의 잘못을 교정하는 hMSH2, hMLH1, hMSH6, hPMS2 유전자가 돌연변이나 CpG 섬 과메틸화로 인해 불활성화되면 현미부수체 불안정성이 점진적으로 누적되는 현미부수체 불안정성 경로가 시발된다. 현미부수체 불안정성 경로는 유전성 현미부수체 불안정성 경로와 돌발성 현미부수체 불안정성 경로가 있는데, 전자는 복제실수교정 유전자의 배선 돌연변이germline mutation에 의해 일어나는 것인 반면, 후자의 경로는 주로 hMLH1 유전자의 프로모터 과메틸화에 따른 전사억제에 의해 초래된다.

### (3) CpG 섬 메틸화 표현형 경로

CpG 섬 메틸화 표현형 경로는 수많은 유전자 프로모터 CpG 섬 과메틸화에 의해 종양억제 유전자 또는 종양 관련 유전자의 불활성화를 초래하고 이로 말미암아 대장암 발생이 진행되는 분자 경로를 일컫는다. 정상 장상피 세포에서 발현되는 유전자가 대장암에서 프로모터 CpG 섬 과메틸화에 의해 발현이 억압된 것은 약 400개 정도이며, 이는 대장암에서 유전적 변이가 일어나는 유전자의 수에 비해 4배 정도 많다. 염색체 불안정성 경로를 거쳐 발생하는 대장암의 전암성 병변은 전형적인 관상 선종이거나 융모성 선종인 반면, 후성유전 불안정성 경로의 전암성 병변은 무경성 톱니 모양 선종sessile serrated adenoma이거나 전형적인 톱니 모양 선종traditional serrated adenoma이며, 관상 선종이나 융모성 선종을 거쳐 발암하는 것이 아니다.

현미부수체 불안정성 경로의 전암성 병변은 유전성인지 돌발성인가에 따라 다른데, 유전성인 경우에는 전형적인 선종(즉, 관상 선종 또는 관상융모성 선종)이며, 돌발성 현미부수체 불안정성 대장암의 전암 병변은 무경성 톱니 모양 선종 또는 전형적 톱니 모양 선종이다.

## 3. 유전자와 암세포 연구의 임상 적용

### (1) 대장암의 진단

암유전자와 암억제 유전자에 대한 분자생물학적 연구는 암발생의 분자생물학적 기전을 이해하게 하였고, 이를 통해 암의 발견, 선별검사, 예방, 치료에 획기적인 전기를 마련하였다. 유전자의 표지자를 산전에 진단하는 것이 가능해졌고 가족성 용종증이나 유전성 비용종성 대장암증후군 같은 유전성 질환을 조기진단할 수 있게 되었다. 또한 돌연변이된 암유전자 또는 암억제 유전자 DNA나 그 발현 산물인 RNA나 단백을 검사함으로써 암을 1차 진단하거나 치료 후 재발의 진단에 이용할 수 있다. 또한 암의 생물학적 행태를 예측하고, 약제에 대한 내성을 예측함으로써 항

암요법의 적용을 판단하는 데 도움을 주기도 한다.

유전자 진단을 위해서는 대장암에 관련되는 유전자 혹은 단백을 대장조직, 혈액, 대변 등에서 검출하여 검사한다. 가족성 용종증은 90% 이상의 투과도를 보이므로 적어도 50%의 자손이 가족성 용종증이 되고 이들은 100%에서 암이 발생하므로 DNA 탐침을 이용하여 가족성 용종증 유전자를 예측하게 되는데 그 정확도는 적어도 95% 이상이다. DNA탐침 등으로 진단하는 방법은 정확하기는 하지만 노력과 비용이 많이 들어 선별검사 방법으로 적당하지 않다. 최근에는 말초혈액을 이용한 웨스턴블롯을 시행함으로써 비교적 간단한 방법으로 진단할 수 있는 방법이 개발되었다.

유전성 비용종증 대장암의 경우 전암 병변인 선종은 가족성 용종증에 비해 훨씬 수가 적기 때문에 검진에 어려움이 있다. 말초 백혈구에서 hMSH2, hMLH1, hPMS1, hPMS2 등의 유전자를 조사하여 진단에 도움을 주고 있으나 노력과 비용이 많이 들어 검진검사로는 유용하지 못하다.

한편 대변의 DNA를 이용하여 대장암을 진단하려는 연구가 시도되고 있고 최근 연구 결과에 의하면 대장암 진단에 대한 민감도가 87%, 진행성 종양에 대한 민감도가 40%로 보고되어, 현재 일부 단체에서 대장암의 선별검사 방법 중 하나로 권고되기도 한다.

### (2) 예후 판정에 이용

대장암 환자의 예후 판정을 위해서 시도되고 있는 것을 소개하면 다음과 같다. 17번 염색체의 단완(17p, p53 유전자부위)과 18번 염색체의 장완(18q, DCC 유전자부위), 22번 염색체의 장완(22q)에서의 유전자 이형접합상태의 소실loss of heterozygosity; LOH이 조기암보다 진행 대장암에서 흔하게 관찰된다. 당초의 예상과 달리 p53은 조직면역 염색방법으로 측정한 결과로는 예후와의 관계는 발견할 수 없었다. 17p의 잡종접합상태의 소실은 암세포의 혈관 침윤과 상관관계가 있고, 22q의 잡종접합상태의 소실은 림프절전이와 상관관계가 있다고 한다. 그리고 18q의 잡종접합상태의 소실은 림프관침윤 및 간전이와 상관관계가 있다고 보고되고 있다.

### (3) 대장암의 침습과 전이의 예측

암전이 억제 유전자인 nm23-H1 유전자는 17번 염색

체 장완 17q21.3-22에 위치하는데, 이 유전자의 결손은 대장암의 공격성을 예측하는 데 이용된다. nm23-H1 대립 유전자의 결손과 대장암전이와는 강한 상관관계를 보인다. 이 유전자의 잡종접합상태의 소실이 저분화암에서 빈번하게 관찰되고, 이 경우에 DNA는 비정상 배수체를 나타내며, 환자의 생존율은 낮은 것으로 알려져 있다. 따라서 nm23-H1의 결손은 공격적인 대장암을 예측하게 한다.

대장암조직의 변연부에서 증식세포 핵항원(PCNA)을 조사한 결과, 저분화의 대장암에서 흔히 관찰되며 대장암의 전이능력과 상관관계를 보인다는 보고가 있다.

### (4) 세포 부착물질

세포-세포 간에 세포-기질 혹은 기저막 사이의 부착에 관여하는 물질들의 변화가 암의 발생과정과 진행과정에 관여하고, 조직 분화의 유도와 유지, 세포의 성장에도 중요한 역할을 한다고 밝혀져 있다. 부착물질은 여러 종류로 구분되는데, 면역글로불린 초가계, 인티그린, 실렉틴, 카데린 등이 있다.

### (5) 대장암치료에의 적용

이론적으로 종양의 자가촉진 성장인자와 수용체를 차단함으로써, 종양의 성장을 효과적으로 중단시킬 수 있다. 소마토스타틴은 결장암세포의 성장을 억제하므로, 앞서 언급한 바와 같이 실제적으로 소마토스타틴을 이용하여 성장인자를 효과적으로 차단할 수 있다. 이 치료 적용의 성공 여부는 정상세포와 암세포 수용체의 표현이 달라지느냐 하는 것이며, 그 결과는 향후 추시를 요한다.

## III 원인

대장암의 역학적 연구가 진행되면서 지역별, 국가별 대장암 발생 빈도의 차이가 식이습관 등의 환경적 요인에 의해 나타나는 현상일 것이라는 가설이 제기되어왔다. 일본에 거주하는 일본인보다 하와이나 캘리포니아에 이민 간 일본인 1세와 2세에서 대장암의 빈도가 높다. 마찬가지로 푸에르토리코인이나 폴란드인이 미국이나 호주로 이민을 간 경우에도 같은 경향을 보인다. 유럽에 거주하는 유태인과 아시아와 아프리카에 사는 유태인에서의 대장암의 빈도에도 차이가 있다. 이상을 종합해보면 식이요소를 비롯한 환경적 요소가 대장암의 발생에 가장 큰 영향을 미친다는 것을 알 수 있다.

## 1. 식이요소

### (1) 섬유소

1980년대 중반부터 20년간은 식이요소에 대한 관심이 집중되어 여러 연구가 진행되었다. 특히 버킷 등은 고섬유식이에 의해 대장암과 직장암의 발병이 감소한다는 연구결과를 발표하였다. 그는 다음과 같은 가설을 제안하였는데, 먼저 고섬유질은 음식물의 장 통과시간을 단축시켜 발암물질의 가능성이 있는 물질과 장점막과의 접촉시간을 줄인다. 더구나 변의 부피가 커져 세균의 밀도를 감소시킴으로써 세균이 암 발생을 조장할 기회도 적어진다. 이를 뒷받침하는 여러 가지 시도들이 꾸준히 발표되었으나, 섬유소의 역할을 직접적으로 규명하는 과학적 증거는 아직 적다.

### (2) 동물성 지방

서양인의 식이에는 동물지방이 풍부하며 이것이 고위험인자라는 증거들이 있다. 지방, 육류의 소비와 결장암의 빈도가 비례한다는 것이 보고되어 있지만, 1940년대에서 1970년대에 미국에서 쇠고기 소비가 서서히 증가하였음에도 불구하고 대장암의 빈도와 사망률은 변함이 없거나 오히려 줄어들었다고 한다. 여러 연구자들이 동물성 지방과 고단백 식이가 대장암 및 직장암 발병에 영향을 미친다고 보고한 바 있으나, 최근 세계암연구기금*World Cancer Research Fund; WCRF*에서 동물성 지방 섭취와 암 발생 간의 관련성에 대한 코호트 연구들을 분석하여 발표한 자료에 의하면 동물성 지방의 섭취와 대장암 발생과는 큰 관련성이 없는 것으로 나타났다.

다만 동물성 지방이 담즙산염을 발암물질로 변화시킬 수 있는 세균총의 출현을 조장하는 데 관련되어 있다고 한다. 동물성 지방을 다량 섭취함으로써 담즙산의 분비가 증가하여 암 발생의 위험이 증가하고, 암 발생 위험이 높은 인구에서는 분비되는 담즙의 양도 다량이라는 사실이 밝혀졌다. 담즙산의 구조가 발암물질인 메틸클로란과 유사한 화학적 구조를 갖고 있다는 사실은, 동물성 지방의 과다 섭취와 이로 인한 담즙산의 과다 분비가 발암의 원인일 것이라는 추측을 하게 한다.

### (3) 기타 식이성분

붉은 고기, 가공육, 알코올 섭취가 대장암 발생 빈도를 높이는 것으로 알려져 있으며, 철분 함유식품, 치즈, 당분 섭취 등도 결장암 발생과정에서 어떤 역할을 하는 것으로 추측된다. 이외에 마늘, 우유, 칼슘의 섭취가 대장암 발병을 낮추는 것으로 보이며, 비전분 채소, 과일, 엽산 함유식품, 셀레늄 함유식품, 생선, 비타민D 함유식품 등 역시 대장암 발병을 억제하는 데 관여할 가능성이 제기되고는 있으나, 그 역할이 명확히 밝혀지지는 않았다.

## 2. 음주와 흡연

음주의 경우, 일본인을 대상으로 한 전향적 연구에서 한 달에 약 15L의 맥주 섭취가 직장암 발생에 기여하는 것으로 보고된 바 있다. 흡연 역시 암 발생의 중요한 원인으로 알려져 있으나, 대장암과 직장암만을 놓고 분석한 연구 결과를 보았을 때에는 직접적인 상관관계가 밝혀지지 않았다. 다만 캐나다에서 발표된 논문에서 흡연이 직장암 발생과 관련이 있고 근위부 결장암 발병에 어느 정도 영향을 미치는 것으로 나타났다.

## 3. 신체 활동

현재까지 신체 활동이 활발할수록 대장암의 발병 위험이 낮아진다는 전향적 연구 결과가 다수 발표된 바 있다. 꾸준한 신체적 활동은 신체의 대사율을 높이며 혈압을 낮추고 인슐린 저항성을 낮출 뿐만 아니라 장의 운동성도 증가시킨다. 이러한 신체적 활동에 대한 연구는 직업적 활동, 취미활동, 그리고 총체적인 신체활동 등에 대해서 연구되었는데, 어떤 종류의 신체활동에서도 대장암 발병이 낮아지는 것으로 알려져 있다. 신체적 활동이 암 발생을 억제한다는 증거는 주로 결장암에서 뚜렷하게 나타나는 반면 직장암에서는 현재까지 증거가 뚜렷하지 않다.

## 4. 담즙산

담즙이 박테리아에 의해 발암물질로 전환되는 것과는 별개로, 담즙 자체가 결장점막에 직접적인 독성으로 작용하여 종양을 발생시킬 수 있다는 보고들이 있다. 담즙을 직장으로 주입하면 발암제인 디메틸 히드라진에 의한 암 발생이 촉진된다. 윌파트 등은 2차 담즙산인 데옥시콜산과 리토콜산이 발암물질이라고 하였다. 대장암의 약 1/3에서 데옥시콜산의 수용체가 발견되었고 또한 리토콜산의 수용체도 발견되었다. 또한 힐 등은 서구와 비교했을 때 상대적으로 대장암 발병이 적은 아프리카와 동구권의 대변내 담즙산 농도가 낮다고 주장하여 담즙산이 대장암 발병에 관여한다는 주장을 뒷받침하였다.

담즙산의 직접적인 독성작용은 식이에서의 칼슘의 존재와 관련이 있는 것으로 밝혀졌다. 담즙과 지방산이 칼슘을 탐식하므로, 담즙산을 충분한 양의 칼슘과 함께 투여하면 결장점막에 대한 독성이 감소된다고 한다.

점막의 칼슘이 부족하면 세포가 탈락하고, 증식하게 된다. 이러한 환경에서 칼슘과 결합하지 못한 담즙산들이 세포의 DNA 변화를 가져와 종양성 변화를 초래한다. 사람에서 움crypt세포의 증식이 대량의 칼슘을 섭취함으로써 반전된 실험도 보고되었다.

## 5. 대장내 세균총

일부 대장내 세균총이 담즙산을 메틸클로란과 같은 발암물질로 변환시킴으로써 대장암 발병에 영향을 미치는 것으로 알려져 왔다. 힐 등은 미국과 영국 사람들에서 혐기성 세균총이 호기성 세균총에 비해 더 많이 나타난다고 보고하였으며, 버킷 등은 원위부 대장에 암 발생이 많은 이유로 이 부위에 고밀도의 세균총이 존재하기 때문이라고 주장하였다.

## 6. 담낭절제술 과거력

담낭절제술 후에 우측 결장암이 의미 있게 증가된 연구 결과가 많이 보고되었지만 아직까지 결론을 내리기는 어렵다. 단지 이론적으로 담낭절제술 후에는 담즙 분비가 증가하므로 위험성이 높아질 수 있다.

## 7. 염증성 장질환

장기간의 궤양성 대장염에서 암 발생이 증가한다는 것은 잘 알려져 있다. 크론병에서는 대조군에 비해 약 6배

정도의 위험성이 있다. 염증성 장질환과 암 발생과의 관계는 제26장과 제27장에 잘 설명되어 있다.

## 8. 공장-회장우회술

공장-회장우회술을 시행한 경우 담즙산 대사와 세균총의 변화에 의해 대장암 발병이 증가한다는 동물실험 결과는 보고되었으나, 아직 사람을 대상으로 한 실험에서는 확인된 바 없다.

## 9. 위 수술

위궤양 수술 후, 특히 미주신경절단술에 결장암의 빈도가 높다는 산발적인 후향적 보고가 있다. 위절제술 후에 담즙산의 대사가 변화되는 것과 미주신경절단 후에 결장의 선종과 암이 증가하는 것으로 보아, 이는 담즙산의 성분 변화와 관련이 있을 것으로 생각된다. 그러나 이에 대한 연구는 추시가 필요할 것으로 생각된다.

## 10. 아스피린

정기적인 아스피린 복용이 대장암 발생을 낮춘다는 보고들이 많이 발표되고 있다. 10년 이상 꾸준히 아스피린을 복용하였을 때 대장암 발병이 낮아지는 것으로 알려져 있으며, 일부 연구자들은 야채와 곡물, 그리고 아스피린의 정기적 복용만이 대장암 발병을 낮추는 유의한 인자라고 주장하고 있다.

## 11. 에스트로겐

파가니니-힐에 의한 보고에 따르면, 에스트로겐 대체요법을 시행하고 있는 여성군에서 대조군에 비해 유의하게 낮은 대장암 발병이 관찰되었으나, 그 기전은 아직 명확히 밝혀져 있지 않다.

## 12. 가족성 요소

대장암의 90%는 가족성 유전적 소질이 명확하지 않은 산발성 결장암이다. 그러나 과거부터 유전적 소질이 있다고 알려져 온 용종증뿐만 아니라, 비용종증의 결장암 환자에서도 유전적 요인이 관여하는 경우가 있다. 유전성 용종증증후군은 결장암 중 1% 내외지만 과거에는 가족성 암증후군이라고 불리었고, 린치 등에 의해 유전성 비용종증 대장암증후군이라고 불리는 암이 결장암의 약 5~10%를 점한다고 보고되었다.

## 13. 방사선조사

골반에 방사선조사를 받은 환자는 정상인보다 상부 직장암이 발생할 위험도가 높은 것으로 본다. 방사선조사 후 약 10여 년의 기간이 경과한 후에 암 발생의 빈도가 높아진다. 샌들러 등의 보고에 의하면 자궁경부암으로 방사선치료를 받은 군에서 대장암의 빈도가 2~3.6배 증가하였다. 따라서 골반조사를 받은 환자들은 10년 후부터는 대장암에 대한 정기적인 검사가 필요하다.

## 14. 면역억제 상태

장기이식 후 시행되는 면역억제치료에 의해 다른 암종과 마찬가지로 대장암과 직장암의 발병이 높아질 수 있다. 따라서 이러한 환자에 대해서는 대장내시경 추적 관찰이 필요하다.

## 15. 연소기 암종과 성인기 암종

아브니 등은 '연소기'와 '성인기'의 암종의 병인이 다르다는 것을 시사하는 근거를 다음과 같이 제시하였다. 첫째, 연소기 암은 백인종이 아닌 인종에 16배 많지만, 성인기 암은 백인에 10배 많다. 둘째, 점액성 암종은 전체 대장암의 5%인 데 반해 연소기 암의 76%를 차지한다. 셋째, 성인기 암은 용종이 공존하는 경우가 40~50%인 데 반해 연소기 암에서는 드물다. 넷째, 연소기 암에서는 대장암에 미치는 식이습관의 영향이 설명되지 않는다. 다섯째, 성인암에서 발견되는 20~30%의 가족력을 연소기 암에서는 찾기 힘들다.

# Ⅳ 병리

## 1. 육안적 소견

### (1) 전통적 육안분류

대장암은 종양의 육안적 소견에 따라 다음 4가지의 유형으로 분류할 수 있다.

#### 1) 궤양성 암

가장자리가 말려서 융기된 궤양으로 중앙에 궤사된 기저부를 갖고 있는 전형적인 암-궤양이다. 원형 혹은 타원형으로 장 둘레의 1/4 이상을 점유하는 것이 보통이다. 다른 형태의 암보다 깊게 침윤되어 결국 천공이 되는 수가 간혹 있다.

#### 2) 융기형 암

관강 내로 돌출되는 증식형으로 장관침윤이 보통 없는 형태이다. 엽상으로 되며 엽의 크기는 다양하다. 시간이 경과함에 따라 표면에 궤양이 진행되며 맹장과 상행결장에 흔하다.

#### 3) 윤상 혹은 협착성 암

장 둘레를 모두 감싸는 윤상형으로 표면에 궤양이 있는 경우가 많다. 작고 불연속성의 궤양이 점차적으로 장 둘레를 감싸면서 자라서 윤상형의 병변을 구성한다. 종축으로 수 센티미터의 길이로 확장되거나 매우 짧은 부분만 있을 수 있다. 직장의 경우는 병변이 비교적 길고 횡행결장이나 좌측 결장에서는 짧으며 에스결장에서는 전형적으로 매우 짧은 병변이 발생되고 구경이 실처럼 가늘어지기도 한다. 이러한 양상을 '실 모양의 암*string carcinoma*'이라고 표현하기도 하는데 장폐쇄를 잘 일으킨다.

#### 4) 미만성 침윤암

비교적 드문 형태이며 장벽에 미만성으로 전파되어 육안적 경계보다도 적어도 5~8cm 이상 장벽을 침윤하는 광범위한 병변으로 위에서의 증식위벽염*linitis plastisca*과 유사한 모양을 보인다. 점막이 건강하게 보이나 결국 일부는 나중에 궤양을 형성한다.

### (2) 위암종 육안분류의 원용

그러나 대장암의 육안적 소견분류의 재현성을 높이기 위해서, 위암종의 육안분류를 이용하여 분류하는 추세이다.

① 표재형(0형): 조기위암의 육안적 분류에 준한다.
 Ⅰ형: 융기형
 Ⅱ형: 표면형
   Ⅱa 표면 융기형
   Ⅱb 표면 평탄형
   Ⅱc 표면 함몰형
 Ⅲ형: 궤양형

② 융기형(보르만 Ⅰ형): 궤양이 없이 종괴가 내강 내로 돌출된 형태로, 표재성의 융기형이나 표면 융기형에 비해서는 크기가 큰 종양으로 고유근층을 침범하는 용종성 또는 용종성 종괴이다.

③ 궤양 돌출형(보르만 Ⅱ형): 종괴의 중심부에 궤양이 있다. 종괴의 가장자리가 주변 정상 점막과 뚜렷이 구별되게 융기된 형태로 종괴가 궤양 둘레로 둑을 형성하고 있다.

④ 궤양 침윤형(보르만 Ⅲ형): 종괴의 중심부에 궤양이 있다. 종괴의 가장자리에 종괴와 정상 점막이 말려 올라간 형태로 불완전한 둑을 형성하고 있으며 종괴는 가장자리로 침윤하고 있다.

⑤ 미만형(보르만 Ⅳ형): 종양이 뚜렷한 종괴를 형성하기보다는 결장 또는 직장벽을 따라 횡적으로 침윤하고 경결성 변화를 보이는 형태이다.

⑥ 분류불가형: 표재형이나 보르만형으로 분류가 안 되는 형태이다.

우측 결장에는 융기형이, 좌측 결장 및 직장에는 경결형이면서 협착성이 많은 경향이 있다. 이는 우측 결장암과 좌측 결장암의 발암기전의 차이가 있는 것과 밀접한 관련이 있다.

## 2. 종양 이외 부분에서의 대장의 형태학적 변화

대장암은 대장의 나머지 부분에 육안적 변화를 초래한다. 협착성 암은 장폐쇄를 야기하는데 장폐쇄가 만성적으로 장기간 지속되면 협착부위 상부(또는 근위부) 결장이 팽대되고 두터워지며 근층이 비후된다. 장폐쇄가 급성이면 장이 팽대되고 얇아진다. 경우에 따라서는 충만된 분변에 의하여 결장점막에 궤양이 발생되어 결국에는 천공이 일어나기도 한다. 이러한 현상은 결장내압이 증가되어 결장벽이 괴사된 결과로 분변성 궤양이라고 한다. 그러나 결장 천공은 이러한 궤양이 있는 부위뿐만 아니라 확장된 결장의 어느 부위에서도 발생될 수 있으며 특히 맹장 등에서 잘 일어난다. 내강이 커지게 되면 장벽에 미치는 압력이 증가한다는 La place의 법칙에 따라 벽내 압력증가는 혈류의 감소를 초래하게 되고 가장 내강이 큰 곳에서 허혈에 의한 궤양이 초래된다(폐쇄성 장염). 암종이 결장벽을 침윤하여 천공된 경우에는 대망과 소장 등이 천공부위를 감싸서 천공을 국소화시켜 소위 결장주위 농양을 형성하며 그렇지 못할 경우에는 복막염이 발생된다.

결장암주위에 선종성 용종(또는 폴립)이 흔히 동반되며 일반인에서보다 용종의 발생빈도가 높다. 보다 정확히 표현하자면 선종성 용종이 많이 발생할수록 암의 발생 위험도가 높기 때문에, 또한 선종성 용종이 전암성 병변이기 때문에 결장암주변에서 선종성 용종을 상대적으로 많이 관찰할 수 있다. 결장암 환자의 약 3%에서는 단독이 아닌 2개 이상의 독립적인 결장암이 동시 다발적으로 나타나기도 한다.

## 3. 현미경적 소견과 종양조직학적 분화 등급

WHO의 권고안에 따르면, 대장 선암종의 진단은 종양 샘이 점막근층을 지나 점막하층으로 침윤했을 때 내릴 수 있으며, 점막근층 또는 점막고유판 내에 국한되어 있을 때는 선암종으로 진단되지 않는다. 심지어 상피내 선암 또는 점막내 선암이라는 용어보다 고등급 상피내 종양 또는 점막내 종양이라고 진단하도록 권유하고 있다. 그러나 대한병리학회의 가이드라인은 점막근층 또는 점막고유판 내에 침윤하고 있는 선암종은 점막내 선암, 점막고유판 내에 침윤하지는 않지만 체모양의 형태가 뚜렷할 때 상피내 선암종으로 진단하도록 권장하고 있다. WHO에서 점막하층으로의 침윤이 없는 점막 국한 종양을 침윤성 암으로 인정하지 않는 이유는 문헌상 점막 국한 종양이 림프절에 전이한 경우가 없다는 것을 근거로 하고 있다.

### (1) 조직유형
#### 1) 선암종

조직학적으로 선관이나 소포*tubule or acini*를 형성하거나 유두상 형태를 취하는 암종을 선암종(샘암종)이라고 한다.

#### 2) 점액선암종

종양세포에서 생성된 점액의 대부분이 세포가 형성하는 샘의 내강뿐만 아니라 외강 또는 기질로 삼출되어 점액 결절을 형성하며 암세포는 불완전한 선관을 형성하거나 인환세포의 형태로 점액 내에 부유되어 있다. WHO의 진단기준은 점액이 종양 면적의 50% 이상을 차지하는 경우로 정의하고 있다. WHO의 진단기준은 종양세포가 점액을 형성하는 증거가 뚜렷하든 하지 않든 점액질이 종괴의 50% 이상을 차지할 때라고 단순화하여 진단기준을 제시하고 있는데, ADASP(해부외과병리과장협회*association of directors of anatomical and surgical pathology*)의 권고안을 보면, 종양세포의 50% 이상이 점액을 생산하고 있을 경우라는 조건을 첨가하고 있다. 수술 전 항암화학-방사선요법으로 인해 종양세포의 대부분은 사라지고 점액질만 있는 경우가 많은데 이 경우에는 점액선암종이라고 진단하지 않는다.

#### 3) 인환세포암종

암세포에서 생성된 점액이 세포 내에 저류하여 핵이 한쪽으로 압박되므로 인환 모양을 보이며 선관 형성은 없다. 인환세포 모양 암세포가 전체 종양의 50% 이상을 차지할 때, 인환세포암종으로 진단한다. 점액암종의 진단기준을 만족하더라도 종양세포가 인환세포의 모양을 하고 있을 때는 인환세포암종으로 진단한다.

#### 4) 편평상피암종

대장점막에서 발생하는 경우는 드물다. 암세포 내외에서 각질 형성의 증거를 관찰할 수 있으며, 분화가 좋은 경우에는 세포간 가교도 볼 수 있다. 현미부수체불안정성 종양의 일부는 수질성 암종의 형태로 나타나는데, 이를 종종 비각질성 편평상피암종이라고 잘못 진단하는 경우가 있다.

#### 5) 선-평편상피암종

선암종과 편평상피암이 공존하는 것을 말한다. 단 선암종의 일부에 편평상피 분화를 보이는 경우는 선암으로 분류한다.

#### 6) 수질암종

종양세포가 전반적으로 고형성 또는 판상 양상으로 성장하는 암종으로 국소적으로 체모양 또는 선암종성 분화를 보이기 때문에 선암종의 한 형태임을 알 수 있다. 암세포는 풍부한 호산성 세포질과 소포성 핵*vesicular nuclei*, 그리고 뚜렷한 핵인을 가지고, 핵의 다형성이 거의 없는 편이다. 종괴는 주변 정상조직과 명확하게 구별되며, 때로는 현저한 림프구의 침윤이 종괴 내부와 주변부에 동반된다. 많은 경우가 현미부수체불안정성 양성 종양이며, 샘을 거의 형성하지 않지만 예후가 좋다. 저등급 선암종이 예후가 불량한 것과는 달리, 수질성 암종은 예후가 좋기 때문에 수질 암종을 저등급 분화성 암종으로 등급매김을 하지 않는 것이 관례이다.

### 7) 미분화암종

암세포의 선관 형성이나 점액 생성이 분명하지 않고 암종의 분화방향이 상기 각 암 중 어느 것에도 속하지 않는 경우이다. WHO의 기준에 따르면 종양 전체에서 샘을 형성하는 곳이 5% 미만일 때, 미분화형으로 진단한다. 암세포는 균일하거나 다형성일 수 있다.

### 8) 기타

상기 어느 형에도 속하지 않는 경우이다. 방추세포암종(또는 육종양 암종), 암육종, 융모막암종, 거대세포암종(다형성암종), 투명세포암종 등이 포함된다.

### (2) 조직등급

WHO의 기준에 따르면, 조직학적 등급은 샘 형성 정도를 기준으로 하며 그 정도에 따라 고분화(종양의 샘 형성 정도가 95% 이상일 때), 중분화(종양의 샘 형성 정도가 50% 이상 95% 미만일 때), 저분화 선암종(종양의 샘 형성 정도가 종양의 50% 미만일 때)으로 구분한다. 암을 형성하는 선관이 명료하고 키가 큰 원주상피성이거나 선관에 유두상의 돌출을 보이는 경우에는 고분화 선암종으로, 선관 형성이 불분명하고 관공이 작거나 때로는 거의 보이지 않고 다수의 암 세포가 입방 상피성인 경우를 저분화 암종으로, 양자의 중간형을 중분화 선암종으로 분류한다. 점액성 암종과 인환세포암종은 저분화 암종으로 등급매김한다. 여러 가지 조직 등급이 섞여 있을 경우에는 WHO 및 ADASP의 권고안은 가장 나쁜 등급을 주도록 권장하고 있으며, 종양 출아나 침습적 경계선은 조직등급에 포함되지 않는다. 종양 출아란 종괴의 가장 깊은 곳의 침윤연을 일컫는 것으로 종양세포가 탈분화되고 종양세포 간의 접착력이 떨어지는 부위로, 단독세포이거나 많게는 4개 정도의 세포로 이루어진 덩어리를 형성한다. 종양 출아는 불량한 분화, 침윤 경계, 혈관침범, 림프절전이, 원격전이 등과 밀접한 연관관계를 갖는다. ADASP는 불량한 예후와 관련이 있고, 또한 불량한 분화와 혼돈될 수도 있어, 종양 출아를 조직등급과 분리하여 별도로 유무를 평가하여 기재하도록 권장하고 있다.

## 4. 전구 병변

분자생물학의 발달에 힘입어, 대장암의 분자유형에 따른 전구 병변들이 밝혀지고 있다.

### (1) 이상 움 병소

상피세포 종양에서 최초의 형태학적 전구 병변은 이상 움 병소*aberrant crypt foci*이다. 메틸렌블루로 염색한 후 광확대하여 점막면을 관찰하거나 또는 확대내시경을 이용하여 관찰해보면, 이상 움 병소는 내강의 직경이 커지고 상피가 두터워지고, 점액이 감소된 움들로 구성되어 있다. 조직학적으로, 이상 움 병소는 한 가지 주된 형태로 나타나는데, 하나는 과증식 용종의 특성을 갖는 것과 다른 하나는 세포핵의 이형성이 분명한 미세 선종이다.

### (2) 선종
#### 1) 전형적 선종

전형적 선종*traditional adenoma*은 상피내 종양 또는 이형성이 특징인 병변이다. 조직학적으로 종양세포핵은 방추성 또는 난원형이며, 주변 정상 상피세포핵에 비해 종양세포핵은 크고 농염성이며, 다양한 정도로 중층*stratification*되어 있고, 극성의 소실을 보인다. APC/beta-catenin 경로의 불활성화가 전형적 선종의 발병을 일으키고 움기저로부터 이형성 상피세포의 증식을 초래하여 내강표면으로 뻗쳐진다. 상피내 종양 또는 이형성은 샘이나 융모의 복합성 정도, 핵의 중층 정도, 핵 모양의 이상 정도에 따라 저등급과 고등급으로 등급매김할 수 있다. 전형적 선종에서 진행되어 발암하는 선암종은 주로 염색체 불안정성에 양성이지만, CpG 섬 메틸화 표현형*CpG island methylator phenotype*은 음성인 암종이다.

① 육안적 소견: 융기형, 편평형, 함몰형으로 분류할 수 있다. 융기형은 줄기를 갖는 유경성 융기형과 줄기가 없는 고착성 융기형으로 나눌 수 있다.

② 현미경적 소견: 관상 선종은 이형성 샘구조체가 내강면을 접하고 있는 부위의 80% 이상을 차지하는 선종으로 정의된다. 융모 선종은 이형성 융모구조체가 내강면의 80% 이상을 차지할 때로 정의되며, 관

상융모 선종은 이형성 융모구조체가 80% 미만이면 서, 이형성 관상구조체가 80% 미만인 선종이다.

③ 유전자 변이 또는 분자적 변화: APC 변이는 다단계 암화과정 중 조기에 일어나는 변화이므로, 전형적 선종에서의 변이율과 선암종에서의 변이율은 유의한 차이가 나지 않을 정도로 전형적 선종에서의 변이율이 높다. 그러나 KRAS 유전자의 변이는 조기의 변화가 아니어서 선종의 크기가 1cm를 기준으로 그 이상일 때와 그 미만일 때 변이율은 현저한 차이를 보인다. 저등급 이형성을 보이는 관상 선암종에서는 KRAS 변이율이 매우 낮은 반면, 고등급 이형성을 보이는 관상 선암종에서는 높은 변이율을 보이며, 또한 관상융모성 선종이나 융모성 선종은 이형성 등급과 무관하게 높은 변이율을 보인다. 그러나 BRAF 유전자의 변이율은 전형적 선종에서는 매우 낮거나 변이가 거의 관찰되지 않는다.

### 2) 전형적 톱니 모양 선종

전형적 톱니 모양 선종은 현미경적으로 과증식 용종과 유사하게 종양상피세포가 톱니 모양을 하고 있는 선종으로 관상구조체 또는 융모구조체의 모양을 지니며, 종양세포는 분명한 이형성을 보인다. 전형적 톱니 모양 선종은 대장 선종의 약 1~2% 정도를 차지한다. 과증식 용종과는 달리 움 상부나 표면에서 유사분열이 관찰되고, 핵인이 뚜렷하다. 또한 종양상피세포의 세포질은 단조로울 정도로 점액이 결핍되어 있고 호산성이며, 세포핵들은 위중층을 보인다. 핵 대 세포질 비율은 과증식 용종에 비해 높지만, 전형적 선종에 비하면 낮다. 전형적 톱니 모양 선종은 고등급 이형성 병소가 내부에서 종종 발견되며, 약 11%가량이 점막내 선암종을 내부에 갖고 있다. 전형적 톱니 모양 선종에서 진행하여 발생하는 암종은 CpG 섬 메틸화 표현형 양성이면서, 염색체 불안정성은 음성인 암종이다. 전형적 톱니 모양 선종의 반수 가량이 CpG 섬 메틸화 표현형 양성이고, 고빈도의 BRAF 변이를 보인다.

### 3) 고착성 톱니 모양 선종

톨라코비치와 스노버는 고착성 톱니 모양 선종*sessile serrated adenoma*을 최초로 인식하고 학계에 보고하였다 (1996). 그들에 따르면 과증식 용종중에서 관찰되는 용종은 통상적인 과증식 용종과는 형태학적으로 차이가 있으며, 특징적으로 비정상적인 움상피세포의 성장과 성숙(움 중부와 상부에 현저한 핵인을 갖는 상피세포나 유사분열), 구

조적 이상(움기저부의 팽대, 움기저부에 이르기까지의 톱니 모양, 움장축의 수평화)을 보인다. 고착성 톱니 모양 선종은 과증식 용종과 형태학적 감별이 용이하지 않으나, 일반적으로 과증식 용종에 비해 우측이고, 크기가 크고, 고착성이며, 내시경적으로 경계가 불분명한 경향이 있다. 고착성 톱니 모양 선종은 과증식 용종의 약 8%를 차지하며, 고착성 톱니 모양 선종에서 진행하여 발암한 암종은 대개 CpG 섬 메틸화 표현형 양성이면서 염색체 불안정성은 음성인 암종이다. 고착성 톱니 모양 선종의 반수 가량이 CpG 섬 메틸화 표현형 양성이고, 고빈도의 BRAF 변이를 보인다.

## V 종양의 전파

### 1. 직접 전파

종양의 장벽을 통한 전파는 종방향 또는 횡방향으로 일어날 수 있다. 처음에는 작고 국소적인 병변이, 조만간에 장주위 전체를 침범하는 윤상형이 된다. 이러한 과정은 생각보다는 신속하지 못해 상부 직장의 경우에는 2년 정도 소요된다. 근층내 종방향으로의 전파가 일어날 수 있으나 횡방향으로의 전파가 더 흔하다. 종축보다는 횡축으로 더 빨리 확산되므로 병변이 작더라도 조만간에 장주위 전체를 침범하는 윤상형이 된다. 직장암의 경우 4등분을 차지하는 데는 6개월이 걸리며, 완전한 윤상형이 되는 데는 적어도 2년이 걸린다.

원위부의 전파범위와 빈도를 정확하게 파악하여 항문괄약근 보존 수술의 기회를 높이기 위해, 원위부 전파에 대한 연구가 이루어졌다. 그린넬 등은 원위부 전파의 기회는 많지 않으나, 암의 재발을 방지하기 위해서는 육안적으로 정상적인 조직을 종양에서부터 5cm를 더 절제해야 한다고 주장하였다. 육안적 경계를 넘어서 점막하, 근육 간, 장막하, 근육하층에 있는 림프관총을 따라 현미경적 전파가 이루어지기 때문이다. 그러나 이후의 연구에 의하면 장벽을 통한 원위부 전파의 빈도는 10% 이하이며, 육안적 경계에서 원위부 1cm를 넘는 경우는 드물다. 따라서 직장원위부의 절제범위를 2cm로 시행한 경우와 그 이상을 유지한 경우의 장기추적 결과 차이가 없었다고 보고하였다. 따라서 모든 경우에 해당되는 것은 아니며,

부득이 괄약근을 보존하기 위해서는 직장원위부절제 범위를 2cm로 할 수 있다. 이러한 전제는 저위 전방절제술 시 종양의 육안적 경계로부터 원위부절제 범위를 결정하는 데 중요하다. 신선한 수술표본에서의 3cm는 수술 시 외과의에 의해 박리된 생체에서의 직장 5cm에 해당한다고 한다. 원위부절제 범위결정에 도움을 주기 위해, 수술 전 내시경을 통해 종양으로부터 2cm 하방을 생검하고, 암 전파가 확인되면 4~5cm 경계를 유지하는 것이 좋다.

암의 확산은 종축방향뿐만 아니라 횡방향으로도 일어날 수 있다. 후복막강에 위치한 결장암에서는 후벽으로 침윤되면 십이지장, 요관, 신장주위막 및 지방, 장골근, 요근 등이 침범된다. 전방으로 침윤되면 소장과 대장, 위, 골반내 장기, 복벽 등이 침범된다. 후벽에 위치한 직장암이라면 직장주위 지방과 고유막을 뚫고 발데이어근막에 도달한다. 더욱더 진행이 되면 천골신경총, 천골, 치골이 침습된다. 전벽에 위치한 직장암이라면 앞쪽에는 지방이 별로 없으므로 드농빌리에근막이 쉽게 침범되고, 이 막은 매우 얇으므로 남자에서는 전립선, 정낭, 방광, 여자에서는 질후벽과 자궁경부에 암이 침윤한다. 복막반전부 상방에서는 복막파종이 있을 수 있으나, 자궁과 나팔관, 소장, 에스결장, 방광 등에서의 유착이 더 많다. 그러나 유착이 있는 경우의 1/3만이 실질적인 암침습이기 때문에 수술 시 생각하였던 것보다 예후가 좋을 수도 있다.

## 2. 림프관을 통한 전파

대장암의 관점에서 보면 림프절 종창이 반드시 림프절의 암 침윤에 의한 것은 아니다. 대장암에서 배액되는 림프절들이 괴사, 궤양으로 인한 염증에 의해 커지는 경우가 많다. 반대로 림프절의 현미경적 침윤이 있다고 해서 림프절이 반드시 종창되지는 않는다. 따라서 수술 시야에서 종창된 림프절이 있다고 해서 꼭 암세포의 림프절전이로 생각해서는 안 된다. 림프절의 염증으로 인한 비대는 악성인 경우에 비해 부드럽다.

주위 지방조직에 전이성 종양결절이 있을 경우, 조직학적으로 림프절의 증거가 남아 있지 않더라도 결절의 경계가 림프절처럼 둥근 모양을 띠고 있을 때에는 림프절전이로 진단한다.

### (1) 결장에서의 림프절전이

#### 1) 경로

대장의 림프절은 대장벽에 인접한 결장위 림프절, 대장주위 또는 방림프절, 중간림프절, 주림프절로 분류한다. 벽림프절과 방림프절을 N1군이라 하고, 중간림프절과 주림프절을 N2군으로 구분한다. 결장의 림프액은 우선 결장벽에 분포하는 결장위림프절을 거쳐 변연동맥을 따라 분포하는 결장주위 림프절로 이동하고, 결장의 위치에 따라 상장간막동맥 또는 하장간막동맥주위에 있는 중간림프절을 거쳐, 최종적으로 대동맥 앞에 있는 주림프절로 배액된다. 일본 대장암연구회에서는 이들의 림프절을 체계적으로 분석하기 위해 200번대의 번호를 붙여 명명하였다(그림 19-3).

흔히 혈관과 림프관 사이의 림프관-혈관 단락이 존재하므로, 광범위한 림프절 침윤은 전신적 전이를 의미한다. 림프절전이는 순서적으로 일어나는 것이 보통이지만, 수술표본에서 근위부 림프절전이가 확인되었으나 중간림프절 등에서 암세포가 발견되지 않는 소위 도약 전이가 1/3에서 발견된다. 림프절전이 없이도 간이나 기타 원격 장기로의 전이가 발견될 수 있다.

#### 2) 전이의 빈도

38~60%의 림프절전이를 보이고 있다. 우측 결장의 경우 장의 종축에 있는 방림프절 침범 정도가 에스결장보다 더 광범위하였다고 한다. 즉 에스결장의 경우에는 방림프절전이 정도가 원위부와 근위부 모두 평균 5cm였으나, 우측 결장의 경우에는 근위부 5cm, 원위부 7.5cm였다. 직장암과는 대조적으로 결장암의 경우에는 암세포 침윤이 점막하층이나 고유근층에 국한되는, 즉 장막을 통과하지 않을 경우에는 림프절전이가 드물다.

### (2) 직장에서의 림프절전이

#### 1) 경로

직장에서의 림프관은 상부, 측방, 하방으로 뻗는다(그림 19-4). 직장을 직장-에스 상부, 상부 직장, 하부 직장으로 구분하면, 직장-에스 상부와 상부 직장은 상직장동맥을 향한 상방으로 전파되고, 더 진행되면 대동맥주위 림프절로 전파된다. 상부림프관의 폐쇄가 되지 않는 한 하부, 즉 항문관으로의 림프관 전파는 이루어지지 않는다. 골리거는 1,500예의 복회음 수술표본을 검색한 결과, 원발성 암보다 원위부로의 림프관 전파는 단지 6.5%에서 발견할

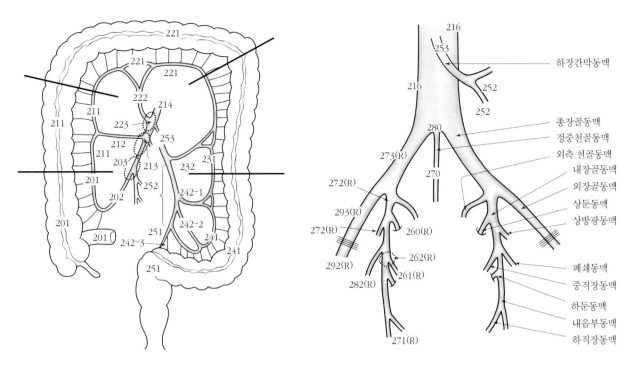

그림 19-3. 일본 대장암연구회에서 분류한 대장과 골반벽의 림프절

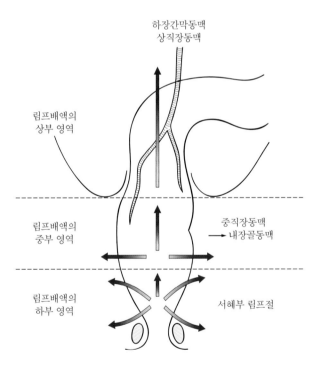

그림 19-4. 직장에서의 림프 배액경로

수 있었고, 2cm 이상 전파된 경우는 2%였다. 하부 직장은 상방뿐만 아니라 외측으로, 즉 중직장동맥 림프절을 통해 내장골동맥으로 배액된다. 상부 직장과 하부 직장의 경계는 복막반전부이다. 즉 직장 하부 7~10cm는 골반 내벽 림프절로도 일부 배액이 되고, 직장 말단부위에서는 서혜부 림프절로도 배액이 된다. 직장암 수술 시에 내장골 림프절을 포함하여 절제한 결과, 상부 직장에서는 3.4%의 림프절전이가 있었던 반면에 하부 직장에서는 16.4~23%의 내장골 림프절전이가 있었다.

### 2) 전이의 빈도

50% 정도에서 림프절전이가 발견되었는데, 여성에서는 57.7%, 남성에서는 46.6%로 나타났고, 나이가 젊을수록 더 많았다. 종양의 크기나 위치와는 큰 관계가 없으나, 조직학적 분화도가 낮으면 림프절전이도 높았다. 장관벽 침윤이 점막하층에 국한되었을 때는 10%, 고유근층까지만 국한되었을 때는 23.7%의 림프절전이를 보여 장관벽 침윤도와 밀접한 관계가 있다.

## 3. 혈행성 전파

혈행성 전파는 다양한 기관으로 이루어진다. 문맥을 통해 이루어지는 간으로의 전이가 가장 많고, 다음으로 폐전이, 뼈전이 등이 있다.

### (1) 간전이

간전이의 빈도는 검사하는 방법에 따라 달라질 수 있다. 간전이의 빈도는 11.5~25.8%이고, 보고자에 따라서는 37.1%까지도 보고하였다. 456명을 부검한 결과 48%에서 간전이가 발견되어, 수술 시야에서 확인된 예보다 약 10% 더 간전이를 발견할 수 있었다고 한다. 간전이는 대장암 사망원인의 1/2~1/3이 된다.

### (2) 폐전이

간전이에 이어 대장암에서 두 번째로 많이 전이되는 부위로, 대장암에 의한 사망원인의 1/5을 차지한다. 방사선 검사를 주기적으로 시행하지 않는 한 간과하기 쉽다. 슐튼 등이 185명의 치유절제 환자에서 4~14년을 추적한 결과, 28명(15.1%)에서 폐전이가 발견되었고 이 중 4명(2.2%)만이 단독전이였다. 대부분의 다른 연구들도 폐전이는 간 등의 다른 장기의 전이와 같이 발견되나 10%는 다른 장기의 전이 없이 단독으로 폐를 침범한 예들이다.

### (3) 기타 조직에의 전이

세드막 등이 대장암으로 사망한 457명을 부검한 결과에 의하면, 난소전이의 빈도는 18.2%였고, 부신의 경우는 14%, 뇌전이는 8.3%, 신장으로의 전이는 6.6%라고 보고하였다. 바콘과 잭슨 등의 임상보고에 의하면 뼈로의 전이가 6%, 뇌전이는 1.3%라고 보고하였다. 신, 부신, 뼈전이가 대장암 사망원인의 10%가 된다. 슬로안케터링의 보고에 의하면 뼈전이는 직장암에서 8.9%, 결장암에서 5.1%로 직장암의 경우가 결장암보다 더 많았다.

### (4) 수술표본에서의 정맥 침습

대장암의 혈관 침습은 대부분 세정맥에서 이루어진다. 정맥 침습은 듀크스 병기, 간전이, 생존율과 유의하게 관련되어 있어서, 정맥 침습의 정도가 심할수록 예후가 불량하다(표 19-2). 직장암의 경우에는 정맥 침습의 빈도를 17~62%까지 보고하고 있으나, 근육내 정맥 침습은 15.8%, 근육외 정맥 침습은 36.1%라고 보고하였다. 같은 근육외 정맥 침습이라 하더라도 벽이 얇은 정맥과 두꺼운 정맥의 비가 63.4% 대 36.6%였다. 듀크스 암병기가 진행될수록 정맥 침습의 빈도가 증가하여, 듀크스 A에서는 20%(거의 전부가 근육내), B에서는 47%(1/3이 근육내, 2/3가 근육외), C에서는 64%에서 정맥 침습이 있었다. 벽이 두꺼운 근육외 정맥에 침습이 있으면 예후가 좋지 않다(표 19-3).

| 표 19-2 | 수술표본에서 정맥 침습과 간전이와의 관계

| 정맥 침습 | 건수 | 간전이 환자 수 | |
|---|---|---|---|
| | | 환자 수 | % |
| 없음 | 338 | 48 | 14.2 |
| 근육내 | 111 | 26 | 23.4 |
| 근육외 | 254 | 102 | 40.2 |
| 얇은 벽 | 161 | 49 | 30.4 |
| 두꺼운 벽 | 93 | 53 | 57.0 |

| 표 19-3 | 수술표본에서 정맥 침습과 생존율

| 정맥 침습 | 건수 | 5년 생존 수 | 교정 5년 생존율(%) |
|---|---|---|---|
| 없음 | 328 | 206 | 73 |
| 근육내 | 108 | 61 | 66 |
| 근육외 | 248 | 69 | 33 |
| 얇은 벽 | 157 | 54 | 41 |
| 두꺼운 벽 | 91 | 15 | 19 |

### (5) 대장암 수술 환자의 혈액에서 발견되는 암세포

대장암 수술 시에 암종에서 배액되는 정맥을 채취해보면, 반수 이상에서 암세포가 발견된다. 그러나 암세포가 발견되는 빈도와 암의 범위와는 관계가 없다. 조직학적 분화도로 보면, 중분화에서는 35%, 저분화에서는 78%, 미분화에서는 거의 모든 예에서 양성으로 나타난다. 그럼에도 불구하고 양성인 경우와 음성인 경우에서 생존율의 차이는 발견되지 않았다.

## 4. 복막 전파

초기에는 원발암 병소주위에만 국한되나 시간이 지남에 따라 복강으로 전파된다. 이러한 전파는 종양이 장벽을 뚫고 파종되거나 복막하 림프관을 통한 전파일 수도 있다.

초기에는 작고 하얀 결절들이 종양주위의 복막에 산발성으로 파종되며, 시간이 지남에 따라 복막 외벽, 대망, 장기들에 결절들이 무수히 생성되고 다량의 복수가 발생한다. 복막 파종이 난소에 도달하면 쿠르켄버그 종양이라고 하는 큰 2차성 암종을 형성한다.

전산화단층촬영 등에 의해 복막에 전파된 종양의 2배화 시간은 평균 70일(58~74일)이었고, 이것은 간, 후복막 림프절에서의 전이 결과와 비슷하고, 폐전이의 2배화 시간은 다소 길었다.

## 5. 착상에 의한 전이

대장암종으로부터 암세포가 탈락하여 수술 시에 노출된 조직이나 복막에 착상이 이루어질 수 있는데, 착상은 암종의 전파과정의 일부이다. 수술 후 창상봉합부에 암이 재발하거나 절개부에 암이 전이하는 경우가 여기에 해당한다. 암종절제 시에 장관 관강 내로 탈락한 암세포에 의해, 장관의 가장 약한 부위인 문합부에 재발이 이루어진다. 대장암을 절제하기 전에 암종이 있는 장관의 양쪽을 결찰하면 발견되는 암세포의 수가 훨씬 줄어든다. 수술 시 더글라스와에서의 채취액으로 도말검색을 한 결과 15%에서 암세포가 발견되었으나, 분명한 복강내 전이가 있는데도 음성인 경우와 복강내 전이가 없는데도 양성인 경우가 많았다. 도말검사에서 양성이라도 장막을 침범하거나 복수가 있거나 복강내 전이가 있는 경우에는 그러한 소견이 없는 경우의 양성보다 예후가 훨씬 불량하다.

착상으로 인한 재발의 빈도가 생각보다 적은 이유는 수술 시에 암세포의 상당수가 파괴되기 때문으로 추측된다. 따라서 포비돈-요오드와 아염화나트륨과 같은 여러 가지 제제들이 암세포를 처리하는 데 도움이 될 것으로 생각된다.

## Ⅵ 대장암의 병기분류

대장암에서 예후에 영향을 미치는 인자로서 림프절전이, 벽 침윤도, 맥관 침윤, 세포 분화도, 원격전이 등을 들 수 있다. 이들 인자들을 고려하여 예후를 정확히 예측하기 위해 암의 진행 정도인 병기를 정하는 것이 필요하다. 병기결정은 앞으로의 치료전략에 도움이 되기 때문이다.

현재까지 14종 이상의 병기분류가 있는데, 가장 널리 쓰이는 병기로는 듀크스, 아스틀러-콜러, TNM, 일본 대장암 규약집 등이 있다. 가장 이상적인 분류법은 각각의 병기에 따라 일정한 예후 판정을 할 수 있는 것이다. 특히 벽 침윤도의 정도와 림프절전이 사이의 상관관계를 병기결정에 고려해야 한다는 점이 중요하다.

### 1. 역사적 배경

수십 년 동안 대장암의 병기는 병리학의 분석에 의존하였다. 20세기 초 클로그스와 마일스는 각각 대장암 수술 시의 병소 정도에 따라 절제 후에 예후가 변화된다고 하였다. 1928년 메이오 클리닉에서 598예를 조직학적 분화도에 따라 Ⅰ~Ⅳ등급으로 구분하였다. 세인트마크 병원의 로크하크-멤머리는 1927년에 200예의 직장암을 분석하여, 암 침윤 깊이에 따라 다음과 같이 분류하였다.

A증례: 육안적으로 근육층과 림프절을 침범하지 않은 병변이 작은 예로, 예후가 매우 양호한 군

B증례: 근육층을 침범하였으나 병변이 과도하게 고정되지 않고 림프절 침범도 심하지 않은 상태로, 예후가 중간 정도인 군

C증례: 병변이 크고 고정되어 있거나 광범위한 림프절 전이가 있어, 예후가 매우 불량한 군

200예 중 82예를 추적하였더니 A증례 73.3%, B증례 44.1%, C증례 44.4%의 5년 생존율을 보였다. 이 결과는 병리, 증상 등 여러 요소를 감안하지는 못하였으나, 이후 50년간 생존율 예측의 모범이 되었다.

### 2. 듀크스와 그에 관련된 직장암 분류

상기한 병기의 소개 이후 세인트마크 병원은 대장암 분류의 새로운 제도에 대한 진원지가 되었고, 커버트 듀크스는 연구실험 실장으로서 이 분류를 주관하였다. 듀크스는 수정된 새로운 분류를 제시하고자 하였다. 1932년에 그는 암세포가 장벽을 직접 뚫고 직장주위조직에 도달하기 전에는 림프절전이가 드물다고 결론을 내리고 다음과 같은 분류를 제시하였다.

A증례: 암세포가 장벽 내에 국한되어 있고, 장 주위조직과 림프절전이가 없는 경우

B증례: 암이 장벽을 뚫고 주위조직을 침습하였으나, 림프절전이는 없는 경우

C증례: 림프절에 암세포전이가 있을 경우

듀크스는 병기별로 빈도를 조사한 결과, A증례 15%, B증례 35%, C증례 50%였다. 그는 또한 215명의 직장암 환자 중 52명을 추적하여 3년 생존율을 A증례 80%, B증례 73%, C증례 7%로 보고하여 자신의 분류가 옳다는 것을

입증하고자 하였다.

복막반전부를 중요하다고 생각한 커클린 등은 1949년에 다음과 같이 분류하고 생존율을 비교하였다.

A병변: 점막에 국한되어 있을 때
B1병변: 근층에 도달하였으나 통과하지는 않은 상태
B2병변: 근층을 통과한 상태
C병변: 림프절전이가 있을 때

복막반전부 상방은 B1병변 75%, B2병변 70%, C병변 36.4%였고, 복막반전부 하방은 A병변 100%, B1병변 75%, B2병변 69.7%, C병변 36.4%로 동일하였다. 따라서 복회음 수술을 시행할 경우에는 암의 위치가 중요하지 않다는 것을 알게 되었다.

## 3. 수정된 듀크스 분류

### (1) 아스틀러와 콜러(1954)

커클린의 결과에도 불구하고 아스틀러와 콜러는 복막반전부의 중요성에 대해 다시 연구하였는데 그 결과, 5년 생존율이 각각 복막반전부 하방에서 51%, 상방에서는 65%를 보였다. 그래서 결장의 장막이 림프절 전파에 대한 방어구실을 한다고 생각한 그들은 다음과 같은 분류를 제시하였다.

A: 암세포가 점막층에 국한된 경우
B1: 암세포가 고유근층 이하에 머물고, 림프절전이가 없는 경우
B2: 암세포가 고유근층을 넘어서기는 하였으나, 림프절전이가 없는 경우
C1: 암세포가 장벽 내에 국한되어 있으나, 림프절전이가 있는 경우
C2: 암세포가 장벽을 통과하였고, 림프절전이 역시 있는 경우

5년 생존율은 A가 100%, B1이 66.6%, B2가 53.9%, C1이 42.8%, C2가 22.4%를 보여 장막의 방어역할을 강조하게 되었다. 그래서 수술 시 직장주위조직을 철저하게 제거할 것을 주장하였다.

### (2) 턴불(1967)

턴불은 대장암세포가 혈액을 통해 전이되는 것을 감소시키기 위해, 수술 중 종양을 만지지 않는 기법을 주장하였다. 듀크스가 고려하지 않았던 간, 폐, 뼈 등의 원격전이와 주위장기에 절제가 불가능한 침윤을 D병기라고 분류하였다.

### (3) 건더슨(1974)

대장암의 상당수는 국소재발이나 합병증으로 많이 사망한다. 그래서 근치적 절제술은 국소재발 방지에 부족하고 방사선치료가 직장암의 근치적 수술을 보완할 수 있다고 생각한 건더슨은 장벽을 투과하거나 림프절전이가 있는 경우를 고려하여 다음과 같이 분류하였다.

A: 암이 점막 내에 국한되어 있고, 림프절전이가 없는 경우
B1: 점막을 통과하였으나 장벽 내에 머물고, 림프절전이가 없는 경우
B2: 장벽을 투과하였으나, 림프절전이가 없는 경우
B2m: 장벽을 단지 현미경적으로만 투과한 경우
B2m & g: 현미경적 또는 육안적으로 모두 장벽을 통과한 경우
B3: 병리조직상에서 주위조직이나 장기에 침윤되어 있으나, 림프절전이가 없는 경우
C1: 장벽 내에 국한되어 있으나, 림프절전이가 양성인 경우
C2: 장벽을 투과하고 동시에 림프절전이가 양성인 경우
C2m: 장벽을 단지 현미경적으로만 투과한 경우
C2m & g: 현미경적 혹은 육안적으로 모두 장벽을 통과한 경우
C3: 병리조직상에서 주위조직이나 장기에 침윤되어 있고, 림프절전이가 양성인 경우

### (4) 오스트레일리아의 임상병리학적 방식(1982)

복잡하기는 하지만 현재까지 개발된 병기분류 가운데 가장 예후와 가까운 분류이다(표 19-4).

1954년 드노이가 임상 및 병리 소견을 참고로 해서 처음으로 TNM(종양, 림프절, 원격전이)을 제시하였다. 임상적 소견을 참고로 원격전이 범주를 포함시켰고, 알파벳의 반복적 사용을 피함으로써 명명의 혼잡을 피하였다는 장

| 표 19-4 | 오스트레일리아의 임상병리학적 분류방식

| 병기 | 아병기 | 침윤 정도 | 림프절전이 |
|---|---|---|---|
| A | A1 | 점막 | – |
| | A2 | 점막하층 | – |
| | A3 | 고유근층 | – |
| B | B1 | 고유근층을 넘은 경우 | – |
| | B2 | 주위조직 침범 | – |
| C | C1 | | 국소림프절 |
| | C2 | | 주림프절 |
| D | D1 | 국소적으로 잔존암이 있는 경우<br>(현미경, 육안) | |
| | D2 | 원격전이 | |
| O | | 점막암으로서 장절제를 시행한 경우 | |
| X | | 림프청소술 없이 국소절제 등을<br>시행한 경우 | |
| Y | | 어떤 이유로 해서 병리 소견이 없는<br>경우 | |

| 표 19-5 | AJCC TNM 분류(개정 제7판, 2010)

| 병기 | T | N | M | 듀크스 | MAC* |
|---|---|---|---|---|---|
| 0 | Tis | N0 | M0 | – | – |
| I | T1 | N0 | M0 | A | A |
| | T2 | N0 | M0 | A | B1 |
| IIA | T3 | N0 | M0 | B | B2 |
| IIB | T4a | N0 | M0 | B | B2 |
| IIC | T4b | N0 | M0 | B | B3 |
| IIIA | T1-T2 | N1/N1c | M0 | C | C1 |
| | T1 | N2a | M0 | C | C1 |
| IIIB | T3-T4a | N1/N1c | M0 | C | C2 |
| | T2-T3 | N2a | M0 | C | C1/C2 |
| | T1-T2 | N2b | M0 | C | C1 |
| IIIC | T4a | N2a | M0 | C | C2 |
| | T3-T4a | N2b | M0 | C | C2 |
| | T4b | N1-N2 | M0 | C | C3 |
| IVA | Any T | Any N | M1a | – | – |
| IVB | Any T | Any N | M1b | – | – |

점이 있다.

\* MAC: 개정된 아스틀러-콜러 분류

### (5) TNM 병기분류(AJCC, 7판)

병리결과의 기술과 해석에 통일성을 기하기 위하여 TNM 분류체계가 추천된다(표 19-5).

#### 1) 원발 종양(T)

TX: 원발성 종양의 침윤정도를 판별할 수 없을 경우

T0: 종양의 존재 여부를 확인할 수 없는 경우

Tis: 0기 암(점막내암 또는 상피내암). 여기서 점막내암이란, 암세포가 점막고유층을 침범하지만, 점막하층으로까지는 침범하지 않은 암종을 지칭함. 상피내암이란 암세포가 점막고유층을 침범하지는 않았지만, 종양세포가 구성하고 있는 샘이 뚜렷한 체모양 *cribriform*의 암종을 일컬음.

T1: 암세포가 점막하층에 머문 상태

T2: 암세포가 고유근층에 머문 상태

T3: 고유근층을 넘어서 장막하층 혹은 복막이 없는 부위에서는 주위 지방조직에 침윤되어 있는 상태

T4a: 암세포가 내장복막을 뚫은 상태

T4b: 암세포가 타장기 혹은 조직에 직접적으로 침윤되어 있는 상태

타장기 직접침윤은 대장의 다른 분절에의 장막을 통한 침윤을 포함한다.

예를 들면 맹장암이 에스결장에 침윤되어 있는 경우

#### 2) 림프절전이(N)

NX: 림프절전이 정도를 판별할 수 없을 경우

N0: 림프절전이가 없는 경우

N1: 벽 림프절 혹은 대장주위 림프절들 중 1-3개의 림프절전이가 있는 경우

N1a: 국소림프절 1개에 전이가 있을 경우

N1b: 국소림프절 2, 3개에 암전이가 있을 경우

N1c: 장막하층이나 장간막 또는 복막화되지 않은 결장주위 또는 직장주위조직에 종양결절이 있지만, 국소림프절에 암전이가 없을 경우. N1c는 T1-2의 종양에만 적용되는 개념임.

N2: 4개 이상의 림프절전이가 있는 경우

N2a: 국소림프절 4~6개에 암전이가 있을 경우

N2b: 7개 이상의 국소림프절에 암전이가 있을 경우

#### 3) 원격전이(M)

M0: 원격전이가 없는 경우

M1: 원격전이가 있는 경우

M1a: 한 장기 또는 한 부위(예, 간, 폐, 난소, 비국소 림프절)에 암전이가 있을 경우

M1b: 두 장기 또는 부위 이상에 암전이가 있을 경우

TNM 병기분류는 국소적인 병변을 기술하기에 적절하지만, 원격전이에 대해서는 M0, M1으로만 기술하기 때문에 적절하지 못한 경우가 있었다. AJCC(American Joint

| 표 19-6 | TNM 분류체계 | | |
|---|---|---|---|
| 병기 | 코드 | 5년 생존율(%) | 듀크스 병기 |
| 제0기 | Tis N0 M0 | 100 | |
| 제1기 | T1 N0 M0 | 100 | |
| | T2 N0 M0 | 85 | A |
| 제2기 | T3 N0 M0 | 70 | |
| | T4 N0 M0 | 30 | B |
| 제3기 | T1-T2 N1 M0 | 60 | |
| | T3-T4 N1 M0 | 40 | |
| | any T N2 M0 | 30 | C |
| 제4기 | any T any N M1 | 3 | |

| 표 19-7 | 한국 대장암 병기분류 | | | | |
|---|---|---|---|---|---|
| 병기 | 장벽 침윤도 | 림프절전이 | 복막전이 | 간전이 | 원격전이 |
| I | M SM PM | N(−) | P(−) | H(−) | M(−) |
| II | SS S Si | | | | |
| | A1 A2 Ai | N(−) | P(−) | H(−) | M(−) |
| IIIa | Si Ai | N1(+) | P(−) | H(−) | M(−) |
| IIIb | Si Ai | N2(+) | P(−) | H(−) | M(−) |
| IV | Si Ai | N2(+) | P(+) | H(+) | M(+) |

Committee on Cancer) 7판에서는 대장암의 TNM 병기분류를 생존율과 재발률 자료를 근거로 하여 재분류할 것을 제안하였다.

AJCC 6판과 비교하여, AJCC 7판에서 제시된 TNM 병기의 변경 내용을 요약하면 다음과 같다.

① T4를 T4a(암세포가 장막을 투과한 경우)와 T4b(타 장기 또는 조직에 직접적으로 침윤이 있거나 조직학적으로 붙어 있는 경우)로 세분화함.
② 림프절전이가 없는 T1-T2 병변에서 종양 침착*tumor deposit*이 있는 경우 N1c로 분류함.
③ N1을 N1a(1개의 국소림프절전이)와 N1b(2~3개의 국소림프절전이)로 세분화하고, N2를 N2a(4~6개의 국소림프절전이)와 N2b(7개 이상의 국소림프절전이)로 세분화함.
④ M1을 M1a(단일 원격전이)와 M1b(다발성 원격전이)로 세분화 함.

TNM 분류가 위와 같이 세분화됨에 따라 병기 분류도(표 19-6)와 같이 변경되었다.

## 4. 한국 대장암 병기분류(표 19-7)

1988년 대한대장항문병학회와 대한외과학회 공동으로 듀크스, TNM, 일본 대장암 취급규약을 참고로 하여 한국 고유의 병기분류를 제정하였다.

### (1) 종양의 장관벽 침윤도

X: 원발성 종양의 침윤 정도를 판별할 수 없는 경우
O: 종양의 존재 여부를 확인할 수 없는 경우
CIS: 0기 암
M: 점막암
SM: 점막하층 암
PM: 고유근층 암
SS, A1: 암세포가 고유근층을 넘어서기는 하였으나, 장막 표면에는 나타나지 않은 상태
S, A2: 암세포가 장막 표면에 노출되어 있거나 주위 지방조직에 침윤되어 있는 상태
Si, Ai: 암세포가 타 장기에 직접적으로 침범되어 있는 상태

### (2) 림프절전이

N1: 제1군-벽림프절, 대장주위 혹은 방림프절
N2: 제2군-중간림프절과 주림프절
N3: 제3군-종양의 림프배액과 관계없는 림프절

### (3) 전이

복막전이  P(−): 복막전이가 발견되지 않은 경우
P(+): 복막전이가 명확한 경우
P(x): 복막전이 여부가 판명되지 않은 경우
간전이  H(−): 간전이가 없는 경우
H(+): 간전이가 명확한 경우
H(x): 간전이 여부가 판명되지 않은 경우
원격전이  M(−): 원격전이가 없는 경우
M(+): 원격전이가 명확한 경우
M(x): 원격전이 여부가 판명되지 않은 경우

## 5. 일본 대장암 취급규약(개정 제5판, 1994)

림프절 곽청도를 D라고 표시하여, 림프절 곽청범위에 따라 D1, D2, D3, D4 수술로 구분하였다. 종양, 림프절 곽청도, 복막전이, 간전이 등을 종합하여 근치도 A, B, C

| 표 19-8 | | | 일본 대장암 취급규약(개정 제5판, 1994) | | | |
|---|---|---|---|---|---|
| 병기 | 벽 심달도 | 림프절전이 | 복막전이 | 간전이 | 타 장기전이 |
| 0 | m | n(−) | P0 | H0 | M(−) |
| I | sm mp | n(−) | P0 | HO | M(−) |
| II | ss se al a2 | n(−) | P0 | HO | M(−) |
| IIIa | si ai | n1(+) | P0 | HO | M(−) |
| IIIb | 심달도불문 | n2, n3(+) | P0 | HO | M(−) |
| V | 심달도불문 | n4(+) | P1 이상 | H1 이상 | M(+) |

n1: 벽림프절과 방림프절, n2: 중간림프절, n3: 주림프절

로 분류하였다. 림프절 곽청도가 병리학적 종양이 침범된 림프절보다 광범위하고(D>n) 기타의 절제가 충분한 경우를 근치도 A라고 하였고, 잔여 암이 있는 경우를 근치도 C라고 하였다(표 19-8).

## 6. 병기분류에 대한 향후 전망

종양의 전파범위에 대한 병리해부학적 분석에 있어서의 보완점은 다음과 같다.

① 종양의 해부학적 범위에 대한 정보를 이상적으로 기술하기 위해서는 한 가지 병기분류 방식으로는 완전하지 못하다. 그러나 TNM 방식이 국내나 국제적으로 표준으로 사용되고 있다.
② TNM 병기를 기술하기 위해서는 병리학자와 외과의로부터 충분한 정보가 필요하다.
③ 향후 TNM 방식에 대한 보완이 필요하나 구체적인 기준은 분명하다.

병기, 나이, 분화도, 정맥 침습, 성, 주위장기에 대한 직접적 전파, 장폐쇄, 림프절전이, 장벽 침윤도, 종양의 고정성 등이 통계적인 의미가 있으므로, 향후의 새로운 병기분류에도 고려되어야 한다. 현재까지 이용에 추천할 만한 병기분류는 세계소화기병학회에서 공동으로 제정한 오스트레일리아 임상병리방식이나 국제암연맹UICC의 새로운 TNM 방식이다. 일본식 분류는 상당히 분석적이고 선행적이지만, 실제 적용에서는 복잡하고 무리가 뒤따른다. 한국인 대장암 취급지침서에 의한 병기분류를 독자적으로 제정하여 시도하기도 하였으나, 방식이 복잡한 탓에 실용성에 문제점이 있어서 일반적 적용이 중단된 상태이다.

상기 분류들을 보완, 수정하여 수년간의 시행기간을 거

처 발전시킨다면 훌륭한 결과를 얻을 수 있을 것으로 생각된다.

참고문헌

대한민국 보건복지부. 한국중앙암등록 통계(1999.1.1~2007.12.31). 서울: 보건복지부, 2009.
박재갑, 육정환, 김영우, 이건욱, 홍성국, 최국진 등. 조기대장암. 대한소화기병학회지 1990;22:1166.
배옥석. 진행성 대장암의 nm23유전자 이종접합결손. 대한대장항문병학회지 1994;10:375-378.
서정민, 박재갑, 김진복. 유전성 비용종성 대장암의 임상적 고찰. 대한대장항문병학회지 1992;8:111-119.
안대호, 노성훈, 민진식, 한은경. 대장 및 직장암에서 혈관, 림프관 및 신경침윤이 예후에 미치는 영향. 대한외과학회지 1990;41:223-232.
이봉화, 우제홍, 김태수, 박응범, 전규영, 김광연 등. 한국인 대장암의 예후인자 및 생존율. 대한암학회지 1993;25:350-358.
이현국, 박규주, 오재환, 박재갑. 가족성 용종증에서 시행한 J형 회장 저장낭-항문문합술의 수술성적. 대한대장항문병학회지 1995;11:377-385.
장미수, 김우호, 김용일. 대장암의 병리학적 특성. 대한소화기병학회지 1990;22:71-83.
Ahmedin Jemal, Rebecca Siegel, Elizabeth Ward, Yongping Hao, Jiaquan Xu, Michael J. Thun. Cancer Statistics, 2009. CA Cancer J Clin 2009;59:225-249.
American Joint Committee on Cancer. AJCC Cancer Staging Manual. 7th ed. Chicago: Springer, 2010.
Bodmer W, Bishop T, Karren P. Genetic steps in colorectal cancer. Nature Genetics 1994;6:217-219.
Burt RW, Groden J. The genetic and molecular diagnosis of adenomatous polyposis coli. Gastroenterology 1993;104:1211-1219.
Ferlay J, Shin HR, Bray F, Forman D, Mathers C, Parkin DM. GLOBOCAN 2008, Cancer Incidence and Mortality Worldwide: IARC CancerBase No. 10[Internet]. Lyon, France: International Agency for Research on Cancer, 2010. Available from: http://globocan.iarc.fr.
Fielding LP, Arsenault PA, Chapius PH. Working party report to the world congresses of Gastroenterology, 1990; Clinico-

pathological staging for colorectal cancer. J Gastroenterol Hepatol 1991;6:325-344.

Fielding LP, Henson DE. Multiple prognostic factors and outcome analysis in cancer patients; Communication from AJCC. Cancer 1993;71:2426-2429.

Fuchs CS, Givannucci EL, Codits GA, Hunter DJ, Speitzer FE, Willet WC. A Prospective study of family history and the risk of colorectal cancer. N Engl J Med 1994;25:1669-1674.

Goldstein NS, Bhanot P, Odish E, Hunter S. Hyperplastic-like colon polyps that preceded microsatellite-unstable adeno-carcinomas. Am J Clin PAthol 2003;119:778-796.

Harris CC, Holstein M. Clinical implications of the p53 tumor suppressor gene. N Engl J Med 1993;329:1318.

Higuchi T, Sugihara K, Jass JR. Demographic and pathological characteristics of serrated polyps of the colorectum. Histopathology 2005;47:32-40.

Hori H, Fujimori T, Fujii S, Ichikawa K, Ohkura Y, Tomita S, et al. Evaluation of tumor cell dissociation as a predictive marker of lymph node metastasis in submucosal invasive colorectal carcinoma. Dis Colon Rectum 2005;48:938-945.

Kazama S, Watanabe T, Ajioka Y, Kanazawa H, Nagawa H. Tumour budding at the deepest invasive margin correlates with lymph node metastasis in submucosal cancer detected by anticytokeratin antibody CAM5.2. Br J Cancer 2006;94:293-298.

Kinzzler KW, Nilbert MC, Su LK. Identification of FAP locus genes from chromosome 5q21. Science 1991;253:661-665.

Longacre TA, Fenoglio-Preiser CM. Mixed hyperplastic adenomotous polyps/serrated adenomas: a distinct form of colorectal neoplasia. Am J Surg Pathol 1990;14:524-537.

Marvin L. Corman. Colon and Rectal Surgery. 5th Ed. Lippincott Williams & Wilkins, 2005.

Morodomi T, Isomoto H, Shirouzu K, Kakegawa K, Irie K, Morimatsu M. An index for estimating the probability of lymph node metastasis in rectal cancers. Lymph node metastasis and the histopathology of actively invasive regions of cancer. Cancer 1989;63:539-543.

Neuget AI, Garbowski GC, Lee WC, Murray T, Nieves JW, Forde KA, et al. Dietary risk factors for the incidence and recurrence of colorectal adenomatous polyps: A case-control study. Ann Intern Med 1993;118:91-99.

Nosho K, Kure S, Irahara N, Shima K, Baba Y, Spiegelman D, et al. A prospective cohort study shows unique epigenetic, genetic, and prognostic features of synchronous colorectal cancers. Gastroenterology 2009;137:1609-1620 e1-3.

Rustgi AK. Hereditary gastrointestinal polyposis and nonpolyposis syndromes. N Engl J Med 1994;331:1694-1699.

Shinto E, Mochizuki H, Ueno H, Matsubara O, Jass JR. A novel classification of tumour budding in colorectal cancer based on the presence of cytoplasmic pseudo-fragments around budding foci. Histopathology 2005;47:25-31.

Tolakovic E, Snover DC. Serated adenomatous polyposis in humans. Gastroenterology 1996;110:748-755.

World Cancer Research Fund/American Institute for Cancer Research. Food, Nutrition, Physical Activity, and the Prevention of Cancer: a Global Perspective. Washington DC: AICR, 2007.

# 유전성 대장암

박재갑·김덕우

## Ⅰ │ 개요

대장암은 그 발생에 있어 가장 급격하게 증가하고 있는 암종의 하나로 2003~2005년 국가 암 발생 통계에 의하면 남자의 경우 2만 7,640명, 여자의 경우 2만 275명의 환자가 새로이 발생하였다. 인구 10만 명당 발생률로 보면 남자의 경우 37.9명, 여자의 경우 28.0명으로 남녀 모두 우리나라에서 발생률 4위의 암종이다. 대장암의 발생에는 환경적 요소, 특히 식이요소가 가장 중요한 것으로 알려져 있는데, 섬유소 부족, 동물성 지방의 과다 섭취, 야채 섭취 부족 등이 고위험 인자로 거론된다. 또한 가족력이 있는 경우 대장암 발생 위험이 증가함은 잘 알려져 있는데, 가계내 1대 관계(부모, 자식, 형제)인 구성원 1명이 대장암인 경우 대장암 발생 위험은 그렇지 않은 사람에

비해 2.3배, 2명 이상이 대장암인 경우는 4.3배까지 증가한다. 그러나 전체 대장암 환자의 약 5~15%는 유전적 요인에 의해 발생하는데(그림 20-1), 이와 같이 원인유전자는 아직 명확하지 않으나 가족력 등을 고려할 때 유전적 경향을 보이는 가족성 대장암*familial colorectal cancer*이 약 10%를 차지하고, 원인유전자가 비교적 잘 밝혀진 유전성 대장암*hereditary colorectal cancer*은 전체 대장암의 약 5%를 차지한다.

유전성 대장암은 크게 유전성 비용종증 대장암 *hereditary nonpolyposis colorectal cancer; HNPCC*과 유전성 용종증후군*hereditary polyposis syndrome*에서 발생하는 대장암으로 나눌 수 있다. 유전성 용종증후군에 해당하는 질환으로는 가장 대표적인 가족성 용종증*familial adenomatous polyposis; FAP*을 비롯하여, 포이츠-제거스증

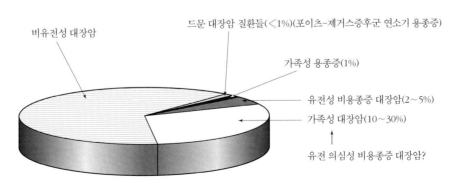

비유전성 대장암

드문 대장암 질환들(<1%)(포이츠-제거스증후군 연소기 용종증)

가족성 용종증(1%)

유전성 비용종증 대장암(2~5%)

가족성 대장암(10~30%)
↑
유전 의심성 비용종증 대장암?

그림 20-1. 유전성 대장암

| 표 20-1 | 유전성 대장암의 원인유전자와 임상적 특성

| | 유전성 비용종증 대장암 | 가족성 용종증 | 포이츠-제거스증후군 | 유년기 용종증 | MYH 연관 용종증 |
|---|---|---|---|---|---|
| 유전양상 | 상염색체 우성 | 상염색체 우성 | 상염색체 우성 | 상염색체 우성 | 상염색체 열성 |
| 원인유전자 | hMLH1, hMSH2, hMSH6, hPMS1, hPMS2, hMLH3 | APC | STK11(LKB1) | SMAD4, BMPR1A | MUTYH (MutY homologue) |
| 원인유전자 위치 | 3p21, 2p22, 2p16, 2q31, 7p22, 5q11 | 5q21 | 19p13 | 18q21,10q221 | p34 |
| 빈도 | 2~3% | 1% | <0.1% | <0.1% | – |
| 용종 호발 장기 | 대장 | 대장 | 소장 | 대장 | 대장 |
| 용종 발생 빈도 | 20~40% | 100% | >90% | >90% | >90% |
| 용종 수 | 1~10 | >100 | 10~100 | 50~200 | 3~100 |
| 암 발생 위험도 | 80% | 100% | 5~20% | 30~50% | 30~60% |

후군, 유년기 용종증, 터코트증후군, 코우덴증후군, MYH 연관 용종증이 있다(표 20-1).

## Ⅱ 유전성 비용종증 대장암

### 1. 서론

유전성 대장암은 전체 대장암의 약 5% 정도를 차지하는데, 이 중 유전성 비용종증 대장암이 가장 흔하며 전체 대장암의 약 2~3%를 차지한다. 유전성 비용종증 대장암은 복제실수교정 유전자mismatch repair gene; MMR의 결함으로 발생하며, 임상적으로는 한 가계 내에 여러 명의 대장암 환자가 발생하고, 조기 발생하는 대장암을 특징으로 한다. 대장암의 경우 비교적 조기 발병하고, 비만곡부 근위부에 많이 발생하며, 동시성 및 이시성 대장암의 발생이 높다. 이 외에도 자궁내막암, 난소암, 소장암, 요관암, 신우암의 발생 위험이 높다.

### 2. 연구 역사

1895년 미국의 병리학자인 알프레드 와틴이 가족구성원 중에 대장암과 위암 환자가 여러 명 발생한 한 가계를 보고한 것이 최초이다. 이후 린치 박사가 이 가계의 후손을 추적하여 대장암과 자궁내막암 또한 매우 많이 발생함을 보고하면서 처음 유전성 대장암의 가능성이 제시되었다. 이후 여러 연구 결과가 발표되면서 린치증후군 I (대장암만 다발성으로 발생)과 린치증후군 II (대장암 및 타 장기 암이 같이 발생)으로 알려지게 되었다. 이후 유전성 비용종증 대장암에 대한 국제공동연구의 활성화를 위하여 1990년 유전성 비용종증 대장암 국제협력기구the International Collaborative Group on HNPCC가 구성되었고, 이 기구에서 연구의 통일성을 위한 진단기준들을 제시하였다. 1993년 피셀 등이 연관 분석을 통하여 최초로 사람에서 원인유전자의 하나인 hMSH2 유전자를 규명하였다.

### 3. 유전학

#### (1) 복제실수교정 유전자

세포가 기능의 항상성을 유지하고 정확히 분열 복제하기 위해서는 DNA 복제 과정 중 일어나는 오류를 교정하는 단백질이 필수적이다. 이러한 단백질이 정상적으로 작용함으로써 유전정보의 항상성을 유지하게 되는데, 복제실수교정 단백질이 이러한 기능을 수행하는 대표적인 단백질이다. 복제실수교정 유전자는 크게 3군으로 분류할 수 있는데 MutS, MutL, MutH 유전자가 있다. 단세포생물을 이용한 연구에서 복제실수교정 유전자군의 기능이 많이 밝혀졌는데, 주로 1~10개의 뉴클레오티드의 삽입/결손 복제실수를 교정하는 역할을 한다(그림 20-2). 인체에서는 5종류의 MutS 유전자(hMSH2, hMSH3, hMSH4, hMSH5, hMSH6)와 4종류의 MutL 유전자(hMLH1, hPMS1, hPMS2, hMLH3)가 알려져 있고, 아직 MutH 유전자는 인체에서 발견되지 않고 있다.

복제실수교정 유전자의 배선돌연변이가 유전성 비용종증 대장암을 일으키는 것으로 밝혀졌으며 현재까지 약 400종류의 다른 돌연변이가 보고되었다. 그러나 복제실수교정 유전자의 배선돌연변이는 전체 유전성 비용종증 대장암 중 약 50%에서만이 발견된다. hMLH1, hMSH2

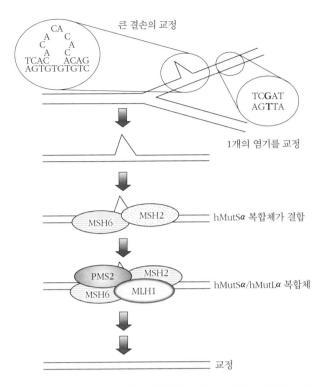

그림 20-2. 복제실수 교정유전자의 작동 기전 유전자는 복제과정에서 오류를 일으킬 수 있는데, 이러한 오류를 교정해서 유전자의 향상성을 유지해 주는 것이 복제실수 교정유전자*DNA Mismatch Repair Gene*이다. 유전자의 복제과정은 exonuclease, helicase II, DNA polymerase, DNA ligase 등이 관여하는 복잡한 과정이며, 복제실수 교정유전자들은 이 그림에서처럼 복합체를 이루어 작동한다.

유전자의 돌연변이가 가장 흔하여 전체 환자 중 약 26~30%가 hMSH2 유전자, 15~22%가 hMLH1 유전자에서 배선돌연변이가 발견되고, 그다음으로 hMSH6 유전자에서 발견된다. hPMS2, hPMS1, hMLH3 유전자의 돌연변이는 매우 드문 것으로 알려져 있다. 복제실수 교정에 관계하는 단백질인 핵산말단분해효소*exonuclease1; EXO1*, DNA 중합효소*polymerase*와의 연관성은 아직 명확하지 않다.

### (2) 현미부수체 불안정성

유전성 비용종증 대장암 환자의 암조직에서 DNA를 분리하여 이를 정상조직에서 분리한 DNA와 비교해보면, 유전자상에 단순히 반복되는 염기구조인 현미부수체 *microsatellite*의 길이가 짧아지거나 길어지는 것을 발견할 수 있는데, 이를 현미부수체 불안정성이라고 한다. 현미부수체 불안정성은 유전성 비용종증 대장암에서 아주 특징적인 현상이므로 유전성 비용종증 대장암을 찾아내는 데에 매우 중요하다.

현미부수체는 유전자상에 1개 또는 2개의 뉴클레오티드가 여러 번 반복되어 연결되어 있는 염기구조인데, 현재 약 200종류의 현미부수체가 인간 유전체에서 발견되었으며, 가장 흔한 형태는 아데닌*adenine* 또는 티민*thymine*의 단염기가 반복되거나, 시토신/아데닌(CAn)이나 구아닌/티민(GTn)의 2염기가 반복되는 것이다. 대개 이러한 현미부수체는 단백질을 만들지 않는 구역에 존재하는데, 일부 유전자들은 단백질을 만드는 엑손에 현미부수체를 가지고 있다.

복제실수교정 유전자가 돌연변이로 인하여 기능을 잃게 되면 세포가 분열하여 만들어지는 후손 세포에는 현미부수체의 불안정성이 나타나게 되고 이러한 현미부수체의 불안정성이 점차 축적되게 된다. 결국 단백질을 만드는 중요한 부분에 현미부수체를 가지고 있는 유전자들이 불안정성이 나타남에 따라 그 기능을 상실하게 되고, 특히 암 억제 및 암 발생과 관련된 유전자가 영향을 받게 되면 암 발생이 가능하게 되는데 이를 암 발생의 복제실수 기전*replication error pathway; RER pathway*이라 한다. 이와 같이 유전성 비용종증 대장암의 암 발생기전은 현미부수체 불안정성과 복제실수기전으로 설명할 수 있으며, 산발성 대장암의 약 15~25%에서도 이와 같은 암 발생기전에 의하여 암이 발생한다. 그러나 유전성 비용종증 대장암의 경우에는 이미 한쪽 대립유전자에 복제실수교정 유전자의 배선돌연변이를 가지고 있어 나머지 한쪽에만 돌연변이가 생기면 암 발생하므로 두 대립유전자에 모두 돌연변이가 발생하여야 생기는 산발성 대장암보다 암이 쉽게 발생한다.

### (3) 유전성 비용종증 대장암 관련 유전자

복제실수 유전자 돌연변이에 의하여 세포내 유전자상 현미부수체 불안정성이 축적되고, 특히 암 억제, 발생과 관련된 세포성장조절, 세포자멸사*apoptosis*, 세포내 신호전달 등의 기능을 하는 유전자들이 영향을 받게 되면 유전체의 안정성이 붕괴되어 결국 암이 발생한다. 이러한 대표적인 유전자로는 제2형 TGFβ수용체 유전자(TGFβR II), IGFR II가 있으며 유전성 비용종증 대장암의 약 90%에서 이 두 유전자의 돌연변이가 관찰된다. 유전성 비용종증 대장암 환자의 약 절반 정도에서만 복제실수교정 유전자의 돌연변이가 발견되므로 복제실수교정 유전자 이외의 원인유전자에 대한 연구로서 BAX 유전자 등이 제시되었으나 아직 그 연관성은 명확하지 않다.

## 4. 임상적 특성

### (1) 대장 용종과 대장암

유전성 비용종증 대장암에서는 유전성 용종증후군과 달리 심한 대장 용종증을 동반하지 않는 경우가 일반적이다. 유전성 비용종증 대장암 환자에서 대장암의 평생이환율은 80~85% 정도이다. 산발성 대장암과 비교하여 비만곡부 근위에 발생하는 경우가 보다 흔하고(유전성 비용종증 대장암 60~70% 대 산발성 40~50%), 동시성 대장암의 발생(유전성 비용종증 대장암 7% 대 산발성 1~2%)과 이시성 대장암의 발생(유전성 비용종증 대장암 25~30% 대 산발성 5%) 위험이 높다.

유전성 비용종증 대장암이라는 진단명으로 오해하기 쉽지만 유전성 비용종증 대장암 환자에서 대장암의 발생도 대장 선종이라는 전구 병변을 거쳐 일어난다. 유전성 비용종증 대장암의 대장 선종은 산발성 선종에 비하여 비교적 크기가 크고, 융모성 선종이 많고, 고도의 이형성증을 동반하는 경우가 많다. 산발성 대장암의 경우 보통 선종에서 대장암까지 약 8~10년이 걸리는 데 비하여 유전성 비용종증 대장암의 경우 약 3년 정도로 진행이 빠른 것으로 알려져 있다. 그러나 대장암과 달리 대장 선종은 비만곡부 근위부에 흔하지 않고 전대장에 고루 발생하는 것으로 알려져 있다. 편평 선종과 유전성 비용종증 대장암의 관련이 최근 연구되고 있으며 유전성 비용종증 대장암 환자의 50%까지 발견된다는 보고가 있다. 일반 선종에 비하여 현미부수체 불안정성이 흔하고 고이형성증의 동반이 흔하나 형태상 납작하고 작은 편이어서 대장내시경검사에서 일반 선종에 비하여 잘 발견되지 않는다. 따라서 유전성 비용종증 대장암 환자에서 편평 선종이 의심되는 경우 메틸렌블루 등 염색을 통한 대장내시경이 필요하다. 최근에는 증식성 용종-톱니 모양 선종-선암 연속성에 의한 대장암 발생경로가 제시되었고 거치상 선종의 경우 현미부수체 불안정성이 40%까지 보고되고 있으나, 유전성 비용종증 대장암에서 대장암 발생과의 관계는 아직 명확하지 않다.

### (2) 병리학적 특성

앞서 기술한 바와 같이 종양이 비만곡부 근위에 위치하는 경우가 많고, 조직학적 분화도가 나쁜 암종이 흔하여 저분화암, 점액암, 인환세포암, 수질암이 흔하다. 약 10% 정도에서는 심한 B 및 T 림프구의 종양내 침윤 소견이 관찰되는데, 종양에 대한 면역학적 반응으로 생각되고 있으며 이를 크론양 반응Crohn's like lymphocyte reaction이라고 한다(그림 20-3). 그러나 유전성 비용종증 대장암은 분화가 나쁜 조직학적 특성에도 불구하고 산발성 대장암에 비하여 예후는 비교적 좋은 것으로 알려져 있다.

### (3) 대장외 종양 및 유전형-표현형 상관관계

유전성 비용종증 대장암에서는 대장암 이외에도 다양한 장기에 종양 발생의 위험이 증가하는 것이 알려져 있

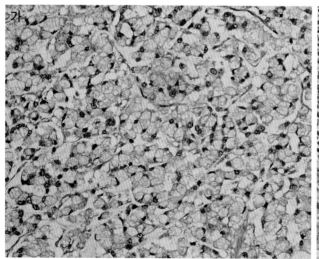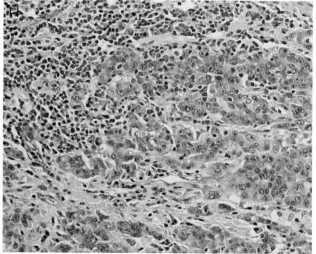

그림 20-3. 유전성 비용종증 대장암의 병리학적 소견 **가.** 인환세포암(H&E 염색, 400배) **나.** 저분화암(H&E 염색, 400배). 저분화암의 경우 우상측에 유전성 비용종증 대장암의 특징인 종양내 림프구 침윤의 소견이 관찰된다.

는데 이 중 자궁내막암이 가장 흔하다. 여성 환자의 경우 대장암의 평생이환율과 거의 비슷한 위험도를 가져 50~75%까지 발생하는 것으로 알려져 있으며, 평균발생연령도 대장암과 비슷한 40대 후반에 가장 흔하다. 이 외에 난소암, 소장암, 요관암, 신우암이 관련 암으로 잘 알려져 있고, 위암, 담도암, 췌장암, 뇌종양 등의 위험이 증가한다. 특이 위암 발생은 서양의 경우 유전성 비용종증 가계의 위암 발생률이 일반 인구 발생률의 4배라고 보고하였고, 위암 발생이 흔한 우리나라의 경우도 박 등이 2.1배로 보고한 바 있다.

유전성 비용종증 대장암에서 유전형-표현형 상관관계는 아직 많이 알려져 있지 않으나 한 연구에 의하면 MSH2 유전자의 돌연변이가 있는 경우가 MLH1 유전자의 돌연변이를 가진 경우에 비해 대장암 발생 연령이 늦고, 자궁내막암을 비롯한 대장외 종양의 발생이 보다 흔하다고 보고되었다. 그리고 복제실수교정 유전자의 돌연변이가 발견되지 않은 경우가 직장암이 흔하고 대장외 종양 발생이 드물며, 전체적으로 암이 비교적 늦은 연령에 발생하는 것으로 알려져 있다.

MSH6 유전자의 돌연변이가 있는 경우는 전체 유전성 비용종증 대장암의 약 10~22% 정도로 알려져 있는데, 대부분의 유전성 비용종증 대장암에 비하여 비특이적인

임상 소견을 보인다. 대장암의 발생률이 약 30% 정도로 낮고 좌측 대장에 보다 흔하게 발생하며, 종양은 현미부수체 불안정성이 낮은 경향을 보인다[MSI-L(low)]. 발생연령도 50대 후반에 늦게 발생하며, 자궁내막암의 위험이 높아 75~80% 정도이고 요관암, 신우암의 발생 위험이 보다 높다. 유전성 비용종증 대장암 환자에서 MSH2, MLH1 유전자의 돌연변이가 발견되지 않거나 위와 같은 특성을 보이는 경우는 MSH6 유전자에 대한 검사가 필요하다.

### (4) 뮤어-토레증후군

뮤어-토레*Muir-Torre*증후군은 유전성 비용종증 대장암의 아형으로 생각되는 질환으로 유전성 대장암의 특징을 가지면서 피지 선종, 피지 선암, 각질가시세포종*keratoacanthoma*으로 대표되는 피부 병변을 가지는 경우를 말한다. 임상적 특성으로는 대장암이 약 50% 정도로 가장 흔하고 다음으로 요관암, 신우암이 25% 정도로 흔하다.

## 5. 진단

유전성 비용종증 대장암의 진단에는 정확한 가족력을 바탕으로 하는 가계도 분석이 가장 중요하다(그림 20-4).

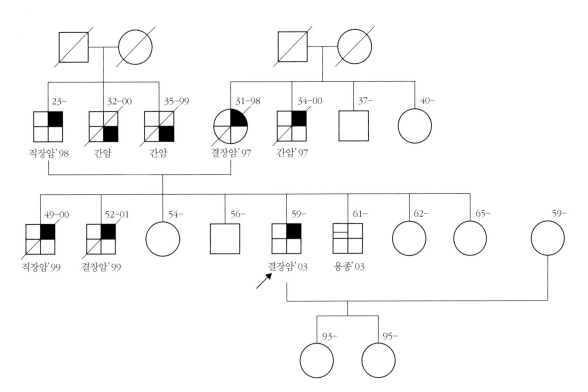

그림 20-4. 유전성 비용종증 대장암 환자의 가계도

| 표 20-2 | 유전성 비용종증 대장암 진단을 위한 진단기준

**암스테르담 진단기준II**

　한 가계 내에 조직학적으로 증명된 유전성 비용종증 대장암 연관 암(대장암, 자궁내막암, 소장암, 요관암, 신우암) 환자가 최소 3명
　　이상 존재하고, 이들 중 1명은 나머지 2명에 대하여 1대의 관계(부모자식, 형제자매)여야 한다.
　이들은 가계 내에서 최소 연속된 2대에 걸쳐 존재해야 한다.
　이 중 1명은 진단 시 연령이 50세 미만이어야 한다.

**수정된 암스테르담 진단기준**

　2세대에 걸쳐 2명의 1대 관계의 대장암 환자가 존재해야 한다.
　적어도 1명은 진단 시 연령이 55세 이전이거나, 또는 유전성 비용종증 대장암 관련 암환자가 1대 관계에 1명 더 존재해야 한다.

| 표 20-3 | 유전의심성 비용종증 대장암 진단기준(2002)

　1대의 관계에 있는 가족 중 적어도 2명 이상의 비용종증 대장암 연관암(대장암, 자궁내막암, 소장암, 요로계암) 환자가 존재하고, 다음
　중 하나 이상의 기준을 만족시켜야 한다.
　　① 다발성 대장암 또는 용종
　　② 적어도 1인의 환자는 50세 이전에 진단되어야 한다.
　　③ 가족 내에 위암, 담도계암, 난소암, 췌장암에 이환된 구성원이 존재한다.

특히 대장암이 일찍 발생하거나, 동시성 및 이시성 암이 있는 경우, 자궁내막암을 비롯한 관련 암의 가족력이 있는 경우에는 의심해보아야 한다. 유전성 비용종증 대장암의 진단기준은 이 질환에 대한 국제공동연구의 활성화를 위하여 1990년 유전성 비용종증 대장암 국제협력기구가 제시한 암스테르담 진단기준이 사용되고 있다. 그러나 1990년에 최초로 발표한 진단기준은 너무 엄격하여 실제 유전자 이상이 있는 많은 환자들이 이 진단기준을 만족하지 못하는 문제가 제기되었고, 현재는 1999년에 발표된 암스테르담 진단기준II와 수정된 암스테르담 진단기준이 많이 사용되고 있다(표 20-2). 이러한 진단기준은 절대적인 임상 진단기준이라기보다는 어떤 환자가 유전성으로 발생한 암을 가지고 있는지를 찾아내기 위한 기준으로 이해해야 한다. 실제로 MLH1나 MSH2 유전자 배선돌연변이를 가진 환자의 60%에서만이 가족력이 발견된다. 따라서 이러한 환자를 찾아내기 위하여 한국 유전성종양등록소에서는 유전의심성 비용종증 대장암 진단기준(표 20-3)을 새로 정하여 국제공동연구를 수행하였다. 이 결과 암스테르담 진단기준은 만족하지 못하지만 유전의심성 비용종증 대장암 진단기준을 만족시키는 환자의 26%에서도 복제실수교정 유전자 배선돌연변이를 발견하였고, 유전의심성 비용종증 대장암에서도 유전자검사가 필요함을 제시하였다.

## 6. 유전자검사

유전자검사는 질병의 원인이 되는 복제실수교정 유전자의 돌연변이 유무를 확인함으로써 환자의 진단과 치료, 가족구성원의 관리에 매우 유용한 검사이므로 위의 암스테르담 진단기준을 만족하는 경우 반드시 검사를 받아야 한다. 밝혀진 복제실수교정 유전자 배선돌연변이의 90% 이상은 MSH2, MLH1 유전자에서 발견되므로 유전자검사는 우선 이 두 유전자에서 시행하며, 돌연변이가 나타나지 않고 임상적 특징이 MSH6 유전자 돌연변이의 가능성이 있는 경우 MSH6 유전자에 대하여 검사를 시행한다.

돌연변이는 유전자의 엑손 전지역에서 발견되며, 발견되는 돌연변이의 종류는 염기의 결손, 치환, 삽입 등 점돌연변이가 가장 흔하며, 엑손 결손 등 비교적 큰 유전적 결손도 원인이 된다. 이 중 염기의 결손, 삽입으로 인한 단축돌연변이*truncation mutation*가 중요한데 이는 유전자 산물인 복제실수교정 단백질의 길이를 짧아지게 함으로써 단백질에 기능 이상을 가져오기 때문이다. 염기의 치환으로 인한 과오돌연변이*missense mutation*는 단백질 기능에의 영향이 미미한 것으로 생각되는데, 비교적 흔하게 발견되어 MLH1 유전자 돌연변이의 30% 정도는 이러한 과오돌연변이이다. 이러한 과오돌연변이가 원인유전자가 되기 위해서는 분자생물학적 기능검사가 필요하고 아직까지 유전성 비용용증 대장암과의 관계는 뚜렷하지 않다.

가

나

다

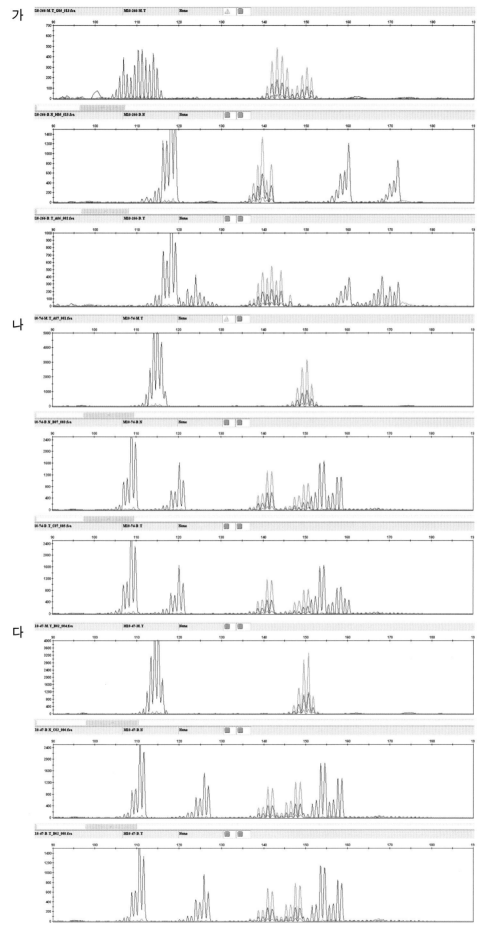

그림 20-5. PCR 분석을 이용한 현미부수체 불안정성의 확인 현미부수체를 PCR 증폭하여 형광 표지를 한 후 자동분석기로 분석하면 종양의 현미부수체 불안정성을 알 수 있다. 가. MSI-H의 소견을 보인다. 나. MSI-L의 소견을 보인다. 다. MSS의 소견을 보인다.

| 표 20-4 | | 수정 베데스다 지침 |

모든 대장암 환자에 있어 아래의 특징 중 하나라도 해당되는 경우 대장암조직에 대한 현미부수체 불안정성검사를 시행해야 한다.

　　① 50세 미만에 대장암으로 진단된 경우

　　② 발생연령에 관계없이 이시성 혹은 동시성 암* 병력이 있는 경우

　　③ 60세 미만에 대장암으로 진단된 경우 중 MSI-H에 특징적인 병리학적 소견†을 보이는 경우

　　④ 가족력 조사상 1명 이상의 1대 관계인 가족구성원이 50세 미만에 유전성 비용종증 대장암으로 진단된 적이 있는 경우

　　⑤ 가족력 조사상 2명 이상의 1대 혹은 2대 관계인 가족구성원이(나이에 관계없이) 유전성 비용종증 대장암으로 진단된 적이 있는 경우

* 유전성 비용종증 대장암 연관 암(대장암, 자궁내막암, 소장암, 요관암, 신우암) 외에 난소암, 췌장암, 담도암, 교모세포종, 피지선종, 각질가시세포종이 해당한다.

† 종양 침윤 림프구 소견, 크론양 반응, 점액암, 인환세포암, 수질암의 소견을 보이는 경우

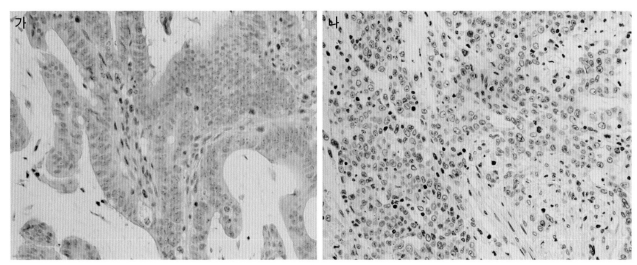

그림 20-6. MLH1, MSH2 단백질에 대한 면역화학염색 **가.** MLH1 항체를 이용한 면역화학염색(400배). 세포 사이에 갈색으로 짙게 염색된 부분이 MLH1 단백질로 세포핵내 정상적으로 존재함을 보인다. **나.** MSH2의 경우에도 정상적으로 핵내 염색되어 나타난다(400배). 유전성 비용종증 대장암에서 이들 유전자돌연변이에 의하여 단백질기능이 상실되면 면역화학염색상 염색 소실의 소견을 보인다.

유전자검사법으로 염기서열분석DNA sequencing이 가장 많이 사용되며, 염기서열분석 전에 단일쇄형태구조 다형성분석single strand conformational polymorphism; SSCP, 단백질 단축분석protein truncation test 등으로 우선 선별검사를 시행한 후 이상 소견이 보이는 부분만 염기서열분석을 할 수도 있다.

유전자검사는 환자의 진단, 치료와 환자의 가족관리에 대단히 유용한 수단이지만 시간과 비용이 많이 소요되므로 검사를 받아야 할 환자를 선택하는 데 적당한 선별기준이 있어야 한다. 어떤 환자와 가족들에서 유전자검사를 시행할 것인가? 앞서 기술한 바와 같이 암스테르담 진단기준을 만족시키는 환자의 경우에는 반드시 시행하며, 이외에도 유전자검사 대상을 선정하기 위하여 크게 2가지 방법이 사용된다. 현미부수체 불안정성 검사를 통하여 현미부수체 불안정성을 보이는 경우와 면역조직화학검사를 통하여 MSH2, MLH1 단백질 결손을 보이는 경우가 여기 해당된다. 현미부수체 불안정성은 유전성이 없는 산발성 대장암조직에서는 10~15% 정도에서만 발견되지만 유전성 비용종증 대장암에서는 거의 대부분에서 발견되므로 유전성 비용종증 대장암이 의심되는 환자들 중 유전자 진단이 필요한 군을 선별하는 데에 사용할 수 있다. 1998년 볼란드 등은 인체세포의 많은 현미부수체 중 대표적으로 5개를 선정하여 이를 현미부수체 불안정성검사에 활용함으로써 유전성 비용종증 대장암을 효과적으로 진단할 수 있음을 제시하였다. 흔히 베데스다 패널로 불리는 2개의 단염기 현미부수체 BAT-25, BAT-26과 3개의 쌍염기 현미부수체인 D5S346, D2S123, D17S250이 현미부수체 불안정성검사에 표준적으로 이용되고 있다. 현미부수체 불안정성검사의 결과는 베데스다 패널 중 2개 이상의 표지자에서 이상이 있는 군을 MSI-H(high), 하

| 표 20-5 | | 유전성 비용종증 대장암 가족구성원에 대한 정기 검진 |

|  | 검사방법 | 시작 연령 | 검사 주기 |
| --- | --- | --- | --- |
| 대장암 | 대장내시경 | 20~25세 | 1~2년 |
| 자궁내막암, 난소암 | 부인과 검진, 질초음파, 종양표지자(Ca-125) | 30~35세 | 1~2년 |
| 위암 | 위내시경 | 30~35세 | 1~2년 |
| 요관암, 신우암 | 초음파, 요검사 | 30~35세 | 1~2년 |

나의 표지자에서만 이상이 있는 군은 MSI-L(low), 모든 표지자에서 이상이 없는 군은 MSS(stable)로 나누어 보고하게 되어 있고, 거의 모든 유전성 비용종증 대장암에서 MSI-H의 결과를 보인다(그림 20-5). MSI-L의 결과를 보이는 대장암의 경우에는 일부에서 MSH6 유전자의 돌연변이와 관련된 것으로 알려져 있다. 어떤 대장암 환자에서 현미부수체 불안정성검사를 시행할지를 정하는 데 있어 현재까지는 2002년에 미국 국립암연구소에서 수정 발표한 수정 베데스다 지침이 가장 많이 사용되고 있다(표 20-4). 수정 베데스다 지침에 해당하는 환자에서 현미부수체 불안정성검사를 시행해 MSI-H가 나온 경우에는 유전자검사를 시행하고, MSI-L의 결과를 보인 환자의 가계가 MSH6 유전자 표현형(늦은 나이에 발생하는 대장암 및 연관 암 가족력)을 보이는 경우에는 유전자검사를 시행한다.

복제실수교정 단백질에 대한 면역조직화학검사는 절제된 대장암조직에 대하여 MSH2와 MLH1 단백질에 대한 항체를 이용하여 면역화학염색을 시행하고 단백질 염색이 되지 않는 소견이 있는 경우에 해당 유전자에 대하여 유전자돌연변이검사를 시행하게 된다(그림 20-6).

한국 유전성종양등록소에서는 지금까지 등록된 유전성 비용종증 대장암 가계 및 유전의심성 비용종증 대장암 가계에 대한 유전자검사 결과를 이전의 보고들과 같이 보고한 바 있는데, 이에 따르면 53가족의 유전성 비용종증 대장암 가계 중 22가족(41.5%)에서 복제실수교정 유전자의 배선돌연변이(hMLH1 91%, hMSH2 4.5%, hMSH6 4.5%)가 발견되었으며 111가족의 유전의심성 비용종증 대장암 가계 중 22가족(19.8%)에서 복제오류교정 유전자의 배선돌연변이가 발견되었다. 돌연변이가 발견된 44가족 중 11가족은 동일한 돌연변이(c.1757_1758insC)를 가지고 있었으며, 이들 가족에 대한 일배체형*haplotype* 분석결과 이 돌연변이는 동일한 조상에서 기원한 돌연변이임을 확인할 수 있었다.

## 7. 환자 가족구성원에 대한 검사

유전성 비용종증 대장암 가족과 환자를 찾는 가장 중요한 목적 중 하나는 이 질환에 이환된 가족구성원에 대하여 고위험 구성원을 미리 발견하고, 정기검진을 통한 질병의 예방과 조기검진을 가능하게 하고자 함이다. 유전성 비용종증 대장암으로 이환된 가계의 가족구성원에 대한 임상관리지침은 복제실수교정 유전자 배선돌연변이 유무에 따라 달라진다. 가계내 원인 유전자 돌연변이가 유전자검사를 통하여 밝혀진 경우에는 가족구성원에 대하여 유전자검사를 실시하여 누가 같은 배선돌연변이를 가지고 있는지를 찾는 것이 우선이다. 결과에 따라 배선돌연변이를 가지고 있는 가족구성원에 대하여는 대장내시경, 산부인과적 검진, 위내시경, 초음파검사 등을 통하여 유전성 비용종증 대장암 관련 암에 대한 정기검진이 필요하다(표 20-5). 아직 정확한 검사방법, 시작 연령, 검사 간격에 대하여는 논란이 있으나 대장내시경의 경우 최소 3년 간격 이내로 시행하여야 대장암 발생과 사망을 줄일 수 있다는 것이 잘 알려져 있다. 대개 시작시기는 대장내시경의 경우 20~25세, 다른 관련 암의 경우 30~35세부터 시작하나 가족 내에 그 이전 연령에 발생한 환자가 있는 경우에는 가장 빠른 진단 시 연령보다 5년 먼저 검사를 시작하는 것을 원칙으로 한다. 유전성 비용종증 대장암의 경우 약 50~60%만이 원인유전자 배선돌연변이가 발견되므로, 발견되지 않은 가족의 경우에는 전체 가족구성원에 대하여 같은 원칙으로 정기 검진을 시행하는 것이 바람직하다.

## 8. 치료와 예후

유전성 비용종증 대장암의 경우 부분절제를 시행하게 되면 수술 후 이시성 대장암의 발생위험이 40~50% 정도이므로 최소한 아전결장절제술을 하는 것이 원칙이다. 아전결장절제술을 하는 경우는 대부분의 대장을 절제함으로써 이시성 대장암의 위험을 감소시키고, 직장은 보존함으로써 배변기능의 악화를 최소화하면서 수술 후 부분절제술에 비하여 매년 대장내시경을 시행할 필요가 없고 간단한 직장경검사로 충분하게 되는 장점이 있다. 그러나 아전결장절제술 후 직장암의 위험은 장기간 추적한 결과 약 10~15% 정도로 알려져 있어 이에 대한 검사는 반드시 필요하다. 유전성 비용종증 대장암에서 발생한 직장암의 경우에는 직장절제를 포함한 대장전절제술 및 회장항문문합술이 필요하며, 국소진행성 직장암으로 발견된 경우 수술 전 항암방사선치료를 하는 것이 회장낭기능 보존에 있어서도 수술 후 방사선치료에 비하여 유리하다. 복제실수교정 유전자의 배선돌연변이가 발견된 환자에서 예방적 대장절제술을 시행하는 것은 환자의 순응도와 가계의 임상적 특성을 고려해야 하지만 아직까지는 시행되지 않고 있다.

대장암 이외 유전성 비용종증 대장암 연관 암의 치료 원칙은 산발성 암의 치료원칙과 크게 다르지 않다. 보다 중요한 점은 유전성 비용종증 대장암 수술 시 수술 전 검사를 통하여 연관 암의 유무를 정확하게 파악하고 발견되면 같이 치료하는 것이다. 특히 여자의 경우 자궁내막암 및 난소암의 위험도가 가장 크므로 더 이상 임신 및 출산 계획이 없다면 대장암 수술 시 예방적 자궁절제술 및 양측 난소절제술을 적극 고려하여야 하며, 예방적 자궁난소 절제술을 한 경우에서 그렇지 않은 경우에 비하여 사망률을 줄이는 것이 잘 알려져 있다.

유전성 비용종증 대장암은 산발성 대장암에 비하여 진단연령이나 병기별로 비교하였을 때 예후가 더 나은 것으로 알려져 있다. 이러한 이유로는 면역반응을 비롯한 조직학적 특성과 분자생물학적으로 덜 침습적이라는 등의 가설이 있으나 아직 명확하지 않다. 수술 이후 보조적 항암치료 원칙은 산발성 암의 경우와 크게 다르지 않으나, MSI-H를 보이는 2-3기의 유전성 비용종증 대장암의 5-FU 항암치료 효과에 대하여는 아직 논란이 있다.

## III 가족성 용종증

### 1. 서론

가족성 용종증은 유전성 대장 용종증증후군의 가장 대표적인 것으로 선종성 용종이 전대장에 걸쳐 100개 이상 있을 때 진단할 수 있다(그림 20-7). 상염색체 우성으로 유전하며 인구 10만 명당 1명 정도로 발생하는 것으로 알려져 있다. 환자의 70~80%에서는 가족성 용종증의 가족력이 있지만 약 20~30%에서는 가족력이 없이 당대의 돌연변이 형태로 나타난다. 가족성 용종증에 동반되어 발생하는 대장암은 전체 대장암의 1% 정도를 차지한다. 이 질환도 유전성 비용종증 대장암과 마찬가지로 유전자의 배아돌연변이로 인하여 모든 세포 성장과정의 조절에 이상이 발생하여 생기는 질환이므로, 대장 외의 여러 장기에 종양을 포함한 다양한 병변을 동반하여 나타낼 수 있

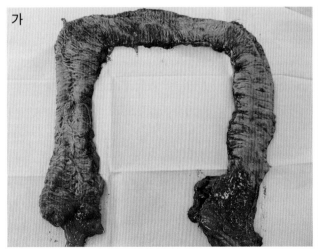
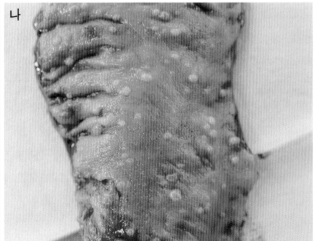

그림 20-7. 가족성 용종증 환자의 대장 가족성 용종증 환자에서 전대장절제술 후 절제된 대장 소견. 대장 전장에 걸쳐 수백 개의 선종이 산재되어 있다. **가.** 절제된 대장 검체 사진 **나.** 대장점막에 발생한 선종

는 질환이다.

## 2. 유전학

1987년 보드머 등에 의해서 가족성 용종증에 관여하는 유전자가 5번 염색체의 장완(5q 21-22부위)에 위치하는 것이 밝혀졌으며, 1991년 이 부위에서 발견된 몇 개의 종양억제 유전자 중에서 가족성 용종증의 원인이 되는 유전자인 APC 유전자가 밝혀졌다. APC 유전자는 15개의 엑손으로 구성되어 있으며 총 2,843개의 아미노산으로 이루어진 단백질을 생성하는 데 이 단백질은 세포들 사이의 부착에 관여하는 단백질인 베타카테닌과 결합하여 베타카테닌을 분해함으로써, 세포 사이의 신호 전달에 관여하고 결과적으로 세포의 성장조절에 영향을 미친다. 가족성 용종증은 APC 유전자의 배선돌연변이에 의해 생성된 비정상 단백질에 의해 발생한다(그림 20-8). 현재까지 약 500여 종류의 APC 유전자의 돌연변이가 알려졌는데, APC 배선돌연변이는 이 유전자의 5'쪽 1/2에서 대부분 발견되고 있으며, 특히 엑손 15번의 코돈 1,000번과 1,600번 사이 구간은 전체 APC 배선돌연변이의 60%가 위치하는 돌연변이 밀집구역으로 알려져 있다. APC 유전자의 전형적인 돌연변이는 염기쌍의 결손, 치환으로 인한 점돌연변이며, 특징적으로 약 95%에서 돌연변이에 의해 APC 단백질의 길이가 짧아진다.

APC 유전자는 종양억제 유전자의 일종이므로 쌍으로 된 유전자 중 1개에서만 돌연변이가 발생해도 세포를 형질 변환시키는 암유전자와는 달리 2개에서 모두 돌연변이가 발생하여 정상역할을 하는 단백의 생성이 되지 않아야 암을 일으킨다. 산발성 대장암의 발생에 있어서도 종양억제 유전자인 APC의 돌연변이가 암 발생 초기에 생기는 것이 잘 알려져 있는데, 가족성 용종증의 발암기전에서도 APC 유전자의 역할이 산발성 대장암에서와 다르지는 않다. 다만 가족성 용종증에서는 출생 시부터 쌍으로 된 대립유전자 중 1개가 이미 결손된 형태이므로 나머지 1개에서 돌연변이로 발생하여 모두 결손될 가능성이 일반인보다 훨씬 높을 뿐이다. APC 유전자는 다양한 역할을 하는 유전자이기 때문에 아직까지 그 정확한 역할은 알려져 있지 않지만 초파리의 실험으로부터 밝혀진 베타카테닌 경로가 가장 잘 알려져 있다. 정상적인 APC 단백질이 생성되지 않으면 세포내 베타카테닌의 분해가 이루어지지 않아 베타카테닌이 세포 내에 축적되어 핵 내에서 세포분열과 생장을 자극하게 된다.

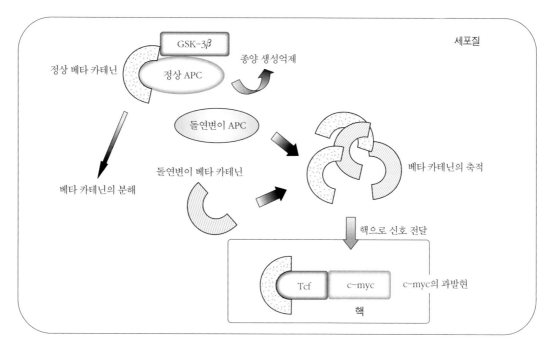

그림 20-8. **가족성 용종증의 발병기전** 정상적으로는 APC단백과 베타 카테닌, GSK-3$\beta$가 결합하여 종양억제작용을 하고, 베타 카테닌을 분해하는 것으로 알려져 있다. 하지만 APC유전자의 돌연변이로 인해 변형된 APC단백이 생성되면, 베타 카테닌의 분해가 이루어지지 않아, 핵으로의 신호 전달체계에 이상이 생긴다.

## 3. 임상적 특성

가족성 용종증에 이환된 환자는 주로 10대 초반을 전후하여 용종이 발생하는데 대장에 선종이 생기는 연령의 중앙치는 16세(범위는 5~38세 사이)이고, 대장암의 발생률은 20세에 0.5%, 25세에 4%, 30세에 13%, 35세에는 23%, 40세에서는 37%나 되며 그 이후로도 연령에 따라 계속적으로 증가한다. 치료하지 않은 가족성 용종증 환자의 자연경과를 보면, 선종의 발생은 평균 25세, 증상발현은 33세, 선종의 진단은 36세, 대장암의 진단은 39세이고 평균 42세에 대장암으로 사망한다.

가족성 용종증에서 나타날 수 있는 대장 외의 병변은 선천성 기형, 양성종양, 악성종양 등 아주 다양하다(표 20-6). 양성 병변으로는 피부에 생기는 표피양 낭종*epidermoid cyst*, 치아 이상*unerupted and supernumerary teeth*, 눈에 나타나는 망막색소상피 선천성 비후*congenital hypertrophy of the*

retinal pigment epithelium; CHRPE 등이 있다(제18장 그림 18-16 참고). 가족성 용종증에 동반되어 나타나는 종양성

| 표 20-6 | 가족성 용종증의 대장 외의 증상 | |
|---|---|---|
| 위치 | 병변발생 | 빈도 |
| 상부 위장관 | 위분문용종증*fundic gland polyp* | 40~70 % |
| | 십이지장 선종 | 60~90% |
| | 십이지장 암 | 5~10% |
| 결체조직 | 유건종*desmoid tumor* | 5~15% |
| | 골종양*osteoma* | 60~80% |
| | 표피양 낭종*epidermoid cyst* | 40~60% |
| 눈, 치아 | 망막색소상피 선청성 비후*CHRPE* | 70~80% |
| | 매복치*impacted teeth* | 10~30% |
| | 과잉치*supernumerary teeth* | |
| 종양 | 갑상선 유두암 | <2% |
| | 췌장암 | |
| | 간모세포종 | |
| | 중추신경계 종양 | |

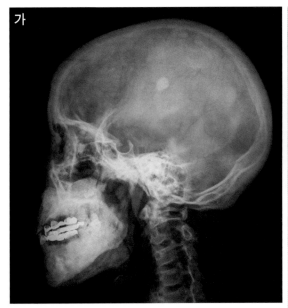

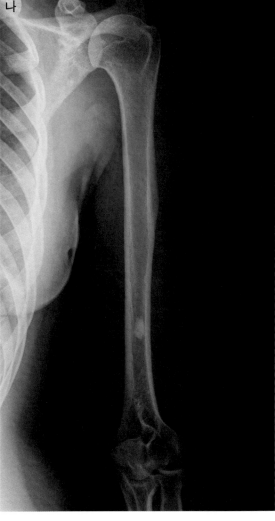

그림 20-9. 가족성 용종증 환자에서 보이는 매복치와 골종양 **가.** 가족성 용종증 환자에서 보이는 두개골의 골종양과 하악골의 매복치 **나.** 상완골에 발생한 골종양

병변으로는 안면과 긴 관상골에 주로 발생하는 골종양 *osteoma*(그림 20-9), 간모세포종, 담관암, 갑상선 유두암, 부신피질 선종, 중추신경계의 수질모세포종 등의 위험성이 증가하는 것이 잘 알려져 있다. 임상적으로 특히 중요한 대장 외의 병변은 상부 위장관 종양과 유건종*desmoid*이다. 예전에는 가족성 용종증 환자의 사망원인의 대부분은 대장암이었으나, 점차 유전성 대장암에 대한 이해가 넓어짐에 따라 가족성 용종증 환자와 가족구성원에 대한 조기 발견 및 예방적 대장절제술이 늘어나게 되었다. 따라서 예방적 대장절제술을 받은 환자에서 발생하는 유건종과 십이지장암이 주요 사망원인이 되고 있다(제18장 그림 18-15 참고, 그림 20-10).

유건종은 가족성 용종증의 5~15%에서 발생하며 유건종이 발생한 경우 이로 인한 사망률은 10~50% 달하는 것으로 보고되고 있다. 산발성 유건종의 경우 팔, 다리나 복벽에 흔하고 수술적 절제가 가능한 경우가 많다. 하지만 가족성 대장암 환자의 유건종은 소장 장간막을 비롯한 복강내 발생이 많아 치료가 매우 어렵다.

상부 위장관 종양 중 가장 흔한 것은 소장 선종으로 가족성 용종증의 90% 정도에서 발생한다. 십이지장에 가장 많이 발생하나 전소장에서 발생할 수 있고 십이지장암의 위험도는 약 5% 정도이다. 십이지장 선종은 크기, 개수, 융모성 선종 여부, 이형성중 정도에 따라 십이지장암 발생 위험도가 다른 것으로 알려져 있는데, 슈퍼겔만 등은 위험도를 나누어 분석하고 0-2기의 경우 십이지장암 발생이 없으나 3기의 경우 2%, 특히 4기의 경우 십이지장암 발생이 36%에 달하는 것으로 보고하였다(표 20-7).

## 4. 가족성 용종증의 다른 임상적 형태들

### (1) 약화된 가족성 용종증

약화된 가족성 용종증attenuated FAP의 정의는 아직 확실하지 않으나 전형적인 가족성 용종증과 비교하면, 대장 선종의 개수가 100개 이하이면서, 진단 시 평균연령(35~45세)과 대장암 발생연령(55세)이 비교적 늦고, APC 유전자의 이상을 가지는 경우를 말한다. 대장 외의 증상 또한 전형적인 가족성 용종증과 유사한 스펙트럼을 가진다. 용종증이 심하지 않으면서 비교적 늦은 나이에 대장암 발생을 보이므로 약화된 가족성 용종증은 진단이 어려운 경우가 있고 유전성 비용종증 대장암 가계로 진단되는 경우도 종종 있다. 따라서 이러한 특징을 가지면서 유전성 대장암이 의심되는 환자나 가족이 있으면 반드시 약화된 가족성 용종증을 감별진단에 고려하고 대장 외의 증상을 검사하는 등의 조치가 필요하다. 약화된 가족성 용종증에 있어 유전형-표현형 상관관계가 알려져 있는데 APC 유전

| 표 20-7 | 가족성 용종증의 대장 외의 증상

| 점수 | 개수 | 크기 | 조직학적 분류 | 이형성증 |
|------|------|------|------------|---------|
| 1점 | 1~4 | 1~4mm | 관상형 | 경함 |
| 2점 | 5~20 | 5~10mm | 관상-융모 혼합형 | 중간 |
| 3점 | >20 | >10mm | 융모형 | 심함 |

각 점수를 합산하여 0점: 0기, 1~4점: 1기, 5~6점: 2기, 7~8점: 3기, 9~12점: 4기

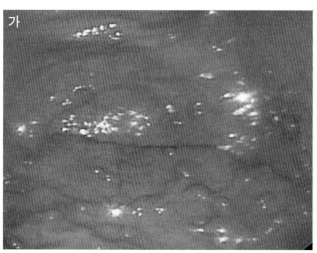
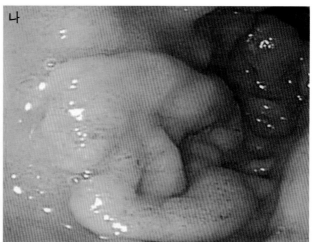

그림 20-10. 가족성 용종증 환자에서 발생한 상부 위장관 용종증 **가**. 가족성 용종증 환자에서 발생한 위 분문부의 용종증 소견 **나**. 같은 환자에서 발생한 십이지장의 용종으로 조직검사결과상 저이형성을 동반한 관상 선종을 보였다.

자의 돌연변이가 5' 말단에 위치하는 경우나 15번 엑손의 3' 말단에 위치하는 경우가 전형적인 가족성 용종증에 비하여 흔한 것으로 알려져 있다. 치료에 있어서는 가족성 용종증과 마찬가지로 대장전절제술을 시행하는 것이 원칙이나, 약화된 가족성 용종증의 경우 용종의 개수가 적고 심한 유건종의 가족력이 있는 경우에는 내시경적 용종절제술로도 치료와 관리가 가능하다.

### (2) 가드너증후군

가드너증후군은 과거에는 가족성 용종증의 특성을 가지면서 표피양 낭종, 골종양 등 결체조직 종양을 가지는 경우를 지칭했다. 그러나 이후 연구를 통하여 가족성 용종증과 유전학적 특징이 완전히 일치하고, 가족성 용종증의 대장 외의 증상에 결체조직 이상인 표피양 낭종, 골종양, 유건종 등이 밝혀지면서 이제는 가족성 용종증과 가드너증후군을 따로 구분하지 않는다.

### (3) 터코트증후군

터코트증후군은 대장의 용종 및 암 발생과 중추신경계 종양으로 특징지어진다. 중추신경계 종양으로는 소뇌의 수질모세포종이 가장 흔하다. 최근 연구에 따르면 터코트증후군은 가족성 용종증과 유전성 비용종증 대장암이 여러 특성이 혼합하여 나타나는데, 3분의 2에서는 APC 유전자의 돌연변이가 관찰되나, 3분의 1에서는 유전성 비용종증 대장암의 특징과 함께 교모세포종이 나타나는 것이 알려져 있다. 이와 같이 터코트증후군의 발생에는 여러 유전자가 관여되어 있을 것으로 생각된다.

## 5. 환자 가족구성원에 대한 증상발현 전 조기진단

증상발현 전 조기진단이 가능하게 된 것은 가족성 용종증의 원인 유전자인 APC 유전자가 밝혀진 이후이다. 현재 가족성 용종증 환자에서 유전자검사를 하면 약 60~80% 정도에서 APC 배선돌연변이가 발견된다. 유전자검사에 사용되는 방법으로는 연관분석에 의한 진단, 염기서열 결정을 통한 진단, 단백질검사를 통한 진단 등이 있다. 연관분석은 APC 유전자에 밀접하게 연관되어 있으면서 높은 다형성을 나타내는 (CA)n 반복구조를 증폭하여, 증폭된 반복서열 길이가 다른 정도를 분석하면 가족성 용종증 환자의 가계구성원 중에서 이상이 있는 APC 유전자를 가지고 있는 구성원을 판별하는 것이다. 그러나 연관분석에 의한 진단은 최소한 2세대에 걸쳐 각 세대마다 1명 이상의 환자가 있으며 모두 유전자검사가 가능한 가계에서만 적용가능한 한계가 있다. 염기서열 결정을 통한 진단은 가족성 용종증 환자와 그 가족구성원들로부터 채혈을 하여 백혈구에서 DNA를 분리한 뒤 중합효소연쇄반응*polymerase chain reaction; PCR*을 이용하여 유전자를 증폭시킨다. 증폭된 유전자를 단백질 단축분석*protein truncation test*, 단일쇄형태구조 다형성분석*single-strand conformational polymorphism; SSCP*, 변성 고성능 액체 크로마토그래피*denaturing high performance liquid chromatography; DHPLC* 등의 방법을 시행하여 APC 유전자에서 돌연변이가 존재하는 부위를 먼저 찾고, 그 부위의 염기서열을 봄으로써 돌연변이를 확인하는 방법이다. APC 유전자는 지금까지 밝혀진 유전자 중 가장 큰 것 중의 하나여서 전체 유전자의 염기서열을 결정하는 것은 많은 시간이 소요되므로 이와 같은 방법을 사용한다. 우리나라에서는 2005년 김 등이 가족성 용종증 83가계에서 단일쇄형태구조 다형성분석과 절단단백검사, 염기서열분석을 통하여 59가계(71%)에서 APC 유전자 돌연변이를 발견하여 보고한 바 있다.

## 6. 치료

가족성 용종증에 대한 치료는 대장절제술이다. 조기에 예방적인 대장절제술을 시행하지 않으면 100%에서 악성화하여 대장암으로 진행하므로, 대장암 발생의 위험 때문에 늦어도 25세 이전에는 반드시 수술을 해주는 것이 원칙이다. 증상이 없는 5mm 이하의 비교적 작은 용종을 가진 환자들에서는 대개 20세경에 수술하지만, 증상이 있거나 심한 용종증(1,000개 이상의 용종 개수, 20개 이상의 직장 용종, 1cm 이상의 큰 용종이 많은 경우, 이형성증이 동반되는 경우)을 보이는 경우에는 나이에 관계없이 바로 수술하는 것이 원칙이다. 수술방법은 여러 가지가 있지만 대장전절제술이나 항문관점막절제 후 회장저장낭을 만들어 항문에 문합해주는 방법이 선호된다. 직장을 남기고 전결장절제술 및 회장직장문합술을 하는 경우가 있는데, 일부 환자에서만이 적용되며 장간막 유건종으로 회장낭-항문문합술이 불가능하거나, 항문기능의 저하가 심한 경우 등이 이에 해당한다. 회장낭-항문문합술에는 자동문합기를 이용한 이중문합술이나 용수문합 2가지의 방법이 있는데, 하부 직장의 심한 용종증이 아니면 대개 이중문합술이 가능하다. 이 경우 직장항문 경계부위의 용종 발생에 대하여 수술 후 정기적인 수지검사가 중요하다. 화학예방요법 *chemoprevention*에 대한 연구에 따르면 비스테로이드성 소염진통제인 설린닥이나 선택적 시클로옥시게나아제-2*cyclooxygenase-2* 억제제인 셀레콕시브 등을 경구 투여하는 경우 가족성 용종증 환자에서 용종의 크기와 수가 감소하는 것이 알려져 있다. 그러나 이러한 화학예방요법이 암 발생을 줄이고 그에 따른 예방적 수술을 대치할 수 있는지에 대하여는 아직 알려진 바가 없다. 또한 회장낭 용종의 발생 및 성장을 억제하기 위한 수단으로 사용되고 있으나, 용종을 완전히 없애지는 못한다.

가족성 용종증 가계 구성원에 대한 검사는 대장내시경으로 이루어진다. 16세경에 용종이 발생하기 시작하므로 10대 초반에 에스결장경검사를 우선하고 10대 후반에는 대장내시경검사를 시행하여 전체 대장의 용종증 발생과 용종증의 정도를 확인하는 것이 좋다.

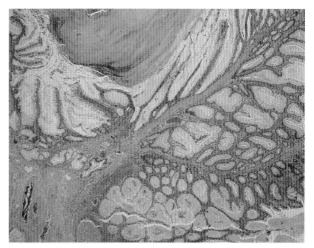

그림 20-11. 포이츠-제거스증후군 환자에서 발생한 소장 과오종의 병리학적 소견 내부에 평활근을 포함하며 특징적으로 가지를 뻗은 구조를 보이는 과오종이 관찰된다. 일부에서는 선종성 변화가 관찰되기도 한다.

## Ⅳ 드문 형태의 유전성 대장 용종증

### 1. 포이츠-제거스증후군

포이츠-제거스증후군*Peutz-Jeghers syndrome*은 상염색체 우성유전을 하는 질환으로 위장관에 과오종을 형성하고 피부점막부에 색소침착이 특징적인 질환이다. 빈도는 가족성 용종증이나 유전성 비용종증 대장암에 비해 훨씬 드물어 인구 20만 명당 1명 정도로 알려져 있다. 과오종은 소장에 가장 흔하며(78%), 위(38%), 대장(20~40%)에도 발생한다. 드물게 비강, 기관지, 요로계 등에도 과오종을 유발한다. 과오종 자체가 악성종양으로 발전하는 경우는 흔하지는 않으나 드물게 선종성 변화나 선암으로의 진행이 있는 것으로 알려졌고 이 질환을 가진 가족에서 대장암이 다발하는 증례들이 보고되어 있다(그림 20-11). 대장암 외에도 위암, 유방암, 자궁경부암, 난소암, 고환암, 췌장암 등이 호발한다.

염색체 19p13.3에 위치하는 STK11(LKB1 유전자로도 알려짐) 유전자의 배선돌연변이가 포이츠-제거스증후군의 원인유전자로 발견되었는데, 전체 환자의 약 50%에서 발견된다. 우리나라에서는 2000년 윤 등이 10명의 포이츠-제거스 환자들 중 5예에서 STK11 유전자의 배선돌연변이를 발견하여 보고한 바 있다.

이러한 포이츠-제거스증후군 환자들에 대한 치료로 예방적 장절제는 권유되지 않으며 암 발생 시에는 통상적인 대장절제를 시행하고 과오종에 대해서는 증상과 크기에 따라 수술적 절제 또는 내시경절제를 시행한다.

### 2. 유년기 용종증

산발성으로 발생하는 유년기 용종*juvenile polyp*은 소아의 약 2%에서 발견되는 비교적 흔한 질환인데 반하여, 상염색체 우성 유전을 하는 유년기 용종은 이와는 다른 매우 드문 유전성 질환이다. 5개 이상의 유년기 용종이 위장관에 발생하거나, 그 이하의 유년기 용종이 있으면서 유년기 용종의 가족력이 있는 경우에 유년기 용종증으로 진단한다. 이 질환은 포이츠-제거스증후군과 마찬가지로 위장관에 과오종을 가지며 악성으로 전환을 하지는 않는 것으로 알려져 왔으나 최근에는 일부 용종은 선종성 양상을 갖고 악성으로 전환함이 보고되었다(그림 20-12). 수술적 치료법은 용종의 개수가 수십 개 이상일 때는 가족성 용종증과 마찬가지로 아전결장절제술 또는 대장전절제술이나 회장낭항문문합술을 시행하고 용종의 수가 적을 때는 내시경 용종절제술을 할 수 있다.

이 질환의 원인 유전자는 1988년 하우 등에 의해 SMAD4임이 밝혀졌다. SMAD4는 18q에 위치하며 종양

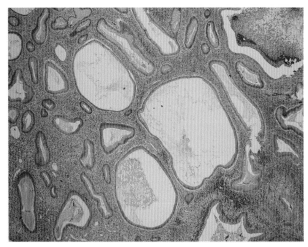

그림 20-12. 유년기 용종증 환자에서 발생한 직장 용종증의 병리학적 소견 포이츠-제거스증후군의 과오종과 달리 평활근이 보이지 않으며 내부에 낭성 확장을 동반한다. 이러한 병리학적 특징으로 인하여 종종 장점막에서 떨어져나가 항문으로 배출되기도 한다.

억제 유전자로 알려진 DCC와 매우 근접한 위치에 존재한다. SMAD4는 TGF-$\beta$의 세포내 신호전달체계에 관여하는 단백질을 부호화하는 유전자로 552개의 아미노산으로 이루어진 단백을 생산한다. 체내에서 SMAD4 유전자의 돌연변이가 발생하면 TGF-$\beta$ 신호전달체계에서 SMAD4 단백질의 동종 삼합체homotrimer 형성이 이루어지지 않아 핵내 세포성장억제 신호가 저해된다. SMAD4 유전자의 체성돌연변이는 췌장암에서 50%, 대장암에서 15% 정도로 나타나, 유년기 용종증에서 흔히 발견되는 췌장암과 대장암의 생성에 중요한 역할을 할 것으로 여겨진다.

SMAD4 유전자 돌연변이가 없는 4명의 환자들에서 BMPR1A 유전자의 돌연변이가 관찰되어 유년기 용종증의 원인유전자로 SMAD4 유전자 외에 BMPR1A 유전자가 관여함을 알 수 있다. 우리나라 유년기 용종증 환자들의 유전자검사 결과, 유년기 용종증 환자 4명 중 3예에서는 DPC4 유전자의 배선돌연변이, 1예는 BMPR1A 유전자의 배선돌연변이가 발견되었다.

### 3. 코우덴증후군

상염색체 우성유전을 하는 것으로 알려져 있으며 세포증식억제에 관여하는 PTEN 유전자의 배선돌연변이가 코우덴증후군의 발생과 관련 있는 것으로 알려져 있다. 임상적 특징으로는 대장을 포함한 위장관의 과오종 증식과 함께 거대두개증macrocephaly, 모종trichilemmoma이 특징적으로 나타난다. 각화증 등 피부 병변이 흔하고 대장암의 위험이 증가하는지는 뚜렷하지 않으나 갑상선암과 유방암의 위험이 증가하는 것이 알려져 있다.

### 4. MYH 연관 용종증

2002년 알-타산 등은 다발성 대장 선종과 암종이 형제, 자매 사이에 집중된 영국인 가계 N을 연구하였는데, 이 가계의 구성원들의 APC 유전자검사상 배선돌연변이는 없으나 다만 구아닌-사이토신 염기쌍이 티민-아데닌 염기쌍으로 변이된 체성돌연변이만이 존재하는 것을 발견하였다. 이 결과를 토대로 염기절제교정에 관여하는 유전자의 하나인 MYH 유전자의 배선돌연변이가 대장 선종과 대장암 발생에 관계함을 최초로 보고하였다. 염기절제교정 유전자base excision repair gene; BER gene는 체내에서 산화성 DNA 손상 시 발생하는 8-옥소 구아닌이 사이토신 대신 아데닌과 결합하는 결합오류를 방지 또는 교정하는 작용을 하는 유전자로 생체 내에는 OGG1, MYH, MTH1의 3가지 유전자가 있다. 이 중 MYH 유전자는 아데닌과 잘못 결합되어 있는 옥소 구아닌을 사이토신과 결합하도록 교정하는 역할을 한다.

이러한 MYH 연관 용종증MYH-associated polyposis; MAP은 유전성 대장암 중 최초로 상염색체 열성 유전을 하는 형태로 밝혀졌다. 임상적 특징은 다발성 대장 용종이 발생되고 대장암의 발생위험도가 높으며, 십이지장 선종도 흔한 것으로 알려져 임상상으로는 약화된 가족성 용종증과 유사하다. 이들에서의 선종과 암종의 분자생물학적 특성은 K-ras 유전자 돌연변이가 빈번하고 p53 돌연변이는 드물게 발견되나 현미부수체 불안정성은 없는 것으로 알려져 있다. 우리나라에서도 김 등이 46명의 10~99개의 대장 선종을 가진 대장 용종증 환자 중 2명(4.3%)에서 MYH 유전자의 양측 대립 유전자 돌연변이를 발견하여 보고한 바 있다.

## Ⅴ 유전성종양등록소의 역할

유전성 종양 가족들에 대한 정기적인 검진의 1차적인 책임은 그 가족에게 최초로 종양에 이환된 환자를 발견한 담당의사에게 있다. 담당의사는 유전성 종양에 이환된 가족들에게 특정 종양의 유전적 성향에 대해 설명하고 정기적인 검진의 필요성에 대해서 교육시킬 의무를 가진다. 그러나 이러한 유전성 종양에 대한 교육과 가족구성원들에 대한 정기적인 검진의 시행은 실제로 많은 시간과 노력을 필요로 하기 때문에 담당의사 혼자만으로 감당하기 어려운 경우가 많다. 따라서 유전성 암 환자와 그 가족을 전체적으로 파악하고 이러한 여러 과정을 체계적으로 진행하기 위하여 유전성종양등록소가 필요하다. 유전성종양등록소를 설치하여 운영하는 목적은 다음과 같다.

① 유전성 종양에 이환된 가계의 가족구성원을 파악한다.
② 환자와 가족구성원에 대한 정기 검진을 관리한다.
③ 담당의사들에게 유전성 종양에 관련된 진단, 치료, 검진방법 등에 대한 지식과 정보를 제공한다.
④ 유전적 상담을 시행하며 필요한 경우 환자를 그 지역의 전문기관에서 치료받을 수 있도록 주선해준다.
⑤ 유전성 종양의 의학적 연구를 위한 자료를 수집한다.

이와 같이 유전성종양등록소에서는 유전성 종양에 이환된 환자와 그 가족구성원의 인적사항을 수집하고 가계도를 작성하여 종양에 이환될 가능성이 높은 고위험군에 속하는 사람들을 선별하고, 이들의 검진결과, 진단명, 치료결과 등을 수집하여 보관한다. 또 수집된 자료는 실제 환자를 진료하는 담당의사들에게 제공되어 유전성 종양에 걸릴 위험성이 높은 가족구성원에 대한 정기적인 검진이 이루어질 수 있도록 한다. 즉 유전성종양등록소의 주된 목적은 유전성 종양에 이환되더라도 이를 조기에 발견하고 이에 따른 적절한 치료를 통해 완치될 수 있도록 하는 데 있다.

### 참고문헌

박재갑 편저. 대장항문학. 제3판. 서울: 일조각, 2005.

정승용. 유전성 암과 유전상담. 대한의학유전학회지 2007;3:15-21.

Aarnio M, Mecklin JP, Aaltonen LA, Nystrom-Lahti M, Jarvinen HJ. Lifetime risk of different cancers in hereditary non-polyposis colorectal cancer. Int J Cancer 1995;64:430-433.

Allen D, Markhov AM, Grilley M, Taylor J, Thresher R, Modrich P, et al. MutS mediates heteroduplex loop formation by a translocation mechanism. EMBO J 1997;16:4467-4476.

Al-Tassan, Chmiel NH, Maynard J, Fleming N, Livingston AL, Williams GT, et al. Inherited variants of MYH associated with somatic G:C→T:A mutations in colorectal tumors. Nat Genet 2002;30:227-232.

Bisgaard ML, Jager AL, Myrhoj T, Bernstein I, Nielsen FC. Hereditary non-polyposis colorectal cancer(HNPCC): phenotype-genotype correlation between patients with and without identified mutation. Hum Mutat 2002;20:20-27.

Bodmer WF, Bailey CJ, Bodmer J, Bernstein I, Nielsen FC. Localization of the gene for familial adenomatous polyposis on chromosome 5. Nature 1987;328:614-616.

Boland CR, Thibodeau SN, Hamilton SR, Sidransky D, Eshleman JR, Burt RW, et al. A National Cancer Institute Workshop on Microsatellite Instability for cancer detection and familial predisposition: development of international criteria for the determination of microsatellite instability in colorectal cancer. Cancer Res 1998;58:5248-5257.

Bronner CE, Baker SM, Morrison PT, Warren G, Smith LG, Lescoe MK, et al. Mutation in the DNA mismatch repair gene homologue hMLH1 is associated with hereditary non-polyposis colon cancer. Nature 1994;368:258-261.

Bulow S. Results of national registration of familial adenomatous polyposis. Gut 2003;52:742-746.

Burt RW, Peterson GM. Familial colorectal cancer: diagnosis and management. In: Young GP, Roger P, Leven B, eds. Prevention and Early Detection of Colorectal Cancer. London: WB Saunders, 1996, pp.171-194.

Calin G, Gofa R, Tibiletti M, Herlea V, Becheanu G, Cavazzini L, et al. Genetic progression in microsatellite instability high(MSI-H) colon cancers correlates with clinico-pathological parameters: A study of the TGF$\beta$RII, BAX, hMSH3, hMSH6, IGFIIR, and BLM genes. Int J Cancer 2000;89:230-235.

Cannon-Albright LA, Skolnick MA, Bishop T, Lee RG, Burt RW. Common inheritance of susceptibility to colonic adenomatous polyps and associated colorectal cancers. N Engl J Med 1988;319:533-537.

Charames GS, Bapat B. Genomic instability and cancer. Curr Mol Med 2003;3:589-596.

Choi HS, Park YJ, Park JG, Yoon KA, Ku JL, Kim NK, et al. Clinical characteristics of Peutz-Jeghers syndrome in Korean polyposis patients. Int J Colorectal Dis 2000;15:35-38.

Chung D, Rustgi A. The hereditary nonpolyposis colorectal cancer syndrome: genetics and clinical implications. Ann Intern Med 2003;138:560-570.

DeJong A, Morreau H, Van Puijenbroek M, Eilers PH, Wijnen J, Nagengast FM, et al. The role of mismatch repair gene defects in the development of adenomas in patients with HNPCC. Gastroenterology 2004;126:42-48.

Elsaleh H, Joseph D, Grieu F, Zeps N, Spry N, Iacopetta B. Association of tumour site and sex with survival benefit from adjuvant chemotherapy in colorectal cancer. Lancet 2000;355:1745-1750.

Fishel R, Lescoe MK, Rao MRS, Copeland NG, Jenkins NA, Garber J, et al. The human mutator gene homolog MSH2 and its association with hereditary nonpolyposis colon cancer. Cell 1993;75:1027-1038.

Gardia S, Acharya S, Fishel R. The role of mismatched nucleotides in activating the hMSH2-hMSH6 molecular switch. J Biol Chem 2000;275:3922-3930.

Gordon PH. Malignant neoplasms of the colon. In: Gordon PH, Nivatvongs S, editors. Principles and Practice of Surgery for the Colon, Rectum, and Anus. 3rd ed. New York: Informa Healthcare USA, Inc, 2006, pp.489-644.

Groden J, Thliveris A, Samowitz W, Carlson M, Gelbert L, Albertsen H, et al. Identification and characterization of the familial adenomatous polyposis coli gene. Cell 1991;66:589-600.

Gyapuy G, Morissette J, Vignal A, Dib C, Fizames C, Millasseau P, et al. The 1993-94 genethon human genetic linkage map. Nat Genet 1994;7:246-339.

Han HJ, Maruyama M, Baba S, Park JG, Nakamura Y. Genomic structure of human mismatch repair gene hMLH1, and its mutation analysis in patients with hereditary non-polyposis colorectal cancer(HNPCC). Hum Mol Genet 1995;4:237-242.

Han HJ, Yuan Y, Ku JL, Oh JH, Won YJ, Kang KJ, et al. Germline mutations of hMLH1 and hMSH2 genes in Korean hereditary nonpolyposis colorectal cancer. J Natl Cancer Inst 1996;88:1317-1319.

Howe JR, Bair JL, Sayed MG, Anderson ME, Mitros FA, Petersen GM, et al, Germline mutations of the gene encoding bone morphogenetic protein receptor 1A in juvenile polyposis. Nat Genet 2001;28:184-187.

Howe JR, Roth S, Ringold JC, Summers RW, Jarvinen HJ, Sistonen P, et al. Mutations in the SMAD4/DPC4 gene in juvenile polyposis. Science 1998;280:1086-1088.

Huang J, Kuismanen SA, Liu T, Chadwick RB, Johnson CK, Stevens MW, et al. MSH6 and MSH3 are rarely involved in genetic predisposition to nonpolypotic colon cancer. Cancer Res 2001;61:1619-1623.

Ionov Y, Punado MA, Malklosyan S, Shibata D, Perucho M. Ubiquitous somatic mutations in simple repeated sequences reveal a new mechanism for colonic carcinogenesis. Nature 1993;363:558-561.

Jacob S, Praz F. DNA mismatch repair defects: role in carcinogenesis. Biochimie 2002;84:27-47.

Jarvinen HJ, Aarnio M, Mustonen H, Aktan-Collan K, Aaltonen LA, Peltomaki P, et al. Controlled 15-year trial on screening for colorectal cancer in families with hereditary nonpolyposis colorectal cancer. Gastroenterology 2000;118:829-834.

Jarvinen HJ, Mecklin JP, Sistonen P. Screening reduces colorectal cancer rate in families with hereditary nonpolyposis colorectal cancer. Gastroenterology 1995;108:1405-1411.

Jemal A, Thomas A, Murray T, Thun M. Cancer statistics, 2002. CA Cancer J Clin 2002;52:23-47.

Jenne DE, Reimann H, Nezu J, Friedel W, Loff S, Jeschke R, et al. Peutz-Jeghers syndrome is caused by mutations in a novel serine threonine kinase. Nat Genet 1998;18:38-43.

Johnson R, Korovali G, Prakash L, Prakash S. Requirement of the yeast MSH3 and MSH6 genes for MSH2-dependent genomic stability. J Biol Chem 1996;271:7285-7288.

Junrope M, Obmolova G, Rausch K, Hsieh P, Yang W. Composite active site of an ABC ATPase: MutS uses ATP to verify mismatch recognition and authorize DNA repair. Mol Cell 2001;7:1-12.

Kim DW, Kim IJ, Kang HC, Jang SG, Kim K, Yoon HJ, et al. Germline mutations of the MYH gene in Korean patients with multiple colorectal adenomas. Int J Colorectal Dis 2007;22:1173-1178.

Kim DW, Kim IJ, Kang HC, Park HW, Shin Y, Park JH, et al. Mutation spectrum of the APC gene in 83 Korean FAP families. Hum Mutat 2005;26:281.

Kim IJ, Ku JL, Yoon KA, Heo SC, Jeong SY, Choi HS, et al. Germline mutation of the dpc4 gene in Korean juvenile polyposis patients. Int J Cancer 2000;86:529-532.

Kim IJ, Park JH, Kang HC, Kim KH, Kim JH, Ku JL, et al. Identification of a novel BMPR1A germline mutation in a Korean juvenile polyposis patient without SMAD4 mutation. Clin Genet 2003;63:126-130.

Kolodner RD, Tytell JD, Schmeits JL, Kane MF, Gupta RD, Weger J, et al. Germ-line MSH6 mutations in colorectal cancer families. Cancer Res 1999;59:5068-5074.

Kruse R, Lamerti C, Wang Y, Ruelfs C, Bruns A, Esche C, et al. Is the mismatch repair deficient type of Muir-Torre syndrome confined to mutations in the MSH2 gene? Hum Genet 1996;98:747-750.

Lanspa ST, Lynch HT, Smyrk TC, Strayhorn P, Watson P, Lynch JF, et al. Colorectal adenomas in the Lynch syndromes. Results of a colonoscopy screening program. Gastroenterology 1990;98:1117-1122.

Lipton L, Halford SE, Johnson V, Novelli MR, Jones A, Cummings C, et al. Carcinogenesis in MYH-associated polyposis follows a distinct genetic pathway. Cancer Res 2003;63:7595-7599.

Liu B, Parsons R, Papadoupolos N, Nicolaides NC, Lynch HT, Watson P, et al. Analysis of mismatch repair genes in hereditary nonpolyposis colorectal cancer patients. Nat Med 1996;2:169-174.

Makinen MJ, George SMC, Jemvall P, Makela J, Vihko P, Karttunen TJ. Colorectal carcinoma associated with serrated adenoma-prevalence, histological features, and prognosis. J Pathol 2001;193:286-294.

Mitchell J, Farrington S, Dunlop M, Campbell H. Mismatch repair genes hMLHI and hMSH2 and colorectal cancer: a HuGE review. Am J Epidemiol 2002;156:885-902.

Muller A, Fishel R. Mismatch repair and the hereditary nonpolyposis colorectal cancer syndrome(HNPCC). Cancer Invest 2002;20:102-109.

Nicolaides NC, Papadopoulus N, Liu, B, Wei YF, Carter KC, Ruben SM, et al. Mutations of two PMS homologues in hereditary nonpolyposis colon cancer. Nature 1994;371:75-80.

Olschwang S, Slezak P, Roze M, Jaramillo E, Nakano H,

Koizumi K, et al. Somatically acquired genetic alterations in flat colorectal neoplasias. Int J Cancer 1998;77:366−369.

Park JG, Han HJ, Kang MS, Nakamura Y. Presymptomatic diagnosis of familial adenomatous polyposis coli. Dis Colon Rectum 1994;37:700−707.

Park JG, Han HJ, Won YJ, et al. Familial adenomatous polyposis and hereditary nonpolyposis colorectal cancer in Korea. In Baba S, editor. New Strategies for Treatment of Hereditary Colorectal Cancer. Tokyo: Churchill Livingstone, 1996.

Park JG, Kim DW, Hong CW, Nam BH, Shin YK, Hong SH, et al. Germline mutations of mismatch repair genes in hereditary nonpolyposis colorectal cancer patients with small bowel cancer−InSiGHT Collaborative Study. Clin Cancer Res 2006;12:3389−3393.

Park JG, Park KJ, Ahn YO, Song IS, Choi KW, Moon HY, et al. Risk of gastric cancer among Korean familial adenomatous polyposis patients. Reports of three cases. Dis Colon Rectum 1992;35:996−998.

Park JG, Park KJ, Won CK. Polyposis coli syndrome in Koreans−Korean Polyposis Registry. J Korean Soc Coloproctol 1991; 7:1−13.

Park JG, Vasen HF, Park KJ, Peltomaki P, Ponz de Leon M, Rodriguez−Bigas MA, et al. Suspected hereditary non-polyposis colorectal cancer: International Collaborative Group on Hereditary Non−Polyposis Colorectal Cancer(ICG−HNPCC) criteria and results of genetic diagnosis. Dis Colon Rectum 1999;42:710−715.

Park JG, Vasen HFA, Park YJ, Park KJ, Peltomaki P, de Leon MP, et al. Suspected HNPCC and Amsterdam criteria II: eval-uation of mutation detection rate, an international collab-orative study. Int J Colorectal Dis 2002:17:109−114.

Park YJ, Shin KH, Park JG. Risk of gastric cancer in hereditary nonpolyposis colorectal cancer in Korea. Clin Cancer Res 2000;6:2994−2998.

Parsons R, Myeroff L, Liu B, Willson JK, Markowitz SD, Kinzler KW, et al. Microsatellite instability and mutations of the transforming growth factor $\beta$ type II receptor gene in colo-rectal cancer. Cancer Res 1995;55:5548−5550.

Peltomaki P, Lothe RA, Aaltonen LA, Pylkkanen L, Nystrom−Lahti M, Seruca R, et al. Microsatellite instability is associated with tumors that characterize the hereditary non−polyposis colorectal carcinoma syndrome. Cancer Res 1993;53:5853−5855.

Phillips RKS, Clark SK. Polyposis symdrome. In: Wolff BG, Fleshman JW, Beck DE, editors. The ASCRS Textbook of Colon and Rectal Surgery. 1st ed. New York: Springer, 2007, pp.373−384.

Phillips RKS, Wallace MH, Lynch PM, Hawk E, Gordon GB, Saunders BP, et al. A randomised, double blind, placebo controlled study of celecoxib, a selective cyclooxygenase 2 inhibitor, on duodenal polyposis in familial adenomatous polyposis. Gut 2002;50:857−860.

Rajagopalan H, Bardelli A, Lingauer C, Kinzler KW, Vogelstein B, Velculescu VE. RAF/RAS oncogenes and mismatch repair

status. Nature 2002;418:934.

Ribic CM, Sargent DJ, Moore MJ, Thibodeau SN, French AJ, Goldberg RM, et al. Tumor microsatellite−instability status as a predictor of benefit from fluorouracil−based adjuvant chemotherapy for colon cancer. N Engl J Med 2003;349:247−257.

Rodriguez−Bigas MA, Boland CR, Hamilton SR, Henson DE, Jass JR, Khan PM, et al. A National Cancer Institute Workshop on Hereditary Nonpolyposis Colorectal Cancer Syndrome: meeting highlights and Bethesda guidelines. J Natl Cancer Inst 1997;89:1758−1762.

Rumpino N, Yamumoto H, Ionov Y, Sawai H, Reed JC, Perucho M. Somatic frameshift mutations in the BAX gene in colon cancers of the microsatellite mutator phenotype. Science 1997;275:967−969.

Rusin LC, Galandiuk S. Hereditary nonpolyposis colorectal cancer. In: Wolff BG, Fleshman JW, Beck DE, editors. The ASCRS Textbook of Colon and Rectal Surgery. 1st ed. New York: Springer, 2007, pp.525−542.

Rustin RB, Jagelman DG, McGannon E, Fazio VW, Lavery IC, Weakley FL. Spontaneous mutation in familial adenomatous polyposis. Dis Colon Rectum 1990;33:52−55.

Saitoh Y, Waxman I, West AB, Popnikolov NK, Gatalica Z, Watari J, et al. Prevalence and distinctive biologic features of flat colorectal adenomas in a North American population. Gastroenterology 2001;120:1657−1665.

Schwartz RA, Torre DP. The Muir−Torre syndrome: 25 year retrospect. J Am Acad Dermatol 1995;33:90−104.

Schwartz S, Yamanoto H, Navano M, Maestro M, Reventos J, Perucho M. Frameshifts mutations at mononucleotide re-peats in caspase−5 and other target genes in endometrial and gastrointestinal cancer of the microsatellite mutator phenotype. Cancer Res 1999;59:2995−3002.

Shin KH, Ku JL, Park JG. Germline mutations in a polycytosine repeat of the hMSH6 gene in Korean hereditary nonpoly-posis colorectal cancer. J Hum Genet 1999;44:18−21.

Shin KH, Park YJ, Park JG. PTEN gene mutation in colorectal cancers displaying microsatellite instability. Cancer Lett 2001;174:189−194.

Shin KH, Shin JH, Kim JH, Park JG. Mutational analysis of promoters of mismatch repair genes hMSH2 and hMLH1 in hereditary nonpolyposis colorectal cancer and early onset colorectal cancer patients: identification of three novel germ−line mutations in promoter of the hMSH2 gene. Cancer Res 2002;62:38−42.

Shin YK, Heo SC, Shin JH, Hong SH, Ku JL, Yoo BC, et al. Germline mutationss in MLH1, MSH2 and MSH6 in Korean hereditary non−polyposis colorectal cancer families. Human Mut 2004;24:351.

Sieber OM, Lipton L, Crabtree M, Heinimann K, Fidalgo P, Phillips RK, et al. Multiple colorectal adenomas, classic adenomatous polyposis, and germ−line mutations in MYH. N Engl J Med 2003;348:791−799.

Souza RF, Apple R, Yin J, Wang S, Smolinski KN, Abraham JM, et al. Microsatellite instability in the insulin−like growth factor II receptor gene in gastrointestinal tumors. Nat Genet 1996;14:255–257.

Steinbach G, Lynch PM, Phillips RK, Wallace MH, Hawk E, Gordon GB, et al. The effect of celecoxib, a cyclooxygenase–2 inhibitor, in familial adenomatous polyposis. N Engl J Med 2000;342:1946–1952.

Terdiman JP, Gum JR Jr, Conrad PG, Miller GA, Weinberg V, Crawley SC, et al. Efficient detection of hereditary nonpolyposis colorectal cancer gene carriers by screening for tumor microsatellite instability before germline genetic testing. Gastroenterology 2001;120:21–30.

Tonelli F, Valanzano R, Messerini L, Ficari F. Long-term treatment with sulindac in familial adenomatous polyposis: is there an actual efficacy in prevention of rectal cancer? J Surg Oncol 2000;74:15–20.

Trimbath JD, Giardiello FM. Genetic testing and counselling for hereditary colorectal cancer. Aliment Pharmacol Ther 2002;16:1843–1857.

Umar A, Boland CR, Terdiman JP, Syngal S, de la Chapelle A, Ruschoff J, et al. Revised Bethesda Guidelines for hereditary nonpolyposis colorectal cancer(Lynch syndrome) and microsatellite instability. J Natl Cancer Inst 2004;96:261–268.

Vasen HFA, Mecklin J–P, Khan PM, Lynch HT. The International Collaborative Group on Hereditary Nonpolyposis Colorectal Cancer(ICG–HNPCC). Dis Colon Rectum 1991; 34:424–425.

Vasen HFA, Watson P, Mecklin J–P, Lynch HT. New clinical criteria for hereditary nonpolyposis colorectal cancer (HNP-CC, Lynch syndrome) proposed by the International Collaborative Group on HNPCC. Gastroenterology 1999;116:1453 –1456.

Venesio T, Molatore S, Cattaneo F, Arrigoni A, Risio M, Ranzani GN. High frequency of MYH gene mutations in a subset of patients with familial adenomatous polyposis. Gastroenterology 2004;126:1681–1685.

Wagner A, Hendricks Y, Meijers-Heyboer EJ, de Leeuw WJ, Morreau H, Hofstra R, et al. Atypical HNPCC owing to MSH6 germline mutations; analysis of a large Dutch pedigree. J Med Genet 2001;58:318–322.

Wahlberg SS, Schmeits J, Thomas G, Loda M, Garber J, Syngal S, et al. Evaluation of microsatellite instability and immuno-histochemistry for the prediction of germ-line MSH2 and MLH1 mutations in hereditary nonpolyposis colon cancer families. Cancer Res 2002;62:3485–3492.

Warthin A. Hereditary with reference to carcinoma. Arch Intern Med 1913:546–555.

Winawer SJ, Zauber AG, Ho MN, O'Brien MJ, Gottlieb LS, Sternberg SS, et al. Prevention of colorectal cancer by colon-oscopic polypectomy: The National Polyp Study Workgroup. N Engl J Med 1993;329:1977–1981.

Wolff BG, Fleshman JW, Beck DE, eds. The ASCRS Textbook of Colon and Rectal Surgery. 1st ed. New York: Springer, 2007.

Won WJ, Sung J, Jung KW, Kong HJ, Park S, Shin HR, et al. National Cancer Incidence in Korea, 2003–2005. Cancer Res Treat 2009;41:122–131.

Won YJ, Park KJ, Kwon HJ, Lee JH, Kim JH, Kim YJ, et al. Germline mutations of the APC gene in Korean familial adenomatous polyposis patients. J Hum Genet 1999;44:103– 108.

Yan H, Papadopolous N, Marra G, Perrera C, Jiricny J, Boland CR, et al. Conversion of diploidy to haploidy. Nature 2000; 403:723–724.

Yoon KA, Ku JL, Choi HS, Heo SC, Jeong SY, Park YJ, et al. Germline mutations of the STK11 gene in Korean Peutz-Jeghers syndrome patients. Br J Cancer 2000;82:1403–1406.

Yuan Y, Han HJ, Zheng S, Park JG. Germline mutations of hMLH1 and hMSH2 genes in patients with suspected hereditary nonpolyposis colorectal cancer and sporadic early-onset colorectal cancer. Dis Colon Rectum 1998;41:434–440.

# 대장암의 임상 소견 및 진단

김영진·김형록

대장암의 증상은 초기에는 무증상의 형태로 있다가, 병변이 진행됨에 따라 나타난다. 초기에는 빈혈 등이 우연히 발견된 경우 외에 별다른 자각증상이 없다가 나중에 복통, 배변습관의 변화, 항문출혈 등의 형태로 나타난다. 이러한 증상은 대부분 6개월 이상의 긴 기간에 걸쳐 나타나는 경우가 많다. 우측 결장암의 경우 증상이 경미하고, 상당히 진행이 된 후에 나타나는 반면, 좌측 결장암의 경우 증상이 보다 일찍 나타나고 심하다.

## I 증상과 증후

### 1. 배변습관의 변화

암 발생부위에 따라 증상과 증후의 차이가 있다(표 21-1). 배변습관의 변화는 대장암의 가장 흔한 증상이다. 일반적으로 근위부보다 원위부 대장암일수록 그 증상이 자주 나타난다. 여기에는 3가지 이유가 있다. 첫째, 우측 결장의 내용물은 유동성인 경우가 많은 반면, 좌측 결장의 내용물은 고형변인 경우가 많아 종괴로 인한 협부를 통과하기 어렵다. 둘째, 대장의 구경 자체가 우측에 비해 좌측 대장이 좁다. 셋째, 원위부 대장의 경우 항문통증, 출혈, 점액변 등의 증상이 수반되어 배변습관에 영향을 준다.

| 표 21-1 | 좌우측 대장암의 증상과 증후 |

| 증상 및 증후 | 우측 | 좌측 |
| --- | --- | --- |
| 복통 | + | - |
| 분변잠혈 | ++ | + |
| 빈혈 | + | - |
| 항문출혈 | - | + |
| 장폐쇄 | - | + |
| 대변 굵기의 감소 | - | + |

## 2. 항문출혈

항문출혈은 두 번째로 많은 증상이다. 그 형태는 육안적 출혈이거나 혹은 분변에 잠복된 출혈의 형태로 나타난다. 혈변의 색깔은 선홍색 출혈이거나, 검붉은 색의 형태로 나타나며, 원위부 종양일수록 선명한 적색을 띤다. 비록 출혈이 대장암의 조기증상으로 나타날 수 있으나, 흔히 쉽게 지나쳐 버릴 수 있다. 왜냐하면 대부분의 환자들이 항문출혈을 치핵의 증상으로 치부해서 무시해버리는 경우가 많기 때문이다. 특히 환자들 중에는 과거에 이미 치핵을 경험했거나, 현재까지 동반되어 가지고 있는 경우가 있기 때문이다. 더군다나 의사들 또한 이러한 증상에 대해 쉽게 치핵으로 오진을 해서 좌욕, 완하제 등을 처방하는 경우가 있다. 이러한 경우 초기진단이 되지 않고 진행암이 되어서 비로소 진단이 된다.

### 3. 점액변

점액변은 항문의 분비물 형태이거나, 변에 묻어나온다. 흔히 출혈과 동반되어 나타나는 경우가 많은데, 이러한 증상이 있으면 더욱 심도 있게 대장 질환을 의심해보아야 한다.

### 4. 통증

통증은 크게 항문통증과 복통으로 대별된다. 항문통증은 대장암의 흔한 증상은 아니다. 오히려 치핵, 치열, 항문 농양 등의 양성항문 질환에서 더욱 흔하다. 직장암에서 항문통증을 유발하는 경우는 항문괄약근 근처의 저위부에 위치한 경우나 종괴의 크기가 아주 큰 경우 등이다.

복통은 대장암이 장관을 폐쇄한 경우에 나타난다. 이 경우 대개 산통의 형태이며, 흔히 복부팽만, 오심, 구토 등의 증상이 수반된다. 장관의 폐쇄는 대장암에서 5~15%에서 나타난다.

### 5. 종괴

복부에 종괴가 만져지는 경우는 대장암이 진행형인 경우에 늦게 나타나는 증상이다. 대개 우측 대장암에서 많으며, 다른 증상이 없이 종괴만 촉지된다면 천천히 자라는 종양일 경우가 많고, 비교적 전이가 늦게 나타나는 경우가 흔하다.

### 6. 체중감소

체중감소는 대장암 환자에서 불량한 예후인자이다. 식욕감퇴, 근력저하 등과 함께 체중감소가 나타난다면, 이는 암전이를 시사할 수 있는 소견이다.

### 7. 복막염

대장암이 천공이 되어 복막염의 소견으로 진단되는 경우가 있다. 특히 구불결장암의 경우 폐쇄가 오래되면 결국에는 천공이 될 수 있다.

### 8. 충수염

드물게 맹장암의 경우 충수돌기의 내강폐쇄를 유발하여 2차적으로 충수염을 유발할 수 있다. 더욱 드물게 폐쇄를 수반하는 원위부 대장암에서도 충수염 또는 충수 천공을 가져올 수 있다.

### 9. 서혜부 탈장

노인 환자에서 최근 갑자기 병발한 서혜부 탈장이 있다면, 대장암을 의심할 수도 있다. 그러한 경우 배변습관의 변화 등 다른 증상을 동반한 경우가 많고, 이 경우 반드시 대장에 대한 진단적 검사를 시행해야 한다.

### 10. 장중첩

대장중첩이 생긴 경우 약 2/3에서 대장암이 수반된다. 이는 소장의 장중첩에서는 1/3에서 악성암이 수반된 경우보다 많다. 성인에서 대장에 장중첩이 진단된다면 대부분 대장암을 의심하여야 한다.

## Ⅱ 진단

### 1. 복부진찰

복부가 팽만된 경우는 만성적인 장폐쇄이거나 복막전이에 2차적으로 발생된 복수에 의한 가능성이 많다. 만성 장폐쇄인 경우는 확장된 맹장이나 결장 또는 회맹부를 통해 소장이 팽만되어 촉지되기도 하고 복벽에서 연동운동이 관찰된다. 복부 촉진 시 암성 종괴는 단단하고 모양이 불규칙하다. 특히 횡행결장이나 구불결장의 종괴는 촉진 시 움직일 수 있다. 이 밖에 간의 크기, 경도, 결절유무 등을 점검하고 서혜부, 액와, 쇄골상와의 림프절들을 점검한다.

### 2. 직장수지검사

수지검사는 직장암의 진단에 필수적이다. 직장암의 75%는 수지검사로 발견될 수 있는 범위 안에 있다. 수지검사 시 직장암의 2가지 특성 즉, 경도와 융기된 가장자리를 잘 파악해야 한다. 직장암의 경우 단단하게 고착되어 있는 반면 융모성 선종은 부드러운 촉감을 나타낸다.

## 3. 검사

### (1) 직장경 및 에스결장경

수지검사상 촉진되는 직장암에 대하여 직장경이나 에스결장경을 이용해서 조직검사를 포함하여, 종양의 중앙 및 종양과 정상 장점막의 육안적인 경계도, 병변의 크기, 모양, 항문연에서부터의 거리 등을 기록한다. 그러나 병변이 만져지지 않는다면 대장내시경은 필수적이다. 최하부 직장암의 관찰은 대장내시경이나 바륨관장검사에서 잘 나타나지 않는 경우도 있으며 오히려 직장경검사로 더 잘 파악되는 경우도 있다.

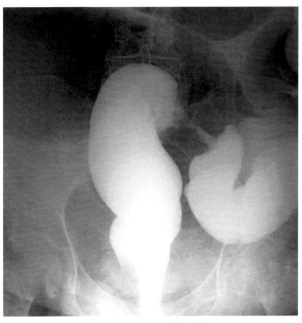

그림 21-1. 사과핵 모양의 내경 협착

### (2) 대장내시경검사

결장내시경이 에스결장경에서 규명이 안 된 근위부 결장을 관찰하고 내시경을 통해 생검, 전기소작, 용종의 제거를 시행한다. 병변의 위치를 확인한 후에도 반드시 회맹판까지 진행하여 동시성 대장암 등을 확인해야 한다. 그러나 폐쇄성 병변이나, 과도한 루프형성 등으로 결장 전체를 대장내시경으로 완전하게 검사하는 것이 어려울 수도 있다.

### (3) 대장조영술

대장암에서 보이는 방사선학적인 특징은 바륨충영결손

과 점막형태의 변화, 결장벽의 강직성, 장폐쇄, 결장벽의 고정성 등이다. 결장이 매우 좁아져 조영제 음영이 실 모양이거나 냅킨고리 모양을 나타낸다. 경우에 따라서는 장관의 한쪽에서 종양이 시작되므로 좁아진 부분이 한쪽으로 치우친 편심형 모양을 한 경우도 있다. 이러한 모양을 어깨 혹은 사과핵 모양이라고 한다(그림 21-1). 직장암에서는 바륨관장검사로 진단에 도움을 받는 경우는 많지 않다. 맹장, 에스결장, 비만곡부위에서는 바륨관장검사로 진단이 어려운 경우가 있다. 직장에스결장부는 전면에서는 잘 안보이고 사위에서 관찰해야 하며 비만곡 역시 횡행결장과 중복되므로 비껴서 관찰한다.

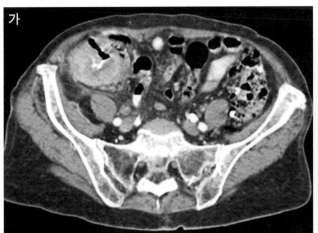
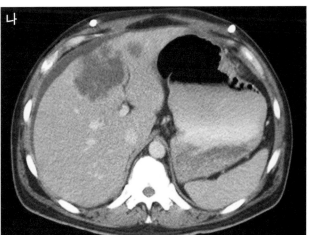

그림 21-2. 전산화단층촬영 **가**. 상행결장암의 주위 침윤 소견 **나**. 간전이 소견

### (4) 전산화 단층촬영

수술 전에 인접장기 및 간전이, 림프절 전이 여부를 파악하기 위하여 가장 많이 실시한다. 수술 전 전산화단층촬영에 의한 수술 전 병기결정은 48~77%로 보고하고 있다. 종양의 침습은 상행결장과 하행결장 및 직장주위의 지방과의 경계선의 유지 여부를 판독하여 판별한다(그림 21-2가). 장간막, 후복막, 골반벽의 림프절은 그 크기가 1cm 이상인 경우 양성으로 인지한다. 그러나 암전이 림프절에 대한 특이도는 96%에 달하나 민감도는 25.9%에 불과하기 때문에 비교적 부정확하며, 국소적 주위조직에 대한 침윤은 73~83%로 보고되고 있다. 간전이에 대한 민감도는 그 크기에 따라 다르다. 1cm 이상의 경우 민감도는 94%인 반면, 1cm 이하의 경우 56~60%로 보고된다. 전체적으로 간전이에 대한 민감도는 72.7%, 특이도는 98.9%이다(그림 21-2나).

### (5) 경직장초음파

경직장초음파술의 경우에는 해상력이 좋은 초음파 탐촉자를 직장 내에 삽입하고 초음파를 시행하여 보다 객관적이고 정확한 정보를 얻을 수 있다. 2가지 형태의 초음파 변환기(탐촉자)가 개발되어 있다. 전통적인 축성, 즉 360도 회전하면서 횡축으로 방사형 스캔이 되는 형태와 종축으로 스캔이 되는 선형 형태의 2가지가 있으며 양측 기능을 모두 겸한 형태의 것도 있다. 경직장초음파를 시행하기 전에 직장을 깨끗이 비워야 하며 환자의 자세를 좌측위로 하고 경직장 탐촉자를 밀어 넣으며 일단 삽입되면 풍선을 부풀려서 병변을 관찰한다.

경직장초음파를 시행하면 2개의 저에코층과 3개의 고에코층으로 이루어진 5개의 층이 뚜렷하게 구별된다(그림 21-3).

제1층: 풍선과 가장 안쪽 점막과의 경계로 풍선으로 인하여 에코가 강하게 나타난다(풍선-점막접면).

제2층: 점막과 점막근층으로 에코가 감소되어 있다.

제3층: 점막하층으로 에코가 증가되어 있다.

제4층: 고유근층으로 에코가 감소되어 있다.

제5층: 고유근층과 직장주위 지방조직 혹은 장막과의 경계로 에코가 증가되어 있다(직장주위 지방층).

대부분의 장관의 종양은 비교적 에코가 감소되어 있으나 경우에 따라서는 증가되기도 하며 경계에코가 파괴되어 주위조직으로 침윤양상을 보이기도 한다. 경직장초음파로 판단된 T병기의 정확도는 82.2%였다(그림 21-4가). 정상적인 림프절은 직경이 0.5~1.0cm 이하로 초음파에 잘 보이지 않는다. 초음파상으로 1.0cm 이상의 림프절을 양성으로 진단하나 진단의 정확도는 50~80%이고, 의양성이 흔하다(그림 21-4나).

경직장초음파상에 병기분류는 초음파 표시인 u를 머리자에 붙여 다음과 같이 종양의 벽침습도를 표시하였다.

uT1: 종양이 점막하층을 넘지 않아서 점막하층의 에코가 유지되어 있다.

uT2: 종양이 고유근층까지만 침습되어 고유근층과 지방조직과의 경계 에코가 유지되어 있다.

uT3: 종양이 직장주위 지방조직을 침범하여 종양 경계 에코가 불규칙하고 톱니 모양이다.

uT4: 주위장기가 종양에 의하여 침습되었다.

uN0: 림프절 음성

uN1: 림프절 양성

### (6) 자기공명영상

대장암 환자에서 대장암 자체진단을 위해서 자기공명영상을 시행하는 경우는 드물고, 대부분 간전이 유무와 직장암의 병기결정을 위해 사용되고 있다. 최근 직장암에 대한 총직장간막절제술이 표준술식으로 자리 잡고 있어서 수술절제면(하방, 측방)에 대한 수술 전 판단 그리고 항문괄약근 침범 등에 대해 인식할 필요가 있는데, 여기에 자기공명영상이 많은 도움을 준다. T병기의 경우 민감도

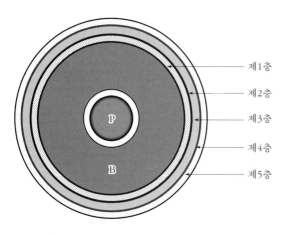

그림 21-3. 경직장초음파상 5층구조 p: 탐촉자, B: 풍선

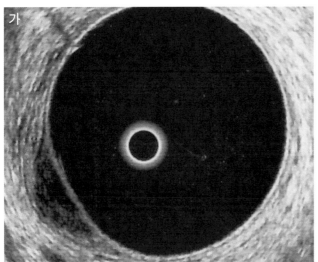
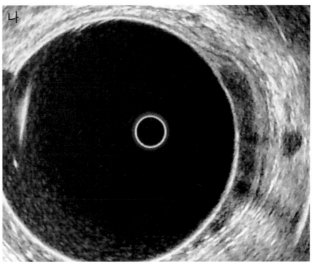

그림 21-4. **가.** uT1 직장암의 경직장초음파 소견 **나.** uN1 전이림프절 소견

는 90%, 특이도는 52~83%이다(그림 21-5). 항문괄약근 침범에 대한 민감도와 특이도는 100%와 97% 정도이다.

### (7) 양전자단층촬영술

양전자단층촬영술은 종양세포가 포도당대사가 항진되어 있는 점에 착안하여 개발된 검사이다. 이 중 가장 많이 사용되는 물질은 데옥시플루오로포도당이다. 데옥시플루오로포도당은 정상조직에 비해 종양에 섭취되는 비율이 매우 높아서 병변과 비병변의 대조가 용이하다. 데옥시플루오로포도당-양전자단층촬영이 유용한 경우는 원

격전이나 재발을 판정할 때이다(그림 21-6).

### (8) 전산화단층촬영 가상내시경

대장내시경검사가 어려운 경우나, 폐쇄로 인해 전대장을 검사하기 어려운 경우 전산화단층촬영에서 얻어진 정보를 3차원의 가상내시경영상으로 만들어보는 방법이다. 이는 대장내시경에 비해 환자가 느끼는 불편함이 적고, 간편하다(그림 21-7). 그러나 이는 환자가 많은 엑스선을 받아야 하고, 5mm 이하 용종의 발견은 힘들며, 때로 분변과 용종을 감별하기 어려운 단점이 있다.

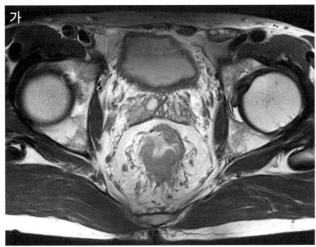
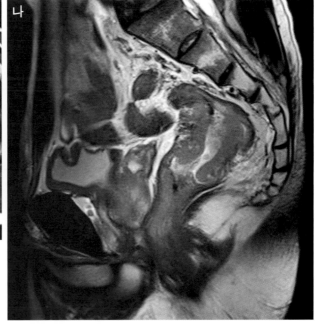

그림 21-5. 직장암 자기공명영상 음영 **가.** 횡단면 **나.** 시상면

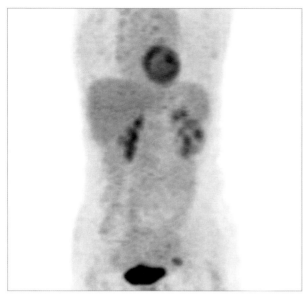

그림 21-6. 좌측 골반강 재발을 보이는 직장암 환자의 양전자단층촬영

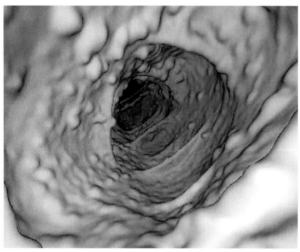

그림 21-7. 전산화단층촬영 가상내시경 가족성 용종증 환자의 소견. 수백 개의 크고 작은 용종을 관찰할 수가 있다.

### (9) 동위원소 스캔

암태아성항원(CEA)에 대한 단일클론항체를 이용하여 방사선동위원소에 접착하여 진단에 사용할 수 있다. 골드 버그 등은 요오드-131에 암태아성항원에 대한 단일클론 항체를 이용하여 수술 전 대장암 환자 중 원발성암 83% 에서 진단하였다고 보고하였다. 베티 등도 100명의 환자 를 대상으로 검사를 시행하였을 때 원발암에 대한 감수성 은 76%, 간전이는 44%, 그리고 간외전이는 38%를 보였 다고 하였다.

### (10) 혈청 암태아성항원

수술 전 혈청 암태아성항원검사는 이미 진단이 된 대장

암 환자에서 예후를 판별하는 데 중요한 인자이다. 이는 수술 후 추적검사 때 감소되지 않는 수치를 보인다면, 잔 존암을 시사하거나 재발 가능성이 높음을 시사한다. 위랏 카푼 등은 수술 전 높은 암태아성항원 수치는 수술 후 생 존율과 유의하게 나쁘게 나타났다고 하였다.

참고문헌

이문성, 김진홍, 조성원, 심찬섭, 김재준. 대장암의 병기진단에 대 한 내시경적 초음파 촬영술의 의의. 대한소화기병학회지 1993; 24:17-36.

조용철, 김호군, 허정욱, 주재균, 김형록. 직장암 환자의 수술 전 병 기결정에서 경직장초음파의 유용성. 대한외과학회지 1008;75: 184-190.

American Society of Colon and Rectal Surgeons. Practice parameters for the detection of colorectal neoplasms. Dis Colon Rectum 1992;35:389-394.

Beatty JD, Hyams DM, Morton BA, Beatty BG, Williams LE, Yamauchi D, et al. Impact of radio-labeld antibody imaging on management of colon cancer. Am J Surg 1989:157:13-19.

Brown G, Radcliffe AG, Newcombe RG, Dallimore NS, Bourne MW, Williams GT. preoperative assessement of prognostic factors in rectal cancer using high-resolution magnetic res-onance imaging. Br J Surg 2003:90:355-364.

Corman ML. Colon&Rectal Surgery. 5th edition. Philadelphia: Lippincott Williams&Wilkins, 2004, pp.775-790.

Dachman AH. Diagnostic performance of virtual coloscopy. Abdominal Imaging 2002:27:260-267.

Eddy DM. Screening of colorectal cancer. Ann Intern Med 1990;113:373-384.

Freeny PC, Marks WM, Ryan JA, et al. Computed tomography of colorectal carcinoma: Preoperative staging and detection of recurrence. Seminars in Ultrasound, CT and MR 1987;8: 432-445.

Goldberg DM, DeLand FH, Kim E, Bennett S, Primus FJ, van Nagell JR, et al. Use of radiolabeld antibodies to carcino-embryonic antigens for the detection and localization of diverse cancers by external photoscanning. N Engl J Med 1978:298:1384-1386.

Guinet C, Buy JN, Ghossian MA. Comparison of magnetic resonance imaging and computed tomography in preoper-ative staging of rectal carcinoma. Arch Surg 1990;125:385-388.

Helfand M, Marton KI, Zimmer-Gembeck MJ, Sox HC Jr. History of visible rectal bleeding in a primary care popu-lation: initial assessment and 10-year follow-up. JAMA 1997:277:44-48.

Huebner RH, Park KC, Shepherd JE, Schwimmer J, Czernin J, Phelps ME, et al. A meta-analysis of the literature for whold-body FDG PET detection of recurrent colorectal cancer. J Nucl Med 2000:41(7):1177-1189.

Kerner BA, Oliver GC, Eisenstat TE, Rubin RJ, Salvati EP. Is preoperative computerized tomography useful in assessing patients with colorectal carcinoma? Dis Colon Rectum 1993: 36:1050-1053.

Knight KK, Fielding JE, Battista RN. Occult blood screening for colorectal cancer. JAMA 1989;261:587-593.

Kraemer M, Wiratkapun S, Seow-Choen F, Ho YH, Eu KW, Nyam D. High preoperative serum carcinoembryonic antigen predicta metastatic recurrence in potentially curative colon cancer: results of a five-year study. Dis Colon Rectum 2001:44:231-235.

Laghi A, Ferri M, Catalano C, Baeli I, Iannaccone R, Iafrate F, Ziparo V, Passariello R. Local staging of rectal cancer with MRI using a phased array boy coil. Abdominal Imaging 2002;27:425-431.

Rifkin MD. Endorectal ultrasound of the rectal wall. Seminars in ultrasound, CT, MR 1987;8:424-431.

Scott DJ, Guthrie JA, Arnold P, Ward J, Atchley J, Wilson D, Robinson PJ. Dual phase helical CT versus portal venous phase CT for the detection of colorectal liver metastases: correlation with intra-operative sonography, surgical and pathologic findings. Clin Radiol 2001:56:235-242.

Senagore A, Milsom J, Talbott T. Intrarectal ultrasonography in the staging and management of rectal tumors. Ann Surg 1988;54:352-356.

Sumpio BE, Ballantyne GH, Zdon MJ, Modlin IM. Perforated appendicitis and obstructind colonic carcinoma in the elderly. Dis Colon Rectum 1986:29:668-670.

Terezis NL, Davis WC, Jackson FC. Carcinoma of the colon associated with inguinal hernia. N Eng J Med 1963:268:774-776.

Winawer SJ, Fletcher RH, Miller L, Godlee F, Stolar MH, Mulrow CD, et al. Colorectal cancer screening: clinical guidelines and rationale. Gastroenterology 1997:112:594-642.

Wolff BG. Fleshman JW. Beck DE. Pemberton JH. Wexner SD. The ASCRS Textbook of Colon & Rectal Surgery. New York: Springer, 2007 pp.385-394.

# 결장암의 치료

전호경·김희철

## Ⅰ 수술적 치료

결장암에 대한 다양한 기초연구와 임상연구의 결과, 발암기전 및 생물학적 이해가 깊어지면서, 이를 바탕으로 한 다양한 치료제가 개발되고 있고 새로운 치료법이나 치료방식이 시도되어 그 효용성이 보고되고 있다.

결장직장암의 예후와 재발을 예측하려는 노력은 이러한 이해 속에서 지속되어왔으며, 다양한 유전학적 변형과 분자생물학적인 표지자를 이용한 방식이 고안되고 실제로 여러 물질이 결장직장암의 예후를 예측하려는 대상물질로 활용되고 있는 실정이다. 하지만 현재까지도 환자의 예후를 가장 강력하게 예측하는 인자는 병기이다. 현재 결장직장암의 병기는 침윤깊이(T), 주변림프절전이(N), 원격전이(M)를 조합하여 이루어졌으며, AJCC(American Joint Committee on Cancer) 2010년 7판이 발표되어 새로운 병기체계가 사용되고 있다.

결장암의 치료는 재발과 예후의 예측 속에서 종양학적인 근치가 가능한 방식을 선택하게 된다. 이러한 치료법은 국소적인 암의 근치적 절제, 림프절전이, 원격전이의 경로 차단과 더불어 향후 암의 재발 및 추가적인 원격전이의 가능성을 줄이기 위한 목적의 전신치료, 즉 항암치료로 이루어진다. 결장암의 치료법은 결국 암의 상태와 병기에 따라 적절한 종양학적 근치를 이루면서 가능한 기능을 유지하고 수술 전후 합병증과 사망률을 낮추는 방식으로 이루어진다.

### 1. 수술 전 환자의 평가

환자의 수술과 치료 방침을 계획하고 결정하기 위해서는 환자와 질환의 상태에 대한 철저한 이해가 선행되어야 한다.

환자의 전신상태의 평가는 수술 전후 합병률과 사망률의 예측을 통해 예방적 치료와 시술을 가능하게 한다. 나아가 환자의 전신상태와 활동도에 따라 수술 방식과 수술 전후 항암치료, 방사선치료의 여부 등 향후 치료방침에 변화를 줄 수 있다.

환자의 전신상태를 예측하기 위한 방식은 다양하게 개발되어 있으며, 대부분 개별 환자의 특이성을 반영하지 못하지만, 수술에 대한 상대적인 위험도를 예측하게 한다. 가장 빈번하게 사용되는 방식은 미국 마취과학회의 신체상태분류ASA physical status classification이나 이는 주로 환자의 전신상태와 생리적인 상태가 마취에 얼마나 영향을 줄 것인가라는 관점에만 맞추어져 있다는 제한점이 있다. 최근 빈번하게 사용되는 방식은 POSSIUM, 변형 p-POSSIUM 방식으로 전신상태, 특히 영양상태와 대장 수술과의 연관 위험도를 예측하게 하는 방식이다.

종양의 상태에 대한 이해는 수술 및 치료방식을 결정하는 데 매우 중요하다. 종양의 위치, 크기, 병리적 세포형,

주변장기와의 관계, 혈관의 분포 등에 대한 정보는 수술 방법을 결정하는 데 필수적이다. 또한 환자의 병력도 수술의 고안에 영향을 미칠 수 있는데, 과거 수술력 특히 대장 수술력은 중요하며, 유전성 비용종증대장암HNPCC과 같은 결장직장암의 가족력, 크론 질환 및 궤양성 대장염, 허혈성 대장염 등 동반 질환의 유무도 수술의 절제범위를 결정하는 데 영향을 준다. 결장직장암의 병인에 대한 이해가 넓어지면서, 기존의 임상 혹은 병리적 정보 이외에 결장직장암 관련 유전자의 변이, 단백질의 발현 등 분자 혹은 종양생물학적 양상도 결장직장암 수술계획 설정과 치료방침을 정하는 고려요소가 될 수 있다. 종양조직 혹은 혈액에서 복제실수복구 유전자*mismatch repair system*의 변형은 수술의 절제범위를 결정하는 데 고려요소가 될 수 있으며, 표적치료제 중 표피성장인자수용체 단클론항체인 세툭시맙*cetuximab*의 적응증을 결정하는 데 K-ras 유전자의 변이 여부가 활용되고 있다.

한국판 국가종합암정보망*National Comprehensive Cancer Network; NCCN* 지침에 따르면, 수술 전 검사로는 암태아성항원, 대장내시경, 흉부/복부/골반단층촬영, 위내시경 등의 검사가 권유된다. 암태아성 항원의 측정은 비록 선별검사로 부적합하더라도, 수술 후 완전한 근치적 절제술의 시행되었는지를 확인하는 방법으로 활용할 수 있으며, 수술 전 상승된 암태아성항원치는 독립된 예후인자로 활용할 수 있다. 또한 수술 후 재발의 확인을 위한 추적검사로 활용할 수 있다. 대장내시경은 결장암의 진단에서 광범위하게 사용되는 진단방법이다. 대장내시경은 병변의 위치와 육안 소견을 확인하고 조직을 얻을 수 있으며, 동시성 용종이나 암의 진단, 치료방식으로 활용할 수 있다. 또 복강경 혹은 로봇 수술의 활용이 증가하면서, 병변의 위치를 표시하기 위하여 시행되는 경우도 증가하고 있다. 복부골반컴퓨터단층촬영은 병변의 위치, 주변장기로의 침윤, 주변림프절전이 및 원격전이의 여부를 예측하기 위한 중요검사이다. 컴퓨터단층촬영의 결과는 수술의 범위와 수술방식의 선택에서 필수적이며, 전이가 의심되는 경우 다양한 치료방침을 고려하게 되는 기본검사로 활용된다. 주변침윤 및 주변림프절전이를 예측하는 정확성에 대한 자료는 충분하지 않지만 주변림프절전이의 경우 약 19~67% 정도의 민감도가 보고되고 있다. 폐전이를 확인하기 위한 방식으로 일반적으로 단순흉부촬영이 전통적으로 시행되어왔지만 전이 병변 진단을 위한 정확성은 떨어

진다. 이에 따라 최근 흉부단층촬영을 수술 전 시행하는 것이 권유되고 있지만, 이의 시행에 대한 임상적 근거자료는 희박하다. 또 양성자방출단층촬영*positron emission tomography; PET*의 활용이 늘고 있는데, 일반적으로 근치적 절제술이 시행될 것으로 예측되는 결장암에서의 유용성은 논란이 있다. 그러나 재발암이나 전이성 결장직장암의 경우 절제범위 이외의 전이 병소를 확인하고 불필요한 수술의 시행을 피할 수 있으므로 향후 이의 활용은 더욱 증가할 것으로 평가된다.

## 2. 수술 전 처치

수술 전 기계적 장세척은 광범위하게 시행되는 수술 전 준비이다. 기계적 장세척은 주로 장내 변을 제거하고 세균의 밀집도를 낮추어, 수술 시야를 확보하고, 수술 후 감염과 관련된 합병증을 줄이는 데 도움을 줄 수 있다고 여겨져 왔다. 몇 보고에서는 수술 전 항생제의 활용과 병합하여 수술 후 창상 감염을 약 35%에서 9%로 감소시켰다. 그러나 최근의 전향적 무작위연구에서는 기계적 장세척의 유용성에 대해 의문을 제기하는 결과가 도출되었으며, 뷔셰 등의 메타분석에서도 기계적 장세척을 시행한 군에서 오히려 창상 감염과 수술 후 문합부 누출의 빈도가 증가하는 것으로 분석되었다. 따라서 수술 전 장세척의 유용성에 대한 추가 연구가 필요할 것이다. 하지만 통상적으로 수술 하루 전 폴리에틸렌글리콜을 복용시키는 방식이 가장 빈번하게 이용되고 있으며, 환자의 편이도를 증가하기 위한 목적으로 소량의 소듐 포스페이트*sodium phosphate*를 복용시키는 방식도 선택적으로 시행하고 있다. 결국 수술 전 기계적 장세척의 선택적인 활용은 여전히 유효하다고 판단되며, 특히 복강경이나 로봇 수술의 경우 장내 물질을 제거하고 감압시키므로 수술 시 편이성을 증가시킬 수 있다.

수술 전 예방적 항생제의 사용은 대장절제 수술 후 감염증의 발생을 감소시키고, 합병증의 발생을 줄인다고 알려져 있다. 경구약과 정맥주사를 수술 전 동시에 사용하는 경우도 많지만, 병합 사용의 경우 더 좋은 효과가 있다는 확고한 증거는 없다. 예방적 항생제의 사용 시기와 종류에 대해서도 논란이 있는데, 많은 보고에서 수술 직전 정맥 투여하는 것이 바람직한 것으로 증명되었다. 또 예방적 항생제의 투여기간 역시 수술 후 24시간 이상 투여

하는 것이 별 장점이 없다는 보고도 있지만, 예방적 항생제의 사용은 환자의 상태, 수술장의 상태를 고려하여 종합적으로 결정하는 것이 바람직하다.

결장직장암 수술 후, 서구의 경우 정맥 혈전 혹은 색전이 많이 발생하는 것으로 보고되고 있으나 국내의 경우 연구결과가 드물다. 그러나 최근 한국인에서도 수술 후 상당수에서 혈전이 발생되는 것으로 분석되어 항혈전치료의 중요성이 제시된 바 있다. 혈전 형성의 고위험군의 경우 저분자량 헤파린low molecular weight heparin; LMWH의 사용이 권장되고 있으며, 몇 임상연구의 경우 간헐적 공기하지압박intermittent pneumatic calf compression의 적용도 혈전을 예방하는 효과가 있음을 보여주었다.

## 3. 결장암절제의 원칙

수술을 진행하기 전 근치 수술이 가능한가 혹은 고식적 목적의 수술이 시행될 수밖에 없는가를 결정해야 한다. 치유 수술이란 모든 종양이 완전 제거되었다고 술자가 판단한 경우이며 수술 후 조직학적 및 영상적으로 증명된 경우이다. 고식적 수술, 즉 비치유 수술은 원격전이가 있는 경우와 국소적인 침윤으로 종양의 완전제거가 불가능하여 종양조직이 잔류된 경우에 가능하다. 고식적 수술의 경우 수술을 통한 환자의 증상이 호전될 수 있는 최선의

방식이 고려되어야 할 것이며 수술 후 합병증을 최소화하는 술식의 선택이 중요하다. 결장직장암의 경우 통증, 장폐쇄, 출혈 등의 증상을 예방하기 위해서 가능한 한 종양을 절제하는 방식의 수술이 바람직하나 상황에 따라 우회술 혹은 장루형성술이 시행될 수 있다.

### (1) 근치적 절제술의 원칙

결장직장암의 적절한 근치술은 결국 원발 병소를 충분히 절제하고 혈행공급 동맥을 근위부에서 결찰하며, 이에 동반하는 림프절을 철저히 제거하는 것이다.

원발 병소의 제거를 위해 적절한 절제면이 필요한데 이는 점막하 혹은 장막하 암의 전파 및 장주변 림프절의 전이를 고려하여 결정하게 된다. 일반적으로 원발 병소에서 5~10cm의 절제연을 두는 것을 원칙으로 하며 혈행공급과 문합 등을 고려하여 전체적인 절제 길이를 결정한다. 통상적으로 5~10cm 이상 떨어진 대장에는 암의 전파가 없는 것으로 알려져 있다. 또한 종양의 침윤 등으로 인하여 대장절제만으로는 잔류 종양을 남길 수밖에 없는 경우는 침윤장기를 포함하는 다장기병합절제술이 시행되어야 하는데 최소한 절제연에 종양이 포함되지 않도록 충분히 절제하는 것이 바람직하다. 종양의 절제, 혈관결찰, 림프절전이는 종양의 혈행공급 동맥과 해부학적인 면을 고려하여 결정하는데, 종양이 두 주변의 림프관 배출 경로

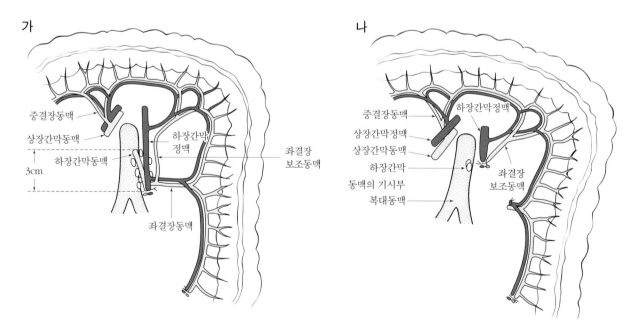

그림 22-1. 직장 및 에스결장절제 중 하장간막동맥의 결찰위치 가. 저위결찰. 하장간막동맥이 대동맥에서 분지한 후 좌결장동맥의 기시부 이하에서 결찰 나. 고위결찰. 하장간막동맥이 대동맥에서 기시하는 부위에서 결찰

의 중간부위에 위치하는 경우가 있다, 주로 원위부 횡행결장암이나 비만곡부암의 경우인데, 이 경우 상장간막동맥과 하장간맥동맥 양쪽으로 림프절전이가 발생할 수 있으므로 환자의 혈관상태 및 종양의 정확한 위치에 따라 가능한 림프절전이 방향을 고려해서 장의 절제범위를 적절히 결정해야 한다.

혈관의 결찰은 최소한 꼭대기 림프절*apical lymph nodes*을 포함하도록 결찰해야 하는데, 예후에 영향을 주는 것으로 보고되고 있다. 그러나 에스결장 혹은 직장암의 경우 하장간동맥의 결찰위치에 대한 논란은 지속되고 있는데, 이는 종양학적인 효과와 수술 후 기능 보존의 측면에서, 대동맥 기시부에서 결찰하는 고위결찰법과 좌결장동맥이 기시한 이후에 결찰하는 저위결찰법의 장단점이 있기 때문이다(그림 22-1). 고위결찰법은 더 많은 림프절의 절제가 가능하고 대동맥주변의 전이 림프절을 절제하는 데 있어 바람직하며, 몇 가지 연구에서 생존을 증가시킨다는 연구결과가 있지만, 일반적으로 환자의 생존율과는 연관성이 희박한 것으로 알려져 있다. 따라서 신경 손상을 최소화하여 수술 후 배변 및 성기능을 보존하는 데 장점이 있고, 문합부 혈행을 원활하게 유지할 수 있는 저위결찰이 일반적으로 시행되는 수술방식이라고 할 수 있다.

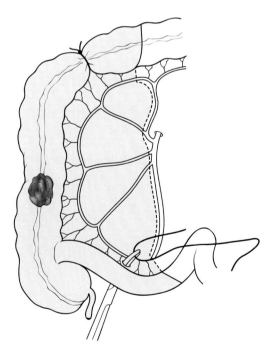

그러나 실제로는 수술에 따라 문합부 장력을 낮추어주거나 문합의 근위부 장의 길이를 확보하기 위해 고위결찰이 시행되는 경우가 빈번하다.

암수술 시 비접촉 격리방식*no touch isolation technique*은 암의 재발을 줄이기 위한 기법으로 널리 시행되어왔다. 이러한 방식은 암을 제거하기 전 혈관결찰과 장결찰을 우선으로 시행하여 수술 도중 증가할 수 있는 암세포의 혈행전이와 암세포의 장관을 따른 파종을 막을 수 있으며, 암을 가능하면 부드럽게 관리하면서 진행하는 것이 요지이다(그림 22-2). 그러나 이런 방식은 비록 종양학적인 측면에서 이론적인 장점이 인정되지만, 임상적인 효용성에 대한 증거는 희박하다. 위거스 등에 의한 무작위 전향적 연구결과에서 이 기법의 적용이 5년 생존율에 영향이 없음이 보고된 바 있다.

### (2) 전이암절제의 원칙

최근에는 절제 가능한 전이암의 경우 전이 병소를 모두 절제하는 것이 생존을 향상시킨다는 보고가 잇달으면서 전이 병소의 완전절제를 시도하는 경우가 많다. 특히 간 전이와 폐전이의 절제는 매우 빈번하게 시행하고 있다. 이러한 전이암의 원발부위 및 전이부위의 동반절제는 부분적으로는 완치를 목적으로 하는 만큼 원발부위절제의 경우 근치적 절제의 원칙과 동일하게 수술을 시행하는 것이 바람직하다. 다만 타 장기의 동반절제의 경우는 수술 후 합병률과 사망률이 증가하는 만큼 최대한 이를 줄이기 위한 노력이 필요하다. 특히 문합부 누출의 가능성이 높은 환자군의 경우 예방적 장루조성술의 시행도 적극 고려해야 한다.

전이 병소의 제거가 불가능한 경우 원발부위의 절제는 고식적 목적으로 시행되는 수술이다. 따라서 수술 후 부작용을 최소화하면서 원하는 고식적 목적을 최대한 보장하는 수술을 고안해야 한다. 가능한 절제의 범위를 축소하고, 광범위한 림프절절제는 피하는 것이 바람직하다. 원발부위 잔존암세포의 가능성이 크더라도 다장기절제 등의 수술방식은 지양하는 것이 고식적 절제술을 시행하는 데 고려해야 할 요소이다.

그림 22-2. 비접촉 격리방식*no touch isolation technique* 결장직장암을 절제하기 전에 장관의 근위부와 원위부를 결찰하여 장관을 통한 암의 전파를 예방하고, 혈관결찰과 림프절절제를 먼저 시행하여 원발부위에 대한 수술 시 암의 혈행 전파를 최소화하는 것이 목적이다.

## 4. 결장암의 수술방법(그림 22-3)

### (1) 수술자세, 수술 전 준비와 피부절개

수술 전 환자의 상태에 따라 충분한 수액과 혈액을 공급할 수 있는 경로를 확보하는 것은 매우 중요하다. 이러한 처치는 수술 중은 물론 수술 후에 발생할 수 있는 합병증에 대처하고, 대장절제 등으로 인한 기능의 소실을 회복하는 데 도움을 줄 수 있다. 수술 전 도뇨관을 삽입하고, 정맥주입로를 상지에 확보하며 필요에 따라 중심정맥압 측정선과 동맥을 설치한다. 비위관 삽입은 대부분의 환자에서 필요 없으며, 심한 장폐쇄로 인하여 마취나 수술 도중 흡인성 폐렴의 가능성이 높다고 판단되는 경우 선택적으로만 시행한다.

대부분의 환자는 앙와위로 수술이 진행될 수 있지만 에스결장이나 상부 직장 수술의 경우 항문을 통하여 문합기가 삽입될 수도 있으므로, 에스결장 이하에서 문합이 예상되는 경우 쇄석위를 취하는 것이 바람직하다. 또한 최근에는 복강경 혹은 로봇 수술의 시행이 증가되는 만큼 술자에 따라서 우결장절제 시에도 복강경술식 시 쇄석위를 취하는 경우도 있다. 쇄석위의 경우 허벅지, 무릎, 발목 등의 장시간 압박으로 인하여 수술 후 신경마비가 발생할 수 있으므로 이를 예방하기 위한 장비를 충분히 활용하는 것이 바람직하다.

수술절개창은 예상되는 수술을 위한 최대한의 시야를 확보할 수 있도록 선택해야 하며, 장루형성의 가능성, 확대수술 시 절개부 확장의 가능성 등을 고려해야 한다. 횡행절개 등은 창상이 편하고 환자의 통증이 작다는 장점이 있지만 시야확보와 확장성에 제한이 있다. 방중절개 역시 종종 사용되는 방식이지만, 가장 빈번하게는 정중선 절개가 이용된다. 정중선 절개의 경우 단순하고 빠르며 장루를

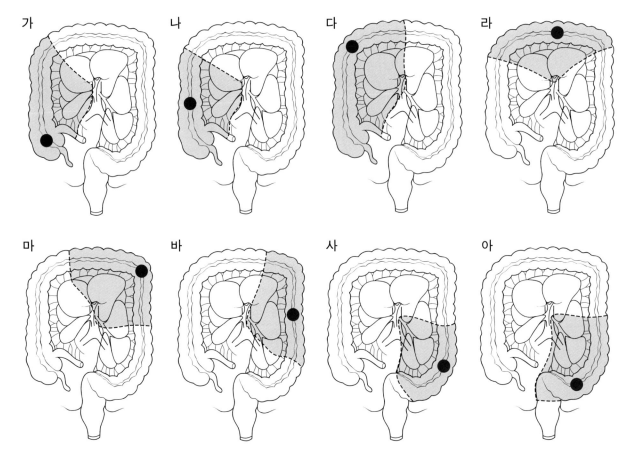

그림 22-3. 결장암의 발생위치에 따른 근치적 절제범위 **가, 나.** 원발부위에 따라 충분한 절제면을 확보하고 림프절전이의 영역을 고려하여 절제범위를 결정해야 한다. 맹장과 상행결장암의 경우 대부분 중결장동맥의 기시부 결찰이 시행될 필요가 없다. **다.** 간 만곡부와 횡행결장의 경우 중결장동맥의 기시부 결찰이 필요하다. **라.** 횡행결장절제술은 일반적으로 시행되지는 않으나 림프절전이의 범위가 중결장동맥부위에 국한되는 경우 선택적으로 시행될 수 있다. **마, 바.** 원위 횡행결장, 비만곡부, 하행결장에 위치한 암의 경우 상장간막동맥과 하장간막동맥의 양측으로 림프절전이가 발생할 수 있는 만큼 암의 상태 및 위치에 따라 적절한 절제범위를 선택하는 것이 바람직하다. **사, 아.** 에스결장암과 직장결장이행부암은 주로 전방절제술이 시행되며 일반적으로 저위결찰술이 시행된다.

형성하는 데 편리하지만 창상이 약하다는 단점이 있다.

개복이 이루어진 후에는 원격전이 병소의 유무를 확인하는 절차가 이루어져야 한다. 가장 흔한 간전이를 확인하기 위해 간 표면의 육안적 검진과 더불어 손을 통한 촉진이 필요하다. 또 필요에 따라서 수술 중 간초음파를 시행하기도 한다. 기타 복막, 난소, 원격림프절 등 전이가 빈번하게 일어나는 부위를 세밀하게 확인하는 것이 필요 없는 수술을 예방하는 길이므로 장절제를 시작하기 전에 전체 복강에 대한 면밀한 검사는 매우 중요하다.

### (2) 우결장절제술

절개 후 상처에 견인기를 설치하고 소장을 왼쪽 방향으로 치운 후 수술을 시작한다. 맹장, 상행결장에 발생한 결장암의 경우 절제가 불가능한 경우는 드물지만 간혹 상장간막동맥, 대정맥 등을 심하게 침윤한 경우 제거가 불가능할 수도 있다. 효과적이고 근치적인 절제를 위해서 충분한 측방 및 원근위 절제연을 확보하는 것이 중요하며, 동맥의 기시부 결찰을 통하여 충분히 주변림프절을 제거하는 것이 근치적 절제와 적절한 병기 확인을 위한 필수적인 절차이다. 이를 위해서 맹장과 상행결장에 발생한 암의 경우 우결장절제술이 필요하다.

수술의 방식은 접근 방향에 따라서 내측에서 외측으로 절제를 진행하는 방식medical approach과 외측에서 내측으로 절제를 진행하는 방식lateral approach이 있다. 두 방식은 근본적으로 절제의 범위에는 차이가 없으며, 방식의 선택에 따라 종양학적 성적의 차이가 있다는 보고도 없다. 내측에서 진행하는 방식이 이론적으로 비접촉 격리술식의 구현이 편리하다는 장점이 있고, 복강경 수술과 로봇 수술에서 내측에서 진행하는 방식이 기술적 편이성에서 선호되므로 이 책의 경우 내측 진행방식을 위주로 설명하도록 하겠다.

상행결장을 외측으로 횡행결장을 위쪽으로 견인하여 상간정맥 및 동맥의 주행 방향이 잘 확인될 수 있도록 대장간막을 잘 편다. 상간정맥의 주행 방향을 확인하면서 정맥의 우측연에 접하여 혈관결찰을 위한 절개창을 연다. 우선 회맹장동맥과 회맹장정맥을 박리 확인하고 결찰한다. 회맹장동맥과 회맹장정맥은 거의 대부분의 환자에서 동일하게 존재하며, 동맥의 기시부는 정맥의 기시부에서 내측으로 약 1cm 떨어진 부위에 있다. 동맥과 정맥과의 관계는 개인적인 차이가 있어서 동맥이 정맥보다 위쪽에

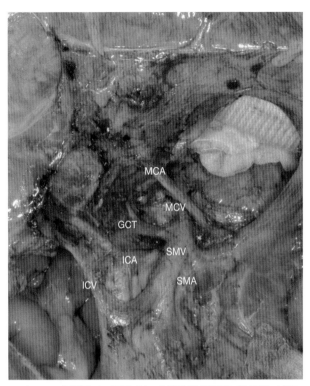

그림 22-4. 복강경 우결장절제술 시 동맥 및 정맥의 해부학적인 구조
GCT: 위결장줄기, ICA: 회결장동맥, ICV: 회결장정맥, MCA: 중결장동맥, MCV: 중결장정맥, SMA:상장막동맥, SMV: 상장막정맥

위치하는 경우가 다수이나 반대의 경우도 존재한다. 회맹장동정맥을 결찰한 후는 상간정맥의 주행 방향을 따라 위쪽으로 박리를 진행하며 우결장동맥이 발견되면 결찰한다. 우결장동맥은 약 50% 이내에서 존재하며 나머지의 경우는 중대장동맥 혹은 회맹장동맥에서 기시하거나 없는 경우도 있다. 우결장동맥을 결찰한 후 우측으로 박리를 진행하면 위결장줄기gastrocolic trunk를 확인할 수 있으며, 이로 연결되는 우결장정맥과 우위대망정맥gastro-epiploic vein을 역시 확인할 수 있다. 우결장정맥이 위결장줄기로 연결되는 부위에서 결찰할 수 있으며, 위전정부 하부 쪽 림프절전이가 의심되거나 철저한 박리가 필요하다고 판단되는 경우 위결장줄기가 상장간정맥으로 들어가는 위치에서 결찰하는 경우도 있다(그림 22-4). 복막의 박리는 맹장과 회장의 끝부분에서 시작해서 간만곡부를 향하여 후복막과 박리하며 박리연은 흔히 상행결장이 후복벽에 느슨하게 붙어 있는 생리적 융합선white line of Toldt's으로 혈관이 없는 면이므로 종양이 후복막 침윤을 하지 않았다면 특별한 혈관결찰이나 소작 없이 박리할 수 있다. 다만 적절한 박리면을 확보하지 못하면 요관 손상이나 출혈을 유발할 수 있다. 또한 맹장이나 상행결장암

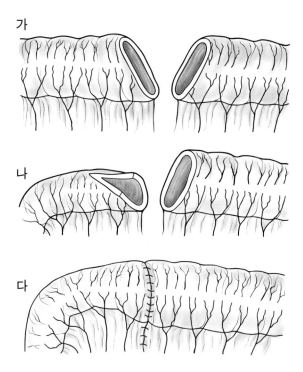

가

나

다

그림 22-5. 소장과 대장의 구경을 맞추기 위한 조작

수 있다고 여겨지기 때문에 시행한다. 이 수술법은 대부분 우결장절제술과 비슷하지만 중대장정맥과 동맥을 기시부에서 결찰한다는 점에서 차이가 있으며, 이로 인하여 절제범위에 대부분의 근위횡행결장이 포함되고 암의 위치에 따라서 원위횡행결장의 일부도 포함되어 절제될 수 있다. 그 외 문합의 기법 등은 우결장절제술과 동일하다.

중결장동맥, 정맥은 거의 대부분의 환자에서 존재하지만 중결장정맥의 경우는 해부학적인 변형이 존재하는 경우가 많다. 2~3개로 분지되는 경우도 있으며, 위결장줄기에서 분지되는 경우도 있다. 대부분 동맥에 근접하여 위치하기 때문에 동맥결찰 시 손상을 주어 출혈의 원인이 될 수 있으므로 주의가 필요하다. 또 중결장동맥의 기시부는 췌장의 하연과 근접하는 만큼 췌장실질의 손상을 주는 경우도 발생한다. 문합이 소장과 비만곡부 근처의 횡행결장에서 이루어지는 경우가 대부분이므로 장간막절제면의 굴곡이 발생할 수 있으며 이로 인한 소장폐쇄가 생길 수 있으므로 문합 시 장의 위치 등을 조절하는 것이 필요하다.

### (4) 횡행결장절제술

횡행결장암의 적절한 수술 적응증에 대한 논란은 진행 중이다. 절제범위의 논란은 횡행결장에 발생한 암의 경우 주로 중장동맥의 주행 방향에 따라 림프절전이가 진행되지만, 그 외 우결장동맥이나 때로는 좌결장동맥으로 림프절전이가 진행될 수 있기 때문이다. 따라서 횡행결장암에서 횡행결장절제술을 계획하는 경우, 우결장동맥이나 좌결장동맥으로 림프절전이가 발생할 가능성이 적은 병변에 대해 시행하는 것이 바람직하며 수술 전 검사나 수술 시 철저하게 우결장동맥기시부 등에 림프절전이가 없음을 확인하는 것이 필요하다. 횡행결장절제술의 수술적응증의 절대적인 기준은 없지만 일반적으로 간만곡부와 떨어진 중간부위 횡행결장에 위치하는 비교적 심하지 않은 결장암의 경우에 시행하는 것이 바람직하다.

수술기법은 중대장동맥과 정맥을 상간동맥 및 정맥의 기시부에서 박리하여 결찰하고 장간막과 변연혈관 등을 절단한다. 이후 대망을 분리하여 횡행결장을 위에서부터 분리한다. 아주 긴 횡행결장의 경우 절제 상태에서 바로 문합이 가능하지만 대부분의 경우 문합부의 장력을 줄이기 위해서 간만곡부와 비만곡부의 박리가 필요하다. 이러한 점에서 타 수술법에 비해 단순하다고만 할 수 없는 수

의 경우 흔히 후복막 쪽으로의 침윤이 발견되므로 이 경우 충분한 측방절제연을 확보하면서 광역절제를 하는 것이 바람직하다. 장의 절제는 일부 회장과 횡행결장의 근위부를 포함하여 시행된다. 맹장암이나 특히 회맹판을 침윤한 경우 점막하 전이 등을 고려하여 약 10cm 정도의 회장을 포함하여 절제하지만, 그렇지 않은 경우 최소한의 회장을 포함하는 것이 바람직하다. 횡행결장의 원위 절단 부분은 중대장동맥의 우측 분지혈관의 기시부근에서 절제한다. 회장과 횡행결장의 문합은 다양하게 이루어질 수 있으며 연결방식에 따라 단단문합, 측단문합, 측측문합 등이 있다. 이는 수기로 하기도 하나 최근에는 자동문합기를 사용하는 빈도가 증가하고 있다. 가장 빈번한 방식으로는 자동문합기를 이용하여 측측문합을 일자형 자동문합기로 만들고 벌어진 틈에 다시 자동문합기로 밀봉하는 기능적 단단문합술이라고 명하는 일종의 측측문합이 있다. 수기 단단문합의 경우는 소장과 대장의 구경이 상이한 경우가 많으므로 이를 맞추기 위한 조작이 필요한 경우가 많다(그림 22-5).

### (3) 확대우결장절제술

확대우결장절제술은 횡행결장암과 간만곡부암의 경우 림프절전이의 경로가 중장동맥부위를 포함하여 진행될

술법이 횡행결장절제술이다. 문합술은 문합부의 길이에 따라 단단문합술이나 측단문합술 혹은 측측문합술이 시행될 수 있다.

### (5) 좌결장절제술

좌결장절제술의 절제범위도 병변의 위치와 림프절전이의 범위에 따라 다양하고 결찰하는 혈관의 범위 역시 다양하다. 흔히 원위 횡행결장암이나 비만곡부암의 경우 중장동맥의 기시부 혹은 좌측 분지 기시부에서 결찰하고, 또 좌결장동맥의 경우에서 결찰하는 경우가 많으며, 하행결장암의 경우 중대장동맥은 보존하고 좌결장동맥과 에스결장동맥의 일부를 결찰하는 경우가 많다. 또 문합 시 장력을 최소화하고 충분한 문합부위를 확보하기 위해서는 잘 고안된 절제와 혈관결찰이 매우 중요한 수술이다.

좌결장절제술도 내측에서 외측으로 절제 및 박리를 진행하는 방식과 외측에서 내측으로 진행하는 방식이 있으며, 역시 두 방식에서 종양학적 혹은 수술 후 회복과정에 차이가 있다는 임상적 연구결과는 없으므로 환자의 상태와 술식의 숙련도에 따라 술자가 선택하여 시행하면 된다. 단지 이 책에서는 최근 복강경술식에서 빈번하게 사용되는 내측에서 외측으로의 절제를 중심으로 기술한다.

십이지장의 3부위 바로 직하부에 주로 위치하는 하간동맥기시부 박리를 위해 소장의 장막을 우측 상부 쪽으로 밀쳐 수술 시야에 방해가 되지 않도록 한다. 대장막의 절개는 하간동맥의 기시부를 따라서 시행하며, 위쪽으로는 트라이츠인대*Treitz's ligament*부터 아래쪽으로는 천골곶까지 시행하여 하간동맥, 대동맥, 대동맥분지부, 총장간동맥까지 노출될 수 있도록 한다. 동맥의 결찰과 림프절절제는 하간동맥의 기시부에서 시행하며 하간정맥은 췌장의 직하부에서 결찰한다. 동정맥의 결찰 후 박리를 외측으로 진행하는데, 이 부위는 혈관이 없는 성긴 결체조직*White line of Toldt's*이므로 출혈의 위험 없이 시행할 수 있다. 이 박리면을 기준으로 하부에 신장, 요관, 생식기혈관 등이 위치하며 적절한 절제연을 유지한다면 위의 구조물은 쉽게 확인하고 박리하여 보존할 수 있다. 상부 쪽으로는 췌장의 하연까지 박리하여 그물막주머니*lesser sac*로 진입할 수 있다. 이후 외측의 절제를 시행하는데 좌결장 후복막 연결연에서 박리를 시작할 수도 있으며, 대망을 분리하고 비만곡부를 분리하는 순서로 절제를 시행해도 된다. 먼저 위결장 대망을 분리하고 위대망아치를 비

만곡을 향해 분리시켜 나가면서 조심스럽게 비만곡을 유동시킨다. 비장과 결장 사이의 혈관을 지혈하고 결장을 분리하면서 에스결장까지 진행한다. 이때 이미 내측에서 주요장기를 박리한 상태이므로 이의 손상은 거의 없다. 이후 적절한 절제부위를 선정한 다음 변연혈관을 처리하고 좌측 결장을 절제한다. 문합은 수기를 통한 단단문합을 시행할 수도 있으며, 자동문합기를 사용하여 측측문합 혹은 측단문합이 시행될 수도 있다. 문합부 장간막의 각도로 인하여 십이지장공장 이행부위가 좁아질 수 있으므로 문합 후에는 이를 반드시 확인하고 만약 좁아지거나 꺾인 경우는 충분히 주변조직을 박리하여 수술 후 장폐쇄의 가능성을 줄이는 것이 바람직하다.

### (6) 에스결장절제술(전방절제술)

에스결장절제술은 좌결장절제술과 비슷한 술식으로 이해할 수 있다. 다만 결찰하는 혈관이 좌결장동맥이 기시한 이후 하방에서 결찰(저위결찰의 경우)하고, 에스결장동맥이 포함된다는 것과 절제부위가 에스결장을 포함하여 시행되므로 문합이 하행결장과 상부직장 간에 이루어진다는 것이 차이점이다.

절제영역에 대한 논란은 지속되지만 가장 확대 수술법인 좌결장을 포함하여 절제 후 횡행결장과 직장을 문합하는 방식은 종양학적 이점은 없고 수술 시간이 길어지며, 합병증의 발생이 증가하므로 현재는 거의 사용되고 있지 않다. 절제범위는 에스결장암의 위치와 에스결장의 개인별 길이 차이에 의하여 결정되는 경우가 많다. 하행결장과 에스결장의 이행부에 발생한 결장암의 경우는 좌결장절제술과 비슷한 절제범위를 가지며, 주로 하행결장에스결장문합이 이루어지는 경우가 많다. 충분히 긴 에스결장의 중간에 위치한 암의 경우 에스결장을 절제한 후 하행결장과 결장직장이행부 정도에서 문합이 이루어질 수 있다. 원위부 에스결장암의 경우 에스결장과 상부직장 사이에서 문합이 이루어지는 경우가 많으므로 수술 시 암의 위치에 따라 절제부위와 결찰하는 혈관에 대한 계획을 세우고 수술을 진행하는 것이 바람직하다. 또한 전체 에스결장을 모두 절제해야 하는지 아니면 충분한 변연이 확보될 수 있는 경우 에스결장의 일부를 남기고 문합을 해도 되는지 역시 논란이 있다. 하지만 최근에는 충분히 절제되고 문합부 장력이나 혈행에 장애가 없다면 일부 에스결장을 남기는 것이 종양학적 결과에 영향이 없다는 의견이

많다.

요관이 에스결장 및 직장과 인접하여 진행하므로, 손상에 대한 주의가 필요하며, 하장간동맥의 림프절절제 시 자율신경을 보존하기 위하여 손상을 주지 않도록 노력해야 한다. 이 부위에서 자율신경 손상이 발생하는 경우 역류성 사정 등의 합병증이 발생한다. 문합의 경우 주로 항문을 통하여 문합기를 삽입하고 단단문합을 시행하는 경우가 많으므로 환자의 자세도 쇄석위로 수술을 하는 것이 유리하다.

### (7) 전대장절제술

결장암의 경우 전대장절제술이 시행되는 경우가 있을 수 있으며, 전대장절제술의 시행은 적응증의 이해와 더불어 외과의의 판단과 환자의 동의가 필수적이다. 흔히 전대장절제술이 시행되는 경우는 가족성 용종증의 완화형태, 유전성 비용종증 결장직장암, 이시성 및 동시성 결장직장암의 경우 시행될 수 있으며, 완전장폐쇄를 동반한 좌측 결장, 심한 허혈성 장염을 동반한 결장직장암 등에서 시행될 수 있다.

전대장절제술의 경우 종양이 발생한 원발 병소부위는 전술한 바와 같이 종양학적 관점에서 충분한 측방 및 근원위 절제연을 확보하고 충분한 혈관기시부 결찰과 림프절절제를 시행하는 것이 필수적이지만, 예방적 목적 혹은 염증 등으로 인하여 장을 절제하는 부위는 가능한 절제범위를 줄여서 대장 자체를 제거한다는 개념으로 수술하는 것이 바람직하다. 따라서 회장도 최대한 보존하여 회맹판 직상방에서 절제하는 것이 요구된다.

회장직장 혹은 회장원위에스결장문합이 이루어지게 되므로 문합부 긴장을 줄이기 위해서 회장의 말단을 충분히 박리하여 문합을 시행한다. 문합은 주로 자동봉합기를 사용하여 단단문합이나 측단문합을 시행하며, 직장의 상당부분을 동반절제하지 않는다면 장말단을 형성할 필요는 없다. 회장직장문합 시 회장 장간막 회전이 발생할 수 있으므로 장간막의 절단면이 우측으로 향하게 하여 비틀림 없이 연결되도록 한다.

## Ⅲ 수술 후 보조치료

결장직장암의 생존율을 향상시키고, 재발을 줄이기 위

한 목적으로 보조치료가 시행되어왔다. 이러한 보조치료는 ① 암수술 후에도 잔존 미세암이 국소적 혹은 전신적으로 남아 있을 가능성이 있고, ② 암이 제거된 직후 암의 부담이 최소일 때 가장 효과적이며, ③ 암종에 효과적인 약이 존재하고, ④ 약제의 용량과 기간이 충분히 암의 제거가 가능한 정도이어야 하며, ⑤ 개인별로 위험 대 효과의 비가 유리해야 한다는 전제하에 시행될 수 있다.

결장암의 경우 1950년대부터 5-풀루오르우라실5-FU을 기반으로 하는 항암치료가 시행되었으며, 이후 다양한 약제를 이용한 단독 혹은 병합요법이 시도된 바 있다. 가장 중요한 예후 인자인 병기를 중심으로 항암요법의 적응증이 선별하고 있으며, 현재까지 림프절전이를 보이는 3기 결장암의 경우 보조항암요법은 생존율의 증가를 명확히 보이므로 수술 후 항암치료가 권유되고 있으며, 2기 결장암의 경우는 보조항암치료의 효과와 필요성에 대한 논란이 지속되는 형편이다.

## 1. 림프절전이가 없는 결장암(2기 결장암)

3기 결장암 환자에서의 확실한 항암치료 효과와 비교하여, 2기 결장암 환자의 경우는 항암치료의 유용성에 대한 논란이 지속되고 있다. 이는 대부분의 임상연구가 2, 3기 결장암 환자를 대상군으로 하여 진행되었기 때문에 2기에 대한 유용한 임상자료를 얻는 데 한계가 있고, 2기 결장암 환자를 대상으로 한 그룹분석과 몇 가지 메타분석의 결과가 상이하기 때문이다.

최근 시행된 메타분석 중 IMPACT-B2의 그룹분석 결과는 5-풀루오르우라실/류코보린5-FU/LV치료군과 대조군을 비교했을 때 5년 생존율 및 무병생존율에 있어서 차이를 보이지 않는다고 보고했으며, 시어-메디케어SEER (Surveillance, Epidemiology and End Results)-Medicare 코호트 연구결과 역시 2기 결장암 환자에서 항암치료는 큰 역할을 보이지 않는다고 하였다. 그러나 NSABP(National Surgical Adjuvant Breast and Bowel Project)의 4개의 임상연구를 분석한 결과 2기 결장암에서 보조항암치료를 시행한 경우 약 30%의 생존율 증가를 보여, 항암치료를 권유하였다. 최근에는 FOLFOX를 이용한 임상연구에서 3년 생존율의 비교 시 의미 있는 증가가 보고된 바 있다.

결론적으로 2기 결장암에서 보조항암치료의 유용성에 대해서는 더 많은 임상자료의 축적이 필요하다. 하지만 2

기 결장암의 경우 항암치료로 인한 전신적 위험도가 크지 않은 건강한 환자에 대하여 적극적인 항암치료가 일반적으로 권유되는 형편이다. 재발의 위험도가 증가하는 인자를 포함한 군, 즉 타 장기 침윤을 포함한 T4 종양, 림프관 전이를 보이는 경우, 저분화 혹은 점액암 및 장파열 혹은 장폐쇄를 동반한 경우는 적극적인 항암치료가 바람직하다 할 것이다. 항암치료 방식은 3기 결장암과 동일한 원칙에 의하여 시행될 수 있다. 기존의 5-FU/LV의 고전적 방식의 항암치료가 시행되는 경우가 많지만, FOLFOX의 시행이 증가하고 있으며, 선택적으로 카페시타빈capecitabine을 포함한 다수의 경구 항암제도 사용될 수 있다.

## 2. 림프절전이를 보이는 결장암
### (3기 결장암)(표 22-1)

림프절전이를 보이는 결장암 환자의, 근치적 절제술이 시행된 후 5년 생존율은 30～70% 정도로 보고되고 있으며, 보조항암치료를 시행하는 경우 약 10～15% 정도 생존율의 증가를 가져올 수 있다.

수술 후 보조요법으로 다양한 용량과 용법의 5-FU/LV를 사용했을 때 유의하게 생존율이 증가하는 것은 1990년대에 다양한 임상연구결과 확립되었다. 현재 임상적으로 가장 많이 활용하고 있는 메이오 클리닉 용법(5일간 Bolus FL/6개월)의 경우 5년 생존율 및 무병생존율의 증가를 보였다.

최근 사용이 증가되고 있는 옥살리플라틴oxaliplatin은 2000년대 이후 적극적으로 활용되고 있는 백금계 항암제로 몇 가지 임상연구결과가 보고되었다. 지속정맥주사 용법을 이용한 5-FU/LV요법과 비교하였을 때 효과면에서

는 동등하며, 독성면에서 약간 나은 것으로 보고된 임상연구가 있었다. MOSAIC연구는 수술 후 2, 3기 결장암으로 진단받은 2,246명의 환자를 대상으로 5-FU/LV 지속정맥주사요법과 FOLFOX를 비교하는 대규모 3상 임상연구로 FOLFOX요법이 재발위험을 23% 감소시키는 것으로 보고했으며, 5년 무병 생존율과 6년 전체생존율이 우월함을 보고했다.

결장암에서 유용하게 사용되는 또 다른 항암제로는 이리노테칸irinotecan이 있으며 보조요법으로 이 약제를 병합한 FOLFIRI의 효과를 관찰한 임상연구가 발표되었는데, 현재까지 기본적인 5-FU/LV요법에 비해 우월한 성적을 보이지 못하여 보조요법에서 이리노테칸은 권유되지 않고 있다. 카페시타빈은 경구형 풀루오르피리미딘fluoropyrimidine으로 수술 후 3기 결장암환자를 대상으로 메이오 클리닉 요법의 5-FU/LV와 비교한 대규모 3상연구에서 무병생존율과 전체생존율이 동등하고 합병증의 발생이 감소함을 보였다. 특히 경구항암제가 가지고 있는 편이성과 더해져 결장암에서 주사용법이나 FOLFOX를 사용하지 못하는 조건을 가진 환자군에서 추천될 수 있는 항암치료방식이다.

전이성 결장암에서 활용이 증가하고 있는 표적치료제의 보조요법으로의 치료성적에 대한 연구는 아직 충분하지 않아, 현재까지는 보조요법으로의 활용은 권유되고 있지 않다. FOLFOX와 베바시추맙bevacizumab/FOLFOX병합요법의 비교에서 생존율의 증가를 보이지 못했다.

결론적으로 3기 결장암의 경우 근치절제술 후 보조항암치료는 생존율의 증가를 보이므로 시행이 권유되며 약제로는 최근 FOLFOX가 표준치료로 제시되고 있는 실정이나 대상군의 특성에 따라 카페시타빈도 고려될 수 있지

| 표 22-1 | | | 결장암에서 사용되는 항암치료제* | |
|---|---|---|---|---|
| 약품명 | 약품의 분류 | 보조치료제로 사용 | 고식적 치료제로 사용 |
|---|---|---|---|
| 5-풀루오르우라실5-FU | Fluoropyrimidine | ○ | ○ |
| UFT | Fluoropyrimidine | ○ | × |
| 카페시타빈capecitabine | Fluoropyrimidine | ○ | ○ |
| 옥살리플라틴oxaliplain | Platinum analogue | ○ | ○ |
| 이리노테칸irinotecan | Topoisomerase inhibitor | × | ○ |
| 베바시추맙bevacizumab | Anti-VEGF | × | ○ |
| 세툭시맙cetuximab | Anti-EGFR | × | ○ |
| 류코보린leukovorin† | Immuno-stimulant | ○ | ○ |

* 2010년 6월까지 발표된 무작위 전향적 3상연구자료를 기반으로 했다.
† 항암제로 분류되는 약제는 아니지만 항암제 조합에 포함되는 약제이므로 기술했다.

만, 이리노테칸 혹은 표적치료제의 병합요법은 추가의 이점이 없으므로 권유되지 않고 있다.

### 3. 보조방사선치료

방사선치료는 국소재발률을 줄이기 위한 목적으로 직장암에서는 표준치료방식의 한 부분으로 활용되고 있다. 결장암의 경우 비록 국소재발이 보고되고 있지만, 대부분의 재발방식이 전신재발이며, 현재까지는 근치 수술 후 국소재발을 줄이고 생존을 증가시키기 위한 외부 방사선치료의 유용성을 입증할 만한 임상연구자료가 없는 상태이다.

따라서 결장암의 경우는 수술 후 방사선치료는 고려하지 않는 것이 바람직하며, 수술 후 국소재발률이 높을 것으로 예상되는 상태에서는 개별화시켜서 선택적으로 시행할 수 있을 것이다.

## Ⅲ 결장암과 동반된 특수 상황

### 1. 장폐쇄

결장암의 경우 장폐쇄는 비교적 흔한 증상이며 완전장폐쇄도 종종 발생한다. 이러한 장폐쇄는 폐쇄 근위부 장의 확장과 장벽의 부종을 유발하고 허혈을 발생시키기도 한다. 또한 장내 분변의 축적과 더불어 장내세균의 과증식을 유발시킨다. 이러한 상황은 수술 시 기술적인 장의 처치의 불편감을 주고 문합 시 장관의 부종 등으로 기술적인 어려움을 줄 수 있으며, 수술 후에는 문합부 누출 및 여러 감염증이 증가될 수 있다.

또한 장폐쇄는 폐쇄 근위부 장, 특히 맹장이나 병변부위 및 근처 근위부에 파열을 야기하고 이로 인한 심각한 범발성 복막염을 유발할 수 있다. 따라서 장폐쇄, 특히 완전장폐쇄가 발생한 환자의 경우 응급처치를 통한 장폐쇄의 합병증을 예방하고 결국 근치 수술의 안전성을 확보할 수 있도록 환자를 준비하는 것이 필수적이다.

#### (1) 우측 및 횡행결장의 장폐쇄

우측 결장의 경우 완전장폐쇄로 인한 변화가 있고, 전혀 장세척이 되어 있지 않은 상태일지라도 절제와 장루

형성 없는 1차 문합이 수술의 원칙으로 되어 있다. 이러한 원칙은 다양한 임상연구결과 우측 결장의 경우 1차 문합이 수술 후 문합누출과 합병증을 증가시키지 않는다는 보고에 의한다.

하지만 환자의 전신상태가 매우 불량하다든지, 문합부위 장관에 염증성 장질환 등의 병변이 상존하는 경우 장루형성술 등을 선택적으로 고려할 수 있다.

#### (2) 좌측 결장의 장폐쇄

좌측 결장의 완전장폐쇄 시 치료방침은 다양하다. 이러한 다양한 방식이 타 방식에 비하여 우수한가에 대한 비교연구는 거의 없으며, 결국 치료방침의 선택은 환자의 상태, 장폐쇄의 정도, 수술팀의 전문성과 기타 보조역량, 외과의의 경험에 따라 결정된다고 할 수 있다.

##### 1) 단계별 수술

가장 고전적으로 시행되던 수술은 우선 폐쇄근위부에 장루를 형성한 후 다음 단계로 병변의 근치적 절제술, 마지막으로 장루복원술을 차례로 시행하는 3단계 수술방식이다. 그러나 이러한 3단계 수술법은 수술의 횟수가 증가하고 축적 입원기간이 증가하며, 축적 수술 후 합병증의 발생이 증가하므로 최근에는 거의 시행되고 있지 않다. 환자의 전신상태나 전문의의 부재로 인하여 최소 폐쇄근위부 장루를 형성한 경우라도 최근에는 2차 수술 시 절제 및 복원을 동시에 시행하는 2단계 수술로 변형되어 시행되는 경우가 많다.

또 단계별 수술의 방식으로 수술 시 절제 및 근위부 단단부 장루를 형성하고, 원위부는 하트만식 장말단을 형성하는 수술을 시행할 수 있다. 이러한 하트만 수술식은 이후 근위부 장루 및 원위부 장말단을 문합하는 복원이 가능하다. 하트만 수술법은 장내 분변량이 지나치게 많아서 비록 근위부 장루를 만들더라도 문합부 누출 시 상당한 양의 변 누출이 가능한 상태라든지, 종양의 파열 혹은 종양주위 농양형성 등으로 1차 절제가 시행될 수밖에 없는 경우 표준술식으로 선택될 수 있다. 그러나 복원술 자체가 주요 합병증을 발생시킬 수 있는 수술법인 데다가 약 1/3의 경우 복원을 시도하지 못하거나 불가능하다는 보고가 있는 만큼 반드시 복원이 가능한 술식이 아님을 명심해야 한다.

##### 2) 아전대장절제술

폐쇄의 근위부 대장을 모두 절제하고 회장에스결장문

합술을 시행하는 아전대장절제술은 몇 가지 장점으로 인하여 일부 외과의에서 표준술식으로 주장되고 있다. 이러한 수술식은 2차 수술이 필요 없고, 장루를 만들지 않아도 되며 수술 후 재원기간이 짧고, 확인하지 못한 근위부 병변의 동시 제거가 가능하다는 장점이 있으나, 대장의 대부분을 절제함으로써 수술 후 배변 등의 기능변화가 크다는 단점이 있다. 따라서 기능저하를 고려할 때, 비록 아전대장절제술과 다른 방식과의 비교연구가 드물지만, 이러한 수술식은 폐쇄근위부에 동시성암이나 다발성 용종이 존재한다든지 혹은 재수술을 고려할 수 없는 상황이고 일시적 장루형성도 어려운 상황에서 선택적으로 시행되는 수술방식이라고 할 수 있다.

### 3) 수술 중 장세척

수술 중 장세척intraoperative on-table lavage은 장내 분변을 제거하고, 1차적인 문합을 시행하는 방식이다. 수술 시간이 증가하고, 세척 시 비만곡부와 간만곡부의 박리가 필요하며, 수술 후 감염증이 증가할 수 있다는 단점이 있지만, 1차 문합이 가능하다는 장점이 있는 수술방식이다(그림 22-6). 이 방식과 아전대장절제술을 비교한 유일한 무작위 전향연구인 The SCOTIA 연구(subtotal colectomy versus on-table irrigation and anastomosis trial)가 있으며 이 연구 결과 두 군 간에 합병증 등에 대한 차이는 없었으나, 4개월 후 장의 기능적인 평가에서 수술 중 장세척군

이 우수한 것으로 보고되었다. 따라서 수술 중 장세척, 장절제, 1차 문합은 장세척에 대한 충분한 경험과 장비가 갖추어진 경우나 대장에 다른 이상이 없는 경우 비교적 안전하게 1차 문합을 시행할 수 있는 방식이다. 하지만 수술 중 장세척은 수술 전 완전장폐쇄가 인지되는 경우보다는 불완전장폐쇄로 인하여 수술 소견상 분변이 많고 1차 문합 시 누출이 증가될 수 있는 경우에 선택적으로 시행되는 경우가 더 많다.

### 4) 스텐트

최근 가장 많이 시행되고 연구되는 방식으로 수술 전 내시경 등을 통해 폐쇄부위에 스텐트를 삽입하고 이후 단계적인 수술을 시행하는 방식이다(그림 22-7). 이런 방식의 치료는 응급수술을 피할 수 있고, 장루를 만들 필요가 없으며, 1단계의 수술이 가능하고, 수술 전 근위병소 확인 등 충분한 검사를 시행할 수 있다는 장점이 있다. 또한 복강경 수술 등의 적용이 증가하고 있는 실정에서 수술 전 스텐트 삽입 후 복강경술식 최소 침습 수술을 적용할 수 있는 여지가 있으므로 최근 폐쇄결장직장암에서 적용이 증가되고 있다.

스텐트 삽입 후 수술까지의 시기에 대한 확정된 원칙은 없지만 대부분의 임상의들은 약 5~10일 정도의 경과를 거친 후 근치 수술을 시행한다. 이는 장의 감압정도와 환자의 전신상태 등에 따라 적절하게 결정되어야 하지만 지

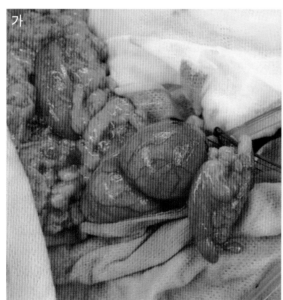
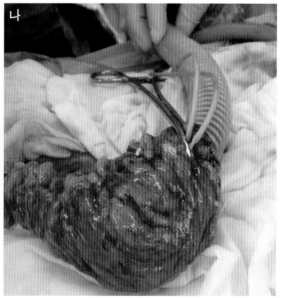

그림 22-6. 수술 중 장세척을 하는 장면 다양한 방식을 이용하여 장세척을 시행할 수 있으며, 이를 위한 상용화된 장비도 사용할 수 있다. **가.** 충수를 이용하여 관을 삽입하고 이를 통하여 생리식염수를 관류하고 있다. **나.** 원위부의 경우 암을 절제한 후 단단부에 구경이 큰 튜브를 삽입하고 이를 통하여 분변을 제거하고 있다.

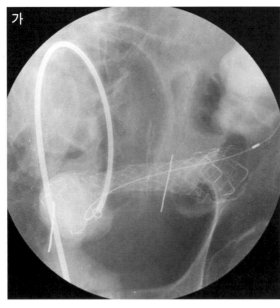

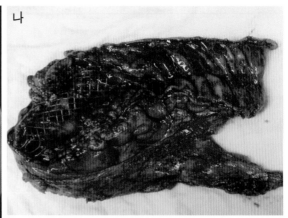

그림 22-7. **가**. 결장암으로 인한 장폐쇄로 에스결장부위에 스텐트를 삽입한 후 스텐트가 팽창되어 관강을 유지하는 모습 **나**. 수술 후 절제조직, 암 중앙에 위치한 스텐트의 절단된 모습

나치게 빠르게 수술을 진행하는 경우 장의 부종이 심하고 장처치가 충분하지 않을 수 있으며, 너무 늦게 수술을 진행하는 경우 부분적 장파열과 농양 등이 발생할 가능성이 증가한다. 스텐트 삽입 후 근치적 수술방식 역시 타 방식과의 비교연구가 부족하며 종양학적인 성적에 대한 장기분석이 필요하다.

## 2. 장파열

결장암 환자에서 장파열은 약 3~9% 정도의 빈도로 발생하는 것으로 보고되고 있다. 파열을 동반한 결장암의 치료방침에 대한 결정은 파열이 결장암에서 발생한 것인지 근위부 맹장에서 발생한 것인지에 따라서, 혹은 주변 복막염의 정도와 결장암의 위치에 따라서 다양하게 이루어질 수 있다.

일반적으로 심한 복막염을 동반한 결장파열의 경우는 1차 문합을 시행하지 않고 근위부 장루를 형성하는 것이 권유된다. 우측 결장암의 경우 장관절제 후 경미한 복막염이나 양호한 전신 상태를 보이는 환자의 경우 1차 문합이 시행될 수 있으나 복막염이 심한 경우 1차 문합 후 근위 회장루형성 혹은 장관절제 후 근위 단단부 회장루를 형성하고 원위부위 경우 하트만식 장말단을 만들거나 점막루를 만들 수 있다. 좌측 결장암 파열 시는 하트만술식이 흔하게 시행되지만 근위부 대장의 허혈이 심한 경우 전대장절제술이 선택적으로 시행될 수 있다. 전대장절제술의 경우 복막염의 정도에 따라 장루형성이 결정되어야 한다. 암종에서 파열이 일어난 것이 아니고 장폐쇄로 인한 팽창으로 근위부, 특히 맹장부위에 파열이 발생하는 경우 원발 병소를 포함한 전대장절제술 혹은 아전대장절제술이 표준술식으로 제안될 수 있으며 역시 1차 문합 및 장루형성의 결정은 복막염 및 환자의 전신상태에 따라 선택될 수 있다.

## 3. 출혈

응급수술을 필요로 하는 대량의 출혈은 결장암의 경우 드문 합병증의 하나이다. 하지만 조절되지 않는 대량출혈이 발생하는 경우 응급수술이 필요한데, 출혈 시 대부분 삼투효과로 인하여 장세척이 이루어지므로 병소의 절제와 1차 문합이 일반적으로 이루어질 수 있다. 하지만 대량출혈과 타 원인으로 인하여 환자의 전신상태가 극히 불량하다면 장루형성을 고려해야 한다. 또한 드물지만 출혈의 병소가 결장암이 아닌 근위 결장의 다른 병변에 의한 것일 가능성이 있으므로 이 경우 전대장 혹은 아전대장절제술이 고려될 수 있다.

## 4. 타 장기 침윤을 동반한 결장암(T4b 결장암)

결장암의 6~15% 정도는 수술 시 복벽 혹은 타 장기와 붙어 있는 양상으로 발현된다. 수술 시 암종의 직접 침윤과 종양주변의 염증으로 인한 단순유착을 구별할 수 없는 경우가 대부분이므로 수술 시 유착이 발견되는 경우 종양의 직접 침윤으로 가정하고 수술을 진행하는 것이 바람직하다. 실제 수술 후 병리적으로 단순유착 혹은 염증과 암의 직접 침윤을 확인하는 경우 약 40% 정도에서 암의 직접 침윤이 확인된다.

타 장기 침윤을 보이는 결장암의 경우 타 장기를 포함한 다장기 병합절제가 권유된다. 즉 원발 병소와 더불어 적절한 변연을 확보하기 위해 일괄절제en bloc로 인접장기를 동시에 제거하는 방식으로 수술을 진행하는 것이 바람직하다. 다장기절제방식으로 수술을 시행한 경우 유착의 상태가 단순염증성 유착 혹은 암의 직접 침윤인가에 상관없이 동일한 생존율을 보이는 것으로 보고되고 있으며, 만약 수술 시 이러한 유착을 인위적으로 분리하고 수술을 진행하는 경우 불량한 예후가 보고되고 있다.

다장기절제술 중 십이지장 혹은 췌장 두부를 침윤하여 췌두부십이지장절제술이 필요한 경우와 방광기저부를 침윤하여 방광절제술이 필요한 경우가 있는데, 수술의 범위가 커지고 수술 후 합병률과 사망률이 증가하므로, 수술의 효용성에 대한 여러 고려가 필요하다. 이 경우 다장기절제를 선택하는 대신에 잔존 종양에 대해 수술 후 방사선치료를 고려할 수도 있으나, 여러 연구결과 췌두부십이지장절제술이나 방광절제술을 동반하여 수술을 시행한 경우 암에 대한 예후가 타 장기절제술과 동일하며, 수술 후 합병증도 비교적 감당할 수 있는 수준이다. 따라서 환자의 전신상태가 비교적 양호하고 환자에게 다장기 수술에 대한 정보를 충분히 알렸으며, 원격전이가 없는 상태라면 비교적 합병증이 높은 췌두부십이지장절제술이나 방광절제술이라도 적극적으로 고려해야 할 것이다.

## 5. 동시성 결장암

결장암의 경우 동시성암의 발생가능성은 약 10% 미만으로 보고되고 있다. 동시성암이 있는 경우 수술방식의 결정은 몇 가지 요소를 고려하여 선택되어야 한다. 우선 동시성암 혹은 용종이 얼마나 동반되어 있는가이다. 단순히 1개의 동시성암이 있는 경우와 다발성 용종이 있는 경우나 2개 이상의 암이 동반된 경우는 절제범위에 차이가 있을 수 있다. 또 이후 이시성암 혹은 용종이 발생할 경우에 대한 예측도 고려되어야 한다. 가족력이 있다든지 과

거 결장직장암으로 수술을 한 병력이 있는 경우는 전대장절제술을 생각해볼 수 있다. 그 밖에 이시성암의 위치도 수술 방식을 결정하는 요인이 될 수 있다. 암종이 단일 절제범위에 존재하는지 혹은 떨어져 있어서 전대장절제술을 시행하지 않으면 하나의 절제범위에 포함될 수 없는지의 여부도 중요하고, 환자의 전신상태나 전대장절제술에 대한 환자의 동의도 고려요소일 것이다.

흔히 동시성암의 경우 전대장 혹은 아전대장절제술이 시행될 수 있다. 혹은 두 부위의 암종이 각각 절제되고 문합되는 경우도 있을 수 있으며, 동시성암이 발생해도 하나의 절제범위에 존재한다면 그 부분만 절제하고 문합하는 경우가 있을 수 있다. 현재까지의 문헌으로는 전대장절제술, 동시성 절제, 2군데 이상의 문합을 비교한 경우 문합부 누출이나 수술 후 사망률에는 큰 차이가 없는 것으로 보고되고 있다.

## 6. 예방적 난소절제술

결장암을 가진 여성 환자에서 예방적 난소절제술의 종양학적 장점에 대해서는 논란이 지속되는 부분이다. 난소 전이가 되는 경우 매우 큰 크기의 종괴가 형성되어 증상을 유발하는 경우가 많기 때문에 증상 완화를 위하여 수술이 시행되는 경우가 많고, 특히 폐경기가 지난 여성의 경우 난소절제술이 전신적으로 미치는 영향이 미미하며, 술식 자체가 매우 간단하므로 별 합병증의 증가나 심각한 수술 시간의 연장 없이 시행될 수 있기 때문에 예방적 난소절제술이 권장될 수 있다.

하지만 무작위 전향적 연구에서 예방적 난소절제술의 시행이 생존에 영향을 미치지 않음이 보고되었고, 코호트 연구에서도 종양의 예방효과가 입증된 바가 없기 때문에 일반적으로 예방적인 난소절제술은 시행하지 않는 것이 바람직하다. 다만 복막전이가 발생한 환자의 고식적 수술이 시행되는 상황에서 환자가 폐경기를 지났고 난소절제에 대한 동의가 있다면 불필요한 추가 수술의 가능성을 줄이기 위해 난소절제가 선택적으로 시행될 수 있을 것이다.

## 7. 대동맥확장증을 동반한 결장암

결장암이 고령층에 호발하는 암종이며 동맥 질환이 증가하는 상황에서 대동맥확장증을 동반한 결장암을 경험

하는 경우가 증가하고 있다. 이 경우 고려사항은, 우선 동시에 수술을 시행하는 경우 인공 이식편graft의 감염률 증가로 치명적인 문제가 발생할 수 있다는 것이다. 또한 결장암의 근치적 수술이 먼저 시행되는 경우 수술이 증가하고, 혈관 수술이 먼저 시행되는 경우 근치적 절제술까지 결장직장암이 진행될 가능성이 있다. 이에 대한 설문조사의 결과가 발표된 바 있는데 혈관외과의의 경우 우선적으로 대동맥확장증을 수술하는 것이 바람직하다고 답변했고, 혈관외과 이외의 외과의의 경우 결장암 수술을 우선적으로 시행하는 것이 바람직하다고 답변했다.

비록 충분한 수의 대상군을 연구한 것은 아니지만 대부분의 임상연구결과는 대동맥확장증과 결장암의 수술을 동시에 진행하는 경우도 감염률의 상승은 극히 미미하므로 동시에 시행하는 것을 적극적으로 고려하는 것이 바람직하다고 제시하고 있다.

물론 중재적 방식으로 대동맥확장증의 치료가 시행되는 경우가 증가하고 있으므로 향후 중재적 치료 후 심혈관계 합병증의 위험도를 줄이고 결장암 수술을 시행하는 방식이 보편화될 가능성이 크다.

## Ⅳ 전이성 결장암의 치료

전이metastasis는 종양이 원발부위에서 벗어나서 전신적으로 원격장기에 퍼지는 현상을 의미한다. 대부분 암환자의 90%는 전이로 인하여 사망하며, 결장암 역시 대부분의 암환자가 전이로 인하여 사망하게 된다.

전이는 여러 단계의 과정을 거쳐 발생하는 것으로 연구결과 밝혀졌는데, 원발 병소의 주변침윤 및 암세포의 탈락에 이어지는 주변혈관으로의 침윤과 전신혈행으로의 이입, 전이 병소에서 다시 혈관 침윤과 주변조직으로의 혈관외 유출extravasation, 기질matrix에서의 종괴형성, 종괴의 증가, 신생혈관형성 등 다단계 진행에 따라서 원발 병소에서 전이 병소로 진행된다.

전이 병소를 가진 결장암, 즉 4기 결장암은 원칙적으로 병이 전신적으로 진행된 상태로 파악해야 하기 때문에 전신치료인 항암화학요법이 치료의 근본이 된다. 항암치료는 병의 진행을 늦추고 생존을 증가시키며, 결장직장암으로 인한 증상을 최대한 줄이는 고식적인 목적을 위해서 시행하게 된다. 하지만 결장암은 비록 전신전이가 발생한 경우라도 적극적인 절제를 통하여 완치 혹은 생존율의 증가가 보고되고 있는 만큼 수술적 절제가 가능한 전이성 결장암 환자를 적절히 선정하고 치료법을 결정하는 것이 바람직할 것이다.

최근 개정된 2010년 AJCC 병기체계의 경우 4기 결장암을 A, B로 세분류하여 수술적 절제가 가능하거나 치료성적이 좋은 경우와 절제가 불가능하거나 치료성적이 불량할 것으로 예상되는 군으로 나눈 바 있다.

### 1. 결장암의 간전이

간전이는 결장암의 전이형태 중 가장 빈번한 전이방식이다. 전체적으로 결장암 환자의 약 60% 정도가 간전이를 보이며, 약 40% 정도는 간에 국한된 전이를 보인다. 또한 결장암이 진단된 환자에서 동시에 간전이가 발견된 경우는 전체 결장암 환자의 약 20%에 달한다는 보고도 있다. 간전이의 경우 수술적 절제가 가능하다고 평가되는 경우는 전체 간전이 환자의 10~20% 정도로 알려져 있으나 최근 정확한 진단, 수술적 기법, 수술 후 처치의 발전으로 간전이 환자 중 수술이 가능한 환자의 비율은 증가하는 추세이다. 간전이 환자 중 수술적 절제가 가능한 환자군의 장기생존율은 약 25~45% 정도로 알려져 있으나 이 역시 항암치료법의 발전 등으로 인하여 증가하고 있는 추세이다.

비록 치료법이 발전했다고 해도 여전히 다수의 환자는 수술적 절제가 불가능한 상태이다. 따라서 간전이 환자의 경우 수술적 절제와 항암치료를 비롯하여 환자의 증상 호전 및 생존율 증가를 위한 다양한 치료방침이 고려되어야 할 것이다.

#### (1) 간전이의 자연경과

간전이 환자의 자연경과에 대한 이해는 현재 간전이 수술과 기타 치료방식에 대한 무작위 전향적 연구가 불가능한 상태에서 치료법의 효과를 간접적으로 평가하는 데 도움이 될 수 있으며, 간전이 이외에 타 기관에 혈행전이가 있는 경우에도 치료법의 역할을 평가하고 계획하는 데 도움을 줄 수 있다.

간전이의 자연경과에 대한 연구는 주로 1980년대 이전에 이루어졌는데, 약 5~10개월의 중간생존기간을 보이며 장기생존의 가능성은 거의 없는 것으로 관찰되었다.

| 표 22-2 | | 전이성 결장직장암 환자에서 표적치료제를 사용한 무작위 3상연구 | | | |
|---|---|---|---|---|
| 임상연구 | 치료대상 | 치료방식 | 반응률(%) | 중간무진행생존<br>(Median progression free survival, months) |
| OPUS(2009) | 1$^{st}$line | FOLFOX | 36 | 7.2 |
| | | FOLFOX + CE | 46 | 7.2 |
| CRYSTAL(2009) | 1$^{st}$line | FOLFIRI | 38.7* | 8.0* |
| | | FOLFIRI + CE | 46.9 | 8.9 |
| PACCE(2009) | 1$^{st}$line | FOLFOX + BE | 48 | 11.4 |
| | | FOLFOX + BE + PA | 46 | 10.0 |
| EPIC(2008) | 2$^{nd}$line | Irinotecan | 4.2* | 2.6* |
| | | Irinotecan + CE | 16.4 | 4.0 |
| BOND(2004) | 3$^{rd}$line | CE | 10.8* | 1.5* |
| | | Irinotecan + CE | 22.9 | 4.1 |
| Van Cutsem 등 | 3$^{rd}$line | BS | 0 | 1.8 |
| (2007) | | PA | 10 | 2.0 |

* $p < 0.05$

CE: 세툭시맙, BE: 베바시주맙, PA: 파니투무맙, BS: 최적화된 보존치료

비록 이러한 연구의 대상군이 심한 간전이를 보이는 군이 었다고 하나, 비교적 수술적 치료가 가능해보이는 환자를 대상으로 하여도 3년 생존율은 20% 미만, 5년 생존율은 8% 미만으로 알려져 있다.

### (2) 간전이의 고식적 항암화학요법

전이성 결장직장암 환자의 생존은 최근 항암치료제의 개발과 병합요법으로 인하여 크게 향상되었다.

5-FU를 기반으로 한 항암치료 시행 시 간전이 병소의 반응률은 15~20% 정도로 1년 이상 생존은 비교적 드물다. 하지만 최근 새로운 세포독성항암제와 표적치료제를 사용하면서 생존기간 증가가 보고되어, 기존의 5-FU 기반의 항암치료에 세포독성항암제를 추가한 경우 15~20개월의 중간생존기간을, 표적치료제를 사용한 경우 20~25개월의 중간생존기간을 보인다(표 22-2). 전이성 결장직장암의 항암화학치료의 경우 단일제제를 이용한 1제 요법은 통상적으로 사용되지 않으며 현재는 5-FU를 기반으로 옥살리플라틴이나 이리노테칸을 병합하는 FOLFOX 혹은 FOLFIRI의 2제 병합요법이 주로 사용되는 형편이다. FOLFIRI의 경우 전이성 결장직장암의 1차 치료약제로 사용했을 경우 약 40%의 반응률과 15~17개월의 중간생존기간을 보여 기존의 항암치료방식보다 우월한 종양치료성적을 보였다. FOLFOX와 5-FU/LV를 비교한 임상연구에서는 대부분 FOLFOX가 우월한 성적을 보여서 약 50% 정도의 반응률과 생존율의 증가가 보고된 바 있다. FOLFOX와 FOLFIRI의 두 군을 비교한 연구는

많지 않으나, 초기분석결과 FOLFOX가 반응률에서 우월한 결과가 보고되었다. 그러나 전반적으로 반응률이나 생존율은 비교적 비슷할 것으로 여겨지며, 각각의 항암제 독성은 상이한 것으로 알려져 있다.

전이성 결장직장암의 경우는 병의 진행과 내성의 발현에 따라서 약제를 교체하는데 두 병합요법의 경우 순서를 바꾸어 사용했을 때 전체 생존기간과 2년 생존율에서 차이를 보이지 않았다. 따라서 간에 전이를 보이는 결장직장암의 경우 약제의 선택은 FOLFOX 혹은 FOLFIRI 중 치료 부작용, 환자의 전신상태, 말초신경염의 여부, 추후 절제 수술의 가능성을 고려하여 적절히 선택하면 된다. 그리고 병이 진행되는 경우는 나머지 약제의 병합요법으로의 교환을 고려하면 될 것이다. 옥살리플라틴이나 이리노테칸을 모두 사용하는 3제 병합요법이 연구되기도 했는데 2제요법에 비해 심한 독성을 보이면서 생존의 증가는 미미하여 권유되지 않고 있다.

FOLFOX 혹은 FOLFIRI의 경우 입원을 해야 하고 중심정맥관이 필요한 불편함이 있으므로 이를 극복하기 위하여 5-FU 대신 카페시타빈을 이용하여 옥살리플라틴 혹은 이리노테칸과의 병합요법이 시도되었으며, 기존의 FOLFOX 혹은 FOLFIRI와 유사한 종양학적 효과가 비교된 바 있다. 카페시타빈을 사용한 XELOX의 경우 효과와 부작용 면에서 FOLFOX와 동일한 것으로 평가되지만, XELIRI의 경우 FOLFIRI에 비하여 효과면에서 열등하고 부작용도 많다. 하지만 최근 다양한 약제 용량과 용법 등에 대한 연구가 지속되고 있는 만큼 경구항암제를 이용한

병합요법의 성적은 추후 판단해야 할 것이다.

최근 표적치료제가 개발되면서 표적치료제의 항암효과에 대한 연구가 활발하며, 현재 전이성 결장직장암에서 주로 사용되고 있는 것은 베바시추맙bevacizumab(anti-VGEF monoclonal antibody)과 세툭시맙cetuximab(anti-EGFR monoclonal antibody)이다. 이러한 표적치료제를 기존의 병합요법에 추가함으로써 생존기간이 25개월 이상으로 향상되었으며, 30개월 이상의 중간생존기간을 보이는 임상연구도 있으므로 2010년 국가종합암정보망NCCN 진료지침에는 전이성 결장직장암의 경우 표적치료제를 이용한 병합치료를 1차 치료방식으로 선택하는 것을 권유했다. 베바시추맙의 경우 1차 및 2차 치료제로 사용이 권유되며, 단독요법은 효과가 없고 기존의 옥살리플라틴이나 이리노테칸의 2제 병합요법에 추가해서 사용하는 것이 바람직하고 어떤 약제와 병합하더라도 효과 면에서는 차이가 없는 것으로 알려져 있다. 이 약제를 사용하는 경우 고혈압이나 출혈로 인한 부작용이 약 30%에서 발생하는 것으로 알려져 있다. 세툭시맙은 1차, 2차 치료제로 사용될 수 있으며 특히 1, 2차 항암치료가 실패한 경우에도 3차 치료로 세툭시맙을 병합할 때 추가 생존율의 향상이 보고되었다. 초기 대표적인 임상연구인 EPIC, OPUS, CRYSTAL 연구 등은 세툭시맙의 적응증을 넓히는 데 공헌했다. 하지만 이러한 초기 연구들은 모두 적응증을 종양이 표피성장인자 수용체EGFR 양성을 보이는 경우를 대상으로 하였으나, 표피성장인자 수용체 면역염색결과는 종양학적 효과와 연관이 없음이 알려졌다. 표피성장인자 수용체 신호전달체계의 관련 유전자의 K-ras 변이 여부에 따라 효과가 다르다는 것이 밝혀지면서, 이 유전자의 변이가 없는 경우에만 세툭시맙의 적응증으로 하고 있다.

### (3) 간전이 병소의 절제와 절제 전후 항암치료요법

간전이절제술 후 항암치료는 고식적 목적과 보조적 목적의 항암치료 두 측면을 포함하는 경우가 많으며, 고식적 혹은 보조적 항암치료의 원칙과 근본적으로 동일하다. 절제 수술 전 항암치료가 시행된 병력이 있다면, 수술 전 사용하지 않았던 항암요법 중 선택하여 병행요법을 시행하게 되며, 항암치료 후 재발의 증거가 없다면 통상적으로 보조치료의 기간과 동일하게 시행 후 추적 관찰하는 것이 원칙이다.

또한 간전이 절제 수술 전 항암치료를 시행함으로써 생존율을 증가시키고 재발률을 낮추기 위한 목적으로 신보강 항암치료neoadjuvant chemotherapy를 시행하는 경우도 있는데 아직까지는 임상연구 자료가 매우 부족하지만 신보강 항암치료를 수술 전 시행한 군과 수술만 단독으로 시행한 군을 비교하는 경우 항암치료를 시행한 군의 종양학적 우월성이 보고된 바 있다. 또한 절제가 불가능한 간전이군을 항암치료를 함으로써 절제 가능한 종양으로 바꾸어서 절제를 시행하려는 시도들이 진행되고 있으나 이의 임상연구결과는 미흡하다. 이러한 신보강 항암치료는 간절제율을 높여서 전체적으로 생존율을 증가시킬 수 있는 가능성이 있지만 항암치료의 반응을 보이지 않는 군에서는 오히려 절제시기를 놓칠 수 있으며, 항암치료로 인한 간독성이 수술 후 이환율을 높일 가능성을 고려해서 적응이 될 환자를 신중하게 선택해야 할 것이다.

### (4) 간동맥 화학요법

간동맥을 이용한 국소항암치료는 1970년대부터 시행된 바 있으며, 항암제의 전신적 유입을 줄이면서 고농도의 항암제를 간에 집중적으로 주입할 수 있으므로 간전이 병소의 반응률을 극대화시킬 수 있다는 이론적 장점이 있다. 이에 사용되는 항암제는 주로 간에서 대사되고 추출되는 비율이 높은 FUDR이 선택되는 경우가 많다.

국소영역 항암치료의 종양학적 결과는, 대부분 기존의 5-FU/LV를 이용한 전신항암치료에 비해 높은 반응률을 보인다. 하지만 생존율의 증가에 대한 결과는 다양하다. 이러한 치료법의 효용성에 대한 결론을 위해서는 잘 고안된 대규모 전향적 연구가 필요하며, 특히 최근의 새로운 항암치료제를 고려한 임상연구가 필요하다.

## 2. 결장암의 폐전이

결장직장암 환자에서 폐전이를 보이는 경우는 약 10~15%이며, 이 중 약 5~10% 정도의 환자만 폐에 국한된 전이를 보이기 때문에 폐전이를 보이는 결장직장암 환자 중 절제가능한 폐전이를 보이는 경우는 드물다고 할 수 있다. 폐전이는 시기적으로 간전이보다 늦게 발현되는 경우가 많으며, 1차 결장직장암 절제 후 평균 약 30개월 이상이 경과한 후 발현된다.

폐전이의 치료는 1차적으로 항암치료이고, 특히 수술

적 절제가 불가능하거나 적응이 되지 않는 경우는 항암치료만을 시행하게 된다. 폐전이 시 항암치료의 원칙은 타장기 전이를 보이는 경우나 간전이 결장직장암 환자와 동일한 원칙과 적응증에 따라 시행된다.

폐전이의 절제는, 가능한 환자의 경우 표준치료로 권유되고 있으나 이에 대한 분석은 미흡하다. 그 이유는 기존의 연구가 모두 후향적이며 표본수가 작고 대조군이 적절하지 않기 때문이다. 하지만 절제가 권유되는 이유는 절제 이외 완치의 가능성이 없고, 절제군에서 장기 생존자가 보고되고 있으며, 최근 폐 수술 이후 합병증과 치명률이 감소한 데 기인한다. 수술적 절제가 된 경우 생존율은 보고자마다 다양하지만 대부분 30~40% 정도의 5년 생존율을 보고하고 있다. 폐전이 수술의 적응증은 과거 단일결정 혹은 한쪽 폐에 국한된 병변으로 하였지만, 점차 확대되어 수술로 완전절제가 가능하고 기술적으로 절제할 수 있는 경우라면 다발성이나 양쪽 폐에 병변이 있는 경우라도 적극적인 수술을 시행하는 방향으로 치료방침이 변하고 있다. 절제 후 예후인자는 다양하나 병변의 개수, 크기와 위치, 수술 전 암태아성항원치, 원발 병소의 수술 후부터 전이가 발생한 기간 등이 영향을 미치는 것으로 알려져 있다.

진단과 수술적 기법 면에서도 많은 발전이 있어서, 초기 양측 전이 병변을 확인하기 위해 좌우 양쪽의 흉곽절제술이 권유된 적도 있지만, 단층촬영, PET 등 검사의 정확성이 증가되면서 수술 전 발견된 병변에 대해서만 수술이 시행된다. 특히 흉강경을 이용한 수술, 즉 비디오보조흉강경 수술video-assisted thoracoscopic surgery; VATS이 일반화되면서 폐전이를 보이는 결장직장암에서도 1차적인 수술법으로 사용되고 있다. 비디오보조흉강경 수술이 수술 시 병변을 촉진하여 발견하는 데 어려움이 있다는 단점이 있지만, 정확한 수술 전 검사와 더불어 적용이 더 증가할 것으로 전망된다.

## 3. 결장암의 복막전이

결장암의 복막전이는 진단 시 10% 정도의 결장암 환자에서 발견되고, 재발 혹은 전이된 결장암 환자의 약 1/3에서 발생한다. 복막전이는 주로 장막을 침윤하거나 타 장기를 침윤한 국소진행성 결장직장암 환자에서 종양의 표면에서 암세포가 박탈되어 발생하지만, 그 외에는 다양한

경우에서 발생할 수 있다. 암으로 인한 대장파열 시 종양세포가 복막파종되는 경우, 수술 시 종양을 만지는 경우, 절제 시 절단된 림프관 면에서 암세포가 누출되는 경우 등에서 복막전이가 발생할 수 있다. 또 드물게 혈행전이의 양식으로 전이가 발생할 수도 있다.

복막전이 시 여러 증상이 발생하며, 복막전이 병소로 인한 다양한 폐쇄증상, 즉 장폐쇄, 담도폐쇄, 요관폐쇄 등이 생길 수 있고, 복수가 발생하는 경우도 빈번하다. 복막전이의 정도를 나타내고 예후를 짐작하기 위해 복막전이 지표index가 사용되고 있는데, 가장 보편적으로 사용되는 것은 복막암 지표peritoneal cancer index이다. 이러한 체계는 복강을 몇 구역으로 구분하고 복막전이의 위치와 크기에 따라 점수를 주는 것으로 이 점수에 따라 세포감소 수술cytoreductive surgery 여부를 결정하고 예후를 예측할 수 있다.

일반적으로 복막전이를 보이는 결장암의 경우 표준적인 치료는 항암화학요법이다. 수술은 고식적인 목적에서 시행될 수 있다. 원발부위 결장암의 절제는 장폐쇄가 있는 경우, 원발부위 파열로 인한 복막염 혹은 국소농양을 형성하는 경우, 혹은 수술 시 최초 발견된 국소적 복막전이가 있는 경우 흔히 시행될 수 있으며, 장폐쇄가 발생한 경우라고 하더라도 전신상태가 나쁘다든지, 복막전이의 정도가 심해서 전체 복강에 병변이 퍼져 있는 경우는 장루형성술이 시행되는 경우도 빈번하다.

복막전이에 대한 치료법 중 세포감소 수술과 복강내 항암치료 혹은 복강내 온열항암치료법이 시도되고 있다. 이러한 치료법은 가능한 육안적으로 제거할 수 있는 모든 종양을 제거한 후 항암치료의 효과를 높이기 위해 복강내 항암치료를 시도하는 것이다. 가장 빈번하게 사용되는 방식은 온열요법과 동반하여 마이토마이신C를 사용하여 복강내 주입하는 것이다. 세포감소 수술과 복강내 항암요법에 대한 대규모 전향적 연구는 없으며, 다수의 소규모 후향적 연구결과를 보면 잘 선택된 환자에서 비교적 우월한 종양학적 성과가 보고되고 있다. 소규모 무작위 전향적 연구에서는 세포감소 수술 후 복강내 항암용법이 단순한 전신항암요법에 비해 우월하였으며 60%의 2년 생존율이 보고된 바 있다. 결국 이러한 치료법이 복막전이에서 표준치료법으로 권유될 수는 없으나, 비교적 수술적 제거가 가능한 복막전이 병소를 가진 일부의 환자에서 선택적으로 시행할 수 있는 수술법과 치료법이라고 할 수

있다.

## 4. 결장암의 난소전이

결장직장암의 난소전이는 비교적 드물어서 여성 결장직장암 환자의 약 5% 정도에서 발생하는 것으로 알려져 있다. 결장직장암의 난소전이의 기전은 명확하지 않은데 혈행전이의 한 형태 혹은 복막전이와 동반되어 발생할 수 있으며, 결장직장암의 난소 직접 침윤에 의해서도 발생할 수 있다.

난소전이가 발생하는 경우, 대부분 큰 종괴를 형성하고 이로 인한 복부압박과 장폐쇄 등의 증상이 유발될 수 있으므로 수술 시 발견되는 경우는 양측 난소절제술을 시행하며, 수술 후 추적 중 발생하는 경우는 증상이 있을 때 수술을 시행하여 양측 난소절제술을 시행하는 것이 권유된다. 또 난소전이는 항암치료에 잘 반응하지 않는 경우가 빈번하므로 수술적 제거를 적극적으로 고려하는 것이 바람직하다.

수술을 시행한 경우 경과는 불량하다. 타 장기 전이가 없는 난소의 동시성 전이로 절제한 경우와 이시성 전이로 절제한 경우 각각 5년 생존율이 15%와 25% 정도로 알려져 있다.

난소전이를 막기 위한 예방적 난소절제도 아직 논란이 있지만 전향적 연구에서 예방적 난소절제를 한 군과 시행하지 않은 군 사이에 의미 있는 차이를 보이지 못했다. 따라서 가임기 여성에서 발생한 결장직장암의 경우 예방적 난소절제는 시행되지 않는 것이 바람직하며, 폐경 이후 여성의 결장직장암 수술 시 복막전이 발생의 가능성이 높다고 판단되는 경우 선택적으로 예방적 난소절제가 시행될 수 있을 것이다.

## V  치료성적

결장암 환자의 전체 생존율이나 치료 후 재발률, 무병 생존율 등을 추정하는 데는 여러 가지 어려움이 있다. 이는 많은 임상연구결과가 각각의 기준에 따라서 생존율을 추정하고, 각 생존율의 정의도 연구자마다 상이한 경우가 많기 때문이다. 또한 다양한 치료법의 시도와 더불어 새로운 치료법이 적용됨으로써, 시기적으로 결장암의 치료

효과와 생존율도 변화되기 때문에 이에 대한 고려 역시 필요하다.

미국의 국립암데이터베이스National Cancer Database는 1985~1988년까지 결장직장암 환자의 5년 생존율은 1기 70%, 2기 80%, 3기 44%, 4기 7%로 발표하였다. 많은 임상연구 결과는 결장직장암 환자의 전체적인 5년 생존율을 30~80%까지 다양하게 보고하고 있는데 이는 대상군의 차이와 생존분석방법의 차이에 의하여 큰 변화를 보인다. 2010년 새롭게 발표된 병기를 기준으로, 1998~2000년까지 결장직장암으로 진단받은 환자들을 대상으로 한 시어SEER 자료는 I기 74%, IIA기, IIB기, IIC기 각 66.5%, 58.6%, 37.3%, IIIA기, IIIB기, IIIC기 각 73.1%, 46.3%, 28.0%, IV기 5.7%의 5년 생존율을 보여주었다. 또 이 자료는 전체적으로 약 65.2%의 전체 생존율을 보고하였다. 대한민국의 경우 보건복지부의 통계를 인용하면, 결장직장암의 전체 5년 생존율은 1996~2000년, 2001~2005년, 2003~2007년 3차례의 생존율 분석에서 각각 58.0%, 66.1%, 68.7%를 보여 점차 생존율이 증가하는 것을 보여주었고 서구의 자료와 비교해서 우수한 생존율을 보임을 보고한 바 있다.

결장직장암 수술 후 이환율과 사망률에 대한 것도 임상연구마다 다양한 차이를 보이는데 1~13% 정도로 대부분 5% 이하의 수술 직후 사망률을 보고하고 있다. 이러한 수술 직후 사망률이나 유병률은 장폐쇄 등이 발생한 경우 증가하는 것으로 알려져 있다.

## VI  결언

결장암의 치료는 수술을 중심으로 다양한 항암치료가 시도될 수 있다. 또한 수술법의 적용도 환자의 상태, 병변의 위치, 암의 진행정도, 동반 상태에 따라 다양하다. 따라서 외과의는 다양한 치료방침을 이해하고 적응증을 숙지하는 것이 필요하며, 이를 위한 수기를 익혀 적절한 상황에서 적합한 치료를 시행하는 것이 중요하다.

결장직장암의 발암 및 진행에 대한 생물학적 이해와 더불어 다양한 수술법의 발전, 수술기구의 개발, 새로운 항암 약제의 도입과 이를 이용한 병합요법 등으로 결장직장암의 치료성적은 지속적으로 호전되고 있는 실정이다. 이러한 치료율의 발전은 향후도 가속될 것으로 전망되며

결장직장암의 치료를 담당하는 임상의, 특히 외과의사에게는 이러한 새로운 치료법에 대한 적응이 필수적인 과제이다.

## 참고문헌

Adam R, Avisar E, Ariche A, Giachetti S, Azoulay D, Castaing D, et al. Five-year survival following hepatic resection after neoadjuvant therapy for nonresectable colorectal. Ann Surg Oncol 2001;8(4):347-353.

American Joint Committee on Cancer. Colon and Rectum. In: Edge SB editor. Cancer staging manual. 7th ed. Philadelphia: Springer, 2010, pp.143-164.

Andre T, Boni C, Navarro M, Tabernero J, Hickish T, Topham C, et al. Improved overall survival with oxaliplatin, fluorouracil, and leucovorin as adjuvant treatment in stage II or III colon cancer in the MOSAIC trial. J Clin Oncol 2009;27(19):3109-3116.

Biondo S. Role of resection and primary anastomosis of the left colon in the presence of peritonitis(Br J Surg 2000; 87: 1580-1584). Br J Surg 2001;88(10):1419.

Camunez F, Echenagusia A, Simo G, Turegano F, Vazquez J, Barreiro-Meiro I. Malignant colorectal obstruction treated by means of self-expanding metallic stents: effectiveness before surgery and in palliation. Radiology 2000;216(2):492-497.

Carne PW, Frye JN, Kennedy-Smith A, Keating J, Merrie A, Dennett E, et al. Local invasion of the bladder with colorectal cancers: surgical management and patterns of local recurrence. Dis Colon Rectum 2004;47(1):44-47.

Chau I, Cunningham D. Treatment in advanced colorectal cancer: what, when and how? Br J Cancer 2009;100(11):1704-1719.

Chu DZ, Giacco G, Martin RG, Guinee VF. The significance of synchronous carcinoma and polyps in the colon and rectum. Cancer 1986;57(3):445-450.

Copeland GP, Jones D, Walters M. POSSUM: a scoring system for surgical audit. Br J Surg 1991;78(3):355-360.

Cunningham D, Humblet Y, Siena S, Khayat D, Bleiberg H, Santoro A, et al. Cetuximab monotherapy and cetuximab plus irinotecan in irinotecan-refractory metastatic colorectal cancer. N Engl J Med 2004;351(4):337-345.

Curley SA, Evans DB, Ames FC. Resection for cure of carcinoma of the colon directly invading the duodenum or pancreatic head. J Am Coll Surg 1994;179(5):587-592.

de Gramont A, Figer A, Seymour M, Homerin M, Hmissi A, Cassidy J, et al. Leucovorin and fluorouracil with or without oxaliplatin as first-line treatment in advanced colorectal cancer. J Clin Oncol 2000;18(16):2938-2947.

Douillard JY, Cunningham D, Roth AD, Navarro M, James RD, Karasek P, et al. Irinotecan combined with fluorouracil compared with fluorouracil alone as first-line treatment for meta-static colorectal cancer: a multicentre randomised trial. Lancet 2000;355(9209):1041-1047.

Duttenhaver JR, Hoskins RB, Gunderson LL, Tepper JE. Adjuvant postoperative radiation therapy in the management of adenocarcinoma of the colon. Cancer 1986;57(5):955-963.

Eisenberg B, Decosse JJ, Harford F, Michalek J. Carcinoma of the colon and rectum: the natural history reviewed in 1704 patients. Cancer 1982;49(6):1131-1134.

Eisenberg SB, Kraybill WG, Lopez MJ. Long-term results of surgical resection of locally advanced colorectal carcinoma. Surgery 1990;108(4):779-785, discussion 85-86.

Enker WE, Laffer UT, Block GE. Enhanced survival of patients with colon and rectal cancer is based upon wide anatomic resection. Ann Surg 1979;190(3):350-360.

Fong Y. Surgical therapy of hepatic colorectal metastasis. CA Cancer J Clin 1999;49(4):231-255.

Gall FP, Tonak J, Altendorf A. Multivisceral resections in colorectal cancer. Dis Colon Rectum 1987;30(5):337-341.

Goslin R, Steele G, Jr., Zamcheck N, Mayer R, MacIntyre J. Factors influencing survival in patients with hepatic metastases from adenocarcinoma of the colon or rectum. Dis Colon Rectum 1982;25(8):749-754.

Guenaga KF, Matos D, Castro AA, Atallah AN, Wille-Jorgensen P. Mechanical bowel preparation for elective colorectal surgery. Cochrane Database Syst Rev 2003(2):CD001544.

Hanahan D, Weinberg RA. The hallmarks of cancer. Cell 2000;100(1):57-70.

Hecht JR, Mitchell E, Chidiac T, Scroggin C, Hagenstad C, Spigel D, et al. A randomized phase IIIB trial of chemotherapy, bevacizumab, and panitumumab compared with chemotherapy and bevacizumab alone for metastatic colorectal cancer. J Clin Oncol 2009;27(5):672-680.

Hochster HS, Hart LL, Ramanathan RK, Childs BH, Hainsworth JD, Cohn AL, et al. Safety and efficacy of oxaliplatin and fluoropyrimidine regimens with or without bevacizumab as first-line treatment of metastatic colorectal cancer: results of the TREE Study. J Clin Oncol 2008;26(21):3523-3529.

Hurwitz H, Fehrenbacher L, Novotny W, Cartwright T, Hainsworth J, Heim W, et al. Bevacizumab plus irinotecan, fluorouracil, and leucovorin for metastatic colorectal cancer. N Engl J Med 2004;350(23):2335-2342.

Jemal A, Murray T, Ward E, Samuels A, Tiwari RC, Ghafoor A, et al. Cancer statistics, 2005. CA Cancer J Clin 2005;55(1):10-30.

Keats AS. The ASA classification of physical status-a recapitulation. Anesthesiology 1978;49(4):233-236.

Kerr DJ, McArdle CS, Ledermann J, Taylor I, Sherlock DJ, Schlag PM, et al. Intrahepatic arterial versus intravenous fluorouracil and folinic acid for colorectal cancer liver metastases: a multicentre randomised trial. Lancet 2003;361(9355):368-373.

Matheson DM, Arabi Y, Baxter-Smith D, Alexander-Williams J, Keighley MR. Randomized multicentre trial of oral bowel preparation and antimicrobials for elective colorectal operations. Br J Surg 1978;65(9):597-600.

Midgley R, Kerr D. Colorectal cancer. Lancet 1999;353(9150): 391–399.

Niederhuber JE, Ensminger W, Gyves J, Thrall J, Walker S, Cozzi E. Regional chemotherapy of colorectal cancer metastatic to the liver. Cancer 1984;53(6):1336–1343.

Nordlinger B, Sorbye H, Glimelius B, Poston GJ, Schlag PM, Rougier P, et al. Perioperative chemotherapy with FOLFOX4 and surgery versus surgery alone for resectable liver metastases from colorectal cancer (EORTC Intergroup trial 40983): a randomised controlled trial. Lancet 2008;371(9617):1007–1016.

O'Connell JB, Maggard MA, Ko CY. Colon cancer survival rates with the new American Joint Committee on Cancer sixth edition staging. J Natl Cancer Inst 2004;96(19):1420–1425.

O'Connell MJ, Mailliard JA, Kahn MJ, Macdonald JS, Haller DG, Mayer RJ, et al. Controlled trial of fluorouracil and low-dose leucovorin given for 6 months as postoperative adjuvant therapy for colon cancer. J Clin Oncol 1997;15(1):246–250.

Pezim ME, Nicholls RJ. Survival after high or low ligation of the inferior mesenteric artery during curative surgery for rectal cancer. Ann Surg 1984;200(6):729–733.

Rayson D, Bouttell E, Whiston F, Stitt L. Outcome after ovarian/adnexal metastectomy in metastatic colorectal carcinoma. J Surg Oncol 2000;75(3):186–192.

Read TE, Mutch MG, Chang BW, McNevin MS, Fleshman JW, Birnbaum EH, et al. Locoregional recurrence and survival after curative resection of adenocarcinoma of the colon. J Am Coll Surg 2002;195(1):33–40.

Rizk NP, Downey RJ. Resection of pulmonary metastases from colorectal cancer. Semin Thorac Cardiovasc Surg 2002;14(1): 29–34.

Sadeghi B, Arvieux C, Glehen O, Beaujard AC, Rivoire M, Baulieux J, et al. Peritoneal carcinomatosis from non-gynecologic malignancies: results of the EVOCAPE 1 multicentric prospective study. Cancer 2000;88(2):358–363.

Saida Y, Sumiyama Y, Nagao J, Takase M. Stent endoprosthesis for obstructing colorectal cancers. Dis Colon Rectum 1996; 39(5):552–555.

Saltz LB, Clarke S, Diaz-Rubio E, Scheithauer W, Figer A, Wong R, et al. Bevacizumab in combination with oxaliplatin-based chemotherapy as first-line therapy in metastatic colorectal cancer: a randomized phase III study. J Clin Oncol 2008; 26(12):2013–2019.

Sjodahl R, Franzen T, Nystrom PO. Primary versus staged resection for acute obstructing colorectal carcinoma. Br J Surg 1992;79(7):685–688.

Stangl R, Altendorf-Hofmann A, Charnley RM, Scheele J. Factors influencing the natural history of colorectal liver metastases. Lancet 1994;343(8910):1405–1410.

The SCOTIA study group. Single-stage treatment for malignant left-sided colonic obstruction: a prospective randomized clinical trial comparing subtotal colectomy with segmental resection following intraoperative irrigation. Subtotal Colectomy versus On-table Irrigation and Anastomosis. Br J Surg 1995;82(12):1622–1627.

Tilney HS, Trickett JP, Scott RA. Abdominal aortic aneurysm and gastrointestinal disease: should synchronous surgery be considered? Ann R Coll Surg Engl 2002;84(6):414–417.

Torralba JA, Robles R, Parrilla P, Lujan JA, Liron R, Pinero A, et al. Subtotal colectomy vs. intraoperative colonic irrigation in the management of obstructed left colon carcinoma. Dis Colon Rectum 1998;41(1):18–22.

Turnbull RB, Kyle K, Watson FR, Spratt J. Cancer of the colon: the influence of the no-touch isolation technic on survival rates. Ann Surg 1967;166(3):420–427.

Twelves C, Wong A, Nowacki MP, Abt M, Burris H 3rd, Carrato A, et al. Capecitabine as adjuvant treatment for stage III colon cancer. N Engl J Med 2005;352(26):2696–2704.

Van Cutsem E, Kohne CH, Hitre E, Zaluski J, Chang Chien CR, Makhson A, et al. Cetuximab and chemotherapy as initial treatment for metastatic colorectal cancer. N Engl J Med 2009;360(14):1408–1417.

Ychou M, Raoul JL, Douillard JY, Gourgou-Bourgade S, Bugat R, Mineur L, et al. A phase III randomised trial of LV5FU2+ irinotecan versus LV5FU2 alone in adjuvant high-risk colon cancer(FNCLCC Accord02/FFCD9802). Ann Oncol 2009; 20(4):674–680.

Young-Fadok TM, Wolff BG, Nivatvongs S, Metzger PP, Ilstrup DM. Prophylactic oophorectomy in colorectal carcinoma: preliminary results of a randomized, prospective trial. Dis Colon Rectum 1998;41(3):277–283; discussion 83–85.

# 직장암의 치료

박재갑·정승용

직장암치료의 원칙은 가능한 한 외과적으로 절제하고, 진행된 경우에 한해 수술 전후로 항암화학요법, 방사선요법을 추가하는 것이다. 직장암에서 외과적 치료의 궁극적 목표는 종양학적 치료성적을 극대화하면서 직장항문기능, 배뇨 성기능을 유지시키는 것이다. 이 장에서는 직장암의 수술적 치료에 있어서 고려해야 할 점들에 대해 기술하고자 한다.

직장암 환자에서 적용될 수 있는 수술방법에는 우회술로 시행되는 장루조성술(결장루 또는 회장루)과 절제술로 크게 나누어볼 수 있으며 절제술에는 항문괄약근을 영구적으로 없애는 복회음절제술과 괄약근보존술식인 전방절제술, 저위전방절제술, 괄약근간절제술, 경항문국소절제술 등의 방법이 있다. 저위전방절제술 후 장관연속성의 회복은 결장직장문합술 또는 결장항문문합술을 통해 이루어지며 자동봉합기를 이용하거나 도수문합법*hand sewing*을 사용한다. 직장암 환자에서 어떤 술식을 적용하는가의 선택은 병변의 위치, 종양의 형태, 침범정도, 유동성, 조직학적 분화도, 수술 전 경직장초음파·전산화단층촬영·자기공명영상 소견, 비만도, 연령, 림프절 또는 원격전이 유무, 동반 전신 질환 등의 여러 인자들을 고려하여 이루어진다. 최근에는 기존의 수술방법들 외에 새로운 술식들이 계속 제안되고 있다.

## Ⅰ 직장암의 정의

직장암은 결장암과 치료방법이나 경과에 차이가 있다. 암이 복막반전부*peritoneal reflection* 하방으로 내려갈수록 수술 후 재발이 증가하며 그와 동시에 완치율이 떨어지게 되어 이를 구별하는 것이 중요하다. 직장과 결장의 구분에 대해서는 여러 견해들이 있으나 치료적 측면에서는 경성직장경*rigid proctoscopy*으로 측정하여 항문연*anal verge*으로부터 12cm 이하 부위에 위치한 경우 직장암으로 정의하는 것이 주된 견해이다. 이러한 정의에 대한 근거로 12cm를 경계로 하여 이보다 더 근위부에 위치하는 암인 경우 직장암보다는 결장암의 재발양상과 일치한다는 필립센 등의 연구결과가 제시되어왔다. 이에 따르면 12cm보다 근위부에 위치한 경우 국소재발률이 9.6%이고 12cm 이하에 위치한 경우 중부, 하부 직장암에서 국소재발률이 각각 30.1%, 30.7%이었다. 경성직장경은 검사자나 술기에 따른 측정오차가 적고 재현성이 높으며 종양의 원위 경계와 항문연을 동시에 관찰가능하기 때문에 직장암의 위치를 기술 시 표준검사방법으로 사용된다. 검사 시 환자의 체위는 좌측와위가 선호된다.

# Ⅱ 직장암 수술의 역사

직장암이 문헌에 처음 보고된 것은 14세기경이었으나 수술방법이 소개된 것은 1839년 프랑스의 외과의사인 아무사르트가 폐쇄성 직장암에서 결장루를 시행하였다는 보고가 최초이다. 직장암의 절제 수술로는 1826년 리스프랑크의 항문을 통하여 성공적으로 직장암을 절제하였다는 보고가 최초이었고 이후 여러 형태의 변형된 수술방법이 소개되었는데 이러한 경항문 또는 회음부접근술식들은 모두 결과가 불량하여 변실금, 재발, 사망 등의 합병증이 많이 발생하였다.

1894년 체르니는 직장암절제에 있어 회음부접근법과 함께 복부 수술을 같이 시행하는 복회음절제술을 최초 시행하여 보고하였고 1908년에는 마일즈가 체르니의 술식을 변형한 복회음절제술을 주창하였는데 특히 직장암은 혈관을 따라 복부쪽 상부로 퍼져나가기 때문에 복부접근을 통한 세심한 박리절제가 필요함을 강조하였다. 이후 1940년대까지 이러한 수술이 직장암치료에 있어서 근치적 수술방법으로 주로 시행되어왔다.

한편 1923년 하트만은 상부 또는 중부 직장암에서 회음부를 통한 절제를 시행하지 않고 복부 수술만으로 암을 제거한 후 복부에 결장루를 만드는 수술방법을 제시하였다. 이 술식은 현재에도 합병증을 동반한 에스결장게실염에 흔히 적용되고 있다. 복부를 통한 장관절제 후 문합하여 장관의 연속성을 유지하는 수술방법은 문헌상 1833년 프랑스 리옹의 외과의사인 레이바드에 의한 에스결장절제 후 문합술이 최초의 성공적 시술예로 보고되었으나 문합부 누출로 인한 패혈증의 위험도가 높아 1950년대 이전까지는 보편화되지 못하였다.

# Ⅲ 직장암 수술의 원칙과 고려사항

## 1. 종양학적 측면

### (1) 전직장간막절제

전직장간막절제*total mesorectal excision; TME*라는 용어는 1980년대 영국의 외과의사인 힐드에 의해 처음 소개되어 전 세계적으로 널리 사용되게 되었고 힐드의 기술에 의하면 직장간막을 싸고 있는 장측근막*visceral fascia*과 벽측근막*parietal fascia*의 사이에 위치한 무혈관평면*avascular plane*을 따라 직장을 예리하게 박리하는 수술방법이다. 실제로 이러한 개념의 수술방법은 대장암을 전문적으로 수술해오던 일부 외과의사들에 의해 그 이전부터 시행되어왔지만 이를 힐드가 개념적으로 정리하여 보고한 것으로 볼 수 있다. 직장간막은 직장을 둘러싸고 있는 지방조직과 림프혈관조직이다. 전직장간막절제술은 이전의 외과의사의 손가락을 이용한 직장박리술에 비해 국소재발률을 획기적으로 감소시켰다. 직장암의 국소재발은 환자의 생존율을 감소시킬 뿐 아니라 조절이 어려운 극심한 동통, 출혈과 배뇨곤란, 배변곤란 등의 문제를 일으킨다. 종전의 수술자 도수에 의한 무딘 박리를 적용하여 직장암절제 시 국소재발률은 35~45%까지 높게 보고되었으나 전직장간막절제술이 적용된 환자군에서는 국소재발률이 3~11%로 감소되었다. 국소재발률의 감소뿐 아니라 전직장간막절제술은 직시하에 정확하고 예리한 직장박리가 가능하여 이를 통해 골반자율신경 보존과 괄약근 보존의 가능성도 높일 수 있다.

힐드가 주장한 전직장간막절제술은 직장을 둘러싸고 있는 직장간막을 천골갑각*sacral promontory*으로부터 발데이어*Waldeyer*근막하부의 항문거근 근처까지 모두 박리절제하는 것이었다. 이를 상부 직장암에 적용 시 불필요하게 더 많은 길이의 직장을 절제하게 되고 문합부위의 혈행차단으로 인한 문합부 누출, 협착 등의 합병증의 위험도를 높일 수 있다. 실제로 힐드의 초기보고에 의하면 전직장간막절제술이 적용된 환자군의 13%에서 문합부 누출이 발생했다고 하였다. 이후 종양의 점막부위 원위경계면으로 5cm 이상 원위부 직장간막에 림프절전이가 발생하는 경우는 매우 드물고 종양의 원위부보다 5cm 이상의 직장간막을 절제할 경우 종양학적 이득은 없이 문합부 누출의 위험도만 높아진다는 연구결과들이 보고되면서 상부 직장암의 경우에는 원위부 5cm의 직장간막만 절제하는 부분직장간막절제술이 수술원칙으로 권고되고 있다. 이와 같이 종양의 위치에 따라 적절하게 직장간막을 절제하는 방법을 종양특이직장간막절제술*tumor specific mesorectal excision; TSME*이라고 한다.

전직장간막절제술의 국소종양치료 효과는 수술 전 항암화학방사선요법을 추가함으로써 더 증강되는데 독일 직장암연구회의 전향적 무작위 연구보고에 의하면 수술 전 항암화학방사선요법(5040cGy 방사선＋5-풀루오르우라실*fluorouracil* 지속정주) 후 전직장간막절제술을 시행한 군에서 수술 후 항암화학방사선요법을 시행한 군에 비해 5년 총합생존율에서는 차이가 없으나 국소재발률이 유의하게 낮았다고 하였다. 또 다른 전향적 무작위 연구인 네덜란드 대장암연구회의 보고에 따르면 수술 전 5일간 500cGy 용량의 단기방사선요법 이후 전직장간막절제술을 시행한 군에서 2년 국소재발률이 2.4%로 방사선치료를 시행하지 않고 전직장간막절제술만 시행한 군의 8.2%보다 유의하게 낮았다고 하였다. 이러한 연구결과들을 토대로 진행성 직장암의 국소재발률을 최소화하는 측면에서 전직장간막절제술 시행 전 항암화학방사선요법이 권고되고 있다.

### (2) 원위부절제연

전통적으로 직장암의 원위부절제연은 2cm 이상으로 권고되어왔다. 하지만 근래의 연구보고들에 따르면 장벽을 따라 2cm 이상 원위부로 암이 침윤되는 경우는 거의 없으며 원위부절제연을 2cm 미만으로 하여도 국소재발률이나 생존율에 영향이 없다고 하였다. 더욱이 드물게 육안적 종양하부연에서 1~2cm 이상 원위부로 침윤된 경우 많이 진행된 암이거나 불량한 예후를 시사하며 이러한 환자에서 원위절제연을 2cm보다 더 길게 한다고 예후가 좋아지지는 않는다는 보고가 있다. 이러한 연구결과들에 근거하여 일반적으로 직장암의 원위절제연을 1cm로 하여도 종양학적으로 문제가 없다는 견해이다. 최근에는 수술 전 항암화학방사선요법 이후 원위절제연에 종양이 없다면 절제연이 1cm 미만이라도 종양학적 성적에 영향이 없다는 연구보고도 있다.

### (3) 주위절제연

직장암 수술 시 주위절제연*circumferential resection margin*의 중요성은 퀴크 등에 의해 부각되었다. 이들은 직장암 52예에 대한 보고를 통해 주위절제연에 종양세포 양성인 경우 국소재발률이 유의하게 높다고 하였다. 이러한 소견은 전직장간막절제술을 시행한 656명의 환자군을 대상으로 한 연구에서 주위절제연이 2mm 이하인 경우 국소재발률이 16.0%로 2mm 이상인 군의 5.8%보다 유의하게 높았다.

주위절제연에 종양세포가 남아 있거나 확보가 어려운 경우 수술 후 방사선치료를 추가하기도 하지만 이러한 치료방법이 국소재발을 낮출 수 없다는 연구결과가 보고된 바 있다. 그러므로 직장암 수술에 있어서 절제 수술 시 전직장간막절제술의 원칙을 지키면서 주위절제연을 충분히 확보하는 것이 무엇보다 중요하며 이를 위해 필요한 경우 인접조직 또는 장기의 동반절제를 시행한다.

### (4) 혈관결찰의 위치

역사적으로 직장암의 근치적 절제를 위해서는 하장간막동맥의 기시부에서 결찰, 절단하는 고위결찰술이 권고된 바 있으나 지금까지 직장암에서 이러한 고위결찰술이 저위결찰술에 비해 종양학적으로 우월함을 입증한 전향적 연구결과는 없다. 다만 직장암은 아니지만 원위부결장암 환자에 대한 프랑스의 다기관 전향적 무작위연구의 결과에서 하장간막동맥의 고위결찰 후 좌결장절제술을 시행한 군과 주공급혈관만 결찰 후 부분결장절제술을 시행한 군 사이에 장기생존율의 차이가 없었다. 한편 하장간막동맥의 고위결찰술은 대동맥 전면에 위치한 하복신경총의 손상을 초래할 위험성이 있다. 이러한 이유로 현재 직장암 수술 시 혈관결찰은 좌결장동맥이 분지된 직후의 상직장동맥의 기시부에서 시행하는 것이 권장되고 있다. 다만 초저위결장직장문합술 또는 결장항문문합술 시 문합부 긴장을 최소화하기 위해 불가피하게 하장간막동맥의 고위결찰이 시행될 수 있다.

### (5) 비접촉격리술

비접촉격리술*no touch isolation technique*은 종양을 박리 또는 조작하기에 앞서 종양의 림프혈관경*lymphovascular pedicle*을 결찰하고 종양 근위부와 원위부를 결찰이나 겸자로 차단하는 방법이다. 턴불 등이 이러한 비접촉격리술이 적용된 군에서 5년 생존율이 향상되었다고 보고한 이래 종양학적 이점이 있는 술기로 인식되어왔으며 이에 대한 이론적 근거로 절제술 시 종양조작에 의해 발생할 수 있는 종양세포의 혈행내 유입이 이러한 술식에 의해 제한될 것이라는 가설이 제시되어왔다. 하지만 비접촉격리술은 전향적 무작위연구에서 통상적 절제술군에 비해 5년 생존율에서 차이가 없음이 보고되었다.

현재 직장절제술은 통상적으로 에스결장의 외측 선천적 유착을 박리하고 이후 톨트의 백선*white line of Toldt*을 따라 박리를 진행하여 에스결장을 충분히 박리한 다음 림프혈관경을 결찰하고 이후 직장부위 박리를 진행한다.

### (6) 직장세척술

살아 있는 종양세포들이 직장암절제연, 직장절단면, 자동봉합기의 세척액에서 발견되고 이러한 세포들은 세포배양 시 생장이나 전이가 가능함이 보고되어왔다. 또한 절제 전 세포사멸cytocidal용액으로 세척한 경우 국소재발률을 낮추고 종양학적 성적을 향상시킬 수 있다는 연구보고도 있었다. 하지만 최근의 후향적 연구에서는 세척을 시행한 군과 시행하지 않은 군에서 국소재발률의 차이가 없음이 보고되었다. 아직까지 절제 전 직장세척술rectal washout에 대한 확정적인 근거는 없지만 이 술식 자체의 위험도, 비용 등이 미미하면서 종양학적 잠재적 이점 등을 고려할 때 직장암 수술에 적용하는 것이 타당하다.

### (7) 측방 림프절절제

하부 직장암은 상직장혈관과 하장간막혈관을 따라 위치한 장간막 림프절로의 상방전이뿐 아니라 중직장혈관, 천골혈관, 장골혈관을 따라 위치한 하복hypogastric, 폐쇄obturator, 전천골presacral 림프절 등의 측방 림프절로의 측방 전이가 같이 발생할 수 있다. 측방 림프절전이는 복막반전부 하방에 위치한 직장암인 경우 13%, 3기 직장암의 25%의 빈도로 발견된다. 측방 림프절이 있는 환자들의 경우, 장간막림프절전이가 있는 환자군과 비교해도 국소재발률이 높고 장기 예후가 불량한 것으로 알려져 있다. 일본을 중심으로 한 후향적 연구에서 측방 림프절절제lateral node dissection를 포함한 확대절제술 시 국소치료율과 생존율이 향상된다고 보고되었고 이에 따라 근육층 이상을 침범한 하부 직장암의 경우에는 측방 림프절절제술을 권고하였다. 측방 림프절절제술을 실제 환자들에게 적용하기에 앞서 측방 림프절전이가 단지 암이 진행되어 완치가 어려운 상태를 나타내는 소견인지 아니면 확대절제를 통해 종양학적 결과를 호전시킬 수 있는지 여부를 확인해야 할 것이다. 하지만 지금까지 체계적인 전향적 연구를 통해 이러한 측방 림프절절제술의 종양학적 이점이 입증되지 못했다. 더욱이 측방 림프절절제술은 배뇨, 성기능의 저하 또는 부전을 초래할 수 있다. 최근 발표된 메타분석연구에서는 1984~2009년까지 발표된 20개의 측방 림프절 관련 연구들을 분석한 결과 측방 림프절절제를 시행한 군에서 생존율 향상은 없고 다만 수술 중 실혈량과 수술 후 배뇨 장애 및 남성기능 장애의 빈도만 유의하게 높았다고 하였다. 이와 같이 현재 하부 직장암에 측방 림프절절제술을 일률적으로 적용하는 데에는 근거가 부족하며 수술 전 영상의학검사상 측방 림프절전이가 의심되면서 기술적으로 제거가 가능한 경우에 한하여 측방 림프절절제술을 고려해볼 수 있다.

국소진행 직장암에서 방사선요법 또는 항암화학방사선요법이 측방 림프절절제술을 대체할 수 있다는 연구보고들이 발표되었다. 일본 동경대학에서 진행된 무작위 전향적 연구에서는 수술 전 방사선요법을 시행한 군에서 측방 림프절절제를 시행한 군과 시행하지 않은 군에서 생존율, 재발률의 차이가 없었다고 하였다. 직장암에 대한 전직장간막절제술 후 방사선치료를 시행한 군과 측방 림프절절제술을 시행한 군을 비교한 우리나라와 일본 연구진의 공동연구에서는 3기 하부 직장암에서 수술 후 방사선치료를 시행한 군에서 5년 국소재발률이 측방 림프절절제술을 시행한 군보다 유의하게 낮았다고 보고하였다.

향후 측방 림프절에 관한 연구는 측방 림프절절제술에 의해 이득을 얻을 수 있는 환자군을 어떻게 선택할지에 집중되어야 할 것이다.

### (8) 감시림프절생검술

직장암에서 림프절전이는 환자들의 예후에 영향을 미치는 가장 결정적인 인자 중 하나이다. 지금까지 직장암 환자에서 수술 전 또는 수술 중 림프절전이 여부를 아주 정확하게 판단할 수 있는 방법은 없다. 감시림프절생검sentinel lymph node mapping을 통해 수술 중 림프절전이 여부에 대한 판단을 시도하고자 하는 연구들이 수행되어왔다. 감시림프절생검이 대장암에서도 기술적으로 가능하지만 검사의 정확도가 높지 않고 위음성률이 높아 실제 임상에 적용하는 데는 제한적이다. 더욱이 수술 전 항암화학요법을 받은 환자에서는 종양으로부터의 림프액의 흐름에 지장을 초래하여 검사의 정확도를 더욱 떨어뜨린다고 알려져 있다.

### (9) 확대절제술: 질후방절제posterior vaginectomy, 골반장기적출술pelvic exenteration, 천골절제sacrectomy

직장암 수술 시 종양의 주위장기 침범은 약 6~10%에서 볼 수 있다. 여자 환자의 경우에는 자궁, 난소, 나팔관, 질후벽침범이며 남자 환자에서는 정낭, 전립선, 방광침범을 볼 수 있다. 이러한 경우 국소재발률을 낮추고 암생존율 향상을 위해서는 가능한 경우 반드시 침범부위를 포함한 동반절제가 고려되어야 한다. 종종 종양부위와 주위장기가 붙어 있는데 이것이 실제 종양 침윤에 의한 것인지 아니면 주위염증반응에 의한 것인지 구분하기 어려운 경우를 경험하게 된다. 이러한 경우라도 기술적으로 가능하다면 가급적 동반절제를 고려해야 한다.

방광은 국소진행성 직장암에서 가장 흔히 침범되는 장기이며 이러한 경우 부분방광절제 또는 전방광절제를 시행한다. 방광절제, 요루조성술, 방광봉합 등에 의한 합병증이 발생할 수 있지만 음성절제연 확보가 가능하다면 생존율 향상을 기대할 수 있다.

여자 환자의 경우 직장과 질벽은 매우 가깝게 붙어 있으며 림프계가 서로 소통되어 있어 직장암 수술 후 질후벽에 국소재발하는 경우가 발생한다. 원발성 직장암절제술 시 질벽동반절제가 시행된 64명의 환자들에 대한 연구에서 5년 생존율은 46%, 국소재발률은 16%였으며 외과적 절제연에 종양이 있었던 예에서 국소재발률이 유의하게 높았다고 보고하였다. 직장암이 질벽을 침범한 경우 질벽동반절제가 필요하며 이를 통해 향상된 종양학적 결과를 얻을 수 있다.

천골절제를 동반하거나 동반하지 않은 전골반장기적출술과 같이, 보다 확대된 절제 수술은 일부 원발성 직장암에서도 적용될 수 있지만 일반적으로 이러한 수술은 재발성 직장암에서 더 많이 시행된다. 비록 수술 후 합병증 발생률이 높지만 적응증을 잘 선택하여 시행하면 기능적 손실을 최소화하면서 생존율 향상을 도모할 수 있다.

### (10) 자율신경보존술과 배뇨 및 성기능

골반교감신경은 12번 흉추~2번 요추신경의 내장분지 *splanchnic branch*에서 기시하여 대동맥 전방에서 상방 하복신경총을 형성한다. 상방 하복신경총은 대동맥 분지부위 직하방으로부터 천골갑각에 이르는 부위에 위치한다. 하복신경은 직장간막의 장측근막과 골반측벽의 벽측근막 사이의 지방층에 위치한다. 직장간막의 장측근막과 벽측근막 사이의 박리면은 골반상협부*pelvic brim*에서 가장 얇기 때문에 이 부위에서 직장박리 시 하복신경의 손상이 발생할 가능성이 높다. 하복신경의 손상은 방광의 긴장성을 높이고 방광용적을 감소시키면서 배뇨장애와 함께 남자 환자에서는 역행성 사정을 여자 환자에서는 질윤활소실과 이상성감증를 일으킨다.

골반의 부교감신경은 2번~4번 천추신경의 전방척추신경으로부터 기시해서 골반측벽에서 하복신경과 만나 하방 하복신경총을 형성한다. 부교감신경의 손상은 발기장애, 질윤활소실과 배뇨곤란을 일으킨다.

자율신경보존술은 2번~4번 천추신경의 전방신경근과 상방 하복신경총을 온전하게 보존하는 것이다. 자율신경보존술이 시행된 경우 수술 후 배뇨 및 성기능 장애 발생비율을 25~75%에서 10~28%로 낮출 수 있으며 신경인성방광은 9~40%에서 0~11%로 낮출 수 있다. 성기능 장애의 발생비율은 수술 중 신경자극기를 사용하여 골반자율신경을 확인 후 보존함으로써 보다 더 낮출 수 있었다는 연구결과도 있다. 배뇨기능과 성기능 장애는 자율신경보존술 이행 여부뿐 아니라 항암화학방사선치료, 환자의 동반 질환, 약물, 음주력 등도 영향을 미치기 때문에 수술 전 평가와 기록이 중요시된다.

### (11) 괄약근보존술과 복회음절제술

수술 술기와 기구의 발달, 원위안전절제연 길이 변화와 여기에 수술 전 항암화학방사선요법까지 더해지면서 대부분의 직장암에서 괄약근 보존이 가능해졌다. 숙련된 대장암 전문 수술팀에 의해 수술이 이루어질 경우 치상선에서 2cm 이상만 떨어져 있어도 대부분의 경우 괄약근 보존이 가능하며 이보다 더 원위부에 위치한 경우에도 괄약근간절제술을 이용하여 직장항문기능과 종양학적 성적에 큰 지장 없이 괄약근 보존이 가능할 수 있다. 괄약근간절제술은 복부에서 충분히 골반저까지 박리 후 항문을 통해 내괄약근의 전부 또는 일부를 절제하여 원위절제연을 확보하는 방법이다. 룰리어 등은 항문연에서 1.5~4.5cm 사이에 위치한 직장암에서 괄약근간절제술을 시도하여 89%에서 현미경적 음성절제연을 확보할 수 있었으며 국소재발률이 2%에서만 있었다고 하여 원위직장암에서 괄약근간절제술을 시행해도 종양학적으로 문제가 없다고 하였다. 하지만 외괄약근 또는 항문거근에 종양이 침윤되어 있을 때나, 수술 전 항문괄약근기능이 저하된 경우, 환자의 체형이나 골반해부구조상 기술적으로 괄약근간절제술이 어려운 경우 복회음절제술을 시행한다.

최근 항암화학방사선요법을 수술 전에 시행하여 종양의 크기를 감소시킴으로써 괄약근 보존의 가능성을 높일 수 있다. 독일 직장암연구회의 수술 전 항암화학방사선요법과 수술 후 항암화학방사선요법을 비교한 전향적 연구에서 수술 전 항암화학방사선요법을 시행한 군에서 치료

전 항문 보존이 어려울 것으로 보인 환자군의 39%에서 괄약근보존술이 성공했다고 보고했다. 이는 대조군의 19%에 비해 유의하게 높은 결과였다.

### (12) 장관재건술의 방법: 1자문합술straight anastomosis, J형 저장낭J-pouch 또는 결장성형술coloplasty

직장절제 후 장관연속성의 회복은 결장-직장 또는 결장-항문을 1자로 연결해왔는데 이러한 1자문합술 후 환자들은 빈변, 변실금, 급변이urgency, 배변의 집중clustering 또는 분절fragmentation, 불완전배변 등을 호소하는 일이 흔했다. 변실금은 수술 중 박리 또는 기구삽입에 의한 것인 반면 빈변과 급변이는 직장의 저장용적reservoir capacity 감소에 의한다. 저장용적의 증가와 수술 후 항문직장기능의 향상을 위해 결장을 J형으로 접합하여 저장낭을 만든 후 문합하는 술식이 도입되었다(그림 23-1). J형 저장낭을 시행한 경우 배변횟수는 감소하였으나 일부 환자에서 배변곤란을 호소하였는데 이는 저장낭의 길이와 관련된다. 라조르테스 등은 6cm 길이의 저장낭과 10cm 길이의 저장낭을 전향적 무작위연구로 비교하였는데 10cm 길이의 J형 저장낭군에서 변비, 배변곤란을 위해 투약이 필요한 환자의 비율이 더 높았다고 보고하여 현재는 5~6cm 길이로 J형 저장낭을 만드는 것이 권고되고 있다.

J형 저장낭을 이용한 문합술 시 수술 후 환자들의 삶의 질이 향상되는 효과를 얻을 수 있으나 저위전방절제술 후

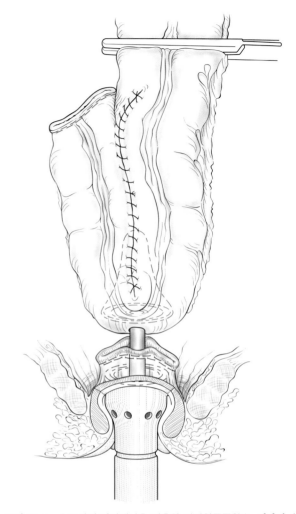

그림 23-1. J 모양의 결장맹낭을 이용한 결장항문문합술 결장의 용적을 넓혀 속변과 빈변의 예방목적으로 사용된다.

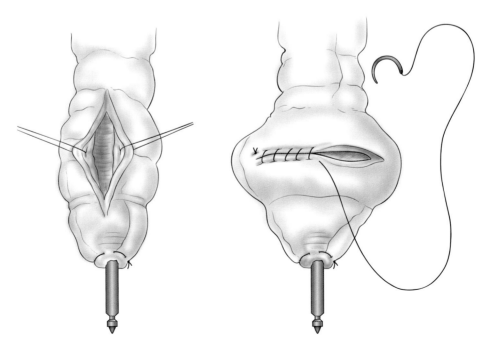

그림 23-2. 결장성형술을 이용한 결장항문문합술

약 25%의 환자들에서는 주로 골반용적의 제한으로 이러한 시술이 불가능하다. 이러한 문제점을 극복하기 위해 고안된 방법이 결장성형술이다. 결장성형술은 스위스의 즈그라겐 등에 의해 처음 소개되었고 이는 헤이네크-미쿨리츠 방식의 유문성형술과 마찬가지로 약 8cm 길이로 결장에 종형 절개 후 횡형으로 봉합하는 방법이다(그림 23-2). J형 저장낭과 비교하였을 때 배변기능은 차이가 없고 신직장의 감각은 오히려 우월하였다는 연구 보고가 있었고 반면 배변기능에 차이는 없었으나 누출의 빈도가 높았다는 연구결과도 있었다. 이러한 연구결과들을 종합해 보았을 때 결장항문문합술이 시행될 경우 J형 저장낭이 우선적으로 고려되어야겠으나 기술적으로 J형 저장낭 시술이 힘든 경우 결장성형술이 대안이 될 수 있다.

## IV 직장암 수술 술식

### 1. 복회음절제술

20세기 들어오면서 직장암의 복회음절제술은 표준 수술로 여겨지기 시작하였다. 이 수술은 에스결장, 직장, 항문의 주위 혈관과 림프절을 포함하여 광범위 절제술을 시행 후 회음부는 봉합하고 좌측 하복부에 영구적인 결장루를 시행하는 방법이다. 현재 대부분의 외과의들은 환자를 쇄석위(그림 23-3)로 하여 수술 중 환자의 위치를 바꾸지 않고 복부와 회음부의 수술을 동시에 할 수 있는 자세로 시행한다. 수술 전 환자에게 우선 결장루를 시행할 위치를 정해 놓고 수술 후 발생할 수 있는 발기부전과 역행성 사정과 같은 성기능 장애의 문제를 상의해야 한다.

### (1) 복부 수술

좌측 결직장과 직장은 환자를 쇄석위(트랜델렌부르크) 자세를 취하게 하고(그림 23-3) 절제하며 환자는 앙와위에서 전신마취한 상태에서 비위관을 삽입한다. 요로 감염을 방지하기 위해 치골상부 배액법을 주장하는 이도 있으나 대부분 요관을 삽입하고 무릎 밑 하지를 고관절보다 높게 하여 정맥의 배액이 잘 되도록 하여 정맥혈전증이 생기지 않도록 한다. 필요하면 헤파린을 피하 주사하고 고관절을 10~45도 굴절시키고 약간 외향시켜 회음부의 노출이 잘 되도록 한다. 이때 경골신경이 눌리지 않도록 주의해야 한다. 직장은 깨끗해질 때까지 생리식염수로 세척하고 마지막에 포비돈-요오드용액으로 씻어낸 후 항문을 건사로 쌈지봉합한다. 환자의 젖꼭지부터 허벅지까지 회음부를 포함하여 철저히 포비돈-요오드용액으로 소독한 후 소독포로 절개할 부위를 제외한 부위를 덮는다. 조명은 수술시야를 정확히 비추도록 맞추어 놓고 집도의가 환자의 좌측에 제1조수가 우측에 제2조수가 환자의 양다리 사이에 들어가 골반부위의 시야를 확보하도록 한다.

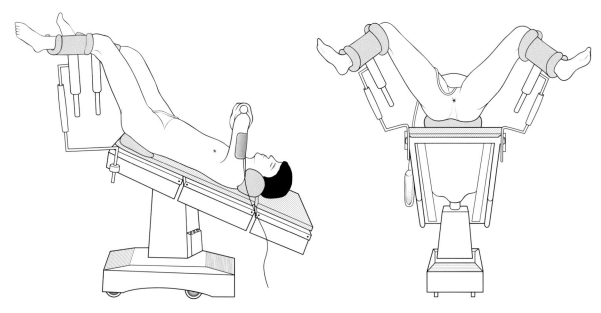

그림 23-3. 직결장암 환자의 수술자세(쇄석위)

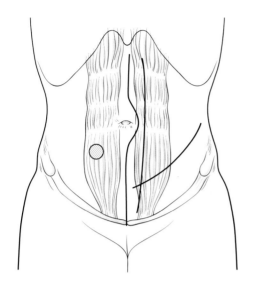

그림 23-4. 직장암 환자에서 이용되는 수술절개창  우측 정중방절개를 이용하기도 한다.

### (2) 절개

비록 드물지만 하부 횡행절개를 하는 경우도 있고 좌측 또는 우측 정중방절개를 선호하는 사람도 있으나 보통 정중절개를 치골결합부위부터 시작하여 배꼽과 검상돌기 중간까지 시행한다(그림 23-4). 이러한 정중절개는 복부 전방부의 어느 곳이든 결장루를 시행할 위치를 확보할 수 있을 뿐 아니라 골반부터 좌측 비장부위의 결장까지 확실하게 수술시야를 확보할 수 있고 또 필요하면 절개를 연장할 수 있는 장점이 있다. 그러나 정중방절개는 우측인 경우 수술시야의 확보에는 불리하나 결장루와 거리가 멀어 절개부위의 합병증이 적으나 좌측인 경우 시야 확보에는 좋은 반면 절개부위와 결장루의 거리가 가깝기 때문에 합병증의 가능성이 있다. 최근 미용적으로 좋고 상처치유의 합병증이 적다고 하부 횡행절개를 주장하는 이도 있으나 정중절개에 비해 통증이 많고 골반 내의 시야가 안 좋을 뿐만 아니라 결장루할 부위를 방해할 수 있어 잘 이용되지 않는다. 피부절개 후 먼저 방광의 손상을 조심하며 복막을 열어 복강 내로 들어가 전방 복막과의 유착이 있으면 조심스럽게 박리한 후 패드를 양쪽 절개창에 대고 발포우형의 자가견인기를 장착한 후 복강 내의 암전이와 복수 유무를 조사한다. 이때 특히 간내전이와 대동맥주위의 림프절전이 여부를 양손을 이용하여 아래위로 만져 조사하며 필요하면 수술 중 초음파를 이용한다. 의심되는 부위는 동결절편을 시행하여 확인하고 필요하면 동시에 제거하여 근치술이 되도록 한다. 주위를 먼저 확인한 후

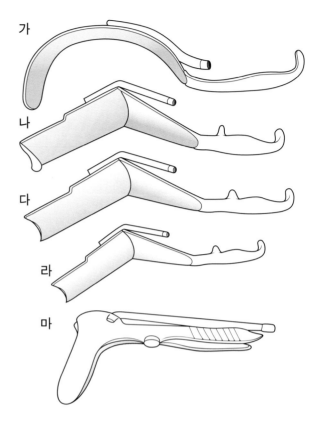

그림 23-5. 직장암 수술 시 골반부위 시야 확보를 위한 여러 기구들 가. 디버. 나. 세인트마크형 견인기(장형) 다. 세인트마크형 견인기(장-편평형) 라. 세인트마크형 견인기(단형) 마. 프렛형의 항문 견인기

직장암부위로 접근하여 절제가능 여부를 판단한다.

### (3) 노출

직장암의 복회음절제술에서 골반 내의 시야 확보가 수술을 성공적으로 하기 위한 필수적인 요소이다. 골반의 시야 확보를 위해 공장과 회장을 복막에서 분리하여 소장과 에스결장을 상부 쪽으로 패드로 감싸 밀어 넣고 환자의 머리를 낮추어 시야 확보에 도움을 주도록 하고 씨-암 부착기를 발포우 견인기에 연결시켜 고정시킨 후 말레아블 견인기를 대동맥 위쪽에 위치시켜 장들이 움직이지 않도록 한다. 골반이 특히 깊을 때는 세인트마크형 골반견인기, 디버 견인기와 말레아블 견인기(그림 23-5)들이 도움이 되며 좋은 시야 확보를 위해 필요하면 광섬유 조명 견인기나 헤드램프를 사용한다. 에스결장을 좌측 장골와로부터 복막을 분리시키며 조심스럽게 박리하여 좌측 요관과 후측면의 성선혈관을 확인 보존한다(그림 23-6). 요관을 확인하기 위해 이가 없는 겸자로 한 번 잡았다 놓아 연동운동을 확인하여 측방에 위치한 성선혈관과 구별하기도 한다. 요관에 테이프로 감아놓아 필요하면 살살 잡

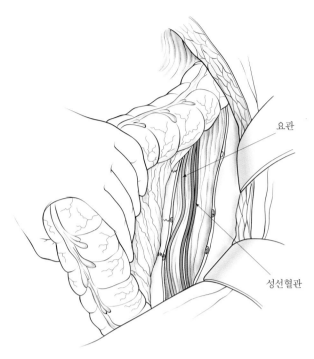

그림 23-6. 에스결장의 장간막을 복막으로부터 박리하며 요관과 성선혈관을 확인 보존한다.

아당겨 골반 내의 주행을 확인하는 데 이용하기도 하며 이것은 직장상부암인 경우 좌측 요관을 내측으로 밀거나 침범하여 해부학적 위치가 바뀐 경우 도움을 준다. 박리

를 두부 측으로 시행하며 톨트의 백선을 따라 비장부위의 결장까지 가위나 전기소작방법으로 비장 손상을 조심하며 복막을 박리해 에스결장을 완전히 후복막으로부터 분리한다. 필요하면 횡행결장의 중앙까지 복막을 분리하여 하부에 남아 있는 장의 긴장을 최소화하여 문합 시 합병증이 발생하지 않도록 한다. 에스결장을 잡아당기며 우측 부위의 복막을 뒤쪽으로 절개를 가한 후 손가락을 장간막 기저부의 하장간막동정맥 밑에 위치시킨 후 박리를 위쪽으로 더 진행하여 이 동정맥을 고위결찰인 경우 좌결장동맥이 나오는 대동맥기시부 또는 저위결찰인 경우 좌결장동맥 이후 또는 첫 에스결장동맥 이후의 부위를 압좌 겸자로 양쪽을 잡은 후 결찰한다(그림 23-7). 고위결찰은 광범위의 장간막을 포함할 수 있어 보다 더 근치적인 수술이 된다. 췌장 하부에서부터 박리하여 혈관을 결찰하고 비장부위의 결장까지 박리를 필요로 하여 결장의 움직임이 저위결찰에 비해 더 많아 문합부의 합병증이 적을 수 있으나 좌측 결장의 혈관은 중결장동맥의 변연동맥이나 리올랑궁동맥에서 공급받는 것이므로 결장루의 합병증을 예방하기 위해 하부 결장 쪽으로 절제부위가 더 올라가야 한다. 그러나 이러한 고위결찰 시 주위의 골반내 교감신경의 기시부가 손상받을 가능성이 있어 주의를 요하

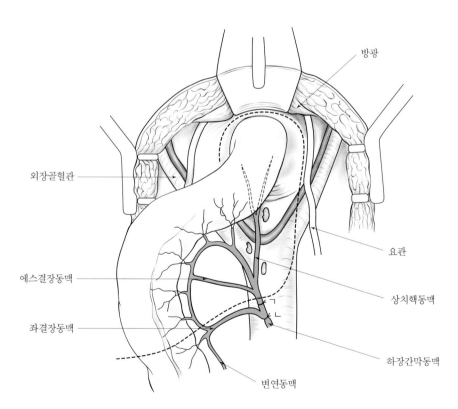

그림 23-7. 복회음절제술 또는 저위전방절제술 시 복강 내의 박리범위 복회음절제술은 여기에 항문주위 회음부의 절제를 더 시행한다. ㄱ. 하장간동맥을 대동맥 기시부에서 결찰하는 고위결찰술 ㄴ. 하장간동맥을 좌결장동맥 분지 이후에 결찰하는 저위결찰술

며 주위의 첨단 림프절이나 혈관의 침범이 있는 경우는 동시에 같이 절제해야 하며 혹자는 이 주위의 첨단 림프절에 암전이의 소견이 있으면 진행 정도가 심해 예후가 좋지 않으므로 고위결찰보다는 림프절 박리와 병행하여 저위결찰을 주장하기도 한다. 이때 근위부는 이중결찰을 시행한다. 근위부 쪽의 장절제부위는 종양의 위치와 결장루를 시행할 위치를 고려해 충분히 절제하며 보통 에스결장과 하행결장이 만나는 부위가 된다. 특히 환자가 뚱뚱하거나 전방부의 복벽이 두꺼울 때는 장과 장간막을 충분히 박리해 복강 내에서 장이 자유롭게 움직일 수 있어야 한다. 많은 양의 장간막을 제거하는 것은 림프절을 많이 포함하여 근치율을 높일 수 있다. 남아 있는 장간막은 복막을 절개한 후 혈관들을 단계적으로 확인하며 결찰해 절제한다. 이때 저위결찰 시에는 에스결장 장간막의 변연동맥과 상행좌결장동맥 그리고 좌결장동맥을 단계적으로 결찰하나 고위결찰 시에는 단지 변연동맥만을 결찰할 필요가 있다. 주위의 장간막이 완전히 박리된 에스결장 또는 하행결장을 주위의 혈관에서 출혈이 잘 되어 혈액공급이 좋음을 확인하고 양쪽을 소식자로 잡은 후 절제한다. 근위 쪽의 절단면을 소독약으로 닦은 후 패드로 감싼 다음 좌측 상복부 쪽에 밀어 넣고 골반쪽 박리를 시행한다. 만일 근위부의 결장이 골반 내로 쉽게 내려오지 않고 과도한 긴장이 예상되면 횡행결장의 박리를 간부위까지 시행한다.

### (4) 골반부 수술

골반부위의 박리 정도는 직장암의 항문연에서의 거리에 따라 달라 상부암인 경우는 외측 인대의 절제가 필요하지 않다. 여성에서는 골반박리를 시작하기 전에 자궁과 나팔관을 복벽에 봉합하여 고정시켜 놓아 직장 전방부위의 수술 시 시야가 좋게 한 후 박리를 진행하기도 한다(그림 23-8). 에스결장과 장간막을 좌측 손으로 잡아당기며 대동맥 하방의 다섯 번째 요추부터 우측 총장골정맥의 손상을 조심하며 우측부터 가위나 전기소작으로 천골갑각 위로 박리를 진행하여 더글라스와로 들어가며 앞쪽에 몇 몇 혈관을 전기소작으로 지혈하고 마찬가지로 좌측도 에스결장을 잡아당기며 붙어 있는 복막과 직장에스결장의 장간막을 박리해 우측과 두 절개창이 만나도록 한다. 이때 하복신경의 주행을 확인하며 계속 보존한다. 골반 입구에서 이 신경은 좌우측 둘로 나누어지기 전에 직장 쪽

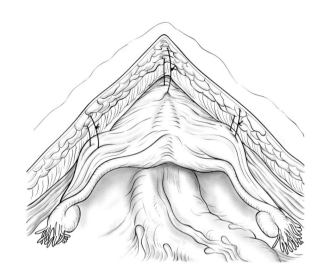

그림 23-8. 여성에서는 자궁과 나팔관을 절개면에 고정한다.

으로 접근하기 때문에 특히 손상받지 않도록 조심해야 한다. 이후부터는 신경이 좌우 둘로 분리되어 양쪽 골반벽을 따라 밑으로 주행해간다(그림 23-9, 23-10). 천골전 공간은 골반 입구부터 박리를 시작하여 직장 뒤쪽과 천골전 부위로 접근하며 이때 하부 하복신경총*inferior hypogastric plexus*을 확인할 수 있으며 직장간막과 분리하여 박리한다. 뒤쪽부위의 정확한 위치를 확인하며 박리해가는 것이 특히 중요한데 이렇게 함으로써 거의 출혈 없이 수술할 수 있을 뿐만 아니라 천골전혈관들을 손상하지 않고 하복신경총을 보호하고 전방 및 측방 박리의 정확한 위치 선정에 도움을 주기 때문이다. 일단 직장 뒤쪽의 정확한 위치로 들어갔으면 직장을 위쪽으로 잡아당기며 천골전 골반에 살짝 붙어 있는 유문상조직들은 쉽게 박리할 수 있다. 이 공간을 통하여 박리를 진행하여 양쪽의 직장천골인대 밑으로 접근하고 이 직장천골 인대를 끝이 뭉툭한 가위나 전기소작의 방법으로 절개한다. 천골전 부위의 수술은 출혈을 조심하고 신경을 보존하려는 노력을 게을리해서는 안 되는 부분이므로 조심스럽게 하여야 한다.

뒤쪽의 박리를 계속하며 앞쪽으로 진행하여 직장과 직장간막을 미골부위와 직장항문윤의 직장거근까지 박리하여간다. 진행이 여기까지 오면 직장을 골반 밖으로 잡아당길 수 있게 되어 직장주위의 양측을 쉽게 박리하여 측벽의 단단한 인대가 나오면 조심스럽게 직장을 반대 측으로 제치고 외측 인대를 결찰한다. 이때 요관의 주행을 확인하여 이 외측 인대를 당길 때 요관이 따라오는지 확인하여 손상받지 않도록 하여야 하며 특히 중부 직장암인 경우 요관의 주행방향이 바뀌는 경우 손상받기 쉬워 주의

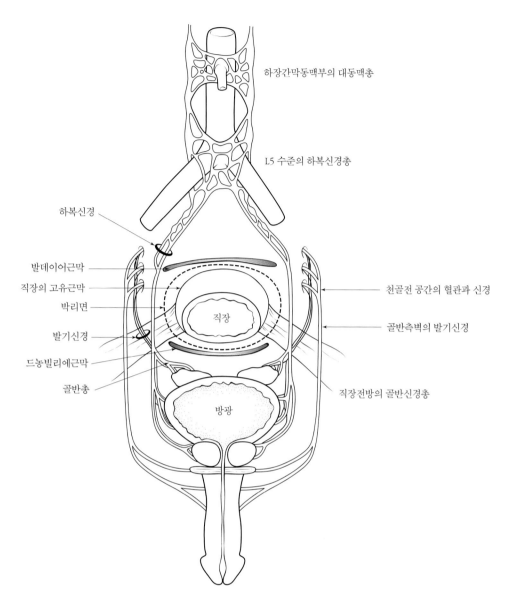

하장간막동맥부의 대동맥총

L5 수준의 하복신경총

하복신경

발데이어근막

직장의 고유근막

박리면

발기신경

드농빌리에근막

골반총

천골전 공간의 혈관과 신경

골반측벽의 발기신경

직장전방의 골반신경총

직장

방광

그림 23-9. 복회음절제술 시 손상받기 쉬운 부위의 골반 자율신경과 절제면  하장간막동맥 기시부의 대동맥총, L5 부위의 하복신경총, 골반전 공간의 하복신경총, 골반 측벽의 발기신경, 직장전방의 골방신경총들이 쉽게 손상받는다.

를 요한다. 이 외측 인대를 크게 한 덩어리로 잡는 것은 주위의 림프절과 직장간막을 남길 수 있어 분리하여 결찰해야 한다. 너무 외측으로 결찰하려 하면 양측의 골반신경이 딸려와 손상받을 수 있어 확인하고 결찰해야 한다(그림 23-10). 외측 인대에는 과거 보고와는 달리 중직장혈관mid rectal vessels을 포함하고 있는 경우가 35% 정도밖에 되지 않고 골반신경총과 매우 근접해 있기 때문에 결찰하지 않고 직접 시야하에 전기소작기 등으로 에리박리하는 것이 추천되고 있다. 뒤쪽 부위의 박리는 광섬유 견인기 또는 헤드램프 등을 이용하여 시야를 확보한 상태에서 직장고유근막의 바로 외측의 무혈관면을 따라 에리박리를 시행한다. 직장 뒤쪽의 박리가 끝났으면 직장의

전방부 박리는 세인트마크형 견인기 또는 깊은 로이드–데이비스 견인기로 앞쪽에 걸고 환자의 양측 다리 사이에 위치한 제2조수가 방광을 앞쪽으로 제친다. 수술자는 직장을 뒤쪽으로 잡아당기며 복막의 최하단 부위인 더글라스와의 앞쪽 연 1~2cm에 절개면을 가하여 드농빌리에 근막을 절개하고 직장과의 사이에 공간을 만들어 밑으로 가위를 이용하여 박리한다. 여성에 있어서 이러한 방법으로 진행하여 직장질중격을 완전히 분리할 수 있으며 견인기로 이 사이의 공간을 만들며 시야를 확보하며 박리를 진행한다. 만일 암이 질벽을 침범하였거나 유착이 있으면 질벽의 후방을 동시에 절제한다(그림 23-11). 남성에 있어서는 방광의 삼각부와 정낭에 암의 침범이 없다면 보존하

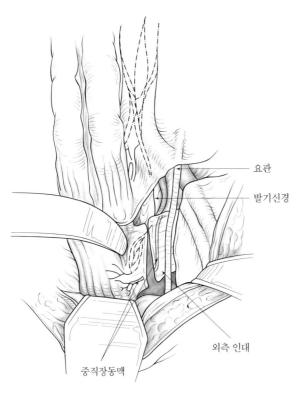

요관

발기신경

외측 인대

중직장동맥

그림 23-10. 골반 자율신경을 보존하며 외측 인대를 결찰한다.

지혈한다.

### (5) 회음부 수술

복부 수술로 괄약근보존술식이 불가능하다고 여겨지면 항문에 봉합사로 1~2회 쌈지봉합하여 직장 내용물이 수술 중 직장 밖으로 나오는 것을 막고 절개창을 넣는다. 이때 쌈지봉합한 실은 자르지 않고 겸자로 물어 박리 시 견인하는 데 사용하면 용이하다. 절개창은 앞쪽으로는 회음체의 중앙부터, 뒤쪽으로는 미골부위까지, 양측으로는 좌골조면까지 수술 후에 피부봉합 시 많은 장력을 받지 않을 정도로 넓게 타원형으로 한다. 절개창을 따라 깊이 들어갈 때 바깥쪽 절개창에 론스타 환형견인기Lone star ring retractor를 사용하면 박리절개가 수월하다. 절개면을 양측으로 붙여 좌골직장공간 내의 지방조직이 같이 제거되도록 한다. 절개연의 양측을 견인기로 당기며 시야를 확보하고 절개를 뒤쪽의 미골부위와 측부의 직장거근까지 진행하여 천골전 공간은 항문미골인대만을 절개하여 미골을 남겨두며 미골의 바로 앞부분으로 들어간다(그림 23-12). 이 절개창으로 손가락을 집어넣고 양측의 직장거근을 잡아당겨 전기소작으로 절개한다. 미골부위의 미골근의 섬유성 조직 위에 양측으로 조그만 절개창을 만들고 손가락으로 상부의 발데이어근막으로부터 직장거근을 밖으로 밀어 좌골직장와와 장미골근주위의 지방조직을 골반의 측벽으로 밀며 이때 하부 치혈관들을 처리한다. 항문관과 직장이 앞쪽으로 밀려나고 뒤쪽의 발데이어근막과 분리되면 미골 앞쪽 양측에 절개창을 가해 양측 앞

여야 한다. 직장벽의 앞쪽으로 드농빌리에근막을 절개한 후 박리를 진행하며 직장항문륜까지 접근하여 전립선 첨단부위까지 진행되면 골반부위의 수술을 마치고 회음부의 절제를 시작한다. 절개면이 너무 앞쪽으로 치우치면 전립선부위의 출혈이 발생할 수 있다. 일단 출혈이 발생하면 상당히 귀찮기 때문에 조심해야 하며 전기소작법으로 지혈을 시도해보고 안 되면 시야를 확보한 후 결찰로

가                              나

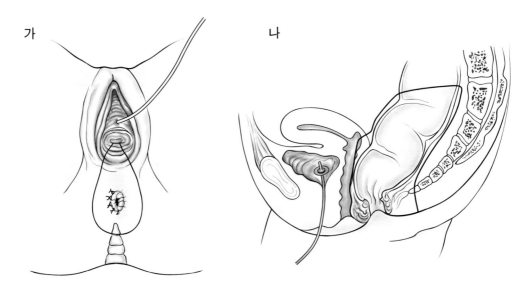

그림 23-11. 여성에서의 회음부 수술 **가**. 질후벽을 포함한 절개창 **나**. 절제면을 보여주는 측면도. 질후벽의 침윤이 있으면 동시에 같이 절제한다.

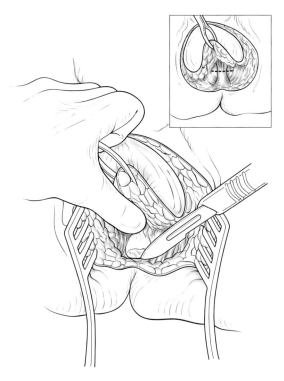

그림 23-12. 미골의 끝부분을 절제하거나 또는 항문미골인대를 절개한다.

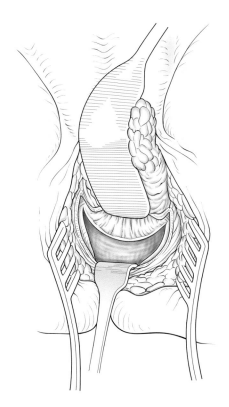

그림 23-13. 후방의 발데이어근막의 절개 복강내 제2조수의 손가락을 지표로 삼아 박리하는데, 이때 주위의 천골혈관과 골반신경이 손상받지 않도록 주의한다.

쪽으로 발데이어근막을 분리하며 박리를 시행한다. 이때 발데이어근막을 직장 쪽에 붙여 박리하여 완전 절제가 되도록 해야 하며 후방에 놓여 있는 천골혈관들과 골반신경이 찢어지면서 손상받지 않도록 조심스럽게 확인하며 박리한다. 이때 복부 쪽의 절개창을 통해 양측의 손가락이 만나게 된다(그림 23-13). 간혹 복부 쪽의 절개창과 회음부의 절개창의 박리면이 서로 달라질 수 있어 복부 쪽 제2조수의 손가락을 지표로 삼아 두 절개창이 만나도록 한다. 회음부절제술의 앞쪽 면은 남성에서 막성요도, 정낭, 전립선과 붙어 있어 많은 어려움이 있다. 뒤쪽의 절제가 끝나면 앞쪽의 절제를 시작한다.

앞쪽은 횡으로 달리는 회음근육들을 확인하고 이 근육들 뒤쪽으로 박리를 시행하여 요도 손상을 막아야 한다. 이 회음근육을 박리하면 위쪽의 직장거근들인 치골미골근, 치골직장근과 그외 다른 많은 근육들이 있다. 이들을 상부의 골반근막과 분리하여 앞쪽의 전립선과 직장 사이의 박리면을 확보하며, 상부로 박리를 진행하면 드농빌리에근막을 만나고 이를 절개하면 복부 쪽 절개창과 만날 수 있게 된다(그림 23-14). 앞쪽 절개창을 시술의가 직장을 누르며 위쪽으로 잡아당기면서 경계면을 확보하며 박리하고 요관을 손으로 확인하여 요도 손상을 막는 데 주

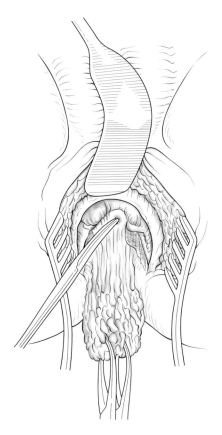

그림 23-14. 전방의 드농빌리에근막의 절개 앞쪽의 전립선과 정낭을 확인하고 이 근막을 절개한다.

의한다. 여성에 있어서는 직장질중격을 쉽게 박리할 수 있으며 암세포의 침윤이 의심되면 후방질과 회음체를 동시에 절제한다. 절개창을 통해 직장암이 포함된 절제될 조직을 빼낸 후 좌우로 잡아당기며 주위에 남아 있는 조직을 지혈하며 절개하여 완전히 분리한다. 비만 환자에서는 골반내 외측 인대를 밑에서 확인하여 절개할 수도 있다. 회음부의 절개창은 지혈이 잘 되었는지 확인한 후 1차 봉합한다. 과거에는 회음절개창을 벌려놓거나 거즈로 채워놓기도 했지만 요즈음은 수술 전 예방적 항생제의 사

용으로 거의 사용되지 않는다. 봉합 전에 아래 위로 생리식염수로 세척한 후 절제면의 근육은 1-0 또는 2-0 흡수봉합사로 봉합하고 남아 있는 좌골직장조직은 2-3층으로 봉합한 후 피부를 봉합한다.

### (6) 결장루 조성(그림 23-15)

절제된 근위부의 에스결장 또는 하행결장으로 환자의 좌하복부에 장루를 만든다. 수술절개창을 2개의 코커 겸자로 잡고 수술 전에 표시해둔 부위에 직경 2~3cm 정도

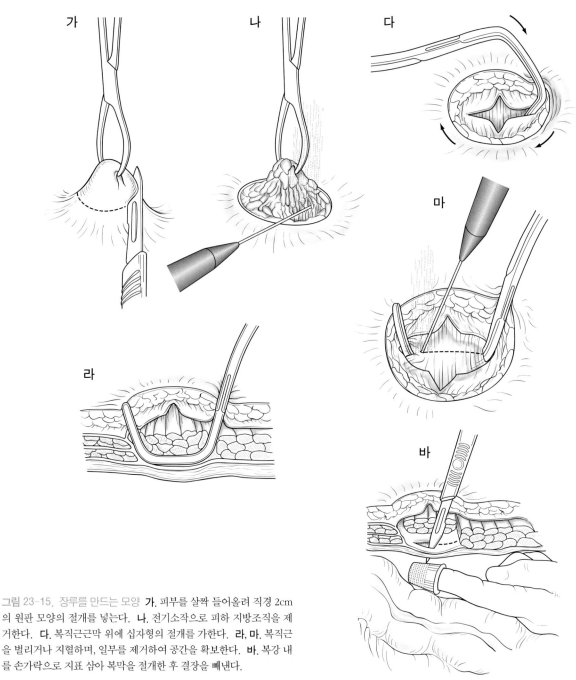

그림 23-15. 장루를 만드는 모양 가. 피부를 살짝 들어올려 직경 2cm의 원판 모양의 절개를 넣는다. 나. 전기소작으로 피하 지방조직을 제거한다. 다. 복직근근막 위에 십자형의 절개를 가한다. 라, 마. 복직근을 벌리거나 지혈하며, 일부를 제거하여 공간을 확보한다. 바. 복강 내를 손가락으로 지표 삼아 복막을 절개한 후 결장을 빼낸다.

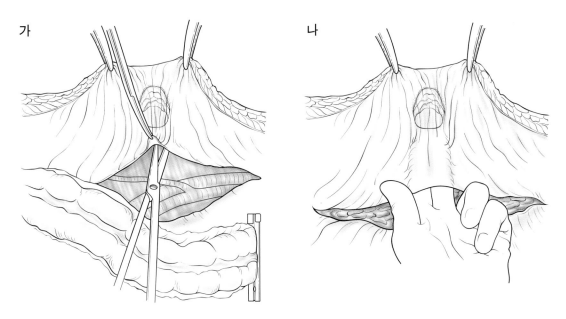

그림 23-16. 복막 외로 터널을 만들어 장루를 만드는 모양 **가.** 복막의 절개면을 손가락이나 가위로 박리하여 결장루를 만들 부위까지 복막외 터널을 만든다. **나.** 복막외 터널을 통해 장루를 만들고 절개면의 복막을 봉합한다.

의 절개창을 만든다. 절개한 피부를 박리하여 제거하고 피하지방을 전기소작으로 지혈하며 전방 복직근막까지 접근한다. 근막에 세로방향으로 절개를 가한 후 켈리 겸자로 복벽을 잡아당겨 긴장을 준다. 복직근을 뚫고 벌려 후방 복직근의 근막과 복막이 보이면 다시 전기소작으로 구멍을 만들어 손가락 2개를 넣고 구멍을 넓힌다. 결장루로 이용될 장의 끝부분의 장간막을 제거한다. 이때 2cm 이상 박리하면 혈액공급의 장애로 괴사할 수 있으므로, 깨끗이 정리한 다음 주위의 지방조직을 제거하여 장이 복벽 내의 장루 통로에서 쉽게 움직일 수 있게 한다. 장을 복벽의 구멍을 통해 2~3cm 자연스럽게 나와 장루의 끝이 바깥으로 예쁘게 뒤집히도록(외번)한다. 장의 장막을 복막과 3-0 봉합사로 고정시킨 후 다시 위쪽의 장막을 복직근의 전방근막과 고정시켜 장루가 탈출되는 것을 막도

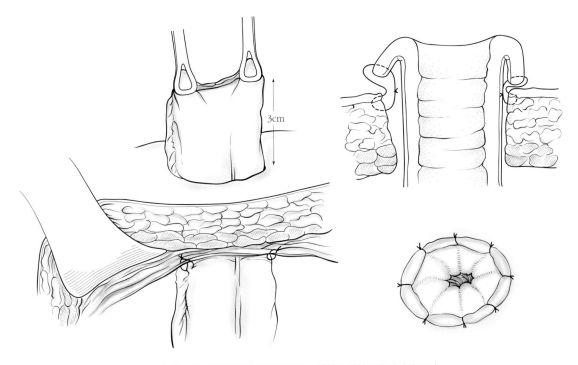

그림 23-17. 결장점막과 피하조직을 봉합하여 결장루를 완성한 모양

록 한다. 몇몇 외과의들은 장루를 복막 외로 터널을 뚫어 시행하면 장루주위의 탈장과 내헤르니아를 막을 수 있다고 주장하지만, 이 방법은 장을 충분히 박리해야 하고 수술시간이 길어지는 단점이 있다(그림 23-16).

### (7) 골반부 배액

직장을 제거한 후의 골반은 많은 무효공간을 가지고 있어 수술 후 농양의 원인이 될 수 있으므로 반드시 골반 배액을 해야 한다. 초창기에는 펜로즈를 많이 이용하였으나 현재는 폐쇄성 흡입 배액을 하여 역류성 감염을 막고 효과적으로 배액할 수 있다. 배액관은 복벽을 통하거나 회음부를 통해 설치할 수 있다. 복강으로 개방된 골반강은 방광과 골반측벽의 벽측복막*parietal peritoneum*을 이용하여 폐쇄시키는데 만일 주위조직만으로 폐쇄가 불가능할 경우 대망 또는 메쉬를 사용하기도 한다. 특히 수술 후 방사선치료를 해야 하는 경우에는 반드시 골반강 입구를 폐쇄해야 한다.

### (8) 결장루 완성(그림 23-17)

과거에는 수술 후 2일째에 결장루를 완성하였으나 최근에는 수술장에서 즉시 완성한다. 복부절개창을 봉합한 후 절개창 위를 거즈로 덮는다. 결장루 끝부분의 겸자나 스테이플을 제거한 후 점막의 8군데를 피부하조직과 일정한 간격으로 봉합한다. 점막과 피부를 봉합하면 점막세포의 착상을 초래하여 후에 결장루주위의 피부 자극을 유발할 수 있어 피부하조직과 봉합한다. 결장루가 완성되었으면 절개창을 소독한다.

## 2. 저위전방절제술

직장암의 저위전방절제술은 모든 수술을 복부 쪽에서 시행하는 것이다. 환자의 수술 시 위치는 복회음절제술과 동일하게 쇄석위를 취하고 필요할 경우 단단봉합기를 이용할 수 있게 한다. 골반 내에서 문합을 할 수 없을 경우에는 이 위치에서 결장항문문합술을 시행한다.

### (1) 박리

이 시술은 복회음절제술과 같은 방법으로 박리를 진행한다. 절제 시 근위부의 절제면이 충분한 혈액공급을 유지하도록 하며 주위의 림프절을 포함한 장간막을 많이 절

제하여 근치율을 높이도록 해야 한다. 보통 근위부의 절제연은 하행결장과 에스결장이 만나는 부위이며 절제연의 원위부는 종양이 만져지는 부위보다 최소한 2cm 하방이어야 하고 특별한 어려움이 없으면 3~5cm 정도를 유지하도록 한다. 문합부의 장력을 줄이기 위해 필요하면 직장미골인대를 절개하고 직장항문륜까지 뒤쪽의 박리를 하는 경우도 있다. 직장의 장간막은 직장절제연보다 더 많이 밑쪽까지 절제해야 한다. 실제로 하부나 중부의 직장암 수술 시 항문괄약근 보존술식이 가능하다면 원위부의 주위조직을 완전히 박리한 2~3cm의 직장만을 남겨놓고 주위의 모든 직장간막을 절제에 포함시켜 근치율을 높여야 한다. 이와 같이 직장간막의 완전한 절제는 직장암의 수술 후 골반내 재발을 감소시킨다. 절제할 원위부의 직장 종양 밑을 왼손의 2번째 3번째 손가락 사이로 넣고 그 밑을 다시 직각 겸자로 잡고 굵은 견사로 원위부결찰을 시행한다. 결찰 후 원위직장을 포비돈-요오드용액으로 항문을 통해 반복 세척하여 문합부위에 종양세포가 남아 있지 않도록 한다. 원위부 직장의 절단은 결찰부위보다 근위부에서 안전절제연을 고려하려 시행하는데 선형자동봉합기로 봉합 후 메스나 전기소작기 등으로 절단하거나 선형자동봉합절단기를 사용하여 한 번에 봉합절단하기도 한다. 절제연의 암 침범 유무를 육안으로 확인하고 필요 시 냉동절편으로 절제연 침범 여부를 확인한다.

### (2) 문합술

성공적인 문합술은 문합부의 장력이 적어야 하고 혈액

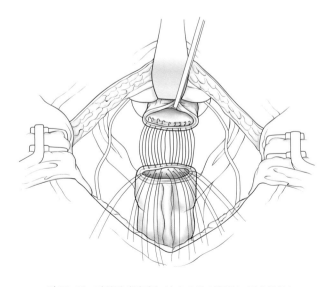

그림 23-18. 저위전방절제술 시 손으로 시행하는 단층문합술

주로 사용한다.

자동봉합기를 이용한 문합술은 종래에는 하나의 단단 자동봉합기를 사용한 문합술을 사용했지만 근래에는 선형봉합기와 단단자동봉합기를 사용한 이중문합술이 주로 사용된다(그림 23-20).

### (3) 배액

천골전 공간과 골반의 박리는 후복막부위에 많은 조직을 노출시켜 수술 후 골반내 혈액과 체액이 많이 고이고, 또 골반강이 뼈로 구성되어 있어 계속 무효공간으로 남아있어 골반내 농양의 좋은 배지 역할을 한다. 이론적으로 흡입성배액술이 이 무효공간 내에 지속적으로 고이는 체액을 배출하여 염증을 효과적으로 예방한다고 생각되어 많이 이용되었다. 전향조사 결과 역시 이러한 천골전 배액술이 복회음절제술 후의 회음부 상처의 치유와 전방절제술 후의 골반내 농양의 예방에 도움이 된다는 것이 입증되어 대부분의 외과의사는 이 방법을 이용한다.

### (4) 우회 장루

장문합 후 우회 장루는 기술적으로 장문합이 확실하게 이루어진 경우는 필요 없고 문합부에 누출의 위험이 있을

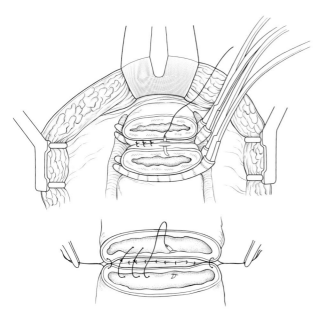

그림 23-19. 저위전방절제술 시 손으로 시행하는 이중문합술

공급이 잘 이루어져야 하며 문합하려는 양쪽 장의 직경이 비슷해야 할 뿐 아니라 문합 시 직장 내의 내용물이 흘러나와서는 안 된다. 문합하는 방법은 손으로 직접 하는 방법(그림 23-18, 23-19)과 자동봉합기를 이용하는 방법이 있으나 최근에는 대부분 자동봉합기를 이용한 문합술을

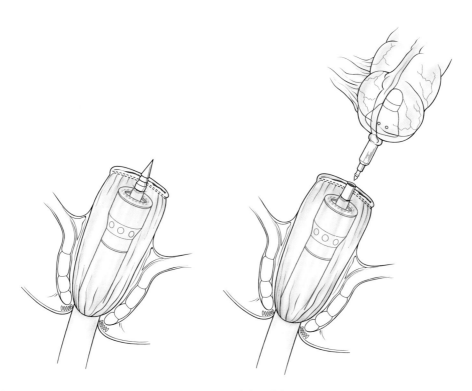

그림 23-20. 저위전방절제술 시 문합기를 이용한 이중문합술 원위부의 절제된 직장을 쌈지봉합하지 않고 봉합기로 절단한 후 투관침이 부착된 다른 봉합기를 이용하여 문합한다.

때 보조적으로 사용하게 된다. 즉 수술 전 방사선치료를 받은 병력이 있는 환자와 면역기능이 저하되어 있는 환자, 수술 전 장청소가 잘 안 된 환자에서 골반내 대변의 누출이 많아 문합부의 안전성에 의심이 가는 경우와 장문합이 항문연에서 가깝게 이루어진 경우에 시행하게 된다. 최근에는 장청소가 수술 전 잘 안 된 환자에서 수술장 내에서의 장세척 방법의 개발로 우회 장루를 시행하는 경우가 많이 감소하였다. 우회 장루는 종래에는 횡행결장루를 많이 시행해 왔으나 근래에는 루프 회장루를 많이 시행한다. 루프 회장루가 관리하기 쉽고 더 완전히 장액을 우회할 수 있으며 나중에 복원하기 쉬운 장점이 있기 때문이다. 장문합 후 우회 장루에 대한 많은 연구에서 예방적으로 사용하는 장루는 문합부의 누출을 예방할 수 없을 뿐만 아니라 불필요하게 입원기간만 증가시키며 다시 장루복원술을 필요로 하여 수술 이환율만을 증가시키게 된다는 보고들이 있다. 그러나 한편으로는 우회술을 시행한 경우 문합부 누출에 의한 패혈증 등의 임상적으로 치명적인 합병증을 감소시킬 수 있다고 알려져 있다.

## 3. 결장항문문합술

결장항문문합술은 상당히 낮은 하전방절제술 후 장문합을 위해 사용하는 방법이다. 필수적으로 근위부의 장을 항문직장륜과 항문관에서 문합하는 수술로, 항문관이나 하부의 직장을 항문관으로 뒤집어 꺼내 연결하는 풀스루 수술방법(그림 23-21, 23-22)의 변형된 방법이다. 전형적인 결장항문문합술은 항문을 뒤집지 않고 항문 안에서 연결하는 수술이다. 그러나 문합을 하기 위한 방법에는 여러 가지가 있는데 항문을 뒤집어 항문관 밖으로 꺼내 연결하는 방법과 천골부위를 통해 문합하는 방법(경천골법, 그림 23-23), 항문관을 통해 문합하는 방법 등(그림 23-24)이 있다. 항문관을 통해 문합하는 방법에는 다시 근위부의 절제된 장과 직접 연결하는 방법과 점막하를 박리해 장근육층 안에서 박리된 점막과 연결하는 방법, 항문의 두 괄약근 사이를 박리하여 이 괄약근 사이의 피부와 연결하는 방법(그림 23-25) 등이 있다. 따라서 연결하는 부위는 각각 항문직장륜, 치상선, 항문부위 피부가 되며 이것은 또 손으로 연결하거나 봉합기를 사용하여 시행할 수 있다. 이 수술은 처음 세인트마크 병원의 팍스(그림 23-24)가 시도한 방법으로 에피네프린 1:300,000을 박리를 쉽게 하고 출혈을 막기 위해 점막하에 주사하고 치상선부터 직장 하부까지 점막을 박리하여 에스결장의 중앙을 이 구멍으로 잡아당겨 단층으로 치상선의 절단부위와 단속봉합한다. 봉합 시 에스결장의 전층을 항문점막과 내괄약의 일부를 포함시키고 일시적인 횡행결장루를 시행한 뒤 천골 앞쪽에 배액술을 시행한다. 봉합기를 사용한 결장항문문합은 저위전방절제술과 유사한 방법으로 시행하나 쌈지봉합방법은 항문관을 통하거나 이중봉합기를 이용하는 방법으로 시행한다. 직장 쪽 박리는 두 괄약근 사이를 치상선부위까지 시행하고 선형봉합기를 항문수상면

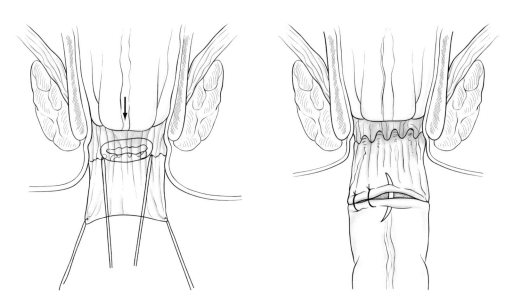

그림 23-21. 풀스루수술법 근위부 장과 원위부의 절제된 직장을 뒤집어 꺼내 회음부 밖에서 수술 시 또는 수술 후 14일 뒤에 문합한다.

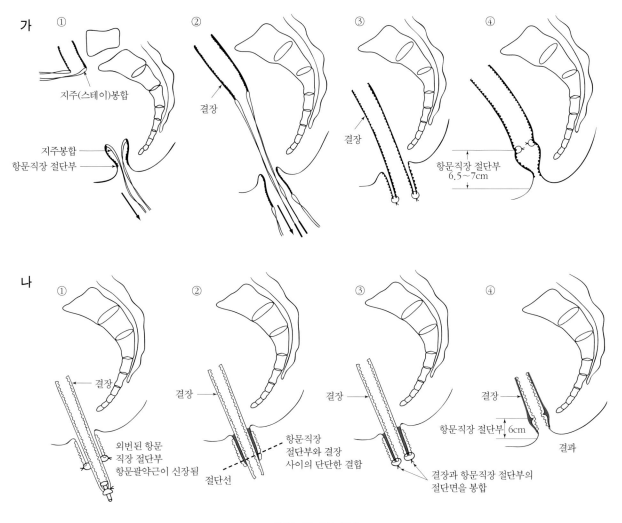

그림 23-22. 풀스루법

**가.** 몬쉘-웨어의 풀스루법
① 복부를 통해 암이 위치한 장관을 절제하고 결장과 항문직장 절단부를 남긴다.
② 항문직장 절단부를 외번시키고 결장을 빼낸다.
③ 직장과 결장의 점막을 봉합한 후에 항문 밖에서 문합을 시행한다.
④ 골반에 문합부를 재위치시킨다.

**나.** 턴불-쿠버슨의 풀스루법
① 1단계 수술: 결장 절단부를 외번된 항문직장 절단부를 통해 빼내어 둔다.
② 2단계 수술: 10∼14일 후에 직결장의 문합을 위해 두 절단부의 주위를 정리한다.
③ 직장과 결장의 점막을 봉합한다.
④ 최종상태: 골반 내로 문합부가 자연히 들어간다.

에 직각으로 위치시키고 발사한다.

## 4. 하트만술식

하트만술식은 전방절제술과 동일하나 근위와 원위장의 문합 대신에 원위부는 손이나 봉합기를 이용하여 봉합하고 근위부는 장루를 만들어놓는 방법이다(그림 23-26). 이 수술방법은 급성 또는 합병증이 있는 게실성 질환에서 주로 이용되나 직장암의 일부에서도 사용된다. 특히 천공이 동반되거나 장폐쇄를 동반한 직장암, 환자의 상태가 나빠 절제의 위험이 높을 때, 직장암이 광범위하게 진행되어

복회음절제술을 시행해도 재발이 불가피하고 생명의 연장을 가져오기 힘든 경우와 암 자체가 진행되어 절제불능인 경우, 수술 시 환자의 순환기계 이상 등으로 수술을 빨리 끝내야 할 경우 등에 이용될 수 있다. 이 수술의 장점은 회음부의 수술을 하지 않아 수술을 빨리 마칠 수 있고 문합부가 없어 누공을 걱정하지 않아도 되는 점이다. 그러나 항문 협착이나 암에 의한 원위부 직장의 폐쇄가 있는 경우는 원위부 직장을 봉합해서는 안 되고 점액루를 만들어놓아야 한다. 직장암에 의한 하트만술식은 후에 재수술하여 장문합을 다시 해주는 경우는 거의 없고 이 수술 자체가 최종적인 수술로 여겨지고 있다.

가

나

다

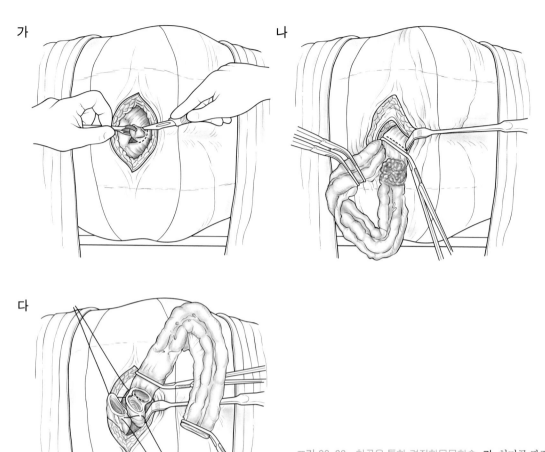

그림 23-23. 천골을 통한 결장항문문합술  **가.** 천미골 관절부위에 횡행절개를 가하고 미골에 붙어 있는 직장거근을 분리하여 천골전 공간으로 들어간다.  **나.** 복부 수술로 박리한 직결장을 절개창을 통해 꺼내고 경계연을 고려하여 절제한다.  **다.** 직장과 결장을 단층으로 단속문합한다.

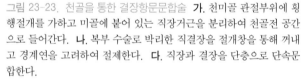

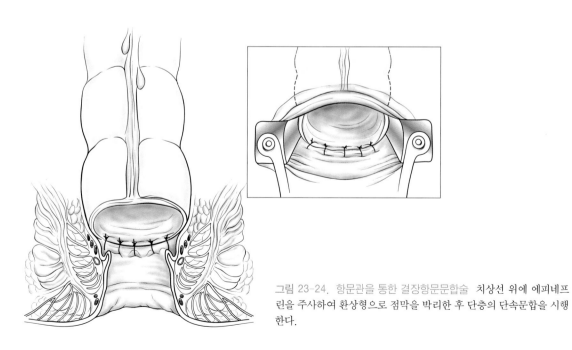

그림 23-24. 항문관을 통한 결장항문문합술  치상선 위에 에피네프린을 주사하여 환상형으로 점막을 박리한 후 단층의 단속문합을 시행한다.

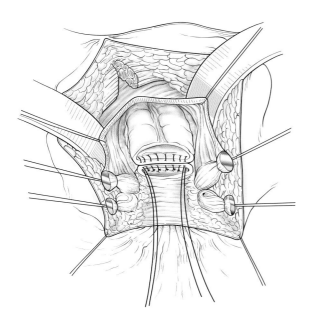

그림 23-25. 항문괄약근을 통한 결장항문문합술 항문괄약근을 절개하고 항문관에서 결직장문합을 단층으로 시행한다.

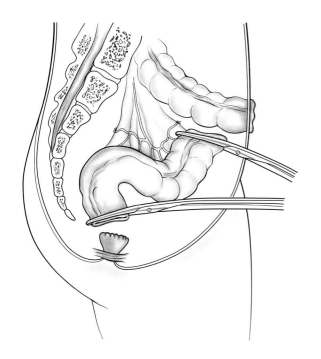

그림 23-26. 하트만술식 원위부의 직장연을 봉합하여 폐쇄한 후 근위의 에스결장으로 장루를 만든다. 원위부의 폐쇄가 있으면 봉합하지 않고 점액루로 복벽에 꺼내놓는다.

## 5. 직장암의 국소절제술

1980년대에 들어와서 초기 직장암의 국소절제술이 시술된 이래 현재는 증가 추세에 있다. 이 수술방법은 환자의 선택만 잘하면 복회음절제술이나 저위전방절제술과

| 표 23-1 | 직장암 국소절제술의 적응기준 |

| 기준 | 적응증 | 금기증 |
|---|---|---|
| 종양의 고착 여부 | 이동성이 있음 | 장벽에 고착 |
| 골반강내 림프절 | 촉지되지 않음 | 촉지됨 |
| 기술적인 가능 여부 | 예 | 아니오 |
| 추적 가능 여부 | 양호 | 불량 |
| 조직 분화도* | 고 또는 중분화 | 중 또는 저분화 |
| 육안적 종양 모양* | 돌출형 | 궤양형 |
| 크기* | <3~4cm | >3~4cm |
| 장관 둘레 침범* | <1/3~1/2 | >1/3~1/2 |
| 조직학적 유형* | 특징적 선암 | 점액암, 인환세포암 |
| 혈관/림프선 침범* | 없음 | 있음 |

* 상대적인 적응증

수술결과가 비교할 만하다는 많은 보고가 있다. 항문관을 통하거나 천골을 통하여 직장암이 포함된 장의 전층을 절제하는 방법이다. 일반적으로 인정되는 수술기준은 중부 또는 하부 직장암 가운데 ① 종양의 하부연이 치상선으로부터 8cm 이내일 것, ② 종양의 크기가 3cm 이하일 것, ③ 조직학적으로 분화도가 잘 발달되었거나 어느 정도 발달되었을 것, ④ 병리학적으로 암세포가 장근육층을 통과하지 않은 국소종양일 것(pT1 또는 pT2), ⑤ 종양 중앙에 궤양이 없을 것, ⑥ 절제연에 암세포가 남아 있지 말 것 등이다. 실제 병리조직학적으로 초기암(pT1 or pT2) 가운데 15%, 전직장암의 3% 정도만이 이 적응증에 해당된다 (표 23-1).

### (1) 항문관을 통한 국소절제술

이 수술은 근본적으로 광범위한 조직생검과 동일하여 예외적으로 선암성 용종인 경우는 점막하층만을 절제하나 선암인 경우 암이 포함된 장의 전층을 절제하여 병리조직검사를 시행해야 한다. 반드시 절제연이 1cm 정도 유지하여 절제연에 암세포가 없음을 조직검사로 확인하여야 한다(그림 23-27). 직접 항문관을 통하여 국소절제하는 것은 종양이 작고 하부인 경우는 간단히 시행할 수 있으나 크고 위치가 높은 경우는 많은 기술을 요한다. 일반적으로 쉽게 수술할 수 있는 경우는 항문 끝에서 6~8cm 하방에 위치하고 크기가 3~4cm 이하이며 직장둘레의 1/4 또는 1/2 이하인 경우이다. 환자의 자세는 종양이 직장 전방에 위치한 경우는 쇄석위로 하고 후방에 위치한 경우는 잭나이프 자세로 하여 수술 시야에 종양이 잘 들어오도록 하며 직장은 다른 절제술과 동일하게 전 처치하

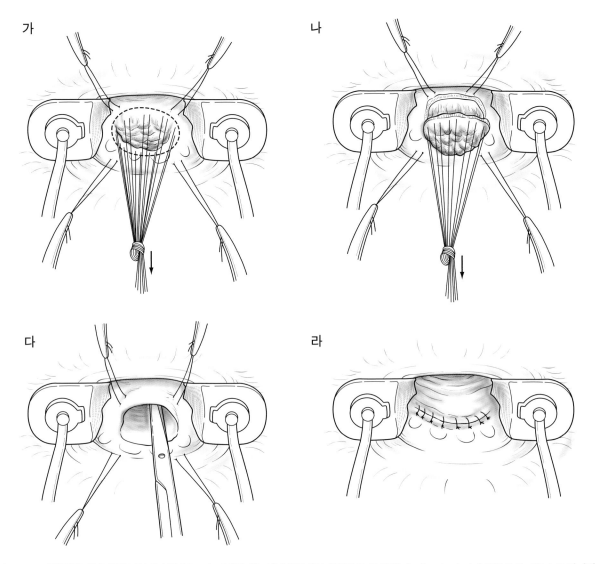

가

나

다

라

그림 23-27. 항문관을 통한 직장암의 국소절제술 **가.** 절제하려는 직장암주위를 봉합사로 표시해놓는다. **나.** 이 지지 봉합사를 기준으로 절제연을 1cm 이상으로 유지하고 직장벽의 전층을 주위 지방조직이 노출되도록 완전히 절제한다. **다.** 완전히 절제한 다음 경계부주위의 전층을 박리하여 봉합 시 긴장하지 않도록 한다. **라.** 남은 경계연은 직장관이 좁아지는 것을 막기 위해 가로방향으로 봉합한다.

여야 한다. 수술 시야의 확보는 팍스견인기나 프렛 견인기를 사용하며 절제하기 전 절제연을 미리 전기소작으로 표시해놓아 수술 중 절제연을 시야에서 잃어버리지 않도록 해야 한다. 절제연을 표시하기 위한 몇 바늘의 봉합사를 이용하는 것도 하나의 방법이다. 특히 점막 내의 주름에 절제연이 있어 잘 보이지 않는 경우 도움이 된다. 박리할 부위에 미리 1:200,000 에피네프린을 주사하여 지혈에 도움을 주도록 하고 직장주위의 지방세포에서 직장의 전층을 분리하여 박리하며 특히 종양 하부를 박리할 때는 점막과 수직방향으로 유지하여 직장의 일부층만이 분리되지 않도록 하여야 한다. 종양의 위치가 직장 상부일 경우는 앨리스 겸자나 봉합사로 견인하여 박리하며 특히 지혈을 철저히 하여 수술 시야의 확보에 최선을 다하여야

한다. 종양이 완전히 절제되면 4방향의 위치를 확실히 표시하여 조직검사를 시행하고 수술 후 결손부위는 직장관이 좁아지는 것을 막기 위해 흡수봉합사로 가로방향으로 봉합한다. 특히 직장 전방부위의 종양인 경우 골반내 장기를 조심하여야 한다. 박리 도중에 복강 내로 들어가도 장 청소를 확실히 하였기에 특별한 문제는 없다. 수술 후 2~3일 정도 장운동을 억제하기 위해 코데인이나 디페녹실레이트 히드로클로라이드와 돔페리돈을 3~6시간마다 주기도 하나 대부분의 사람은 수술 다음 날부터 식사하게 하고 2~3일 후 퇴원시킨다. 수술 후 많은 섬유질이 포함된 식사를 권장하여 부드럽고 잘 형성된 변을 보게 해야 한다. 환자는 수술 1달 후 외래로 내원하여 진찰을 받게 하고 3개월, 6개월 후 항문경검사를 시행하게 한다. 그 후

| 표 23-2 | 직장암의 국소절제술 후의 치료 결과(국소재발률과 5년 생존율)

| 저자(연도) | 환자 수 | 5년 생존율(%) | 국소재발률(%) | 국소재발 후의 장 보존 |
|---|---|---|---|---|
| 모슨 등[a](1977) | 191 | 82 | 13 | |
| 하가 등(1983) | 133[b] | 90 | 13 | |
| | 120[c] | 78 | 17 | |
| 스테른 등(1984) | 131 | 84 | 26 | |
| 킬링백(1985) | 139 | 82 | 23 | 5/9 |
| 큐스베르슨, 심슨(1986) | 128 | 79 | 21 | 6/6 |
| 비져 등(1986) | 188[d] | | 21 | |
| **국소절제술과 방사선치료의 병합** | | | | |
| 엘리스 등(1988) | 119 | 89 | 10 | |
| 혼 등[e](1989) | 117[b] | 100 | 10[e] | |
| | 114[c] | 83 | 43 | 3/6 |
| 데스페르츠 등 | 125 | | 20 | 3/5 |

a: 악성용종 포함
b: 점막하까지 진행된 경우로 국한
c: 근육층까지 진행된 예 포함
d: 188/234 선암 환자에서 국소절제술 시행
e: 3/17 재발된 융모 선종

수년 동안 6개월마다 추적조사를 해야 한다. 항문관을 통한 초음파는 필요하면 6개월마다 시행하고 그 외 대장조영술과 암배아성항원 등의 검사는 직장암 환자의 추적검사와 동일하게 시행한다. 항문관을 통한 직장암의 절제술은 수술사망률이나 이환율이 매우 낮으나 합병증으로 출혈, 상처부위 열개, 수술부위 협착증이 발생할 수 있다. 수술부위의 출혈은 대부분은 저절로 지혈되나 극소수의 환자에서는 전기소작이나 결찰을 필요로 할 수도 있다. 상처부위 열개는 특별한 치료 없이 시간이 지나면 치유되나 협착증은 종양의 크기가 큰 경우 수술 후 상처부위의 치유과정에 의해 시간이 지나며 더 악화될 수 있어 반드시 염두에 두어야 한다. 대부분의 협착증은 아무 증상이 없으나 장관의 직경이 1~2cm 이하인 경우 변비, 직장폐쇄, 이급후증이 나타날 수 있다. 이러한 경우 협착부위 확장술로 치유가 되나 일부에서는 협착절개술 후 협착성형술, 피판성형술, 직장절제술과 같은 수술적 치료가 필요한 경우도 있다. 직장주위의 농양은 저절로 배액되지만 확인되면 즉시 배액해야 한다. 복강 내의 천공은 드물지만 맹낭cul-de-sac이 매우 낮은 여성에서 발생할 수 있고 특히 여성에서는 전방의 질과 인접해 있어 전방부의 종양인 경우 질직장 누공이 생길 수 있다. 이 시술은 5년 생존율이 80~90%이며 국소재발이 매우 낮아 환자의 선택만 잘하면 거의 완치를 기대할 수도 있다(표 23-2). 국소절제

술 후의 국소재발은 대략 10% 정도의 환자에서 발생하여 재절제나 재수술을 요하게 된다. 특히 암세포가 장근육을 침범한 경우 재발률이 높아 이러한 경우 근치적 절제술을 시행하자는 주장도 있다. 암세포가 점막하층에 국한해 있을 경우 근접 림프절의 전이는 10% 이하이나 근육층을 통과하면 20~30%가 된다. 몇몇 보고는 암세포가 근육층을 침범하거나 분화도가 나쁘거나 절제연이 불확실한 경우 보조적인 항암요법 또는 방사선요법 또는 이 둘의 병행을 주장하기도 한다. 직장암의 국소절제술 후 재발한 환자의 절반 정도만이 방사선치료나 재절제술 또는 복회음절제술 등의 치료의 적응이 되기 때문에 조기재발을 찾기 위한 자세한 추적조사가 병행되어야 한다.

### (2) 항문관을 통한 내시경적 미세수술

항문관을 통한 내시경적 미세수술은 처음 결장 내의 무경성 용종을 제거하기 위해 사용되었으나 초기 직장암의 수술방법으로도 이용되고 있다. 복강내시경을 이용하여 항문관을 통해 직장암을 절제하는 방법으로 직접 항문관을 통한 수술이 어려운 직장 상부에 위치한 직장암의 경우 시행되며 직경 4cm의 스코프와 12~20cm 길이의 통이 필요하다. 수술을 용이하게 하기 위해서는 환자의 위치 선정이 중요하다. 직장후방부의 종양은 쇄석위로 시행하고 전방부의 종양은 환자의 다리를 벌린 잭나이프 자세

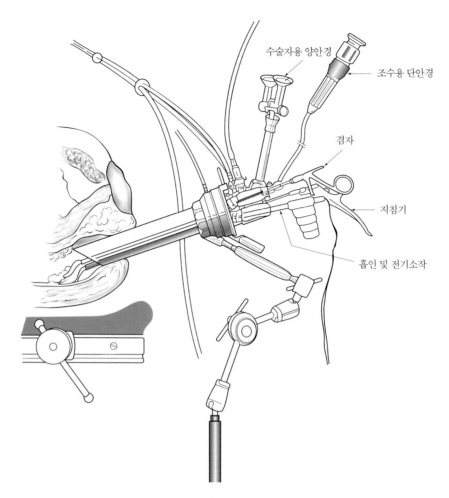

그림 23-28. 항문관을 통한 내시경 미세수술

로 시행하는 것이 좋으며 측방은 그 방향과 같이 옆으로 눕힌 위치가 수술하기 편리하다. 내시경과 수술조작기구를 항문관을 통해 넣은 후 이산화탄소로 직장을 팽창시켜 종양주위의 1cm 경계로 직장 전층을 절제하는 법으로 복강내시경 시술과 동일하게 시행한다(그림 23-28). 뷰에스(1992) 등이 74예의 환자 사례를 통해 평균 수술시간은 2시간이고 사망률은 없으나 의미 있는 합병증은 9%라는 보고하였다. 이 합병증의 대부분은 절제 후의 결손부위 봉합 시 과도한 긴장과 관련이 있는 상처부위의 열개와 직장질 누공이 발생하여 일시적인 결장루와 근치적 절제술을 시행하였다고 한다. 이들은 처음 무경성 용종의 침윤성 암 환자에 시행함을 원칙으로 하였다. 그러나 T1 병변인 경우 비록 재발이 3%에서만 발생하나 병변의 분화도가 나쁘고 림프관의 침범이 있으면 재발률이 40%로 증가하며 T2 병변인 경우는 7%, T3는 33%의 재발률을 보여 병변의 침윤 정도가 깊거나 분화도가 나쁜 경우는 근치적 절제술을 시행하여야 한다고 주장했다. 비록 이 수술방법은 유럽 쪽에서는 많이 시행되나 아직까지는 많은 기술을 필요로 하고 경비가 비싸며 대상 환자의 선별이 어려운 점이 있어 자주 시행되지 못하고 있다.

## 참고문헌

Agaba EA. Does rectal washout during anterior resection prevent local tumor recurrence? Dis Colon Rectum 2004;47(3):291-296.

Andreola S, Leo E, Belli F, Lavarino C, Bufalino R, Tomasic G, et al. Distal intramural spread in adenocarcinoma of the lower third of the rectum treated with total rectal resection and coloanal anastomosis. Dis Colon Rectum 1997;40(1):25-29.

Ballantyne GH, Quin J. Surgical treatment of liver metastases in patients with colorectal cancer. Cancer 1993;15;71(12 Suppl):4252-4266.

Bell SW, Mourra N, Flejou JF, Parc R, Tiret E. Ex vivo sentinel lymph node mapping in colorectal cancer. Dis Colon Rectum 2005;48(1):74-79.

Bembenek A, Rau B, Moesta T, Markwardt J, Ulmer C, Gretschel S, et al. Sentinel lymph node biopsy in rectal cancer-not yet ready for routine clinical use. Surgery 2004;135(5): 498-505.

Bertagnolli M, Miedema B, Redston M, Dowell J, Niedzwiecki D, Fleshman J. Sentinel node staging of resectable colon cancer: results of a multicenter study. Ann Surg 2004;240(4): 624-628.

Block IR, Enquist IF. Lymphatic studies pertaining to local spread of carcinoma of the rectum in the female. Surg Gynecol Obstet 1961;112:41-46.

Bozzetti F, Doci R, Bignami P, Morabito A, Gennari L. Patterns of failure following surgical resection of colorectal cancer liver metastases: rationale for a multimodal approach. Recent Results Cancer Res 1988;110:164-167.

Chessin DB, Guillem JG. Surgical issues in rectal cancer: a 2004 update. Clin Colorectal Cancer 2004;4(4):233-240.

Corman ML. Colon and rectal surgery. In: Corman ML, editor. Colon and rectal surgery. 5th ed. New York: Lippincott Williams and Wilkins, 2005, p.767-903.

Di Betta E, D'Hoore A, Filez L, Penninckx F. Sphincter saving rectum resection is the standard procedure for low rectal cancer. Int J Colorectal Dis 2003;18(6):463-469.

Doci R, Gennari L, Bignami P, Montalto F, Morabito A, Bozzetti F. One hundred patients with hepatic metastases from colorectal cancer treated by resection: analysis of prognostic determinants. Br J Surg 1991;78(7):797-801.

Fermor B, Umpleby HC, Lever JV, Symes MO, Williamson RC. Proliferative and metastatic potential of exfoliated colorectal cancer cells. J Natl Cancer Inst 1986;76(2):347-349.

Fujisawa M, Nakamura T, Ohno M, Miyazaki J, Arakawa S, Haraguchi T, et al. Surgical management of the urinary tract in patients with locally advanced colorectal cancer. Urology 2002;60(6):983-987.

Fujita S, Yamamoto S, Akasu T, Moriya Y. Lateral pelvic lymph node dissection for advanced lower rectal cancer. Br J Surg 2003;90(12):1580-1585.

Furst A, Suttner S, Agha A, Beham A, Jauch KW. Colonic J-pouch vs. coloplasty following resection of distal rectal cancer: early results of a prospective, randomized, pilot study. Dis Colon Rectum 2003;46(9):1161-1166.

Georgiou P, Tan E, Gouvas N, Antoniou A, Brown G, Nicholls RJ, et al. Extended lymphadenectomy versus conventional surgery for rectal cancer: a meta-analysis. Lancet Oncol 2009;10(11):1053-1062.

Gertsch P, Baer HU, Kraft R, Maddern GJ, Altermatt HJ. Malignant cells are collected on circular staplers. Dis Colon Rectum 1992;35(3):238-241.

Grinnell RS, Hiatt, R. B. Ligation of the inferior mesenteric artery at the aorta in resection for carcinoma of the sigmoid and rectum. Surg Gynecol Obstet 1952;92(5):526-534.

Guillem JG, Cohen AM. Treatment options for mid-and low-rectal cancers. Adv Surg 2000;34:43-66.

Guillem JG. Ultra-low anterior resection and coloanal pouch reconstruction for carcinoma of the distal rectum. World J Surg 1997;21(7):721-727.

Hammersting R, Huppertz A, Breuer J, alzer T, lakeborough A, Carter R, et al. Diagnostic efficacy of gadoxetic acid (Primovist)-enhanced MRI and spiral CT for a therapeutic strategy: comparison with intraoperative and histopathologic findings in focal liver lesions. Eur Radiol 2008;18(3):457-467.

Hanna NN, Guillem J, Dosoretz A, Steckelman E, Minsky BD, Cohen AM. Intraoperative parasympathetic nerve stimulation with tumescence monitoring during total mesorectal excision for rectal cancer. J Am Coll Surg 2002;195(4):506-512.

Havenga K, Enker WE, McDermott K, Cohen AM, Minsky BD, Guillem J. Male and female sexual and urinary function after total mesorectal excision with autonomic nerve preservation for carcinoma of the rectum. J Am Coll Surg 1996;182(6): 495-502.

Havenga K, Enker WE. Autonomic nerve preserving total mesorectal excision. Surg Clin North Am 2002;82(5):1009-1018.

Heald RJ, Husband EM, Ryall RD. The mesorectum in rectal cancer surgery-the clue to pelvic recurrence? Br J Surg 1982;69(10):613-616.

Heald RJ, Moran BJ, Ryall RD, Sexton R, MacFarlane JK. Rectal cancer: the Basingstoke experience of total mesorectal excision, 1978-1997. Arch Surg 1998;133(8):894-899.

Hida J, Yasutomi M, Maruyama T, Fujimoto K, Uchida T, Okuno K. Lymph node metastases detected in the mesorectum distal to carcinoma of the rectum by the clearing method: justification of total mesorectal excision. J Am Coll Surg 1997;184(6):584-588.

Hida J, Yasutomi M, Maruyama T, Nakajima A, Uchida T, Wakano T, et al. Results from pelvic exenteration for locally advanced colorectal cancer with lymph node metastases. Dis Colon Rectum 1998;41(2):165-168.

Ho YH, Brown S, Heah SM, Tsang C, Seow-Choen F, Eu KW, et al. Comparison of J-pouch and coloplasty pouch for low rectal cancers: a randomized, controlled trial investigating functional results and comparative anastomotic leak rates. Ann Surg 2002;236(1):49-55.

Hojo K, Koyama Y, Moriya Y. Lymphatic spread and its prognostic value in patients with rectal cancer. Am J Surg 1982; 144(3):350-354.

Jeong SY, Chessin DB, Guillem JG. Surgical treatment of rectal cancer: radical resection. Surg Oncol Clin N Am 2006;15(1): 95-107.

Joosten JJ, Strobbe LJ, Wauters CA, Pruszczynski M, Wobbes T, Ruers TJ. Intraoperative lymphatic mapping and the sentinel node concept in colorectal carcinoma. Br J Surg 1999;86(4): 482-486.

Kapiteijn E, Marijnen CA, Nagtegaal ID, Putter H, Steup WH, Wiggers T, et al. Preoperative radiotherapy combined with total mesorectal excision for resectable rectal cancer. N Engl J Med 2001;30;345(9):638-646.

Kim JC, Takahashi K, Yu CS, Kim HC, Kim TW, Ryu MH, et al. Comparative outcome between chemoradiotherapy and lateral pelvic lymph node dissection following total mesorectal excision in rectal cancer. Ann Surg 2007;246(5):754–762.

Kwok SP, Lau WY, Leung KL, Liew CT, Li AK. Prospective analysis of the distal margin of clearance in anterior resection for rectal carcinoma. Br J Surg 1996;83(7):969–972.

Laurent A, Parc Y, McNamara D, Parc R, Tiret E. Colonic J-Pouch-Anal Anastomosis for Rectal Cancer: A Prospective, Randomized Study Comparing Handsewn vs. Stapled Anastomosis. Dis Colon Rectum 2005.

Lazorthes F, Fages P, Chiotasso P, Lemozy J, Bloom E. Resection of the rectum with construction of a colonic reservoir and colo-anal anastomosis for carcinoma of the rectum. Br J Surg 1986;73(2):136–138.

Lazorthes F, Gamagami R, Chiotasso P, Istvan G, Muhammad S. Prospective, randomized study comparing clinical results between small and large colonic J-pouch following colo-anal anastomosis. Dis Colon Rectum 1997;40(12):1409–1413.

Lopez MJ, Monafo WW. Role of extended resection in the initial treatment of locally advanced colorectal carcinoma. Surgery 1993;113(4):365–372.

Lopez-Kostner F, Lavery IC, Hool GR, Rybicki LA, Fazio VW. Total mesorectal excision is not necessary for cancers of the upper rectum. Surgery 1998;124(4):612–617.

Mariani PP, van Pelt JF, Ectors N, Topal B, D'Hoore A, et al. Rectal washout with cytotoxic solution can be extended to the whole colon. Br J Surg 2002;89(12):1540–1544.

Marijnen CA, Nagtegaal ID, Kapiteijn E, Kranenbarg EK, Noordijk EM, van Krieken JH, et al. Radiotherapy does not compensate for positive resection margins in rectal cancer patients: report of a multicenter randomized trial. Int J Radiat Oncol Biol Phys 2003;55(5):1311–1320.

Minagawa M, Makuuchi M, Torzilli G, Takayama T, Kawasaki S, Kosuge T, et al. Extension of the frontiers of surgical indications in the treatment of liver metastases from colorectal cancer: long-term results. Ann Surg 2000;231(4):487–499.

Mitsui T, Kobayashi S, Matsuura S, Kakizaki H, Mori T, Minami S, et al. Vesicourethral dysfunction following radical surgery for rectal carcinoma: change in voiding pattern on sequential urodynamic studies and impact of nerve-sparing surgery. Int J Urol 1998;5(1):35–38.

Moore HG, Riedel E, Minsky BD, Saltz L, Paty P, Wong D, et al. Adequacy of 1-cm distal margin after restorative rectal cancer resection with sharp mesorectal excision and preoperative combined-modality therapy. Ann Surg Oncol 2003;10(1):80–85.

Moran BJ, Scholefield JH. MRI-directed rectal cancer surgery. In: Scholefield JH, Abcarian, H, Grothey A, Maughan T, editor. Challenges in colorectal cancer. 2nd ed. Malden: Blackwell publishing, 2006.

Mori T, Takahashi K, Yasuno M. Radical resection with autonomic nerve preservation and lymph node dissection techniques in lower rectal cancer surgery and its results: the impact of lateral lymph node dissection. Langenbecks Arch Surg 1998;383(6):409–415.

Morikawa E, Yasutomi M, Shindou K, Matsuda T, Mori N, Hida J, et al. Distribution of metastatic lymph nodes in colorectal cancer by the modified clearing method. Dis Colon Rectum 1994;37(3):219–223.

Moriya Y, Akasu T, Fujita S, Yamamoto S. Aggressive surgical treatment for patients with T4 rectal cancer. Colorectal Dis 2003;5(5):427–431.

Moriya Y, Akasu T, Fujita S, Yamamoto S. Total pelvic exenteration with distal sacrectomy for fixed recurrent rectal cancer in the pelvis. Dis Colon Rectum 2004;47(12):2047–2053.

Moriya Y, Sugihara K, Akasu T, Fujita S. Nerve-sparing surgery with lateral node dissection for advanced lower rectal cancer. Eur J Cancer 1995;31A(7–8):1229–1232.

Nagawa H, Muto T, Sunouchi K, Higuchi Y, Tsurita G, Watanabe T, et al. Randomized, controlled trial of lateral node dissection vs. nerve-preserving resection in patients with rectal cancer after preoperative radiotherapy. Dis Colon Rectum 2001;44(9):1274–1280.

Nagtegaal ID, Marijnen CA, Kranenbarg EK, van de Velde CJ, van Krieken JH. Circumferential margin involvement is still an important predictor of local recurrence in rectal carcinoma: not one millimeter but two millimeters is the limit. Am J Surg Pathol 2002;26(3):350–357.

Nelson H, Petrelli N, Carlin A, Couture J, Fleshman J, Guillem J, et al. Guidelines 2000 for colon and rectal cancer surgery. J Natl Cancer Inst 2001;93(8):583–596.

Nivatvongs S. Treatment of colorectal adenomas. In: Fazio VW, Church JM, Delaney CP, editor. Current therapy in colonand rectal surgery. 2nd ed. Philadelphia: Elsevier Mosby, 2004, p.331.

Ohlsson B, Stenram U, Tranberg KG. Resection of colorectal liver metastases: 25-year experience. World J Surg 1998;22(3):268–276.

Orkin BA, Dozois RR, Beart RW Jr, Patterson DE, Gunderson LL, Ilstrup DM. Extended resection for locally advanced primary adenocarcinoma of the rectum. Dis Colon Rectum 1989;32(4):286–292.

Pedersen IK, Burcharth F, Roikjaer O, Baden H. Resection of liver metastases from colorectal cancer. Indications and results. Dis Colon Rectum. 1994;37(11):1078–1082.

Pollett WG, Nicholls RJ. The relationship between the extent of distal clearance and survival and local recurrence rates after curative anterior resection for carcinoma of the rectum. Ann Surg 1983;198(2):159–163.

Quirke P, Durdey P, Dixon MF, Williams NS. Local recurrence of rectal adenocarcinoma due to inadequate surgical resection. Histopathological study of lateral tumour spread and surgical excision. Lancet 1986;2(8514):996–999.

Rouffet F, Hay JM, Vacher B, Fingerhut A, Elhadad A, Flamant Y, et al. Curative resection for left colonic carcinoma: hemicolectomy vs. segmental colectomy. A prospective, controlled, multicenter trial. French Association for Surgical Research. Dis Colon Rectum 1994;37(7):651–659.

Rullier E, Laurent C, Bretagnol F, Rullier A, Vendrely V, Zerbib F. Sphincter-saving resection for all rectal carcinomas: the end of the 2-cm distal rule. Ann Surg 2005;241(3):465-469.

Ruo L, Paty PB, Minsky BD, Wong WD, Cohen AM, Guillem JG. Results after rectal cancer resection with in-continuity partial vaginectomy and total mesorectal excision. Ann Surg Oncol 2003;10(6):664-668.

Russo P, Ravindran B, Katz J, Paty P, Guillem J, Cohen AM. Urinary diversion after total pelvic exenteration for rectal cancer. Ann Surg Oncol 1999;6(8):732-738.

Saha S, Monson KM, Bilchik A, Beutler T, Dan AG, Schochet E, et al. Comparative analysis of nodal upstaging between colon and rectal cancers by sentinel lymph node mapping: a prospective trial. Dis Colon Rectum 2004;47(11):1767-1772.

Saito N, Ono M, Sugito M, Ito M, Morihiro M, Kosugi C, et al. Early results of intersphincteric resection for patients with very low rectal cancer: an active approach to avoid a permanent colostomy. Dis Colon Rectum 2004;47(4):459-466.

Sauer R, Becker H, Hohenberger W, Rodel C, Wittekind C, Fietkau R, et al. Preoperative versus postoperative chemoradiotherapy for rectal cancer. N Engl J Med 2004;21;351(17):1731-1740.

Schoetz DJ Jr. Postcolectomy syndromes. World J Surg 1991;15(5):605-608.

Shirouzu K, Isomoto H, Kakegawa T. Distal spread of rectal cancer and optimal distal margin of resection for sphincter-preserving surgery. Cancer 1995;76(3):388-392.

Stangl R, Altendorf-Hofmann A, Charnley RM, Scheele J. Factors influencing the natural history of colorectal liver metastases. Lancet 1994;343(8910):1405-1410.

Talamonti MS, Shumate CR, Carlson GW, Curley SA. Locally advanced carcinoma of the colon and rectum involving the urinary bladder. Surg Gynecol Obstet 1993;177(5):481-487.

Turnbull RB Jr, Kyle K, Watson FR, Spratt J. Cancer of the colon: the influence of the no-touch isolation technic on survival rates. Ann Surg 1967;166(3):420-427.

Vernava AM 3rd, Moran M, Rothenberger DA, Wong WD. A prospective evaluation of distal margins in carcinoma of the rectum. Surg Gynecol Obstet 1992;175(4):333-336.

Wibe A, Rendedal PR, Svensson E, Norstein J, Eide TJ, Myrvold HE, et al. Prognostic significance of the circumferential resection margin following total mesorectal excision for rectal cancer. Br J Surg 2002;89(3):327-334.

Wiggers T, Jeekel J, Arends JW, Brinkhorst AP, Kluck HM, Luyk CI, et al. No-touch isolation technique in colon cancer: a controlled prospective trial. Br J Surg 1988;75(5):409-415.

Williams NS, Dixon MF, Johnston D. Reappraisal of the 5centimetre rule of distal excision for carcinoma of the rectum: a study of distal intramural spread and of patients' survival. Br J Surg 1983;70(3):150-154.

Yamada K, Ishizawa T, Niwa K, Chuman Y, Aikou T. Pelvic exenteration and sacral resection for locally advanced primary and recurrent rectal cancer. Dis Colon Rectum 2002;45(8):1078-1084.

Z'Graggen K, Maurer CA, Buchler MW. Transverse coloplasty pouch. A novel neorectal reservoir. Dig Surg 1999;16(5):363-366.

# chapter 24

# 항문암

정승용·지의규·오도연

최근 20년 사이에 방사선치료와 화학요법을 결합한 복합요법에 의해 항문암의 가장 흔한 유형인 편평세포암 환자의 80%가 완치는 물론 항문과 괄약근도 보존할 수 있게 되었다. 과거에 표준치료였던 복회음절제술은 이제 국소적으로 병변이 재발하거나 진행하는 등의 제한적 경우에만 시행되고 있다. 항문암에서 복합요법의 성공은 다른 고형 종양에서 수술을 하지 않고도 근치적으로 치료할 수 있는 복합요법의 모델이 되고 있다. 반면 항문의 선암은 일반적으로 직장암과 같은 방법으로 치료하며, 항문흑색종은 가능하다면 수술을 하지만 그 예후는 매우 불량하다.

## I 항문암의 역학

### 1. 역학과 원인

우리나라 중앙암등록자료에 따르면 항문암은 2003~2005년 동안 총 암등록 환자 39만 8,824명 중 532명, 연간 평균 177명이 등록되어 전체 암등록 환자의 0.13%를 차지하며 인구 10만 명당 0.3명의 발생률을 보이는 비교적 드문 암이다. 대장에서 발생하는 전체 암 중 1.1%를 차지하며, 직장항문부에서 발생하는 암 중에서는 2.2% 정도이다. 조직학적으로 보면 75~80%가 편평세포암이고, 약 15%는 선암이다(표 24-1). 남녀 비는 차이가 없으

며 60대에 호발한다.

사람유두종바이러스*human papilloma virus; HPV* 감염은 항문상피내 종양*anal intraepithelial neoplasm; AIN*의 발생과 강하게 관련되어 있으므로, 사람유두종바이러스가 항문상피내 종양 발병에 필요한 조건인 것 같다. 결국 분화가 나쁜 항문상피내 종양은 항문암으로 진행하게 된다. 그러므로 사람유두종바이러스 감염이 편평세포암의 발생과 밀접하게 관련되어 있다고 할 수 있다. 후천성면역결핍증

| 표 24-1 | 항문관 종양의 세계보건기구*WHO* 조직학적 분류 |
| --- |
| **상피기원 종양** |
| 상피내 종양(이형성증) |
| 편평상피/이행상피 |
| 선형 |
| 파제트병 |
| 암종 |
| 편평상피암 |
| 선암 |
| 점액성 선암 |
| 소세포암 |
| 미분화암 |
| 기타 |
| 유암종 |
| **악성흑색종** |
| **비상피기원 종양** |
| **2차암** |

에서 항문암의 상대적 위험도는 84배 정도로 증가하는데, 이는 면역이 결핍되면 쉽게 사람유두종바이러스에 감염되는 것에 기인하는 것 같다. 이것은 신장이식 후 면역억제치료를 하는 사람에서 항문암이 증가하는 이유이기도 하다. 면역억제가 심할수록 항문암의 발생위험은 커지게 된다. 한편, 과거에 방사선치료를 받았던 경우에도 면역억제와 같이 항문암 발생이 증가한다. 치질, 치열, 항문소양증, 대변실금 등 항문의 양성 질환은 매우 흔한 반면에 항문암은 상대적으로 드물다. 항문 양성 질환은 항문암과 매우 강한 연관이 있어 보이나, 인과관계는 없는 것으로 밝혀졌다.

## 2. 분자병인론

항문암의 원인과 분자병인론에 대해서는 거의 밝혀진 것이 없으나, 다른 암에서처럼 다단계 발암현상을 따를 것으로 생각한다. 특히 자궁경부암에서와 같이 상피세포내 종양 단계를 거쳐 침윤성 암으로 진행한다고 보고 있다. 항문암은 특히 사람유두종바이러스-16 감염과 아주 밀접하게 연관되어 있다. 면역억제는 그 이유가 인체면역결핍바이러스 감염 때문이든지, 장기 이식 후 치료에 의한 것이든지 간에 분화가 나쁜 항문상피내 종양이나 항문암의 상대위험도를 높인다.

암억제 유전자 p53의 변이도 항문암에서 흔하게 관찰되는데 분화가 좋은 항문상피내 종양보다 분화가 나쁜 항문상피내 종양과 침윤성 암에서 높게 발현된다.

## Ⅱ 항문암의 해부 병리학

해부적으로 항문관은 치상선에서부터 항문연까지로 정의하지만 외과적으로는 항문직장륜anorectal ring에서 항문연까지로 정의하고 있다. 항문관은 위치에 따라 다른 형태의 상피로 덮여 있다. 상부 항문관은 결장, 직장의 상피와 마찬가지로 원주상피로 덮여 있으나 항문관의 중간부위는 치상선으로부터 0.5~1.0cm 상부로 항문이행부 anal transitional zone; ATZ라고 하며 원주상피, 입방세포, 편평상피 등 조직학적으로 매우 다양한 세포들이 분포한다. 치상선에서부터 항문연까지는 백색대pectin라고 하며 부분적으로 각질화되어 있는 편평상피세포로 덮여 있다.

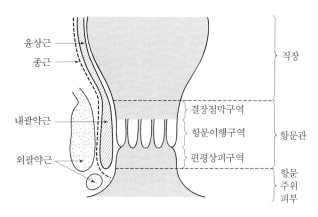

그림 24-1. 항문의 해부학적 구조와 분류

항문주위 피부는 모낭, 피지선, 한선, 아포크린선이 존재하며 바깥쪽 경계에 대해서는 명확히 구분되어 있지 않다. AJCC(American Joint Committee on Cancer)와 UICC(Union Internationale Contra le Cancer)는 항문가장자리에 생기는 암은 피부암에 준하여 분류하고 치료할 것을 권고하고 있다(그림 24-1).

항문관은 림프배액이 풍부한 부위이며 주로 서혜부, 골반내장, 하복 림프절로 배액되고, 항문가장자리는 서혜-대퇴 림프절을 거쳐 외장골 림프절, 총장골 림프절로 배액된다.

편평세포암과 흑색종은 항문관의 편평세포에서 발생하며, 선암은 주로 항문음와나 치아선부위의 항문선에서 기원하거나 또는 직장에서 발생하여 아래로 침범해 내려온 것이다. 파제트병 등은 항문주위 피부에서 발생하고, 소세포암은 항문 내의 신경내분비세포로부터 생긴다.

## Ⅲ 편평세포암

### 1. 임상적 특성

항문관암은 주로 국소적으로 진행되어, 초기 증상 발현 시에는 골반내 인접한 장기와 괄약근을 침범하는 것이 흔하다. 치아선 또는 그 상부에서 발생한 종양에서 혈액을 통한 전파가 더 흔하게 나타나며 문맥계를 거쳐 간전이가 5~8%에서 나타난다. 폐전이는 2~4%에서, 골전이는 2%에서 생긴다. 림프절전이는 서혜부, 골반, 장간막 림프절을 거쳐 일어난다. 최근에는 더 이상 림프절절제술을 일상적으로 시행하지 않기 때문에 과거의 자료만이 남아 있으나, 서혜부 림프절은 항문관암 환자의 15~63%에서 침범된다. 약 25% 정도는 진단 당시에는 없었으나 나중에 발견되기도 하는데, 그 기간의 중앙값은 1년 정도이다.

진단 시 림프절전이가 있는 경우에 림프절절제술을 하면 생존율이 0~20%에 불과하였으나, 최근에 발전한 복합요법으로 치료효과가 괄목할 만큼 좋아졌다. 진단 시에는 없었으나 나중에 전이된 림프절을 절제한 경우에는 비교적 그 결과가 좋아서 장기생존율이 83%까지 보고되고 있다.

## 2. 진단

항문암은 소화기계에서 가장 접근이 쉬운 곳인데도 오진이 빈번하고, 종종 치료가 연기되곤 한다. 처음 흔하게 나타나는 증상은 항문출혈로 약 반수 이상에서 볼 수 있지만 흔히 치질에 의한 출혈로 잘못 진단하기 쉽다. 다른 증상으로는 통증, 후중, 소양증, 배변의 변화 등이 있으며, 서혜부 림프절이 커지는 경우는 드물다. 치열, 치루, 치질 등의 양성 질환에서도 비슷한 증상이 나타나므로 진단이 늦어지기가 쉽다.

진단은 수지검사로 가능하나 직장경검사, 경직장초음파검사로 확인하는 것이 중요하다. 진찰 소견으로는 강내 종괴가 흔한데, 위치와 침범 정도, 크기, 치아선과의 관계를 기술해주어야 한다. 항문관 내의 의심스러운 병변에는 생검을 시행해야 하며, 병변이 작으면서 표피에 국한된 경우에는 적출 생검을 시행한다. 서혜부 림프절종대는 세침흡입검사를 시행하여 침범 여부를 확인한다. 또한 원발 종양이 국소적으로 침범한 정도와 간전이 여부를 확인하기 위하여 컴퓨터단층촬영을 시행한다.

## 3. 병기분류와 예후인자

항문암의 병기는 1962년에 만들어진 메이오 클리닉의 분류가 사용되어왔는데, 이 분류는 직장암에서의 듀크스 분류와 유사한 것으로 A 병기는 괄약근까지 침투한 경우를 말하고, B 병기는 괄약근을 관통한 경우이며, C 병기는 주위 림프절에 전이된 경우이다. 이 분류체계는 아주 간단하지만 생존율과 비교적 잘 맞아 오랫동안 사용되었다.

그러나 항문암에서 수술을 하지 않는 복합요법이 주된 치료가 되면서 임상적인 분류가 필요하게 되어 UICC와

| 표 24-2 | 항문관암의 병기분류 |

**원발 종양(T)**

TX 원발 종양을 알 수 없는 경우
T0 항문부위에 원발 종양의 증거가 없는 경우
Tis 상피내암
T1 종양의 최대 직경이 2cm 이내인 경우
T2 종양의 최대 직경이 2~5cm인 경우
T3 종양의 최대 직경이 5cm보다 큰 경우
T4 주위 장기(질, 요도, 방광 등)를 침범한 경우

**림프절(N)**

NX 국소림프절 상태를 파악할 수 없는 경우
N0 림프절전이가 없는 경우
N1 직장주위 림프절에만 전이가 있는 경우
N2 내장골 림프절, 서혜부 림프절전이가 편측에만 있는 경우
N3 직장주위 림프절과 서혜부 림프절전이가 있는 경우, 양측으로 내장골 혹은 서혜부 림프절전이가 있는 경우, 이 3군데 림프절전이가 있는 경우

**원격전이(M)**

M0 원격전이가 없는 경우
M1 원격전이가 있는 경우

**병기분류**

| 0    | Tis     | N0     | M0 |
|------|---------|--------|----|
| I    | T1      | N0     | M0 |
| II   | T2, 3   | N0     | M0 |
| IIIA | T4      | N0     | M0 |
|      | T1, 2, 3 | N1    | M0 |
| IIIB | T4      | N1     | M0 |
|      | any T   | N2, 3  | M0 |
| IV   | any T   | any N  | M1 |

(AJCC, 7th ed, 2010)

AJCC가 공동으로 새로운 분류체계를 만들었고, 2010년에 7번째 개정판이 발표되었다(표 24-2). 이 분류체계는 크기에 따라 원발 종양을 분류한 것으로, 종양의 크기가 종양의 침윤 정도에 비례하고 예후와 밀접한 관계가 있다는 관찰결과를 근거로 한 것이다. 림프절 병기는 위치에 따라 분류하였으며 침범된 림프절의 숫자는 고려하지 않았다. 항문가장자리암은 피부암으로 따로 분류하였다. 이 분류는 암종에만 적용이 되며, 육종과 흑색종은 여기에 해당되지 않는다.

## 4. 치료

### (1) 국소절제술

항문암은 조기에 림프관을 침범하기 때문에 국소절제

술은 표재암의 경우에만 적용이 될 수 있다. 직경이 2cm 이내이면서 분화가 좋고, 점막이나 점막하층까지만 침범한 종양에 한정해서 국소절제술을 시행할 수 있다. 그 외에는 내과적 질병으로 수술을 할 수 없거나 환자가 결장루조성술을 거절하는 경우에 시행한다. 종양이 진행된 경우에는 국소절제술만 시행하면 국소재발이 많고, 생존율은 지극히 불량하므로 하지 말아야 한다.

국소절제술의 성적을 평가하는 것은 쉽지 않다. 연구자에 따라 상이한 분류를 사용한 경우가 많고 방사선치료를 병합하여 자료를 발표한 경우가 흔히 있기 때문이다. 잘 선택된 조기암을 대상으로 시행한 연구에서는 100%까지 5년 생존율을 보고하였지만, 일부 연구에서는 60% 이상의 국소재발을 보고하기도 하였다.

## (2) 복회음절제술

1970년대 후반까지도 복회음절제술이 항문관암의 가장 표준적인 치료법이었으나 지난 20년간의 치료 결과를 보면, 화학요법과 방사선치료를 복합하여 시행했을 때 대부분의 종양이 작아지고 약 80~90%에서는 완전관해를 보인다. 결과적으로 수술 자체가 필요하지 않을 뿐만 아니라 결장루 없이도 살 수 있게 된 것이다. 복회음절제술은 잔존 병소가 있거나 재발한 경우에만 한정하여 시행하게 되었다.

수술기법은 직장암에서의 수술과 거의 동일한데, 다만 국소재발을 줄이기 위해 회음부를 넓게 절제할 것을 추천하였다. 광역 국소절제를 하고 필요하다면 회음부 근육이나 대둔근이식편을 이용하여 결손부위를 덮어야 한다.

## (3) 방사선단독치료

일찍이 1950년대부터 프랑스를 중심으로 한 유럽에서는 항문암에 대한 방사선치료가 시행되었다. 방사선치료 기법에 따라 코발트Cobalt-60을 이용한 원격치료로 4cm 이하의 종양에서 60%를 상회하는 5년 생존율을 보고하였고, 일반적으로 작은 병변에 적용되는 라듐Radium을 이용한 조직내 근접치료법으로도 60% 정도의 5년 생존율을 얻을 수 있었다. 선형가속기를 이용한 현대적 방사선치료가 도입된 이후에도 T2N0 이하의 조기 항문암은 방사선치료 단독으로 효과적으로 치료할 수 있음이 보고되었다(표 24-3). 특히 T1 병기의 경우 5년 국소제어율이 90~100%에 이르고, 항문보존율은 80~90%에 달해 방사선 단독치료로도 만족스러운 결과를 보였다. 그러나 종양의 크기가 클 경우에는 치료성적이 불량할 뿐만 아니라 방사선 괴사의 빈도가 높게 나타나 치료법의 개선이 필요한 실정이었다.

## (4) 화학방사선치료

미국에서는 유럽에서와는 달리 복회음절제술이 항문암에 대한 1차적 치료로 받아들여지고 있었다. 그러나 1974년에 니그로가 3명의 환자를 대상으로 5-플루오르우라실fluorouracil, 마이토마이신mitomycinC와 30Gy의 방사선치료를 병용한 다음, 2명에서 복회음절제술을 시행했을 때 2명 모두에서 병리학적 완전관해를 관찰했다는 결과를 보고한 이후, 항문암의 치료에서 화학방사선치료가 1차적 치료로 시도되게 되었다. 이에 영국 UKCCCR(United Kingdom Coordinating Committee for Cancer Research)에서는 모든 병기의 항문암 환자를 대상으로 방사선단독치료군과 5-플루오르우라실, 마이토마이신C를 병용한 화학방사선치료군을 비교하는 3상 연구를 진행하였다. 585명의 환자를 45Gy + 15~25Gy(추가조사)의 방사선을 조사한 군과 같은 선량의 방사선에 5-플루오르우라실, 마이토마이신C를 병용한 군으로 무작위 배정하였을 때, 화학방사선치료군에서 국소-림프절제어율이 통계적으로 유의

| 표 24-3 | 항문암에 대한 방사선단독치료 결과

| 저자 | 방사선량(Gy) | 종양관해 | | | CRCR |
|---|---|---|---|---|---|
| | | T1 | T1, 2 | T3,4 | |
| 뉴먼 | 50 | 8/9 | 42/52 | 13/20 | 2/72 |
| 마텐슨 | 55~67 | 9/9 | 17/17 | - | 2/17 |
| 오팀-오엣 | 60~65 | 2/2 | 16/22 | 8/17 | 1/24 |
| 드니오드-알렉산드르 | 45 + 20 | 21/26 | 131/167 | 76/138 | 17/305 |
| 파필론 | 42 + 20 | NS | 29/39 | 27/64 | 6/103 |

CRCR = 합병증 관련 장루 시행률, NS = 언급 없음

| 표 24-4 | 방사선단독요법과 항암화학방사선병합치료의 무작위 비교 임상시험 3년 결과

| | UKCCCR | | | EORTC | | |
|---|---|---|---|---|---|---|
| | RT | CRT | P | RT | CRT | P |
| 국소-림프절 조절률(%) | 39 | 61 | <0.001 | 55 | 69 | 0.02 |
| 결장루 조성 없는 생존율(%) | NS | NS | NS | 40 | 72 | 0.002 |
| 전체생존율(%) | 58 | 65 | 0.25 | 64 | 69 | 0.17 |

CRT = 항암방사선치료, NS = 언급 없음, RT = 방사선치료

하게 높음을 확인하였다. EORTC(European Organisation for Research and Treatment of Cancer)에서는 국소진행된 항문암 환자를 대상으로 UKCCCR 연구와 유사한 형태의 3상 연구를 시행하였다. 환자의 85%가 T3 혹은 T4 병기였고, 51%에서는 림프절전이가 동반되어 있었다. 110명의 환자가 모집되었는데, 연구 결과 화학방사선치료군의 국소제어율이 더 높았고 결장루조성술의 비율은 더 낮았다. 그러나 두 연구 모두에서 전체 생존율은 양 군 간에 유의한 차이를 보이지 않았으며, 이는 원발 병소가 남아 있거나 국소적으로 재발한 경우에도 복회음절제술로 효과적으로 구제될 수 있음을 시사한다고 하겠다(표 24-4).

한편 RTOG(Radiation Therapy Oncology Group)에서는 항문암의 화학방사선치료에서 마이토마이신C의 역할을 검증하고자 3상 연구를 시행하였다. 310명의 환자를 대상으로 5-플루오르우라실, 마이토마이신C와 45~50.4Gy+/-9Gy(추가조사)를 병용한 군과 5-플루오르우라실과 같은 선량의 방사선을 병용한 군으로 무작위 배정한 결과, 마이토마이신C를 병용한 군에서 국소-림프절재발률이 더 낮고(17% 대 36%, P<0.0001) 무병생존율은 더 우월함을 보여(67% 대 50%, P<0.003) 항문암의 화학방사선치료에서 마이토마이신C가 필요함을 증명하였다. 그러나 마이토마이신C를 병용한 군에서는 4도 이상의 치료독성이 더 많이 관찰되었다(26% 대 8%, P<0.001). 이와 같이 마이토마이신C는 급성 및 만성 부작용의 우려가 있고, 방사선 민감효과가 없으며, 편평상피세포암에 대해서는 항암효과도 크지 않은 것으로 알려져 있다. 이에 다른 부위의 편평상피세포암에서 효과가 확인된 시스플라틴제제로 항문암의 화학방사선치료에서 마이토마이신C를 대체하려는 시도가 이어졌다. 도씨 등은 5-플루오르우라실과 시스플라틴을 방사선치료와 병용한 2상 연구의 결과를 보고하였는데, 35명 중 33명이 완전관해를 보여 시스플라틴 기반의 화학방사선치료가 항문암의 치료에 효

| 표 24-5 | RTOG 98-11 조사의 5년 결과

| | FP+RT | FM+RT | P |
|---|---|---|---|
| 국소-림프절재발(%) | 33 | 25 | NS |
| 원격전이(%) | 19 | 15 | NS |
| 무병생존율(%) | 54 | 60 | 0.17 |
| 결장루 시행률(%) | 19 | 10 | 0.02 |
| 전체생존율(%) | 70 | 75 | 0.10 |

FM = 5-플루오르우라실 + 마이토마이신C, FP = 5-플루오르우라실 + 시스플라틴, NS = 언급 없음, RT = 방사선치료

과적임을 입증했다.

이와 같이 시스플라틴 기반의 화학방사선치료가 도입되면서 선행항암화학요법 후 동시화학방사선치료도 시도되었는데, 페이퍼트 등은 5-플루오르우라실과 시스플라틴을 2주기 시행한 다음 같은 항암화학제제와 함께 45Gy의 방사선을 조사하는 2상 연구를 시행하여 93.5%의 완전관해율을 보고하였다. 이에 RTOG에서는 5-플루오르우라실, 마이토마이신C와 45Gy + 14Gy(추가조사)의 방사선을 동시에 병용하는 군(FM군)과, 5-플루오르우라실, 시스플라틴을 2주기 시행 후에 같은 항암화학치료 2주기를 방사선치료와 함께 시행하는 군(FP군)을 비교하는 3상 연구를 시행하였다. 그 결과 양 군 간에 무병생존율과 전체생존율의 차이는 없었으나, 결장루시행률은 FP군에서 유의하게 높아 항문암의 화학방사선치료에서 마이토마이신C 기반의 동시화학방사선치료가 표준요법임을 확인하였다(표 24-5). 그러나 이 결과는 항암화학제제의 차이가 아닌 항암화학요법과 방사선치료의 병행 방법에 기인한 것일 수 있다는 의견도 제기되었다. 이에 대한 결론은 현재 UKCCCR에서 동시화학방사선치료로 진행한 5-플루오르우라실, 시스플라틴과 5-플루오르우라실, 마이토마이신C를 비교하는 연구(ACT-II)의 최종 결과에서 얻을 수 있을 것으로 기대된다.

### (5) 잔류 또는 재발된 암

근치적 화학방사선치료 후에 남는 잔류암은 치료 후 6개월 이내에 잔존하는 암으로 정의한다. 화학방사선복합요법이 끝나고 보통 4~6주 후 치료에 대한 반응을 평가하는데, 일부 연구에서는 8~12주까지 기다렸다가 평가할 것을 권하기도 한다. 10~25%에서 잔류 암이 발견되는데, 만일 병소의 크기가 계속 작아진다면 6~30주까지도 기다려볼 수도 있다.

근치적 화학방사선치료 후에 임상적 완전관해가 온 후 6개월이 지나서 발견되는 편평상피세포암은 재발성 암으로 간주된다. 국소실패율은 진단 후 3년 이내에 가장 흔하다. 레네핸 등은 근치적 방사선치료 혹은 화학방사선치료를 시행받은 254명의 항문암에서 국소실패의 유형과 구제 수술 후의 경과를 관찰하였다. 총 99명(39%)이 국소실패하였는데, 연령(70세 이상), 방사선 양(<50 Gy), 암 병기가 국소실패에 대한 예후인자였다. 45개월의 경과관찰 기간 동안, 5년 생존율은 48.5% 대 55.9%였다(단독 방사선치료 대 화학방사선치료).

일반적으로 잔류 또는 재발된 암에서 현미경적 병소인 경우에는 국소절제를 시행할 수도 있으나, 현미경적 병소가 진행하거나 또는 육안적 병소인 경우에는 복회음절제술을 하거나 복합요법을 한다. 2가지 치료 중 어떤 것이 더 우수한지를 가리기 위한 무작위연구는 시행된 것이 없으나, 복회음절제술을 더 많이 시행하고, 5년 생존율은 30~58%로 보고되고 있다. 복합요법을 시행할 경우에는 골반내 기관의 방사선 한계선량을 넘지 않도록 주의해야 한다.

### (6) 원격전이

1차 치료로 복합요법을 하는 것이 효과가 매우 좋고 재발하더라도 대부분이 국소재발이므로 원격전이된 병을 가진 환자는 드문 편이나, 경과 관찰 중 약 10~30%의 항문암 환자는 결국 원격전이가 발생하게 된다. 원격전이로 가장 흔한 부위는 간, 폐, 뼈, 뇌로 알려져 있다. 원격전이가 발생한 경우의 5년 생존율은 18%로 보고되어 있다.

대상 환자가 적기 때문에 원격전이가 생긴 항문암에서 표준적인 고식적 화학요법은 아직 정립되어 있지 않다. 이전 치료에 사용된 항암제의 종류, 무병 생존기간을 고려하는 것이 전이성 항문암에서 치료 약제를 선정하는 데 도움이 된다. 진행 암에서 유도화학요법으로 시스플라틴과 5-플루오르우라실 연속주입을 2회 시행한 경우 72%에서 부분관해 이상의 효과가 보고되어, 대개는 5-플루오르우라실과 시스플라틴 등의 백금계 항암제를 기반으로 한 복합항암화학요법이 가장 흔히 사용되고 있다.

### (7) 추적관찰

치료 후 재발하면 대부분은 암이 있던 자리에서 생기고, 구제 수술을 하면 다시 완치가 될 수 있으므로 꼼꼼하게 추적 관찰해야 한다. 대부분 재발은 3년 내에 나타난다. 완전관해가 될 때까지는 매 6~12주마다 신체검사와 항문경검사를 해야 하며, 그 후로 2년째까지는 매 3개월마다 검사하고, 그 후 5년째까지는 6개월마다, 5년 이후부터는 매년 검사를 한다. 경직장초음파검사는 도움이 되지만, 복부나 골반컴퓨터단층촬영검사는 별로 도움이 되지 않는다.

## Ⅳ 기타 항문암

### 1. 악성흑색종

항문직장흑색종은 드물어서, 항문관암 중에서는 1% 정도이다. 특이한 증상이 없어서 진단이 늦어지게 된다. 수지검사로 덩어리를 만질 수 있는데 크기는 평균 3~5cm이며, 단지 1/3 정도에서 색소침착을 보인다.

점막하층을 따라서 직장으로 퍼지기도 하고, 림프계와 혈행을 따라서 전이한다. 수술을 한 경우는 서혜부 림프절이 20%, 장간막 림프절이 65%에서 양성이었다. 진단 시 29%에서 혈행전이가 있었으며, 결국에는 69%에서 원격전이가 발견되었다. 폐, 간, 뼈에 흔하게 전이된다.

수술로는 복회음절제술, 골반 림프절절제술을 하는데, 서혜부 림프절이 양성이면 생존하는 환자가 없기 때문에 서혜부 림프절절제술은 시행하지 않는다. 수술 후 원격전이로 재발하는 경우가 많기 때문에 근치적인 수술이 필요한가에 대해서 의문이 생기게 된다. 그러나 복회음절제술이 국소절제술보다 생존을 증가시킨다는 연구결과는 없지만, 국소조절이 우수하므로 일반적으로 복회음절제술이 추천되고 있다.

종양의 크기보다는 깊이가 예후인자로 가장 중요하다. 종양의 깊이가 1.6mm 이상이면 수술범위와 관계없이 5

년 생존을 거의 기대할 수 없다.

## 2. 선암

항문관 선암은 항문샘에서 생기는데 드물고, 대부분은 직장암이 아래로 퍼져 내려온 것이다. 일반적으로 치료는 직장의 선암에서처럼 복회음절제술을 시행한다. 만일 T3 병기이거나 림프절이 양성이면 5-플루오르우라실을 포함한 보조화학요법과 함께 방사선치료를 수술 전 또는 후에 병행한다.

### 참고문헌

Ajani JA, Winter KA, Gunderson LL, Pedersen J, Benson AB 3rd, Thomas CR Jr, et al. Fluorouracil, mitomycin, and radiotherapy vs. fluorouracil, cisplatin, and radiotherapy for carcinoma of the anal canal: a randomized controlled trial. JAMA 2008;299:1914-1921.

American Joint Committee on Cancer. Anal Cancer. In: Edge SB, Byrd DR, Compton CC, Fritz AG, greene FL, Trotti A, et al. eds. AJCC Cancer Staging Manual. 7th ed. New York: Springer, 2010, pp.165-173.

Bartelink H, Roelofsen F, Eschwege F, Rougier P, Bosset JF, Gonzalez DG, et al. Concomitant radiotherapy and chemotherapy is superior to radiotherapy alone in the treatment of locally advanced anal cancer: results of a phase III randomized trial of the European Organization for Research and Treatment of Cancer Radiotherapy and Gastrointestinal Cooperative Groups. J Clin Oncol 1997;15:2040-2049.

Bosman FT, Caraeiro F, Hruban RH, Theise ND eds. WHO Classification of tumours of the digestine system LARC Lyon, 2010.

Cummings BJ, Brierley JD. Anal canal. In: Ealperin EC, Perez CA, Bradly LW, eds. Principles and practice of radiation oncology. Philadelphia: Lippincott Williams & Wilkins, 2008, pp.1383-1396.

Cummings BJ, Swllow CJ, Ajani JA. Cancer of the Anal region. In: DeVita VT Jr, lanrenee TS. Rosenber XA. eds. Cancer: Principles and Practice of Oncology. 8th ed. Philadelphia: Lippincott Williams & Wilkins, 2008, p.1301-1314.

Deniaud-Alexandre E, Touboul E, Tiret E, Sezeur A, Houry S, Gallot D, et al. Results of definitive irradiation in a series of 305 epidermoid carcinomas of the anal canal. Int J Radiat Oncol Biol Phys 2003;56:1259-1273.

Doci R, Zucali R, La Monica G, Meroni E, Kenda R, Eboli M, et al. Primary chemoradiation therapy with fluorouracil and cisplatin for cancer of the anus: results in 35 consecutive patients. J Clin Oncol 1996;14:3121-3125.

Flam M, John M, Pajak TF, Petrelli N, Myerson R, Doggett S, et al. Role of mitomycin in combination with fluorouracil and radiotherapy, and of salvage chemoradiation in the definitive nonsurgical treatment of epidermoid carcinoma of the anal canal: results of a phase III randomized intergroup study. J Clin Oncol 1996;14:2527-2539.

Friedman HB, Saah AJ, Sherman ME, Busseniers AE, Blackwelder WC, Kaslow RA, et al. Human papillomavirus, anal squamous intraepithelial lesions, and human immunodeficiency virus in a cohort gay men. J Infect Dis 1998;178: 45-52.

Glynne-Jones R, Hoskin P. Neoadjuvant Cisplatin Chemotherapy Before Chemoradiation: A Flawed Paradigm? J Clin Oncol 2007;33:5281-5286.

Johnson LG, Madeleine MM, Newcomer LM, Schwartz SM, Daling JR. Anal cancer incidence and survival: the surveillance, epidemiology, and end results experience, 1973-2000. Cancer 2004;101(2):281-288.

Martenson JA Jr, Gunderson LL. External radiation therapy without chemotherapy in the management of anal cancer. Cancer 1993;71:1736-1740.

Mendenhall WM, Zlotecki RA, Vauthey JN, Copeland EM 3rd. Squamous cell carcinoma of the anal margin. Oncology 1996;10:1843-1848.

Meropol NJ, Niedzwiecki D, Shank B, Colacchio TA, Ellerton J, Valone F, et al. Induction therapy for poor-prognosis anal canal carcinoma: a phase II study of the cancer and Leukemia Group B(CALGB 9281). J Clin Oncol 2008;26: 3229-3234.

Newman G, Calverley DC, Acker BD, Manji M, Hay J, Flores AD. The management of carcinoma of the anal canal by external beam radiotherapy: experience in Vancouver 1971-1988. Radiother Oncol 1992;25:196-202.

Nigro ND, Vaitkevicius VK, Considine B Jr. Combined therapy for cancer of the anal canal: a preliminary report. Dis Colon Rectum 1974;17:354-356.

Nigro ND. The force of change in the management of squamous-cell cancer of the anal canal. Dis Colon Rectum 1991; 34:482.

Otim-Oyet D, Ford HT, Fisher C, Crow J, Horwich A. Radical radiotherapy for carcinoma of the anal canal. Clin Oncol 1990;2:84-89.

Papillon J, Mayer M, Montbarbon JF, Gerard JP, Chassard JL, Bailly C. A new approach to the management of epidermoid carcinoma of the anal canal. Cancer 1983;51:1830-1837.

Papillon J, Montbarbon JF. Epidermoid carcinoma of the anal canal: a series of 276 cases. Dis Colon Rectum 1987;30:324-333.

Peiffert D, Giovannini M, Ducreux M, Michel P, Francois E, Lemanski C, et al. High-dose radiation therapy and neoadjuvant plus concomitant chemotherapy with 5-fluorouracil and cisplatin in patients with locally advanced squamous-cell anal canal cancer: final results of a phase II study. Ann Oncol 2001;12:397-404.

Peiffert D, Seitz JF, Rougier P, Francois E, Cvitkovic F, Mirabel X, et al. Preliminary results of a phase II study of high-dose radiation therapy and neoadjuvant plus concomitant 5-fluorouracil with CDDP chemotherapy for patients with anal canal cancer. a French cooperative study. Ann Oncol 1997; 8:575-581.

Renehan AG, Saunders MP, Schofield PF, O'Dwyer ST. Patterns of local disease failure and outcome after salvage surgery in patients with anal cancer. Br J Surg 2005;92(5): 605-614.

UKCCCR Anal Canal Cancer Trial Working Party. Epidermoid anal cancer: results from the UKCCCR randomized trial of radiotherapy alone versus radiotherapy, 5-fluorouracil and mitomycin C. Lancet 1996;348:1049-1054.

# 대장항문의 희귀 종양과 후직장 종양

이석환·이길연

## I 대장항문의 희귀 종양

대장항문에서 가장 흔하게 볼 수 있는 종양은 역시 선암이지만 선암 이외에도 종양이나 혹은 종양과 비슷한 종괴가 발견되기도 한다. 이들 중 일부는 매우 드문 질병으로 치료방침 결정 시 어려움을 주기도 한다. 즉 아주 드물기 때문에 수술 전 진단이 어려워 양성종양인 경우에도 악성종양으로 오진되어 치료되는 경우가 있을 수 있다. 조직학적으로 다양한 종양이 있을 수 있으나 발생부위에 따라 비슷한 임상양상을 나타내는 경우가 많다. 다음은 대장과 항문의 희귀 종양 중 임상적으로 비교적 흔히 접할 수 있는 종양들이다. 대장항문의 희귀 종양은 일반적으로 조직의 기원에 따라 표 25-1과 같이 분류한다.

### 1. 유암종(카르시노이드)

유암종은 산재된 내분비기관이 엔테로크로마핀세포*enterochromaffin cell*에서 발생된다. 따라서 유암종은 신경내분비 종양으로 분류된다. 유암종은 질병의 양상이 다양하여 치료방법 결정에 혼동을 초래하기도 한다. 유암종은 위장관뿐만 아니라 위장관 밖에서도 발생하며, 하나 또는 다발성으로 존재할 수 있다. 또한 그 위치에 따라 여러 가지 생화학물질을 분비해 그 증상이 발현되기도 한다. 이 장에서는 소장, 충수, 결장, 직장에 생긴 유암종에 대해 기술하고자 한다.

### (1) 역사와 유병률

유암종은 1888년 루바쉬에 의해 처음으로 조직학적으로 기술되었다. 그는 부검에서 소장에 여러 개의 종양이 발견된 2예를 보고하였다. 카르시노이드*carcinoid(karzinoid)*란 용어는 선암*carcinoma*과 비슷하다는 뜻으로 1907년 오베른도르퍼에 의해 처음으로 붙여졌다. 특히 유암종은 선암과 조직학적으로 유사한 특징을 가졌으나 예후는 더 좋다. 1914년 고셋과 메이슨은 충수 유암종에서 은이 환원되는 특징을 발견하였고 이 때문에 은친화성 세포종*argentaffinoma*로 불리게 되었다. 은친화반응이란 은염이 검은 금속성 은얼룩으로 환원되는 것이다.

유암종과 세로토닌 분비의 관계가 처음으로 기술된 것은 1953년 렘베크에 의해서이다. 비슷한 시기에(1954) 발덴스트롬 등에 의해 카르시노이드증후군이 처음으로 기술되었다. 몇 년 뒤 샌들러와 스노우는 유암종의 다양한 양상을 처음으로 보고하였는데 전형적인 염색양상을 보이는 유암종과는 다른 세로토닌 전구물질만을 분비하는 비전형적인 위유암종에 대해 소개하였다. 염색양상은 '은친화*argyrophilic*' 이라고 기술되었는데 은염의 환원은 환원제의 전처리가 있을 때에만 일어난다는 의미이다.

1969년 피어스에 의해 유암종이 아민 전구체를 흡수하여 탈카복시화*amine precursor uptake and decarboxylation;*

| 표 25-1 | 대장의 희귀 종양 분류 |

**상피기원 종양**
　신경내분비 종양
　유암종(카르시노이드)

**림프구기원**
　림프구증식(양성림프종, 림프 모양 용종)
　악성림프종
　수질외형질구종

**종간엽 종양**
　섬유조직기원
　　섬유종
　　염증성 섬유소 모양 용종(호산구육아종)
　　섬유육종
　　악성섬유조직 구종
　위장관 간질성 종양(GIST)
　평활근기원
　　평활근종
　　평활근육종
　　횡문근육종
　지방조직기원
　　지방종
　　지방육종

**신경기원 종양**
　신경섬유종
　신경절신경종
　신경초종
　과립세포종

**혈관 병변**
　혈관종
　림프관종
　혈관주위세포종
　악성혈관 종양(혈관육종, 카포시육종)

**이소성 종양과 과오종**
　자궁내막증식증
　과오종
　데스모이드낭과 기형종
　장성낭종
　전위조직

**외인, 외인성, 기타 분류**
　골외골육종
　융모막암종
　전이성 종양
　바륨 육아종
　파라핀종
　사르코이드증
　웨게너 육아종증
　아밀로이드증
　말라코플라키아
　천미골 척삭종
　뇌실막종
　골수외(부신외) 골수지방종
　천추 전방 수막탈출증
　골수 외 조혈
　장벽공기낭증(결장기종)
　중복

APUD을 하는 능력이 있다는 것을 발표하였고 이에 따라 유암종은 'APUDomas'로 알려졌다. 유암종을 포함한 APUDomas는 이제 신경내분비 종양의 일종으로 생각된다. 신경내분비 종양은 산재되어 있는 신경내분비계에서 기원하며 유암종, 흑색종, 갈색세포종, 갑상선의 수질암, 그리고 췌장의 내분비 종양을 포함한다.

유암종은 통계적으로 인구 10만 명당 1~2명의 발생률을 보이는 드문 종양으로 전체 유암종 중 64%가 위장관에서 발생하는 것으로 보고되고 있다. 국내 연구에서는 직장과 위-십이지장에서의 발생빈도가 높은 것으로 보고되고 있는데 이는 비교적 용이한 접근성을 가진 국내 내시경 시행빈도에 따른 것으로 생각된다.

### (2) 병리

위장관 유암종은 육안적 소견으로 초기에 황색의 부드러운 타원형으로 정상 점막으로 덮여 있다가 크기가 커지면서 발적과 중앙부의 함몰이 나타날 수 있다. 그러나 육안적으로 일반 용종과 차이점이 명확하지 않은 경우가 많아 내시경 소견만으로 유암종을 의심할 수 있는 경우가 많지 않다.

유암종의 광학현미경 소견은 다소 복합적이다. 균일한 세포질과 핵을 가진, 작은 둥근 세포가 열 지어 있는데 전자현미경으로 보면 신경분비 과립들이 보인다. 과거에는 유암종을 알아내기 위해 은염색을 주로 사용했다. 유암종은 은염색을 흡수해서 환원시키는 능력이 있는데 이는 세로토닌의 작용으로 '은친화*argentaffin* 양성'이라고 표현한다. 은을 흡수만 할 뿐 환원시킬 수 없는 종양은 외부에서 환원제를 첨가하여 알아내는데 이를 '은친화성*argyrophilic*'이라고 한다. 하지만 은염색은 세포질에 존재하는 단백질을 직접 염색하는 면역조직화학염색으로 대체되었다. 대체로 유암종은 5가지 조직학적 유형으로 나눈다 (A~D, mixed). 유암종의 진단에는 추가적으로 크로모그라닌*chromogranin*, 시냅토피신*synaptophysin*, 신경원 특이성 에놀라아제*neuron specific enolase; NSE* 등에 대한 면역화학염색법이 이용된다.

### (3) 병태생리

유암종은 약 30여 종의 아민(세로토닌, 히스타민), 단백질(여러 호르몬과 키닌), 프로스타글란딘 등을 생산한다고 알려져 있다. 세로토닌은 가장 잘 알려진 물질이다. 세로토닌은 필수아미노산인 트립토판에서 2단계를 거쳐 만들어져서 혈소판에 저장되고 운반된다. 간에서 분해되어 신장에서 5-히드록시트립토판의 형태로 배설된다. 정상적으로는 트립토판의 1% 미만이 세로토닌으로 변환된다.

### (4) 분류

유암종을 분류하기 위해 많은 분류법이 제안되었다. 먼저 발생 위치에 따라 전장, 중장, 후장으로 나뉜다. 전장 유암종은 흉선, 기도, 위, 십이지장, 췌장, 난소에서 기원하며 중장 유암종은 공장, 회장, 충수, 근위부 결장에서 기원한다. 후장 유암종은 원위부 결장, 직장에서 기원한다. 고드윈에 따르면 4,349예의 유암종을 분석한 결과 충수, 회장, 직장, 기관지순의 빈도로(38%, 23%, 13%, 11.5%) 유암종이 발생한다. 하지만 모드린과 산도가 5,468예를 조사한 바에 따르면 기관지, 회장, 직장, 충수(32.5%, 17.6%, 10%, 7.6%)순이다.

### (5) 임상양상

유암종은 우연히 발견될 수도 있으나 국소 및 전신증상으로 발견될 수도 있다. 국소증상은 종양이 기원한 부위나 전이된 부위와 연관이 있는 증상이고 전신증상은 유암종에서 분비되는 여러 물질에 의한 증상이다.

#### 1) 국소증상

소장의 유암종은 주기적인 복통, 소장폐쇄(장충첩 또는 장간막 섬유화), 장허혈과 출혈을 일으킬 수 있다. 충수 유암종은 대개 충수절제술 시에 우연히 발견된다. 직장 유암종은 내시경 시에 우연히 발견되는 경우가 많다. 진행된 경우에는 출혈과 배변습관의 변화를 보인다. 간전이로 발견되는 경우가 있는데 간종대와 우상복부 통증을 호소한다.

#### 2) 전신증상과 카르시노이드증후군

유암종에 의해 발생하는 전신증상을 카르시노이드증후군이라고 한다. 얼굴홍조, 혈압변화, 설사, 기관지 수축을 보인다. 이런 증상은 유암종에서 분비된 여러 물질 때문으로 간에서 이런 물질들을 대사하여 비활성화시킨다. 따라서 위장관 유암종의 경우 카르시노이드증후군은 간전이가 있을 때에만 나타난다. 물론 간문맥계 이외에서 생기는 유암종의 경우에도 생길 수 있다. 카르시노이드증후군은 일상생활에서 일어날 수 있는데 스트레스를 받거나 술을 마실 때, 대변볼 때도 생길 수 있다.

홍조와 저혈압은 카테콜아민, 히스타민, 탁키키닌, 칼리크레인 등에 의해 유발되는 것으로 생각된다. 심장도 영향을 받을 수 있는데 세로토닌에 의해 심근이 섬유화되기도 한다. 또한 폐동맥고혈압, 심장판막협착증, 우심실 비후와 섬유화를 일으킨다. 좌측 심장은 폐에서 유암종 분비물질을 비활성화시키기 때문에 보호된다.

카르시노이드 위기는 생명을 위협하는 상황이다. 마취, 색전술, 종양의 조작, 항암제의 투여 등에 의해 생길 수 있다. 그 증세로는 심각한 홍조와 저혈압, 기관지 수축, 부정맥, 고체온증 등이 있다. 설사, 혼미, 착란 등도 있을 수 있다. 이러한 카르시노이드 위기는 소마토스타틴과 히스타민 억제제의 전 처치로 제한하거나 예방할 수 있다.

### (6) 진단을 위한 검사

#### 1) 생화학검사

유암종은 특히 소장과 충수에 위치할 때는 수술 전에 진단하기 어렵다. 톰슨과 폰 히르텐의 보고에 따르면 위장관 유암종의 10%만이 수술 전에 진단되는데, 이들은 모두 카르시노이드증후군이 있던 환자들이었다.

수술 전 진단은 조직검사나 종양에서 분비되는 생화학적 물질을 검출함으로써 가능하다. 많은 물질이 생성되지만 주로 세로토닌에 관계된 검사를 많이 시행한다. 가장 많이 사용하는 검사는 24시간 소변 5-히드록시인돌 아세트산5-hydroxyindole acetic acid; 5-HIAA을 측정하는 것이다. 정상적으로는 24시간당 2~8mg 배출되는데 이 이상일 경우에는 민감도 73%, 특이도 100%로 카르시노이드증후군을 진단할 수 있다. 검사 시에는 소변 5-히드록시인돌 아세트산에 영향을 줄 수 있는 바나나, 파인애플, 키위, 호두, 토마토, 타이레놀, 아스피린 등을 복용하지 말아야 한다.

중장에 생기는 유암종은 세로토닌을 많이 분비하고 이의 대사물질인 5-히드록시인돌 아세트산이 소변에서 많이 검출되지만 전장의 유암종은 세로토닌 전구물질인 5-히드록시트립타민(5-HTP)이 많다. 5-히드록시트립타민은 신장에서 세로토닌으로 변환되므로 소변에서 세로토닌이 많이 검출된다. 후장 유암종의 경우에는 5-히드록시트립타민, 세로토닌 분비가 모두 적어 소변검사에서 음성으로 나다. 혈소판 세로토닌 수치는 소변 검사보다 더 민감하다.

## 2) 영상의학적 검사

위장관에서 발생한 유암종의 위치를 찾는 것은 쉽지 않다. 전장과 후장의 유암종은 내시경과 조직검사로 알 수 있지만 회장이나 충수의 유암종은 쉽게 알기 어렵다. 소장검사나 전산화단층촬영을 해도 수술 시에 그 위치가 확인되는 경우가 많다. 최근에 캡슐소장내시경을 통해 진단되는 경우가 많다.

여러 가지 새로운 영상기술이 진단을 위해 사용되는데 크게 형태학적 영상검사와 기능학적 영상검사로 나눌 수 있다. 형태학적 영상검사에는 초음파, 전산화단층촬영, 자기공명영상 등이 포함되는데 전산화단층촬영에서는 특징적인 별 모양의 연조직이 장간막에서 관찰된다. 기능검사는 여러 가지 방사성 동위원소를 이용한 검사가 포함된다. 처음 사용된 것은 메타요오드벤질구아니딘metaiodobenzyl-guanidin; MIBG인데 지금은 사용되지 않는다. 신티그래피는 두 종류가 사용되는데 소마토스타틴 수용체 신티그래피와 양전자방출단층촬영positron emission tomography; PET이다. 18F-Dopa-양전자방출단층촬영은의 원발 종양의 위치확인에 유용하고 전산화단층촬영과 자기공명영상은 전이 병소의 확인에 더 유용한 것으로 보고되고 있다.

## (7) 예후

유암종의 예후는 종양의 크기, 침범 깊이, 전이 유무와 그 위치, 원발 종양의 위치 등 여러 요소에 의해 영향을 받는다. 유암종의 TNM 병기분류는 선암과 비슷하다. TNM 병기에 따른 예후는 표 25-2에서, 원발 병소의 위치

| 표 25-2 | 결장, 직장의 신경내분비 종양의 TNM 병기

**원발 종양(T)**

TX   원발 종양 평가 불가

T0   원발 종양의 증거 없음

T1   고유판이나 점막하층을 침범하고, 크기가 2cm 미만의 종양

　　T1a   최장 직경 1cm 미만의 종양

　　T1b   최장 직경 1~2cm의 종양

T2   고유근층을 침범하거나, 고유판이나 점막하층을 침범하고 크기가 2cm 이상인 종양

T3   고유근층을 지나 장막하층까지 침범하거나, 복막이 없는 대장주위, 직장주위조직까지 침범한 종양

T4   장막이나 다른 장기를 침범한 종양

**구역 림프절(N)**

NX   구역 림프절 평가 불가

N0   구역 림프절전이 없음

N1   구역 림프절전이

**원격 전이(M)**

M0   원격전이 없음

M1   원격전이

**해부학적 병기/ 예후 그룹**

| 병기 0 | Tis | No | M0 |
|---|---|---|---|
| 병기 I | T1 | N0 | M0 |
| 병기 IIA | T2 | N0 | M0 |
| 병기 IIB | T3 | N0 | M0 |
| 병기 IIIA | T4 | N0 | M0 |
| 병기 IIIB | any T | N1 | M0 |
| 병기 IV | any T | any N | M1 |

(AJCC, TNM staging 7th ed, 2010)

| 표 25-3 | 원발 유암종의 위치에 따른 예후

| 원발 유암종 위치 | 5년 생존율(%) | 전이율(%) | 카르시노이드증후군 | 다발성(%) | 2차 종양(%) |
|---|---|---|---|---|---|
| 충수 | 99 | <1cm, 0<br>1~1.9cm, 11<br>>2cm, 30~60 | 드묾 | 4.2 | 13 |
| 소장 | 전이 유무에 따라 다름 | <1cm, 20~30<br>1~1.9cm, 80<br>림프절, 80/간, 20<br>>2cm, 30~60<br>림프절, >80/간, 40~50 | 흔함 | 30~50 | 20~30 |
| 결장 | 20~52 | 빈번함 | 드묾 | 드묾 | 25~40 |
| 직장 | 전이무-92<br>림프절전이-44<br>원격전이-7 | <1cm, 3<br>1~1.9cm, 11<br>>2cm, 74 | 드묾 | 0~ | 7~32 |

별 예후는 표 25-3에 기술하였다.

### (8) 치료

#### 1) 종양에 대한 치료

먼저 치료의 범위를 정하는 것이 중요한데 다음 2가지를 고려해야 한다. 첫째는 유암종은 때론 한 부위에 국한되어 있어(충수, 직장) 국소절제로 충분할 수 있다는 점이고 둘째로는 용적축소술debulking의 유용성이다. 종양이 남을 확률, 림프절전이여부, 그리고 카르시노이드증후군의 증상을 줄이기 위해 종양의 크기를 줄이는 용적축소술의 유용성 등을 기준으로 수술의 범위를 정해야 한다. 수술범위에 대한 지침은 표 25-4에 정리되어 있다.

소장의 유암종은 흔히 림프절전이와 해부학적 이상(장충첩, 장간막 섬유화, 소장꼬임)이 동반된다. 림프절전이가 흔해 1cm 이하의 작은 유암종에서도 20~30% 정도 림프절에 전이가 있다. 또한 소장에 다발성으로 존재하는 경우가 종종 있다. 따라서 광범위 장간막절제와 함께 동반된 병소를 찾는 탐색술을 시행해야 한다.

충수 유암종은 소장의 유암종과는 다르다. 주로 충수절제술 시에 발견되며 림프절전이의 확률이 낮고 다발성인 경우가 드물다. 따라서 1cm 미만인 경우에는 충수절제술로 충분하고 2cm가 넘는 경우에는 우반결장절제술이 필요하다. 1~1.9cm의 크기는 림프혈관 침범, 충수 장간막 침범, 절제연 양성 등의 경우에는 우반결장절제술이 필요하다.

결장 유암종의 경우에는 림프절전이가 흔하고 좋지 않은 예후를 보여 대부분 결장절제술이 필요하다. 직장의 유암종은 충수 유암종과 비슷하다. 치료방침도 1cm 미만은 경항문 국소절제로 충분하고 2cm 이상은 직장절제술이 필요하다. 1~1.9cm의 경우에는 근고유층 침범이 있으면 직장절제술을 시행하여야 한다.

과거 유암종의 치료는 지금까지 설명한 수술적 절제가 대부분이었으나 현재는 내시경적 절제 술기의 발달로 인해 내시경절제의 빈도가 점점 높아지고 있다. 경항문 내시경 미세수술transanal endoscopic microsurgery; TEM을 사용하는 경우도 있다. 그러나 유암종은 위치에 따라 전이의 위험도가 다른 측면이 있고, 내시경적 절제의 용이성이 병변의 위치마다 다른 점이 있어 적응증에 대해서는 위치별로 개별 접근해야 할 필요성이 있다. 아직까지 연구자들 간 내시경적 절제의 가능 범위에 대한 경험적 언급이 있을 뿐 명확한 적응증은 없는 실정이다. 직장의 경우 근육층 침범이 없고 15mm 이하의 경우 내시경절제가 가능하다는 보고가 있으나 내시경절제를 시행한 2mm 크기의 직장 유암종이 근육층까지 침범한 예가 있어 크기만으로 내시경절제의 범위를 정하는 것에는 다소 무리가 있다고 생각한다. 최근에는 내시경초음파를 통해 수술 전 병변의 침범 깊이를 알 수 있고 병리학적 침습도와 비교했을 때 90% 정도의 정확성이 있는 것으로 보고되어 이에 대한 활용이 필요할 것으로 생각한다.

간전이의 경우 전이가 간에만 국한되어 있다면 절제가 좋은 효과를 갖는다. 종양용적축소술은 절제, 제거술ablative therapy(냉동요법, 고주파 전기소작술), 방사선표지 옥트레오타이드, 간동맥 색전술을 사용한다. 5년 생존율은 20% 정도이다. 하지만 간이식 등을 사용하여 5년 생존율을 70%로 향상시켰다는 보고도 있다.

| 표 25-4 | 절제범위에 대한 지침 |

| 원발 종양 | 크기 | 절제 범위 |
|---|---|---|
| 충수 | <1cm | 충수절제술 |
| | 1~1.9cm | 충수절제술 또는 우반결장절제술 |
| | >2cm | 우반결장절제술 |
| 소장 | 국소적으로 제한된 질병 | 원발 종양과 전이 종양절제술 |
| | 광대한 질병 | 절제 또는 우회술 |
| | | 용적축소술 |
| 결장 | | 결장절제술 |
| 직장 | <1cm | 국소절제술 |
| | 1~1.9cm | 국소절제술 또는 직장절제술 |
| | >2cm | 직장절제술 |

### 2) 전신치료

유암종에 대한 내과적 치료는 2가지 목적을 가지고 있다. 하나는 카르시노이드증후군의 증상을 완화하는 것이고 다른 하나는 전이에 대한 치료이다. 카르시노이드증후군의 증상을 완화하기 위해서 증상에 대한 약제를 사용하거나 화학물질의 분비를 감소시키는 약제를 투여한다. 옥트레오타이드를 주로 사용하며 하루 400ug의 용량으로 80% 이상의 환자에서 홍조와 설사를 완화시킬 수 있다. 항암화학치료는 단일요법이나 병합요법으로 여러 약제가 사용되나 반응률은 0~3% 정도여서 큰 효과를 기대하기가 어렵다. 인터페론 치료가 50%의 반응률을 보이나 부작용이 심해 사용이 제한적이다.

## 2. 위장관 간질성 종양(GIST)

과거에는 평활근종으로 생각했던 종양으로 전자현미경과 면역화학염색법의 발달로 새롭게 정의된 종양이다. 위장관 간질성 종양은 전체 위장관 악성종양의 1~3%를 차지하는 드문 종양으로 매년 100만 명당 10~20예가 발생하며 그중 20~30%가 악성으로 알려져 있다. 이 종양의 대부분은 특징적으로 KIT 원종양유전자proto-oncogene의 돌연변이에 의해 티로신 키나아제 막수용체인 KIT 단백질(CD117)의 과발현을 보인다. 과거 위장관 간질성 종양은 데스모이드, 평활근종, 평활근육종 또는 신경초종 등과 같은 다른 간질성 또는 간엽성 종양과 구별 없이 불렸으나 최근 장내 연동운동을 조율하는 카할간질세포interstitial cells of Cajal에서 기원하는 것이 알려지면서 앞서의 종양들과 구분되는 종양으로 분류될 수 있었다. 위장관 간질성 종양은 KIT 단백질 과발현으로 인해 면역조직화학 염색상 특징적으로 c-kit 수용체에 양성반응을 보이게 된다. 그러나 c-kit 양성이 위장관 간질성 종양에 대한 진단적 기준이 되는 것이 사실이나 2~10%의 위장관 간질성 종양 환자에서는 c-kit에 음성을 보인다. 이 경우 암발생에 있어 KIT와 유사한 기능을 가진 다른 종류의 티로신 키나아제 수용체인 혈소판 유래 성장 인자 수용체 알파platelet-derived growth factor receptor alpha; PDGFRA의 돌연변이에 의한다. 위장관 간질성 종양에서 CD34는 약 70~80%에서 양성을 보인다. 특히 식도와 직장에 생기는 위장관 간질성 종양은 위와 소장에서 생기는 종양에 비해 특히 CD34에 양성률이 높은 것으로 보고된다. 평활

근 액틴smooth muscle actin; SMA 위장관 간질성 종양의 30%에서 양성을 보이며 특히 위와 소장에 위치한 경우 양성을 보이는데 특징적으로 CD34와 평활근 액틴의 발현은 서로 상반된 결과를 나타낸다. 또한 S-100 단백질 발현은 위장관 간질성 종양에서는 상대적으로 드물며 대부분 소장에서 발현된다(약 10%).

위장관 간질성 종양의 유일한 치료방법은 외과적 절제술이다. 일반적으로 위장관 간질성 종양은 림프관을 통한 전이를 하지 않기 때문에 장간막의 혈관을 따라 존재하는 림프절에 대한 광범위절제술이 필요 없는 것으로 되어 있다. 따라서 깨끗한 절단면을 얻을 수 있다면 크기가 작은 위장관 간질성 종양의 경우 내시경적 절제술이나 경항문 절제술이 도움이 될 수 있을 것으로 생각된다. 완전한 외과적 절제술이 시행되었더라도 고위험군의 경우 추적관찰 중 재발이나 전이의 가능성이 높기 때문에 보조적 항암치료제의 필요성은 지속적으로 요구되었지만 위장관 간질성 종양 환자에서 항암치료는 효과적이지 않은 것으로 보고되고 있다. 최근에는 티로신 키나아제 선택적 억제제인 이마티닙 메실레이트(글리벡)가 도입되면서 재발이나 전이로 인해 수술이 불가능한 경우나 고위험군 환자에서 양호한 임상결과를 보이고 있다. 완전한 절제술이 시행되고 고위험군 환자에서 보조적 치료로 이마티닙 메실레이트(글리벡)의 사용은 양호한 결과를 내는 것으로 생각된다.

## 3. 림프종

대부분의 원발성 위장관 림프종은 위나 소장에 위치하고 단지 6~12%의 림프종만이 결장에서 발생한다. 결장의 원발성 림프종은 대장에서 발생하는 악성종양의 1% 미만이다. 주된 증상은 복통, 종괴, 혈변, 흑색변, 체중감소 등이다.

원발성 위장관 림프종을 2차성 림프종과 구별하기 위하여 대부분 도손 분류Dawson's criteria를 사용하는데 그 내용은 다음과 같다.

① 처음 진찰 시 표재성 림프절의 종대가 없다.
② 종격동 림프절 종대가 없다.
③ 백혈구 수치가 정상이다.
④ 개복 시에 주변림프절에만 전이가 있다.

⑤ 간과 비장은 정상이다.

결장과 직장의 대부분의 림프종은 비형세포 기원의 비호지킨성 림프종으로 미만성 거대세포형이다. 다른 형태로는 MALT(mucosa-associated lymphoid tissue) 림프종, 맨틀세포림프종, T세포림프종 등이 있다.

위장관의 림프조직은 점막층, 점막하층, 고유판 등이 존재한다. 이런 조직에서 유래한 저등급 B세포림프종을 MALT 종양이라고 한다. MALT 종양은 저등급 종양으로 진행이 더디며 주로 위에 발생하지만 결장에서 발생한 경우도 보고되고 있다. 현재 위의 MALT 림프종은 헬리코박터필로리의 감염과 관계가 있다고 밝혀져 있고 제균을 했을 때 대부분의 경우 완전히 없어지는 것으로 보고되고 있다. 결장에 생기는 MALT 림프종은 대개 단발성이나 다발성 융기 병변으로 발견되기도 한다. 치료는 대개 내시경적 절제나 수술적 절제를 시행하는데 항암화학요법이나 헬리코박터필로리 제균으로 완치된 경우도 보고되고 있다.

다발성림프용종증은 위장관을 침범한 맨틀세포림프종으로 위에서 직장까지 발생하나 결장에만 생기기도 한다. 가장 흔한 증상은 체중감소, 설사, 복통, 직장출혈, 빈혈이다. 내시경에서 가족성 용종증과 혼동되기도 한다. 치료는 화학요법이다.

국한된 결장의 원발성 림프종의 치료는 절제 수술이다. 수술 후에는 보조항암요법을 시행한다. 림프절전이가 없을 경우에는 10년 생존율이 80%에 이르지만 보다 진행된 경우에는 항암치료를 모두 하더라도 5년 생존율이 30~40%밖에 되지 않는다.

## 4. 지방종

대장의 단순결체조직 종양 중 2번째 빈도를 나타내며 메이오(1963) 등에 의해 보고된 119예를 보면 여성에서는 우측 대장과 맹장에 다발하고, 남자에서는 좌측에 많으며, 직장에서는 드물다고 한다. 병리적으로 점막 하부에서 자라서 장 내로 돌출되며 드물게 장막하로 자라기도 한다. 크기는 수mm에서 6cm 정도이고 크기가 큰 종양의 경우, 특히 맹장부에 위치한 경우에는 장을 완전히 둘러쌀 수도 있다고 한다. 대개 단일성이나 20% 정도에서 다발성으로 관찰된다.

증상은 다양하며 대개 다른 원인으로 개복 시 우연히 발견되는 수가 많고 이 외에도 복통, 배변습관의 변화, 출혈, 촉진되는 복부 종양 등으로 나타난다. 지방종은 장중첩의 원인이 되기도 하고 표면에서 감염, 괴사, 출혈이 일어나기도 하는데 종양의 크기가 클수록 증상이 더 빈번하게 나타난다. 방사선조영 시 돌출되는 용종 모양의 종양으로 보이며 악성과 감별이 힘들 때도 있다.

만약 지방종이 대장의 용종으로 발견된 경우 용종절제 등으로 조직검사를 하며 이외 다른 치료는 불필요하다. 종양이 결장에 있고 바륨검사나 개복 시 발견되면 악성병변과 감별을 위하여 수술이 필요할 수도 있다. 이전에는 근치적 절제술도 시행되었으나 근래에는 보존적인 치료와 관찰이 주로 시행되고 있다.

## 5. 평활근종

평활근종은 장벽의 근육층에서 발생하여 근육 내에 남아 있거나 장벽내 혹은 복강 내로 돌출하게 된다. 대부분 단일로 발생하나 다발성으로 보고된 경우도 있었다. 작은 것은 고무와 같이 단단하며 절단면은 회색 혹은 핑크빛을 띠고 있다. 큰 것은 분엽을 이루는 경향이 있다. 조직학적으로 근본적으로 추상형세포로 이루어졌으나, 군데군데 섬유성조직이 섞여 있어 이론적으로는 섬유근종이라고 불러야 한다. 대부분 외피막포위는 없으나 외피막결핍이 반드시 평활근육종이라고 말할 수는 없으며 양성과의 주 감별점은 유사분열의 존재 여부이다. 이 평활근종은 악성으로 변할 수 있으나 정확하게 예측을 하기는 힘들다.

결장의 평활근종은 연령과 성별에 구별 없이 발생하며 스타우트(1959)의 보고에 의하면 직장보다는 결장에 많이 생긴다고 하지만 보고자마다 차이가 있다. 이 종양은 대부분 1~2cm 정도로 자라고 그 이상 커지지는 않는다. 대부분 증상이 경미하고 직장수지검사 때 우연히 발견되는 경우가 많다.

치료는 조직검사와 임상양상에 따라 결정되며 조직검사상 양성이며 경계가 명확하고 작거나 유경성이면 반드시 국소절제로 제거하며, 조직검사상 악성이 의심되나 잘 분리되는 평활근종이라면 국소절제를 우선 시행하고 전체 종양의 병리검사로 근치 수술의 여부를 결정한다. 종양이 크거나 악성평활근종의 의심이 될 때에는 근치절제를 해야 한다.

## 6. 혈관종

혈관종은 신체의 모든 부위에 발생할 수 있으며, 특히 피부에 호발한다. 그러나 결장에서 발견되는 경우는 매우 드물다. 겐트르 등(1945)이 보고한 위장관 양성혈관종 283예 중 결장혈관종은 31예뿐이다.

### (1) 증상

대부분 직장출혈이 주증상이기 때문에 원인을 잘 모르는 직장출혈이 있을 때에는 혈관종을 의심해보아야 한다.

### (2) 진단

진단은 에스결장이나 직장에 있을 때에는 직장경으로 확장된 혈관을 관찰함으로써 가능하나 작은 것은 조직검사 후에나 알 수 있다. 또 단순복부촬영 시 정맥결석이 나타나는 수가 있어 진단에 도움을 주게 되며 하장간막혈관조영술로 위치를 찾아낼 수도 있다. 결장에 발생한 미세병변은 간혹 점막 또는 점막하에만 국한되어 여러 번의 개복 후에도 찾기가 힘들며 출혈 시 혈관조영술을 통해서 진단이 가능한 것도 미세점막하 병변의 경우, 수술 중 대장내시경을 통해 병변을 확인해야 한다. 이와 유사한 경우로 장벽에 생긴 단일 혹은 복합의 혈관이형성일 때도 바륨조영이나 개복 시에 잘 찾을 수 없으며 출혈이 진행 중일 때 장간막동맥촬영술을 통해서 출혈부위를 찾아내게 된다.

### (3) 치료

만약 혈관종이 작고 직장에 위치한다면 직장경을 통해 소작하여 제거할 수 있고 단순히 국소절제를 할 수도 있다. 그러나 종양이 광범위하게 장관에 분포하고 있을 때에는 매우 심각하며 위와 같은 단순한 조작으로는 치료가 불가능하다. 항문관까지 포함한 혈관종에서는 과거 복회음 절제를 시도하였으나 플라쉬카(1924), 가브리엘(1948) 등은 근위부 직장루를 만들고 상치동맥을 결찰한 후 출혈이 멎고 안전할 때 직장루를 복원시키는 방법을 시도했다. 그러나 이 경우에도 재출혈이 많아 결국은 직장절제까지 하는 수가 많았다. 최근 제프리(1976) 등이 괄약근보존술을 개발하여 직장의 상부 2/3를 자르고 나머지 하부는 항문의 치상선까지 점막층만 벗긴 후 거대결장 수술 시의 소아베(1964) 방식으로 장과 항문을 문합하여 좋은

결과를 보여주고 있다. 결장의 혈관종이 수술 시 발견되면 결장 부분절제를 시행하여야 한다.

## 7. 자궁내막증식증

자궁내막증식증은 여자의 난소 혹은 자궁의 내막증식증과 동반하여 직장, 에스결장 혹은 드물게 맹장에 발생한다. 이러한 질환은 생식이 가능한 시기에만 발생할 수 있는데 대부분의 증례가 30대부터 폐경기 사이에 발생한다. 병변은 장벽 쪽의 근육층이나 점막하를 잠식하며 점막층은 보존된다. 또 장벽에 잘 국한된 결절로 나타나거나 장벽을 따라 환상으로 자라나 장관의 협착을 초래하여 암종과 구별되지 않을 때도 있다. 카텔(1937)에 의하면 에스결장이나 직장의 자궁내막증식증 환자의 50%에서는 어느 정도의 장폐쇄가 나타났다고 한다.

### (1) 증상

약 50%의 환자에서 증상을 나타내며 가장 흔한 증상은 월경기간 중 특히 배변 시에 악화되는 직장과 골반부 둔통을 들 수 있다. 드물게 월경 시 직장출혈을 나타내기도 하며 점진적인 변비나 약간의 설사를 하는 수도 있다. 이외 월경통이나 하복부 혹은 등(배부)의 통증이 나타나기도 한다. 가장 중요한 소견으로는 통증이 매우 오래가며 수개월 혹은 수년간 지속된다는 것이다.

### (2) 신체검사 소견

자궁내막증식증의 위치는 대개 직장의 상부 혹은 원위부 에스결장이므로 직장의 수지검사로는 진단하기 어려운 경우가 많다. 에스결장경검사에서 점막은 보존되면서 장관 내로 돌출한 종양이 특징이고, 생검을 통하여 확진되지만 진단이 어려운 경우도 많다. 바륨조영검사상 예리한 경계를 가지고, 점막이 잘 보존되어 있으며, 긴 충만결손을 가지는 등의 특징적인 소견을 볼 수도 있으나 확인되지 않는 경우도 많다. 촉진 시 국소통증이 심하고 고정되어 있는 것이 특징이다.

### (3) 진단

월경기간과 관련된 증상, 오랜 유병기간, 비교적 건강한 전신상태 등으로 자궁내막증식증을 의심할 수 있으며 에스결장경, 바륨조영술 등이 진단에 도움이 되기도 한다.

### (4) 치료

많은 수의 자궁내막증식증의 환자에서 악성종양으로 생각되어 장을 절제하였다가 조직검사상 자궁내막증식증으로 진단하는 수가 많다. 그러나 직장경 등으로 수술 전에 자궁내막증식증으로 밝혀진 경우 몇 가지 선택적 치료가 가능하다. 약물치료로는 난소스테로이드 호르몬억제제인 다나졸, 마파레린, 레우프로라이드 데포 등을 사용하지만 치료중단 시 재발과 약제부작용의 단점으로 절제술을 주로 시행한다. 절제 및 이에 준하는 치료는 첫째 난소를 제거하거나 방사선 조사로 난소를 파괴하는 방법으로, 안전하고 간단한 방법이나 젊은 여자에게는 부적합한 치료이다. 그러나 폐경기를 전후한 여자에게는 최적의 치료방법이다. 만약 자궁내막증식증이 자궁과 난소, 골반강을 침습했다면 나이에 관계없이 난소절제와 자궁절제도 함께 해야 한다.

## II 후직장 종양

후직장 공간 혹은 전천추 공간에 생긴 종양은 천천히 자라기 때문에 증상이 애매한 경우가 많다. 후직장 종양은 죠 등(1988)에 의하면 메이오 클리닉에서 20년간 120명의 환자가 발생한 매우 드문 종양이다. 발견이 어렵기 때문에 늦게 진단되어 종양이 이미 많이 커진 상태에서 여러 장기를 침범하는 일이 많아 치료가 복잡한 경우가 많다. 또한 직장 후방 공간은 여러 가지 조직으로부터 유래하는 다양한 태생기 조직을 포함하고 있어서 다양한 종류의 종양이 발생한다. 대부분의 종양은 양성종양이지만, 악성종양도 드물지 않게 보고되고 있다. 일반적으로 악성종양은 소아 환자에게서 더욱 빈발하며, 낭성 종양인 경우에 비해 고형 종양이 악성인 경우가 흔하다.

최근에 들어 영상진단의 발전, 종양생리의 이해, 항암 방사선치료, 보다 적극적인 수술 등으로 그 진단과 치료가 많이 진화하고 있다. 이렇게 복잡한 질환을 대하는 외과의사는 많지 않기 때문에 이러한 환자의 치료는 경험이 많은 다학제 팀에서 다루어야 할 것으로 생각된다.

### 1. 해부와 신경생리

연부조직, 신경계, 근골격계 구조를 이해하는 것이 절대적으로 필요하다. 후직장 공간의 경계는 전방으로는 직장벽, 후방으로는 천추이다. 이 공간은 위로는 복막 반전부까지이고 아래로는 직장천추근막까지 이어진다. 외측으로는 요관, 장골혈관, 천추신경근이 경계다. 이곳에는 몇 가지 중요한 혈관과 신경조직이 위치하고 있어 손상을 받을 경우 심각한 항문직장의 생리학적인 후유증은 물론 신경학적, 근골격계적 후유증을 유발할 수 있다. 천추신경근의 한쪽만을 전부 절단하는 경우에 환자는 정상 항문 기능을 유지할 수 있다. 이와 같이 위쪽 3개의 천추신경근을 한쪽만 보존하는 경우 배변기능은 보존할 수 있게 된다. 하지만 양측의 S3신경근이 절단되는 경우에는 외괄약근의 수축이 손상을 받게 되어 변실금이 생기게 된다. 천추절제를 시행할 경우에는 건초낭thecal sac, 천추신경근, 좌골신경, 이상근piriformis muscle, 천골결절인대, 천골가시인대의 해부학적 관계에 대해 숙지하고 있어야 한다. 해부학적 관점에서 보면, 천추의 대부분은 절제가능하다. 제1천추의 절반 이상만 남는다면 골반의 안정성은 유지될 수 있다. 하지만 수술 전 방사선치료를 받은 경우에는 수술 후 남은 제1천추에 골절이 발생할 수 있다. 이런 경우에는 골병합을 통해 골반의 안정성을 유지할 수 있다. 근피판이나 연부조직피판이 필요한 경우에는 대퇴부위와 하지의 해부학적 지식도 필요하다. 수술 전에 환자와 수술 후의 기능적 상실에 대해서 충분히 상의하는 것이 반드시 필요하다.

### 2. 분류

#### (1) 일반적인 고찰

직장 후방 종양은 1847년 에머리히에 의해 성인에서 직장 후방에 생긴 기형종이 처음으로 보고되었다. 직장 후방, 천골 전방에서 발견되는 병변은 크게 선천성과 후천성, 양성과 악성으로 구분된다. 대부분은 선천성이고 약 30% 정도가 양성이다. 직장 후방의 공간은 발생학적으로 대단히 복잡한 분화를 거치는 곳으로 다양한 종양의 종류를 볼 수 있다. 그 분류는 표 25-5와 같다.

#### (2) 조직 소견

##### 1) 표피 낭종

표피 낭종epidermal cysts은 외배엽관의 폐쇄결손으로 생긴다. 조직학적으로 중층 편평세포로 구성되어 있고 피부

| 표 25-5 | 후직장 종양의 분류 |
|---|---|

**선천성**
  양성
    발생학적 낭(기형종, 표피 유사낭, 유피낭, 점액 분비낭)
    직장 중복
    천추 전방 수막탈출증
    부신잔류 종양
  악성
    척삭종
    기형암종
**신경원성**
  양성
    신경섬유종
    신경초종(슈반세포종)
    신경절신경종
  악성
    신경모세포종
    신경절신경모세포종
    뇌실막종
    악성 말초신경초 종양
**골**
  양성
    거대세포 종양
    골모세포종
    동맥류뼈 낭종
  악성
    골육종
    유잉육종
    골수종
    연골육종
**기타 분류**
  양성
    지방종
    섬유종
    평활근종
    혈관종
    내피종
    데스모이드(국소적, 공격적)
  악성
    지방육종
    섬유육종/악성섬유조직구종
    평활근육종
    혈관주위세포종
    전이암
**기타**
  이소성 신장
  혈종
  농양

부속기는 포함하지 않고 있다. 대부분 양성이다.

### 2) 유피 낭종

유피 낭종dermoid cysts은 외배엽에서 발생해 중층 편평세포와 피부 부속기를 가지고 있다. 대부분 양성이다. 표피낭종과 유피낭종은 경계가 잘 지워져 있고 대개 구형으로 얇은 외층을 가지고 있다(그림 25-1). 가끔 피부와 연결되어 항문 후방에 함몰을 보이기도 한다. 여성에서 가장 많고 감염되는 경우가 많아 직장주위 농양으로 오진되어 수술하는 경우가 많다.

### 3) 장원성 낭종

장원성 낭종enterogenous cyst은 후장이 발생 중에 격리되어 생기는 것으로 생각된다. 내배엽에서 기원하기 때문에 편평, 입방, 원주상피가 모두 발견될 수 있다. 이행상피도 있을 수 있다. 주로 다엽성으로 하나의 큰 병변과 주변의 작은 낭종으로 구성되어 있다. 감염될 수 있으며 대부분 양성이나 악성화된 경우가 보고된 경우도 있다.

### 4) 미장 낭종

미장 낭종tailgut cyst은 낭성과오종으로도 불리며 다방성 낭종이다. 편평, 원주, 이행상피로 되어 있고 장관과 비슷한 형태를 띠고 있다. 샘성glandular 또는 이행상피의 존재로 표피 낭종, 유피 낭종과 구별한다. 악성화는 드물다.

### 5) 기형종

기형종은 세 배엽을 모두 포함하고 있고 외배엽에서 발생하여 악성화하면 편평세포암종, 중배엽에서 발생하여

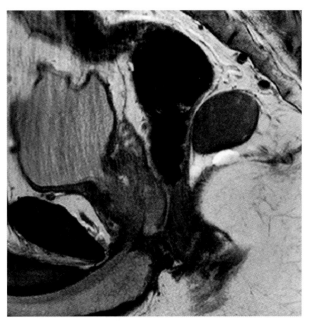

그림 25-1. 후직장 유피 낭종의 자기공명영상 소견

악성화하면 횡문근육종이 된다(그림 25-2, 25-3). 역형성 *anaplastic* 종양도 발생할 수 있다. 여성과 소아에 많고 종종 척추와 비뇨기계, 직장항문에 기형을 동반하는 경우가 있다. 성인의 경우 40~50%에서 악성화한다. 불완전 절제는 악성화 가능성을 높인다. 역시 감염되면 직장주위 농양으로 오진할 수 있다.

### 6) 천미추 척삭종

천미추 척삭종sacrococcygeal chordoma은 후직장 종양 중 가장 흔한 악성종양이다. 원시 척삭에서 기원하는 것으로 생각된다. 척주의 어느 곳에서나 생길 수 있으나 후두부와 미추부위에 호발한다. 남성에 많고 30세 미만의 환자는 거의 없다. 이 종양은 부드럽거나 단단하며 주위 골조직과 연조직을 침범할 수 있다. 종양내 출혈과 괴사는 2차 석회화와 가피막을 형성한다. 흔한 증상으로 앉을 때 심해지고 서 있을 때 완화되는 골반통, 둔부통, 요통이다.

### 7) 전방 천추수막류

전방 천추수막류anterior sacromeningoceles는 경질막의 결손에 의해 생기고 낭종이나 지방종과의 조합으로 나타난다. 전형적인 증상으로는 변비, 요통, 두통이 배변 시나 기침 시에 심해진다. 이분척추, 계루척수, 자궁중복증, 요로와 항문 기형 등을 동반할 수 있다. 경질막에 있는 결손 부위를 묶는 수술로 치료한다.

### 8) 신경원성 종양

신경원성 종양에는 신경집종, 신경절신경종, 신경절신

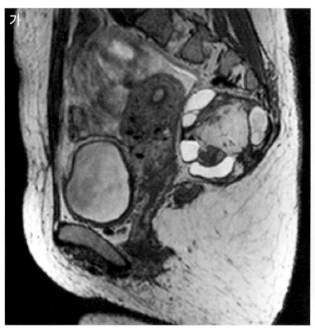
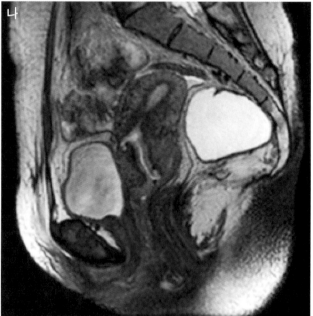

그림 25-2. 후직장 기형종의 자기공명영상 **가.** 고형 부분 **나.** 낭성 부분

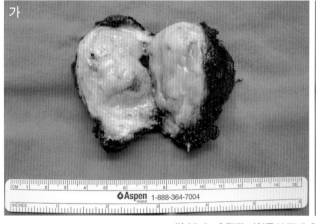
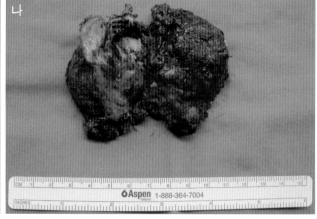

그림 25-3. 후직장 기형종의 절제 후 사진 **가.** 고형 부분 **나.** 낭성 부분

경모세포종, 신경섬유종, 신경모세포종, 상의세포종, 악성신경초종 등이 있다. 메이오 클리닉 통계로는 신경집종이 가장 많이 발생하는 것으로 되어 있다. 천천히 자라지만 크기가 아주 커져서 발견되는 경우가 많다. 수술 전에 양성과 악성을 구분하기는 아주 어려우나 수술의 방법을 정하는 데는 아주 중요하다.

### 9) 골성 종양

골성 종양에는 연골육종, 골육종, 유잉육종 등이 있다. 아주 빨리 자라기 때문에 대개는 아주 커져서 발견된다. 폐가 주요 전이장기이다.

### 10) 기타 병변

전이성 병변, 크론병이나 게실염과 관계된 염증성 병변, 혈종, 골반의 이소성 신장 등이 있다.

결론적으로 대부분의 후직장 종양은 여성에서 발생하고 낭성 종양이다. 대부분의 고형 종양은 척삭종이고 남성에서 더 흔하다. 양성 종양은 대개 증상이 없어서 부인과 진찰을 하다가 발견되는 수가 많고 이 때문에 여성에서 더 많은 것 같다. 이에 반해 악성종양은 증상이 있는 경우가 종종 있지만 애매하기 때문에 여전히 늦게 발견된다.

## 3. 진단과 치료

### (1) 병력과 신체검사

후직장 종양은 대개 증세가 없기 때문에 정기적인 골반검사나 직장검사에서 우연히 발견되는 수가 많다. 증세가 있는 경우에는 대개 모호하고 오래 지속되는 회음부의 통증이나 요통을 호소한다. 통증은 앉을 때 악화되고 서거나 걸을 때 완화된다. 통증은 악성종양에서 더 많이 발생한다(80% 대 39%). 드물게 회음부의 분비물을 보이는 경우가 있어 치루나 모소동과 혼동되기도 한다. 후직장 종양을 의심할 수 있는 몇 가지 단서로 재발하는 치루, 후항문 함몰, 전미추부위의 충만감과 고정 등을 들 수 있겠다. 골성 종양 환자의 경우에는 대부분 요통이나 회음부 통증 또는 둘 다를 호소한다. 큰 종양이 있는 경우에는 천추신경근에 침범하여 변비, 변실금, 요실금, 성생활 부전 등을 일으킬 수 있다. 중요한 것은 직장수지검사로 거의 모든 후직장 종양은 직장수지검사로 만질 수 있다. 또한 직장수지검사에서는 종양의 최상단이 어디인지, 고정된 범위와 정도가 어떠한지, 다른 골반내 장기와의 관계 등을 알아내야 한다. 에스결장경을 이용하여 종양이 직장을 침범

하였는지 확인하여야 한다. 천추신경에 대한 신경학적 검사도 반드시 시행하여 신경에 대한 침범 여부를 확인하여야 한다.

### (2) 검사

전산화단층촬영, 자기공명영상, 경직장초음파검사 등을 이용하여 자세한 영상을 얻을 수 있다. 단순 엑스선촬영은 골성 확장, 파괴, 석회화 등을 알 수 있으나 특정 진단을 내리는 데는 도움이 되지 않는다. '굽은칼 징후*scimitar sign*'는 수막류의 전형적인 모습으로 자기공명영상을 통해 확진할 수 있다.

전산화단층촬영과 자기공명영상은 상호 보완적으로 가장 중요한 검사방법이다. 전산화단층촬영은 종양이 고형인지 낭성인지 구별하고 방광, 요관, 직장 등 주변 장기에 대한 침범 여부를 판별할 수 있다. 전산화단층촬영은 또한 골파괴를 가장 잘 볼 수 있다. 자기공명영상은 다면적으로 볼 수 있고 연부조직 해상도가 좋아서 수술 시 절제연을 계획하는 데 도움이 되기 때문에 반드시 찍어야 한다(그림 25-1, 25-2). 시상면은 천추절제의 높이를 결정하는 데 반드시 필요하다. 또한 자기공명영상은 전산화단층촬영보다 척수 이상 발견과 골수에 대한 침범을 확인하는 데 더 유리한다. 자기공명영상 혈관조영과 정맥조영은 혈관 침범의 범위를 잘 알 수 있어 수술 시 도움이 된다.

누공이 있는 경우는 누공조영술이 도움이 될 수 있으며 경직장초음파검사는 후직장 종양이 고형인지 낭성인지 구별하기 쉽고 직장의 고유근층에 대한 침범 여부를 알 수 있다.

### (3) 수술 전 생검

역사적으로 수술 전 후직장 종양에 대한 조직검사에 대해서는 이견이 많으나 고형 종양과 비균질한 종양의 경우에는 조직검사를 하는 것이 좋다. 유잉육종, 골육종, 신경섬유 육종 등은 수술 전 화학요법과 방사선치료로 많은 도움을 받을 수 있고 데스모이드의 경우에도 방사선치료로 크기를 줄일 수 있다. 또한 신경섬유종과 신경섬유 육종은 그 절제 범위가 아주 다르기 때문에 수술 전에 정확한 조직학적 진단이 필요하다 하겠다.

하지만 직장이나 질을 통해서는 절대로 생검을 해서는 안 된다. 낭성 종양인 경우 감염을 조장할 수 있고 수술 시에 완전절제를 어렵게 하고 합병증이 생길 확률을 높이

게 된다. 만약 수막류의 경우라면 수막염이라는 심각한 합병증을 초래할 수도 있다. 또한 생검을 시행한 통로는 수술 시에 종양과 한 덩어리로 제거되어야 하므로 직장을 통한 생검은, 직장절제술이 필요 없는 환자에서도 이를 시행해야 함을 의미한다. 따라서 생검은 회음부를 통하거나 천추 옆으로 시행하되 신경과 혈관은 반드시 피해야 한다. 양전자 방출 단층촬영은 종양내 고형성분을 감별하는 데 도움이 될 수 있다.

### (4) 수술 전 신보조치료의 역할

최근의 치료 경향은 수술 전 항암치료와 방사선치료의 중요성이 점차로 높아지고 있다는 것이다. 비록 연골 육종과 축삭종처럼 항암치료와 방사선치료에 잘 반응하지 않는 종양도 있지만 많은 종양에서 이를 통하여 국소재발이 현저히 낮아졌다. 수술 후가 아닌 수술 전에 방사선치료를 하는 것은 아주 큰 골반 종양에서 특히 유리하다. 수술 전 방사선치료로 크기를 줄이게 되면 중요 장기를 보존할 수 있고 수술 범위도 축소되어 수술 후 합병증의 빈도가 적어진다.

골반의 육종은 전신전이가 매우 흔하다. 유잉 육종과 골육종의 경우에는 수술 전 신보조치료가 중요하다. 큰 종양 때문에 수술의 범위가 넓어 환자가 수술 후 회복하여 항암치료를 시작하는 데 시간이 걸리기 때문에 수술 전에 항암치료를 하는 것이 미세전이를 없애는 데 유효하다고 생각된다. 또한 림프종과 유잉 육종은 항암화학방사선치료로 완치될 수 있고 더 이상 수술은 필요 없다고 주장하는 이들도 있다.

사지에 생기는 육종에서는 크기가 작고 저등급인 육종은 방사선치료가 필요 없다. 하지만 이런 치료는 재발했을 경우에 다시 절제가 가능하다는 전제를 가지고 있다. 만약 국소재발 시에 재절제가 불가능하다면 재발률을 줄이기 위해 보조적 치료를 시행해야만 한다. 따라서 재발 시 재수술이 어려운 사지외 육종의 경우 중등급 및 고등급 악성종양과 저등급이라도 절제연이 의심되거나 양성인 경우에는 방사선치료를 추가하는 것이 좋다.

## 4. 수술

### (1) 적극적인 치료의 근거

기형종, 특히 소아에서의 기형종을 내버려둘 경우 악성

화의 위험성이 크며 수술을 연기하거나 불완전절제가 되었을 때에는 그 위험성이 점차로 커진다. 수막류의 경우도 감염되어 수막염을 일으킬 위험성이 있으며 수막염이 한번 발생하면 높은 사망률을 보인다. 낭성 병변의 경우는 감염의 위험성이 있으며 감염이 된 후에는 완전절제를 어렵게 하고 수술 후 합병증도 많아진다. 젊은 여성의 경우에는 난산을 초래할 수 있으며 절제하지 않은 경우에는 그 크기가 아주 커져서 절제 시 수술이 아주 어려울 수 있다.

### (2) 다학제 팀의 역할

대장항문외과의, 정형외과의, 신경외과의, 비뇨기과의, 성형외과의, 근골격계 방사선과의, 내과종양의, 방사선종양의, 특수마취의 등이 천추의 절반을 절제하고 한쪽 골반을 절제해내는 대수술의 한 팀으로 필요하다. 해부학적으로 아주 복잡한 부위에 대한 대수술을 하기 위해서는 각기 다른 여러 전문의들이 모여서 함께 계획을 세우는 것이 중요하다.

### (3) 수술적 접근법

수술을 함에 있어서 전방(복부)접근법으로 할 것인지 후방(회음부)접근법으로 할 것인지 아니면 이 둘의 병합인 복회음부 접근법으로 할 것인지를 결정하는 것이 중요하다. 전산화단층촬영과 자기공명영상이 절제위치를 정하는 데 도움이 된다. 작고 낮게 위치한 종양은 천추 측면 절개를 통하여 제거할 수 있고 S3보다 위쪽에 위치하고 큰 종양은 대개 복회음부접근법으로 제거한다. 종양을 제거한 후에 생기는 회음부의 커다란 결손부위를 막기 위해 경복부 복직근 근육피판transabdominal rectus abdominis myocutaneous flap; TRAM flap을 사용할 수 있다.

### (4) 수술 전에 고려해야 할 사항

아주 쇠약한 환자의 경우에는 경정맥 또는 경장영양 요법으로 환자를 큰 수술에 견딜 수 있는 정도로 회복시키는 것이 중요하다. 한쪽골반절제술이나 골반적출술같이 수술 후에 오랫동안 움직이지 못하는 경우에는 미리 대정맥에 필터를 넣어서 폐동맥색전증을 예방하는 것도 고려해야 한다. 수술 시에는 출혈이 많기 때문에 수술 전에 미리 충분한 양의 혈액을 확보해놓아야 한다.

### (5) 후방접근법

S3보다 낮게 위치한 골반 종양의 경우, 환자를 복와위 잭나이프 자세를 취하게 하고 양쪽 둔부를 테이프로 벌린다. 천추의 아래부위와 미추 옆으로 절개창을 넣고 항문까지 연장한다. 괄약근 손상을 주의하면서 항문치골근막을 절개하고 종양을 조심스럽게 박리해서 직장벽과 분리하고 절제한다. 필요하면 천추 일부와 미추를 한 덩어리로 절제할 수 있다.

### (6) 복부와 회음부 동반접근법

종양의 상부가 S3 위에 있으면 복회음접근법이 필요하다. 환자의 자세는 앙와위나 측와위를 대체로 사용하나 술자의 기호에 따라 다른 자세도 사용할 수 있다. 동시에 두 팀이 양쪽으로 수술할 수 있는 '비스듬 측와위sloppy lateral' 자세를 사용하기도 한다. 복부 중앙절개를 통해 복강 내에 전이는 없는지 확인하고 종양을 박리해나간다. 직장이 잘 박리가 되지 않으면 종양과 한 덩어리로 절제해야 한다. 이때는 직장을 천골곶promontory에서 자동봉합기를 이용해 절단한다.

큰 종양을 절제할 때에는 출혈이 많으므로 중천골동맥, 내장골동맥, 내장골정맥을 결찰하는 것이 좋다. 이때 내장골동맥의 전방분지는 보존하는 것이 회음부의 괴사를 막을 수 있어서 좋다. 수술 전에 방사선치료를 받았거나 혈관 이상이 있는 경우에는 혈관외과의의 도움을 받는 것이 좋다. 결손을 막기 위한 TRAM 피판을 준비하고 결장루를 형성한다. 후방접근법은 앞에서 설명한 바와 같다. 다만 천추절제가 필요한 경우에는 정형외과의의 도움이 필요하다. TRAM 피판을 회음부에 봉합하는 것은 성형외과의의 도움을 받는 것이 좋다.

## 5. 치료 결과

### (1) 악성병변

악성종양의 수술 후 성적은 종양의 예후와 수술의 적절성에 의해 결정된다. 카이저 등에 의하면 수술 시 종양학적 원칙을 지키지 못했을 경우 국소재발률이 28%에서 64%로 증가하는 것으로 보고하였다.

축삭종의 경우 메이오 클리닉의 보고를 보면 5년 생존율, 10년 생존율이 각각 80%, 50%였다. 축삭종 이외의 악성 후직장 종양의 5년 생존율은 17%로 매우 낮다.

### (2) 선천성 낭성 병변

병변의 위치에 따라 후방접근법이나 복회음접근법으로 제거하는 원칙은 같다. 문제는 모든 경우에 미추절제를 해야 하는가이다. 미추 자체에 전능세포totipotential cell가 잠복해 있어 미추절제를 하지 않을 경우 재발률이 높다고 주장하기도 한다. 또한 낭성 병변의 10~38%는 악성을 포함하고 있다는 사실도 기억해야 한다.

## 6. 결론

후직장 종양은 드물고 감별 진단이 복잡하며 진단이 어렵고 늦게 발견된다. 먼저 이 병변을 의심해보는 것이 진단을 위해 필요하고 발견되면 증상이 없더라도 제거해야 한다. 전산화단층촬영과 자기공명영상이 양성 및 악성, 낭성 및 고형 종양의 감별진단에 도움을 준다. 완전히 낭성 병변일 경우에는 수술 전 조직검사가 필요 없으나 고형 병변이나 비균질성의 병변일 경우에는 악성을 감별하고 수술 전 신보조요법이나 수술의 범위를 결정하기 위하여 생검이 꼭 필요하다. 생검은 회음부나 천추부 옆을 통해서 시행해야 한다.

경험 있는 다학제 팀의 아주 공격적인 수술로 종양학적 원칙에 벗어나지 않게 절제를 하면서도 수술 중, 수술 후 합병증을 낮추어 결국 재발률을 낮추고 생존율은 올리는 치료결과를 얻어야 한다.

**참고문헌**

강봉수, 김종우. 위장관 유암종. 36예의 임상적 분석. 대한외과학회지 2009;76(1):1-6.

권혜연, 허혁, 민병소, 김남규, 손승국, 조장환. 성인에서의 직장후방 종양의 임상적 고찰: 증례 보고 및 문헌 고찰. 대한대장항문학회지 2008;24:292-297.

백옥주, 김영배, 오승엽, 서광욱. 대장에 발생한 위장관 간질성 종양의 특징. 대한대장항문학회지 2009;25(5):318-322.

정창길, 이종훈, 이창민, 원종진, 백양현, 이정민 등. 폐쇄 종양 형태로 발현된 원발에스결장 MALT림프종 1예. 대한소화기학회지 2009;54:126-129.

조문경, 김병식, 홍석준, 김진천. 미입성 자궁내막증의 임상적 고찰. 대한대장항문학회지 1994;10:67-72.

조용필, 김진천, 김영태, 임승철, 박건춘. 후직장 전천골강내 종양. 대한대장항문학회지 1994;11:165-172.

최성훈, 김서전, 최윤정, 민병소, 김진수, 백승혁 등. 대장과 직장에 발생한 위장관 간질성 종양의 임상 병리학적 분석. 대한대장항문학회지 2009;25(5):323-333.

Akawri OE, Dozois RR, Weiland LH, Beahrs OH. Leiomyosarcoma of the small and large bowel. Cancer 1978;42: 1375-1384.

Allred HW Jr, Spencer RJ. Hemangiomas of the colon, rectum and anus. Mayo Clin Proc 1974;49:739-741.

Amacher AL, Drake CG, McLachlin AD. Anterior sacral meningocele. Surg Gynec Obstet 1968;126:986-994.

Cheek RC, Wilson H. Carcinoid tumors. Curr Probl Surg 1970; 11:4-31.

Cody HS, Marcove RC, Quan SH. Malignant retrorectal tumors: 28years' experiencee at memorial sloan-kettering cancer center. Dis Colon Rectum 1981;24:501-506.

Dawson IMP, Cornes JS, Morson BC. Primary malignant lymphoid tumours of the intestinal tract, report of 37 cases with study of factors influencing prognosis. Br J Surg 1961;49:80-89.

Devine R, Brand M. Miscellaneous Neoplasms In: Wolf BC, Fleshman JW, Beck DE, Pemberton JH, Wexner SD, editors. The ASCRS textbook of colon and rectal surgery. 1st ed. Springer. pp.515-524.

Devine RM, Beart RW Jr, Wolff BG. Malignant lymphoma of the rectum. Dis Colon Rectum 1986;29:821-824.

Dozois EJ, Jacofsky DJ, Dozois RR. In: Wolf BC, Fleshman JW, Beck DE, Pemberton JH, Wexner SD, editors. The ASCRS textbook of colon and rectal surgery. 1st ed. Springer. pp.501-514

Feldenzer JA, McGauley JL, McGillicuddy JE. Sacral and presacral tumors: problems in diagnosis and management, Neurosurgery 1989;25:884-891.

Habal N, Sims C, Bilchik AJ. Gastrointestinal carcinoid tumors and second primary malignancies. J Surg Oncol 2000;75(4): 310-316.

Hobson KG, Ghaemmaghami V, Roe JP, Goodnight JE, Khatri VP. Tumors of the retrorectal space. Dis Colon Rectum 2005;48:1964-1974.

Jao SW, Beart RW, Spencer RJ. Retrorectal tumors. Mayo Clinic experiences, 1960-1979, Dis Colon Rectum 1985;28:644-652.

Jeffery PJ, Hawley PR, Parks AG. Coloanal sleeve anastomosis in the treatment of diffuse carvernous haemangioma involving the rectum, Br J Surg 1976;63:678-682.

Li Jiang, Li-Sheng Jiang, Fu-Yu Li, Hui Ye, Ning Li, Nan-Sheng Cheng, et al. Giant submucosal lipoma located in the descending colon: A case report and review of the literature. World J Gastroenterol 2007;13(42):5664-5667.

Mathis KL, Dozois EJ, Grewal MS, Metzger P, Larson DW, Devine RM. Malignant risk and surgical outcomes of presacral tailgut cysts. Br J Surg 2010;97(4):575-579.

Oren M, Lorber B, Lee SH, Truex RC Jr, Gennaro AR. Anterior sacral meningocele: report of five cases and review of the literature. Dis Colon Rectum 1977;20:492-505.

Smith J, Ludwig RH, Marcove RC. Sacrococcygeal chordoma: clinicoradiological study of 60patients, Skeletal Radiol 1987; 16:37-44.

Tsai BM, Finne CO, Nordenstam JF, Christoforidis D, Madoff RD, Mellgren A. Transanal endoscopic microsurgery resection of rectal tumors: outcomes and recommendations. Dis Colon Rectum 2010;53(1):16-23.

Uhlig BE, Johnson RL. Presacral tumors and cysts in adults, Dis Colon Rectum 1975;18:581-589.

Wang AY, Ahmad NA. Rectal carcinoids. Curr Opin Gastroenterol. 2006;22(5):529-535.

# 궤양성 대장염

박규주·최은경

궤양성 대장염은 비특이적 염증성 장질환으로, 성별이나 나이에 상관없이 모두 올 수 있고 가장 호발하는 연령은 10~30대이다. 원인은 알려지지 않았고 현재까지 감염성 병원체 역시 밝혀지지 않았다. 만성 염증성 장질환에는 궤양성 대장염과 크론병, 2가지 질환이 있는데 각각 다른 진단에도 불구하고 이 두 질환은 종종 비슷한 특징을 보인다. 증상도 거의 비슷한 경우가 많고 방사선검사로도 감별진단이 되지 않는 경우도 있다. 심지어 전체 환자의 약 15%에서 병리학적인 검사에서도 두 질병을 확실히 구별할 수 없는, 흔히 불확정 결장염이라고 불리는 질환 형태가 보고되고 있다. 어떤 경우에는 동일한 환자에서 이 두 질환이 동시에 생기는 경우도 있다. 치료를 위한 접근방식이 다양하고 특정 연령층, 즉 10대 후반에서 20대 전반의 젊은이들에게 자주 나타난다는 사실 등으로 인해 이들 질환은 현대 의학계에서 가장 도전적인 분야로 지목되고 있다.

## Ⅰ  역사적 조명

19세기 이전에 궤양성 대장염이라는 질병이 확인되었는지는 확실하지 않다. 감염성 또는 비감염성의 설사는 고대부터 있어왔으나, 대부분의 기록들은 설사와 소위 혈변이라고 부르는 대장출혈에 대한 임상적 증상에 관한 것

들이었다. 윌크스가 창자의 해부 결과와 더불어 처음으로 궤양성 대장염이라는 용어를 사용하였고, 이어 남북전쟁 이후 미국의 외과 군의관이 이 질환의 현미경 사진을 덧붙여 궤양성 대장염이라고 언급하였다. 이후 이 질환에 대한 보다 더 자세한 보고가 이어져서, 20세기 초반까지 300건이 넘는 보고들이 영국왕립내과학회에 보고되었다.

## Ⅱ  역학적 고찰

역학은 병의 분포와 본질에 영향을 끼치는 중요한 요소를 연구하는 학문이다. 현재까지 궤양성 대장염에 대한 역학적 연구 결과는 미진한 점이 많다. 이 질환은 발병률의 차이는 있으나 전 세계적으로 발병하고 있고 현대 의학에서 가장 중요한 과제들 중의 하나이지만, 아쉽게도 궤양성 대장염의 병인에 대한 우리의 이해는 아직도 초보 단계에 머물러 있다. 염증성 장질환에 대한 역학조사는 이와 거의 비슷한 증상을 보이는 감염이나 기생충에 의한 설사가 너무 많아서 제대로 실시하기 어려운 점이 많다. 더구나 수없이 많은 다른 특이적 염증성 장질환과 비특이적 염증성 장질환을 구별하여 정의한 국제적인 기준이 없기 때문에, 이 질환에 대한 유익한 정보를 수집하는 데 혼란이 있다.

여러 조사 결과들을 종합해보면 이 질환은 발병률에서

지역적으로 상당한 차이가 있다. 일반적으로 궤양성 대장염은 북미와 북구 유럽의 선진국에서 발병률이 높고, 아시아나 아프리카, 남미 등지에서는 발병률이 낮다. 또 일부에서는 발병률과 재발률에서 계절적인 차이가 있는 것으로 보고하고 있는데 8~1월 사이에 통계적으로 유의한 발병 증가가 관찰되었다고 한다. 영국과 미국, 스칸디나비아인의 궤양성 대장염과 크론병의 발병률은 백인 성인 10만 명당 4~6건이며, 유병률은 10만 명당 40~100명에 달한다. 많은 연구들이 최근 20년간 크론병의 발병률이 증가하고 있다고 보고하고 있다. 이 병은 유대인과 북유럽, 동유럽의 북쪽 지대에서 백인에게 흔하고 남미나 러시아, 일본에서는 발병률과 유병률이 모두 낮은 것으로 보고되었다.

우리나라에서 궤양성 대장염은 1980년대 이전까지는 매우 드문 질환으로 인식되었으나, 최근 여러 기관의 연구들에서 발병률이 점차 증가 추세임을 알 수 있다. 1994년 서울대학교병원의 연구에 의하면 매년 진단되는 궤양성 대장염의 환자 수가 1980년대 후반부터 급격히 증가함을 확인할 수 있다. 1986~1997년 사이의 국내 궤양성 대장염에 대한 역학 조사에 따르면, 궤양성 대장염의 연간 발병률은 1986~1988년 사이에 인구 10만 명당 0.2명에 불과했으나 1995~1997년 사이에 1.23명으로 가파른 상승 추세를 보였으며, 2001~2005년 사이에는 인구 10만 명당 3.08명으로 발병률 증가가 관찰되었다. 궤양성 대장염의 유병률도 1997년 말 인구 10만 명당 7.57명에서 2005년 말 30.87명으로 가파르게 상승하였다.

대장암과 마찬가지로 문명이 발달한 국가일수록 궤양성 대장염의 유병률이 높고, 위험도가 낮은 지역에서 높은 지역으로 이민한 사람들의 유병률이 따라서 높아진다는 사실 등으로 비추어 보아, 환경적인 조건에도 영향을 받는 것으로 생각된다.

그러나 이 질병이 가족집단적으로 발생한다는 연구도 다수 보고되었으므로, 유전적인 요인 역시 병인의 한 부분을 담당한다고 여겨진다. 예를 들어 일란성 쌍둥이의 동시 발병률이 높으며, 유대인들의 발병률이 타 민족보다 높고, 크론병에서 강직성 척추염을 가진 환자들이 가족집단성으로 발병한다는 사실 등은 이 병에 유전적인 요인이 있음을 암시한다. 염증성 장질환이 있는 아서케나지 유대인을 연구한 로드 등은 환자의 친척들 중 이 병이 발생할 확률은 각각 자녀는 8.9%, 형제들은 8.8%, 부모는 3.5%

로 계산된다고 보고하였다. 즉 공통된 환경이 염증성 장질환의 발병률에 기여할 수도 있지만 공통의 유전적 배경이 더 큰 유발요인이라 할 수 있다.

클리블랜드 클리닉의 연구에 따르면 파머 등이 21세 전에 염증성 장질환이 발생한 환자 800명을 분석한 결과, 궤양성 대장염 환자의 29%와 크론병 환자의 35%가 가족력이 있는 것으로 보고하였다.

## Ⅲ 원인

### 1. 자가면역

염증성 장질환의 원인이 자가면역이라고 생각하는 사람들은, 순환 중인 항상피항체가 항원과 결합하여 장점막세포 표면에 부착됨으로써 세포를 파괴한다고 주장한다. 스눅 등은 자가면역 질환을 정의할 때 몇 가지 판별기준을 마련하였는데, 이것에 따르면 자가면역 질환으로 규정되기 위해서는 그 질병에 특유한 자가반응성 림프구 또는 자가항체가 모든 환자에게 존재함을 입증해야 하고, 나아가 항체의 동종전파syngeneic transfer에 의해 이 병이 재현될 수 있어야 한다.

염증성 장질환 환자의 혈액과 조직에서 항대장항체가 발견되기는 하지만, 이들 항체가 두 질병의 1차적인 병인으로 작용하는 것 같지는 않다. 일부 학자들은 염증성 장질환이 면역복합체에 의해서 생기는 것으로 생각하고 있으나, 현재까지 염증성 장질환의 심한 정도에 관계없이 면역복합체의 농도 또는 발현 빈도가 염증성 장질환 환자에서 증가한다는 것을 입증하지 못하고 있다. 연구되고 있는 다른 면역 기전으로는 림프구의 비정상화 또는 변이, 림프구 세포독성, 세포매개성 면역반응의 결손, 백혈구 세포주성의 저하, 면역조절의 불균형 등을 들 수 있다. 제임스 등은 크론병의 초기 단계에서 관찰되는 항체 비특이성 억제 T세포들은 항체 특이성 보조 T세포와 억제 T세포의 면역조절 이상의 결과일 것이라고 주장하였다. 염증성 장질환은 인체의 반응, 면역 유전학적 영향, 외부 물질 간의 상호 작용에 의해 발병할 가능성이 많으나, 아직 확정적인 증거는 찾지 못하고 있어 앞으로 더 많은 연구가 필요하다.

## 2. 감염

궤양성 대장염이 세균에 의해 발생한다는 주장은 60년 전부터 있어왔다. 1928년 바젠은 이 병이 전염성 쌍구균에 의해 발생한다고 주장하였다. 그래서 그는 이 세균에 대한 항체를 만들어 병을 치료하려고 하였다. 크론병은 가끔 결핵과 비슷한 병변을 보이는데 이런 관찰로 인해 크론과 긴즈버그, 오펜하이머 등은 이 병이 결핵균성 물질에 의해 발생한다고 가정하였다. 그러나 이후의 연구들이 정확한 감염균을 밝히지 못하였고 나아가 염증성 장질환의 새 발병률이 염증성 이질의 발병률과 반대 현상을 보인다는 것이 밝혀져서 염증성 장질환이 감염균에 의해 발생한다는 주장은 설득력을 잃었다. 그러나 미생물의 침입이 염증성 장질환의 발병 원인이라는 생각은 장염과 대장염을 유발하는 캄필로박터 제주니와 클로스트리듐 디피실레 같은 새로운 세균이 발견됨으로써 다시 빛을 보게 되었다.

몇몇 연구자들은 이들 두 미생물이 염증성 장질환의 재발을 유도할 가능성이 있다고 주장하였다. 하지만 구리언 등은 염증성 장질환 환자 32명의 대변을 검사한 결과, 클로스트리듐 디피실레의 독소나 캄필로박터 제주니균이 발견되지 않았다고 보고하였다. 시겔라, 살모넬라, 연쇄상구균, 녹농균류, 클라미디아, 미코박테륨 등과 같은 다른 미생물도 염증성 장질환의 원인으로 제시되고 있으나 그 역할이 확인되지는 않았다. 궤양성 대장염과 크론병에는 여러 바이러스성 병인이 존재할 가능성이 아주 많다. 동물실험에서 육아종성 병변들이 전이되는 것이 확인되었고, 염증성 장질환 환자의 조직배양과 현미경검사 시 바이러스가 존재하는 것이 관찰되었다. 그렇다고 해서 바이러스가 염증성 장질환의 원인이라고 단정하기에는 아직 논란이 많다. 이것을 입증하기 위해서는 좀 더 많은 증거들이 모아져야 한다.

## 3. 음식물

식이성 요인, 특히 우유가 염증성 장질환의 한 병인이라는 가능성은 오래 전부터 주장되어왔다. 초기 연구들은 궤양성 대장염 환자들은 우유단백질에 대한 항체 농도가 정상인보다 높다는 점에 주목하였다. 그러나 연속된 연구에서는 우유의 섭취를 제한해도 임상적인 증세가 호전되

지 않음이 밝혀졌고, 우유나 유제품의 섭취와 이 질환과의 연관관계를 밝히는 데도 실패하였다. 식이에서 다른 요인들로는 식품에 사용된 화학첨가제나 수은, 부적절한 섬유소 섭취, 과량의 정제된 설탕, 심지어 콘플레이크의 과다섭취까지 검토되고 있다. 그러나 아직까지 식이성 요인이 염증성 장질환을 일으킨다는 증거는 없다.

## 4. 장 내용물

장 내의 대변이 크론병을 악화시키는 데 어떤 역할을 할 수도 있다는 것에 대해 많은 연구가 있었으나 그 결과는 아직 일정하지 않다. 예를 들어 하퍼 등은 루프회장루를 시행하여 기능을 하지 않는 대장에 정상적인 소장 유출물과 멸균, 여과 처리된 유출물을 통과시켜 그 효과를 관찰하였다. 멸균 여과시킨 유출물을 통과시켰을 때는 거의 반응이 없었으나 정상적인 소장 유출물을 통과시켰을 때는 명확하게 증상이 악화됨을 볼 수 있었다. 역으로 코레리츠 등은 대변을 우회시켰을 때 4명의 환자들에서 증상이 더 나빠졌고, 다시 장을 연결하자 대장이 정상으로 회복되었다고 보고하였다.

## 5. 흡연

염증성 장질환 환자들은 확연한 2가지의 흡연패턴을 갖는 것으로 보이는데, 궤양성 대장염 환자들은 크론병 환자보다 담배를 피우는 비율이 낮고 담배를 피우지 않을수록 궤양성 대장염에 걸릴 확률이 높은 것으로 생각된다 (표 26-1). 심지어 니코틴이 함유된 껌을 사용하여 일부 환자들의 증상이 완전히 소실된 경우도 있고, 금연을 해서 증상이 악화된 경우도 있었다. 역으로 크론병은 비흡연자보다 흡연자들에서 더 많이 발견되며 여성 흡연자에서 특히 위험도가 높았고, 재발 가능성 역시 흡연자들이 더 높은 것으로 알려져 있다.

## 6. 경구피임제

궤양성 결장염과 크론병의 경우, 경구피임제를 사용하는 여성들이 사용하지 않은 여성보다 발병률이 높다는 보고가 있으나 그 연관성이 유의하게 높지는 않다. 경구피임제 복용을 중단한 환자의 염증성 장질환 활성이 변화하였

| 표 26-1 |
흡연과 궤양성 결장염: 현재 흡연자와 흡연의 과거력을 가진 비흡연자의 상대위험도

| 저자 | 현재 흡연자 | | 과거 흡연자 | |
|---|---|---|---|---|
| | 상대위험도 | 95% 신뢰구간 | 상대위험도 | 95% 신뢰구간 |
| 베세이 등 | 0.8 | 0.4~1.4 | 1.2 | 0.6~2.6 |
| 피어슨 등 | 0.8 | 0.5~1.3 | 1.5 | 0.8~2.6 |
| 보이코 등 | 0.6 | 0.4~1.0 | 2.0 | 1.1~3.7 |
| 린드버그 등 | 0.6 | 0.4~0.9 | 2.2 | 1.4~3.5 |
| 프란세시 등 | 0.6 | 0.3~1.0 | 2.6 | 1.4~4.6 |
| 샌들러 등 | 0.5 | 0.2~1.1 | 1.3 | 0.7~2.5 |
| 지크, 워크 | 0.3 | 0.2~0.3 | 1.1 | 0.8~1.8 |
| 로건 등 | 0.3 | 0.2~0.6 | 2.8 | 1.5~5.0 |
| 토튼 등 | 0.3 | 0.1~1.1 | 12.2 | 2.1~89.9 |
| 토빈 등 | 0.2 | 0.1~0.3 | 1.5 | 0.8~2.8 |
| 해리스 등 | 0.1 | 0.1~0.3 | 1.5 | 0.9~2.4 |

다는 보고는 없으며, 복용 여부가 재발률이나 진단 후 질병의 심각성 정도에 영향을 주지는 않는 것으로 보인다.

## 7. 정신적인 요인

염증성 장질환의 발병과 악화는 정신적인 요인과 여러 정신신체적인 요인들과도 관계가 있다는 주장은 머리가 1930년에 발표한 이래 많은 논란의 대상이 되어왔다. 머리는 병발 며칠 전에서 몇 주 전 동안 강한 감정적인 충격을 주는 사건들이 환자에게 일어났으며, 병의 재발 역시 그런 사건들에 의해 예고되었음을 보고하였다. 카루스 등은 생후 2년째에 부모나 그에 상응하는 중요 인물과의 관계가 단절되어, 그 결과로 감정의 기복이 심하고 자기중심적이며 스트레스에 대응력이 낮은 문제가 있는 사람이 궤양성 대장염이 유발할 가능성이 특히 높다고 하였다. 우울증과 근심의 빈번한 엄습이 이런 기질의 대표적인 증세이며 정신분열 환자에서 궤양성 대장염이 자주 발병하는 이유가 된다고 설명하였다.

감수성이 강한 인간형에 대한 많은 지지논문들이 발표되었지만 일화를 기록한 것이 많고, 비교연구가 없는 이론이라는 반론도 많다. 일부 논문들은 궤양성 대장염 환자를 정상인과 다른 질병을 가진 환자와 비교하여 정신병과의 관계가 크다는 증거가 없음을 보고하였다. 베르코비츠는 많은 증례를 대상으로 한 장기적인 정신분석학적 연구가 없었음을 지적하였고, 노드 등도 궤양성 대장염과 정신병적 요인에 대한 모든 영문 논문들을 분석한 결과 대부분의 연구에서 비교대상이 없다든지 진단기준의 모호함 등 연구 디자인 자체의 결함을 밝혀냈다. 또한 의미 있는 7개의 연구에서 정신병과의 관련이 없는 것으로 나타났다.

## 8. 나이·성별·인종

궤양성 대장염이나 크론병은 어떤 연령대에도 발생하는 질병이다. 그러나 대개 30세 이하에서 가장 많이 볼 수 있고 두 번째로 발병률이 높은 연령층은 50대 이후이다. 대부분의 발표 논문에서 남녀의 발병률은 비슷하다고 보고하고 있다. 파머 등이 1974년까지 20년 동안 클리블랜드 클리닉의 환자들을 조사한 결과, 20대 초반 또는 그 이전에 발병한 환자가 838명이었고, 그중 궤양성 대장염의 13%와 크론병의 5%는 15세 이하에서 발생하였다. 궤양성 대장염 환자 316명 중 남녀 비는 거의 1 대 1이었고, 크론병 환자 522명 중에서는 남자가 57%로 약간 많았다. 골리거는 진단 시점에서 환자의 약 절반이 20~39세 사이였고, 여성과 남성의 비는 4 대 3으로 여성이 더 많았으며 크론병에서는 3 대 2로 여성이 더 많았다고 보고하였다. 크론병은 궤양성 대장염보다 늦게 발병하는 경향이 있어서 환자의 70%는 20~49세 사이에 발병하였다. 콜먼 등은 궤양성 대장염과 크론병으로 직장결장절제술을 한 환자 151명의 평균연령은 36세였고, 궤양성 대장염 환자의 56%와 크론병의 57%는 여성이었다고 보고하였다. 위 저자들은 모든 환자가 장외 증상을 나타냈고 이 질병

이 백인들에서 확인된 것보다 훨씬 더 심각한 합병증을 동반한다고 보고하였다. 한국에서의 궤양성 대장염 환자의 발병 또는 진단 당시 평균 연령도 35~40세로 보고되어 있으며, 남녀 비의 경우는 1 대 1.1~1.3 정도로 여자에서 약간 높은 빈도로 보고되나 서울시 송파구와 강동구를 대상으로 시행한 역학 조사에서 남자에서의 발병률은 인구10만 명당 1.50명, 여자의 경우 1.51명으로 성별에 따른 발병률의 차이는 없는 것으로 조사되었다.

# IV 진단

## 1. 감별진단

궤양성 대장염과 크론병은 대개 환자의 병력, 증상, 내시경 결과 등으로 감별할 수 있다. 궤양성 대장염은 증세의 악화와 완화가 특징적으로 나타나는 반면, 크론병은 악화와 호전의 경계가 불명확하다. 흔히 크론병 환자는 아주 괜찮은 것도 아니고 그렇다고 입원이 필요할 정도로 아픈 것도 아닌 경우가 많다. 표 26-2에서 두 질병을 구별하는 데 유용한 특징적인 감별요소를 기술하였다. 배변 시의 출혈은 궤양성 대장염을 진단하는 가장 중요한 증상으로 실제로 내과의들은 이 증상이 없이는 궤양성 대장염의 진단을 잘 내리지 않는다. 그러나 출혈은 크론병에서는 흔치 않은 증상으로 실제 크론병 환자의 25%는 출혈한 적이 없다. 이는 궤양성 대장염이 점막의 염증반응인데 비해 크론병은 궤양이 거의 없음을 생각하면 이해가 가는 일이다. 그러나 드문 경우이기는 하지만 크론병과 연관되어 소장하부에서 대량출혈이 나타나는 경우도 있다. 궤양성 대장염은 결장과 직장에 국한되는 질병이나 크론병은 입에서 항문까지 소화관 어디에서나 발생할 수 있다. 항문 질환, 특히 치열, 치루, 항문 농양 등은 궤양성 대장염보다는 대개 크론병일 때 나타나는 경우가 많다. 진단은 항문주위 피부의 육안검사로 할 수 있다. 직장에스결장경검사상 궤양성 대장염은 직장에 항상 병변이 있는데, 특징적으로 접촉 출혈, 육아종, 궤양 등이 나타난다. 그러나 크론병 환자의 40%는 대개 항문의 병변 여부와 상관없이 직장에 병변이 없다. 그러나 크론병에서 직장에 병변이 있으면 두 질병을 구별하는 일은 어려워진다. 장외 증상은 예전에는 궤양성 대장염에서만 발견된다

| 표 26-2 | 궤양성 대장염과 크론병의 비교 | |
|---|---|---|
| | 궤양성 대장염 | 크론병 |
| **임상상** | | |
| 직장출혈 | 3+ | 1+ |
| 설사 | 3+ | 3+ |
| 복통 | 1+ | 3+ |
| 발열 | R | 2+ |
| 복부종괴 | R | 2+ |
| 장누공 | R | 4+ |
| 장폐쇄 | 0 | 4+ |
| 직장 침범 | 4+ | 1+ |
| 소장 침범 | 0 | 4+ |
| 항문부 침범 | R | 4+ |
| 바륨조영술상 무지압흔상 | R | 1+ |
| 암 발생 위험성 | 2+ | 1+ |
| 임상 경과 | 재발과 회복을 반복 | 진행성 |
| **육안 소견** | | |
| 장벽 비후 | 0 | 4+ |
| 장의 단축 | 2+ | R |
| 장막으로 지방이 기어드는 소견 | 0 | 4+ |
| 분절 침범 | 0 | 4+ |
| 아프타성 궤양 | 0 | 4+ |
| 선형 궤양 | 0 | 4+ |
| **현미경적 소견** | | |
| 침범 깊이 | 점막과 점막하 | 전층 침범 |
| 림프구 응집 | 0 | 4+ |
| 사르코이드형의 육아종 | 0 | 4+ |
| 치열 | 0 | 2+ |
| **수술적 치료** | | |
| 전대장절제술 | 표준적인 수술 | 전대장이 침범되면 적응증이 됨 |
| 분절절제 | 드묾 | 흔함 |
| 회장낭 수술 | 선택적으로 적용하면 결과가 좋음 | 시행하지 않는 것이 좋음 |
| **예후** | | |
| 전대장절제술 후 재발 | 0 | 3+ |

R=매우 드묾, 0=없음, 1+=비교적 드묾, 2+=비교적 흔함, 3+=흔함, 4+=특징적 소견(꼭 흔하지는 않음)

고 알려져 있었으나 이제는 크론병에서도 관찰됨이 확인되었다. 방사선학적 또는 임상적인 방법으로 이 두 질병을 구별하는 것이 간혹 어려울 때도 있다. 약 10~15%의 환자들은 심지어 병리학적으로도 구별이 힘들다고 보고되고 있다. 이런 환자들은 소위 불확정 염증성 장질환으

로 분류해야 한다. 이 그룹의 특징은 이 장에서 회장낭-항문 수술의 사용과 그 장점을 논할 때 다시 다루기로 하겠다.

## 2. 징후와 증상

궤양성 대장염과 크론병은 증상이 거의 없는 환자부터 급성으로 증상이 심한 환자까지 다양하다. 두 질환은 증상이 많이 겹치고 있으나 몇 가지 다른 점이 있다.

궤양성 대장염의 경우 거의 예외 없이 병의 과정 중에 직장출혈이 나타나며, 만약 환자에게 출혈이 없다면 궤양성 대장염은 아니라고 진단할 수 있다. 크론병에서도 출혈이 있을 수 있으나 빈번한 증상은 아니며 그다지 심한 출혈은 보이지 않는다. 궤양성 대장염에서 복통은 약하게 나타나거나 거의 없지만 가끔 독성거대결장이 합병증으로 생길 때 극심한 복통이 나타난다. 크론병 환자는 자주 복통을 호소하고 가끔 신체검사에서 복강내 종괴가 만져지지만 궤양성 대장염 환자에서는 이런 경우가 거의 없다. 설사나 점액 배출은 두 질병에서 같이 나타나므로 두 질병을 구별하는 특성이 아니다. 설사는 하루에 두세 번 묽은 변을 보는 정도일 수도 있고 20회 이상 배변하는 심한 설사일 경우도 있는데, 궤양성 대장염 환자들이 곤란을 더 많이 호소하는 것으로 알려져 있다. 장의 말단부분에 이상이 있을 경우에는 설사가 더 심하고 잔변감까지 있는 경우가 있다. 크론병의 경우 대개 직장은 이상이 없으므로 이런 다급한 설사는 드문 편이다. 항문 질환은 크론병에서 더 자주 나타나는데, 항문통이 있고 부종이 있으며 항문에서 분비물이 나오는 것 등이 초기 증상이다. 발열은 독성거대결장이 합병된 궤양성 대장염 환자를 제외하고는 별로 심하지 않은 데 비해 크론병에서는 자주 보고된다. 이는 크론병에서 복강내 농양에 의해 체온이 상승하는 것으로 보인다. 장폐쇄의 경우가 아니면 구토와 멀미 증상은 두 질환 모두에서 나타나지 않는다. 질환이 심하거나 오래되었을 때는 식욕부진, 체중감소, 빈혈 등의 증상이 나타난다.

## 3. 이학적 검사

이학적 검사는 대개 급성 궤양성 대장염이 아닌 환자들에게는 그다지 효과적이지 못하다. 대개 복부압통은 없고 복부팽만도 보이지 않으며 종괴도 만져지지 않는다. 그러나 급성 환자들에서는 복부팽만이 독성거대결장과 관련되어 나타날 수 있다. 전체 복부에 압통이 분명하고 만약 천공이 있으면 모든 급성 복증의 징후와 증상이 확인된다.

## 4. 내시경검사

### (1) 염증성 장질환에서의 적응증

직장경, 연성에스결장경, 대장경 등은 장을 검사하고 염증성 장질환의 유무를 검사하는 중요한 도구이다. 직장경검사는 크론병과 궤양성 대장염을 구별하는 데 특히 유용하다. 궤양성 대장염의 직장은 거의 항상 염증이 있는데, 염증의 가장 초기 증상은 정상적인 혈관 모양의 소실이다. 이것은 장벽의 부종 때문이다. 접촉출혈, 육아종, 궤양 등은 염증의 명확한 표시이다. 약 40%의 크론병 환자들은 항문 또는 항문주위의 병변 유무에 관계없이 직장에 병변이 없다. 그러나 직장에 병변이 있다면 크론병과 궤양성 대장염 간의 구별은 꽤 어려워질 수 있다. 궤양성 직장염이나 직장에스결장염처럼 장의 원위부에 생긴 병은 대장경을 이용한 전체 대장에 대한 내시경검사를 하지 않아도 된다.

궤양성 대장염은 치상선으로부터 병변이 시작되어 상부 쪽으로 광범위하게 융합성과 대칭성으로 염증의 근위부 경계까지 확산된 병변을 보인다. 만약 환자의 증상이 내시경검사 결과와 일치하면 더 이상 대장내시경검사나 방사선학적 검사 없이 치료에 들어갈 수 있다. 그러나 만약 염증이 내시경 끝보다 더 깊이가 있으면 전체 대장을 검사해야 한다. 일반적으로 내시경검사는 방사선검사 결과에 의해 예상되는 상부의 염증성 변화를 확인하는 데 사용되며 또 실제적으로 바륨조영술검사를 대신한다. 나아가 무작위 조직생검에 의한 조직학적 검사로 질환에 대해 좀 더 자세한 정보를 얻을 수 있다. 다스 등은 원인 불명의 직장염 환자 31명을 아직 증세가 나타나지 않았을 때 대장내시경으로 검사하고 대장과 직장 전구간에 걸쳐 여러 군데 조직생검을 시행하였다. 비록 명확한 질병은 하부 20cm에 한정되었으나 장의 상부지역에서도 현미경적 이상이 흔히 발견되었다. 다스 등은 임상 경과가 직장의 염증 정도와 일치하는 반면, 상부 질환은 국부성 스테로이드 등의 보편적인 치료법에 잘 듣지 않는 원인이 될 수 있다고 주장하였다. 또 이 관찰의 결과로 설혹 직장에 육안적인 병변이 없더라도 직장이 정상이 아닐 수 있기 때문에 직장의 조직생검을 실시하는 것이 필요하다고 보고하였다. 이것은 내과의들이 처음에 크론병은 직장에 병변이 없다고 생각한 가정을 재검토하는 계기가 될지도 모른다. 염증성 장질환의 평가와 추적을 위한 검사에서 대장내시경의 역할은 여러 학자에 의해 검토되었다. 티그와 웨이 등은 5가지 대장내시경의 적응증을 제시하였는데 감별진단, 방사선검사에서의 이상 소견을 확인하는 것, 크론병의 수술 전후 관찰, 장루검사, 악성 및 악성 전 변화의 발견을 위한 집단검진 등이다.

### (2) 전 처치

가끔 염증성 장질환 환자의 대장내시경은 장세척을 위한 전 처치 없이도 만족스런 검사를 할 수 있다. 염증성 장질환의 병력이 있는 환자의 경우에 대장내시경은 24시간 동안 맑은 용액 음식만 섭취하는 변형된 방법으로 전 처치를 대신할 수 있다. 이때 일반 환자에서 쓰이는 심한 관장을 해서는 안 된다. 대장염이 심할 때는 완화제도 쓰지 않는 것이 좋다. 더 심한 경우에는 맑은 용액 음식만 섭취하는 것도 안전한 방법이 될 수 있다. 만약 대장염의 정도가 가볍거나 비교적 활성도가 약하다면 균형 잡힌 전해질용액을 사용하는 것이 현명하고 때로는 완화제의 용량을 줄여 사용하는 것도 권장된다.

### (3) 내시경 소견

궤양성 대장염과 크론병은 대개 내시경으로 다른 특정 원인의 염증성 질환, 예를 들어 아메바성 결장염, 허혈성 결장염, 가막성 결장염들과 구별할 수 있다. 감별진단의 가장 큰 문제점은 수없이 많고 다양한 감염성 결장염과의 감별이다. 허혈성 결장염, 방사선 결장염, 단일궤양증후군 등과의 감별도 쉽지 않고 또한 궤양성 대장염과 크론병의 구별이 모호할 때도 있다.

궤양성 대장염 환자의 경우에는 이환 기간이 긴 환자들의 직장조직 생검을 시행함으로써 이형성증 여부를 밝혀낼 수 있기 때문에 매우 중요하다. 웨이는 염증성 장질환의 감별진단에서 대장내시경적 소견을 묘사하였다. 그는 거의 모든 궤양성 대장염 환자에서 직장에 병변이 나타나며 대장벽의 발적이 초기 증상 중의 하나라고 제시하였다. 좀 더 명확한 변화는 육아종성 변화, 잘 부스러짐, 출혈, 궤양, 점막교, 가성용종의 존재, 암 발생 등이다.

크론병에서는 정상적인 직장(늘 그런 것은 아니지만)과 비대칭적 또는 기형적인 병변의 모양, 조약돌 모양 병변, 비교적 정상적인 혈관 모양, 장벽의 부종, 궤양부위 사이의 정상적인 점막, 가끔 수 cm에 이르는 포행상serpiginous 궤양, 가성용종, 건너뛴 병변이 있다고 묘사하였다. 페라 등은 궤양성 대장염과 크론병을 구별하기 위한 가장 유용한 정보를 얻기 위해 357명의 환자에서 전향적 연구방법을 동원하여 대장내시경을 시행하였다. 그들은 감별진단에서 가장 유용한 내시경 결과는 크론병에서는 비연속적 침범, 항문 병변, 조약돌 모양 병변이고, 궤양성 대장염에서는 점막미란 또는 미세궤양, 육아종성 등이 보이는 것이라고 보고하였다(그림 26-1).

무렌 등은 염증성 장질환이 있는 환자와 없는 환자에서 대장내시경검사와 더불어 일상적으로 무작위적인 조직생검을 시행한 후에, 병리학자에게 처음의 병리학적 검사에서 대장내시경적 소견을 포함한 임상적 정보를 이용할 수 있게 하였다. 진단을 붙이고 난 뒤에 두 병리학자에게 무작위로 처음의 병리 슬라이드를 다시 판독하도록 한 결과, 약 2/3의 환자에서만 두 진단이 동일하였다. 저자들은 조직표본의 수가 적고 또 조직생검이 항상 대장점막의 변화를 포함하는 것은 아니라는 점 때문에 다른 진단이 나올 수 있었다고 주장하였다.

파머 등은 하부 대장에서의 궤양성 대장염을 가진 환자 100명의 대장내시경검사 결과를 재조사하여, 환자를 두

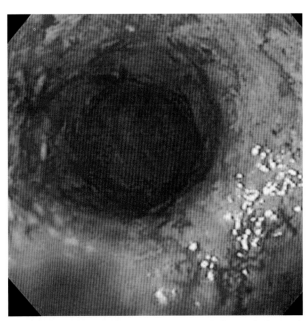

그림 26-1. 궤양성 대장염의 내시경사진 장점막에 부종이 있고 수많은 작은 궤양과 점상출혈을 보이고 있다.

그룹으로 나누었다. 한 그룹은 하부 25cm에 질환이 국한된 환자로, 다른 그룹은 점막 변화가 그 이상으로 퍼져 있지만 비만곡부 이상으로는 나타나지 않는 환자로 배정하였다.

장의 여러 부분에서 조직생검을 시행하였고 몇 년에 걸쳐 후향성 연구를 한 결과, 질환이 초기에 직장과 에스결장에만 한정된 환자는 좋은 예후를 가진다고 보고하였다. 단지 10%의 환자만이 근위부로 염증이 확산되었다. 그러나 25%의 환자들에서 재발이 있었고 예후는 질환이 25cm 이하 부분에만 있거나 비만곡부까지 있거나 모두 비슷하였다.

## 5. 대장내시경과 바륨조영술

일반적으로 대장내시경을 사용하는 것이 바륨조영술보다 분절 침범과 미세궤양을 더 잘 확인할 수 있다. 하지만 방사선학적 검사가 때로는, 특히 오른쪽 대장의 결장팽기에 대해서는 더 많은 정보를 제공할 수 있다. 그러나 이 검사는 궤양성 대장염이 급성으로 악화된 환자에서는 금기이며, 독성거대결장을 가진 환자에서도 사용해서는 안 된다.

마이렌 등은 40명의 환자에서 대장내시경검사를 하고 그 결과를 보통의 바륨조영술과 비교하였다. 대장내시경적 진단은 조직생검 결과와 약 80% 정도 일치한 반면, 대장내시경 진단과 방사선적 검사 결과는 단지 55%만이 일치하였다.

방사선적 검사가 유리한 부분은 결장팽기의 감소가 방사선 필름에 의해 뚜렷하게 관찰된 것이었고, 미란, 점막 부종 등은 바륨조영술에 의해 관찰되지 않았다. 다른 사람들도 비특이성 염증성 장질환 환자를 검사하는 데 대장내시경이 더 유리하다고 확인하였다.

## 6. 방사선학적 소견

### (1) 단순촬영

염증성 장질환 환자를 판정함에 있어 복부의 단순촬영 필름을 결코 소홀히 다루어서는 안 된다. 특히 고통을 겪고 있는 환자를 바륨조영술로 더 어렵게 하지 않고도 단순촬영 필름만으로도 병의 정도에 대한 귀중한 정보를 얻을 수 있다. 복부촬영사진은 특히 횡행결장에서 흔히 나

타나는 독성거대결장 환자에게 유용하다. 이런 환자에게는 바륨조영술은 금기이며 연속적인 복부촬영사진이 임상적으로 매우 중요하다. 팽창의 변화를 봄으로써 치료의 효율성을 검증하는 것도 가능하다. 환자는 자주 혼돈을 일으키고 둔감하기 때문에 팽창 정도를 복부검사에만 의존하는 것은 현명하지 못하다. 나아가 독성거대결장의 경우에 치료제로 자주 이용되는 스테로이드제 과용이 복부 증상을 약하게 할 수 있다는 것도 유의해야 한다.

### (2) 바륨조영술

궤양성 대장염의 급성기에 부종, 궤양, 대장 운동성의 변화는 방사선학적 검사로 발견된다. 초기에 궤양은 거의 찾기 힘들고, 병이 점차 진전됨에 따라 궤양이 더욱 명확해진다. 점막의 부종과 염증은 허혈성 결장염 환자에게서 특징적으로 나타나는 현상인 '무지압흔상' 모양의 병변이 바륨조영술검사에서 나타난다.

질환이 만성적으로 발전하면 바륨조영술검사에서 섬유화로 인한 장의 짧아짐과 가성용종, 협착 등이 보이고 장벽의 팽창성이 떨어지고 운동성이 저하된다. 직장항문 경계부에서부터 시작되는 광범위한 융합성의 대칭적인 병변은 만성적인 궤양성 대장염의 가장 특징적인 방사선학적 소견이다. 전대장에 걸쳐 용종이 있는 경우에는 가족성 용종증에서 보이는 방사선학적 소견과 혼동될 수 있다. 두 질환이 모두 직장출혈과 설사를 동반하지만 궤양성 대장염에서는 그 이전에 먼저 장이 짧아진다. 특히 만곡부가 짧아지는 것이 확인되며, 대장의 외곽선을 면밀히 관찰하면 대개는 수없이 많은 분리된 궤양을 볼 수 있다

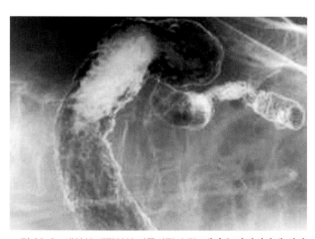

그림 26-2. 궤양성 대장염의 바륨사진 소견 대장을 광범위하게 침범한 심한 궤양성 대장염 사진으로, 거친 과립상의 점막이 연속적으로 보이고 일부 협착의 소견도 보인다.

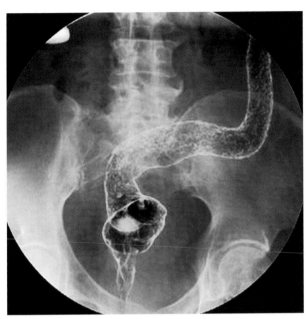

그림 26-3. 만성 궤양성 대장염의 바륨사진 소견  좌측 결장에 결장팽기의 소실, 에스결장의 단축, 하행결장의 협소 등 특징적 소견이 보인다. 가성용종의 모양과 결장의 바깥 음영은 궤양에 의한 것이다.

(그림 26-2, 26-3).

궤양성 대장염에서 협착은 흔하지 않기 때문에 실제 이상태에서의 협착은 확인될 때까지는 악성으로 간주해야한다. 양성 협착의 방사선검사 소견은 대개 윤곽이 부드럽고 동심성의 점점 가늘어지는 관강을 보인다. 궤양성 대장염에서 수축부위는 흔하게 보이며, 협착과 구별하기 힘든 경우에는 프로판테린 10mg 또는 글루카곤 2mg을 근육주사하면 수축으로 인해 생긴 좁아진 부위가 없어진다.

궤양성 대장염 환자에서 가끔 보이는 소견은 '역류성 회장염'이다. 역류성 회장염이란 궤양성 대장염이 회맹밸브를 지나 회장말단부에까지 염증이 있는 것으로, 궤양성 대장염 환자의 약 10%가 이런 현상을 가진다고 보고되었다. 조영제를 주입하면 장의 탄력성이 떨어지고 회장이 늘어나며 일부에서는 협착이 있고 장이 경직되는 현상이 보인다.

### (3) 컴퓨터단층촬영

잘 발달된 단층촬영기술로 인해 전장벽의 두께와 장간막, 장액의 유무, 누관, 농양 등을 촬영하는 것이 가능해졌다. 농양의 배농을 제외한다면 염증성 장질환 환자에서 진단과 관리에 단층촬영의 적용은 논란이 많다. 한 가지 분명한 사실은 단층촬영이 점막의 질환 정도를 가늠하는 데에는 전혀 도움이 되지 못한다는 것이다. 대장조영술보

다 단층촬영이 유리한 점은 결장주위의 염증 유무와 그 정도를 관찰할 때, 다른 기관의 질병을 평가하는 데 있다. 염증성 장질환 환자에서 단층촬영의 효과에 대해서는 아직도 상반되는 의견이 있다. 하지만 대체로 궤양성 대장염 환자에서는 그 이점이 확실하지 않은데 반해, 크론병의 경우에는 염증이 장벽의 전층에 걸쳐 있기 때문에 유용성이 좀 더 높을 것으로 생각된다.

## 7. 병리학적 소견

### (1) 육안적 소견

궤양성 대장염은 장의 점막과 점막하조직에 한정된 질환이다. 그러나 예외적으로 소위 독성거대결장에 의해 염증이 점막을 파고드는 경우가 있다. 장벽은 두꺼워지지 않고, 육아종도 보이지 않고 비연속적 침범도 없다. 병변은 항상 직장을 포함하고 있으며 상부로는 다양한 정도로 염증이 진행하고 병이 진행된 부위까지는 병변이 균일하게 퍼져 있다. 궤양성 대장염은 특징적으로 장의 상부보다는 하부에 더 심한 양상을 보이며, 넓은 염증부위에도 불구하고 정상적인 장벽의 두께를 유지하고 있다. 수많은 궤양이 합쳐진 결과, 길고 넓은 부위에서 점막이 탈락되고 군데군데 정상적인 점막이 남아 있어 마치 용종처럼 보이는 소위 가성용종 현상을 보이기도 한다. 가성용종은 염증에 의한 돌출물로 진정한 조직신생물이 아니며, 궤양성 대장염의 휴지기나 그 이후의 시기에서 보인다(그림 26-4). 이들은 가족성 용종과 혼동될 수도 있으나 용종 사이에 정상적인 점막이 보이지 않는 등의 소견으로 가족성 용종과는 구별된다.

궤양성 대장염은 맹장과 충수돌기를 포함하는 대장 전체에서 생길 수 있지만 회장에는 염증이 없다. 만일 소장에 몇 cm 이상으로 병변이 보인다면 이는 궤양성 대장염으로 진단할 수 없다. 예외로 전대장에서 병변이 보일 때 소위 역류성 회장염이 가끔 발생할 수는 있다. 이는 방사선사진으로 볼 때 부종이 있고 점막이 비후해져 있으며, 발생원인은 병변이 있는 대장에 접한 회장의 비특이적 염증반응이다.

발병한 지 오래되고 만성적인 궤양성 대장염 환자에서는 전점막이 탈락되어 있는 경우가 있다. 이럴 때는 환자에게 별다른 증상이 없으므로 가끔 의사들은 증상이 호전된 것으로 오진을 하는 경우가 있다. 하지만 이것은 점막

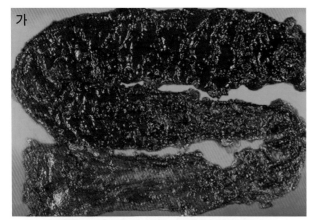

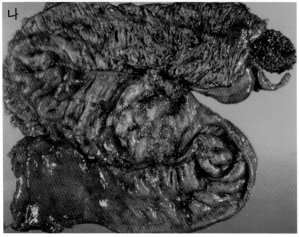

그림 26-4. 궤양성 대장염의 육안적 소견 **가, 나.** 환자의 수술 후 육안 소견으로, 결장에 다발성의 가성용종이 보인다. 길어진 가성용종은 서로 간에 점막교를 형성하기도 한다.

이 거의 벗겨져 있어서 염증점막에 의한 점액분비나 출혈, 설사 등이 나타나지 않기 때문이다. 이런 종류의 환자는 특히 암으로 이행하기가 쉬우므로 주의 깊은 검사가 필요하다.

독성거대결장은 장벽의 점막부터 장막까지 두꺼워지는 급성 염증반응으로 조직의 괴사와 천공이 생길 수도 있다. 이는 궤양성 대장염 중 점막과 점막하조직에 염증이 국한되지 않은 유일한 합병증이다.

### (2) 조직학적 소견

궤양성 대장염은 조직학적으로 점막과 점막하조직의 심한 염증과 수많은 소낭선 농양으로 특징지어진다. 그러나 소낭선 농양을 너무 강조해서는 안 된다. 조직배양 시 미생물이 없는 급성 자율성 결장염이나 감염성 결장염은 조직병리학적으로 관찰할 때 서로 유사한 부분이 있으므로 이들은 궤양성 대장염과 잘 구별해야 한다. 혈관이 많이 충혈된 것은 직장출혈 가능성이 높음을 의미한다. 궤양성 대장염의 경우 소낭선 상피세포에 의한 점액 생산이 눈에 띄게 줄어드는데 이것은 이런 세포들의 손상에 의한 것으로 보이며, 역으로 크론병 환자에서는 점액의 분비가 증가한다.

장을 종축으로 절개해보면 대장벽의 깊은 부분은 손상이 없음을 볼 수 있다. 질환이 단지 점막과 점막하증에만 제한된 것이 궤양성 대장염의 큰 특징이다. 농양이 커지면 점막이 손상되고 농양이 장관 내로 터지면서 궤양을 뒤에 남긴다. 많은 궤양이 생기면 궤양이 생기지 않은 점막이 돌출되어 그 결과, 잘 알려진 궤양성 대장염의 가성용종을 만든다. 만약 궤양화가 계속되면 전점막이 벗겨져 대변에 점막하층이 노출된다. 독성거대결장이 있으면 장의 두께가 전부 두꺼워지고 조직 괴사와 장조직이 유약해지는 조직학적 변화가 나타난다.

궤양성 대장염 환자의 25%에서 점막과 점막하조직의 림프관이 비후해지는 현상이 나타나는데 비교적 질환이 약하게 있는 부분 밑에서도 발생할 수 있다. 궤양성 대장염과 크론병 환자의 대장점막의 조직생검 표본을 이용하여 두 질병을 구별할 수 있는 조직학적 특성에는 조직구의 증가, 점막의 융모상 또는 불규칙한 양상, 육아종 등 3가지가 있다.

## Ⅴ 특별한 상황에서의 궤양성 대장염

### 1. 노인에서의 궤양성 대장염

노인에서 염증성 대장염의 발병은 혼동의 여지가 있다. 그래서 염증성 대장염의 증상을 보이는 많은 노인들이 실제로는 허혈성 대장염으로 생각되고 있고, 반대로 염증성 대장염의 결과로 허혈증을 보이는 경우도 있다. 브란트 등은 50세가 넘어 증상이 시작된 대장염 환자 81명을 조사하였는데 비특이적 염증성 대장염으로 진단된 환자의 절반 정도가 실제로는 허혈성 대장염이었다고 보고하였다.

노인 환자에서 궤양성 대장염은 갑자기 시작되고 급속히 진전되어 가끔 치명적인 결과를 가져올 수도 있다.

### 2. 어린이 또는 청소년의 궤양성 대장염

에딘버그가 최근에 보고한 바에 의하면 젊은층에서 염

증성 대장염의 발생률이 증가하는 이유는 전적으로 크론병의 증가에 기인한다고 한다. 젊은층에서 크론병은 궤양성 대장염보다 흔하며, 청년기보다 어린이에서 발생할 때 질환의 정도가 더 심하고 빨리 진전되는 경향이 있다.

증상은 어른의 경우와 유사하나 독성거대결장과 장 천공, 대량출혈 등의 후유증이 드물지 않게 나타난다. 이런 어린이들은 종종 질환이 만성적으로 진행되며, 성장 및 정신 장애 등이 나타난다. 특히 성장 장애는 장기간의 에너지 섭취량의 부족에 기인하는데, 이런 이유로 기본식이요법이나 비경구적 고영양요법을 하는 것이 이 연령층의 환자치료에서 중요한 요건이 된다. 나아가 질환이 재발하지 않도록 내과적인 치료를 한다. 그러나 성장 장애를 방지할 수 있는 유일한 방법은 수술이다. 성장과 발육 정도를 측정하는 문제와 더불어 환자와 가족의 정서적인 안정에도 관심을 기울여야 한다. 이런 연약한 환자에서는 내과의와 외과의의 긴밀한 협조가 다른 어떤 경우보다 더욱 요구된다.

## 3. 임신과 궤양성 대장염

염증성 대장염은 여성의 가임 연령기에 흔히 발생하는 질병이므로, 내과적·외과적인 치료 시 환자가 임신할 가능성에 대해 고려해야 한다. 그러나 염증성 대장염 환자가 임신하는 것은 드문 일로 그 이유는 환자가 급성 또는 만성의 질환에 시달리는 동안 임신에 관계된 여러 호르몬들이 조화를 이루지 못하기 때문으로 알려져 있다. 그럼에도 불구하고 궤양성 대장염이나 크론병을 앓는 것 자체가 임신을 완전히 불가능하게 만들거나, 이미 임신한 여성이 만삭 때까지 임신을 지속하는 것을 어렵게 하거나 출산 장애를 일으키는 것은 아니라고 알려져 있다(표 26-3, 표 26-4). 그러나 염증성 대장염 환자가 산모일 경우에 태어난 신생아의 체중이 평균보다 적은 경우가 많고(2,500g 이하), 유산할 가능성은 적지만 조산할 확률은 상당히 높다고 한다.

레비 등은 31명의 궤양성 대장염 환자가 임신을 한 60여 건의 임상증례를 검토한 결과, 환자의 20%는 임신기간 동안 질환이 호전되었고 18%는 악화되었으며 62%는 차이가 없었다고 보고하였다. 이들 중 14%는 자연유산, 2%는 인공유산, 50명은 신생아가 성숙한 후 출산, 1명은 조산하였으나 모든 신생아는 정상적으로 성장할 수 있었다. 이런 결과를 토대로 레비 등은 임신으로 인해 궤양성 대장염이 악화되지 않으며 동시에 궤양성 대장염이 출산에 영향을 미치지도 않는다고 결론 내렸다.

크론 등은 임신 당시 질병이 비활동성이었던 대장염 환

| 표 26-3 | 궤양성 대장염이 임신에 미치는 영향 |

| 저자 | 임신 수 | 정상아 출생 | 자연유산 | 치료적 유산 | 선천성 기형 | 사산 |
|---|---|---|---|---|---|---|
| 에이브럼슨(1951) | 46 | 36 | 3 | 6 | 0 | 1 |
| 크론(1956) | 150 | 125 | 12 | 8 | 0 | 5 |
| 맥두걸(1956) | 100 | 80 | 13 | 4 | 0 | 3 |
| 뱅크(1957) | 78 | 63 | 3 | 9 | 1 | 2 |
| 웨버, 세들락(1974) | 79 | 60 | 13 | 3 | 2 | 1 |
| 모가담(1981) | 309 | 302 | 2 | 0 | 2 | 3 |
| 베이오코(1984) | 88 | 75 | 9 | 2 | 2 | 0 |
| 정상인* | | 77 | 12 | 8 | 2 | 1 |

\* 1977년 인구조사국의 통계로 자연유산율이 12% 정도이다.

| 표 26-4 | 임신 중의 궤양성 대장염의 상태에 따른 결과 |

| 궤양성 대장염의 상태 | 정상 출산 | 선천성 기형 | 자연유산 | 치료적 유산 | 사산 | 조사종료 시 여전히 임신 중 | 총계 |
|---|---|---|---|---|---|---|---|
| 증상 완화기 | 108 | 3 | 14 | 4 | 0 | 6 | 135 |
| 급성기 | 39 | 2 | 7 | 5 | 2 | 1 | 56 |
| 임신 시 질환 발현 | 14 | 0 | 2 | 0 | 0 | 0 | 16 |
| 출산 시 질환 발현 | 9 | 0 | 0 | 0 | 0 | 0 | 9 |
| 총계 | 170 | 5 | 23 | 9 | 2 | 7 | 216 |

자 47명에서 74건의 임신증례를 보고하였는데, 이들은 질병이 악화된 환자에서는 모든 환자에서 치료목적의 유산 또는 자연유산을 하였다. 유산의 비율은 질병이 악화된 상태에서 임신한 환자와 비교해볼 때 차이가 없었다.

임신한 상태에서 궤양성 대장염이 발생하면 어떤 결과를 가져오는가에 대해서 제텔은 발표된 여러 논문을 재검토하였는데, 휴지기의 결장염 환자가 임신하였을 때는 단지 30%만이 질환이 악화되었으나 질환이 활동기에 있을 때 임신하였을 경우에는 약 60%가 더 악화되었다. 결장염이 임신 중간에 또는 출산 직후에 생겼을 때는 특히 결과가 나빠서 60% 이상에서 증상이 더욱 나빠졌다. 크론병을 가진 여자 환자들에 대해서 특별히 연구한 바에 의하면 임신은 염증성 장질환을 악화시키는 요인이 되지 않는다. 그러나 조산 가능성이 높아지고, 활동성 질환이 있는 환자나 장절제가 필요한 환자에서는 자연유산의 가능성이 높다.

임신을 하고자 하는 결장염 환자에게 임신을 피하라는 충고는 옳지 않다. 그러나 기형아를 출산할 가능성이 있는 약, 예를 들면 메트로니다졸이나 면역억제제 등을 쓰고 있을 때는 임신을 하지 말아야 한다. 남자에서 약물이 임신에 미치는 영향에 대해서는 논란이 있다. 약물은 정자를 파괴할 수도 있고 기형과 연관이 될 수도 있다. 남성 불임은 흔히 술파살라진과 연관이 있다.

위에서 기술한 대로 여자 환자에서 휴지기의 만성 염증성 장질환은 임신이나 출산에 문제를 일으킬 가능성이 적다. 반대로 환자의 결장염이 악화된 상태라면 이 질환 자체가 임신의 가능성을 떨어뜨릴 수 있다. 만약 질환이 중등도 이상 활동성일 때는 제텔 등은 임신을 일시적으로 유보시키고 질환을 휴지기로 만들기 위해 적당한 투약을 하라고 권고한다. 그러나 이 상황에서도 정상 임신과 출산은 약 50%에서 일어난다. 피임은 증세가 심해 수술이 필요한 여자 환자에서만 고려하는 것이 좋다. 만약 임신한 부모가 아기를 원할 경우 치료목적으로 유산을 시키는 것은 좋지 않다. 만약 임신 중에 수술이 필요하게 되면 치료방법은 임신하지 않은 환자와 동일하다. 다시 말하면 투약을 해도 된다. 아자티오프린은 안전하다는 것이 확인되었고 이 약을 먹는 동안에 임신을 중절하는 것이 꼭 필요하지 않다는 것도 증명되었다. 마찬가지로 수술이 필요하면 비록 저장낭(포치) 수술처럼 주요 구조물을 만드는 수술은 뒤로 미룰 수는 있지만, 대개의 경우 임신하지 않

은 환자와 같은 방법으로 수술을 시행한다. 만삭이 가까워지면 커진 자궁이 직장절제술을 하는 데 방해가 될 수 있다. 이러한 경우에는 직장은 그대로 두고 단계적으로 수술을 하는 것이 좋다. 아주 심한 결장염 환자에서는 수술을 하면 태아와 임신모의 사망률이 매우 높은 것으로 보고되고 있다.

콜먼 등은 임신 중인 2명의 여자 환자에서 수술을 시행하였는데, 1명은 임신 3개월에 직장결장절제술을 받았고, 다른 1명은 결장전절제술과 회장루를 임신 5개월에 시행받았다. 두 경우 모두 임신과 출산에 아무런 문제가 없었다고 보고하였다. 그래서 콜먼은 임신 중 태아가 충분히 자랄 때까지 수술을 연기하는 것은 어머니나 태아에 모두 좋지 않다고 주장하였다. 다른 저자의 연구도 건강한 아기의 출산율이나 유산율은 대부분 일반인과 차이가 없었고, 가장 중요한 문제는 질환이 휴지기에 있거나 제거되었느냐의 여부였다.

직장결장절제술과 저장낭 수술 후에도 성공적인 출산이 보고되었다. 메이오 클리닉의 경험에 의하면 1989년까지 20명의 여자 환자가 회장낭-항문 수술 후 적어도 1회 이상 임신과 출산을 하였다. 자연분만이나 제왕절개 모두 저장낭의 기능에 영향을 미치지 않았으나 임신 3개월 이후에는 야간 배변횟수가 증가하였다. 28명의 환자에서 코크 회장루를 받은 후 37회의 임신이 성공적으로 이루어졌다는 스웨덴의 고테보그에서의 보고도 있다. 이들에 의하면 코크 회장루 환자에서 흔히 임신 중에 부딪치는 문제는 특히 만삭에 가까웠을 때 급히 저장낭의 내용물을 비워주어야 하는 횟수가 증가하는 것이다. 또 카테터를 넣어서 변을 뽑아내기 어려운 경우도 있었다. 대부분의 환자에서 정상분만이 가능하며 산과적 필요에 따라 제왕절개를 할 수도 있다. 콜먼 등은 환자가 정상 자연분만을 할 수 있을 정도로 골반이 충분히 넓다면 자연분만을 해야 한다고 권하였다. 회장루를 하였다는 이유만으로 제왕절개를 해야 되는 것은 아니지만, 산과의사들은 거의 대부분 제왕절개를 선호한다.

## Ⅵ 암과의 관계

### 1. 궤양성 대장염에서의 악성종양

궤양성 대장염 환자에서 생기는 대장암은 1925년 크론과 로젠버그에 의해 처음 발표되었다. 그 이후로 많은 증례들이 보고되었기 때문에 오늘날에는 궤양성 대장염과 대장암과의 관련성은 일반적으로 인정되고 있다. 드물지만 궤양성 대장염 때문에 생기는 악성림프종도 궤양성 대장염과 관계가 있다고 생각된다.

암의 발병률은 보고에 따라 다양하다. 결장염 환자에서 암 발생률을 결정짓는 요인으로는 염증의 범위, 이환기간, 활동성 질환상태의 기간, 질환의 심한 정도 등이 꼽히고 있다. 질환이 시작된 나이는 암 발생률을 높이지 않는다. 대체적으로 일찍 시작된 경우에는 이환기간이 길기 때문에 암 발생률이 높아질 수는 있다. 암 발생률의 위험도는 결장염의 이환기간으로 볼 때 25년에 25~30%, 30년에 35%, 35년에 45%, 40년에 65%로 기간이 길어질수록 높아지고 있다. 그러나 수기타 등은 궤양성 대장염의 발생연령과 암 발생연령이 밀접한 관계가 있다고 주장하였으며, 이러한 관계는 질환이 결장 전체에 있는 경우와 좌측에 국한되어 있는 경우 모두에서 관찰된다고 하였다. 좌측 결장염 환자에서는 결장염과 암 발생이 전체 궤양성 결장염 환자보다 약 10년 정도 늦지만, 암이 발생하기 이전의 평균 이환기간은 결장염이 시작된 나이와 상관없이 약 21년으로 모두에서 같다는 보고가 있다.

1,200명 이상의 환자를 조사한 클리블랜드 클리닉의 조사에 의하면 결장암의 위험도가 좌측 결장염 환자보다 전체 결장염 환자에서 매우 높았다. 에크봄 등은 3,000명 이상의 궤양성 대장염 환자를 재조사하였는데 이환기간 35년 이후에 암 발생의 위험도는 30%였다.

| 표 26-5 | 궤양성 대장염에서의 동시성 대장암의 발생률

| 저자 | 증례 수 | 동시성 대장암(%) |
|---|---|---|
| 골드그레브(1958) | 33 | 42 |
| 힌턴(1966) | 32 | 22 |
| 휴가스(1978) | 29 | 14 |
| 뉴젠트(1978) | 23 | 26 |
| 반 허든과 바트(1980) | 70 | 23 |
| 리체(1981) | 67 | 22 |
| 오만(1982) | 29 | 17 |
| 존슨(1983) | 63 | 11 |
| 기데(1984) | 35 | 11 |

일반적으로 암 발생률에서 성별에 따른 차이는 없다. 웰츠 등은 암 발생률이 30대와 60대에서 각각 증가한다고 보고하였다. 오만 등에 의하면 궤양성 대장염 환자에서의 암 발생은 동시성의 다발성 암인 경우가 일반인에서보다 높고(표 26-5), 궤양성 대장염 환자에서의 암 발생 위치는 횡행결장이 28%, 직장과 에스결장이 28%, 에스결장에만 암이 있는 경우는 17%라고 하였다. 반대로 리델 등은 직장이 가장 흔한 암 발생부위라고 하였는데 이러한 현상은 남자에서 더욱 뚜렷하다고 한다. 그들의 연구에 의하면 40% 이상의 암이 직장에서 발견되었고 25%의 환자에서는 여러 개의 종양이 발견되었다. 궤양성 대장염 환자에서 다발성으로 암이 발생하는 경향이 있는 것은 분명하다. 궤양성 대장염에서 생긴 대장암의 또 다른 특징은 암세포의 침윤이 더 흔하고 경화성 암이라는 것이다. 따라서 종양이 장관의 내강으로 돌출되지 않고 장벽으로 침윤되어 가끔 내시경으로도 관찰이 안 되는 경우도 있다. 이런 모양이 이 질환에서 생긴 암의 가장 흔한 형태이지만 때때로 궤양과 용종의 형태를 갖기도 한다(표 26-6). 궤양성 대장염 환자에서 생긴 암의 또 다른 병리학적 특징은 암이 아주 잘 전이되고 분화도가 나쁘다는 것이

| 표 26-6 | 궤양성 대장염에서 발생한 암과 일반적인 대장암의 크기와 육안 소견

| 육안적 모양 | 용종성 암 | | 융기성 암 | | 협착 궤양형 | | |
|---|---|---|---|---|---|---|---|
| | 융모형 | 비융모형 | 결절형 | 판형 | 협착-궤양형 | 궤양-종괴 | 궤양 |
| **궤양성 대장염에서 생긴 암** | | | | | | | |
| 증례 수 | 9 | 5 | 8 | 3 | 8 | 9 | 7 |
| 크기(cm) | 7.3 | 4.8 | 5.2 | 2.6 | 5.5 | 6.3 | 5.1 |
| **궤양성 대장염 없이 생긴 암** | | | | | | | |
| 증례 수 | 13 | 12 | – | 3 | – | 37 | 13 |
| 크기(cm) | 4 | 3.1 | | 1.1 | | 5.9 | 4.7 |

다. 궤양성 대장염을 갖고 있는 젊은 환자에서 생긴 대장암의 절반 이상은 조직학적으로 점액을 분비하는 반지세포를 가진 콜로이드성 암이다. 결장염에서 생긴 대장암은 비교적 증세가 적고 경우에 따라서는 증상이 전혀 없기 때문에 환자나 의사가 방심하기 쉽다. 보통 궤양성 대장염이 오래 진행되면 점막이 거의 탈락되어 점액분비와 출혈이 줄어들게 된다. 이때 의사나 환자는 투약이 효과가 있어서 염증이 나아진 것으로 생각하지만 대개 이 시기에 암이 발생한다. 암의 진단은 이학적 검사나 바륨조영술, 대장경검사로도 어려운 경우가 많다. 협착이 생겼을 때는 반드시 대장암의 가능성을 의심해야 하는데 궤양성 대장염에서의 협착은 수술의 적응증이 된다.

메이오 클리닉의 보고에 의하면 궤양성 대장염 환자에서 생긴 암 환자의 40%가 듀크스 A 또는 B에 속한 반면, 일반 대장암 환자는 63%가 듀크스 A 또는 B였다. 그러나 예후는 진행 정도가 같으면 일반인의 대장암과 같았다. 궤양성 대장염이 시작된 환자의 평균나이는 26세였고 암이 발생하기 전 평균 이환기간은 17년이었다. 23%에서는 암이 여러 군데에 다발성으로 발생하였다. 암이 예방적 절제술 후에 수술 표본조직에서 발견된 경우에는 5년 생존율이 72%인 반면, 임상적·방사선학적으로 발견한 암 환자의 5년 생존율은 35%로 예후가 매우 나빴다. 존슨 등의 보고에 의하면 근치적 절제술을 시행할 수 있었던 경우는 단지 57%뿐이었고 이 그룹에서의 생존율은 61%였다. 궤양성 대장염 환자에서 생긴 암의 예후가 나쁜 이유는 궤양성 대장염 환자에서 발생한 대장암은 늦게 발견되기 때문에 수술 당시에 이미 근치적 수술을 할 수 없을 정도로 진행된 경우가 많기 때문이다.

## 2. 이형성증

1967년 모르슨 등은 그들이 이형성증이라고 명명한 현상에 대해 기술하였다. 이것은 궤양성 대장염에서 생긴 대장암 환자에서 흔히 대장에 광범위하게 나타나는 조직학적 변화인데, 대장에서 조직검사상 이러한 암 전 단계의 변화가 나타나면 수술이 필요하다고 제안하였다. 이형성증이 있는 경우에는 암 발생을 예방하기 위해 예방적 대장절제술이 시행되기도 한다. 이것은 증상이 없더라도 암이 꽤 진행된 경우가 많기 때문이다. 그러나 이런 이형성증의 현상을 조직학적 검사로 정확히 구별해내기는 어

렵다. 경도, 중등도, 고도로 나눌 수 있으며, 이것의 정확한 진단을 위해서는 오랜 경험이 필요하다.

이형성증은 선종성과 융모성 변화가 점막에 있고 점막근육판 밑으로 세관이 파고들어가며 배상세포가 적어지고 핵이 진하게 염색되며 중층으로 보이고 염색성이 거칠게 보이는 변화를 나타낸다. 고도의 이형성증은 암과 거의 비슷한 모든 비정상 소견을 포함하고 혹자들이 상피내 암종이라고 이야기하는 것도 포함한다. 뉴젠트 등은 만성 궤양성 결장염과 대장암이 있는 환자 23명의 병리학적 소견을 재조사하였는데, 1명을 제외한 22명의 환자에서 암으로부터 떨어진 부위에 이형성증이 있었다. 이 결과를 바탕으로 저자들은 궤양성 결장염이 7년 이상 된 환자 151명을 매년 대장경검사와 조직검사 프로그램에 포함하였다. 조직생검은 3~10개 정도를 채취하였는데 처음에 4명의 환자에서 고도의 이형성증이 관찰되어 수술을 시행한 결과 3명에서 대장암이 있었다. 또한 추적조사기간 중 이형성증이 발견된 10명 중 9명이 결장절제술을 받았는데 이 중 1명에서 암이 발견되었다. 이형성증이 발견되지 않았던 148명 중에서는 암 발생이 없었다고 한다. 저자들은 이런 감시 프로그램이 오래된 궤양성 대장염 환자에서 대장암이 발생할 환자를 효과적으로 가려낼 수 있다고 주장하였다.

블랙스톤 등은 이환기간이 길었던 궤양성 대장염 환자 112명을 4년 이상 추적하면서 대장내시경을 한 결과, 12명에서 조직검사상 이형성증을 발견하였고 그중 1명에서는 암이 발견되었다. 이들은 용종양의 종괴가 있을 경우 암이 어디엔가 있다는 것을 암시한다고 생각하였고, 이것은 결장절제술이 필요한 강력한 증거가 된다고 주장하였다.

## 3. 감시 프로그램

오랫동안 내시경검사만으로는 궤양성 대장염에서 생긴 대장암을 진단하기는 매우 어렵다고 알려져왔다. 이형성증의 개념이 도입되면서 지금은 대장 전체 또는 거의 전체에 병변이 있고 7년 이상 오래된 궤양성 대장염 환자에서는 감시 프로그램을 하는 것이 좋다고 알려져 있다. 이런 환자들은 전체 대장내시경을 해서 어떤 이상 소견이 있으면 조직생검을 한다. 위에서 기술한 대로 특별히 융기된 부분은 이형성증이 발견될 가능성이 높다. 여러 군

데 무작위로 대장 전체에 걸쳐서 10여 개의 조직검사도 해야 한다.

내시경검사와 조직검사는 2년마다 하고 이형성증이 발견되었을 때는 더 자주 한다. 그러나 궤양성 대장염 환자에서 대장경검사는 합병증이 전혀 없는 것이 아니라는 사실을 염두에 두어야 한다. 그래서 이런 환자의 내시경은 경험이 많은 내시경 전문가가 해야 한다. 이형성증이 심할 때 또는 이형성증이 2군데 이상 있을 때에만 대장절제술의 적응증이 된다.

## 4. 유량세포검사

암 전 단계의 변화를 알아내는 방법으로 현재 가능한 것 중 하나가 유량세포검사이다. 많은 연구 결과 데옥시리보핵산deoxyribonucleic acid; DNA의 이수배수체가 이형성증의 출현과 밀접한 관계가 있다는 것이 알려졌다. 스즈키 등은 이형성증이 있는 조직의 77%에서 이수배수체가 있다고 발표하였다. 반면 정상조직에서는 94%에서 이배성diploidy을 나타냈다. 로프버그 등은 오래된 전체 대장을 포함하는 궤양성 대장염 환자 59명 중 20%에서 대장경조직검사상 이수배수체가 발견되었고 이것은 이형성증의 존재와 밀접한 관련이 있다는 것을 발견하였다. 유량세포검사는 이형성증이 의심스러울 때 조직검사에 보완적으로 응용할 수 있다.

## 5. 대장암의 치료

궤양성 대장염 환자에서 대장암이 발견되었을 때는 직장결장절제술이 가장 좋은 치료법인데, 이때 직장점막을 남기지 않아야 한다. 또 다른 대안으로 코크 회장루를 할 수 있고, 회장항문문합과 저장낭 수술도 적절한 원위부 경계를 보장할 수만 있다면 좋은 수술이다.

## 6. 직장 보존의 위험도

직장에 비교적 염증이 없으면 외과의는 언젠가는 장을 연결할 수 있다는 희망을 갖고 직장을 보존하기 위해 직장을 봉합하거나 점액루로 만들어놓는 경우가 많다. 직장을 남기는 또 다른 수술로는 회장직장문합술이 있다. 이러한 수술은 남아 있는 직장에 암이 발생할 여지가 있다

| 표 26-7 | 궤양성 대장염 발생 연령에 따른 대장절제술과 회장직장문합술을 받은 환자 374명의 직장암 발생률

| 증상 발현 시의 연령 | 환자 수 | 직장암 발생 수(%) |
| --- | --- | --- |
| <10 | 9 | 1(11.1) |
| 10~19 | 87 | 4(4.6) |
| 20~29 | 110 | 8(7.3) |
| 30~39 | 86 | 7(8.1) |
| 40~49 | 52 | 1(1.9) |
| 50~59 | 24 | 1(4.2) |
| 60~69 | 6 | 0 |

는 단점이 있다. 베이커 등의 보고에 의하면 회장직장문합술을 시행한 374명의 환자 중 22명에서 암이 발생하였다고 한다(표 26-7).

존슨 등은 결장아전절제술과 점액루를 만들었던 환자 172명 중 절반 이상에서 후에 직장절제술이 필요하였다고 보고하였으며, 후에 회장직장문합술을 시행받은 101명의 환자를 합하여 추적조사를 시행하였다. 전체 273명의 환자 중 10명(3.6%)에서 암이 발생하였으며 절반 이상에서 직장절제술 시에 이미 암의 전이가 있었고 듀크스 A 병변은 하나도 없었다. 존슨 등은 직장을 남겼을 경우에 궤양성 대장염이 처음 생겼을 때부터 27년 안에 직장암이 발생할 가능성은 17%라고 추정하였고, 그룬드페스트 등은 직장암이 발생할 확률이 25년 동안 12.9%라고 하였다. 일반적으로 이형성증이 있거나 결장암이 있을 때에는 직장을 절제해야 한다.

일반적으로 직장을 남긴 경우에 추적내시경검사에서 심한 이형성증이 발견되면 3개월 후에 다시 조직검사를 하고, 이 검사에서도 마찬가지로 심한 이형성증이 나오면 직장을 절제하는 것이 좋다고 인정된다.

직장경이나 연성에스결장경으로 직장을 검사하는 것은 대개 직장이 상부 장관과 연결된 환자에서는 가능하다. 그러나 직장이 봉합되거나 점액루 형태로 남아 있으면 직장이 위축되어 있는 상태이므로 직장경을 삽입하기가 매우 힘들기 때문에 암의 진단이 매우 어렵다. 따라서 결장절제술 후에 2년 이내에 직장이 상부 장관과 연결되지 않을 때는 직장절제를 심각히 고려해야 한다.

# VII 치료

## 1. 내과적 치료

비특이적 궤양성 직장항문염이나 직장에스결장염의 치료는, 진단이 불확실한 경우가 많고 치료를 경험에 의존하며 치료기간에 변화가 많고 치료방법에 대한 의견이 분분하기 때문에 혼란에 부딪치는 경우가 많다. 대장의 상부 쪽으로 염증이 진행하는 경우는 약 10%쯤 되는데 대개 2년 안에 진행된다. 또 15~30%에서는 상부로의 진행없이 계속적인 재발과 호전을 반복한다. 궤양성 직장에스결장염에서 수술이 필요한 경우는 아주 드물고 대장암의 발생이 뚜렷이 증가한다는 보고도 없다. 따라서 환자를 안심시키는 태도가 의사에게는 아주 중요하다.

### (1) 스테로이드 저류 관장

흔히 사용되는 직장항문염의 치료로 단기간의 히드로코르티손 저류 관장을 들 수 있다. 이것은 하루에 1~2회 시행하는데 히드로코르티손 100mg 또는 메틸프레드니솔론 40mg을 관장한다. 2주 내에 효과를 보는 경우가 많을 정도로 짧은 기간에 효과를 나타내며 전신적인 부작용도 거의 없는 것으로 보고되고 있어, 스테로이드의 경구투여보다는 여러 가지 이점이 있다. 그러나 장기간 사용할 경우 스테로이드로 인한 부작용이 올 수 있으므로 이때는 2일에 1번 정도로 관장을 줄여서 2~3주 내에 스테로이드 저류 관장을 끊어야 한다. 또 잔변감이나 설사가 심한 환자에서는 이 방법을 쓸 수 없다.

### (2) 스테로이드제제

스테로이드제제가 사용되면서 중증 궤양성 대장염 환자의 사망률이 급격히 감소하였고, 현재도 스테로이드는 5-아미노살리실산(5-ASA)제제에 반응하지 않는 활동성 궤양성 대장염 치료에 중요한 역할을 담당하고 있다. 그러나 빠른 증상 호전을 보이지만 지속적으로 사용 시 전신적 부작용 발생과 연관되어 있어 약물 의존성과 과다체액, 복부 선조, 고혈당, 골다공증, 부신 기능 장애, 무혈성 괴사, 백내장, 정서 장애 등이 발생할 수 있어 주의가 요망된다. 또한 장기적 관해유지에는 효능이 없으므로 일단 임상적인 관해유도에 성공하면 용량을 단계적으로 줄여나가면서 관해유지 단계에 들어갈 경우 스테로이드를 중단해야 한다.

처음에는 하루에 프레드니손 20mg을 1주간 사용하고 4~6주에 걸쳐 서서히 끊는다. 좀 더 많은 양을 사용할 수도 있으나 절대 오래 사용해서는 안 된다. 이때 환자에게 증상들이 오래갈 수도 있고 재발할 수도 있다는 사실을 알려주어 환자를 안심시키는 것이 중요하다. 모든 증상을 없애기 위해 스테로이드의 용량을 늘려서는 안된다. 이 경우 결국 환자는 부신피질호르몬 과다증이 되고 만다. 따라서 환자의 사정이 허락하는 한 의사는 스테로이드를 끊도록 노력해야 한다.

궤양성 대장염의 치료는 질환을 완치하기보다는 조절하도록 노력해야 하는데, 염증의 범위와 기간 또 증상이 악화된 시기인지 완화된 시기인지에 따라 치료법을 달리한다. 궤양성 대장염은 크론병과 달리 초기에 증상이 가장 심한 경우가 많고 후에는 대장암의 발생에 신경을 써야 한다.

### (3) 비스테로이드성 소염제

과거부터 궤양성 대장염 치료에 사용되었던 술파살라진은 현재까지 많은 연구 결과와 2007년 코크런 연구 *Cochrane Review*에서 보고된 바처럼 효능과 안정성이 입증되어 현재 경증, 중등증 궤양성 대장염의 초기 관해유도와 유지요법에 있어서 주요 1차 선택약제로 사용되고 있다. 이 약제는 대장에서 박테리아에 의해 운반역할을 하는 술파피리딘과 소염제인 5-아미노살리실산으로 분리되는데, 주로 5-아미노살리실산에 의해 효과를 나타내는 것으로 알려져 있다. 경구 용량은 하루 2g부터 시작해서 최대 4g까지 쓰는데, 용량을 늘릴 경우에 술파피리딘에 의한 여러 가지 부작용, 즉 피부발진, 골수억제, 구역질, 두통, 무력감 등이 나타날 수 있다. 또한 엽산 결핍증이 올 수 있고, 6-인산 탈수소효소 결핍증 환자에서는 용혈이 일어날 수 있으며, 남성에서는 일시적인 불임이 올 수도 있다. 술파살라진은 궤양성 대장염의 악화를 예방하는 데 유일하게 효과가 입증된 약제인데, 스피로 등은 적어도 1년간 하루에 2g을 지속적으로 사용할 것을 권장하고 있다. 그러나 다른 사람들은 이 약제를 필요한 경우에만 사용해도 지속적인 사용만큼 예방 효과가 있다고 주장하고 있다.

이미 언급한 바와 같이 5-아미노살리실산은 술파살라진에서 가장 치료적인 효과가 강한데, 1981년 캄피에리 등이 저류 관장으로 처음으로 사용하기 시작하였고 80%의 환자가 치료에 반응을 보였다. 그 후 많은 사람들이 하부 궤양성 대장염에 5-아미노살리실산의 저류 관장치료가 효과적이라는 것을 입증하였다. 5-아미노살리실산 4g을 100mL의 관장액과 함께 사용한다. 경구 5-아미노살리실산은 소장에서 흡수되는 것을 방지하기 위해 아조기와 결합하여 사용한다. 이때 아크릴 수지피복이 필요한데 증상이 심하지 않은 환자에게 거의 부작용 없이 쓸 수 있고 악화를 예방하는 데도 효과적인 것으로 알려져 있다. 흔한 부작용으로는 오심과 설사 등이 있다. 5-아미노살리실산은 좌약식으로 사용할 수도 있는데 안전성이나 효과 면에서 술파살라진과 비슷하다.

5-아미노살리실산의 이성체인 4-아미노살리실산은 수용액 형태에서 안정성이 강하고 부작용이 적다는 이점 때문에 주로 저류 관장의 형태로 사용되어왔다. 1g의 관장을 하루에 2회 시행하는데 여러 연구에서 술파살라진과 견줄 만한 효과를 얻고 있다고 보고되고 있다.

### (4) 면역억제제

궤양성 대장염의 발생원인이 면역기전의 이상에 있을지도 모른다는 가정하에 여러 사람들이 궤양성 대장염의 치료에 면역억제제를 사용하기 시작하였다. 주로 술파살라진이나 스테로이드에 반응하지 않는 환자에게 사용되며 6-메르캅토푸린(6-MP), 아자티오프린, 사이클로스포린 등이 쓰인다. 마운트 시나이 의과대학에서는 81명의 환자에서 평균 1.8년간 6-메르캅토푸린을 사용한 결과 61%에서 효과가 있었다고 보고하였다. 리츠티거 등은 스테로이드에 반응하지 않는 15명의 환자에서 사이클로스포린을 사용한 결과 73%에서 효과가 있어 대장절제를 피할 수 있었다고 보고하였다.

### (5) 인플릭시맙

장관의 염증에 있어 종양괴사인자-$\alpha$(TNF-$\alpha$)가 가장 중요한 시토카인*cytokine*이자 매개체로 염증성 장질환에 발현이 증가되는 것으로 알려졌고, 이에 대한 단클론 항체*monoclonal antibody*로 가장 처음 개발된 생물학적 제제가 인플릭시맙*infliximab*이다. 대표적인 종양괴사인자-$\alpha$ 길항체인 이 약제가 기존의 스테로이드나 면역억제제에 비해 우수한 증상 호전과 점막 치유 효과를 나타내어 최근 들어 염증성 장질환의 치료에 새로운 장을 열고 있다.

크론병과 마찬가지로 궤양성 대장염에서도 종양괴사인자-$\alpha$가 발병 기전에 중요한 역할을 하는 것으로 밝혀져 궤양성 대장염에서의 인플릭시맙의 치료 효능에 대한 임상적 연구가 활발히 진행되고 있다.

### (6) 지사제

직장의 염증에 비해 배변횟수가 많을 때는 대장의 운동을 저하시키는 약제가 도움이 될 수 있다. 주로 쓰는 것으로는 디페녹실레이트, 로페라마이드, 코데인 등이 있는데, 대장에 염증이 있을 때는 독성거대결장의 가능성이 있으므로 절대 사용해서는 안 된다.

### (7) 식이요법

궤양성 대장염의 식이요법으로 중요한 것은 잦은 배변을 유발할 수 있는 음식은 피하는 것이다. 이런 음식으로는 신 과일, 우유제품, 자극적인 양념이 많은 음식, 술, 커피, 섬유소가 많은 음식 등을 들 수 있다.

그러나 사람마다 음식에 대한 적응력이 다르기 때문에 일률적으로 음식을 제한할 수는 없다. 때로는 차전자피가 함유된 변괴형성제를 복용함으로써 좋은 대변을 보는 경우도 있다.

### (8) 정신적 지지요법

궤양성 대장염이 정신과적 요인에 의해 발병한다는 증거는 없지만, 정신적인 스트레스가 증상을 악화시킨다는 증거는 많이 있다. 그래서 약제 또는 식이요법과 병행해서 정신과적 치료를 함으로써 치료효과가 높아지는 경우가 종종 있다.

### (9) 급성 환자의 치료

독성거대결장이 있는 궤양성 대장염 환자는 흔히 고열, 빈맥, 복통이 있는 것으로 알려져 있다. 그러나 이런 증상들은, 특히 스테로이드 등을 쓴 환자의 경우 약화되어 나타나는 경우가 많기 때문에 의사들은 대장의 천공 가능성을 항상 염두에 두고 환자를 진료해야 한다. 실제로 그린스테인 등에 의하면 천공이 있었던 7명 중 6명에서 전형적인 천공증상이 없었다고 보고하였다.

급성 환자의 응급치료로는 음식물 섭취 제한, 수액제의 정맥내 주입, 단백질 보충, 수혈, 스테로이드 등을 들 수 있다. 스테로이드치료에서 부신피질자극호르몬과 히드로코르티손 중 어느 것이 더 효과적인가 하는 것에 대해서는 논란이 있다. 부신피질자극호르몬을 쓸 경우에는 40단위를 수액 1,000mL에 섞어 8시간 동안 주입하여 하루 120단위를 사용한다. 히드로코르티손의 경우에는 하루에 300mg을 사용하는데, 충분한 효과가 있는 경우에는 4~5일에 5mg씩 줄여가도록 한다.

### (10) 비경구 고영양요법

궤양성 대장염 환자의 경우, 어느 정도의 영양실조상태에서 입원하는 경우가 많다. 결과적으로 정맥으로든, 경구로든 간에 고영양요법이 필요한데, 몇몇 보고에 의하면 20% 이상의 체중감소가 있었던 환자에서 그렇지 않은 환자보다 개복술 후의 이병률이나 사망률이 높다고 한다. 궤양성 대장염에서 고영양요법을 하는 이론적 배경은 장을 쉬게 한다는 것이다. 그러나 고영양요법 중 아미노산이나 열량이 충분히 공급되지 못하면 환자의 영양상태는 급격히 나빠지므로 이를 충분히 공급하도록 해야 한다.

### (11) 기타 필요한 치료

위에서 기술한 통상적인 치료에 덧붙여 광범위 항생제의 투여가 필요하고, 계속적인 복부방사선촬영에 의한 환자 상태의 파악이 중요하다. 만약 대장의 확장이 줄어들면 수술을 뒤로 미뤄도 될 가능성이 많고, 반대로 대장의 확장이 줄어들지 않거나 오히려 심해지면 수술을 시행하는 것이 바람직하다.

장의 운동을 저하시키는 어떤 약제도 투여해서는 안 되고 대장의 압력을 낮추기 위해 비위관 등을 삽입하는 것이 좋다. 직장 튜브 역시 좋으나 잘못하면 에스결장을 천공시킬 수도 있기 때문에 조심해야 한다. 대장조영술이나 대장내시경은 해서는 안 된다. 대장조영술이 실제로 독성거대결장을 유발시킨 경우도 있다. 그러나 수술을 거부하는 환자에서 대장내시경에 의해 대장을 감압시켜 증상이 호전된 경우도 있다.

## 2. 외과적 치료

### (1) 적응증

궤양성 대장염의 수술적응증은 독성거대결장, 천공, 출혈, 심한 대장외 증상, 대장암이 의심될 때 등을 들 수 있다. 직장결장절제술은 질환이 근본적으로 치유될 수 있기 때문에 내과적 치료에 효과가 없는 경우에 합병증이 없더라도 대장절제술을 시행할 수 있다.

#### 1) 독성거대결장

앞에서 언급한 대로 독성거대결장은 대부분의 경우 수술이 필요하다. 따라서 내과적 치료에 빨리 효과를 나타내지 않으면 수술하는 것이 좋다.

#### 2) 천공

대장의 천공은 대장이 심하게 확장되어 있을 때 일어나고 장벽이 두꺼워지기 전인 초기에 잘 발생한다. 진단은 이학적 검사와 단순복부측와위촬영으로 비교적 쉽게 할 수 있다. 천공부위가 다른 장에 붙어 막혀 있을 때는 증상이 모호할 수 있고 수술 시 장을 박리할 때 천공을 일으킬 수 있으므로 조심해야 한다.

#### 3) 출혈

궤양성 대장염에서 출혈로 인해 수술하는 경우는 아주 드물고 크론병에서는 거의 없다. 반대로 누공이 있을 경우 궤양성 대장염의 진단은 거의 배제할 수 있다. 궤양성 대장염에서는 심한 출혈도 내과적 치료로 멈추는 경우가 많다. 출혈에 의한 궤양성 대장염에서 대장을 절제할 경우, 직장을 남기고 절제하면 지혈하는 데 실패할 가능성이 있기 때문에 직장도 같이 절제해주어야 한다. 뉴욕의 마운트 시나이 병원은 대장 아전절제술을 시행한 경우에 약 12%에서 직장출혈이 계속되었다고 보고하였다.

#### 4) 내과적 치료에 반응하지 않는 난치성 예

궤양성 대장염에서 가장 흔한 수술의 적응증이 되는 경우는 내과적 치료에 효과가 없는 경우이다. 이런 경우는 대개 대장 전체 혹은 거의 전부에 염증이 있는 경우인데, 60세 이상의 노인에서는 염증의 정도가 적더라도 수술을 고려할 수 있다. 노인은 장의 염증을 견디는 능력이 훨씬 떨어지기 때문이다.

수술치료로 결장전절제술과 회장루를 해야 하는 경우에는 환자가 회장루를 육체적·정신적으로 받아들일 수 있을 때까지 충분히 기다리는 것도 필요하다. 그러나 요즘은 항문괄약근을 보존하는 수술방법이 많이 이용되면서 수술 시기를 전보다는 빨리 결정하는 경우가 많아졌다. 어느 경우든 간에 환자의 병세가 극도로 악화될 때까지 수술을 연기해서는 안 되며, 이럴 경우 결국 환자의 이병률과 사망률만 높아진다.

#### 5) 악성화의 위험

궤양성 대장염에서 대장암이 생길 가능성이 높은 경우

에는 이를 예방하기 위해 수술을 할 수 있다. 그러나 최근 10여 년 전부터는 대장암을 예방하기 위해 주기적인 대장경검사를 통한 감시가 더 선호되고 있다.

수술은 2번 이상의 연속적인 대장경검사를 통한 조직검사에서 고도의 이형성증이 발견되었을 때에 하도록 권장하고 있다.

### (2) 수술 전 처치

궤양성 대장염 환자의 선택적 수술에서 수술 전 처치는 대장암 환자의 전 처치와 크게 다를 바가 없다. 그러나 일반적으로 설사제의 사용을 줄이는 것이 좋으며, 특히 설사가 심한 환자에서는 수술 당일 아침에 깨끗한 물이 나올 때까지 관장하는 것으로 충분하다. 항생제의 사용은 일반 대장수술의 전 처치와 같이 한다.

대부분의 환자에서 수술 전에 스테로이드를 써왔던 경우가 많기 때문에 부신부전증에 의한 합병증을 예방하기 위해 수술 전후에 스테로이드를 써야 한다. 수술 수개월 전에 단기간의 프레드니손을 쓴 경우를 제외하고, 스테로이드를 2년 이내에 끊었을 경우에는 스테로이드를 써야 한다.

수술 후 스테로이드의 투여가 불충분해서 생기는 부작용을 예방하기 위해 히드로코르티손을 정맥주사로 보충해주어야 한다. 정맥주사는 계속적인 점적을 하거나 4시간마다 주어야만 적정한 혈중 농도를 유지할 수 있다.

응급수술의 경우 적절하고 충분한 전 처치를 하기 어려운 경우가 많다. 그러나 응급수술 전에 전해질과 수액 불균형을 교정하고, 비위관과 도뇨관 등을 삽입하고, 필요한 경우 수혈 등을 한다.

수술 전에 미리 장루를 만들 자리를 꼭 표시해야 한다. 대장암 환자에서도 장루 자리를 미리 표시해야 하지만 자리가 잘못되더라도 회장루처럼 심각하지는 않다. 장루는 환자에게 가장 중요한 수술의 결과로 장루가 생활하거나 관리하기에 불편한 위치에 있으면 사회생활에 대단한 제약이 가해진다. 장루의 위치는 환자가 앉았을 때, 서 있을 때, 누워 있을 때를 감안하여 정해야 하며, 뼈가 튀어나온 부위나 흉터, 배꼽부위로부터 떨어져 위치해야 하고 허리띠를 걸치는 부위도 피해야 한다.

장루 위치의 표시는 하복부 양쪽으로 2개를 수술 전에 표시하여 한쪽이 장루를 내기에 부적당하면 다른 쪽에 내도록 한다.

응급수술일 경우에는 대개 수술 전에 장루의 위치를 잡을 만한 시간이 없는 경우가 많기 때문에, 복부를 절개하기 전에 가장 적당하다고 생각되는 부위에 표시를 하고 수술을 시작한다. 복부를 절개한 후에는 적당한 장루 위치를 잡기가 대단히 어렵기 때문이다.

### (3) 수술방법의 선택
#### 1) 직장결장절제술과 회장루

이 수술법은 궤양성 대장염치료에서 고전적인 방법으로 근래에는 잘 쓰이지 않는다. 최근에는 대부분 저장낭-항문문합법을 많이 쓰고 있으나 직장결장절제술과 회장루는 다른 여러 수술법의 결과를 비교하는 데 표준으로 쓰이고 있다. 이 수술법은 안전하고 치료율이 높으며 정상인과 거의 같은 수준으로 사회생활을 할 수 있다. 하지만 정상 배변을 못하고 회장루를 갖고 생활해야 하는 것이 가장 큰 단점이다.

수술기법은 기본적으로 대장전적출술과 복회음절제술을 합한 것과 같으나, 암수술이 아니기 때문에 장간막이나 복막을 많이 절제할 필요 없이 대장에 바짝 붙여서 절제한다. 특히 직장을 절제할 때는 천골전교감신경과 천골부교감신경을 손상시킬 염려가 있으므로 직장에 바짝 붙여서 절제해야 한다.

수술 후의 합병증은 대부분 일반적인 수술과 같고, 특별히 초래되는 문제로는 장루 문제, 장폐쇄, 성기능 장애, 회음부 상처의 치유 곤란 등을 들 수 있다. 장폐쇄는 회장루주위 헤르니아, 음식물 또는 장유착 등으로 올 수 있으며, 비위관 삽입, 장루를 통한 물의 관주 등으로 치료한다. 가스가 배출되면 수술을 연기할 수 있으나 완전히 폐쇄되었을 때는 즉시 개복 수술을 시행해야 한다.

턴불 등에 의하면 궤양성 대장염에서 직장결장절제술과 회장루를 시행받은 환자 261명 중 6%에서 소장폐쇄로 수술이 필요하였고, 대개 수술 후 5년 이내에 발생하였다. 역류성 사정, 발기불능 등의 성기능 장애는 직장결장절제술 후에 오는 불행한 합병증으로 많은 외과의들이 환자가 충분한 지식을 가질 때까지 직장절제술을 연기하는 원인이 되고 있다. 콜먼 등은 성인남자 76명(평균 36세)에서 직장결장절제술을 시행하였는데 단지 1명에서만 일시적인 성기능 장애가 있었고, 결국 정상화되었다고 보고하였다(표 26-8).

직장절제술을 연기하는 경우에는 남은 직장에서의 암

| 표 26-8 | 염증성 장질환에서 직장절제술 후의 발기불능

| 저자 | 환자 수 | 발기불능 | |
|---|---|---|---|
| | | 환자 수 | 백분율 |
| 도노반 | 21 | 1 | 4.8 |
| 바콘 등 | 39 | 1 | 2.8 |
| 버나함 | 118 | 6 | 5.1 |
| 메이어 | 47 | 3 | 6.4 |
| 퍼거슨 등 | 25 | 0 | 0 |
| 반 프로하스카 등 | 79 | 0 | 0 |
| 와트 등 | 41 | 7 | 17.1 |
| 콜먼 등 | 76 | 0 | 0 |
| 보고된 총 횟수 | 446 | 18 | 4.0 |

| 표 26-9 | 479예의 코크 회장낭의 합병증

| | 발생 건수(%) |
|---|---|
| 사망 | 10(2) |
| 재수술: 총 횟수 | 174(36) |
| 재수술: 2회 이상 수술 | 99(21) |
| 합병증 | 150(31) |
| 니플밸브의 붕괴 | 79(17) |
| 변 누공 | 42(9) |
| 장폐쇄 | 29(6) |
| 누출 | 12(3) |
| 농양 | 9(2) |
| 출혈 | 6(1) |
| 괴사 | 2 |
| 장 염전증 | 1 |
| 카테터에 의한 천공 | 1 |

발생 가능성에 대해 항상 고려해야 한다. 골리거 등은 113예의 직장결장절제와 회장루 수술 후에 10명이 사망하자 9%의 사망률을 보고하였다. 대략 이 수술 후의 사망률은 7~10% 정도로 보고되고 있다.

### 2) 회장루와 대장루

독성거대결장 환자에서 결장절제는 매우 높은 위험률(약 30%)을 동반한다. 회장루와 대장루는 이런 위험을 줄이기 위해 턴불 등에 의해 1971년에 발표된 술식으로 일반적으로 많이 시행되는 술식은 아니다. 이 술식은 전환성 루프회장루와 2개의 감압성 대장루를 시행하는 것인데 하나는 횡행결장에, 하나는 에스결장에 한다. 파지오 등에 의하면 감압과 변로 전환을 위한 장루 후에 3.6%의 수술 후 사망률을 보였고, 이후의 선택적 결장절제 후에 2.4%의 사망률을 보여, 독성거대결장에서 이 방법으로 치료하는 것이 결장절제를 하는 것보다 사망률이 낮다고 보고하였다.

### 3) 결장절제와 직장 보존

결장절제와 회장직장문합술은 남은 직장에서의 암 발생 가능성이 있지만, 장루를 만들지 않고 장을 연결시킨다는 장점 때문에 많이 시행되고 있다. 직장에 비교적 병변이 없을 때 권할 수 있으나 이 경우에 실제로 직장에 병변이 없는지를 확인해야 한다. 최근에는 이 술식 대신 회장낭-항문문합술을 많이 사용하고 있다.

### 4) 대장전절제와 회장항문문합

이 술식은 결장직장전절제술과 같으나 항문과 항문괄약근을 보존하는 술식으로 1947년 라비치와 세비스톤이 고안하였다. 이 술식은 처음에는 배변횟수가 매우 많고 변실금이 있어서 평판이 아주 좋지 않았다. 1977년 마틴

등에 의해 대장전절제술을 한 후에 직장의 점막을 벗겨내고, 직장의 안쪽으로 회장을 통과시켜 항문과 문합하는 술식이 고안되었다.

이 술식은 이론적으로 궤양성 대장염에서는 질환을 근치할 수 있는 방법이지만 크론병에서는 금기이다. 이 술식은 저장낭을 만들어 문합해주는 방법이 일반화되면서 거의 쓰이지 않게 되었다.

### 5) 저장형 회장루(코크 회장루)

환자들은 회장루 주머니를 배에 차고 다니는 것을 매우 거추장스럽고 심리적으로도 아주 부담스럽게 생각한다. 따라서 외과의들은 가능하면 회장루 주머니를 달지 않는 방법을 생각하게 되었다. 1969년 코크 등은 회장으로 저장낭을 만들고 회장의 끝부분에 인위적으로 장중첩을 만들어 장을 막히게 만드는 방법을 고안하였다. 이 방법은 장 내용물이 밖으로 흘러나오지 않기 때문에 장루 주머니가 불필요하고 필요에 따라 카테터로 장 내용물을 뽑아낼 수 있다. 그러나 이 수술법은 보조구가 매우 불편함을 초래하고 때때로 장 내용물이 밖으로 흘러나오기도 하며 성생활과 정신적으로 많은 문제를 야기한다(표 26-9). 따라서 발표 당시에는 많은 인기를 끌었던 이 수술법도 곧이어 등장한 저장낭-항문문합술에 밀려 요즘은 거의 쓰이지 않고 있다. 간혹 저장낭-항문문합술이 실패하였거나 시행하지 못하는 환자에게 쓰일 뿐이다.

### 6) 전대장절제술과 저장낭-항문문합술

위에서 언급한 대로 대장전절제와 회장항문문합술은 잦은 배변, 배변긴급, 변실금 등으로 인해 환자에게 많은

불편을 초래한다. 이런 문제를 해결하기 위해 1955년 발리엔트와 바코 등은 동물실험에서 회장으로 저장낭을 만들고 회장항문문합술을 시행하는 수술법을 시험하였다. 이어서 팍스와 니콜라스 등은 사람에서도 이와 같은 수술법을 시행하여 그 결과를 발표하였다. 이후 약 20년간 이 수술법의 변형, 이환율, 생리학적 효과, 기능들에 대해 많은 논문들이 발표되고 있다.

전대장절제술과 직장점막절제술 후에 휴식기 항문압이 낮은 것은 항문을 통한 점막절제술 시에 항문강 혹은 내괄약근이 손상되기 때문으로 여겨진다. 따라서 배변기능의 향상을 위해 점막절제술 없이 치상선 상방의 이행부위의 상피를 1~2cm 남겨놓고 낭-항문 문합을 시행하는

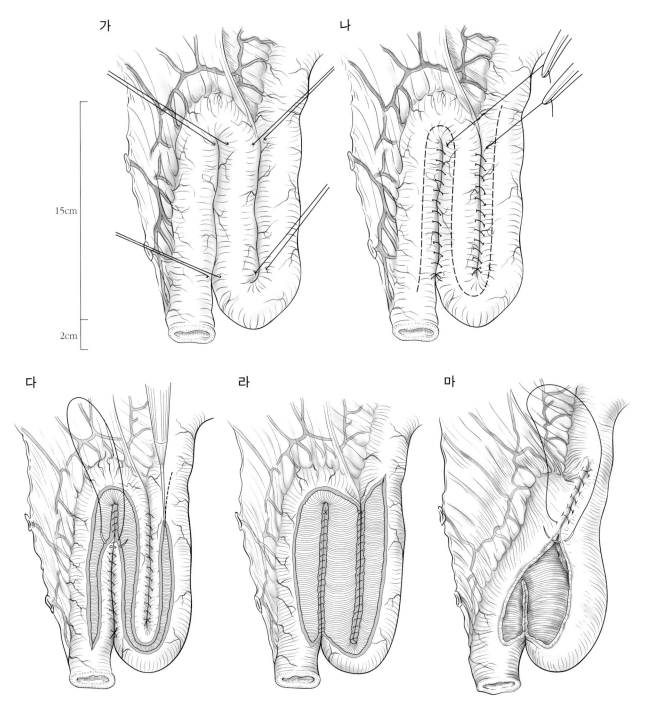

그림 26-5. 에스형 저장낭을 만드는 방법 **가.** 15cm의 회장분절 3개가 저장낭을 만드는 데 쓰이고, 원위부의 말단은 5cm 정도 더 길게 하여 저장낭-항문문합에 사용한다. **나.** 후면장막을 봉합한 후에 장의 종방향으로 절개한다. **다.** 후벽의 두 번째 봉합을 실시한다. **라.** 후벽의 이중봉합이 끝난 모습이다. **마.** 저장낭의 전벽을 봉합하는 모습이다.

것도 시도되고 있다.

## (4) 저장낭-항문문합술

### 1) 에스형 저장낭

환자는 복회음절제술과 마찬가지로 쇄석위를 취한다. 대장전절제술을 시행하고 직장은 가능한 한 많이 항문 쪽으로 절제한 후에 회장 저장낭을 만든다. 회장말단부를 가

능한 한 맹장부에 붙여 자동문합기로 절단한다. 저장낭이 항문부까지 내려와야 하기 때문에 장간막을 충분히 유리화하는 데 거의 십이지장부위까지 해야 한다. 회장동맥과 회장말단부의 벽측복막은 장간막을 충분히 유리화하기 위해 잘라도 좋다. 어떤 외과의들은 회장맹장동맥을 절단하는 것이 가장 효과적인 유리화라고 주장하기도 한다.

팍스와 니콜스는 에스형 저장낭S-pouch(그림 26-5)이

그림 26-6. 자동문합기를 사용하여 제이형 저장낭을 만들고 회장항문문합을 하는 방법 **가.** 제이형 저장낭을 이용한 단측문합을 위한 회장의 준비에서, 문합 준비부위는 회맹판에서 20cm 정도의 길이이다. **나.** 단측문합이나 제이형 저장낭을 만들기 위해서는 회장결장동맥은 그대로 두고 회결장동맥의 첫 번째 분지를 절단한다. **다.** 측측 회장-회장문합. 20cm의 회장을 겹친 후에 몇 바늘의 봉합을 이용하여 고정하고 자동문합한다. **라.** 선형 문합기구를 여러 번 사용하면 길이 전체에 걸친 측측문합도 가능하다. **마.** 측측문합이 끝난 후에 혈관공급이 충분하지 않은 앞쪽의 부분은 잘라낸다. **바.** 원위부 회장절개창을 통해 폴리카테터를 삽입하고, 쌈지봉합 후 근위부 장을 폐쇄시키고 문합부 누출이 있는지 검사한다. **사.** 저장낭을 항문부로 끌어내린다. **아.** 팍스견인기를 이용하여 항문을 벌린 후에 회장의 후벽과 항문관의 후벽, 전벽을 치상선부위에서 봉합한다. **자.** 견인기를 회장으로 집어넣어 시야를 확보한다. **차.** 측부의 문합을 시행한다.

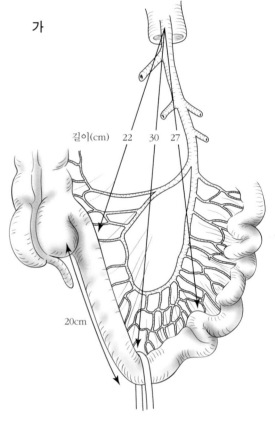

가

길이(cm)　22　30　27

20cm

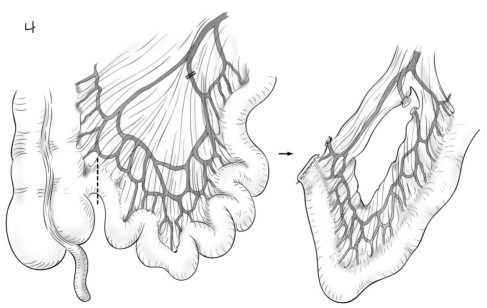

나

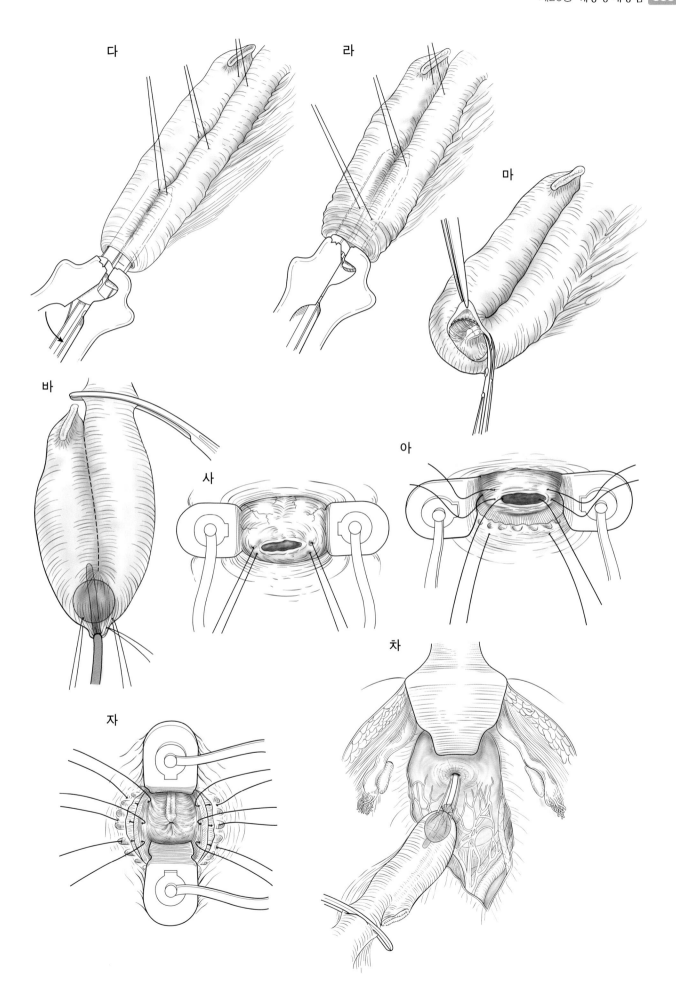

다

라

마

바

사

아

자

차

가장 좋다고 권하였다. 이 방법은 회장말단부의 50cm를 2번 접어서 장이 세 겹이 되도록 하는데, 상부의 두 겹은 15cm, 하부의 한 겹은 20cm가 되도록 한다. 저장낭보다 더 긴 5cm는 항문과 문합하는 데 이용된다. 회장은 장간막 반대편에서 열고 옆의 장과 측면으로 문합한다. 문합은 옛날에는 손으로 봉합하는 방법을 썼으나 요즘은 자동문합기를 이용한다. 이 방법은 보다 빠르지만 장조직을 더 많이 물고 들어가 저장낭의 용적이 작아지는 단점이 있다(그림 26-5). 항문과 회장의 문합은 항문관을 통해서 하는데 과거에는 직장의 점막을 박리하여 긴 직장근육관을 만들어 회장을 여기에 통과시켜 문합하였지만, 최근에는 회장의 전층을 항문의 치상선부근에서 문합하여 항문의 내괄약근과 회장이 서로 붙도록 한다. 항문과 회장의 문합에는 자동문합기를 이용하기도 하는데 문합선이 너무 낮게 위치하지 않도록 조심해야 한다. 어떤 형태의 저장낭을 만들든지 간에 문합부의 보호를 위해 근위부에 루프회장루를 만드는 것이 바람직하다. 그러나 이 회장루를 만들고 복원하는 것은 장폐쇄를 일으키는 등 합병증을 일으킬 수 있으므로 근래에는 만들지 않는 의사들도 있다. 회장루를 만들고 복원하는 데 각각 41%와 30%의 합병증 발생률이 보고되었고, 다른 많은 보고들도 회장루를 만들지 않으면 입원기간과 수술 시간을 단축할 수 있다고 하였다. 그러나 문합 시 회장의 유리화가 충분하지 못해 회장에 긴장이 있거나, 문합이 불확실한 부분이 있거나, 수술 시 염증이 아주 심하였을 때는 근위부 회장루를 만드는 것이 필요하다.

### 2) 제이형 저장낭

제이형 저장낭J-pouch은 우츠노미아 등에 의해 시작되었다(그림 26-6). 이 방법은 회장이 가장 많이 내려오는 부위, 즉 대개 회장말단부에서 20~30cm를 정해 두 겹으로 저장낭을 만드는데, 이때 저장낭의 길이는 대개 20cm가 된다. 저장낭을 만드는 데 가장 중요한 부분은 어떻게 회장을 팽팽하지 않게 항문과 문합하느냐이다. 회장을 가능한 한 맹장에 가깝게 절단하고, 장간막의 유리화를 십이지장부위까지 하며, 제이형 저장낭의 말단부를 치골결합보다 6cm 정도까지 낮게 내려오도록 하면 회장의 긴장 없이 문합을 할 수 있다. 장간막의 길이를 길게 하는 방법은 장간막을 가능한 한 장에 가깝게 절단하고, 그래도 길이가 충분하지 않을 때는 장간막에 창을 내면 혈액순환의 장애 없이 길이를 늘릴 수 있다. 제이형 저장낭을 만들기

위한 장끼리의 측면 결합은 손으로 봉합하거나 GIA 스테이플을 사용할 수 있다.

### 3) 더블유형 저장낭

에스형 저장낭은 변의 배출이 원활하지 않아 카테터를 삽입해야 하는 경우가 많고, 제이형 저장낭은 이론적으로 저장낭의 용량이 작아 배변횟수가 많은 단점이 있을 수 있다. 이를 보완하기 위해 고안된 술식이 더블유형 저장낭W-pouch이다. 회장의 말단부 50cm를 W 모양으로, 대략 한 고리가 12cm 정도가 되도록 접어, 에스형 저장낭을 만들 때와 같은 방법으로 봉합한다. 이때 역시 자동문합기를 사용할 수 있다. 제이형 저장낭과 마찬가지로 저장낭 자체를 항문과 직접 연결한다.

### 4) 보호적 회장루 저장낭-항문문합술

페크 등은 저장낭-항문술식에서 선별적으로 근위부 회장루를 시행하지 않았다. 결과는 수술 후의 합병증이 회장루를 시행하지 않은 환자에서 높았으나(22% 대 11%), 저장낭의 기능은 차이가 없었다. 근위부 회장루를 하지 않아도 되는 경우는 ① 회장항문문합이 회장의 긴장 없이 이루어져야 하고, ② 회장말단부의 혈액순환이 충분해야 하고, ③ 전신적인 건강이 좋아야 하고, ④ 최근에 스테로이드를 쓰지 않았어야 한다.

## (5) 수술 후 처치

근위부 회장루를 폐쇄하면 대부분의 환자들은 필연적으로 잦은 배변과 변실금 문제에 봉착하게 된다. 따라서 이런 현상을 환자들이 받아들일 수 있도록 정신적으로 치료해줄 필요가 있고 또한 이것을 다루는 방법을 알려주어야 한다. 장루를 한 다른 환자들과 마찬가지로 장루치료사들은 이런 환자들의 고충을 상담해주는 아주 중요한 자원이다. 환자에게 변의 양을 많게 하고 배변횟수를 증가시키거나 감소시키는 음식의 종류가 쓰인 표를 주고 이를 숙지시킨다. 장을 자극하는 음식으로는 사과주스, 과일, 생야채, 팝콘, 견과류, 콩, 옥수수, 맥주, 카페인, 초콜릿, 우유 및 유제품, 찬 음식, 맵거나 기타 자극적인 맛의 음식 등이 있다. 탈수를 막기 위해 많은 양의 수분섭취는 아주 중요하다. 보조적으로 장운동을 저하시키는 약을 복용하는 것도 좋고, 차전자피 등 변을 많게 하는 섬유소를 복용해도 좋다. 항문주위의 피부자극을 완화시키기 위해 연고 형태의 국소도포제를 바르는 것도 좋다. 이런 환자들에게는 증상이 호전될 때까지 배변기능이 좋아질 것이라

는 확신을 갖도록 적극적인 치료를 하는 것이 좋다.

## 3. 저장낭 수술의 합병증

이 수술의 사망률은 수술 크기에 비해 매우 낮다. 그러나 수술 후 합병증은 어떤 것은 50%에 이를 정도로 매우 높은 것으로 보고되고 있다. 주요 합병증으로는 저장낭 내의 염증, 항문 협착, 장폐쇄, 장루의 합병증, 농양, 마비성 장폐쇄, 누관, 패혈증, 출혈 등이 있다. 합병증은 일반적으로 수술 후 초기에 많이 나타난다. 여러 가지 해결하기 힘든 합병증이 나타나더라도 저장낭을 살리려는 노력을 게을리하지 말아야 한다.

### (1) 천공
현재 사용하고 있는 저장낭을 만드는 술기로 인해 저장낭에서 천공이 일어나는 경우는 매우 드문데 약 1~2% 정도로 보고되고 있다. 제이형 저장낭의 경우 말단회장부의 부속물에서 천공이 나타나는 경우가 있다.

이것을 피하기 위해서는 제이형 저장낭을 만드는 과정에서 말단회장부에 부속물이 생겼을 때는 이를 반드시 잘라내줘야 한다. 또 하복부의 둔상에 의해 저장낭이 천공된 경우도 있다. 일단 천공이 발생하면 저장낭은 제거해 주어야 한다.

### (2) 문합부 누출
문합부 누출은 봉합선의 긴장, 허혈성 괴사, 감염 등의 여러 가지 원인으로 생길 수 있다. 또한 봉합부 누출은 거의 대부분 문합부에 협착을 일으킨다. 저장낭 수술 시에 회장루를 하는 것은 바로 문합부 누출을 막기 위해서이다. 플레시먼 등은 179명의 환자 중 10%에서 문합부 누출이 있었다고 보고하였다. 메이오 클리닉은 저장낭이나 회장항문문합부에서 14%의 문합부 누출이 있었다고 보고하였다. 그러나 최근 들어 대부분의 병원에서 자동문합기를 사용한 이후로 이런 합병증은 매우 낮아졌다. 이것이 대부분의 외과의가 방어용 회장루를 하기 때문인지, 또는 수술 후 첫 수주일간 철저한 조사를 하지 않았기 때문인지는 불분명하다.

### (3) 골반 농양
골반 농양은 메이오 클리닉의 초기 결과를 보면 약

11%에서 나타났다. 위에서 기술한 대로 암브로즈 등은 이런 농양의 위험을 낮추기 위해 대망을 남겨두었다. 키플리 등은 골반 농양과 저장낭의 기능 사이에는 밀접한 관계가 있다고 주장하였다.

직장근육관 농양은 장의 근육관을 너무 길게 만들었을 때 생기는데 이런 수술기법이 일반화되면서 흔히 발생하는 문제가 되었다. 하지만 현재는 모든 외과의가 점막절제의 길이를 제한하려고 노력하기 때문에 이 합병증은 많이 줄었다.

### (4) 장폐쇄
장폐쇄는 수술 후에 가장 흔히 나타나는 합병증이다. 코헨 등은 10%의 환자에서 이 합병증이 발생하였다고 보고하였고, 멕머렌 등은 16%의 환자에서 장폐쇄가 있었다고 보고하였다. 메이오 클리닉의 초기 결과는 소장폐쇄가 22%였고 그중 거의 절반에서 수술이 필요하였으나, 후에 나온 합병증 발병률은 17%였다. 폐쇄는 장유착, 내부 탈장, 저장낭의 각 형성, 변 출구의 문제 등이 원인이 될 수 있다.

### (5) 장루 개구부의 합병증
회장루의 합병증은 장루가 당겨 들어가는 것, 회장루의 배출물이 너무 많은 것, 장루주위로의 탈장 등이 있는데, 이들은 저장낭이나 문합부에 생기는 합병증만큼이나 흔하다. 입원이 필요할 정도의 탈수가 약 20%에 달한다고 보고하는 곳도 있다. 메이오 클리닉은 한시적 회장루를 받은 180명의 환자를 보고하였는데, 장루를 다시 복원시킨 후에 13%에서 장폐쇄가 일어났고, 절반 이상의 환자에서는 장루부착기의 관리에 문제점이 있었다. 장루가 당겨 들어가는 것은 16%에서 있었고, 다른 합병증으로는 장탈출, 누관, 농양 등이 있었다. 회장루가 기능이 안 되는 경우는 9%였다.

위에서 기술한 대로 몇몇 외과의들은 한시적 회장루를 일부 환자에서는 피할 수 있다고 제안하였다. 그러나 한시적 회장루를 하지 않은 환자는 저장낭이나 문합부 합병증이 44%인 반면, 회장루로 완전한 변로 전환이 이루어졌던 환자는 합병증이 14%뿐이었다. 그러므로 한시적 회장루를 하지 않을 환자를 선별하는 데에 신중을 기해야 한다.

### (6) 회장낭과 항문과 질 사이의 누관

저장낭과 질 사이의 누관은 저장낭 수술 후에 매우 드물게 오는 합병증으로(그림 26-7), 웩스너 등이 여러 병원의 결과를 종합하여 조사한 결과 합병증 중 6.9%를 차지하였다. 원인에 대해서는 확실한 기술은 없지만 아마도 앞쪽이나 직장을 박리할 때 질에 손상을 입혀 생기는 것으로 생각된다. 또 다른 원인으로는 크론병에 의한 것도 생각해볼 수 있다.

치료방법은 저장낭이 없을 때 생긴 직장 또는 항문과 질 사이에 생긴 누관의 경우와 같은데, 항문과 복부 또는 질을 통해서 막아주는 방법, 항문을 통해 전진판을 만들어서 막아주는 방법, 세톤법, 변로 전환법 등이 있다. 한시적 회장루, 저장낭의 재구성 또는 제거 등도 고려해볼 수 있다.

### (7) 항문 협착

항문 협착은 토론토 병원의 경험에 의하면 저장낭 수술 환자의 약 8%에서 있었고, 메이오 클리닉은 14%로 보고하였다. 비만이 있는 남자나 출혈이 1,000mL를 넘었던 환자는 협착의 가능성이 높다. 코헨 등에 따르면 항문 협착은 수술 후에 기능적인 결과를 나쁘게 하는 가장 큰 요인으로 생각된다. 치료는 확장법을 주로 쓰지만, 효과가 없을 때는 항문성형술이 필요할 수도 있다.

### (8) 낭염

낭염은 코크가 제안한 용어인데 자제회장루의 저장낭에 생긴 염증으로 저장낭 수술의 가장 잘 알려진 합병증이다(그림 26-8). 흔히 묽은 변의 양이 증가하고 경우에 따라 피가 섞여 있으며 미열과 전신 무력감 등의 증상이 나타난다(표 26-10). 이 합병증은 저장낭에 변이 정체되고 여기에 혐기성균이 너무 많이 자라서 생기는 것으로 생각된다. 낭염은 가족성 용종증의 수술 때는 거의 생기지 않는다. 따라서 낭염의 원인은 궤양성 대장염과 관련이 있다는 견해도 있다. 메이오 클리닉에서는 734명의 환자를 41개월간 추적조사하였는데, 궤양성 대장염 환자의 31%, 가족성 용종증 환자의 6%에서 낭염이 있었다. 베커와 레이먼드의 경험에 의하면 낭염은 가장 흔한 후기 합병증으로 약 18%로 보고하였고, 미네소타 그룹은 27%로 보고하였다. 메이오 클리닉은 수술 전후에 장외의 증상이 있었던 환자는 그렇지 않은 환자보다 낭염의 빈도가 매우 높았다고 보고하였다. 레이 클리닉은 임상적 경과에 기초해서 2번 이하의 염증이 있었던 경우와 3번 이상 염증이 있었던 경우로 분류하였다. 첫 번째 그룹은 혐기성균에 대한 항생제치료에 잘 반응한 반면, 후자는 단지 25%의 환자에서만 효과가 있었다. 저자들은 소위 단구역 낭염을 구분하였는데, 이것은 저장낭에 직장의 점막을 일부 가지고 있는 경우로 국소스테로이드치료에 잘 반응하였다. 치

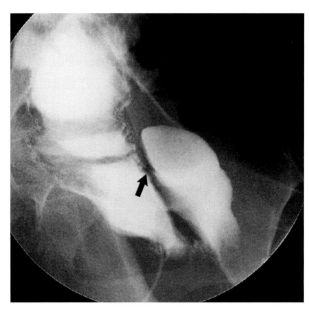

그림 26-7. 궤양성 대장염 환자의 회장낭과 항문과 질 사이의 누관 항문을 통해 조영제를 주입했을 때 질 내로 조영제가 충만되며, 항문연 5cm 상방으로부터 질 후벽으로 연결되는 누관으로 의심되는 소견이 보인다(화살표).

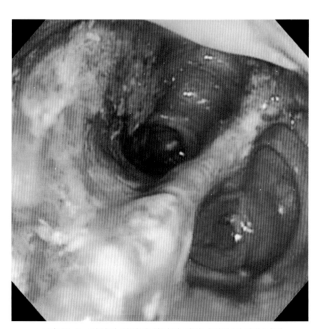

그림 26-8. 궤양성 대장염 환자의 회장낭에서 발생한 낭염

| 표 26-10 | 환자 28명에서의 낭염의 임상상 |

| 증상 | 발현율 |
| --- | --- |
| 계속적인 재발 | 32% |
| 증상의 지속 | 7% |
| 일시적 | 46% |
| 기타 | 14% |
| 화장실에 자주 감 | 100% |
| 변 긴급증 | 86% |
| 변지림 | 66% |
| 변비 | 60% |
| 출혈 | 20% |
| 관절통 | 13% |
| 체중감소 | 40% |
| 근육통 | 67% |

료는 일반적으로 메트로니다졸 경구투여, 또는 스테로이드나 살리실레이트 유도체의 관장법 등을 하는데 종종 재발이 일어난다. 저장낭에 고립된 궤양이 있는 경우도 있다. 자주 재발하고 치료의 효과가 없을 때는 크론병의 가능성을 반드시 생각해야 한다.

### (9) 피부자극

심한 항문주위의 피부자극은 환자의 10% 전후에서 생긴다. 이것은 잦은 배변과 변실금에 기인한다. 변조절 프로그램, 즉 변괴형성제 또는 로모틸, 로페라마이드 등이 효과적이다. 콜레스티라민 5% 도포제도 효과가 있다.

### (10) 암 발생

직장점막이 다시 자랐을 때 암 발생의 가능성에 대한 관심이 크다. 스템 등은 전형적인 점막절제술을 받은 환자에서 암이 발생한 첫 번째 경험을 보고하였다. 헤펠 등은 회장항문문합술을 받은 환자 중 저장낭을 제거할 수밖에 없었던 8명에서 조직학적인 검사를 하였는데, 직장근육관의 상피화는 발견할 수 없었고 일부에서 직장에 고립된 점막세포들을 볼 수 있었다고 보고하였다. 그러나 남아 있는 직장근육관에서의 암 발생 여부는 확실히 밝혀지지 않았으므로, 점막절제술이나 직장근육관을 만드는 것을 가능하면 피하는 것이 암 발생을 줄일 수 있다.

대장암을 가지고 있는 궤양성 대장염 환자에서 저장낭-항문 수술을 할 것이냐의 여부에 관해서 윌츠 등은 저장낭을 만드는 수술은 후로 미루는 것이 좋다고 말하였다. 왜냐하면 수술 중 암의 병기 결정과 추후 보조요법을

어렵게 할 가능성이 있기 때문이다.

### (11) 배변 문제

배변이 충분히 이루어지지 않는 것은 긴 원심성*efferent* 루프 때문이다. 이것은 특히 에스형 저장낭 수술에서 문제가 된다. 바로 이 점 때문에 저장낭은 가능하면 항문에 가깝게 위치해야 한다. 따라서 저장낭을 직접 항문에 연결하는 제이형이나 더블유형 저장낭은 배변 장애가 비교적 적다. 치료는 문합부를 제거하고 원심성 루프를 짧게 하는 것이다.

### (12) 발기부전과 불임

보통의 직장결장절제술과 회장루에서와 마찬가지로 발기부전은 환자의 대부분에서 문제가 없다. 그러나 메이오 클리닉의 경험에 의하면 남자 환자의 약 9%에서 역행성 사정이 있었다. 방광의 기능에는 남녀 모두에서 문제가 없었다.

## 4. 저장낭 수술 후의 기능적 변화

### (1) 항문압검사

샤프 등은 수술 후에 휴지기와 최대수축력이 현저히 떨어져 있는 것을 발견하였다. 임상적으로 괄약근의 휴지기 압력이 수술 후 저장낭기능의 척도가 되지는 않는다고 믿고 있다. 그란트 등은 에스형 저장낭과 긴 직장근육관을 가진 사람과 짧은 관을 가진 사람의 항문압을 측정하였다. 이들을 나이, 성별, 배변횟수와 연관해서 분류하였는데 기능적인 결과와 항문압 측정 결과는 잘 맞은 반면 아무도 정상적인 직장억제반사운동이 없었다. 수술 후 합병증은 직장근육관이 긴 환자에서 더 높았다. 바트 등은 제이형 저장낭이나 회장항문문합술을 받은 환자 34명에 대한 연구에서 양쪽 그룹 모두 항문괄약근의 휴지기 압력과 새 직장의 용적은 만족스러웠고, 모든 환자에서 변과 가스를 구분할 수 있었다고 보고하였다. 이들은 정상적인 괄약근기능과 항문조절능력은 저장낭의 용적과 유순도, 장수축의 빈도 및 강도와 밀접한 관계가 있다고 생각하였다. 다른 사람들도 회장낭항문 수술 후에 괄약근의 상태가 아주 양호할 수 있다는 것을 보여주었다. 베커 등은 방사선학적 검사와 항문압 측정을 통해 기능적인 결과를 분석하였다. 휴지기의 평균 최대압력이 81.1mmHg에서 수

술 후 8주 후에는 68.1mmHg로 떨어졌지만, 1년 후에는 71.3mmHg로 증가하였다. 괄약근의 자의 수축력은 수술 전보다 수술 8주 후에 더 증가하였다. 키프리 등은 휴지기 항문압과 최대수축압이 저장낭 수술을 받은 환자에서 현저히 떨어졌다고 확인하였다. 그러나 수술 시에 항문을 과도하게 확장하지 않고 점막절제술을 피함으로써 내괄약근의 손상을 최소화하면 변의 조절능력은 더 좋아질 수 있다. 이것은 반드시 남아 있는 직장점막에서의 이형성증이나 암 발생 가능성과 비교하여 득실을 따져봐야 한다. 웩스너 등은 이 중 자동문합술에 의해 저장낭 수술을 받은 15명의 환자를 조사한 결과, 수술 1년 후에 평균 및 최대수축압이 수술 전과 크게 차이가 없었다고 보고하였다. 그러나 고압력대 구간은 짧아졌다. 일반적으로 좋은 임상 결과는 높은 항문압과 큰 저장낭 용적, 높은 확장성, 저장낭을 완전하게 비우는 능력 등과 관련이 있다.

### (2) 근전도

스트라이크 등은 27명의 환자에서 외항문괄약근의 근전도를 검사하였다. 9명의 환자에서 비정상적인 운동단위전위가 발견되었는데 이것은 변조절이 나쁜 환자에서 잘 발견된다. 비정상적인 근전도 소견을 보인 사람은 모두 40대 이후였다.

### (3) 운동성

페스카토리는 7명의 환자에서 전기적·운동적 활동성을 말단회장부와 직장근육관, 항문괄약근에서 관찰하였다. 회장말단부의 전기적·운동적 특성은 수술 후에도 유지되었으나 저장낭의 운동성은 감소하였다. 기능적 결과가 나쁜, 즉 변실금이 있고 잦은 배변을 하는 환자는 저장낭에 변이 빠르게 차고 완전배변이 되지 않았다. 배변횟수를 결정하는 가장 중요한 요인은 저장낭의 운동성과 변의 양이라는 주장도 있다.

### (4) 항문감각

키플리 등은 일정한 전류로 항문을 자극하는 방법으로 직장결장절제술과 저장낭 수술을 받은 환자에서 항문의 감각을 측정하였다. 항문의 이행상피를 절제하는 것은 항문이 변과 가스를 구분하는 능력에 영향을 주지 않기 때문에 따라서 이 수술 후에도 변 조절능력이 저하되지는 않았다. 그러나 점막절제술을 하지 않았을 때가 변과 가스를 구분하는 능력이 훨씬 좋았다고 주장하는 사람들도 있다.

### (5) 흡수

저장낭항문 수술 후에 한 가지 유의할 점은 흡수능력과 영양결핍의 문제이다. 네이즈미스 등은 담즙산의 흡수를 세슘동위원소를 이용하여 검사하였다. 검사 결과 일반적인 회장루 환자와 저장낭항문 수술 환자에서 의미 있는 흡수의 차이는 없었다. 그러나 1차 복합담즙산의 세균대사는 저장낭 수술 환자에서 매우 높았다. 결장절제술을 받은 거의 모든 환자에서 콜레스테롤 담석 환자에서 보이는 현상과 마찬가지로, 담즙산에 콜레스테롤 결정이 과포화상태에 있는 것이 관찰되었다.

### (6) 배변횟수와 변자제

회장낭항문 수술 후의 기능적 결과는 환자의 주관적인 느낌에 의존한다. 일반적으로 검사되는 요소는 자연적인 배변, 배변을 늦출 수 있는 능력, 배변자제, 배변횟수 등이다. 팍스 등은 세인트마크 병원에서 시행한 에스형 저장낭 수술을 받은 환자에 대한 조사를 하였는데, 17명은 궤양성 결장염이었고 4명은 용종증 환자였다. 모든 환자에서 낮에는 변실금이 없었고 환자 1명에서 밤에 변실금이 있었다. 평균 배변횟수는 24시간에 4회였다. 약 절반의 환자에서 변배출을 위한 카테터의 삽입이 필요하였고 2명은 배변횟수를 줄이기 위해 투약이 필요하였다. 후에 같은 센터에서 발표한 55명의 조사에서는 하루 평균 배변횟수는 3.7회였고 20%의 환자에서는 지사제가 필요하였다. 40%의 환자에서는 자연배변이 가능하였고 53%에서는 변배출을 위해 삽관이 필요하였다. 환자의 2/3에서 변실금은 없었고, 29%에서 약간 변이 누출되었으며, 5.4%에서는 분변지림이 있었다. 테일러 등에 의하면 저장낭 수술을 받은 환자는 배변횟수가 7회로 회장항문문합술을 저장낭 없이 직선으로 시행한 환자의 11회보다 적었고, 야간 변실금도 0%와 20%로 저장낭 수술을 받은 환자에서 낮았다. 여자 환자는 남자보다 변이 누출되는 경우가 더 많았고, 50세 이상 환자는 그 이하보다 배변횟수가 많았다. 베커 등은 제이형 저장낭을 받은 100명의 환자를 조사, 보고하였는데 배변횟수는 수술 후 1, 3, 6, 12, 24개월 때 각각 7.5, 6.5, 6.2, 5.4, 5.4회였다. 낮에는 아무도 변실금이 없었고, 1년이 될 때까지 환자의 25%에

서 야간 변누출이 있었다. 다른 발표자와는 달리 베커 등
은 나이가 배변횟수와는 상관이 없다고 생각하였다.

니콜스 등은 3가지 다른 형의 저장낭, 즉 에스형, 제이
형, 더블유형 저장낭 수술을 받은 104명의 환자를 비교하
였다. 배변횟수는 제이형 저장낭에서 의미 있게 높았고
야간 배변횟수도 높았다. 제이형과 더블유형 저장낭 수술
을 받은 모든 환자는 자연배변이 가능하였으나, 에스형
저장낭 수술을 받은 환자는 41%만이 자연배변하였다. 위
저자들은 제이형과 더블유형 저장낭은 직접 항문에 연결
되기 때문에 자연배변을 가능하게 한다고 결론지었다. 같
은 센터에서 배변기능을 조사한 다른 보고에 의하면 더블
유형 저장낭 수술을 받은 환자 51명의 하루 배변횟수는
3.3회였고 14%의 환자에서 야간배변이 있었다.

키플리 등은 자동문합기를 이용한 제이형 저장낭과 수
기봉합한 더블유형 저장낭을 비교하였는데 기능적 결과
는 같았다. 저장낭항문 수술의 기능적 결과에 대한 최근의
논문은 매우 많다. 일반적으로 이 수술의 여러 가지 변형
이 있지만 다른 수술과 비교하였을 때 결과는 가장 좋다.

## 참고문헌

권국환, 박정수, 김병로, 김춘규. 궤양성 대장염의 임상적 고찰. 대
한소화기병학회지 1984;16(1):121-127.

이만호, 이상종, 안현택, 이성훈, 주영만, 오동주 등. 궤양성 대장염
의 임상적 관찰. 대한소화기병학회지 1986;18(2):111-117.

이풍렬, 윤한두, 김나영, 정숙향, 유권, 정현채 등. 한국인에서의 만
성적 궤양을 동반하는 대장염에 대한 임상적 고찰. 대한내과학
회지 1990;38(3):395-405.

최재현, 현진해. 궤양성 대장염 39예에 대한 임상적 고찰. 대한소화
기병학회지 1992;24(3):493-500.

한호성, 윤여규, 최국진. 한국인 궤양성 대장염의 외과적 치료. 대
한소화기병학회지 1988;20(3):561-566.

Abramson D, Jankelson IR, Milner LR. Pregnancy in idiopathic
ulcerative colitis. Am J Obstet Gynecol 1951;61(1):121-129.

Adler DJ, Korelitz BI. The therapeutic efficacy of 6-mercapto-
purine in refractory ulcerative colitis. Am J Gastroenterol
1990;85:717-722.

Akwari OE, Kelly KA, Phillips SF. Myoelectric and motor
patterns of continent pouch and conventional ileostomy.
Surg Gynecol Obstet 1980;15:363-371.

Ambroze WL Jr, Wolff BG, Kelly KA. Let sleeping dogs lie:
role of the omentum in the ileal pouch-anal anastomosis
procedure. Dis Colon Rectum 1991;34:563-565.

Anderson R, Turnbull RB Jr. Grafting the unhealed perineal
wound after coloprotectomy for Crohn's disease. Arch Surg
1976;111:335-338.

Baiocco PJ, Korelitz BI. The influence of inflammatory bowel
disease and its treatment on pregnancy and fetal outcome.
Clin Gastroenterol. 1984;6(3):211-216.

Barkel DC, Pemberton JH, Pezim ME, Phillips SF, Kelly KA,
Brown ML. Scintigraphic assesment of the anorectal angle
in health and after ileal pouch-anal anastomosis. Ann Surg
1988;208:42-49.

Beart RW, Dozois RR, Kelly KA. Ileoanal anastomosis in the
adult. Surg Gynecol Obstet 1982;154:826-828.

Becker JM, Raymond JL. Ileal pouch-anal anastomosis: A
single surgeon's experience with 100 consecutive cases. Ann
Surg 1986;204:375-383.

Becker JM, Raymond JL. Ileal pouch-anal anastomosis: a
single surgeon's experience with 100 consecutive cases.
Ann Surg 1986;204:375-383.

Braegger CP, Nicholls S, Murch SH, Stephens S, MacDonald
TT. Tumour necrosis factor alpha in stool as a marker of
intestinal inflammation. Lancet 1992;339:89-91.

Campieri M, Lanfranchi GA, Bazzocchi G. Treatment of
ulcerative colitis with high-dose 5-aminosalicylic acid
enemas. Lancet 1981;2:270-271.

Chang DK, Lee KL, Kim JG, Kim YT, Jung HC, Song JS, et al.
Follow-up of ulcerative colitis: short-term outcome to med-
ical treatment and relapse rates. Korean J Gastroenterol
1994;26:907-918.

Collins RH Jr, Feldman M, Fordtran JS. Colon cancer, dysplasia,
and surveillance in patients with ulcerativ ecolitis: A critical
review. N Engl J Med 1987;316:1654-1658.

Corman ML, Veidenheimer MC, Coller JA, Ross VH. Perineal
wound healing after proctectomy for inflammatory bowel
disease. Dis Colon Rectum 1978;21:155-159.

Corman ML, Veidenheimer MC, Coller JA. Impotence after
proctectomy for inflammatory disease of the bowel. Dis
Colon Rectum 1978;21:418-419.

Dickinson RJ, Dixon MF, Axon ATR. Colonoscopy and the
detection of dysplasia in patients with longstanding ulcera-
tive colitis. Lancet 1980;2:620-622.

Dozois RR, Kelly KA, Welling DR, Gardon H, Beart RW Jr,
Wolff BG, et al. Ileal pouch-anal anastomosis: Comparison
of results in familial adenomatous polyposis and chronic
ulcerative colitis. Ann Surg 1989;210:268-271.

Ekbom A, Helmick C, Zack M, Adami H-O. Ulcerative colitis
and colorectal cancer: a population-based study. N Engl J
Med 1990;323:1228-1233.

Fazio VW. Toxic megacolon in ulcerative colitis and Crohn's
disease. Clin Gastroenterol 1980;9:389-407.

Fleshman JW, Cohen Z, McLeod RS, Stern H, Blair J. The ileal
reservoir and ileoanal anastomosis procedure: Factors af-
fecting technical and functional outcome. Dis Colon Rec-
tum 1988;31:10-16.

Franceschi S, Panza E, La Vecchia C, Parazzini F, Decarli A,
Bianchi Porro G. Nonspecific inflammatory bowel disease
and smoking. Am J Epidemiol 1987;125:445-452.

Galandiuk S, Pemberton JH, Tsao J, Ilstrup DM, Wolff BG.
Delayed ileal pouch-anal anastomosis: Complication and

functional results. Dis Colon Rectum 1991;34:755–758.

Ginsberg AL, Davis ND, Nochomovits LE. Placebo controlled trial of ulcerative colitis with oral 4–aminosalicylic acid. Gastroenterology 1992;102:448–452.

Gisbert JP, Gonzalez–Lama Y, Mate J. Systematic review: infliximab therapy in ulcerative colitis. Aliment Pharmacol Ther 2007;25:19–37.

Goligher JC. Eversion technique for distal mucosal rotectomy in ulcerative colitis: A preliminary report. Br J Surg 1984;71: 26–28.

Guarino J, Chatzinoff M, Berk T, Friedman LS. 5–Aminosalicylic acid enema in refractory distal ulcerative colitis: long–term results. Am J Gastroenterol 1987;82:732–737.

Gurian L, Klein K, Ward TT. Role of Clostridium difficile and Campylobacter jejuni in relapses of inflammatory bowel disease. West J Med 1983;138:359–360.

Harms BA, Pahl AC, Starling JR. Comparision of clinical and com–pliance characteristics between S and W ileal reservoirs. Am J Surg 1990;159:34–39.

Hughes JP, Bauer AR Jr, Bauer CM. Stapling techniques for easy construction of an ileal J–pouch. Am J Surg 1988;155: 783–785.

Ireland A, Mason CH, Jewell DP. Controlled trial comparing olsalazine for the maintenence treatment of ulcerative colitis. Gut 1988;29:835–837.

Jarvinen HJ, Luukkonen P. Comparision of restorative proctocolectomy with ans without covering ileostomy in ulcerative colitis. Br J Surg 1991;78:199–201.

Keighley MRB, Winslet MC, Flinn R, Kmiot W. Multivariate analysis of factors influencing the results of restorative proctocolectomy. Br J Surg 1989;76:740–744.

Keighley MRB. Abdominal mucosectomy reduces the incidence of soiling and sphincter damage after restorative proctocolectomy and J–pouch. Dis Colon Rectum 1987;30: 386–390.

Khubchandani IT, Sandfort MR, Rosen L, Sheets JA, Stasik JJ, Riether RD. Current status of ileorectal anastomosis for inflammatory bowel disease. Dis Colon Rectum 1989;32: 400–403.

King DW, Lubowsky DZ, Cook TA. Anal mucosa in restorative proctocolectomy for ulcerative colitis. Br J Surg 1989;78:970–972.

Kochhar R, Mehta SK, Aggarwal R, Dhar A, Patel F. Sucralfate enema in ulcerative rectosigmoid lesions. Dis Colon Rectum 1990;33:49–51.

Korelitz BI, Cheskin LJ, Sohn N, Sommers SC. Proctitis after fecal diversion in Crohn's disease and its elimination with reanastomosis: implications for surgical management. Report of four cases. Gastroenterology 1984;87: 710–713.

Kusunoki M, Shoji Y, Fujita S, Sakanoue Y, Yamamura T, Utsunomiya J. Characteristics of anal canal mo–tility after ileoanal anastomosis. Surg Gynecol Obstet 1992;174:22–26.

Launer DP, Sakier JM. Pouch–anal anastomosis without diverting ileostomy. Dis Colon Rectum 1991;34:993–998.

Lennard–Jones JE, Melville DM, Morson BC, Ritchie JK, Williams CB. Precancer and cancer in extensive colitis: Findings among 401 patients over 22 years. Gut 1990;31: 800–806.

Lennard–Jones JE, Misiewicz JJ, Connell AM, Baron JH, Jones FA. Prednisone as maintenance treatment for ulcerative colitis in remission. Lancet 1965;1:188–189.

Levine DS, Rabinovitch PS, Haggitt RC, Blount PL, Dean PJ, Rubin CE, et al. Distribution of aneuploid cell populations in ulcerative colitis with dysplasia or cancer. Gastroenterology 1991;101:1198–1210.

Lichtiger S, Present DH. Preliminary report: Cyclosporin in treatment of severe ulcerative colitis. Lancet 1990;336:16–19.

Lindquist K. Anal manometry with microtransducer technique before and after restorative colectomy. Dis Colon Rectum 1990;33:91–97.

Macdougall I. Ulcerative colitis and pregnancy. Lancet 1956; 29;271(6944):641–643.

Madden MV, Farthing MJG, Nicholls RJ. Inflammation in ileal reservoir: pouchitis Gut 1990;31:247–249.

Matikainen M, Santavirta J, Hiltunen KM. Ileoanal anastomosis with–out covering ileostomy. Dis Colon Rectum 1990;33: 384–388.

McMullen K, Hicks TC, Ray JE. Complications associated with ileal pouch–anal anastomosis. World J Surg 1991;15:763–766.

Miller R, Bartolo DC, Orrom WJ, Mortensen NJ, Roe AM, Cervero F. Improvement of anal sensation with preservation of the anal transition zone after ileoanal anastomosis for ulcerative colitis. Dis Colon Rectum 1990;33:414–418.

Mogadam M, Korelitz BI, Ahmed SW, Dobbins WO 3rd, Baiocco PJ. The course of inflammatory bowel disease during pregnancy and postpartum. Am J Gastroenterol 1981; 75(4):265–269.

Morson BC, Pang LSC. Rectal biopsy as an aid to cancer control in ulcerative colitis. Gut 1967;8:423–434.

Murch SH, Braegger CP, Walker–Smith JA, MacDonald TT. Location of tumour necrosis factor alpha by immunohistochemistry in chronic inflammatory bowel disease. Gut 1993;34:1705–1709.

Murray CB. Psychogenic factors in the etiology of ulcerative colitis and bloody diarrhea. Am J Med Sci 1930;180:239.

Myren J, Serck–Hanssen A, Solberg L. Routine and blind histological diagnosis on colonoscopic biopsies compared to clinical–colonoscopic observations in patients without and with colitis. Scand J Gastroenterol 1976;11:135–140.

Nasmyth DG, Johnston D, Williams NS. Changes in the absorption of bile acids after total colectomy in patients with an ileostomy or pouch–anal anastomosis. Dis Colon Rectum 1989;32:230–234.

Nicholls RJ, Gilbert JM. Surgical correction of the efferent ileal limb for disordered defecation following restorative proctocolectomy with the S ileal reservoir. Br J Surg 1990;77:152–154.

Nivatongs S. The colon, rectum, and anal canal. In: James EC,

Corry RJ, Perry JF Jr, eds. Basic Surgical Practice. Philadelphia: Hanley&Blfus, 1987, p.325.

North CS, Clouse RE, Spitznagel EL, Alpers DH. The relation of ulcerative colitis to psychiatric factors: A review of findings and methods. Am J Psychiatry 1990;147:974-981.

Nugent FW, Haggitt RC, Colcher H, Kutteruf GC. Malignant potential of chronic ulcerative colitis. Gastroenterology 1979;76:1-5.

Orgorek CT, Fissher RS. Differentiation between Crohn's disease and ulcerative colitis. Med Clin North Am 1994;78: 1249-1258.

Orkin BA, Soper NJ, Kelly KA, Dent J. Influence sleep on anal sphincteric pressure in health and after ileal pouch-anal anastomosis. Dis Colon Rectum 1992;35:137-144.

Park SH, Kim YM, Yang SK, Kim SH, Byeon JS, Myung SJ, et al. Clinical features and natural history of ulcerative colitis in Korea. Inflamm Bowel Dis 2007;13:278-283.

Pescatori M. Myoelectric and motor activity of the terminal ileum after pelvic pouch for ulcerative colitis. Dis Colon Rectum 1985;28:246-253.

Pesce G, Ceccarino R. Treatment of severe hemorrhage from a defunctionalized rectum with adrenaline chloride in ulcerative colitis. Dis Colon Rectum 1991;34:1139-1140.

Ravitch MM, Sabiston DC Jr. Anal ileostomy with preservation of the sphincter: a proposed operation in patients requiring total colectomy for benign lesions. Surg Gynecol Obstet 1947;84:1095-1099.

Ravitch MM. Anal ileostomy with sphincter preservation in patients requiring total colectomy for benign conditions. Surgery 1948;24:170-187.

Robert JH, Sachar DB, Aufses AH Jr, Greenstein AJ. Management of severe hemorrhage in ulcerative colitis. Am J Surg 1990;159:550-555.

Sedgwick DM, Barton JR, Hamer-Hodges DW, Nixon SJ, Ferguson A. Population ba-sed study of surgery in juvenile onset Crohn's disease. Br J Surg 1991;78:171-175.

Sharp FR, Bell GA, Seal AM, Atkinson KG. Investigations of the anal sphincter before and after restorative proctocolectomy. Am J Surg 1987;153:469-472.

Snook J. Are the inflammatory bowel diseases autoimmune disorders? Gut 1990;31:961-963.

Sugita A, Sachar DB, Bodian C, Ribeiro MB, Aufses AH Jr, Greenstein AJ. Colorectal cancer in ulcerative colitis. Influence of anatomical extent and age at onset on colitis-cancer survival. Gut 1991;32:167-169.

Sutherland L, Macdonald JK. Oral 5-aminosalicylic acid for maintenance of remission in ulcerative colitis. Cochrane Database Syst Rev:CD000544, 2006.

Sutherland LR, Ramcharan S, Bryant H, Fick G. Effect of cigarette smoking on recurrence of Crohn's disease. Gastroenterology 1990;98:1123-1128.

Tuckson WB, Fazio VW. Functional comparision between double and triple ileal loop pouches. Dis Colon Rectum 1991;34:17-21.

Victor W Fazio, James M church. Complications and function of the continent ileostomy at the Cleveland Clinic. World J Surg 1988;12:148-154.

Wexner SD, James K, Jagelman DG. The double-stabled ileal reservoir and ileoanal anastomosis: A prospective review of sphincter function and clinical outcome. Dis Colon Rectum 1991;34:487-494.

Wexner SD, Wong MD, Rothenberger DA, Goldberg SM. The ileal reservoir. Am J Surg 1990;159:183-185.

Yang SK, Hong WS, Min YI, Kim HY, Yoo JY, Rhee PL, et al. Incidence and prevalence of ulcerative colitis in the Songpa-Kangdong District, Seoul, Korea, 1986-1997. J Gastroenterol Hepatol 2000;15:1037-1042.

Yang SK, Yun S, Kim JH, Park JY, Kim HY, Kim YH, et al. Epidemiology of inflammatory bowel disease in the Songpa-Kangdong district, Seoul, Korea, 1986-2005. Inflamm Bowel Dis 2008;14:542-549.

Zetzel L. Fertility, pregnancy, and idiopathic inflammatory bowel disease. In: Kirsner JB, Shorter RG, eds. Inflammatory bowel disease. Philadelphia: Lea&Febiger, 1975, p.146.

# 크론병과 불확정 결장염

유창식

## Ⅰ 서론

크론병은 위장관의 비특이적 염증성 장질환이다. 이 질환은 1932년 크론, 진저버그, 오펜하이머 등이 처음으로 발표한 질환으로 "말단회장부를 침범하고 주로 젊은 나이에 잘 생기고 아급성, 또는 만성의 괴사 또는 반흔화를 일으키는 염증성 질환이다"라고 기술하였다. 그들은 이 질환이 흔히 장폐쇄와 누공을 일으킨다는 것과 회장에만 있는 것을 발견하였다. 처음에는 '국한성 회장염'이라고 명명하였고 이후 이 질환이 널리 알려져 크론병이라고 불리게 되었다.

1960년 록하트-멤머리와 모르슨 등은 처음으로 대장의 크론병을 보고하였고 이 질환이 궤양성 대장염과 다르다는 것을 알았다. 오늘날은 크론병이 입에서부터 항문까지 소화관의 어느 곳이든지 생길 수 있다는 것이 알려져 있다.

## Ⅱ 역학

러셀 등의 역학연구에 의하면 크론병의 발생률은 시기적으로 특징이 있어 주로 1965~1980년대까지 급격한 증가를 보이고 그 이후는 정체기를 보인다고 하였다. 또한 지역적인 차이가 있어 발생률은 국가별로 다양하게 보고

| 표 27-1 | 국가별 크론병 발생률과 유병률(인구 10만 명당) |

| 저자 | 연도 | 국가 | 연발생률 | 유병률 |
|---|---|---|---|---|
| 빈더 | 1982 | 덴마크 | 2.7 | 34.0 |
| 마테 | 1994 | 스페인 | 1.6 | 19.8 |
| 오테스 | 1994 | 이스라엘 | 4.2 | 50.6 |
| 안셀린 | 1995 | 호주 | 2.1 | 34.0 |
| 모움 | 1996 | 노르웨이 | 5.8 | |
| 라피두스 | 1997 | 스웨덴 | 4.6 | |
| 로프투스 | 1998 | 미국 | 5.8 | 144.0 |
| 야오 | 2000 | 일본 | 1.2 | 135.5 |
| 양 | 2008 | 한국 | 1.68 | 11.24 |

된다(표 27-1). 주로 스칸디나비아 국가들이 가장 높은 발생률을 보고하며 영국, 북미지역, 이스라엘 등이 그 뒤를 따른다. 일본과 우리나라의 경우도 1990년대와 2000년대에 들어 크론병의 발생률과 유병률이 현저히 증가하고 있다는 보고들이 발표되며 이는 대장암을 비롯한 서구형 질환의 전반적인 증가 추세와 같은 현상으로 이해된다.

호발 연령은 주로 20대의 젊은 나이에 가장 많으나 50대와 70대에 또 높은 빈도를 보이며 남녀비의 경우 서양은 거의 1 대 1이나 일본이나 우리나라는 남성에서 2배 이상 많이 발생하는 특징을 보이고 있다.

## Ⅲ 원인과 병인론

아직까지 크론병의 정확한 원인은 알 수 없으나 현재 유력시되고 있는 몇 가지 가설들은 다음과 같다. 첫째, 특정 병원균설로 파라결핵성장염균*Mycobacterium paratuberculosis*, 파라믹소바이러스*paramyxovirus*, 홍역 바이러스 *measles virus*, 리스테리아 모노사이토게네스*Listeria monocytogenes* 등이 원인이라는 설이다. 둘째, 장점막 방어 결손설로 장관 내에 존재하는 여러 가지 항원과 전염증물질 등에 취약한 점막을 통하여 각종 염증이 유발된다는 설이다. 셋째, 숙주의 비정상적인 면역반응설이 있다.

그러나 그 어느 가설도 많은 논란과 불충분한 증거로 아직은 정설로 인정받기 어렵다. 궤양성 대장염보다도 크론병에서 가족력이 있는 경우가 더 많으며 1도 가계에서 약 8~9% 정도의 위험도가 보고된다.

NOD2/CARD15은 최초로 보고된 크론병 관련 유전자로 많은 연구들이 이루어졌으며 증상의 양상, 병의 진행이나 조기 수술 위험도 등의 현상학적인 연관 연구들이 많이 있으나 일본을 비롯한 아시아에는 그 발현율이 매우 낮으며 우리나라는 거의 전무하다. 오히려 TNFSF15 등의 새로운 유전자에 대한 연구가 주목을 받고 있다. 그 외 다른 유관인자로 식이 관련설이 있는데 정제된 설탕과 전분의 과다섭취, 신선한 과일의 소량 섭취 등이 설득력을 갖고 있으며 흡연은 적어도 3배 이상의 발병 및 재발위험 인자로 인정받고 있다. 피임약 복용은 1.4배 정도의 발병 위험인자로 메타분석에서 확인되었으며 대부분의 연구에서 사회경제적 지위가 높은 사람들에서 크론병이 많이

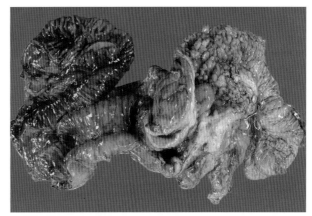

그림 27-1. 크론병 육안 소견  비후된 장벽과 종주성 궤양, 조약돌상 점막이 관찰된다.

생기는 것으로 알려져 있다.

## Ⅳ 병리학 소견

크론병은 장관 전층을 침범하는 염증으로 점막하층이 가장 심하여 내시경이나 수술표본에서는 조약돌상을 보인다(그림 27-1). 염증이 있는 장벽이 두꺼워지고 딱딱해지며 군데군데 협착을 보이고 장간막의 지방조직 비후로 장관이 지방조직으로 둘러싸이는 현상을 보이기도 한다(그림 27-2). 점막의 궤양은 초기에는 아프타성을 나타내나 점점 커지고 깊어져 장간막 측으로 긴 종주형 궤양을 형성하고 기차길 모양이 되기도 한다(그림 27-3).

조직학적으로는 육아종이 가장 특징적인데 절제표본의 50~60%, 영역림프절에서 20~38% 정도가 발견되며 다

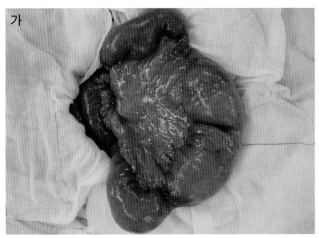
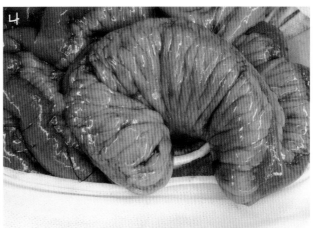

그림 27-2. 크론병 육안 소견  **가.** 소장의 여러 곳을 침범한 협착과 그 사이 늘어난 장이 관찰된다.  **나.** 장간막의 지방조직 비후로 장관을 둘러싸고 있는 현상이다.

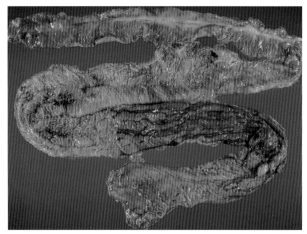

그림 27-3. 크론병 육안 소견  종주형 궤양과 기찻길 모양의 다발성 종주궤양이 관찰된다.

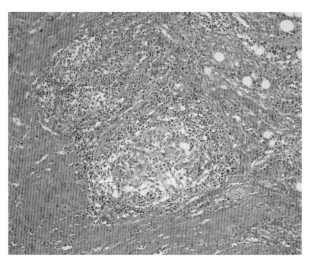

그림 27-4. 잘 형성된 육아종의 현미경 소견

른 염증성 장질환과 감별진단에 중요하다(그림 27-4).

## V 임상증상

크론병 환자의 증상은 가벼운 것에서부터 심한 경우까지 아주 다양하게 나타날 수 있다. 또 증상들 중에는 궤양성 대장염과 공통되는 것들도 많다. 예를 들어 크론병 환자에서도 출혈이 될 수 있는데 궤양성 대장염만큼 흔하지는 않고 심하지도 않다. 복통은 궤양성 대장염에서는 아주 약하고 드물지만 크론병에서는 아주 흔하게 있다. 이 복통은 주기적인 진통인 경우가 많고 장폐쇄로 인한 통증인 경우가 흔하다. 또 어떤 경우는 지속통으로 오는 경우도 있고 이런 경우는 복강 내에 화농성 병변이 있을 때 나타날 수 있다. 복부에 종괴가 만져지는 경우도 있는

데 이것은 궤양성 대장염에서는 거의 볼 수 없는 현상이다. 궤양성 대장염에서는 설사가 흔하지만 크론병에서는 드물다.

항문에 병변이 있는 환자는 1년 내에 59%의 환자에서 장의 다른 곳에 크론병이 나타난다고 알려져 있으며, 거의 100%의 환자에서 5년 안에 소화관의 다른 곳에 병변이 나타난다. 국내 환자에서도 50% 이상의 크론병 환자가 치루를 비롯한 항문 병변이 동반되며 상당수의 환자가 항문 증상으로 병원을 찾았다가 진단을 받기도 한다. 항문에 넓은 궤양이나 부종이 있는 돌기가 있든지, 피부색깔이 푸르스름하게 변하고 치열의 위치가 흔하지 않은 위치에 있거나, 항문관이 경직되어 있고, 치루가 있을 때는 항문 크론병을 의심해야 한다. 특히 장관에 이상 소견이 있는 경우에는 가능성이 더욱 커진다. 발열은 궤양성 대장염에서는 흔치 않지만 크론병에서는 가끔 관찰할 수 있는데, 복강 내의 농양이 원인인 경우가 많다. 오심과 구토는 흔하지 않은 일인데 장관이 막혀 있을 때는 나타날 수 있다. 크론병으로 장기간 투병하는 경우에는 식욕부진, 체중감소, 빈혈, 전신쇠약 등의 소견이 나타날 수 있으며 청소년기의 환자의 경우 2차 성징이 안 나타나는 경우도 있다.

## VI 진단

크론병의 진단은 내시경적, 영상의학적, 병리학적 소견을 종합하여 확정한다. 만성 설사 환자는 크론병을 의심하여 대변검사로 다른 장염의 원인균을 찾아보고 이들을 먼저 감별하여야 한다.

### 1. 내시경검사

에스결장경검사는 궤양성 대장염과 크론병을 감별진단하는 데 큰 도움이 된다. 궤양성 대장염에서는 거의 대부분의 환자에서 직장에 병변이 있지만 크론병에서는 항문의 병변 여부에 관계없이 약 40%의 환자에서는 직장에 병변이 없다. 직장에 병변이 있을 경우 두 질병을 감별진단하는 것은 대단히 힘들어진다. 경우에 따라서는 직장이 육안으로 볼 때 정상으로 보인다 하더라도 조직검사에서 염증이 발견되기 때문에 반드시 조직검사를 하는 것이 좋

다. 육안으로 직장이 정상이라고 해서 크론병으로 진단하는 것은 오진을 범할 가능성이 있기 때문이다. 크론병에서는 조직검사상 약 20%에서 육아종을 볼 수 있는데 이런 경우는 크론병을 진단하는 데 대단히 도움이 된다. 염증성 대장 질환의 진단적 검사와 추적검사에서 대장내시경검사의 중요성은 많은 저자들에 의해서 주장되었다.

일반적으로 대장내시경의 적응증은 다음과 같다. ① 감별진단, ② 방사선과적 검사에 의해 이상이 있는 경우 확인을 위하여, ③ 크론병의 수술 전후 검사, ④ 장루의 검사 평가, ⑤ 악성변이 여부의 진단을 위한 집단 검진 등이다.

크론병에서의 일반적인 대장경검사의 소견은 다음과 같다. ① 정상 직장(항상 그런 것은 아니다), ② 병변의 비대칭성 또는 기형적인 병변, ③ 조약돌 모양 병변, ④ 정상 혈관 모양(병이 완전히 진행되었을 때는 안 보일 수도 있다), ⑤ 장벽의 부종(궤양성 대장염에서도 보일 수 있다), ⑥ 궤양 사이의 정상 점막, ⑦ 사행상 궤양(수cm에 이를 수도 있다) ⑧ 병변의 건너뜀 현상(군데군데 병변이 나타나고 중

간에 정상 점막이 나타난다), ⑨ 조직검사에서 아밀로이드의 존재 등이다(그림 27-5).

그러나 직장경이나 대장내시경을 사용하여 얻어진 조직표본을 병리학적으로 진단하는 데 혼란이 있는 경우도 있다. 반트로펜 등은 크론병 환자 59명에게 18개월 동안 71번의 대장내시경검사를 시행하였는데 바륨대장조영술 검사와 비교하여 대장내시경이 병변의 구역적 침범을 확인하는 데 더 우수하였고 작은 궤양의 발견율도 대장조영술보다 더 높았다. 반대로 대장조영술은 결장팽대부를 확인하는 데, 특히 우측 대장에서 더 유용하였다. 대장내시경을 이용한 조직검사에서는 24%의 환자에서 진단을 내릴 수 있었는데 육아종은 321예 중 19예(6%)에서만 확인할 수 있었다. 환자의 1/4 이상에서 내시경을 이용한 전체 대장의 검사가 불가능하였으며 합병증은 없었다.

호건 등에 의하면 대장내시경을 통한 육안적 진단과 조직검사 진단이 서로 다른 경우가 종종 있는데 그들은 그 이유로 궤양성 대장염과 크론병 사이에 조직 소견상 서로

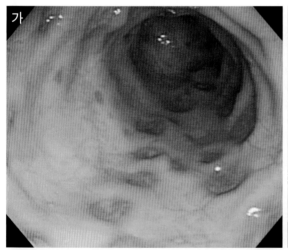
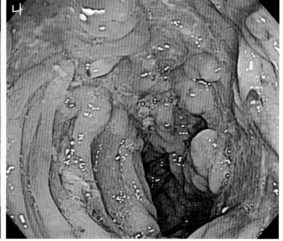
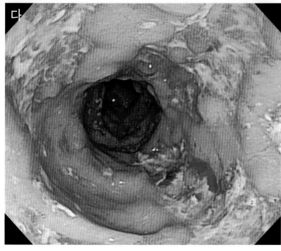

그림 27-5. 크론병 내시경 소견 **가.** 아프타성 궤양 **나.** 조약돌상 점막 **다.** 종주형 궤양

공통되는 부분이 있기 때문이라고 한다. 대장내시경의 조직검사에서 궤양성 대장염은 아주 비특이적인 반면 크론병에서는 육아종이 나타날 수 있기 때문에 만약 육아종이 보이면 크론병의 진단은 아주 쉬워진다. 그러나 조직검사에 의해 정확한 진단을 내리기 어려운 것은 조직표본이 너무 작아서 육아종을 항상 볼 수 없다는 데 있다. 경우에 따라서는 환자의 병력이나 임상 소견을 잘 알고 있는 내과 또는 외과의사가 더 정확한 진단을 내리는 경우도 있다.

## 2. 투시검사

이미 기술한 대로 크론병은 소화관 어디에서나 생길 수 있다. 단순촬영으로 크론병의 초기에 아주 중요한 정보를 얻는 경우도 있다. 궤양성 대장염보다 크론병은 독성거대결장증이 드물게 일어나기는 하지만, 반흔조직이 생기기 전에 크론병에서도 나타날 수 있으며 이때는 단순복부촬영이 진단에 아주 유용할 수 있다. 크론병은 병변이 비대칭적으로 침범하는데 방사선학적 소견은 서로 떨어진 병변, 대장의 외곽선의 기형, 길이 방향의 궤양, 횡방향의 열상, 기형적 병변, 가게실, 협착, 가용종증 등이다. 배변 후 사진은 대장에 생긴 작은 궤양을 진단하는 데 아주 유용하다. 작은 궤양이 합쳐져 큰 종방향 궤양을 형성하고 종과 횡의 궤양이 만나면 방사선학적으로 조약돌 모양의 소견이 나타난다(그림 27-6). 장벽내 누관은 여러 개의 종궤양이 합쳐져 생기는데 어떤 때는 장관이 2개로 보이는 경우도 있다. 경우에 따라 궤양은 장벽의 경계를 넘어가기도 하여 긴 동로sinus tract를 형성하기도 하고 깊은 열상은 가끔 게실과 혼돈되기도 한다. 전에는 염증성 대장 질환의 진단에 대장조영술을 많이 시행하였으나 요즈음은 공기대비법을 더 많이 사용한다. 방사선과 의사들은 교상점막, 아프타성 궤양 등 염증성 대장 질환의 희귀한 현상들을 방사선학 검사로 진단할 수 있다고 말하나 내시경의 발달로 방사선학적 검사의 중요성이 많이 감소되었다. 그림 27-7에 크론 결장염에서 특징적으로 나타날 수 있는 여러 가지 현상들이 잘 나타나 있는데 직장의 무병변 및 구역적 분포, 협착, 장벽의 비후, 궤양, 이중관 등이다. 장 협착은 길

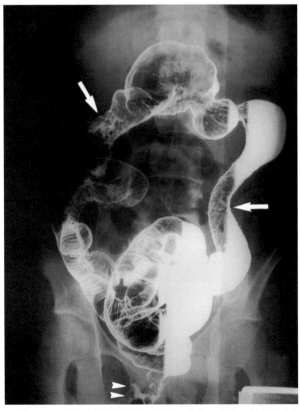

그림 27-6. 크론 결장염의 바륨조영사진  거친 조약돌 모양의 병변이 좌측 결장에 보이고, 장벽을 따라 종방향으로 달리는 장벽내 누관을 볼 수 있다.

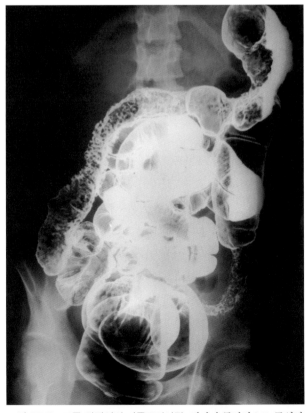

그림 27-7. 크론 결장염의 바륨조영사진  병변이 특징적으로 구역적 침범 양상을 보이는데, 직장은 정상이며 하부 에스결장은 심하게 협착되어 있다. 에스결장의 중간부분은 비교적 정상인 반면 상부 에스결장은 병변이 있고 하행결장은 정상이다.

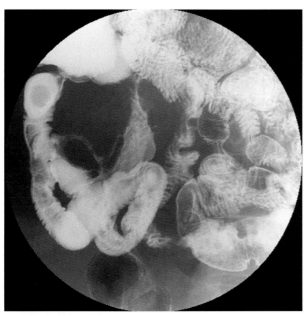

그림 27-8. 크론 회장염의 소장조영술 말단 회장부의 협착과 소장 간의 누공이 관찰된다.

이가 다양하며, 때때로 매우 긴 경우도 있다. 협착이 악성 병변을 의미하지는 않지만, 크론병도 암 발생을 높인다는 보고도 있으므로 악성종양의 유무에 관심을 기울여야 한다. 대장암과 크론병으로 인한 협착의 감별은 대개 쉬운데 암의 경우 협착주위에 궤양이 있고 궤양이 없는 경성암의 경우도 크론병과는 달리 대장의 다른 부분에 병변이 없기 때문에 감별이 된다. 방사선학적으로 크론병과 감별이 가장 힘든 경우는 장결핵이다. 특히 회맹부에 병변이 국한되어 있을 때는 감별은 거의 불가능하다.

말단회장의 크론병은 특징적으로 두꺼워진 장벽이 장의 내관을 좁게 하고 결국 장의 협착을 초래하는데, 대부분 복통의 원인이 되고 있다. 크론병에서 누관 형성은 드물지 않은데 회장-결장 누관이 가장 흔하지만 다른 형태의 누관도 있다.

상부소화관 및 소장조영술은 염증성 장질환을 진단하는 데 아주 유용한데 특히 소장조영술은 염증부위와 협착, 누공 등의 해부학적 현상을 잘 나타내준다(그림 27-8).

## 3. 핵의학검사

인듐-III-표지 과립구 스캔은 소장과 대장의 해부학적 병변부위를 알아보는 데 효과적임이 밝혀져 있으며 검사를 위한 장처치를 하지 않아도 되므로 설사 환자의 원인이 폐쇄성인지 염증성인지를 감별하는 데 유용하며 치료

방법 결정에 도움이 된다.

99mTc-HMPAO 백혈구 스캔은 병변부위로 크론병과 궤양성 대장염을 비교적 정확히 감별할 수 있다는 보고도 있다.

## 4. 초음파검사

장관과 장관주위 변화를 초음파로 감지해 크론병을 진단할 수 있으며 방사선을 피할 수 있어 임산부나 컴퓨터단층촬영 등 다른 검사를 할 수 없는 경우 유용하다. 특히 장 천공이나 장관폐쇄가 있는 경우도 진단적 가치가 높으며 해부학적인 병변부위를 진단하는 데도 90% 이상의 민감도와 특이도가 보고되고 있다. 수술이 필요한 환자에서 협착을 진단하는 민감도, 특이도, 양성예측도는 각각 90%, 100%, 100%에 달한다는 보고도 있다.

## 5. 컴퓨터단층촬영(CT)

염증성 장질환 환자의 장관과 장관 외 상태를 평가하는 데 가장 좋은 영상진단법으로 알려져 있다. 특히 농양의 발견, 장간막 이상의 감별진단, 장관외 합병증의 발견에 결정적인 역할을 한다.

항문, 직장주위 농양이나 누공의 진단에도 유용하며 경직장, 경질초음파와의 비교 연구에서 누공의 발견이나 골반부 근육의 염증정도를 파악하는 데는 조금 열등하지만 대체적으로 정확한 진단을 할 수 있으며 환자의 불편감을 고려하면 편의성과 진단적 가치면에서 우선적으로 시행할 수 있는 검사이다(그림 27-9).

## 6. 자기공명영상(MRI)

골반과 항문주위 크론병의 진단에 매우 유용하다. 비침습성이며 방사선을 피할 수 있는 장점이 있고 몇 가지 기술적인 방법으로 영상을 얻으면 특히 항문주위 크론병의 해부학적 위치와 범위를 진단하는 데 가장 정확한 방법이다.

복부자기공명영상의 경우 컴퓨터단층촬영과 마찬가지로 장관이나 장관외 합병증 등을 진단하는 데 도움이 되며 장벽의 두께가 4mm 이상, 장관벽의 조영증강, 장간막 혈관 증가 등으로 활동성 크론병을 진단하기도 한다.

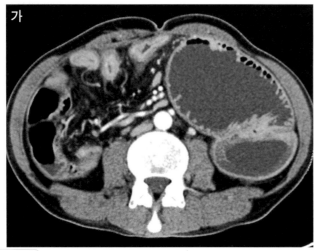
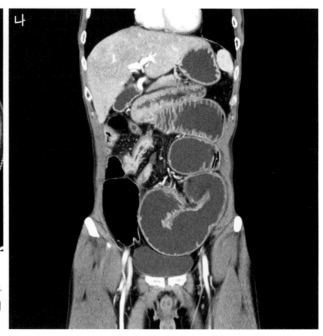

그림 27-9. 크론병의 CT 소견 **가, 나.** 소장의 대량절제로 인해서 길이가 짧으며 다발성 협착과 염증으로 비후된 장벽과 2차적으로 근위부 소장이 심하게 늘어난 소견이 보인다.

## 7. 캡슐내시경검사

소장캡슐내시경으로 진단이 어려운 크론병의 경우 임상적 가치를 부여할 수 있으며 소장 크론병의 경우 89.6%의 민감도, 100%의 특이도가 보고되고 있으며 양성예측도는 100%, 음성예측도는 76.9%로 보고된다. 크론병으로 진단된 환자에서 4~6% 정도는 캡슐이 장관에서 안 빠지는 경우도 있다.

## 8. 가상대장내시경검사

수술 후 문합부 재발을 평가하는 데 내시경검사와의 비교연구에서 약간의 열등한 결과를 보였지만(민감도 73%, 특이도 100%, 정확도 75%) 문합부 협착으로 내시경이 통과가 어려운 경우 좋은 대체 검사로 인정받고 있다.

## 9. 감별진단

급성기의 경우 충수염이나 장티푸스, 이질 등의 급성 장염과 감별이 필요하며 만성적인 증상은 장결핵, 림프종, 장간막 허혈증 등과 감별해야 한다. 대장균 0157 : H7 감염의 경우 우측 대장 크론병과 매우 유사한 증상을 보이며 컴퓨터단층촬영이나 대장내시경 소견도 비슷하여 반드시 감별해야 한다.

## Ⅶ 자연경과

크론병의 경과는 개인마다 달라서 예측하기 어려우나 보통 재발과 완화를 반복하면서 서서히 악화되어 결국 합병증이 생기는 경과를 밟는다. 여러 임상연구 결과는 조금씩 상이하기는 하지만 가을, 겨울에 악화되는 경향이 있어 외부요인이 재발에 영향을 주리라는 추측이 가능하다.

사가르 등의 연구에 의하면 크론병 환자는 70% 정도가 적어도 1번 이상의 수술을 받게 되며 그 후 매년 8~10%가 재발한다고 보고하였다. 수술은 최초 진단 후 1년 이내에 받는 경우가 가장 흔하고 수술 후 재발도 1~2년 이내가 가장 많다. 20세 이전에 진단된 크론병 환자들은 40세 이후 진단된 환자에 비해 가족력이 많고, 소장을 주로 침범하는 경우가 많다. 또한 협착형이 많고, 수술을 받는 빈도가 높다고 알려져 있다.

멘델슨 등은 1,000명의 입원한 크론병 환자의 결과를 분석하여 임상경과가 좋지 않은 악성크론병의 범주를 정하여 젊은 나이에 발병할 경우, 수술을 여러 차례 받는 경우, 단장증후군이나 흡수 장애가 있는 경우, 만성 스테로이드요법을 받은 경우, 마약중독, 패혈증이 있는 경우는 임상경과가 매우 나쁘다고 하였다.

일본의 경우 누적 수술률이 증상 발현 후 5년에 30.3%, 10년에 70.8%로 알려져 있으며 국내의 보고에 의하면 1년 15.5%, 5년 25.0%, 10~15년 32.8%로 장기적으로는 조금 낮은 경향을 보였다. 크론병 환자의 40~50% 이상 은 항문주위 농양이나 치루를 동반하게 되며 직장염이 동 반된 환자에서 유의하게 많고 복강내 장관누공을 동반하 는 경우도 많은 것으로 알려졌다. 또한 15년 경과 후 직장 절제가 필요한 경우가 12%, 장루 보유율은 21%에 달하 며 크론병 환자가 장루를 갖게 되는 가장 흔한 원인이 난 치성 치루인 것으로 보고된다.

장관절제 후 장문합을 하면 5년 이내에 30~40%, 10년 이내에 50~60%에서 증상 재발을 하지만 전대장직장절 제술 후에는 15~20년 내에 15~20% 정도만 증상재발을 하는 것으로 알려져 있다.

크론병은 협착형과 천공형으로 나눌 수 있는데 천공형 의 경우 증상 재발을 잘 하고 수술을 받게 되는 경우가 더 많으며 흡연과 관계가 있는 것으로 알려져 있다.

# VIII 분류

1998년 비엔나에서 열린 세계소화기학회에서 여러 가 지 크론병에 관련된 변수를 분석하여 크론병을 객관적으 로 분류하는 데 중요한 3가지 변수, 즉 진단 시 나이, 병변 의 위치, 질병의 행태에 따라 비엔나 분류를 완성하여 발 표하였다(표 27-2).

이후 비엔나 분류를 적용한 많은 임상연구 논문들이 발 표되었으며 병변의 위치에 따른 연구 결과 소장형 크론병 은 협착형이 많고 수술을 많이 받게 되며 면역치료를 받을 가능성이 적고 소장 및 대장형이 천공형이 많으며 젊은 나

| 표 27-2 | 비엔나 분류 |

| 진단 시 나이(A) |
| --- |
| A1 40세 미만 |
| A2 40세 이상 |
| **병변의 위치(L)** |
| L1 소장형 |
| L2 대장형 |
| L3 소장 및 대장형 |
| L4 상부 위장관형 |
| **질병의 행태(B)** |
| B1 비협착성, 비천공성 |
| B2 협착성 |
| B3 천공성 |

| 표 27-3 | 몬트리올 분류 |

| 진단 시 나이(A) | |
| --- | --- |
| A1 16세 이하 | |
| A2 17~40세 | |
| A3 41세 이상 | |
| **병변의 위치(L)** | **상부위장형 조합** |
| L1 소장형 | L1 + L4 |
| L2 대장형 | L2 + L4 |
| L3 소장 및 대장형 | L3 + L4 |
| L4 상부위장관형 | |
| **질병의 행태(B)** | **항문 주위 질환 조합** |
| B1 비협착성, 비천공성 | B1p |
| B2 협착성 | B2p |
| B3 천공성 | B3p |

이에 진단이 되고 재발을 잘하는 것으로 알려져 있다.

또한 천공성 크론병이 복부 수술을 많이 받게 되며 항 문의 천공성 크론병은 면역치료가 필요한 경우가 많다고 보고되고 있다. 진단 후 시간이 지나면서 비협착성, 비천 공성 크론병이 협착형이나 천공형으로 바뀌는 것으로 알 려져 있다.

2005년 몬트리올에서 열린 세계소화기학회에서는 기 존의 비엔나 분류에 16세 이하에 일찍 진단된 경우와 상 부위장관형의 조합, 항문 질환의 조합을 추가하여 새로운 몬트리올 분류를 발표하였다(표 27-3).

# IX 내과적 치료

궤양성 대장염과 마찬가지로 특효약은 없으나 장의 염 증을 감소시키고 증상완화, 영양불균형의 교정 등이 목적 이다.

## 1. 술파살라진과 5-아미노살리실산

술파살라진은 술파피리딘과 5-아미노살리실산(5-ASA) 두 분자구조의 복합체이다. 5-아미노살리실산은 프로스 타그란딘과 류코트리엔 합성을 억제하여 대사과정에서 생성되는 발생기 산소를 소모한다. 술파살라진은 소장과 항문의 크론병에는 효과가 없고 스테로이드 절약효과도 없으나 급성기 크론병 증상을 조절하는 데 효과가 있는

것으로 알려져 있다.

메살라민(펜타사)제제는 경증 및 중증도의 크론 결장염에 주치료제제로 일일 4g용량에서 효과가 있으며 급성기 크론병의 43%에서 관해가 생겨 위약군의 18%에 비해 의미 있는 결과가 보고되었다.

아사콜도 크론 결장염과 소장 결장염에서 효과가 있으며 일일 3.2g의 용량이 추천된다.

## 2. 항생제

항생제는 크론병의 급성 악화시기에 권유되는 치료로 장관내 세균농도, 2차 조직침범 및 미세 농양 등을 감소시키며 동시에 세균의 이동과 전파를 줄여 전신 합병증을 감소시키는 효과가 있다.

메트로니다졸과 시프로플록사신의 단독 혹은 병합요법이 크론 결장염, 회장 결장염, 치루, 회장낭염에 효과가 있는 것으로 알려져 있으며 급성 크론병에서 스테로이드 요법의 대체효과가 입증되기도 했다.

## 3. 부신피질호르몬제

급성 증상이 있는 크론병의 가장 중요한 치료제이다. 작용기전은 세포막을 안정화시켜 항염증작용을 하고 동시에 면역억제 효과가 있다. 초기 증상 완화효과가 75～90%에서 기대된다. 급성기에는 프레드니솔론 40～60mg을 경구로 10～14일간 투여하고 매주 5mg씩 감량한다. 매우 심한 증상의 환자의 경우 경정맥으로 60mg을 지속 투여하거나 히드로코르티손 100mg을 8시간마다 투여하고 경구제로 교환이 가능해지면 감량한다.

부데소니드는 스테로이드 유사화합물로 간에서 신속하게 한 번에 대사가 되므로 전신적인 작용이 매우 낮아 부신 억제효과 등 전신 부작용이 적다. 서방정의 경우 회장과 결장에서 용해되어 우측 결장염에서 메살라민이나 위약군에 비해 우수한 효과를 나타낸다는 임상 연구들이 보고되고 있다.

## 4. 면역억제제

### (1) 6-메르캅토푸린(6-MP)과 아자티오프린

6-메르캅토푸린(6-MP)과 아자티오프린은 크론병에서

흔히 사용되는 약제이지만 그 효과가 나타나려면 3～4개월 이상 투여해야 한다. 적응증은 ① 스테로이드 부작용이나 의존성이 있는 환자 ② 항문주위, 장피 누공 등의 누공성 크론병 ③ 여러 차례 수술을 받은 재발성 크론병에 사용한다.

10% 정도에서 부작용을 경험하며 6-MP의 경우 8% 정도 과민반응이 있을 수 있다. 드물게 악성종양, 특히 림프종이 생긴다는 보고도 있다.

### (2) 메토트렉세이트

메토트렉세이트methotrexate는 아자티오프린을 포함한 다른 치료에 불응하는 환자에게 적용을 하여 3개월에 72% 정도의 반응을 보이며 1년 동안 사용하여 42% 정도 스테로이드를 끊을 수 있었다는 보고가 있으나 장기간 사용 시 효과는 제한적이다.

### (3) 시클로스포린

시클로스포린cyclosporine에 관한 여러 임상연구 결과가 보고되었으나 샌본과 맥도날드의 코크란 분석결과 하루에 5mg/kg 이하의 저용량 요법은 효과가 별로 없고 고용량군에서 증상완화 유도에 효과적인 것으로 결론지어졌다. 그러나 신독성, 치주 과증식, 발모, 고혈압 등 다양한 부작용이 흔하게 생겨 사용에 제한이 있다.

### (4) 타크로리무스

타크로리무스tacrolimus에 관해서는 스테로이드 불응성 크론병 환자에서 효과가 있다는 제한적인 임상결과가 있지만 치료실패와 부작용 또한 적지 않아 사용이 대중화되기에는 제한이 있다.

## 5. 생물학적 완화제

인플릭시맙(레미케이드)은 종양괴사인자-$\alpha$에 대한 단 크론항체로 크론병치료에 새로운 전기를 마련했다. 오스트리아의 범국가적 임상연구에서 최초 치료로 장관내 증상의 83%, 누공성 질환의 71%에서 우수한 결과가 보고되었으며 많은 임상 결과들이 뒤를 이었다.

초기의 치료는 5mg/kg의 용량을 정주하는데 0, 2, 6주의 간격으로 주사하고 유지치료는 같은 용량을 8주 간격으로 주사한다.

인플릭시맙은 누공성 크론병에 효과가 입증된 유일한 치료제로 대표적인 연구로 ACCENT I 연구가 있으며 위약군과의 반응률 비교는 58% 대 0%로 현저한 차이를 보여주었다.

캐나다의 소화기학회에서는 인플릭시맙의 치료적응증으로 중등도 이상의 크론병에서 면역억제제를 포함한 기존 치료법에 반응이 없는 경우와 누공성 치루 환자를 선정하였다. 특히 복잡성, 재발성 치루에 좋은 치료효과를 보이는 경우가 많다.

인플릭시맙의 치료 시 면역억제제의 투여가 동반되어야 하는데 그 이유는 인플릭시맙 자체에 대한 항체 형성을 억제하고 약 투여 시 이상 반응을 줄이고 전반적인 치료효과를 향상시키기 위함이다. 그러나 호흡기 감염, 신경계 이상증상, 근골격계 증상 등 부작용과 과민반응도 보고되고 있다. 무엇보다도 면역기능 저하로 인한 결핵의 재발이나 기타 감염 등이 문제가 될 수 있어 우리나라 같은 결핵 유행지역에서는 각별한 주의가 요망된다.

수술 전후의 사용이 수술 후 합병증 증가와 관련이 있을 것이라는 추측이 있으나 여러 임상연구에서 차이가 없음이 밝혀졌다. 다른 단클론항체로 서톨리주맙, 나탈리주맙 등의 효과가 보고되고 있다.

## 6. 영양치료

크론병 환자는 식욕부진과 식후 복통에 대한 공포로 음식섭취가 줄어들어 영양실조에 걸리기 쉽다. 또한 거듭되는 수술로 인한 영양흡수 장애, 협착이나 누공으로 인한 염증과 흡수 장애도 영양실조를 조장한다.

식이치료법은 특히 오메가6 지방산의 섭취를 제한하고 오메가3로 대체하여 염증 연쇄반응의 원료가 되는 아라키돈산의 공급을 줄이는 방법이 있으며 요소식이*elemental diet*나 완전비경구영양법(TPN)을 통한 영양흡수 향상과 장휴식을 통하여 증상완화와 급성기의 영양공급에 사용한다. 그러나 영양치료 단독으로는 스테로이드 요법을 비롯한 약물치료 효과에 훨씬 못 미치므로 단독 치료요법보다는 보조치료 수단으로, 또한 영양실조 혹은 흡수 장애에 대한 일시적인 치료방법으로 사용하는 것이 현명하다.

## 7. 금연

흡연이 수술 후 재발에 2배 이상의 위험요인이라는 것은 잘 알려진 사실이며 많은 임상연구에서 수술 후 금연의 중요성을 강조하고 있다. 수술 후 금연은 재발위험도를 65% 감소시키며 이는 면역억제제로 얻을 수 있는 효과에 버금간다. 과거 흡연력보다는 수술 후 금연이 훨씬 중요하므로 흡연자의 치료방침 결정에서 제일 우선적으로 취해야 할 조치이다.

## 8. 프로바이오틱스

염증성 장질환에서 장내세균은 중요한 역할을 한다. 따라서 항생제를 통한 장내세균 억제는 좋은 치료법이기는 하지만 장기간 사용은 부작용과 내성균의 출현 등 문제가 있으므로 유익한 균주를 통한 장내세균총의 조절은 이상적인 치료일 수 있다. 실제 임상에서 락토바실루스나 비피도박테륨 등의 균주가 증상 완화에 도움이 된다는 보고가 있으며 만성회장낭염에도 효과가 있다는 결과도 있다.

## X 수술 적응증

크론병 수술의 목적은 다음과 같다.

① 증상완화
② 합병증의 교정
③ 건강과 기능회복
④ 암 발생 예방
⑤ 투약 중지(스테로이드, 면역억제제)
⑥ 정상적인 삶의 질 수립

수술시기 결정에는 이견이 있다. 하지만 수술로 90% 이상이 좋은 결과를 얻을 수 있고 수술 후 15년 정도 추적하면 50%에서 재발하므로 내과적 치료로 증상 개선이 없으면 심각한 합병증이 생기기 전에 조기수술을 하는 것이 좋다는 주장이 설득력을 얻고 있다. 그러나 의사들 사이에서도 내과의사의 입장과 외과의사의 입장이 달라 내과 치료의 실패에 대한 기준이 다르므로 진료팀 간의 장기간에 걸친 협진과 경험을 통해 적절한 시기를 선택하는 것이 실제적으로 임상에서 중요하다. 또한 스콧과 휴즈의 연구에서 볼 수 있듯이 크론병으로 수술받은 환자에게 수술시기의 적절성을 물었을 때 74%가 더 빨리 수술을 받았어야 했다고 응답을 하고 나머지는 모두 적절했다는 응답을 한 점으로 미루어 환자의 입장에서는 조기수술을 확실히 선호하고 있다고 볼 수 있겠다.

## 1. 내과적 치료 불응

궤양성 대장염과 마찬가지로 가장 흔한 적응증이지만 의료진이나 환자의 입장에서 그 정의의 기준이 다를 수 있다.

## 2. 장폐쇄

크론병에서 장폐쇄는 급성기의 염증과정이나 만성 질환의 섬유성 협착, 농양 등에 의한 염증성 종괴 등에 의해 생긴다. 드물지만 악성종양에 의해서도 생길 수 있다. 일단 금식과 영양요법, 스테로이드로 치료를 하고 호전이 없는 경우 협착성형술이나 장절제술을 시행한다. 풍선확장술에 대한 보고가 있기는 하나 그 결과는 일정하지 못하다.

## 3. 복강내 농양

밀폐된 장관 천공에 의하여 생기는데 요즈음은 컴퓨터단층촬영이나 초음파 유도에 의한 배농술로 수술의 필요성이 많이 줄었다. 배농술이 실패하면 수술을 해 장절제술을 시행해야 한다.

가르시아 등의 초기 치료방법에 따른 장기추적결과를 보면 장절제 환자의 12%, 내과적 치료나 배농술을 받은 환자의 56%가 재발을 하며 대부분은 3개월 이내에 생긴다고 하였다.

## 4. 내부 누공

크론병은 장벽을 침투하는 염증성 질환이므로 소장이나 대장주변에 있는 방광, 다른 장관, 자궁과 질, 위 등의 장기와 누공을 형성하는 경우가 흔하며 보고자마다 30~35% 정도의 발생률을 보고하고 있다. 치료의 원칙은 증상 유무에 따르며 증상이 별로 없는 내부 누공은 꼭 수술을 할 필요가 없다.

수술이 필요한 경우 원발부위의 장은 절제하고 2차적으로 생긴 누공부위는 봉합을 하거나 주변에 염증을 동반한 경우는 절제할 수도 있다. 방광 누공의 경우 방광 부분 절제술보다는 1차 봉합을 하고 도뇨관을 오래 거치시키는 치료가 권유되며 결손부위 봉합이 어려운 경우는 그대로 두고 도뇨관만 장기간 유지해도 된다. 일부 보고에서 소마토스타틴이나 인플릭시맙으로 성공적인 치료 결과를 보고하기도 하지만 수술이 가장 확실한 치료법이다.

항문 치루와의 연관성에 대해 보고한 연구들이 흔하다.

## 5. 장피 누공

염증이 있는 장이 복벽에 붙으면서 누공이 생기는 경우로 저절로 생기는 경우는 소장에서 기인하는 경우가 흔하며 주로 수술 후에 합병증으로 생긴다.

치료는 일단 금식과 영양치료, 항생제로 시작하고 일부 누출량이 많지 않은 누공은 고농도 영양제를 비롯한 내과적 치료로도 누공이 막히는 경우가 있다. 그러나 누출량이 많은 경우나 상당기간의 내과적 치료에도 반응이 없는 경우는 장절제술이 확실한 치료법이다. 장기간 증상이 있었던 경우는 영양결핍이 동반되는 경우가 많아 수술 전 충분한 영양 공급이 중요하며 빈혈과 전해질 불균형 등을 함께 교정해준다. 그 이후 환자가 안정화되면 컴퓨터단층촬영을 비롯한 각종 영상진단, 내시경 등으로 누공과 염증 부위를 정확히 확인하고 수술을 하는 것이 성공률을 향상시킬 수 있다.

## 6. 전격성 대장염

궤양성 대장염과 마찬가지로 수액요법, 스테로이드 정주, 광범위 항생제치료를 포함한 적극적인 치료가 요구된다. 환자 상태가 점점 악화되는 경우는 24시간 이내에 수술을 해야 하며 3~5일간 치료에도 상태호전이 없으면 조속한 수술이 필요하다. 거대세포바이러스 감염과 동반되는 경우가 있는데 특히 스테로이드 불응성 크론병 환자에게 흔하다. 조직검사로 확진을 하고 감염증이 확인되면 겐사이클로비어 10~15mg/kg를 2~3주간 투여해 치료하며 스테로이드 감량, 면역억제제 투여중지 등의 병행이 필요하다. 이러한 치료로 응급수술의 필요성을 80%에서 33% 정도로 낮출 수 있으나 1/5정도의 환자는 수개월 내에 증상 재발로 수술이 필요하게 된다.

## 7. 자유 천공

소장 크론병의 약 1%, 대장 크론병의 1~3% 정도에서 발생하며 응급수술이 필요하다. 소장절제나 대장아전절제술 후 회장루 형성 등의 수술방법이 있으며 1차 장문합은 소장 천공의 경우는 가능하지만 복강내 염증의 정도에 따라 장루를 만들기도 한다. 장문합을 할 경우 3.8% 정도의 사망률이 보고되기도 한다. 여러 임상연구에서 회장부위 천공이 가장 흔한 것으로 알려져 있다.

## 8. 대량 출혈

1~13%에서 발생한다고 보고된다. 젊은 환자에서 많이 생기며 소장에서 2/3정도가 생긴다. 수술 전 혈관조영술, 내시경 등으로 출혈부위를 찾을 수도 있지만 수술장에서 개복 후에도 정확한 출혈부위를 찾기 어려운 경우도 있어 수술부위 결정이 힘들기도 하다. 혈관조영 시 출혈이 확인되면 메틸렌블루를 혈관에 주사하여 절제부위를 착색시키기도 한다. 내시경 시술이나 혈관조영술로 지혈에 성공하는 경우도 있지만 대부분 장절제술이 필요하다.

## 9. 암과 예방

크론병에서 발생하는 암은 궤양성 대장염처럼 조직학적으로 분화가 좋지 않은 경우가 많다. 유병기간이 길어지면 암발생 위험도 높아지지만 예방적 장절제술은 시행하지 않는다. 협착을 동반한 장기간의 크론병은 암을 시사하는 경우가 많으므로 수술을 하는 것이 좋다. 대장의 크론병의 경우 정기적인 감시 내시경검사가 필요하다.

## 10. 성장 지연

중요한 수술 적응증으로 영양흡수 장애로 인한 성장 지연은 사춘기 전에 수술을 해주어야 제대로 성장할 수 있다.

## XI 수술방법과 결과

### 1. 회맹부 절제술

회맹부에 염증이 있는 환자가 가장 많으므로 가장 흔히 시행되는 술식이다. 상당 길이의 소장절제가 동반되면 흡수 장애가 생길 수 있으며 설사, 혈액학 및 영양학적 장애, 담석 또는 신석 등이 생길 수 있다. 대장이 대부분 보존되면 소장의 1/2 정도를 절제하더라도 별다른 영양 불균형을 보이지 않을 수 있다. 충수염 의증으로 개복을 하여 회맹부 크론병을 발견한 경우는 장절제에 중대한 문제가 없는 한 회맹절제를 하는 것이 추가적인 수술을 방지하는 방법이다. 이 경우 충수절제만 하거나 그냥 수술을 끝낸다면 많은 환자가 수년 내에 합병증으로 재수술이 필요하다.

리제고티 등은 122예의 회맹절제술을 문합방법에 따라 수기문합(단단문합)과 자동문합기를 이용한 측측문합의 누출률을 비교하여 14.1% 대 2%로 자동문합이 더 안전하다고 하였다. 우반 대장절제술이 되는 경우는 문합부가 십이지장의 3번째 부위 근처에 놓이는 경우가 흔하다. 이때 문합부 재발이 생기면 십이지장 누공으로 발전하는 경우가 있어 피할 수 있으면 문합부의 위치를 십이지장과 거리를 두는 것이 현명하다.

### 2. 전대장직장절제술

염증이 전결장과 직장을 침범한 경우나 변실금이 심해 직장 보존이 어려운 경우 시행하며 1.5~4% 정도의 사망률이 보고된다. 재발은 주로 소장에 나타나는데 추적기간에 따라 3.3~46% 정도의 재발률이 보고되고 90%는 회장루로부터 25cm 이내에 재발이 많다.

가장 흔한 합병증은 회음부 창상합병증으로 28% 정도는 지연치유, 10% 정도는 계속 분비물이 흘러나오는 동이 형성되는 등 치유가 잘 안 된다. 소장을 동반절제하는 경우 수분, 전해질 불균형, 비타민 B12 결핍, 담석 등의 문제가 생기기도 한다.

젊은 환자의 경우 영구장루와 수술범위에 대한 설명을 하면 수술을 주저하는 경우가 많으나 대부분 수술 후 삶의 질 향상으로 만족스러운 생활을 영위한다.

## 3. 아전대장절제술과 직장봉합 혹은 점액루

전신상태가 좋지 않은 심한 대장염 환자나 독성거대결장 혹은 전격성 대장염 환자, 이후에 회장직장문합술이 가능해 보이나 전신상태가 좋지 않아 안전한 문합이 어려워 보이는 경우 시행할 수 있다. 또한 대장염의 원인이 명확하지 않아 크론병인지 궤양성 대장염인지 불확실한 경우 2차 수술로, 회장낭항문문합술 여부를 결정하기 위한 1차 수술로 시행하기도 한다.

남겨진 직장은 하트만술식처럼 봉합을 하든지 피부로 점액루를 만들 수 있다. 봉합된 직장단을 피하에 끌어올려 염증이 생겨도 골반내 농양을 피하고 점액루로 만들 수 있게 할 수도 있다.

남겨진 직장에 대한 장기추적결과를 보면 50% 정도는 5~10년 내에 여러 이유로 직장절제술을 시행하게 되며 일부는 소장직장문합술로 직장을 보존할 수 있다. 기엠 등은 47명의 환자에 대한 연구에서 직장절제술이 필요한 위험인자로 초기 수술 시 항문 질환의 존재를 보고하였으며 장기간 염증이 있는 직장을 보유하는 경우 3예의 직장암 발병이 보고되어 직장 보존이 어려워 보이는 크론 결장염 환자는 가능하면 직장절제를 하는 것이 안전하다고 알려져 있다.

## 4. 전대장절제술과 소장직장문합술

크론 대장염 환자의 25~50%는 직장과 하부에스결장에 염증이 없어 이 술식이 가능하다. 골리거는 이 술식을 직장이 완전히 깨끗하고 항문 질환이 거의 없는 경우에만 시행하도록 권유하였고 다른 보고에서는 소장직장문합이 유지될 수 있는 확률은 5년에 77%, 10년에 63%라 하였다. 상당수의 환자가 재발로 인하여 영구회장루를 만들 수밖에 없는 상황이 될 수 있지만 비교적 오랜 기간 동안 회장루 없이 생활할 수 있다는 장점을 생각하면 환자 선택을 신중하게 하여 환자의 삶의 질 향상을 도모할 수 있는 술식이다.

## 5. 대장분절절제

약 6% 정도의 크론 대장염 환자에서 일부 분절에만 염증이 국한된 경우가 관찰되는데 이러한 경우 분절절제만 실시하면 가장 이상적이다. 그러나 대다수의 경우 여러 부분에 염증이 병발하는데 전대장절제술에 비해 재발과 재수술이 많지만 수술 후 기능적 결과가 좋고 상당기간 장루를 피할 수 있으며 노인에서도 큰 부담 없이 시행할 수 있다는 장점이 있다. 많은 연구자들의 결과에서 확인할 수 있듯이 크론 대장염에서도 장관보존 수술의 원칙을 적용해야 한다는 주장이 우세하지만 염증의 상태와 환자의 전신 상태를 고려하여 전대장절제술이 필요한 경우에는 수술 후 재발이나 합병증을 고려하여 수술 범위를 확대하는 것이 바람직하다.

## 6. 우회술

과거에 절제술의 사망률이 높았을 때 일부 사용되었다. 그러나 수술 후 합병증이 높아 요즘에는 사라진 술식이지만 위, 십이지장의 크론병에는 아직도 사용된다.

## 7. 소장절제술

수술의 원칙은 크론 대장염과 비슷하지만 수술 후 영양 흡수 문제가 야기될 수 있으므로 합병증이 생겼을 때 수술을 고려하며 절제범위는 명확한 염증부위를 눈으로 보고 양손을 사용하여 전소장을 장간막부위를 촉지하여 정한다. 문합부 재발을 고려하여 염증부위로부터의 안전거리를 짧게 하거나 길게 하여도 차이가 없다는 전향적 연구결과와 광범위절제 후에도 재발률이 줄지 않는다는 사실을 고려하여 최소부위절제가 권장된다.

## 8. 협착성형술

장절제술이 크론병을 완치시킬 수 없고 특히 소장 크론병에 대한 거듭된 절제술은 '단장증후군'을 일으키기 쉬우므로 최소 수술의 개념이 도입되었다. 1970년대 인도에서 장결핵 환자에 적용하던 협착성형술을 리 등이 크론병 환자에 적용하면서 대중화되었다. 주로 증상완화기의 짧은 협착이 있는 환자가 이상적 적응증이며 다발성의 짧은 협착, 이전 수술로 소장 길이가 짧은 환자에서 장보존을 위한 목적으로 사용된다. 그러나 장 천공, 누공, 염증성 종괴가 있는 경우나 짧은 구간의 다발성 협착 등에는 시행하지 않는다. 장절제술과 동반하여 보조수술법으로

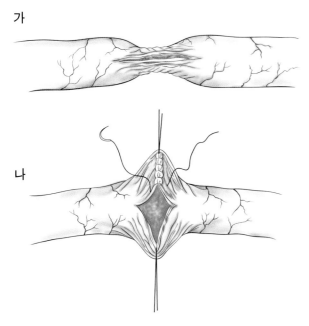

그림 27-10. 짧은 협착부의 성형술 **가.** 협착된 부분에서 정상 장까지 길게 절개한다. **나.** 열린 부분을 횡으로 봉합한다.

사용되는 경우도 흔하다.

수술방법은 짧은 협착은 유문성형술처럼 협착부위를 종으로 절개하고 단층봉합이나 갬비봉합술을 이용하여 횡으로 봉합하고(그림 27-10), 긴 협착은 핀니 형태로 봉

합한다(그림 27-11). 또한 자동문합기를 이용할 수도 있다(그림 27-12). 미켈라시 등은 광범위 공·회장 크론병 환자에서 염증이 있는 긴 소장구간을 측측문합술로 연결하여 소장 길이를 보존하는 술식을 발표하고 7년 이상을 추적하여 영상의학적, 내시경적 검사로 문합부의 염증이 호전된 것을 보고하기도 하였다.

많은 임상연구결과 이 술식의 사망률은 거의 0%에 가깝고 출혈, 누공과 농양, 재수술이 필요한 합병증은 각각 2~8% 정도로 낮은 편으로 알려져 있으며 90% 이상에서 증상완화를 경험한다. 누적 5년 재수술률은 28% 정도이고 장절제술과의 비교연구에서 수술부위를 재수술할 확률에는 차이가 없는 것으로 밝혀졌다.

브로에링 등은 크론 결장염에서도 협착성형술의 결과가 절제술 못지않다 보고하였으나 협착이 있는 크론 결장염은 대장암 위험이 높아 매우 주의를 요한다.

## 9. 장루 필요성

크론병에서 가장 흔한 장루 적응증은 심한 항문 혹은 성기주위 농양이나 치루이다. 크론병 증상이 생긴 후 약

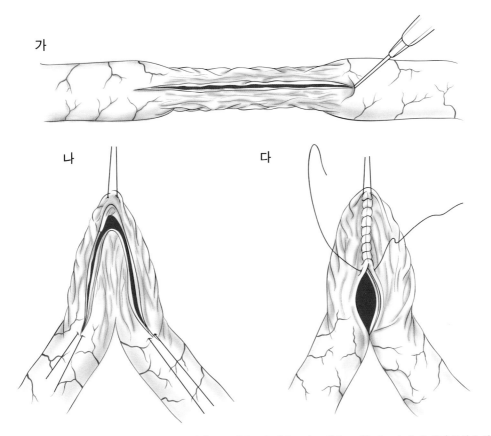

그림 27-11. 긴 협착부의 성형술 **가.** 협착부를 종방향으로 연다. **나.** 장을 U자 모양으로 접는다. **다.** 측면-측면 봉합을 한다.

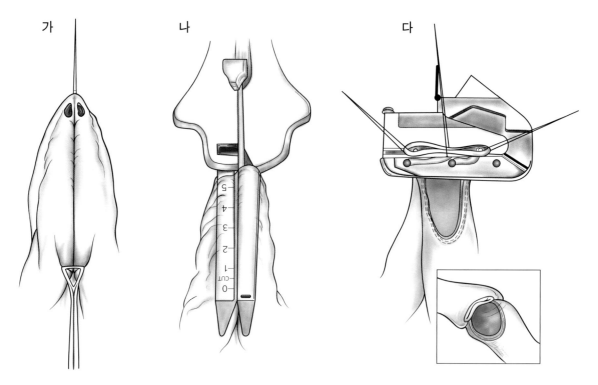

그림 27-12. 크론병에서 자동문합기를 이용한 협착성형술 **가.** 협착의 중앙부를 접고 봉합사나 밥콕 겸자로 잡은 후 접힌 부위에 2개의 작은 구명을 낸다. **나.** 자동문합기의 두 다리를 작은 구명을 통해 넣고 문합한다. 이때 자동문합기의 크기는 협착부의 길이에 따라 달라진다. **다.** 직선 문합기를 이용하여 횡으로 문합하고 조직표본은 잘린 부분에서 얻는다.

20년 간 추적을 하면 41%에서 장루가 필요하고 14%는 영구 장루를 갖게 된다고 포스트 등이 보고했다. 장루형성술의 위험인자로는 직장의 염증이나 치루가 있는 경우, 오랜 기간 증상이 있는 경우 등으로 분석되었다.

## 10. 회장낭항문문합술

궤양성 대장염과 크론병을 구분하기 어려운 경우가 종종 있기 때문에 임상적으로 궤양성 대장염으로 진단하고 회장낭항문문합술을 시행했다가 병리조직검사나 수술 후 추적 중에 크론병으로 확인되는 경우가 있다.

사가 등은 37예의 수술결과를 보고하면서 30%에서 복잡 치루가 생기고 45%가 회장낭 실패가 생기는 등 궤양성 대장염 환자에 비해 매우 불량한 결과를 보고하였으나 10년이 지난 뒤에도 회장낭을 보유하고 있는 환자들은 비교적 좋은 기능적 결과를 보였다고 하였다. 여러 연구자들의 임상결과도 많은 합병증을 보고하며 수술 전 크론병이 확진된 경우는 회장낭을 만들지 않는 것이 현명한 것으로 알려져 있다. 그러나 일부의 보고에서 직장염이 심하지 않고 말단 회장부의 염증이 없는 크론병 환자에서는 양호한 수술결과를 얻을 수 있고 장기 추적결과 회장

낭을 보유하고 있는 경우가 많아 세심하게 환자를 선택하면 크론병 환자에서도 이 술식을 사용할 수 있다는 견해도 있다.

## XII 특수부위의 크론병

### 1. 위·십이지장

위·십이지장 크론병은 전체의 0.5~4% 정도로 드물다. 60%는 위의 전정부와 유문부에서 발생하며 대개 하부 장관에 염증을 동반한다. 궤양, 협착, 누공 등이 생길 수 있으며 대개 위 출구폐쇄증이 나타나거나 주변 장기와의 누공으로 인한 증상이 있는 경우 수술을 하고 그 이외에는 약물치료를 한다.

폐쇄증의 경우는 주로 위공장문합술 혹은 십이지장공장문합술을 시행하고 누공의 경우는 누공의 크기와 염증 상태를 고려하여 단순봉합, 공장과의 문합술 등이 시행될 수 있다. 문합부 재발에 의한 2차적 누공도 흔하다.

## 2. 광범위 공·회장염

전체 크론병의 3~10%를 차지하며 증상이 심하고 치료가 어렵다. 특징적으로 복통이 매우 심하고 체중감소와 설사가 흔한 증상이다. 진단 초기에 수술이 필요한 경우가 많지만 장기추적결과는 생각보다 좋다. 임상적으로는 남자가 2배 이상 잘 생기고 상부 위장관형이 많으며 소장협착이 흔히 동반된다.

수술은 협착성형술을 동반한 여러 차례의 수술 또는 광범위 절제술로 단장증후군이 우려되지만 미켈라시 등에 의한 긴 구간 측측문합술의 결과가 비교적 양호하여 소장보존을 위한 좋은 술식으로 평가받고 있다.

## 3. 항문주위 크론병

매우 흔히 관찰되며 크론병 환자의 3.8~80%까지 다양한 유병률을 보인다. 국내에서도 대부분의 보고에서 50~60%에 이르는 유병률이 보고되고 있다. 결장의 크론병 환자에서 더 흔히 관찰된다.

항문 크론병은 특징적으로 다수의 병변, 측방치열, 항문주위 피부의 깊은 괴양, 항문 협착, 복수 누공과 동반되는 경우가 많다. 항생제를 비롯한 많은 약물치료가 사용되며 인플릭시맙의 출현으로 치료 반응률이 많이 개선되었다. 장관의 염증상태와 증상이 비례하는 경우가 많다.

### (1) 피부꼬리
가장 흔한 항문 질환으로 부종과 비후된 피부가 1~2cm 정도로 관찰된다. 앉을 때 통증을 유발하고 항문을 청결히 유지하기 어렵다. 좌욕 등의 보조치료를 하며 증상이 심한 경우 제거할 수 있다.

### (2) 치핵
치핵은 가능하면 보조치료를 하는 것이 좋고 치핵절제술을 시행할 경우 합병증이 많으며 직장절제가 필요하게 되는 경우도 흔하다. 드물게 좋은 성적을 보고하기도 하지만 각별한 주의가 필요하다.

### (3) 치열
크론병 항문 질환의 20~30%를 차지하는 흔한 병변으로 일반치열 환자가 항문 앞·뒤에 주로 치열이 생기는 반면 크론병 환자에서는 주로 후방과 측방에 생기며 다발성으로 생기는 경우도 1/3 정도가 된다. 50% 정도가 항문협착이 생기고 26% 정도는 농양과 치루가 속발할 수 있다. 대부분의 환자는 보조요법으로 치료할 수 있으나 증상이 심한 경우는 측방 내괄약근절개술이 효과적이며 치료 결과도 양호한 편이다.

### (4) 항문직장주위 농양
23~62%의 크론병 환자에서 발생하며 70%는 치루와 연관이 있다. 절개배농술이 필요하며 약 반수가 재발하고 1/3에서는 직장절제가 필요하게 된다.

### (5) 직장질루
3.5~23%의 크론병 환자에서 발생한다. 증상이 심하지 않은 경우는 보조요법으로 관찰하고 증상이 심한 경우 직장의 염증 정도에 따라 국소봉합, 점막 전진피판술, 직장절제술 등을 시행할 수 있다. 직장의 염증이 어느 정도 있는 경우 국소수술법을 사용할 때는 장루로 대변우회술을 시행하는 것이 성공률을 높일 수 있다. 누공을 그대로 두고 상부로 대변우회술만을 시행하는 경우 증상 호전을 기대하기 어려우며 오래된 직장질루에서 암이 발생한 예도 있다. 직장점막 전진피판술과 경질 국소봉합술로 성공적인 결과를 보고하기도 하지만 직장 염증에 대한 치료가 선행되어야 한다.

### (6) 치루
치루 발생률을 보고자마다 다양하며 10~60% 정도가 보고되고 있다. 국내 보고에 의하면 50~60% 정도로 서양보다 높은 편이다. 단순치루는 드물고 복잡치루가 대부분이며 치루의 해부학적 분류기준인 팍스 분류로 나누기 어려운 경우가 많다.

치료는 증상이 별로 없는 경우는 좌욕 등의 보조치료만 하고 증상이 있고 농의 배출이 잘 안 되는 경우는 사태가 더 악화되기 전에 조기에 수술하는 것이 좋다는 견해가 우세하다. 저위, 단순치루의 경우 치루절개술과 세톤법으로 좋은 치료 결과를 얻을 수 있으며 고위치루의 경우 장기간의 세톤거치와 적절한 배농법이 가장 좋은 치료이다. 세톤은 느슨한 배농형으로 수개월~수년을 거치시키며 분비물이 거의 없을 때까지 거치시킨다.

최근 인플릭시맙의 사용과 적절한 세톤으로 좋은 결과

들이 보고되고 있다. 심한 직장 염증이 동반된 경우는 직장절제술을 하여야 증상을 개선시킬 수 있는 경우가 대부분이며 장관의 심한 염증이 동반된 경우는 장관 수술과 함께 수술한 군이 치료결과가 좋다는 보고도 있다.

## XIII 암 발생 위험

염증성 장질환에서 암이 발생하는 기전은 일반적인 발암과정과는 차이가 있는 것으로 알려져 있으며 만성 염증이 발암과정에 중요한 역할을 할 것이라 생각된다. 그 이유로 염증이 오래 될수록, 염증범위가 넓을수록, 원발성 경화성 담도염 같은 다른 염증 질환이 있을수록 암이 잘 생기며 소염제와 스테로이드 등이 발암과정을 예방할 수 있다는 것 등을 들 수 있다.

실제로 염증성 장질환에서 생기는 암은 일반 대장암처럼 선종-선암 연속체의 과정과는 다른 과정에서 생기고 이형성증이 선행한다는 특징을 지니며 젊은 연령에서 생기고 호발부위가 다르며 다발성, 점액성 암의 특징을 지닌다.

크론병에서 생기는 암은 궤양성 대장염보다 근위부에 잘 발생하고 전소화관에 생길 수 있으며 누공이나 우회된 장관에서 잘 생긴다. 유병기간이 20년 정도 지나면 궤양성 대장염과 발생률이 거의 동일하게 된다. 스웨덴의 1,655명 코호트 연구에 의하면 전반적 발암위험도는 2.5배이며 소장만 침범한 경우는 1배, 소장-대장형은 3.2배, 대장형은 5.6배로 대장에 염증이 있을수록 암 발생에 신경을 써야 하며 대장 협착이 있는 경우는 궤양성 대장염은 30배, 크론병은 6배의 대장암 발생위험이 있다. 수술 후의 예후는 일반 대장암과 같으며 궤양성 대장염과는 달리 영역 절제만으로 충분하다.

2005년 미국 크론병재단 주최 국제심포지엄에서 채택한 크론병 환자의 발암에 대한 감시검사 권고안에서는 소장형은 필요 없고 대장염의 경우 유병기간이 8~10년이 되면 감시검사를 궤양성 대장염처럼 시작하고 염증 정도에 따라 1~2년에 한 번씩 정기검사를 권하고 있다.

## XIV 재발에 영향을 주는 인자

많은 연구자들이 크론병 수술 후 재발에 영향을 주는 인자를 찾기 위하여 수많은 임상연구를 하였으나 흡연을 제외하고는 성별, 연령, 유병기간, 장절제 범위, 회장염 유무 등은 통계적인 차이를 확인하기 어려웠다. 최근 야마모토 등은 광범위 문헌고찰을 통해 흡연은 약 2배 정도의 재발위험도를 높이며 5-아미노살리실산의 사용은 약간의 재발방지 효과가 있다고 하였으나 스테로이드나 면역억제제의 효과는 미지수라 하였다. 수술방법에 있어서 자동봉합기를 이용한 광범위 문합술이 재발률이 적다는 연구들이 있고 절제범위나 문합부의 현미경적 염증유무 등은 재발률에 차이를 나타내지 못했다.

## XV 불확정 대장염

염증성 장질환의 대표적인 질환군인 크론병과 궤양성 대장염은 매우 다른 임상양상을 나타낸다. 이 두 질환은 염증성 장질환이라는 질환군의 한 스펙트럼상에서 양쪽 끝을 점유하는 질환들이며 그 중간 부분의 질환군은 양쪽 질환의 특성을 동시에 갖게 되는데 이러한 경우가 5~10% 정도 존재하며 이를 불확정 대장염이라 한다.

임상적으로는 환자의 병력, 증상, 내시경, 영상의학적으로 궤양성 대장염으로 진단이 되어 대장절제술을 시행한 후 병리조직검사상 일부 크론병의 특징을 보이는 경우가 흔하며 진단 당시부터 감별진단이 어려운 경우도 있다. 메이오 클리닉의 1,519명의 궤양성 대장염 환자의 장기 추적결과에 의하면 5%가 수술 시 혹은 수술 후 추적기간에 불확정 대장염군으로 판명되었고 이들은 추후 크론병으로 이환되는 경향을 보이며 크론병으로 바뀌는 환자들의 합병증률은 의미 있게 높았지만 나머지 환자들은 비교적 양호한 임상결과를 보여서 회장낭-항문문합술이 시행되어도 무방하다는 결론을 내리고 있다. 반면 레이히 클리닉의 결과는 불확정 대장염군의 회장낭 수술은 의미 있게 높은 합병증을 초래하므로 회장낭-항문문합술에 부정적인 견해를 보이고 있다. 일반적으로 불확정 대장염은 일시적인 진단명으로 이해되고 있지만 최근 면역조직화학 표지자를 이용한 진단에서 p-ANCA와 ASCA가 크론병과 궤양성 대장염이 감별에 도움이 되고 있어서 이 두

항체가 모두 음성인 불확정 대장염은 크론병으로 발전하지 않고 독립된 질환군으로 남을 확률이 높다는 연구 결과도 있다.

## 참고문헌

Brown CJ, Maclean AR, Cohen Z, Macrae HM, O'Connor BI, McLeod RS. Crohn's disease and indeterminate colitis and the ileal pouch-anal anastomosis: outcomes and patterns of failure. Dis Colon Rectum 2005;48(8):1542-1549.

Chevalier JM, Jones DJ, Ratelle R, Frileux P, Tiret E, Parc R. Colectomy and ileorectal anastomosis in patients with Crohn's disease. Br J Surg 1994;81(9):1379-1381.

Cirincione E, Gorfine SR, Bauer JJ. Is Hartmann's procedure safe in Crohn's disease? Report of three cases. Dis Colon Rectum 2000;43(4):544-547.

Colombel JF, Loftus EV Jr, Tremaine WJ, Pemberton JH, Wolff BG, Young-Fadok T, et al. Early postoperative complications are not increased in patients with Crohn's disease treated perioperatively with infliximab or immunosuppressive therapy. Am J Gastroenterol 2004;99(5):878-883.

Crohn BB, Ginzburg L, Oppenheimer GD. Regionalileitis. JAMA 1932;99:1323-1329.

Egan LJ, Sandborn WJ. Advances in the treatment of Crohn's disease. Gastroenterology 2004;126(6):1574-1581.

Ekbom A, Helmick C, Zack M, Adami HO. Increased risk of large-bowel cancer in Crohn's disease with colonic involvement. Lancet 1990;336(8711):357-359.

Ekelund GR, Lindhagen T. Controversies in the surgical management of Crohn's disease. Perspect Colon Rectal Surg 1989; 2:1-18.

Fedorak RN, Bistritz L. Targeted delivery, safety, and efficacy of oral enteric-coated formulations of budesonide. Adv Drug Deliv Rev 2005;57:303-316.

Garcia JC, Persky SE, Bonis PA, Topaziam M. Abscesses in Crohn's disease: outcome of medical versus surgical treatment. J Clin Gastroenterol 2001;32:409-412.

Goligher JC. Surgical treatment of Crohn's disease affecting mainly or entirely the large bowel. World J Surg 1988;12(2): 186-190.

Goligher JC. The long-term results of excisional surgery for primary and recurrent Crohn's disease of the large intestine. Dis Colon Rectum 1985;28(1):51-55.

Greenstein AJ, Mann D, Sachar DB, Aufses AH Jr. Free perforation in Crohn's disease: I. A survey of 99 cases. Am J Gastroenterol 1985;80(9):682-689.

Greenstein AJ. Malignancy in Crohn's disease. Perspect Colon Rectal Surg 1995;8:137-159.

Guillem JG, Roberts PL, Murray JJ, Coller JA, Veidenheimer MC, Schoetz DJ Jr. Factors predictive of persistent or recurrent Crohn's disease in excluded rectal segments. Dis Colon Rectum 1992;35(8):768-772.

Hill GL, Bourchier RG, Witney GB. Surgical and metabolic management of patients with external fistulas of the small intestine associated with Crohn's disease. World J Surg 1988; 12(2):191-197.

Hugot JP, Chamaillard M, Zouali H, Lesage S, Cezard JP, Belaiche J, et al. Association of NOD2 leucine-rich repeat variants with susceptibility to Crohn's disease. Nature 2001;411(6837):599-603.

Ierardi E, Principi M, Francavilla R, Pisani A, Rendina M, Ingrosso M, et al. Oral tacrolimus long-term therapy in patients with Crohn's disease and steroid resistance. Aliment Pharmacol Ther 2001;15(3):371-377.

Itzkowitz SH, Present DH. Crohn's and Colitis Foundation of America Colon Cancer in IBD Study Group. Consensus conference: Colorectal cancer screening and surveillance in inflammatory bowel disease. Inflamm Bowel Dis 2005; 11(3):314-321.

Johnson GJ, Cosnes J, Mansfield JC. Review article: smoking cessation as primary therapy to modify the course of Crohn's disease. Aliment Pharmacol Ther 2005;21(8):921-931.

Katariya RN, Sood S, Rao PG, Rao PL. Stricture-plasty for tubercular strictures of the gastro-intestinal tract. Br J Surg 1977;64(7):496-498.

Lavy A, Yasin K. Octreotide for enterocutaneous fistulas of Crohn's disease. Can J Gastroenterol 2003;17(9):555-558.

Lee EC, Papaioannou N. Minimal surgery for chronic obstruction in patients with extensive or universal Crohn's disease. Ann R Coll Surg Engl 1982;64(4):229-233.

Lemann M, Chamiot-Prieur C, Mesnard B, Halphen M, Messing B, Rambaud JC, et al. Methotrexate for the treatment of refractory Crohn's disease. Alment Pharmacial Ther 1996;10: 309-314.

Lockhart-Mummery HE, Morson BC. Crohn's disease(regional enteritis) of the large intestine and its distinction from ulcerative colitis. Gut 1960;1:87-105.

Mcdonald JW, Feagan BG, Jewell D, Brynskov J, Stange EF, Macdonald JK. Cyclosporine for induction of remission in Crohn's disease. Databases Syst Rev 2005;18(2):CD000297.

McLeod RS, Wolff BG, Steinhart AH, Carryer PW, O'Rourke K, Andrews DF, et al. Prophylactic mesalamine treatment decreases postoperative recurrence of Crohn's disease. Gastroenterology 1995;109(2):404-413.

McNamara MJ, Fazio VW, Lavery IC, Weakley FL, Farmer RG. Surgical treatment of enterovesical fistulas in Crohn's disease. Dis Colon Rectum 1990;33(4):271-276.

Michelassi F, Hurst RD, Melis M, Rubin M, Cohen R, Gasparitis A, et al. Side-to-side isoperistaltic strictureplasty in extensive Crohn's disease: a prospective longitudinal study. Ann Surg 2000;232(3):401-408.

Miehsler W, Reinisch W, Kazemi-Shirazi L, Dejaco C, Novacek G, Ferenci P, et al. Infliximab: lack of efficacy on perforating complications in Crohn's disease. Inflamm Bowel Dis 2004; 10(1):36-40.

Munoz-Juarez M, Yamamoto T, Wolff BG, Keighley MR. Wide-lumen stapled anastomosis vs. conventional end-to-end anastomosis in the treatment of Crohn's disease. Dis

Colon Rectum 2001;44(1):20-25.

Nelson RL. New medications for inflammatory bowel diseases. Semin Colon Rectal Surg 1990;3:168-175.

Olsen S, Gilbert J. Cytomegalovirus infection in Crohn's colitis. J R Soc Med 2004;97:335-336.

Ozuner G, Fazio VW, Lavery IC, Milsom JW, Strong SA. Reoperative rates for Crohn's disease following strictureplasty. Long-term analysis. Dis Colon Rectum 1996;39(11): 1199-1203.

Panaccione R, Fedorak RN, Aumais G, Bernstein CN, Bitton A, Croitoru K, et al. Canadian Association of Gastroenterology Clinical Practice Guidelines: the use of infliximab in Crohn's disease. Can J Gastroenterol 2004;18(8):503-508.

Panaccione R. Canadian Consencus Group on the use of infliximab in Crohn's disease. Infiximab for the treatment of Crohn's disease: review and indications for clinical use in Canada. Can J Gastroenterol 2001;15:371-375.

Pishori T, Dinnewitzer A, Zmora O, Oberwalder M, Hajjar L, Cotman K, et al. Outcome of patients with indeterminate colitis undergoing a double-stapled ileal pouch-anal anastomosis. Dis Colon Rectum 2004;47(5):717-721.

Poggioli G, Stocchi L, Laureti S, Selleri S, Marra C, Salone MC, et al. Duodenal involvement of Crohn's disease: three different clinicopathologic patterns. Dis Colon Rectum 1997;40(2):179-183.

Poritz LS, Gagliano GA, McLeod RS, MacRae H, Cohen Z. Surgical management of entero and colocutaneous fistulae in Crohn's disease: 17 year's experience. Int J Colorectal Dis 2004;19(5):481-485.

Poritz LS, Rowe WA, Koltun WA. Remicade does not abolish the need for surgery in fistulizing Crohn's disease. Dis Colon Rectum 2002;45(6):771-775.

Post S, Herfarth C, Bohm E, Timmermanns G, Schumacher H, Schurmann G, et al. Experience with ileostomy and colostomy in Crohn's disease. Br J Surg 1995;82(12):1629-1633.

Prantera C, Scribano ML. Probiotics and Crohn's disease. Dig Liver Dis 2002;34(Suppl 2):S66-S67.

Present DH, Korelitz BI, Wisch N. Treatment of Crohn's disease with 6-mercaptopurine. A long-term, randomized, double-blind study. N Engl J Med 1980;302(18):981-7.

Present DH. Current concepts in treating inflammatory bowel disease with immunosuppressive agents. IBD News. National Foundation for Ileitis and Colitis 1985;6:1-3.

Remzi FH, Dietz DW, Unal E, Levitin A, Sands MJ, Fazio VW. Combined use of preoperative provocative angiography and highly selective methylene blue injection to localize an occult small-bowel bleeding site in a patient with Crohn's disease: report of a case. Dis Colon Rectum 2003;46(2):260-263.

Resegotti A, Astegiano M, Farina EC, Ciccone G, Avagnina G, Giustetto A, et al. Side-to-side stapled anastomosis strongly reduces anastomotic leak rates in Crohn's disease surgery. Dis Colon Rectum 2005;48(3):464-468.

Russel MG, Stockbrugger RW. Epidemiology of inflammatory bowel disease: an update. Scand J Gastroenterol. 1996;31: 417-27.

Sachar DB, Bodian CA, Goldstein ES, Present DH, Bayless TM, Picco M, et al. Is perianal Crohn's disease associated with intestinal fistulization? Am J Gastroenterol 2005;100(7):1547-1549.

Sagar PM, Dozois RR, Wolff BG. Long-term results of ileal pouch-anal anastomosis in patients with Crohn's disease. Dis Colon Rectum 1996;39(8):893-898.

Sandborn WJ, Tremaine WJ, Lawson GM. Clinical response does not correlate with intestinal or blood cyclosporine concentrations in patients with Crohn's disease treated with high-dose oral cyclosporine. Am J Gastroenterol 1996; 91(1):37-43.

Sartor RB. Current theories in the etiology of Crohn's disease. Mt Sinai Newslett 1995;2:2-6.

Sayfan J, Wilson DA, Allan A, Andrews H, Alexander-Williams J. Recurrence after strictureplasty or resection for Crohn's disease. Br J Surg 1989;76(4):335-338.

Scott NA, Hughes LE. Timing of ileocolonic resection for symptomatic Crohn's disease-The patient's view. Gur 1994; 35:656-657.

Shinozaki M, Koganei K, Fukushima T. Simultaneous anus and bowel operation is preferable for anal fistula in Crohn's disease. J Gastroenterol 2002;37(8):611-616.

Singh B, McC Mortensen NJ, Jewell DP, George B. Perianal Crohn's disease. Br J Surg 2004;91(7):801-814.

Tjandra JJ, Fazio VW. Techniques of strictureplasty. Perspect Colon Rectal Surg 1992;5:189-198.

Topstad DR, Panaccione R, Heine JA, Johnson DR, MacLean AR, Buie WD. Combined seton placement, infliximab infusion, and maintenance immunosuppressives improve healing rate in fistulizing anorectal Crohn's disease: a single center experience. Dis Colon Rectum. 2003;46(5):577-583.

Tremaine WJ, Schroeder KW, Harrison JM, Zinsmeister AR. A randomized, double-blind, placebo-controlled trial of the oral mesalamine(5-ASA) preparation, Asacol, in the treatment of symptomatic Crohn's colitis and ileocolitis. J Clin Gastroenterol 1994;19(4):278-82.

Wenzl HH, Reinisch W, Jahnel J, Stockenhuber F, Tilg H, Kirchgatterer A, Petritsch W. Austrian infliximab experience in Crohn's disease: a nationwide cooperative study with long-term follow-up. Eur J Gastroenterol Hepatol 2004; 16(8):767-773.

Weston LA, Roberts PL, Schoetz DJ Jr, Coller JA, Murray JJ, Rusin LC. Ileocolic resection for acute presentation of Crohn's disease of the ileum. Dis Colon Rectum. 1996; 39(8):841-846.

Yamamoto T, Keighley MR. Smoking and disease recurrence after operation for Crohn's disease. Br J Surg 2000;87(4): 398-404.

Yamamoto T. Factors affecting recurrence after surgery for Crohn's disease. World J Gastroenterol 2005;11(26):3971-3979.

Yang SK, Lim J, Chang HS, Lee I, Li Y, Liu J, et al. Association of TNFSF15 with Crohn's disease in Koreans. Am J Gastroenterol 2008;103(6):1437-1442.

Yang SK, Yun S, Kim JH, Park JY, Kim HY, Kim YH, et al. Epidemiology of inflammatory bowel disease in the Songpa-Kangdong district, Seoul, Korea, 1986-2005: a KASID study. Inflamm Bowel Dis 2008;14(4):542-549.

Ye BD, Yang SK, Cho YK, Park SH, Yang DH, Yoon SM, et al. Clinical features and long-term prognosis of Crohn's disease in Korea. Scand J Gastroenterol 2010;45(10):1178-1185.

Yoon YS, Yu CS, Yang SK, Yoon SN, Lim SB, Kim JC. Intra-abdominal fistulas in surgically treated Crohn's disease Patients. World J Surg 2010;34(8):1924-1929.

Young-Fadok TM, Wolff BG, Meagher A, Benn PL, Dozois RR. Surgical management of ileosigmoid fistulas in Crohn's disease. Dis Colon Rectum 1997;40(5):558-561.

Yu CS, Pemberton JH, Larson D. Ileal pouch-anal anastomosis in patients with indeterminate colitis: long-term results. Dis Colon Rectum 2000;43(11):1487-1496.

# 28

# 다른 형태의 결장염

유창식·윤상남

## Ⅰ 결핵성 결장염

장관을 침범하는 결핵균은 인형 결핵균이나 우형 결핵균에 의해 발생한다. 전자는 폐결핵 시 생기는 객담을 삼킬 때 장관에 2차적으로 감염이 되는 예가 많고, 후자는 주로 소아에서 우유를 통하여 감염되는데 이를 1차적 감염이라 한다. 드물게는 폐나 타 장기의 결핵에서 혈행성 또는 림프성으로 전파된다. 결핵성 장염은 회맹부에 가장 흔히 발생하는데 이는 이 부위에 림프조직이 가장 많고, 회맹판의 작용으로 장 내용물의 생리적 체류시간이 길며, 흡수작용이 강하고 음식물이 유미화되어 장점막에 내용물이 골고루 접촉하기 때문이다. 일반적으로 장결핵은 근위부 결장과 회장에 흔히 발생하며 소장에서는 통과 병변 즉, 분절성 침범도 종종 관찰된다.

### 1. 임상 소견

비특이적인 만성 복통이 가장 흔한 증상으로 전체 환자의 80~90%에서 나타난다. 식욕부진, 피로, 발열, 식은 땀, 체중감소, 설사, 변비, 혈변이 나타날 수 있다. 우하복부의 종괴가 만져지는 경우가 25~50% 정도에서 있다. 소장의 폐쇄와 대장 천공이 보고되기도 하였다. 장결핵에 복수가 동반되는 경우에는 복수가 거의 없는 크론병과 감별하여 진단하기 쉬워진다.

복부결핵은 임상적 양상에 따라 장간막 림프선염, 장결핵, 결핵성 복막염, 결장 및 항문직장 질환으로 대별할 수 있다. 장간막 림프선염은 초기에는 체중감소, 간헐성 미열, 권태감 등의 증상으로 시작하여 진행함에 따라 복수나 림프절 종창에 의해 복부 팽만이 나타나고 빈혈, 저알부민혈증, 말초부종, 림프부종이 발생한다. 림프절의 대량 건락화가 일어나고 림프절 파열이 뒤따르게 되면 복강 내로 결핵균이 파종되어 복막 내에 다량의 결절이 형성되는 결핵성 복막염이 발생하게 된다.

장결핵은 주로 4가지 경로로 발생한다. 감염된 객담을 삼키거나, 활동성 폐결핵 또는 속립성 결핵의 혈행성 전파에 의하거나, 오염된 음식물을 섭취하거나, 주변 장기로부터의 접촉성 전파에 의하여 발생할 수 있다. 궤양성, 비후성, 궤양비후성으로 구별되는데 전체적으로는 궤양성이 60%로 가장 많고 다발성이며 회맹부보다 상방에 호발하고 전염성이 강한 경과를 보인다. 비후성은 비교적 적어서 10% 정도이고 맹장부위를 포함한 원위부에 호발하며 반흔, 섬유화, 가성 종양의 형태를 보이고 결핵에 대한 감수성이 낮고 면역성이 높을 때 잘 생긴다고 한다. 궤양비후성은 30% 정도를 차지하고 회맹부에 장벽이 두텁고 궤양을 동반하는 염증성 종괴의 형태로 자주 나타난다. 이 경우 종종 증상이 모호하여 간과하기 쉬운데 통증이 가장 흔한 증상이며 말단회장의 협착으로 인해 폐쇄성 통증의 양상을 나타내기도 한다. 우측 장골와에 종괴가 촉지되기도 하며 발열, 설사, 전신쇠약이 발생한다. 드물기는 하지만 천공이 되면 복막염으로 인한 범발성 복통이 발생한다.

결핵성 복막염은 일반적으로 서서히 진행되며 대개 발열, 체중감소를 동반한다. 복막침범은 복수가 진행되거나(습형), 복수 없이 광범위하게 진행되기도 한다(건형). 복막이 두터워지거나 광범위한 유착을 형성하는 섬유화형 복막염도 발생한다. 때로는 복막염이 전술한 바와 같이 건락된 장간막 림프절이 대량 파열되어 갑자기 발생하기도 한다. 결장 및 항문직장 결핵의 경우 결장에 국한되어 있을 때에는 대개 하복부 선통, 배변습관 변화, 발열이 발생하며 합병증으로 협착이 흔히 일어난다. 항문관을 침범하여 궤양을 형성하면 초기에는 단순 치열과 감별이 어려우나 결핵성인 경우는 궤양이 점차 커지고 가장자리가 딱딱해진다. 비슷한 궤양이 직장에서도 관찰될 수 있으며 출혈을 동반하기도 한다. 항문직장 결핵은 치루나 농양 형성으로 더욱 복잡해진다. 치루에서 피부 누공이 지저분하거나 경결이 없거나 약간 있으며 분비물이 물처럼 묽으면 결핵을 반드시 의심해보아야 한다.

## 2. 진단

### (1) 혈액학적 검사

비특이적 검사 소견으로는 적혈구 침강속도 상승(50~80%), 정적혈구성 정상색소성 빈혈, 저알부민혈증 등이 있다. 투베르쿨린검사는 대부분의 장결핵 환자에서 양성으로 나오기는 하지만 활동성인 경우와 이전의 접촉이나 백신접종에 의하여 감작된 경우를 구분할 수 없기 때문에 진단적 가치는 제한되어 있다.

### (2) 방사선학적 소견

단순복부사진상 석회화된 장간막림프절이 관찰될 수 있고, 협착이나 종괴로 인한 장폐쇄 시는 우측 장골와의 가스음영 소실이나 맹장이나 상행결장의 왜곡이 관찰되기도 한다. 대장이나 소장조영촬영상 특징적으로 점막의 궤양과 협착, 맹장 변형, 회맹판의 무력이 나타난다. 회맹부 결핵은 크론병, 회맹부 암, 림프육종, 방사선 회장염, 유암종, 방선균증 등과의 감별을 요한다. 전산화단층촬영이 진단에 가장 도움이 되며 주로 회맹부에 동심성의 장벽 비후를 보이고 근위부 소장의 확장을 동반할 수도 있다(그림 28-1가). 주변 장간막에 건락화 육아종을 나타내는 중심부가 흐린 림프절 종대가 있을 수도 있다(그림 28-1나).

### (3) 내시경 소견

내시경검사로 조직검사상 건락화된 육아종이 관찰되면 진단이 가능하다. 내시경 소견으로는 궤양, 협착, 결절, 가성 용종, 섬유성 띠, 누공, 회맹판 변형 등이 있다. 결핵성 궤양은 크론병과 달리 원형으로 주변점막에 염증이 동반되는 경우가 많다.

### (4) 확진을 위한 방법

흉부 방사선사진상 폐결핵이 있고 임상적 또는 방사선적 장결핵을 의심할 만한 소견이 있는 경우에는 장결핵으로 추정 진단할 수 있다. 하지만 흉부 방사선사진은 50% 미만의 환자에서 양성을 보인다.

확진은 민감도가 일정하게 나오지는 않지만 원칙적으

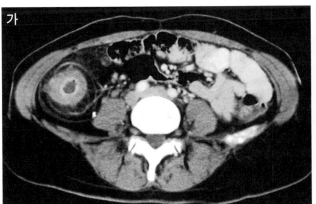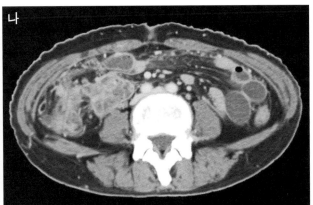

그림 28-1. 맹장과 상행결장을 침범한 결핵의 전산화단층촬영 사진 **가.** 맹장과 상행결장에 동심성의 장벽 비후를 보인다. **나.** 회맹부 장간막에 건락화 육아종을 나타내는 중심부가 흐린 림프절 종대가 있고 상행결장과 누공을 형성하고 있다.

로 항산균에 대한 칠-넬센*Ziehl-Neelsen* 염색과 배양에 의한 조직학적 소견을 근거로 한다. 결과적으로 조직검사를 동반한 대장내시경이 수술을 제외하고는 회맹부 결핵의 진단에 가장 유용한 방법이다. 장결핵이 의심되는 환자에 대하여 대장내시경을 시행할 때에는 결핵 차단 마스크를 착용해야 한다. 조직학적 소견과 조직 검체에 대한 배양을 함께 하면 80%의 환자에서 확진을 할 수 있다. 조직검사가 음성인 경우에도 내시경적 세침흡인세포검사가 양성으로 나오는 경우도 있다.

결핵육아종은 점막에 위치하는 크론병의 경우와 달리 점막하에 있는 경우가 종종 있으므로 내시경적으로 조직검사를 할 때 궤양의 변연과 바닥 깊숙이 시행해야 한다. 결핵과 연관된 육아종은 크고 융합성이며 건락성 괴사를 동반하는 경우가 많다. 또한 상피양 악성조직구의 집합체가 궤양을 둘러싸고 있으며, 불균형한 점막하 염증이 보인다. 이에 반하여 크론병과 연관된 육아종은 드물고, 작고, 비융합성이며, 건락화되지 않는다. 미세육아종, 국소적으로 심한 대장염, 내시경적으로 정상으로 보이는 부위에 있는 만성염증 소견 또한 크론병의 특징이다.

조직 검체에 대한 중합효소연쇄반응(PCR)이 일상적인 배양방법보다 민감도와 특이도가 높고 몇 주가 아닌 48시간 내에 결과를 얻을 수 있기 때문에 진단에 용이하다. 효소연관면역흡착분석(ELISA)을 이용한 신속한 진단도 유용한 것으로 보고되고 있으나 아직 그 역할에 대해서는 연구 중이다.

### (5) 진단이 애매한 경우

위의 방법들을 동원하더라도 진단이 확실하지 않은 경우가 있다. 대부분의 전문가들은 임상적, 방사선적, 내시경적 소견상 장결핵이 의심되는 경우에는 조직학적으로나 세균학적으로 확진이 되지 않더라도 항결핵치료를 시작하도록 권유하고 있다. 일부에서는 이런 경우 크론병이나 림프종 또는 악성종양을 감별하기 위하여 바로 진단적 개복술을 하는 방법을 제안하기도 한다. 대부분의 환자들은 항결핵치료를 하면 즉각적으로 호전을 보이고, 2주 이내에 호전되지 않으면 개복술을 다시 고려해야 한다.

## 3. 치료

### (1) 내과적 치료

합병증이 동반되지 않은 복부결핵은 3가지 항결핵제, 즉 이소니아지드, 리팜피신, 피라진아미드를 약 9개월간 병용한다(피라진아미드는 첫 3개월간만 복용). 이외에도 에탐부톨이나 스트렙토마이신이 대신 사용되기도 한다. 장결핵의 경우 궤양성 병변이 비후성 병변보다 약물에 더 잘 반응한다.

### (2) 외과적 치료

진단목적의 개복술 외에 증상이 있는 국소 질환, 즉 장폐쇄, 천공, 농양, 장피 누공, 심한 급성 출혈 등의 합병증 시 외과적 치료의 적응이 되며 광범위한 침범과 중증결핵으로 전신상태가 불량한 경우에는 수술을 피해야 한다. 장폐쇄가 가장 흔한 합병증으로 다수의 긴 협착은 내과적 치료로 호전되기 어렵고 항결핵치료 도중에 흉터 형성으로 인하여 장폐쇄가 악화될 수 있다. 수술은 보존적으로 하여야 하며 소장에 다수의 협착이 있는 경우에는 대량 절제보다는 협착성형술을 해주는 것이 좋다. 우회로술은 맹관증후군이 발생할 수 있기 때문에 시행하지 않는 것이 좋다. 내시경으로 접근이 가능한 경우에는 짧고 섬유화된 협착에 대하여 내시경적 풍선확장술을 적용할 수도 있다.

일반적으로 항문직장 질환은 보존적 치료가 원칙이나 농양형성 시는 항결핵제로 해결되기 전에 외과적 배농이 필요한 경우도 있다. 치루의 경우도 항결핵제로 치유되지 않으면 외과적 처치가 필요하게 된다.

## Ⅱ 방선균증

방선균증*Actinomycosis*은 악티노마이시즈 이스라엘리에 의해 발생하는데 이 균은 가지를 뻗는 그람양성 혐기성균이다. 전 세계적으로 분포하고 중년의 남자에게 주로 발생한다. 발병부위에 따라 경안부형, 흉부형, 복부형으로 구분하는데 이 중에서 경안부형이 가장 흔하고(50%) 복부형이 그다음으로 많다(20%).

## 1. 병인

장관에 발생하는 방선균증은 회맹부에 가장 흔히 발생한다. 이는 급성 천공성 충수염 후에 방선균이 흘러나와 우측 장골와에서 증식하여 군락을 이루어 소방을 형성하는 농양이 생기기 때문이다. 담낭절제술 후에 담낭에서 새어나온 담석이 원인이 되기도 하고 몇 년 후에 발생하기도 한다. 주로 국소적으로 진행하고 림프절 종대나 혈행성 전파는 드물다. 복부 방선균증이 발생하는 경우는 주로 근래의 복부 수술, 외상, 종양 또는 장관의 천공 후이다. 자궁내 기구의 사용과 연관된 증례들도 보고되었다. 병리학적 양상의 특징은 만성 화농, 광범위한 괴사와 섬유화이다(그림 28-2).

## 2. 임상 소견

방선균증은 드물고 증상이 비특이적이고 비교적 흔한 악성종양, 크론병 그리고 결핵과 비슷하여 수술 전 진단이 매우 어려워서 수술 전에 진단되는 경우는 10% 미만이다. 피로, 열, 체중감소, 그리고 복통 등의 증상이 만성의 느린 경과를 밟는 것이 특징이다. 이학적 소견상 촉지되는 종괴, 누공와 또는 누공이 있을 수 있다. 혈액학적 검사상 빈혈과 백혈구증가증이 나타날 수도 있다.

## 3. 진단

대부분의 환자에서 수술 후에 진단된다. 진단은 유황과립이나 방선균을 발견하면 가능한데 이는 배농통로에서

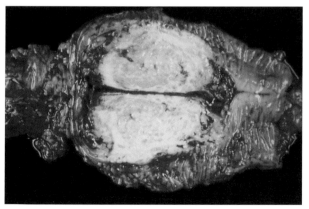

그림 28-2. 결장의 방선균증 절단면에서 중심부의 황색 괴사가 보이며 점막의 침범은 없다.

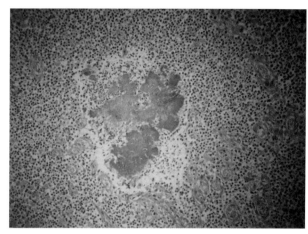

그림 28-3. 방선균성 농양 유황과립을 함유하며 이를 무수한 호중구들이 둘러싸고 있다.

분비되거나 농양강으로부터 흡인한 농으로부터 발견할 수 있다(그림 28-3). 컴퓨터단층촬영 유도경피흡인술로 농을 흡인하여 검사할 수도 있다. 유황과립은 직경이 수 밀리미터에 달하기도 하므로 육안으로 쉽게 발견할 수도 있으며 균은 혐기성 기법으로 배양도 가능하다. 구슬 모양 또는 실 모양의 비항산성 그람양성 간균이 유황과립으로부터 뻗어나가는 모양이다. 회맹부 방선균증은 충수염, 맹장암, 결핵, 크론병, 아메바증과 감별을 요한다. 항문직장 방선균증은 임상적 양상이 크론병이나 결핵과 유사하다.

## 4. 치료

수술 전에 진단이 된 경우에는 초기에 내과적 치료를 하는 것이 합리적이다. 방선균은 페니실린이나 테트라사이클린제제, 어느 쪽에도 민감하나 테트라사이클린제제가 더 효과적이라고 알려져 있다. 이를 1회 500mg씩 하루 4회의 고농도로 임상적 호전 후에도 수주간 복용한다. 페니실린 사용 시는 최소한 하루 400만 단위를 비경구 투여한다. 항생제 투여 외에 외과적 배농술을 실시하면 치료에 도움을 주며, 무엇보다도 조기에 항생제를 적극적으로 장기간 투여를 하는 것이 병소의 확산을 막고 완치시키는 지름길이다.

# Ⅲ 이질

## 1. 세균성 이질

세균성 이질은 주로 그람음성 간균인 시겔라균에 의해 발생한다. 시겔라증은 근위부 소장에서는 장독소로 인한 분비성 설사를 유발하고 대장에서는 세균이 직접 점막을 침범하여 급성세균성 결장염을 유발한다.

### (1) 임상 소견

48시간에서 1주간의 잠복기 후에 두통과 발열을 동반하는 복부 선통 및 물 같은 설사가 발생하고 2~3일 후부터는 결장염을 시사하는 항문이급후중, 점액, 직장출혈, 소량의 설사가 발생한다. 가장 흔한 합병증은 탈수이며 신부전 및 사망의 위험이 뒤따른다. 심한 경우에는 독성 거대결장, 가막성 장염, 괴사성 결장염, 결장 협착 등을 유발할 수 있다.

### (2) 진단

병력상 의심이 되면 신선 변이나 점액 혹은 내시경상 궤양성 병변을 채취한 것을 배양하여 균을 증명한다. 에스결장경검사 시 직장점막은 충혈되어 있고 피와 점액으로 덮여 있으며 접촉성 출혈과 부분적 점막 괴사가 관찰된다. 궤양은 점막주름을 따라 횡방향으로 형성되고 표재성이다. 이런 변화는 직장뿐 아니라 말단회장과 결장에서도 관찰될 수 있다.

### (3) 치료

증상이 경한 경우에는 수분 보충 외에 특별한 치료 없이도 저절로 낫지만 심한 경우에는 변배양 결과에 따라 적절한 항생제를 선택하여 투여하는데 대개 트라이메토프림-술파메톡사졸, 암피실린, 시프로플록사신 등을 사용한다. 결장 천공 시에는 병소부 결장절제와 하트만술식을 시행하고 결장이나 회장의 조루술을 시행하여 회복된 후 장을 연결시킨다.

## 2. 아메바성 이질

아메바성 이질은 이질 아메바에 의해 발생하는데 이는 생활사상 4가지 형태가 있다. 즉 영양형, 피포전기형, 포낭형, 유약영양형 등이다.

### (1) 전파와 병인

이질 아메바의 전파는 대체로 포낭으로 오염된 음식물을 통해서 일어난다. 소장에서 탈낭하여 나온 유약영양형은 그대로 대변과 함께 회맹판을 통과해 대개는 상행결장 하부에서 소병소를 형성하고 이분열법에 의해 증식한다. 일단 점막상피세포와 접촉하면 세포분해와 조직파괴가 계속적으로 일어나서 때로는 근육층까지 파급되어 플라스크형 궤양성 공동을 형성한다. 아메바의 조직내 침입작용은 장내세균과의 협동작용에 의한다. 병소 형성부위는 회맹부가 가장 많고 그다음이 직장에스결장 이행부위이다(그림 28-4). 그 밖에 충수와 상행결장에도 생길 수 있고 장외부위로 림프관 혹은 문맥계를 통해 간에 괴사 병소와 간 농양을 형성하며 이는 다시 늑막과 폐까지 파급되어 폐늑막 농양을 형성한다. 한편 혈행성 전파로 뇌, 비장, 폐에 농양이 형성되기도 한다.

### (2) 임상 소견

잠복기는 포낭 섭취 후 1주에서 1년으로 일정하지 않다. 장아메바증의 임상증상은 침해된 조직의 정도, 부위, 숙주의 저항력에 따라 다르며 임상적으로 4가지의 양상 즉, 포낭 배출 상태, 무증상 아메바증, 급성 장아메바증, 만성 장아메바증이 있는데 포낭을 배출하는 보균상태가 가장 흔하다.

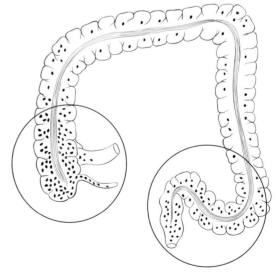

그림 28-4. 아메바성 이질의 장관 병소 형성부위 회맹부가 가장 많고 그다음은 직장에스결장부위이다.

을 제시하였고 이 질환은 그의 이름을 따라 베체트증후군으로 명명되었다. 베체트병은 전형적인 상기 증상 이외에도 피부, 관절, 중추신경계, 심혈관계, 소화기계 등 전신적으로 여러 장기를 침범하여 임상적으로 매우 다양한 증상을 보인다. 이러한 증상들은 혈관염에 의한 것으로 생각되고 모든 크기의 동맥과 정맥이 모두 이환된다. 동아시아에서 지중해에 이르는 실크로드 지역에 흔하고 증상도 심하게 나타난다. 국내에서는 1961년에 첫 보고된 이래 1980년대 이후 환자 보고례가 매년 증가하고 있다. 베체트병은 전 세계적으로 발생하나 일본, 중국, 한국, 중동, 지중해연안 국가들에서 호발하고 서구에서는 드물다.

## 1. 원인

원인은 아직 밝혀지지 않았으나 몇 가지 추정되는 기전이 있다. 조직적합성 항원과 연관된 유전학적인 영향(예; HLA-B51), 인간 펩티드와 교차 반응성을 갖는 세균항원, 조혈세포와 그와 관련된 시토카인들의 변화, 면역복합체와 자가항체의 존재, 혈관 내피세포의 활성화와 응고항진 상태 등이 그것이다.

## 2. 임상 소견

호전과 악화를 반복하는 만성 재발성 질환으로 20대의 젊은 사람에게 호발하고 남자에서 증상이 심하다. 여러 장기를 침범하여 다양한 증상을 나타내는데 중요한 4가지 증상은 구강과 성기부의 궤양, 안증상, 피부증상이다.

최초의 증상은 약 80%에서 구강궤양인데 적색구진으로 시작하여 백색 또는 황색의 가성막으로 덮인 경계가 명확하고 주변의 발적을 동반하는 동통성 궤양을 형성하며 1~3주 이내에 반흔을 남기지 않고 치유되나 흔히 재발한다. 1년에 3회 이상 재발하면 진단기준을 만족한다. 호발부위는 구순, 치육, 구강점막, 혀 등이다. 구강궤양은 전형적으로 처음에 나타나고 마지막까지 남아 있는 증상이다.

성기부 궤양은 구강궤양과 유사한 궤양들이 남성은 음낭, 음경, 요도부위, 여성은 외음부, 질 내에 발생하는데 크기가 남성보다 더 큰 경우가 많다. 또 항문, 서혜부, 직장 등에 동시에 나타나기도 한다.

안병변은 극심한 안와부 동통, 수명으로 시작되어 결막

염, 포도막염, 홍체, 모양체, 망막혈관 침범이 자주 발생하며 후에 전방농축을 초래한다. 대개 양측성으로 발생하며 증상 발현 후 3~4년 후에는 현저한 시력 감퇴를 보이며 시신경 위축이나 녹내장에 의해 실명하기도 하므로 가장 심각한 문제이다.

피부증상으로 결절홍반, 다형홍반양 병변, 모낭염이 나타날 수 있다. 말초혈관을 침범할 경우 혈전성 정맥염이 발생할 수 있다. 주사부위가 잘 곪거나 수술 후 창상부위가 잘 아물지 않는 경우도 있다.

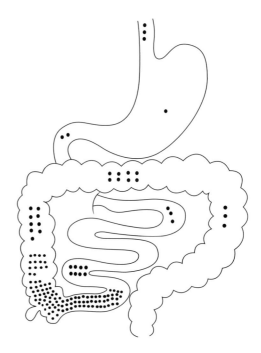

그림 28-7. 결장 베체트병에서 장관궤양의 위치  전장관에서 궤양이 발생할 수 있으나 말단회장과 맹장에 호발한다.

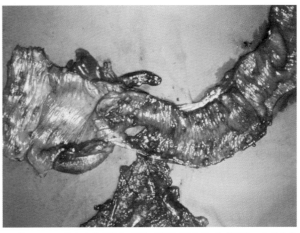

그림 28-8. 말단회장, 맹장, 상행결장을 침범한 베체트병  펀치해낸 것 같은 예리한 변연을 갖는 다양한 크기와 모양의 다발성 천공을 보여준다.

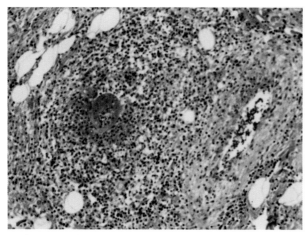

그림 28-9. 장관 베체트병(그림 28-8)의 현미경 소견 점막하층, 근육층, 장막하의 모세혈관과 소정맥, 그 주위에 림프구가 미만성으로 침윤되어 있다.

상기 4가지 주요증상 외에도 비교적 발생빈도가 낮은 증상으로는 관절염, 장관 병변, 뇌수막염, 혈관 병변, 정신과적 증상 등이 있다.

장관 병변으로 식도, 십이지장, 공장, 회장, 결장, 항문직장부에 궤양이 발생할 수 있으나 주로 말단회장과 맹장에 호발한다(그림 28-7). 궤양형성의 양상은 국소한정형과 미만형으로 대별할 수 있는데 국소한정형이 훨씬 더 흔하며 대개 말단회장이나 회맹부 혹은 맹장에 한정되어 있다. 73%에서는 궤양이 다발성으로 나타나며 56%에서 천공이나 장벽관통이 관찰되는데 이 또한 다발성으로 발생하는 경향이 있다(그림 28-8). 개복술을 시행하는 복부 주증상은 복통(92%), 복부 종괴(21%), 흑색변(17%)이고 그 시기는 30대가 가장 흔하여 이 질환의 진단 후 평균 6.6년이 경과하는 것으로 보고되고 있다.

## 3. 병리조직학적 소견

일반적으로 혈관염의 소견을 보이며 내피증식과 함께 혈관주위에 림프구, 조직구 등의 염증세포 침윤으로 혈관 폐쇄가 생기게 된다. 장궤양은 장막이나 근막을 관통하고 가장자리에 부종양 종창과 분화구 모양을 한다. 염증은 벽을 관통하여 장막까지 파급되어 점막하층에 림프구 침윤과 부종이 관찰된다. 점막하 결체조직은 파열되고 소실되어 모세혈관주위에 단핵구의 침윤이 관찰된다(그림 28-9).

## 4. 진단

본 질환을 확진할 수 있는 검사법이 자극성항진검사 pathergy test밖에 없어 임상양상을 통한 진단 외에는 특별한 방법이 없다. 이 검사는 환자의 팔 내측에 생리식염수를 피내주사하고 24~48시간 후에 농포형성을 관찰하는 방법으로 농포형성이 나타나면 진단에 큰 도움을 준다. 중동 지역에서는 80~90% 이상에서 양성이나 일본, 한국, 동남아 지역에서는 50% 이하의 낮은 양성률을 보인다. 1990년 국제베체트병연구회에서는 재발성 구강궤양을 주판단기준, 재발성 성기부 궤양, 안 병변, 피부 병변, 자극성항진검사 양성을 부판단기준으로 하여, 주판단기준이 존재하고 부판단기준 중 2가지가 존재하면 베체트병으로 진단하자고 제안하였다. 이 기준의 민감도는 95%이고 특이도는 100%인 것으로 보고되었다.

## 5. 치료

우선 내과적 치료를 시행하는데 소염제나 면역억제제가 대종을 이루고 항응고제가 사용되기도 한다. 만족스럽지는 못하지만 스테로이드, 레바미솔, 콜히친, 클로람부실, 시클로스포린, 술폰, 비브라마이신, 아자티오프린, 시클로포스포마이드 등이 주로 사용된다. 최근에는 인플릭시맙이나 에타너셉트와 같은 항종양괴사인자를 이용하는 치료도 소개되고 있다.

장 병변이 천공 등의 합병증을 동반한 경우는 개복술을 시행하게 되는데 병변이 주로 말단회장과 맹장을 침범하므로 수술은 대개 회맹부절제나 우측반결장절제술을 시행하게 된다. 광범위하게 침범되었을 때는 전결장직장절제술 및 회장조루술을 고려해보아야 한다. 절제 범위가 예후에 영향을 미치는지는 아직 확실하지 않으나 육안적으로 이상이 있는 부위는 모두 포함되도록 절제한다. 수술 후 합병증으로는 문합부 누출, 재천공, 누공형성, 창상 열개, 창상 감염, 토혈, 혈변 등이 발생할 수 있다. 재발성 궤양은 대개 문합부에 발생하며 누공도 이 부위에서 발생하게 된다. 따라서 1차적 장문합의 성공이 의심스러울 때는 지체 없이 조루술을 시행하여야 한다. 또 스토마에 재발성 궤양이 발생하기도 하는데 이는 대개 스테로이드치료에 잘 반응한다. 그리고 수술 후 합병증이나 궤양의 재발로 재수술을 요하는 경우에는 재발성 궤양을 재절제하게 된다.

## 참고문헌

강용원, 김흥대, 김광연. 대장 및 직장에 발생한 방선균증. 대한대
　장항문병학회지 1994;10:59-66.

윤효영, 이상전, 송영진. 다발성 장천공을 동반한 베체트병. 대한대
　장항문병학회지 1995;11:181-185.

이상전, 최재운, 장이찬, 여상민, 조원상, 송영진 등. 전복벽을 침습
　한 횡행결장 방선균증 1예 보고. 충북의대학술지 1994;4:119-
　124.

정희원, 유빈, 문희범, 이인철, 김병식, 박건춘 등. 소화기 Behcet
　병: 13예의 임상분석. 대한대장항문병학회지 1995;11:91-96.

Alvares JF, Devarbhavi H, Makhija P, Rao S, Kottoor R. Clin-
　ical, colonoscopic, and histological profile of colonic tuber-
　culosis in a tertiary hospital. Endoscopy 2005;37:351-356.

Aston NO. Abdominal tuberculosis. World J Surg 1997;21:492-
　499.

Bradbury AW, Milne A, Murie JA. Surgical aspects of Behcet's
　disease. Br J Surg 1994;81:1712-1721.

Burdon DW, Brown JD, Youngs DJ, Arabi Y, Shinagawa N,
　Alexander-Williams J, et al. Antibiotic susceptibility of
　Clostridium difficile. J Antimicrob Chemother 1979;5:307-
310.

Fekety R, Silva J, Browne RA, Rifkin GD, Ebright JR. Clinda-
　mycin-induced colitis. AM J Clin Nutr 1979;32:244-250.

Hawker PC, Hine KR, Burdon DW, Thompson H, Keighley
　MR. Fatal pseudomembranous colitis despite eradication of
　Clostridium difficile. Br Med J 1981;282:109-110.

Horvath KD, Whelan RL. Intestinal tuberculosis: Return of an
　old disease. Am J Gastroenterol 1998;93:692-696.

Kasahara Y, Tanaka S, Nishino M, Umemura H, Shiraha S,
　Kuyama T. Intestinal involvement in Behcet's disease:
　review of 136 surgical cases in the Japanese literature. Dis
　Colon rectum 1981;24:103-106.

Kelly CP, Pothoulakis C, LaMont JT. Clostridium difficile
　colitis. N Engl J Med 1994; 330:257-262.

Kim JC, Ahn BY, Kim HC, Yu CS, Kang GH, Ha HK, et al.
　Efficiency of combined colonoscopy and computed tomog-
　raphy for diagnosis of colonic actinomycosis: A retrospect-
　ive evaluation of eight consecutive patients. Int J Colorectal
　Dis 2000; 15:236-242.

Nebel OT, el-Masry NA, Castell DO, Farid Z, Fornes MF,
　Sparks HA. Schistosomal colonic polyposis: endoscopic and
　histologic characteristics. Gastrointest Endosc 1974;20:99-
101.

Peterson LR, Robicsek A. Does my patient have Clostridium
　difficile infection? Ann Intern Med 2009;151:176-179.

# 항문 질환과 성매개병

박규주·하헌균

## Ⅰ 서론

과거에 성행위와 관련되어 발생하는 질환은 '성병'이라는 용어를 사용하였고 주로 임질이나 매독을 지칭하였으나, 최근 들어서는 질환의 종류가 다양해졌다. 특히 다양한 바이러스 감염의 등장으로 인해 성행위와 관련된 질환을 통틀어 성매개병sexually transmitted disease; STD으로 일컫는다.

성매개병은 세계 모든 국가에서 여전히 중요한 국민보건문제이며 미국의 경우 성매개병의 빈도가 계속 증가하는 추세에 있는 것으로 알려져 있으나, 우리나라에서 실제 성매개병의 유병률에 대해서는 자료를 거의 구할 수 없는 실정이다. 이 장에서는 항문과 직장, 항문주위 피부에 발생할 수 있는 성매개병의 종류에 대해서 간략하게 언급하고자 한다.

## Ⅱ 항문과 성매개병

항문부위에 발생하는 성매개병은 성기부위에 감염을 일으키는 병원체에 의해 발생한다. 주로 항문성교에 의해서 전파되지만 간혹 성기부위의 감염이 항문주위까지 번져서 나타나기도 한다. 항문성교를 하는 남녀의 비중은 정확히 알려진 바가 없지만 아직 국내에서는 그다지 높지

않을 것으로 추정되기 때문에 항문부위의 성매개병은 비교적 드문 것으로 추정된다. 그러나 최근 들어 국내에서도 사람면역결핍바이러스human immunodeficiency virus; HIV 감염자 수가 늘어나면서 사람면역결핍바이러스와 연관된 항문부위의 성매개병은 현저히 늘어가고 있는 것으로 추정된다.

항문은 면역학적으로 보호력이 강한 기관이다. 직장에서 분비되는 점액은 면역글로불린A를 함유하고 있어서 이물질로 인식되는 항원과 결합하여 변으로 배설시키는 역할을 한다. 또한 T세포와 교류하는 랑게르한스 또는 수지상세포들에 의한 세포면역력은 이물질로 인식되는 세포들을 파괴하는 역할을 충실히 하고 있다. 그러나 사람면역결핍바이러스나 사람유두종바이러스human papilloma virus; HPV, 단순헤르페스바이러스herpes simplex virus; HSV 등의 바이러스는 여러 기전을 통해 면역력을 약화시킨다. 또한 항문성교는 물리적으로 직장을 보호해주는 세포층과 점액층을 파괴시킴으로써 병원체가 점막세포나 점막와crypt로 침범할 수 있는 계기를 제공하게 된다.

## Ⅲ 세균성 항문 성매개병

### 1. 임질

임질의 원인균은 그람음성쌍구균 임균*Neisseria gonorrheae*이다. 임상적 양상을 살펴보면, 잠복기는 3~14일로 다양하고, 환자가 호소하는 증상은 요로 감염의 경우 다량의 농성 요도분비물, 배뇨 시 요도 작열감이며, 항문직장 감염의 경우 항문소양증, 잔변감, 혈성 분비물, 농성 분비물 등 비특이적 소견이다. 진단은 항문과 직장의 면봉 표본을 통한 그람 염색이나 타이어-마틴배지 또는 뉴욕배지에서 배양검사를 통해 할 수 있으며 간혹 중합효소연쇄반응*polymerase chain reaction; PCR*이 도움이 될 수도 있다. 미국 질병관리국 지침에 따르면 임균에 대한 초기 치료는 세프트리악손 125mg 근주 또는 암피실린이나 아목시실린과 프로베네시드를 사용하거나, 페니실린 G 혹은 스펙티노마이신을 사용한다. 다른 약제로는 시프로플록사신, 오플록사신, 레보플록사신, 세픽심 등이 있다.

### 2. 클라미디아와 성병성 림프육아종

이 질병의 병원균은 비임균성 요도염의 주원인균인 클라미디아 트라코마티스*Chlamydia trachomatis*다. 이는 증가추세에 있는 질환으로 미국의 경우 성매개병의 가장 흔한 원인균이다. 잠복기는 5일에서 2주이며, 증상은 직장 염증상, 직장 통증과 분비물 등으로 나타난다. 내시경 소견상 잘 부서지는 점막이 보이거나, 농양, 협착, 임파선병증 등을 관찰할 수 있다. 그람 염색을 하여 임질균이 안 보이고, 배양검사로 확인되지 않은 경우에 클라미디아 트라코마티스에 의하여 발생한 것으로 진단한다. 직접형광항체*direct fluorescent antibody; DFA*나 효소면역분석*enzyme immuno assay; EIA*, 중합효소연쇄반응을 진단에 이용할 수 있다. 치료에는 테트라사이클린, 독시사이클린, 에리트로마이신, 아지트로마이신을 사용한다.

### 3. 매독

매독의 병원균은 매독균*Treponema pallidum*으로 나선상세균*spirochete*이며 잠복기는 2~10주이다. 증상으로 나타나는 경성하감은 작은 반점이 단단한 표재성 구진이 되었다가 터지면서 움푹 패인 병소를 형성한 것인데, 항문 궤양은 성기부 궤양과는 달리 통증을 동반하여 치열과 혼동되기도 한다. 혈행성 전파로 인한 2기 매독 증상은 비특이적으로 발열, 무기력감, 관절통, 두통 등으로 나타나며, 반구진 발진, 편평콘딜로마 등을 보인다. 특징적 궤양과 무통성 서혜부 림프절 종창(bubo)이 나타났다가 자연 소실되면 잠정적 진단을 내릴 수 있으며, 확진은 병소를 세척 후 바닥부를 긁어 암시야검사*dark field exam*를 하여 나선상세균의 특징적인 운동을 관찰하여 가능하다. 혈청검사는 4~6주 후부터 양성을 보이는데 특이적 검사에는 FTA-ABS(fluorescent treponemal Ab absorption), TPHA(treponema pallidum hemagglutination) 검사가 있고, 이는 평생 양성으로 남으며 병의 활성도와는 무관하다. 비특이적 검사에는 VDRL(venereal disease research laboratory), RPR(rapid plasma reagin) 검사가 있으나 병의 활성도와 관계 있어 1년 내에 음성이 되어야 하며, 4배 이상 증가는 부적절한 치료 또는 재감염을 의미한다. 일반적으로 진단에는 VDRL과 FTA-ABS/TPHA 검사가 이용된다. 치료는 벤자틴 페니실린 G(240만 단위 근주), 독시사이클린(100mg 1일 2회, 2주) 또는 테트라사이클린(500mg 1일 4회, 2주)으로 할 수 있다. 3, 6개월에 혈청검사에서 4배 이상 감소하지 않으면 뇌척수액(CSF) 검사 후 재치료를 고려한다.

### 4. 연성하감

연성하감*chancroid*의 병원균은 헤모필루스 듀크레이*Hemophilus ducreyi*로 4~5일의 잠복기를 거쳐 외성기(귀두부, 표피, 음낭)에 1개 이상의 단단하지 않은 표재성 구진이 생겼다가 터지고 합쳐지면서 궤양을 형성하는데 깊이가 얕고 화농성 분비물로 지저분하며 통증이 동반된다. 항문주위 농양과 궤양이 동반되거나, 1/3~1/2에서는 통증이 있는 림프절염이 동반된다. 특징적 궤양이 나타나거나, 통증성 서혜부 림프절 종창을 보이는 경우, 그람 염색상 그람음성의 사슬 모양의 구간균을 보이는 경우, 균 배양 시 헤모필루스 듀크레이를 동정함으로써 진단한다. 치료에는 에리트로마이신(500mg 1일 4회, 7일) 또는 세프트리악손(250mg 근주)을 이용하며, 적절히 치료되면 3~7일에 궤양이 소실된다.

# Ⅳ 바이러스성 항문 성매개병

## 1. 단순헤르페스바이러스

과거에는 생식기 단순헤르페스바이러스 2형*herpes simplex virus; HSV-type II*이 주된 병원체였으나 단순헤르페스바이러스 1형*HSV-type I*으로 인한 빈도가 증가하는 추세이다. 남녀 모두에서 감염률이 증가하고 있으며 자궁경부암과 관련성이 있으나, 아직 근치적인 치료제가 없는 실정이다. 초기 감염이 재감염에 비해 증상이 심한데(특히 과거 HSV의 구강 감염이 없던 환자) 주로 항문 통증, 잔변감, 혈변, 직장 분비물 등을 호소하며, 홍반성 피부 병변과 다수의 소수포*vesicle* 등이 나타난다. 전신증상으로 발열감, 피로감이 나타나고 재감염 시에는 국소증상이 경미하며 전신증상은 드물게 나타난다. 홍반성 기저부를 지닌 소수포의 군이 신경분포를 따르지 않고 발생하는 특징적 궤양을 보일 때, Pap도말검사를 시행하여 세포내 봉입체를 관찰하거나, 배양검사를 통해 진단할 수 있다. 치료는 아시클로버가 최선의 약제(국소, 경구, 경정맥)로 바이러스 DNA중합효소를 억제하는 기능을 하며, 재감염 시 통증, 소양감 등 병소의 회복시간을 단축시켜줄 수 있다. 1년에 6~8회 이상 재감염 시 예방적으로 경구 아시클로버(400 mg 1일 2회) 투여를 고려할 수 있다.

## 2. 사람유두종바이러스

사람유두종바이러스의 유형은 6, 11이 흔하고, 유형 16, 18, 31, 33, 35 등은 자궁경부암, 항문상피내이형성증, 항문암과 연관되어 있다. 다발성 콘딜로마가 귀두, 표피, 요도 등에 있는 경우 의심할 수 있으며, 5% 아세트산을 바르면 희게 착색될 때 진단할 수 있다. 그 외 점적검사*dot blot*, 중합효소연쇄반응, 생검(예 편평콘딜로마-2차 매독) 등을 진단에 이용한다. 치료는 합병증 없이 가능한 많은 사마귀조직을 제거하는 것이 목표이며, 외과적 절제술이 가장 확실한 방법이다. 포도필린(15~25%), 5-풀루오르우라실(5-FU), 냉동요법, 전기소작, 레이저 등의 방법을 사용할 수도 있다. 인터페론을 쓰기도 하는데 그 효과가 크지는 않다.

# Ⅴ 사람면역결핍바이러스와 항문 질환

후천성면역결핍증후군*acquired immunodeficiency syndrome; AIDS*은 1981년 미국에서 처음 보고된 후 전 세계적으로 감염자가 증가하고 있는 질환이다. 이 질환은 사람면역결핍바이러스에 의한 감염으로 발생하는데, 우리나라의 경우 후천성면역결핍증후군 누적 감염자수는 1990년 124명에 불과했으나 1995년 517명, 2000년 1,280명, 2005년 3,829명, 2006년 4,580명으로 계속 늘어나고 있다. 누적 에이즈 감염인 7,656명 가운데 1,364명이 사망해 2010년 6,292명의 감염인이 생존해 있는 것으로 파악되고 있다. 더욱이 유의할 점은 신규 감염자의 수가 해마다 증가한다는 것이다. 우리나라의 경우 후천성면역결핍증후군 유병률은 0.1% 이하로 미국의 0.6%나 서유럽의 0.3%보다 현저하게 낮은 것으로 보고되고 있으나, 빠른 속도로 증가 추세인 점과 진단되지 않은 감염자의 수를 감안하면 실제적인 유병률은 더 높을 것으로 추정된다.

사람면역결핍바이러스 감염자들이 항문 질환을 갖는 빈도는 5.9~34%로 보고되었고, 사람면역결핍바이러스 감염자들이 수술을 받게 되는 가장 흔한 원인이 항문 질환으로 알려져 있지만 국내 사람면역결핍바이러스 감염자들의 항문 수술에 대한 보고는 드물다.

## 1. 사람면역결핍바이러스 감염의 진단과 분류

사람면역결핍바이러스 감염의 진단은 우선 항체를 이용한 선별검사를 걸쳐 양성인 경우 국립보건원에서 시행하는 웨스턴블롯*western blot* 결과에 의존한다. 일단 사람면역결핍바이러스 감염이 확인되면 CD4＋ 수가 중요한데 이는 CD4＋ 세포가 사람면역결핍바이러스의 주된 공격 대상이기 때문이다. 아울러 증상발현 여부에도 주의를 기울여야 하는데, 급성 사람면역결핍바이러스증후군*acute HIV syndrome*은 감기몸살 같은 비특이적인 증상이 대부분이다. 아울러 후천성면역결핍증후군에 해당되는 증상의 존재 여부를 확인하여야 한다.

CD4＋ 수와 증상발현 여부에 따라 1993년에 수정된 청소년과 성인에서의 후천성면역결핍증후군 증례정의에 따라 분류가 이루어진다. 최근에는 3종류 이상의 항바이러스 약제로 이루어지는 HAART(highly active antiretroviral therapy)치료를 통해 혈청바이러스 수를 억제하는 요법을 시행함으로써 예전에 비해 좋은 치료 결과를 얻을 수 있는 것으로 알려져 있다.

## 2. 사람면역결핍바이러스 감염 환자 항문 질환 수술의 실제

1998년 7월~2006년 3월까지 서울대학교병원 외과에서는 24명의 사람면역결핍바이러스 감염자에서 항문 질환 수술을 시행하였다. 이들 감염자들은 모두 국립보건원의 웨스턴블롯 결과 양성이었고 모든 수술은 감염관리실에서 제시하는 혈행성으로 전파되는 질환에 대한 일반적인 주의지침과 표준주의치침에 의거하여 시행하였다. 조사기간 동안 본원에서 항문 질환으로 외과에 의뢰된 사람면역결핍바이러스 감염자 42명 중 24명은 수술을 받았으며, 3명의 수술대기 환자를 포함한 18명은 수술을 받지 않았다.

양성항문 질환으로 수술받은 24명의 환자 중 21명의 수술은 사람면역결핍바이러스 감염관리 지침을 준수하여 수술장에서 시행되었고 3명은 외래 소수술실에서 시행되었다. 항문 수술을 받은 환자의 평균연령은 34세(22~63)이었고 남녀 성비는 1명을 제외하고는 모두 남성이었다. 사람면역결핍바이러스 양성 진단 이후 수술 시까지의 평균기간은 21개월(0~79)이었는데, 특이할 만한 사항은 이 중 12명(50%)에서는 항문 수술을 위해 검사하는 과정에서 사람면역결핍바이러스 감염이 확인되었다는 점이다. 진단 당시 첨규 콘딜로마가 8명, 치루가 5명, 항문주위 농양이 5명, 치핵이 3명, 치루와 첨규 콘딜로마가 함께 있는 환자가 2명, 항문주위 농양과 첨규 콘딜로마가 함께 있는 환자가 1명이었다. 평균 CD4＋ 수는 354(18~880)/mm³으로 200/mm³ 이하의 환자가 5명으로 1993년에 수정된 청소년과 성인에서의 후천성면역결핍증후군 증례정의에 따라 분류가 가능한 22명의 환자 중 50%가 무증상 사람면역결핍바이러스 감염자인 A1, A2에 해당되었고 후천성면역결핍증후군 환자는 40.9%이었다.

첨규 콘딜로마가 있었던 11명의 환자들은 모두 외과적 절제와 전기소작술을 받았으며, 수술 창상은 평균 26일(14~53)에 치유되었으며 창상 감염 등의 합병증은 없었다. 첨규 콘딜로마와 다른 항문 질환이 같이 있는 경우는 5예로, 2명은 진단 당시에 치루가 함께 있어 함께 수술했으며, 1명은 첨규 콘딜로마와 농양이 함께 있어 배농술을 같이 시행하였다.

7명의 치루 환자는 괄약근간형이 4명, 괄약근관통형이 3명 있었다. 괄약근간형은 치루절개술만 시행하였고, 괄약근관통형의 경우에는 1명은 치루절개술만, 다른 2명은 치루절개술과 세톤seton을 이용한 배액선법으로 치료 하였다. 수술 후 1~3일에 문제없이 퇴원하였으며 수술 후 3개월 이내(21~80일)에 모든 환자에서 창상이 치유되었다. 6명이 항문주위 농양으로 수술을 받았는데 그중 2명은 타병원에서 치핵절제술을 받은 후 생긴 농양이었다. 이 환자들은 내원 당시 CD4＋ 수가 각각 18/mm³, 46/mm³로 면역력이 매우 저하된 상태로 배농절제술을 시행받았다. 1명은 합병증 없이 회복되었으나, 1명은 수술 후 궤양이 지속되어 시행한 검사 결과 헤르페스바이러스 감염으로 판정되었고, 항바이러스치료 후 치유되었다. 2명은 처음 생긴 농양이었고 나머지 2명은 이전에 농양이 있어 치료 후 재발된 환자였다. 치핵이 있던 3명의 환자는 치핵절제술을 받았으며 수술 후 2~4일째 합병증 없이 퇴원하였다.

같은 기간 동안 항문 질환으로 외과에 의뢰되었으나 수술을 시행하지 않은 환자는 15명이었는데 입원 중인 환자가 8명, 외래로 내원한 환자가 7명이었다. 입원 중에 의뢰된 환자는 농양-치루 환자가 3명, 치핵이 2명, 치열-궤양 환자가 3명이었고, 외래로는 치핵 2명, 치열-궤양 3명, 첨규 콘딜로마 2명이 방문하였다. 입원 중이었던 2명은 환자의 전반적인 상태가 매우 좋지 않아 수술을 시행하지 못하였고 4개월 이내에 사망하였다. 항문주위 농양 환자 2명은 자연 배농되어 수술이 필요 없는 상태였으며 외래 환자를 포함한 나머지 입원 환자들은 경미한 증상으로 대증적인 치료와 경과 관찰이 추천되었다.

## VI 요약

이상과 같이 항문과 직장에 발생할 수 있는 성매개병에는 다양한 종류가 있으나 우리나라의 경우 외국에 비해 동성연애자나 항문성교자가 비교적 적어서인지 실제 임상에서 항문 성매개병을 접하는 일은 흔하지 않은 것 같다. 저자의 경우에도 3차 의료기관에 근무해서 1, 2차 의료기관에서 해결되지 않은 상당수의 항문 질환 환자들을 진료함에도 불구하고 항문 성매개병 환자를 보게 되는 경우는 거의 없다. 실제로 저자가 경험한 항문 성매개병 환자는 모두 면역이 억제된 환자나 사람면역결핍바이러스 양성 환자에서 발생한 인체유두종바이러스 감염에 의한 첨규 콘딜로마 환자였다.

## 참고문헌

Manzione CR, Nadal SR, Calore EE. Postoperative follow-up of anal condylomata acuminata in HIV-positive patients. Dis Colon Rectum 2003;46:1358-1365.

Nadal SR, Manzione CR, Galvao VM, Salim VR, Speranzini MB. Perianal diseases in HIV-positive patients compared with a seronegative population. Dis Colon Rectum 1999;42:649-654.

Whitlow CB, Gottesman L. Sexually transmitted diseases. In: Wolff BG, Fleshman JW, Beck DE, Pemberton JH, Wexner SD, eds. The ASCRS textbook of colon and rectal surgery. New York: Springer. 2007, pp.256-268.

Yuhan R, Orsay C, DelPino A, Pearl R, Pulvirenti J, Kay S, Abcarian H. Anorectal disease in HIV-infected patients. Dis Colon Rectum 1998;41:1367-1370.

# 30

# 방사선조사 직장염과 장염

손대경

대장과 직장의 방사선에 의한 손상은 현재 방사선치료가 여러 형태의 복강과 골반강 내의 암종치료에 폭넓게 사용됨에 따라 흔해지고 있다. 임상적으로 직장염이나 결장염 환자의 경우에 방사선조사에 의한 대장에만 국한된 손상은 드물고 대개는 소장의 방사선 손상을 동반한다. 방사선 장질환을 초래하는 방사선의 임계 수준은 대략 45Gy 정도이며, 현재 일반적으로 사용되고 있는 방사선치료법의 경우 대장의 손상은 약 15% 정도에서 발생하는 것으로 알려져 있다. 골반부의 방사선조사 시 직장은 방사선 손상에 민감한 장기로 손상의 빈도가 높다. 부인과 암의 치료 동안 외부 조사와 강내 조사를 조합하여 사용하기 때문에 고용량의 방사선조사를 받아 손상이 많으며 또한 직장은 골반 내에 고정되어 있기 때문에 위장관의 다른 부분보다 더 손상을 받기 쉽다. 드코세 등(1969)에 의해 보고된 방사선 장질환 100예 중 81명의 환자에서 직장에 방사선 손상이 있었고, 직장외 장관의 방사선 손상은 직장에 손상이 있는 환자 중 34명(42%)에서 관찰되었다. 갈란드(1979), 러셀(1979) 등의 보고에서도 방사선에 의한 대장 손상 환자의 대략 50% 정도는 소장 손상을 동반하였다고 한다. 방사선에 의한 손상은 장기간에 걸쳐 발생하고 누적성, 진행성이기 때문에 1차적 질환이 치료된 지 수년 후에 손상의 합병증을 보일 수도 있다.

## ┃ 유발요인

방사선 손상에 대한 민감도가 개인에 따라 차이가 있지만, 어떤 환자 집단이 다른 집단보다 더 쉽게 손상을 입는 것으로 보인다. 당뇨와 고혈압 환자는 미세혈관 이상을 가지고 있고 방사선은 소혈관 손상을 유발하므로 이들 환자에서 위험도가 높다. 이전의 개복술, 특히 골반 수술을 받고 골반에 방사선조사를 받은 환자에서 방사선에 의한 손상의 가능성이 증가한다. 이들 조작은 장의 유착을 초래하여 대장뿐만 아니라 소장까지 골반 내에 고정시킬 수 있으므로, 결국 소장을 방사선조사의 범위 내로 포함시킨다. 골반내 염증도 비슷한 기전으로 방사선에 의한 손상을 증가시킨다.

방사선치료 전 혹은 치료 동안의 항암치료도 방사선 손상을 심화시킬 수 있다. 방사선 감수약제인 악티노마이신 D, 풀루오르우라실, 메토트렉세이트, 독소루비신 등이 특히 방사선 손상의 민감도를 높인다.

이외에도 방사선 투여와 관련된 잘못된 판단도 위험성을 증가시키는데 과도한 조사량, 방사선조사 통로의 중복, 해부학적 구조의 고정 여부에 대한 잘못된 평가 등이 손상의 가능성을 높인다.

강내 조사 시에 방사선 발생원의 위치를 올바르게 하지 않거나, 후굴된 자궁경부에 방사능 물질을 위치시키는 것이 직장 손상의 빈도를 높인다고 알려져왔다. 하지만 최근에는 손상이 더 적은 적용기기와 조사용량의 계산방법이 개선되어서 직장 손상이 많이 감소되었다. 조직으로 조사되는 방사선의 누적 총 선량은 후에 초래될 수 있는 장의 방사선 손상을 결정하는 중요한 인자이다. 스트로크빈 등은 831명의 환자를 후향적으로 검토하였는데, 총 방사선량이 3,000rad 미만인 경우에는 장 손상이 발견되지 않았으나 7,000rad를 조사받은 환자에서는 36%의 손상률을 보였다고 보고하였다. 위장관의 방사선 내성 조사에 의하면 소장이 대장보다 방사선 손상에 더욱 예민하다. 총 선량이 손상 여부를 결정하는 가장 중요한 인자이지만 방사선조사 속도도 중요한 역할을 한다. 1일 200rad 이하로 방사선 투여속도를 조절하면 손상을 줄일 수 있다. 이 등의 보고에 의하면 시간당 60rad 이상의 선 속도는 방광과 직장 손상의 발생 빈도가 높았다.

# Ⅱ 병리

## 1. 병리 소견

방사선조사 후에 손상받은 장기에서 발생하는 병리학적 변화는 방사선조사에 의한 임상적인 문제를 이해하는 데 기초가 된다. 방사선에 의한 조직의 변화는 방사선조사 후 수시간 내에 유발하여 평생에 걸쳐 계속된다. 방사선조사에 의한 조직의 초기 변화는 세포역학에 장애를 초래하여 점막세포의 재생과 탈락의 균형을 파괴하는 것이며 이러한 변화는 피폭량에 의해 좌우된다.

### (1) 점막의 변화

대개 소낭선을 덮고 있는 세포의 괴사 소견이 관찰되고 소낭선 기저부로부터의 세포의 복제와 재생에 손상이 발생한다. 소낭선의 길이가 짧아지고 부분적 궤양이 발생하며 다형세포의 침착이 있는 현저한 급성 염증반응이 관찰된다. 이러한 급성 변화들은 방사선조사가 중단되면 없어지지만, 방사선에 의한 손상 과정은 장벽의 전층에 영향을 미치는 아급성, 만성 변화를 유발하면서 지속된다. 점막하층에는 부종, 진행성 유리화, 콜라겐을 함유한 비정형의 섬유아세포들, 즉 방사선 섬유아세포라고 불리는 세포들의 침착 소견이 보인다.

### (2) 혈관의 변화

장벽 내의 소동맥들은 초자화로 인한 폐쇄성 말단동맥염, 내피세포의 변형, 내피하층의 부종, 내부 플라그의 형성 소견을 보이고, 점막하층의 혈관확장증이 있을 수도 있다. 정맥에서도 동맥에서 발생한 것과 유사한 변화가 관찰될 수 있다.

### (3) 장벽의 변화

고유근층에는 국소부위의 섬유화가 올 수 있고 균열 혹은 깊은 관통성 궤양에 의해 관통될 수도 있다. 장막은 종종 회백색의 얇은 막에 의해 부분적으로 또는 완전히 덮여 있는 경우가 많다.

### (4) 현미경적 소견

미만성 또는 산발적인 비정형 섬유아세포를 가진 유리질화, 혈관확장증, 폐쇄성 말단동맥염 등의 소견을 볼 수 있다. 이러한 변화들은 궤양, 천공, 장 경색, 누공과 협착 형성에 이를 수 있고 다양하고 복합적인 임상 양상을 초래한다.

## 2. 병리기전

조절되지 않는 설사를 동반한 흡수 장애는 장에 대한 방사선 손상이 초래하는 가장 심각한 결과 중의 하나이다. 설사는 장의 평활근을 자극하는 프로스타글란딘의 과다분비로 인한 장의 운동성 증가가 원인일 수도 있고, 장 점막세포의 솔가장자리brush border와 소화효소의 손실에 의한 탄수화물의 흡수 장애로 인해 삼투성 설사가 유발될 수도 있다. 장에서 세균의 과증식도 흡수 장애를 일으켜 설사를 유발할 수 있다. 말단회장의 손상은 담즙산염의 흡수를 감소시키고 증가된 담즙산염의 결장에 대한 부하는 장 내용물의 축적과 함께 장내 나트륨의 축적을 유발하며 또한 담즙산염 풀의 크기가 감소하여 지방의 흡수 장애가 생긴다.

소장이 주로 손상을 받았을 경우에는 흡수 장애와 설사 등이 발생하지만, 결장이 주로 손상받았을 경우에는 변실금, 잦은 배변, 긴급 배변 등이 발생한다. 직장 손상 시에 발생하는 이러한 증상은 장점막의 손상 시에도 발생하지만 직장에스결장 이행부위의 협착으로 인해 생기기도 한다. 항문직장 압력계를 이용하여 방사선 직장염을 가진 환자들을 조사해보면 방사선치료 후에 직장의 용적과 탄성이 감소되어 있는 것을 발견할 수 있다. 외괄약근의 기능은 정상이지만 내괄약근의 생리적 기능이 감소하는 것을 발견할 수도 있다. 이러한 소견은 평활근의 비대와 신경섬유의 비대를 포함한 근신경층의 이상과 아우어바흐 신경총 내의 신경절세포의 감소를 보이는 조직학적 소견으로 설명할 수 있다.

장의 방사선에 의한 다른 합병증은 조사받은 조직에서 원발암이 발생하는 것이다. 샌들러 등에 의하면 방사선치료를 받은 환자가 정상 집단에서보다 2.0~3.6배로 방사선조사부위에서 원발암이 발생할 위험이 높아, 방사선치료 후 적어도 10년간은 주의 깊은 관찰이 필요하다고 하였다. 다행히 방사선조사에 의해 발생하는 종양의 대다수는 직장에서 기원하기 때문에 경성 혹은 연성에스결장경으로 검경이 가능한 범위 내이다.

## III 임상증상과 진단

### 1. 임상증상

환자는 방사선치료 동안 또는 직후에 급성 증상을 보일 수 있다. 대개 수주, 수개월 혹은 수년 동안 지속되는 휴지기가 있고 그 후 환자는 합병증을 겪게 된다. 많은 경우에서 급성기가 전혀 발생하지 않고 만성적인 문제 그 자체만을 보인다.

#### (1) 급성기

급성기 동안 환자는 오심, 구토, 복통, 설사가 발생한다. 이 증상들은 흔히 대장보다는 소장의 손상에 크게 기인한다. 그러나 골반부의 방사선조사에 의한 방사선 직장염이 있는 경우에는 직장이 증상의 원인일 수도 있다. 따라서 이 병기 동안에 대장내시경 소견상 점막혈관의 소실, 접촉성 출혈, 혈관확장증, 과립상을 보일 수 있다(그림 30-1). 그러나 궤양의 소견을 보이는 경우는 드물다. 방사선검사상 장의 부종과 소장의 과운동성을 볼 수 있고 대장에서는 이와 연관된 장의 경직 등이 관찰되기도 하지만, 급성기의 방사선사진은 비특이적인 경우가 많다.

#### (2) 만성기

방사선 손상의 만성기 혹은 후기는 대개 외과의에게 의뢰되는 시기이다. 대장내시경 소견상의 혈관확장증은 만성 방사선 손상의 특징적인 소견이다. 결장과 직장의 단독 손상은 드물고 임상 형태는 흔히 소장과 대장 질환 양자의 결과이다. 소장에 대한 만성적인 손상은 흔히 다양한 정도의 흡수 장애를 초래한다. 비정상적인 탄소동위원소표지 담즙산호흡검사에서 보여진 것처럼 담즙 흡수의 장애가 초래될 수 있다. 흡수 장애에 더하여 고유근층의

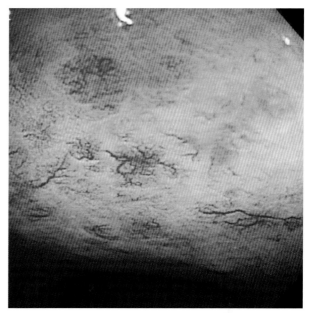

그림 30-1. 방사선조사 직장염 초기 소견 점막의 부종과 함께 장벽 모세혈관의 확장 소견이 관찰된다.

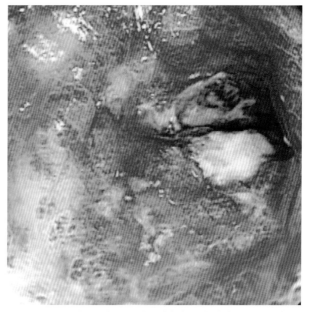

그림 30-2. 방사선조사 장염 심한 궤양과 출혈, 협착 등이 관찰된다.

방사선 손상에 의해 초래된 소장의 운동 이상도 설사를 유발할 수 있다. 소장의 방사선조영술에서 보이는 특징적인 양상은 과운동성, 분절운동의 지연, 깃털 모양의 장점막상, 분리된 장의 루프와 정상 구조의 왜곡 등이다. 유사한 변화들이 대장에서도 보일 수 있으나 소장에서처럼 특징적이지는 않다. 이와 같은 일반적인 변화 외에도 장폐쇄, 궤양, 출혈, 누공 형성, 경색, 천공 등을 유발하는 변화가 있을 수 있다(그림 30-2).

### (3) 특이 손상

#### 1) 장폐쇄

급성 혹은 만성 폐쇄가 방사선 손상의 가장 흔한 후유증이다. 소장에서의 폐쇄 원인은 주로 섬유화와 유착이다. 방사선에 의한 섬유화는 주로 점막하층에 발생하며 소장의 협착을 초래한다. 방사선에 의해 유발된 장막염에 의해 장들 사이에 유착이 형성되어 소장의 폐쇄가 발생할 수도 있다. 반면 결장은 유착보다는 대개 섬유성 협착에 의해 폐쇄가 일어난다. 방사선이 상복부에 조사된 경우에는 유착 형성과 방사선 손상이 횡행결장에서 가장 흔하다. 그러나 골반에 조사된 경우에는 직장이 협착의 가장 흔한 부위가 된다.

#### 2) 궤양과 출혈

방사선조사 후 지연성으로 발생하는 궤양은 폐쇄성 혈관 변화에 의한 국한성 허혈이 원인이다. 궤양은 얕을 수도 있고 깊이 관통하는 것일 수도 있는데 관통성 궤양은 복막염을 동반한 천공을 초래할 수 있다. 어떤 형태의 궤양도 출혈의 가능성이 있으나 궤양이 깊고 넓을수록 더 위험하고 심한 출혈을 일으킨다. 결장 내의 미만성 궤양은 출혈성 설사, 점액의 배출, 하복부 통증을 동반한 대장염의 증상과 징후를 나타낸다. 직장 단독으로 침범되어 직장염을 유발할 수 있고 고립성 궤양이 존재할 수도 있다. 고립성 궤양은 대개 최대 손상지점이 전벽에 위치한다. 이들 궤양의 치유는 흔히 반흔과 협착을 초래한다. 국소궤양에서의 출혈은 매우 활동적일 수 있다. 또한 급작스런 대량출혈은 드물지만 종종 수혈을 요한다.

#### 3) 누공 형성

누공은 심부 관통성 궤양에 의해 발생하며, 다른 장과의 연결이 있을 수도 있고 상처부위 또는 배액부위를 통해 피부와 연결될 수도 있다. 그러나 직장에서 가장 흔한 형태의 누공은 직장-질 누공이다. 직장과 질검사에서 두 기관 사이의 연결은 대개 분명하다. 그러나 때때로 진단이 분명하지 않은 경우가 있는데, 이러한 상황에서는 대장내시경을 시행하는 동안 공기로 직장을 팽창시킬 때 질을 통해 가스가 빠져나올 경우 의심을 해보아야 한다. 직장과 질에서 누공의 입구는 대개 대장내시경과 질경검사상 각각 분명히 보인다. 만약 진단이 애매한 경우에는 약간의 조영제를 직장이나 질을 통해 주입함으로써 정확히 알 수 있다. 재발암의 가능성을 배제하기 위해서는 직장과 질 누공 입구에서 여러 군데의 조직생검을 시행하는 것이 필수적이다.

#### 4) 경색

장벽의 경색은 드물지만 방사선 손상의 치사성 합병증이며, 폐쇄성 혈관내막염에 의한 주요혈관폐쇄의 결과이다. 경색은 분절성이지만 장기의 다발부위가 침범될 수도 있다. 골반강 내에 위치하여 방사선 손상을 받은 회장이 가장 흔한 부위이지만 대장도 침범될 수 있다. 증상과 징후는 다른 원인에 의한 경색과 동일하다. 만약 그 분절을 절제하지 않으면 복막염 혹은 국소성 종괴 형성을 초래하는 천공이 불가피하다.

#### 5) 악성화

현재 정상 집단보다 방사선 피폭 환자에서 대장암의 위험도가 높다는 보고가 있지만 그 위험도는 크지 않은 것으로 보인다.

## 2. 진단

### (1) 소장 손상의 진단

소장은 위장관 중 방사선학적으로 연구하기가 가장 어렵고 내시경도 도달하기 힘든 부위이기 때문에 손상을 쉽게 발견할 수 없다. 보통의 상부위장관촬영과 소장촬영으로 방사선 손상을 알아내기는 매우 어렵다. 방사선검사의 양성 소견으로는 무지압흔상의 소견을 보이는 허혈, 결절성 충만 소실과 부종, 섬유화로 인한 소장 루프들이 분리되어 보이는 것이다. 협착과 누공의 소견이 보일 수 있으며 누공조영술이 장피 누공의 국소화를 위해 때때로 필요한 경우도 있다. 멘델슨 등은 방사선 손상을 알아내기 위해 소장 관장으로 알려진 단일조영바륨주입법을 이용할 것을 제안하였다. 이를 이용하면 장을 최대한으로 부풀릴 수 있으며 각각의 소장 루프를 순차적으로 검사하고 운동성에 대한 정보를 얻을 수 있다. 특징적이지는 않지만 양

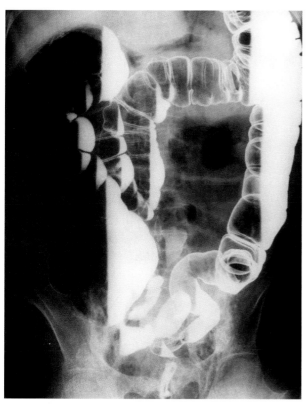

그림 30-3. 방사선 손상으로 에스결장과 직장의 협착이 발생하였다.

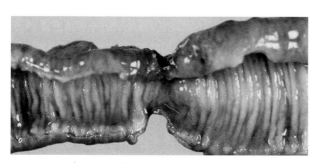

그림 30-4. 방사선 손상으로 야기된 회장부 협착

성 소견으로는 점막 비후, 비후된 윤상주름, 협착, 소장 루프나 점막주름의 각형성과 골반내 고착 등이 있다(그림 30-3).

방사선으로 인한 병소는 방사선검사상 종양의 침윤과의 구별이 어렵다. 방사선으로 인한 대부분의 2차 병소는 말단회장에 나타나는(그림 30-4) 반면, 악성병소의 58%는 십이지장이나 공장에서 발생한다. 혈관조영술이 이 두 질환의 감별에 도움을 줄 수 있다. 방사선 손상의 특징적인 소견은 동맥 협착, 혈관분포의 감소, 장관 내의 불규칙성, 장벽에서 모세혈관기에서의 혈류 감소를 동반한 정맥의 협착 등이다. 암에서는 동맥은 늘어나게 되고 모세혈관기 동안 암종 내에서 다량의 작은 종양혈관들과 연관된다. 흡수 장애에 대한 검사는 소장 손상의 정도를 측정하는 데 도움을 줄 수 있다. 흡수 장애에 대한 검사로는 방사성 동위원소(75SeHCAT)를 이용한 담즙산염의 흡수와 손실을 측정하는 방법, 탄소동위원소표지 담즙산호흡검사, 수소호흡검사, 분변지방검사 등이 있다.

### (2) 대장 손상의 진단

대장의 손상은 소장의 손상보다 일반적으로 쉽게 진단된다. 직장수지검사만으로도 항문직장 협착부위를 찾을 수 있고, 고착 골반을 찾을 수 있다. 때때로 이러한 검사는 통증이 심할 경우 환자를 전신마취한 후에 시행할 수도 있다. 직장경 혹은 대장경은 진단에 필수적이지만 장이 고정된 부위는 천공이 되기 쉬우므로 주의 깊게 시행해야 한다. 직장의 점막은 다양한 정도의 부종과 쉽게 부스러짐, 점상 출혈과 미만성 삼출 등 다양한 변화를 겪을 수 있다. 궤양은 대개 직장전벽에 존재한다. 조직검사는 암을 배제하는 데 필요하나 직장 누공이 생길 수 있으므로 조심스럽게 시행해야 한다.

딘과 테일러는 방사선치료로 인한 직장염을 3기로 분류하였다. 1기는 혈관 충혈과 직장점막이 쉽게 부스러지는 특징을 보이고, 손상이 심한 부위는 주로 자궁경부 위치의 전벽에 위치한다. 이 단계에서는 임상적으로 직장출혈, 설사, 후중기, 괄약근 불안정성, 점액성 분비 등의 소견을 보인다. 2기는 궤양성 시기로 점막 소혈관의 혈전증에 의한다. 점막은 두터워지고, 일반적으로 삼출물로 덮여 있으며, 허혈이 매우 두드러진 시기이다. 통증은 더 심해지고 출혈과 설사도 잦다. 3기는 말단동맥염과 괴사, 때때로 누공 형성을 동반한 허혈의 진행으로 특징지어지며 직장 협착이 일어날 수도 있다. 임상적으로 대량출혈, 긴급성 설사, 불완전한 배변, 염증성 배액 등을 일으킬 수 있다. 1기와 2기는 내과적 치료가 가능한 반면, 3기는 일반적으로 외과적 중재를 요한다.

## IV 예방

후기 방사선 합병증과 관련된 높은 이환율과 사망률 때문에 오래 전부터 이러한 손상의 예방에 대한 관심이 높았다. 분할방사선조사와 방사선치료기술의 정량은 방사선 합병증을 줄이는 데 기여하였다.

그린 등은 고위험군 환자에서 소장 손상을 최소화하기

위한 프로그램을 발전시켰다. 초기에 소장촬영을 시행하여 고위험군의 환자를 가려내고 골반부에 소장의 유착이 있을 때에는 전체 총 선량을 수정한다. 또 방사선조사부위의 크기를 변화시키고, 소장의 노출을 최소화하기 위해 방광팽창과 복와위 같은 체위 변화 등을 이용한다.

방사선조사의 분할요법이 위험인자가 증가된 환자에게 제안되었다. 이는 하루에 180~200rad 미만을 환자에게 조사하고 1일 치료용량을 교차하여 조사하는 것이다. 방사선 근원 근저에 바륨을 묻힌 거즈로 질을 충전하여 방광을 앞쪽으로 직장을 뒤쪽으로 전치시키는 것과 강내 방사선을 주입하기 전에 직장을 비워놓는 것 등의 방법이 사용되기도 한다. 티오인산염이나 저산소증의 인위적인 유발이 초기에는 어느 정도 예방효과가 있다고 생각되었으나, 최근의 연구에 의하면 도움이 되지 않는다고 한다. 성분식이, 비경구적 고영양요법과 단백질분해효소는 췌장의 분비를 감소시키거나 기능을 변화시켜 효과적이라고 한다. 대망 또는 인조 망사를 사용하여 골반 내로 장이 충전되는 것을 막는 방법도 사용된다. 카바나 등은 폴리글리콜릭산 망사슬링을 사용한 결과가 좋다고 보고하였고, 어떤 저자들은 소장이 골반으로 하강하는 것을 막기 위해 골반 모양으로 뜬 주형을 사용하기도 한다. 아직까지는 이러한 보조물 사용에 대한 경험이 제한되어 있지만 수술 당시에 수술 후의 방사선치료가 예견되고, 환자가 방사선 장염의 고위험군이라면 이러한 수술방법들도 고려할 만하다.

# V 치료와 예후

## 1. 보존적 요법

### (1) 급성기

복부 혹은 골반부위에 방사선치료를 받는 환자는 치료를 하는 동안 위장관에서 기인하는 증상을 반드시 경험하게 된다. 이 시기의 치료는 보존적이며 증상완화를 위한 것으로 고안되어야 한다. 권태감, 오심 혹은 구토가 방사선 노출 후 수시간 내에 발생할 수 있고, 이러한 증상은 여행이나 정신적 스트레스 등에 의해 심해진다. 진정작용이 있는 제토제가 증상을 호전시키는데 할로페리돌 같은 페노타이아진제제가 특히 효과적인 것으로 알려져 있다.

만약 구토로 인해 약 복용이 어려우면, 프로클로페라진 좌약을 주고 6시간 후에 경구투여한다. 만약 이것이 실패하면 전신투여 약제가 요구된다.

### (2) 만성기

방사선 장 손상의 후기에는 보존적 치료가 증상을 감소할 수는 있으나 환자를 완치시킬 수는 없다. 소장 손상에 의한 흡수 장애는 성분식이로 치료하며 유당이 없는 식이가 처방되기도 하나 효과는 확실하지 않다. 과도한 담즙산과 결합하는 콜레스티라민이 방사선에 의한 장관-간 순환 장애 때문에 유발된 설사증상을 개선할 수 있다. 항콜린제와 진정제는 장폐쇄증상을 개선할 수 있다. 좌측 결장염과 직장염은 스테로이드 함유 관장제로 도움을 받을 수 있으며 술파살라진과 5-아미노살리실산도 효과적이라는 보고가 있다. 경구용 스테로이드는 방사선 장질환 환자에서 가능하면 피해야 하는데 이는 전신적 스테로이드치료가 증상을 개선할 수는 있지만 합병증의 위험이 높기 때문이다.

직장출혈은 대부분 경미하고 대개는 위에서 언급한 방법들로 조절된다. 마찬가지로 고립성 직장염을 가진 환자도 종종 수술 없이 진정된다. 길린스키 등에 의하면 방사선 손상에 의한 직장에스결장염을 가진 88명의 환자에서, 44%가 좋은 예후를 보이는 1군으로(장의 기능 장애가 없는 경미한 출혈) 진행되었고, 35%가 2군(최소의 장기능 장애가 있는 중등도의 출혈), 20%가 3군(상당한 출혈과 배변습관의 심한 변화)으로 진행되었다고 한다. 1군 환자에서 수술 시행은 드물었고, 2군에서는 반복적인 수혈에도 불구하고 혈색소 수준을 유지할 수 없었던 환자에서 시행하였다. 진행된 심한 질환을 가졌으나 수술받을 수 없는 환자는 장기간의 비경구적 영양투여 등이 고려되어야 한다.

## 2. 수술적 처치

방사선 소장 결장염을 가진 환자의 치료에서 중요한 원칙은 가능하면 수술적 처치를 피하는 것이다. 방사선조사를 받은 장은 잘 치유되지 않고, 봉합선 파열 등의 합병증이 흔하며, 심한 유착은 종종 개복 시 정상적인 해부학 구조의 윤곽을 잡는 것을 어렵게 만든다. 그러나 생명을 위협하는 출혈, 경색, 천공, 복막염 같은 수술을 요하는 합병증이 있을 수 있다.

보존적 요법으로 완화되지 않는 장폐쇄는 대개 외과적 중재를 필요로 한다. 외부 누공은 종종 수술을 요하나 전적인 장 휴식과 비경구적 영양공급 등의 비수술적 치료를 먼저 시도한다. 만약 배출량이 적다면 장루를 적용하여 치료할 수도 있다. 소장과 대장 사이의 누공은 대개 영양실조와 심한 설사 때문에 외과적 치료를 요하나, 어떤 경우에는 단지 방사선학적 검사에서만 검출되고 임상적으로는 무시될 수도 있다.

대장 외과의가 접하는 흔한 문제는 직장-질 누공인데 이것은 대부분 수술적 접근을 요한다. 보존적 요법에 반응하지 않는 심한 직장염 혹은 결장염을 가진 환자는 종종 수술적 중재를 요하는데 섬유성 협착이 합병된 경우가 그러하다.

### (1) 수술 전 처치

방사선 손상의 정도를 평가하고 재발암의 존재를 발견하기 위해 전체 위장관을 수술 전에 평가하는 것이 필수적이지만, 이때 재발암의 발견은 어려울 수 있다. 고착 골반, 유착, 누공은 방사선섬유증 혹은 재발로 인해 나타날 수 있다. 대개 복부초음파와 컴퓨터단층촬영이 필요하고 세침 흡입, 세포진단과 의심되는 부위의 생검이 같이 시행되어야 한다. 일단 재발이 확실히 배제되면 방사선 손상의 정도와 누공의 해부학적 구조가 정확하게 평가되어야 한다. 소장과 대장 양자의 조영제검사가 필수적이고, 결장과 직장의 내시경적 검사를 함께 시행하는 것이 좋다.

피부에 배출로를 가진 누공은 누공조영술을 시행해야 하며, 이때 누공을 지속시키는 원위부 폐쇄를 함께 조사해야 한다. 요로의 동반 손상도 드물지 않으므로 방사선학적 또는 내시경적으로 요로에 대한 평가도 같이 시행하는 것이 좋다. 요관의 완전폐쇄는 대개 원발암의 재발 지표인 경우가 많다. 골반 고착이 있는 경우에는 수술 중 요관을 발견하는 것이 매우 어렵기 때문에, 광범위한 결장-직장절제를 계획한다면 수술 직전에 방광경검사를 하고 카테터를 양쪽 요관에 삽입하는 것이 좋다.

수술 전 환자의 전신 상태를 충분히 평가하는 것이 무엇보다 중요하다. 방사선 손상에 대한 수술은 대개 어렵고, 특히 소장에 누공이 있는 환자의 경우에는 종종 심한 영양결핍상태에 있으므로 수술 전에 비경구적 영양 투여가 요구되기도 한다.

### (2) 일반적인 수술원칙

방사선조사를 심하게 받은 부위에 피부절개를 하는 것은 괴사, 감염, 상처 파열을 초래할 수 있으므로 피해야 한다. 비록 협착이 장우회술로 해결될 수 있어도 병적인 분절은 절제하는 것이 좋은데, 그대로 남겨두면 지속적인 출혈, 궤양, 천공, 경색, 누공을 유발할 수 있기 때문이다. 유착에 대한 과도한 분리 시도는 장 천공이 되기 쉬우므로 피해야 한다. 모든 문합은 누출의 위험성이 있으므로 철저하고 세심한 술기가 요구된다. 이상적인 문합술은 방사선을 조사했던 부위 밖에 위치한 장의 건강한 분절 사이에서 행해져야 한다. 때때로 이것이 불가능하기도 하지만, 문합술의 한쪽 부위는 적어도 정상적이고 방사선조사를 했던 부위의 바깥이어야 한다. 수술 후 조기경구 투여는 피해야 하고 적어도 약 7일 동안은 비경구 경정맥영양 투여가 현명하다. 하부 결장과 직장문합술은 정상적이고 방사선조사를 받지 않은 장을 통해 만들어진 근위부 장루로 보호되어야 한다. 장루가 불가능하다면 장관점막의 탈락, 단축, 궤양이 흔하기 때문에 장관광치술이 필요한 경우도 있다.

### (3) 소장 손상의 외과적 치료

방사선 장염의 외과적 치료는 논란이 많다. 장폐쇄, 천공, 완전비경구영양법*total parenteral nutrition; TPN*에 반응하지 않는 누공, 농양과 치료에 반응하지 않는 출혈이나 설사가 수술의 명백한 적응증이 된다. 수술이 필요한 환자들은 적지만 이환율이 65%, 사망률은 45%로 높은 것으로 보고되었다. 수술시기와 수술의 형태를 결정하는 것이 중요하고, 방사선 장염과 재발암과의 구별이 어려워 수술의 결정에 영향을 미칠 수 있다.

쇼필드 등은 시험적 개복술을 시행받은 소장폐쇄 53명의 환자 중에서 17명은 재발암인 반면 나머지 환자는 다른 원인으로 장폐쇄가 있었다고 보고하였다. 암인 환자의 대다수가 수술로 증상의 경감이 잘되었기 때문에 재발암과의 관계 때문에 수술을 거부할 이유는 없다고 보고하였다.

소장에 방사선 손상을 받은 환자의 외과적 치료에 관한 가장 큰 논쟁은 우회술을 할 것이냐, 비정상 장을 절제할 것이냐 하는 것이다. 절제 후 1차적 봉합술을 시행하여 장간막 혈관을 분리하는 것은 이미 손상을 받은 장을 위태롭게 하고, 또한 유착부위의 분리는 후에 누공을 형성할 가능성을 높일 수 있다. 한편 방사선조사 부분의 우회술은 이환된 장의 누공 형성 가능성과 폐쇄고리증후군이 발생할 가능성을 남겨두는 것이다. 스완 등은 28개의 문헌을 후향적으로 조사하고, 자신들이 경험한 45명의 환자를 추가하여 발표하였다. 조사한 199명의 환자 중 우회술을 시행한 환자의 10%가 수술 후 사망률을 보인 반면, 절제한 환자는 21%가 사망하였다. 절제 후 1차 문합술을 시행한 환자의 36%에서 문합부 열개가 나타났고, 우회술을 시행한 환자의 6%에서 문합부 연개가 나타났다. 수술 후 우회술을 시행한 환자의 38%에서 지속적인 증상과 증후가 나타난 반면에 절제한 환자는 46%에서 지속되었다. 이러한 결과에 의해 스완 등은 우회술이 절제술만큼 효과적이며 낮은 수술 위험도를 보인다고 보고하였다.

갈란드와 스펜스는 상행과 횡행, 하행결장의 단부가 장염 환자에서 상대적으로 건강하므로, 문합부의 한쪽 말단을 방사선조사를 받지 않은 대장을 사용한 14예의 회장·대장절제와 문합술을 보고하였다. 1명에서 문합부 누출이 있었고 사망은 없었다. 이러한 결과를 토대로 이들은 건강한 소장과 대장을 문합부로 사용하는 한 우회술보다는 절제를 권고하였다.

전체적으로 우회술과 절제술을 선택적으로 취하는 개별적인 접근이 아마도 가장 합리적인 것으로 생각된다. 소장의 대부분이 침범되고 골반에 단단한 유착 병소가 형성된 경우에는 박리술 대신 우회술을 시행해야 한다. 만일 병소가 소장의 짧은 부분에 국한되어 있거나 광범위 제거술과 회장결장문합을 정상 장에 시행할 수 있다면 절제술을 시행해야 한다. 후자의 경우 육안적으로 정상인 대장분절의 동결조직검사는, 섬유화로 인한 혈관의 폐쇄 또는 다른 유의한 방사선 손상의 증거 등을 배제하는 데 도움이 될 수 있다.

소장 누공의 처치는 특히 어려울 수 있다. 이때 누공은 방사선 손상뿐만 아니라 재발암 때문일 수도 있다. 누공이 있는 환자는 비수술적 치료뿐만 아니라 영양결핍을 교정하기 위해 비경구 고영양요법을 시작해야 한다. 방사선에 의한 누공의 자연적인 폐쇄율은 극히 낮고 누공의 제거나 부분적 우회술로는 결과가 나쁘기 때문에, 이환된 소장의 분절부위 전체를 제거해야 가장 좋은 결과를 얻을 수 있다.

### (4) 대장 손상의 외과적 치료

대다수의 결장과 직장의 방사선 손상은 수술이 필요하지 않으며, 수술 전에 방사선조사를 받은 결장의 수술은 실제로 매우 높은 이환율과 사망률을 동반한다. 그러나 폐쇄, 천공, 누공, 지속적인 출혈, 치료에 반응하지 않는 통증, 심한 변실금 등이 발생하면 수술적인 중재가 필요하다.

보존적 치료에도 불구하고 심한 출혈이나 난치성 통증의 직장결장염을 가진 환자는 우회결장조루술을 시행해야 한다. 이는 부종과 감염을 완화하고 대개 즉각적인 증상의 호전을 가져온다. 비정상 직장혈관과 출혈부위에 내시경을 이용하여 레이저 응고를 임시로 시행하는 것이 결장루 시행 시에 출혈을 조절하는 데 유용하다.

방사선 장염으로 결장루가 필요한 환자들에서 장루 자체는 장루주위 누공, 장루 위축과 괴사 등의 합병증 발생률이 높았다. 가능하면 건강한 근위부 장을 유동시켜 결장루에 이용하고 넉넉한 길이의 장관광치술로 이러한 문제를 어느 정도 극복할 수 있다. 스튜어트 등은 환상 결장조루술보다는 환상 회장조루술이 낫다고 하였는데, 그 근거로 회장조루술은 관리하기가 보다 쉽고, 후에 항문 풀스루조작을 할 때 결장으로의 혈관공급을 방해하지 않는다는 점 등을 들었다.

결장조루의 복원술은 적어도 6개월이 지나서 직장부위가 치유된 이후에 시행해야 하고, 복원한 후에도 질환의 상태를 항상 주의 깊게 관찰해야 한다. 영구적 결장조루술이 난치성 질환 환자에서 선호되지만, 어떤 환자에서는 만족스럽게 증상이 조절되지 않으며 또 어떤 환자들은 결장루 자체를 거부하기도 한다. 이러한 환자들에게는 절제와 문합을 고려해야 하지만 문합술은 상당한 위험을 감수해야 한다.

방사선조사 기술의 차이와 개인적 반응의 차이로 인해 방사선 손상 후에 안전한 문합을 위한 절대적인 지침은 없지만, 일반적인 지침은 다음과 같다.

① 결장과 직장이 4,000~5,500rad 미만의 방사선조사를 받았다면 문합은 안전하게 시행할 수 있다.

② 4,000~5,500rad의 방사선조사 후에 문합을 시행한다면 예방적 회장조루술이나 결장조루술을 설치하는 것이 안전하다.

③ 비록 안전을 위한 장루술을 추가하였더라도 5,500 ~6,000rad 이상을 투여한 후의 문합은 일반적으로 불안정하다.

방사선조사에 의한 직장-질 누공은 일반적으로 폐쇄를 위해 수술이 필요한데, 누공의 국소적인 복구는 필연적으로 다시 터지게 된다. 버러노는 직장-질 누공을 치료할 때의 주의점 5가지를 기술하였다.

① 재발암을 배제해야 한다.
② 변의 흐름을 우회시켜야 한다.
③ 급성 방사선 손상은 소실되어야 한다.
④ 새로운 혈류의 공급을 누공 복구부위로 가져와야 한다.
⑤ 누공 자체를 막아야 한다.

이러한 원칙에 기초하여 부위로 새로운 혈류공급을 가져오기 위한 다양한 기법이 시도되었다. 혈류공급의 공급처로는 박근, 내전근, 복직근, 대망과 음순 지방이 있다. 대부분의 복구는 대장 누공의 횡적 복구와 함께 질절개형의 절개를 통해 수행된다. 혈류공급과 함께 새 조직은 누공의 위치로 가져와 위치해야 하고 질의 점막은 폐쇄한다.

내과적 치료에 반응하지 않는 저위직장 협착에서는 영구결장루를 형성하는 것이 많은 환자에서 근본치료로 적절하다. 환자가 항문배설을 원한다면 팍스의 수상문합과 함께 절제를 하는 것이 하나의 방법이 될 수 있고, 그 밖에 접어올리는 문합, 수정된 듀하멜기법 등을 사용할 수 있다. 이 기법은 직장과 방광기능의 장애를 피할 수 있고 기술적으로 더 많은 환자에서 실행할 수 있다.

### (5) 직장-질 누공의 외과적 술기

직장-질 누공은 아마 결장직장 외과의가 다루어야 할 가장 흔한 방사선 유도성 누공일 것이다. 외과적 치료의 선택은 원위부 결장의 기능을 보존하여 항문기능을 보존할 수 있느냐라는 것과 항문보존술을 사용할 경우에 회음부나 복부를 통한 또는 양자의 조합에 의한 어떤 형태의 복원술을 할 것인가 사이에 놓여 있다. 처치방법의 선택은 환자의 나이와 전신 상태, 증상의 정도, 직장 질환의 심각도, 이전의 자궁절제술 유무, 누공의 위치에 따라 결정된다. 만약 환자가 나이가 많고 쇠약하며 누공에 의한 증상이 심하지 않다면 누공을 그대로 남겨두고 관찰하는 것이 가장 좋은 방법이다. 반면 환자가 심한 회음부 표피 박탈과 실금이 있으나 큰 수술을 수행하기에 적합한 상태가 아니면 결장루형성술이 적당한 선택방법이다. 장루가

필요하다면 정상으로 보이는 결장의 분절에 말단결장루를 만드는 것이 추천된다. 그러나 젊고 상대적으로 적합한 환자들에서는 어떤 형태로든 복원술이 시도되어야 한다. 복원술을 시행한다면 수술의 술기에 관계없이 모든 환자에서 복원 몇 개월 전에 기능상실성 장루를 만들어야 한다. 기능상실성 장루는 염증과정을 줄이고 수술을 쉽게 만든다. 회장루는 때때로 재건술에 사용되는 좌측 결장으로부터 멀리 떨어져 있고 관리가 용이하다는 장점이 있다. 다른 장루에서처럼 회장루의 경우에도 회장의 방사선 비피폭 분절을 써야 한다. 횡행결장루를 사용할 수도 있으나 변연부 동맥이 복벽에서 막히거나, 횡행결장이 근본적 수술의 일부로 이동될 필요가 있을 경우에는 좌측 결장에 혈액공급의 장애가 초래될 가능성이 있다.

직장-질 누공의 복원술은 하부나 상부 혹은 양쪽으로 접근하여 시행할 수 있으며, 하부로의 접근방법으로는 질, 회음부, 항문, 천골, 괄약근을 통한 경로가 있다. 질을 통한 방법은 부인과 의사들이 추천하는 경로인데 술기는 항문을 통한 복원술과 유사하다.

누공주위의 조직은 정상적인 조직보다 상처치유가 불량하기 때문에 전통적인 기법으로 직장-질 누공을 복원하는 시도는 실패할 가능성이 높다. 결장항문 수상 재건에서처럼 방사선을 받지 않은 정상 조직을 이동시켜 그 부위로 가져와서 누공을 복원하는 것이 필요하다. 따라서 단순 누공에 이용될 수 있는 활강 전진피판법은 방사선 누공에서는 적합하지 않다.

#### 1) 국소시술

#### ① 박근피판술

환자는 쇄석위 자세를 취하고 회음부에서 4시 방향으로 절개해서 좌골 조면으로부터 손가락 1개 넓이로 내측-후측되는 지점까지 후외측으로 연장한다. 절개는 누공의 가장자리까지의 질측벽까지 위로 연장하고, 치골미골근, 횡회음근, 항문거상근의 하위부를 통해 깊이 넣는다. 누공의 경계부에서 질점막과 직장점막의 결합부위를 절개하고 둘을 각각 조심스럽게 분리한 후에 2cm의 질점막을 누공의 전체 둘레로부터 제거한다(그림 30-5).

직장의 결손이 작은 경우에는 비흡수성 봉합사를 이용하여 횡으로 봉합한다. 그러나 대개 결손부는 크고 질의 상부를 침범하므로 긴장 없이 아래쪽으로 당겨올 수 없다. 이러한 경우에는 직장에스결장을 유리하기 위해 개복술을 시행해야 한다. 복막을 분리해서 직장의 좌측 전측

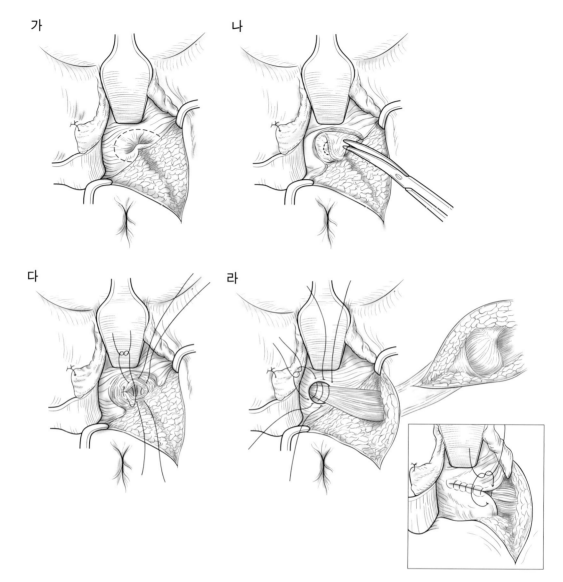

그림 30-5. 직장-질 누공에서 박근을 이용한 재건술 **가.** 4시 방향에서 절개를 시작하여 후외측으로 확장하며 항문거근까지 박리한다. 점선으로 표시된 부분은 절개될 질점막부분이다. **나.** 누공주위의 질점막을 완전히 박리한 후에 누공을 중심으로 환형으로 절제해낸다. **다.** 직장벽을 직장의 점막은 포함되지 않게 하여 횡으로 봉합한다. **라.** 박근을 근위부의 혈관을 보존한 상태로 박리하여 피하터널을 통해 통과시키고, 봉합부위에 위치시킨 후에 봉합한다.

면으로 들어간 다음에 직장에스결장의 전방을 자궁 잔유물에서 분리한다. 누공으로의 적절한 접근을 위해 직장은 위로부터 충분히 유리되어야 한다. 그레이엄 등은 총 26예 중 6예에서 개복술이 필요하였다고 보고하였다.

누공을 폐쇄한 다음에 박근을 허벅지에서 노출시켜 경골측 삽입부를 분리한 후에 혈류공급을 주의 깊게 보존한다. 피하통로를 치골지 전면의 박리를 통해 만드는데, 통로는 손가락 2개가 통과할 수 있는 넓이로 확장하여 박근을 통과시킨다. 건을 반대편 골반벽에 꿰맨 후에 질점막을 우측에서 좌측으로 진행하는 1열의 램버트봉합으로 근육 위에서 인접시킨다. 원위부의 2개 혹은 3개의 혈관을 근본치료 몇 주 전에 분리하면 근육의 생존율을 높일

수 있다고 한다.

② 마티우스기법

마티우스가 방광루에 처음으로 사용한 방법으로, 하위 직장-질 누공에 유용하게 적용될 수 있다(그림 30-6). 구해면체 피판 혹은 음순 지방층을 이용하며, 다른 복원술에서와 마찬가지로 사전에 기능상실성 장루를 권장할 만하다.

쇄석위에서 내외측 회음절개를 박근기술에서 쓰여진 것과 유사한 방식으로 시행하여 누공의 경계부까지 진행한다. 누공의 섬유화된 경계는 완전히 제거하고 질과 직장벽은 건강한 조직이 나올 때까지 넓게 분리한다. 직장의 결손부위는 크롬화 장선봉합사로 횡으로 전층 단속봉

가 나

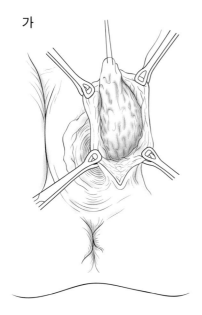
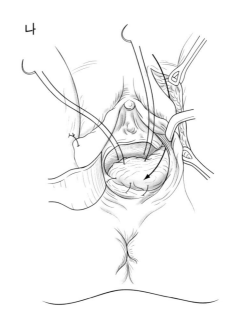

그림 30-6. 직장-질 누공의 복원(마티우스기법) **가.** 대음순 상부를 통해 절개를 가하고, 대음순에 붙어 있는 지방층과 근섬유층을 박리한다. **나.** 유리된 지방층과 근섬유층은 터널을 통해 누공부위까지 이동시킨 후에 누공부위에 봉합한다.

합을 한다. 2개의 측면 봉합과 다른 2개의 중심에 위치한 것들은 바늘을 붙여서 길게 남겨놓아 나중에 지방층을 위치시키도록 한다.

절개는 대음순 위에서 음순단까지 중심으로 넣는다. 음순의 지방과 섬유근 내용물은 대퇴근막의 깊이까지 분리하여 유동시킨다. 경pedicle은 전방 혹은 후방으로 분리하는데 전방 분리 시에 혈액공급은 내외음동맥의 회음분지로부터 지방층으로 들어가고, 후측 경의 분리 후의 혈액은 외음동맥과 그 측행지로부터 공급받는다. 피판이 위로 당겨져서 누공폐쇄에 이용할 수 있는 충분한 피하통로가 발생하는데, 이때 피판의 줄기가 꼬이거나 장력을 받지 않도록 주의한다. 이전에 설치한 봉합을 이용해서 지방층을 누공폐쇄 위치에 고정하고, 질점막은 지방층 위로 인접 고정한다. 음순절개와 회음절개는 배액관을 넣고 봉합하고 압박 드레싱을 해야 한다.

### 2) 복부를 통한 재건술

#### ① 대망의 경 이식

복부접근을 통해 질후벽과 직장의 전벽 사이의 분리면을 찾는다(그림 30-7). 박리는 이 평면에서 누공의 경로에 도달할 때까지 계속한다. 직장과 질의 결손부는 결손부 경계의 절제 후에 닫혀진다. 대망을 우측 또는 좌측 대망혈관 중 어느 하나로부터 혈액공급을 받을 수 있도록 가동한다. 장간막 미부尾部의 끝을 직장과 질 사이로 끌어내려 감싸고 주위조직 내에 고정하여 누공 개구부 사이에

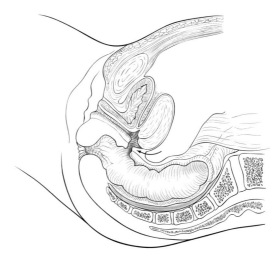

그림 30-7. 대망의 피판으로 직장-질 누공을 치료하는 과정에서 직장 전벽과 질후벽 사이의 경계면

서 장벽 역할을 할 수 있도록 한다. 이 수술은 상대적으로 높이 위치한 좁은 누공의 경우에 적합하다.

#### ② 근위부 에스결장의 경 이식

브리커에 의해 처음 기술된 방법으로, 방사선 손상이 없는 에스결장을 직장전벽의 결손을 복원하는 덮개로 이용한다. 이 수술은 누공을 치유할 뿐만 아니라 좁아진 직장의 직경을 늘리는 데에도 사용할 수 있다.

좌측 결장을 일반적인 방법으로 가동한 후에 에스결장을 적절한 지점에서 절단하고, 직장의 전벽과 질의 후벽 사이의 방사선조사면에서부터 누공로에 이를 때까지 박

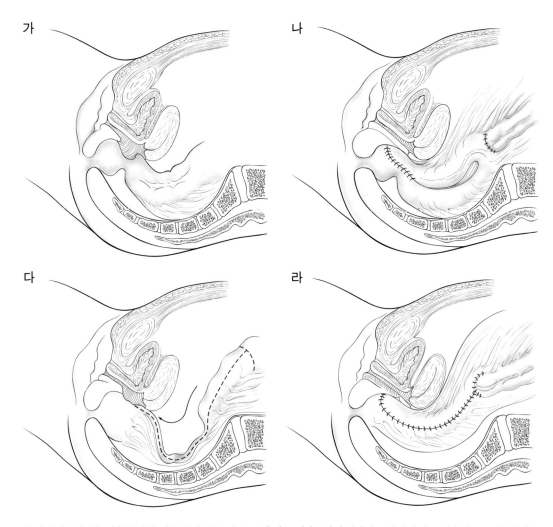

그림 30-8. 근위부 에스결장을 이용한 직장-질 누공의 치료 **가.** 누공이 있는 직장부위에 협착이 동반되어 있는 경우에는 브리커방법으로 재건술을 시행하는 것이 적응이 된다. **나.** 브리커 I형은 에스결장의 절주를 접어서 누공부위로 내린 후에 열려 있는 면을 누공부위에 문합한다. **다.** 누공부위 상방으로 협착된 길이가 상당히 긴 경우에는 브리커 II형이 적용된다. **라.** 정상적인 결장을 끌어내려 누공부 하방의 직장으로부터 협착된 직장을 종축으로 절개한 면에 문합한다.

리한다. 이 과정은 때때로 매우 어렵지만 박리는 가능한 한 아래까지 시행하고 직장과 질의 결손부위를 주의 깊게 제거한다.

에스결장의 하위절주는 아래로 접어서 그 원위부 말단이 직장 결손부에 닿도록 한 후에 그 끝을 연다(브리커 I형, 그림 30-8). 필요하다면 크게 하기 위해 위쪽으로 절개하는데(브리커 II형, 그림 30-8) 이 방식은 누공이 긴 협착과 연관된 경우에 유용하다. 하위부의 에스결장의 절단면은 직장 결손부에 덱손을 이용하여 두 층으로 막아준다. 다른 방법으로 대음순의 경 이식을 이용하여 막을 수도 있다. 근위부 결장절주는 에스결장 루프의 꼭대기에 단측문합술을 시행한다. 질과 직장 사이의 완전한 박리가 항상 가능한 것은 아니므로, 박리가 어려운 경우에는 밑으로부터 박리를 시도한다. 누공의 질측 모서리(경계)는 제거하

고 질의 후벽은 종측으로 절개한 후에 복부 평면에 도달할 때까지 직장의 전벽으로부터 외측과 위쪽으로 주의 깊게 분리해야 한다. 에스결장의 가동화된 하위절주는 아래쪽으로 이동시켜 직장전벽의 결손부위를 덮기 위해 절개한다. 결장과 직장 사이의 봉합술은 철저해야 하고 두 층으로 하는 것이 좋다. 질후벽의 결손부가 상대적으로 작고 반흔이 심하지 않다면 중심선에서 봉합하고, 불가능한 경우에는 브리커 등에 의하면 대음순의 경 이식으로 채우는 것이 좋다고 한다.

### 3) 직장절제를 요하는 방법들

위에서 기술한 국소복원술 외에도 직장의 절제를 통해 치료하는 방법이 있다. 처음에는 전방절제술이나 히르슈슈프룽병에서 시행하는 스웬슨법과 비슷한 방법이 사용되었으나 그 결과는 만족스럽지 못하였다. 문제는 문합부

위의 치유를 위해 건강하고 방사선을 받지 않은 장을 이용해야 하는데 실제로 그러한 장을 얻기가 쉽지 않다는 데 있다.

팍스 등은 이러한 문제를 해결하기 위해 복항문법을 도입하였다. 이 방법을 사용하면 방사선 손상을 받은 직장절주를 통해 결장이 아래로 옮겨진다는 장점이 있다. 비장만곡부를 포함한 전체 좌측 결장을 가동화하여 방사선을 받지 않은 장을 장력 없이 골반을 통해 항문강으로 끌어내린다. 직장은 궤양성 대장염 수술에서처럼 밀착된 근주위 박리에 의해 가동화되며 박리는 섬유성 방사선조사 조직이 나올 때까지 아래로 계속한다. 이 지점에서 직장은 누공 혹은 궤양의 상부 위치에서 분할되며 원위부 직장을 질에서 분리하려는 시도는 하지 않는다. 결장의 근위부에서는 방사선조사를 받지 않고 혈액공급이 적절한 부위에서 분리하는데, 이 지점은 대개 하행결장의 원위부이다. 회음부 접근을 통해 일반적인 방법으로 아드레날린과 생리식염수용액을 주입한 후에 하부의 근육으로부터 항문직장의 점막을 벗긴다. 박리는 치상선 직상부에서 시작해서 직장절주의 전체가 노출될 때까지 계속하고, 누공부위는 건드리지 않고 남겨둔다. 여기까지 완료하면 궤양의 기저부 또는 누공을 함유한 그 상부말단을 가진 직장근 튜브만이 남는다. 그리고 나서 직장은 직장-질 누공을 덮기 위해 근육관을 통해 아래로 내린 후에 항문을 통한 결장항문문합술을 보통의 방법으로 시행한다.

### 4) 복부천골 재건과 문합술

마크스 등은 복부천골의 절제와 재건을 주장하였다. 하지만 이 방법은 문합이 일반적인 전방절제술 때보다 하위에서 수행될 수 있다는 장점이 있음에도 불구하고 단단문합술을 요한다. 또한 방사선을 받은 장이 있는 경우에는 복(부)항문술에서 사용되는 수상문합보다 더 위험하다.

### 5) 기능상실성 장루

오웬과 차이틴 등은 방사선 유도성 누공에 대해 단순기능상실성 대장루만을 시행할 것을 추천해왔다. 이 경우에 직장은 통증과 후중기 같은 증상을 계속 유발할 수 있다. 따라서 만약 재건술이 실패하거나 금기 상황인 경우, 환자의 증상이 수술적 중재를 요하는 경우라면 직장절제와 영구적 결장루를 시행해야 한다.

### (6) 요도를 침범한 대장직장루의 수술기법

### 1) 대장-방광 누공

대장-방광 누공은 여성에서는 자궁이 대장과 방광 사이의 장벽 역할을 하므로 흔하지 않다. 누공의 위험도는 이전에 자궁적출술을 시행해서 두 기관이 가까이 접해 있는 경우에 높아지며 이러한 누공의 복원은 극히 어렵다. 기본적인 원칙은 직장-질 누공에 소개된 수술적 복원술과 차이가 없고 수술원칙은 방사선 손상이 없는 조직으로 덮는 것이다.

직장-질 누공에서 언급된 것과 유사한 직접 복원술의 다양한 기법이 소개되어왔다. 그러나 실제로는 거의 요도관 *urinary conduit*을 동반한 기능상실성 결장루가 시행된다. 영구장루의 대안으로 에스결장광치술을 시행할 수 있는데, 이 기술은 누공에 대한 직접적인 공략을 피하고 장루의 필요성도 제거한다. 이 수술에서는 누공을 포함하고 있는 에스결장의 짧은 분절을 장간막에서 분리하고 그 양 끝은 GIA 스테이플러로 막은 후(그림 30-9)에 근위부 결장을 질병이 없는 직장의 한 부분에 문합한다. 이 방법은 결국 에스결장을 맹관 혹은 방광에 부착된 게실로 남겨두게 된다. 이 방법의 단점은 에스결장고리가 반복적인 요로 감염 혹은 농양을 형성할 수 있는 감염 병소로 작용할 수 있다는 것이다. 유경에스결장 이식을 이용한 브리커 수술도 방사선조사에 의한 직장-방광 누공의 복원에 사용될 수 있다.

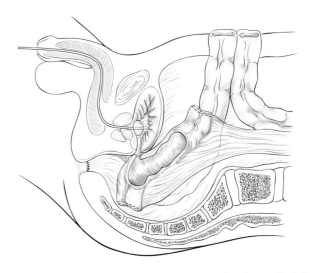

그림 30-9. 결장-방광루에서의 에스결장을 이용한 교정  누공과 연결된 에스결장의 양쪽을 GIA 스테이플러를 이용하여 폐쇄하고, 근위부의 결장과 하부의 건전한 직장 사이를 문합한다. 근위부 결장에 기능적 결장루를 임시로 만들어준다.

### 2) 기타 누공

대장과 요로를 침범하는 다른 누공은 드물다. 요관 침범은 방사선 손상을 받지 않은 소장과 요관의 부분을 이용한 근위 장루와 회장 도관 모두를 요구할 수도 있다. 전립선암에 대한 방사선치료가 더욱 폭넓게 사용됨에 따라 전립선-직장 누공이 더 흔해졌다. 이러한 누공은 처치하기가 어려운데 처음에 근위 장루를 치골 상부 도뇨술과 함께 시행하면 대개 감염과 증상을 일반적으로 조절할 수 있다. 다음으로 직장을 전립선에서 분리하는 회음부절개술과 복원술을 보강하는 박근피판을 통한 직접적인 국소 접근술이 시도될 수 있다. 직장과 요로를 침범하는 골반에 대한 심한 방사선 손상은 재건이 종종 불가능하다. 영구적 결장루와 회장 도관이 종종 증상완화의 유일한 기회이다. 골반적출술은 결장루 설치에 의한 증상 호전이 어렵고, 게다가 골반적출술 후의 치유가 심각한 문제로 대두될 수 있기 때문에 피해야 한다.

### (7) 직장 협착에 대한 수술기법

방사선조사 후에 직장이 좁아지는 것은 드물지 않으나 방사선 직장염에 완전폐쇄가 합병되는 경우는 드물다. 약간의 불편을 초래하는 경미한 협착은 헤가 확장기 또는 유사한 확장기구를 이용한 규칙적이고 부드러운 직장확장술로 치료될 수 있다. 때때로 완전폐쇄를 초래하는 심한 협착이 있는데 이 경우에는 외과적 중재가 요구된다. 만약 나중에 재건이 적합하다고 고려되는 환자라면 처음에 기능상실성 장루를 만들어주어야 한다. 이 장루는 회장에 병이 없는 경우에는 환상 회장루가 선택되고 만약 그렇지 못하면 횡행결장루가 고안되어야 한다. 만약 환자가 나중에 근치 수술에 적합한 대상이라고 생각되지 않으면 말단대장루를 만들도록 한다. 현시점에서 수술방법의 선택은 결장항문문합술 같은 괄약근보존절제술이나 직장-질루의 복원에서 이미 언급한 것처럼 에스결장에 의한 덮개방법patch이다. 브리커법에서 협착은 횡 혹은 종으로 열고 누공 가장자리를 깨끗하게 한 후에 직장에 덮개를 봉합한다. 그러나 어떤 경우에는 협착이 너무 심하고 괄약근이 심하게 섬유화되어 하트만술식 또는 복회음부절제술이 필요할 수도 있다.

### (8) 직장염에 의한 심한 출혈

만약 출혈이 생명을 위협한다면 기능상실성 대장루는

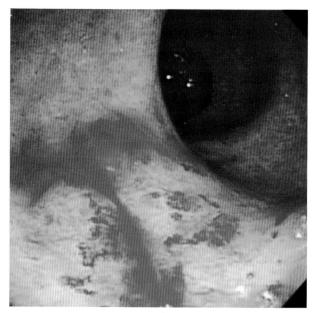

그림 30-10. 방사선조사 직장염으로 인한 모세혈관의 확장과 출혈 소견이 관찰된다.

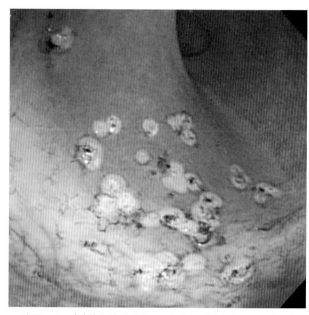

그림 30-11. 점막하층에 에피네프린용액 주입 후 아르곤 프라즈마를 이용하여 지혈술을 시행한다.

출혈을 조절할 수 없으므로, 급히 직장절제술을 시행하는 것 외에는 선택의 여지가 없다. 이 경우에는 경항문수상문합 또는 전직장절제술과 결장낭을 가진 결장항문문합술이 대안이 될 수 있다. 브라우닝 등은 복부경항문 수상문합을 시행한 출혈성 직장염 환자 5명에 대해 기술하였는데, 사망은 없었고 출혈은 모든 환자에서 조절되었다. 만약 상황이 응급수술을 요할 만큼 위급하다면 문합술 없이 직장절제술을 시행하는 것이 필요하다. 약한 정도의 출혈은 엔디-야그 레이저 또는 아르곤 플라즈마 등의 내시경적 사용에 의해 조절될 수 있다(그림 30-10, 30-11).

# 3. 예후

하링 등은 골반 방사선치료를 받은 심한 방사선 질환을 가진 환자의 장기적 예후에 대해 살펴보았다. 그들은 천공이나 누공을 가진 환자가 출혈 또는 협착을 가진 환자보다 유의하게 나쁜 예후를 보이는 것을 관찰하였다. 수술을 시행하였던 136명의 환자를 평균 4.5년 동안 추적조사한 결과, 대략 절반에서만 증상이 없었고 상당한 수의 환자에서 성공적인 수술 후에도 새로운 방사선 유도성 합병증이 발생하였다. 약 10%의 환자가 방사선 유도성 합병증으로, 20%가 재발암으로 사망하였다. 이러한 소견은 마켈라 등에 의한 다른 연구에서도 역시 확인되었다.

## 참고문헌

Allen-Mersh TG, Wilson EJ, Hopestone HF, Mann CV. The management of late radiation induced rectal injury after treatment of carcinoma of the uterus. Surg Gynecol Obstet 1987;164:521-524.

Allquist DA, Gostout CS, Viggiano TR, Pemberton JH. Laser therapy for severe radiation induced rectal bleeding. Mayo Clin Proc 1986;61:927-931.

Anseline PF, Lavery IC, Fazio VW. Radiation of the rectum: evaluation of surgical treatment. Ann Surg 1981;194:716-724.

Ashbough DG, Owen JC. The management of radiation induced dam-age to the bowel. J R Coll Surg Edinb 1964;10:48-53.

Boronow RC. Repair of the radiation induced vaginal fistula using the Martius technique. World J Surg 1986;10:237-248.

Britnall ES. Surgical treatment of post irradiation rectal stricture and recto-vaginal fistula. Arch Surg 1953;67:346-352.

Chaitin H. Colostomy in radiation induced rectal stricture. Dis Colon Rectum 1971;14:145-146.

Conklin JL, Anuras S. Radiation induced recurrent intestinal pseudo obstruction. Am J Gastroenterol 1981;75:440-444.

Cooke SAR, De Moor NG. The surgical treatment of radiation damaged rectum. Br J Surg 1981;68:488-492.

Donaldson SS, Jundt S, Ricour C, Sarrazin D, Lemerle J, Schweisguth O. Radiation enteritis in children. Cancer 1975;35:1167-1178.

Fajardo LF, Berhrong M. Radiation injury in surgical pathology. Part II. Alimentary tract. Am J Surg Pathol 1981;5:153-178.

Galland RB, Spencer J. Surgical aspects of radiation injury to the intestine. Br J Surg 1979;66(2):135-138.

Jackson BT. Bowel damage from radiation. Proc R Soc Med 1976;69:683-686.

Kinsella TJ, Bloomer WD. Tolerance of the intestine to radiation therapy(collective review). Surg Gynecol Obstet 1980;151:273-284.

Lavery IC, Steiger E, Fazio VW. Home parenteral nutrition in management of patients with severe radiation enteritis. Dis Colon Rectum 1980;23:91-93.

Localio SA, Pachter HL, Gouge TH. The radiation-injured bowel. Surg Ann 1979;11:181-205.

Marks G. Combined abdominotranssacral reconstruction of the radiation injured rectum. Am J Surg 1976;131:54-59.

Morgenstern L, Thompson R, Friedman NB. The modern enigma of radiation enteropathy: sequelae and solutions. Am J Surg 1977;134:166-172.

Morgenstern L. Radiation enteropathy. In Bouchier IAD, Allen RN, Hodgson HJF, Keighley MRB(eds). Textbook of gastroenterology. London: Bailliere Tindall, 1984, pp.517-527.

Potish RA. Importance of predisposing factors in the development of enteric damage. Cancer Clinical Trials. Am J Clin Oncol 1982;5:189-194.

Roswit B. Radiation injury of the colon and rectum. In Greenbaum EI(ed). Radiographic Atlas of Colon Disease. Chicago: Chicago Yearbook Medical Publishers, 1980, pp.461-472.

Rothenberger DA, Christenson CE, Balcos EG, Schottler JL, Nemer FD, Nivatvongs S, et al. Endorectal advancement flap for treatment of simple rectovaginal fistula. Dis Colon Rectum 1982;25:297-300.

Russell JC, Welch JP. Operative management of radiation injuries of the intestinal tract. Am J Surg 1979r;137(4):433-442.

Sandler RS, Sandler PP. Radiation induced cancers of the colon and rectum: assessing the risk. Gastroenterology 1983;84:51-57.

Schmitt EH III, Symmonds RE. Surgical treatment of radiation induced injuries of the intestine. Surg Gynecol Obstet 1981;153:896-900.

Schmitz RL, Chao JH, Bartolome JS Jr. Intestinal injuries incidental to irradiation of carcinoma of the cervix and the uterus. Surg Gynecol Obstet 1974;138:29-32.

Telander RL, Perrault J. Colectomy with rectal mucosectomy and ileo-anal anastomosis in young patients. Arch Surg 1981;116:623-629.

Warren S, Friedman NB. Pathology and pathologic diagnosis of radiation lesions in the gastrointestinal tract. Am J Pathol 1942;18:499-513.

White DC. Intestines. In White DC(ed). An atlas of radiation histo-pathology, Technical Information Center, Office of Public Affairs, US Energy Research & Development Administration, 1975, pp.141-160.

# 31

# 혈관 질환–혈관확장증과 허혈성 결장염

오승택

## Ⅰ 결장의 혈관확장증

결장의 혈관확장증이 하부위장관계의 출혈의 원인으로 작용하는 경우가 점점 많아지고 있다. 과거의 하부장관 출혈의 가장 중요한 원인이었던 게실보다는 혈관 이상과 관련된 병소가 출혈의 보다 커다란 원인으로 생각된다(표 31-1). 혈관확장증은 장벽의 정맥과 모세혈관에 후천적 기형의 소견이 있고, 비교적 고령인 환자의 우측 결장에서 원발적으로 발생하는 경향이 있다(그림 31-1). 병리학적으로 혈관확장증은 확장되고 구불구불하며 얇은 벽을 가진 점막하 정맥의 두드러짐으로 특징지어진다. 최근 혈관확장증의 원인에 대한 가설을 제시한 볼리에 따르면 결장의 근육층을 관통하는 정맥의 반복적이고 부분적으로 낮은 정도의 폐쇄로 인해 2차적으로 발생하는 형상이다(그림 31-2). 이들 장폐쇄는 반복적으로 수년에 걸쳐 일어나고 낮은 압력과 얇은 벽 때문에 동맥벽보다는 정맥에 더 영향을 미친다. 시간이 지나면 정맥내 압력이 증가하여 확장과 심한 굴곡을 보이고, 점차적으로 소정맥과 모

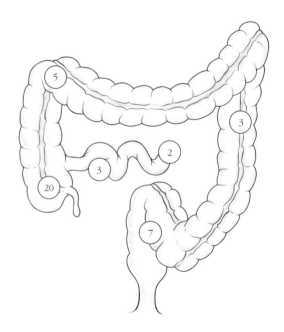

그림 31-1. 혈관이형성증의 분포 우측 대장이 혈관이형성증이 가장 흔히 발생하는 부위이지만 대장의 어느 부위나 생길 수 있고 심지어는 소장에도 생긴다.

세혈관으로 확장되어 결국 모세혈관 전괄약근에 영향을 미쳐 작은 소동맥과 정맥의 연결을 가져온다. 혈관확장증은 주로 우측 결장에 나타나는데 이는 장의 직경이 더 크므로, 라플라스법칙에 의해 대장의 어느 부위보다도 맹장의 벽이 더 많은 장력을 받기 때문이다.

혈관확장증은 대다수가 게실처럼 증상이 없는 경우가 많고 일종의 노화과정으로 생각된다. 혈관확장증은 장의

표 31-1 | 게실성 병변과 혈관확장증의 출혈 빈도

| 병변 | 환자 수 | 출혈력 | | |
|---|---|---|---|---|
| | | 1번 | 2번 | 3번 이상 |
| 게실성 병변 | 43 | 19(44%) | 11(26%) | 13(30%) |
| 혈관확장증 | 20 | 3(15%) | 1(5%) | 16(80%) |

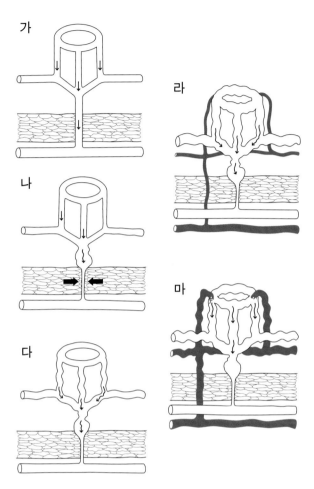

그림 31-2. 볼리가 제안한 대장 혈관이형성증의 발생기전

혈관 질환이 있고 출혈하는 경우의 합리적인 초기 접근법은 만일 환자의 심장상태가 수술적 교정을 할 필요가 없다면 대장 병소를 치료하는 것이다. 만일 대동맥판막치환술이 적응중이 되고 출혈이 보존적 치료로 멎는 상태라면, 결장 병소의 치료는 재발을 보이더라도 심장 수술 후로 미루어야 한다. 혈관 확장은 직장을 통한 무통의 출혈로 혈액의 손실을 보이지만, 쇼크와 함께 대량의 출혈이 있는 경우라도 저절로 지혈이 되는 경우가 흔하다. 그러나 출혈은 반복하여 일어나는 경우가 많다. 이것은 과거에는 종종 결장출혈의 흔한 원인을 배제한 후에 바륨관장 조사에서 게실이 발견되면 게실출혈로 여겨졌다.

혈관확장증이나 게실 질환이 고령에서 흔하고 둘 다 하부위장관 출혈을 갖는 환자에서 존재하므로 출혈의 원인 중 이 둘을 감별진단하는 데에는 어려움이 있다. 혈관조영술에서 장 내강으로의 혈관외 유출의 소견은 게실로 인한 급성 출혈을 갖는 환자의 75% 정도에서 관찰된다. 이러한 소견은 혈관확장증으로 인한 출혈 환자에서는 흔하지 않은데, 이는 아마도 출혈이 정맥에서 기원하고 저절로 지혈되는 경우가 많은 반면 게실에서의 출혈은 대개 동맥성이기 때문이다. 혈관조영술과 대장내시경은 혈관확장증을 찾아낼 수는 있으나 이 경우에도 활동성 출혈 여부를 확인하기는 어렵다. 섬광촬영주사검사는 복부 내의 출혈의 위치를 보여주지만 이 검사는 단지 원인이 되는 병소의 추정되는 증거를 나타낼 뿐이다. 그러므로 출혈이 멈춘 원발 병소의 위치를 결정한다는 것은 매우 어렵고 때때로 불가능하다. 하부위장관 출혈을 갖는 환자의 대부분이 보존적 치료로 안정되지만 25~33%에서는 계속되는 출혈 발작을 경험한다.

혈관확장증은 혈관조영술과 대장내시경으로 하부위장관을 조사하는 동안에 우연히 진단되는 경우가 흔하다. 혈관확장증 환자의 초기 치료는 다른 원인의 하부위장관 출혈 환자에서와 근본적으로 같다. 이러한 환자에 대한 접근으로는 섬광촬영 주사와 혈관조영술, 대장내시경 같은 검사들이 이용된다.

## 1. 활동성 출혈

활동성 출혈을 보이는 환자와 직장을 통한 흑색변과 선혈의 출혈을 보이는 환자는, 종종 혈액학적 변화를 동반하므로 진단과 치료를 동시에 시작해야 한다. 1차적인 목

장막 측에서는 보이지 않는 경우가 많아 종종 병리학적 검사에서도 놓치기 쉽다. 혈관촬영술, 대장내시경, 병리검사실에서의 혈관 내에 폴리머를 주입하는 기법 등에 의해 무증상인 환자의 3~25% 정도에서 혈관확장증을 발견할 수 있다. 60세 이상의 연령층은 50%에서 혈관확장증을 갖고 있다. 혈관확장증은 때때로 다발성으로 존재하며 직경은 대부분 5mm 미만이다. 대개는 다른 혈관의 이상을 동반하지 않으며 성비는 동일한 것으로 알려져 있다.

혈관확장증에서의 출혈이 대동맥협착증과 관련이 있다는 보고도 있는데, 증상이 있는 혈관확장증을 가진 환자의 50%가 심혈관계 질환을 갖고 있고 25%에서 대동맥협착이 있다고 한다. 그러나 동맥협착증이 있는 환자에서의 위장관 출혈의 빈도는 높지만 이러한 출혈의 원인이 혈관확장증에 기인하는 경우는 많지 않고, 대동맥판막치환술 등의 교정술로 대장의 출혈이 감소한다. 이러한 사실로 보아 심혈관 질환에서의 대장출혈은 심혈관 질환 자체에 기인할 뿐 혈관확장증이 원인인 것 같지는 않다. 심

표는 출혈의 병소를 찾고 응급상황의 급성 출혈을 조절하여 선택적 수술의 상황으로 전환하는 것이다. 이환율과 사망률에서 응급수술에 비해 선택적 수술이 명백하게 적으므로 가능하면 응급수술은 피하는 것이 좋다. 일반적으로 개복 시 대장의 출혈되는 병소를 찾는 것이 극히 어렵기 때문에 하부위장관 출혈의 병소의 위치를 모른 채 환자를 수술실로 데려가는 일은 드물다. 주사법(스캔)이나 혈관조영술로 출혈의 병소를 알아낼 만큼 출혈속도가 충분히 빠르지 않거나 지속적이지 않은 경우, 혈관수축제를 쓸 수 없는 환자에서 출혈이 지속되거나 지혈 후 재출혈하는 경우에는 치료계획을 세우기가 매우 어렵다. 최근에는 이러한 경우, 수술 중 관장과 대장내시경을 시행하여 병소의 위치를 진단하고, 경우에 따라서는 아전대장절제술을 적용할 수도 있다. 이러한 아전대장절제술은 섬광촬영 주사검사나 혈관조영술이 이용될 수 있게 미리 준비되지 않았을 때에 선호되는 접근방법이다. 그러나 초기에 보존적 치료로 출혈이 멈추지 않은 환자나 실혈에 잘 견디지 못하는 환자에서는 근본적 치료가 과도하게 연기되어서는 안 된다.

## 2. 초기치료

활동성 출혈을 하는 환자는 심폐소생술에 1차적인 주의를 기울여야 한다. 활력증후군과 소변량, 검사 소견을 기초로 삼아 수액을 투여해야 하고, 가능하면 충분한 말초정맥을 확보해야 한다. 초기의 임상검사는 혈색소와 혈구수, 응고검사 등을 포함해야 한다. 수혈을 위한 교차검사를 시행하고 적어도 농축 적혈구의 4단위를 항시 이용할 수 있어야 한다. 간기능검사와 전해질, 크레아티닌과 혈중 요질소의 측정도 필요하다. 헤파린과 쿠마딘, 아스피린 같은 혈액응고 결함을 유발하는 약제에 대해서는 사전에 문진으로 확인해야 한다.

비위관은 위 내용물의 성질을 측정하고 위를 감압하기 위해 삽입한다. 비위관에서 출혈이 보이면 출혈의 위치가 위 또는 십이지장인지를 감별하고, 향후 치료계획을 세우기 위해 상부위장관 내시경을 실시한다. 맑은 액체만 나오는 경우라도 십이지장의 병소를 완전히 배제하기 위해 시행하는 것이 바람직하다. 출혈이 없고 담즙성의 액체만 나오는 경우에는 출혈이 십이지장 공장 굴곡부위 아래에서 시작된 것이라고 추정할 수 있다. 일단 하부위장관 출혈로 진단이 내려지면 직장경이나 항문경검사가 첫 번째로 수행되어야 한다. 이러한 검사는 병실에서도 쉽게 가능하고 치핵, 치열, 직장 종양이나 결장염(크론병, 궤양성 대장염 또는 방사선에 의한)과 같은 병소를 감별해내는 데 유용하다. 이러한 검사에서 점막을 잘 관찰하기 위해서는 대장 내의 혈액 제거를 위해 관장을 시행하고 흡인기를 사용하는 것이 바람직하다. 직장보다 상부의 대장에서 출혈이 계속될 경우에는 섬광촬영 주사(스캔)를 시행한다. 스캔에서 음성이면 혈관촬영에서도 거의 출혈 소견이 보이는 경우가 없으므로 침습적인 혈관촬영술을 시행할 필요는 없다. 그러나 출혈이 급속하게 있는 환자에서는 바로 전에 시행하였던 스캔에서 확실하지 않았더라도 즉각적인 혈관조영술이 필요하다. 출혈 병소의 위치를 정확히 알기는 어렵지만 출혈의 여부는 알 수 있으므로, 활동성 출혈과 이전에 출혈된 혈액의 장내 통과의 차이를 구별하기 위해 가능한 한 초기에 섬광촬영 주사를 수행한다. 주로 $^{99m}$Tc 피로인산염 표지 적혈구 주사를 많이 사용하는데, 일부에서는 $^{99m}$Tc 유황 콜로이드 주사가 실험적으로 1분당 0.1mL의 더 적은 양의 실혈을 찾아내며, 적혈구를 표지할 필요가 없고, 투여 후 20분 내로 판독이 가능하기 때문에 더 우수하다고 주장한다. 그러나 콜로이드가 간과 비장에서 섭취되므로 이 주사법은 간곡부와 비곡부에서는 불명확하다.

표지된 콜로이드가 20~30분 내에 장관에서 발견되어 빠르게 제거되는 소견을 보이는 대량출혈 환자는 매우 드물다. 그래서 이런 경우에는 응급혈관촬영술이 필요하다. 적혈구 표지주사는 적혈구들을 표지해야 하기 때문에 30~60분 정도의 시간이 걸리고 초기 주사는 배경상 때문에 해상도가 떨어진다. 간헐적인 출혈을 진단하기 위해서는 24~48시간에 걸친 검사가 필요한 경우도 있다. 혈관 외로 유출된 동위원소가 주사를 시행하는 동안에 장의 원위부로 이동해서 출혈부위를 잘못 해석할 수 있으므로 주의해야 한다. 출혈부위가 매우 명확한 경우에는 스캔 소견에만 기초하여 수술을 시행할 수도 있지만 대부분의 경우 스캔에서 양성의 소견을 보이면 혈관조영술을 시행한다.

소아에서 하부위장관 대량출혈의 가장 흔한 원인은 메켈게실로, 이는 인접 소장의 궤양과 함께 이소성 위점막 조직을 갖고 있다. 메켈게실의 60%가량이 위점막을 가지므로 위점막에 선택적으로 부착되는 $^{99m}$Tc-퍼테크네테이트를 이용하여 형상화할 수 있다. 혈관조영술은 동맥의 해부학적 구조를 알 수 있게 하고, 직접 혈관수축제를 주입할 수 있는 등의 장점이 있기 때문에 지속적으로 출혈하는 경우에는 반드시 시행되어야 한다. 그러나 혈관조영술은 침습성 검사이므로 적혈구 표지주사가 양성이고 근본적 치료가 고려될 때가 아니면 권장되지 않는다. 간헐적인 출혈이 있으나 수술의 대상이 되지 않는 환자에서는 보존적 수혈요법에 일반적으로 반응이 좋으므로 혈관조영술이 필요한 것은 아니다. 대장출혈에서는 내시경이 크게 도움이 되지만 활동성 출혈을 하는 경우에는 강내에 존재하는 혈액 때문에 검진이 어렵다.

상장간막동맥과 하장간막, 복강동맥을 통한 혈관조영술을 시행하면 동맥의 명확한 해부학적 구조를 알 수 있고 분당 0.5~1.0cc의 비교적 소량의 활동성 출혈도 쉽게 찾을 수 있다. 그러나 혈관확장증으로부터의 출혈은 대개 간헐적이고 저절로 지혈되는 경우가 많기 때문에 장관내로의 조영제의 유출은 약 10% 정도에서만 관찰된다. 이는 75% 정도에서 조영제의 혈관외 유출을 보이는 게실 질환과는 크게 다른 소견이다. 혈관조영술상 혈관확장증의 진단은 혈관외 유출이 없는 경우에는 다음과 같은 특징이 있으면 진단이 가능하다

① 초기 동맥기에 장벽의 위치에 작고 꼬불꼬불한 혈관이 뭉쳐 있는 소견이 보일 때
② 배액되는 정맥이 빨리 나타나고 혼탁해짐
③ 정맥기에도 지속되는 꽈리 모양의 조영제의 축적
④ 정맥 촬영기의 후기까지 지속되는 정맥의 지속적인 혼탁(표 31-2)

혈관확장증은 거의 85%에서 우측 결장에서 발견되지만 좌측 결장과 드물게는 말단회장에서도 발생할 수 있다. 조영제의 혈관외 유출이 없는데도 혈관확장증의 소견이 있는 경우에는 출혈의 원인이 혈관확장증이라고 단정

| 표 31-2 | 혈관확장증의 혈관조영술상 흔한 소견

| 증상 | 45개의 연구에서 나타난 횟수 | 25명의 환자에서 나타난 횟수 |
|---|---|---|
| 정맥배액의 지연 | 41(91%) | 23(92%) |
| 혈관 총맥*tuft* | 34(76%) | 17(68%) |
| 정맥의 조기 충만 | 23(51%) | 14(56%) |
| 혈관외 조영제 유출 | 4(9%) | 2(8%) |

짓기 어렵다. 그러나 섬광촬영 주사에서 비슷한 위치에 출혈이 있고, 특히 그러한 소견이 우측 결장에서 관찰되면 가능성이 높다.

## 3. 경카테터요법

혈관조영술상 출혈부위가 관찰되면 경카테터요법을 고려할 수 있다. 동맥의 혈관 수축을 유도하기 위해 혈관수축제를 공급, 혈관을 폐쇄하기 위해 혈전형성제를 주입할 수 있다. 자가혈을 이용한 혈병이나 젤폼, 코일 같은 다양한 물질들로 혈전을 형성하게 하는 것이 일시적이지만 지속적인 출혈을 조절하는 데 효과적이라고 보고되었다. 그러나 혈전형성술은 다른 부위에 혈전이 생길 수 있으며 대장이 천공되기도 한다. 약 15%의 환자에서는 결장의 허혈이나 경색으로 인해 후기에 협착을 초래한다. 그러므로 심각한 내과적 문제로 수술 시 위험이 높은 환자와 다른 처치 후에도 출혈이 멈추지 않는 환자를 제외하고는 하부위장관의 출혈을 치료하기 위해 혈전형성화하는 것은 바람직하지 않다. 명확한 출혈부위를 찾지 못한 경우에는 카테터를 24시간 동안 유지해야 하고 만일 환자가 이 기간 동안에 재출혈을 한다면 혈관조영술을 반복한다.

## 4. 혈관수축제

출혈이 계속되는 경우에는 카테터를 통한 혈관수축제를 사용해볼 수 있다. 혈관수축제를 장간동맥으로 선택적으로 주입한 경우에도 심박출량의 감소, 고혈압, 부정맥이 초래될 수 있으며, 혈관수축제의 강력한 항이뇨작용으로 심한 저나트륨증과 수분중독증을 일으킬 수 있다. 그러므로 혈관수축제치료는 심부전증이 있거나 심한 말초혈관 질환을 가진 환자에서는 금기이다. 또한 장기간 카테터 사용으로 인한 혈전, 카테터 천자부위의 출혈, 활동성의 제한 등의 우려가 있다. 약제의 주입은 분당 0.1~0.2단위의 속도로 혈관촬영실에서 시작한다. 주입속도는 점차적으로 최고 분당 0.4단위까지 올릴 수 있으며, 이 동안에 혈관조영사진을 통해 출혈과 혈관수축을 관찰해야 한다. 횡행결장의 출혈에서 혈관수축제의 사용이 성공적이지 못하면 상장간막동맥과 하장간막동맥을 통해 동시에 투입하기도 한다. 약제의 주입량은 24~48시간 후부터 점차 줄이는데 이 기간 동안 절대 안정과 혈관촬영 카

테터를 유지하는 것이 필요하다. 궁극적으로는 출혈혈관을 찾은 환자의 60~80%에서 출혈은 혈관수축제에 의해 조절되지만, 출혈이 1차적으로 지혈된 환자들의 50%에서는 3일 이내에 재출혈을 경험한다. 그러므로 혈관수축제의 사용은 궁극적인 치료로 사용되기보다는 상황을 일시적으로 덜 응급상태로 만드는 것이 목적이다. 경우에 따라서는 출혈부위를 찾지 못한 경우에도 정맥내 혈관수축제의 주입이 도움이 되기도 한다. 혈관수축제 투여로 확인된 출혈 혈관의 확장증을 조절할 수 없을 때에는 즉시 대장내시경을 이용하여 병소를 응고시키도록 한다. 그러나 강내 혈액으로 인해 내시경이 불가능하다면 분절절제를 시행한다.

## 5. 대장내시경

대장내시경은 정확도가 높고 장의 강내를 볼 수 있으며 동소성 병소를 찾아내고 동시에 조직검사를 하거나 이러한 병소를 치료할 수 있는 장점이 있어 현재 많이 이용되고 있다. 혈관촬영과 대장내시경 중 어느 것이 더 정확하게 혈관확장증을 진단할 수 있는지는 명확하지 않고 상호 보완적인 검사로 여겨진다. 대장내시경 소견상 혈관확장증은 선홍색의 작고 편평하거나 약간 융기된 점막하 병소로 대개 직경이 5mm 정도로 나타난다. 두드러진 공급 혈관이나 늘어난 중심정맥은 경우에 따라서는 표면에 미란을 가진 방사상 혈관들로 불쑥 나와 보인다. 혈관확장증은 종종 다발성이고 작은 손상에도 쉽게 출혈이 되므로, 내시경 자체에 의한 손상과 흡인에 의한 가성 병변 등의 검사 자체에 의한 인위적 병변과 구별해야 한다. 대장내시경을 시행하는 동안에 이러한 병소들은 내시경을 뺄 때보다는 삽입 시에 더 잘 보인다.

적절한 검진을 위해 장의 청소가 중요하다. 혈관확장증의 병소는 대개 미세하기 때문에 장 내에 혈액이 있으면 진단이 어렵다. 활동성 출혈이 있으면 검사 도중 장내를 세척하고 환자를 이리저리 돌려보더라도 대장내시경의 유용성은 매우 제한된다. 출혈이 느리고 간헐적인 경우에는 대장내시경검사가 매우 유용하며, 완전한 경구적 관장을 시행한 후에 검사하는 것이 이상적이다.

대장내시경검사의 1/4 내지 1/2에서는 혈관확장증에 동반된 게실, 선종성 혹은 융모성 용종, 암종과 다른 형태의 장염 등 동소성 병소를 관찰할 수 있다. 이러한 동반된 병소는 치료방침을 변경시키기도 한다. 하부위장관 출혈의 병력이 없는 환자에서 대장내시경상 우연히 혈관확장증을 찾은 경우에는 단지 기술만 하고 관찰한다. 출혈이 있는 환자의 진단을 위해 시행되었다면 내시경을 이용한 치료를 시도한다. 전기소작-응고법을 이용하여 먼저 병소주변을 소작한 후에 중심부를 소작하는데, 이러한 조치는 병변으로의 혈류량을 감소시켜 검사하는 동안의 출혈을 최소화하고, 재출혈의 가능성을 낮출 수 있다. 응고술을 시행하기 전에 어느 정도 공기를 결장에서 제거해야 한다. 결장에 공기가 너무 많아 팽창이 심하면 대장벽을 얇게 만들어 장벽 전층이 손상을 받아 천공의 위험이 있기 때문이다. 전류를 짧게 흐르게 하여 점막을 검은색이 아니라 하얗게 되도록 소작한다. 출혈, 천공과 같은 합병증이 보고되었으나 숙련되면 이와 같은 일은 드물다. 장기적으로는 60~80%에서 출혈이 조절되고 나머지에서도 단기간의 조절을 얻을 수 있다. 재출혈하는 경우에도 소작법을 다시 시행하거나 수술적 치료를 적용함으로써 만족할 만한 결과를 얻을 수 있다. 높은 치료율과 비교적 낮은 이환율 때문에 내시경적 치료법은 전신 상태가 좋지 않거나 고령으로 수술의 위험성이 크다고 생각되는 환자에게 아주 유용하다. 그러나 수술 전에 일상적으로 대장내시경을 시행하는 데는 여러 가지 제한이 있다. 장 청소 상태나 출혈속도에 따라 진단이 어려운 경우도 있고, 소장에서 기인한 출혈을 진단할 수 없는 등의 약점이 있기 때문이다. 이러한 문제는 수술 중의 대장내시경으로 상당 부분 극복된다.

## 6. 수술

출혈부위를 명확히 찾을 수 없고 혈관수축제의 치료에도 불구하고 빠른 출혈이 지속된다면 개복술이 요구된다. 전통적으로 개복 시 출혈지점을 찾기 위한 시도는 성공적이지 못한 경우가 많았다. 장분절겸자법, 대장에 여러 개의 절개를 넣고 소독된 직장경으로 장관 내를 관찰하는 법, 분리장루술 등이 이용되었으나 큰 도움이 되는 경우는 드물었고, 대장의 아전절제술이 가장 실제적인 방법이었다. 아전대장절제술은 가장 많이 사용되는 방법이지만 수술 후 합병증과 사망률이 높고 노인 환자에서는 설사가 잘 생긴다. 때로는 원발 병소가 말단회장보다 더 근위부위의 소장에 있는데도 수술 시에 찾을 수가 없어 아전대

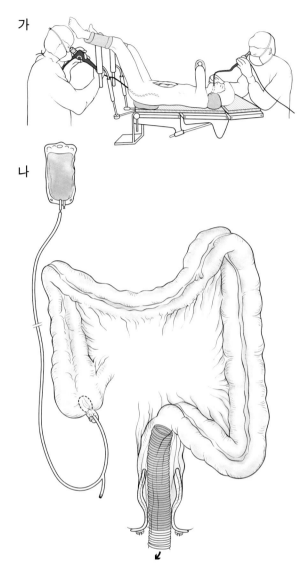

그림 31-3. 수술대 위에서의 전장내시경검사 **가.** 환자를 수술대 위에 로이드-데이비스 자세로 누이고 개복한 후 상부위장관과 하부위장관 내시경을 시행한다. **나.** 수술대 위에서의 관장법이다. 직장 내로 마취과에서 쓰는 스캐빈저 튜브를 넣는다.

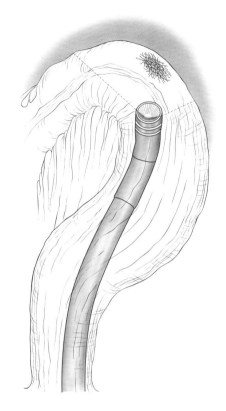

그림 31-4. 내시경을 사용한 투조법 수술장을 어둡게 한 후 내시경 불빛을 이용하여 전대장을 조사한다. 이 방법을 이용하면 점막의 병변도 쉽게 찾아낼 수 있다.

장절제술에도 불구하고 출혈이 계속되는 경우도 있었다. 이러한 문제들은 오늘날에는 수술 전 병소 위치를 확인하는 방법이 향상되고 수술 중 내시경 사용의 증가로 흔하지는 않다. 긴 위내시경과 대장내시경을 사용하면 거의 소장 전체를 포함한 전체 위장관의 점막을 볼 수 있다(그림 31-3). 수술 중 수술방을 어둡게 한 후에 이러한 내시경을 시행하면 장벽이 내시경의 빛에 의해 투과되므로 혈관의 이형성이 쉽게 관찰된다(그림 31-4). 병소가 확인되면 치료는 매우 간단하다. 외과적 절제가 출혈병소의 가장 근본적 치료이다. 주절제표본에 병소가 포함되어 있지 않으면 단순히 봉합침으로 꿰매어주는 것만으로도 목적을 달성할 수 있다. 그러나 수술 전 출혈 병소를 발견하지

못하였고, 수술 중 소장 내에 혈액이 없는 경우 출혈 병소를 찾기 위한 수술 중 대장내시경이나 혈관조영술의 시행은 위험하다. 수술시간 연장으로 인한 위험성, 대장내시경으로 인한 오염 및 혈관조영술로 인한 독성 발생의 위험성 때문이다.

응급수술은 혈액을 4~6단위 수혈한 후에도 자연지혈이 되지 않고, 혈관수축제 주입이나 대장내시경치료에 의해 조절되지 않을 때에 시행한다. 응급수술 후의 치사율이 20%인 반면, 계획된 수술 후에는 6%이다. 실혈에 견디기가 힘들거나 교차반응하기가 매우 힘든 환자 또는 병원에 도착한 후에도 계속 대량의 출혈을 하는 환자에서는 2~3단위의 수혈 후에 즉시 수술을 시행해야 한다. 수술 전에 출혈부위를 찾기 위해 가능한 한 모든 방법을 사용해야 하지만, 만일 불가능하다면 수술 중에 대장내시경을 사용해야 한다.

혈관조영술상 혈관외 출혈의 소견이 있고 동측의 알려진 병소의 양성주사 소견 혹은 수술 중의 대장내시경으로 출혈부위를 확인하였다면 부분절제술을 시행한다. 혈관확장증으로 인한 출혈의 경우 대다수에서 우측 대장절제

| 표 31-3 | 결장 대출혈 시 수술성적의 비교

| 저자 | 결장분절절제 | | | 대장아전절제 | | |
|---|---|---|---|---|---|---|
| | 환자 수 | 재출혈 | 사망 | 환자 수 | 재출혈 | 사망 |
| 볼리 | 23 | 4 | 0 | 6 | 4 | 3 |
| 이튼 | 24 | 18 | 14 | 4 | 0 | 0 |
| 드라파나스 | 23 | 8 | 7 | 35 | 0 | 4 |
| 라이트 | 20 | 0 | 0 | 2 | 0 | 0 |

술이 시행된다. 출혈로 인한 우측 대장절제술 후의 사망률은 7%이고 재출혈률은 8%이다. 회장의 혈관확장증이 내시경 소견상 의심되지 않는다면 말단회장을 보존하기 위해 우측 대장절제술의 절제면은 회맹부 이행부위에서 시행하는 것이 좋다. 혈관확장증으로 인한 재출혈이 우측 횡행결장에서도 일어날 수 있으므로 중앙선을 넘어서 좌측 횡행결장까지 절제해야 한다.

아전대장절제술은 위에서 설명한 어떠한 방법으로도 출혈을 찾을 수 없거나 출혈이 지속되는 상황에서 시행한다(표 31-3). 젊은 환자들은 회장직장문합을 시행하는 아전대장절제술을 비교적 잘 견뎌내며 반고형 형태의 변을 하루에 2~4회 배출한다. 그러나 노령의 환자들은 이러한 시술 후에 심한 설사로 고생하고 경우에 따라서는 배변실금의 증상을 가진다. 노령에서의 수술 후 사망률은 높아 평균 16%에 달하고 8%에서 재출혈을 동반한다. 이러한 상황에서 1차 봉합을 수행할 때는 수술적 판단과 장의 준비상태뿐만 아니라 환자의 전체적인 상태를 고려해야 한다. 게실의 반 이상에서 출혈이 우측 결장에 위치하므로 혈관확장증으로 인한 우측 출혈과 좌측 게실을 가진 환자에서는 우측 결장절제술을 선택한다. 광범위한 게실성 질환과 이러한 수술로 다른 합병증의 기왕력이 있는 환자라면 예외적으로 아전대장절제술을 고려한다.

1970~1980년 동안 다량의 출혈을 보인 혈관확장증 환자 46명을 클리블랜드 클리닉의 모지아와 파지오 등이 평균 3년 9개월~10년 동안 추적조사하였다. 46명의 환자 중 36명이 수술적 치료를 요하였으며 수술 후 1명의 환자가 죽었고 2명은 다시 출혈하였으나 더 이상 치료를 요하지는 않았고, 단지 1명만이 재수술이 필요하였다. 30명 중 3명(10%)이 부분절제술 후에 출혈이 있었다. 부분절제술을 한 25명의 환자 중 23명은 게실성 질환을 가졌고 한 사람도 재출혈을 하지 않았다.

## 7. 에스트로겐-프로게스테론 치료

혈관확장증으로 인한 심각한 반복적 출혈을 조절하는 데 에스트로겐-프로게스테론 치료가 효과적일 수 있다. 이러한 호르몬치료의 작용기전은 명확하지 않으나, 모슈코위츠 등은 응고작용에 대한 영향, 장간막 미세순환의 정체 유도, 혈관 내피세포의 완전성 개선을 그 기전으로 들었다. 호르몬치료는 혈전색전성 질환, 암발생 증가의 위험성, 오심, 구토, 성욕감퇴, 여성유방증 등의 부작용을 나타낼 수 있다.

## 8. 자연 지혈된 환자의 치료

자연 지혈된 환자에서도 출혈의 원인을 조사해야 한다. 출혈기 때에 비위 흡인술에 의해 진단되었거나 혹은 정상 상부위장관내시경검사 후에 일단 원인 병소가 하부위장관으로 결정된 경우에는, 관장을 시행한 뒤에 대장내시경을 시행한다. 이는 대다수의 환자에서 원발 병소를 찾아내는 동시에 조직검사나 치료를 할 수 있게 한다. 소장의 조영술도 시행한다. 어떤 환자에서는 여러 가지 방법을 동원해도 출혈의 원인을 찾지 못하는 경우가 있다. 재출혈의 위험성이 높은 경우에는 선택적 혈관조영술이 원발 병소를 찾기 위해 적응증이 된다. 게실성 질환에 의한 재출혈은 흔하지 않지만 혈관확장증은 종종 재출혈한다. 만일 출혈이 생명에 위협적이지 않고 자기제한적이라면 필요한 대로 수혈을 하면서 보존적 치료를 한다. 보존적 치료는 다른 내과적 질환이 있거나 노령의 환자에서 특히 적응이 된다. 그러나 몇 차례의 주요출혈의 발작을 갖거나 실혈에 견디기 힘든 환자에서는 계획된 혈관조영술이 보다 적절하다.

## 9. 문제점

급성이지만 저절로 지혈되는 반복적 하부위장관 출혈의 병력을 갖고 여러 검사에서 음성의 소견을 보이는 경우에는 치료계획을 세우기가 매우 어렵다. 일반적으로 이러한 경우에는 출혈부위가 확인될 때까지 수술은 금기이다. 혈관확장증이 대장내시경에서 발견되어 소작술을 시행하였더라도 혈관확장증이 출혈의 원인이라는 보장은 없다.

위장관 출혈의 다른 혈관성 원인으로는 혈관종과 오슬러-웨버-랑뒤증후군 등이 있을 수 있는데, 이것은 환자의 병력과 이학적 검사, 혈관촬영술 등으로 확인할 수 있다. 오슬러-웨버-랑뒤증후군은 상염색체 우성혈관 질환으로 때때로 유아기에 출혈을 보인다. 이 질환은 미만성으로 위장관에 분포한 소동정맥의 이형성에 의해 특징지어진다. 위와 십이지장에 집중되어 있으나 입술에서 직장까지 어디에서나 발견될 수 있다. 때로 유사한 피부 병소가 발견되고 특징적으로 손의 손바닥부위와 손톱 밑에서도 발견된다. 출혈은 대장과 직장을 포함한 이러한 병소가 발견되는 위장관을 따라 어디서든 발생한다. 내시경으로 진단되고 대개 수술을 요하지는 않는다.

# Ⅱ 허혈성 결장염

허혈성 결장염은 대장 허혈의 가장 흔한 형태이다. 마스턴 등은 대장에 영향을 미치는 폐쇄성 혹은 비폐쇄성 혈관질환으로 인한 증후군들이라 기술하고 괴저성, 협착성, 일과성의 3가지 형으로 분류하였다. 최근에는 괴저성과 비괴저성으로 나누고, 비괴저성은 다시 일시적 가역성 형태와 만성 비가역성 형태로 분류하기도 한다(그림 31-5).

대부분의 증례에서 큰 혈관의 급성폐쇄는 없었고 대동맥 질환, 내장동맥 질환, 대장 확장 등의 기저 질환이 있는 환자에서, 저혈성, 심인성 또는 패혈성 쇼크 등에 의해 혈류공급 장애가 있는 경우에 대장의 분절성 허혈증으로 이러한 증상이 초래된다는 것이 밝혀졌다. 장의 혈류 장애를 초래할 수 있는 질환은 다양하다. 대동맥 수술, 심한 췌장염, 대장폐쇄, 내장 혈류순환의 종양 침윤 등이 대장의 혈류공급을 방해할 수 있다.

결장허혈증이 노인에서 많은 것은 사실이지만 나이 많은 사람들에게 국한된 것은 아니다. 2차성 대장허혈은 혈액량 감소에 의한 저혈압, 약물 남용과 과용 등으로 인해 젊은 사람에서도 발생할 수 있고, 당뇨병, 류마티스성 관절염, 백혈병, 전신성 홍반성 루푸스, 엘고트와 피임약 등에 의해서도 발생한다.

## 1. 허혈증의 발현 양상

### (1) 대장경색

결장에 대한 혈관폐쇄의 가장 심각한 결과는 심한 순환장애, 산증, 복막염으로 표현되는 대장경색 등이다. 이것은 대장의 팽창과 저혈압으로 악화된다. 대장경색은 또한 대동맥 수술, 췌장염, 기계적 폐쇄에 의한 대장폐쇄 후에도 발생할 수 있다.

### (2) 전층 허혈

전층 허혈은 가역적 변화를 초래하지만 장벽의 근육괴사와 박테리아 침범은 없다. 허혈성 근육층과 점막층은 섬유화된 조직에 의해 대치된다. 점막의 완전한 탈락이 이루어진 후에 낭선으로부터 점막이 재생된다. 그러나 그 재생과정은 종종 분절성 협착을 초래하며 비만곡부 또는 하행결장에서 특히 흔하다.

### (3) 점막 허혈

젊은 환자에서 보편적으로 관찰되는 가장 흔한 증후군은 급성하복부 통증과 혈액성 설사가 특징인 점막 허혈이다. 점막 허혈의 증상은 48시간에서 2주까지 지속될 수 있으나 완전히 회복된다. 진단은 반복적인 바륨관장검사나 대장경검사에 의해 후향적으로 이루어지는 경우가 대부분이다.

## 2. 대장 허혈의 원인

대장은 다른 위장관에 비하여 상대적으로 혈류량이 작아 허혈성 손상을 받기 쉽다. 또한 소장에 비해 덜 발달된 미세혈관총이 두꺼운 장벽 내에 위치해 있어 허혈성 손상에 약하다. 대장의 허혈을 유발하는 요인은 매우 다양하다(표 31-4).

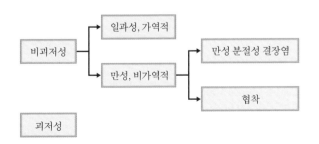

그림 31-5. 허혈성 결장염의 분류

| 표 31-4 | 대장 허혈의 원인 |

| 주요 혈관폐쇄 | 대장폐쇄 |
|---|---|
| 장간막동맥의 혈전,색전 | 대장암 |
| 동맥 혈전, 색전 | 장유착 |
| 콜레스테롤 색전 | 장 협착 |
| 대동맥조영술 | 게실염 |
| 대장 수술 중 하장간막동맥 | 장탈출증 |
| 결찰 | 장염전 |
| 대동맥 수술 | 교액성 탈장 |
| 장간막정맥 혈전 | 가성폐쇄 |
| 외상 | 분변매복 |
| 소혈관 폐쇄 | 약물 |
| 당뇨 | 디기탈리스 |
| 류마티스관절염 | 에스트로겐 |
| 아밀로이드증 | 바소프레신 |
| 방사선 손상 | 다나졸 |
| 전신성 혈관염 | 비스테로이드성 소염제 |
| 전신성 홍반성 루푸스 | 신경이완제 |
| 결절성 다발성 동맥염 | 금제제 |
| 피부경화증 | 코카인 남용 |
| 베체트증후군 | 혈액 질환 |
| 다카야스동맥염 | 겸상적혈구증 |
| 폐쇄혈전혈관염 | 안티트롬빈III 결핍 |
| 쇼크 | 단백질 C/S 결핍 |
| 심부전, 부정맥 | 과도한 신체 활동 |
| 저혈량증 | (예: 장거리 달리기) |
| 패혈증 | 대장내시경 |
| 신경학적 손상 | 바륨관장 |
| 아나필락시스 | |

## (1) 장기 혈관폐쇄

### 1) 빈도

하장간동맥의 급성폐쇄는 자발성 결장 허혈이나 경색의 드문 원인이다. 윌리엄스와 위텐버그(1975)가 허혈성 장염의 조사를 위해 응급 혈관조영술을 시행한 환자에 대한 논문을 검토한 결과, 하장간동맥의 기시부의 폐쇄는 27명의 환자 중 12명에서 관찰되었다. 또한 전격성 괴저성 장염을 가진 환자 모두에서 동맥혈류폐쇄가 있었고 허혈성 협착이 발생한 환자의 1/3, 일시적 점막 허혈을 가진 환자의 1/4에서 하장간동맥폐쇄를 보였다. 질병의 정도와 환자의 생존율은 혈관폐쇄의 영향을 받지 않았는데, 생존율은 폐쇄성에서는 65%, 비폐쇄성 질환에서는 66%였다. 따라서 주요동맥의 폐쇄가 질환의 발현 양상이나 예후를 결정하는 것은 아니다.

이러한 결론은 하장간동맥의 폐쇄가 개복술과 사체부

검 시 흔히 발견되는 소견임을 감안하면 놀라운 것은 아니다. 하장간동맥의 고위결찰이 대장암의 치료에서 흔히 행해지고 있으나 중결장동맥과의 측로가 형성되어 있는 경우에는 하행결장의 허혈성 협착 또는 경색이 초래되지 않는다(그림 31-6).

### 2) 대동맥 수술 시의 혈관폐쇄

결장 허혈(특히 경색)은 곧 대동맥 수술의 합병증(특히 응급 동맥류제거술을 시행하는 동안)으로 인식된다. 스미스와 스질라지(1960)는 120예의 대동맥절제술 후의 환자에서 12예의 허혈을 기술하였다. 결장경색의 빈도는 응급 동맥류절제술 후가 대동맥의 선택적 대치술 후보다 높다(2%와 0.7%: 덴마크에서의 전국적 조사).

이러한 차이는 하장간막동맥의 기시부 결찰 외의 인자들이 허혈성 장염의 발병 기전에서 중요한 역할을 한다는 것을 의미한다. 이들 인자에는 내장골 혈관의 유지, 대동맥 결찰의 기간, 하장간막동맥의 결찰부위, 대장 변연계 혈관의 유지, 근위부의 동맥경화, 저혈압의 기간과 부정맥 등 심장 요소, 수술 중 대장 손상과 팽창 등이 포함된다. 대동맥 수술 후의 결장 허혈은 소혈관 질환에 의한 것일 수도 있는데, 특히 당뇨병 환자와 방사선치료 수년 후에 대동맥 수술을 받은 환자에서 많이 발생한다.

결장 허혈은 대동맥장골동맥 재건술 후에도 발생할 수 있으나 응급 동맥류절제술에서만큼 높지는 않았다. 반면에 대동맥 수술 후에 대장경으로 모든 환자를 조사하면 점막허혈증은 전체 환자의 6%, 동맥류파열에서의 대치술 후에는 60% 정도로 보고된다. 이러한 환자에서 모두 경색이 발생하지는 않으며 가역적인 허혈이 1/3~1/2 정도로 발생하는 것으로 생각된다. 그러나 대동맥 수술 후의 결장 허혈로 인한 사망률은 40~100%로 매우 높다. 이러한 높은 사망률은 종종 진단의 지연 때문일 수 있다. 복부 대동맥 수술 환자가 수술 후 2~3일 내 출혈성 설사를 보인다면 허혈성 결장염이 동반되었을 가능성이 높으므로 대장내시경검사를 시행하는 것이 권장된다.

### 3) 자발성 동맥폐쇄

결장의 자발성 혈관폐쇄는 급성 소장 허혈에 비해서는 드물지만, 하장간막동맥의 갑작스런 폐쇄가 이미 존재하던 죽상경화와 연관된 혈전 또는 색전으로부터 발생할 수 있다. 이들 혈전은 대동맥과 심방세동이나 심근경색이 있는 환자의 좌심실이나 심방으로부터 기원한다. 이러한 형태의 급성 하장간막혈관폐쇄는 측로 혈관에 손상이 없고,

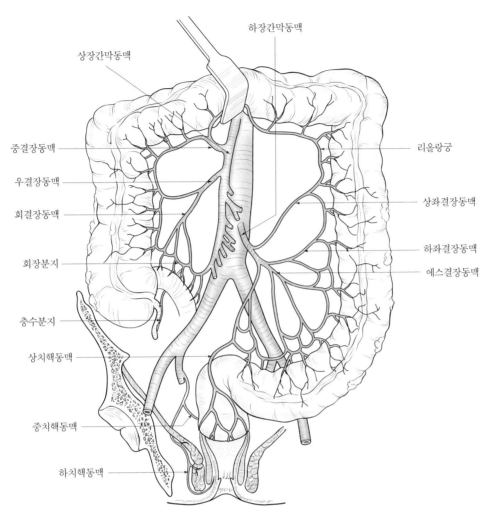

상장간막동맥

하장간막동맥

중결장동맥

우결장동맥

회결장동맥

회장분지

충수분지

상치핵동맥

중치핵동맥

하치핵동맥

리올랑궁

상좌결장동맥

하좌결장동맥

에스결장동맥

그림 31-6. 상장간막동맥과 하장간막동맥을 연결해주는 리올랑궁의 모습

혈전이 계속되지 않고, 상장간막동맥의 폐쇄가 없으면 초래되지 않는다. 리올랑궁과 드루문드계의 연결부위가 선천적으로 없거나 양측 장골혈관폐쇄가 있으면 급성 하장간막동맥의 폐쇄가 경색을 일으키지만, 이러한 경우에는 대동맥-복강동맥 또는 대동맥-장간막동맥우회술에 의한 응급 재혈관 관류의 여지가 있다. 급성 장간막혈관폐쇄는 비록 장허혈이 회복되더라도 심박출량의 비가역적인 감소를 초래하고, 이러한 심박출량의 감소가 장허혈을 악화시키는 악순환을 초래할 수 있다.

### 4) 혈관조영술

대동맥조영술이 허혈성 장염의 합병증을 유발할 수 있으나 그 빈도는 매우 낮다. 이러한 현상이 조영제 때문인지 또는 선택적 혈관조영술 동안 카테터의 끝에 의한 손상 때문인지는 알려지지 않았다.

### 5) 소혈관폐쇄

하장간막동맥의 기시부폐쇄보다 더 중요한 것은 세동맥폐쇄이다. 소동맥이나 말초동맥의 폐쇄는 종종 동맥혈관조영술에 나타나지 않을 수도 있다. 그러나 이러한 경우에도 조직학적으로는 벽내 혈전이 보인다. 세혈관의 폐쇄는 혈관염, 교원병, 당뇨 등에 의해 초래될 수 있으며, 이러한 원인에 의한 폐쇄의 경우에는 좋지 않은 예후를 보인다. 또한 소혈관의 폐쇄는 겸상적혈구증, 백혈병, 골수종 그리고 어떤 약제의 합병증에 의해서도 발생할 수 있다.

결장 허혈을 초래하는 급성 혈관염과 관련된 다른 질환으로는 류마티스성 관절염, 버거병, 피부근염 등이 있고 방사선 치료에 의해서도 발생할 수 있다. 당뇨병 환자는 허혈성 결장염의 위험도가 높고, 만성신장 질환도 대장허혈의 발생과 관련이 있어 신장 이식을 받은 환자에서 많은 예가 보고되었다.

### (2) 정맥폐쇄

결장경색에서 정맥혈전증의 중요성은 다소 확실하지 않다. 실험 연구에 의하면 정맥폐쇄는 부종, 출혈성 경색 그리고 나중에는 섬유증을 초래하였다. 일부에서는 정맥혈전증이 경구 피임약을 복용하는 젊은 여성에서 발생하는 허혈성 장염의 원인이라고 제안되었지만, 젊은 환자에서 발생하는 허혈성 장염의 모든 경우가 여성에게 국한된 것은 아니다. 정맥폐쇄를 가진 젊은 환자들에서 가장 흔히 침범되는 부위는 우측 결장이지만 전형적인 허혈성 장염과의 구별이 어렵다.

### (3) 손상에 의한 혈관 병소

복부 둔상으로 장간막혈관이 찢어지거나 혈전이 형성된 경우 또는 큰 후복막 혈종이 있는 경우에는 국소적인 결장의 허혈을 초래한다. 진단은 대개 복강세척에 의해 내려지며, 대부분의 환자들은 여러 장기가 손상되거나 골격계, 심폐, 신경외과적 손상을 입는다.

다우트리브 등(1985)은 복부의 둔상으로 인한 870예의 개복술 중 41예의 허혈성 장 병변에 대한 경험을 보고하였는데 이들 중 7예가 결장을 침범하였고 그중 5예가 우측에 국한되어 있었다.

### (4) 종양에 의한 장기혈관의 침윤

림프종, 결장암, 혈관내피종 같은 종양은 소장 혹은 대장으로의 혈류공급을 막을 수 있다.

### (5) 허혈성 결장염과 췌장염

췌장염에서의 결장경색은 대개 췌장 농양 혹은 가성 낭종을 가진 환자에 국한된다. 횡행결장과 비만곡부를 침범하는 국소적 괴저가 있는데, 이때 췌장변연절제술과 회장루와 점액루 또는 장관광치술 같은 적극적인 처치가 이루어져야 한다. 일반적으로 예후는 좋지 않다. 췌장염은 패혈증과 췌장 괴사에 의한 장간막혈관과 대장 변연혈관의 혈전증을 초래한다. 어떤 학자들은 췌장염에 합병하는 대부분의 결장 천공이 허혈 때문이라고 생각하는데 그것은 절제한 조직이 허혈 손상의 양상을 보이기 때문이다. 췌장염에서 결장 괴사의 치사율은 50%에 이른다.

### (6) 대장폐쇄

결장벽 내의 혈류는 장의 직경, 방사상 근장력, 장관강

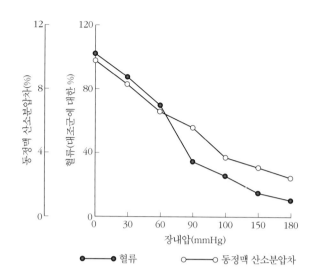

그림 31-7. 장내압과 동정맥 산소분압차(○)와 혈류(●) 장내압과 혈류는 반비례한다.

내압에 의해 영향을 받는다. 그림 31-7은 관강내압과 내장의 혈액공급, 동·정맥 산소분압 차이 사이의 관계를 보여주고 있다. 결장 허혈은 결장폐쇄에 의해 2차적으로 발생할 수 있다. 회장맹장 밸브가 온전한 경우에 맹장의 천공은 거의 장폐쇄에 2차적으로 초래되는 장벽경색에 의한다. 증가된 관강내압이 장벽으로의 혈액공급보다는 점막의 혈액공급에 더 영향을 미치기 때문에 허혈의 정도는 장의 장막보다는 점막에서 더 심하다. 국소적 허혈은 대장폐쇄에서 드물지 않지만 범발성 근위부 대장경색은 거의 없다.

시게서 등(1975)이 1,562명의 대장암 환자에서 대장경색에 대해 조사한 것에 의하면, 폐쇄를 가진 274명의 환자에서 24예의 천공이 국소허혈로 인해 발생하였다. 대장폐쇄에서의 허혈은 또한 쇼크, 탈수증, 산증, 심부전 등을 합병하는 조직 관류의 장애에 의해서도 영향을 받는데, 이것은 폐쇄의 기간과 부위, 회맹장 밸브의 적격성, 결장팽창의 정도와 같은 국소 인자들과는 관련이 적다.

허혈성 분절은 협착으로 인한 폐쇄를 유발할 수도 있다. 궤양성 또는 크론 결장염에 합병하는 거대결장은 종종 심한 허혈성 부위를 가진다. 장의 확장은 이미 손상된 결장 순환에서 장벽에 대한 혈액공급을 더욱 악화시키고 박테리아의 과성장을 초래하는 악순환을 일으켜, 장벽 관통성 괴사와 천공의 빈도가 높아진다. 결장의 확장이 고유근육층 혹은 자율신경층의 허혈성 변화에 2차적으로 생길 수도 있다. 장팽창의 초기에 대장경을 통한 감압술을 시행하면 가역적일 수 있다.

### (7) 대장의 관류 저하

저혈액량, 저산소증, 저혈압 등은 장으로의 혈류를 저하할 수 있고 점막과 근육층의 생존능력을 손상할 수 있다. 자발성 허혈성 결장염은 흔히 저혈압의 발작과 관련이 있고 또한 동반된 심질환, 고혈압, 당뇨병, 선택적인 내장혈관 수축에 의해 내장의 혈액순환을 손상시킬 수 있는 약물 사용 등과 관련이 있을 수 있다. 젊은 환자에서 발생하는 자발성 허혈성 결장염의 대부분은 지속적인 저혈압과 저산소증의 발작과 관련된다. 원인에는 저혈액량, 복부 외상, 약물 남용 등이 포함된다.

## 3. 특발성(자발성) 허혈성 결장염의 발병기전

대부분의 임상의들은 이제 자발성 결장 허혈을 급성 복통과 혈액성 설사로 특징지어지는 특별한 임상적 실체로 인정한다. 이것은 경색으로 진행할 수도 있고, 협착이 합병될 수 있는 장벽 관통성의 허혈을 일으킬 수 있으며, 자연 치유되는 일시적 점막 손상을 초래할 수도 있다. 허혈성 결장염은 장간막 혈관폐쇄와는 달리 내장 혈관의 구획에서 발생하는 비폐쇄성 저혈류경색이라는 개념이 점점 많이 수용되고 있다. 처음에는 이 허혈성 공격이 점막에서부터 시작하는데 이것은 내시경으로 관찰될 수 있는 점막궤양, 괴사, 출혈을 유발한다. 이 공격은 초기에 소낭선의 상부 구역에서 시작되고, 급성 염증세포 침윤과 관련되며, 위막성 결장염에서 보이는 소견과 구분이 잘 안 된다. 점막 장벽의 손상은 장내 세균의 점막하층과 결장벽으로의 관통을 허용한다.

점막이 허혈 발작에 1차적으로 영향을 받는다는 증거는 임상적 관찰과 실험적 연구, 양자로부터 제공된다. 동물실험에서의 다양한 정도의 동맥폐쇄는 사람에서 나타나는 허혈성 결장염의 임상적, 방사선학적, 병리학적 양상과 유사하다. 점막과 근육층의 허혈 양자 모두는 결장 확장과 관강내압 증가에 의해 악화된다. 장의 확장은 결장벽 근육층과 신경의 허혈 또는 박테리아 독소를 초래한다.

저혈류상태(저혈액량성, 심인성 혹은 패혈성 쇼크 등)는 내장혈관 수축과 마비성 장폐쇄증을 일으키는 교감신경계 아민의 방출뿐 아니라, 레닌과 앤지오텐신 생산의 증가를 초래한다. 임상적 관찰 결과 급성 혈관폐쇄는 허혈성 결장염의 드문 원인으로 보인다. 웨스트 등(1980)은 허혈성 결장염을 가진 27명의 환자 중 단지 4명에서만 급성 근위

혈관폐쇄의 증거를 발견할 수 있었다고 보고하였다. 윌리엄스 등(1969)은 그들의 허혈성 결장염 환자 중 근위동맥 폐쇄를 가진 사람은 없었다고 보고하였다. 그러나 섬유성 과형성과 분절성 경색을 일으키는 내막 비후를 가진 비정상적인 원위혈관은 32예 중 28예에서 보고되었다. 따라서 원위혈관 질환과 관류 손상이 자발성 결장 허혈의 병인론에서 매우 중요하다고 결론지었다. 그러므로 결장 허혈이 의심되는 경우에 응급으로 행해진 동맥조영술은 급성 혈관폐쇄의 증거를 거의 보여주지 못한다. 결장 허혈의 진단은 정상 혈관조영 소견이 그 진단을 배제하지 못하므로, 임상 소견과 바륨관장검사, 대장경검사에 기초한 허혈의 간접증거에 기초한다.

## 4. 병리

### (1) 육안적 소견

#### 1) 진행된 괴저

결장의 괴저는 특징적이다. 장은 검거나 초록색이고 내강은 확장되며 장벽은 자가 용해에 의해 얇아져 있다. 점막은 완전히 없어져 부분적으로 파괴된 근섬유를 노출하며 이것이 장막 관통성 손상과 천공을 초래한다. 비록 결장이 괴저 상태라 하더라도 주요 혈류공급은 열려 있는 경우가 대부분이다.

#### 2) 초기 괴저

허혈의 초기에는 장이 확장되고 점막은 출혈성 소견을 보인다. 장벽은 연약하며 궤양은 깊이가 점막에 국한된 것부터 전층 괴사에 이르기까지 다양하다. 육안 소견은 전격성 궤양성 결장염과 유사하고 괴사성 결장염이라고 이름 지어진 점상 괴저의 소견이 있다. 초기 괴저에서도 장의 천공이 있을 수 있는데 대망이 천공을 방지하는 데 도움을 줄 수 있다. 허혈 과정은 점막에서 시작되기 때문에 장막층은 상대적으로 정상으로 보이므로 허혈의 정도를 결정하는 데 장막과 점막을 함께 관찰하는 것이 도움이 된다.

#### 3) 가역적 허혈

가역적 허혈은 근괴사를 가진 전층 괴사와는 크게 다르다. 결장은 두꺼워져 있고 점막은 종종 선상의 궤양과 표면에 출혈이 있는 자갈 모양을 갖는 부종화 변화가 있다. 천공 혹은 냄새가 없는 장은 생존 가능성이 높음을 시사한다. 비록 점막이 심하게 궤양화되더라도 근육층은 허혈

과정 중에 남겨지며 장막층 혹은 복막의 변화는 없다. 점막의 가피 형성은 복구 전에 발생한다.

#### 4) 허혈성 협착

전층 허혈은 종종 가역적이나 만약 근육의 괴사가 일어나면 정상적인 형태는 보존되지 않는다. 허혈성 근육은 섬유성조직에 의해 대치되어 허혈성 협착을 초래한다. 보통 협착은 짧은 분절에서 일어나는 경우가 대부분이고 전 분절에 걸친 협착은 매우 드물다. 일반적인 생각과는 달리 협착은 비만곡부에서보다 에스결장에서 더욱 흔하다. 협착은 관상이며 대개 장벽의 낭형성과 점막하층의 심한 섬유화가 있다. 허혈성 협착은 게실 질환 혹은 분절성 크론병에 의한 것들과 구별하기가 어려울 수도 있다.

#### (2) 조직학적 소견

#### 1) 괴저

결장경색에서 출혈은 점막과 점막하층 내로 일어나고 점막하층의 부종이 동반된다. 가장 초기의 변화는 소낭선의 위쪽 반을 침범하며, 상피관은 급성 염증세포와 적혈구로 차 있다. 장의 표면은 위막성 장염의 첨상 병변과 구분하기 어려운 섬유소와 괴사조직의 침착으로 덮여 있다. 초기 병변에는 심한 급성 염증세포의 침윤이 있고 나중에 점막은 불규칙한 괴사성 궤양을 가진 가피형성을 하게 된다. 점막과 점막하층의 모세혈관 내의 그람도말검사상 점막하층에서 세균이 보인다. 진행된 허혈에서는 매우 적은 정상 조직이 있고 단지 괴사성 고유근층과 점막하층의 흐릿한 경계만이 남아 있다. 고유근층은 급성 장 허혈에서 가장 저항적인 구조이고 심한 예에서도 상대적으로 보존되어 있다. 허혈성 변화를 보이는 근섬유는 핵 소실을 보이며 염색이 잘 안 된다.

#### 2) 가역적 허혈

가역적 허혈은 점막하층에 보이는 만성 염증세포와 육아조직의 형성으로 특징지어진다. 생존하는 점막이 심한 궤양 사이사이에 보일 수 있다. 육아조직의 기질과 염증세포는 점막 가피가 분리된 후에 발생한다. 과형세포의 포켓이 형질세포와 림프구와 관련해서 점막하층에서 보일 수 있다. 상피 재생과정 동안 모세혈관 증식, 섬유아세포 생산과 대식세포의 활동이 있으며 섬유화를 초래한다. 호산구와 철색소 침착 조직세포가 육아조직영역에 인접해서 발생한다. 이들 철분함유 대식세포는 이전의 출혈성 경색의 증거이며, 궤양성 결장염과 크론병으로부터 허혈

성 결장염을 구분하는 데 기여한다. 상피세포 재생이 궤양의 변연부에서 보일 수 있고 동맥내막염과 섬유질 혈전의 양상이 있을 수 있다.

#### 3) 허혈성 협착

협착은 점막의 환상 소실로 특징지어지고, 궤양부분은 육아조직과 새로운 모세혈관으로 덮이고, 궤양영역의 변연부는 상피세포의 재생으로 특징지어진다. 근점막은 왜곡되고 심한 섬유화가 있다. 점막하층은 육아조직, 섬유아세포, 호산구, 형질세포, 만성 염증세포로 차게 된다. 반상형의 염증 변화가 장막과 결장주변의 지방에서 보인다. 크론병으로부터 허혈성 결장염을 감별하는 데 도움을 주는 소낭 농양, 장벽 관통성 림프양 과형성, 장벽내 균열, 육종양 육아종 등은 볼 수 없다.

## 5. 빈도와 치사율

허혈성 결장염의 빈도에 대한 역학적인 자료는 없다. 선택적 대동맥 수술 후 허혈성 결장염의 빈도는 1~7%로 보고되고 있다. 대동맥 수술에 합병되는 허혈성 결장염의 사망률은 보고자에 따라 차이가 많아 4~100%이다. 허혈성결장염증후군은 1980년대부터 젊은 환자에서 진단되는 경우가 증가하고 있다. 경구피임약을 먹는 여성과 교원질 질환, 당뇨병, 류마티스성 관절염과 만성 신부전 환자에서 허혈성 결장염에 대한 인식이 증가되었다. 임상의들이 허혈성 결장염을 복통과 혈액성 설사의 원인으로

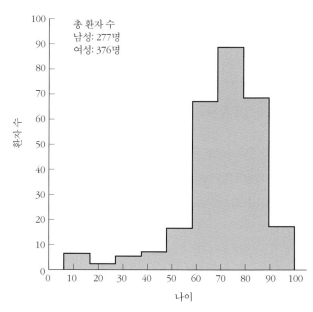

그림 31-8. 장 허혈의 나이 분포

더 흔히 인식하고 있을 뿐만 아니라, 개선된 진단방법, 특히 바륨관장, 컴퓨터단층촬영, 내시경 등이 이 병의 빈도를 증가시켰다. 40세 이하의 환자에서 발생 빈도가 증가하고는 있지만 여전히 50대 이상의 고령 환자에서 많은 질환이다(그림 31-8). 대장폐쇄에서 경색의 빈도는 9%이다. 사망률은 나이, 진단의 속도, 결장경색의 존재와 밀접한 연관이 있다. 결장 허혈은 본질적으로 자가치유성이며 사망률이 높지 않은 반면에 괴저성 결장염의 사망률은 28~90%의 범위이다.

## 6. 임상 양상과 자연 경과

### (1) 대장경색

급성 전장벽 대장경색은 대개 심한 순환 장애, 패혈증, 산증, 직장출혈을 가진 범발성 분변 복막염의 임상 징후를 보인다. 이 치사적인 복부 질환의 원인은 대개 개복술이나 부검 시에 발견된다. 그러나 허혈성 결장염이 진성 괴저로 진행되는 경우는 드물다. 마스턴은 108예 중 단지 2예에서만 있었다고 보고하였다.

### (2) 허혈성 결장염

60세 이후의 환자에서 급성 좌하복부 통증, 오심과 구토 발작이 있고 한두 번의 연성 혈성변이 뒤따르는 것이 전형적이다. 변은 검은 혈괴를 포함하며 대장경색과는 달리 대개 순환 허탈의 징후는 없다. 일시적 발열과 경미한 빈맥이 흔하다. 대개 좌하복부 혹은 골반에 국소적 압통이 있고 직장검사 동안 변형된 혈액이 검출된다. 심한 압통이 동반된 경우는 드물며, 이런 경우 전층 괴사를 의심해야 한다. 이들 환자의 대부분은 나이가 많고 심장 질환과 호흡기 질환, 고혈압의 과거력이 있다.

허혈성 결장염은 자가치유성이며 만약 협착이 초래되지 않았다면, 결장에서 저장기능의 이상은 발견되지 않는다. 윌리엄스 등(1975)은 어떤 환자들에서는 증상이 완전히 해소되지는 않기 때문에 허혈성 결장염을 경증 혹은 중증 질환으로 구분해야 한다고 주장하였다. 그러나 이것이 완전한 자가치유성 질환이기 때문에 이러한 구별이 필요 없다는 사람들도 있다.

## 7. 허혈의 부위

### (1) 대장경색

결장의 경색은 대개 분절성이고 하행결장과 비만곡부에 흔하며 직장 침범은 드물다(표 31-5). 매우 드물게 전체 결장에 경색이 생길 수도 있다. 맹장 침범은 괴사가 폐쇄에 따른 2차적인 것이거나 혹은 그것이 외상 후에 발생하는 경우에 흔하다. 에스결장이 대동맥 수술 후의 허혈 과정에서 가장 먼저 발생하는데, 그 분포는 에스결장에서 50%, 하행결장에서 21%, 직장에서 24%, 횡행결장에서 5%가 발생한다. 췌장염에서는 횡행결장이 가장 흔히 영향을 받는 부위이다.

### (2) 허혈성 결장염

허혈성 결장에서 가장 흔히 침범되는 부위로 비만곡부와 하행결장이 보고된다. 후기 협착은 에스결장, 비만곡부, 하행결장 그리고 때때로 횡행결장에서 발생할 수 있다. 일부 유발 요인들은 대장의 특정 부위에 허혈을 유발할 수도 있다. 예를 들어 전신적 저혈류상태는 우측 대장의 허혈을 유발하고, 국소적 비폐쇄성 허혈 손상은 비만곡부와 직장에스결장 부위에 잘 발생한다.

### (3) 허혈성 직장염

최근까지도 대장의 허혈성 질환은 결장에 국한된 것으로 직장은 결코 침범되지 않는다고 생각하였다. 팍스 등은 양측 내장골동맥폐쇄에 의한 것이라 가정되는 자발성 허혈성 직장염을 보고하였고, 넬슨 등(1982)은 때때로 협착이 합병되는 직장의 급성 허혈을 보고하였다. 허혈성 발작은 비가역적일 수 있고 직장의 완전경색을 초래할 수도 있으며 에스결장의 침범과 연속적인 경우도 있다. 비특이성 직장염, 고립성 직장궤양, 직장중첩 등으로부터 허혈을 감별하는 것이 어려울 수 있다.

| 표 31-5 | | 허혈성 결장염의 분포 | | |
| 위치 | 사가스 | 브라운 | 윌리엄스 등 | 웨스트 등 |
| --- | --- | --- | --- | --- |
| 우측 대장 | 7 | 0 | 2 | 0 |
| 횡행결장 | 9 | 2 | 4 | 0 |
| 비만곡 | 33 | 10 | 9 | 9 |
| 하행결장 | 37 | 4 | 25 | 9 |
| 에스결장 | 24 | 1 | 4 | 4 |
| 직장 | 3 | 0 | 8 | 0 |

# 8. 검사

## (1) 임상검사

불행하게도 검사실 연구는 비특이적이다. 조기 백혈구 증가증은 흔하며 일시적인 혈청 알카리성 포스파타아제, 젖산 탈수소화효소LDH의 증가가 있을 수 있다. 혈청 알칼리성 포스파타아제가 급성 장벽 관통성 경색에서 특별히 증가할 것으로 생각되었으나 항상 그렇지는 않다.

## (2) 방사선검사

### 1) 단순복부촬영

괴저성 결장염에서 관강 외의 가스 혹은 진성 기복증이 있을 수 있다. 결장은 단순방사선사진상 경직성 관상 모양이나 좁은 분절을 가질 수 있고, 가스가 결장벽 내에서 보일 수도 있다. 거대결장이 단순방사선사진상 보일 수 있고 소장의 장 마비가 흔하다. 허혈성 장염을 가진 환자에서의 단순복부방사선사진상 횡행 혹은 에스결장부위에 무지압흔상이 있을 수 있는데 이것은 부종이 있는 결장벽과 장의 가스 사이의 간격에 의한다.

### 2) 바륨관장

대장내시경의 출현 전까지 허혈성 결장염이 의심되는 대부분의 경우에 바륨관장검사로 진단하였다. 전형적인 변화에는 무지압흔상, 다발성 용종의 양상, 톱니 모양의 음영, 협착형성 등이 있다.

바륨관장검사는 결장천공이나 경색을 시사하는 복부징후를 가진 심한 환자들에서는 시행하지 않는다. 마찬가지로 만약 환자가 심한 혈액성 설사를 한다면 에스결장경으로 직결장염을 명확하게 배제할 때까지 바륨관장을 시행하지 않는 것이 좋다. 이중조영바륨관장으로 훨씬 더 많은 정보를 얻을 수 있기 때문에 수용성 조영제에 의한 검사는 권유되지 않는다.

무지압흔상은 허혈성 결장염의 초기 징후이고 증상 시작 3일 후에 보이며 2~4주 후에 소실된다. 이 양상은 비만곡부에서 현저하지만 어디에서든지 발생할 수 있다. 톱니 모양의 음영은 회복기에 주로 발생하며 결장의 전체 둘레에 다양한 크기와 깊이로 불규칙하게 배치된 궤양에 의한다.

협착은 길이와 직경이 다양한데 횡행결장, 비만곡부, 하행 혹은 에스결장부위에 다발하며 만약 생긴다면 대개 영구적이다. 이러한 협착을 암에 의한 장폐쇄와 방사선학

적으로 구별하는 것은 매우 어려운데 대장내시경과 생검이 도움이 된다.

### 3) 혈관조영술

하장간막동맥의 기저부는 드물게 폐쇄되므로 혈관의 선택적 도관술이 필요한지에 관해서는 이견이 있다. 게다가 혈관조영술은 침습성 검사이므로 경색을 유발할 수도 있다. 그러나 상장간막동맥의 폐쇄에 의한 급성 장간막 허혈을 완전히 배제할 수 없는 경우 감별진단을 위해 혈관조영술이 필요하다.

### 4) 컴퓨터단층촬영

패들러 등(1984)은 장 허혈에서 컴퓨터단층촬영 사용의 결과를 보고하였다. 특이 소견은 문맥 혹은 장간막정맥 내의 가스와 결장벽 내의 가스의 존재이며 결장벽은 비후되었고 때때로 확장되어 있었다. 주요 내장골동맥의 폐쇄도 종종 발견되었다.

## (3) 대장내시경

대장내시경의 발달은 허혈성 대장염에 대한 진단에 크게 기여하였다. 경성에스결장경은 진단적이지는 못하지만 다른 병을 배제하는 수단으로 이용된다. 대장내시경은 점막의 부종성 분절, 접촉출혈, 불규칙한 괴사성 궤양, 허혈성 협착, 장관 내로 용종성 돌기를 가진 취약한 점막 등의 소견을 보여준다. 위막형성이 홍반성 점막 위에 융기된 하얀 프라그로 보일 수 있다. 대장내시경은 장이 심하게 팽창된 경우가 아니라면 급성 허혈성 결장염에서도 안전한 것으로 보인다.

## (4) 동위원소 주사

장 허혈의 조사에는 테크네튬 동위원소 부착 백혈구가 사용되었다. 허혈성 장의 진단에 이용되는 방사선 동위원소 화합물에는 $^{99m}$Tc피로인산염, $^{131}$I-표지 알부민과 $^{99m}$Tc 메틸렌 디포스페이트가 포함된다. 장 허혈에 대한 동위원소검사는 다른 장기에서처럼 유용하지는 않다.

## (5) 대장 허혈의 수술 중 평가

개복술 동안 장의 생존 여부를 평가하는 것은 매우 어려운데, 지금까지는 여러 가지 외과적 경험에 의존해왔다. 다양한 실험적 기술들이 장의 생존력에 대한 평가를 개선하기 위한 시도들에 이용되었다.

### 1) 염색검사

형광물질(플루오르세인)이 장의 생존력을 평가하기 위해 이용될 수 있으나 가끔 알레르기반응이 보고된다. 형광물질을 이용한 검사가 임상적 평가나 도플러초음파보다 더욱 믿을 만하다는 보고가 있으며, 자외선을 이용한 정량적인 형광물질의 측정이 유용해서 개복 시 대장의 생존력을 평가하는 데 이용되어왔다. 대장내시경을 형광물질 주사 후에 시행하면 염색제의 흡수 감소영역을 관찰할 수 있는데 이 부분은 관류 장애영역과 일치한다.

### 2) 도플러초음파

도플러초음파는 문합술 시행 전에 장의 말단이 생존 가능한지를 확인하는 데 이용될 수 있고, 장의 혈류가 회복된 후에 장의 생존력이 회복될지를 예견하는 데도 쓰일 수 있다. 그러나 도플러 신호는 장을 처리한 후에는 왜곡될 수 있고, 정맥폐쇄 때에는 부정확한 방법이다.

### 3) 레이저 도플러

레이저 도플러초음파는 조직의 미세순환을 평가하기 위해 개발되었다. 이 방법이 재현성이 없고 조직내 산소 측정보다 열등하다는 보고도 있지만 점막과 장벽의 혈류 변화를 추적할 수 있다. 게다가 내시경으로 혹은 수술 시에도 이용할 수 있다는 장점이 있다.

### 4) 산소 전극

표면 전극은 점막과 장막층의 산소압을 측정하는 데 이용될 수 있는데, 기술적으로 장막층보다는 점막층에서 측정이 어렵다. 혈류와 산소압 사이에는 좋은 상관성이 있다. 그래서 어떤 의사들은 산소압의 측정이 재현성이 뛰어나고 결장 혈류의 상태를 가장 잘 반영한다는 이유로 선호한다. 최근의 연구들도 절제의 근위선에서의 문합과 열과 산소압 사이의 좋은 상관성을 보고한다.

### 5) 기타 검사

조직 테트라졸륨 같은 화학적 검사는 정확하지만 분석에 걸리는 시간 때문에 실용적이지 못하다. 이 밖에 수술 중 동위원소검사, 근전도검사, 장막층의 pH, 더모그래프 등이 사용되나 아직 실용적이지는 못하다.

## 9. 치료

### (1) 보존적 요법

#### 1) 결장경색

보존적 치료는 결장경색에서는 해당되지 않는다. 예후

는 진단이 이루어지는 속도와 진단 후에 결장절제술을 시행하는 시간과의 간격과 밀접하게 연관되어 있다.

#### 2) 허혈성 결장염

비괴저성 결장 허혈은 보존적 요법으로 치료하는 것이 원칙이며 대부분의 경우 보존적 요법으로 완전치유된다. 협착이 초래된 경우에도 종종 수술 없이 치료될 수 있는데, 완전폐쇄가 드물고 양성과 악성 협착 사이의 구분이 내시경으로 해결되기 때문이다.

급성 허혈의 실험에서는 관내의 산소 혹은 포도당이 점막 소실을 예방하는 것으로 보고되었으나 임상적으로 적용되지는 못하였다. 활성산소가 허혈의 병인론에 역할을 한다고 믿어진다. 디메틸술폭시드나 글리세롤이 히드록실 자유기를 제거하고 혈소판 부착을 억제하므로 실험적인 급성 허혈에서 디메틸술폭시드가 예방적인 효과가 있지만 아직까지 임상에 적용되지는 못하고 있다.

허혈성 결장염의 대부분의 경우에서 증상, 증후는 24~48시간 내에 해소되며, 다른 임상적 소견과 방사선학적 변화도 2주 이내에 완전히 해소된다. 그러나 2% 정도에서는 경색으로 발전할 수 있으므로 4시간 간격으로 맥박, 혈압, 체온 등을 측정해야 한다. 치료의 초기 단계에서의 적절한 수액공급은 조직관류에 의한 더 이상의 손상을 예방하는 수단으로 중요하다. 항생제의 전신투여는 시행해야 하지만 예방적 또는 치료적인 항응고제는 출혈성 경색의 위험을 높이므로 권하지 않는다.

보존적 치료에도 불구하고 지속적인 패혈증 증상이나, 복막 자극증후, 방사선 소견상 자유공기음영의 확인, 내시경 소견상 괴저, 2주 이상 증상의 지속, 증상을 동반하는 협착의 경우 수술적 치료가 필요하다. 만약 결장 허혈에 확장이 합병된다면 내시경이나 연성 카테터를 에스결장에 삽입하여 감압하는 것이 현명하다. 허혈성 변화는 일단 감압이 되면 때때로 가역적으로 변하므로 반복적인 대장경검사가 필요하다.

### (2) **수술요법**

#### 1) 예방

대동맥 수술에서 하장간막동맥이나 장골동맥 질환을 가진 환자는 결장경색의 위험을 줄이기 위해 산소압 측정 혹은 레이저 도플러초음파를 이용해서 결장의 생존능을 평가하는 것이 좋다. 수술 전에 복강동맥, 상장간막동맥, 내장골동맥의 개통성의 확인을 위해, 또한 상장간막동맥에서 하장간막동맥으로의 혈류의 확인을 위해 대동맥조영술을 시행하는 것이 도움이 된다. 만약 이러한 동맥의 개통 상태가 완전하지 않고 하장간막동맥이 완전하다면 하장간막동맥의 재이식이 요구된다.

### 2) 협착

허혈성 협착으로 인해 절제술을 시행하는 환자의 수가 1970년대 초반부터 상당히 줄어들었다. 이것은 악성협착으로부터 허혈을 감별하는 진단방법이 개선되었기 때문이다. 지금은 대부분의 협착이 완전폐쇄로 진행하지 않으므로 절제술이 거의 필요 없다는 사실이 잘 알려져 있다. 만약 절제술의 적응증이 된다면 외과적 치료는 단지 협착을 절제하고 1차 문합술을 시행하는 것이다. 마슨(1986)은 허혈성 장염으로 인한 협착으로 절제술을 받은 78예를 보고하였다. 이 중에서 수술 후 사망자는 4명이었으며 문합부위 누출에 의한 사망자는 없었다.

### 3) 결장경색

예후는 진단과 수술이 얼마나 빨리 이루어지는가에 달려 있다. 호흡곤란증후군, 심부전, 지속적인 패혈증 같은 합병증은 진단과 괴저성 결장의 절제가 지연이 되는 경우에 더욱 흔하다.

환자는 수술 중 대장내시경을 시행할 수 있도록 쇄석위를 취해야 한다. 결장절제의 정도는 허혈 과정에서 점막이 장막층보다 더 심하게 침범되므로 개복 시 판단하기가 어렵다. 점막의 생존력을 평가하기 위한 유일한 방법은 수술대에서의 대장내시경이다. 허혈성 장은 광범위한 절제를 요하며 장의 생존이 명확하지 않은 경우에는 문합술을 시도해서는 안 된다. 장의 양 끝은 결장루와 점액루의 형태로 만들어준다. 만약 결장이 확장되었다면 대장전절제술이 필요할지도 모르나 직장은 대부분 손상을 받지 않으므로 점액루로 남겨질 수 있다.

## 참고문헌

Adams JT. Adynamic ileus of the colon. Arch Surg 1974;109:503-507.

Balslev I, Jensen H, Norgaard F, Pott P. Ischaemic colitis. Acta Chir Scand 1970;136:235-242.

Barner JL. Colitis cystica profunda. Radiology 1967;89:435-437.

Berne TV, Edmondson HA. Colonic fistulisation due to pancreatitis. Am J Surg 1966;111:359-363.

Boley SJ, Agrawal GP, Warren AR, Veith FJ, Levowitz BS, Treiber W, et al. Pathophysiologic effects of bowel distension on intestinal blood flow. Am J Surg 1969;117:228-234.

Boley SJ, Brandt LJ. Vascular ectasias of the colon 1986. Dig Dis Sci 1986;31(9 Suppl):26S-42S.

Boley SJ, Schwartz SS. Colitis complicating carcinoma of the colon. In Boley SJ, Schwartz SS, Williams LF (eds.): Vascular Disorders of the Intestine. New York: Appleton-Century-Crofts. 1971, p.631-642.

Gandhi SK, Hanson MM, Vernava AM, Kaminski DL, Longo WE. Ischemic colitis. Dis Colon Rectum 1996;39:88-100.

Heikkinen E, Larmi TKI, Huffenen R. Necrotizing colitis. Am J Surg 1974;128:362-367.

Hunt DR, Mildenhall P. Etiology of strictures of the colon associated with pancreatitis. Dig Dis 1975;20:941-946.

Kukora JS. Extensive colonic necrosis complicating acute pancreatitis. Surgery 1985;97:290-293.

Longo WE, Ward D, Vernava AM 3rd, Kaminski DL. Outcome of patients with total colonic ischemia. Dis Colon Rectum 1997;40(12):1448-1454.

Mair WSJ, McMahon MJ, Goligher JC. Stenosis of the colon in acute pancreatitis. Gut 1976;17:692-695.

Marston A, Pheits MT, Thomas ML, Marson BC. Ischaemic colitis. Gut 1966;7:1-15.

Ottinger LW, Darling RC, Nathan MJ, Linton RR. Left colon ischemia complicating aorto-iliac reconstuction. Arch Surg 1972;105:841-846.

Robert JH, Mentha G, Rohner A. Ischaemic colitis: two distinct patterns of severity. Gut 1993;34:4-6.

Rosen IB, Cooter NB, Ruderman RL. Necrotizing colitis. Surg Gynecol Obstet 1973;137:645-649.

Van Cutsem E, Rutgeerts P, Vantrappen G. Treatment of bleeding gastrointestinal vascular malformations with oestrogen-progesterone. Lancet 1990;21:335(8695):953-955.

Weinblatt ME, Kahn E, Kocken JA. Hemangioen-dothelioma with intravascular coagulation and ischaemic colitis. Cancer 1984;54:2300-2304.

Young JR, Humphries AW, Wolfe VG, Le Fever FA. Complications of abdominal aortic surgery. II. Intestinal ischemia. Arch Surg 1963;86:51-59.

# 32

# 비특이 결장궤양과 고립성 직장궤양증후군

최홍조

## Ⅰ 비특이 결장궤양

비특이 결장궤양nonspecific colon ulcer은 매우 드문 질환으로, 1832년 크루베일히어에 의해 처음으로 기술되었으며 1928년 바론에 의해 자세히 보고되었다. 원인은 밝혀져 있지 않으며, 현재까지 약 200예 정도가 문헌에 보고되어 있다. 이 질환은 모든 연령층에서 발생할 수 있으나 주로 50대에서 관찰되며 남녀비는 같다. 약 50%는 맹장에 그리고 10~15%는 상행결장에 발생하는데, 대부분 궤양은 단일성으로 장간막 반대편 결장벽에서 관찰된다.

### 1. 병인

비특이 결장궤양의 원인으로 여러 가설들이 제시되었으나 아직 정확히 밝혀진 것은 없다. 원인 요소로 허혈, 맹장게실, 그리고 소화성 궤양 등이 거론되나, 이들을 뒷받침하는 객관적 근거는 없다. 또 다른 원인으로 부신피질호르몬제, 비스테로이드소염제, 그리고 경구피임약과 같은 약제 사용도 의심되었으나, 인과관계가 밝혀지지는 않았으며, 실제로 보고된 대부분의 비특이 결장궤양에서도 이러한 약제가 원인으로 확인되지는 않았다. 이러한 사실에 미루어 비특이 결장궤양은 단일 원인 인자에 의해 발생하는 것은 아닌 것으로 생각된다. 뿐만 아니라 비특이 결장궤양은 만성 신부전과 신장 이식, 베게너육아종

증, 베체트병, 혼합한랭글로불린혈증, 전신성 홍반성 루푸스 등과의 관련성에 대해서도 보고되고 있다.

### 2. 병리

병소는 보통 회장맹장판막으로부터 3cm 이내에 위치한 맹장의 장간막 반대측 벽에 생긴다. 단순 미란에서부터 크게는 직경이 5cm에 달하는 궤양이 관찰되기도 한다. 대부분의 궤양은 단일성이지만 여러 개가 생길 때도 있으며, 모양은 둥글고 주위 정상 점막과의 경계는 명확하다. 만성 병소는 장관내경을 좁아지게 하는 경향이 있고 심한 장막하부종을 일으키기도 해서 육안으로는 종양처럼 보일 때도 있다. 급성 병소는 주위에 염증성 변화가 거의 없이 주위점막과 명확하게 구별되는 경향이 있다. 광학현미경으로 궤양의 바닥에서 섬유화와 괴사성 육아조직을 볼 수 있으며 일반적으로 림프구, 형질세포, 섬유아세포, 호산구 등으로 구성된 염증성 침습물들이 있다. 장벽 내의 출혈이 흔히 발견되는 소견이며, 육아종이나 큰 혈관의 혈전증은 대체로 발견되지 않는다. 앞에서 언급한 것처럼 거대세포 바이러스가 이식 환자의 궤양에서 많이 발견된다.

## 3. 임상 소견

비특이 결장궤양은 다양한 임상 소견을 나타낼 수 있으며, 증상 없이 대장내시경검사나 수술 도중 우연히 발견되기도 한다. 비특이 결장궤양의 가장 흔한 증상은 복통과 출혈이다. 복통은 병소부위와 일치하여 급성 혹은 만성으로 나타나는데, 맹장의 병소로 인해 우하복부에 급만성 복통을 호소하는 경우는 충수염과 감별을 요하기도 한다. 약 1/3의 환자에서는 하부위장관출혈로 인한 혈변이 관찰되며, 약 16%의 환자, 특히 궤양이 좌측 결장 혹은 에스결장에 위치할 경우에는 복부 종괴가 촉지되기도 한다. 그러므로 충수염 또는 골반내 감염 의심증상이 있으면서 직장출혈 또는 혈변을 호소하는 환자에서는 비특이 결장궤양, 특히 맹장궤양을 의심하여야 한다.

## 4. 진단

초기에는 대부분의 비특이 결장궤양 환자는 합병증으로 개복을 시행한 후에 진단되었다. 그러나 내시경의 발달로 인해 대부분의 비특이 결장궤양은 수술 전에 진단이 되며, 어떤 환자에서는 수술 없이 보존적으로 치료하기도 한다.

현재 비특이 결장궤양의 선택적 진단방법은 대장내시경이다. 전형적인 비특이 결장궤양은 단일 궤양으로서 정상적인 점막에 의해 둘러싸여 경계가 명확하며 궤양의 기저부는 삼출물로 덮여 있다. 궤양의 변연부는 매끄러우나 2차적인 결장 연축이나 불완전 팽만으로 인해 융기되어 악성 병변으로 의심되기도 하나, 일반적으로 공기 주입으로 다시 부드러워진다. 병소의 크기와 깊이는 점막근층까지는 파급되지 않은 미세미란부터 직경이 1~2cm되는 궤양에 이르기까지 다양하다. 출혈이 있었던 경우에는 궤양 병소에 응고된 혈액이 관찰될 수 있다.

대장내시경검사를 통해 병소를 직접 관찰하며 악성병변, 결핵, 기생충 감염 혹은 다른 결장궤양의 원인과 감별을 위해 병소에 대한 조직생검을 시행하는 것이 바람직하다.

비특이 결장궤양에 의한 대량 출혈의 경우에도 대장내시경이 진단에 도움이 된다. 만일 박동성 대량 출혈이 관찰되는 경우에는 점막하동맥 출혈을 시사하는 바, 외과적 응급시술을 고려해야 한다. 그러나 대부분의 비특이 결장

궤양 출혈은 자연적으로 멈추는 사실을 고려할 때, 직접 관찰과 병리 진단이 대부분의 예에서 가능한 대장내시경 검사를 통해 불필요한 응급수술을 피할 수 있다고 할 수 있다.

비특이 결장궤양의 진단에 단순복부방사선촬영은 특이한 의미는 없으나, 복강내 유리기체가 관찰되는 경우에는 장 천공을 의심할 수 있다. 공기조영바륨관장검사도 응급이 아닌 경우 시행될 수 있는데, 약 70~75%에서 불규칙 점막, 관내충만 결손, 덩이효과 혹은 결장의 국소연축과 같은 이상 소견이 관찰되지만 비특이 소견들로 진단적이지는 못한다. 그리고 궤양 분화구는 아주 드물게 관찰될 수 있으며, 이때 비특이 결장궤양보다는 오히려 악성종양이나 염증성 장질환을 더 의심해야 한다.

전산화단층촬영은 천공이나 농양과 같은 합병증의 진단에 도움이 되는데, 이때에도 악성종양, 염증성 장질환, 외상성과 허혈성 원인들과의 감별이 필요하다.

장간막동맥촬영은 대량 출혈 환자에서 그 위치를 확인하는 데 도움이 될 수 있다. 그러나 이 검사도 진단 목적으로는 한계가 있으며 중등도 혹은 소량 출혈에서는 효과가 없다.

비특이 결장궤양 진단의 열쇠는 결장궤양의 다른 원인 질환을 배제해나가는 것이다. 즉 크론병, 결핵, 이질아메바, 거대세포바이러스, 장티푸스와 같은 감염, 숙변궤양, 고립성 직장궤양증후군, 아밀로이드증, 선암이나 림프종과 같은 신생물 등과 적절한 조직검사와 변검사, 면역학적 검사를 통해 배제해야 한다.

## 5. 치료

### (1) 보존치료

비특이 결장궤양의 자연 경과는 알려져 있지 않다. 왜냐하면 이전 문헌의 증례들은 대부분 수술을 받았기 때문에 자연 치유 비율과 합병증을 일으키는 빈도는 불분명하다. 합병증 발병 전 대장내시경으로 비특이 결장궤양을 진단한 증례는 최근에야 보고되었다. 합병증이 동반되지 않은 비특이 결장궤양의 치료는 비수술적 접근이 권장된다. 이때 양성 위궤양의 내과 치료에서와 같이 비특이 결장궤양의 치유 유무를 확인하기 위해 6주 간격으로 대장내시경검사를 반드시 시행해야 하며, 치유되지 않는 궤양 병변에서는 악성 병변의 위험을 간과하지 않기 위해 조직

생검이 필요하다.

난치성 출혈이 합병된 경우 바소프레신을 전신 투여하는 방법이 고려될 수 있다. 그러나 보고 예가 한정되어 있으며, 효과에 대해서도 서로 상반된 결과를 보고하는 바, 이 치료에 대해서는 보다 더 많은 경험의 축적이 필요하다고 할 수 있겠다.

### (2) 수술치료

수술치료는 확실한 원인 진단을 할 수 없거나, 천공이나 농양, 혹은 보존적 요법으로 반응하지 않는 출혈 등의 합병증이 생긴 경우에 적응이 된다. 그러나 결장절제의 범위에 대해서는 표준화되어 있지는 않으며 수술 소견에 따라 결정하는 것이 바람직하다고 할 수 있다. 암과 감별이 힘든 궤양성 맹장 종괴가 확인되거나 염증반응이 광범위한 경우, 그리고 결장의 한 구역에 다발성 궤양이 확인되는 경우에는 우결장절제술과 같은 광범위한 절제가 바람직하다. 그리고 젊은 환자나 명확히 암이 아닌 염증성 병변이 결장에 있는 경우에는 직선형 스테이플러를 사용하여 염증이 있는 부위를 쐐기절제wedge resection하는 것도 합리적이다. 이때 암을 배제하기 위해 검체를 반드시 냉동절편조직검사하며 충수도 함께 절제한다. 명백한 천공이 있는 맹장 궤양의 경우에도 냉동절편조직검사로 암이 배제되면 부분절제술을 시행한다.

## Ⅱ 고립성 직장궤양증후군

고립성 직장궤양증후군solitary rectal ulcer syndrome은 드문 빈도의 직장궤양을 기술하는 용어로 1964년 매디건에 의해 처음 사용되었으며, 1969년 매디건과 모슨에 의해 자세히 기술되었다. 실제로 임상적으로 이 용어는 만족스럽지 못한 점이 있다. 왜냐하면 어떤 예에 있어 궤양 병소가 없을 수 있으며, 또 어떤 예에서는 다발성 궤양이 발견되기 때문이다. 이 질환은 매우 드물어서 1년에 10만 명당 1~3.6명의 빈도로 발생하는 것으로 추정된다. 이 질환은 20~29세 연령에서 가장 흔한 것으로 보고되고 있으나, 보다 최근에는 60% 이상의 환자가 50세 이상이었다고 보고하고 있다. 성비는 1 대 3.2로 여자에서 더 흔하다. 이 질환의 임상적 중요성의 하나는 반드시 악성종양과 감별하여 불필요한 절제 수술을 피해야 한다는 점이다.

## 1. 병인

고립성 직장궤양증후군의 원인에 대해서는 아직 명백히 밝혀지지는 않았다. 직장궤양은 완전직장탈의 첨부와 회음하강증후군의 점막전방탈출 등에서 흔히 관찰되는데, 이러한 점으로 미루어 고립성 직장궤양증후군은 대변의 배출 장애에 의한 외상과 관련된 것으로 여겨진다. 즉 배출 장애로 인한 과도한 힘주기로 직장벽의 압박 괴사에 의한 허혈 손상, 수지 환원 손상, 그리고 점막고유층을 채우는 섬유근성조직에 의한 점막내 모세혈관폐쇄와 허혈 등의 요인에 의해 초래되는 것으로 생각되고 있다.

## 2. 병리

고립성 직장궤양증후군의 병리조직 소견은 특징적이다. 점막에는 표재성 궤양이 관찰될 수 있으며 상피세포는 증식되어 있다. 표재성 궤양은 2차적으로 섬유질성 다형핵백혈구 삼출물에 의해 특징적인 회백색 딱지로 덮인다(그림 32-1). 가장 특징적인 소견은 점막고유층의 섬유근성폐쇄fibromuscular obliteration인데, 이는 점막근층 근섬유가 장내강을 향해 섬유성 성장을 함으로써 초래된다(그림 32-2). 또 다른 특징적인 조직 소견으로 정상 대장 점막으로 싸인 점액성 샘〔腺〕이 점막하층에서 관찰되는데, 이를 심부낭성 결장염colitis cystica profunda이라고도 하며(그림 32-3), 이 소견으로 인해 고립성 직장궤양증후군을 악

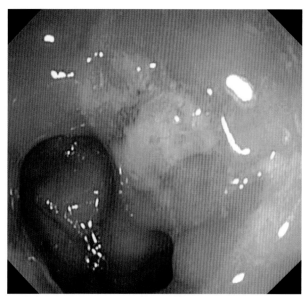

그림 32-1. 상부 직장에 위치한 황색의 삼출물에 덮인 백색의 벗겨지기 쉬운 바닥의 얕은 궤양

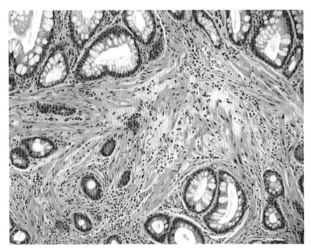

그림 32-2. 직장생검에서 불규칙적으로 정리된 양성의 크립트가 섬유아세포와 평활근의 증식으로 둘러싸여 있다. 점막고유층의 정상 염증 구성성분은 눈에 띄는, 흐르는 듯한 양상의 분홍색 평활근 줄과 섬유아세포로 흔적이 없어져 있다.

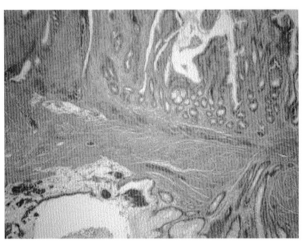

그림 32-3. 저배율 고립성 직장궤양증후군에서 보이는 고유근막층의 틈을 통하여 내강과 통하는 점막하 낭이 심부낭성 결장염의 대표적 소견이다.

성종양으로 잘못 판독할 수 있기 때문에 주의해야 한다.

## 3. 임상과 진찰 소견

가장 흔한 임상 증상은 선홍색 직장출혈로 대체로 양이 많지는 않으나, 아주 드물게는 대량 출혈로 수혈이 필요할 수도 있다. 그 외 점액변과 항문직장통을 호소할 수 있다. 그리고 대부분의 환자는 뒤무직과 배출곤란과 같은 배변 장애를 호소하며, 문진상 이로 인해 배변 시 2차적인 과도한 힘주기가 확인된다. 배변횟수는 정상일 수 있으나 겉으로 드러나는 배변습관의 이상을 가지고 있다. 화장실을 들락거려도 배변을 못하는 경우가 많은데, 예를 들면 24시간 동안 10~20회까지 화장실을 가기도 한다.

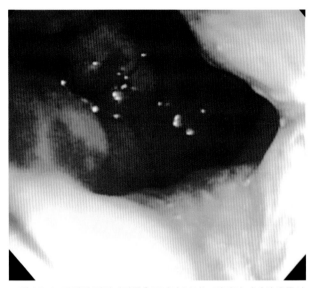

그림 32-4. 고립성 직장궤양증후군에서 보이는 직장의 다발성 용종성 종괴 병변

화장실을 갈 때마다 수분에서 30분까지 시간을 보내는데, 어떤 환자들은 24시간 중 수시간 이상을 화장실에서 보내기도 한다.

고립성 직장궤양은 항문연 4~12cm 상방 직장 전벽(혹은 전외측벽)에서 가장 흔히 관찰되며, 항문수지검사상 경화성 병변을 촉진할 수 있다. 궤양 병소는 경계가 명확한 얕은 궤양으로 크기는 1~5cm 정도인데 기저부는 회백색 딱지로 덮여 있다. 가끔 궤양은 다발성으로 관찰되기도 하며, 궤양이 아닌 용종성 병변으로 나타나기도 한다(그림 32-4). 주위 점막에는 경한 염증 소견이 확인되며 궤양 변연부의 점막하층에 점막이 존재하여 결절 모양으로 관찰될 수 있다. 힘주기 동안 불완전 또는 완전직장탈이 확인되기도 한다.

## 4. 진단

고립성 직장궤양의 진단은 내시경(에스결장경) 및 직장생검을 통해 이루어진다. 바륨관장검사는 염증성 장질환 또는 악성종양과 고립성 직장궤양을 감별하는 데 가끔 도움이 될 수 있다. 실제로 바륨관장에서 직장궤양이 확인되는 경우는 반수 미만이다. 감별을 요하는 질환은 염증성 장질환, 선종성 용종, 직장암, 탈출성 치핵, 허혈성 직장염 등이다. 이들과의 감별은 반드시 조직생검을 통해 이루어져야 한다.

고립성 직장궤양과 관련된 배변기능 이상을 확인하는 검사로는 영화배변조영술cinedefecography이 가장 많이 추천된다. 이 검사를 통해 항문직장의 다양한 생리 질환을 확인할 수 있는데, 마히유는 고립성 직장궤양 환자의 79%에서 직장중첩(완전직장탈 44% 대 내중첩 35%)이 관찰되었으며, 퀴퍼스 등은 19명의 고립성 직장궤양증후군 환자 중 5명에서 경직성 골반저증후군spastic pelvic floor syndrome이 확인되었다고 하였다.

## 5. 치료

### (1) 보존치료

증상을 호소하지 않는 환자에서는 특이한 치료는 필요 없다. 배변 습관에 문제가 있는 환자에게는 재교육과 식이에 대한 보존치료가 필요하다. 이 질환의 특징을 환자가 이해하게 하고 배변 힘주기를 피하고 힘을 주지 않는 규칙적인 배변습관을 갖도록 권유해야 한다. 식이 개선으로 충분한 섬유식이 섭취가 권장되며, 배변 시 힘주기를 예방하기 위해 필요에 따라 팽창성 완화제와 글리세린 좌약을 사용한다. 트안드라 등은 팽창성 완화제와 배변 재교육 등의 보존치료로 19%의 환자에서 증상 호전이 보였다고 하였다. 최근에는 5-ASA와 수크랄페이트 관장이 효과가 있는 것으로 보고되기도 한다. 경직성골반저증후군과 같은 폐쇄성 배변 질환이 동반된 경우에는 바이오피드백치료가 효과적인 것으로 알려져 있다.

### (2) 수술치료

고립성 직장궤양증후군의 수술치료에는 여러 방법이 이용되고 있다. 우선 직장궤양의 국소절제는 추천되지 않는다. 왜냐하면 이 수술은 고립성 직장궤양증후군의 병인을 해결하는 근본적 수술방법이 아니기 때문이다. 그러나 난치성 궤양에서와 같이 악성과의 감별이 필수적인 아주 제한된 예에서는 국소절제를 고려할 수도 있다.

탈직장이 동반된 고립성 직장궤양증후군 환자에서는 탈직장에 대한 근본 수술이 적응이 된다. 수술방법으로 경복부 직장고정술이 가장 추천되며, 고령이나 수술 고위험 환자에서는 경회음 직장에스결장절제술이나 델로르메 수술 등을 고려할 수 있다. 요한손 등은 193명의 직장탈 환자 중 63명에서 립스타인 직장고정술을 시행한 결과, 53%에서 지속성 배변욕구가 개선되었으며 고립성 직장궤양 출혈이 5명 중 4명에서 좋아졌다고 보고하였다. 그러나 이 환자들은 직장탈을 가지고 있었으며, 궁극적으로는 직장탈에 대한 수술을 시행한 예로, 이 수술이 직장탈이 없는 고립성 직장궤양 환자에서의 직장고정술의 효과를 반영하는 것은 아니다.

불완전직장탈internal intussusceptions(내중첩)이 동반된 고립성 직장궤양증후군의 외과적 치료에 대해서는 여전히 논란의 여지가 많다. 멜그렌 등의 결과에 의하면 중첩이 완전직장탈로 발전할 가능성은 매우 적기 때문에 중첩 환자에서 직장탈의 예방 목적으로서의 외과적 치료는 타당성이 없다고 하였다. 모든 치료에도 반응이 없는 난치성 고립성 직장궤양증후군 환자에서는 증상 완화의 목적으로 우회장루를 고려할 수 있다.

## 참고문헌

Gordon PH. Rectal procidentia. In: Gordon PH, Nivatvongs S. Principle and practice of surgery for the colon, rectum, and anus. 3rd ed. NewYork: Informa Healthcare. 2007, p.444-450.

Johansson C, Ihre T, Ahlback SO. Disturbances in the defecation mechanism with special reference to intussusception of the rectum(internal procidentia). Dis Colon Rectum 1985; 28:920-924.

Kuijpers HC, Schreve RH, ten Cate Hoedemakers H. Diagnosis of functional disorders of defecation causing the solitary ulcer syndrome. Dis Colon Rectum 1986;29:126-129.

Losanoff JE, Richman BW, Foerst JR, Griesemer AD, Mundis GM, Jones JW. Nonspecific ulcers of the colon. Endoscopy 2003;35:521-525.

Madigan MR, Morson BC. Solitary ulcer of the rectum. Gut 1969;10:871-881.

Madoff RD. Rectalprolapse and intussusceptions. In: Beck DE, Wexner SD. Fundamentals of anorectal surgery. 2nd ed. Philadelphia: WB Saunders. 1998, p.109-111.

Mahieu PHG. Barium enema defecography in the diagnosis and evaluation of the solitary rectal ulcer syndrome. Int J Colorect Dis 1986;1:85-90.

Mahoney TJ, Bubrick MP, Hitchcock CR. Nonspecific ulcers of the colon. Dis Colon Rectum 1978;21:623-626.

Mellgren A, Schultz I, Johansson C, Dolk A. Internal rectal intussusception seldom develops into total rectal prolapse. Dis Colon Rectum 1997;40:817-820.

Ona FV, Allende HD, Vivenzio R, Zaky DA, Nadaraja N. Diagnosis and management of nonspecific colon ulcer. Arch Surg 1982;117:888-894.

Rubio CA, Nydahl S. 'Nonspecific' erosions and ulcers of the colonic mucosa. Dig Dis Sci 1994;39:821-826.

Tjandra JJ, Fazio VW, Church JM, Lavery IC, Oakley JR, Milsom JW. Clinical conundrum of solitary rectal ulcer. Dis Colon Rectum 1992;35:227-234.

# 33

# 결장의 게실증과 게실염

손승국

라틴어로 게실*diverticulum*(곁주머니)은 길가의 여인숙이라는 뜻이다. 대장은 위장관 중에서도 게실이 호발하는 부위이며 일반적으로 다발성이다. 게실에 염증이 동반되어 있지 않은 경우는 게실증(곁주머니증)이라고 하고, 염증과 감염이 동반되었다면 게실염(곁주머니염)이라고 한다. 증상이 있는 게실이 있을 때는 임상적으로 게실 질환(곁주머니 질환)이라고 명명한다. 게실이 있다고 해서 모든 경우에서 병적인 문제를 유발하는 것은 아니다. 염증이 동반된 게실염에서 여러 가지 형태의 임상적 증상들을 일으킬 수 있으나, 염증이 없는 게실증에서도 출혈과 같은 합병증을 유발할 수 있다.

결장의 게실 질환은 선진국에서 매우 흔한 질환으로 서구화된 또는 산업화된 국가에서의 저섬유질 음식섭취가 그 요인으로 생각된다. 미국에서는 1년에 약 16만 5,000명이 게실염으로 입원하며, 약 5만 명이 결장절제술을 받고 있다. 최근에는 게실염의 발병률이 증가하고 있으며, 특히 젊은 층에서 많이 발생하고 있다. 최근 한국에서도 1980년 이후부터 점차적으로 발생빈도가 증가하는 추세에 있다. 이런 현상은 일본의 경우와 같이 경제수준의 향상과 함께 음식문화에 있어서 점차적으로 고단백질, 붉은 고기, 정제된 설탕, 고지방 음식섭취를 더 선호함에 따라서 발생빈도가 비례적으로 증가하는 것으로 풀이하고 있다.

## Ⅰ 역사적 배경

게실은 주로 20세기 들어서 기술되었지만 그 역사는 17세기 말까지 거슬러 올라간다. 프랑스 외과의사인 리터는 1700년에 결장 밖으로 나와 있는 낭상 모양의 주머니를 기술하였으며, 프라이쉬만(1815)은 'divertikel'이란 용어를 처음으로 사용하였다. 프랑스 병리학자인 크루비에(1849)가 부검에서 결장의 세로근층 사이로 점막이 탈출된 일종의 종양이라고 기술하였다. 하버슨(1857)이 게실증에 관해 기술하였으며, 그레이서(1899)가 게실주위의 염증, 즉 게실주위염에 관하여 기술하였다. 키드(1910)와 록하트-멤머리(1930) 등은 게실증과 이에 수반되는 합병증에 관하여 기술하였고, 드케베인(1914년)이 방사선진단검사로 처음으로 대장게실을 영상화하였다.

## Ⅱ 빈도

게실 질환은 서양사회의 질병으로 알려져 있다. 초창기에는 주로 미국, 유럽, 호주에서 많이 보고되었고, 아시아, 아프리카에서는 드물다고 하였다. 게실증의 빈도를 정확하게 측정하는 수는 없지만, 바륨관장과 부검에 따른 근거에 의하면 전체 검사의 2~10%로 예측할 수 있다. 메이오 클리닉의 랑킨과 브라운(1980)은 바륨관장을 시행한 2만 4,620명에서 결장게실이 발견된 빈도는 5.67%이며, 부검을 시행한 1,925예에서는 5.2%라고 보고하였다. 부검에서 게실이 있는 예는 대부분이 40대 이후였으며 이 중 70%가 남자였음을 아울러 보고하였다. 또한 바륨관장에서 게실이 발견된 경우에 게실염을 동반한 예는 17%였고, 부검에서의 게실은 14%에서 염증이 동반되어 있음을 보고하였다. 웰츠(1953) 등도 바륨관장의 약 1/3에서 게실이 존재하고 있으며, 이 중 10%에서 게실염을 수반하고 있음을 보고하였다.

아시아와 아프리카에서는 결장게실의 빈도가 극히 낮아서 0.5~1.7% 정도로 보고되었다. 그러나 최근 싱가폴과 일본에서는 게실증의 유병률을 각각 19%, 23%로 보고하였다. 이러한 변화는 서양음식의 증가로 인한 2차 영향으로 받아들여지고 있다. 미국에서도 과거 20년 전과 비교해보면 입원해서 수술받는 경우가 인구 10만 명당 15%에서 20.1~23.2%로 증가하고 있다.

게실은 나이에 비례하여 증가한다고 한다. 연령 분포를 보면 30세 미만에서 게실이 있는 경우는 2% 미만이며, 40세 이하는 약 10%, 60세 이상에서는 약 30%, 80세가 되면 60%(50~70%)의 빈도를 보이는 것으로 알려져 있다. 그러나 게실염 환자의 80%는 50세 이상이라 한다. 초창기에는 남자에게서 많이 발생한다고 알려졌으나 시간이 지남에 따라 역전하는 경향이 보고되고 있다. 프레이저 등은 남녀 비를 3 대 1, 팍스(1968) 등은 남녀 비를 2 대 3으로 보고하였다. 그러나 남녀비는 대체로 비슷한 것으로 보고되고 있다. 최근 보고에 의하면 급성 게실염으로 입원한 경우는 여자가 많았다고 하였다.

게실증은 에스결장에서 가장 많이 발생한다고 하며, 95%에서 에스결장에 생긴다. 에스결장게실이 있는 사람의 35%에서는 근위부위 다른 결장에 게실을 가지고 있다. 결장 전체에 게실이 있는 경우는 6.7%이다. 그러나 골반복막접힘pelvic peritoneal reflection 아래에서 생기는 게실은 드물다. 서양에서는 좌측 결장게실이 우측 결장에서보다 절대적으로 높은 빈도를 나타내고 있어, 좌측 결장게실이 90% 이상을 차지하는 반면에 동양에서는 우측 게실이 75% 이상을 차지하고 있다. 이와 같이 결장게실은 동서양 간의 호발부위에서 현격한 차이를 나타내고 있는데 이것은 유전학적 요인과 음식문화의 차이로 해석하고 있으나 구체적인 병리학적 연구가 절실히 요구된다.

## Ⅲ 병리

결장게실의 대부분은 가성게실(거짓 곁주머니)이다. 이는 장간막측 결장띠와 장간막 반대측 결장띠 사이에서 발생하는 게실로 단지 내측의 점막과 외측에는 장막으로만 구성되어 있는, 즉 점막과 점막근육이 결장벽을 통해 탈출되어 생긴다. 이 부위는 주혈관이 결장벽을 통과하는 장소인데 결장근육층이 비교적 약한 부위로, 결장내 높은 압력으로 생기는 내압확장게실(내압확장곁주머니)로 생각된다. 진성게실(참곁주머니)은 결장벽 전층이 약해져 이 부위가 돌출되는 것으로, 원인은 대부분 선천성으로 여겨지고 있다.

게실이 결장조직에서 발생하는 위치는 결장띠와 연관되어 발생하며 결장띠를 관통하여 게실이 발생하는 경우는 없다. 대부분의 게실은 장간막 결장띠와 2개의 장간막 반대측 결장띠 사이에서 발생한다. 이보다는 다소 드문 편이지만 장간막 반대측 결장띠 사이의 결장띠 간 구역에서 작은 점막이 돌출되어 장막까지는 미치지 않는 벽내형 게실과 장막까지 돌출된 융기형 게실, 그리고 장 전체가 부채 모양으로 돌출되는 소낭형 게실이 발생할 수 있다. 게실은 벽내 혈관과 관련이 있는데 드루몬드(1917)는 장관벽에 존재하는 혈관, 즉 곧은혈관vasa recta(직혈관)이

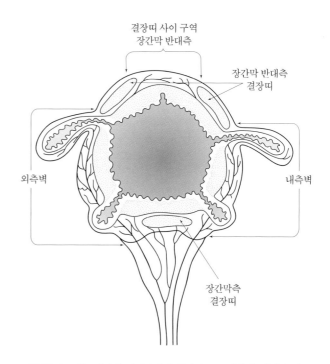

그림 33-1. 에스결장과 결장간막의 횡단면으로 결장띠, 장벽을 관통하는 혈관, 복막주렁(복막수)과 게실과의 관계를 보여주고 있다.

근육층으로부터 점막으로 들어가는 위치에서 게실이 호발함을 보고하였다(그림 33-1).

대부분의 게실증은 후천성 질환으로 생각되며, 원인은 잘 알려져 있지 않다. 가장 인정받는 학설은 식이섬유의 부족으로 인해 대변량이 적어짐에 따라서 변배출을 위해 결장내 높은 압력이 필요하게 되고, 결장벽에 긴장을 높이게 된다는 것이다. 따라서 만성적인 수축으로 근육층의 비대가 생기며, 연속적인 장관의 기능보다는 각 분절이 작용하는 것처럼 장관의 분절과정이 생기게 된다. 분절과정이 생김으로써 높은 압력이 변을 먼 쪽으로 보내는 추진파 진행보다는 결장벽을 향하는 방사 방향으로 퍼지게 된다. 또한 나이가 듦에 따른 결장벽의 장력강도의 소실과 탄력성의 감소가 원인이 되기도 한다.

게실이 있는 부위의 조직학적인 특징은 근육층의 비대이다(그림 33-2). 근육층 비대는 염증이 동반되어 있지 않아도 나타나며, 근육층의 비대로 인하여 결장은 수축되어 있다. 이러한 근육층 비대의 원인은 실리오(1952)에 의하면 아우어바흐Auerbach 또는 마이스너Meissner 신경절의 변화에 의한 2차적 현상이라고 하였으나, 모슨(1963)은 이러한 신경절의 이상 소견을 발견할 수 없었다고 보고하였다. 따라서 근육층 비대의 원인에 대해서는 아직까지도 정설이 없다. 현미경적으로 근육층 비대의 증거는 없으나, 근육층 비대가 엘라스틴의 침착에 의한 2차적인 것이라는 연구가 발표되었다. 이 침착은 장관내 압력을 높이는 고도로 수축된 정상 근육으로 인한 것이며, 특히 40세 이상에서 나이가 들어감에 따라 콜라겐의 교차결합이 증가됨이 관찰되었다. 교차결합이 증가하게 되면 결장은 더욱 경직되고 증가된 압력에 순응하는 유연성이 감소하게

된다.

다발성 게실증 환자에서 개복할 때 결장을 상세히 관찰하여도 게실을 쉽사리 찾지 못하는 경우가 많다. 그 이유는 대부분의 게실은 복막주렁appendix epiploica(복막수) 내로 돌출되어 지방조직에 감추어져 있기 때문이다(그림 33-3). 지방조직이 많지 않은 경우에는 복막주렁의 기저 부위가 흑청색으로 보이는 경우가 있는데, 이는 게실 내부에 작은 대변덩어리가 들어 있기 때문이다. 따라서 개복술하에서 게실을 검색하고자 한다면 경우에 따라서 시진보다는 딱딱한 작은 콩을 만지는 듯한 촉진으로 이 부위에 게실이 위치하고 있음을 쉽게 알 수 있다.

게실 질환에서 수술하는 경우, 대부분은 게실염에 의한 합병증으로 인한 것이지만, 모슨(1963) 등은 절제된 결장

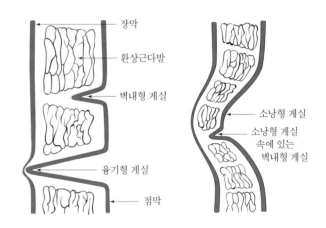

그림 33-3. 장간막 반대측 결장띠 사이 구역에 있는 벽내형, 융기형, 소낭형 게실과 돌림근 다발과의 관계를 보여주고 있다. 이 구역에 있는 소낭형 게실이 돌림근 다발 사이로 탈장을 일으키지는 않지만 소낭형 게실벽에 벽내형 게실이 있을 수 있다.

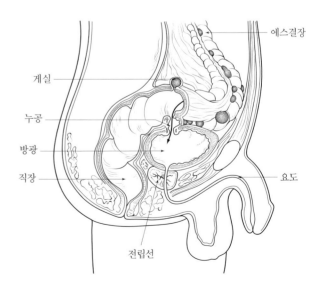

그림 33-4. 결장방광 누공의 병리적 진행

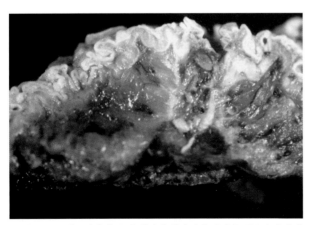

그림 33-2. 에스결장의 급성 게실염 환자에서 절제한 표본의 육안적 소견으로 근육층의 심한 비대를 볼 수 있다.

표본의 1/3에서는 염증의 흔적이 전혀 없음을 보고하였다. 또 어떤 경우에서는 게실에서 염증이 발생하여도, 게실보다 실제로는 게실주위조직에서 더 심각한 임상적인 문제가 유발될 수 있다. 게실 천공에 의하여 결장주위염 또는 게실주위염이 나타날 수 있으며, 때로는 국한성의 복막염이나 농양을 형성하기도 한다. 주위 인접장기로 염증과 농양이 파급되어 누공을 형성할 수도 있다(그림 33-4).

## Ⅳ 방사선학적 소견

### 1. 게실증

결장게실증은 바륨관장으로 쉽게 진단이 가능하며 조직표본에 의한 육안적 소견보다는 바륨관장을 통한 게실증의 위치 파악이 더 용이할 수도 있다. 동양인에서의 호발부위인 맹장과 우측 결장게실증은 다발성이라 해도, 서양인의 호발부위인 에스결장과 좌측 결장게실증에 비해 게실의 수가 훨씬 적다. 좌측 결장게실증은 바륨관장에서 마치 포도송이같이 집단적으로 나타나는 수가 많으며, 바

륨을 제거한 후, 즉 배설 후 게실이 훨씬 선명하게 나타난다(그림 33-5, 33-6).

일반적으로 게실이 있는 결장은 결장근육의 연축으로 인하여 수축이 되어 있다. 따라서 특징적 소견인 '지그재그' 모양이 나타난다. 이러한 소견은 근육층의 비대와 연축으로 인한 것이다(그림 33-7).

### 2. 게실염

방사선학적 소견으로 게실의 염증유무를 판별하는 것은 매우 어렵다. 그러나 이러한 게실염의 진단은 게실염으로 인하여 결장 장관에 어떠한 변화가 있는지를 판별함으로써 염증의 유무를 간접적으로 알 수 있다. 결장근육층의 비대, 장관벽의 수축, 장관 협착 등이 나타날 수 있는데, 실제로 염증이 없는 게실증에서도 이러한 소견이 나타날 수 있기 때문에, 게실의 염증 유무를 판별하기란 용이하지 않다. 그러나 장관 협착은 게실증보다는 게실염에서 훨씬 심하기 때문에 협착이 심하다면 게실염을 의심해야 한다(그림 33-8). 그러나 이러한 염증에 의한 협착은 악성종양과의 감별진단이 필요하다. 일반적으로 게실염

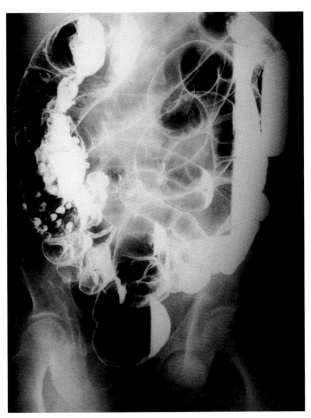

그림 33-5. 바륨관장에서 나타난 맹장과 우측 결장의 다발성 게실증

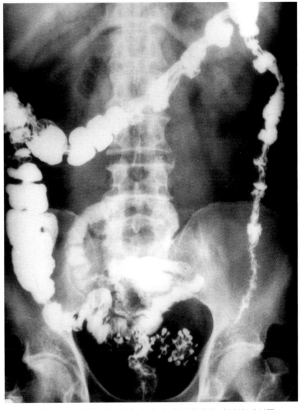

그림 33-6. 바륨관장에서 나타난 에스결장의 다발성 게실증

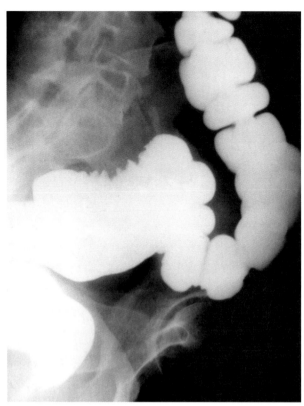

그림 33-7. 바륨관장에서 에스결장의 게실 질환으로 인해 근육층의 비대와 연축현상으로 분절이 수축되어, 전형적인 '지그재그' 모양을 보인다.

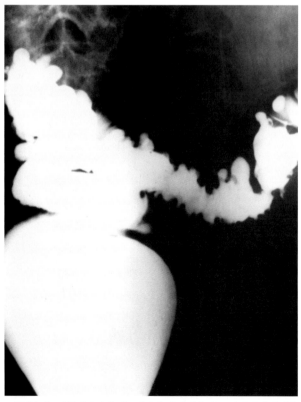

그림 33-8. 바륨관장에서 에스결장의 게실염과 이로 인하여 불규칙하게 좁아진 분절이 보인다.

에 의한 협착은 악성종양의 경우보다 긴 분절을 점유하고 있으며, 염증으로 인해 침범부위가 뚜렷하지 않으며, 게실염이 있는 인접부위의 결장에서 합병증을 수반하지 않은 게실이 있음을 볼 수 있다.

## Ⅴ 발병기전

결장게실은 단독성의 맹장게실을 제외하고는 후천성으로 발생하는 장관의 병리적 현상이다. 이를 뒷받침하는 근거로 결장게실은 나이가 들수록 발생빈도가 증가하고, 젊은 사람에서는 드물고, 유소아에서 거의 찾아볼 수 없다는 점 등을 들 수 있다. 결장게실이 노년에 갈수록 호발하기 때문에 결장게실은 병리적 현상이라기보다는 생리적 현상으로 일종의 결장의 노화과정으로 간주되고 있다.

결장게실은 장관 내의 압력증가 때문에 장벽의 가장 약한 부위에서 점막의 탈장형성 또는 내압확장게실이 발생하는 것으로 추측하고 있다. 장벽에서 가장 약한 부위는 혈관들이 근육층, 특히 윤상층에 들어가는 입구이며, 이 부위에 장내압력의 증가로 점막탈장이 발생한다. 또한 장벽 중에서 지방조직의 침윤이 있는 부위가 약하다. 이는 결장게실증 환자들 중에서 비만한 환자가 이에 해당할 수 있다. 그러나 그렇지 않은 경우도 많기 때문에 반드시 지방조직 침윤이 장벽을 약화시킨다고 할 수는 없다. 스프리그와 막서(1927)는 게실의 발생요인으로 장벽의 감염설을 주장하고, 어떤 요인이든 장벽의 감염이 조직을 약화시켜서 게실을 유발한다고 하였다. 그러나 모슨(1963) 등은 초기 대장게실증에서 아무런 염증상태를 관찰할 수 없는 경우가 많다고 보고하였다.

또 다른 발생요인은 장관내 긴장력을 증가시키는 변비이다. 변비가 장관내 긴장력을 증가시키고 이로 인하여 게실이 발생한다고 하나, 실제로 변비 환자는 전체 환자 중 50% 미만이다. 이러한 가설은 키이드(1910)와 에드워드(1934)에 의해 제기되었는데 실제로 방사선학적 소견에서 관찰해보면 대부분의 경우, 게실이 있는 결장에서 근육층의 비대를 육안적으로 관찰할 수 있다. 이러한 소견은 장관내 긴장력의 증가와 밀접한 관련이 있음을 뜻한다. 페인터와 트루러브(1964)는 이러한 긴장력의 증가를 알아보기 위해서 장관내 압력을 측정하였다. 정상인과 게실증 환자에서 휴식기 압력은 별다른 차이가 없으나, 모

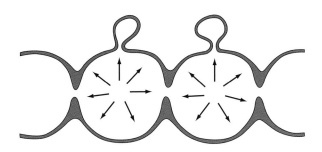

그림 33-9. 결장 내의 분절화가 어떻게 압력이 높은 구역을 만들고 또이로 인하여 점막의 내압이 확장되어 어떻게 게실이 생기게 되는가를 그림으로 나타낸 것이다(페인터, 1964).

르핀과 프로스티그민을 투여하였을 때에는 게실증 환자에서 정상보다 활성도가 9배나 강함을 보고하였다. 또한 아피드슨(1964)은 음식물을 섭취하였을 때 게실이 있는 결장에서 정상 결장보다 장관 내압이 훨씬 증가함을 보고하였다. 즉 페인터의 학설에 의하면 결장의 동일 분절운동 시 결장 내에 압력이 높은 구역이 형성되고, 이로 인하여 점막의 탈출이 발생한다는 것이다(그림 33-9). 또한 정서와 대장의 운동과는 밀접한 연관이 있다. 즉 정서적 충격을 받았을 때 결장운동력이 갑자기 증가하여 장관내압이 상승함으로써 게실을 유발할 수 있다.

페인터와 버키트(1971)는 영양학적 요인으로 저섬유질 음식을 지적하였다. 저섬유질 음식은 배변습관에 중요한 영향을 미친다. 즉 결장내 변의 부피를 감소시키며 불규칙한 배변습관을 야기하고 부피가 적은 변을 배출하기 위해 결장의 운동력을 증가시킨다. 이로 인하여 근육층을 비대하게 만들고 결장내 긴장력이 증가하게 되어, 궁극적으로 게실을 유발할 수 있는 요인이 될 수 있다. 따라서 동서양간 결장게실의 현격한 빈도 차이도 바로 이러한 음식문화의 차이와 밀접한 연관이 있을 수 있다. 그러나 이러한 영양학적 요인도 반드시 일치하는 것은 아니다. 안

티아와 데사이(1974)의 보고에 의하면 인도인은 고섬유질 음식을 섭취함에도 불구하고 결장게실 질환의 빈도가 결코 적지 않다고 한다. 결국 결장게실의 발병기전은 다인자 요소가 관련하고 있다. 섬유질 섭취, 식사 습관, 장관내 압력과 운동, 나이와 관련된 장벽의 구조조직의 변화 등의 상호작용에 의해서 발생되며, 게실염의 발생에 영향을 미치는 인자로는 게실의 폐쇄와 정체, 국소미생물 무리의 변화, 국소허혈 등이 있다.

# Ⅵ 증상

## 1. 게실증

게실증은 일반적으로 흔하나 대부분 증상이 없다. 바륨관장에서 우연히 발견되며, 때로는 모호한 복부 동통이 있다. 그러나 일부 환자에서는 현격한 배변습관의 변화나 복부팽만감을 호소할 수도 있다.

## 2. 게실염

일반적으로 게실증 환자의 10~25%가 평균 62세쯤에서 게실염으로 발전한다고 한다. 게실의 천공(육안적 또는 현미경적)에 의한 게실주위와 결장부위 감염에 의해 증상이 생긴다. 급성 게실염은 임상증상의 정도와 방사선학적 소견을 기초로 합병 또는 무합병 게실염으로 오래 동안 분류해왔다.

유럽내시경외과학회*European Association for Endoscopic Surgeons; EAES*에서 게실염 환자를 임상적인 소견을 계층별로 분류하여 치료지침으로 제안하였다(표 33-1).

| 표 33-1 | 유럽내시경외과학회 임상적 분류*EAES Clinical Classification*

| | 임상 증상 | 추천되는 진단적 검사 |
|---|---|---|
| 1도<br>유증상<br>합병증 동반 없음 | 열<br>경련성 복통 | 대장내시경 또는 바륨관장 |
| 2도<br>재발성<br>유증상 | 상기 증상의 재발 | 컴퓨터단층촬영 또는 바륨관장 |
| 3도<br>합병증 동반 | 농양, 출혈, 협착, 누공, 연조직염, 농성/변 복막염, 천공, 폐쇄 | 컴퓨터단층촬영 |

| 표 33-2 | 게실염의 힌치 단계 분류 |
| --- | --- |
| **I 단계** | |
| 대장주위나 장간막에 국한된 작은 농양이나 연조직염 | |
| **II 단계** | |
| 큰 농양, 주로 골반이나 복강내 또는 후복막에 국한된 농양 | |
| **III 단계** | |
| 게실주위 농양이 파열되어 발생한 농성 복막염 | |
| **IV 단계** | |
| 복강내 파열로 인해 변으로 오염된 복막염 | |

### (1) 무합병 게실염

왼쪽 하복부 동통은 무합병 게실염의 가장 특징적인 소견으로 염증의 정도에 따라, 가볍거나 또는 심할 수도 있다. 이러한 동통은 수일간 지속되다가 소실될 수도 있으며 게실염이 진행되어 다른 합병증에 병발되었을 때에는 이에 해당하는 다양한 복부 동통이 나타날 수 있다. 복부 팽만감, 배변습관의 변화, 오심, 구토, 직장출혈 등이 나타나며, 만약 게실염에 합병증이 동반된다면 이에 따르는 증상들이 나타날 수 있다. 배변습관의 변화로는 설사 또는 변비, 증가된 점액 생성이 나타날 수 있으며 결장 협착이 있는 경우에는 변비와 복부팽만이 나타날 수 있다. 오심과 구토는 게실염의 진행으로 장관의 폐쇄가 있을 때 또는 게실염의 급작한 발병 시 나타날 수 있으나 드문 증상이다.

### (2) 합병 게실염

합병 게실염은 게실염이 농양과 연조직염, 협착, 장폐쇄, 광범위 복막염(천공), 결장과 주위조직과의 누공 등을 포함한 것을 의미한다. 합병증에 따른 다양한 복부 동통과 증상이 나타날 수 있다. 이러한 합병 게실염의 중증 정도를 분류하기 위하여 힌치 단계 분류Hinchey staging system가 사용되어왔다(표 33-2). 1~2기의 사망 위험성은 5% 미만이며, 3기는 약 13%, 4기는 43%에 이른다.

## 3. 출혈

출혈은 게실염의 임상적 특징이 아니다. 출혈은 게실증과 연관성이 있으며, 소량 출혈에서 대량 출혈까지 유발할 수 있다. 좌측 결장게실보다 우측 결장게실에서 대량 출혈의 가능성이 높다.

## Ⅶ 진단

게실염이 의심되는 환자들에게는 우선 철저한 문진과 신체검사를 실시한다. 통증의 특징과 동반된 증상은 물론 다른 합병증의 유무를 고려하여 문진해야 한다. 하복부 통증이 있을 때는 충수염, 요로 감염, 과민성 대장증후군, 위장염, 신장결석, 허혈성 대장염, 염증성 장질환, 부인과 질환과 악성종양의 감별진단을 염두에 두어야 한다. 또한 전체혈구계산(CBC)과 소변검사, 복부단순촬영술을 실시한다. 복부단순촬영에서는 장폐쇄 소견 또는 천공이 있을 경우 공기배증(기복증) 소견을 볼 수 있다.

바륨관장, 방광조영술, 초음파, 내시경검사는 급성 게실염이 의심되는 환자에서 초기 진단에 유용하게 사용될 수 있다. 이러한 검사들은 CT가 없는 경우 특히 유용하다.

### 1. 복부 컴퓨터단층촬영술

복부 컴퓨터단층촬영술(CT)은 높은 민감도(93~98%)와 특이도(70~100%), 거짓음성률(7~21%)과 낮은 거짓양성률 때문에 급성 게실염 진단에 가장 적절한 검사방법이다. 컴퓨터단층촬영술은 장관 내외의 결장 병리와 결장 주위조직, 주위장기 침범여부와 함께, 다른 질병의 감별진단까지 같이 검사할 수 있다. 에스결장게실염이 있는 경우 컴퓨터단층촬영술의 양성예측치는 73%이며, 결장주위 염증은 88%이다. 결장벽 두께가 7~10mm일 경우에는 85%, 두께가 10mm 이상일 경우에는 100%에 이른다. 급성 게실염의 정도를 평가하기 위한 방사선학적 분류로는 힌치 단계 분류(표 33-2)와 버클리 분류(표 33-3)가 있다.

CT 소견의 정도에 따라 임상적으로 분류하여 어떤 환자가 보존치료에 효과가 있는지 알 수 있다. 또한 입원치

| 표 33-3 | 버클리 분류 |
| --- | --- |
| | **컴퓨터단층촬영 소견** |
| 경도 | 장벽 비후, 지방 침범 |
| 중등도 | 장벽 비후 > 3mm<br>결합조직염이나 작은 농양 |
| 중증 | 장벽 비후 > 5mm<br>천공과 횡격막하 유리 공기<br>농양 크기 > 5cm |

료할 때 비수술적 치료의 실패 위험성이 놓은 고위험군을 예측할 수 있을 뿐만 아니라, 치료 후의 2차 합병증의 위험성도 예측할 수 있다. CT의 첫 소견에서 질환이 심한 경우에는 2차적인 합병증 빈도도 높음을 알 수 있다. CT에서 큰 농양이 발견될 때에는 초기에 피부경유배액술을 시행하여, 조기치료와 입원을 단축시킬 수 있다.

## 2. 바륨관장

급성 게실염에서 영상학적 검사의 목적은 질병의 위치와 범위, 합병증의 유무를 알아보는 것으로 다른 진단방법보다도 영상학적 진단이 가장 쉽고 정확하다. 특히 증상이 없는 게실증은 바륨관장으로 우연하게 발견되는 경우가 많기 때문이다. 게실염의 경우는 증상과 임상 소견으로 게실염의 가능성을 추측할 수 있다. 우측 결장게실염, 특히 맹장게실염은 증상과 임상 소견만으로는 급성 충수염과의 감별진단은 거의 불가능하며, 어디까지나 방사선학적 소견으로만 감별진단이 가능할 뿐이다.

바륨관장은 결장의 장관내 이상을 확인할 수 있는 우수한 검사방법이지만, 장관외 이상 소견은 볼 수 없다는 단점이 있다. 바륨복막염은 생명을 위협할 수도 있기 때문에 급성 염증이 있을 때는 검사 중 조영제의 누출이나 천공의 위험성이 있으므로, 꼭 필요할 경우에는 수용성 조영제를 사용해야 한다. 그러나 때로는 게실염주위 염증과 협착, 경련을 볼 수 있으며, 누공과 농양 등의 소견을 시사할 수도 있다.

게실에 의한 협착은 결장암에 의한 것보다 대부분 길며, 규칙적인 모양을 보인다. 그러나 방사선학적 소견만으로는 게실염과 악성종양과의 감별진단이 어려운 경우가 있다.

펨버튼(1947) 등은 바륨관장에서 게실염 환자의 25%에서는 악성종양과의 감별이 불가능하였음을 보고한 바 있다. 때로는 방사선학적 소견에서 감별이 불가능할 뿐만 아니라, 개복 수술을 시행하여도 감별이 매우 어려운 경우가 있다. 워와 왈트(1957) 등은 게실염 환자의 21%에서, 개복 시 육안적 소견으로도 악성종양과 감별진단이 불가능하였음을 보고하였다. 감별진단에서 더욱 난처한 경우는 게실염과 악성종양이 동반된 경우이다. 폰카(1959) 등은 결장 악성종양 환자 중 18%에서 게실증 또는 게실염과 동반된 경우를 보고하였다.

## 3. 방광조영술과 초음파

방광조영술은 결장방광 누공colovesical fistula을 확인하는 데 때로는 유용하다. 그러나 누공이 있다 하여도 단지 방광벽이 두꺼운 소견만을 보이기도 한다. 염증에 대한 초음파검사는 농양과 연조직염을 감별하는 데 유용하다.

## 4. 내시경

에스결장내시경과 대장내시경은 게실과 악성종양 등 다른 질환과의 감별진단에 도움이 될 수 있다. 그러나 급성 염증을 동반한 게실염에서의 내시경검사는 염증을 더 악화시키거나 또는 천공의 위험성 때문에 사용이 제한적이다. 검사 당시 염증을 동반하지 않은 게실이라도, 과거 게실염에 의한 장관의 수축과 고정으로 인하여 기술상 내시경의 전진이 불가능할 경우가 있다. 감별진단을 위하여 내시경을 시행하더라도 최소한의 공기만을 넣으며 부드럽게 시행해야 하며 급성 게실염이 확진되면 검사는 종료해야 한다. 급성 게실염이 호전된 후에는 게실염 증상과 유사한 결장암과 염증성 장질환을 배제하기 위하여 결장 전체에 대한 검사가 시행되어야 한다. 전문가들의 의견으로는 염증이 소실한 약 6주 후에는 내시경검사가 가능하다고 한다. 실제로 게실염의 3~5%에서 샘암종 *adenocarcinoma*이 발견된다는 보고도 있다.

## 5. 자기공명영상

최근에는 게실염 진단에 컴퓨터단층촬영과 초음파 이외에 자기공명영상(MRI)도 많이 사용되고 있다. 게실염 진단의 민감도는 94~100%, 특이도는 88~100%로 보고되고 있다. 자기공명영상은 초음파와는 달리 시술자의 바이어스가 없고, 컴퓨터단층촬영과는 달리 환자에게 이온화 방사를 주지 않는 장점이 있다. 또한 컴퓨터단층촬영의 단점의 하나인 결장암과의 감별진단이 쉽지 않으나, 자기공명영상은 복부와 골반의 염증 질환의 진단에 정확도가 매우 높다. 특히 임신 또는 젊은 층에서 급성 복증 또는 게실염이 의심이 되나, 초음파 소견이 결정적이지 못할 때는 컴퓨터단층촬영보다는 자기공명영상이 적절하다. 그러나 급성 복증이나 게실염 진단에 일상적인 진단방법으로 자기공명영상을 사용하기에는 아직 이르다.

## VIII 합병증

### 1. 천공

게실 천공은 게실증과 게실염 모두에서 발생할 수 있다. 게실증에서 게실 천공률은 과거에 비해 증가하고 있으며, 북유럽에서도 에스결장게실염에서 천공률은 1986년에는 인구 10만 명당 2.4%였으나 2000년에는 3.8%로 증가하고 있다. 이러한 천공은 선행요인 없이 자연적으로 발생할 수 있으며 게실염의 진행으로도 발생할 수 있다. 또한 바륨관장과 대장세척에 의해 인위적인 압력을 가함으로써 발생할 수도 있다.

천공은 전신적 복막염을 유발하나, 경우에 따라서는 국소적으로 결장주위에서 농양을 형성할 수도 있다. 힌치 단계 분류는 농양이 동반된 급성 게실염 환자의 중증도를 분류하는 방법으로 사용되어왔다(표 33-2).

### 2. 급성 게실염

게실염의 발병기전은 분명하지 않으나 충수염의 기전과 비슷하다. 게실의 염증으로 인해 심한 복부 동통, 압통, 복부 근육경직과 종괴를 형성할 수 있으며, 발열, 오심, 구토가 나타날 수 있다. 우측 결장의 맹장부위라면 급성 충수염과 임상 소견이 유사하며, 우결장곡hepatic flexure의 게실염이라면 급성 담낭염과 유사한 증상이 발현된다.

### 3. 누공 형성

급성 게실염의 진행으로 게실 천공이 유발되면서 인접 장기와 복벽으로 누공이 형성될 수 있다. 약 5~33%에서 발생한다. 누공의 형태로는 결장방광colovesical 누공이 가장 흔하며, 또한 결장방광 누공의 가장 많은 원인도 게실이다. 그다음이 결장질colovaginal 누공, 결장장colo-enteric 누공이다. 결장피부colocutaneous 누공도 생길 수 있으나 드물다. 누공을 평가하는 데 2가지 중요 관점은 누공의 해부학적 규명과 원인 질환의 감별진단이다. 감별진단으로는 암, 크론병, 방사선치료에 의한 누공 등이다. CT로 농양 또는 종괴가 동반되는 것을 확인할 수 있다. 크론병, 방사선치료 등의 과거력과 진찰로 감별진단은 되나, 암을 감별진단하기 위해서는 대장내시경 또는 에스결장내시경이 필요하다. 진단의 가장 중요한 목적은 누공을 확인하는 것이 아니라, 원인을 알아내어 적절한 치료를 하는 것이다.

레트(1932) 등은 게실염 환자 중 4%에서 결장방광 누공을 경험하였음을 보고하였다(그림 33-4). 이러한 누공은 여성보다 남성에서 흔하며, 이는 여성에서는 자궁이 방광을 보호하기 때문이다. 결장방광 누공에서는 게실염에 의한 증상보다는 비뇨기과적인 증상이 주증상으로 나타나는 경우가 대부분이다. 게실염으로 유발된 농양이 방광과의 유착으로 방광 내로 배농됨으로써 게실염에 의한 증상은 일단 소실되기 때문이다. 전형적인 비뇨기과적 증상은 공기뇨pneumaturia이다. 소변에서 변이 직접 관찰되는 경우는 매우 드물며, 방광염에 의한 증상들이 나타날 수 있다. 드물게는 소변이 대장 내로 역류되어 직장을 통해서 소변이 나오기도 한다.

진단은 게실염 환자에서 공기뇨가 있다면 일단 결장방광 누공 가능성을 의심해야 한다. 소변에서 대변이 검출된다면 진단의 가능성은 매우 높으나, 비교적 드문 소견이다. 결장방광 누공은 바륨관장으로도 확인이 잘 안 되며, 방광조영술과 요로조영술에서도 진단이 잘 안 된다. 방광경검사로 누공을 확인할 수 있는 경우도 50% 미만이다. 바흐(1981) 등은 바륨관장 후 소변을 채취하여 방사선검사를 시행하여 바륨의 유무를 확인함으로써 결장방광 누공을 진단할 수 있었다는 보고를 하였다.

결장방광 누공의 치료는 종전에는 우선 근위부 결장조루술을 시행한 후 병터에 대한 절제술을 시행하였으나, 최근에는 환자의 전신상태가 양호하고 요로 감염이 없다면 근위부 결장조루술 없이 누공에 대한 외과적 치료를 직접 시행하는 술식이 권장되고 있다.

누공이 근위부 소장과 연결된 경우는 심한 설사를 유발할 수도 있으며 변이 질을 통해 배출되는 것은 결장질 누공의 특징이다. 특히 자궁절제술을 받은 여성은 질소매를 통한 누공이 형성될 수 있기 때문에 고위험군에 속한다.

### 4. 장폐쇄

게실염의 진행으로 유발되는 장폐쇄는 급성보다는 만성이 많다. 그러나 게실염이 있는 결장에 소장이 유착되어 급성 폐쇄도 나타날 수 있다. 장폐쇄는 급성 게실염 환자의 약 67%에서 생기며, 완전폐쇄도 10%에서 일어난다. 보존치료법으로 호전되지 않은 경우에는 개복술이 필요하다. 이러한 응급상황에서는 결장절제술과 말단결장조루술이 가장 안전한 수술이다. 그러나 가능하면 근위부 결장의 대변과 팽창 정도에 따라 수술대에서 장세척을 고려하여 1차 문합술을 하는 것이 바람직하다. 또한 전환 결장조루술을 추가하는 것도 이상적이라 할 수 있다.

## 5. 출혈

게실에서 발생하는 출혈의 원인은 게실염에 의한 궤양이 주된 원인으로 생각되었으나 실제로 게실염보다는 게실증 환자에서 출혈의 발생빈도가 높아 출혈의 정확한 기전은 아직까지도 잘 알려져 있지 않다. 알려진 것은 출혈의 원인이 게실의 곧은혈관의 파열이며, 곧은혈관의 내층이 얇아져서 분변과 관련되는 외상으로 국소 손상을 초래하여 장관 내로 출혈된다는 것이다. 출혈은 소량 출혈에서부터 대량 출혈까지 나타날 수 있는데 게실주위의 세동맥arteriole의 짓무름에 의해 생기므로 대량 출혈을 일으킬 수도 있다. 게실 질환의 출혈 빈도는 다양하여 15~48%로 보고되고 있다.

노년 환자에서 잘 나타나는 하부위장관 출혈은 게실증과 혈관형성 이상이 대부분이다. 따라서 정확한 출혈 장소를 확인하는 것은 쉽지 않다. 대량 출혈은 주로 우측 결장게실에서 나타난다. 실제로 게실 자체에서 출혈이 있는지 아니면 타 질환, 즉 혈관형성 이상, 용종 등과 같이 동반된 종양에서 출혈이 발생하는지에 관해서는 논란이 있다. 화이트하우스(1973)와 볼리(1977)는 대량 출혈의 경우 게실 자체보다는 게실주위에 존재하는 혈관형성 이상에서 출혈이 발생함을 상장간막동맥조영술로 증명하였다.

다행히도 출혈 환자의 약 80%는 저절로 지혈이 된다. 그러므로 치료는 소생술과 출혈 위치 확인에 초점을 두어야 한다. 내시경과 혈관조영술이 진단과 치료에 사용될 수 있다. 그러나 10~20%에서는 출혈이 지속되어 중재적 시술이나 외과적 치료가 필요하다. 출혈이 멎은 후 재출혈의 위험성에 대해서는 잘 알려져 있지 않으나, 약 25%로 추정된다. 2번 또는 그 이상이면 위험성은 50%로 증가한다고 한다.

## IX 치료

### 1. 게실증

합병증이 없는 단순한 게실증은 외과적 치료를 요하지 않으며, 1차 치료는 식이요법이다. 식이요법으로 고섬유질 음식을 권장하고 있다. 고섬유식은 변비를 방지하고 장관내 압력을 감소시키고, 재발의 위험성을 줄여주고, 게실증 환자에서 동통을 예방하는 데 도움을 준다. 이상적인 적절한 용량은 확실하지 않으나, 매일 권장량은 20~30g이다. 칼슨과 헬젤(1949)도 동물에게 고섬유질을 투여한 결과 게실발생이 억제됨을 보고하였다.

결장의 수축현상으로 동통이 있다면 항경련제를 투여하고, 변비가 있는 환자에서는 고섬유식을 권하며 변비에 대한 치료를 한다. 대변을 보다 부드럽게 하는 연화제를 복용함으로써 대변이 장관 내에서 정체되는 현상을 억제시키며 게실내 딱딱한 분석fecalith의 형성을 방지할 수 있다.

### 2. 게실염

#### (1) 보존치료

합병증이 없는 급성 게실염의 치료는 항생제, 장 휴식과 진통제이다. 무합병 게실염 환자의 대부분은 수술 없이 보존치료로 70~100%에서 호전이 가능하다. 증상이 경미하고 유동식을 먹을 수 있고 정상적인 장기능을 유지하면서 합병증을 동반하지 않은 경우에는 항생제와 통원 치료가 가능하다. 그람음성 막대균과 혐기균에 작용하는 항생제를 7~10일간 계속 사용해야 한다. 그러나 심한 통증과 압통, 구토, 고열, 백혈구증가증이 있으면, 입원시켜 금식하며 항생제를 정맥 투여한다. 대부분은 48~72시간 이내에 증상이 호전된다. 호전되지 않는 경우에는 고름의 형성을 의심할 수 있으며 CT로 재검사를 시행할 수 있다. 적극적인 항생제치료에도 불구하고 증상이 악화되거나, 천공으로 인한 복막염이 발생하면 외과적 치료가 필요하게 된다. 면역저하 환자에서 급성 게실염이 일어나는 경우 결과는 매우 심각하다. 이러한 환자들은 비전형적인 증상과 징후를 보이며, 천공의 위험성이 높다. 또한 보존치료에 반응이 적고 실패율이 높으며, 수술 후 합병증 발생위험이 높기 때문에 특히 주의를 요한다.

게실 질환의 중요한 원인 중 하나는 음식내 섬유질의

결핍이다. 따라서 게실 환자에게 고섬유질 음식을 섭취하게 하는 것은 매우 설득력 있는 치료법으로 간주되고 있다. 그러나 급성 게실염을 치료하고 회복 후부터 고섬유질 음식을 권장하기 전까지는 상당기간 저잔류 음식물을 섭취하는 것이 좋다. 게실염 첫 증상 후 장기간 고섬유질 음식을 투여하여 5년 이상 추적한 경우, 약 70%에서 재발을 방지할 수 있다고 하였다. 하일랜드와 테일러(1980) 등도 급성 게실염치료 후 고섬유질 음식을 섭취하도록 하여 환자의 90%에서 증상이 소실되었음을 보고하였다. 급성 게실염에서 항경련제와 진통제는 일시적으로 통증억제에 효과가 있을지는 모르나 점차적인 결장근육층의 비대를 초래함으로 바람직하지 못하다. 진통제로 페티딘은 무난하게 사용할 수 있으나, 모르핀은 결장내 긴장력을 증가시키기 때문에 사용해서는 안 된다. 장관 협착이 있다면 변연화제를 사용할 수 있다. 급성 게실염에서 항생제 투여는 필수적이나 반복적인 항생제 투여는 균주의 내성을 증가시킬 수 있음에 유의해야 할 것이다.

급성 게실염은 약 85%에서 비수술적인 보존치료로 회복될 수 있으나, 약 1/3에서는 증상이 재발된다고 한다. 외래를 방문하면서 치료한 경우에는 첫 증상 후 약 10%에서 재발하여 입원이 필요하며, 입원치료한 경우에는 10~20% 또는 그 이상에서 재발한다고 한다. 또한 게실염이 재발할수록 천공과 합병증이 생길 위험성은 더욱 증가한다. 따라서 게실염이 2번 이상 재발한 경우에는, 특히 입원하여 치료한 경우에는, 예정elective결장절제술이 권장되고 있다. 매우 젊은 사람에게는 게실염이 처음이라 할지라도 예정 수술을 권장해왔고, 합병 게실염이 있었던 경우에는 첫 증상이라도 결장절제술을 권장하였다. 그러나 최근 이러한 지침에 대해 의문점이 대두되고 있다. 현재 많은 외과의사들은 게실염이 2번 재발된 환자라도 완전히 무증상이거나 또는 암을 배제할 수 있으면 수술을 권장하지 않고 있다.

1970년대에는 주로 보존치료가 우세하였으나, 1980~1990년대에는 좀 더 적극적인 방법으로 초기 수술을 권장하는 경향이 있었다. 최근에는 두 방법 다 사용하고 있으나 불행히도 보존치료와 외과적 치료를 비교한 무작위 대조시험 논문은 아직 보고된 적이 없다. 페퍼스(2007) 등의 체계별 검토에 의하면 보존치료 2만 4,862명, 수술한 환자 6,504명을 추적관찰한 결과, 재발한 환자를 보존치료한 경우는 43~86%, 응급수술한 경우는 3~81%였다.

재발로 인해 재입원했을 때 보존치료한 경우가 18.6%로 응급수술한 경우(6.1%)보다 많았고, 보존치료 환자를 관찰한 결과 응급수술이 필요한 경우는 3~45%로 보고하였다. 최근 홀(2010) 등은 급성 게실염을 보존치료한 후 5년내 재발률은 36%이나, 합병증을 가진 재발률은 매우 낮으므로, 게실염 후 예정 수술은 주의 깊게 고려해야 한다고 하였다. 에글린턴(2010) 등도 502명을 관찰한 결과 보존치료 후 재발률은 23.4%이나, 단지 5%만이 합병 게실염으로 재발 진행되었기에 예정 수술이 꼭 필요한 것은 아니라고 하였다.

그러나 면역저하 환자에서 게실염은 특별한 관심이 필요하다. 면역저하 환자에서 급성 게실염 발생률은 일반인보다 높고, 예후가 나쁘고 급성 게실염으로 인한 사망률도 높기 때문이다. 클라렌벡(2010) 등은 게실염 환자 180명을 보존치료 후 관찰한 결과 재발률은 48%이나, 만성 콩팥기능 상실, 면역저하, 콜라겐혈관병 환자들에게서 재발된 경우에는 천공률이 일반 게실염보다 5배(36% 대 7%)나 높기 때문에, 이러한 고위험군 환자에서는 보존치료 후 예정 수술이 필요하다고 하였다. 황(2010) 등도 25개 논문을 체계별 검토한 결과, 1만 2,729명의 면역저하 환자에서 급성 게실염 발생은 1.1%(0.4~16.7%)로 일반인보다 높으며, 급성 게실염을 보존치료한 경우 사망률은 56%, 수술한 경우에는 사망률 23%, 전체 사망률은 25%로 보고하였다.

급성 게실염 환자는 급성기를 지난 후에 진단을 확인하기 위하여 대장에 대한 검사를 하여야 한다. 특히 결장암은 게실염의 임상증상과 비슷한 증상을 보일 수도 있으므로 꼭 암에 대한 검사를 하여야 한다. 에스결장내시경검사와 대장내시경검사는 회복된 후 4~6주 후에 하는 것을 권장하고 있다.

### (2) 외과적 치료

게실염 환자에서 외과적 치료의 역사적 배경을 살펴보면, 1907년 메이오에 의해 5예의 게실염 환자에서 병소가 있는 장관의 절제술과 연결술을 성공적으로 시행한 바 있다. 그러나 이러한 방식의 수술은 당시의 시대적 상황에 비추어볼 때 매우 위험성이 높았다. 그 후 1940년대까지는 병소가 있는 근위부 결장에 일시적 결장조루술을 시행한 후, 병소가 있는 결장의 염증이 소실될 것을 기대하고, 염증이 소실된다면 결장조루술의 복원을 시행하는 치료법을 택하였다. 실제로 많은 경우에서는 결장조루술이 있음에도 불구하고 병소의 염증이 계속적으로 진행되었다. 제2차 세계대전 이후 게실염이 있는 장관의 절제술과 연결술이 다시 시도되었고 이러한 술식의 위험성이 예상보다도 적다는 점을 경험하게 되었다. 로드키와 웰츠(1965)는 절제술을 시행한 게실염 환자의 사망률을 2.7%로 보고하였다. 문헌을 고찰해보면 2단계나 3단계 술식이 1단계 수술, 즉 절제술과 연결술보다 사망률이 훨씬 높다는 점에 유의해야 한다. 전체적으로 볼 때 게실중 환자의 약 1%에서 수술을 받게 된다고 한다.

### 1) 중재적 시술

농양을 동반한 합병 게실염에서는 과거와는 달리 영상유도하 경피적 배액술로 대부분 치료가 가능하다. 영상유도하 경피적 배액술의 발전으로 응급수술에서 예정 수술로 바뀌었다. 급성 게실염 환자의 약 15%에서 결장주위 또는 장간막내 농양이 생긴다고 한다. 결장주위 농양은 게실염 합병증의 30%를 차지한다. 2cm 이하의 농양은 중재적 시술 없이 정맥 항생제로 치료할 수 있으나, 큰 농양은 CT 유도하 경피적 배액술로 적절하게 치료할 수 있다. 앰브로세티(1992) 등은 농양 크기가 4cm 이하이면 보존치료가 가능하다고 보고하였다. 많은 연구에서 농양을 동반한 게실염 환자의 75% 이상에서 이러한 방법으로 성공적인 치료가 되고 응급수술을 감소시켰다고 보고되고 있다. 만약 중재적 시술이 가능하다면 적극적으로 고려되어야 한다. 그러나 육안적으로 분변이 보이는 농양은 치료성적이 좋지 않아, 대부분 조기수술이 필요하다.

### 2) 응급수술

급성 게실염으로 입원치료하는 도중, 환자의 10% 미만에서 응급수술이 요구된다. 응급수술의 적응증은 다음과 같다. 첫째, 천공에 의한 복막염이 있는 경우나 발열 또는 백혈구증가증을 동반하며 생체징후가 불안정한 장폐쇄가 있는 경우이다. 둘째, 입원한 후 1주일간의 보존치료에도 불구하고 호전되지 않는 경우이며 여기에는 패혈증 악화의 징후가 보이거나 입원 후 패혈증이 발생한 경우도 포함한다. 셋째, 처음에 장폐쇄의 징후가 없던 환자에서 명확한 장폐쇄징후가 나타난 경우이다. 넷째, 피부경유배농술이 불가능한 농양이 형성된 경우이다. 다섯째, 환자의 나이와 동반 질환을 반드시 고려하여야 한다. 특히 면역저하 환자의 경우에는 발병 초기에 좀 더 적극적인 치료가 고려되어야 한다.

복막염을 동반한 경우는 합병증이 병발한 게실염의 치료로 환자의 상태와 임상적 소견에 따라서 치료방법을 결정한다. 국소적인 복막염의 증세를 나타낸다면 우선적으로 보존치료를 시도해볼 수 있다. 광범위 항생제를 투여하면서 임상적 경과를 세밀히 관찰한다. 이러한 보존치료에 임상적으로 증상의 호전이 있다면 계속적으로 치료와 관찰을 할 수 있으나, 증상호전이 없이 악화된다면 수술적 치료를 고려하여야 한다. 클라렌벡(2010) 등은 응급수술을 한 경우는 대부분(80%)이 재발 게실염이 아닌 초기 게실염 환자였고, 수술적응증은 힌치 분류 III/IV가 57%, 농양 형성 22%, 협착과 폐쇄 11%, 보존치료가 실패 한 경우 6%, 출혈 4%로 보고하였다.

응급수술일 경우 과거에는 3단계 수술방법을 시행하였으나, 이 방법은 현재는 대부분의 환자에서 더 이상 권장되지 않는다. 현재 표준수술법이라는 하트만술식이 여전히 시술되고 있다. 이 술식은 일단 염증을 가라앉히고, 수술 후 약 3~6개월 후에 결장조루술 복원을 하게 된다. 하지만 하트만술식은 약 10~15%의 사망률과 높은 이환율을 가지고 있으며, 결장조루술 복원 자체 또한 높은 이환율을 보이고 쉽지 않아, 환자의 1/3에서는 영구적인 장루를 가지게 된다는 점에서 이상적인 수술법이 아니다. 따라서 최근에는 많은 대장항문 전문외과의사들은 1차 연결술을 하는 1단계 수술을 선호하여 이환율과 사망률을 감소시키고 있다. 그러나 이러한 1차 연결술은 국소조직의 상태, 환자의 동반 질환과 환자의 수술 안정성을 고려하여 개별적으로 정해야 한다. 또한 1차 연결술 후 근위부 전환 결장조루술도 외과의사의 평가에 의존한다. 즉 연결술의 누출위험성, 환자의 영양상태, 조직의 상태, 오염과 출혈의 정도, 수술 당시 환자의 상태 등을 고려하여 결정한다.

클라렌벡(2010) 등은 응급수술한 108명 중, 하트만술식이 58%로 가장 많았고, 42%가 절제와 1차 연결술이었다고 하였다. 결장조루술을 한 경우에는 이 중 56%만이 복원 수술이 가능하였는데 응급수술로 인한 이환율은 56%, 사망률은 13%로 보고했다. 또한 천공으로 수술한 경우는 사망률이 13%로 다른 원인으로 수술한 사망률(3%)보다 4배나 높았다고 하였다. 채프먼(2005) 등도 농양 형성으로 수술한 경우 사망률은 1%, 천공으로 수술한 경우 사망률은 12%로 보고하였다.

면역저하 환자에서 급성 게실염의 치료 결과는, 황

(2010) 등이 25개 논문을 체계별 검토한 보고에 의하면, 면역저하 환자에서 급성 게실염 환자의 대부분은(94%, 142/151명) 입원 당시 수술을 받았고, 수술 적응증은 천공을 포함한 패혈증이 60%, 농양 또는 연조직염 형성이 55%, 누공 11%, 장폐쇄가 10%였다. 수술 사망률은 23%로, 수술방법에 따른 사망률은 결장조루술 또는 장관광치술은 43%, 결장절제와 1차 연결술은 20%, 하트만술기가 14%였다.

응급수술을 할 경우 높은 이환율과 사망률 때문에, 응급수술에서 예정 수술로의 전환은 항상 중요한 목표가 된다. 이런 중개역할을 해줄 수 있는 것으로 피부경유배농술과 장관 스텐트삽입술이 있으며 계속적으로 성공적인 결과가 발표되고 있다.

### 3) 예정 수술

급성 게실염을 보존치료방법으로 성공적으로 치료한 후, 추후 예정 수술인 결장절제술을 권장하는 문제에 대해서는 조심스러운 판단이 필요하다. 일반적으로 첫 게실염 증상 후 약 1/3에서는 2차 발병이 생기고, 2차 발병 후에도 약 1/3에서 3차 발병이 일어난다고 한다. 또한 게실염이 반복 재발할수록 합병증이 생길 위험성은 더욱 증가한다. 따라서 게실염이 2번 이상 재발한 경우에는, 특히 입원하여 치료한 경우에는 예정된 결장절제술이 권장되고 있다. 예정 수술의 결정은 환자의 나이, 동반된 질환, 발병의 빈도와 심한 정도, 치료 후 지속적인 증상유무에 따라 영향을 받는다.

1960년도에는 항생제에 잘 반응하지 않는 반복적인 재발이 있는 환자들이 사망 위험도가 높다고 제시하였다. 그러나 채프먼(2006) 등은 합병 게실염 환자들의 대부분은 선행적 발병이 없었고, 또한 무합병 게실염 환자의 50~70%는 재발하지 않는다고 하였다. 브로데릭-빌라(2005) 등도 첫 게실염 환자 2,551명을 9년간 추적 관찰한 결과 13%가 재발하였고, 결장절제술이 필요한 경우는 7%로 보고하였다. 따라서 합병증을 예방하고 이환율과 사망률을 낮추기 위해 무합병 게실염 환자에서 회복한 후 관례적인 예정 수술은 정당화될 수 없다고 하였다. 페퍼스(2007) 등도 체계별 검토에서 2만 4,862명을 보존치료하여 추적관찰한 결과 재발로 인해 18.6%가 재입원하였지만, 1차 발병 후 젊은 층(50세 이하) 환자의 예정 수술에 대한 지침은 아직 확실하지 않다고 하였다.

면역저하 환자에서는 첫 게실염 증상 이후에는 선택적인 수술을 권장하고 있다. 그러나 면역저하 환자에서 수술에 따른 이환율은 꼭 고려되어야 한다. 즉 재발의 위험성과 수술의 위험성을 신중하게 생각해야 한다. 황(2010) 등은 25개 논문을 체계별 검토한 결과 면역저하 환자에서 급성 게실염 발생은 일반인보다 높고 급성 게실염으로 인한 사망률은 수술하든지 하지 않든지 전체 25%로 높게 보고하였다. 그러나 게실 질환이 있는 면역저하 환자에서 예방적 수술은 아직 확실하게 권장할 만한 단계는 아니라고 하였다.

2006년 발표된 미국 대장항문학회의 '술기 지침practice guideline'에서도 급성 게실염이 보존치료로 호전된 경우, 예정 수술로서의 결장절제술은 개별적으로 고려되어야 한다고 하였다. 따라서 무합병 게실염의 발병 횟수는 적절한 수술을 규정하는 데 최우선으로 중요한 요소는 아니다. 그러나 결장의 협착, 결장방광 누공과 결장주위 농양이 있는 합병 게실염인 경우에서는 처음에 보존치료로 호전이 되었다 하더라도, 추후에 장기적으로 해결되기는 어렵기 때문에 최종적으로 예정절제술이 추천된다. 현재 많은 외과의사들은 게실염이 2번 재발된 환자라도, 치료 후 완전히 무증상이거나 또는 암을 완전히 배제할 수 있으면 수술을 권장하지 않고 있다. 게실염의 첫 발병 때 CT의 정도에 따른 소견이 보존치료의 성공을 예측하거나, 수술의 필요성을 결정하는 데 큰 도움을 주고 있다.

클라렌벡(2010) 등은 에스결장게실염 환자에서 예정 수술의 적응증은 36%가 지속적인 증상이 있는 재발 게실염, 협착 40%, 누공 14%, 재발 출혈 7%, 농양 형성 3%로, 수술 이환율은 22%, 사망률은 0%로 보고하였다. 또한 예정 수술의 필요성은 게실염 재발 횟수보다는 합병증, 증상의 심한 정도, 고위험군 환자에게서 고려해야 한다고 하였다.

예정 수술 시에는 에스결장절제술과 1차 연결술이 선택된 수술방법이다. 절제범위는 근위부의 염증이 있는 결장 또는 근육층의 비대가 있는 결장을 반드시 포함해야 재발의 위험성을 줄일 수 있다. 원위절제는 상부 직장까지 내려가야 하며, 구불창자를 남겨놓을 경우에는 재발 가능성이 높다. 그러나 게실이 있는 모든 결장을 절제하는 것은 필요하지 않다. 바륨관장에서 게실의 분포를 참고로 하여 절제술을 시행하면 도움이 될 수 있다. 예정 결장절제술 후 게실염의 재발은 5~11%로 보고하고 있다. 로드키와 웰츠(1965)는 절제술 후 2.1%에서 재발하였음

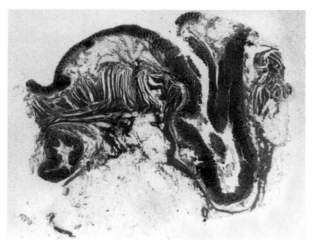

그림 33-10. 가성게실의 조직학적 단면 점막과 점막하조직으로 구성된 게실벽이 근육층을 통하여 장간막 쪽으로 도출하고 있으며 게실의 벽에는 근육층이 없다.

을 보고하였다. 게실염의 예정 수술은 일반적으로 안전하나, 높게는 4%의 사망률을 보이기도 한다.

수술 시 주의해야 할 점은 악성종양과 반드시 감별진단을 해야 한다는 것이다. 대량 출혈의 병력이 있었던 환자에서는 게실 질환 이외의 혈관 장애, 즉 혈관형성 이상의 유무를 확인하여야 한다. 절제범위도 타 합병증이 있는 경우에서보다도 훨씬 범위를 넓혀야 하며, 우측 결장에서 좌측 결장보다도 대량 출혈의 가능성이 높기 때문에 대량 출혈로 인한 수술 시에는 우측 결장을 남겨놓는 경우 수술 후 재출혈의 위험이 있음에 유의해야 한다.

에스결장에 발생한 게실치료로 라일리(1969)에 의하여 처음으로 시도된 근절개술은 게실 질환의 원인이 되는 근육층 비대와 이로 인한 대장벽의 경축현상과 대장내 긴장력의 증가를 방지하기 위해 도움이 될 수 있다는 이론적 근거로 시도되었다(그림 32-10). 라일리(1969)와 다니엘(1969) 등의 보고에 의하면 근절개술을 시행한 환자 96%에서 증상이 완전 소실되었음을 보고하였으나, 술식에 따르는 부작용으로는 천공의 위험성과 이로 인한 복막염, 누공형성, 점막 손상 등이 있다고 하였다. 또한 게실염이 심한 경우에는 제외되므로 선택의 폭이 매우 제한되어 있어, 역사적인 수술의 한 방법으로 알려져 있고, 바람직한 술식으로 인정받지 못하고 있다.

4) 복강경 수술

최근에는 복강경 수술방법이 증가하고 있다. 복강경 결장절제술은 개방 결장절제술에 비해 통증이 적고, 수술상처가 작으며, 회복이 빠르다는 이점이 있다. 복강경 수술

의 적응증은 여전히 불확실하고 연구결과 역시 제한적이지만, 초기와 후기 합병증은 증가하지 않는다고 한다. 최근에는 1기와 2기의 합병 게실염 환자에서도 선택적으로 복강경 수술이 시행되고 있으나, 3기 또는 4기에는 사용되지 않고 있다. 복강경 수술에서 개복 수술로의 전환은 20% 미만으로 보고되고 있으며, 좀 더 많은 연구와 경험이 쌓이면 게실염 환자 수술에 큰 역할을 하리라 믿는다.

## X 젊은 층의 게실염

젊은 층에 생기는 게실 질환은 대부분 남자에게 생기는데 그 비율은 62~100%를 차지하며, 대체로 비만한 환자가 많고 우측 결장게실염의 빈도가 높다. 젊은 층의 게실은 전체 게실 질환의 2~29%을 차지하고 있으며, 부검조사 결과 40대는 6%, 50대는 9~12.2%에서 게실 질환이 있었다.

역사적으로 젊은 층(50세 이하)의 게실염은 더욱 공격적인 질병양상을 띠고, 합병증에 대한 위험도 높은 것으로 여겨졌기 때문에 첫 발병 후에 예정 수술을 받도록 추천되었다. 그러나 최근 이러한 지침에 대해 의문점이 대두되고 있다. 최근까지의 연구에 의하면 젊은 층에서의 경과는 노년층에서의 경과와 비슷한 양상을 띠는 것으로 보인다. 그러나 젊은 층에서 잔여 생존기간이 길고, 재발 게실염의 누적위험성이 높은 것은 사실이다. 1차 증상 후 재발되어 재입원하는 경우는 28~55%로 보고되고 있다.

최근 제인(2009) 등은 27개 문헌을 고찰한 결과, 젊은 층에서는 진단이 애매하거나 진단이 늦는 경우가 많으며, 40세 이하에서 수술 전 정확한 진단은 12~72%로 보고하였다. 따라서 수술에서 발견되는 경우가 많기 때문에, 게실염이 심하거나 또는 합병증이 더욱 많은 것으로 판단할 수 있다고 하였다. 또한 게실염을 보존치료 후 관찰하는 도중 응급수술을 하는 경우는 낮아 0.5~3.4%이며, 대부분(70~80%) 환자는 추적 관찰하는 동안 증상이 없었다고 보고하면서, 젊은 층에서 1차 발병 후에 예정 수술은 해야 한다는 근거는 없다고 하였다. 보존치료 후 재발의 위험성은 게실염의 1차 발병 증상 정도에 관계가 있지, 환자의 나이에 관계하는 것은 아니라고 하였다. 페퍼스(2007) 등의 체계별 검토에서도 게실염을 보존치료한 2만 3,446명을 추적 관찰한 결과, 젊은 층에서 재발이 훨씬

높다고 하였으나 확실한 의견의 일치는 아직 보지 못하고 있다. 아나야와 플럼(2005)도 수술하지 않은 2만 136명을 관찰한 결과, 젊은 층에서 게실 질환 재발은 노년층보다 높으나(27% 대 17%), 1차 증상 후 예정 수술은 권장하지 않는다고 하였다. 그러나 차우템(2002) 등은 젊은 층(50세 이하)의 게실염에서 CT 소견이 심할 경우, 즉 농양 형성, 장관외 공기, 장관외 조영제 누출 등이 있는 경우에는, 5년 관찰 후에 합병증 발생률이 54%로 높기 때문에 1차 증상 후 예정 수술이 필요하다고 하였다.

그러나 게실 질환이 과거 알려진 바와는 달리 최근에는 젊은 층에서 많이 생기는 경향이 있다. 이유로는 젊은 층에서 비만이 위험요소가 된다 하는데, 여기에는 저섬유질 식사섭취가 관련된다. 고섬유질 식사는 비만을 방지하고 게실 질환의 위험성을 줄이기 때문이다.

치료 후 예정 수술을 권장하는 요소로서, 나이 그 자체가 신뢰할 수 있는 요소는 아니다. 최근 CT의 발전으로 게실염의 정도에 따른 검사 소견이 예정 수술의 필요성을 결정하는 데 도움이 되고 있다. 첫 게실염 환자의 CT에서 심한 소견이 보인 경우, 5년 이내에 합병증이 생길 위험성은 50%가 넘는다고 한다. 또한 노년층에서 경미한 CT 소견을 보일 때 합병증의 위험성은 19%이지만, 젊은 층 환자에서 심한 소견을 보일 때는 54%로 높았다고 한다.

## XI 맹장과 우측 결장게실 질환

서양인에게는 맹장과 우측 결장게실은 매우 희귀한 편이나 동양인에게는 좌측 결장게실에 비하여 우측 결장게실 질환의 빈도가 절대적으로 높은 편이다. 일반적으로 맹장과 우측 결장게실은 선천적인 요인에 의하며 단독성으로 발생하는 것으로 알려져 있다. 그러나 이와는 달리 단독성보다는 다발성이 많고, 가성게실이 진성게실보다 많이 나타난다는 보고도 있다.

### 1. 빈도

결장게실은 동양인보다 서양인에서 더 많이 발생한다. 서양인은 주로 좌측 결장, 특히 에스결장에서 발생되지만 동양인에서는 주로 우측 결장에서 발생된다. 우측 결장게실은 서양에서는 0.7~14%로 보고되고 있으나 동양에서

는 35~84%로 보고되고 있다. 이(1994) 등의 보고에 의하면 결장게실중 214예 중, 우측 결장게실증이 168예로 78.6%였으며, 강(1999) 등은 89%(99/111명), 임(1999) 등은 81%(55/68명), 문(2007) 등은 71%(47/66명)로 보고하였다. 우측 결장게실증에서 맹장에 국한된 게실은 이(1994) 등은 45예로 21%, 임(1999) 등은 51%, 문(2007) 등은 72%이었다.

우측 결장게실은 좌측 결장게실과는 달리 비교적 젊은 층에서 많이 발생하는 것으로 알려져 있다. 우측 결장게실염의 평균 호발 연령은 30~40대로 좌측 결장게실염에 비해 10~20세 이상 젊은 것으로 보고되고 있다. 또한 주로 남자에서 호발하는 것으로 보고되고 있으나 남녀비는 매우 다양하게 보고되고 있어 큰 의미가 없는 것으로 보인다.

### 2. 병리와 발병기전

동양인에서 결장게실은 대부분 맹장을 포함한 우측 결장에 생긴다. 전통적으로 우측 결장게실은 진성게실로 단일성이며, 선천적 게실이라는 견해는 1920년대부터 있어 왔으며 지금까지 이런 견해가 지배적이었다. 하지만 최근에 발표되는 여러 연구는 이와는 상이한 결과들을 보여주고 있다. 휴스(1969)는 미국에서 보고된 맹장게실의 59%는 가성게실이며 19%는 다발성이라고 하였다. 특히 동양에서 발표된 연구에서 마캄(1992)은 홍콩에서 진단된 우측 대장게실의 69%가 단일성인 후천성 게실이라 하였다. 국내에서도 병리조직학적 검사로 확진된 우측 결장게실염 중 김(1986) 등은 15예 중 12예, 이(1990) 등은 2예 중 2예가 전부 진성게실이었다고 보고하였다. 그러나 서(1986) 등은 10예 중 9예, 이(1993) 등은 13예 중 10예가 가성게실이라고 보고하였고, 이(1994) 등도 수술을 통하여 결제된 대부분의 게실이 가성게실이라고 하였다(그림 33-10). 이런 일련의 보고들은 우측 결장게실이 선천성인 진성게실이란 예전의 통념에 완전히 반대되는 것이다.

우측 결장게실증이 좌측 결장게실증과 다른 점은 근육층의 침범정도이다. 근육층의 비대는 에스결장게실의 두드러진 특징으로 근육비대가 게실보다 먼저 발견되기도 한다. 이에 비해 마캄(1992) 등은 동양에서는 음식에 섬유질의 함량이 높으며 단발성이 많고 결장근육층의 비대가 없는 점 등을 들어 우측 결장게실이 선천적일 것이라고

주장하며 결장게실의 유병률은 식이습관이 관여하고, 해부학적 호발부위는 인종적 또는 유전적인 측면이 관여된다고 하였다. 따라서 이러한 근육비대 차이와 평균 발생 연령상의 차이를 들어 일부 저자들은 우측 결장게실이 좌측과는 다른 원인으로 생기는 것이 아니냐는 의견을 제시한다. 그러나 무라야마(1981) 등은 좌측 결장보다는 덜하지만, 우측 결장게실에서도 육안적으로 뚜렷하지는 않지만 근육층 비대가 있다는 것을 밝혀내어, 우측 결장게실도 좌측 결장게실과 같은 병태생리로 발생한다고 주장하였다. 스기하라(1983) 등은 대조군과 우측 결장게실에서 휴식기와 네오스티그민을 정주한 후 우측 결장의 운동지수를 측정한 결과, 대조군보다 우측 결장게실에서 결장내압과 결장운동지수가 높은 것을 관찰하였다. 따라서 높은 결장내압과 비정상적인 결장운동이 우측 결장게실의 발생에 중요한 역할을 한다고 주장하였다. 따라서 이런 연구들을 통해 우측과 좌측 결장게실증의 원인과 발병기전이 서로 유사하다는 추측이 성립된다. 그러나 원인과 발생기전이 비슷하다면 왜 동서양의 호발부위가 서로 다른가라는 의문은 아직 남는다. 현재 게실의 호발부위가 동서양 간에 차이를 보이는 것에 대한 원인은 아직 명확히 밝혀져 있지 않다. 흥미롭게도 요르단이나 케냐 같은 나라에서는 바륨관장에서 아주 적은 결장게실증의 발생률을 보이지만 그 호발부위는 유럽이나 미국과 같은 좌측 결장이어서 동서양간 호발부위의 차이는 인종적 영향이 큰 것을 시사해주고 있다.

라이언(1983)은 결장게실 질환엔 두 종류가 있는데 하나는 근육 이상을 동반한 고전적인 게실로 주로 좌측 결장에 발생하며 염증이나 천공 등의 합병증을 유발하는 특징이 있고, 다른 하나는 근육 이상 없이 결합조직의 이상으로 인한 게실로 결장 전체에 걸쳐 발생하며 고전적인 게실과는 달리 출혈의 합병증을 주로 일으킨다고 하였다. 알미와 하월(1980)은 결장벽의 콜라겐 섬유의 변화가 결장게실의 발생에 중요한 요인이 된다고 하였다. 보른스테인(1976) 등도 나이가 증가함에 따라 일부 조직에서 1형 콜라겐 섬유가 늘어나고 3형 콜라겐 섬유가 줄어든다고 보고하였다. 그러나 화이트웨이와 모슨(1985)은 광학현미경과 전자현미경 소견에서 콜라겐 섬유의 변화는 없었고 대신 엘라스틴이 대조군에서보다 200%가량 증가되어 있다고 보고하였다. 또한 마누소스(1989)는 결장게실 질환의 임상양상은 결장내압과 각 부위별 결장벽의 탄력성,

이 두 요인의 상호작용에 의해 결정된다고 하였다. 즉 결장벽의 장력이 높다면 결장내압이 높아도 게실은 발생하지 않고 대신 과민대장증상을 유발한다. 그러나 결장벽이 약하면 결장내압이 별로 높지 않아도 게실이 발생할 수 있다는 것이다. 앞으로 이에 대한 병리학적, 유전적인 연구가 더욱 진행되어야 할 것이다.

## 3. 임상적 소견

맹장과 우측 결장게실 환자의 대부분은 임상적으로 아무런 증상이 없다가 바륨관장에서 우연한 기회에 발견되기도 한다. 맹장게실의 약 13%에서는 게실염으로 발전한다. 맹장게실염의 주증상은 특히 젊은 층에서 우측 하복부통증이 생기는데 급성 충수염과 임상 소견이 비슷하기 때문에 감별이 매우 어렵다. 수술 전 충수염과의 감별 진단이 어려워 응급수술 시에 발견되는 경우가 65~95%나 되는 것으로 보고되고 있다. 또한 수술 중에도 정확한 진단이 어려워 악성종양으로 오인하는 경우도 많다.

과거에는 수술 전에 정확하게 게실염으로 진단되는 경우는 5%로 보고되고, 충수염으로 진단되는 경우가 2/3나 되었다고 한다. 그러나 복부 CT의 발전으로 수술 전 게실염의 진단이 증가되고 있다. 와그너와 졸링거(1967)는 맹장게실염의 80%는 급성 충수염으로 오진되었다고 하였으며, 이(1985)의 보고에서도 동일하였다. 감별진단에 도움이 되는 임상적 소견으로는 게실염 환자에서는 충수염보다 비교적 고령이며 병력이 다소 길며 소위 내장-체성 *viscerosomatic*의 순서 없이 발병 초기부터 우측 하복부 통증이 발현되는 것 등이 있으나 이것만으로는 감별진단에 큰 도움이 안 된다.

맹장게실의 염증 정도에 따라 다음과 같이 4기로 분류하여 치료방침을 정하고 있다.

Ⅰ도. 돌출성 염증이 있는 맹장게실
Ⅱ도. 염증 있는 맹장덩이
Ⅲ도. 국한된 농양 또는 누공
Ⅳ도. 천공 또는 농양 파열에 의한 복막염

진단을 위한 검사로 바륨관장 또는 대장내시경검사는 천공 등의 위험성 때문에 적응증에 한계가 있다. 최근에는 초음파와 복부 컴퓨터단층촬영이 주로 이용되고 있으

며 또한 제일 중요시되고 있다.

우측 결장게실은 좌측 결장게실보다도 대량 출혈의 가능성이 높은 것으로 알려져 있다. 이에 대한 요인은 게실 자체의 원인보다는 혈관형성 이상이 우측 결장게실주위에 많기 때문으로 풀이하고 있다.

## 4. 치료

우측 결장게실염은 급성 충수염 의심하에 응급수술 중 발견되는 경우가 많다. 수술 전 평가가 부족하고 장청소가 되어 있지 않으며, 수술 중에도 제한된 시야로 인하여 충분히 관찰하기 힘들다. 대장암과 같은 다른 질환과도 감별이 어렵다. 따라서 적절한 치료방법에 대해서는 아직까지 논란이 많으나 크게 약물치료와 수술적 치료로 나눌 수 있다.

수술 전에 정확하게 무합병 맹장게실염으로 진단되었다면, 좌측 게실염처럼 항생제를 투여하며 보존치료가 가능하다. 그러나 이러한 경우는 드물며 맹장게실염의 대부분은 3기와 4기로 발견되며, 수술 당시 암종의 천공으로 오진되는 경우가 많다. 대부분의 경우 급성 충수염 진단하에 응급수술을 받게 되므로, 수술 중 염증의 파급 정도에 따라 수술방법을 정하는 것은 매우 중요하다. 수술 당시 1기 또는 2기로, 염증이 국소적으로 한정되어 있다면 게실절제술을 시행하여도 무방하다. 이때 감별진단을 위해 충수절제술을 반드시 시행하여 후에 진단상의 혼란을 막아야 한다. 또한 충수절제술 후 맹장게실은 그냥 두고 배농하고, 적극적으로 항생제치료를 하는 방법으로도 좋은 결과를 보이고 있다. 2기가 확실하지 않거나 3기 또는 4기 치료에 실패한 경우, 암과 감별진단이 되지 않는다면 우측 결장절제술을 시행하는 것이 바람직하다. 최근에는 복강경을 이용한 수술도 많이 시행되고 있다.

참고문헌

강길호, 백무준, 김창호, 박내경, 이문수, 송옥평 등. 대장게실 질환의 임상적 특성. 대한대장항문학회지 1999;15:209-218.
김광연. 대장의 게실 질환. 대한외과학회지 1983;10:1083-1091.
문병철, 김한선. 대장게실 질환의 발생양상 및 치료. 대한대장항문학회지 2007;23:305-311.
김광연, 차귀현, 이영희, 유경수. 대장게실염. 대한대장항문병학회지 1986;2:31-36.

이기형. 다발성 대장게실 질환의 임상분석. 대한외과학회지 1985; 28:560-565.
이길연, 이기형. 우측대장게실의 병인론. 선천성인가 후천성인가? 대한대장항문병학회지 1994;10:187-194.
이도상, 이철수, 성기영, 송무형, 김 욱, 박일영 등. 우측 대장게실염의 수술적 치료. 대한대장항문학회지 2000;16:.302-308.
이영주, 김기활, 류병윤, 김홍기, 최창식, 이왕별 등. 강원도 영서지역의 대장게실 빈도 및 발견양상에 관한 고찰. 외과 학회지 1990;39:121-132.
이익재, 송국현, 장중길, 배옥석, 박성대. 우측대장게실염. 대한대장항문병학회지 1993;9:353-361.
임정수, 손창용, 배옥석, 박성대. 좌우 대장게실 질환의 비교. 대한대장항문학회지 1999;15:219-226.
정수교. 방사선학적으로 본 한국인의 대장게실증의 빈도의 변천. 대한방사선학회지 1979;15:205-211.
Almy TP, Howell DA. Diverticula of the colon. N Engl J Med 1980;302:324-331.
Ambrosetti P, Grossholz M, Becker C, Terrier F, Morel P. Computed tomography in acute left colonic diverticulitis. Br J Surg 1997;84:532-534.
Ambrosetti P, Robert J, Witzig JA, Mirescu D, de Gautard R, Borst F, et al. Prognostic factors from computed tomography in acute left colonic diverticulitis. Br J Surg 1992;79: 117-119.
Anaya DA, Flum DR. Risk of emergency colectomy and colostomy in patients with diverticular disease. Arch Surg 2005;140:681-685.
Antia FP, Desai HG. Colonic diverticula and dietary fibre. Lancet 1974;1:814.
Bach CD, Resnik B, Flamenbaum W, Hamburger RJ. Colovesical fistula diagnosed by an unconventional procedure. Br Med J 1981;283:1154.
Boles RS Jr, Jordan SM. The clinical significance of diverticulosis. Gastroenterology 1958;35:579-582.
Boley SJ, Diblase A, Brandt LJ. Lower intestinal bleeding in the elderly. Am J Surg 1979;137:57-94.
Boley SJ, Samartano R, Adams A. On the nature and etiology of vascular ectaseas of the colon. Degenerative lesions of aging. Gastroenterology 1977;72:650-660.
Boley SJ, Sammartano R, Brandt LJ, Sprayregen S. Vascular ectasias of the colon. Surgery Gynec Obstet 1979;149:353-359.
Bornstein P. Disorders of connecitive tissue function and the aging process: a syntheiss and review of currents concepts and findings. Mech Age Dev 1976;5:305-314.
Chapman J, Davies M, Wolff B, Dozois E, Tessier D, Harrington J, et al. Complicated diverticulitis: is it time to rethink the rules? Ann Surg 2005;242:581-583.
Chapman JR, Dozois EJ, Wolff BG, Gullerud RE, Larson DR. Diverticulitis: a progressive disease? Do multiple recurrences predict less favorable outcomes? Ann Surg 2006;243: 876-830.
Chautems RC, Ambrosetti P, Ludwig A, Mermillod B, Morel P, Soravia C. Long-term follow-up after first acute episode of sigmoid diverticulitis: Is surgery mandatory? Dis Colon

Rectum 2002;45:962-966.

Daniel O. Sigmoid myotomy with peritoneal graft. Proc R Soc Med 1969;62:811-812.

Eglinton T, Nguyen T, Raniga S, Dixon L, Dobbs B, Frizelle FA. Patterns of recurrence in patients with acute diverticulitis. Br J Surg 2010;97:952-957.

Gouge TH, Coppa GF, Eng K, Ranson JH, Localio SA. Management of diverticulitis of the ascending colon: 10 years' experience. Am J Surge 1983;145(3):387-391.

Hall JF, Roberts PL, Ricciardi R, Read T, Scheirey C, Wald C, et al. Long-term follow-up after an initial episode of diverticulitis; What are the predictors of recurrence Dis Colon Rectum 2011;54(3):283-288.

Halpenny DF, McNeil G, Snow A, Geoghegan T, Torreggiani WC. Prospective evaluation of the value magnetic resonance imaging in suspected acute sigmoid diverticulitis. Dis Colon Rectum 2009;52:1030-1031.

Hodgson J. Transverse taenia myotomy: a new surgical approach for diverticular disease. Ann R Coll Surg Engl 1974;55:80.

Hughes LE. Postmortem survery of diverticulardisease of the colon. Gut 1969;10:344-351.

Hulnick DH, Megibow AJ, Balthazar EJ, Naidich DP, Bosniak MA. Computed tomography in the evaluation of diverticulitis. Radiology 1984;152:491-495.

Hwang SS, Cannom RR, Abbas MA, Etzioni D. Diverticulitis in transplant patients and patients on chronic corticosteroid therapy: A systematic review. Dis Colon Rectum 2010;53: 1699-1707.

Hyland JMP, Taylor I. Does a high-fibre diet prevent the complications of diverticular disease? Br J Surg 1980;67:77-79.

Jacobs DO. Diverticulitis. N Engl J Med 2007;357:2057-2066.

Janes S, Meagher A, Faragher IG, Shedda S, Frizelle FA. The place of elective surgery following acute diverticulitis in young patients; When is surgery indicated? An analysis of the literature. Dis Colon Rectum 2009;52:1008-1016.

Klarenbeek BR, Samuels M, van der Wal MA, van der Peet DL, Meijerink WJ, Cuesta MA. Indications for elective sigmoid resection in diverticular disease. Ann Surg 2010; 251:670-674.

Lee YS. Diverticular disease of the large bowel in Singapore. An autopsy survery. Dis Colon Rectum 1986;29:330-335.

Manousos ON. Diverticular disease of the colon. Dig Dis 1989;7:86-103.

Markham NI, Li AK. Divertculitis of the right colon experience from Hong Kong. Gut 11992;33(4):547-549.

Murayama N, Baba S, Kodaira S, Abe O. An aetiological study of diverticulosis of the right colon. Aust N Z J Surg 1981;51: 420-425.

Neff CC, vanSonnenberg E, Casola G, Wittich GR, Hoyt DB, Halasz NA, et al. Diverticular abscesses: percutaneous drainage. Radiology 1987;163:15-18.

Painter NS, Burkitt DP. Diverticular disease of the colon: a deficiency disease of Western civilization. Br Med J 1971;2: 450-454.

Parks TG. Natural history of diverticular disease of the colon. A review of 521 cases. Br Med J 1969;13;4(5684):639-642.

Penfold JCB. Management of uncomplicated diverticular disease by colonic resection in patients at St Mark's Hospital, 1964-1969. Br J Surg 1973;60:695-698.

Peppas G, Bliziotis IA, Oikonomaki D, Falagas ME. Outcome after medical and surgical treatment of diverticulitis: A systematic review of the available evidence. J Gastroenterol Heaptol 2007;22:1360-1368.

Rafferty J, Shellito P, Hyman NH, Buie WD; Standards Committee of American Society of Colon and Rectal Surgeons. Practice parameters for sigmoid diverticulitis. Dis Colon Rectum 2006;49:939-944.

Reilley M. Sigmoid myotomy-interim report. Proc R Soc Med 1969;62:715-717.

Ryan P. Changing concepts in diverticular disease. Dis Colon Rectum 1983;26:12-18.

Sheth AA, Longo W, Floch M. Diverticular diases and Diverticulitis. Am J Gastroenterol 2008;103:1550-1556.

Stollman N, Raskin JB. Diverticular disease of the colon. Lancet 2004;363:631-639.

Sugihara K, Muto T, Morioka Y. Motility study in right-sided diverticular disease of the colon. Gut 1983;24:1130-1134.

Sugihara K, Muto T. Diverticular disease of the colon in Japn. Dis Colon Rectum 1984;27:531-537.

Thorson G. Benign colon: diverticular disease. In: Wolff F, Beck, Pemberton, editors. The ASCRS textbook of colon and rectal surgery. New York: Springer, 2007, pp.269-285.

Whitehouse GH. Solitary angiodysplastic lesions in the ileocecal region diagnosed by angiography. Gut 1973;14:977-982.

Whiteway J, Morson BC. Elastosis in diverticular disease of the sigmoic colon. Gut 1985;26:258-266.

# 34

# 항문 협착

신응진

## Ⅰ 원인

항문 협착이란 항문관이 비정상적으로 좁아진 것이다. 항문관이 여러 원인에 의해 정상적인 탄력성을 소실하고 비정상적으로 섬유화와 경화가 된 상태를 말한다. 선천적으로 항문폐쇄증 유아에서 관찰되기도 하고 노화에 따른 변형으로 나타나기도 한다. 그러나 대부분의 경우 치핵절제술 등과 같은 항문 수술, 염증성 장질환, 방사선조사 후 등 2차적으로 나타난다. 국내에서는 과거 비의료인에 의한 불법적인 경화요법 시술 후 많이 발생하였다.

국내외를 막론하고 가장 흔한 원인은 치핵절제술 시 과도한 점막절제술 후 발생하는 것으로 2차적으로 발생하는 항문 협착의 90% 이상을 차지한다. 전통적으로 화이트헤드술식 후 점막을 치상선 하방 항문연에 봉합하는 경우 발생 가능성이 높다. 밀리건-모건 방식의 치핵절제술 시에는 적절한 점막-상피 브릿지를 남기지 않고 과도하게 점막을 절제하는 경우 발생률이 높다. 최근 자동문합기를 이용한 치핵절제술 시에는 직장 협착이 6% 내외로 보고되고 있다.

염증성 장질환, 특히 크론병에 의한 항문 협착도 증가하는 추세이다. 크론병에 의한 항문 협착의 특징은 항문관 전층에 염증이 발생하여 항문 전체가 반흔으로 좁아지게 되는데 심한 경우 항문 입구를 찾지 못하는 경우도 있다. 그 외 항문 협착의 원인으로는 직장의 저위전방술 후

문합부 누출, 직장과 항문의 방사선조사, 후천성면역결핍증, 기타 감염 등이 있다.

## Ⅱ 증상과 진단

주증상은 배변곤란과 항문통증이다. 변비, 배변 시 항문출혈, 잔변감, 대변 굵기의 감소 등이 동반 증상이다. 협착이 심한 경우 문진을 해보면 장기간 하제, 좌약, 관장약을 사용하는 경우가 많다. 이런 약제들의 장기간 사용은 협착을 오히려 더 악화시킨다.

이학적 검사로 간단히 확진이 가능하다. 시진상 과거 수술에 따른 협착은 반흔조직을 관찰할 수 있다. 습진성 병변이 동반된다면 보웬병, 파제트병, 항문암 등과 감별해야 한다. 직장수지검사에서는 항문관이 정상인에 비해 좁고 잘 이완되지 않으며 일부 반흔조직을 촉진할 수 있다. 종종 환자의 통증이 심해 직장수지검사를 제대로 할 수 없는 경우도 있다. 이런 경우는 항문관의 정확한 진단을 위해 마취하검사가 필요하다. 직장항문생리학적 검사로 항문내압검사가 유용하다. 괄약근압력, 직장순응도, 직장항문감각검사, 직장항문억제반사 등을 측정할 수 있다. 항문 협착 진단의 보조적 진단으로 유용하지만 이 검사를 근거로 수술을 결정하는 것은 부적절하다. 수술의 적응은 환자의 병력, 증상기간과 협착의 정도, 숙련된 외

과의사의 경험 등으로 결정된다.

# Ⅲ 치료

항문 수술 후 발생하는 항문 협착의 가장 좋은 치료는 예방이다. 항문 수술 시 적절한 수술, 특히 치핵절제술 시 적절한 점막절제와 점막-상피 브릿지의 유지가 무엇보다 중요하다. 치핵절제술 후 섬유소 등으로 대변의 굵기를 유지시켜 자연적으로 항문이 확장되도록 하는 것도 예방법으로 효과적이다.

## 1. 보존적 치료

경도의 항문 협착은 보존적 치료가 우선이다. 배변완하제, 섬유소제, 충분한 수분 공급으로 배변을 원활하게 하고 대변 굵기를 굵게 하여 점차적으로 항문이 확장되도록 한다. 손가락이나 헤가 확장기 등을 이용한 항문확장술에 대해서는 논란이 있다. 밀섬 등은 경도의 항문 협착 환자에서 전신마취하에 항문확장술을 시행한 결과 좋은 성적을 냈다고 보고한 반면 맥도널드 등은 많은 환자에서 변실금이 유발된다고 보고하고 유용성에 의문을 제기했다. 굽찬다니 등은 전신마취하에 항문확장술을 시행하는 경우 항문관에 열상이 생기고 혈종이 발생하여 장기적으로 섬유화와 협착이 더 진행된다고 보고하였다.

## 2. 외과적 치료

중증의 항문 협착에 대해서는 외과적 수술이 필요하다. 수술은 환자의 증상, 반흔의 정도, 위치, 항문관 점막 결손상태 등에 따라 결정된다. 항문 입구의 밴드형 협착 등은 반흔절개술과 내괄약근절개술로 쉽게 교정된다. 중등도 이하의 항문 협착은 한 곳 또는 여러 곳의 내괄약근절개술만으로도 치료 효과가 좋다. 그러나 반흔의 범위가 넓고 깊으며 점막탈출이 동반되는 중증의 협착은 피판을 이용한 항문성형술을 시도해야 한다.

### (1) 점막 전진피판술

중등도의 협착에 적용이 된다. 반흔조직을 절제하고 직장 근위부 점막을 박리한 후 내괄약근 외연부위까지 이동하여 봉합 고정한다(그림 34-1). 내괄약근 절개는 선택적으로 시행한다. 창상 배액과 점막 외번을 예방하기 위해 외측연은 개방창으로 남겨둔다.

### (2) Y-V 전진피판술

중증의 협착 시 가장 많이 이용되는 수술이다. 반흔부위를 절제하고 창상의 외측에 V자 모양의 절개를 가하여 전체적으로 Y자 모양의 창상을 만든다. 피판을 항문 안쪽으로 5~8cm 이동하여 창상을 덮고 V자 모양으로 봉합한다(그림 34-2). 항문 후방이나 측방의 협착에 이용 가능하고 양측방 동시에 수술이 가능하다. 그러나 피판 말단이 V자 모양이라 치상선 상방의 넓은 부위 협착에는 적용이 어렵다.

가

나

다

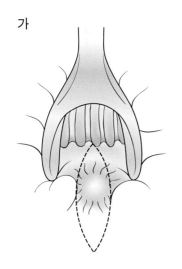
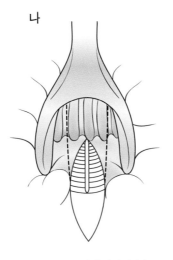
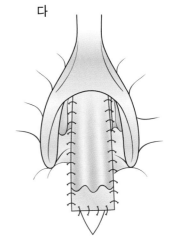

그림 34-1. 점막 전진피판술

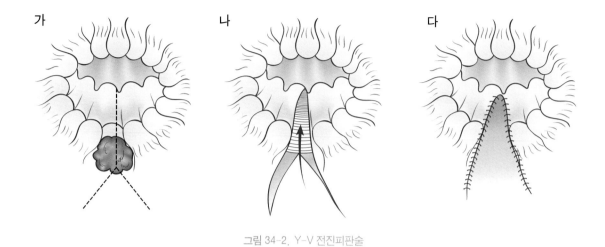

가　나　다

그림 34-2. Y-V 전진피판술

### (3) V-Y 전진피판술

Y-V 전진피판술의 변형술식이다. 반흔절제 창상의 양쪽 외측에 각각 절개창을 가해 전체적으로 V자 모양의 피판을 만들고 이를 항문관 안으로 이동시켜 Y자 모양으로 봉합해준다(그림 34-3). Y-V 피판술에 비해 상대적으로 넓은 부위의 협착에 이용된다.

### (4) S자 회전피판술

화이트헤드 변형과 같은 아주 심한 협착에 이용된다. 수술 전 항생제 투여와 기계적 장 처치가 필요하다. 협착 부위 반흔을 제거하고 항문주변 피부에 8~10cm의 S자 모양의 전층 유리피판을 만든다. 유리피판을 각각 회전시켜 직장점막에 봉합고정한다(그림 34-4). 유리피판에 긴

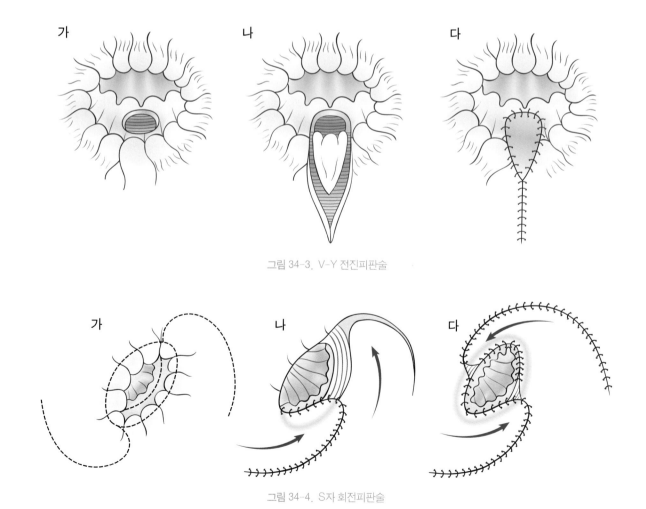

가　나　다

그림 34-3. V-Y 전진피판술

가　나　다

그림 34-4. S자 회전피판술

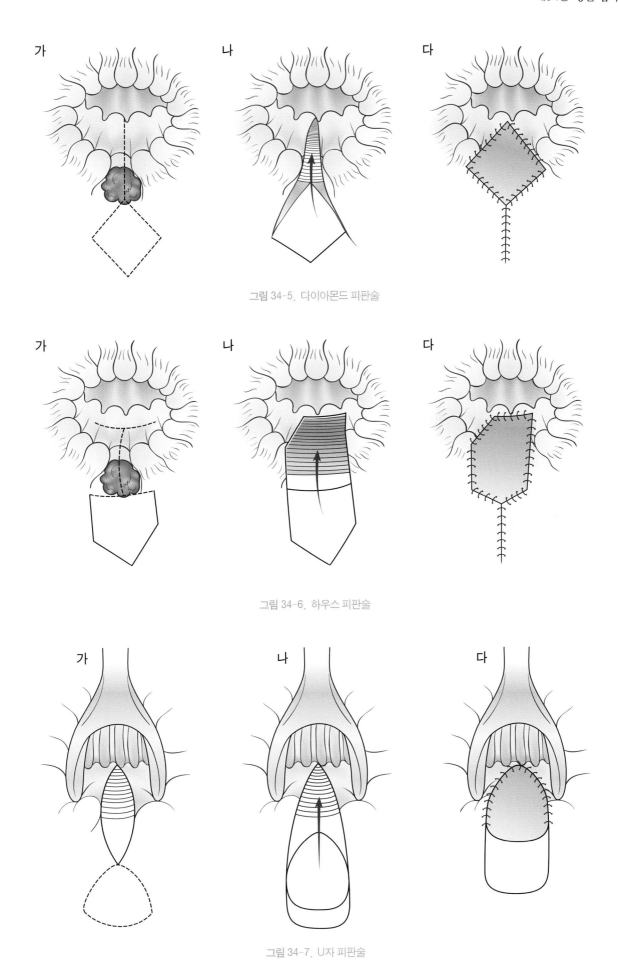

가　나　다

그림 34-5. 다이아몬드 피판술

가　나　다

그림 34-6. 하우스 피판술

가　나　다

그림 34-7. U자 피판술

장이 가지 않고 혈류가 차단되지 않도록 충분한 전층 박리가 필요하다. 수술 범위가 넓은 만큼 다른 술식에 비해 감염이나 합병증의 비율이 높고 입원 기간이 길다.

### (5) 기타 술식

피판 모양에 따라 다이아몬드 피판술(그림 34-5), 하우스 피판술(그림 34-6), U자 피판술(그림 34-7) 등의 술식이 있다.

### (6) 술식의 선택

수술 술식의 선택은 협착의 위치, 정도, 범위, 술자의 선호도 등에 의해 결정된다. 경도나 중등도의 협착은 반흔절제와 내괄약근절개술로 충분한 경우가 많다. 치상선 하방 저위 협착은 Y-V 피판술이나 C자 피판술이, 치상선부위는 V-Y 피판술이 흔히 적용된다. 치상선 상방의 협착이 긴 경우는 하우스 피판술이나 다이아몬드 피판술이 효과적이다. 50% 이상의 넓은 부위 협착은 다발성 하우스피판술이나 S자 회전피판술이 유용하다.

## Ⅳ 수술 후 관리

단순 피판술을 이용한 수술 시에는 수술 1~2일 후 고섬유식이, 팽창성 하제 등을 복용하게 한다. 좌욕은 항문청결과 통증 완화 등을 위해 권장된다. 수술 후 설사는 창상을 악화시키므로 지사제 등으로 꼭 교정하도록 한다. S자 회전피판술과 같은 광범위 술식 시에는 창상 관리를 위해 3~5일간 유동식을 섭취하게 하고 통상 5일 후부터 고섬유식이를 시작한다.

참고문헌

임석원. 치핵 수술 후 발생된 항문 협착의 원인과 대책. 대한대장항문학회지 2006;22:293-297.

Anal stricture. In: Corman ML, editors. Colon and rectal surgery. 5th ed. Philadelphia: Lippincott Williams&Wilkins, 2005, p.233-244.

Brisinda G, Vanella S, Cadeddu F, Marniga G, Mazzeo P, Brandara F, et al. Surgical treatment of anal stenosis. World J Gastroenterol 2009;15:1921-1928.

Lagares-Garcia JA, Nogueras JJ. Anal stenosis and mucosal ectropion. Surg Clin N Am 2002;82:1225-1231.

Liberman H, Thorson AG. Anal stenosis. Am J Surg 2000;179:325-329.

Maria G, Brinsda G, Civello IM. Anoplasty for the treatment of anal stenosis. Am J Surg 1998;175:158-160.

# 직장 및 결장의 응급 질환

김재황

## Ⅰ 대장폐쇄

정상 상태에서는 분변이 회맹부 밸브에서 항문 입구까지 액상, 반액상, 고체상으로 장을 통해 움직인다. 이 장 내용물이 정해진 주행을 방해하는 과정을 대장의 폐쇄라고 한다. 대장의 폐쇄는 매우 흔하지만 아직까지 해결되지 않은 임상적인 과제로 남아 있으며 임상적 조사, 해부학, 생리학, 수술 기술 등에 대한 연구가 필요하다. 경험이 많은 의사들도 장폐쇄를 치료하는 데는 매우 신중해야 하며 동료들이나 다른 과에 자문하는 것을 주저하지 말아야 한다.

### 1. 대장폐쇄의 분류

#### (1) 해부학적 분류
##### 1) 장벽 밖의 병변
장벽 밖의 복강내 종양에 의한 장의 압박으로 인한 대장폐쇄는 드물다. 그러나 탈장에서 장의 각형성에 의한 단순 외부 압력은 장 내용물의 흐름을 막고 장운동의 변화를 일으켜 결국에는 폐쇄 증상을 나타낸다. 장벽 밖의 병변에 의한 가장 흔한 원인은 수술 후에 발생하는 장의 유착이며 이는 소장에서 더 흔하지만 대장에서도 발생할 수 있다.

##### 2) 장벽 안의 병변
대장폐쇄의 가장 흔한 원인이며 염증성 대장염, 암, 허혈 등이 이에 해당한다. 대장벽 자체의 상태가 협착의 원인이 될 뿐 아니라 연동운동의 장애를 초래하여 생리적으로 연동운동을 막는다. 자궁내막증식증 또는 방사선조사 후 장벽의 협착 등도 원인이 될 수 있다.

##### 3) 장내 원인에 의한 폐쇄
이 군의 대부분의 원인은 직장내 대변이 막히는 것이며 특히 노인에서 흔하다. 장 협착이 결국 장폐쇄가 되는 것은 좁아진 부위에 변이 축적되는 것도 하나의 원인이 될 수 있다. 장 협착의 원인 중 변 축적이 분류에 들어가지 않는 것은 이에 대한 이해가 부족한 것이 원인이다. 담석, 이물질 등은 주로 소장을 폐쇄시키지만 드물게 대장폐쇄의 원인도 될 수도 있다. 회장-결장, 결장-결장, 결장-직장의 장중첩증도 대장폐쇄의 원인이 될 수 있는데 소아의 경우 페이어반, 어른의 경우 암이 장중첩증을 야기하는 국소병변이 될 수 있다.

##### 4) 장염전
장염전은 우측, 횡행 또는 에스결장에 영향을 주는데 그중에서도 에스결장에 가장 흔하다. 염전증은 근위부 폐쇄의 원인이 될 뿐만 아니라 장의 폐쇄고리를 만든다.

폐쇄 회로가 생기면 수분과 가스가 축적되어 팽창하고 조기에 복구되지 않으면 허혈성 변화가 일어난다. 염전증이 6~8시간 이내에 치료되지 않으면 천공의 가능성이 높다. 장의 천공은 장 루프 자체뿐만 아니라 국소적인 허혈성 압력에 의한 괴사로 장의 뒤틀림이 일어난 장소에도 천공이 일어난다.

### (2) 대장폐쇄의 병리생리학적 분류

대장폐쇄증의 증상은 매우 다양하다. 단지 선통성 복통과 팽배만이 있을 수도 있고 장에서의 수분 투과의 결과로 심한 전신적 순환 불균형과 독성 혈증이 초래될 수도 있다.

#### 1) 경한 장폐쇄

분변은 별다른 전신적 영향 없이 오랫동안 장 협착의 근위부에 축적된다. 그러나 만약 분변이 장벽에 부분적 압력을 가하게 되면 점막궤양 또는 천공이 일어날 수 있다. 이러한 경한 협착만 있는 장폐쇄의 수술적 치료는 일반적인 경우처럼 한다. 우측(또는 횡행) 결장의 협착이 있을 때 우측 대장절제술을 1차 수술로 시행할 수 있다. 장은 회장과 원위부 대장을 문합하여 연속성을 유지하며 원위부 결장이 비어 있지 않으면 수술 중 장세척을 시행한다. 일부에서는 이 방법을 좌측 결장이나 에스결장에 대해서도 적용할 수 있다고 보고한다.

#### 2) 중등도 장폐쇄

폐쇄 근위부위의 수분과 가스의 축적이 수일간 지속되면 박테리아의 과다증식이 일어나고 시간이 지남에 따라 더욱 심해진다. 장내 가스와 수분의 축적에 의하여 장벽 자체에 실직적인 변화가 일어난다. 장의 두께는 국소부종 때문에 증가되고 또한 장벽으로의 혈류도 증가하지만 후기에는 과팽창된 근위부 장이나 폐쇄 회로의 장에 혈류가 감소하여 허혈적 괴사가 일어나게 된다.

#### 3) 심한 장폐쇄

심한 장폐쇄에서는 장의 국소적 변화뿐만 아니라 심폐계와 혈관계의 변화를 초래하는데 수분과 전해질의 장내 유출, 내독소의 장내로부터 문맥순환계로의 이동, 장벽을 통해 박테리아의 복강내와 문맥순환계로의 이동 등이 원인이다. 특히 갑상선기능저하증이나 당뇨 등의 대사 장애나 고령자에서 심폐계 부전이 일어나기 쉽다.

보통 이들 환자에서 조기 사망의 원인은 심폐계 부전이기 때문에 특별한 주의를 요한다. 필요하다면 스완-간츠 카테터를 넣고 기계적 호흡과 비경구적 영양공급을 조기에 해주어야 한다. 과거에는 이러한 심혈관계에 영향을 미치는 인자가 폐쇄 그 자체라 생각했지만 현재에는 장폐쇄증의 병태생리에서 중요한 것은 팽만되고 부종이 심한 장에서 혈류에 의해 장내 독성물질들이 문맥순환계로 들어간다는 것이다. 그래서 치료는 적어도 장 내용물을 제거하거나 팽창된 장 그 자체를 제거하는 것이다.

### (3) 임상 양상

임상 양상은 원인에 따라 나타나지만 어느 정도의 공통점을 갖고 있다. 환자는 보통 수일 또는 수주간 계속되다가 가스도 더 이상 배출되지 않는 변비의 과거력을 보인다. 점차적으로 복부팽만이 일어나는데 보통 옆구리 쪽에서 발생한다. 만약 폐쇄회로폐쇄가 일어나면 맹장과 상행결장이 팽창되어 우측 장골와에 가스를 담은 종괴형태가 명백해진다. 팽창과 함께 동통이 동반되고 위하부에 복통이 유발된다. 구토는 2~3일까지는 나타나지 않기 때문에 탈수는 드물다. 종양이나 게실을 나타내는 종괴가 장의 진행 방향에서 만져지기도 한다. 직장수지검사상 막혀 있는 대변 덩어리나 협착된 직장암이 만져지기도 한다.

서서히 진행되는 장폐쇄와는 달리 급성 폐쇄에서는 동통이 점점 심해지고 구토, 복부팽만, 탈수 증세가 나타나게 된다. 교액성 폐쇄에서는 장폐쇄와 더불어 종종 심한 쇼크가 동반되고 심한 압통이 있으며 교액된 장부분에서 반사 압통이 나타난다.

복부단순촬영 사진이 진단에 큰 도움이 된다(그림 35-1). 대장은 심하게 팽만되어 있는데 회맹판의 기능이 완전할 때 생기는 폐쇄 루프성 폐쇄의 경우 맹장은 우하복부에 크게 팽창되고 가스가 찬 것처럼 나타난다. 결장에 물-공기 음영이 나타나는 수도 있지만 이것은 회맹부 밸브가 불완전한 경우와 소장이 팽창되어 있는 것을 나타낸다. 직장에 가스가 보이지 않는 것도 대장폐쇄를 시사하는 소견이다. 가끔 단순복부사진상 가스팽만과 물-공기 음영이 소장에만 국한되어 소장폐쇄와 유사하게 나타나는 수도 있다.

최근에는 컴퓨터단층촬영이나 복부초음파검사가 진단에 많이 이용되고 있다. 특히 종괴에 의한 폐쇄인 경우에 병소의 위치와 주위 장기와의 관계에 대한 정보를 제공하여 수술계획에 도움을 준다.

### (4) 치료의 일반 원칙

기계적 폐쇄로 인해 급성 또는 만성 장폐쇄를 나타내는 대부분의 환자들은 수술이 필요하다. 수술의 적응증은 폐

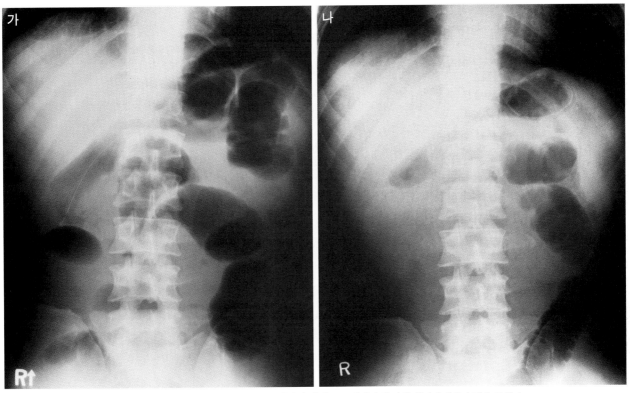

그림 35-1. 기립위와 앙와위의 복부단순방사선 사진으로 대장암에 의한 대장폐쇄의 소견을 보인다.

쇄의 심한 정도, 감돈 여부와 천공의 위험성 등에 기초한다. 응급수술의 필요 여부는 환자의 일반적 상태나 감돈이나 위급한 천공 가능성이 있는지에 관한 외과의사의 결정에 따른다. 대부분의 경우 환자를 수술하기 전에 수분을 공급할 수 있는 시간적 여유가 있으므로 저혈액량이나 산증 등의 대사적 이상을 교정한 후 수술하는 것이 좋다.

장폐쇄가 있는 환자에서는 수액과 전해질의 소실, 증가된 복압으로 인한 호흡 곤란, 영양불량 등이 있을 수 있으므로 세심한 주의가 필요하다.

임상 양상은 보통 대사성 알카리증을 동반 또는 동반하지 않는 수분, 염분, 칼륨의 부족이다. 전해질 이상의 정도는 폐쇄의 위치에 따르는데 맹장과 회맹장 이행부의 폐쇄가 가장 큰 영향을 미친다. 경 비위 배액의 필요는 복부 팽만의 정도에 의존하지만 대부분의 경우 비위관을 넣는 것이 좋으며 특히 회맹부 밸브가 온전하지 않을 때는 더욱 그러하다. 진통제는 교액을 감추기 때문에 사용하지 않는 것이 좋다. 관장이 도움이 되는 경우도 있지만 만약 증상이 호전이 없고 악화된다면 응급으로 개복술을 행해야 한다.

### (5) 수술적 치료

#### 1) 환자 위치와 절개

환자를 쇄석위-트렌델렌부르크 자세로 위치시켜 직장과 항문부의 접근을 용이하게 한다. 그 후에 요관을 삽입하고 머리를 15도 정도 낮춘 후 자세를 취한다. 근위부 장루로 치료되지 않는 대장폐쇄의 경우 가장 적절한 절개는 긴 중앙 절개이다.

#### 2) 결장루

거상된 횡격막, 빈약한 호흡 보존용량 또는 영양불량 때문에 수술 위험성이 높은 경우에는 결장루만을 시행한다. 폐쇄 위치가 조영제 관장상 정확히 나타나거나 농양, 복막염, 급박한 맹장 천공의 증후가 있을 때는 결장루만 시행해서는 안 되고 근본적인 치료가 필요하다. 직장에스결장접합부에 폐쇄가 있을 때 환상 에스결장루를 좌측 장골와에 만든다. 폐쇄가 에스결장이나 하행 결장에 있을 경우는 복직근 위로 약간 높게 환상 좌횡행결장루를 만든다.

#### 3) 개복술

전술한 것처럼 결장루만을 시행하는 경우도 있지만 가장 널리 쓰이는 방법은 개복술이다. 개복 후 제일 먼저 맹장을 살펴보아서 팽창되어 있는지를 확인하는 것이 필요한데 이렇게 함으로써 폐쇄가 정말 대장인지를 확인하고 두 번째로 긴급한 맹장 천공 가능성이 있는지 여부도 확인해야 한다. 폐쇄가 확인되면 팽창된 장은 감압을 시켜야 하는데 얇고 팽창된 장벽은 쉽게 천공되기 때문에 매우 조심스럽게 다루어야 한다.

장을 감압시키는 가장 간단한 방법은 주사침에 의한 흡인이다. 14 또는 16 게이지 정맥용 바늘을 흡입기에 부착시켜 결장띠를 통해 횡행결장 안으로 비스듬히 넣는다(그

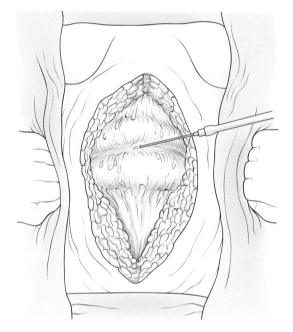

그림 35-2. 팽창된 장을 굵은 주사바늘을 이용하여 감압시키는 모습
14게이지의 정맥용 바늘에 흡입기를 부착시킨 후 결장띠를 따라 비스듬히 찔러넣는다.

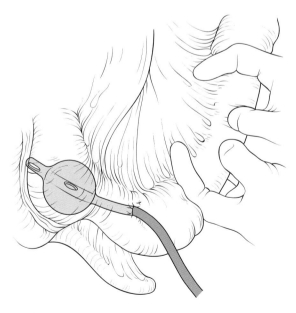

그림 35-3. 말단회장을 통해 카테터를 삽입한 후 감압하는 모습

림 35-2). 분변이 흡입될 경우 막히기 때문에 바늘 끝이 장내 가스 안에 위치하도록 주의를 해야 한다.

장에 많은 양의 굵은 변이 있는 경우에는 주사침에 의한 흡인은 적합하지 않으므로 원위부 회장을 통해 폴리카테터를 맹장으로 넣는 방법을 사용한다. 구경이 큰 도관을 사용하며 쌈지봉합을 통해 원위부 회장을 거쳐 회맹장 접합부 상단 5cm까지 넣은 후 물주머니를 팽창시켜 고정시킨 다음에 흡인한다. 충수돌기를 제거하고 충수돌기 절주를 통해 결장 감압을 위해 요도관을 넣는 방법도 있다(그림 35-3).

복강 내를 잘 살펴서 폐쇄된 부위를 찾아야 한다. 좌측 복강에 위치한 염증성 종괴가 폐쇄의 원인일 경우 신생물에 의한 것인지 게실에 의한 것인지를 감별하는 것은 매우 어렵다. 이런 경우에는 일단은 폐쇄의 원인이 암인 것으로 간주하고 치료를 해야 한다. 폐쇄의 치료는 폐쇄 장소, 복막오염 정도, 존재하는 병변의 성질, 나이, 일반 상태에 따라 다음의 3가지 중에서 선택한다.

① 기능상실성 장루만 시행한다.
② 하트만술식으로 문합 없이 1차적 절제를 시행한다.
③ 절제를 하고 바로 문합을 시행한다(문합부 보호를 위한 장루를 조성할 수도 있고 하지 않을 수도 있다).

## 2. 폐쇄의 특별한 원인과 치료

### (1) 대장암

폐쇄는 우측 대장에서보다 좌측 대장의 신생물의 경우 더 발생하기 쉽다. 그 이유는 좌측 신생물이 더 협착이 많고 장 내용물이 더 고형 성분이기 때문이다. 폐쇄의 빈도는 결장 신생물의 경우 8~30% 사이이다. 성 마리 병원의 4,533명의 대장암 환자 중 713명의 환자에서 폐쇄를 보였다.

### 1) 임상적 양상

증상의 발현은 점진적으로 나타나는 경우가 많아서 수주 또는 수개월 동안의 변비를 호소하고 복부 동통과 팽만, 구토는 보통 후기에 나타난다. 이급후중, 설사, 변비가 교대로 나타나는 증상이 있을 수 있다. 소수의 경우 급성 폐쇄가 일어나는데 특히 우측 대장암일 경우에 흔하다. 갑작스런 선통성 복통이 나타나며 많은 경우 구토를 동반한다. 촉진상 폐쇄의 종괴가 복부에서 만져지는데 압

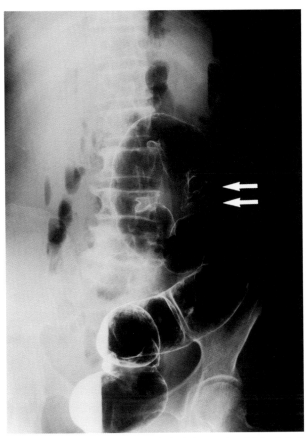

그림 35-4. 바륨조영제를 이용한 관장 사진으로 에스결장을 거의 폐쇄하고 있는 대장암의 소견이다.

통이 없거나 움직이는 종괴는 게실보다 암에 의한 폐쇄의 가능성이 높다.

만약 암이 전이된 경우 간비대증 또는 파종에 따른 증상이 나타난다. 가끔 폐쇄를 일으키는 직장암이 직장수지 검사상 만져지며 에스결장암이 직장방광 또는 직장-질 사이에 위치하는 경우 직장의 전벽에서 느껴진다. 단순복부사진은 폐쇄가 있는 것을 나타내는 것 이외에는 원인이나 장소를 아는 데 별 도움이 되지 않는다. 가스트로그라핀 관장이 암의 소견을 보여주는 경우도 있지만 단지 폐쇄 위치에서 조영제가 중단되어 있는 소견만이 보이는 경우가 대부분이다(그림 35-4). 컴퓨터단층촬영이나 복부초음파검사는 폐쇄부위를 찾고 주변과의 관계를 파악하는 데 도움을 주며 더욱이 복강내 전이 여부에 대한 소견을 보여줄 수 있다.

### 2) 수술적 치료

환자는 수분공급, 비위 흡인, 감압, 특히 개복술을 이용한 장의 감압을 필요로 한다. 맹장의 종양이나 우측 대장의 종양이냐에 상관없이 가장 좋은 수술적 치료는 1차적 절제와 문합이다 그러나 좌측 대장암에서는 이견이 있다.

폐쇄 종양의 수술적 치료에 관해서는 2가지 대립되는 견해가 있다. 과거에는 폐쇄부위를 감압시키거나 우회술을 시행한 후 2차적 수술로 절제하는 것이 표준적인 방법이었다. 그러나 현재에는 1차적 절제와 더불어 즉각적인 문합을 주장하고 있는 추세이다.

#### ① 우측 대장의 폐쇄

현재 1차적 절제와 문합이 맹장과 우측 대장의 표준적인 수술방법으로 인정되고 있다. 문합방법은 말단회장과 단단, 단측 또는 측측방법으로 행해진다. 이 수술방법은 회장횡행결장문합술과 기능상실성 회장루와 같은 과거의 감압술이 회맹부 밸브가 온전한 경우 맹장의 팽창을 지속시키는 경우가 많기 때문에 타당성이 있으며 맹장이 심하게 팽창되어 있더라도 절제하기 전 맹장이 적절하게 감압될 수 있다면 시행할 수 있다.

절제와 문합하는 술식이 이상적인 방법이지만 경우에 따라서는 회장루를 만들어 원위부 장을 감압시키는 방법이 고려되어야 한다. 회장루술식이 선택되는 경우 회맹부 밸브가 온전하고 맹장이 팽창된 경우는 도뇨관을 사용한 감압이 함께 이루어져야 한다. 전신 상태가 좋지 않은 환자에서 종양이 고정되어 있고 장이 팽만이 심한 경우에는 위험성이 높으므로 고전적인 감압술만을 시행하는 것이 좋다.

#### ② 좌측 폐쇄

좌측 대장암의 경우 감압술 후에 계획된 절제술을 시행하는 것과 즉시 절제를 하는 방법이 있다. 처음에는 맹장조루술이 우회술의 방법으로 널리 시행되었으나 맹장조루술의 한계가 인식되어 1931년 데빈 등은 우측 횡행결장루술 후 계획된 절제술을 제안하였다. 맹장조루술은 암종으로부터 멀리 떨어져 있고 조루관을 제거하면 대개 자연적으로 폐쇄가 되고 국소마취하에 작은 절개를 통해 행할 수 있다는 장점이 있다. 하지만 단지 결장을 감압만 시킬 수 있을 뿐 모든 변을 우회시키지 못하기 때문에 횡행결장루만큼 만족스럽지 못하다는 약점을 가지고 있다.

단계적 접근이 뒤따르는 수술인 경우에는 횡행결장조루술이 선호되고 맹장조루술은 결장조루술이 기술적으로 하기 어려운 즉, 짧은 장간막을 가지고 있는 비만한 환자 등에서만 드물게 시행한다.

횡행결장의 암인 경우 확대 우측 대장절제술을 시행하는 것이 보통 방법이다. 수술 중 세척을 시행하고 양단을 문합하는 것이 좋다. 만약 1차적 문합이 금기인 경우에는

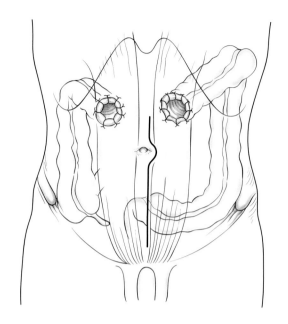

그림 35-5. 장폐쇄를 초래한 횡행결장암의 치료 횡행결장의 분절을 절제해낸 후 1차 문합이 적절하지 않으면 양쪽의 말단을 장루의 형태로 복벽 외로 끄집어낸다.

근위부와 원위부 말단을 각각 따로 또는 같이 복벽으로 끌어낸다(그림 35-5). 즉각적인 근위부 감압과 장루를 포함한 조기절제 등은 단계적 절제의 안전성과 1차적 문합의 장점을 합친 또 다른 방법이다.

좌측 대장폐쇄의 즉각적인 절제술은 1949년 와겐스테인에 의해 제안되었다. 이 방법은 폐쇄를 없애는 가장 좋은 방법이면서 동시에 종양을 제거한다는 장점이 있다. 즉각적인 절제술의 경우와 감압성장루형성술 후 단계적 절제술 간의 장단점에 대한 많은 연구들을 통해 현재는 3단계 술식보다 2단계 술식인 하트만술식이 가장 선호되고 있다. 하트만술식은 폐쇄증을 해결하는 동시에 폐쇄의 원인인 종양의 제거를 할 수 있다는 장점이 있으나 장루를 남기는 단점이 있다. 이 장루의 복원은 약 60% 이상에서 이루어지나 이환율과 사망률이 매우 높다. 최근에는 단단계 수술방식인 수술중장관세척법과 아전 혹은 전대장절제술 그리고 스텐트술식이 소개되었고 이용이 증가하고 있다. 영국을 비롯한 유럽의 의사들은 대체로 수술중장관세척법을 선호하는 경향을 보이나 미국의 의사들은 수술중장관세척법보다 전대장 혹은 아전대장절제술을 시행하고 회장직장 혹은 회장에스결장문합을 하는 단단계술식을 선호하는 것으로 보인다. 동시성 대장암이나 다발성 용종을 동반하는 경우 혹은 대장의 팽창이 너무 심하여 장벽의 손상이 발생한 경우에는 아전 혹은 전대장

절제술을 시행하는 것이 좋다.

많은 의사들이 종양을 포함한 장을 절제하는 것이 폐쇄증상을 호전시키는 가장 간단하면서도 좋은 방법이라고 생각하고 있지만 감압술과 비교한 잘 연구된 결과는 아직 없다. 다만 환자의 상태가 좋은 경우에는 1차적 절제술을 시행하고 위험성이 높은 경우에는 기능상실성 장루를 시행하는 경향이 있다.

2가지 치료법을 비교한 여러 연구들을 보면 좌측 대장암에서 1차적 절제술을 시행한 군이 입원기간이 짧고 5년 생존율이 더 높은 데 반해 합병증이나 사망률이 더 높지는 않다는 보고가 많다. 하지만 상반된 결과도 있어 아직까지 통일된 의견은 없다.

### ③ 수술중장관세척법

1980년 더들리 등은 수술중장관세척법을 이용하여 즉각적인 절제와 문합을 시행하는 단단계술식을 시행하여 좋은 결과를 얻었다. 1995년 영국의 SCOTIA 그룹은 아전대장절제술과 수술중장관세척법에 대한 잘 디자인된 전향적 연구를 시행하였다. 그 결과 수술 후 사망률이나 합병증에서 두 방법 간에 유의한 차이는 없었다. 그러나 빈변과 변실금 같은 치료가 어려운 심각한 합병증이 아전 혹은 전대장절제술에서 나타났다고 보고하고 바람직한 단단계 수술방법으로 수술중장관세척법을 추천하였다. 수술중장관세척법은 안전성과 경제성에 있어서 큰 장점이 있으나 흔히 사용되지는 않는다. 그 이유로는 수술시간이 연장되고 충수돌기나 맹장 혹은 회장에 카테터 삽관 및 봉합의 추가 작업이 필요하고 상처 감염의 위험성이 높다는 점을 들 수 있다. 그러나 최근에 빠른 시간내 장관세척이 가능하고 오염도 최소화 할 수 있는 새로운 방법이 소개되었다. 전통적인 장관세척법은 다양한 방법으로 소개되었지만 근본적인 원리는 충수돌기나 맹장 혹은 회장에 구멍을 뚫어 관을 넣어 세척액을 주입하고, 병소보다 상부의 원위부 대장에 구경이 큰 관을 넣어 희석된 변을 받아내는 방식이다. 세척액은 통상 3~6L가 주입되고 시간은 40~60분 정도가 소요된다(그림 35-6). 새로운 방법은 수술중장관세척기 NICI(new intraoperative colonic irrigator)를 폐쇄 병소 상부에 단단 혹은 측단으로 고정하고 이 기구에 구경이 큰 관을 넣어 맹장에 이르게 하고 세척액을 주입하는 방식이다. 희석된 장 내용물은 역시 기구를 통해 배출되어 수집 봉지에 모이게 된다. 이 방식은 기존 방식과 달리 회맹장부에 대한 조작이 필요가 없어

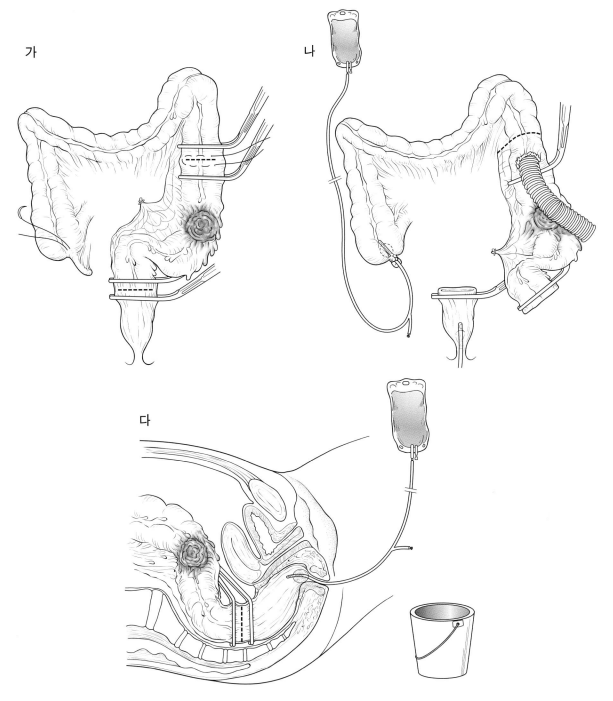

가

나

다

그림 35-6. 수술 중 결장의 관장모습(가, 나)과 직장의 세척(다)

더 안전하며 시간을 줄일 수 있게 한다. 그리고 굵은 관을 통해 세척액을 주입함으로써 짧은 시간에 많은 양의 세척액을 공급할 수 있어 세척시간을 단축시킬 수 있다. NICI를 이용한 세척방법의 소요시간은 약 10~20분이고 세척액의 양은 약 10~20L이다(그림 35-7). 세척액으로는 체온과 유사하게 만든 생리식염수를 사용한다. NICI의 또하나의 장점은 장관세척 후 이 기구를 통하여 곧바로 대장내시경검사를 시행할 수 있다는 점이다. 동시성 대장암의 빈도는 3~7% 정도로 보고되는데 폐쇄성 대장암에서는 이에 대한 검사가 불가능하기에 고식적인 대책은 수술후 3개월 이후에 대장내시경검사를 권하는 것이다. 그러나 NICI를 이용하면 오염 없이 수술 중 대장내시경검사가 가능하다. 또한 만약 동시성 종괴나 패혈증의 원인이 될 수 있는 점막궤양 등 이상 병변을 발견하면 주병소 제

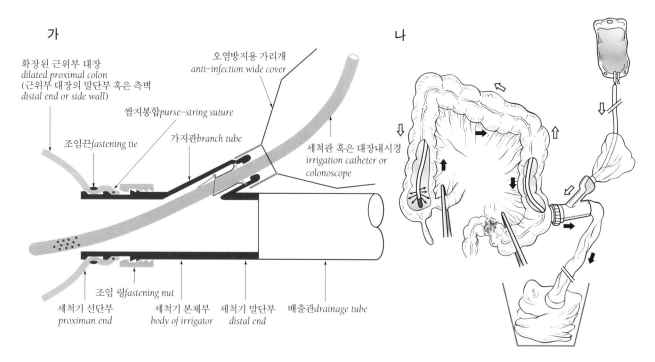

가

확장된 근위부 대장
dilated proximal colon
(근위부 대장의 말단부 혹은 측벽
distal end or side wall)

쌈지봉합purse-string suture

조임끈fastening tie    가지관branch tube

오염방지용 가리개
anti-infection wide cover

세척관 혹은 대장내시경
irrigation catheter or
colonoscope

조임 링fastening nut

세척기 선단부
proximan end

세척기 본체부
body of irrigator

세척기 말단부
distal end

배출관drainage tube

나

그림 35-7. 수술중장관세척기 NICI를 이용한 장관세척법  가, 나. 세척액은 NICI를 통해 회맹부까지 보내진 굵은 관을 통하여 맹장부위에 주입된다. 희석된 장 내용물은 연동운동 방향으로 원위부로 향하며 NICI를 거처 연결된 굵은 관을 통하여 밀폐된 변수집 봉지에 모이게 된다. 이때 변 배출을 쉽게 하기 위하여 술자는 팽창된 장관을 연동운동 방향으로 부드럽게 짜주는 것이 좋다.

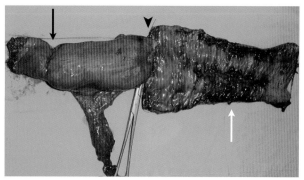

그림 35-8. 수술중장관세척법 후 내시경검사를 통해 절제연 근위부에 점막궤양을 발견하여 확대절제하였다. 검은 화살표는 종양에 의한 폐쇄부위(직장에스결장 이행부), 화살촉은 1차 절제연, 흰 화살표는 하행 결장의 팽창에 의한 허혈성 점막괴사를 나타낸다.

거와 함께 확대절제술이 가능하다는 장점이 있다(그림 35-8). 김 등은 수술중장관세척술 후 수술 중 내시경검사를 시행한 104명의 폐쇄성 대장암 환자 중 17명에서 예정된 수술보다 확대절제술이 필요했다고 보고하였다.

④ 대장 스텐트

1991년 도모토에 의해 처음 소개된 이후 최근까지 사용이 증가하고 있는 치료법으로 내시경을 통해 폐쇄부위에 다양한 종류의 자가팽창성 스텐트를 넣어 폐쇄부위를 확장함으로써 폐쇄를 해결하는 방법이다(그림 35-9). 전체적인 스텐트 시술 성공률은 83~100%로 보고되고 있

다. 이 방법은 장폐쇄 환자로 하여금 수술 전 기계적 장세척을 가능하게 하는 교량적 역할로 사용되거나 수술의 위험성이 높은 환자나 말기 전이성 대장암 환자에게 그 자체로 보존적 치료가 될 수도 있다. 스텐트는 성공적인 경우에 정상 대장의 구경 가까이 팽창될 수 있는데 이를 통해 근치 수술 시행 전에 근위부 대장에 대한 내시경 검사도 가능하다. 대장폐쇄로 복부가 팽만된 환자에서는 원칙적으로 복강경 대장 수술이 불가능하다. 그러나 최근 수술 전 스텐트술식 시행으로 충분한 감압과 수술 전 장세척을 통해 선택적 복강경 대장 수술로의 전환이 가능하며 결과도 폐쇄가 없는 대장암과 유사하다는 보고들이 나오고 있다. 그러나 아직 장기적 결과는 나오지 않은 상태로 안전성과 효과에 대하여 향후 더 많은 전향적 연구가 필요한 상태이다. 최근 반 후프트 등이 주도한 네덜란드 스텐트그룹의 전향적 연구에서 천공의 발생이 예상보다 많아 연구를 조기에 종료한 바 있다. 스텐트 시술에서 흔히 발생하는 천공은 근치가능한 암을 근치 불가능한 환자로 만들 수 있어 술식의 안전성에 큰 위협이 되고 있다. 대장 스텐트 시행에 있어서 흔히 발생하는 합병증으로는 부정확한 위치설정, 위치이동, 종양의 내부로의 증식, 스텐트 밖으로의 종양증식, 천공, 출혈, 변괴에 의한 폐쇄 등 다

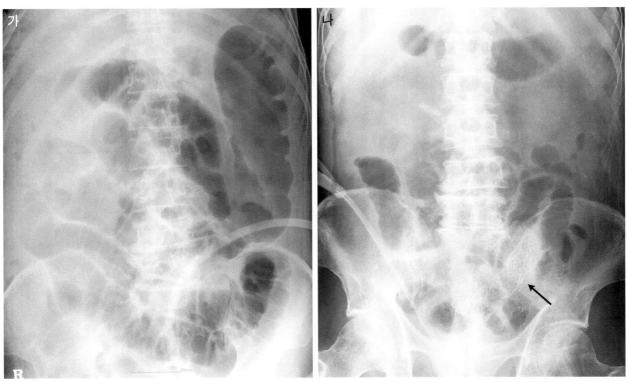

그림 35-9. 스텐트 사용 전후의 단순복부촬영 영상비교 **가**. 대장폐쇄로 장관이 팽창된 상태이다. **나**. 에스결장에 자가팽창성 스텐트(화살표)를 넣은 후 4일째 영상으로 성공적인 장관 감압이 이루어진 상태이다.

양하다. 내부로의 종양증식에 의한 폐쇄의 경우에는 내시경을 통한 레이저 절제를 통해 재개통시킬 수도 있다. 그러나 완전한 폐쇄의 경우에는 시행이 어려운 경우가 많고 합병증 발생 가능성이 높다.

### (2) 게실

급성 대장폐쇄가 게실에 의한 경우는 드물고 합병된 게실증이 있는 환자에서 만성폐쇄의 소견은 종종 관찰된다. 임상적으로는 종종 암종과 유사하지만 게실에서는 증상이 덜 심하고 서서히 진행한다. 과거에 급성 게실염으로 치료받은 경우가 흔하며 폐쇄는 주로 급성 게실염의 재발에 동반되는 경우가 많다. 이학적 검사상 복부는 보통 팽배되어 있고 좌측 장골와에서 통증이 있는 종괴가 만져지는 경우가 많다. 소장도 가끔 급성 게실염 때 폐쇄가 일어나는데 이것은 소장이 게실종괴에 붙어서 장이 각을 형성하거나 협착이 생길 때이다.

게실에 의한 대장폐쇄의 치료는 암에 의한 폐쇄의 치료방법과 비슷하며 이 두 질환을 수술 전이나 수술 중 구별하기는 매우 어렵다. 가장 좋은 방법은 종괴를 암종으로 생각하고 치료하는 것이다. 절제술을 선택한다면 게실이 있는 장을 종양 수술에서와 같이 근치적 절제를 해야 한

다. 즉각적인 절제가 가능하지만 게실이 있는 장은 짧아져 있는 경향이 있기 때문에 비장곡부를 가동하여 1차적인 문합을 시행해야 할 경우가 많다. 패혈증의 위험이 없을 때는 수술 중 관장 세척과 즉각적인 문합이 사용되기도 한다.

### (3) 장축염전증

장축염전증은 장이 장간막 축을 중심으로 꼬여서 완전한 또는 부분적 폐쇄를 일으키는 상태를 말한다. 장축염전증을 일으키는 가장 흔한 장소는 에스결장이며 말단회장을 포함한 우측 결장, 맹장과 상행결장 그리고 드물게 횡행결장에서도 생길 수 있다. 대장폐쇄를 유발하는 장축염전증의 발생률은 지역에 따라 차이가 매우 크다. 서유럽과 북미에서 2~5%이며 아프리카, 동유럽 그리고 아시아에서는 이것이 장폐쇄의 가장 흔한 원인이다. 러시아에서는 장의 기계적 폐쇄의 50%가 장축염전증에 의한다.

#### 1) 에스결장 장축염전증

에스결장은 장축염전증을 일으키는 가장 흔한 장소이다. 발란틴 등이 137명의 장축염전증 환자를 분석한 결과 맹장에 52%, 횡행결장 3%, 비만곡부 2%, 에스결장이 43%였다. 에스결장 장축염전증의 정확한 원인은 아직 잘 알

려지지 않았지만 선천적 또는 후천적인 길고 느슨한 장간막이 원인인 것 같다. 에스결장 장축염전증은 노인, 정신병동 수용자 또는 만성적으로 변비가 있는 환자에서 잘 나타나며 평균 발병연령은 60~70세이다. 정신병원에 수용된 환자들은 정신과 약물을 복용하고 있는데 이것이 장운동에 영향을 미친다고 알려져 있으며 이들 대부분은 또한 변비를 가지고 있다. 러시아, 이란, 노르웨이, 아프리카에서의 높은 빈도는 이들 나라의 고섬유질, 식물성 식사와 관련이 있는 것 같다.

특정 질환이 에스결장의 장축염전증을 유발하기도 한다. 브라질에서 샤가스병은 거대결장을 야기하고 이 병에 의한 거대결장증 환자 365명의 30%에서 에스결장염전증이 발생했다. 흥미롭게도 임신이 원인적 요소로 작용하기도 하는데 미국에서 임신 중 장폐쇄의 가장 흔한 원인은 에스결장 장축염전증이다.

### ① 임상 양상

에스결장은 급성 또는 아급성 장폐쇄로 나타나며 임상적으로는 원위부 장의 암종에 의한 폐쇄와 구별이 힘들다. 급성의 경우 갑작스런 심한 통증, 구토, 변비가 시작된다. 복부팽만은 다른 원인에 의한 장폐쇄의 경우보다 심한 경우가 많아 호흡과 심기능에 영향을 끼친다. 장축염전증은 경색과 천공의 위험성이 항상 있으므로 항상 반발통, 장음의 소실, 증가된 맥박(발열의 동반과 관계없이) 같은 증후에 관심을 기울여야 한다. 환자의 과거력을 잘 조사하면 팽만된 가스나 많은 양의 묽은 변이 배출됨으로 자연적으로 완화되었던 장축염전증과 유사한 경험이 있는 경우가 많다. 아급성 폐쇄 시 복부팽만이 주된 증상과 증후이고 복부 동통은 그리 심하지 않다.

### ② 진단

단순복부사진이 필수적인 진단법이다. 보통 심하게 팽창된 에스결장을 보이는데 좌측 하방 쪽에 새부리 모양의 영상을 보이며 직장에는 가스음영이 관찰되지 않는다. 단순복부촬영의 정확성은 70~90%로 보고되고 있다(그림 35-10). 바륨관장검사법은 이 과정을 견딜 수 있는 아급성 폐쇄를 가진 환자의 경우 유용하다. 대장내시경은 치료방법으로도 사용되고 진단을 위해서도 이용될 수 있다. 꼬인 위치는 부종이 있는 좁은 지역으로 보이는데 이를 통해 대장내시경을 통과시키는 것은 대개 불가능하지만 부드럽게 전진시키거나 회전시켜 팽만된 원위부 장으로 들어가면 진단이 확실해진다. 또한 직장경으로 폐쇄를 유발하는 장벽 내의 내적 병소가 있는지 여부도 알 수 있다.

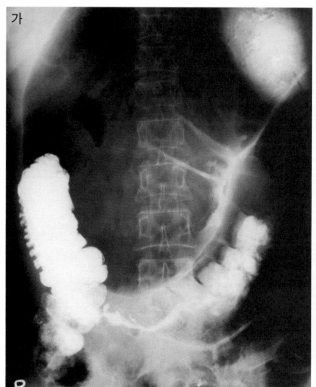
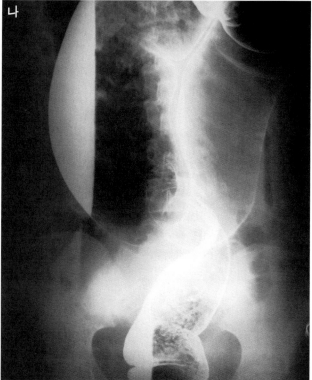

그림 35-10. 에스결장 장축염전증 **가.** 단순복부 사진 **나.** 바륨관장 사진

③ 치료

20세기 초까지는 수술이 유일한 치료방법으로 생각되었으나 브루스가트 등이 직장경과 직장관을 사용한 비수술적 방법으로 에스결장 장축염전증을 성공적으로 치료한 이후 수술적 치료법의 대안이 되었으며 최근에는 유연성 내시경이 감압에 사용되고 있다. 아리그바 등의 92명의 치험예를 보면 대장내시경상 허혈성 변화가 나타난 9명은 응급개복술을 시행했고 나머지 83명에서는 대장내시경으로 치료하고 후에 정규 시술을 시행했는데 모두 생존하였다.

현재 대장내시경이 경성 에스결장경과 고무관을 사용하는 것보다 우수하다는 증거는 없지만 대장내시경이 더 선호되고 있는 추세이다. 대장내시경은 동시에 장 내용물을 흡인하기 때문에 꼬인 부위를 더 잘 볼 수 있고 장벽의 생존도를 살펴볼 수 있다. 불리한 점은 수일간 적당한 직경의 관을 제 위치에 넣어두는 게 쉽지 않고 만약 장축염전증의 기저부가 전진하기 어려운 경우 천공의 위험성이 있다는 것이다.

비수술적 방법으로 성공적으로 감압이 이루어졌더라도 재발률은 높아서 평균 40~50%에 이른다. 재발의 약 반수는 수일 이내에 발생한다. 장축염전증에 의한 사망은 감압이 늦어져 장 괴사가 일어나는 것이 원인이며 장에 괴사가 없는 경우 사망률이 11%인데 반해 괴사된 대장에서는 사망률이 80%였다.

대장의 괴사나 천공으로 인한 복막염의 소견이 의심되면 적절한 소생술 후 응급개복술을 시행한다. 복막염의 소견이 없고 대장이 생존해 있다고 생각되면 환자를 좌측위로 누이고 꼬인 부위에 도달할 때까지 내시경을 넣는다. 조심스러운 회전과 부드러운 전진을 조합하여 팽창된 장으로 밀어넣고 흡인을 통해 감압시킨다. 만약 대장내시경이 용이하지 않으면 경성에스결장경을 좁아진 부위까지 넣은 후 장축염전증의 기저부를 통해 직장관을 넣는데 윤활된 고무 관을 부드럽게 돌려 좁아진 부위를 지나 팽창된 장으로 들어가게 한다. 감압이 이루어지면 결장경을 뺀 후 관은 반창고로 항문주변 피부에 고정시켜 둔 채 수일간 그대로 둔다. 관은 그대로 둔 채 정규 수술을 준비하는데 감압 후 수일내 시행해야 하며 내시경상 허혈이 보이면 즉각적인 개복술이 필요하다.

직장관이나 대장내시경에 의한 감압에 실패한 경우, 임상적 또는 내시경상 허혈이 의심될 때 및 진단에 의심이

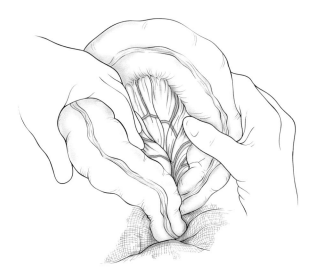

그림 35-11. 에스결장의 꼬임을 복원시키는 과정　복원술 전에 장의 감압이 우선되어야 한다.

갈 때에는 지체 없이 개복술을 시행하는 것이 바람직하다.

에스결장염전증 환자의 30% 정도에서는 응급개복술이 필요하다. 감압이 필요할 때 항문을 통해 감압할 수 있고, 수술 중 내시경이 가능하고, 문합기에 의한 문합이 용이하도록 환자의 자세는 쇄석위로 하는 것이 좋다. 긴 중앙절개를 통해 개복하며 확진이 어려우면 흡인기에 굵은 바늘을 부착하여 감압을 시킨 후 살펴본다. 감압 후 장을 꼬인 반대방향으로 부드럽게 돌려 정복시키는데 에스결장 장축염전이 보통 시계 반대방향으로 꼬이기 때문에 시계방향으로 돌려 감압을 시킨다(그림 35-11).

만약 장의 괴저가 있으면 다른 조작 없이 즉시 절제하며 1차적 문합의 시행 여부는 암종에 의한 패색에서와 차이가 없다. 장축염전증이 완화되어 만약 대장이 살아 있으면 수술 중 관장세척과 절제 후 1차적 문합이 가능하지만 문합 없이 절제하는 방법이 더 안전한 것 같다. 정복후 여분의 장을 절제하지 않고 복벽에 고정하는 방법도 있지만 이 방법은 재발률이 높다.

2) 맹장과 우측 대장의 염전

진성 맹장염전은 서구에서는 성인 장폐쇄의 2% 이하, 전체 대장염전증의 대략 20~25%를 차지한다. 부검 소견에서 11~22%가 염전을 일으킬 수 있는 가동적인 우측 결장의 소견을 보인다. 유발인자는 에스결장염전과 비슷하며 이전의 수술, 선천적 밴드, 임신, 회전 이상, 좌측 결장의 폐쇄성 병변 등이 포함된다.

복부단순촬영이 진단에 유용하며 직립 사진에서 1~2개의 물-공기 음영이 팽창된 맹장 내에서 보인다. 앙와위

사진에서는 확장된 맹장이 대개 아래쪽과 오른쪽으로 오목한 콤마 모양을 나타낸다. 확장된 루프에서 대개의 경우 결장팽기의 소견을 볼 수 있어 결장을 감별하는 데 도움이 된다. 확진을 위해서 수술 전의 바륨관장검사를 하기도 하지만 대개는 불필요하고 위험성이 있다.

개복술이 모든 예에서 요구된다. 대장내시경에 의한 감압술은 어렵지만 환자의 전신상태가 수술에 적절하지 못하면 고려할 수 있다. 감압 후의 수술 시 우측 결장의 생존력이 있는 것으로 보이면 절제술을 해야 하고 절제 후 1차적인 문합을 할지는 논쟁거리이다. 감압술 후에 우측 결장의 생존력이 있는 것으로 보일 때에 장을 고정하는 방법도 있지만 재발률이 높다.

### (4) 가성폐쇄

대장의 가성폐쇄는 대장폐쇄의 모든 증상과 증후를 가지나 기계적 폐쇄의 증거는 없으면서 대장이 현저히 확장되는 것을 말한다. 1948년 오길비는 수술 전 원위부 암종에 의한 장폐쇄라고 진단된 2명의 환자에 대해 개복술을 시행했지만 기계적 폐쇄가 없는 경우를 보고하였다. 이들 경우에서 횡경막 아래의 복강동맥과 반월형 신경절을 침범하는 예상하지 못한 암이 발견되었고 확장의 원인은 자율신경절에 대한 암의 침윤에 의한 것으로 생각되어 오길비증후군으로 명명하였다. 그러나 그 후 많은 예의 증후군이 장의 자율신경에 대한 암의 침범 없이도 보고되었으므로 가성폐쇄라는 용어가 사용되었다. 당뇨병 환자에서는 자율신경병증이 장폐쇄의 원인으로 작용하며 이 경우는 대장뿐만 아니라 소장도 종종 침범된다.

가성폐쇄는 비만성 운동 장애와 장 호르몬의 장애, 전해질 장애, 요독증, 당뇨, 점액 부종, 부갑상선기능 항진증 등이 원인이 될 수 있으며 후복막혈종, 루푸스병, 피부근염 혹은 경피증 같은 교원질 질환, 아밀로이드증, 근위축증과 일부 약제 등도 원인이 될 수 있다.

#### 1) 임상 양상

가성폐쇄는 급성 혹은 만성형으로 나타난다. 급성형은 신장, 호흡기, 뇌, 심혈관 질환이 있는 상태에서 흔히 일어나며 정형외과적 수술이나 외상으로 수주간 침상에 있었던 환자에서도 관찰된다. 급성 증상이 있는 환자들은 갑자기 혹은 순차적으로 복부팽창을 나타내며 타진 시 공명음이 들린다. 장음은 계속 들리나 소장은 정상적으로 장의 내용물을 팽창된 맹장으로 배출하기 때문에 고음으로 들린다. 선통성 동통이 있을 수 있으며 상태가 진행되지 않으면 구토는 드물게 발생한다.

만성형은 주로 아급성형으로 오기 때문에 장이 완전히 막히는 폐쇄는 드물며 증상이 규칙적인 간격으로 재발하는 경향이 있다.

직립 혹은 앙와위로 찍은 복부방사선 사진에서 대장의 기계적 폐쇄와 유사한 소견을 보인다. 가장 도움이 되는 검사는 수용성의 조영물질에 의한 관장이지만 이 경우에도 오진이 많다.

대장내시경은 가성폐쇄의 진단목적 외에도 치료를 위해 이용될 수 있다는 장점 때문에 점차 많이 사용되고 있다.

#### 2) 처치와 결과

동반된 대사성 상태의 교정이 선행되어야 하며, 수액요법, 비위관 배액, 직장관을 통한 감압을 조기에 시행해야 한다. 보존적 접근이 실패하고 결장의 천공이 의심되지 않는다면 대장내시경을 감압목적으로 시행한다. 대장내시경 시행 전에 심한 장세척은 금기이다. 경험이 많은 대장내시경 의사가 이러한 술기를 시행해야 하며 천공을 막기 위해 소량의 공기를 사용해야 한다. 일단 맹장에 도달하면 대장내시경을 점차 움츠리면서 동시에 공기와 액성 변을 흡입한다.

대부분의 환자들은 보존적 요법과 내시경적 치료에 의해 해결이 되지만 소수에서는 수술적 요법도 필요하다. 수술적 중재가 필요한 위험한 맹장의 직경은 논란이 많으나 복부 사진촬영상 14~16.5cm 이상이면 위험하다고 하나 절대적인 것은 아니고 단지 지침으로 이용될 수 있다. 복막 증후 혹은 임상적 이상에 의한 맹장의 확장은 외과의로 하여금 응급개복술을 시행하게 한다. 만성 가성폐쇄를 가진 환자들은 위장관의 다른 부분들이 같이 이환되므로 관리하기가 매우 어렵다. 식도 압력계, 위 배출검사, 소장 압력계와 일시적인 검사를 완전히 시행해야 한다. 어떤 환자에서는 돔페리돈과 시사프라이드 같은 장운동 항진제와 비경구적 영양이 도움이 된다.

### (5) 폐쇄의 기타 원인

#### 1) 허혈성 협착

대장의 허혈은 대장폐쇄를 일으킬 수 있는 협착이 합병될 수 있다. 이 내용은 제31장에 자세히 기술되어 있다.

#### 2) 수술 후 협착

대장폐쇄는 어떤 종류의 개복술 후에도 발생할 수 있

다. 해부학적 협착은 허혈, 패혈증, 재발성 질환이나 유착으로 인한 대장문합 후에 발생하지만 완전폐쇄를 수반하는 결장–결장문합의 협착은 흔하지 않다. 동물실험 결과 봉합기기에 의한 문합이 손으로 문합을 한 것보다 협착이 더 흔하며 이는 허혈에 기인한다. 문합부 협착을 가진 환자들은 대개 아급성 폐쇄를 나타내고 직장수지검사, 에스결장경 혹은 방사선검사에 의해 진단된다. 이전의 수술이 암 때문이었다면 문합의 협착은 재발암에 의한 것일 가능성이 있고, 첫 수술이 크론병이나 게실 때문이었다면 문합의 협착은 재발성이거나 지속적인 병의 결과일 것이다. 그러므로 내시경적 조직검사가 치료 전 필수적이며 컴퓨터단층촬영도 도움이 된다.

비신생물성 문합부 협착은 가능한 한 보존적 치료를 해야 한다. 협착은 대개 내시경적으로 확장될 수 있으나 경우에 따라서는 추가 절제가 요구된다. 응급 시에는 단지 기능상실성 장루를 시행하는 것이 적응이 된다.

다양한 항문 질환의 치료 후에 오는 항문의 협착이 폐쇄를 야기시킬 수 있다. 치루, 치열, 치핵 수술 후의 협착이 폐쇄를 유발할 수 있으며 지속적 항문의 확장이나 항문성형술이 필요하다.

### 3) 선천성 이상

결장 무형성, 항문폐쇄증, 항문직장 기형 혹은 히르슈슈프룽병이 신생아 때 결장의 폐쇄를 야기할 수 있다. 성인기에 보고된 히르슈슈프룽병의 임상 양상은 장폐쇄보다는 지속적인 변비이다.

### 4) 방사선 협착

방사선치료 후 직장이나 결장의 폐쇄는 제30장에 기술되어 있다.

### 5) 크론병(제27장 참고)

### 6) 장중첩

장중첩에 의한 대장의 폐쇄는 성인에서는 흔하지 않다. 소장의 장중첩과는 달리 대장의 장중첩은 대개 원인 질환, 특히 용종 혹은 악성종양을 갖고 있다. 노리스(1954) 등에 의하면 대장의 장중첩의 원인이 종양인 경우는 50%였고 중첩증은 대개 회장–맹장 혹은 결장–결장(결장이나 직장으로 결장이 함입하는 곳)형이었다.

대장중첩증을 가진 환자들은 대개 대장폐쇄의 증상, 혈성 설사의 소견을 보인다. 단순복부방사선 사진은 폐쇄의 존재를 확인하는 것 이외의 다른 이점은 드물고 바륨관장 검사가 장중첩증의 원인과 발생부위의 윤곽을 아는 데 유용하다. 성인에서는 대개 개복술이 필요하며 특히 정복되지 않는 장충첩증의 원인은 대개 악성종양이므로 결장의 분절 절제가 필요하다.

### 7) 자궁내막증

자궁내막증이 회장, 맹장 혹은 직장의 협착을 가져와 폐쇄가 합병될 수 있다. 회장의 협착은 대개 소장벽의 질환으로 인하여 일반적으로 우측 난소에 유착하고 대장의 유착은 흔히 골반연 바로 아래의 난소, 자궁과 직장 질환으로 인하여 고착 골반을 동반한다. 따라서 하행결장과 하부 직장은 대개 침범이 안 된다.

폐쇄성 증상은 주기적이며 만일 자궁이 적출되지 않았다면 증상이 월경주기와 같이 나타나는 경향이 있고 환자들은 하복부의 동통, 복부팽창, 주기적인 변비와 직장출혈을 호소한다. 초기에는 부분적인 폐쇄가 초래되지만 점차적으로 장관이 좁아지는 경향이 있다. 대개 불임과 성교통의 병력이 있다.

치료는 호르몬 투여 혹은 절제술이며 가끔 다나졸 등의 투여로 호전되지만 부작용이 많다. 복부 자궁절제술과 양측 난소절제술이 폐쇄성 병리의 진행을 멈추지만 직장의 절제술이 필요한 경우도 종종 있다.

## Ⅱ　대장의 손상

제1차 세계대전 동안에 대장의 상처는 대부분 1차적으로 봉합되었고 사망률은 75% 정도였다. 2차 대전 중 야전 외과의사들이 모든 대장의 손상을 손상부위 혹은 손상부위의 근위부에서 장루술로 치료하면서 생존율이 극적으로 향상되어 대장 손상에 대한 치료의 표준으로 자리 잡았다. 1970년대까지도 1차 봉합은 조직파괴가 경미하고 동반된 손상이 극히 일부일 때, 소생술이 즉각적이며 효과적일 때, 환자가 수상 후 6~8시간 안에 수술실로 이동되었을 때 알맞다고 믿어졌다. 1970년대에 전향적인 연구에 의해 선택된 환자에서는 1차 봉합이 안전하다고 입증되었다. 1차 봉합이나 절제 후 1차 문합의 적응증은 일반적으로 다음과 같다.

① 수술적 쇼크가 없을 것(수축기 혈압이 80mmHg 이상)
② 1,000mL 미만의 복강내 출혈
③ 2개 혹은 적은 복강내 기관의 손상

④ 복막오염이 심각하지 않을 때
⑤ 손상 후 8시간 안에서 행해지는 수술
⑥ 복벽조직의 대량 손실이 없는 경우

1980년대에는 여러 임상경험을 토대로 보면 좀 더 많은 대장 손상이 단순봉합으로 안전하게 치료되었다. 복강내 1차적인 대장봉합의 비율이 높아짐에도 불구하고 복강내 감염, 장 누공, 복강내 농양의 합병증이 증가하지는 않았다.

우측 대장과 좌측 대장의 봉합에 있어서 안전도의 차이에 대해서는 아직도 논란의 여지가 있다. 현재로는 우측 대장의 관통상의 대부분은 장루술 없이 1차 봉합이나 절제 후 문합술로 치유되고 있으며 1차 봉합이 유병률이나 치사율의 증가가 없음이 보고되었다. 그렇지만 좌측 대장에 대해서는 아직까지 의견의 일치가 이루어지지 않고 있다.

## 1. 대장의 관통상

미국에서는 총상이 가장 흔한 원인이다. 총상은 탄환의 속도에 의해 저속탄과 고속탄으로 나뉘고 고속탄의 경우 타 장기의 손상이 동반되는 경우가 많다. 폭발물에 의한 손상은 가스로 차 있는 기관, 즉 폐나 장에서 심한 손상이 발생하고 고체장기들은 폭발파장을 잘 통과시켜 손상을 덜 받는다.

자상의 상처는 일반적으로 총상에 비해 동반된 장기의 손상이 적고 조직의 괴사가 적으므로 예후가 양호한 편이다. 기타 닭뼈 등의 음식물에 의한 대장의 천공과 교통사고 등으로 입은 둔상에 의한 대장의 손상 등이 보고되었다.

### (1) 총상

대장과 직장의 총상은 후복막강에 있는 상행결장과 횡행결장에서 가장 흔하다(그림 35-12). 직장 손상은 전체 대장 손상의 8%를 차지하며 다발성 대장 손상은 6~23%에서 발생한다. 다른 복강내 손상이 대장 손상 환자의 약 80%까지 일어날 수 있는데 대부분의 경우에서 복강내 손상에 한정되지만 횡경막 상부 기관까지 포함할 수 있으므로 개복술 시 이들 장기를 잘 살펴야 한다. 또한 대장 손상의 약 20%에서 큰 혈관 손상이 동반된다.

전체적인 예후를 결정하는 데 가장 중요한 것은 동반된 장기의 손상이다. 한 보고에 의하면 사망자의 손상 장기는 평균 5.2개였으나 생존자는 평균 2.1개였다. 췌장, 척수, 다발성 간 손상과 내장혈관 등의 손상은 높은 사망률을 나타낸다. 조기사망은 실혈이 가장 큰 요인이고 후기사망은 대부분 패혈증이나 다장기 부전에 의해 일어난다.

나쁜 예후와 관련된 인자들에는 한 군데 이상의 대장 손상, 손상된 장기의 숫자, 수술 지연, 저혈압, 분변지림, 장의 탈활력, 손상의 원인, 환자의 나이, 손상부위와 주요 혈관 손상 등이 있다.

### 1) 총상의 치료

복강의 총상인 경우에 즉각적으로 심폐기능을 유지시켜야 한다. 쇼크나 호흡부전의 증거가 있으면 기관지 삽관과 혈액과 수액의 충분한 투여가 이루어져야 한다. 응급소생술 후 즉각적인 개복술이 시행되어야 한다. 총알이 복강을 스치는 경우에도 충격파에 의해 복강내 상처를 줄 수 있으므로 확신이 없는 한 개복술이 안전하다.

정중절개가 선호되는데 이는 장루위치의 선택범위를 크게 하는 이점이 있다. 수술 시 가장 중요한 것은 대동맥, 대정맥 장골혈관, 간, 비장에서의 출혈을 조절하는 것이다. 만약 복강내 출혈이 심하여 관찰할 수 없다면 횡경막 밑으로 지나는 대동맥을 손이나 스펀지 겸자로 압박한다. 만약 환자의 상태가 혈역학적으로 안정되고 내장을

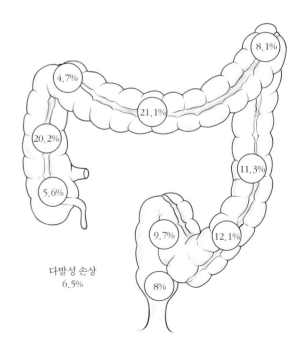

그림 35-12. 총상에 의한 대장 손상의 분포 우측 대장이 가장 빈번하게 손상을 입는 부위이다.

관찰할 수 있게 되면 내장 손상부위를 찾기 전에 복강세척을 시행하는 것을 권한다.

전체 위장관을 주의 깊게 관찰하여 동반된 손상을 조사해야 한다. 십이지장, 췌장, 비장, 담낭, 간, 간외 담도, 횡격막, 방광, 신장의 동반 손상에 주의해야 하며 외과의사는 천공의 상처가 반드시 짝수로 있어야 함을 기억해야 한다. 대장의 천공은 일반적으로 다음의 6가지 치료법 중 상황에 따라 선택한다.

① 1차 봉합
② 봉합과 근위부 대장루
③ 1차 절제 및 봉합
④ 절제 및 근위부 대장루
⑤ 장관광치술(그림 35-13)
⑥ 장관광치술과 봉합 또는 광치된 장관의 절제

치료법을 선택하는 기준은 상처의 위치, 조직 손상의 범위, 동반 손상, 수술에 걸린 시간, 오염의 정도, 내장으로 가는 혈관의 손상 여부와 수술 전 저혈량증의 범위이다.

### (2) 자상

자상은 하나의 상처가 있고 타 기관의 동반 손상이 드문 것이 총상과 다른 점이다. 그러므로 대부분 1차 봉합이나 장루 없이 절제 후 문합을 시행함으로써 안전하게 치료할 수 있다. 총상보다 사망률이나 내장 손상이 훨씬 적기에 개복술을 시행할 때 더 선택적인 원칙을 고수할 수 있다.

#### 1) 위치와 동반 손상

손상의 위치는 우측 결장 22%, 횡행결장 37%, 에스결장 11%, 좌측 결장 30%이며 관통상의 약 3/4이 상부 복부에서 일어난다. 대부분은 좌상복부에 발생하는데 이유는 가해자의 오른손에 잡힌 흉기가 좌상복부의 늑골면 근처에 상처를 주기 때문이다. 동반 손상은 총상보다 드물다. 대장 외의 손상은 소장, 간, 주요혈관, 횡경막, 위, 십이지장과 신장이다. 하부 흉부와 복부에 자상을 입을 때 대장은 간, 소장에 이어 세 번째로 많은 손상을 입는 장기이다.

#### 2) 검사

즉각적인 개복술이 필요하지 않을 경우는 흉부엑스선 사진과 기립 및 앙와위 복부엑스선촬영을 하여 기흉과 기혈흉을 감별한다. 중격동 기종이 있으면 후복막강에 공기가 있거나 식도 손상을 의미한다. 횡경막하 공기는 진단적인 가치가 있지만 위음성이 흔하다. 후복막강의 공기는 십이지장, 상행 또는 하행결장과 직장의 손상을 의미한다. 조영제를 이용한 부비강조영술 도움이 될 수 있지만 위음성과 위양성의 소견이 많고 복막 천공이 내장 천공을

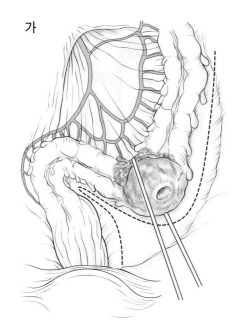
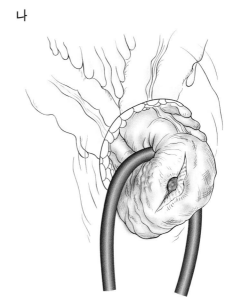

가  나

그림 35-13. 손상을 입은 장관을 복벽 외로 광치시키는 방법  횡행결장이나 에스결장과 같이 가동성이 뛰어난 부위를 유리한 후 손상받은 부위를 복벽 외에 위치시키고 복강 내로 끌려들어가는 것을 방지하기 위해 막대를 장고리 아래에 위치시킨다.

뜻하는 것은 아니기 때문에 이것을 전적으로 신뢰할 수는 없다. 복부 천자는 개복술을 필요로 하는 환자의 23%에서 처음에는 음성 반응을 보였으며 임상증상으로 출혈이나 천공이 의심된 14%에서 개복 시 음성 소견을 보였다. 선택적인 개복술을 하는데 향상된 방법으로 복강 천자가 추천된다. 복강 천자의 문제점은 후복막강 손상 때 음성으로 나타나는 것이며 횡경막 손상 시 믿을 수 없고 측부 또는 후복부의 상처에 반응이 없을 수 있다는 것이다. 더욱이 개방성 복강세척은 높은 위양성률을 보인다는 것이다. 최근에는 영상진단기기의 발달로 인해 더 정확하면서 비침습적인 진단이 가능하게 되었다. 복부초음파검사는 복강내 수분저류를 찾을 수 있지만 정확성이 떨어진다. 복부단층촬영은 복강내 고형장기 손상을 정확하게 진단할 수 있다. 그리고 소량의 기체 및 수분저류도 찾아낼 수 있어 창자의 손상을 진단가능하게 한다. 엘튼 등은 둔상에 의한 장기 손상 진단에 대한 복부단층촬영의 민감도 및 특이도는 각각 80% 및 78%로 보고하였다.

### 3) 치료

자상에 의한 상처는 일반적으로 사망률이 낮다는 관점에서 보면 만약 오염도가 경미하다면 위치에 관계없이 1차 봉합이 모든 자상에서 가장 좋은 치료법이다. 만약 위의 원칙에 의심이 가거나 중증도 또는 심한 오염이 있다면 총상의 경우와 마찬가지로 장을 꺼낸 뒤 봉합하는 데 주저하지 말아야 한다.

## Ⅲ  직장의 손상

### 1. 직장의 관통상

직장의 절반 이상이 후복막 기관이라는 점에서 직장의 손상은 대장의 손상과는 다르다. 복막외 직장 천공은 복강내 염증을 일으키지는 않으나 골반의 봉와직염을 일으킬 수 있다. 직장의 관통상은 주위 장기의 동반 손상을 일으킬 수 있는데 특히 방광, 골반과 장골혈관 등을 포함한다. 전반적으로 직장 손상의 합병증과 사망률이 대장 손상의 그것보다 높다.

### (1) 해부학

대장 손상은 그들의 위치에 따라 구분하는 것이 도움이

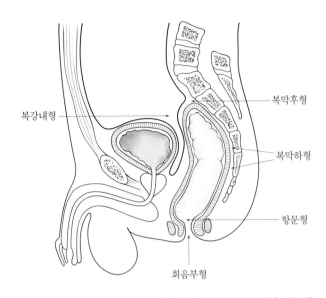

그림 35-14. 직장 손상의 유형 복강내형, 복막후형, 복막하형, 항문형과 회음부형이 있다.

된다. 복강내 손상은 상부, 중부 직장의 전반부 및 상부의 측방에 대한 손상이며 다른 손상들은 복강외이다. 폭스(1979)는 복강외 손상을 골반저 상부(하복막부), 골반저 하부(회음부), 그리고 전천골부로 분류하였고(그림 35-14) 많은 경우에 후복막강을 통한 가스의 이동으로 중격동, 목부위까지 기종이 관찰되기도 한다. 가스가 하방으로 이동하여 음낭과 하지에 피하기종을 만들 수 있다. 직장항문의 하부 손상은 괄약근에 손상을 줄 수 있다.

### (2) 동반 손상

대장 손상은 회음부, 직장부 연부조직, 지방의 손상을 동반한다. 요도, 방광, 소장, 천골, 성기 등의 손상이 발생하는데 특히 폭발물이나 총상의 경우 흔하다.

### (3) 임상

총기에 의한 복막외 직장 손상의 사망률은 높으며 광범위한 복강외 오염이 심하다면 사망률은 증가한다. 사망은 보통 혈관 손상이나 후기 패혈증이 원인이며 손상 위치, 깊이와 동반 손상에 의해 결정된다.

환자가 골반에 활동성 출혈이 있으면 저혈량증을 보이고 다양한 크기의 압출 상처와 골반 골절이 있을 수 있다. 혈소나 요도로부터의 자연적인 출혈은 동반된 비뇨기 손상의 증거이다. 회음부 손상이 거의 없고 직장으로부터 어느 정도 떨어진 거리에 압출 상처가 있을 때에도 직장 손상의 가능성을 고려해야 한다.

수술 전의 검사는 환자의 상태에 따라 다르다. 대개의 경우 방사선검사를 시행할 여유는 있으므로 골반엑스선 검사를 한다. 단순촬영에서 내장 손상이 있다면 기복이 보일 수 있고 복막외 손상이 있다면 후복막 공기가 보일 수 있다. 흉부엑스선으로 흉막 관통이나 종격동의 공기를 찾을 수 있다. 신우조영술로 양측 신장이 기능을 잘 하며 방광 손상이 있는지를 확인할 수 있다. 그러나 대부분의 환자가 도뇨관을 삽입하므로 방광촬영으로 더 많은 정보를 얻을 수 있다. 만약 도관을 삽입하는 데 어려움이 있다면 요도의 손상을 강하게 의미한다. 바륨대장조영술은 절대 금기이며 직장에스결장경이나 수용성 조영제를 사용한 대장촬영을 한다.

### (4) 소생술과 치료

즉각적인 처치는 결장 천공 때와 같이 시행한다. 환자에게 도관을 삽입하고 소변량을 검사하며 항생제를 사용하고 파상풍 예방제를 투여한다.

#### 1) 지혈

출혈이 내장골혈관의 분지에서 나오는 경우도 있는데 심부 골반 손상에서는 지혈이 매우 어렵다. 다른 출혈 원인으로는 직장 열상이 있으며 이때에는 직장의 천공을 봉합하여 지혈한다. 장골혈관에서의 출혈은 지혈해야 하며 계속 출혈할 경우 내장골혈관의 결찰이 필요할 수 있다.

#### 2) 괴사조직 제거

치골직장와의 조직을 넓게 절제한다. 만약 손상된 피부가 심하게 오염되었다면 변연절제술을 시행해야 하고 상처의 1차 봉합을 시도해서는 안 된다.

#### 3) 분변의 제거

골반 패혈증의 빈도를 줄이기 위하여 직장 내의 분변을 없애야 한다. 고체 분변은 도관을 삽입하여 관장세척하기 이전에 손가락으로 제거할 필요가 있다. 만약 근위 대장루를 만들었다면 직장부는 위에서부터 씻을 수 있다.

#### 4) 천골전방부 배액

배액관은 대장항문 후부와 괄약근 후부, 천골 가까이에 유지시켜 아래로부터 삽입해야 한다. 비록 크라스케 방법으로 충분한 배액을 할 수 있으나 미골의 절제는 골수염의 가능성을 높일 수 있다. 배액관 없이 치료한 경우에는 합병증과 사망률이 높았다.

#### 5) 장루의 형성

대부분의 저자들은 복강내 손상 때 근위부 대장루만 설치할 것을 권유하며 환상 에스결장루는 합병증이 적어서 전통적인 방법으로 사용되어왔다. 이론적으로 환상루에서 직장으로 분변이 지나가면 좋지 않으므로 나뉜 결장루를 선호하기도 한다. 결손부위를 1차 봉합하고 근위부 장루를 만드는 것은 복막하부 손상이나 회음부 손상치료에서 받아들여질 수 있다. 일반적으로 근위장루와 배액은 손상의 위치에 관계없이 가장 흔히 사용되는 방법이다.

## 2. 대장과 직장의 인위적 손상

인위적인 손상은 대부분 대장이 준비되고 분변이 없다는 점에서 다른 천공상과 다르다. 또한 진단이 즉각적으로 되고 치료는 보존적이며 사망률이 낮다.

### (1) **원인**

내시경이 인위적 천공의 가장 많은 원인이며 조직검사나 용종절제 후 흔하다. 또한 고령자와 염증성 장질환, 방사선치료를 받은 환자에서 흔하다. 스테로이드치료를 받은 환자가 염증성 장질환을 갖고 있다면 역시 천공 발생률이 높다. 대장의 천공 중 치명적인 것은 바륨으로 대장검사를 시행하는 도중 천공을 일으킨 경우이다. 바륨 천공에 의한 사망률이 높은 원인은 완전히 밝혀지지 않았지만 아마도 분변과 바륨의 동반 상승작용 때문으로 생각된다.

### (2) **천공의 기전**

#### 1) 내시경 손상

내시경에 의한 손상은 내시경의 끝이 장벽에 파묻힐 때 일어나게 된다. 이런 상황하에서는 장의 폐쇄 회로에서 최고 210~240mmHg의 압력이 생겨나게 된다. 높은 관내 압력은 먼저 장막의 균열을 야기하는데 궁극적으로 이 결손부위를 통해서 점막이 돌출되고 결국 천공을 유발하게 된다(그림 35-15). 용종 제거 시 천공의 일반적인 기전은 올가미 안으로 장이 물려 들어와서 올가미에 용종만 걸리는 것이 아니라 장벽도 같이 끌려옴에 기인한다. 다른 기전은 올가미에 전달된 너무 많은 양의 전류가 장벽 관통성 화상을 유발하기 때문이다(그림 35-16). 전기 소작에 의해 손상받은 부위는 즉시 천공되기보다는 후에 공기 주입을 하는 동안 높은 관내 압력으로부터 생기게 된다(그림 35-17).

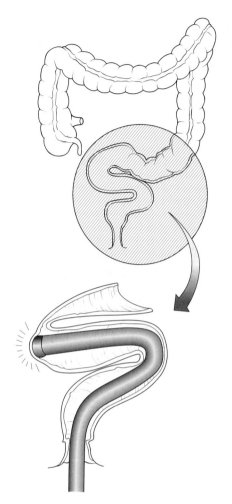

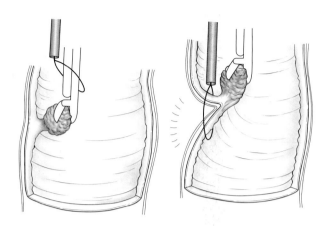

그림 35-16. 내시경적 용종절제술을 시행할 때 장의 천공이 발생하는 기전

환이나 크론병 때문에 발생하는 대장주위 농양 또는 대장 분절의 허혈 때문에도 천공이 일어난다.

### (3) 빈도

#### 1) 대장내시경 천공

내시경에 의한 천공은 시술자의 경험, 기저 질환에 따라 다르지만 일반적으로 대장경에 의한 천공의 빈도는 0.1~3%이다

대부분 대장내시경에 의한 천공은 직장-에스결장 접합부에서 일어나는데 이는 내장이 꼬이고, 또한 관내압이 높아지기 때문이다. 연성형의 내시경이 개발된 이후는 평상의 진단적인 검사에서 천공률은 0.1%에 불과하지만 용종절제술 후 천공은 최소 20~50배 더 많이 발생한다. 무경의 용종절제술 후 4.5%, 그리고 유경용종의 경우에는 1.9%에서 천공이 발생한다.

그림 35-15. 굴곡성 에스결장경 과정에서 장 천공의 기전 공기를 주입하는 동안 장벽에 고압력이 전달된다.

#### 2) 바륨관장 천공

궤양성 대장염이나, 회맹판이 건재하며 폐쇄에 의해 장이 과팽창된 경우 등에서 천공이 일어난다. 또한 게실 질

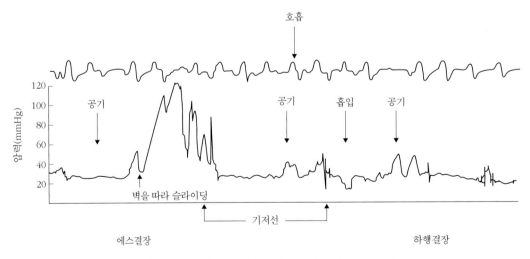

그림 35-17. 대장내시경을 시행하는 동안 장관내 압력의 변화

## 2) 바륨대장검사에 의한 천공

바륨대장검사 후 천공은 발생률을 정확히 알기는 힘들지만 0.02~0.04%의 범위를 갖는다. 기존의 염증성 장질환이나, 스테로이드의 과량복용이 천공의 발생에 영향을 끼친다.

### (4) 위치

대장경에 의한 천공은 대장의 어느 곳에서나 발생할 수 있으나 기존 질환이 있다면 발생률이 높아진다. 용종절제술 중 손상을 입은 위치는 대개 용종의 위치에 의해 결정된다. 그러나 진단적 연성대장경에 의한 손상은 대개 직장-에스결장 접합부에서 일어난다. 경성에스결장경에 의한 천공은 직장의 어느 곳에서나 또는 직장-에스결장 접합부에서 일어날 수 있다.

바륨대장검사로 인한 천공은 대개 횡행결장에서 발생한다. 염증성 대장염에서의 천공은 질병의 분포와 관계가 있다. 대장루세척 중의 손상은 일반적으로 장루에서 20cm 이내에 발생한다.

### (5) 예후

내시경 천공에 의한 사망은 극히 드물다. 미국 위장관학회의 조사에 의하면 55명의 보고된 천공 환자 중에서 1명만이 사망했고 전체적인 사망률은 0.0008%였다. 내시경에 의한 천공이 '양성'이라고 한다면, 바륨검사에 의한 천공은 이와 같지는 않다. 시카고의 쿡카운티 병원의 보고를 보면 바륨대장검사 중 천공된 환자들은 근치적인 절제를 하고 대장루를 만들고, 복강세척을 시행했어도 모두 사망했다고 한다. 바륨과 분변이 복강에 노출될 때 높은 사망률을 보이는 이유는 이 둘이 서로 악순환의 반응을 자극하여, 심한 독혈증을 일으키기 때문이다. 바륨은 대식작용과 섬유아세포를 활성화시켜 생존자들에게 있어서도 소장폐쇄를 일으킬 수 있다.

### (6) 임상 양상

인위적 대장 천공의 가장 흔한 증상은 복통이며 이는 내시경 시행 중이나 초기 6시간 이내에 발생한다. 천공이 발생하면 통증이 견단부에 느껴지거나 오심을 동반한다. 직장 손상 또는 후복막부 대장 천공은 가끔 하복부와 둔부통을 야기한다. 분변이 오염된 천공은 거의 빈맥, 발열, 오한 등이 발생하며 그람음성균성 쇼크, 저혈압, 말단순환부전, 핍뇨, 대사성 산혈증과 독혈증이 발생한다. 대장내시경에 의한 천공이 대장내시경 시행 도중 발생하기도 하지만 지연성으로 발견되는 경우도 있다. 복강내 천공은 대개 복부엑스선상 기복증을 발견함으로써 증명된다. 후복강 천공의 경우 다량의 후복막 기체가 있으며 중격동과 목부위까지 타고 올라간다. 바륨 천공 이후 복강 내에서 바륨이 발견될 수 있다. 천공이 전혀 임상적으로 발견되지 않고 단지 치료 후 방사선학적 검사로만 발견될 수도 있다.

### (7) 치료

대부분의 환자, 특히 천공이 후복막강에 있는 경우는 보존적인 치료를 한다. 수술 여부를 결정하는 것은 미묘한 문제인데 일단 대장 천공이 발생한 것으로 생각되면 즉시 외과에 자문을 구한다. 방사선학적이나 임상적으로 천공이 확실하다면 추가적인 검사는 불필요하지만 진단이 애매한 경우에는 수용성 조영제를 사용한 대장검사를 시행한다. 이 검사로 누출이 복강외인지 여부와 천공의 위치, 손상 정도 등을 알 수 있고 또한 국소배액술이 가능한 정도인지 등을 알 수 있다.

대장경에 의한 대부분의 천공 환자는 금식, 수액주사와 항생제 투여로 치료한다. 항생제는 메트로니다졸과 세팔로스포린, 퀴놀론 또는 아미노글리코시드 등을 병합요법으로 사용한다.

개복술은 바륨복막염을 제외하고는 자제되어야 하는데, 이 경우에도 균혈증에 흔히 동반되는 수분과 전해질의 손실을 교정한 이후에 시행되어야 한다. 비위관은 환자의 긴장도와 불편감만 증가시킬 뿐 도움이 되지 않으며 응급수술을 준비하거나 위가 팽만된 경우가 아니면 추천되지 않는다. 대부분 내시경에 의한 천공 환자는 상처가 크지 않고 기계적인 세척을 시행하고 난 뒤에 발생했기 때문에 보존적으로 치료된다.

다양한 보존적인 처치를 시행함에도 불구하고 임상적인 진전이 없다면 개복술을 시행한다. 수술의 결정인자는 장세척의 정도, 기존의 대장 질환, 환자 활력증후군의 변화이다. 만약 장세척이 잘되어 있지 않고 심한 장염이 있다면 소생술이 끝나는 대로 개복술을 시행해야 하고, 장세척이 잘되어 있고 기타 기존 질환이 없는 경우는 보존적 처치를 하면서 48시간을 기다릴 수 있다. 바륨대장검사 시 천공이 발생하면 조기에 적극적인 수술이 요구된다.

수술방법은 천공의 크기, 위치, 오염의 정도, 기존 질환, 천공과 수술 사이의 시간간격에 의존한다. 일반적으로 1차 봉합을 안전하게 시행할 수 있다. 대장이 정상이나 개복술과 천공 간의 시간이 길고 중등도의 복강내 오염이 발생하였다면 근위 대장루를 시행한다. 다른 방법으로는 손상된 대장을 밖으로 끄집어내고 봉합한다. 다른 한편으로 대장이 병리학적으로 정상이어도 광범위한 조직 손상이나 허혈 구간이 있다면 의심되는 분절은 절제해야 한다. 최근에는 복강경술기의 향상과 더불어 복강경에 의한 진단 및 수술법이 성공적인 결과와 함께 보고되고 있다.

## 3. 대장과 직장의 둔상

복부의 둔상은 젊은 남자에서 많이 발생하며 이때 대장 직장의 손상은 드물어서 약 5% 정도이다. 많은 손상은 사지 골절, 흉부와 두부 손상과 동반된다. 복부 둔상에서 대장과 소장의 손상은 안전벨트에 의한 경우가 많다.

복부 손상에서 대장과 직장만 손상을 받는 일은 매우 드물다. 진단적 복부 천자가 수술 여부를 결정하는 데 도움을 주고 정확도는 90~95%이다. 치료는 장관관치술 대장절제술과 양측 장루를 포함한다.

### (1) 소생술과 임상증상

급성 복부 손상에서는 병력, 이학적 검사와 치료가 복합되어야 한다. 맥박, 혈압, 소변량, 혈액 가스 분석과 의식의 정도를 측정하며 소생술은 총상이나 자상의 경우와 동일하다. 그러나 복부 둔상에서 복부 이학적 검사는 종종 오진을 야기하며 이러한 경우 복부 천자와 복강세척검사가 도움이 된다. 검사실검사는 큰 도움이 되지 않으며 혈청 아밀라아제의 수치가 췌장 손상이 있는 환자에게서 증가할 수 있다.

일반적으로 복부 외상에서 방사선 소견은 정확하지 않다. 내장 외상 환자의 1/3 미만에서 방사선학적으로 양성 반응을 보인다. 그렇지만 흉부엑스선상 횡격막 하부에 공기가 보이거나 단순복부 사진상 후복막강 공기가 보이면 대장 손상을 의미할 수 있다.

복강세척은 정확하고 시행이 간단하며 가양성 확률이 낮다. 그러나 후복막강 출혈 때는 신뢰도가 떨어진다. 이런 경우는 컴퓨터단층촬영이 중요한 정보를 제공한다.

### (2) 수술적 치료

#### 1) 개복술

복강세척의 음성 결과가 복강내 외상의 가능성을 완전히 제외시키는 것은 아니며 만약 강력히 의심할 만한 근거가 있으면 개복술을 시행해야 하지만 개복술의 사망률이 1.6~6.3%에 이르며 합병률이 19~23%이므로 불필요한 개복술은 피해야 한다. 복막절개는 정중절개를 시행하며, 복부절개 후 가장 먼저 시행해야 하는 것은 출혈부위를 확인하는 것이다. 다음으로 장 천공을 확인한다. 천공된 분절을 가동화시키고 장 겸자를 사용해서 막아 더 이상의 오염을 방지한다. 일단 환자가 안정되면 간, 담낭, 비장, 신장, 췌장, 십이지장, 대정맥, 대동맥을 관찰한다.

#### 2) 대장과 직장 손상의 치료

호웰 등이 분류한 5가지의 결장 손상은 출혈성 좌상, 부분적 열상, 천공, 횡절단, 허혈성 괴사이다. 가장 흔한 것은 장막층의 분명한 파괴 없이 장막하층의 혈종으로 나타나는 출혈성 좌상인데 대부분의 경우 특별한 치료가 필요하지 않지만 허혈성 영역에서 지연성 천공이 일어날 수 있으므로 결장의 생존이 의심되면 외부로 광치해놓는다.

불완전한 열상은 복부 둔상의 또 다른 흔한 양상이고 다양한 길이를 침범하지만 깊이는 장막층만 침범한 경우가 대부분이다. 이들 손상 분절은 안전하게 봉합될 수 있다.

천공, 횡절단, 허혈성 괴사 등은 분변에 의한 오염과 연관된다. 좌측 횡절단에서는 절제 후 양측 원통형 장루를 사용할 수 있고 우측 횡절단에서는 문합과 함께 절제술에 근위부 회장루를 시행하는 것이 선호되는 방법이다. 결장의 괴사영역이 있는 국소천공은 장관광치술에 의해 치료될 수 있다. 둔상에서는 종종 진단의 지연, 췌장과 같은 기관의 심한 동반 손상 혹은 복막염 등이 있을 수 있는데 이런 것들은 1차적 문합술의 금기증이다.

둔상에 의한 직장 손상에는 대개 분쇄된 골반의 골절이 있어 골편이 복막외 직장에 천공을 유발한다. 이러한 손상은 대개 요로계의 출혈과 손상에 관련되며 요도관의 삽입, 완전한 분변의 우회, 효과적인 전천골부위의 배액술과 직장으로부터 분변의 제거 등으로 치료해야 한다.

#### 3) 예후

복부 손상과 관련된 사망률은 높아 호웰 등은 33%를 보고했다. 휘젤라드 등은 즉각적인 사망은 보통 큰 혈관으로부터의 출혈이나 두부 손상에 의한 것이며 복부외 손상과 동반된 사망률은 22%, 복부에 한정된 경우는 7%라고 보고했다.

## Ⅳ 대장 천공으로 인한 복막염

대장 천공에 합병된 복막염은 적극적인 소생술과 개복술을 요하는 흔한 응급 상황이다. 천공의 원인은 신생아와 성인의 결장직장 질환의 전체를 포함한다. 결장염이 신생아에서 가장 흔하고 염증성 장질환, 외상 혹은 감염성 원인은 젊은 성인에서 더욱 흔하다. 악성종양, 장폐쇄, 경색, 방사선 손상에 의한 합병증으로 생기는 복막염은 노인에게서 현저하다. 결장 천공은 절제, 봉합, 장관광치술 등으로 치료해야 할 뿐만 아니라 세척, 변연절제술, 배액술, 상처관리, 반복적인 개복술과 같은 외과적 방법이 종합적으로 고려되어야 할 것이다.

### 1. 원인

결장 천공의 흔한 원인은 암종, 궤양성 결장염, 게실성 질환, 염전, 방사선 괴사, 외상, 수술 후 누출 등이다. 에스결장이 게실성 질환과 결직장암에서 천공의 가장 흔한 부위이다.

#### (1) 선천성 질환
폐쇄에 의한 분변 복막염을 유발하는 선천성 질환에는 쇄항, 히르슈슈프룽, 장염전, 회전 이상 등이 포함된다.

#### (2) 감염증
이질성 장염, 캄필로박터 결장염, 아메바성 결장염, 거대세포 바이러스성 장염이 장 천공을 유발할 수 있다. 결핵, 샤가스병도 천공을 유발할 수 있으나 일반적으로 드물다.

#### (3) 염증성 대장염
##### 1) 궤양성 대장염과 크론병
독성거대결장이 궤사성 결장염에서의 천공의 가장 흔한 원인이지만 숙변성 궤양 혹은 스테로이드치료에 의할 수도 있다. 종종 천공은 결장염에 합병되는 관통성 혹은 폐쇄성 암종으로부터 발생한다. 아킨슨(1976) 등의 보고에 의하면 독성팽창을 가진 23명의 환자에서 10예의 천

공이 발생했고 6명이 사망했다고 한다. 크론병에서도 전격성 결장염과 독성 거대결장이 올 수 있음에도 불구하고, 천공은 매우 드물다.

##### 2) 게실 질환과 숙변성 천공
천공은 게실성 질환의 흔한 합병증이고 종괴 혹은 농양을 형성하며 막히게 된다. 결장주위 농양의 천공은 농성 복막염을 초래하나 다행스럽게도 분변성 복막염은 상대적으로 드물다. 분변성 복막염은 스테로이드 혹은 비스테로이드성 항염증제제를 사용하는 환자들 사이에서 흔히 발생한다. 게실성 질환으로 인한 분변성 복막염의 어떤 경우는 실제로 숙변성 궤양에 의할 수 있고 특발성일 수도 있다. 결장의 특발성 천공은 천공된 게실성 질환으로부터 구별이 어려운 장벽 내의 약한 부위를 유발하는 관내압 증가에 의한 것이라 생각된다. 반면에 숙변성 천공은 장벽에 궤양을 일으키는 경성 분변에 의한 허혈성 압력성 괴사에 의한다. 임상적으로 이들 원인을 구별하는 것은 매우 어렵다.

#### (4) 신생물
대장암에 합병하는 천공은 국소구조 내로 관통해 들어가는 성장 그 자체 때문일 수 있는데 그러한 경우들은 거의 항상 국소적으로 진행된 종양이다. 반면에 천공은 폐쇄성 암종의 근위부에 있을 수 있고 회맹판이 작용을 하는 곳에서는 맹장의 허혈성 괴사를 초래한다. 그러한 근위부 천공은 기존의 악성화 과정을 치료하는 관점에서 보면 종양에 의한 국소 천공보다는 유리하다. 폐쇄성 암종에 합병하는 근위부 천공에 대한 펠로퀸 등의 보고를 보면 근위부의 천공은 5%였던 반면 종양부위에서의 국소관통에 의한 천공은 29%였다. 그의 환자들 중 1/2 이상이 간전이가 있었고 1/4 이하에서만 근치적 절제가 가능했으며 치사율은 35%였다.

#### (5) 방사선 손상
결장직장 천공은 외부 방사선조사에 의한 소장 손상보다는 드물다. 러셀 등은 12예의 방사선 유도성 장 천공을 보고했고 이 중 4예가 결장 천공이었다고 하였다. 직장의 자유 천공은 자궁내강 방사선 삽입물을 사용하지 않은 경우에는 드물다. 대장에서의 가장 흔한 괴사부위는 맹장과 에스결장인데 그것은 양 부위가 가동성이고 자궁에 가까이 있기 때문이다.

### (6) 폐쇄

천공은 암종이 아닌 병소의 근위부에서도 발생할 수 있다. 드물지만 방사선 협착, 크론병, 특발성 거대결장 등에서도 발생할 수 있다. 천공은 또한 맹장 혹은 에스결장의 염전을 합병할 수 있다. 에스결장의 염전에서 합병하는 천공은 10% 정도이고 맹장의 염전에서는 빈도가 더 높다. 그러나 천공이 합병되면 사망률은 대개 50% 이상이다.

## 2. 임상 양상

### (1) 증상

분변성 복막염을 가진 환자는 매우 심하게 아파한다. 전해질 부족, 산증, 탈수의 정도는 오염의 정도와 관련이 있고, 천공된 지 얼마 만에 내원하였는지도 관계가 있다. 환자는 혼동, 지남력 장애 혹은 혼수상태까지 될 수 있다. 탈수가 심하고 소변량이 감소되며 산증 상태이고 대개 말초 순환부전의 양상을 보인다. 장 마비의 소견이 있으며 복부는 팽창되고 조용하며 복근경직과 반발성 압통이 있다. 이들 이학적 증후들은 스테로이드에 의한 천공에서는 종종 없을 수도 있으므로 주의해야 한다.

### (2) 소생술과 평가

맥박 수, 혈압, 호흡 수, 체온, 소변량 같은 단순한 임상적 지표들이 수술과 인공호흡기치료를 결정하는 데 많은 도움을 준다. 소변량은 체중 1kg당 1시간에 1mL 이상으로 교정해야 하고 정맥내 수액은 소변량에 따라 투여한다. 순환부전 환자에서는 우심방압 측정이 필요하다. 호흡부전은 반복적인 흉부방사선 사진과 동맥혈가스 분석에 의해 관찰해야 한다. 검사실검사로는 혈색소, 적혈구용적률, 백혈구 수, 혈청 크레아티닌, 전해질과 간기능검사, 혈액응고검사가 필요하다.

복막 염증의 정도를 평가하는 데는 APS 혹은 APACHE II 등급과 같은 다양한 점수체계가 사용될 수 있다. 윌리엄스 등은 IL-6의 농도가 APACHE II 점수보다 예후를 더 잘 반영한다고 하였다.

## 3. 검사 소견

결장 천공의 진단은 대개 병력, 그람음성혈증에 의한 쇼크의 증후, 급성 복증으로부터 분명하게 알 수 있다. 일반적인 방사선검사상 30~60%에서 횡경막하 공기가 보인다. 만약 결장 천공이 의심되는데 유리가스가 없으면 방사선조영술로 확진할 수 있다. 그러나 천공이 의심되는 환자에서의 조영제관장은 그람음성패혈증이 합병될 수 있고 진단이 대개는 임상적으로 분명하기 때문에 권하지 않는다. 따라서 이러한 검사는 수술 후 패혈증의 증후를 가진 환자에서 만약 문합부위 누출이 있다면 확인을 위한 경우로 국한된다. 복부의 단순복부사진은 숙변성 궤양을 가진 환사에서 분석을 보여줄 수 있고, 녹성 팽창, 결장폐쇄, 염전, 위막성 결장염, 허혈성 결장염 같은 결장 천공의 원인에 대한 단서를 제공하는 경우가 있다.

## 4. 치료

### (1) 소생술과 항생제 투여

결장 천공으로 쇼크에 빠진 환자는 즉시 소생술을 시행해야 한다. 정맥내 주사를 시작하고 마약성 진통제를 투여하며, 요도관을 삽입하여 시간당 소변량을 측정해야 한다. 혈액을 채취하여 교차반응검사를 하고 혈색소, 적혈구용적률, 크레아티닌, 전해질 농도의 측정도 필요하다. 동맥혈 가스 측정을 해야 하는데, 위급한 환자에서는 호흡보조가 적응증이 된다. 비위관을 삽입해서 위와 소장을 감압시켜야 하는데 이것은 장 마비가 항상 발생하기 때문이다.

전신적 항생제 투여는 정맥내 수액 투여와 동시에 시작해야 한다. 항생제가 합병증의 예방에 중요한 역할을 하지만 항생제의 사용이 외과적 중재를 지연시키지는 못한다. 항생제 치료의 목적은 세균혈증을 조절하고 감염을 국소화하며 감염과정을 극복하기 위한 숙주의 방어기전을 돕는 것이다.

### (2) 개복술과 천공의 치료

만약 괴사성 장관, 악성 혹은 기존의 장염이 있다면 천공된 분절은 절제해야 한다. 궤양성 대장염에서는 결장전절제술이 필요할 것이다. 원위부 폐쇄가 없다면 천공부위만의 절제가 필요하고 원위부 폐쇄가 있다면 근위부 천공은 광치되어야 하며 폐쇄부위는 즉각 혹은 나중에 절제해야 한다. 분변성 복막염이 있는 곳에서 문합을 시도하는 것은 장루에 의해 보호된다 하더라도 현명하지 못하고 말단 장루 설치와 절제 후 원위부 장은 폐쇄하거나 점막 누공을 형성해준다. 예외가 있더라도 대부분의 경우에서 결장 결손의 1차 봉합은 현명하지 않다. 내시경에 의한 천공은 보존적 치료가 원칙이나 복막 내의 오염이 심하면 일시적인 근위부 환상 장루를 동반한 1차적 봉합술을 시행한다.

### (3) 추가적인 수술 중 처치

#### 1) 식염수와 살균제 세척

식염수 세척이 복막액 내에서의 옵소닌의 양을 감소시킴으로써 패혈증의 위험을 감소시킨다는 보고도 있지만 세균의 원위부로의 확산을 초래하여 역기능을 보인다는 보고도 있다.

살균제를 이용한 복강내 세척은 녹소시올린과 포비돈-요오드가 주로 이용되지만 아직까지 이러한 약제가 유용하다는 의견의 일치는 없다.

항생제를 사용한 수술 중 복강세척이 사망률을 낮춘다는 많은 보고가 있지만 수술 후 농양의 빈도를 줄이지는 못하는 것으로 보인다. 여러 종류의 항생제들은 복막을 통해 잘 흡수되므로 독성 수준까지 도달할 수 있다. 피페라실린, 이미페넴과 퀴놀론계의 항생제는 정맥 투여로도 효과적인 복막액 내에서의 높은 농도에 쉽게 도달하기 때문에 복막내 투여는 불필요하다.

#### 2) 배액술

분변성 복막염의 개복술 후의 개방성 배액은 오랜 외과적 전통이었지만 1970년대 이후의 여러 학자들의 연구에 의하면 개방성 배액이 수술 후 복강 내의 패혈증을 감소시키는 데 효과적이지 못하였다. 스톤과 헤스터 등의 연구에 의하면 개방성 배액술군에서 오히려 수술 후 합병증이 높음을 보고하였다. 개방성 배액술은 섬유소 침착에 의해 곧 폐쇄되므로 실제적인 효과는 의문스럽다. 뿐만 아니라 세균의 통로로도 이용될 수 있으므로 세균 감염에 의한 합병증을 증가시키기도 한다. 따라서 배액은 단지 혈액제거 수단으로만 유용하고 사용한다면 폐쇄흡인식이어야만 한다.

#### 3) 변연절제술

많은 저자들은 분변성 복막염에서 변연절제술을 주장하지만 여러 연구의 결과 변연절제술을 시행하지 않은 군과 수술결과에서 큰 차이가 없었다.

#### 4) 상처와 복강의 개방

복부 절개를 닫을 수 없는 경우 혹은 복강내 패혈증의 심각성 때문에 복벽을 개방시켜 두어서 만약 누공이 발생하거나 혹은 농이 고인 경우 2차적인 복막염의 위험 없이 관리할 수 있도록 하는 것이 바람직한 경우가 있다.

#### ① 개방 상처

복강이 분변으로 오염된 경우 수술창을 개방해놓는 것은 외과의들이 선호하는 방법이지만 지연성 합병증이 많아 1차적으로 봉합하는 방법보다 꼭 좋은 결과를 보이는 것은 아니므로 선택적으로 시행해야 한다.

#### ② 복강의 개방

분변으로 오염된 환자를 복강을 개방해 치료한 군에서는 결과가 좋지 않았다. 복강을 개방해놓은 경우에는 호흡부전과 패혈성 쇼크가 1차 봉합으로 치료한 환자보다 많았으며 따라서 사망률도 높았다. 개방된 복강의 관리에는 많은 양의 혈관내 수액 보충을 요하는 대량의 체액소실이 있고 첫 1주 동안 호흡보조가 필요한 경우가 많았다. 복강의 개방은 일부에서는 분명히 도움이 될 수 있으나 대개는 폐쇄성 방법보다 결과가 좋지 않으므로 폐쇄적 방법이 우선적으로 고려되어야 한다. 복벽을 닫는 데 어려움이 있다면 복벽을 닫기 위해 지퍼를 가진 바이크릴 혹은 말라렉수 메쉬가 도움이 된다.

#### ③ 계획된 반복성 개복술

계획된 반복적인 개복술은 장의 생존력이 의심스러운 경우에 적용할 수 있다. 이러한 경우 지퍼가 달린 메쉬 이식물이 매우 유용하게 이용될 수 있다.

## 5. 사망률과 예후 인자

대장 천공에서의 예후는 원인 질환에 따라 차이가 많다. 암에 의한 천공 환자에서는 $18 \sim 80\%$ 정도의 수술 사망률을 보이며 수술 후 사망하지 않은 환자라도 5년 생존율이 $20\%$ 전후라는 보고가 많다. 궤양성 대장염에 합병되는 독성 팽창에 의한 천공에서의 사망률은 점차 감소되고 있는 추세인데 이는 조기수술적 중재가 큰 역할을 한 것으로 보인다.

천공된 게실성 질환의 사망률은 변성 혹은 화농성 복막염인지에 따라 달라진다. 분변성 복막염에서는 거의 $50\%$의 환자가 사망한다. 화농성 복막염의 사망률은 $9 \sim 25\%$의 범위이다.

우측 결장의 염전은 흔하지 않지만 $15 \sim 31\%$에서 맹장 괴저와 천공이 합병되고 대개 $50\%$의 사망률을 가진다.

높은 사망률은 노령의 집단에서 진단의 지연과 관련이 있다. 횡행결장의 염전은 흔하지 않지만 천공은 유사한 빈도로 발생하고 높은 사망률을 가진다. 괴저가 합병된 염전에서의 사망은 대개 진단의 지연과 관계된다.

내시경에 의한 천공의 빈도는 시술자의 경험과 전기소작의 사용에 따라 다양하나 사망률은 극히 낮고 대부분의 환자들이 보존적으로 치료될 수 있다. 반면에 드물긴 하나 바륨관장에 따른 천공은 훨씬 더 심각한 결과를 초래하는데 바륨이 혈액 혹은 담즙보다는 대변과 혼합되었을 때 더욱 치명적이다.

복부 둔상이나 총상에 의한 손상 후의 사망률은 동반손상의 심각성에 좌우된다. 숙변성 혹은 특발성 천공의 사망률은 50% 이상이다. 많은 환자들이 고령이고, 정신지체로 인해 공공기관에 보호되고 있으며 오랜 변비의 병력이 있다. 따라서 진단의 지연이 이 조건에서의 사망률을 결정하는 중요한 요소인 것으로 보인다.

# V 하부 위장관(대장·항문) 출혈

대장의 대량 출혈은 드물며 수술적 치료를 요하는 경우가 거의 없다. 그러나 대장출혈 환자들은 대개 고령이고 전신상태가 좋지 않으며, 출혈의 원인과 해부학적 위치를 찾는 것이 대개 어렵다. 초기 수술이 저혈압과 대량 수혈에 합병되는 신장, 심장과 폐부전의 위험을 최소화하기 위해 필요하지만 대장출혈의 경우에도 자연지혈이 많으므로 조기수술을 꺼리는 경향이 있다.

전신적 출혈성 질환을 배제하고 소생술을 시행한 후 에스결장경과 적혈구 스캔을 시행한다. 만일 활동성 출혈이 멈추었으면 장 처치 후 대장내시경을 시행한다. 만일 출혈이 계속되고 이러한 검사에서 진단이 되지 않는다면 상부 위장관내시경을 시행한 후 조기개복술을 시행한다. 필요하다면 수술 중 내시경으로 실혈의 근원지를 찾을 수 있다.

원인을 알 수 없는 급성 장출혈 환자에서는 결장출혈의 흔한 원인인 혈관이형성증, 게실 질환, 대장류, 용종, 암종, 염증성 장질환, 허혈성 장염, 감염성 장질환 등을 감별해야 한다.

## 1. 일반적인 처치의 원칙

### (1) 장출혈의 원인

대장의 검사 전에 출혈을 유발하는 전신 질환을 먼저 배제해야 한다. 혈소판감소증, 백혈병, 출혈성 혈관확장증과 같은 출혈 소인을 배제하기 위하여 혈액응고검사를 시행해야 한다. 항응고제제, 비스테로이드성 소염제제 등의 복용에 대한 조사도 필요하다. 치핵, 치열, 고립성 직장궤양, 직장류, 혈관종, 직장염, 직장암과 같은 항문관과 하부 직장의 명백한 출혈의 원인을 적절한 시야확보 후 먼저 검사해야 한다.

직장으로 선혈이 나온다고 해도 소화성 궤양, 위식도 미란, 정맥류나 악성종양, 담도혈증 등과 같은 상부위장관에 대한 검사가 필요하다. 급성 감염성 장염이 급성 출혈성 설사를 유발할 수 있기 때문에 캄필로박터, 대장균, 클로스트리듐, 살모넬라, 이질균, 곰팡이류 등에 대한 분변배양검사를 신속히 시행해야 한다.

출혈의 원인이 될 수 있는 소장의 병소로는 메켈게실과 장중첩이 있고 공장게실, 약제에 의한 궤양, 방사선 회장염, 크론병, 혈관종이나 소장의 혈관이형성증, 원발성 혹은 2차성 암, 카시노이드 종양, 평활근종 등이 있다. 대장출혈의 원인이 되는 질환으로는 혈관이형성증과 동정맥기형, 게실 질환, 염증성 장질환, 대장직장류, 용종, 대장암 등이 있다. 자궁내막증이 드물게 직장출혈의 원인이며 동통과 출혈이 주기적이며, 월경통과 성교통과 관련이 있다면 원인으로 의심해야 한다. 상대적으로 드물지만 고립성 직장궤양과 맹장궤양도 원인이 될 수 있다. 허혈성 장염은 복부 동통, 순환 장애와 백혈구증다증이 있는 비전형적 장염을 가진 환자에서는 꼭 감별해야 되는 질환이다. 장관 경색의 소견을 보이면 초기의 수술적 치료가 필요하지만 대개 자가치유성이다.

### (2) 임상 양상

출혈의 부위를 진단하는 데 임상적 소견은 큰 도움이 되지 않는 경우가 많다. 실혈의 색깔은 장관의 출혈위치보다는 실혈속도와 더 관계가 있다. 선홍색의 직장출혈은 위, 식도 정맥류로 인한 대량 출혈 환자에서도 발생할 수 있다. 소아에서 붉은 색의 젤리 모양의 변은 장중첩증의 소견이고 점액-혈액성 설사는 급성 장염을 시사하며, 일시적인 혈액성 설사와 동반되는 심한 복부의 동통은 허혈성 장염의 소견이다. 장습관의 변화와 혈액이 혼합된 대변의 통과는 대장의 신생물을 시사하고 장습관의 변화 없이 정상변 표면의 선홍색의 직장혈은 항문의 병리상태를 제시한다.

### (3) 소생술과 관찰

주요한 위장관 출혈을 가진 환자의 소생술은 빠른 정맥 접근, 응급혈액 교차반응검사와 혈압, 맥박, 소변량, 응고 인자, 산염기 평형과 중심정맥압의 관찰을 포함한다. 손실된 혈액은 신선한 혈액을 수혈하여 보충해주는 것이 더 좋으며 나이든 환자에서는 식염수의 과량 주입을 피해야 한다. 1.5L 이상의 수혈이 필요하거나 약물주입에 의한 치료가 실패하면 수술을 고려한다.

### (4) 검사

#### 1) 동위원소 스캔

감마카메라 영상에 의해 출혈부위를 찾는 방법으로 테크네튬을 동위원소로 사용하고 운반체로는 유황콜로이드나 환자 자신의 적혈구를 이용한다. 유황콜로이드는 활동성 출혈에만 이용될 수 있는 반면에 적혈구 스캔은 활동적으로 출혈하지 않는 병소를 찾는 데도 이용될 수 있어서 많이 쓰이지만 국소화는 상대적으로 부정확하다. 활동성 출혈을 하는 동안 적혈구 스캔을 이용하면 65% 정도의 양성률을 얻고, 흑색변이 있는 환자의 71%에서 양성이다. 동위원소 스캔은 매우 예민해서 출혈속도가 0.05～0.10mL/분 정도이면 찾을 수 있다. 유황 콜로이드 스캔은 콜로이드가 간과 장관에 축적되므로 반복해서 시행할 수 없다는 단점이 있다.

#### 2) 방사선조영술

바륨관장검사는 이후의 혈관조영술과 대장내시경을 불가능하게 하므로 부적합하다. 더욱이 방사선조영술은 혈관이형성 병소를 발견하는 진단율이 매우 낮고 출혈하지 않는 병소를 출혈 병소로 잘못 판단하는 오류를 범하게도 한다. 이중조영제 바륨관장은 만성 실혈을 찾기 위한 계획된 검사로 시행될 수 있다.

#### 3) 혈관조영술

대장출혈 환자에서 응급혈관조영술의 사용은 줄어들고 있다. 혈관조영술이 활동성 출혈의 발작이 있는 동안에 항상 가능한 것도 아니고 경험 있는 방사선과 의사라도 기술적인 어려움과 위양성이 있으며 정확도가 40～60%

에 불과하기 때문이다. 오히려 응급혈관조영술이 활동성 출혈이 계속되는 환자에서 명백한 외과적 중재의 적응증이 되는 상황에서 지연을 초래할 수 있다.

혈관조영술은 0.2～0.5mL/분의 속도로 출혈되는 병소를 찾을 수 있다. 적혈구 스캔을 한 후에 혈관조영술을 하는 것이 좋은데 이는 조영술 시행 시 어디에 초점을 맞추어야 되는지 도움을 준다. 응급혈관조영술의 역할은 실혈의 원인을 국소화시키고 혈관이형성증으로부터 게실 질환에 의한 출혈을 구별하는 것이며 동시에 혈관수축제나 젤폼을 사용하여 치료적 목적으로도 사용할 수 있다는 것이다. 수술 시 도관을 통해 메틸렌블루를 주입하여 푸른색으로 염색된 이환된 장을 찾을 수도 있다.

#### 4) 대장내시경과 장내시경

과거에는 결장이 혈액으로 차 있을때 대장내시경을 하는 것이 시간만 소비하는 것으로 여겨졌으나 근래에는 대장내시경이 만성 장실혈 환자의 검사에서 가장 중요한 진단방법으로 인정받고 있다. 불명확한 실혈의 계획된 검사 동안 바륨관장검사가 정상인 경우에 장내시경을 시행하여 악성종양, 용종, 염증성 장질환, 혈관이형성증을 각각 3～16%에서 발견하였다는 보고도 있다.

게실 질환으로 인해 출혈이 된다고 추정되는 환자에서 대장내시경을 실시한 결과 악성종양, 용종, 염증성 장질환, 혈관확장증 등이 원인으로 밝혀진 경우도 많다. 응급 대장내시경의 정확도는 특히 우측 결장일 경우 장 처치의 정도에 따라 크게 달라진다. 혈관이형성의 경우에도 대장내시경의 진단도는 매우 높아 점차 혈관조영술을 대체하고 있다. 특히 대장의 출혈은 자연히 멈추는 경우가 많으므로 대장내시경의 유용성은 더욱 크다. 최근 위내시경이나 대장내시경검사로 확인이 되지 않는 장관출혈에 대한 진단으로 캡슐내시경이 이용되고 있다.

#### 5) 개복술

출혈의 장소가 불명확한 경우에는 여러 가지 진단장비의 발달에도 불구하고 개복술의 적응증이 된다. 실제로 많은 환자에서 개복술이 불필요하게 지연되는 경우가 많다. 그러나 현대의 내시경의 발달과 혈관조영술의 발달로 인해 개복의 필요성은 점점 감소하고 있는 추세이다.

### (5) 치료

#### 1) 혈관조영술에 의한 치료

혈관조영술에 의한 치료는 때때로 시간만 소비하는 것

이 될 수 있다. 혈관조영으로 혈관외 유출의 부위가 보인다면 선택적인 혈관수축제 주입이 치료의 1차적인 선택이 될 수 있는데 게실에 의한 출혈에서는 92%의 성공률이 보고되었다. 그러나 실제로는 많은 환자에서 자연지혈이 일어나므로 성공률을 전적으로 신뢰할 수는 없고 재출혈이 있을 수 있다. 혈관수축제의 초기 용량은 0.2단위/분으로 만일 초기에 조절이 안 된다면 0.4단위/분으로 증가할 수 있다. 혈관수축제의 주입은 대개 출혈이 멈출 때의 용량으로 24~36시간 지속해야 하고 치료를 종료하기 전 용량을 반으로 줄여서 24시간 동안 준다. 주입은 대개 상장간막 혹은 하장간막동맥의 기시부에 직접 줄 수 있으나 선택적인 도관술이 동정맥이형성에서 더 좋은 결과를 보인다. 트롬빈, 산화성 셀룰로오스, 겔폼이나 폴리비닐 스펀지 등으로 색전을 시켜 지혈시킬 수도 있다. 이러한 치료의 장점은 더 이상의 치료가 필요하지 않다는 것과 혈관수축제로 조절되지 않는 출혈을 멈출 수 있다는 것이고 단점으로는 장경색을 유발할 수 있다는 것이다.

### 2) 내시경적 치료

용종으로 인한 출혈이면 용종절제술을 내시경적으로 시행하며 혈관이형성증의 경우에는 응고를 시키기 위해 전기적으로 절연된 집게를 사용하여 '핫 생검'을 수행할 수 있다. 이러한 기술은 점막이 장관 쪽으로 돌출되기 때문에 결장벽을 바로 응고시키는 것보다 안전하며 전층의 손상을 입힐 위험이 적다고 한다. 다른 내시경적 술기로는 투열요법과 레이저를 이용한 지혈법이 있다. 레이저는 결장의 출혈을 유발시키는 다양한 병소에 이용될 수 있고 성공률이 82%라고 하였다.

### 3) 수술적 치료
#### ① 수술 중 내시경

수술 중 전체 내시경은 설명이 안 되는 급성 장실혈 환자의 관리에 중요한 발전이다. 환자를 로이드-데이비슨 자세로 하고 내재성 요관을 삽입한다. 개복하여 명백한 출혈의 원인을 찾는 데 실패하면 충수를 제거하고 16프렌치의 요도관을 충수의 절주를 통해 집어넣고 주름봉합한 후 생리식염수로 수술 중 관장을 시행한다. 관장 후 대장내시경은 항문을 통해 삽입한다. 집도의는 맹장으로 내시경을 넣는 것을 도와준 후 회맹판을 통해 말단회장부 100cm 상부까지 내시경을 진행시킨다. 이때 과도한 장의 조작은 출혈 병소라고 오인할 수 있는 점상출혈을 유발시킬 수 있으므로 피해야 한다. 비분쇄성 겸자로 대장

내시경 끝의 근위부의 장을 폐쇄시킨 후 공기나 이산화탄소로 장을 팽창시킨 후 내시경을 빼면서 장을 관찰한다. 다음으로 대장내시경을 입을 통해 식도, 위, 십이지장에 넣고 트라이츠인대를 통과하도록 조작하여 상부 소장을 검사한다. 이러한 방법에 의해 전장을 검사할 수 있다.

#### ② 수술시기와 사망률

수술의 시기를 결정하는 것이 어려우면서도 대단히 중요하다. 실혈이 48시간에 2.5L 이상이면 대개 수술적 중재가 권유된다. 스코필드 등은 2번의 출혈 후에 3차 출혈이 될 가능성이 50% 정도이므로 재출혈 환자도 보존적 치료의 비적응증은 아니라고 하였다. 그러나 생명을 위협할 정도로 빠른 출혈이라면 분명히 금기증이다. 만일 수혈이 10단위 이상이 필요하다면 지속적인 보존적 요법은 타당하지 못하다. 출혈의 부적절한 조절과 관련된 사망은 출혈의 원인을 찾지 못한 채 부분절제술을 시행한 환자에서 많으므로 수술 전에 출혈의 원인과 부위를 정확하게 확인하는 모든 노력을 해야만 한다. 만일 실패한다면 수술 중 내시경 등을 이용한다.

#### ③ 병소가 확인되지 않은 대장출혈의 수술적 치료

만일 출혈의 부위를 명백히 찾을 수 있다면 부분절제와 단단문합술이 권유되는데 대개는 혈관증식성 병소와 고립 게실 질환이 많은 우측 장인 경우가 많다. 그러나 출혈 부위를 알 수 없다면 결장아전절제술을 시행하는 것도 고려할 수 있다.

## 2. 결장의 혈관 기형

혈관성 질환은 1970~1980년대에 급성과 반복성 장출혈의 원인으로 점점 더 강조되었다. 현재는 선택적 내장 혈관조영술과 전내시경의 결과로 진단율이 크게 높아지고 있다. 그러나 혈관조영술이나 내시경상의 혈관성 병소는 출혈과 관계없는 우연한 발견일 수도 있고 심각한 혹은 반복성 출혈의 원인일 수도 있다. 우측 결장의 혈관이형성증은 비록 혈관이형성증과 게실 질환 둘 다 같이 존재하더라도 게실 질환보다 심각한 만성 출혈의 흔한 원인이다.

### (1) 혈관종

혈관종은 신생물이 아니고 과오종이며 모세혈관형, 해면형, 혼합형으로 분류한다. 모세혈관형은 정상 모세혈관

을 닮은 비확장성 통로로 구성되고 해면형 혈관종은 빈약한 결합조직을 갖는 커다란 내상피세포로 둘러싸인 혈액이 가득 찬 공동을 포함한다. 해면형 혈관종은 출혈뿐만 아니라 혈전과 염증을 형성할 수도 있다. 출혈은 주로 10대와 20대에 많이 발생한다.

### (2) 맥관종

이들은 혈관성 신생물이고 대장에 매우 드물게 있다. 양성일 수도 있고 악성일 수도 있으나 악성병소는 극히 드물다. 양성 신생물은 대개 혈관내피종 혹은 혈관주위세포종이며 악성병소로는 예후가 불량한 혈관 육종과 카포시 육종이 있다.

### (3) 동정맥 기형

동정맥 기형은 대장에서 보이는 혈관이형성 중 가장 흔하며 혈관확장에 의해 형성된 양성 비종양성 병소로 동정맥 단락이 혈관조영술에서 관찰된다.

동정맥 기형은 3가지로 분류된다. I형은 혈관이형성증으로 불리며 가장 흔한 형태이고 후천성으로 추정되며 따라서 노년층에 많다. 우측 결장에 호발하고 주로 장에서 급성 출혈을 유발시킨다. II형 병소는 선천성 동정맥 기형으로 유전성 출혈성 혈관확장증과 유사하다. III형 병소는 유전성 소인이 있는 유전성·출혈성 혈관확장증이다. II형과 III형 선천성 동정맥 기형은 젊은 환자에서 많이 발생하는데 비정상 동맥들과 정맥들로 구성된 미만성 비침윤성 병소이다. 대개 소장에 발생하며 주로 다발성이다. 혈관확장증은 위장관의 어디에서나 발생하지만 회장과 우측 결장이 가장 흔한 호발부위이다.

### (4) 결직장 정맥류

결직장 정맥류는 대장의 점막하에서 보이는 현저하게 확장된 사행성 정맥으로 대장의 한 분절에 국한되거나 미만성으로 분포한다. 거의 절반이 간경화나 비장, 장간막 정맥의 혈전으로 문맥압항진증에 의한 2차적인 것이다. 주로 혈관이형성증과 동반되어 발생하고 많은 출혈을 야기시키고 예후가 불량하다.

## 3. 해면상 혈관종

### (1) 원인

해면상 혈관종은 이른 시기에 발생하고 대개 가족력이 없기 때문에 비유전성 선천성 기형이다. 진성 혈관종이거나 과오종이고 종양은 아니다. 대부분의 병소는 직장에스결장 결합부주위의 확장된 혈관들로 구성된 단일 종괴로, 골반의 측벽으로 뻗어 나가 때때로 다른 골반조직을 침범하거나 혹은 대장의 다른 분절을 침범하는 다발성 병소로 구성된다.

### (2) 병리적 소견

내시경적 소견은 다양한 범위의 압축성을 갖는 커다란 혈관 병소이다. 에스결장경 소견상 때때로 결절성으로 기술되나 공기주입 시 허탈되며 색상은 체리의 붉은색에서 검푸른색에 이르기까지 다양하다. 확장된 정맥들이 흔하나 궤양은 드물며 병소는 미만성이고 경계가 불량하다. 병소가 광범위한 경우에는 방광, 자궁, 질, 자궁 방조직과 골반의 측벽의 침범이 있을 수 있고 병소가 하부 직장과 항문관으로 확장된다면 광범위한 항문주위 혈관종은 때때로 외치핵으로 오인된다.

### (3) 임상 양상

재발성의 선홍색 직장출혈은 미만성 해면상 혈관종을 갖는 환자의 60～90%에서 발견되는 소견이다. 출혈은 무통성이나 진행하는 경향이 있으며 대부분 경우에서 어릴 때부터 시작된다. 병소가 용종상이면 장관폐쇄를 야기시키거나 장중첩을 유발할 수 있고 이급후중과 배변긴급증도 있을 수 있다. 직장검사상 미만성으로 경계가 좋지 않고 부드럽게 눌려지는 종물이 있을 수 있다. 광범위한 병소에서는 응고 결손이 있고 이것이 직장출혈을 악화시킨다. 혈소판감소증, 저섬유소원혈증, 응고인자 V와 VIII 감소 등이 있다. 외과적 절제에 의해 치료될 수 있고 구별해야 할 진단은 치핵, 염증성 장질환, 원위부 직장염, 고립성 직장궤양, 융모성 선종, 용종과 직장의 탈출 등이 있다. 대개 진단은 조심스러운 에스결장경검사로 쉽게 할 수 있다.

### (4) 검사

에스결장경과 직장경에서 전형적인 모양은 압축할 수

있는 푸른 혹은 자색의 병소로 용종상이거나 편평하다. 병소 자체에 인접하여 확장된 정맥들과 직장염부위를 볼 수 있다. 확진은 조직검사에 의하지만 출혈의 위험이 높기 때문에 조직검사는 대개 시행하지 않는다.

간혹 단순방사선검사상 혈종 내에 혈전부위의 석회화가 보일 수 있다. 바륨관장 소견상 직장의 관내에서 혈관의 만입으로 인한 특징적인 조개 모양을 관찰할 수 있다.

진단은 에스결장경과 복부의 단순촬영에 의해 이루어질 수 있으나 선택적인 하장간막혈관조영술에 의해 확신된다. 전형적인 모양은 병소에 걸친 정맥의 저류이며 때때로 상부와 중부 직장혈관들의 비대를 동반한다. 심한 병소에서는 내장골정맥 역시 커져 있다.

### (5) 치료

치료하지 않은 환자들에서 혈액의 손실로 인한 사망률이 40% 정도로 높으므로 외과적인 절제가 권유된다. 치료로는 병소가 작은 경우에는 국소제거가 시행되고 보다 큰 결손은 복회음절제, 전방절제, 대장항문수상절제가 시행된다.

외과적 결손을 제거하지 않고 더 이상의 출혈을 예방하기 위한 다른 형태의 치료로는 공급혈관의 결찰, 경화요법, 냉동요법 등이 있다. 예방적 결장루가 위험도가 높은 경우에서 이용되어왔으나 출혈이 지속되므로 권유되지는 않는다. 그러나 비수술적 요법은 장기적으로 보면 재출혈하므로 성공적이지 못하다.

## 4. 결장의 혈관이형성

혈관이형성은 전연령에서 발견될 수 있지만 임상적 양상의 발병률이 연령과 함께 증가하므로 아마도 동정맥 기형의 퇴행성 형태일 것이다. 25% 이상이 60세 이상에서 발생한다. 혈관이형성증의 병소는 대개 수술 시 볼 수 없고 조직검사에서 확인된다. 대부분 우측 결장에서 발생하나 위장관의 어디에서나 존재할 수 있으며 모든 병소가 출혈을 유발시키지 않는다. 이 질환에 대해서는 제31장에서 자세히 기술되어 있으므로 이 장에서는 생략한다.

## 5. 게실 질환으로 인한 출혈

게실 질환에서의 출혈의 진단은 최근까지 바륨관장검

사상 게실을 가진 환자에서 다른 출혈의 원인이 배제됨으로써 내려졌지만 이러한 진단법은 이제는 만족스러운 방법이 아니다. 과거에 게실 출혈로 진단된 많은 환자들을 후향적으로 조사해보면 다른 병소들 특히 혈관이형성, 맹장의 궤양, 용종, 허혈성 결장염, 염증성 장질환, 소장의 질환들로 인한 출혈이었다.

게실 질환으로 인한 출혈의 확실한 진단은 응급혈관조영술이나 동위원소 스캔으로 혈관외 혈액의 유출을 증명할 수 없다면 내려질 수 없다.

### (1) 원인

출혈은 게실의 경부 근처에 위치한 죽상혈관에 의해 게실벽에 미란이 생겨서 발생한다. 게실주위의 염증은 없는 경우가 많다. 게실 질환이 에스결장에 많지만 출혈은 우측 결장의 게실에서 보다 흔하다.

결장의 동맥공급과 결장근육과 게실의 상관관계를 보면, 결장혈관들은 결장의 환상근육 밖에서 근육층을 비스듬히 관통하여 점막에 도달한다. 게실은 이러한 혈관이 통과하는 지점에서 발생한다. 게실이 커지면 직행혈관은 기저부 위로 이동되고 이때 게실의 경부에서 점막하층을 관통한다. 출혈은 직행혈관의 파열이나 미란에 의해 생긴다.

### (2) 출혈부위

혈관조영술과 섬광촬영검사 발달 이전에는 게실 질환에서의 출혈은 결장 전체에 게실이 분포된 환자에서 보다 흔한 것으로 알려져왔다. 혈관조영술과 내시경의 출현 이후 출혈부위를 정확하게 찾을 수 있게 되었고 그 결과 이들 출혈은 거의 항상 우측 결장에서 발견되었다. 웰치 등은 게실 출혈 환자 32명 중 31명이 우측 결장에서 출혈하였고 혈관이형성 환자의 출혈에서는 20명 중 9명만이 우측 결장에서 출혈하였다고 보고하였다.

### (3) 빈도

게실 질환에서 출혈은 대개 나이든 집단에서 발생하며 40세 이하에서는 드물다. 파르사 등에 의하면 평균연령이 71세이고 환자의 17%가 처음 진단되었을 때 80세를 넘었다고 보고하였다. 또한 남녀의 빈도는 동일하였다. 게실 환자 중 출혈의 빈도는 3~27%이다.

### (4) 출혈의 원인

혈관조영술이 일반화되기 전에는 수혈이 필요한 급성의 예상치 못한 무통의 선홍색 직장출혈이 있고 상부 위장관에 출혈성 병소가 없고, 응고인자 결손이나 약물복용의 과거력이 없을 때에는 게실 질환이 출혈의 원인이라고 추정하였다. 그러나 혈관조영술이 일반화된 후에는 출혈의 가장 흔한 원인이 혈관이형성임이 밝혀졌다.

현재는 환자가 게실 질환의 방사선학적 증거를 갖고 있으면서 출혈이 있더라도 게실이 출혈의 원인이라고 단정할 수 없다. 마찬가지로 혈관조영술상 혈관이형성의 증거가 있더라도 이것이 출혈의 원인이라고 추정할 수 없고 우연히 동반되는 경우가 많다. 게실 질환과 혈관이형성 둘 다 연령이 증가하면서 빈도가 증가하며 출혈의 원인이라고 진단하려면 혈관조영술상 혈관외 유출의 증거가 있거나 대장내시경상 활동성 출혈의 증거가 있어야 한다.

게실을 가지고 있는 환자에서의 다른 출혈 원인으로는 암, 용종, 맹장궤양, 혈관이형성증 등이 있다.

### (5) 유발 요인

고혈압이 가장 중요한 유발 요인으로 여겨지며 30～60%에서 고혈압이 출혈의 원인으로 추정된다. 다른 동반되는 질환으로는 허혈성 심질환(70%), 당뇨병(4%), 경구용 항응고제(8%) 등이 있다.

### (6) 임상 양상

전형적인 증례는 고혈압이 있는 환자가 무통성의 직장출혈과 경도의 쇼크로 입원하는 것이다. 출혈되는 색깔은 일반적으로 출혈부위를 아는 데 도움이 안 되며 출혈이 동맥성이므로 저혈량증을 교정하기 위하여 수혈이 대개 필요하다. 대부분 출혈은 자연적으로 멈추고 재발성 출혈은 0～25%로 다양하다. 만성 실혈은 드물고 만약 있다면 다른 원인을 먼저 찾아보아야 한다.

### (7) 검사

#### 1) 동위원소표지 적혈구 스캔

동위원소표지 적혈구 스캔은 출혈의 부위를 국소화시키는 비침습성 방법이다. 적혈구 스캔은 급성 출혈의 선별과정으로 사용된다. 만일 스캔상 양성이면 혈관조영술로 보다 쉽게 혈관외 유출을 찾을 수 있으며 스캔상 음성이라면 대장내시경을 시행하기 위해 장처치를 해야 한다.

#### 2) 혈관조영술

게실 질환에서 출혈의 부위를 국소화시키는 데 혈관조영술의 가치에 관한 다른 견해가 있다. 활동성 출혈이 있을 때에는 분명히 혈관조영술이 출혈의 부위를 국소화시키고 혈관수축제 등을 투입함으로써 치료의 방법으로도 사용될 수 있다. 대개의 출혈은 우측 결장에서 발견된다. 출혈이 흔히 특별히 치료 없이 해결되기 때문에 만일 출혈이 계속되지 않고 외과적 치료가 필요하지 않다면 이러한 광범위하고 침습적인 검사를 할 필요는 없을 것이다.

#### 3) 대장내시경

장관이 혈액으로 가득 찬 상태에서 대장내시경을 시행하는 것은 바람직하지 않다. 대개 출혈이 멈춘 후에 장처치를 시행한다. 대장내시경의 소견은 게실부위의 취약한 점막이 보이며 기저부에 혈괴가 보이거나 실제로 출혈하고 있는 것이다. 대장내시경이 종종 출혈부위를 찾지 못하지만 다른 원인을 배제하기 위하여 꼭 시행해야 한다.

### (8) 치료

출혈성 게실 질환자가 외과적 치료를 요하는 경우는 매우 드물고 저절로 지혈된다. 지혈된 후 1～2주 기다려 대장내시경을 시행한다. 드물지만 출혈이 계속된다면 적혈구 스캔을 시행하고 스캔에서 양성 소견이면 혈관조영술을 시행한다. 혈관조영술로 바소프레신을 주입하여 치료한다.

극히 소수의 환자에서는 응급수술이 필요하다. 보존적 치료에 반응하지 않으면 조기수술이 요구되는데 특히 노령에서는 더욱 그러하다. 수술은 우측 출혈인 경우 출혈 병소를 포함한 우측 결장의 분절절제가 추천되며 출혈 병소를 알 수 없는 경우 결장아전절제술을 시행할 수도 있다.

## 참고문헌

김범렬, 손대호, 장병익, 정문관, 심민철, 김재황. 응급실로 내원한 좌측 대장 병변 환자에서 수술 중 대장 세척법에 의한 단단계 수술의 안전성. 대한대장항문학회지 2001;17:309-315.

김봉완, 이광재, 김진홍, 서광욱. 악성 대장폐쇄증 환자에 대한 자가 확장성 메탈 스텐트 삽입술. 대한대장항문학회지 2001;17:91-96.

김현실, 김성근, 안창혁, 강원경, 이윤석, 이인규 등. 폐쇄성 좌측 대장암에서 스텐트 삽입 후 단단계 복강경 대장 절제술의 단기 예후: 비폐쇄성 좌측 대장암의 복강경 대장 절제술군과의 비교. 대한대장항문학회지 2009;25:417-422.

박지원, 이민로, 홍창원, 윤상남, 박형철, 김세형 등. 폐쇄성 좌측 대장암의 일차치료로서 스텐트와 응급수술의 임상성적 비교. 대한대장항문학회지 2006;22:41-46.

이강영, 김남규, 박준성, 박재균, 이용찬, 민진식. 좌측 대장암에 의한 장폐색에서 근치적 절제술을 위한 Stent 삽입술. 대한외과학회지 2001;60:667-670.

이상호, 최규석, 이종호. 대장내시경에 의한 대장 손상의 복강경적 치료. 대한대장항문학회지 2004;20(5):257-262.

Aarango A, Baxter CR, Shires T. Surgical management of traumatic injuries of the right colon. Arch Surg 1979;114:703-706.

Ahmad W, Polk H Jr. Blunt abdominal trauma. Arch Surg 1976;111:489-497.

Akdamar K. Control of gastrointestinal bleeding by endoscopy: an overvirw. Curr Concepts Gastroenterol 1984;Autumn:1-5.

Aldridge MC, Phillips PKS, Hittinger R, Fry JS, Fielding LP. Influence of tumour site on presentation, management and subsequest outcome in large bowel cancer. Br J Surg 1986;73:663-670.

Ballantyne GH, Brandner MD, Beart RW Jr, Ilstrup DM. Volvulus of the colon. Incidence and mortality. Ann Surg 1985;202(1):83-92.

Baum S, Athanasoulis CA, Waltman AC, Galdabini J, Schapiro RH, Warshaw AL, et al. Angio-dysplasia of the right colon: a cause of gastrointestinal bleeding. Am J Roentgenol 1977;129:789-794.

Bonden TA Jr, Hooks VAIII, Masnberger AR Jr. Intra-operative gastrointestinal endoscopy in the management of occult gastrointestinal bleeding. South Med J 1979;72:1532-1534.

Bruusgaard C. Volvulus of the sigmoid colon and its treatment. Surgery 1947;22(3):466-478.

Cooper JC, Jones D, Williams NS. Outcome of colectomy and ileo-rectal anastomosis in Crohn's disease. Ann R Coll Surg Engl 1986;68:279-282.

Dahl DS, Howard PM, Middleton RG. The surgical management of rectourinary fistulas resulting from a prostatic operation: a report of 5 cases. J Urol 1974;111:514-517.

Danesh BJZ, Spiliadis C, Williams CB, Zambartas CM. Angiodysplasia-an uncommon cause of colonic bleeding: colonoscopic evaluation of 1050 patients with rectal bleeding and anaemia. Int J Colorectal Dis 1987;2:218-222.

Darby CR, Berry AR, Mortensen N. Management variability in surgery for colorectal emergencies. Br J Surg 1992;79:206-210.

Dohmoto M. New method—endoscopic implantation of rectal stent in palliative treatment of malignant stenosis. Endoscopia Digestiva 1991;3:1507-1512.

Dudley HA, Radcliffe AG, McGeehan D. Intraoperative irrigation of the colon to permit primary anastomosis. Br J Surg 1980;67:80-81.

Elton C, Riaz AA. Young N, Schamschula R, Papadopoulos B, Malka V. Accuracy of computed tomography in the detection of blunt bowel and mesenteric injuries. Br J Surg 2005;92(8):1024-1028.

Elwyn DH. Nutritional requirements of adult surgical patients. Crit Care Med 1980;8:9-11.

Fazio VW, Cousoftides T, Steiger E. Factors influencing the outcome of treatment of small bowel cutaneous fistula. World J Surg 1983;7:481-488.

Fielding LP, Fry JS, Phillips RKS, Hittinger R. Prediction of outcome after curative resection of large bowel cancer. Lancet 1986;ii:904-907.

Gordon R, Helinger H, Baum S. Arteriography and scinti-scanning. In: Dykes PW, Keighley MRB eds. Gastrointestinal Haemorrhage. Bristol: Wright, 1981, pp.209-231.

Greenberg GR, Phillips MJ, Tovee EB, Jeejeebhoy KN. Fiber-optic endoscopy during laparotomy in the diagnosis of small intestinal bleeding. Gastroenterology 1976;71:133-135.

Halasz NA. Changing patterns in the management of small bowel fistulas. Am J Surg 1978;136:61-65.

Hass PA, Fox TA. Civilian injuries of the rectum Dis Colon Rectum 1979;22:17-23.

Howell HS, Bartizal JF, Freeark RJ. Blunt trauma involving the colon and rectum. J Trauma 1976;16(08):624-632.

Irving M. Assessment and management of external fistulas in Crohn's disease. Br J Surg 1983;70:233-236.

Irving MH. The management of surgical complications in Crohn's disease: abscess and fistula. In Allan RN, Keighley MRB, Alexander-Williams J, Hawkins CF eds. Inflammatory Bowel Diseases. Edinburgh: Churchill Livingstone, 1990, pp.489-500.

Izsak EM, Finlay JM. Colonic varices. Three case reports and review of the literature. Am J Gastroenterol 1980;73:131-136.

Johnson AD, McIntosh WJ. Tuberculous fistula between the 5th lumbar vertebra and the colon presenting as a left thigh abscess. Br J Surg 1978;65:186-187.

Katz LB, Shakeed A, Messer J. Colonic variceal haemorrhage: diagnosis and management. J Clin Gastroenterol 1985;7:67-69.

Kim JH, Sohn DH, Kang SH, Jang BI, Chung MK, Kim JH, et al. Complete single-stage management of left colon cancer obstruction with a new device. Surg endosc 2005;19:1381-1387.

Lee EC, Murray JJ, Coller JA, Roberts PL, Schoetz DJ. Intraoperative colonic lavage in nonelective surgery for diverticular disease. Dis Colon Rectum 1997;40:669-674.

Looser KG, Crombie HD. Pelvic fractures: an anatomic guide to severity of injury. Am J surg 1976;132:638-642.

Love JW, Jahnke EJ, Zacharias D, Davidson WA, Kidder WR, Luan LL. Calcific aortic stenosis and gastrointestinal bleeding. N Engl J Med 1980;302:968.

McKendrick MW, Geddes AM, Gearty J. Infective colitis. Scand J Infect Dis 1982;14:35-38.

Mee AS, Shield M, Burke M. Campylobacter colitis-differentiation from acute inflammatory bowel disease. J R Soc Med 1985;78:217-223.

Milewski PJ, Schofield PF. Massive colonic haemorrhage-the

case of right hemicolectomy. Ann R Coll Surg Engl 1989;71: 253-258.

Moore JD, Thompson NW, Appelman HD, Foley D. Arteriovenous malformations of the gastrointestinal tract. Arch Surg 1976;111:381-389.

Mosha-Izak E, Finley JM. Colonic varices. Three case reports and review of the literature. Am J Gastroenterol 1980;73: 131-136.

Nanni G, Garbini A, Luchetti P, Nanni G, Ronconi P, Castagneto M. Ogilvie's syndrome(acute colonic pseudo-obstruction). Dis Colon Rectum 1982;25:157-165.

Nelson AM, French D, Taubin HL. Colovesical fistula secondary to foreign body perforation of the sigmoid colon. Dis Colon Rectum 1979;22:559-560.

Park IJ, Choi GS, Kang BM, Lim KH, Lee IT, Jeon SW, et al. Comparison of one-stage managements of obstructing left-sided colon and rectal cancer: stent-laparoscopic approach vs. intraoperative colonic lavage. J Gastrointest Surg. 2009;13(5):960-965. Epub 2009 Jan 22.

Porter JA, Salvati EP, RubinRJ, Eisenstat TE. Complications of colostomies. Dis Colon Rectum 1989;32(4):299-303.

Robbins RD, Schoen R, John N, Weinstein MA. Colonic decompression of massive cecal dilatation(Ogilvie's syndrome) secondary to Cesarean section. Am J Gastroenterol. 1982;77:231-232.

Rosch W, Schaffner O, Fruhmorgen P, Koch H. Massive gastrointestinal haemorrhage into the pancreatic duct, diagnosed by duodenoscopy and ERCP. Endoscopy 1977;8:93-96.

SCOTIA Group. Single-stage treatment for malignant left-sided colonic obstruction: a prospective randomized clinical trial comparing subtotal colectomy with segmental resection following intraoperative irrigation. British Journal of Surgery, 1995;82:1622-1627.

Steer mL, Silen W. Diagnostic procedures in gastrointestinal haemorrhage. N Engl J Med 1983;309:646-650.

Thomas RJS, Rosalion R. The use of parenteral nutrition in the management of external gastrointestinal fistulae. Aust N Z J Surg 1978;48:535-539.

Trudel JL, Fazio VW, Sivak MV. Colonoscopic diagnosis and treatment of arteriovenous malformations in chronic lower gastrointestinal bleeding: clinical accuracy and efficacy. Dis Colon Rectum 1988;31:197-210.

Van Gompel A, Rutgeerts P, Agg HO. Vascular malformations of the colon. Coloproctology 1984;5:247-253.

van Hooft JE, Fockens P, Marinelli AW, Timmer R, van Berkel AM, Bossuyt PM, et al. Early closure of a multicenter randomized clinical trial of endoscopic stenting versus surgery for stage IV left-sided colorectal cancer. Endoscopy 2008;40:184-191.

Vescia FG, Babb RR. Colonic varices: a rare but important cause of gastrointestinal haemorrhage. J Clin Gastroenterol 1985;7:63-65.

Welch CE, Athanasoulis CA, Galdabini JJ. Hemorrhage from the large bowel with special reference to angiodysplasia and diverticular disease. World J Surg 1978;2(1):73-83.

Wiener I, Rojas SP, Wolma FJ. Traumatic colonic perforation. Review of 16 years experience. Am J Surg 1981;142:717-720.

Wilson TH. Penetrating trauma of the colon, cava and cord. J Trauma 1976;16:411-413.

Wolff WI, Grossman MB, Shinya H. Angiodysplasia of the colon. Gastroenterology 1977;72:329-333.

Wright HK, Pelliccia O, Higgins EF Jr, Sreenivas V, Gupta A. Controlled semi-elective segmental resection for massive colonic haemorrhage. Am J Surg 1980;139:535-538.

York-Mason A. A trans-sphincteric approach to rectal lesions. Surg Ann 1977;9:171-194.

Zarnis VJ, Wood M. Laparotomy for pelvic fractures. Am J Surg 1980;140:841-846.

# 장루처치

김광호

## I 서론

최근 저위직장암치료 시 괄약근간절제술, 그리고 궤양성 결장염치료 시 복원성 직장결장절제술 등 항문괄약근 보존술식의 빈도가 증가하고 있으나 장루조성술도 기술적인 면뿐만 아니라 재활에 있어서도 최근 괄목할 만한 발전을 이룩하였다. 특히 장루 환자에 대한 간호적인 처치의 비약적인 발전과 장루처치에 이용되는 기구의 질적 향상으로 인하여 일상생활과 사회생활을 영위함에 큰 불편이 없게 되었다.

역사적으로 살펴보면 장루재활 발전의 원동력은 장루처치의 창시자로 불리고 있는 클리블랜드 클리닉의 루퍼트 턴불 2세의 헌신적인 노력 덕분이다. 그는 현재 장루 환자에서 피부방벽제로 널리 이용되고 있는 카라야 제품을 발명하였고, 그의 환자이자 비서이며 역시 장루 환자인 놀마 길 여사와 함께 전문적인 장루치료 학교를 1961년에 설립하였다. 같은 해에 놀마 길 여사는 최초의 장루치료사Enterostomal Therapist; ET가 되어 1962년에는 턴불과 함께 미국 전역의 장루 환자 모임단체인 미국 장루협회를 발족하였다. 이 단체는 1969년에 세계적 단체인 세계장루치료협회로까지 확대되었다.

한국에서는 박 등이 1984년 4월 미국 장루협회의 허락 하에 협회에서 발간한 「결장루 안내서」, 「횡행결장루 안내서」, 「회장루 안내서」, 「요루관리 안내서」 등의 4권의 책자를 번역하여 『인공항문, 회장루 및 요루관리 안내서』라는 단행본을 1985년에 출간하였다. 또한 서울과 대구 지역의 일부 병원에 있던 몇몇 장루 환자들의 모임을 합쳐 1985년 동아시아권 국가에서는 일본과 타이완에 이어 세 번째로 한국장루협회를 발족하였다. 한국장루협회는 2009년 11월 기준으로 전국적으로 약 3,500명의 회원들로 구성되어 있으며 회원들의 80%는 대장의 악성종양으로 인한 영구적 결장루를 지니고 있는 환자들이다(협회의 홈페이지는 www.ostomy.or.kr이고, 협회 주소는 서울시 종로구 종로 5가 20-2, 우편번호 110-835, 전화 02-3675-4771, 팩스 02-3675-6689이다). 모든 회원들은 복벽에 결장루 또는 회장루를 지닌 환자들로 구성되어 있으며, 정기적인 모임을 통해 일상생활에서 발생하는 문제점들을 상호 간에 토의하고 지식을 교환하고 해결책을 모색하고 있다. 때로는 의료진을 초빙하여 상담도 하고 있는데 이처럼 향상된 일상생활을 영위하기 위해 회원 상호 간의 이해를 돕는 매우 뜻있는 단체이다.

한국에서 장루를 지닌 환자의 수는 보건복지부 자료에 의하면 2007년 12월 말 전국장애인등록 장루보유자가 1만 1,184명으로 집계되나 관계자들에 의하면 약 3만 명에 이를 것으로 추산하고 있다. 그러나 일본이나 구미 선진 국가의 경우와 비교해보면 아직까지도 국내에는 장루 환자들에 대해 수술 전은 물론 수술 후 퇴원해서도 보다 전문적이고 적극적인 치료와 상담을 담당할 장루치료사가 절대적으로 부족하다. 또한 이에 대한 의학정보 역시 매우 낙후되어 있는 실정이다. 그러나 근자에 들어서 간호 측면에서 장루재활에 대한 관심이 높아져 지난 1980년대에 비해 이 분야가 눈부신 발전을 하고 있다. 국립암센터에서는 2002년 7월에 장루, 창상, 실금 전문과정WOCN을 개설하여 전문 간호인력 양성을 위해 활발한 활동을 하고 있다. 또한 2003년 7월 1일부로 장애인 범주 확대에 따라 장루를 지닌 환자도 법률적으로 장애인으로 인정되어 등록 절차를 거쳐 혜택을 받을 수 있게 되었다. 향후 장루재활을 필요로 하는 환자들 편에서는 매우 고무적인 일이다. 모든 장루 환자들은 퇴원 후 일상생활을 영위함에 있어서 일종의 장애자들이므로 건강한 생활을 위해서는 지속적인 교육과 상담, 재활이 필요하다. 이를 위해 의사는 장루에 관한 충분한 지식과 기술을 습득하여 완벽한 치료와 재활에 최선의 노력을 함으로써 장루 환자가 퇴원 후에도 정상인과 다름없는 건강한 생활을 누릴 수 있도록 책임을 다해야 한다.

## Ⅱ 장관 장루의 유형

장관 장루는 부위에 따라 크게 결장루, 회장루, 요루 등의 3가지로 구분된다. 그 외에 위루, 장피 누공, 맹장루, 공장루, 충수루 등 원인과 해부학적 위치에 따라 다양한 장루가 있다. 결장루는 양성 및 악성종양, 염증성 장질환, 외상, 선천성 질환 등으로 인하여 결장으로 장루를 만드는 술식으로 일시적 장루와 영구적 장루로 나눌 수 있다. 대표적인 일시적 결장루는 환상형의 횡행결장루이며 영구적 결장루는 항문과 직장의 기능을 완전히 상실한 경우 인공 항문의 기능을 위해 통상적으로 좌하복부에 하행결장 말단 또는 에스결장 말단부를 이용하여 조성한다. 회장루는 염증성 장질환과 가족성 용종증에서 전체 결장을 제거 후 조성하는 경우가 대부분이며 그 외에 결장항문 또는 회장항문문합술 후에 문합부위를 보호하기 위하여 일시적으로 우하복부에 설치하기도 한다. 일시적 회장루는 주로 환상형으로 설치하며 영구적 회장루는 우하복부에 브루크 회장루를 만드는 것이 보편적이다.

## 1. 결장루

### (1) 역사적 배경

프랑스 외과의사 아무사(1839)가 29예의 결장루 시행 결과를 보고하였고 마이들(1884)은 거위의 깃을 이용하여 환상 결장루 방법을 소개하였다. 1900년대에 접어들면서 마일스, 골리거, 파티, 버틀러 등이 결장루 외과술 발전에서 주도적인 역할을 하였는데, 1908년 마일스가 직장암의 근치적 수술로 복회음절제술을 소개하면서 장루 수술이 보편화되기 시작하였다.

### (2) 결장루의 위치에 따른 기능적 차이

결장은 해부학적 위치에 따라 생리적인 기능에 차이가 있다. 우측 결장의 주된 생리적 기능은 수분의 흡수이며 좌측 결장과 직장은 장내 노폐물을 저장하는 것이다. 우측 결장의 장운동은 빈번하지만 불규칙적이고, 좌측 결장은 주기적인 전방 추진운동을 한다. 또한 우측 결장과 횡행결장의 장 내용물은 묽고 내용물의 효소기능이 강한 반면, 좌측 결장과 직장의 내용물은 고형이다. 따라서 결장루를 만들 때 이러한 결장의 해부학적 위치에 따른 기능과 내용물의 성질의 차이를 염두에 두고 목적에 맞는 결장루를 만들어야 한다.

### (3) 일시적 결장루

일시적 결장루에는 목적에 따라 크게 대장의 폐쇄를 교정하기 위한 감압 결장루와 장 내용물의 전환을 위한 전환 결장루의 2가지 유형이 있다.

#### 1) 감압 결장루

이것은 대장폐쇄, 즉 악성종양, 게실 질환, 염증성 장질환에 의한 독성 확장 등이 있을 때 시행한다. 원발 병소의 제거와 동시에 또는 그 후에 다시 복원술을 통해 장관의 연속성을 유지시켜준다. 주로 환상형 또는 통풍구멍형의 결장루가 보편적인 술식이다. 환상형 횡행결장루는 바람직한 수술방법은 아니므로 일시적인 결장루 이외에는 시행하지 않는 것이 좋다. 장루 관리가 매우 불편할 뿐 아니라 외형상도 좋지 않기 때문이다. 환상형 결장루의 적응증은 전신 상태가 나쁘거나, 노인 환자에서 응급수술을 요하는 경우이다. 결장루의 개방은 과거에는 24~48시간이 경과한 후에 하는 것이 원칙이었다. 하지만 최근에는 보조기의 발달로 수술실에서 복벽을 닫음과 동시에 개방하고 즉시 보조기를 부착하고 있기 때문에 수술 창상부위를 감염으로부터 충분히 보호할 수 있게 되었다.

일시적 환상형 결장루의 가장 이상적인 설치 위치는 환자의 원발성 병소에 따라 달라질 수 있다. 일반적으로 결장루는 가급적이면 항문에 가까운 원위부에 설치하는 것이 이상적이다. 횡행결장루를 만드는 경우에는 비장만곡부에 가까운 좌측 결장에 만드는 것이 나중에 발생할 수 있는 장루탈출 등의 합병증도 줄일 수 있고 좀 더 고형의 분변을 볼 수 있다. 에스결장루나 회장루와 마찬가지로 횡행결장루도 복직근을 벌리고 복막을 절개한 후에 횡행결장을 대망으로부터 충분히 박리하여 긴장 없이 밖으로 나올 수 있게 한다.

결장을 복벽에 고정시키는 방법은 3가지가 있다. 첫째는 막대를 이용하여 결장을 복벽에 고정시키는 방법으로 이 경우 7~10일 후에 막대를 제거한다. 둘째는 결장간막에 창을 만든 후 피부나 근막을 봉합하여 고정시키는 방법이며 셋째는 말단환상결장루로 말단결장루처럼 근막에 결장을 고정하는 방법이다. 감압 결장루로서 맹장루도 대장폐쇄로 맹장 천공의 위험성이 높은 환자에서 시행할 수 있으나 바람직한 술식은 아니다. 맹장루는 수술 후 처치가 용이하지 않으며 탈장과 탈출 같은 합병증의 가능성이 높고 장 내용물의 부식작용이 강하며 보조기의 부착이 쉽지 않아 피부합병증의 발생도 높기 때문이다.

### 2) 전환 결장루

전환 결장루의 시행목적은 변의 흐름을 전환시키기 위해서이다. 주로 하부에 염증과 천공이 있어 장 내용물에 의한 계속적인 감염을 유발할 수 있는 경우나 장관봉합술이 완벽하지 못해 누출의 위험성이 있는 경우에 봉합부위의 보호를 위해 시행한다. 완벽한 전환기능을 위한 결장루가 필요한 경우라면 장관의 연속성을 차단한 결장루(일명 드바인 전환 결장루)를 시행하거나 환상형 결장루조성술 시 결장의 뒤쪽 벽을 크게 돌출시켜 상부의 장 내용물이 하부로 가능한 한 넘어가지 않게 한다. 롬보(1978) 등은 환상 횡행결장루 환자 25명에게 바륨을 먹이고 4일 후에 복부엑스선 사진을 촬영한 결과 단 1명의 환자에서도 원위부 결장에 바륨이 관찰되지 않아 적절하게 설치된 환상 결장루도 변의 흐름을 완전히 전환시킬 수 있다고 하였다.

일시적 전환 결장루나 일시적 감압 결장루를 만들 때 고려해야 할 점은 때때로 일시적 결장루가 영구적이 될

수 있다는 점이다. 따라서 환자가 편리하게 보조기를 사용할 수 있도록 장루부위를 수술 전에 설정해야 하고 가능한 한 원위부 결장부위에 결장루를 조성하여 장 내용물이 굳어서 장루처치가 편리하도록 해야 한다. 대장의 폐쇄성 암에서 결장루조성술 후의 다음 단계에서 암절제술과 결장루를 제거하여 장관의 연속성을 유지시켜야 하는 경우라면, 결장루의 위치를 가능한 한 병소와 가까운 위치에 설치하여 수술이 보다 쉬워지도록 한다. 게실염의 합병증이 병발하여 결장루 조성 후의 다음 단계에서 원발 병소를 제거하고 그다음 단계에서 결장루복원술을 시행하는 3단계 수술을 하게 된다면, 원발 병소를 제거할 때 결장루가 수술시야에 방해를 주지 않도록 가능한 한 병소로부터 멀리 떨어진 위치에 만들어야 한다.

### 3) 일시적 결장루의 복원술

결장루복원술은 술식의 단순성에 비해 의외로 합병증이 많이 동반된다. 야즈코(1976)의 보고에 의하면 결장루복원술을 시행한 100예의 28%에서 합병증이 있었다. 백과 콘클린(1975)이 베트남전쟁에서 경험한 바에 의하면 단순봉합에 의한 복원술에서는 9%, 절제 후 봉합한 경우에서는 24%의 합병증이 있었다고 한다. 일반적으로 흔한 합병증은 창상 감염이며 그 외에 누공형성, 절개창부위의 탈장, 장폐쇄 등이다.

복원시기는 장루 조성 후 2~3개월이 권장된다. 일반적으로 장루 조성 후 장관점막하층의 혈행상태의 회복은 8주 이후라는 보고도 있다.

결장루조성술과 복원술 간의 시간적 간격에 따른 합병증은 미렐만(1978) 등의 보고에 의하면 12주 이내에 복원술을 시행하였을 경우에 합병증의 빈도가 높았고 그 후 시간이 경과할수록 빈도가 감소하였다. 그러나 피트먼과 스미스(1985)는 조성술과 복원술 간의 시간적인 간격이 합병증과는 무관하다고 보고하였다.

일반적으로 결장루의 단순봉합술이 절제 후 봉합술에 비해 월등히 합병증의 빈도가 낮고, 조성술과 복원술 간의 간격이 12주 이하인 경우가 이후보다 합병증의 빈도가 높다고 할 수 있다. 복원술 시행 시에는 절개창에서 결장루의 루프가 완전히 외부로 이동될 수 있도록 결장루와 주위조직 간에 충분한 박리를 시행해야 한다. 봉합술 시에는 결장루에 붙어 있는 피부를 비롯한 다른 조직을 완전히 제거하고 충분한 혈류공급의 유무를 확인하여 봉합술을 시행하되, 협착을 초래하지 않도록 한다. 만약 협착

의 가능성이 있다면 절개 후 봉합술을 시행해야 한다. 절개된 창상부위를 개봉하였을 때 창상 감염의 빈도가 적다고는 하나 아직도 이 점에는 논란이 있다.

### (4) 영구적 결장루

영구적 결장루를 만들게 되는 가장 흔한 원인은 하부 직장암의 근치적 치료를 위한 복회음절제술이다. 이외에 대장암치료의 고식적인 목적으로도 시행할 수 있다. 또한 전신 상태가 불량한 환자나 내과적 질환이 동반된 환자에서 천공성 게실염이 발생한 경우에 병소부위 절제 후에 하부 결장 또는 직장을 봉합하여 복강 내에 남겨둔 채로 상부 절단부로 말단형 결장루를 조성하는 소위 하트만술식도 여기에 해당된다.

## 2. 회장루

### (1) 역사적 배경

회장루에 관해 처음으로 기술한 것은 브라운(1913)이나 실제로 이보다 200년 전인 1700년 초에 윌리엄 체슬덴이 73세 여자 환자에서 천공성 결장탈장을 치료하기 위하여 전대장절제술 후 소장을 복벽 외로 꺼내 장루를 조성했다는 보고가 있는데 이것이 아마도 회장루의 효시인 것 같다.

### (2) 회장루의 임상적 문제점

회장루의 가장 큰 문제점은 고전해질 성분이 함유된 소장 내용물이 대량으로 체외로 빠져나간다는 점이며 담도와 췌장으로부터 생성된 단백질 분해물질로 인하여 장루 주위 피부를 적절히 보호하지 못한다면 심각한 피부 손상을 야기한다는 점이다. 여러 가지 이유로 회장루를 가진 환자에서 심각한 설사가 발생할 수 있다. 소장을 많이 절제를 하였거나, 부분적인 폐쇄가 있거나, 박테리아가 과다하게 자라거나, 크론병이 재발하였을 경우 설사가 발생할 수 있다. 치료는 탈수와 전해질 교정을 해주어야 한다.

또 다른 문제점으로는 1950년대 이전까지는 회장루조성술 시 회장의 전층을 복벽 밖으로 견인하여 장루를 조성함으로써 소위 회장루기능 장애가 심각한 문제였다. 이는 부식작용이 강한 대량의 소장 내용물이 회장루를 통하여 누출되면서 회장루를 조성하고 있는 장관의 장막염을 유발하여 회장루의 부분적 폐쇄를 야기하였다. 따라서 드

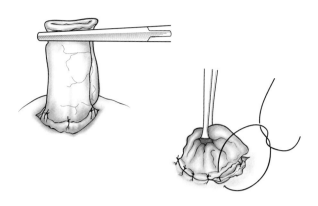

그림 36-1. 브루크 회장루 복벽 외로 회장을 견인하여 회장루 기시부와 복막과 봉합술을 시행하는데 이때 견인된 회장의 길이는 5cm가 되게 한다. 그 후 회장의 점막을 외전하여 피부와 봉합한다.

라그스테트(1941)는 이러한 부작용을 막기 위해서 소위 '드라그스테트 회장루'라 하여 장루주위에 인위적으로 피부이식을 시행하였다. 이러한 수술법은 1952년 브루크가 회장루기능 장애를 방지할 수 있는 새로운 술식을 발표함으로 폐기되었다. 브루크는 회장루 조성 시 개방된 회장 전층을 외전하여 장막이 외부에 노출 안 된 상태에서 장루의 점막층을 복부피부와 봉합하여 장막염을 방지하였다(그림 36-1). 1953년 턴불 역시 회장루기능 장애를 방지하기 위하여 복벽 외부로 견인된 회장루의 장막과 근육층을 제거하여 남아 있는 점막층으로 회장루를 조성하였다. 그러나 오늘날 가장 보편화된 회장루는 브루크 회장루(말단 회장루)이다.

브루크 회장루는 회장의 끝을 5~6cm 정도 박리하여 1cm 정도의 장간막이 붙어 있게 한 다음 복벽에 직경 2.5~3cm의 절개를 우하복부에 내고 이 구멍을 통하여 회장을 밖으로 꺼낸다. 이때 장간막이 머리 쪽으로 향하도록 꺼낸다. 복벽의 구멍은 술자의 둘째와 셋째 손가락이 통과할 정도로 한다. 회장의 끝을 피부에 봉합하기 위해 흡수성 봉합사를 이용하여 회장의 끝을 뒤집어 회장의 끝과 근막주위의 근장막층과 피부를 봉합하는 방법으로 한다. 회장루가 적어도 피부에서 2cm 정도 돌출되게 한다.

### (3) 회장루의 새로운 발전

비록 브루크 회장루가 턴불방법보다는 간편하나 브루크 회장루의 문제점은 장루의 허혈이다. 원인은 돌출된 회장루를 연결하는 장간막을 부분적으로 절제함으로 혈류가 차단되기 때문이다. 또 다른 브루크 회장루의 문제점은 소장의 지나친 장운동으로 인하여 장루의 탈출 또는

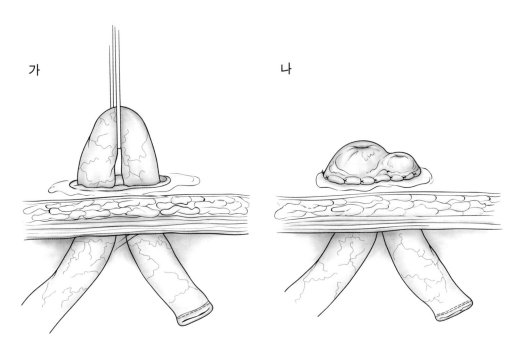

그림 36-2. 환상-말단회장루 **가.** 회장 말단부는 봉합기로 절단한 후 상부 회장을 복벽 외로 견인한다. **나.** 완성된 회장루의 그림

퇴축이 자주 병발할 수 있다는 점이다. 이러한 면에서는 턴불의 회장루는 장막과 근육층을 제거하여 소장의 운동력을 완전히 소멸시키므로 이러한 합병증을 방지할 수는 있으나 크론병과 같은 염증성 질환이 있는 경우 장막과 근육층을 절제하기가 용이하지 않다. 이러한 문제점을 해결하기 위해서 턴불은 환상의 말단회장루에 상층된 2개의 방향으로 근절개술을 가함으로써 장운동력을 억제시켜 회장루에서 지나친 장운동으로 야기되는 합병증을 방지할 수 있었다고 하였다. 그러나 이러한 술식 역시 크론병에서는 금기이다. 이에 대한 대처술식으로 환상-말단회장루는 염증성 장질환에서는 매우 편리한 장루인데 장루조성술 후 다시 복원술을 시행하기에 간편하며 장간막의 처치가 용이하여 혈류의 차단 없이 조성술이 가능하다(그림 36-2). 특히 환상-말단회장루는 비만한 사람에서 복벽이 두꺼운 경우에 효과적인 회장루 조성이 가능하다.

회장루는 대량의 장 내용물이 배출되며 이로 인한 장루처치가 용이하지 않고 환자의 생활양식에 큰 변화를 초래할 수 있다. 특히 올바른 장루처치를 하지 못한다면 장루 주위에 염증과 농양을 유발하며, 피부 손상을 야기할 수 있다. 따라서 이러한 단점을 보완하기 위해서 코크(1977)는 복강 내에 장관으로 주머니를 만들고 인공적으로 장관에 의한 밸브를 조성하였다. 이를 통해 장 내용물을 저장하도록 하여 주기적인 도관으로 장 내용물을 배출할 수

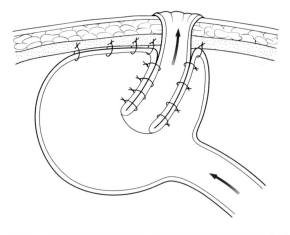

그림 36-3. 긴 출구 도관을 저장낭 속으로 함입시켜 만든 유두 밸브를 갖고 있는 마크 Ⅳ 양식의 저장형 회장루

있도록 하는 소위 배변자제형 회장루를 시도하였다(그림 36-3).

## 3. 복강경하 장루 조성

복강경하 장루조성술은 저침습적이긴 하지만 고난위도의 수기가 필요하고, 수술시간이 길고 가격이 비싼 단점이 있다.

## Ⅲ 수술 전 처치

일반적으로 영구적 결장루 또는 회장루를 설치해야 하는 환자는 수술 전 심한 심리적 갈등을 갖게 된다. 따라서 수술 전 준비기간 동안 환자에게 수술의 필요성에 대한 설명과 함께 정서적 안정을 가질 수 있도록 해주어야 한다. 또한 퇴원 후에 장루의 처치법에 관해서도 수술 전에 교육을 시켜야 하고 이러한 모든 처치와 교육에는 가능한 한 반드시 가족을 동참시키는 것이 바람직하다.

### 1. 장루부위의 설정

장루를 복벽 어느 부위에 설정해야 할 것인가는 매우 중요한 문제이다. 이는 반드시 수술 전에 결정해야 하며 수술을 시행할 외과의사나 전문적인 장루치료사에 의해서 환자와 충분한 상의하에서 환자가 가장 편리하다고 판단되는 부위에 장루 설치부위를 결정해야 한다. 이러한 적절한 부위설정은 환자가 퇴원 후 일상생활을 영위함에 있어서 장루처치가 보다 용이하도록 하여 안락한 생활을 할 수 있음은 물론 장루와 관련되는 모든 합병증을 최소로 줄일 수 있기 때문이다. 따라서 수술 전 장루부위를 미리 설정하는 일은 반드시 시행되어야 할 절차이며 이러한 사전부위 설정 없이 수술 시 즉흥적으로 장루를 조성하는 일이 없도록 해야 한다.

이상적인 장루부위는 모든 환자에 따라서 각기 다르다. 즉 환자의 직업, 체격, 연령, 취향, 생활양식, 옷맵시, 잠버릇 등 모든 것이 고려되어야 한다. 일반적으로 서혜부, 늑골연, 배꼽, 허리띠선, 피부 주름, 탈장이 있었던 부위나 반흔이 있는 부위는 피하는 것이 원칙이다. 그 밖에 장루를 중심으로 하여 반경 5cm까지는 정상적인 건강한 피부가 있어야 장루처치가 간편하며, 특별한 경우를 제외하고는 가능한 한 허리띠선 하방에 설치해야 옷 입은 상태에서 장루 및 보조기가 감추어져 있어 사회적 활동에 있어서 타인에게 노출을 피할 수 있어 정신적 부담을 줄일 수 있다. 또한 허리띠선 하부의 가장 돌출된 부위에서 반드시 복직근을 통과하도록 설치하는 편이 장루로 인한 합병증의 가능성이 가장 적다.

통상적으로 가장 이상적인 장루의 위치는 치골, 전상부 장골극, 배꼽을 연결한 삼각의 가상선 중심부이다(그림 36-4).

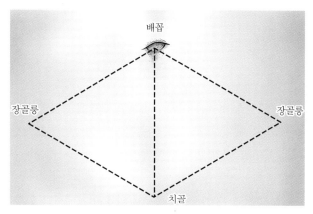

그림 36-4. 수술 전 장루 위치를 선정하기 위한 삼각의 가상선 배꼽, 치골, 전상부 장골극의 중심부에 장루를 설치한다.

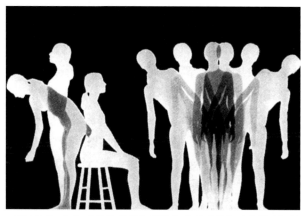

그림 36-5. 수술 전 장루 위치를 선정할 때 환자에게 여러 동작을 취하도록 한 후 가장 편리한 부위에서 설정하도록 한다.

수술 전 가상의 장루 설치부위가 일단 설정되면 환자에게 여러 가지 동작과 자세를 취하도록 하여 환자가 편리한지 여부를 알아본 후 다시 결정해야 한다(그림 36-5). 일단 결정된 후에는 수술 시까지 피부소독에도 지워지지 않도록 표시해야 하는데 흔히 사용되는 표시제로는 인디아 잉크, 메틸렌블루, 문신, 유성펜 등이 사용될 수 있다.

위에서 설명한 장루 설치기준에서 예외적인 경우로 환자의 체격과 기타 상황에 따라서 이상적인 부위가 바뀔 수 있다. 즉 하반신 마비로 의자차(휠체어)를 사용하는 장애자에서는 일단 의자차에 앉힌 자세에서 환자가 장루를 쉽게 보고 스스로 처치가 가능한 부위에 설치하도록 하며 또한 지나치게 비대한 환자에서도 배꼽 상부에서 장루를 쉽게 보고 처치할 수 있는 부위에 설치해야 한다.

## Ⅳ 장루의 합병증 및 피부 손상과 질환

### 1. 장루의 합병증

장루조성술 시에는 어떤 경우에도 장관에 긴장이 가해져서는 안 된다. 특히 영구적 결장루나 회장루를 조성할 때는 특별한 예외가 없는 한 반드시 복직근을 절개하여 이를 통해서 장루를 설치해야 합병증을 최소한으로 줄일 수 있다. 필 등은 610예의 장루를 만든 환자에서 입원 기간 중 26%에서 합병증이 발생하였다고 보고하였다. 필립 등은 장루의 형태에 따라서 결장루의 경우 29%에서, 회장루의 경우 57%에서 합병증이 발생한다고 하였다. 필 등은 환상 횡행결장루에서는 18.8%, 환상 에스결장루에서는 28.4%에서 합병증이 발생한다고 하였다. 합병증의 종류별로는 장루주위 피부장해가 12~42%로 가장 흔하며 장루 조성 후 초기에 문제가 되는 합병증은 장루의 괴사나 함몰 등이다. 그리고 기간이 경과한 후에 문제가 되는 합병증은 장루주위 탈장이다. 구체적인 합병증은 표 36-1과 같다.

#### (1) 장루 괴사

회장루보다 결장루에서 더 흔히 발생한다. 기술적인 면에서 기인된 혈류의 차단이 주된 원인이다. 장간막 쪽에서 공급되는 작은 혈관을 차단시킴으로써 발생하며 때로는 직장암 수술 시 좌결장동맥의 상행분지가 보존되지 않은 상태에서 하장간막동맥을 기시부에서 절단함으로써

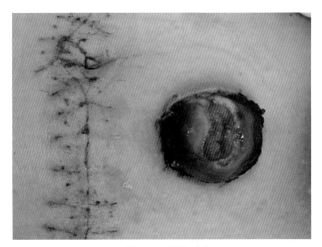

그림 36-6. 장루 괴사

발생할 수도 있다. 따라서 장루조성 시 말단 단면부의 출혈 여부와 혈액순환 상태를 반드시 확인하여 복벽에 설치해야 하며 장관의 꼬임이나 구부러짐도 혈류 차단의 원인이 될 수 있으므로 유의해야 한다. 정상인 장루는 색이 핑크빛으로 선명하다. 장루를 만든 후 24시간 내에 색이 검게 되거나 보라색으로 탁해지는 경우 장루 괴사를 의심해야 한다(그림 36-6).

장루가 괴사되었다고 해서 즉시 재수술을 하는 것은 바람직하지 않으며 장루를 생리식염수 등으로 적신 거즈를 덮어 장루가 마르지 않게 하면서 수일간 관찰하였다가 소생능력이 없다고 판단되면 괴사조직을 제거하며 복강 내까지 장루의 괴사가 있다면 개복술하에서 장루의 재조성술이 필요하다. 피부표면에서 복막상부 근막부위까지 괴사가 되었다면 괴사조직의 제거 후 관찰하면서 기다릴 수

| 표 36-1 | 장루합병증의 종류와 발생빈도 |

| 합병증 | 피부 장애 | 장루 괴사 | 함몰 | 장루주위 감염 | 탈출 | 주위 탈장 | 협착 | 출혈 |
|---|---|---|---|---|---|---|---|---|
| 몰리트 등(1980)<br>소아(결장루: 146예) | 20% | | | | 12% | | 6% | |
| 필립스 등(1985)<br>성인(결장루: 243예) | 12% | 8% | 2% | | 2% | 5% | | |
| 필립스 등(1985)<br>성인(회장루: 175예) | 28% | 10% | 9% | | 3% | 5% | 2% | 4% |
| 펄 등(1985)<br>(610예) | 42% | 14% | 13% | 13% | 5% | 3% | 7% | 3% |
| 포터 등(1989)<br>(결장루: 203예) | 14% | | | 7% | | 9% | 9% | |
| 론도노-쉬미어 등(1994)<br>(에스결장루: 203예) | 17% | | | | 12% | 37% | 7% | |
| 레옹 등(1994)<br>(회장루: 150예) | 34% | | | | 11% | 16% | 5% | |

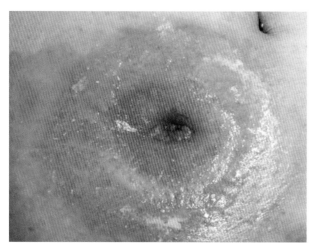

그림 36-7. 장루 협착

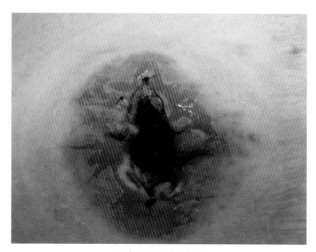

그림 36-8. 장루 함몰

는 있으나 결국에는 함몰 장루가 되거나 협착을 초래하여 후에 재수술이 필요한 경우가 대부분이다. 이때 시험관 튜브와 펜라이트 등을 이용하면 괴사가 진행된 깊이를 판정하는 데 유용하다.

### (2) 장루 협착

장루 허혈이나 감염 등의 합병증이 생긴 후 치유되는 과정에서 피부의 반흔 등으로 인해 피부가 좁아지게 되거나 또는 처음부터 너무 작게 장루를 만드는 경우 장루가 좁아져 변이 잘나오지 않게 된다(그림 36-7). 협착 초기에는 섬유소가 적은 음식을 먹게 하거나 손가락이나 헤가 확장기 등으로 부드럽게 확장시킨다. 그러나 반복된 확장으로 인하여 피부의 손상이 일어나게 되고 다시 치유되는 과정에서 협착이 더 진행되는 경우에는 다시 장루를 만들어주어야 한다. 이 경우 개복술까지는 필요가 없고 장루 주위의 협착된 반흔조직을 잘라내고 새 피부에 장루점막을 봉합해준다.

### (3) 장루주위 농양과 천공

비교적 드문 합병증으로 원인은 병소가 장루주위에서 재발하여 진행함으로써 장 내용물에 의한 계속적인 감염으로 인해 야기될 수 있다. 또 다른 원인으로는 장루조성술 시 봉합 과정에서 인위적인 장루의 손상도 있을 수 있고, 그 외에 장루세척을 위해 도관 삽입 시 장루 손상을 일으켜 이러한 합병증이 야기될 수 있다. 치료로는 개복술을 시행하여 장루를 새로 조성해야 하며 세척기에 의한 장관 천공은 응급수술을 시행하여 천공된 장관의 절제술과 배농술, 장루를 새로운 위치로 옮기는 소위 재배치 술

식을 시행해야 한다.

### (4) 함몰 장루

함몰 장루는 10~15% 정도에서 발생한다. 두 가지 형태의 함몰이 있을 수 있다. 첫 번째는 망원경처럼 들락날락하는 형으로 장루와 복벽 사이가 너무 넓거나 복벽에 잘 붙지 않아 발생하게 된다. 환자를 세우면 장루가 튀어나오고 하늘을 보고 누우면 장루가 복벽 속으로 들어가게 된다. 이렇게 복벽 속으로 들어가게 되면 부착판이 장루 주위에 밀착되지 않아 장 내용물이 밖으로 새게 된다. 두 번째 형태는 장루가 복벽 속에 함몰되어 고정된 경우이다(그림 36-8). 이것은 장루를 만들 때 너무 당겨져서 속으로 함몰된 경우이다. 이 경우 숙달된 장루 간호사의 역할이 중요하다. 컨벡스형의 접착판을 함몰된 장루주위에 적절히 부착시키게 되면 장 내용물이 새는 것을 방지할 수 있다. 그러나 이러한 노력에도 불구하고 계속 새는 경우는 장루를 새로 만들어야 한다.

### (5) 출혈

장루의 출혈은 극히 드문 편이나 문맥압항진증 환자에서 간혹 나타날 수 있다. 치료는 출혈 초기에는 출혈부위를 거즈 등으로 눌러 지혈시킬 수 있다. 5% 석탄산 아몬드유, 폴리도카놀, 테트라데실 황산염과 같은 부식제에 의한 국소적 주사요법이 효과가 있을 수 있다. 그러나 계속되는 경우 원인을 찾아 교정해야 한다.

### (6) 장루탈출

장루탈출은 말단형보다는 환상형에서 자주 일어나며

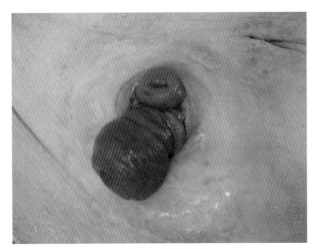

그림 36-9. 장루탈출

원인은 개구부를 지나치게 크게 한다든지 장루에 연결된 장관이 지나치게 긴 상태에서 갑자기 복압이 상승하는 조건에서 발생할 수 있다(그림 36-9). 따라서 탈출을 예방하기 위해서는 조성술 시에 복막부위에서 고정봉합술을 확고히 하고 개구부를 지나치게 크게 하지 말아야 하며 장루에 연결되어 있는 장관의 길이를 조절하여 장루를 조성해야 한다. 또한 가능한 한 복직근을 통과하여 조성하는 것이 탈출의 빈도를 줄일 수 있다. 참고로 모든 장루의 길이는 피부표면으로부터 장루돌출부의 첨단과의 길이가 2.5cm를 넘지 않아야 하며, 개구부의 크기는 2개의 손가락이 통과할 수 있는 굵기가 원칙이다.

장루탈출은 간혹 장루주위 탈장을 동반할 수 있다. 이러한 탈장이 동반되어 있지 않다면 치료는 개복술을 요하지 않고 탈출된 장관의 절제술과 재봉합술만으로 치료가될 수 있으나 탈장이 동반된 경우에서는 개복하여 교정해야 하며 때로는 장루위치를 타 부위로 재배치해야 한다.

### (7) 장루주위 탈장

원인은 기술적인 면에서 기인하며 장루의 복벽 개구부를 지나치게 크게 하거나 복직근을 통하지 않은 장루에서 자주 발생한다. 빈도는 회장루보다 결장루에서 높으며, 기타 요인으로 장루조성술 후 지나친 체중의 증가, 영양학적 문제가 있는 경우, 고령자, 다른 전신적 질환이 있는 사람에게서 호발한다(그림 36-10).

치료는 탈장의 크기에 따라서 결정되며 크기가 작은 경우 장루조성술이 복직근을 통한 적절한 위치에 있다면 복벽을 통해서 결손된 복막과 복벽조직을 재건하면 될 것이나 복직근을 통하지 않은 장루라면 작은 탈장이라도 장루의 위치를 복직근 쪽으로 이동시키는 재배치술식을 시도해야 한다.

라자 등(1977)은 배꼽을 통하여 장루를 조성할 때 탈출과 탈장의 위험성이 매우 적다는 점을 주장한 바 있으나 정중절개를 하는 경우에 바람직한 위치는 아니다. 만약 탈장부위의 복막과 복벽조직의 결손이 크고 탈장의 크기가 큰 경우에서는 개복하여 재건술을 시행하는 편이 안전하며 경우에 따라서는 결손조직의 재건을 위해서 합성물질인 마렉스망사 또는 고어텍스 등을 이용할 수 있으며 궁극적으로는 장루를 재배치하는 방법이 효과적이다. 치료 후 재발률은 재배치를 한 경우(33%)보다 근막 결손부위를 복원한 경우(76%)에서 높았다. 그러나 수술 후 합병증은 복원한 경우(50%)보다 재배치를 한 경우(88%)에서 더 많이 발생하였다.

### (8) 복막외 장루조성술(그림 36-11)

1958년 골리거는 소장의 내부 탈장에 의한 장폐쇄를

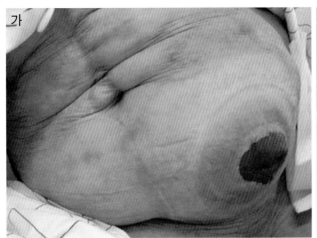

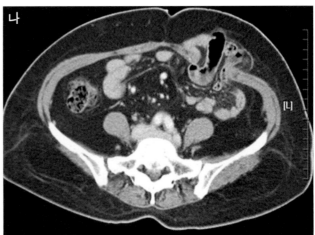

그림 36-10. 장루주위 탈장 **가.** 장루 사진 **나.** 컴퓨터단층촬영 사진

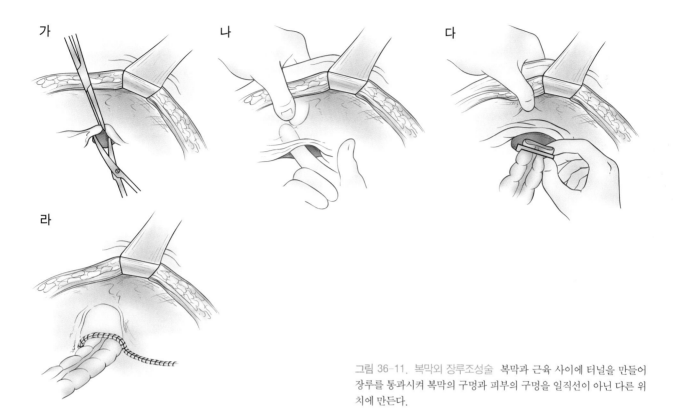

가

나

다

라

그림 36-11. 복막외 장루조성술  복막과 근육 사이에 터널을 만들어 장루를 통과시켜 복막의 구멍과 피부의 구멍을 일직선이 아닌 다른 위치에 만든다.

예방하기 위하여 복막외 장루조성술을 발표하였는데 이 술식의 또 다른 이점은 장루주위 탈장도 감소시킬 수 있는 것이라고 하였다. 834명을 대상으로 한 5개의 임상 연구에서 복막외 장루조성술 시 장루주위 탈장의 발생빈도가 감소하였으나 통계적으로 의의 있는 차이는 한 연구에서만 있었다. 복막외 장루조성술에 따른 명백한 단점이 보고되고 있지는 않지만 장루의 충분한 길이를 확보하기 위해서는 비장만곡부를 박리해야 하는 단점은 있다.

## 2. 장루에 의한 피부 손상과 질환

### (1) 피부 찰창

장루주위 피부에서 발생하는 가장 흔한 손상은 피부 찰창이다(그림 36-12). 장 내용물이 피부에 계속적으로 접촉하여 야기되며 소견으로는 심한 홍반과 출혈이 있고 표피의 손상으로 인하여 동통을 호소한다. 이에 대한 예방과 처치는 장루의 위생 상태를 개선하는 것인데 장 내용물이 피부에 직접 접촉하지 못하도록 피부 방벽제를 이용하여 피부를 보호해야 한다.

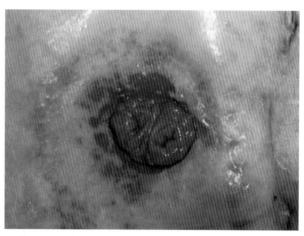

그림 36-12. 장루주위 피부에서 발생한 피부 찰창  피부 방벽제를 사용하지 않는 환자에서 가장 흔히 볼 수 있는 피부 합병증이다.

### (2) 접촉성 피부염

피부 방벽제의 부착 없이 장루에 직접 주머니를 부착할 때 자주 볼 수 있는 피부합병증이다(그림 36-13). 이는 주머니에 부착된 접착제에 의해서 야기되는 일종의 테이프 반응으로 치료는 원인을 제거하고 피부 방벽제를 이용함으로써 예방할 수 있다.

### (3) 모낭염

장루주위 피부의 모낭에 장 내용물의 접촉에 의한 감염

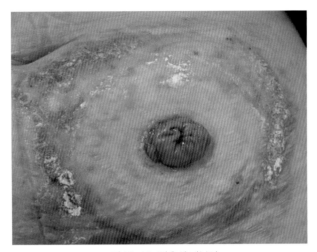

그림 36-13. 접촉성 피부염

으로 발생할 수 있다. 때로는 일회용 주머니 또는 피부 방벽제를 너무 자주 갈아주는 경우 모낭의 지나친 자극에 의한 손상을 초래하여 발생할 수도 있다. 치료는 장루주위의 모발을 주기적으로 세면하면 예방에 도움이 되며 일단 모낭염이 발생한 경우에서는 부신피질호르몬제의 도포가 효과가 있다.

### (4) 모닐리아증

칸디다에 의한 감염으로 장루주위가 습한 상태에서 발생할 수 있으며 치료는 항진균 항칸디다 연고와 부신피질호르몬제의 도포가 효과가 있다.

## 3. 장루주위 피부장해의 대책

### (1) 배설물에 의한 피부장해의 대책

장루주위 피부보호의 기본은 장루 근접부 피부에 배설물이 붙지 않도록 피부 방벽제를 덮는 것이다. 피부 방벽제가 배설 분비물의 피부접촉을 방지하면서 피부를 생리적인 상태로 보호하는 것이 가능한 것은 피부 방벽제 성분이 완충작용, 정균작용, 흡수작용, 접착작용 등을 하기 때문이다. 이것들의 작용은 펙틴, 카라야 등의 친수성 폴리머에 의한 것이다. 즉 물에 녹는 성분이 피부를 보호하고 있다는 것이다. 배설물에 의한 피부장해는 배설물의 성상에 영향을 받기 쉬워, 장루로부터 배설되는 변의 양, 성상을 파악하고 피부 방벽제의 용해, 근접부 피부의 상태를 주의 깊게 관찰하는 것이 중요하다. 배설물이 피부 방벽제의 아래로 기어들어가지 않도록, 또한 피부 방벽제가 너무 녹아 들어가지 않는 범위의 적절한 제품 교환 간

격을 설정하는 것도 배설물에 의한 피부장해를 줄일 수 있는 중요한 대책이다.

### (2) 접착제, 피부 방벽제 사용에 의한 피부장해의 대책

배설물 이외에 장루주위 피부에 자극이라고 할 만한 것에는 장루 주머니의 접착제, 피부 방벽제, 주머니의 필름, 용제 등이 있다. 접착제는 접착면의 피부를 폐쇄환경하에 둠으로써 높은 확률로 피부장해를 일으킨다는 보고도 있고, 현재는 피부 방벽제를 사용하는 것이 기본이 되었다. 피부 방벽제 보강용의 테이프도 같은 양상으로 고빈도의 피부염을 일으키기 때문에 사용은 신중히 해야 한다. 피부 방벽제는 알레르기를 일으키는 것이 매우 드물지만, 구진이나 미란을 수반하는 염증성 피부장해를 일으키는 경우가 있다. 염증성의 피부장해가 일어나면 피부 과민성이 증가하므로, 구진, 미란 등의 피부의 이상이 발생했을 때에는 신속하게 장착방법의 개선이 필요하다. 또한 필요에 의하여 패치검사를 시행하여 과민성이 낮은 피부 방벽제로 변경한다.

장루 주머니의 필름이 피부장해를 일으키는 경우가 있으나, 이것은 바로 주머니가 피부에 붙으면서 일어나는 발한에 수반되는 침윤이 원인으로 생각된다. 주머니가 붙어 있는 피부는 체온이 상승하고, 발한도 잘 일어나게 되어, 흡습성이 높은 면 커버를 사용하는 것이 바람직하다.

### (3) 물리적 자극의 경감

피부 방벽제는 각각 단기 장착형, 장기 장착형과 같이 내구성이 설정되어 있다. 폐쇄형의 장루 주머니는 대변이 모이면 주머니를 교환하지 않으면 안 되기 때문에 피부 방벽제의 접착력이 낮게 설계되어 있고, 내구성도 낮다. 개방형의 피부 방벽제에는 1~2일매, 2~3일매, 3~5일매 등 내구성이 차이가 있는 타입이 있다. 3~5일에 교환하는 장기 장착 타입의 피부 방벽제는 붙인 직후 초기 접착은 강하지 않으나, 일정시간 후 접착력이 최고치에 도달한다고 여겨진다. 따라서 붙인 후 즉시 새거나 급격히 피부 방벽제가 녹는 일이 없는 한, 3일 정도는 지속한 후 떼어내도록 한다.

피부 방벽제에 의한 미란에서는 알레르기 반응이나 1차 자극반응 때문에 피부 방벽제 부착면에 장액성 구진이 다수 퍼져 유합하는 국면이 된다. 또한 물리적 자극에 수반하는 표피박리의 결과 미란을 나타내는 경우가 있다.

구진이 출현하기 시작했을 때에는 피부 방벽제를 빨리 교환하고, 그래도 악화하는 경우에는 피부 방벽제를 다른 제품으로 변경한다. 또한 접착력이 지나치게 강하지 않은 것을 선택하는 것이 바람직하다.

### (4) 감염 예방

제품 교환 시에는 배설물을 남기지 않도록 장루용 세제 등 자극이 적은 비누를 사용하여 비누 성분이 남지 않도록 청소한다. 단, 대변 배출이 지속적이지 않은 좌측 결장 장루의 경우에는 주머니를 떼어내고 목욕을 한다. 감염 예방으로는 피부염에서 감염 상태로 이행하지 않도록 하는 것이 중요하다. 또한 체모가 많은 환자는 전기면도기로 제모를 하는 것으로 모낭염의 발생을 예방할 수 있다. 감염이 의심되는 경우에는 균배양검사를 시행하는 것도 필요하다.

피부의 감염이 생긴 경우에는 피부과 의사의 진찰이 필요하며, 배양 결과에 근거한 항생제나 항진균제가 처방된다. 장루주위 피부에 연고를 도포하면 장구의 접착력이 저하된다. 그 결과 배설물이 새기 쉬워져 피부장해를 더욱 악화시키는 경우가 있으므로 원칙적으로는 장루주위 피부에 연고류는 사용하지 않는다. 그러나 연고 처방이 필요한 경우에는 연고를 도포하고 잠시 방치한 후, 연고와 유분을 닦아내고 정성스럽게 청소한 후 장구를 장착한다.

### (5) 배설물에 의한 미란의 대책

배설물 때문에 장루 근접부에 미란이 발생하면 미란부에서의 침출액 때문에 통상보다 피부 방벽제가 녹기 쉽게 된다. 미란이 없는 상태와 똑같이 판상 피부 방벽제를 사용하여도 미란부만은 피부 방벽제가 녹아버려 배설물이 미란부로 스며드는 일이 발생하기 쉬워진다. 미란을 개선하는 방법으로 가루(분상) 피부보호제를 사용하여 미란부로부터 침출액을 흡수시키고 판상 피부 방벽제를 붙여 미란이 개선될 때까지는 제품의 교환을 통상보다 빠르게 설정한다.

### (6) 함몰 장루, 장루주위에 주름이 있는 장루의 관리

함몰 장루나 장루주위의 주름, 요철 등이 있는 경우에는 피부 방벽제의 밀착이 불완전하게 되어, 배설물이 잘 스며들게 된다. 철형 제품은 장루를 돌출시켜 장루주위의 주름을 늘려줌으로써 피부 방벽제의 밀착성을 강화한다.

최근의 철형 장구는 도드라진 모양의 깊이나 넓이가 다양하다. 철형 장구만으로는 밀착이 충분하지 않은 경우 벨트의 적용을 고려한다. 주름이 깊어 반혼이 저명한 것에 대해서는, 디스크 형태의 피부 방벽제를 장착하기 전 페이스트제제로 채우거나 피부 방벽제의 절편을 이용하여 접착면에 평면을 확보하는 것이 중요하다.

## V 수술 후 장루 환자 관리

모든 장루 환자는 수술 전은 물론 수술 후 정신적 측면에서 많은 문제점을 지니고 있다. 뿐만 아니라 장루 환자는 장루로 인한 수술 후 체형의 변화로 일상생활을 영위함에 있어 심각한 심리적 갈등을 초래한다.

이 중에서도 기질적인 장애요인으로 병소의 제거와 함께 골반자율신경계의 손상으로 배뇨 장애 및 성기능의 현저한 장애와 장루로 인한 육체적인 성적 매력의 상실이란 정신적인 자괴감으로 인해 남성에서는 발기불능, 여성에서 성교 불쾌증을 초래할 수 있다. 뿐만 아니라 이들이 퇴원 후 가정과 사회생활에서 겪어야 할 불편 중에서 주체할 수 없는 가스배출과 냄새로 인하여 타인에게 심한 불쾌감을 준다는 두려움을 지니고 있다는 점이다. 따라서 외부인과의 접촉을 삼가하며 자신이 장루 환자라는 사실이 외부에 노출되는 것을 꺼려하고 모든 생활양식의 변화로 인하여 심리적으로 매우 위축되어 있다.

맥레오드 등(1985)의 보고를 인용하면 장루 환자 22%에서 체형의 변형으로 정신적인 문제를 지니고 있으며, 12%에서는 성기능의 상실, 49%에서는 피부 손상, 42%에서 냄새와 가스배출로 고민하고 있으며, 29%에서는 장루가 타인에게 노출되는 것을 두려워하고 있는 것으로 나타났다.

따라서 장루 환자들은 그들의 가족과 함께 퇴원 전 치료를 담당한 외과의사 혹은 장루치료사로부터 장루처치에 관하여 충분한 교육을 받아야 하며 담당 의료진은 장루 환자가 퇴원 후에도 이들이 건강한 삶을 영위할 수 있도록 올바른 장루처치법에 관한 지속적인 교육과 상담을 해야 한다. 이러한 교육은 수술 전에도 시행해야 하고 수술 후에도 가능한 한 빨리 교육을 시작하는 편이 바람직하다. 또한 환자가 퇴원 무렵에는 장루관리에 관한 기본적인 처치법에 관하여 완전히 습득한 후여야 이들이 가정과 사회생활에 쉽게 적응할 수 있을 것이다.

# 1. 장루의 처치

장루처치에 필수적인 용품으로는 피부 방벽제, 면판, 주머니 등 크게 3가지로 구분하며 기타의 부속품으로는 인공항문 크기를 재는 카드, 보조기를 봉할 수 있는 접착싱 연고, 허리띠, 테이프, 방취제(냄새제거제), 피부 방벽제 제거제, 가위, 화장지 등이 있다(그림 36-14).

## (1) 피부 방벽제

피부 방벽제는 장 내용물이 피부와 직접 접촉함으로써 초래되는 피부의 손상을 방지하기 위해서 장루주위의 피부를 보호하는 가공된 고무제품으로 장루 환자에 있어서 없어서는 안 될 필수적인 용품이다. 피부 방벽제의 종류는 다음과 같다.

### 1) 카라야 제품

카라야는 인도산 고무나무에서 채취하여 글리세린을 첨가한 일종의 나뭇진으로 인체에 알레르기를 유발하지 않고 장 내용물의 부식작용에도 강한 내성을 지닌 습기가 있는 불공해성의 물질이다. 현재 장루 환자의 피부 방벽제로 광범위하게 사용되고 있으며 원래는 치과용으로 치아접착제로 이용되었으나 우연한 기회에 턴불이 카라야를 장루 환자에 응용하여 피부 방벽제로 우수한 피부 보

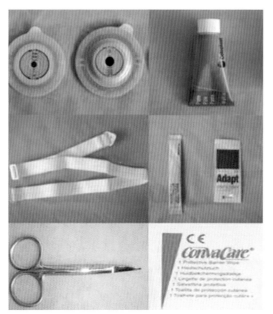

그림 36-14. 장루처치에 사용되는 보조기들 피부 방벽제, 피부보호 연고, 허리띠, 냄새제거제, 곡가위, 잔류제거제 등으로 구성되어 있다.

호 효과를 입증한 후 상품화되었다.

카라야는 여러 형태로 가공되어 장루 환자에서 이용되고 있는데 분말, 나사받이, 웨이퍼, 모포형태, 자연산 점토 등과 혼합된 형태의 제품, 그리고 풀로 가공되어 사용되고 있다. 카라야는 장 내용물의 부식작용에 강한 성질을 지니고 있기 때문에 장루 환자에서 널리 이용되고 있으나 소변에는 쉽게 분해가 되기 때문에 회장루를 이용한 요로전환술에는 적합하지 않으며, 고온에 매우 취약하기 때문에 고열이 있는 환자나 고온기후 지역에 거주하는 환자에서는 피부 방벽제로는 합당하지 못한 단점을 지니고 있다.

### 2) 콜리실

이는 카라야에 자연산 점토를 혼합한 매우 단단한 피부 방벽제로 카라야의 단점을 보완한 재질이다. 열에 강하며 소변에도 강한 속성을 지니고 있어 고열 환자, 고온지역에 거주하는 사람, 요로전환을 위한 회장루 환자의 피부 방벽제로 합당하다.

### 3) 젤라틴-펙틴

피부 방벽제 카라야보다도 수분에 강하며 접착력이 우수해서 장기간 내구력을 지니고 있기 때문에 장기간 여행자나 피부 방벽제를 자주 갈아줄 수 없는 환경 조건에 있는 환자에서 이용된다. 일반적으로 카라야 제품은 평균 1주일 정도 부착할 수 있으나 젤라틴-펙틴은 평균 2주를 유지할 수 있다.

### 4) 스토마히시브

스토마히시브는 젤라틴-펙틴, 카복시메틸셀룰로오스 나트륨, 폴리이소부틸렌으로 구성된 피부 방벽제로서 장 내용물은 물론 소변에도 강한 내구성을 지니고 있어 모든 장루에 사용이 가능하다. 특히 장루주위에 피부주름이 있을 때 이를 보완하기 위해 스토마히시브를 사용하면 효과가 있으며 사용 전 주의점은 장루주위에 수분을 완전히 제거한 후 건조상태에서 부착해야 장기간 접착력을 유지할 수 있다.

### 5) 두라히시브

성분은 스토마히시브와 유사하나 장루주위의 수분을 흡수하는 성질을 지니고 있다. 장루를 중심으로 수분을 흡수하여 거북이 목 현상을 만들어 장루를 보호할 수 있다. 수분을 흡수하기 때문에 요로전환술 후 피부 방벽제로 사용할 수 있다.

### 6) 홀리히시브

홀리히시브 역시 스토마히시브와 성분에서 유사하나

스토마히시브보다도 접착력이 강하고 매우 부드러우며 내구성이 뛰어나 접착제로도 사용이 가능하다.

### 7) 릴리아실

릴리아실 역시 스토마히시브와 성분은 같으나 서로 다른 색깔의 종이가 2개의 접착면에 붙어 있어 피부에 접착하는 부분에는 흰종이가, 주머니가 부착되는 면에는 파란종이가 붙어 수술 후 환자의 교육용으로 이용된다.

### 8) 크릭실린

크릭실린은 실리콘형의 방벽제로 매우 딱딱하며 접착력이 뛰어나다. 고리형 또는 시트형의 2가지가 있다. 특히 장피 누공 또는 배농관주위의 피부를 보호하기 위한 피부방벽제로 이용되고 있다.

### (2) 면판

면판은 피부보호제에 부착되어 주머니를 연결해주는 장치이다. 면판은 고무, 금속, 플라스틱, 종이, 단순접착제 등으로 만들어져 있으며 다양한 형태로 되어 있다.

### (3) 주머니

주머니란 장루에서 흘러나오는 내용물을 저장하는 자루이다. 이는 합성물질 또는 고무 등으로 만들어져 있으며 1회용 또는 세척하여 여러 번 재사용할 수 있는 것 등 다양한 종류가 있다.

피부 방벽제, 면판, 주머니가 함께 붙어 있는 소위 원피스형도 있고 피부 방벽제, 면판, 주머니가 따로 붙어 있는 투피스형도 있다(그림 36-15). 원피스형은 비교적 조작이 간편하므로 관절염으로 손동작이 불편한 환자나 시각장애자 또는 정신신경과적 문제가 있는 사람들에서 사용하

기에 편리하며, 투피스는 장기간 사용할 수 있어 경제적인 이점이 있다. 1회용 주머니는 한 번 내용물이 주머니를 채우면 버려야 하는데 특히 수술 직후나 여행 또는 외출 시에 매우 편리하나 비경제적이라는 단점이 있다.

### (4) 허리띠

장루 관리에 있어서 허리띠의 착용은 장루처치에 필요한 보조기를 안정시켜준다는 생각으로 착용하지만 보조기 중 주머니의 무게를 받쳐줄지는 몰라도 실제로는 아무런 도움이 안 된다. 오히려 벨트 착용으로 피부 손상을 초래할 수 있으나 활동력이 강한 어린아이에서는 가끔 도움이 될 수 있다.

## 2. 냄새와 가스의 조절

장루 환자들이 호소하는 가장 큰 불편은 냄새와 가스배출로 일상생활에 어려움이 많다는 점이다. 이를 조절하기 위해선 철저한 음식조절, 개인적 위생, 생활습관 조절이 필요하다. 가자드 등(1978)의 보고에 의하면 50명의 회장루 환자와 50명의 결장루 환자에서 조사한 결과 결장루에서는 냄새보다도 주체할 수 없는 가스 배출이 문제가 되었는데 특히 고섬유질 음식, 즉 야채와 과일을 섭취한 후 가스배출이 심하다는 것이다. 반면에 회장루 환자에서는 가스보다도 냄새가 문제가 되며 생선, 계란, 양파, 치즈를 먹은 후 냄새가 심한 것으로 나타났으며, 결장루 환자에서도 녹색계통의 야채를 섭취한 후 냄새가 심한 것으로 보고되었다. 슈프랑거스 등(1995)의 보고에서도 결장루 환자의 37%가 냄새로 인한 불편을 호소하는 것으로

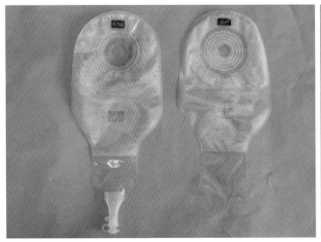
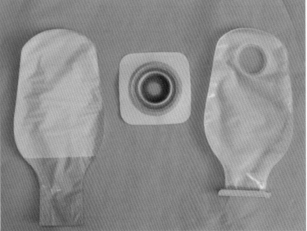

그림 36-15. 원피스 및 투피스 주머니

보고되었다.

일반적으로 냄새와 가스배출이 심한 음식은 다음과 같다. 계란, 생선, 치즈, 콩, 양파, 아스파라거스, 양배추, 오이, 무, 마늘, 맥주 등이며 특히 요로전환술식을 받은 환자에서 아스파라거스는 소변에 매우 강한 냄새를 유발하므로 삼가해야 한다. 반대로 냄새와 가스배출을 억제시키는 음식물로는 요구르트, 지방우유, 오렌지주스, 아이스크림, 파슬리 등이다.

가스배출을 억제시키기 위해서는 생활습관을 조절해야하는데 대부분의 장내 가스는 입으로 삼킨 공기에 기인하기 때문에 우선 금연해야 하고, 껌을 씹는 행위를 삼가야하며, 빨대를 이용해 음료수를 마시는 행위, 식사 도중 지나치게 잡담을 하는 행위, 급하게 밥을 먹는 행위, 불규칙적인 식사, 맥주와 탄산음료도 가스 생성을 유발한다. 따라서 가능한 한 식사 도중에는 입을 다물고 천천히 음식물을 씹으며 서두르지 말고 느긋한 자세로 음식을 먹는 자세가 필요하다.

## 3. 설사와 변비의 예방

설사와 변비 역시 장루 환자에서 문제가 된다. 우선 설사와 무른 변의 원인은 특정약품의 복용, 정서적인 불안, 항암화학요법이나 방사선 요법이 원인이 될 수 있으며, 음식물로는 과일주스, 시금치, 익히지 않은 과일, 매운 음식, 완두콩, 브로콜리 등이 요인이 될 수 있다. 이에 반해서 설사를 억제시키는 음식은 쌀밥, 사과주스, 바나나, 땅콩 등이다.

변비는 특정약품의 복용, 정서적 긴장과 불안, 수분이 없는 음식의 섭취, 잘못된 장세척 등이 원인이 될 수 있다. 때로는 음식물로 인하여 장루의 출구가 막히는 경우도 있는데 요인이 될 수 있는 음식물로는 감, 과일의 씨, 옥수수, 샐러리 등이다.

## 4. 결장루의 세척

결장루의 세척은 환자의 배변습관을 규칙적으로 조절하는 데 매우 유익한 처치법이다. 특히 수술 전 불규칙한 배변습관을 지녔던 환자에서 도움이 된다. 대부분의 결장루 환자들은 수술 후 일정기간이 지나면 환자 나름의 규칙적인 배변습관을 지니게 되어 어떤 환자에서는 아무런

보조기의 도움 없이도 일상생활을 할 수 있게끔 된다. 그러나 환자에 따라서는 불규칙한 배변이 일상생활에 여러 가지 제한을 줄 수 있는데 때로는 장루세척을 시행하여 규칙적인 배변습관을 갖게 할 수 있으므로 퇴원 전 또는 퇴원 후에 세척법에 관한 교육이 필요하다.

장루세척의 대상은 장 내용물이 고형성인 좌측 및 에스결장루 환자만이 될 수 있다. 회장루와 우측 및 횡행결장루 환자, 즉 장 내용물이 액체성인 경우에서는 대상이 안된다. 결장루세척기의 용구는 여러 회사에서 시판되고 있다(그림 36-16).

세척방법은 장관 내로 미지근한 물 750~1,000mL를 도관을 통해 5~10분 동안에 서서히 주입하는데 주입된 물이 장관을 세척하는 것이 아니고 장을 자극하여 장운동을 일어나게 하기 때문에 장내 노폐물이 배출되게 된다. 대부분의 대변은 15분 이내에 배출이 되나 완전히 깨끗해지기까지는 평균 45분 정도가 소요된다. 한 번의 장루세척으로 짧게는 하루, 길게는 3일 간격으로 배변습관을 규칙적으로 조절할 수 있다. 그러나 와트(1977)의 보고에 의하면 과민성 장증후군이 있는 사람이나, 방사선치료를 받는 환자 또는 방사선조사성 소장결장염 환자, 노약자, 협착 및 탈장 등 장루 합병증이 있어서 장루처치에 문제가 있는 사람, 시력장애자와 거동이 불편한 사람, 세척에 대한 공포가 있는 사람 등에서는 대상이 안 된다.

테라노바 등(1979)의 보고에 의하면 장루세척을 시행한

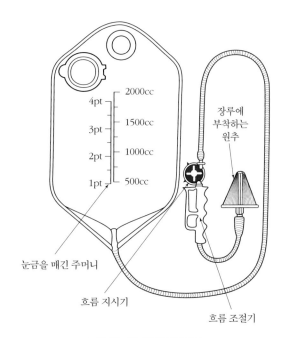

그림 36-16. 결장루세척기

환자에서 배변 조절기능의 유지, 청결도, 보조기의 불필요, 안전도 등을 조사한 결과 대부분 만족해하는 것으로 나타났다. 윌리엄스와 존스톤(1980)은 결장루세척에 소요되는 시간은 평균 45분이며 장루세척이 냄새와 가스를 억제하는 데 매우 도움이 되며 일정기간 동안 보조기가 필요하지 않아 환자들의 생활양식의 개선에 유익한 것으로 보고하였다.

## 5. 장루 환자에서 고려되어야 할 기타의 문제점들

장루 환자가 장루로 인하여 개인적 활동, 가정생활, 사회생활, 직업에 영향을 받을 수 있다는 점은 고려되어야 할 문제이다. 개인적인 활동에서는 성행위, 목욕, 수영을 할 때 장루에 손상을 줄 수 있다는 두려움을 지니고 있다. 그러나 이는 보조기의 적절한 사용으로 장루를 보호할 수 있으며 사회생활과 직업상으로 발생할 수 있는 불이익도 올바른 장루처치법을 습득함으로써 사전에 충분히 예방할 수 있다. 육체적 노동자에서는 무거운 것을 들거나 하는 행위는 장루주위 탈장을 유발할 수 있으므로 작업환경을 바꾸어야 할 것이다. 또한 장루 환자에서 장기간 여행을 해야 하는 경우 음식과 식수에 각별한 조심을 기울여야 하며 익히지 않은 음식을 삼가하고 식수도 가능한 한 광천수를 마시도록 하고 설사에 필요한 약제는 꼭 지참하도록 해야 한다.

### 참고문헌

김진복(감수), 박재갑, 이봉화, 한덕종, 김경국, 홍성국 등. 인공항문, 회장루 및 요루관리안내서. 서울; 한국오스토미협회, 1985.

이기형. 인공항문조성술 환자들, 퇴원 후 건강한 삶을 영위하고 있는가? Jeil Pharm Report 1989;62:50.

Beck PH, Conklin HB. Closure of colostomy. Ann Surg 1975; 181:795-798.

Berne TV, Griffith CN, Hill J, Logudice P. Colostomy wound closue. Arch Surg 1985;120:957-959.

Brooke BN. The management of an ileostomy including its complications Lancet 1952;2:102-104.

Dragstedt LR, Dack GM, Kirsner JB. Chronic ulcerative colitis: A summary of evidence implicating bacterium necrophorum as an etiologic agent. Ann Surg 1941;114:653-662.

Gazzad BG, Saunders B, Dawson AM. Diets and stoma function. Br J Surg 1978;65:642-644.

Goligher JC. Extraperitoneal colosotmy or ileostomy. Br J Surg 1958;46:97-103.

Gomez ER, Rosenthal D. Management of a subcutaneous colostomy perforation: The role of a new synthetic skin. Dis Colon Rectum 1984;27:651-653.

Grile G, Turnbull RB. The mechanism and prevention of ileostomy dysfunction. Ann Surg 1954;140:459-466.

Kock NG, Darle N, Hylten L, kewenter J, Myrvold H, Philipson B. Ileostomy. Curr Probl Surg 1977;14:8.

Kodner IJ. Colostomy and ileostomy. Clinic Symposia 1978; 30:1-36.

Leong APK, Londono-Schimmer EE, Phillips RKS. Life table analysis of stomal complications following ileotomy. Br J Surg 1994;81:727-729.

Maydl K. Zur technick der kolotomie, Centralbl Chir 1888;24: 433.

McLeod RS, Lavery IC, Leatherman JR. Patient evaluation of the conventional ileostomy. Dis colon Rectum 1985;28:152-154.

Mirelman D, Corman ML, Veidenheimer MC, Coller JA. Colostomies-indications and contraindications: Lahey Clinic experience, 1963-1974. Dis Colon Rectum 1978;21:172-176.

Mollitt DL, Malangoni MA, Ballantine TV, Grosfeld JL. Colostomy complications in children: an analysis of 146 cases. Arch Surg 1980;115:455-458.

Pearl RK, Prasad ML, Orsay CP, Abcarian H, Tan AB, Melzl MT. Early local complications from intestinal stomas. Arch Surg 1985;120:1145-1147.

Phillips R, Pringle W, Evans C, Keighley MR. Analysis of a hospital based stomatherapy. Ann R Coll Surg Engl. 1985; 67:37-40.

Pittman DM, Smith LE. Complications of colostomy closure, Dis Colon Rectum 1985;28:836-843.

Porter JA, Salvati EP, Rubin RJ, Eisenstat TE. Complications of colostomies. Dis Colon Rectum 1989;32:299-303.

Raza SD, Portin BA, Bemboft WH. Umbilical colostomy: a better intestinal stoma. Dis Colon Rectum 1977;20:223-230.

Rombeau JL, Wilk PJ, Turnbull RB Jr, Fazio VW. Total fecal diversion by the temporary skin-level loop transverse colostomy. Dis Colon Rectum 1978;21:223-226.

Rubin MS, Schoetz DJ Jr, Matthews JB. Parastomal hernia. Is stoma relocation superior to fascial repair? Arch Surg 1994;129:413-418.

Smit R, Walt AJ. The morbidity and cost of the temporary colostomy. Dis Colon Rectum 1978;21:558-561.

Sprangers MA, Taal BG, Aaronson NK, te Velde A. Quality of life in colorectal cancer. Dis Colon Rectum 1995;38:361-369.

Terranova O, Sandei F, Rebuffat Cl. Irrigation vs natural evacuation of left colostomy: a comparative study of 340 patients. Dis Colon Rectum 1979;22:31-34.

Turnbull RB Jr, Weakley FL. Atlas of intestinal stomas, St. Louis: CV Mosby, 1967, p.207.

Turnbull RB. Management of ileostomy. Am J Surg 1953;86: 617-624.

Watt RC. Colostomy irrigation: yes or no? Am J Nurs 1977;77: 442–444.

Williams NS, Johnston D. Prospective controlled trial comparing colostomy irrigation with 'spontaneous-action' method.

Br Med J 1980;281:107–109.

Yajko RD, Norton LW, Bioemendal L, Eiseman B. Morbidity of colostomy closure. Am J Surg 1976;132:304–306.

# 기타 질환

김종훈·이민로

## Ⅰ 장축염전증

장축염전증*volvulus*은 장의 일부가 그 자체나 장간막을 축으로 회전하여 꼬임으로써, 폐쇄 루프성 장폐쇄가 유발되거나 혈류가 차단되는 현상을 가리킨다. 장축염전증이 발생하려면 자유롭게 움직일 수 있는 장의 분절이 있고 가까이에 고정점이 있어야 하므로 위장, 비장, 담낭, 소장, 대장에서 발생할 수 있고, 대장에 가장 다발한다. 대장 염전의 60% 이상이 에스결장에서 발생하며 그다음으로 맹장에 흔하고, 드물게 횡행결장이나 비장만곡부에서 나타난다.

## 1. 에스결장 염전

### (1) 빈도와 발생기전

인종과 지리학적 위치에 따라 빈도의 차이가 있다. 영국에서는 장폐쇄의 4~5%, 미국에서는 9.6%, 이란에서는 대장폐쇄의 85%를 점하고 있으며 러시아, 노르웨이, 아프리카에서도 많이 발생한다. 아직 확실히 밝혀진 원인은 없으나 만성 변비로 인해 과량의 완화제를 복용한 경우나 나이가 많은 정신질환자들에 흔하고, 채소 등의 식물성 섬유질을 많이 섭취하는 이란, 러시아, 노르웨이, 아프리카에서 많이 발생하는 것으로 보아 식물성 섬유질이 관여할 것으로 추측된다. 에스결장 염전증 환자에서 길고

자유롭게 움직일 수 있는 에스결장과 에스결장 장간막이 흔히 관찰된다.

시계방향과 시계 반대방향 양방향으로의 회전이 가능하지만 대개는 장간막을 축으로 시계 반대방향의 염전이 일어난다. 염전의 증상이 나타나려면 최소한 180도 이상 회전해야 하며, 대개 대장의 염전과 장간막의 염전이 함께 작용하여 장폐쇄를 일으킨다. 180도 이하의 염전은 증상을 나타내지 않으며 정상인에서도 생리적으로 나타날 수 있다. 장폐쇄는 폐쇄 루프성 형태이며 단순 또는 교액성 장폐쇄로 나타난다. 단순 대장폐쇄로는 수일간 대장이 살아 있을 수 있는데 이는 에스결장이 장의 어느 부분보다도 장내압력 상승에 대한 저항력이 강하기 때문이다. 진행이 계속되면 교액이 나타나 정맥이 먼저 막힌 후 동맥이 막히고 혈전이 생성되어 경색이 나타나게 된다. 괴사는 대개 축이 되는 부위에 나타나지만 때로 염전된 대장 전체에 일어나기도 한다.

### (2) 임상증상

급성 전격성형은 대개 이전의 어떤 병력도 찾을 수 없는, 젊은 환자에 발생하며, 오심, 구토, 쥐어짜는 듯한 복통, 복부팽만감 등의 증상이 나타난 후 급속히 진행되어, 괴사가 조기에 나타난다. 이러한 형은 수술 중에 확진되는 경우가 많다.

대부분의 경우가 아급성 진행성형에 속하는데, 대개 나

이가 많은 환자에서 완만하게 증상이 시작되며, 좀 더 증상이 경미한 편이다. 이전에 발작이나 변비의 병력이 있는 경우가 많다. 구토가 비교적 늦게 나타나며 복통은 상대적으로 경미하고 복막염의 진찰 소견이 나타나지 않는 경우가 많다. 복부팽만이 매우 심한 편이며 대개는 단순 복부촬영만으로도 수술 전 진단이 가능하다.

### (3) 진단

급성 전격성형에서는 복막염의 증상이 명백하여 응급 개복술이 필요하게 되므로 특별한 진단방법은 없다. 보통의 아급성 진행성형에서는 병력과 진찰 소견으로 의심이 가는 경우가 많고 과거 병력상 만성 변비, 이전의 발작병력 등이 참고가 될 수 있으며 최근에 시작된 쥐어짜는 듯한 하복부 통증과 복부 팽만, 가스도 배출되지 않는 완전한 변비를 호소하는 경우가 많다. 초기증상으로 구토가 나타나는 경우는 드문 편이며, 경우에 따라서는 설사가 관찰되기도 한다. 진찰 소견상, 심한 복부팽만과 국소적 또는 복부 전역에 나타나는 압통이 관찰되며, 특징적으로 고장성의 종괴가 촉지되기도 한다. 장음은 증가 또는 감소될 수 있으며 사라지는 경우는 드물고 직장수지검사상 직장팽대부 내에서 대변이 만져지지 않는다. 만약 대장에

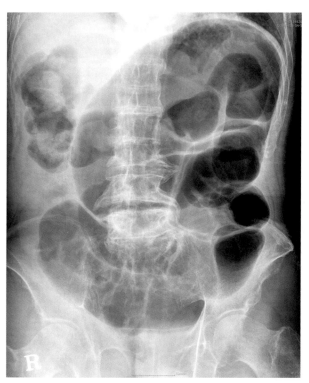

그림 37-1. 에스결장 염전 확장된 에스결장고리의 한쪽은 횡경막, 다른 한쪽은 골반을 향하는 오메가고리 소견을 보인다.

괴사성 변화가 생기면, 빈맥, 고열, 반발통 등의 범발성 복막염의 증세가 나타난다. 대개의 경우 복부 단순촬영만으로 확진이 가능하다. 복부 단순촬영에서는 특징적으로 심하게 확장된 장의 루프의 양 끝이 골반으로 향하고 루프의 만곡부가 횡격막으로 향하는 '오메가고리 소견'이 나타난다(그림 37-1). 입와위 사진에서는 높이가 다른 공기-액체 경계가 다수 관찰된다. 바륨대장조영에서는 진단에 절대적인 소견인 '새부리' 모양 또는 '스페이드' 형태가 관찰되는데, 이는 대장의 꼬인 부분에서 음영이 날카롭게 끝나는 소견이다. 환자의 30~40%에서는 복부 단순촬영 소견이 모호한 경우가 있는데, 이 경우에는 중심의 장간막 지방조직을 중심으로 혈관들이 돌고 있는 소용돌이 사인을 보이는 복부 전산화단층촬영이 도움을 줄 수 있다.

### (4) 치료
#### 1) 교액되지 않은 에스결장 염전

치료의 목표는 꼬임을 풀어주고 재발을 방지하는 것이다. 에스결장 염전의 사망률은 괴사가 일어난 경우에 매우 높기 때문에 괴사로 진행되지 않도록 신속하고 적절한 조치가 필요하다. 1950년까지는 수술을 통한 정복 후의 선택적 절제나 장관광치술 후의 2차적 절제와 문합을 선호하였으나 최근에는 결장경과 직장튜브를 이용하는 비수술적 치료만으로도 80~90%의 성공률이 보고되고 있다. 비수술적 보존적 치료는 제한적으로 시도되며 바륨을 이용하여 방사선 투시하에서 관장을 통한 정복을 시도할 수 있다.

#### ① 경성 에스결장경을 이용한 감압

브루스가드는 1947년에 에스결장경과 직장튜브를 이용한 정복술을 136명의 에스결장 염전 환자에서 시도하여 90%의 성공률과 2.9%의 사망률을 보고한 바 있다. 1950년대와 1960년대에 비수술적 치료에 대한 많은 경험이 축적되었으며 많은 연구들이 브루스가드와 비슷한 성공률을 보고하였다. 1961년에 드라파나스와 스튜어트는 84%의 성공률과 1.2%의 사망률을, 휴퍼 등은 81%의 성공률과 5.5%의 사망률을, 1973년에 아널드와 낸스는 77%의 성공률을 보고한 바 있다. 수술에 의한 정복의 경우는 5~35%의 사망률이 보고된 바 있다. 따라서 교액되지 않은 에스결장 염전의 경우에는 비수술적 정복이 우선 고려되어야 하며, 다음의 3가지 경우에는 예외적으로 즉

시 수술을 시행하는 것이 훨씬 안전하다.

  ⅰ) 괴사가 의심될 때
  ⅱ) 에스결장경을 통한 정복시도로 즉시 정복되지 않을 때
  ⅲ) 반복적으로 염전이 나타날 때

에스결장경을 이용한 감압의 수기는 다음과 같다. 우선 비수술적 감압이 실패할 경우에 대비하여 응급수술이 지체되지 않도록 수술준비를 즉시 시작한 후에, 환자의 대장이 아래로 쳐져서 감압이 쉬울 수 있도록 잭나이프 복와위를 취하도록 하며, 환자가 이 자세를 취하기 어려운 경우에는 측와위 자세를 취하게 한다. 에스결장에 윤활액을 충분히 바른 다음, 꼬인 부위에 도달할 때까지 조심스럽게 서서히 삽입하고, 허혈이나 괴사의 증후가 없는지 자세히 관찰한다. 점막에 이상이 없다고 판단되면, 윤활액을 충분히 바른 직장튜브를 에스결장경을 통해 상부로 밀어 넣는다. 튜브를 통하여, 가스나 유동성 대변이 나오면, 염전된 부위의 상부로 통과된 것이다. 즉시 직장튜브를 항문주위 피부에 고정시키고 적어도 48시간 이상 그 상태로 놓아둔다.

감압이 성공적이라 판단되더라도 지속적인 관찰이 꼭 필요한데, 이는 이미 괴사가 일어났을 수도 있고, 드물지만 장이 직장튜브에 의해 천공된 경우 복막염으로 진행될 수 있기 때문이다.

② 대장내시경을 이용한 감압

에스결장을 이용한 감압 실패는 염전된 부위에 이미 괴사성 변화가 왔기 때문인 경우가 대부분이지만, 때로는 25cm 길이의 경성 에스결장경으로 염전부위까지 도달이 불가능한 경우도 있다. 1976년에 가지 등이 대장내시경을 이용한 첫 번째 감압 성공 예를 보고한 이후 대장내시경이나 연성 에스결장경에 의한 감압예가 꾸준히 보고되어왔다. 최근에 25명의 환자에서 대장내시경을 이용해 감압을 시도하여, 이 중 24명에서 성공하였으며 1예에서는 항문으로부터 80cm 상방에서 청색성 점막이 관찰되어 중단했다는 보고도 있다. 대장내시경은 에스결장경과는 달리 내시경 자체가 염전된 부위를 통과하게 되며, 통과 시에 조심스럽게 공기를 넣는 것이 좋고 생검을 위한 구멍을 통해 액체, 대변 등의 배액이 가능하다. 공장루에 사용되는 튜브를 맹장까지 집어넣어 스텐드로 남겨놓을

수도 있다. 대장내시경 감압술의 경우도 경성 에스결장 시와 마찬가지의 주의가 요구되며 감압이나 정복이 되지 않거나, 혈액성 배액이나 청색성 점막이 관찰되면 중단하고 즉시 수술을 시행해야 한다.

③ 재발의 방지와 최종 치료

비수술적 감압으로 치료가 성공하였더라도 장기간 추적관찰 시에 재발률이 50% 이상인 것으로 보고되고 있으므로, 에스결장의 발작이 있었던 경우에는 원칙적으로 선택적 절제를 실시해야 한다. 에스결장과 에스결장 장간막이 길고 자유로이 움직여지며 고정된 부위의 길이가 짧은 환자의 에스결장의 특성을 이용하는 것이 수술 후 사망률 감소에 도움이 된다. 즉, 좌하복부에 최소한의 횡방향 창상을 내고, 복직근을 자르고 복강 내로 들어간 후에, 과도하게 긴 에스결장의 고리를 작은 창상을 통해서 복강 밖으로 끄집어낸 후 복부 표면과 일치하는 부위에서 에스결장을 절제하고 문합은 복강 밖에서 실시한다. 다시 복강 내로 문합된 에스결장을 집어넣고 창상을 봉합한다. 특히 나이가 많고 상태가 좋지 않은 환자에서는 국소마취하에서도 이 수술이 가능하다.

수술장에서 염전을 풀고 난 후에 장의 혈액 순환이 원활하다고 판단되는 경우에는 선택적 수술을 피하기 위해 에스결장 고정을 시행하는 경우도 있으나 재발률이 높아 의미가 없다. 셰퍼드는 염전의 정복과 고정만을 시행한 환자에서는 재발률이 38%에 달해 단순히 정복만을 시행한 경우와 큰 차이가 없다고 하였다. 염전을 정복하고 항문을 통해 직장튜브를 삽입한 5~10일 후에 선택적 수술이 가능하다. 에스결장 절제 후에 염전의 재발은 드물지만 약 10%의 환자에서 장폐쇄의 증상이 지속되므로 광범위한 대장의 무기력이 의심되면 대장의 아전절제술도 고려의 대상이 되어야 한다. 진단을 위한 검사와 환자의 치료는 조심스럽게 개인에 알맞도록 선택되어야 한다.

2) 괴사성 염전의 치료

대부분의 경우에 대장조루술 후의 단계적 절제나 장관 광치술 후의 2차적 절제와 문합이 안전하며 드물게 선택적으로 1차적 절제와 문합이 시도되기도 한다. 약 33~80%의 사망률이 보고되고 있다.

## 2. 맹장의 염전

### (1) 빈도와 발생기전

맹장의 염전은 비교적 드문 편으로 전체 장폐쇄의 원인 중 약 1%를 차지한다. 호발연령은 에스결장 염전보다 비교적 젊은 편이며 여자에서 상대적으로 빈도가 높다. 에스결장 염전이 대개 후천적인 반면, 맹장의 염전은 우측 대장의 고정이 불완전한 선천성인 경우가 많다. 이러한 선천성 해부학적 이상 외에도 선천성 밴드나, 이전에 시행된 수술에 의한 유착, 최근에 시행된 복부 수술에 의한 외상 등도 원인으로 작용한다. 원위부 대장의 폐쇄가 원인이 되기도 하므로 수술시야에서 염전의 정복, 고정, 절제 후에 다시 한 번 원위부에 폐쇄가 있는지 조사해보아야 한다. 에스결장 염전이 시계 반대방향으로 도는 데 반해 맹장의 염전은 대개 시계방향으로 회전한다.

### (2) 임상증상

임상 형태는 급성 전격성형, 급성 폐쇄성형, 반복성 또는 재발성형으로 크게 3가지로 분류될 수 있다. 급성 전격성형의 경우는 혈류 차단이 비교적 조기에 진행되고, 임상 양상은 급성 복막염 그 자체이며 응급개복술이 필요하다. 급성 폐쇄성형의 경우에는 점차적으로 서서히 진행되며 임상증상은 폐쇄 루프성 폐쇄와 소장폐쇄의 소견으로 나타난다. 환자는 불분명한 쥐어짜는 듯한 복통, 구토를 동반하거나 동반하지 않는 오심, 점차 심해지는 복부 팽만 등을 호소하며 복부 단순촬영이나 대장조영술로 확진이 가능하다. 반복성 또는 재발성형의 증상은 경미한 소화불량에서부터 심한 쥐어짜는 듯한 복통까지 다양하다. 이러한 증세는 아주 짧은 동안 지속되다 저절로 소실되는 경우가 많으므로 진단이 매우 어려울 수도 있다.

### (3) 진단

병력을 통해 의심하는 것이 무엇보다 중요하며 대개 방사선검사로 확진된다. 때로 복부 단순촬영에서 혼돈을 일으키는 경우도 있는데, 이는 외측의 고정이 확실하지 않으므로 움직이는 맹장이 복강내 어느 부위에서도 관찰이 가능하기 때문이다. 위치에 관계없이 가장 중요한 소견은 크고 확장된 맹장이다. 때로는 복부 중앙에서 둥그스름한 루프가 보이기도 하고, 때로는 좌상복부에서 루프의 볼록한 면이 좌하복부를 향한 형태로 관찰되기도 한다. 에스결장

염전과 마찬가지로, 대장조영술에서는 진단에 결정적인 소견인 스페이드 모양이나 새부리 형태가 나타난다.

### (4) 치료

#### 1) 비수술적 정복

대장조영을 통한 우측 대장의 염전의 정복은 성공률이 낮고 위험하다. 내시경을 이용한 감압의 성공사례가 보고되긴 하지만 아직까지는 맹장 염전에서의 대장내시경의 역할은 명확하지 않다. 수술의 위험이 아주 높은 환자를 제외하고는 수술이 가장 적절한 치료라 하겠다.

#### 2) 수술적 요법

교액이 이미 일어난 경우에는 하복부에 횡방향의 창상을 내고 복직근을 자르고 복강 내로 들어간 후에 과도한 루프를 작은 창상을 통해서 복강 밖으로 끄집어낸다. 복부 표면과 일치하는 부위에서 간만복부의 근위부에서 우측 결장을 절제하고 회장-결장의 문합은 복강 밖에서 실시한다. 복막내 염증이 심하거나, 소장 확장이 심하거나, 영양상태가 좋지 않을 경우, 우하복부 회장루와 우상복부 또는 우하복부 점액루가 더 안전할 수 있다. 교액이나 괴사가 없으면, 염전을 풀어준 후 우반 대장절제술을 시행하거나, 맹장고정술로 맹장을 고정시켜주어야 한다. 수술의 한 방법으로 맹장조루술을 시도하기도 하지만 수술 후의 높은 합병증을 항시 염두에 두어야 한다.

# Ⅱ 대장의 급성 가성폐쇄증

## 1. 개요

대장의 급성 가성폐쇄증은 기계적 폐쇄 병변이 없이 대장의 폐쇄증상이 나타나는 급성 대장팽만증으로 1948년 오길비가 2예를 최초로 보고하였다. 수술 후의 복강내 농양이나 복막염 등의 합병증이나 만성 신부전 시의 대사장애, 만성 호흡기 질환 시의 호흡곤란으로 인한 과다한 공기의 장내 흡입 등에 의한 과도한 교감신경의 흥분이 원인으로 추측되고 있다. 스트로델 등은 대장의 급성 가성폐쇄증 환자의 2/3에서 전신 질환이 동반되어 있었고, 1/4의 환자가 최근 시행한 수술로부터 회복되는 중이었다고 보고했다. 선천성 거대결장증, 궤양성 장염과 크론병의 합병증으로 나타나는 독성 거대결장증, 장 염전, 분

변 저류, 원위부 악성종양 등에 의한 장폐쇄증과의 감별이 중요하다.

## 2. 임상증상과 진단

초기에는 환자가 가벼운 복부 불편감이나 복부 팽만감을 호소하며 폐쇄가 진행됨에 따라 증상이 점차 뚜렷해진다. 통상적인 대장폐쇄증과 달리 폐쇄가 점차적으로 서서히 진행되고 팽만에 비해 복벽이 비교적 부드럽게 촉지되는 편이며 대장의 가성폐쇄증 과거력이 진단에 중요한 단서가 될 수 있다. 대장과 소장의 팽만과 장간막의 부종이 진행됨에 따라 복부압통이 나타난다. 심한 복통이나 압통, 반발통, 백혈구증다증의 소견을 보일 때는 허혈성 괴저 또는 천공을 의심해야 한다.

단순복부촬영상 초기에는 폐쇄가 우측 대장에 국한되어 있으나 진행됨에 따라 소장폐쇄의 소견도 관찰된다. 우측 대장과 횡행대장이 팽창되고 좌측 대장에 공기의 음영이 거의 없는 경우 급성 가성폐쇄증의 가능성이 높으나 단순 복부촬영만으로 폐쇄부위와 원인을 정확히 알아내기는 어렵다. 특히 팽만이 심한 경우에는 맹장 염전과의 감별이 어렵다(그림 37-2).

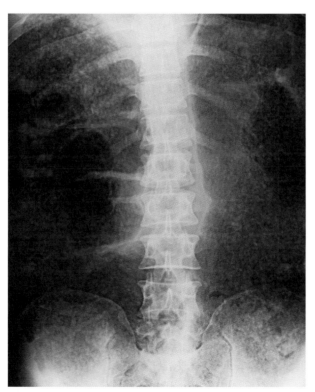

그림 37-2. 대장의 급성 가성장폐쇄증의 복부 사진 맹장이 확장된 소견을 보이지만 단순복부 사진만으로는 감별이 어렵다.

수용성 조영제(가스트로그라핀)로 대장조영을 시행함으로써 폐쇄의 정확한 위치와 정도의 파악과 감별진단이 가능하고 수용성 조영제에 의한 장세척 효과도 기대할 수 있다. 급성 가성폐쇄증의 경우에 좌측 대장의 직경은 정상이며 조영제가 비교적 저항 없이 폐쇄 근위부로 이동된다. 스튜어트 등은 수용성 조영제로 대장조영을 시행함으로써 80%에서 확진이 가능하였으며 위양성인 경우는 없었고 단순복부촬영보다 훨씬 정확한 폐쇄 위치의 판단이 가능하였다고 보고하였다. 바륨대장조영술은 시행하지 않는 것이 좋은데 이는 검사 후에 대장과 직장의 세척이 어려워 바륨콘크리트에 의한 매복이 나타날 수 있으며 대장이 이미 천공되어 있는 경우에 심각한 합병증을 일으키기 때문이다. 때로 장 밖의 병변을 컴퓨터단층촬영으로 확인하는 것이 감별진단에 도움이 된다.

## 3. 치료

### (1) 보존적 치료

대장의 급성 가성폐쇄증이라는 잠정적인 진단이 내려지면, 우선 보존적 치료를 시작하고, 정밀검사를 통해 정확한 진단을 내리도록 노력해야 한다. 대장의 급성 가성폐쇄증이 감염 등의 특정한 전신적 질환이나, 복강내 병변에 의해 2차적으로 발생한 경우에는 원인 질병의 교정만으로도 호전될 수 있으므로 보존적 치료와 더불어 동반된 원인 질환에 대한 적절한 치료가 병행되어야 한다. 치료의 첫 단계는 금식, 수액 및 전해질 교정, 입을 통해 삼킨 가스 등의 감압을 위한 비위장관 삽입이다. 필요에 따라 직장내 튜브 삽입, 관장 등을 실시한다. 심한 복통을 호소하는 경우 소량의 진통제를 투여하는 것이 도움이 된다. 슬로이어 등은 대장내시경을 사용하지 않고도 보존적 치료만으로 25명의 환자 중 1명을 제외한 모든 경우에 대장의 천공이나 사망 없이 치료에 성공하였음을 보고하면서 대장내시경이나 수술적 처치의 필요성에 대해 의문을 제기하였다. 급성 가성대장폐쇄증이 지속될 때는 복강내 이상, 즉 농양이나 복막염 등의 가능성을 고려해야 한다.

### (2) 약물치료

네오스티그민

대장의 가성폐쇄증에 대해 무작위 연구가 진행된 약물은 정맥내 네오스티그민의 투여가 유일하다. 네오스티그민은 가역성 아세틸콜린에스테라아제 길항제로 간접적으로 무스카린 수용체를 자극하여 대장의 추진운동을 활성화시켜 장통과 시간을 단축시킨다. 네오스티그민 투여의 이론적 근거는 대장가성폐쇄증의 발생이 대장운동을 조절하는 자율신경계의 불균형 때문이라는 데 있다. 닐리와 캐치폴이 30여 년 전 소장의 마비성 폐쇄 환자에서 처음 네오스티그민을 사용하였다. 정맥 투여된 네오스티그민은 1~20분의 빠른 삭용시간과 1~2시간의 짧은 지속기간을 보이며, 반감기는 평균 80분 정도이고 신부전 환자에서 길어진다.

포넥 등이 보고한 무작위 이중맹검 연구는 맹장의 지름이 10cm 이상이고 24시간의 보존적 치료에 반응하지 않은 환자들을 대상으로 하고 있다. 배제 기준은 장의 허혈이나 천공이 의심되는 경우, 임신, 심한 기관지 경련, 부정맥, 신부전이었다. 환자들은 3~5분에 걸쳐 2mg의 네오스티그민과 식염수를 각각 투여받았다. 약물투여 후 이학적 검사에 의한 복부 팽만의 감소가 1차 평가 대상이었다. 연구에 의하면 네오스티그민을 투여받은 11명 중 10명(91%)에서 반응을 보였고, 식염수를 투여받은 환자 10명은 모두 변화가 없었다. 중앙 반응시간은 4분이었다. 초기 반응 후 재발률은 11%로 낮았다. 네오스티그민의 가장 흔한 부작용은 경미한 복통과 과도한 침 분비였고, 아트로핀의 투여를 필요로 하는 서맥이 19명 중 2명에서 발생하였다. 네오스티그민이 비교적 안전하게 사용될 수 있지만, 환자는 약물 투여 후 15~30분 동안 의사의 진찰과 활력징후 측정을 받아야 하며, 심전도 모니터링을 하면서 침상 위 안정을 해야 한다. 네오스티그민 사용의 금기증은 기계적 장폐쇄, 장 허혈과 천공, 임신, 비조절성 심부전, 심한 기관지 경련, 크레아티닌 3mg 이상의 신부전이다. 최근까지의 연구 결과를 종합하면 보존적 치료에 반응하지 않는 대장가성폐쇄증의 1차 치료로 네오스티그민이 사용되어야 하겠고, 부분적인 반응이나 재발의 경우에 2차 주사가 성공적으로 사용될 수 있다. 2차 치료에도 반응하지 않는 경우 대장내시경을 이용한 감압을 고려해야 하겠다.

### (3) 경막외마취

이 등은 교감신경의 흥분이 대장의 가성폐쇄증의 원인이라는 근거하에 8명의 환자에서 0.25% 부피바카인으로 경막외 마취를 시도하여 63%의 성공을 보고하였으나 이방법의 효과에 대해서는 연구가 필요하다.

### (4) 대장내시경

진단이 확실해지면 우선적으로 대장내시경이 시행되어야 한다. 대장내시경 감압술은 85%의 경우에서 효과가 있으며 합병증 또한 매우 낮다. 대장의 급성 가성폐쇄증 환자에서는 대장이 가스로 차 있기 때문에 내시경이 비교적 안전하고 쉽다. 공기 대신 이산화탄소나 물을 주입하거나 대장내시경 전에 1,000cc 정도의 관장으로 원위부 대장을 세척하는 것도 도움이 된다. 때로 대장 내에 대변이 많거나 대장이 고정되어 있어 대장내시경이 실패할 수 있으며 이 경우에는 수용성 조영제 관장으로 대장의 운동을 자극해본다.

감압 후의 재발 때문에 반복해야 할 경우도 있으며 반복적인 대장내시경이 필요한 경우에 대비하여 위에 덧씌울 수 있는 튜브나 유도철선을 사용할 수도 있다.

바넥과 알-사이티는 400명의 환자를 조사하여 환자의 연령이 증가하고 최대 맹장직경이 크고 대장 감압의 시작이 지연될수록 사망률이 증가한다고 보고하였다. 스트로델 등은 86%에서 첫 번째 내시경 감압 시의 성공과 2.6%의 천공을 바넥과 알-살티는 82%의 성공과 22%의 재발을, 보드 등은 91%의 성공과 18%의 재발을, 고셰 등은 89%의 성공과 41%에서의 2차 감압의 필요를 보고하였다. 대장내시경에 의한 감압이나 수용성 조영제 관장이 효과적이지 못하여 맹장의 직경이 12cm 이상이거나 대장의 허혈성 괴사와 천공이 의심되는 경우에는 수술을 시행해야 한다.

### (5) 수술

보존적 치료나 내장내시경에 의한 감압을 시도하면서 매 6~12시간마다의 단순복부촬영으로 팽만의 진행정도를 파악해야 한다. 맹장의 직경이 12cm 이상이 되어 천공이 임박했다고 믿어지는 경우에는 천공에 따르는 합병증을 피하기 위해 수술적 감압조치를 시행해야 하며 이 경우에 튜브를 이용한 맹장조루술이 가장 효과적이다. 비침습적 방법으로 컴퓨터촬영하에서의 경피적 맹장조루술이나 경피적 위루술과 유사한 대장내시경하에서의 경피적 맹장조루술이 가능하나 이러한 방법은 대장에 손상을 주어 복강 내에 대장 내용물을 광범위하게 퍼뜨릴 위험이 있으므로 선택적으로 사용되어야 한다.

대장의 허혈성 괴사나 천공이 의심되는 경우에도 즉시 응급수술을 시행하여야 한다. 천공의 크기가 작을 때는 1차적 천공부위 봉합과 회장루술을 시행하고 천공의 크기가 크거나 허혈성 괴사가 광범위할 때는 우반 대장절제를 시행한다. 절제 후의 문합 시행 여부는 환자의 상태와 수술 소견에 따라 결정한다.

## Ⅲ 장관포상기종

매우 희귀한 질환으로 특정적으로 장관벽 내에서 가스를 함유한 다발성의 낭종이 관찰된다. 대부분 소장에서 발생하며 36%의 경우에 대장을 침범한다. 대장에만 국한되어 발생한 경우에는 '대장 포상기종'이라고 달리 명명하고 있다. 1938년에 두버노이가 처음 보고한 이래 1974년까지 세계적으로 410예가 보고되었다. 소아에서는 드물고 주로 20~40대에 발생하며, 남자에서 약간 호발한다. 85%에서 만성 폐질환, 소화성 궤양, 위암, 결핵성 궤양, 궤양성 대장염 등의 만성 질환이 동반되어 있다. 원인은 확실하게 밝혀져 있지 않지만, 기계적 가설과 세균성 가설이 현재 의미 있게 받아들여지고 있다. 기계적 가설은 점막의 외상, 점막의 균열, 장문합, 장폐쇄, 증가된 장 내압력 등의 여러 가지 이유로 인해 장 내의 가스가 장관벽 내로 들어간다는 가설이다. 세균성 가설은 대장균, 엔테로박터 에어로게네스균, 클로스트리듐 등의 세균, 특히 혐기성 세균이 기능적 균열을 통해 장관벽 내로 침투하여 가스를 형성한다는 것이다. 이를 뒷받침하는 소견으로 정상 장관 내의 수소 함유량은 14%에 불과한 데 비해 장관포상기종 환자의 낭종내 수소 함유량은 50%까지 측정되는데 이는 침투한 세균에 의해 생성되는 수소가스 때문일 것으로 추측된다. 특징적인 소견이 없으므로 대부분 우연히 발견되며 간혹 단순복부촬영상 낭종 내의 공기가 보이거나 바륨대장조영 시에 다발성 용종이나 궤양성 대장염에 비해 비교적 방사선의 투과력이 높은 충만 결손이 특징적으로 나타나기도 한다. 간혹 낭종 자체가 장폐쇄를 일으키거나, 장중첩증의 유발점이 되기도 하고 매우 드물게 감돈이 발생하여 수술이 필요할 수도 있다. 복강 내로 천공되면 지속성 또는 재발성 기복종을 야기할 수 있으므로 복막염의 증세가 없이 기복종의 소견을 보이는 경우에는 장관포상기종을 한 번쯤 의심해보아야 한다. 간혹 대장의 악성종양과의 감별진단이 어려운 경우, 초음파나 컴퓨터단층촬영이 도움이 된다. 특별히 합병증이 없는 한 수술은 필요 없으며 주로 내과적 치료가 시도되고 있으나 아직 뚜렷한 치료법은 없는 실정이다. 포가치 등은 산소 텐트 속에서 70%의 산소를 계속 흡입함으로써 좋은 결과를 얻을 수 있었으며 성분식사가 효과적이라는 보고를 한 바 있다. 한편 혐기성 세균에 잘 듣는 항생제를 사용하여 효과를 보았다는 최근의 보고도 있다.

## Ⅳ 과민성 대장증후군

### 1. 개요

과민성 대장증후군은 구조적 또는 생화학적 이상 소견이 없이 복통이나 배변습관 변화 등의 다양한 소화기계의 증상이 만성적이며 반복적으로 지속되는 기능적인 소화기계 질환이다. 모든 소화기 질환 중 가장 흔한 질환의 하나로 미국의 경우 전체인구의 약 15%가 과민성 대장증후군의 증상을 가지고 있다. 20~60세의 연령군, 특히 40세 이하에서 많이 발생하고, 대부분의 환자가 10년 이상의 긴 과거력을 가지고 있다. 오언스 등은 29년간 추적조사하여 과민성 대장증후군 환자의 생존율은 정상인과 통계적으로 유의한 차이가 없으며 여자와 남자에서의 발생빈도는 유사하나 여자 환자의 내원 횟수가 많은 편이며 의사와 환자 간의 관계가 좋을수록 내원 횟수가 적은 것으로 보고하였다. 외과적 처치가 필요한 경우는 극히 드물지만 대장항문외과에서 흔히 접할 수 있는 만성 변비, 게실성 질환, 염증성 장질환, 대장암과의 감별진단을 위해 이 질환에 대한 이해가 필요하다

### 2. 발생기전

과민성 대장증후군의 발생기전은 아직까지 확실히 밝혀진 바 없으나 식이, 장운동 이상, 장감각 이상, 심리적인 요인 등과 관련이 있다고 추측하고 있다.

#### (1) 식이
서양보다 식이섬유의 섭취가 많은 아프리카의 일부지역에서 과민성 대장증후군의 빈도가 월등히 적으며 이들

의 대변양이 많고 대장 통과시간이 짧은 것을 근거로 식이섬유 부족으로 인한 대장통과의 지연이 과민성 대장증후군의 요인으로 추정되고 있다.

### (2) 장운동 이상

장평활근의 산재성 이상이 과민성 대장증후군의 원인으로 생각되고 있으며, 정상인은 직장에스결장의 느린 수축파가 분당 6~10회 관찰되는 반면, 과민성 대장증후군 환자의 경우는 분당 3회 정도로 감소되는 것이 관찰되었다.

### (3) 장감각 이상

장의 자극에 대한 감각역치가 정상인보다 낮아, 단지 미세한 자극이나 정상적인 장운동으로도 복부통증이나 복부팽만감 등이 유발된다.

### (4) 심리적인 요인

정신적 질환이 과민성 대장증후군의 직접적인 원인은 아니지만, 동반된 정신적 이상이 있는 환자의 경우에는 증상을 좀 더 심각하게 받아들이는 경향이 있다. 40~60%의 과민성 대장증후군 환자에서 만성 불안, 우울증, 히스테리 등의 정신적 이상이 동반되므로, 동반된 정신적 이상을 찾아내어 함께 치료하도록 노력해야 한다.

## 3. 진단

과민성 대장증후군을 진단할 수 있는 특별한 검사는 없으므로, 소화기계의 기질적 질환이 없음을 증명하고 과민성 대장증후군에 합당한 증상군을 찾기 위해 자세한 문진과 이학적 검사를 시행해야 한다. 가장 흔한 증상은 복통과 배변 이상이다. 배변 이상에는 변비, 설사, 변비와 설사의 반복형태가 있다. 과민성 대장증후군으로 진단을 내리기 위해서는 증상이 최소한 3개월 이상 지속적 또는 반복적으로 계속되어야 한다.

### (1) 로마 III 진단기준
1) 3개월 이상의 증상
2) 1달에 3일 이상의 복부 불편감과 통증
① 배변으로 완화되는 불편감
② 변의 형상 변화와 관련
③ 변의 횟수 변화와 관련

과민성 대장증후군의 가능성은 이상의 진단기준이 많이 있을수록 증가하는데 20대 여성의 경우에 이상의 진단기준이 다 있으면 92%, 2가지 진단기준만이 있는 경우 64%에서 과민성 대장증후군으로 진단되었다고 보고된 바 있다.

### (2) 검사

대장의 기질적인 질환을 감별하기 위해서 혈액검사, 대변의 잠혈검사, 연성 에스결장경검사와 조직생검, 대장바륨검사를 시행할 수 있으며 내분비 질환(갑상선기능 이상, 부갑상선기능 항진, 카시노이드 등), 상부 위장관 질환 (위식도 역류, 소화성 궤양, 위암, 크론병), 췌담도 질환(만성 췌장염, 췌장암, 기능성 담압이상증)의 질환을 감별하기 위해 특수한 검사가 필요한 경우도 있다. 특히 유당 비내성증을 염두에 두고 이 질환이 의심되는 경우에는 이의 감별을 위한 유당내성검사를 시행해야 한다.

## 4. 치료

발생기전과 병태생리가 정확히 규명되어 있지 않고 유형이 다양하므로 치료가 매우 어렵다. 클레인은 과민성 대장염의 치료에 관한 무작위 비교연구에서 위약보다 더 유용한 치료는 없다고 하였으며 어떤 환자에 효과가 좋은 치료방법이 다른 환자에게는 전혀 효과가 없는 경우도 많다고 보고했다. 설사유형과 변비유형의 환자에서 식이섬유, 지사제, 항콜린제에 대한 반응이 다르게 나타날 수 있다. 과민성 대장증후군의 치료 목적은 완치가 아니고, 환자 개개인의 증상 유발 가능인자를 찾아내어 이를 피하도록 함으로써 증상 발현의 빈도와 강도를 감소시키고, 일단 증상이 나타나면 대증요법으로 증상을 호전시키는 것이다.

### (1) 자세한 설명을 통한 심리적 안정

과민성 대장증후군 환자의 치료에 있어서 무엇보다 중요한 것은 의사에 대한 환자의 신뢰라 하겠다. 환자가 가지고 있는 증상이 많은 사람에게서 흔히 일어날 수 있는 증상이며 과민성 대장증후군은 장운동의 이상에 의한 양성의 기능성 장애이므로 암과 같은 심각한 질환으로 진행되지 않으며 만성적이기는 하나 예후는 비교적 좋은 편이고 수명에도 지장이 없다는 것을 이해시킴으로써 환자의 신뢰를 얻을 수 있다.

또한 치료의 목적은 증상의 호전이라는 것을 정확히 인식시켜야 하며, 심리적 요인과 질병이 관계가 있으므로 주변의 스트레스를 없애도록 조언해야 한다.

### (2) 식이요법

특정 음식물이 증상을 악화시키는 경우 이를 피하도록 권하는 것이 좋다. 과민성 대장증후군의 복통과 복부팽만은 장의 확장으로 유발되므로 장내 가스의 생성을 증가시키는 고칼로리의 푸짐한 식사, 탄산가스가 들어 있는 음료, 과도한 수분 섭취, 흡연, 껌, 빠른 식사 등을 피함으로써 증상을 완화시킬 수 있다. 그 외에도 점막의 자극제인 사과, 배, 커피, 오렌지주스, 술 등은 금하는 것이 좋고, 유가공 식품과 지방질 섭취도 제한하도록 해야 한다.

변비가 주증상인 유형의 환자에 있어서 밀기울 같은 식이섬유는 대장통과시간의 감소와 대변량의 증가로 변비를 완화하고, 장의 운동을 촉진해 복통을 완화한다. 하지만 모든 환자에서 효과가 있는 것은 아니며 복부팽만 같은 증상은 오히려 악화시킬 수도 있다. 고섬유식 이후 처음 1~2주간은 배가 부르거나 가스 배출이 증가할 수도 있으므로, 소량으로 시작하여 점차 증량하는 것이 바람직하며 대변 형태나 통증 완화 등의 변화를 관찰하기 위해서는 충분한 시간이 필요하다.

### (3) 약물치료

과민성 대장증후군은 만성적이며 아직까지 모든 환자에게 유용한 약제는 알려지지 않았으며, 투약에 따른 부작용이 나타날 수 있으므로 약물치료는 제한적으로 시행해야 된다는 점을 염두에 두어야 한다. 예측되는 심한 복통이나 배변습관의 변화, 복부팽만 등의 증상에 대해서는 약물치료를 시도할 수 있다.

#### 1) 항콜린제

항콜린작용을 하는 약물인 벤틸(디사이클로민), 부스코판(하이오신) 등이 평활근 수축을 감소시키고 감작된 대장 평활근에 대한 신경 내분비성에 의한 위결장 반사를 감소시키는 작용이 있어 식후나 스트레스 시의 복부팽만과 통증을 완화시킨다. 그러나 구강건조증, 동공산대, 배뇨곤란, 빈맥 등의 부작용을 고려해야 한다.

#### 2) 지사제나 변비완화제

코데인, 로페린, 로모틸 등의 지사제는 설사가 주증상인 경우에 도움이 될 수 있으며 가능한 한 의존도가 낮은 약물을 사용해야 한다. 변비가 주증상인 경우 마그네슘염, 섬유소 성분(뮤타실, 메타뮤실, 콜실) 등이 도움이 될 수 있다.

#### 3) 위장관 운동촉진제

테가세로드는 세로토닌 타입 4 길항제로 변비가 주요 형태인 여성에서 효과가 있으나 남성에서 효과가 있다는 증거는 없다. 설사와 두통이 주요 부작용이지만 비교적 안전하게 사용될 수 있는 약이다.

#### 4) 항정신적 약물

항우울제는 저용량에서는 복통의 완화, 항콜린작용의 효과를 기대할 수 있으며 고용량에서는 우울증이나 공황상태에 도움이 된다. 항우울제의 항우울효과가 나타나려면 6~8주가 소요되는 반면 과민성 대장증후군의 복통에 대한 효과는 24~48시간이면 나타난다.

#### 5) 항생제와 프로바이오틱스

몇 개의 항생제가 과민성 대장증후군의 세균 증식을 치료하기 위하여 사용될 수 있다. 비흡수성 항생제인 리팜핀이 위약보다 효과가 있는 것으로 보이지만 현재 항생제를 일상적으로 처방하기에는 시기상조로 보인다. 프로바이오틱스는 대안치료가 될 가능성이 있어 보인다.

### (4) 행동요법

심리요법, 최면요법, 생체되먹임 등의 행동요법이 스트레스의 감소에 도움이 될 수 있다.

# V 대장의 자궁내막증식증

## 1. 개요

자궁내막증식증은 자궁 이외의 장기에 자궁내막조직이 침윤, 증식하는 질환으로 가임기 여성의 4~17%에서 발생한다. 복강내 어느 곳이든 침윤이 가능하며 5~10%에서 대장에 침윤되고 직장에스결장, 회장, 맹장의 순으로 빈발한다. 자궁내막증식증이 대장을 침윤하면 월경 시에 하복부 동통, 성교 시 통증, 불규칙한 배변, 직장출혈 등의 증상이 동반되고, 아주 드물게 대장의 폐쇄증상이 나타난다.

자궁내막증식증은 개복 시 우연히 발견되는 경우가 많

으며 프리스토프스키 등은 확진된 자궁내막증식증 환자의 5.4%에서 대장에 침윤이 있었고, 반복적인 장폐쇄증상이나 악성종양의 의심 때문에 수술적 장절제가 필요했던 경우가 0.7%이었다고 보고하고 있다.

대장직장암, 전이성 골반부암, 대장게실염, 염증성 장질환, 골반 염증성 질환, 방사선 대장염, 허혈성 대장염 등과의 감별진단이 필요하며, 대장항문전문 외과의에게 자궁내막증의 이해는 필수적이다.

## 2. 병인론과 병리

자궁내막증식증의 대장 침습은 역행적 월경에 의한 자궁내막조직의 골반강 주변장기로의 착상으로 설명되고 있으며 폐, 흉막, 사지 등의 복강외 장기의 침습은 림프관 또는 정맥을 통한 전이로 생각되고 있다. 장관의 장막에 착상된 자궁내막조직은 호르몬의 영향으로 장벽으로 침윤해 들어가며 자궁 내에서처럼 주기적인 증식과 탈락을 반복하게 된다. 자궁내막조직이 축적되면서 장막하 섬유화와 평활근육의 과증식이 일어나게 되며 섬유화와 평활근의 과증식으로 인해 병소가 하나의 종양을 형성할 수도 있다. 증식은 장막에서 안쪽으로 진행되므로 장점막의 침습은 거의 일어나지 않으며 따라서 장내 출혈은 늦게 일어나며 드물다. 장막 표면에 섬유화가 진행되어 주위 생식기관과 방광에 심한 유착을 일으키기도 하며, 자궁내막조직의 반복적 탈락에 의해 복강내 출혈을 보이기도 한다.

## 3. 진단

광범위한 대장의 침윤이 있는 약 50%의 환자에서 증상이 나타나며 가장 흔한 증상은 하복부 동통, 성교 시 동통, 변비나 설사, 배변 시에 발생하는 직장 불쾌감, 이급후증 등이며 때로 대장의 폐쇄증상이 나타나기도 한다. 특징적으로 이러한 증상들이 월경 직전이나 월경기간 중에 나타나거나 더욱 악화된다. 가임여성에서 이상의 증상이 반복되거나, 자궁내막증의 기왕력이 있거나, 방사선검사에서 장관 내에 종괴가 없이 협착 소견이 관찰될 때 자궁내막증을 의심하는 것이 무엇보다도 중요하다. 직장에스결장 자궁내막증식증 환자에서 장점막의 침윤이 없이도 약 1/3에서 주기적인 직장출혈이 나타날 수 있는데 이는 증식된 자궁내막조직을 덮고 있는 점막의 일시적인 열

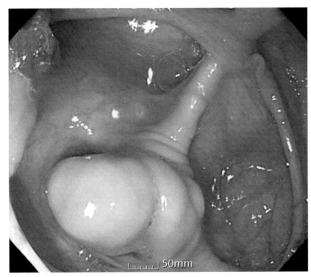

그림 37-3. 맹장의 자궁내막증식증으로 밝혀진 환자의 대장내시경 사진

상 때문이다. 자궁내막증식이 맹장이나 충수돌기를 침범하는 경우 장중첩증을 일으킬 수도 있다.

가장 특징적인 진찰 소견은 양손으로 내진 시 직장자궁오목이나 자궁천골인대에서 촉진되는 소결절과 압통, 직장자궁오목과 직장전벽의 유착이다. 수술 전 또는 수술 중의 대장내시경이 대장직장암과의 감별진단에 도움이 된다. 특히 월경시기에 시행하는 것이 정확하다. 자궁내막증식증은 점막을 침범하지 않으므로, 대장직장암과 달리 점막이 잘 보존되어 있다(그림 37-3).

점막에 이상이 없는 장관 내로 돌출한 점막하 종양을 관찰하는 경우도 있으나 대장내시경만으로 확진을 내릴 수 있는 경우는 드물다. 경성 에스결장경은 연성 대장내시경이나 에스결장경과는 달리 결장경을 움직임으로써 직장벽의 종양을 간접적으로 촉진하여 의심되는 종양의 유동성과 유발되는 압통을 측정할 수 있는 장점이 있다. 바륨조영술로 예리한 경계를 가진 점막이 잘 보존되어 있는 충만 결손 등의 특징적인 소견을 관찰하는 경우도 있으나 보통은 바륨 검사가 진단에 큰 도움을 주지 못한다(그림 37-4). 초음파촬영이나 컴퓨터 단층촬영은 병변의 위치와 범위를 결정하는 데 도움을 주며 복강경검사는 복강내 장기를 육안으로 직접 확인하면서 병변의 범위를 확인할 수 있고 표면의 병변을 생검하여 확진할 수 있다는 장점이 있다. 대장직장의 자궁내막증식증이 수술 도중 우연히 발견되는 경우가 많은데 이 경우에 육안적 소견만으로는 대장직장암과의 감별이 불가능하여, 완전히 절제한 후에야 진단이 가능한 경우도 많다.

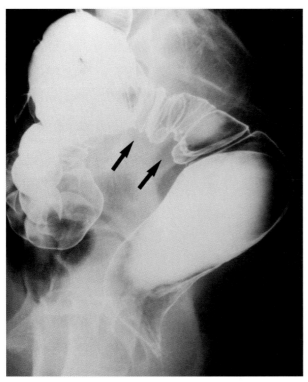

그림 37-4. **대장의 자궁내막증식증** 바륨조영검사상 점막이 잘 보존되어 있는 충만 결손을 나타낸다.

# 4. 치료

대장직장의 자궁내막증식증의 치료에 대해서는 논란이 많으며 치료방법은 증상의 정도, 나이, 출산경력, 월경의 유무, 향후의 출산계획 등에 따라 적절히 선택되어야 한다. 증상이 경미하고 진단이 확실한 경우에는 필요 시 진통제를 사용하며 정기적으로 검진하며 관찰할 수도 있다.

## (1) 호르몬치료

우선 암과의 감별진단이 필수적이다. 자궁내막의 증식이 에스트로겐과 프로게스테론의 주기적인 자극에 의한 것이므로 에스트로겐-프로게스테론 복합물로 가성임신 상태를 유도하거나 프로게스테론 또는 다나졸로 가성폐경상태를 유도하여 자궁내막의 증식을 억제할 수 있으나 부작용이 많고 치료 결과도 좋지 않다. 특히 섬유화와 반흔형성에 의해 대장폐쇄증상이 있는 경우 증상 호전을 기대하기 어렵다. 수술로 완전절제하지 못한 경우에는 수술 후 에스트로겐 제제 사용이 증상의 완화에 도움을 줄 수 있다.

## (2) 난소의 제거

난소절제술은 고전적인 치료법의 하나로 대장절제에 따르는 합병증을 피하기 위해 시도된다. 난소절제술이나 방사선으로 난소의 기능을 제거하는 경우에 자궁내막증식성 결절은 퇴화되지만 크기가 큰 경우에는 반흔을 형성하여 궁극적으로 장폐쇄를 일으킬 가능성이 있다.

## (3) 계획된 수술

수술 전 장세척을 충분히 해야 하며 관찰되는 모든 병변을 제거하고, 환자가 원하면 가능한 한 임신능력을 유지하는 원칙하에 수술을 시행한다. 수술 후에 임신을 원하는 젊은 여성의 경우에는 부분난소절제술을, 더 이상의 임신을 원하지 않거나 폐경기 이후인 환자에서는 양측 난관난소절제술을 대장절제술과 함께 시행한다. 코로나도 등은 수술 후 39%의 환자에서 임신이 가능했음을 보고한 바 있다. 작고, 깊지 않은 병변은 점막을 열지 않고, 오염을 최소화한 상태에서 절제가 가능하다. 과거 15년간 자궁내막증식증이 심하게 대장에 침윤되어 장폐쇄를 일으키거나 악성종양과의 감별이 안 되는 경우에는 대장절제가 최선이라는 많은 보고들이 있었다. 이는 대부분의 장폐쇄를 일으키는 병변이 섬유화되어 있어 호르몬치료에 잘 반응하지 않고 대장절제 후에 증상의 재발이 없을 뿐 아니라 수술 후에 문합부 누출 등의 합병증이 적기 때문이다. 드물게 자궁내막증식증에서 발생하는 악성종양의 예방도 가능하다.

## (4) 수술 시 우연히 발견된 경우

대장직장의 자궁내막증식증이 수술 도중 우연히 발견되는 경우가 많은데 수술 전에 증상이 없었고, 크기가 작고, 침윤이 깊지 않고, 제거가 용이하면 제거하고, 제거가 용이하지 않은 경우에는 절제할 필요가 없다. 프리스토프스키 등은 증상이 없는 자궁내막증식증의 경우에 임상적으로 증상을 나타낼 가능성이 거의 없으므로 절제가 필요 없다 하였다. 병변이 깊고 광범위하여 장폐쇄를 일으킬 가능성이 있고, 육안적 소견만으로는 대장직장암, 게실염과의 감별진단이 어려운 경우에는 우선 냉동조직검사를 실시한다. 때로는 완전히 절제한 후에야 대장직장암과의 감별진단이 가능한 경우도 있다. 자궁내막증식증으로 확진된 경우에 장세척이 되어 있지 않으므로, 병변을 절제하고 근위부에 일시적 대장조루술을 시행하거나, 절제하지 않은 채 남겨두고 후에 재수술해야 한다.

# Ⅵ 대장의 멜라닌증

대장점막의 색소 침착은 변비 때문에 내시경검사를 받게 되는 환자에서 종종 발견되는 소견으로 실제는 멜라닌 색소의 침착이 아니라 라이포푸신 과립의 대식세포내 침착이다. 한약이나 안쓰라센을 포함한 변비약을 장기 복용한 경우에 발견되고 인간뿐만 아니라 동물에서도 발생한다고 알려져 있다. 대장내시경에서 보이는 멜라닌증은 대장점막의 대식세포에 색소성 과립이 침착되는 것으로 그 강도는 원위부 대장보다 근위부 대장에서 강하다. 이 원인으로는 유발 물질의 대장내 농도의 차이, 흡수능력의 차이, 대식세포의 분포 차이 등이 거론되고 있다. 점막내 림프군집은 색소가 침착되지 않아 색소가 침착되는 주변 점막과 구분되어 별이 빛나는 하늘 모양을 나타내기도 하는데 주로 직장에스결장주위에서 보인다. 점막 내의 종양성 병변이 주변 정상 점막의 색소 침착 때문에 잘 보이기도 한다. 유발약제 사용을 중단하고 4~12개월이 지나면 색소 침착이 소실된다.

## 참고문헌

Anderson JR, Lee D. The management of acute sigmoid volvulus. Br J Surg 1981;68:117-120.

Arnold GJ, Nance FC. Volvulus of the sigmoid colon. Ann Surg 1973;177:527-531.

Bailey HR, Ott MT, Hartendorp P. Aggressive surgical management for advanced colorectal endometriosis. Dis Colon Rectum 1994;37:747-753.

Ballantyne GH, Brandner MD, Beart RW Jr, Ilstrup DM. Volvulus of the colon. Incidence and mortality. Ann Surg 1985;202:83-92.

Bernton E, Myers R, Reyna T. Pseudo-obstruction of the colon. Curr Surg 1983;40:30-31.

Bode WE, Beart RW Jr, Spencer RJ, Culp CE, Wolff BG, Taylor BM. Colonoscopic decompression for acute pseudo-obstruction of the colon(Ogilvie's syndrome): report of 22 cases and review of the literature. Am J Surg 1984;147:243-245.

Bruusgaard C. Volvulus of the sigmoid colon and its treatment. Surgery 1947;22:466-478.

Casola G, Withers C, vanSonnenberg E, Herba MJ, Saba RM, Brown RA. Percutaneous cecostomy for decompression of the massively distended cecum. Radiology 1986;158:793-794.

Collin GR, Russell JC. Endometriosis of the colon: its diagnosis and management. Ann Surg 1990;56:275-279.

Connell AM. Motility of the pelvic colon: Part II; paradoxical motility in diarrhoea and constipation. Gut 1962;3:342-348.

Coronado C, Franklin RR, Lotze EC, Bailey HR, Valdes CT. Surgical treatment of symptomatic colorectal endometriosis. Fertil Steril 1990;53:411-416.

Cuzzo Kriner MR. Intestinal endometriosis and its complications: case report and review. Mt Sinai J Med 1989;56:334-337.

Drapanas T, Steward JD. Acute sigmoid volvulus. Concepts in surgical management. Am J Surg 1961;101:70-77.

Fathering MJ. Irritable bowel syndrome(editorial). Q J Med 1995;88:451-454.

Forgacs P, Wright PH, Wyatt AP. Treatment of intestinal gas cysts by oxygen breathing. Lancet 1973;1:579-582.

Freeman HJ. Melanosis in the small and large intestine. WJGE 2008;14:4296-4299.

Galandiuk S, Fazio VW. Pneumatosis cystoides intestinalis. A review of the literature. Dis Colon Rectum 1986;29:358-363.

Ghazi A, Shinya H, Wolff W. Treatment of volvulus of the colon by colonoscopy. Ann Surg 1976;182:263-265.

Gosche JR, Sharpe JN, Larson GM. Colonoscopic decompression for pseudo-obstruction of the colon. Am Surg 1989;55:111-115.

Gray LA. Endometriosis of the bowel: role of bowel resection, superficial excision and oophorectomy in treatment. Ann Surg 1973;177:580-587.

Hughes DT, Gordon KC, Swann JC, Bolt GL. Pneumatosis cystoides intestinalis. Gut 1966;7:553-557.

Jamart J. Pneumatosis cystoides intestinalis: A statistical study of 919 cases. Acta Hepato-Gastroenterol 1979;26:419-422.

Klein KB. Controlled treatment trials in the irritable bowel syndrome: A critique. Gastroentetology 1988;95:232-241.

Lee JT, Taylor BM, Singleton BC. Epidural anesthesia for acute pseudo-obstruction of the colon(Ogilvie's syndrome). Dis Colon Rectum 1988;31:686-691.

Levitt MD, Hodby KJ, van Merwyk AJ, Glancy RJ. Cyclical rectal bleeding in colorectal endometriosis. Aust N Z J Surg 1989;59:941-943.

Lucey MR, Clark ML, Lowndes J, Dawson AM. Is bran efficacious in irritable bowel syndrome? A double blind placebo controlled study. Gut 1987;28:221-225.

MacColl C, MacCannell KL, Baylis B, Lee SS. Treatment of acute colonic pseudoobstruction(Ogilvie's syndrome) with cisapride. Gastroenterology 1990;98:773-776.

Madsen PV, Nielsen-Lykkegaard M, Nielsen OV. Ceruletide reduces postoperative intestinal fibrosis: a double-blind, placebo-controlled trial. Dis Colon Rectum 1983;26:159-160.

Manning AP, Thompson WG, Heaton KW, Morris AF. Towards postive diagnosis of the irritable bowel. Br Med J 1978;2:653

-654.

Martin FM, Robinson AM Jr, Thompson WR. Therapeutic colonoscopy in the treatment of colonic pseudo-obstruction. Am Surg 1988;54:519-522.

Morrisey KP, Cahan AC. Colonoscopic decompression for nonobstructed colonic dilatation. Curr Concepts Gastroenterol 1989;13:7.

Muller-Lissner SA. Effect of wheat bran on weight of stool and gastrointestinal transit time: A meta analysis. Br Med J 1988;296:615-617.

Nelson IW, Ellis H. The spectrum of intestinal obstruction today. Br J Clin Pract 1984;38:249-251.

Nivatvongs S, Vermeulen FD, Fang DT. Colonoscopic decompression of acute pseudo-obstruction of the colon. Ann Surg 1982;196:598-600.

Ogilvie WH. Large-intestine colic due to sympathetic deprivation: a new clinical syndrome. Br Med J 1948;2:671-673.

Owens DM, Nelson DK, Talley NJ. The irritable bowel syndrome: Long-term prognosis and the physician-patient interaction. Ann Intern Med 1995;122:107-112.

Palmer RL, Stonehill E, Crisp AH, Waller SL, Misiewicz JJ. Psychological characteristics of patients with the irritable bowel syndrome. Postgrad Med J 1962;31:307-322.

Ponsky JL, Aszodi A, Perse D. Percutaneous endoscopic cecostomy: a new approach to nonobstructive colonic dilation. Gastrointest Endosc 1986;32:108-111.

Prystowsky JB, Stryker SJ, Ujiki GT, Poticha SM. Gastrointestinal endometriosis: Incidence and indications for resection. Arch Surg 1988;123:855-858.

Ritchie J. Pain from distension of the pelvic colon by inflating a balloon in the irritable bowel syndrome. Gut 1973;21:219-224.

Sampson JA. Peritoneal endometriosis due to menstrual dissemination of endometrial tissue into the peritoneal cavity. Am J Obstet Gynecol 1927;14:422-469.

Shepherd JJ. Treatment of volvulus of sigmoid colon: a review of 425 cases. Br Med J 1968;1:280-283.

Sievert W, Sellin JH, Stringer CA. Pelvic endometriosis simulating colonic malignant neoplasm. Arch Intern Med 1989;149:935-938.

Sloyer AF, Panella VS, Demas BE, Shike M, Lightdale CJ, Winawer SJ, et al. Ogilvie's syndrome. Successful management without colonoscopy. Dig Dis Sci 1988;33:1391-1396.

Stewart J, Finan PJ, Courtney DF, Brennan TG. Does a water soluble contrast enema assist in the management of acute large bowel obstruction: A prospective study of 117 cases. Br J Surg 1984;71:799-801.

Tally NJ. Irritable bowel syndrome. Intern Med J 2006;36:724-728.

Thompson WG, Dotevall G, Drossman DA. Irritable bowel syndrome: Guidelines for the diagnosis. Gastroenterol Int 1989;2:92-95.

Thompson WG, Pigeon-Reesor H. The irritable bowel syndrome. Seminars in Gastrointestnal Dis 1990;1:57-73.

Vanek VW, Al-Saeti M. Acute pseudo-obstruction of the colon(Ogilvie's syndrome). An analysis of 400 cases. Dis Colon Rectum 1986;29:203-210.

Weed JC, Ray JE. Endometriosis of the bowel. Obstet Gynecol 1987;69:727-730.

Whitehead WE, Schuster MM. Behavioral approaches to the treatment of gastrointestinal motility disorders. Med Clin N Amer 1981;65:1397-1411.

Whorwell PJ, Prior A, Colgan SM. Hypnotherapy in severe irritable bowel syndrome: further experience. Gut 1987;28:423-425.

Wuepper KD, Otteman MG, Stahlgren LH. An appraisal of the operative and non-operative treatment of sigmoid volvulus. Surg Gynecol Obstet 1966;122:84-88.

# 충수염과 충수의 종양

허승철

## Ⅰ 충수의 염증

충수염은 임상에서 수술을 요하는 복통의 가장 흔한 원인이다. 일생 동안 충수염을 앓을 위험은 6~7%로 알려져 있으며 남자에서 여자보다 약간 많은 것(1.3~1.4 대 1)으로 조사되고 있다. 충수의 염증은 치료하지 않으면 천공으로 진행될 수 있다. 근본적 치료는 수술이며, 환자 개개인의 상태에 따라 수술시기, 절개방법의 선택, 충수 기시부의 처리방법, 배액술 시행 여부, 창상의 처리, 항생제 투여 여부 등을 결정해야 한다.

### 1. 급성 충수염

#### (1) 임상 양상과 진단

급성 충수염은 10~20대의 젊은 연령층에서 호발하며, 20대 초반에 가장 흔하다. 10세 이전이나 50세 이후의 충수염 환자는 전체 충수염 환자의 약 10% 정도이다. 충수염의 진단은 증상 발현 양상과 진행 양상, 복통의 위치, 우하복부의 복막 자극증상 유무, 미열, 백혈구 증가, 영상학적 방법 등으로 이루어진다. 그러나 충수의 다양한 해부학적 위치와 개인마다 차이가 있는 임상 경과로 인해 노련한 외과의도 진단에 어려움을 겪을 수 있다. 또한 병력과 진찰 소견에 주로 의존하여 진단하고 수술하던 과거에 비하여 최근에는 영상의학의 발전과 도움에 힘입어 충

수절제술 후 병리조직검사에서 음성으로 나타나는 비율이 감소하고 있다.

전형적인 충수염의 임상 경과는, 충수염의 초기에 충수 내강의 폐쇄에 의한 장내세균 증식, 점액 축적, 부종 등으로 충수 내강의 압력이 증가하고 이로 인한 내장 통증에 의해 복부 전반의 통증, 오심, 식욕부진 등이 나타난다. 염증의 진행 과정에서 심와부 통증이나 배꼽주위 통증이 뚜렷해지고 구토가 나타나기도 한다. 결국 염증이 장막까지 진행하고 천공이 되면 벽쪽 복막을 자극하여 몸 통증에 의해 충수가 위치한 우하복부의 통증, 압통, 반발통이 나타나는 경과를 겪게 된다.

소아에서는 병력 청취와 진찰 소견이 성인보다 모호한 경우가 많아 진단에 어려움이 있고 이에 점수화 체계 MANTRELS score를 도입하여 진단의 정확성을 높이고자 하는 시도가 있었지만, 이 방법이 숙련된 의사의 진찰 결과보다 우수하다는 증거는 아직 없다. 또한 청소년기 아이들일수록 진단의 정확도가 높았지만 더 어린 아이들에서는 제한적인 효과만 보여주었다. 그렇지만 이런 점수화 방법은 우하복부 통증이 있어 충수염이 의심되는 어린이를 평가하기 위한 유용한 방법이며 학생과 전공의 교육과 연구를 위한 점검표로서의 역할은 인정된다.

충수염의 임상 양상은 비천공성, 천공성, 천공으로 인한 종괴 형성, 범발성 복막염 등으로 나타난다. 전체적인 천공률은 약 25% 정도이지만 10세 이전(35~60%)과 50

세 이후(60~75%)에서는 높은 천공률을 보인다.

### (2) 급성 충수염의 수술 전 처치

치료는 수술이 원칙이나 수술시기는 증상의 경중에 따라 결정한다. 환자가 위독하지 않고 탈수증상이 없는 경우에는 바로 수술하는 것이 좋다. 즉시 수액요법을 시행하고 만약 복부팽만이나 빈번한 구토증세가 있는 경우에는 비위관을 삽입하는 것이 좋다. 비천공성이면서 조직괴사가 없는 경우에는 항생제 투여가 불필요할 것으로 생각되나, 2차 세팔로스포린을 투여하여 창상 감염률이 줄었다고 보고한 연구도 있다. 그러나 제2의 추가 항생제 투여는 별다른 효과가 없었다고 한다. 수술 전 천공 여부나 조직 괴사 여부를 판단하기는 아주 어려우므로, 모든 환자에게 수술 전에 항생제를 투여하는 것이 좋다. 심하게 위독하거나 탈수가 심한 경우에는 수시간 동안 수액요법과 항생제 투여 후에 수술을 시행해야 한다. 항생제는 그람음성균과 혐기성균에 효력이 있는 제제를 선택한다.

### (3) 급성 충수염의 수술적 치료

충수절제술은 여러 가지 복부절개방법으로 시행될 수 있다. 맥버니절개법은 우하복부에 피부주름을 따라 비스듬히 피부절개를 한 후에 여러 근육의 결에 따라 열고 들어가는 방법이다. 록키-데이비스절개법은 복직근 외측으로 가로의 피부절개를 가한다. 두 방법 모두 충수절제에 적합한 시야를 얻을 수 있으나, 후자가 절개선을 허리띠 아래로 숨기기에 용이하다. 폐경 전의 여성에서 부인과적 원인을 배제할 수 없을 경우에는 하복부 정중절개를 시행하는 것이 좋다. 절개창으로 맹장을 확인한 후에 전방 결장띠를 따라 아래로 내려가면 충수를 찾을 수 있다(그림 38-1).

충수주위에 고인 액체는 채취하여 균배양과 그람염색검사를 한다. 충수 장간막은 작은 지혈겸자로 처리한다. 충수 기시부를 확인한 후에 맹장벽으로부터 약 0.5cm되는 부위를 직선 겸자로 살짝 잡아 표시한다. 표시부위를 크로믹이나 덱손으로 결찰한 후, 이 부위로부터 1cm 말단부를 잡는다. 이후 충수를 제거하고 끝부분의 점막은 전기소작한다. 충수 기시부의 처리는 절단면의 재복막화와 지혈의 목적으로 시행한다. 결찰 후에 함몰시키는 방법이 가장 많이 쓰인다. 결찰하지 않고 함몰시킬 경우에는 절단면에서 출혈할 우려가 있고, 결찰만 시행할 경우

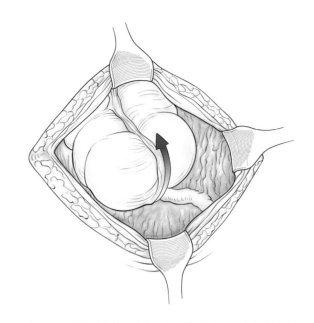

그림 38-1. 전방 결장띠를 따라가면 맹장기시부에서 충수를 찾을 수 있다. 수술창으로 충수를 들어 올린다.

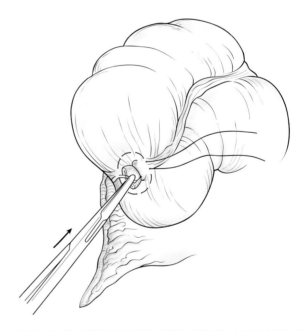

그림 38-2. 쌈지봉합법 봉합사를 결찰할 때 겸자를 밀어 넣어 함몰시킨다.

에는 기시부 절단면의 오염, 결찰의 풀림, 결찰부위의 괴사 등으로 인해 복강오염의 우려가 있다. 함몰시키는 방법은 쌈지봉합법(그림 38-2), 제트봉합법(그림 38-3), 연속장막근막봉합법(그림 38-4) 등이 있다. 대개 쌈지봉합법만으로 충분하나 충수 기시부가 넓거나 맹장벽의 부종이 심할 경우에는 마지막 방법이 유용하다. 기시부의 처리는 실크 등의 비흡수성 봉합사를 사용한다.

천공성 충수염과 국소농양이 존재할 때는 배액술이 필

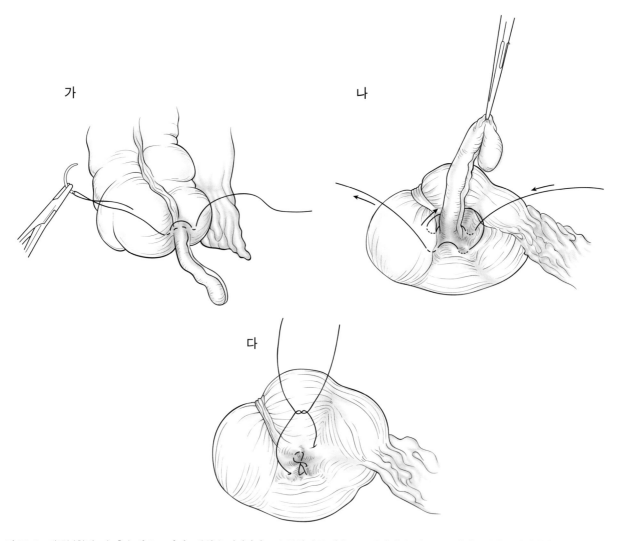

가

나

다

그림 38-3. 제트봉합법 **가.** 충수 앞으로 랑베르봉합을 시행한다. **나.** 봉합사를 내측으로 돌려 충수 뒤쪽으로 랑베르봉합을 시행한다. **다.** 결찰하여 함몰시킨다.

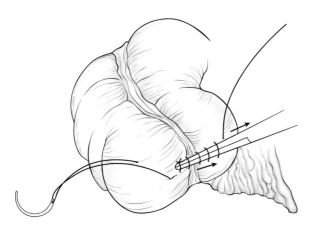

그림 38-4. 연속 장막근막봉합법  직선 겸자 밑으로 봉합사가 들어가게 했다가 겸자를 빼면서 결찰한다.

요하며 우하복부에 새로운 관통창을 만들어 배액관을 삽입한다. 배액은 농양의 크기에 따라 수일 정도만 유지하는 것이 좋다. 단순충수염이거나 국소농양이 없는 경우, 천공으로 인해 범발성 복막염을 초래한 경우에는 배액술로 감염 합병증을 줄일 수 없으므로 배액술의 적응증이 되지 않는다.

수술창은 복벽층에 따라 봉합하며, 천공이나 조직 괴사가 없는 경우에는 1차 피부봉합을 시행한다. 천공이나 괴사, 국소염증이 심할 때는 근막층까지만 봉합하고 피부봉합은 피한다. 개방창은 베타딘액을 적신 거즈로 채우고 자주 갈아준다. 수술 후 창상의 상태를 보아 봉합을 시행한다.

### (4) 복강경 충수절제술

복강경을 이용한 충수절제술은 미용적으로 우수할 수 있고, 수술 중 진단이 바뀔 때 필요 이상의 긴 개방창을 피할 수 있으며, 몇 개의 투관침trochar을 추가함으로써 확대 수술을 할 수 있다. 또한 복부절개를 확대하지 않고 복강 대부분을 확인할 수 있으며, 담낭절제술 등이 필요한 안정된 환자에서 동시에 다른 수술을 할 수 있는 등의 장점 때문에 최근 적용이 확대되고 있다.

그러나 복강경 수술에 익숙하지 못했을 때는 이런 장점을 살리기 힘들고 수술 시간만 연장될 수 있으며, 투관침 창상 전체의 길이를 더했을 때 기존의 복부절개 수술방법에 비하여 짧지 않다. 또한 자주 노출되는 부위에 켈로이드가 발생할 수 있으며, 의료비 상승의 단점이 있는 등 항상 우수한 점만 가지고 있는 수술방법은 아니다.

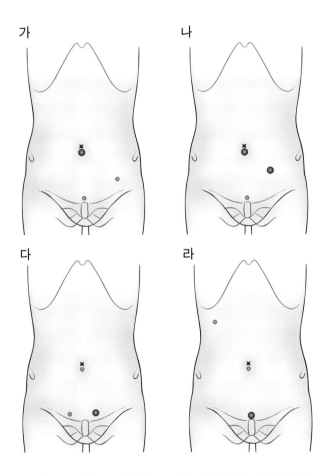

**가** **나**

**다** **라**

그림 38-5. 복강경 충수절제술 시 다양한 투관침 위치  충수절제술을 위해서는 대부분 3개의 투관침이 필요하고 상황에 따라 넷째 투관침을 만들 수 있다. 배꼽에 첫째 투관침을 만들고 대부분 둘째 투관침은 좌하복부 혹은 치골결합 상방에 만든다. 셋째 투관침은 수술자의 기호에 따라 치골결합 상방, 우상복부, 우하복부 등에 만들 수 있다. 3개의 투관침으로 삽입된 기구가 경쟁을 하지 않아야 하며 일반적으로 한 투관침은 10~12mm 크기를 넣는다. ● 10~12mm 투관침, ● 5mm 투관침

복강경을 이용한 충수절제술은 투관침의 위치, 개수, 크기에 여러 가지 변화가 가능하며 충수 기시부를 처리하는 방법에도 차이가 있을 수 있다(그림 38-5). 미용 효과를 높이기 위해서는 배꼽에 만드는 투관침은 5mm를 사용하고, 가능하면 배꼽의 안쪽 굴곡면에 절개를 넣는다. 피하조직에서 출혈이 있더라도 전기소작기는 쓰지 말고 겸자로 진피 이하 조직만 잡아놓다가 창상을 닫을 때 봉합사로 진피를 봉합하여 지혈한다. 수술 중 투관침에 의한 피부의 짓무름이 없도록 피부절개는 1~2mm 정도 더 넣어 반흔을 예방한다. 가능하면 배꼽 이외의 투관침은 음모의 경계선 하부에 만들어 반흔을 감추고 표피는 수술용 접합제나 테이프로 마무리한다. 특히 배꼽 창상은 높이를 잘 맞추어 반흔을 줄이도록 노력한다.

복강경 충수절제술을 시행함에 있어서 주의할 점은, 수술 중 환자의 자세를 머리가 낮게(트렌델렌부르크 자세) 그리고 우측이 높게 하였을 때 수술 시야가 가장 좋지만, 충수주위 농이 있을 경우 이 자세로 인해 복강내 다른 부위로 농이 흘러 수술 후 장간 농양 혹은 간주위 염증을 만들수 있다는 것과 충수 기시부를 처리한 후 확인을 하지 않으면 분석 등의 이물질 함입에 의한 누출의 가능성이 있다는 점이다. 따라서 투관침을 뚫고 충수주위 농을 충분히 흡입할 때까지는 우하복부가 낮은 자세를 유지하고 수술 마무리 시에 복강 내의 각 부위에 농이나 오염된 복수가 남지 않도록 충분히 세척하도록 한다. 또한 기시부 처리 전에 기시부에 이물질이 남아 있지 않은지 비외상성 복강경 겸자로 만져본 후 기시부를 처리하고 또한 처리한 후 반드시 확인한다.

복강경 수술은 가임기 여성에서 진단이 모호할 때 진단 및 수술적 치료를 함께 하면서 반흔이라는 후유증을 최소화할 수 있다는 장점이 있다. 그렇지만 단순한 복강경 수술이라는 명칭 이외의 진정한 장점과 필요성에 대해서는 좀 더 많은 연구와 토의가 필요하다.

### (5) 충수염의 합병증

충수절제술 후의 합병증은 대부분 감염이다. 비천공성 충수염의 5%만이 합병증이 생기나, 조직 괴사나 천공이 있는 경우에는 합병증 발생률이 30%에 이른다. 단순충수염의 창상 감염률은 4~8%이고 복강내 농양 합병률은 1% 미만이다. 그러나 천공이나 조직 괴사가 있을 때는 10~20%에서 창상 감염, 복강내 농양 등이 발생한다. 농양

은 골반내, 횡격막하, 복강 등에 형성되는데 대변루, 장폐쇄증이 생길 수 있다. 가장 치명적인 합병증은 범발성 복막염이 있는 경우에 흔히 발생하는 다발성 간농양을 초래하는 문맥염이다. 드물지만 충수염의 원인이 결핵이나 크론병일 경우 충수 기시부의 누출에 의한 대변루의 가능성이 있으므로 주의해야 한다.

### (6) 충수염의 비수술적 치료

충수염의 비수술적 치료는 몇몇 연구에 의하면, 치료 초기에 항생제에 반응하는 환자에 비하여 단시간에 재발하는 환자의 비율이 상대적으로 높다. 약물에 반응하지 않고 천공성 충수염으로 진행하였을 때에 수술 후 합병증이 높아지므로 급성 충수염 환자에서 선택 사항으로 고려되고 있지 않다. 또한 충수염의 수술에 따른 위험이 무시될 정도로 감소하여 급성 충수염에서는 수술적 치료가 첫 번째 치료 방침이 된다.

하지만 영상의학 및 혈액학적 진단 기술의 발달로 시설이 갖추어진 병원에서는 환자에 대한 더욱 정밀한 감시가 가능하게 되었다. 또한 수술 전후 환자 관리의 발전과 항생제의 진보로 천공성 충수염 사망률과 유병률이 과거보다 현저하게 감소하였다. 최근에는 신속한 진단보다는 정확한 진단의 중요성이 점차 대두되면서 진단이 모호한 환자나 수술에 따른 위험이 높은 환자에서 비수술적 치료가 종종 시도되고 있다는 점을 간과할 수는 없을 것이다.

## 2. 충수염에 의한 종괴

초진 시 충수염 환자의 2~7%에서 농양이나 급성 결체

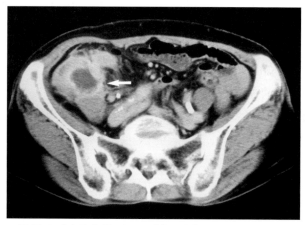

그림 38-6. 충수주위에 농양으로 인한 종괴가 형성되어 있다(화살표).

조직염에 의한 우하복부의 종괴가 발견되는데, 이 중 2/3에서는 발열과 백혈구증다증의 소견이 보인다. 이들 환자의 치료에 대해 보존적 요법과 조기수술(입원 48시간 이내 수술) 간에 논쟁이 있다(그림 38-6). 보존요법을 선호하는 측은 이병률과 사망률이 낮음을 주장하고, 조기수술 지지자들은 이병률과 사망률이 높지 않으며, 높은 사망률을 초래하는 농양파열 가능성을 근본적으로 차단할 수 있고, 한 번의 입원으로 치료가 끝나는 장점이 있다고 주장한다.

보존요법은 환자를 금식시키고 수액과 항생제를 투여한다. 대부분(75~92%)의 환자는 이 방법으로 종괴의 소실과 함께 회복된다. 이병률은 회복이 안 되는 환자를 포함하여 8~25% 정도이다. 농양에 대하여 경피적 배액을 시행하는 경우 단순 항생제 투여보다는 농양과 염증으로부터 회복되는 비율과 속도를 높일 수 있다. 그러나 점점 환자상태가 나빠지거나, 복막 염증이 퍼질 때, 또는 종괴가 사라지지 않을 경우에는 바로 수술을 시행한다. 농양이 있는 경우보다 급성 결체조직염이 보존치료에 잘 반응한다. 이 치료의 단점은 6주에서 3개월 내에 충수절제를 위해 재입원이 필요하다는 것이다. 조기수술의 경우 30% 정도의 합병증 발생률이 보고되고 있으며, 대개의 경우 창상 감염이었다. 수술방법은 동일하나 농양이 있는 경우에는 최소의 조직 박리로 농양벽을 훼손하지 않도록 충수절제술을 시행한다. 충수절제를 위해 심한 조직 박리가 필요할 때는 농양배액술만 시행하고 지연 충수절제술을 시행하는 것이 좋다. 급성 결체조직염만 있을 때는 꼭 충수를 제거해야 한다. 농양낭이나 염증조직이 있는 부위에 배액관을 삽입하고, 근막층까지만 봉합한 후에 피부와 피하지방층은 지연봉합한다. 이러한 2가지 방법은 모두 비슷한 이병률과 결과를 나타내나 보존요법은 지연 충수절제술을 위해 재입원이 필요하다. 또한 소아나 노인 환자의 치료방법에도 논란이 있는데, 이 연령층의 경우 염증의 확산을 저지하는 능력이 약해 범발성 복막염이 많이 생기므로 조기수술을 선호하는 그룹이 있다. 그러나 소아나 노년층에서 보존요법을 시행하여 좋은 결과를 보고한 논문도 있다.

보존요법 시 지연 충수절제술은 약 10%에서 발생하는 충수염의 재발을 예방하기 위해 시행한다. 또 암이나 맹장게실, 천공 등의 다른 진단을 배제하여 충수염의 진단을 확실히 하려는 이유도 있다. 그러나 지연 충수절제술의 필요성에 의문을 제기하는 사람도 있다. 한 보고에서

는 적출된 50%의 충수조직이 섬유화되어 있어 충수염의 재발이 불가능했을 것이라고 주장하였다. 위에서 말한 것과 같이 충수염의 재발률은 10%이며 지연 충수절제술의 합병증 발병률은 3~15%이다. 그러나 환자 대부분이 젊기 때문에 대부분의 외과의들은 종괴 소실 후에 지연 충수절제술을 시행하는 경향이다.

## 3. 만성 및 재발성 충수염

비록 드물지만 만성 및 재발성 충수염은 실재하는 질병이다. 전에 급성 충수염 양상의 증상을 보였고, 추후에 비교적 덜 심한 증상이 재발한다면 재발성 충수염이라고 생각할 수 있다. 병리조직검사상 급성 및 만성의 염증 소견이 확인되어야 한다. 만약 조직 소견이 정상이라면 오진이다. 충수염 환자의 10%가 재발성이었다고 보고한 논문이 있다. 치료는 충수절제이며 농양이나 조직 염증이 없으면 배액술은 필요 없고 1차 창상봉합을 시행한다.

만성 충수염은 완강한 충수폐쇄에 의해 초래된다. 정의상 환자는 적어도 2주간의 우하복부 동통과 배꼽주위에서 우하복부에 이르는 반복적인 경련성 복통의 병력이 있어야 한다. 재발성 충수염보다는 훨씬 드물어서 1.5%의 발생률을 보고한 논문이 있다. 충수의 만성 폐쇄는 점액낭종을 초래할 수도 있다. 치료는 충수절제이며 조직검사상 충수폐쇄와 만성 염증의 소견이 확인되어야 한다. 또한 수술로 증상이 완전 소실되어야 한다.

## 4. 드문 충수의 염증

절제된 충수에서 결핵성 충수염으로 진단되면 흉부사진에서 폐결핵의 증거가 없고 수술 소견상 결핵성 복막염을 의심할 수 없다 하여도 회맹부의 장결핵이 있을 가능성은 있고 수술 후의 누출 가능성이 있기 때문에 결핵약을 복용할 것을 주장하는 경우가 많다.

만성 육아종성 충수염은 크론병이나 사르코이드증의 하나의 증상으로 나타날 수도 있으며 에르시니아 감염 혹은 방선균증의 결과로 나타날 수도 있다. 그러나 원인을 밝힐 수 없을 경우도 있을 수 있으며 이때는 다른 증상이 나타나거나 단서를 찾을 때까지 주의 깊게 관찰하는 것이 좋다.

호산구성 충수염은 기생충 감염에 기인했을 가능성이

높지만 호산구성 위장관염의 한 증상으로 나타날 수도 있다. 호산구성 위장관염은 복통과 오심, 구토를 보일 수 있으며, 만약 설사가 동반되거나 혈액검사에서 호산구증가증이 나타난다면 의심해볼 수 있다. 증상 자체는 호전과 악화를 반복하지만 스테로이드를 쓰면 대부분 증상의 호전을 볼 수 있다.

충수의 게실염도 가끔 생기는 질환이며 추가적인 치료는 필요 없지만 중년 이후에 반복적으로 통증이 나타났고 그 시작이 오래 되었으며, 우하복부 통증부터 시작했다면 그 병태생리를 이해할 수 있다.

## Ⅱ 충수의 종양

충수의 악성종양은 드물다. 장관 종양의 0.4%를 차지하고, 대장암의 약 1%가 충수에서 생긴다. 작은 기관이고 암 발생률이 드문데도 불구하고, 충수 악성종양의 병리는 아주 다양하며 그래서 치료 방침도 복잡하다. 충수 선암은 근본 수술 시행 시 50%에서 천공되어 있다. 또한 30%의 환자에서 수술 시 복강암종증이 발견된다.

### 1. 충수 종양의 병리

충수의 종양 중에서는 유암종과 선암이 가장 흔하다. 충수 종양의 약 2/3가 유암종이며, 나머지가 선암과 그 변종들이다(표 38-1). 충수의 종양 중 점액성 종양은 양성종양에서부터 악성에 이르는 다양한 범위의 예후를 가지고 있으며, 충수의 천공과 함께 복강 내로 퍼지면 가성점액종이라 불리는 특징적인 임상 양상을 나타내기도 한다.

#### (1) 유암종
유암종은 신경내분비세포 기원의 종양이다. 충수 종양 중에서 가장 흔하며 대개 충수를 절제할 때에 작고 단단한 종괴로 충수 말단부에서 우연히 발견된다. 위장관 유암종의 45%가 충수에서 발생하며, 1,000예의 충수절제 시 5~6예의 빈도로 보고된다. 여성의 발병률이 높은 것은 자궁절제나 담낭절제술 시에 부수적으로 충수를 절제하는 경우가 많기 때문으로 생각된다. 충수 유암종의 90%가 우연히 발견되지만, 10%는 충수염의 형태로 나타난다. 드물게 유암종증후군이 초진 소견일 경우도 있다.

| 표 38-1 | | | 충수 종양의 분류 | | |
|---|---|---|---|---|---|
| | 유암종 | 점액성 선암 | 선암 | 유암 선종 | 증생성 위벽염 |
| 발생률 | 66% | 20% | 10% | 드묾 | 드묾 |
| 발생위치 | 충수돌기 말단부 | 다양함 | 충수돌기 기시부 | 광범위 침윤 | 광범위 침윤 |
| 주요 증상 | 우연히 발견 | 충수염<br>점액성 복수 | 충수염 | 충수염<br>우하복부 종괴 | 충수염 |
| 예후 | 1cm이하: 100% 완치<br>2cm이상: 50% 완치 | 국한성: 90% 완치<br>복막전이: 예후 불량 | 듀크스분류에 따름<br>A: 80% 완치<br>B: 50% 완치<br>C: 20% 완치 | 5년 생존율: 80% | 예후 불량 |
| 임상증후군 | 유암증후군 | 가성점액종 | 복막암종증 | | |
| 치료 | 1cm이하: 충수돌기절제술<br>2cm이상: 우반대장절제술<br>및 세포감량 수술 | 우반결장절제술<br>+복강내 화학요법<br>+세포감량 수술 | 우반결장절제술<br>+복강내 화학요법 | 가능하면<br>우반결장절제술 | 적극적 절제<br>+복강내 화학요법 |

이 경우에는 간전이나 후복막전이가 존재한다.

### (2) 유암 선종

유암종의 약 6%에서 유암세포와 악성상피세포가 섞여서 나타나는데 이를 유암 선종 혹은 배상세포 충수 유암종이라고 한다. 이들은 평균 발견 연령이 유암종보다 20세 정도 높고 최소 20%에서 전이를 나타내며 60~84%의 5년 생존율을 보이는 등 유암종보다 나쁜 예후를 보인다.

### (3) 선암

충수에는 점액성 선암이 대장에 비해 많이 발생하는데, 충수 상피에 배상세포가 많이 분포하기 때문으로 생각된다. 대장 선암은 15% 정도가 점액성 선암이지만 충수 선암의 경우 2/3는 점액성 선암이다(표 38-2).

양성점액 낭종(그림 38-7)과 점액성 선암을 육안으로 구

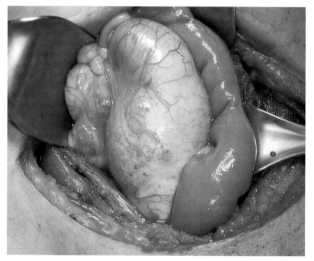

그림 38-7. 충수에 생긴 8cm 크기의 양성점액 낭종

| 표 38-2 | 대장암과 충수암의 비교 | |
|---|---|---|
| | 대장 | 충수돌기 |
| 선암의 빈도 | 85% | 10% |
| 유암종 빈도 | <1% | 70% |
| 점액성 선암의 빈도 | 10~15% | 20% |
| 배상세포 선암의 빈도 | 1/1000 | 1/10 |
| 점액성 유암종 | 보고 없음 | 드묾 |
| 암종의 분화도 | 20%: 고분화<br>60%: 중간분화<br>20%: 미분화 | 60%: 고분화<br>20%: 중간분화<br>20%: 미분화 |
| 동반되는 암 | 드묾 | 흔함 |

별하기가 어려운 경우가 많다. 양자 모두 충수염 증상을 자주 나타내며 우하복부나 복강 전체에 점액의 저류가 보인다. 병리조직검사로 악성과 양성 여부를 판단해야 하는데 악성 소견은 ① 충수조직에의 암세포 침윤, ② 충수 이외의 점액 내에 부정형의 선암 상피세포의 존재 등이다.

대장형 선암은 충수 기시부에 호발하며 여타의 선암과 조직 소견이 같다. 인환세포암은 증식위벽염 형태로 충수를 광범위하게 침윤하며 예후가 극히 불량하다.

충수의 선암은 전이성 암이라 하더라도 충수조직만으로는 원발성 암과 구별하기 어려운 경우가 많고 충수에 원발성 선암이 있었던 경우에 동반되는 동시성 및 이시성 암이 최대 30% 정도까지 보고되고 있기 때문에 위장관에 대한 선별검사를 시행하는 것이 필요하다.

# 소장 질환

이봉화

## I 서론

소장은 영양 소화흡수의 주된 부위로 인체에서 가장 큰 면역기관이고 내분비 저장기관이다. 위, 대장과는 달리 내시경으로 직접 관찰이 쉽지 않다. 캡슐내시경, 이중풍선내시경과 같은 새로운 진단방법에도 불구하고 소장 질환을 충분히 감별하기 어려운 경우가 적지 않다. 그러므로 소장의 해부, 생리, 병리에 근거를 바탕으로 한 견실한 임상적 판단이 소장 질환의 진단과 치료에 필요하다.

### 1. 해부학

소화관으로서의 주된 기능은 거대한 점막조직을 통한 영양물질의 흡수이다. 이 기능은 소장의 구조적, 생리적, 화학적 요인들에 의해 일어나며 위, 담관계, 췌장, 소장의 분비와 운동의 신경내분비적 조절은 장 내의 환경을 음식물의 완전한 소화와 장점막 흡수에 적절한 상태로 준비한다.

### 2. 육안 해부학

소장은 유문부터 맹장까지 관상기관으로 십이지장, 공장, 회장으로 나뉜다.

십이지장은 유문에서 트라이츠인대까지이며 부분적으로 후방이 후복막에 위치한다. 공장과 십이지장의 경계는 분명하지 않다. 근위부의 40%는 공장이고 원위부의 60%는 회장이다. 장의 길이는 측정 당시의 운동상태에 따라 다르다. 통상 십이지장이 20cm, 공장이 100~110cm, 회장이 150~160cm의 길이를 갖는다. 공장과 회장은 트라이츠인대로부터 회맹판에 걸쳐 있고 전 소화관의 60%, 키의 160%의 길이이다.

공장은 회장보다 직경이 크고 좀 더 두껍다. 또한 장간막의 혈관은 1~2개 정도의 아케이드를 가지며 직혈관도 길고 곧다. 반면 회장은 4~5개의 혈관 아케이드를 가지며(그림 39-1), 직혈관은 짧고 장간막은 더 많은 지방을 갖는다. 공장의 특징은 근 주름 혹은 윤상 주름이 더 뚜렷하며 구경이 더 크다는 것이다.

회장은 우하복부와 골반 내에 위치하고 공장보다 유동적이다. 십이지장 이외에는 전소장이 장막에 덮여 있고 장간막에 의해 후복벽에 부착되어 있다. 동, 정맥과 림프관은 장간막으로 지나가며 장간막의 후복벽 부착부위 제2요추의 좌측에서 시작하여 비스듬하게 우하방으로 내려와 우천골 장골관절에까지 이른다.

근위부 십이지장은 복강동맥에서 나온 혈류를 받으며 나머지 소장은 상장간막동맥에서 받는다. 상장간막동맥은 충수돌기, 맹장, 상행결장과 횡행결장의 근위부까지 혈류를 보낸다. 소장의 혈류는 아케이드에 의해 충분한 측로를 가지나 상장간막동맥의 주요분지가 손상되면 장

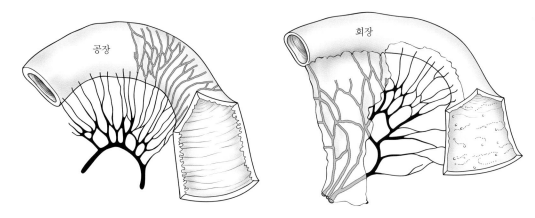

그림 39-1. 공장과 회장의 차이 | 혈관 아케이드가 공장에서는 1∼2개인 반면 회장에서는 3∼4개이다. 공장은 벽이 더 두껍고, 직혈관이 길며 환상 주름이 뚜렷하다.

의 괴사를 초래한다. 정맥혈은 동맥혈과 평행하게 주행한다. 상장간막정맥은 췌장의 두부 후방에서 비장정맥과 합해져 문맥을 형성한다. 소장의 정맥혈은 충분한 산소를 보유하여 간으로 산소공급을 원활하게 한다.

소장점막에는 림프소포들이 뭉쳐 있다. 회장의 림프소포들이 페이어 조각들을 형성한다. 소장에 존재하는 풍부한 림프관은 지방흡수에 주요한 역할을 한다. 소장벽으로부터 배액된 림프액은 소장주위 림프절, 장간막혈관주위 림프절, 상장간막 림프절을 거쳐 가슴림프관팽대로 배액되고 흉관을 통해 경부의 정맥혈로 들어간다. 이들 림프계는 면역기능에도 주요한 역할을 하지만 종양의 전이 길목이 된다. 소장의 점막은 둥근 주름으로 되어 있다. 겹침의 높이는 1cm에 이를 수 있고 걸쇠처럼 서로 물고 있다. 점막은 분홍색의 융단 모양이며 표면은 빛난다.

소장의 신경분포는 교감신경과 부교감신경이 있다. 부교감신경은 미주신경을 따라 내려와 복강축 신경절을 통해 내려오며 분비와 운동을 조절한다. 미주신경은 구심성의 섬유도 함유하나 통각을 전달하지는 않는다. 교감신경은 상장간막동맥의 기저부에 위치한 내장신경총으로부터 나오고 혈관운동, 분비, 장운동을 조절한다. 장의 통각은 교감신경의 구심성섬유로 전달된다.

## 3. 조직학

소장벽은 장막, 근층, 점막하층, 점막의 4개 층으로 이루어져 있다.

### (1) 점막층

상피, 고유판, 점막근층의 3가지 층으로 점막이 구성되어 있다. 상피와 상피하의 고유판 구조가 관강 쪽으로 돌출된 것이 융모이다. 융모와 융모 사이의 깊은 굴곡이 선와이다. 고유판은 혈관과 림프관을 함유하고 있다. 선와는 250∼300개의 세포로 되어 있으며 세포분열은 선와에서 진행된다. 소장의 흡수면적은 점막의 겹침과 융모, 미세융모로 구조적으로 극대화되어 있다. 융모는 0.5∼1mm 정도 내강방향으로 돌출되어 있고 원위십이지장과 근위공장에서 가장 키가 크고 회장으로 갈수록 작아진다. 선와 바닥 근처에 위치한 다중 잠재력의 줄기세포가 분화하여 장세포, 술잔세포, 장내분비세포, 파네트세포가 된다. 파네트세포를 제외한 나머지 세포들은 융모, 즉 장 내강방향으로 이동하면서 마지막 분화한다. 선와 바닥에서 융모 끝까지 2∼5일 안에 이동이 완성된다. 세포고사와 융모로부터 세포탈락이 이루어진다. 장세포는 흡수세포로 장 내강을 향한 융모꼭지의 장세포에는 소화효소, 물질이동기전이 존재한다. 미세융모구조는 흡수표면 면적을 40배 증가시킨다. 술잔세포는 뮤신을 생산한다. 파네트세포는 선와 바닥에 위치하여 성장인자, 소화효소, 항세균펩티드 등을 포함하는 분비 입자들을 가지고 있다.

미세융모는 다시 미세한 당단백인 글리코칼릭스에 덮여 있다. 미세융모는 이탄당과 펩티드를 소화하는 효소를 함유하고 있으며 회장에서는 비타민 $B_{12}$에 대한 수용체가 있다. 상피세포의 형질막은 3층으로 되어 있고 미세융모가 덮인 윗부분이 측면이나 기저부분보다 비후되어 있으며 측면의 막은 장 내강과 세포간 공간의 교통을 차단하는 단단결합이 있다. 단단결합 아래에는 중간결합이

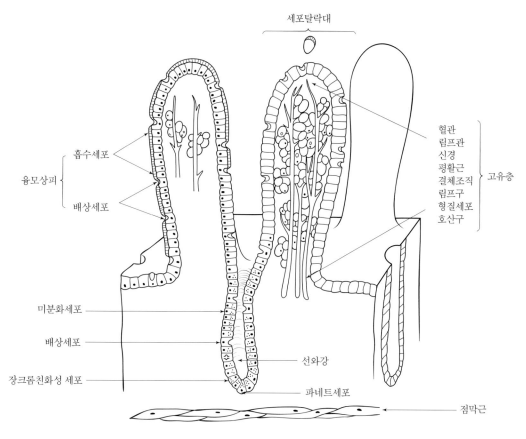

그림 39-2. 소장점막의 조직학적 구조

라 불리는 좁은 공간이 있고 그 아래에 인접세포와 밀착시키는 교소체가 있다. 단단결합의 길이는 흡수세포들 사이에서는 선와의 미분화세포 사이에서보다 길다. 미세융모의 바로 밑 세포질은 말단망이라 불리는 미세한 필라멘트구조를 갖고 있다. 이 구조가 미세융모 간의 상호연결을 하고 있으며 액틴을 미세융모 속으로 보낸다. 미오신도 미세융모의 기저부에 존재하며 이들 수축성 단백질로 미세융모는 수축이나 운동을 할 수 있다. 음식물의 성분이 장 내강에서 흡수되는 통로를 보면 처음에 미세융모를 덮고 있는 글리코칼릭스와 접촉하여 약간의 소화가 이루어진 후 미세융모막, 말단망의 순서로 통과하여 세포질 내로 들어간다.

점막근층은 가장 깊이 위치하며 점막과 점막하층을 구분하는 얇은 근층이다. 고유층은 두 층 사이에 위치하는 층이며 융모의 내부까지 걸쳐 있고 리버퀸 선을 싸고 있다(그림 39-2). 고유층은 형질세포, 림프구, 비만세포, 호산구, 거대세포, 섬유아세포, 평활근세포 등의 많은 종류의 세포 외에 비세포인 결체조직을 함유하고 있다. 또한 고유층은 표면의 상피세포층이 놓일 수 있는 구조적인 틀을 형성하는 외에 상피세포층을 침투한 미생물을 박멸하는 방어를 한다. 형질세포는 면역글로불린을 만드는 세포이다. 미세주름(M)세포, 상피내 림프구는 면역체계에 관여한다.

### (2) 점막하층

혈관과 신경을 함유하는 섬유성 탄력조직이다. 장벽에서 가장 강한 층으로 장의 봉합 시 꼭 포함되어야 한다. 또한 이 층은 소혈관, 신경, 림프관, 신경섬유, 신경총을 함유하고 있다.

### (3) 근층

얇은 바깥층의 종주근층과 두꺼운 안쪽의 횡행근층으로 이루어져 있다. 근육세포들의 사이에는 특수한 틈이 있어 근층이 전기적 합포체 역할을 할 수 있도록 한다. 장근신경총은 두 근층 사이에 위치하고 두 근층으로 섬유를 보낸다.

### (4) 장막

가장 바깥에 위치하고 내장복막으로 구성되어 있다. 십이지장은 앞면만 덮으며 그 밖의 소장은 전면이 감싸여 있다. 납작한 단층의 중피세포로 이루어져 있다.

## 4. 소화와 흡수

### (1) 수분과 전해질의 흡수와 분비

경구섭취 2,000mL, 침 1,500mL, 위분비 2,500mL, 담즙 500mL, 췌장분비 1,500mL 등 합계 9L의 수분이 소장으로 유입된다. 정상에서는 80%가 흡수되고 1,500mL가 결장으로 보내진다.

장상피세포의 기저외측세포막에 위치한 Na + /K + ATPase 효소 작용으로 3개의 Na 분자가 흡수되고 K 분자 둘을 교환한다. 기타 영양분자 Na 이동기전으로 수분과 전해질 이동이 이루어진다.

### (2) 비타민과 무기염류 흡수

비타민 $B_{12}$(시오노코발라민)은 침에 포함된 R 단백과 결합한다. 위벽세포의 내인성인자와 결합한 시오노코발라민은 췌장효소에 의하여 분해되지 않는다. 회장 말단에 도착하면 내인성인자 수용체가 있는 세포에 흡수된다. 시오노코발라민이 내인성인자와 결합하지 못하거나 수용체장세포에 도달하는 과정에 영향을 주는 수술, 즉 위절제술, 위우회 수술, 회장절제술 등의 수술 환자는 비타민 $B_{12}$가 결핍될 수 있다.

칼슘은 십이지장에서 세포를 통하여 흡수된다. 장세포질의 칼슘결합단백인 칼빈딘calbindin이 세포를 통한 칼슘이동의 결정적 단계이다.

### (3) 탄수화물의 소화와 흡수

성인은 하루 350~400gm의 탄수화물을 60%는 전분, 30%는 수크로스, 10%는 락토오스의 형태로 섭취한다. 전분은 아밀로오스와 아밀로펙틴의 1가지 포도당 중합체로 구성되어 있다. 췌장과 타액의 아밀라아제는 아밀로오스를 삼탄당인 말토트리오즈와 이탄당인 말토오스로 변환시키고 아밀로펙틴을 말토오스, 말토트리오즈 외에 덱스트린으로 변환시킨다. 이 과정은 장 내강에서 이루어지며 솔가장자리에서는 락토오스를 당글루코오스와 갈락토오스, 수크로스를 당글루코오스와 후락토오스로 변환

시킨다. 당글루코오스와 갈락토오스는 에너지를 소모하는 활동성 전달로 세포 내로 이동하며 이 과정에 미량의 나트륨 이온이 필요하다. 후락토오스는 촉진성 확산에 의해 세포 내로 이동한다.

### (4) 단백질의 소화와 흡수

위는 단백의 소화에 2가지 기능을 함으로써 단백소화의 시발기관이 된다. 먼저 위 내의 산성환경이 단백을 변성시킨다. 펩신은 단백을 폴리펩티드로 부분적으로 분해를 한다. 췌장에서 분비된 트립시노겐이 십이지장에서 분비된 엔테로키나아제에 의해 트립신으로 활성화되어 췌장에서 분비된 모든 단백 분해효소들을 활성화시킨다. 엔도펩티다아제인 트립신, 키모트립신, 엘라스타아제들은 폴리펩티드의 중앙부위를, 엑소펩티다아제인 카르복시펩티드다아제인 카르복시펩티드분해효소는 C 말단의 아미노산을 분해하여 말단산물인 아미노산으로 전환한다. 아미노산은 에너지 소모성 운반 흡수가 이루어진다.

### (5) 지방의 흡수와 소화

성인이 하루에 섭취하는 지방의 양은 60~100g으로 대부분이 트리글리세리드의 형태로 섭취한다. 위에서 지방의 유화가 일어나지만 모든 그 외 소화흡수과정은 소장의 몫이다. 십이지장에서 트리글리세리드는 담즙액, 췌장액과 혼합된다.

췌장의 리파아제와 코리파아제는 트리글리세리드를 가수분해하여 2개의 지방산과 글리세롤을 부착한 하나의 지방산으로 분해하고, 이들 분해 산물은 물에 용해되지 않으나 담즙염기의 존재하에서 미셀을 형성함으로써 수용성이 된다. 형성된 미셀 내에는 이들 지방산과 담즙염기 외에 포스포리피드, 콜레스테롤과 지용성 비타민이 함유되어 있다. 미셀이 장 내강으로부터 세포로 이동하는데는 수층, 솔가장자리의 점액층과 지방층의 3개의 장애물을 통과해야 된다. 미셀은 미세융모에서 다시 지방산과 모노글리세리드로 유리된다. 이들은 에너지 비소모성 확산에 의해 세포 내로 들어가고 담즙염기는 장 내강에 남게 된다. 세포 내에서 다시 트리글리세리드를 합성한다. 트리글리세리드는 콜레스테롤, 포스포리피드, 아포단백과 결합하여 킬로미크론을 형성하고 림프관을 통해 정맥계로 이입된다.

자연상태의 담즙산염들로는 글리신 혹은 타우린과 콜

산, 데옥시콜산, 케노데옥시콜산과의 염으로 존재하며 한 말단은 물과, 다른 말단은 지방과 용해성이 있어 여러 분자들이 응집하여 미셀을 형성한다. 지방과 친화력이 있는 부위는 중앙으로 오고, 물과 친화력이 있는 부위는 바깥으로 오게 되며 지방이 물 속에서 유화될 수 있는 환경을 제공한다.

## 5. 장운동

장의 운동양상은 포만, 공복상태에 따라 다르다. 십이지장에 있을 것으로 추정되는 박동기 전압이 장 내용물을 원위측으로 보내는 수축운동을 유발하는 것으로 생각되며 분절성운동과 연동운동의 2가지 다른 형태의 운동이 있다. 분절운동은 횡행근의 운동으로 내용물을 분절하고, 연동운동은 초당 1~2cm의 속도로 장 내용물을 원위부로 진행시키는 횡행근의 운동이다. 장염에서는 연동폭주 *peristaltic rush*라고 불리는 강력한 수축운동이 소장의 전장을 빠르게 통과하는 현상이 나타나기도 한다. 장 내강의 압력은 8~9cmH$_2$O이며 3가지 형의 압력곡선을 보인다. 제1형은 분절운동의 활동과 대개 일치하며 7.5초의 기간과 15~60cmH$_2$O의 높이를 보이고 3형은 연동운동과 관련이 있고 10초~8분의 주기로 5~30cmH$_2$O의 높이로 기저압이 상승된 상태에서 제1형의 압력곡선이 중복된 양상을 보인다.

소장의 운동은 신경과 체액의 영향을 받고 외인성신경은 미주신경과 교감신경의 영향하에 있다. 미주신경은 기능적으로 2가지의 기능 즉, 콜린성의 흥분과 펩티드성의 억제 영향을 준다. 교감신경은 장내재신경의 활동을 조정한다. 장 펩티드들의 기능은 몇 가지 외는 자세히 알려진 것이 없다.

## 6. 내분비기능

### (1) 세크레틴

처음으로 알려진 장호르몬으로 27 아미노산을 가지며 내강의 수소이온에 대한 반응으로 십이지장의 에스세포에서 분비된다. 췌장으로부터 물과 중탄산이온의 대량분비를 촉진하여 췌장효소가 지방을 소화시키는 데 적절한 환경을 제공한다. 또한 위산의 분비 및 장운동을 억제하고 담즙의 분비를 촉진한다(표 39-1).

### (2) 콜레시스토키닌과 판크레오지민

콜레시스토키닌과 판크레오지민(CCK-PZ)은 동일물질이며 아미노산과 지방산의 존재하에서 장점막의 I형 세포로부터 분비되며 담낭의 수축, 오디괄약근의 이온을 통해 담즙의 배출을 촉진하는 기능과 췌장효소의 분비를 촉진하는 2가지의 중요한 기능을 한다. 33개의 펩티드로 이루어진 선형 폴리펩티드로 C-말단의 4개의 펩티드는 가스트린과 동일하다. 일반적으로 가스트린과 콜레시스토키닌-판크레오지민은 기능상 유사한 점을 공유하나 그 강도에서 다르다.

### (3) 새로운 호르몬들

엔테로글루카곤은 원위부 소장의 엔테로글루카곤 세포에서 분비되며 분자량이 3,500인 것과 더 큰 것 2가지가 있다. 탄수화물과 장쇄지방에 의해 분비되어 장운동을 억제한다. 혈관운동성 장폴리펩티드(VIP)는 세크레틴~글루카곤 가계의 펩티드로 장, 뇌, 말초신경에 풍부하게 존재한다. 세크레틴, 글루카곤과 유사한 활성을 가지며 신경전달물질의 기능을 한다.

위장관 폴리펩티드(GIP)도 세크레틴~글루카곤과 유사한 펩티드로 43개의 펩티드와 5만 1,000의 분자량을

| 표 39-1 | | 소장에서 생성되는 대표적인 조절 펩티드 |
| --- | --- | --- |
| 호르몬 | 분비세포 | 작용 |
| 소마토스타틴 | D세포 | 소화액의 분비, 운동, 내장순환을 억제 |
| 세크레틴 | S세포 | 췌외분비, 장분비를 촉진 |
| 콜레시스토키닌 | I세포 | 췌외분비 촉진, 담낭 비우기 촉진, 오디 괄약근 억제 |
| 모틸린 | M세포 | 장운동 촉진 |
| 펩티드 YY | L세포 | 장운동과 분비를 억제 |
| 글루카곤 유사 펩티드2 | L-세포 | 장상피세포 분열을 촉진 |
| 뉴로텐신 | N-세포 | 췌담관분비 촉진, 소장운동억제, 장점막성장 촉진 |

보이며 탄수화물과 지방의 자극으로 주로 공장의 케이세포로부터 분비된다. 위장관 폴리펩티드의 가장 중요한 기능은 인슐린의 분비를 촉진하는 것이다. 모틸린은 22개의 펩티드로 구성되어 있으며 위배출을 억제한다. 소마토스타틴은 성장호르몬의 분비를 억제하는 효과로 잘 알려졌는데 후에 다른 호르몬들의 분비도 억제하는 것이 밝혀졌다. 뇌, 위, 장, 췌장에서 주로 발견되는 것으로 알려졌던 봄베신도 소장에서 분비되며 위산의 분비와 가스트린의 분비를 자극한다.

## 7. 방벽과 면역능력

소장은 병원체 침입의 통로로 큰 면적의 관문이 될 수 있다. 병원체를 음식, 공생균과 감별하여 병원체 침입을 방어해야 한다. 상피 방어에 기여하는 인자들은 면역글로불린 A, 뮤신, 솔가장자리막, 치밀이음부이다. 디펜신과 같은 항세균 펩티드가 점막방어에 중요한 역할을 한다.

장관련림프조직(GALT)에는 인체 면역세포의 70% 이상이 있다. 장관련림프조직은 개념적으로 유도부와 작용부로 나누는데 유도부*inductive site*는 소장에 흩어져 있는 페이어 조각, 장간막 림프절, 작은 고립 림프소포들이다. 원위부 회장의 고유판에 B-세포 소포와 T-세포 구역의 응집이 페이어 조각이다. M-세포는 페이어 조각 표면에 있으면서 심부의 수지상세포 같은 항원표현세포에 미생물을 전달한다. 수지상세포는 수지돌기를 상피 치밀이음부를 통하여 장 내강으로 내밀어 표본채취를 한다. 항원표현림프구는 원시순진림프구를 분화하게 한다. 이러한 세포는 흉관을 통하여 전신순환으로 유입되고 최종적으로 작용 부위인 장점막에 축적된다.

작용 림프구는 특정한 부위에 분포한다. 면역글로불린 A 생성 형질세포는 고유판에 있다. 면역글로불린 A는 장 상피를 통하여 소장강관으로 분비되고 이합체형으로 되어 소화효소에 의하여 분해되지 않도록 한다. 면역글로불린 A는 상피세포를 통하여 세균이 유입되는 것을 방지한다. CD4＋ T세포도 고유판에 있다. CD8＋ 세포는 장상피에 분포하나 고유판에도 있다.

# Ⅱ 소장폐쇄

## 1. 소장폐쇄의 진단

진단은 다음 사항에 초점을 두어야 한다.

① 마비성 장폐쇄와 기계적 장폐쇄를 감별해야 한다.
② 폐쇄의 원인을 규명한다.
③ 부분적 폐쇄와 완전폐쇄를 감별한다.
④ 단순폐쇄와 교액폐쇄를 감별한다.

소장폐쇄의 진단은 방사선검사로 이루어진다.

복부방사선 검사를 누운 자세와 서 있는 자세에서 시행한다. 소장이 3cm 이상 확장되어 있고, 서 있는 촬영에서 공기-액체 수준이 관찰되며, 결장의 공기가 없다는 것이 소장폐쇄의 특이 소견이다.

컴퓨터단층촬영검사는 80~90%의 민감도와 70~90%의 특이도를 나타내는 검사로 늘어난 근위부 장과 줄어든 원위부 장과의 이행부위를 보여준다. 폐쇄 루프와 교액성 폐쇄도 보여준다. 그러나 부분적 폐쇄의 경우에는 컴퓨터단층촬영검사의 민감도는 50% 이하이다.

이행부위를 확실하게 알 수 없을 경우에는 소장촬영술이나 고위관장법을 시행한다. 소장촬영은 수용성 조영제인 가스트로그라핀을 이용한다. 고위관장법은 200~250mL의 바륨에 이어서 1~2L의 메틸셀룰로스용액을 긴 튜브를 통하여 근위부 공장에 주입한다. 이중조영법으로 점막을 관찰하며 소장촬영보다 민감도가 크게 증가한다.

## 2. 소장폐쇄의 원인

장 내용물의 통과가 병변으로 인해 지장을 받는 경우는 크게 기계적 폐쇄와 마비성 폐쇄로 구별할 수 있다.

### (1) 기계적 장폐쇄
#### 1) 장 내강의 폐쇄
용종성 종양, 장중첩 등의 경우가 이에 해당한다. 소아의 장중첩은 림프선의 비후로 초래되는 경우가 많지만 성인의 장중첩은 점막의 병변에 의하는 경우가 많다. 성인에서는 용종, 종양, 메켈게실 등 유도 병소가 있는 경우가 많다. 담석증에 의한 폐쇄가 생길 수 있는데 이 경우는 담낭-십이지장 루의 형성으로 커다란 담석이 장 내로 들어와 주로 회장에서 막히게 된다. 그 외 변, 태변, 이물질(위석)에 의한 폐쇄도 있을 수 있다.

### 2) 소장의 자체 병변

주로 선천성 원인으로 무공증, 협착, 이분증 등이 있고 종양으로 인한 폐쇄, 문합부위 협착, 염증성 장질환에 의한 폐쇄가 있을 수 있다.

### 3) 외부 병변에 의한 폐쇄

가장 중요한 원인이며 기존의 수술에 의한 유착이 가장 많은 원인이다. 탈장, 주변 종양, 염전 등에 의한 폐쇄가 여기에 해당한다. 성인의 소장폐쇄의 가장 흔한 원인은 수술 후 장유착이며 대장폐쇄의 가장 흔한 원인은 종양이다.

### (2) 마비성 장폐쇄

복부 수술 후 마비성 장폐쇄는 대부분의 환자에서 발생한다. 마비성 폐쇄는 신경성, 체액성, 대사성 요인이 주요 원인이며 억제 반사작용이 주요한 역할을 한다. 억제 반사작용이란 장팽만, 요관의 팽만으로 장운동이 억제되는 것을 말한다. 척추골절, 후복막 출혈, 손상도 마비성 장폐쇄를 초래한다. 전해질 불균형, 특히 저칼륨증은 평활근의 수축을 방해하여 마비성 폐쇄를 초래하고 허혈증 때도 장운동을 억제한다(표 39-2).

### (3) 원인불명성 장 가성폐쇄

뚜렷한 기계적 이유 없이 반복적 장폐쇄의 증상을 보이는 질환으로 장운동의 장애이며 유전성 질환으로 알려져 있다. 이 질환이 장벽내 신경의 이상인지 평활근 자체의 이상인지는 불명하다. 증상은 복통, 구토, 설사, 팽만이며 기계적 폐쇄와의 감별진단은 복부단순촬영에서 뚜렷한

| 표 39-2 | 수술 후 장폐쇄를 감소시키는 조치 |

**수술 중 조치**
  장을 덜 만진다.
  가능하면 복강경으로 수술한다.
  수술 중 지나친 수액 투여를 피한다.

**수술 후 조치**
  조기장관 영양을 시작한다.
  가능하면 경막외 마취를 한다.
  지나친 정맥수액 투여를 피한다.
  전해질을 교정한다.
  마약진통제 길항제를 고려한다.

기계적 폐쇄의 소견이 보이지 않는 점이다. 고영양요법이 도움이 되며 수술치료는 피해야 한다.

## 3. 장폐쇄증의 병태생리

### (1) 단순장폐쇄

입에서 항문까지의 소화관을 기다란 막대기 풍선과 같다고 가정하면, 이 튜브는 분비와 흡수, 내용물을 통과시키는 기능이 있다. 만약 중간의 한 부위를 막아버린다면 근위부는 팽창될 것이다. 복부팽만은 장폐쇄의 가장 주요한 증상이다. 팽만된 근위장에는 입으로 먹은 음식, 분비된 소화즙, 가스들이 차 있으며 복부촬영상 공기-액체층이 뚜렷이 보이는 원인이 된다. 이때 존재하는 가스는 내인성 발생으로 생긴 것보다는 삼킨 공기가 더 많다. 팽창된 장의 근위부에 대량의 수액이 고여 체액과 전해질의 소실이 동반된다. 실험적으로 장폐쇄 시 장분비가 증가되는 것으로 알려져 있어 근위 팽창된 장으로부터의 수액소실은 가속화되고 흡수기능은 저하된다. 이와 같은 대사성 장애의 성질과 정도는 폐쇄의 위치에 따라 다르다. 근위장의 폐쇄라면 복부팽만보다는 구토가 주증상이 되고 다량의 위액소실로 나트륨, 클로라이드, 칼륨, 수소이온의 소실이 심하여 탈수, 저칼륨증, 대사성 알칼리증이 온다. 원위장폐쇄의 경우는 소실된 수액이 장 내에 고여 팽만이 주증상이 되고 염산의 소실은 적으므로 전해질 이상은 덜 심하다. 탈수증의 결과로 빈뇨, 혈액농축, 고질소혈증, 빈맥, 저혈압, 쇼크가 오고 복부팽만으로 하지의 정맥혈류 차단, 횡격막 상승압박으로 인한 환기 장애를 보일 수도 있다.

장폐쇄에서는 장내 세균의 급속한 증식이 초래된다. 정상 소장 내용물은 비교적 무균상태이나 폐쇄가 있는 경우 급속한 세균증식으로 소장 내용물이 대장 내용물과 같이 된다. 단순폐쇄에서 세균의 증식 자체는 장벽을 통과하지 못하므로 큰 병리적 작용을 하지 못하나 교액성 폐쇄로 진전되면 전신패혈증으로 가는 원인이 된다.

### (2) 교액성 폐쇄

혈류가 차단된 폐쇄를 말하며 혈류의 차단은 장내압의 증가가 주원인이며 폐쇄루프성 폐쇄 진단은 병력청취, 이학적 소견과 단순복부촬영의 소견을 종합하여 판정하며 조영제를 이용하는 방사선검사는 일반적으로 필요하지

않다. 다만 원인이 불명확하고 응급수술의 필요가 없는 경우에 시행할 수 있다. 조영제검사를 할 때 주의할 것은 상부 위장관의 경우는 하이팩이나 가스트로그라핀 등의 수용성 조영제를 이용하는 것이 좋고 하부의 경우는 바륨을 이용할 수 있으나 장관 내에서 굳어져 돌같이 될 가능성을 고려해야 한다.

## 4. 소장폐쇄의 치료

소장폐쇄의 치료는 환자의 생체기능을 안정화시키는 소생술과 수술을 포함한 폐쇄의 해소가 포함되어야 한다. 생체기능을 안정화시키는 동안 폐쇄의 위치와 원인, 교액의 여부를 확인하기 위한 검사들을 행해야 한다.

장폐쇄 환자는 다량의 수액 소실로 탈수증이 온다. 이는 분비의 증가와 동시에 팽창된 장의 흡수기능의 저하, 구토에 의하여 생기며 간혹 불완전폐쇄의 경우 설사에 의해 생기기도 한다.

위유문부폐쇄의 경우는 산성의 위액과 고염소액의 소실로 알칼리증, 저칼륨증, 저염소증을 동반하므로 생리식염수로 체액을 보충해야 한다. 심, 신질환이 없는 경우 굵은 바늘을 이용해 빠른 속도로 투여하며, 모든 환자에서 요관을 설치하여 요량을 측정한다. 노령 환자나 심, 신질환을 동반한 경우는 투여속도를 느리게 하고 중심 정맥압을 측정한다. 일단 심장기능이 정상화되면 칼륨을 추가해 투여한다. 신장기능이 정상인 환자들은 생리식염수 1L당 20~40mEq의 칼륨클로라이드를 투여하면 저칼륨혈증, 알칼리증은 교정된다.

모든 환자에 위관을 삽입한다. 이것은 장의 팽창을 방지하고 기도흡입을 예방한다. 밀러-애보트관은 좀더 소장을 잘 감압할 수 있지만, 남용되면 외과의에게 자기 할 일을 다했다는 그릇된 안도감을 주어 수술시기를 놓치는 결과를 초래할 수도 있으므로 주의해야 한다. 전이성 암, 만성 재발성폐쇄증과 같은 특수한 경우에 적응이 된다.

일단 환자의 상태가 안정화되면 즉시 수술할 것인지 관찰할 것인지를 판단해야 한다. 이러한 결정은 환자의 상태, 폐쇄의 원인, 혈류공급의 장애 여부에 따라 개별화되어야 한다. 일반적으로 수술을 늦추는 경우는 수술 직후 유착, 만성 재발성 폐쇄, 전이성 암, 크론병으로 인한 경우다. 복원불가능한 서혜부 탈장, 복벽 탈장, 성인의 장중첩증에 의한 폐쇄는 즉시 수술을 시행한다. 장폐쇄의 가장

혼한 원인은 수술 후 유착이다. 이 경우 수술의 시기선택은 교액의 여부에 따른다. 부분폐쇄의 경우 60~90%는 비수술적 치료로 해결될 수 있고 교액의 가능성은 낮기 때문에 보존적 치료가 정당화될 수 있다. 완전폐쇄의 경우 비수술적 치료로는 25%만이 해결되므로 더욱 적극적인 치료를 요한다. 수술 직후의 장폐쇄는 일반적으로 보존적 방향으로 치료한다. 대부분 보존적 치료로 해결되고 또한 수술을 한다 해도 폐쇄의 가능성은 있기 때문이다.

수술 전 교액 여부의 진단은 쉽지 않다. 교액은 팽창된 장의 혈류차단에 기인한다. 양 끝단이 폐쇄된 양측성 폐쇄의 경우는 교액이 오기 쉽다. 교액이 되면 장폐쇄 외에 장의 괴사가 동반되어 장의 내강으로 혈액, 혈장이 고이게 되며 국소적 복막염, 천공, 전신적 복막염과 독성물질의 혈류 유입으로 전신증상이 올 수 있다.

교액의 증후로는 국소압통, 전반적 선통이 아닌 특정부위의 통증호소, 발열, 빈맥, 저혈압 등이 주소견이고 백혈구 증가, 대사산증, 아밀라아제 증가 등의 소견도 보일 수 있다. 그러나 사르 등의 보고를 보면 이들 중 어떠한 한 요소나 복합요소라도 교액의 예견은 정확하지 않다.

수술 전 장절제에 대비하여 광역항생제의 투여가 필요한데 장 내강은 정상적으로는 무균상태이나 폐쇄의 경우는 세균증식이 있기 때문이다. 수술은 폐쇄부위를 확인하고 유착을 박리하는 것이며 폐쇄부위 외의 유착은 박리할 필요는 없다. 수술 도중과 수술 후에 적절한 조치를 함으로써 수술 후 다시 장폐쇄되는 것을 방지해야 한다(표 39-2). 수술 중 감압은 특수한 경우를 제하고는 가급적 피해야 한다. 수술 도중 장감압을 시도하는 것은 복벽을 봉합하기 힘든 경우 외에는 좋지 않다. 감압으로 가끔 심한 장부종이 초래되기도 한다. 장감압을 시행하는 방법은 여러 방식이 있는데 장액을 위쪽으로 짜올려 위관으로 흡입해 배출시키는 방식과 반대로 위관을 트라이츠인대 하방까지 삽입해 흡입하는 방식도 있다. 그러나 어떤 경우에도 장절개술로 감압하려는 시도는 피해야 한다. 이 방식은 심한 오염이 초래되며 수술 후 절개부위로부터의 장루형성의 가능성이 높기 때문이다.

수술 중 장의 생사를 판단하는 것은 쉽지는 않다. 일반적인 근거는 색깔, 운동성, 동맥 맥동의 존재이다. 장의 생사 여부가 애매하면 장을 따뜻하게 젖은 거즈로 15~20분간 적셔둔 후 재검사를 하면 된다. 장의 생사를 판단하기 위한 또 다른 2가지의 방법은 도플러초음파로 혈류

와 장운동을 확인하는 것과 형광색소조영제를 주사하여 수초 후 형광양상을 적외선하에서 관찰하는 것으로 비교적 정확하고 간편한 방식이다.

## 5. 악성종양에 의한 장폐쇄

장 이외의 다른 악성종양에 의한 외부압박으로 오는 장폐쇄도 자주 볼 수 있다. 반면에 소장에 생긴 악성종양에 의한 폐쇄는 드물다. 소장종양의 치료는 1차적으로 절제하는 것이나 전이성 종양의 경우는 적절한 고식적 요법을 시행한다. 전이성 암인 경우에도 수술로 폐쇄를 해소한 후 환자의 생존의 질이 현저히 향상될 수 있다. 병소가 국소적이면 절제가 좋고 여러 군데에 존재하면 측로형성술이 적합하다.

## 6. 담석에 의한 장폐쇄

담석에 의한 장폐쇄는 전체적인 빈도 면에서 매우 드물며 주로 노령인구에서 호발한다. 대부분의 환자에서 전구 증상으로 급성 담낭염의 병력이 있다. 이는 담석에 의한 염증반응에 의해 담관과 위장관 사이의 누공형성이 원인이다.

자연적 호전은 거의 기대할 수 없으므로 모든 환자에서 수술적 치료를 시행하며 담석이 막히는 부위는 직경이 가장 좁은 말단회장이므로 담석을 대장으로 보내어 절개 후 꺼내든지 힘들면 장절개로 꺼낸다. 장절개는 염증이 심하지 않은 근위부 장을 선택하는 것이 좋다. 담도-장루의 교정은 개별화되어야 한다. 환자의 전신상태와 우상복부의 상태가 양호하면 동시에 교정하고 그렇지 못하면 후에 수술을 시행한다.

## 7. 재발성 폐쇄의 치료

소수의 환자에서 만성, 급만성의 재발성폐쇄를 호소하는데 이러한 상황은 복부외과의에게 가장 곤혹스러운 것 중의 하나이다. 장유착은 대개 견고한 섬유성 유착인 경우가 많아 수술을 하더라도 문제가 완전히 해소되지 못할 때가 많기 때문에 보존적 치료를 선호하게 된다. 환자가 최근에 수술을 받은 병력이 있으면 최소 6주를 기다려 수술한다. 이 경우 수술을 시행해보면 특정부위의 폐쇄라기 보다 전장의 유착인 경우가 많다. 수술 후 재유착을 방지하기 위해 위루를 통한 삽관술, 혹은 항문을 통한 삽관술을 시행하기도 한다.

# Ⅲ 짧은창자증후군

짧은창자증후군은 소장의 대량절제 후 뒤따르는 흡수불량과 영양결핍의 상태를 말한다. 이 질환은 1968년 듀드릭의 경정맥고영양요법, 1970년대 초에 나온 가정영양요법으로 이 증후의 괄목할 만한 치료법의 진전이 있었다.

## 1. 짧은창자증후군의 원인

신생아나 소아의 경우 장폐쇄증, 괴사성 장염, 중장염전증이 흔한 원인이고 성인의 경우 크론병, 방사선 장염이 흔하고 노령층에서는 허혈성 장괴사가 흔한 원인이다.

## 2. 짧은창자증후군의 병태생리

짧은창자증후군은 장점막의 흡수면의 소실에 기인한다. 이것은 장 자체의 질환과 장절제로 초래되며 결과적으로 흡수불량, 영양결핍, 설사가 오게 된다.

소장의 길이는 수술 시야에서 350cm, 부검에서 600cm 정도인데 수술 중 얼마나 장을 절제해야 짧은창자증후군이 초래되는지는 예측하기 어렵다. 일반적으로 50~70%의 장절제, 혹은 잔존 소장의 길이가 100cm 이하이면 유의한 흡수 장애와 영양결핍을 보인다. 잔존 소장의 길이가 짧아지면 장 통과시간의 단축이 초래되고 결과적으로 담즙액, 췌장액과의 반응시간과 흡수시간의 단축이 일어난다. 회맹판의 소실로 통과시간은 더욱 단축된다.

짧은창자증후군에서의 설사의 기전은 다음과 같다. ① 장통과시간이 단축된다. ② 담즙산염은 회장에서 흡수되는데 회장절제 후 흡수되지 못한 담즙산염이 대장에서 세균에 의해 탈포합되면 수분과 전해질의 분비를 자극한다. ③ 담즙산염의 소실로 장내 담즙산염의 농도저하가 초래되어 지방의 미셀 형성이 잘되지 않아 지방의 흡수 장애와 지방변이 초래된다. ④ 대장으로 이입된 지방산, 히드록시 지방산이 수분의 흡수를 방해한다. ⑤ 아울러 지방 흡수 불량은 지방용해성 비타민 A, D, E, K의 흡수불량을 초래한다. ⑥ 소장의 대량절제 후 위액의 과분비가 초래된다. 위액의 분비가 증가되면 삼투성 설사를 일으키고, 장내 산도가 증가되어 소화효소의 비활성화를 초래한다.

회장은 담즙산염의 흡수장소일 뿐 아니라 통과시간이 공장보다 길며 수술 후 적응력이 더 좋고 비타민 $B_{12}$의 선택된 흡수장소이기 때문에 대량절제 시 공장의 절제보다 예후가 더 나쁘다.

정상인에서 소장에 이입된 음식과 소화액을 포함한 액체의 1~2%만이 흡수되지 않고 대장으로 들어가 여기서 흡수된다. 대장은 필요에 따라 흡수력을 3~4배 증가시키는 적응력을 가지고 있어 대장의 절제를 동반한 경우에는 수분, 전해질의 장애가 증폭된다.

## 3. 짧은창자증후군의 경장관·경구식이요법

장절제 후 잔존장의 적응은 수주에서 수개월이 걸린다. 조직학적으로는 장점막세포의 증식이 일어나고 융모와 선와의 길이와 깊이가 증가된다. 이러한 증식으로 영양의 흡수는 점차 개선되는데 이 과정에는 장내 영양소의 존재와 몇 가지의 국소, 전신호르몬이 필요하므로 경정맥영양요법으로만 치료하는 경우에는 경장관영양요법의 경우보다 장이 적응하는 시간이 길어진다(표 39-3, 표 39-4).

수술 후 적응과정은 3단계로 구분된다. 제1기는 수주간 지속되며 이 시기에는 심한 설사로 수분, 전해질의 장애가 심하고 경정맥영양요법에 의존하는 시기이다. 제2기는 적응이 이루어지는 시기이다. 적응은 수주 내지 수년에 걸쳐 서서히 이루어진다. 설사는 점점 줄어든다. 이 시기에는 경구식이를 점차 증가시키고 경정맥영양의 양은 점점 감소시킨다. 제3기는 정맥영양이 필요하지 않은 시기이다. 모든 환자가 제3기에 도달하는 것은 아니며 어떤

| 표 39-3 | 신장기능이 정상인 환자에서의 경정맥영양요법 전해질 요구량 |
|---|---|
| | 요구량(mEq)/24시간 |
| 나트륨 | 100~150 |
| 칼륨 | 60~120 |
| 클로라이드 | 50~75 |
| 아세테이트 | 50~75 |
| 칼슘 | 9~22 |
| 마그네슘 | 8~24 |
| 포스페이트 | 15~30 |

| 표 39-4 | 경정맥영양요법 시 비타민 일일 요구량 |
|---|---|
| 비타민 | 요구량/24시간 |
| A(레티놀), 단위 | 3,300 |
| D(에르고칼시페롤), 단위 | 200 |
| E, 단위 | 10 |
| K, 단위 | 2~4 |
| C(아스코르빈산), mg | 100 |
| $B_1$(티아민), mg | 3 |
| $B_2$(리보플라빈), mg | 3.6 |
| $B_3$(니아신), mg | 40 |
| $B_5$(판토텐산), mg | 15 |
| $B_6$(피리독신), mg | 4 |
| $B_{12}$(시아노코발라민), mg | 5 |
| 폴라신, $\mu g$ | 400 |
| 비오틴, $\mu g$ | 60 |

환자는 영구적으로 가정영양요법home parenteral nutrition; HPN을 필요로 하기도 한다.

설사를 조절하기 위해 약물을 투여하는데 디페녹실레이트 아트로핀(로모틸), 아편제, 코데인 등의 의존가능성 약물과 로페라마이드와 같은 비의존성 약물이 있다. 메타뮤실 같은 변괴형성제도 사용된다. 설사를 조절하기 위한 가장 강력한 하나의 처방을 예시하면 다음과 같다.

① 아편 팅크-10~15 방울을 쥬스 한 잔에 타서 식전 30분~1시간 전과 취침 전에 복용한다.
② 코데인 30mg/5mL 한 찻숟가락을 매 식전과 취침 전 복용한다.
③ 라니티딘(잔탁) 150mg을 1일 2~3회 복용, 혹은 시메티딘 300mg을 1일 2~3회 복용
④ 메타뮤실이나 콘실을 한 찻숟가락/주스 한 잔, 1일 3회

경장관 식이를 시행할 경우 실라스틱 비위관으로 직접 장관 내로 주입하는 것이 좋고 이 경우 소량을 지속적으로 주입하게 된다. 처음에는 5%의 포도당용액 등으로 시도하여 수액, 전해질 균형을 저해하지 않는 투여 최대량을 측정하여 환자의 상태가 안정되면 정해진 포뮬라 식이를 한다. 이 식이는 당, 단백, 전해질, 소량의 지방, 비타민, 미세요소들을 함유한다. 이 식이는 고장액이므로 처음 사용 시에는 희석하지 않으면 복부팽만과 설사를 유발한다. 이 식이로 설사가 조절되면 경구식이를 물로부터

시행한다.

경구식이를 시작하게 되면 지방은 하루 25g까지 서서히 증가시키는데 췌장효소를 같이 주면 좋다. 락톨로오스와 옥살레이트는 피하는 것이 좋고 음식은 소량씩 자주 섭취하도록 한다. 칼슘, 마그네슘, 미세요소들은 추가로 경구 섭취시키고 혈중 농도를 수시로 측정한다. 비타민 D를 섭취하며 비타민 B₁₂를 1달에 1번 정주한다. 프로트롬빈 시간을 측정하여 필요하면 비타민 K를 주사한다. 수용성 비타민 부족은 크게 문제되지 않는다. 철분 결핍도 경구 투약으로 해결한다.

짧은창자증후군에 대한 수술적 치료로 역연동 분절설치법, 순환환 형성술의 설치 등의 방식은 권장되지 않으며 소장이식은 유망한 치료법으로 인정되나 아직 임상에 응용되지 못하고 있다. 현재로는 장의 충분한 길이를 남기도록 하는 예방법에 외과적 관심이 있다. 즉 장간막혈관 허혈은 조기진단하여 절제범위를 축소시키고 크론병의 수술은 협착형성술 등의 보존적 수술을 응용하고 장의 생사가 의심스러운 경우 2차 수술을 하는 것과 가급적 회맹판을 보존시키는 노력 등이 그것이다.

# Ⅳ 크론병

## 1. 십이지장의 크론병

십이지장의 크론병은 크론병 전체 빈도의 2~4%를 점하는 비교적 드문 질환이다. 다른 부위의 질환이 없이 십이지장의 크론병으로 내원하는 경우는 진단이 매우 힘들다. 진단은 임상증상, 방사선검사, 내시경적 소견에 의한다. 십이지장의 크론병의 내과적 치료는 다른 부위의 크론병과 같으나 수술을 시행하는 경우는 50% 정도이다. 대개 측로형성술을 시행하며 미주신경절단술의 시행 여부에 관해서는 논란이 있다. 근래에는 협착성형술과 내시경적 풍선확장술 등이 새로운 치료법으로 기대되고 있다.

### (1) 임상상

임상증상은 크게 장폐쇄에 의한 것과 궤양에 의한 것으로 나뉜다(표 39-5). 명치통은 식후에 오심과 동반되어 나타나며 구토로 완화된다. 동통은 제산제나 음식의 섭취로는 완화되지 않으므로 소화성 궤양과는 구별된다. 구토와

| 표 39-5 | 십이지장의 크론병의 증상 |

| 증상 | % |
|---|---|
| 동통 | 97 |
| 오심 | 75 |
| 구토 | 56 |
| 체중 감소 | 61 |
| 흑색변 | 14 |
| 열 | 6 |

동통의 결과 심각한 체중감소를 동반하며 출혈은 드물다(표 39-4).

초기 방사선 소견상 점막의 불규칙한 비후 및 부종과 조약돌 형상의 점막 소견을 볼 수 있으며 진행되면 가성게실과 열구를 보인다. 방사선학적으로 몇 가지의 양상으로 구분할 수 있는데 1형은 위유문부와 근위십이지장의 연결 병변이고 2형은 하행십이지장, 3형은 원위십이지장의 침범형이다.

내시경 소견은 초기에는 점막의 작은 육아형 양상을 보이는 아프타성 궤양이다. 궤양의 크기는 대개 1~2mm이나 수cm까지 커지기도 한다. 위, 십이지장은 확장성이 소실되고 진행되면 불규칙한 장 내강과 다수의 표면형 궤양이 생기며 결국은 장의 협착이 초래된다. 조직생검 소견상 만성 비특이성 염증의 소견이 보이고 육아종이 가끔 발견된다. 라헤이 병원의 보고를 보면 25명 중 4명에서 육아종이 관찰되었다.

### (2) 치료

비폐쇄성 십이지장의 크론병은 내과적으로 치료한다. 1차적으로 부신피질호르몬제를 사용하며 아자티오프린 등을 사용하기도 하나 효과는 입증되지 않았다. 레이 병원에서 치료한 44명에서의 결과를 보면 치료의 성공률은 50% 미만이었다.

조절되지 않는 심한 장폐쇄의 증상이 있으면 외과적 치료의 적응증이 된다. 수술의 방법으로는 장절제, 측로형성술, 협착성형술 등이 있다. 십이지장의 절제술은 기술적으로 힘들고 많은 합병증을 유발하므로 장폐쇄가 있을 때 위공장문합술이 일반적으로 추천된다. 로스 등과 파머의 보고를 보면 초기 결과는 대단히 양호했으나 평균 13.9년의 추적기간 동안 10명 중 7명에서 재수술이 시행되었다. 재수술의 이유는 변연성 궤양, 재발성 크론병으로 인한 재폐쇄 혹은 협착, 십이지장루의 형성 등이었다.

소화성 궤양이 20%에서 동반하고 소장의 절제 시 위액 분비의 증가가 예상되므로 미주신경절단술이 궤양성 합병증의 예방에 도움이 될 수 있다. 로스의 경우를 보면 미주신경 절단을 시행하지 않은 6명 중 3명은 결국 미주신경 절단을 시행하였고 1명은 반 위절제술을 시행하였다. 처음부터 미주신경 절단을 시행하였던 4명에서는 궤양성 합병증의 문제가 발생하지 않았다. 근래에는 크론병에 대한 최소수술을 권장하는데 이는 절단면에 염증, 육아종이 있더라도 장기적 재발률에는 큰 차이가 없다는 데 근거를 두고 있다. 협착성형술과 풍선확장술은 이런 의미에서 소장에 다발한 협착 병변의 해결책이 될 수 있다. 알렉산더와 윌리엄스는 148예의 협착성형술에 대한 보고를 하였다. 작은 협착은 헤이네크-미쿨리츠형의 성형술, 긴 협착은 핀네이형의 성형술을 하였는데 악성종양의 발현율은 절제술과 비교해 차이가 없었다. 내시경을 이용한 풍선확장술에 관한 알렉산더와 윌리엄스의 보고에 의하면 12명의 환자들에서 시행한 결과 5개월 동안은 폐쇄성증상의 소실을 볼 수 있었고 사망례는 없었다. 풍선확장술은 십이지장보다 원위부의 질환에 대한 접근이 힘들고 재협착의 경우에는 시행에 한계점을 가진다.

## 2. 소장의 크론병

크론병은 만성 염증성 질환이며 일반적 양상은 젊은층에서 복통, 설사, 체중감소의 3가지 증상이다. 말단회장의 단독침범, 회장과 대장의 동시 침범 혹은 결장과 직장의 단독침범이 가장 많이 보이는 양상이다. 장 전층을 침범하고 장벽, 주위 림프절에 열구, 육아종성 병변을 보인다. 정상적 장이 중간중간에 있는 건너뛰는 병변이 특징적이다. 회맹판주위의 말단회장의 병변이 가장 흔하며 아프타성 궤양이 가장 초기 병변이다. 증상은 장폐쇄에 의한 증상과 천공성 궤양에 의한 감염성 증상 및 장외 증상이 있다.

### (1) 증상

복통, 체중감소, 설사는 과민성 장염에서도 흔히 보이지만 소장의 크론병의 가장 핵심적인 주징이다. 장의 폐쇄와 천공에 의한 염증이 증상의 주원인이다. 3가지 증상 외에도 발열, 빈혈, 복부 종괴, 압통, 영양결핍 등이 자주 보이는 소견이고 탈수, 전해질 장애와 비타민 결핍도 올

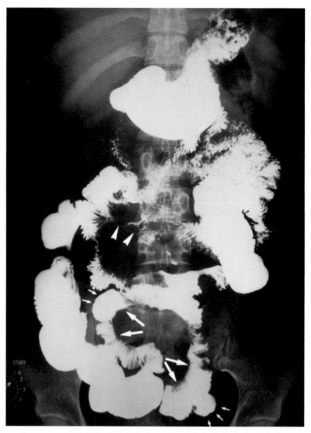

그림 39-3. 크론병의 방사선학적 소견  소장에 다발성의 심하게 좁아진 부위를 보인다.

수 있다.

바륨공기대조촬영으로 전형적 모습을 볼 수 있는데 장의 협착, 장과 장 사이의 누공형성, 복강내 농양형성, 궤양성 점막과 비대한 림프절에 의한 압박 소견 등이 흔히 볼 수 있는 소견이다(그림 39-3).

### (2) 치료

소장의 크론병은 완치되는 병이 아니므로 환자의 문제를 해결하는 데 초점을 두고 합병증을 예방하고 스테로이드나 면역억제제의 용량을 최소화해야 한다. 수술적 치료 시에는 항상 합병증의 가능성과 다발절제로 인한 짧은창자증후군의 가능성이 있다. 크론병의 수술적 치료에서 유의해야 하는 점은 크론병은 수술로 완치되지 않으며 전장을 침범할 가능성이 있고 여러 번 수술해야 될 가능성이 있기 때문에 수술은 위험부담을 최소로 하여 시행해야 한다. 크론병에 대한 합병증이 있는 경우에는 합병증만 해결하고 무증상의 병변은 그대로 두어야 한다. 그러나 협착이 있으면 절제를 하거나 협착성형술을 시행한다. 절제 시에는 안전연을 많이 두는 것이 재발을 낮춘다는 증거가

없으므로 가능한 한 보존적 수술을 한다.

### (3) 수술의 적응증

수술은 합병증에 관한 수술이 대부분이다. 그러나 3~6개월 이상 하루 15mg 이상의 프레드니솔론 투여를 필요로 하는 경우 환자의 장 길이가 충분하다면 장절제를 원칙으로 삼는 의사도 있다(그림 39-4). 절대적 적응증은 자유 천공으로 인한 복막염, 복강내 농양, 내과적 치료에 반응하지 않는 대량 출혈 등이 있다. 내부 장기 간의 누공형성, 항문주위 병변, 장과 방광 간의 누공형성 등의 경우에는 수술이 꼭 필요한지에 대해서는 이견이 있다.

#### 1) 장폐쇄

폐쇄의 증상은 복통, 복부팽만, 대변량의 감소 등이며 경우에 따라 체중감소, 영양결핍과 같은 애매한 증상으로 나타난다. 장폐쇄에 천공이 동반되기도 하는데 회맹판부위의 농양에 의한 폐쇄 시 미세천공이 흔히 발견된다. 초기의 장폐쇄는 장벽의 부종에 의해 생기는데 이 시기에는 소염제나 항생제에 의해 약간의 호전을 기대할 수 있지만 시기가 지날수록 만성 염증과 섬유화로 인해 관해의 기간이 단축되며 회복시간이 지연된다. 그러다가 어느 순간에는 내과적 치료에 더 이상 반응하지 않아 수술적 치료가 필요하게 된다. 환자의 상태를 호전시키는 수액치료 등의 소생술을 시행할 수 있는 시간여유는 있는 경우가 대부분이다. 수술 시 외과의들이 종종 접하는 문제는 질병부위보다 근위부의 심한 팽만을 감압하는 것이다. 이때는 근위절제연에 장절개하여 소독된 비위관을 통해 흡입감압하면 좋다. 폐쇄상태의 장문합 시 자동문합기구를 사용하

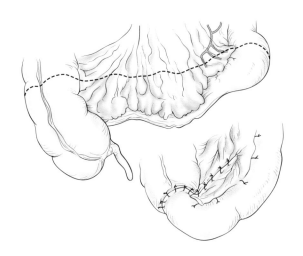

그림 39-4. 말단회장부의 크론병에서 말단회장, 회장맹장판, 맹장과 상행결장 일부를 절제하고 문합한 모습

는 경우 부은 장벽의 손상을 필연적으로 동반하여 수술 후 문합부의 누출이 있는 경우가 많기 때문에 자동문합기구로 문합할 경우에는 보강이 필요하다.

#### 2) 패혈증과 감염성 합병증

복강내 농양은 12~28%에서 나타나며 특히 병소가 회장의 말단부에 있을 경우 흔하다. 말단회장부의 결체조직염은 장벽관통성의 열구에 의해 서서히 생긴 감염과정이다. 결체조직염주위에 주위조직이 유착되어 벽을 형성하여 복부 종괴로 만져질 수도 있다. 이러한 농양은 장 내부로 배액될 가능성이 있어 수술 없이 호전될 수도 있기 때문에 보존적 치료가 적용되기도 한다. 그러나 농액이 고여 주위조직층으로 파급되어 후복강 농양이나 요근 농양을 형성하면 수술적 치료를 해야 한다. 대개 절제 및 문합술을 시행하고 측로형성술은 고위험군의 환자에서 시행한다. 측로형성술은 병소의 원위부에서 장절제하여 회장횡행결장문합술을 시행하고 병소가 있는 잔존 회장은 점액루의 상태로 두고 6~12개월 후 절제한다.

자유 천공은 전체 환자의 1~2%로 매우 드물다. 회장의 경우 천공부위를 절제한 후 장루를 형성하는 술식을 주로 하며, 공장천공의 경우는 장루 형성과 1차 문합의 위험도를 비교하여 선택한다. 요근 농양은 먼저 컴퓨터단층촬영술하에 경피배농하고 수주 후 장을 절제하는 것이 좋다.

#### 3) 누공

##### ① 장-피부루

수술 후 1주 내에 발생한 장루는 크론병의 재발에 의한 것일 가능성이 적어 누공부위를 외부화하고 근위 장루를 형성하는 것이 좋고 1주 후에 발생한 것은 크론병의 재발로 생각하여 경정맥고영양요법으로 보존적 치료 후 절제와 문합을 한다. 배액량이 적어 관리가 쉽고 짧은창자증후군의 가능성이 있으면 보존적 치료로 임한다.

##### ② 장-장루

회장-회장루의 경우 절제와 문합술을 시행하는데 루의 근위부의 장은 결합조직염에 의한 2차적 병소인 경우가 대부분이므로 루 입구만 쐐기절제한 후 1차 봉합한다. 회장에스결장루는 에스결장부위가 결합조직염에 의한 2차 병변이기 때문에 쐐기절제 및 봉합은 조직이 부서지기 쉬워 터지기 쉽다.

##### ③ 장-방광루

장-방광루의 장주위 병소는 절제와 문합으로 치료하고

방광부위는 큐렛과 배액관을 설치하거나 방광루부위를 주름봉합한다.

④ 장-생식관루, 회장루

생식관과의 누공도 장절제와 문합, 주위조직의 간치 *interposition*로 치료하고 회장루의 경우는 새 회장루형성 술을 한다.

4) 요로폐쇄

전체의 5%에서 발생하며 결합조직염 등에 의한 폐쇄가 원인이다.

5) 암의 발생

드문 합병증으로 일반적 소장암보다 젊은 연령층에 생기며 예후가 불량하다. 대개 측로형성술 등에 의해 무기능성이 된 회장에서 발생한다고 보고되고 있다.

### (4) 수술의 전략

#### 1) 수술의 선택

일부 보고에서는 절제와 문합이 가장 재발이 적다고 알려져 있으며, 5~10cm의 근위 및 원위부 절제연을 추천한다. 그러나 최근의 보고들은 절제술이 재발을 줄인다는 것을 부정하여 가능하면 소장을 많이 남길 것을 추천하고 있다. 절제연은 거의 고려의 대상이 되지 않으며 경우에 따라서는 초기 궤양이 있는 부위에서도 문합을 한다. 명백한 질병 병소가 있는 부위에서의 문합을 권장하는 사람은 없지만 경우에 따라 짧은창자증후군을 피하기 위해 협착성형술을 하는 경우는 예외이다. 절제 안전연을 확보하기 위한 동결조직검사를 시행할 필요는 없고 단순히 육안으로 보고 한다. 림프절제는 잔존 장의 길이를 희생하지 않고 혈관 결찰을 쉽게하기 위해 또는 문합열을 맞추기 위해 시행하나 보편적으로 하는 것은 아니다.

측로형성술은 회장의 종괴가 절제하기 힘들거나 환자의 상태가 좋지 않을 때 주로 시행한다. 측측문합의 측로형성술은 말단회장의 크론병에서 잘 사용하지 않는 방법이지만 협착부위로의 접근이 힘들고 병소가 다수인 경우에, 특히 익숙하지 않은 외과의가 수술하는 경우 일단 이 수술을 시행하고 다음 기회에 절제술을 시행한다. 회장루형성술은 드물게 사용되어지며 긴 수술을 견딜 수 없는 경우, 위험도가 있는 경우, 최근에 생긴 루의 치료법으로 사용된다.

협착성형술은 가능한 장을 많이 보존하고 짧은창자증후군을 예방하기 위하여 시행되는 수술법으로 최근에 그

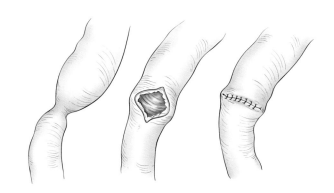

그림 39-5. 협착성형술 종축으로 장을 절개한 후 횡측으로 문합하면 장을 절제해내지 않고도 장의 내강을 넓힐 수 있다.

성적이 널리 보고되고 있다(그림 39-5). 이 수술의 장점은 장의 최대한 보존이 가능한 점으로 대개는 절제술과 병행된다. 그러나 급성 염증의 존재, 장주변의 농양, 루가 형성된 장에서 이 술식은 하지 말아야 한다. 10cm 이하의 짧은 병소의 경우 헤이네크-미쿨리츠 혹은 웨인버그술식을 응용하고 긴 병소의 경우 핀네이술식을 응용한다.

소장의 크론병의 수술 후 재발률은 11.4년의 추적기간 중 35%로 보고되고 있다. 병의 재발은 병소의 위치에 따라 다른데 소장의 경우 38%, 결장의 경우 32%, 회장결장을 함께 침범한 경우 50%에 이른다. 재수술의 적응은 수술을 시행받지 않은 크론병과 동일하나 외과의는 잔존 장의 길이를 고려하여 재수술을 꺼리게 된다.

## V 소장의 종양

### 1. 임상증후

소장의 종양은 50~60대에 호발하고 남녀비는 같다. 막연한 비특이적 증상을 간헐적으로 호소하기 때문에 다른 흔한 장질환과의 감별이 힘들어 진단 시에는 상당히 진행되어 있는 경우가 많다. 50%의 경우에 합병증에 의한 응급증상으로 내원하는데 가장 흔한 합병증은 폐쇄와 출혈이다.

### 2. 진단

장폐쇄로 내원한 경우 소장 종양의 진단은 개복 후에야 내려지는 것이 대부분이다. 단순복부촬영상 진단에 도움

을 주는 특이 소견은 없으나 이전의 복부 수술력 없이 장폐쇄가 초래된 환자에서는 일단 의심해야 한다. 비위관을 통한 고위관장법으로 장점막의 병변을 관찰하는 것이 진단에 도움이 된다. 출혈을 주증상으로 하는 경우에는 혈관조영술, 방사선 동위원소가 부착된 적혈구스캔, 위장관내시경검사 등이 도움을 준다.

## 3. 치료

양성종양이라도 기계적 장폐쇄를 초래하는 경우가 많기 때문에 수술적 치료가 필요하다.

### (1) 양성종양

대부분의 보고에서 양성종양과 악성종양의 빈도는 같다. 그러나 부검 소견에서는 양성종양이 더욱 많이 발견되는데 이는 많은 양성종양은 무증상적이며 치료의 필요가 없다는 것을 말한다. 종류는 표 39-6과 같다.

양성종양은 증상 없이 우연히 개복 시에 발견되는 경우가 많지만 드물게 크기가 커져 폐쇄를 일으키거나 궤양을 형성하여 출혈 등의 증상을 야기할 수도 있다. 융모성 선종은 십이지장에 가장 흔히 발견되며 대장의 융모성 선종과 같이 악성 변환이 가능하다. 내시경검사로 쉽게 볼 수 있고 팽대부주위에 발생한다. 치료는 병리검사상 양성이면 십이지장을 절개 후 점막과 점막하층을 넓게 절제한다. 국소절제와 췌관담관성형술을 하기도 하며 크기가 크

면 휘플 수술을 시행한다. 십이지장 3-4부위에 발생한 것은 분절절제와 근위 십이지장 공장문합을 한다.

포이츠-제거스증후군은 소화관의 어디에나 생길 수 있지만 공장과 회장에 가장 많이 발생한다. 대개 무증상이나 폐쇄와 출혈을 유발할 수도 있다.

### (2) 악성종양

선암(24~44%), 카르시노이드(20~42%), 림프종(12~27%), 위장관기질종양(7~9%)이 전체 소장암의 98% 이상의 빈도이다. 인체에 발생되는 암의 0.3%가 소장에 발생되고 이러한 빈도는 모든 위장관암의 2%에 해당된다. 소장암의 생존율은 조직학적 형태에 따라서 크게 다르지만 전체적으로 보면 50% 정도이다. 흡수표면의 면적으로 보면 소장은 위장관의 75%에 상당한다. 그러나 소장의 암 발생은 위장관암의 1~2%에 불과하고 이러한 빈도는 대장에 비하면 1/40~1/60에 해당된다(표 39-7). 소장 악성종양은 유전학적 질환에 동반되는 경우도 고려해야 한다(표 39-8).

소장에 암이 드물게 발생되는 이유로는 다음과 같은 학설들에 제시되었다.

① 소장에서는 통과시간이 빨라서 내용물에 포함된 발암물질에 노출되는 시간이 적다.
② 소장의 pH는 중성이나 알칼리성이어서 발암물질에 활성화되기 어렵다
③ 세균이 적다.
④ 소장에는 엽산흡수 수용체의 농도가 높다.
⑤ 음식물 첨가발암물질인 벤조피렌benzopyrene을 분해하는 벤조피렌 수산화효소benzopyrene hydroxylase의 농도가 높다.
⑥ 림프조직이 풍부하고 면역글로불린 A의 농도가 높다.
⑦ 발암물질의 표적이 될 수 있는 줄기세포가 소장에는

| 표 39-6 | 소장 양성종양의 빈도

| 종류 | 빈도(%) |
|---|---|
| 평활근종 | 30~40 |
| 선종성 용종 | 20~30 |
| 지방종 | 15~20 |
| 혈관종 | 10~15 |
| 림프관종 | <5 |
| 섬유종 | <5 |

| 표 39-7 | 소장 악성종양의 위치에 따른 빈도

| | 십이지장(%) | 공장(%) | 회장(%) | 평균(%) |
|---|---|---|---|---|
| 선암 | 35~44 | 30~40 | 20~25 | 40~50 |
| 카르시노이드 종양 | 10~20 | 30~40 | 40~50 | 30~40 |
| 림프종 | 10~15 | 5~10 | 75~85 | 20~25 |
| 평활근육종 | 1 | 40~50 | 50~60 | 10~15 |

| 표 39-8 | 소장 악성종양이 발생하기 쉬운 유전학적 환경요인 |

| 선행 질환 | 소장암 조직학적 형태 |
|---|---|
| 가족성 용종증 | 선암 |
| 비용종성 유전성 대장암 | 선암 |
| 크론병 | 선암 |
| 포이츠-예거증후군 | 선암, 과오종 |
| 가드너 증후군 | 선암, 데스모이드종 |
| 소아지방변증 | 선암, 림프종 |
| 신경섬유종증 | 부신경절종 |
| 후천성 면역결핍증 | 림프종 |

적다.

### 소장암의 진단

① 십이지장 내시경, 밀기 장내시경push enteroscopy, 이중풍선 장내시경, 대장내시경 등으로 소장 종양을 관찰하고 병리조직검사를 시행할 수 있다. 그러나 이러한 검사가 여의치 않을 경우에 캡슐내시경으로 소장 전체 점막을 관찰할 수 있다.

② 기타 검사로는 카르시노이드 진단을 위하여 방사성 옥트레오티드octreotide 스캔을 시행하여 복강외 전이를 진단한다.

소장암의 증상은 막연하고 비특이적이나 다음과 같은 사항을 고려할 수 있다.

① 양성종양에 비하여 증상이 일찍 나타난다.
② 소장암의 절반이 급성으로 나타나고, 77%는 장폐쇄이거나 천공이다.
③ 가장 흔한 증상은 복통, 구토(폐쇄증상), 체중감소, 장출혈이다.
④ 각 종양의 흔한 증상은 선암(장폐쇄), GIST(급성 장출혈), 림프종(천공) 등이 있다.

### 1) 선암

호발연령은 65세이다. 십이지장(50%), 공장(17~23%), 회장(13~15%) 순서의 발생빈도이다. 선암의 외과적 치료는 종양의 위치에 따라 결정된다. 양성종양과는 다르게 장벽을 침윤하고 진행된 상태에서 발견된다. 주위 림프절의 비대는 전이일 가능성이 많다. 소장의 선암은 흔히 다른 소화기 암을 동반하는 경우가 많으므로 수술 시 철저하게 조사하는 것이 매우 중요하다. 공장과 회장의 경우 양측으로 6cm의 안전연을 남기고 넓게 한 덩어리로 절제하고 장간막도 주위 림프절이 포함되도록 절제한다. 장간막 기시부의 잔존 림프절은 조직검사로 확인하는데 림프절전이가 있으면 예후가 불량하므로 장간막 기시부의 림프절을 근치적으로 절제하려고 정상 잔존 소장을 희생하는 일은 없어야 한다. 절제 후 단-단문합술을 시행하고 회장의 경우 우측 반대장절제술과 회장-횡행결장문합술을 시행할 수도 있다. 간전이, 림프전이가 심하더라도 증상의 완화를 위해 고식적 절제를 시행하는 것이 좋다. 5년 생존율은 30.5%이며 평균생존기간은 19.7개월이었다.

십이지장의 선암은 수술 전 상부위장관 내시경검사로 확인된다. 림프절에 전이가 있어도 절제를 시행한다. 대개 췌십이지장절제술을 시행하고 제3, 4부위의 작은 병소의 경우는 분절절제를 시행할 수도 있다. 절제가 불가능한 경우 위공장문합과 담도우회술을 시행한다. 아직까지 방사선과 항암약물치료의 역할은 크지 않으며 고식적 수술 후 생긴 증상의 완화를 위해 방사선치료를 시행한 제한된 보고들이 있었다.

### 2) 카르시노이드 종양

전이가 없는 국소질환의 경우에는 생존율이 50~85%이다. 종양 크기에 따라 전이 위험도가 증가한다(표 39-9). 카르시노이드 종양은 소화관의 색소친화성 세포에서 유래하고 이들 세포는 분포위치상 충수돌기와 회장에서 가장 많이 발견된다. 카르시노이드 종양은 황-오렌지 색을 띠며 대개는 2cm 이하의 크기로 발견되고 점막하층에 존재하며 다발성으로 발견된다. 조직학적으로는 양성으로 취급되나 큰 종양의 경우 장막과 장간막을 침윤하고 림프전이를 일으키기도 한다. 특히 섬유성 결합조직형성 반응을 일으켜 장간막 내의 혈류를 차단하여 국소적 장허혈을 유발하기도 하는데 이는 세로토닌의 국소분비에 기인한다.

카르시노이드증후군은 카르시노이드 종양에서 드물게

| 표 39-9 | 소장 카르시노이드의 전이 위험도 |

| 종양의 크기(mm) | 전이위험도(%) |
|---|---|
| <6 | 15 |
| 6~10 | 31 |
| >10 | 73 |

생기는 증후군으로 피부발적, 기관지 경련, 설사가 전형적 증상이다. 발적은 안면, 목, 상체에 주로 오고 저혈압과 빈맥을 동반하기도 한다. 기관지 경련은 천식발작과 유사하며 후기에는 환자의 절반이 심내막섬유증을 나타내고 삼첨판의 질환과 폐동맥 협착으로 진행하여 결국은 우심부전증이 된다. 이러한 현상은 혈관 활성물질, 즉 세로토닌, 브라디키닌, 프로스타글란딘, 카테콜아민의 분비로 인한 것으로 생각된다. 카르시노이드 종양에서 분비되는 혈관 활성물질들은 1차적으로 간에서 대사되기 때문에 장관 카르시노이드의 경우는 간전이가 있어야만 카르시노이드증후군이 발생하고, 간 문맥을 우회하는 난소, 고환 및 폐에 생긴 경우도 카르시노이드증후군이 올 수 있다.

치료는 종양의 위치와 크기에 따라 다르다. 공장과 회장의 종양은 장간막을 포함한 분절절제와 문합을 시행한다. 이때 30%의 경우에서 다발성 병소의 가능성이 있으므로 주의 깊게 찾아야 한다. 십이지장의 악성화 경향이 적은 작은 병소의 경우는 적출술이나 분절절제하고 팽대부주위의 큰, 침범성 종양은 췌장십이지장절제술까지도 한다. 국소병변이 심해 완전절제가 불가능해도 간전이 및 카르시노이드증후군의 발현을 지연시키기 위하여 가능한 많은 종양을 절제하는 것이 좋다. 또한 림프절의 절제가 결합조직형성 반응을 지연시킬 가능성이 있고 간전이도 절제가능하면 카르시노이드증후군을 방지하기 위해 절제하는 것이 좋으나 그렇지 못하면 항암약물치료가 가장 좋다.

현재까지 약물치료로는 풀루오르우라실과 스트렙토조신의 조합이 가장 좋은 것으로 알려져 있고 카르시노이드증후군의 대증요법을 위한 약물로는 세로토닌 길항제인 메트세르자이드와 시프로헵타딘, 알파 차단제인 페녹시벤자민, 그리고 H1, H2 차단제, 칼슘 통로 차단제인 베라파밀, 브라디키닌 길항제, 소마토스타틴 등이 이용되고 있다. 지속성 소마토스타틴제제인 옥트레오티드가 증상 완화에 가장 효과적이다.

### 3) 림프종

림프종은 1차성 장관림프종 혹은 전심림프종의 장관증상의 형태로 온다. 1차 소장림프종으로 진단하는 근거는 표 39-10과 같다. 소장림프종의 흔한 형태는 표 39-11과 같다.

소장림프종은 크기가 크며 주위 염증과 국소림프절의

| 표 39-10 | 소장림프종의 특성

장간막 림프절의 침범은 이환된 장의 부위에만 국한되어 있다.
정상적 백혈구 수치를 보인다.
말초림프절, 종격동 림프절의 병변은 없다.

| 표 39-11 | 소장림프종의 흔한 형태
*Revised European-American Lymphoma Classification*

| 병리조직 소견 | 소장에서의 빈도(%) |
| --- | --- |
| Diffuse large B-cell lymphoma | 55 |
| MALT lymphoma | 20 |
| Peripheral T-cell/EATL | 15 |
| Burkitt's lymphoma | 5 |

EATL(enteropathy-associated T-cell lymphoma)
MALT(mucosal-associated lymphoid tissue lymphoma).

비대를 초래하고 다른 소장 악성종양과 같이 출혈과 폐쇄의 증상을 야기한다. 또한 소장림프종은 다른 악성종양보다 천공의 빈도가 높다. 조직학적으로 조직구형, 림프구형, 혼합형으로 나누며 아형으로 결절형, 미만형으로 나눈다.

소장림프종의 치료는 병기에 따라 다르지만 근치적 수술이든 고식적 수술이든 되도록 많은 병소를 절제한다. 간, 림프절 생검은 병기결정을 위해 하지만 소장림프종의 경우 비장절제는 시행하지 않는다. 장간막과 함께 소장을 절제하고 주위 림프절의 전이가 확인되면 수술 후 방사선치료를 전통적으로 시행해왔으나 아드리아마이신을 포함한 다약물 병용요법이 생존율을 향상시킨다는 것이 알려져 이제는 소장의 방사선 손상을 피할 수 있게 되었다. 진행된 상태라도 항암약물치료 중의 출혈, 천공의 예방을 위해 1차 병소는 절제하는 것이 좋다. 절제가 불가능한 경우 병기결정에 충분한 조직을 얻고 병의 범위를 결정하고 우회술을 시행한다.

### 4) 소장 GIST

둥글거나 타원형의 모양이 특징적이고 막으로 싸여 있거나 장막하에 있다. 소장에서 발생하는 가장 흔한 형태의 중간엽 종양이다. 성장 양상이 장의 외측으로 자라기 때문에 증상을 일으키기 전에 큰 종괴를 형성하며 무증상의 복부 종괴로 내원하기도 한다. 가장 흔한 증상은 장관출혈로 이는 종양이 혈류공급보다 빨리 자라 중앙부 괴사와 점막궤양을 만들기 때문이다. 장관폐쇄증도 일으키는데 이는 장중첩증에 의한 것이 흔하다. 종양의 크기, 유사

| 표 39-12 | 소장 GIST의 악성도

**종양의 크기**

| | |
|---|---|
| Probably benign | <2cm |
| Uncertain potential | >2~<5cm |
| Probably malignant | <5cm |

**유사분열 개수**

| | |
|---|---|
| Probably benign | <5mitoses per 50hpf |
| Probably malignant | >5mitoses per 50hpf |

**c-kit 유전자 돌연변이**

엑손 11 변이는 악성 활동과 더 종종 연관이 있다.
엑손 9 변이는 악성 활동과 매우 연관되어 있다.

분열의 개수, 유전자 표현에 의하여 악성도가 결정된다 (표 39-12).

치료는 수술적 절제가 원칙이고 충분한 절제연을 남긴다. 수술 시 동결절편검사로 양성종양과 감별하는 것은 어렵다. 림프선전이 없이 혈행성 원격전이를 주로 하기 때문에 림프절의 절제는 큰 의미가 없다. c-kit을 포함한 여러 티로진키나아제 억제기전의 표적치료가 효과적이다. 글리벡으로 알려진 STI 571의 투여치료가 수술불가능 예에서 적용된다.

### 5) 전이성 소장암

소장의 단일전이 병소는 1차성 암보다 흔하지 않고 악성흑색종, 폐암, 카포시육종, 신장암이 가장 흔한 단일 원발 질환이다. 역시 출혈, 폐쇄를 초래할 수 있으므로 잔여 생존기간이 충분한 환자의 경우는 절제해주면 좋다.

### 6) 예후

소장의 악성종양은 대부분 진행된 상태에서 발견되므로 예후는 불량하다. 50% 이하의 선암에서만 근치적 절제가 이루어지며 5년 생존율은 20~30% 정도이다. 림프전이가 없으면 70%, 있으면 15%의 5년 생존율을 보인다. 평활근육종의 5년 생존율은 50%, 비침범성 카르시노이드 종양의 5년 생존율은 거의 100%, 카르시노이드 종양 전체의 5년 생존율은 40~65%이며 전이성 카르시노이드 종양의 5년 생존율은 20% 정도이다. 림프종의 5년 생존율은 병기에 따라 림프전이가 없이 소장에만 국한된 1기는 75%, 림프전이가 있는 2기는 50%, 주위장기를 침범한 3기는 25%이고 원격전이가 있는 4기는 10%의 5년 생존율을 보인다.

## Ⅵ 장 누공

루 혹은 누공은 2개의 상피화된 표면 간의 교통이다. 장피 누공 배액이 일일 200mL 이하인 경우에는 저배출량의 누공이라고 한다. 일일 배액량이 500mL 이상이면 고배출량의 누공이다. 장 누공은 수술전후의 관리와 수술의 발달에도 불구하고 아직도 높은 사망률을 보이는 위장관 수술 후의 중요한 합병증이다. 예전에는 장 누공의 주요 사망원인이 전해질불균형, 영양결핍, 패혈증이었는데 오늘날 환자관리와 영양요법의 발달로 전해질불균형과 영양결핍에 의한 사망률은 감소하였지만 패혈증은 아직도 주요한 사망원인이다. 전체적으로 6~20%의 사망률을 보이고 있으며 특히 근위부 장의 장 누공, 대량배출 장 누공의 경우는 사망률이 높다.

### 1. 원인

장 누공의 원인별로 보면 4가지의 형으로 나눌 수 있다.

① 장 자체의 질환이 주위장기로 확장된 경우
② 주위장기의 질환이 장으로 확장된 경우
③ 수술 중 인지되지 않은 장 손상
④ 문합부 누출의 경우

처음 2가지 경우는 자연발생적으로 생긴 형으로 염증성 장질환, 방사선조사, 악성종양과 연관되어 있다. 수술 중 장 손상의 가장 많은 원인은 유착 박리 시의 장 손상이다.

### 2. 치료

장피 누공은 대개 5주 내에 막힌다. 이 기간 동안 낫지 않으면 수술적 치료를 고려한다. 장 누공의 치료는 안정화 단계, 검사 단계, 치료판단 단계, 결정적 치료의 단계로 나눌 수 있다.

① 안정화: 수액과 전해질을 보충한다.
　　　　　정맥영양을 공급하고 감염을 조절한다.
　　　　　누공으로 인한 피부 손상을 방지한다.
② 누공구조 검사: 검사를 통하여 누공의 해부학적 구조를 파악한다.

③ 치료 판단: 보전적 치료기간을 고려한다.

④ 결정적 치료: 수술적 치료가 필요하면 수술을 시행한다.

⑤ 재활

### (1) 안정화 단계

#### 1) 장 감압과 휴식

일단 장 누공의 진단이 내려지면 장의 휴식이 필수적이다. 위루 등의 수술이 이미 시행되었다면 자연배출을 시킨다. 심한 장 마비의 증상이 없다면 구태여 비위관이나 밀러-애보트관 등을 삽입할 필요는 없다. 장기간의 비위관 삽입은 환자에게 불편을 주고 기침을 방해하고 흡입폐렴, 중이염, 인후염, 역류성 식도염과 식도 협착을 초래할 수 있고 예후를 향상시킨다는 증거가 없다. 꼭 장기간의 비위간 설치가 필요하다면 국소마취에 의한 위루형성술을 시행하거나 최근의 내시경을 이용한 위루형성술을 시행하는 것이 좋다.

#### 2) 수액 및 전해질의 교정

수액량과 전해질을 보충하고 산 염기균형을 맞춘다. 혈액량의 감소는 알부민, 플라즈마, 농축 적혈구로 보충하여 헤마토크리트를 35 이상으로 유지하고 알부민 치는 적어도 3.0g/㎗ 이상으로 유지한다. 장루배출액은 나트륨, 칼륨, 바이카보네이드 이온을 함유하는 고장액이나 크리스털로이드 용액으로 교정한다.

#### 3) 농양의 배농

패혈증이 주요 사망원인이므로 농양의 존재는 철저히 파악하여 배농해야 한다. 컴퓨터단층촬영, 초음파의 안내하에 경피배농을 시킬 수 있고 필요하면 개복하여 배농시켜야 한다. 항생제는 다른 방법으로는 패혈증이 개선되지 않는 경우에 한해 사용하고 감수성검사의 결과를 보고 선택한다.

#### 4) 피부의 보호와 섬프배액

장 누공의 국소적 치료와 피부관리를 위해 섬프배액이나 피부보호용 부착기구를 사용한다. 루주위의 피부가 여러 원인으로 손상되면 제때에 수술을 고려할 수도 없는 상황이 된다. 섬프배액은 기존의 섬프관이나 신장루관에 공기가 투입될 개구부를 추가로 만들어 지속적 혹은 간헐적 흡입배액을 시행한다. 섬프배액은 피부보호를 위해 필요할 뿐 아니라 배액량의 측정을 정확히 하고 경우에 따라 배액된 것을 루의 원위부로 재투입해줄 수도 있다. 배액량이 감소하면 섬프배액을 제거하고 부착기구를 이용하면 환자의 운신을 자유롭게 할 수 있다. 피부보호를 위해 카라야 분말, 이온교환수지, 스토마용 부착물 등을 사용할 수 있다.

#### 5) 영양치료

장루의 치료를 위해 영양치료는 필수적이다. 비경구 혹은 경구로 시행할 수 있으나 대개 비경구영양요법을 하게 된다.

##### ① 비경구영양요법

중심정맥루트의 확보방법으로 쇄골하정맥의 카테터 삽입이 가장 많이 이용되고 있다. 하루 총칼로리 투여량은 2,200kcal 정도이며 질소-칼로리 비는 125 대 1 정도면 좋다. 비단백 칼로리의 15~20%는 지방으로 투여한다. 이는 필수지방산 결핍을 예방하고 간의 단백 생산을 최대화하기 때문이다. 주입 속도는 초기에는 25% 포도당 1L에 50g의 단백질 용액을 시간당 40mL로 투여하고, 다음 24~48시간 동안 요당과 혈당을 조사하면서 시간당 투여량을 20mL씩 증량한다. 포도당 비관용성이 있는 환자에게는 지방을 이용한 칼로리를 30%로 증가시킨다. 통상 미량물질과 비타민을 투여하지만 결핍가능성을 염두에 두고 수용성 비타민은 매일, 지용성 비타민은 매주 단위로 투여한다. 비티민 C는 유지량이 아닌 치료양으로 대량 투여하는 것이 심한 상처의 치료에 도움이 된다고 알려져 있다.

##### ② 경구영양투여

경구영양투여는 소량배출의 회장 및 대장루에서 시도할 수 있다. 경구영양투여는 장의 완전한 휴식을 보장하지 못하며 간혹 배액량의 증가와 막힌 루의 재개통 가능성이 있다. 경구영양투여는 적어도 1.2m 정도의 장이 필요하다. 대개 위루나 공장루를 통하여 투여하고 튜브를 설치한 후에는 방사선검사로 위치를 확인해야 하며 처음에는 묽은 용액으로 시간당 25mL의 소량에서 시작하여 문제가 없으면 농도와 투여량을 증가시킨다.

### (2) 검사단계

장루의 정확한 해부학적 구조를 알기 위해 방사선을 이용한 누관검사가 필수적이다. 이 검사들은 환자의 상태와 누관이 안정화된 다음에 시행해야 한다. 누관 입구에 튜브를 삽입한 후 조영제를 주입하면서 시행하는데 이 검사에서 측면루인지 단면루인지를 알 수 있고, 누공주위의

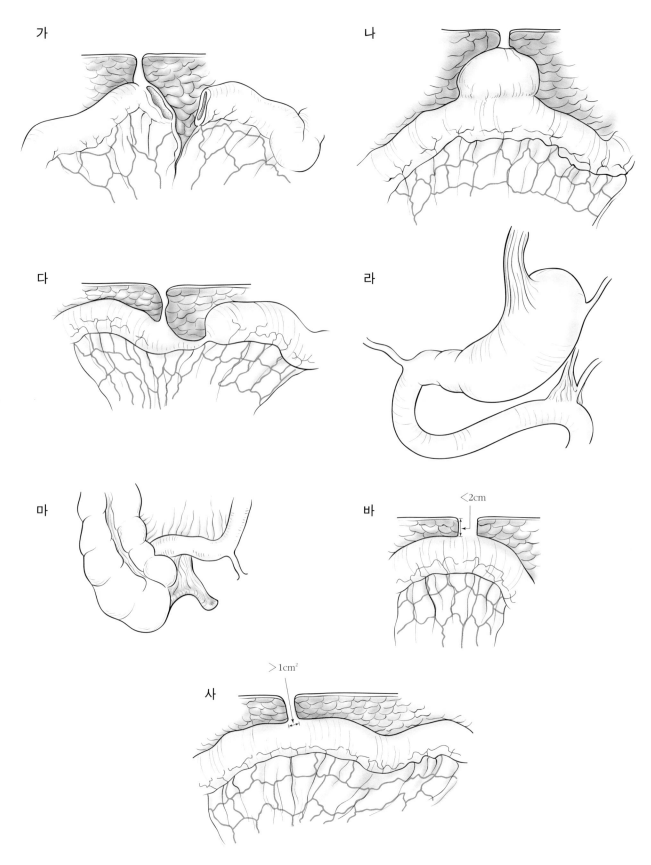

그림 39-6. 자발적으로 폐쇄되기 어려운 누공 **가.** 문합부가 완전히 이개된 경우 **나.** 농양을 동반한 누공 **다.** 누공의 원위부에 장폐쇄가 있는 경우 **라.** 위루, 십이장루, 트라이츠인대부위의 누공 **마.** 회장루 **바.** 누공의 길이가 2 cm 이하일 때 **사.** 누공의 단면적이 1cm² 이상일 때

농양의 여부를 알 수 있다. 그 외에 누공의 원위부에 장의 협착 여부와 장의 다른 병변 여부도 알 수 있다.

### (3) 치료결정단계

초기 안정화 단계와 누공에 대한 검사가 끝나면 수술적 치료가 필요한지에 대한 결정이 이루어져야 하고 수술의 시기도 결정해야 한다.

통상 영양치료를 시행하면 배액량이 줄어드는데 농양이 없는 상태에서 4~5주간의 영양치료에도 불구하고 배액량이 줄지 않으면 자연적으로 막힐 가능성이 적으므로 수술적 치료가 필요하다. 일반적으로 회장루는 50% 이하에서 자연 폐쇄되며 위루는 잘 안 막히며 식도, 십이지장 측면루, 공장, 담도, 췌장루는 잘 막힌다. 해부학적으로 문합부위의 완전파열이 있거나, 주위장에 크론병이나 악성종양 등의 질환이 동반되었거나 방사선 손상을 받은 장은 잘 막히지 않는다(그림 39-6, 표 39-13). 원위부폐쇄가 동반된 누공은 막히지 않으며, 누관의 길이가 2cm 이하인 경우, 누관내벽의 상피세포화가 진행되거나 이물질이 존재하는 경우, 장개구부가 1cm² 이상으로 넓은 경우도 불량한 예후를 시사한다.

### (4) 결정적 치료의 단계

수술적 치료가 적응되는 경우는 지속되는 배액, 패혈증, 농양의 형성 등이다. 장루의 수술은 충분한 수술 전 준비를 요하는데 수술 전 흉부생리치료의 교육과 심부정맥혈전의 방지, 수술 전 3일경부터 항생제 복부세척, 감염원의 수술 전 배양 및 감수성검사, 충분한 수혈량의 확보 등의 준비가 필요하고 외과의는 하루 종일을 이 수술에 배당해야 한다.

절개는 농양에서 가급적 먼 위치에 기존의 절제와는 다른 절제를 넣는 것이 좋고 배액관의 삽입 위치도 주절개 부위에서 떨어진 곳에 둔다. 절개한 후에는 피부, 피하조직, 근육들을 보호하기 위해 장벽 드레이프를 설치하고 장의 손상을 피해야 한다. 개복한 후에는 복막을 장으로부터 박리하고 처음에는 일단 확인되는 장으로부터 박리를 시작하는 것이 좋다. 장루를 완전히 박리한 다음 누관과 연결된 장을 절제하고 문합은 건강한 부위에서 해야 한다. 농양의 재발과 문합부위 누출을 피하기 위해 장문합은 최대한의 지혈과 기술을 투입해야 한다. 장막의 손상은 램버트 봉합을 한다. 여러 보고에서 장 누공 및 장절제와 단단문합이 가장 좋다고 보고되지만 경우에 따라 루를 소화관의 주통로로부터 배제시키는 방법이 적절한 경우도 있다. 절제 없이 루의 개구부만 봉합하는 방식은 대부분 봉합부 파열이 오므로 좋지 않다. 루앙-와이 루프를 이용한 술식과 장막 패치를 이용하는 방법도 있다. 수술 후 감압을 위한 장치를 해야 한다.

수술의 성공을 위한 마지막 단계는 복벽봉합의 안정성이다. 큰 복벽 결손이 있는 경우 근육피판을 이용하든지 합성물질을 이용해야 한다. 장시간의 수술 후 또다시 이와 같은 수술을 하기에는 매우 지루하므로 성형수술팀이 이 부분을 담당하는 것이 좋다.

| 표 39-13 | 장피 누공 치유를 방해하는 인자들 |
| --- |

**환자 인자**
　영양결핍
　스테로이드 등의 투약

**누공의 원인**
　암
　크론병
　방사선치료 경력

**누공 기관**
　위
　십이지장

**국소인자**
　계속된 감염이나 염증
　이물
　누공이 상피로 덮인 경우
　2cm 이하의 짧은 누공
　원위부 장관의 폐쇄

### 참고문헌

김휘영, 박주경, 이정훈, 이창수, 남수연, 최기돈 등. 캡슐 내시경으로 진단된 소장 용종 출혈. 대한소화기내시경학회지. 2004;29:204-220.

손대경, 김활웅, 김윤호, 이현국, 김우호, 양한광 등. 소장 GIST의 임상적 고찰. 대한외과학회지. 2001;61:510-515.

Brynskov J, Freund L, Rasmussen SN, Lauritsen K, de Muckadell OS, Williams N, et al. A placebo controlled, double-blind, randomized trial of cyclosporine therapy in active chronic Crohn's disease. N Engl J Med 1989;32:845-850.

Galandiuk S, O'Neill M, McDonald P, Fazio VW, Steiger E. A century of home parenteral nutrition for Crohn's disease. Am J Surg 1990;159:540-544.

Hill GL, Bourchier RG, Witney GB. Surgical and metabolic management of patients with external fistulas of the small intestine associated with Crohn's disease. World J Surg 1988;12:191-197.

Lochs H, Steinhardt HJ, Klaus-Wentz B, Zeitz M, Vogelsang H, Sommer H, et al. Comparision of enteral nutrition and drug treatment in active Crohn's disease. Gastroenterology 1991;101:881-888.

Nubiola P, Badia JM, Martinez-Rodenas F, Gil MJ, Segura M, Sancho J, et al. Treatment of 27 postoperative enterocutaneous fistulas with the long half life somatostatin analogue SMS 201-995. Ann Surg 1989;210:56-58.

Olaison G, Smedh K, Sjodahl R. Natural couse of Crohn's disease after ileocolic resection: endoscopically visualized ileal ulcers preceding symptoms. Gut 1992;33:331-335.

Robert JR, Sachar DB, Greenstein AJ. Severe gastrointestinal hemorrhage in Crohn's disease. Ann Surg 1991;213:207-211.

Rubio CA, Befritz R, Poppen B, Svenberg T, Slezak P. Crohn's disease and adenocarcinoma of the intestinal tract. Dis Colon Rectum 1991;34:174-180.

Williams AJK, almer KR. Endoscopic balloon dilatation as a therapeutic option in the management of intestinal strictures resulting from Crohn's disease. Br J Surg 1991;78:453-454.

# 대장 질환에서의 최소침습 수술

손대경 · 홍창원 · 최규석 · 김준기 · 정승용 · 김선한 · 최효성

## Ⅰ 내시경 수술과 무흉터 수술

### 1. 내시경 수술(치료 대장내시경)

대장내시경은 대장암뿐 아니라 염증성 질환, 용종 등 거의 모든 대장 질환의 진단에 있어서 가장 중추적인 역할을 담당하고 있다. 또한 최근에는 대장암의 조기발견을 위한 선별검사로서의 중요성도 부각되어 그 시행 증례 수가 급격히 증가하고 있다. 이러한 진단적 측면뿐만 아니라 내시경기기와 부속기구의 발달, 대장내시경 수기의 발전에 힘입어 용종의 절제, 조기대장암의 내시경절제, 폐쇄성 대장암에서의 풍선확장술 또는 인공관삽입술 같은 치료적 측면에서도 그 영역을 점차 확대해가고 있다. 근래에 개발되어 임상에서 일부 시행되고 있는 가상대장내시경이나 최근 활발하게 연구되고 있는 분변 유전자검사 같은 비침습적 대장검사방법이 대장 질환의 진단이나 선별검사로 보편화된다면 향후 대장내시경의 주된 역할은 선별검사보다는 확진을 위한 조직검사와 치료내시경 분야가 될 것으로 전망된다.

현재 치료목적의 대장내시경은 용종절제, 조기암절제, 풍선확장술, 인공관삽입술, 에스결장 염전의 치료, 대장출혈에서의 지혈술, 대장이물제거술 등 광범위한 분야에서 시행되고 있다. 여기에서는 용종절제술, 조기대장암의 내시경절제술, 풍선확장술과 인공관삽입술 그리고 최근 새롭게 대두되고 있는 내시경하 문신술 등을 중심으로 각 시술의 적응증과 술기 등에 관해 살펴보고자 한다.

#### (1) 용종절제술

대장의 용종이란 점막 표층이 장관 내로 돌출된 국소적 융기성 병변을 통칭하며, 조직학적으로는 염증성 용종, 과형성 용종, 연소기 용종 등의 비신생물 용종과 선종성 용종, 암종 등의 신생물 용종, 그 밖에 유암종, 지방종, 위

| 표 40-1 | 대장 용종의 내시경 소견에 따른 생검 및 절제방법 |

| | 대장내시경 진단 | 생검방법 |
|---|---|---|
| 선종 및 점막암 | <5mm 무경성 | 겸자생검, 열겸자생검 |
| | ≥5mm 유경성 | 올가미절제 |
| | 편평형, 함몰형, 표재성 유기형 | 내시경 점막절제 |
| | 편측 발육성 종양 | 내시경 점막절제 |
| 점막하암 및 진행성암 | | 겸자 생검 |

장관 간질 종양, 림프종, 섬유종 등의 비상피성 용종 등으로 분류할 수 있다. 대장내시경 시 발견되는 용종은 용종의 크기와 형태적 특성 등을 통해 조직학형을 대략적으로 예측할 수는 있으나 대개의 경우, 생검 또는 절제를 통한 병리조직학적 검사가 필요하다. 특히 이 중 선종성 용종은 대장암의 전암성 병변으로 선종-암 연속성의 대표적 모델로 알려져 있으며 이러한 선종의 절제를 통해 대장암의 발생을 예방할 수 있다.

### 1) 용종절제술의 종류와 적응증

대장내시경을 통해 발견된 용종에 대한 절제방법으로는 겸자생검, 열겸자생검, 올가미절제, 내시경점막절제 등이 시행되고 있다. 각각의 적응증에 대해서는 표 40-1에 나열하였다.

#### ① 겸자생검

겸자생검은 대개 병변의 병리조직학적 진단을 위해 병변조직의 일부를 채취하는 경우를 이르지만, 용종의 크기가 3mm 이하인 경우에는 겸자생검만으로도 용종의 절제와 제거가 가능하다. 크기가 작은 무경성 용종의 겸자생검 시에는 종종 좁은 관구조의 대장 내강 내에서 내시경을 통해 용종의 면을 직시할 수 있는 시야를 얻지 못하는 경우가 발생하기도 한다. 이러한 경우에도 내강내 공기의 양을 흡입과 주입을 통해 조절해가면서 가능한 직각면의 시야를 확보하는 것이 필요하다.

#### ② 열겸자생검

1973년 윌리엄스에 의해 고안된 열겸자생검은 겸자의 첨단부위에만 고주파 전류가 통전되는 겸자로, 용종을 견인하면서 통전하면 열에 의해 조직이 괴사되면서 용종을 절제할 수 있다. 대개 용종의 크기가 5mm 이하인 경우에 사용된다. 겸자의 안쪽 면은 절연체로 이루어져 있기 때문에 병리조직검사를 위한 괴사되지 않은 조직을 얻을 수 있으며, 열에 의해 괴사된 주변조직은 약 1~2주 경과 후 궤양을 형성하며 치유된다. 열겸자생검은 겸자생검 후에 발생하는 출혈을 예방할 수 있고, 잔존 용종의 가능성을 줄여주는 장점이 있으나, 용종절제술에 따르는 장천공의 위험도는 증가하는 것으로 알려져 있어 매우 주의를 요한다.

#### ③ 올가미절제

올가미절제는 올가미 모양의 철선을 용종의 목 부분에 걸어서 조인 후 고주파 전류를 통전하여 전기소작에 의해 용종을 절제하는 방법을 말한다. 이러한 방법의 용종절제술은 1971년 데일르에 의해 처음 증례가 보고된 이래 볼

프와 신야 등에 의해 대량의 증례가 보고되었고, 현재는 대장 용종절제에 있어서 가장 보편적인 방법으로 사용되고 있다. 올가미절제는 주로 유경성 혹은 아유경성 용종의 경우에 적용되고 있다.

올가미절제의 술기는 다른 내시경 술기와 마찬가지로 내시경 조작이 숙달된 의사가 시행해야 하며, 술기 중 항상 출혈과 장천공 등의 합병증에 주의를 기울여야 한다. 용종절제술 시 가장 안전하고 편안한 시술을 위해서는 충분한 장관의 청소가 이루어져 있어야 하고, 가급적 대장 내시경의 모든 루프 형성을 없애야 하며, 내시경 화면의 5시 방향에 용종을 위치하도록 조작하고, 시술 시 필요한 모든 장비를 예측하여 미리 준비해야 한다. 용종의 크기가 크고 줄기부위가 길고 꺾이는 경우에는 올가미는 경부 주위에 위치한 채 내시경 쪽으로 견인하면서 전류를 통전시켜야 한다. 올가미를 조인 채 무리하게 견인하면 절제면이 충분히 지혈되지 않은 채 절단되어 대량출혈이 발생할 위험이 있다.

### (2) 조기대장암의 내시경절제

조기대장암이란 개념은 1950년 웨버에 의해 처음 도입되었는데 당시 「조기장관암의 진단」이라는 논문에서 융기형 병변에서 조직학적으로 악성으로 판단할 수 있는 소견이 있는 경우에 조기암이라는 용어를 적용할 수 있다고 하였다. 1968년 모슨은 일본의 조기위암에 대한 정의와 마찬가지로 림프절전이에 상관없이 암의 침윤이 점막하층을 넘지 않는 경우로 정의하였다.

한편 대장암의 발생이 선종성 용종의 단계를 거쳐 이루어진다는 선종-암 연속성이 보편적으로 받아들여지면서, 조기대장암의 진단과 치료에 관한 연구보고들은 유경성 용종이나 아유경성 용종처럼 대장내시경으로 비교적 쉽게 진단할 수 있는 융기형 용종에서 일부분(점막층 또는 점막하층)이 암화되어 있는 예들이 대부분이었다. 1980년대 후반 일본을 중심으로 평탄함몰형을 포함한 미소표면 종양의 개념이 대두되고 색소대장내시경, 확대대장내시경 등이 도입되면서, 조기대장암의 내시경 진단과 이에 대한 내시경적 치료의 새로운 장이 열렸다.

### 1) 내시경 점막절제술

내시경 점막절제술은 점막하층에 주사한 식염수에 의해 인위적으로 융기된 병변에 대해 올가미절제를 실시하는 방법이다. 1973년 데일르가 생리식염수를 사용한 점막

절제술에 대해 처음 보고하였고, 이후 타다 등이 위 병변에 대해 이 방법을 적용하였다. 내시경 점막절제술은 첫째 편평 혹은 함몰형 선종이나 점막암, 둘째 기저부가 넓은 편평융기형 병변과 편측 발육성 종양, 셋째 돌출형 암종에서 주위 정상점막을 포함해서 절제가 필요한 경우 등에 적용할 수 있다. 하지만 내시경 소견상 암종의 점막하층 이상 침윤이 의심되는 경우에는 적응이 되지 않는다.

내시경적 점막절제로 절제가 가능한 병변의 크기는 병변의 모양에 따라 차이가 있다. 편측 발육성 종양이나 융모성 종양의 경우에는 40mm 이상 되는 병변도 내시경 점막절제술로 절제가 가능하다. 이러한 형태의 종양의 경우에는 대개 선종이고 혹은 암종이라 해도 국소암이거나 점막암인 경우가 많기 때문이다. 하지만 함몰형 암종의 경우에는 10mm 이상이 되면 대부분 점막하 침윤이 심하기 때문에 이러한 방법이 적용되기 어렵다.

내시경 점막절제 시 한 번의 시술로 병변의 제거가 어려운 경우에는 분할절제를 시도하는데 대개 기저부 크기가 20mm 이상인 경우에 시행한다. 분할절제술 시행 시 제거되는 종양 절편의 수에는 제한이 없으나, 한 절편의 크기가 20mm를 넘지 않도록 절제하는 것이 천공이나 출혈 등의 합병증을 줄일 수 있다고 알려져 있다. 최근에는 분할절제 후 잔존 용종의 가능성을 줄이기 위해 아르곤 플라스마 응고술로 종양의 기저부와 경계면을 처리하는 방법이 시도되고 있다.

### 2) 내시경 점막하박리술

종래의 침형 나이프의 끝부위를 세라믹으로 절연한 첨부절연 나이프insulation tipped knife 등을 이용하여, 기저부가 넓은 병변에 대해서 정상점막부위와 일정한 경계면을 두고 병변의 점막하층을 박리하여 병변 전부를 하나의 표본으로 절제해내는 방법이다. 분할절제 시 발생할 수 있는 불완전절제로 인한 국소재발의 위험도를 낮추고 절제면에 대한 조직검사를 용이하게 하기 위해 개발되었다.

최근에는 이러한 점막하박리술을 위한 여러 가지 장비가 개발되어 사용되고 있으며, 야마모토 등은 히알루론산 염을 점막하층에 주사하고, 소구경 첨단투명덮개를 이용하여 직경 8cm 이상 크기의 편평형 선종을 하나의 표본으로 절제하여 보고하였다.

### 3) 내시경 점막절제와 용종절제에 이용되는 기기와 술기

#### ① 확대대장내시경과 색소대장내시경

100배까지 확대가 가능한 줌 렌즈를 장착한 확대대장내시경은 병변의 소와 형태pit pattern를 분석하여 병리조직학적 진단을 예측한다. 그래서 염증성 및 과형성 용종과 같은 비전암성 병변에 대해서는 불필요한 생검이나 절제를 피할 수 있고, 조기대장암의 경우에는 내시경적 절제 여부를 판단하는 데 유용하게 사용될 수 있다. 이러한 확대내시경에는 색소를 이용한 병변의 염색이 필수적이다. 보통 인디고카민, 메틸렌블루, 크레실바이올렛 등의 색소를 사용하며 소와 형태 분석을 위해서는 크레실바이올렛 염색이 필요하다.

소와 형태 분류는 주로 구도의 분류를 적용하여 I형, II형, $III_s$형, $III_L$형, IV형, V형으로 분류한다. I형과 II형은 정상 및 과형성 용종, $III_s$형은 함몰형 선종, $III_L$형은 돌출형 선종, IV형은 융모성 선종, V형은 점막하암 또는 진행성 암종으로 예측할 수 있다.

#### ② 대장내시경 첨단 캡

대장내시경 첨단에 투명한 플라스틱 캡을 장착하여 병변을 캡 내에 흡인한 후 겸자, 열겸자생검, 올가미절제, 내시경 점막절제 등을 시도하고 있다. 용종의 위치가 내시경으로 정면의 시야를 확보하기 어려운 위치에 있거나 병변이 거의 융기되어 있지 않아 올가미를 걸기 어려운 경우, 점막하 병변의 절제 등에 유용하게 이용될 수 있다.

#### ③ 2채널 대장내시경

대장내시경에 겸자나 올가미 등을 넣을 수 있는 채널이 2개인 내시경을 말한다. 병변이 겸자나 올가미를 걸기 어려운 경우에, 한 채널을 통해 겸자를 삽입하여 병변을 파지하고 견인한 채, 다른 채널을 통해 올가미를 삽입하여 병변을 절제할 수 있다.

병변이 항문에서 너무 가깝거나 대장내 주름 후방이나 주름 중앙에 위치한 경우 등에 유용하다. 또한 내시경 점막절제술 시 병변 부위를 견인한 후에 올가미절제를 시도할 수 있기 때문에 주위조직의 손상을 최소화하여 대장천공의 위험도 줄일 수 있다.

#### ④ 초음파대장내시경

내시경적 초음파검사는 병변의 내부 소견과 소화관벽의 층구조, 주변 장기와의 관련 등의 평가를 가능하게 하기 때문에, 소화관 암의 병기 결정과 점막하 종양의 진단에 유용한 검사법으로 시행되고 있다. 아직까지는 상부 소화기 내시경에서의 시술 예들의 보고가 대부분을 이루고 있지만, 대장내시경 영역에서도 적용이 시도되고 있다. 특히 경항문초음파검사의 적용이 불가능한 상부 직장보다 근위부 병변에서 결장벽의 침윤 정도를 측정하여 내시경 점막절제술의 적응 여부를 판단하는 데 유용하게 이용될 수 있다. 대장 질환의 내시경 초음파검사에는 특수 제작된 초음파대장내시경을 사용하는 방법과 통상적인 대장내시경의 생검 겸자구를 통해 삽입이 가능한 세경 초음파 탐촉자를 쓰는 방법이 쓰이고 있다. 초음파대장내시경을 이용한 방법은 고가의 장비가 필요하고, 통상적인 대장내시경으로 병변을 관찰하다가 내시경적 초음파검사가 필요한 경우에 초음파대장내시경으로 바꿔야 하므로 환자에게 불편을 줄 수 있고, 협착이 있거나 대장 내부에 물을 채우기 어려운 부위에서는 검사가 용이하지 못한 단점들이 있다. 하지만 비교적 큰 종양에서도 초음파 진단이 가능하고 큰 병변에서도 후벽 쪽의 관찰이 가능하다는 장점이 있다.

세경 초음파 탐촉자를 이용한 방법은 단 한 번의 대장내시경 삽입으로 내시경검사와 내시경 초음파검사를 동시에 시행할 수 있으며, 내시경 직시하에 병변에 보다 정확한 접근이 가능하다. 또한 점막내 병변의 진단 정확도에 있어서 초음파대장내시경을 이용한 검사와 비교했을 때 떨어지지 않는다. 하지만 초음파 투과 깊이의 제한으로 크기가 2cm 이상인 경우나 점막외성 병변의 경우에는 후벽을 관찰하는 것이 어려우며, 풍선을 사용할 수 없기 때문에 물을 채우기 어려운 부위나 물이 쉽게 빠져나가는 부위에서는 명료한 영상을 얻는 것이 불가능하다. 또한 내구성이 떨어지기 때문에 자주 탐촉자를 교환해야 하는 단점이 있다.

## 2. 무흉터 수술

### (1) 무흉터 수술의 개념과 역사

무흉터 수술NOTES(natural orifice transluminal endoscopic surgery)은 신체의 자연개구부(입, 항문, 질, 요로 등)를 통해 복강 내로 기구를 삽입하여 수술을 진행하는 방법으로 개념적으로는 복벽에 흉터를 남기지 않으므로 '자연개구부 무흉터 내시경 수술' 또는 '무흉터 내시경 복강 수술' 등으로 불리며, 기존의 개복 수술 후 생길 수 있는 상처부위 통증, 창상 감염, 탈장 등을 예방할 수 있고, 수술 후 입원기간을 단축시킬 수 있는 장점이 있다.

역사적으로 보면 여성 환자에서 질을 통한 부인과적 수술을 시행한 최초의 보고는 1813년 랑겐베크 등이 질을 통한 자궁절제술을 보고한 것이며, 1901년 러시아 의사 디미트리 등은 질벽의 천공을 통해 복강 내로 진입하는 내용을 소개하였다. 이후 1944년 데커 등은 '골반강경검사'라는 명칭으로 질벽을 통해 복강 내의 관찰과 수술 등이 가능함을 보고했고, 1993년 델보 등은 복벽의 상처를 줄이기 위해 담낭 수술 후 질벽의 절개부위를 통해 담낭을 제거하는 방법을 제시하기도 하였다. 이러한 수술법은 복강경을 이용한 복강내 수술이 널리 퍼지기 이전 시기에 일부 선구적인 의사들에 의해 시도된 것이며, 현대적인 개념의 무흉터 수술법에 대한 관심은 2004년 미국 존스홉킨스병원의 칼루 등이 내시경으로 위벽을 천공 후 복강내 장기를 관찰하는 방법을 보고한 이후, 다양한 형태의 접근경로와 수술법이 동물실험 등을 통해 활발히 연구되었다. 2006년 래트너 등은 무흉터 수술연구를 위한 ASGE/SAGES 연구 그룹(Natural Orifice Surgery Consortium for Assessment and Research; NOSCAR)을 조직하여 백서를 발간하였으며, 무흉터 수술 임상 적용을 위해 해결해야 할 과제로 다음과 같은 내용을 제시하였다.

① 복강내 진입경로
② 위 또는 장벽의 봉합
③ 감염 예방
④ 봉합기구의 개발
⑤ 문합기구의 개발
⑥ 내시경화면을 통한 복강내 구조의 이해와 시야 확보
⑦ 플랫폼의 개발
⑧ 복강내 출혈과 합병증 대처방법
⑨ 복강내 생리학적 변화(복압의 조절)
⑩ 교육과 훈련방법

'무흉터 수술'이라는 용어가 사용된 이후 최초의 임상 적용 증례는 인도의 라오와 레디 등에 의해 이루어졌으며, 이들은 심한 화상으로 인해 복벽을 통한 수술이 어려운 환자에서 위내시경으로 위벽을 절개하고 복강 내로 진입하여 경위적충수돌기절제술transgastric appendectomy을 시도하여 성공하였다. 이 증례에서 이들은 위벽 절개부위를 내시경용 클립만으로 봉합하는 방법을 사용하였다. 하지만 이러한 방법은 아직 학문적으로 검증되지 않은 수술 방법이 임상시험윤리위원회(IRB)의 승인 없이 행해졌다는 비판을 받았으며, 이후 무흉터 수술의 임상 적용을 위한 원칙을 만들어야 한다는 논란을 불러일으키기도 하였다. 임상시험윤리위원회 승인을 통해 정식보고가 가능했던 최초의 무흉터 수술 증례는 2007년 프랑스의 마레스코 등에 의해 행해졌으며, 감염의 예방이나 절개 후 봉합이 유리한 질을 통해 30세 여성 환자에게서 담낭절제술을 성공적으로 시행하여 보고하였다. 역시 2007년 미국의 마크스 등은 경피적 위루술 시행 후 3일 만에 관이 빠진 환자에서 위내시경으로 위벽의 천공부위를 통해 복강내로 진입하여 복벽의 절개창을 찾아 위루를 성공적으로 복원한 결과를 보고하였다. 이후 브라질과 인도 등에서는 다양하게 무흉터 수술의 임상적용이 이루어졌으며, 유럽과 미국 등에서도 안전성 확보를 위해 복벽에 복강경용 포트를 1~2개 설치하는 조건으로 무흉터 수술의 임상적용에 대한 다기관연구가 조심스럽게 이루어지고 있다.

안전성 확보를 위해 복강경용 포트를 사용하여 진행하는 무흉터 수술을 하이브리드 무흉터 수술(Hybrid NOTES, H-NOTES)이라고 부르기도 하며, 이 중 배꼽을 통한 단일절개창을 통해 수술이 진행되는 경우를 Embryonic 무흉터 수술(E-NOTES)이라고 명명하기도 한다. 특히 배꼽을 통한 단일절개창 수술법은 수술 후 상처를 적게 남길 수 있다는 장점 때문에 최근 많은 외과 의사들에게 크게 각광받으며 급속하게 확산되고 있으며, 복강경 수술 후 절제된 장기를 항문이나 질 후벽 등에 절개창을 만들어 적출하는 방법을 NOSE(Natural Orifice Specimen Extraction)라고 명명하기도 한다.

### (2) 복강내 진입경로의 선택(표 40-2)

수술을 위해 복강 내로 진입하기 위한 자연개구부는 입, 항문, 질, 요로 등이 있다. 입을 통해서는 위를 절개하고 복강 내로 진입이 가능하나, 가장 큰 문제점은 수술 중

위액의 누출과 수술 후 위벽절개창의 봉합이 어렵다는 점이다. 또한 위벽에 절개창을 만드는 동안 생길 수 있는 주변장기 손상 등의 합병증도 약 13%로 보고되었으며, 위를 통한 복강내 진입시간이 걸리고 담낭 등으로의 접근이 원할하지 않은 점 등도 위를 통한 수술이 일반화되기 어려운 이유가 되고 있다. 또한 위액의 누출이 수술 후 복강내 감염의 위험성을 증가시킬 수 있다는 주장도 제기되었으나, 최근 시행된 동물실험 결과 등은 위벽을 통한 수술 후에도 임상적으로 문제를 일으킬 만한 감염의 빈도는 증가하지 않는 것을 보여주었다.

항문을 통해서는 직장과 결장벽의 절개로 복강 내로 진입이 가능하나, 가장 큰 문제점은 복강내 감염의 위험성이다. 하지만 항문을 통한 접근의 경우 대장 수술 등에서 큰 장점을 보여 활발히 연구되고 있으며, 2007년 화이트퍼드 등은 경항문 내시경 미세수술Transanal Endoscopic Microsurgery; TEM을 이용하여 항문을 통해 직장을 절제하고, 경항문 내시경 미세수술 기구를 복강 내로 진입시켜 에스결장절제술을 시행하였다. 이후 2008년 실라 등은 경항문 내시경 미세수술을 이용한 직장의 박리 후에 경위적 접근을 통해 추가적인 에스결장의 절제가 가능하다는 것을 보고하였다. 하지만 이 수술법의 가장 큰 문제점은 역시 복강경의 도움 없이는 위벽의 절개창을 안전하게 봉합할 수 없다는 점이었으며, 이러한 한계를 극복하기 위해 1~2개의 절개창은 불가피하였다. 2009년 실라 등은 진행성 직장암을 가진 76세 여성 환자에서 수술 전 항암방사선치료 후 경항문 내시경 미세수술을 이용한 직장 수술을 성공함으로써 경항문을 통한 직장 및 에스결장절제술이 직장암 환자 등에서 선택적으로 임상적용될 수 있다는 가능성을 보여주었다.

질을 통한 진입법은 역사적으로도 무흉터 수술이라는

| 표 40-2 | | | 무흉터 수술에서 복강 내로의 접근 | |
|---|---|---|---|---|
| | 경위적 접근 | 경질적 접근 | 경직장 접근 | 경요도 접근 |
| 절개 | 쉽지 않음 | 쉬움 | 쉬움 | 어려움 |
| 봉합 | 어려움 | 쉬움 | 쉬움 | 어려움 |
| 한계점 | 봉합이 어려움 | 여성만 가능 | 감염 | 작음 |
| 직접적 시야 | 하복부<br>-충수<br>-결장직장<br>-난소 | 상복부<br>-담낭<br>-간<br>-위 | 상복부<br>-담낭<br>-간<br>-위 | |

단어가 시작되기 전부터 시작되어 지금까지 지속되었으며, 무흉터 수술의 임상적용이 시작된 이후 가장 많은 수술이 질을 통한 접근법으로 이루어지고 있다. 질을 통한 복강내 수술을 위해서는 질 전벽 또는 후벽을 절개하고 오버튜브나 트로카 등을 위치시켜 경로를 유지해야 한다. 이러한 방법은 시술 후 절개부위의 봉합이 쉽다는 점과 복강내 감염의 위험성이 적다는 장점이 많아 쉽게 임상에서도 적용되고 있으나, 여성에서만 적용될 수 있다는 점이 가장 큰 제한점이며, 직장 및 자궁 손상 등의 위험성도 알려지고 있으므로 조심스러운 적용이 필요하다. 최근 시행되고 있는 무흉터 수술 임상증례의 90%는 여성 환자에서 질을 통한 접근법에 의해 시행되고 있으며, 충수돌기절제술이나 담낭절제술뿐 아니라 에스결장절제술, 비장절제술, 신장절제술 등도 보고되고 있다.

요로를 통한 접근의 경우 기존의 방광경시술 등의 경험을 바탕으로 동물실험을 통해 방광을 통한 일부 비뇨기계 수술의 가능성을 보였으나, 좁은 내강을 갖는 요로의 해부학적 한계상 복강내 수술을 위해 사용되는 무흉터 수술 진입로로 일반화되기는 힘들 것으로 평가되고 있다.

### (3) 위 또는 장벽의 봉합

내시경 기기 등이 복강 내로 진입하기 위한 위 또는 장벽의 절개창은 기존의 개복 수술이나 복강경 수술과 다르게 무흉터 수술을 위해 인위적으로 만들어진 것이므로 반드시 안전하게 봉합되어야 할 필요성이 있다. 하지만 이러한 인식과 많은 노력에도 불구하고 절개창의 안전하고 간편한 봉합방법은 아직 개발되지 못하였다. 현재 사용되고 있는 절개창의 봉합방법은 내시경용 클립, T-tag system, Eagle Claw, G-prox 등이 있다.

내시경용 클립은 적용하기 쉽다는 장점을 갖고 있으나, 위벽 전층의 봉합이 아닌 점막 및 점막하층의 접합기능만을 한다는 약점이 있어 문합부 누출이라는 치명적인 위험성을 갖는다. 위벽을 절개 시 점막하 터널을 길게 만들 경우 수술 후 내시경용 클립만으로 위절개창을 닫는 데 충분하다는 주장도 있으며, 이러한 점막하 터널기법은 내시경하점막하박리술의 기술이 발전해 있는 일본 등에서 다양하게 연구되어지고 있다. 하지만 클립에 의한 점막층만의 접합만으로는 부족하며 두꺼운 위벽의 전층을 안전하게 봉합할 수 있는 보다 안전한 봉합 기구의 개발이 필수적이라는 의견하에 다양한 기기가 개발되고 있다.

T-tag system, Eagle Claw, G-prox 등은 위벽의 전층을 봉합할 수 있다는 장점을 갖고 있으나, 아직까지는 그 사용법이 쉽지 않고 해결해야 할 문제점이 많이 있는 것으로 지적되고 있다. 식도정맥류 출혈 시 지혈목적으로 고안된 OTSC 클립 또한 위벽의 절개창을 닫는 데 사용이 편리하고 효과적이었다는 보고가 있으나, 아직은 클립의 크기가 작아 위벽절개창의 전층을 봉합하는 데는 무리가 있어 향후 임상적용을 위해서는 추가적인 개선이 필요할 것이다. 복강내 진입을 위한 절개창의 안전한 봉합이라는 측면에서는 역시 경항문 내시경 미세수술을 이용한 경항문접근법이나 여성에서의 경질접근법이 가장 유리하다고 할 수 있다. 그중 경항문 내시경 미세수술을 이용한 직장에스결장절제술의 경우 장절제 후 기존에 사용하던 원형자동문합기를 이용한 단단문합이 가능하고 이에 대한 추가적인 봉합과 처치가 수월하므로 무흉터 수술의 장점을 최대한 살리고, 위험성을 최소한으로 줄일 수 있어 향후 무흉터 수술 임상적용에 있어 우위를 점할 것으로 기대되고 있다.

### (4) 플랫폼과 기기의 개발

무흉터 수술의 개념이 형성되면서 몇몇 선구적인 그룹에서 동물실험 등을 진행하면서 가장 먼저 생긴 문제는 복강내 수술에 익숙하지 않은 소화기 내과의사와 치료내시경에 익숙하지 않은 외과의사의 만남을 어떻게 극복하는가 하는 점이었다. 이러한 어색함을 극복하기 위해 ASGE/SAGES 연구 그룹에서는 무흉터 수술 적용에 있어 팀접근법을 강조하였으며, 이후 유럽 및 아시아 등에서도 소화기 내과의사와 외과의사의 공동연구 그룹이 결성되었다. 하지만 복강내 다양한 수술을 위해서는 한 방향으로만 견인과 절개가 가능한 내시경의 움직임에는 한계가 있었으며, 복강 내에서 내시경을 받치고 지지할 만한 구조물이 없다는 점도 커다란 문제점으로 지적되었다. 이러한 연성 내시경을 이용한 수술의 한계를 극복하기 위해 무흉터 수술용 플랫폼의 개발이 다양하게 진행되었으며, 경도조절에 의해 내시경을 지지하며, 여러 개의 기기 삽입이 가능토록 많은 채널을 가진 플랫폼이 개발되고 있다. 무흉터 수술을 위해 미국에서 최초로 개발된 ShapeLock system®의 경우 경도 조절이 가능하고, 기존의 연성내시경을 지지하는 지지대 역할에 충실하도록 개발되었으며, 이후 몇 개의 채널이 추가됨으로써 다양한 내시경 처치기구의 이용이 가능하도록 개발되었다. 이후 하나의 플랫폼을 통해 카메라와 처치기구 등의 일체화를 시도한 제품으로는 유럽에서 개발된 Anubis system®과 올림포스사의 Endo-Samurai® 등을 들 수 있다. 이들 제품은 기존 사용되는 연성 내시경만으로는 복강내 다양한 수술을 대치할 수 없다는 의견이 생기면서 선단부에 작은 로봇 팔을 응용한 수술기기 등을 부착하여 개발된 형태이다. 이들 기기의 외형은 약간 두꺼운 연성 내시경으로 보이나 선단부 끝에는 양팔이 분리되어 독립적으로 운동기능을 갖고 있어 좁은 공간에서의 수술적 접근이 가능하다는 장점을 갖고 있으며, Anubis system®은 기존의 내시경 기술을 이용하여 조작하도록 설계되어 있고, 올림포스사의 Endo-Samurai®는 복강경 형태의 조정 장치를 갖고 있어 복강경에 익숙한 외과의사에게 조금 더 친밀하도록 개발되었다. 하지만 이들 모두 아직까지는 미세한 조작이 어렵고, 내시경의 조작에 의해 카메라와 양팔이 함께 움직이는 등의 문제점들을 보이고 있어 향후 이러한 점이 개선되어야 실제 임상에 적용될 수 있을 것으로 생각된다.

또한 카메라와 수술기기가 함께 붙어 있는 일체형의 플랫폼을 사용하여 수술을 진행하는 경우 카메라의 조작에 따라 내시경용 기구가 모두 함께 움직이는 문제점을 해결하기 위해 다양한 방법이 시도되었다. 대표적으로 위벽과 질벽 또는 대장벽의 천공의 통해 2개의 내시경을 위-아래 양쪽에서 복강 내로 삽입하여 수술을 진행할 경우 이러한 문제점을 극복할 수 있으나, 앞서 언급한 위벽과 장벽의 절개창을 봉합하는 기술이 미비한 상태에서 2곳의 절개창을 만드는 것이 합병증을 증가시킬 수 있다는 비판을 피하기는 힘들 것으로 생각된다. 새로운 아이디어로 자기장을 이용한 조직의 견인방법이 다양하게 연구되고 있다. 강한 체외 자기장을 통해 복강내조직에 부착시킨 금속 클립 등의 움직임을 제어할 수 있고, 조직의 박리 시 자기장을 이용하여 수술부위 시야를 확보하고 조직을 견인하는 방법이 성공적으로 보고되었으며, 최근에는 자기장의 변화를 통해 복강 내에 삽입된 미니 로봇의 움직임이 조정가능하다는 보고도 있어 주목을 받고 있다.

# Ⅱ 복강경 수술

## 1. 결장 질환

### (1) 서론

1980년대 말 담낭절제술을 시작으로 외과 영역에서 복강경 수술은 거의 모든 질환의 치료에 시도되고 있다. 복강경 결장절제술은 10여 년이 지나 1991년 처음 발표되었고, 우리나라에서는 박 등이 1993년 결장부분절제술을 처음 보고하였다. 2000년을 전후로 복강경 결장절제술은 전 세계적으로 급속히 확산되었는데 가장 큰 이유로는 서구의 여러 다기관연구 결과가 발표된 점을 들 수 있다. 그러나 미국 등에서는 아직도 전체 대장 질환의 약 10% 내외에서만 복강경을 이용하는 데 반해 우리나라에서는 그 전파의 속도면에서 오히려 외국보다 빠르다. 가장 흔한 복강경 대장 수술의 적응인 결장암과 직장암을 기준으로 볼 때 전체 수술 환자의 약 절반가량을 복강경으로 치료하고 있는 실정이다. 이처럼 확대되는 대장 질환의 치료에서 복강경 수술의 역할을 고려하여 그 특성과 장단점 그리고 여러 가지 적응 질환의 수술방법과 그 임상적 연구 결과를 알아보기로 한다.

### (2) 복강경 수술의 특성

#### 1) 혈역학적 변화

복강경 수술과 개복 수술의 근본적 차이는 첫째, 복강경 수술은 투관침을 이용하여 복강 내로 접근하여 복부 상처가 매우 작다는 것이고 둘째, 수술 시야의 확보를 위해 일정 압력으로 이산화탄소를 이용한 기복술이 필수적이며 셋째, 수술 중 타 장기와 조직의 조작이 적다는 것이다. 이 중 기술적인 것을 제외하면 기복에 의한 혈역학 및 생리적 변화가 가장 큰 차이이며 이를 이해하는 것이 매우 중요하다. 이산화탄소를 사용하는 기복술은 복압 자체만으로도 복부 하대정맥을 누르고 횡격막을 눌러 정맥의 심장유입을 저하시켜 빈맥, 혈압, 혈관 저항의 상승 그리고 심근의 산소 요구량을 증대시켜 심박출량을 감소시킬 수 있다. 또한 폐기능의 변화로는 폐 순응도가 감소하고, 기도압을 증가시키며 무기폐나 이산화탄소 분압의 증가와 호흡성 산증을 일으킬 수 있다.

### 2) 기복의 합병증

#### ① 이산화탄소 피하기종

피하기종은 비교적 흔한 합병증이다. 이산화탄소 가스가 피하 연부조직으로 스며드는 것으로 경미한 경우는 임상적 의의가 거의 없다. 그러나 흉부 혹은 경부까지 확산된 경우 흉곽이나 상부 기도를 압박할 수 있어 주의가 요구된다. 또한 혈중흡수량이 증가하여 동맥내 이산화탄소의 분압이 매우 증가하는데 수술 중 과호흡만으로 상쇄할 수 없는 경우나 기도압이 과도하게 증가된 경우는 기복을 해제해 교정해주어야 한다. 다행히 대부분의 심한 피하기종은 기복술을 해제한 경우 정상적인 범위로 돌아올 수 있다.

#### ② 이산화탄소 기흉

가능한 경로로는 태생기 복벽 흉벽 연결로 열리거나 횡격막의 취약부위 혹은 손상 등이며 발생 시에는 과탄산혈증, 기관지압의 증가, 저산소혈증 등이 나타나며 피하기종과 동반되는 경우가 많다. 진단은 흉부촬영이나 청진으로 가능하며 기도압 증가에 의한 2차 기흉과 구별해야 한다. 기복 때문에 생긴 이산화탄소 기흉은 기복 해제 후 30~60분이면 대개 정상으로 회복이 가능하다. 심한 경우는 흉강 천자가 필요한 경우가 있다.

#### ③ 가스색전증

기복에 사용되는 이산화탄소가 직접 혹은 혈중으로 녹아 들어가서 공기색전증을 매우 드물게 유발할 수 있는데 이는 아주 심각한 합병증으로 주의가 필요하다. 임상증상으로는 갑작스런 심혈관 허탈과 저산소혈증, 청색증, 청진상 '밀휠(mill-wheel)' 심잡음 등이다. 진단은 도플러나 경식도 심초음파가 가장 정확하다. 치료로는 즉시 기복을 중단하고 환자의 머리와 좌측 부위를 낮게 위치하고 순수 산소를 주입하며 마취 가스 중 아산화질소($N_2O$)의 투여를 중단한다. 중심정맥관을 통한 심내 가스를 흡입하는 것도 고려해야 한다.

기복으로 인한 심각한 합병증은 흔하지 않지만, 수술 중 발생할 수 있는 이 모든 부정적인 심폐기능의 변화는 수술 중 적절한 처치가 이루어진다면 수술 후에는 개복 수술과 비교하여 더 나은 회복 결과를 보인다는 것이다.

### 3) 술기 습득과 학습곡선

복강경 대장 수술은 담낭절제술과 같은 비교적 단순한 장기의 절제보다는 기술적으로 어렵다. 그 이유로는 잘 알려진 대로 2차원 영상과 술자의 촉감, 사용되는 기구의 운동자유도, 그리고 복강내 공간 등의 제한과 같은 복강경 수술의 공통적 단점 외에도 복부 전체에 펼쳐진 해부학적 특징과 수술 후 장관의 재건이 대부분 필수적이라는 점에서 그 기술적 어려움이 더하다. 그러나 술기를 배우는 입장에서는 깨끗한 시야를 통하여 모든 수술팀이 같이 볼 수 있는 장점도 있다. 이러한 복강경 대장절제술의 학습곡선을 규정하는 척도로는 대부분 수술시간이 안정화되는 데까지 걸리는 증례의 수를 가장 많이 사용한다. 몇몇 보고된 연구에 의하면 우측 결장절제술이나 에스결장절제술은 연속적인 30~60예 후에 첫 수술시간의 안정을 얻는다고 한다. 실제로 대부분 대규모 전향적 무작위 임상연구에서도 20예 이상의 복강경 대장절제 경험을 연구 참여 자격요건으로 규정하기도 하였다. 그러나 이 정도의 경험을 이미 가졌다 하더라도, 영국의 CLASICC 연구(conventional versus laparoscopic-assisted surgery in colorectal cancer trial)에서는 연구 기간 중에도 전반에 비하여 후반에 개복 전환율이 38%에서 16%로 감소되었고, 유럽의 COLOR 연구(colon cancer laparoscopic or open resection trial)에서는 연간 10예 이상 증례를 등록한 군에서 5예 미만군에 비하여 수술시간의 감소(188분 대 241분), 개복 전환율(9% 대 24%)에서 더 나은 결과를 보였다고 한다. 또한 박 등이 지적한 바와 같이 학습곡선의 극복은 단순히 수술시간의 단축뿐 아니라 수술의 안전성을 나타내는 합병증, 개복 전환, 종양학적 결과까지도 안정화되었을 때라고 규정한다면 실제로는 더 많은 증례 경험이 필요하리라 본다.

### 4) 임상적 장점

상기한 술기의 어려움을 상쇄할 수 있는 장점이 있기에 복강경 수술을 적용하는 것은 당연하다. 일반적인 장점으로는 작은 복부절개에 기인하는 미용적 효과뿐 아니라 통증의 감소, 상처 감염이나 절개부 탈장, 수술 후 장유착 등이 적고, 수술 중 타 장기 조작을 줄여 장운동 회복이 빠르며, 조기에 경구 섭취가 가능하며 퇴원이나 사회 복귀가 개복 수술에 비하여 빠르다는 점이다. 그러나 이러한 장점들은 일반적으로 받아들여지는 것이긴 하지만, 담낭과 같은 단순한 장기의 절제에 비하여 대장의 절제 범위가 대부분 광범위한 점을 고려하면 모든 연구 결과가(일부 대규모 연구에서조차도) 획일적으로 개복 수술보다 더 나은 조기회복을 보이지 않는다는 점도 주의해볼 필요가 있다.

이외에도 기대할 수 있는 복강경 대장절제술의 장점으로는 면역기능의 보존이다. 이는 환자의 회복뿐 아니라 특히 암 환자의 수술 후 생존율의 증가와도 연관될 수 있는 중요한 인자이다. 웰란 등에 의하면 동물 모델에서 복강경 수술군에서 개복 수술에 비하여 체세포 면역의 억제가 적고 종양의 성장이 더 느리다고 하였다. 일부 임상연구에서도 복강경 수술군에서 더 나은 면역기능을 보인다고 했으나 대부분 아주 짧은 시간 지속되는 변화일 뿐 이것이 암 환자의 생존율에 영향을 줄 수 있을 만한 것인지는 알려진 바 없다.

### 5) 금기증과 개복 전환

결론적으로 복강경 수술을 하지 말아야 하는 절대적 금기는 없다. 그러나 기복술을 유지하기 어려운 전신 질환, 즉 울혈성 심부전, 심한 폐질환 또는 폐혈증과 같이 불안정한 활력징후를 보이는 경우, 심한 장유착이나 장폐쇄로 복강내 공간을 확보할 수 없는 경우, 심각한 복강내 오염, 종양의 크기가 크거나 주변 장기의 침범이 심한 예와 같이 기술적으로 매우 힘든 경우 등에서는 신중히 선택해야 한다.

최근에는 대장폐쇄 환자에서 수술 전 스텐트를 이용한 감압술을 시행하여 성공적인 복강경 수술의 결과들이 보고되는 바와 같이 새로운 기술과 치료법이 접목되면 이러한 상대적 금기증도 비교적 안전하게 복강경을 이용한 수술이 가능해지고 있으므로 술자는 환자의 안전을 고려하여 종합적인 판단이 요구된다.

수술 전에 미리 복강경 수술을 피해야 할 경우를 아는 것이 매우 중요하지만 수술 중 개복 전환이 필요한 경우가 있다. 그 빈도는 질환에 따라 약간의 차이가 있으나 국내에서 보고된 개복 전환율 5% 이내에 비해, 서구에서는 10%~30% 정도로 높다. 이 중 염증성 장질환 특히 크론병이나 게실 질환에서 25~35%로 결장암 수술의 10~20%보다 더 높게 보고된다. 개복 전환의 이유로는 전술한 상대적 금기증에 해당된다. 많은 전문가들은 이러한 개복 전환 자체가 수술의 실패를 의미하는 것은 아니며 오히려 개복 전환을 조기에 결정하여 불필요한 조작과 수술시간의 낭비를 줄이는 것이 더 중요하다고 한다. 실제로 COST 연구에서도 조기에 개복 전환을 하면 개복 전환 자체가 종양학적 결과에 나쁜 영향을 주지 않는다고 하였다. 그러므로 술자의 경험과 숙련도를 바탕으로 복강경 수술로 마칠 수 없다고 판단되는 환자에서는 수술 중 합

병증이 발생하기 이전에 소위 '예방적 개복 전환'을 하는 것이 타당하다.

### (3) 대상 질환

#### 1) 크론병

염증성 장질환의 수술에 있어 복강경이 도입된 이후 초기에는 개복 수술에 비해 술기적인 어려움과 이에 따르는 긴 수술시간으로 복강경 수술 사례는 크게 제한되어 있었다. 그러나 복강경 수술의 꾸준한 시도는 염증성 장질환 수술에 있어 복강경 사용의 안전성과 유용성을 증명하였다.

특히 말단회장주위의 크론병에서 복강경을 이용한 회맹장절제술에 대해서는 많은 보고가 있다. 합병증이 없는 크론병 환자부터 합병증이 있고 재발된 크론병 환자들에게까지 복강경은 그 적응증을 넓혀가고 있다. 밀섬 등(2001)은 전향적 무작위 비교연구를 통해 크론병에서 복강경절제술과 개복 수술의 결과를 비교하였는데, 복강경 수술 시 수술시간은 개복술보다 길었으나 짧은 절개창, 폐기능과 장기능의 조기회복, 그리고 낮은 빈도의 수술 후 합병증(16% 대 28%)으로 복강경 수술의 유용성을 보고하였다. 또한 베르가마쉬 등(2003)은 크론병에서 복강경 수술 시 비록 수술시간은 길었으나 짧은 재원일수(5.6 대 11.2일)와 수술 후 낮은 장유착율(11% 대 35%)의 장점을 보고하였다. 마르텐스 등(2006)도 전향적 무작위 비교연구에서 복강경 수술에서 긴 수술시간은 단점이나 짧은 재원기간(5일 대 7일), 낮은 수술 후 합병증(10% 대 33%)과 비용절감의 장점이 있다고 보고하였다. 이 연구에서 삶의 질에 대한 평가도 하였으나 복강경 수술과 개복술은 비슷한 결과를 나타냈다(표 40-3).

합병증이 동반되어 있는 크론병 환자에게서는 개복 수술로 전환의 위험이 있다. 그러나 우 등(1999)은 이전의 수술, 농양, 누공 등의 합병증이 있는 크론병에서 안전하게 복강경 수술을 하였고 수술 후 결과에서 복강경 수술의 유리한 점을 보고하여 복합적인 크론병에서도 복강경 사용을 뒷받침하였다. 최근에는 브로우케 등(2010)이 재발한 크론병에 대해 복강경으로 수술한 군과 개복으로 수술한 군을 비교하였는데 비슷한 수술시간과 수술 후 합병증, 재원일수를 보고하였다. 비록 수술 중 장 손상이 복강경군에서 높긴 하였으나 수술 후 결과의 장점을 바탕으로 복강경은 재발한 크론병에서 추천할 수 있다는 결론을 보

| 표 40-3 | | | | | | | | | 크론병에서 복강경 회결장절제술의 연구 결과 |
|---|---|---|---|---|---|---|---|---|---|
| 저자 | 연도 | 환자 수(명) | | 수술시간(분) | | 재원기간(일) | | 합병증(%) | | 비고 |
| | | 복강경 | 개복 | 복강경 | 개복 | 복강경 | 개복 | 복강경 | 개복 | |
| 앨러바즈 등 | 2000 | 26 | 48 | 150 | 90 | 7.0 | 9.6 | – | – | 복강경에서 유리한 결과 |
| 베멜먼 등 | 2000 | 30 | 48 | 138 | 104 | 5.7 | 10.2 | 15 | 10 | 다른 두 병원 간의 비교 |
| 영 파독 등 | 2001 | 33 | 33 | 147 | 124 | 4.0 | 7.0 | – | – | 복강경에서 비용절감 |
| 밀섬 등 | 2001 | 31 | 29 | 140 | 85 | 5.0 | 6.0 | 16 | 28 | 전향적 무작위 비교 연구, 복강경에서 유리한 결과 |
| 듀프리 등 | 2002 | 21 | 24 | 75 | 98 | 3.0 | 5.0 | 14 | 16 | 복강경에서 유리한 결과, 비용절감 |
| 쇼어 등 | 2003 | 20 | 20 | 145 | 133 | 4.3 | 8.2 | – | – | 복강경에서 유리한 결과, 비용절감 |
| 비노아 등 | 2003 | 24 | 32 | 179 | 198 | 7.7 | 8.0 | 20 | 10 | 비슷한 수술시간, 개복으로의 전환률 17% |
| 베르가마쉬 등 | 2003 | 39 | 53 | 185 | 105 | 5.6 | 11.2 | 9 | 10 | 장기추적 시 낮은 장폐쇄률, 11% 대 35% |
| 휘골 등 | 2004 | 21 | 19 | 136 | 119 | 6.4 | 8.2 | – | – | 복강경에서 유리한 결과 |
| 마르텐스 등 | 2006 | 30 | 30 | 115 | 90 | 5 | 7 | 10 | 33 | 전향적 무작위 비교 연구, 복강경에서 비용절감 |
| 피세라 등 | 2007 | 59 | 87 | 199 | 195 | 5.5 | 7 | 15 | 13 | 전향적 연구, 비슷한 수술시간, 개복으로의 전환률 17%, 비슷한 장기추적 결과 |

고하였다.

최근에는 크론병에 대한 복강경 수술의 전향적 비교 연구의 장기추적 결과가 보고되었다. 스토키 등(2008)은 추적기간 10.5년 후에 복강경 수술받은 환자들을 개복 수술한 환자들과 비교했을 때 크론병의 재발률은 비슷하였으나 복강경 수술 후에 추가적인 수술, 특히 소장폐쇄나 절개부 탈장에 대한 수술의 위험이 줄었다고 보고하였다. 에쉬스 등(2008)도 추적기간 8.6년 후에 복강경 수술과 개복 수술에서 비슷한 삶의 질과 신체상을 나타냈으나 복강경 수술에서 높은 미용효과를 보고하였다.

그러므로 크론병에서 복강경술식의 적용은 비교적 긴 수술시간을 보이기는 하나 짧은 재원기간, 장기능의 조기회복, 낮은 수술 후 합병증, 장기추적 시 더 나은 신체상과 미용적 효과를 보이고 있어, 특히 크론병에 잘 이환되는 젊은 환자들에게 장점이 크다고 할 수 있다.

### 2) 궤양성 대장염

궤양성 대장염의 치료에 있어 복강경의 적용은 여러 대장절제술이 결합된 수복형 전대장절제술의 술기적 어려움으로 그 적용이 제한되어 있었다. 마르첼로 등(2000)은 20명의 복강경 전대장절제술을 받은 환자(궤양성 대장염

| 표 40-4 | | | 궤양성 대장염에서 복강경 대장절제술의 연구 결과 |
|---|---|---|---|
| 저자 | 연도 | 환자수 | 비고 |
| 마르첼로 등 | 2000 | 13 | 복강경에서 유리한 결과 |
| 아라키 등 | 2001 | 21 | 비슷한 수술시간과 합병증, 미용상의 장점 |
| 마르첼로 등 | 2001 | 16 | 급성 대장염, 복강경에서 유리한 결과 |
| 브라운 등 | 2001 | 25 | 복강경에서 긴 수술시간 |
| 던커 등 | 2001 | 14 | 복강경에서 미용상의 장점 |
| 카이 등 | 2002 | 29 | 한 단계 수술, 복강경에서 유리한 결과 |
| 벨과 세이모어 | 2002 | 18 | 급성 대장염, 복강경에서 좋은 결과 |
| 킨래 등 | 2003 | 59 | 대장 박리에 복강경 적용 |
| 리바데나이라 등 | 2004 | 23 | 손보조 복강경 수술로 수술시간 단축 |
| 나카지마 등 | 2004 | 17 | 손보조 복강경 수술, 유리한 결과 |
| 마르텐스 등 | 2004 | 20 | 전향적 무작위 비교연구, 손보조 복강경 수술, 비슷한 삶의 질과 비용 |
| 킨래 등 | 2005 | 23 | 복강경에서 유리한 결과 |
| 라슨 등 | 2006 | 98 | 긴 수술시간, 복강경에서 유리한 결과 |
| 하이제 등 | 2008 | 60 | 손보조 복강경 수술, 에스형 저장낭, 유리한 결과 |
| 르페브레 등 | 2009 | 63 | 복강경에서 유리한 결과 |

13명, 가족성 용종증 7명)를 20명(궤양성 대장염 13명)의 개복 수술받은 환자와 비교하였다. 복강경 수술에서 개복 수술에 비해 비교적 긴 수술시간(330분 대 225분)을 보였으나 빠른 장기능 회복(2일 대 4일)과 짧은 재원일수(7일 대 8일)를 나타냈다. 수술 후 합병증에 대해서는 차이가 없었다(20% 대 25%). 마르텐스 등(2004)은 손보조 복강경 수술로 전대장절제술을 안전하고 용이하게 시행했다고 보고하였다. 전향적 연구로 손보조 복강경 전대장절제술 시행한 30명(궤양성 대장염 20명)과 개복 수술을 받은 30명(궤양성 대장염 20명)을 비교하였는데 손보조 복강경 수술에서 수술시간은 길었으나(214분 대 133분) 수술 후 합병증과 삶의 질은 비슷하다고 보고하였다. 또한 라슨 등(2006)은 복강경 전대장절제술을 받은 100명(궤양성 대장염 98명)과 개복 수술을 받은 200명(궤양성 대장염 191명)을 비교하였는데 복강경 수술에서 수술시간은 길었으나(333분 대 230분) 장기능 회복이 빠르고 정맥용 진통제 사용이 적고(7.5회 대 10회) 재원일수가 짧은 결과(4일 대 7일)를 바탕으로 복강경 전대장절제술의 유용성을 보고하였다(표 40-4).

이와 같이 염증성 대장 질환에서의 복강경 사용에 대하여 안전성과 유용성을 보고한 예가 많다. 그러나 여전히 개복 수술에 비하여 기술적 어려움과 긴 수술시간으로 제한적으로 사용되고 있으나 복강경 기구의 발전과 술자의 경험 축적으로 복강경의 사용은 더욱 보편화될 것으로 예상된다.

### 3) 게실성 질환

게실증 환자의 약 10~20%에서 게실염이나 합병증이 발생한다. 게실성 질환의 수술에는 선택적 수술과 응급수술이 있다. 선택적 수술의 적응증에 대해서는 아직까지 논란이 있으나, 현재는 환자에서 급성 증상 횟수와 개개인의 상태 변화에 따라 선택적 수술을 시행할 것을 권장하고 있다. 결장의 게실성 질환에 복강경 수술은 1990년대에 소개되었으며, 합병증이 없는 재발성 게실염 환자에 대한 선택적 수술 빈도가 증가하는 것과 더불어 게실성 질환에 대한 복강경 수술의 적응증 또한 증가하고 있다. 최근 게실성 질환에 대해서는 2개의 무작위 임상연구가 보고되었다. 시그마 연구(2009)는 104명의 증상이 있는 게실 환자 중 52명이 복강경 수술을 시행하였으며, 파스칼(2010) 등의 연구에서는 113명의 환자 중 59명이 복강경 수술을 시행하였다(표 40-5). 두 연구에서 모두 수술시간은 복강경 수술군에서 각각 183분, 165분으로 유의하게 연장되었고 개복술로의 전환은 19.2%와 8.5%에서 필요로 하였다. 하지만 복강경 수술 후에 합병증과 회복기간이 감소하였고, 삶의 질이 향상되었다. 시그마 연구의 6개월 추적 경과(2011) 보고에서도 복강경 수술군이 개복 수술군에 비해 주요 합병증이 27% 감소하였다. 이러한 무작위 임상연구와 더불어 여러 비교연구에서 복강경 수술의 안전성과 동통의 감소, 환자의 조기회복, 입원기간

| 표 40-5 | 게실 질환의 복강경 결장절제술에 대한 주요 연구 결과 |

| 저자 | 연구방법 | 연도 | 수술방법 | 환자 수 | 수술시간(분) | 개복술 전환 | 실혈량(mL) | 재원일(일) | 합병증(환자 수) | 주요 합병증(환자 수) |
|---|---|---|---|---|---|---|---|---|---|---|
| 파스칼 등 | 무작위대조 | 2010 | 개복 | 54 | 110 | 5 | | 7.9 | 5 | 1 |
| | | | 복강경 | 59 | 162 | | 7.7 | 8 | 3 | |
| 클라렌벡 등 | 무작위대조 | 2009 | 개복 | 52 | 180 | 10 | 200 | 7 | 28 | 13 |
| | | | 복강경 | 52 | 127 | 100 | 5 | 22 | 5 | |
| 앤더슨 등 | 후향적 비교 | 2007 | 개복 | 110 | 111.6 | 7 | | 7.9 | 30 | 2 |
| | | | 복강경 | 17 | 153.0 | | 5.1 | 5 | 0 | |
| 앨버스 등 | 전향적 비무작위 | 2005 | 개복 | 169 | 166 | 25 | 248 | 18 | 53 | |
| | | | 복강경 | 163 | 204 | 166 | 10 | 26 | | |
| 투에츠 등 | 후향적 연구 | 2000 | 개복 | 24 | 136 | 2 | | 20.2 | 12 | |
| | | | 복강경 | 22 | 234 | | 13.1 | 4 | | |
| 화인소드 등 | 환자대조군 | 2000 | 개복 | 20 | 243 | 6 | | 7.8 | 2 | |
| | | | 복강경 | 20 | 251 | | 4.8 | | | |
| 브루스 등 | 후향적 연구 | 1996 | 복강경 | 17 | 115 | 3 | 307 | 6.8 | 4 | |
| | | | 개복 | 25 | 397 | 245 | 4.2 | 4 | | |

단축 등의 장점을 소개하여 게실성 질환에 있어 복강경 수술은 그 빈도가 증가하고 있는 추세이다.

수술이 필요한 급성 게실염은 개복 수술이 필요한 경우가 많고, 복강경 수술을 하더라도 기술적인 어려움으로 인하여 개복술로의 전환율이 높고, 수술시간이 길어지는 단점이 있다. 하지만 급성 게실염에 대한 표준 수술이 하트만술식에서 1차적 절제술과 문합술 및 회장루 조성술 혹은 1차적 복강내 세척 후 단계적 절제술을 시행하는 것으로 변화하면서, 급성 게실염에 있어서도 복강경 수술의 적용 범위가 넓어지고 있다. 프랭클린 등(1997)은 58명의 급성 게실염에 대해서 복강경 수술을 시행하였고, 26%에서 개복술로의 전환이 필요하였지만, 복강경 수술이 가능했던 환자에서는 수술 후 회복 기간이 단축되었다. 최근(2009) 급성 게실염의 치료에서 복강경을 이용한 복강내 세척 후 단계적 절제술에 대한 연구들을 분석한 보고에서는 3%에서 개복 수술로 전환하였고, 합병증이 10%에서 발생하였으며, 단계적 장절제술을 시행한 경우는 38%로 보고되었다. 복강경 수술의 결과는 개복 수술로의 전환 유무, 합병증 발생 정도에 영향을 받으며, 이는 급성 게실염 증상 발생 빈도에 영향을 받는다. 따라서 급성 게실염이 있는 환자에서 복강경 수술을 적용할 때에는 적응증이 되는 환자를 선별하여 시행하는 것이 가장 중요하다.

게실성 질환에 있어 복강경 수술을 시행하는 것은 숙달된 기술을 요하며, 염증이나 합병증 정도에 따라 비례하지만, 개복술로의 전환율 또한 높다. 그럼에도 현재까지 수술 후 단기 연구에서 빠른 회복과 합병증 감소 등의 장점을 확인하였다. 게실성 질환에 대한 복강경 수술은 복강경 수술 후 장기 경과에 대한 연구와 더불어 게실성 질환의 수술 적응증에 대한 연구 및 복강경술식의 발전으로 그 영역이 더욱 넓어질 것으로 기대된다.

### 4) 결장암

대장 질환 중 가장 흔한 복강경 수술의 대상은 결장암이다. 십여 년간의 논란에도 불구하고 최근 발표된 중요한 전향적 연구 결과를 바탕으로 결장암의 복강경 수술은 안전하며 대부분 조기회복에 긍정적인 결과를 보이고 종양학적 장기 성적 또한 적어도 개복 수술에 뒤지지 않는다는 결론이 얻어졌다. 이들 연구는 복강경 수술이 개복 수술의 대안이 될 수 있음을 보여준다.

#### ① 임상 연구 결과

그동안 수많은 연구가 계속되어 결장암 환자의 치료에

복강경 수술의 유용성을 보고하였지만 여기에서는 현재까지 이 분야 증거로 사용되는 잘 알려진 대규모 임상연구를 중심으로 살펴보겠다(표 40-6). 지금까지 영국의 CLASICC 연구를 제외하면 모두 결장암만을 대상으로 하였고 이 중 우측 및 에스결장이 주적응증이며 횡행결장암은 제외하였다. 그 이유는 아마도 연구 시점을 고려하면 양측 결장 만곡부를 유리해야 하며 중결장혈관주위의 림프절절제와 혈관 결찰 등이 기술적으로 까다롭고 절제 범위나 수술의 표준화를 정하기 힘든 종양의 위치 때문으로 여겨진다. 우선 예상한 바와 같이 대부분의 연구에서 수술시간(중간값)은 복강경군(95~135분)에서 개복 수술군(142~180분)보다 유의하게 오래 걸렸다. 수술 후 경구 섭취의 시작 시간이나 재원기간은 복강경군에서 유의하게 짧았지만 유럽의 COLOR, CLASICC 연구에서는 차이가 없거나 오히려 상반된 결과를 보이기도 했다. 수술 후 합병증의 발생률은 유의하게 복강경군에서 적었다는 바르셀로나 연구를 제외하고는 양군 간에 차이가 없었다. 개복 전환율은 11~25%로 국내 보고보다는 높은 편이며 일부에서 수술의 질과 결과의 신뢰성을 평가하는 데 의문을 가지기도 하는 부분이다.

가장 중요한 종양학적 결과를 보면, 획득된 림프절의 개수가 두 군 모두 10~15개로 차이가 없었으며, 전체 5년 생존율 또한 두 군 간에 차이가 없고, 같은 기간 무병 생존율도 복강경군이 개복 수술에 비하여 나쁘지 않았다. 다만 흥미롭게도 바르셀로나 연구에서 TNM 3기 환자를 대상으로 복강경군에서 확연하게 높은 생존율을 보였고(72% 대 42%), 이 결과는 이후 5년 이상 장기 추적 후에서도 확인되었다. 또한 복강경군에서 유의하게 더 나은 전체 암특이 생존율(91% 대 79%)을 보여 복강경 수술이 예후인자로 가치가 있다고 하였다. 다만 그 이유를 저자들도 설명할 수 없었고 다른 연구에서 재현된 바 없어 결과의 신빙성에는 아직 의문이 많다. 국소재발은 바르셀로나 연구에서 7~13%로 비교적 높게 나온 데 반해 나머지 연구에서는 직장암을 제외하면 모두 5% 이내이다.

이상의 대규모 연구의 결과는 현재까지 알려진 결장암의 복강경 수술의 당위성을 밝힌 가장 중요하고도 우수한 연구들이지만, 몇 가지 한계점으로는 연구 시작 시점이 대부분 1990년대 말이어서 비록 최소한의 자격 요건을 명시하였음에도 불구하고 참여한 연구자의 대부분이 복강경 수술 경험이 대조군인 개복 수술의 경험보다는 훨씬

| 표 40-6 | | 결장암의 개복 수술과 복강경 수술에 대한 무작위 전향적 비교 임상연구 | | |

| | 레이시 등<br>(2002, 2008) | COST<br>(2004, 2007) | COLOR<br>(2005, 2009) | CLASICC<br>(2005, 2007, 2010) |
|---|---|---|---|---|
| | 복강경 : 개복 | 복강경 : 개복 | 복강경 : 개복 | 복강경 : 개복 |
| 무작위 배정 비율 | 1:1 | 1:1 | 1:1 | 2:1 |
| 증례 수 | 111:108 | 435:428 | 536:546 | 273:140 |
| 추적 관찰기간(년) | 7.9 | 8 | 4.3:4.6 | 4.7 |
| 참여기관 | 단일 | 다기관(48) | 다기관(29) | 다기관(27) |
| 연령 | 68:71 | 70:69 | 71:71 | 69:69[†] |
| 성비(여) | 50%:54% | 49%:51% | 48%:46% | 44%:46%[†] |
| 복부 수술기왕력 | 36%:44% | 35%:37% | 38%:38% | |
| 수술종류 | | | | |
|   우측 결장절제술 | 49:49 | 54%:54% | 48%:46% | 45%:44% |
|   좌측 결장절제술 | 4:1 | 7%:7% | 11%:10% | 11%:16% |
|   에스결장절제술,전방절제술 | 55:55 | 38%:38% | 37%:39% | 33%:31% |
|   기타 | 3:3 | | 4%:5% | 11%:9% |
| 장벽 침윤도(T) | | | (임상병기) | |
|   T1 | 16:10 | 20%:22% | 8%:7% | 7%:5%[†] |
|   T2 | 14:13 | 24%:18% | 20%:20% | 15%:15%[†] |
|   T3 | 76:75 | 52%:55% | 66%:67% | 56%:56%[†] |
|   T4 | 5:10 | 3%:5% | 6%:6% | 15%:14%[†] |
| 개복 수술로의 전환-환자 수 | 12(11%) | 90(21%) | 91(17%) | 61(25%) |
| 수술시간-중앙값(분) | 142:118* | 150:95* | 145:115* | 180:135* |
| 실혈량-중앙값(mL) | 105:193* | | 100:175* | |
| 절개 길이-중앙값(cm) | | 6:18* | | 10:22[†] |
| 수술 후 경구섭취-중앙값(일) | 2.3:3.5* | | 3.8/2.9* | 6:6(정상식) |
| 입원기간-중앙값(일) | 5.2:7.9* | 5:6* | 8.2:9.3* | 9:9 |
| 30일 이내 사망 | 1:3 | <1%:1% | 1%:2% | |
| 합병증 | 12%:31%* | 19%:19% | 21%:20% | 26%:27% |
|   문합부 누출 | 0%:2% | | 3%:2% | 3%:3% |
|   상처 감염 | 7%:17% | | 4%:3% | 5%:5% |
|   폐렴 | 0%:0% | | 2%:2% | 7%:4% |
|   장 마비 | 3%:8% | | 2%:3 | |
| 경구, 경정맥 진통제 투약기간(일) | | 1:2*, 3:4* | | |
| TNM 병기 | | | | |
|   0 | | 5%:8% | | |
|   I | 27:18 | 35%:26% | 24%:23% | 듀크스 A 17%:16%[†] |
|   II | 42:48 | 31%:34% | 41%:44% | 듀크스 B 35%:37%[†] |
|   III | 37:36 | 26%:28% | 34%:32% | 듀크스 C 37%:35%[†] |
|   IV | 5:6 | 2%:4% | | 결측치 11%:12%[†] |
| 림프절절제 수-중앙값 | 11.1:11.1 | 12:12 | 10:10 | 14:15[†] |
| 전체 생존율 | (5년)82%:74% | (5년)76%:75% | (5년)74%:74% | (5년)58%:63% |
| 무병 생존율 | (5년)82%:74% | (5년)78%:80% | (5년)67%:68% | (5년)58%:64% |
| 종양관련 생존율 | 91%:79%* | | | |
| 수술 후 재발 | 17%:28% | 19%:22% | 105:92 | |
|   원격전이 | 7:10 | 10%:10% | 56:54 | 21%:21%[†] |
|   국소재발 | 8:14 | 2%:3% | 26:26 | 11%:9%[†] |
|   투관침 삽입(상처)부위 재발 | 1:0 | 0.9%:0.5% | 7:2 | 9:1 |

* 통계학적으로 유의한 차이를 나타낸 결과, † 대장암과 직장암을 모두 포함한 결과

적었다는 것이다. 둘째, 참여한 연구자의 수술방법별 기여도가 명확히 명시되어 있지 않아 무작위 비교 연구라 할지라도 술자의 변수bias가 있을 여지가 있다. 또 높은 개복 전환율 또한 현재 시점에서는 양질의 수술로 인정받기에 다소 의문점이 있고 횡행결장을 대상군에서 제외함으로써 전체 결장암의 수술방법의 결과를 대변하지 못한다는 것이다.

결론적으로 이러한 제한점을 고려하더라도 이제는 복강경 수술이 결장암의 치료에 개복 수술을 대신할 수 있는 종양학적 근거가 충분하며 장차 특별한 금기 사항이 아닌 경우 환자의 회복과 삶의 질을 생각할 때 선택적 치료가 될 수 있을 것으로 생각된다.

### ② 투관침 창상의 암 재발

대장암 수술 후 창상 재발은 이미 1980년대에 휴스 등이 0.68% 정도에서 발생한다고 보고하였다. 그러나 1990년대 초 복강경 수술이 대장암에 적용되기 시작하면서 1.44~1.6%의 비교적 많은 환자에서 투관침부위 암재발이 보고되었고 이 중 소수에서는 듀크스 병기 A에서도 발생하였으며, 높게는 그 빈도가 14%에 달하였다. 이후 동물 실험에서도 21%의 발생 가능성을 보여 악성종양의 복강경 수술에 경종을 울렸으며, 이 점이 복강경 대장암 수술이 초기에 확산되지 못한 걸림돌 중 하나가 되었다. 그 원인은 아직까지 불확실하지만 종양을 제거할 때나 오염된 기구가 직접 상처에 접촉하거나 복강 내로 유리된 암세포가 에어로졸 형태로 창상부위에 침착되어 발생하는 것으로 알려져 있다. 이후 보고에 따르면 이는 복강경 수술 특유의 합병증이 아니므로 종양학적 원칙을 지키고 잘 훈련받은 술자에 의해 수술이 시행되면 많은 예에서 피할 수 있는 것이라고 알려졌다. 실제로 최근 COST 연구 (clinic outcomes of surgical therapy study group trial)와 COLOR 연구에서도 5년 이상 추적한 결과 복강경군에서 0.9%, 1.5% 개복군에서 0.5%, 0.3%로 차이가 없었으며 대부분 다른 보고에서도 1% 이내의 발생률을 나타낸다. 그러나 현재 점점 수술의 빈도가 증가하고 진행된 복잡한 결장암 환자에서도 복강경 수술이 진행되는 상황을 고려하면 암부위 조작을 더 세심하게 하고, 창상 보호구를 필히 사용하며, 종양을 무리하게 제거하거나 갑작스런 복강 내 가스의 배출이 되지 않도록 주의해야 한다.

### ③ 종양의 위치 확인

복강경 수술의 특성상 장막 측에서 보이지 않는 종양을 촉감으로 확인하기는 매우 힘들다. 작은 종양이나 내시경적 점막절제술 이후 표준 수술이 필요한 경우 등에서는 종양의 위치 확인이 매우 중요하다. 실제 맹장이나 직장의 종양은 대장내시경으로 위치가 비교적 정확히 확인되지만 그 외의 결장의 종양은 복강경만으로는 많게는 14%에서 종양의 위치 판단이 잘못될 수 있으므로 수술 전 혹은 수술 중 위치 확인이 필요하다. 그 방법으로는 첫째 수술 전 내시경을 통한 병변주위 색소주입법(인디아 잉크를 종양주위 4곳에 각각 0.2cc씩 점막하 주입), 둘째 금속 클립으로 표시 후 복부엑스선촬영, 셋째 수술 전 바륨조영술, 넷째 수술 중 대장내시경 혹은 이상의 4가지 방법을 조합하는 방법이 있다.

### ④ 수술방법

#### ⅰ) 수술실 준비 사항

복강경 수술실은 많은 장비와 이를 잇는 라인들로 복잡해지기 마련이다. 그러므로 집도의와 보조의 그리고 스크럽 간호사, 마취과 의사 모두 하나의 팀으로 협력하는 것이 매우 중요하다. 이 중 마취를 위한 공간을 제외하고 집도의나 보조의가 수술하기에 가장 편하고 위치를 이동할 때에도 라인에 갇히는 일이 없도록 모든 기구를 정리하는 것이 좋다. 몇 가지 예를 들면 집도의와 카메라 조수는 되도록 환자의 같은 방향에 서서 같은 모니터를 보는 것이 좋다. 또한 초음파 지혈기나 전기소작기와 같은 에너지 기반 장비에서 나오는 모든 라인은 환자의 한쪽 어깨를 통하여 수술 테이블로 연결되게 하고, 복강경 장비와 관련된 카메라 라인, 가스 라인, 흡입 세척 라인들은 환자의 또 다른 어깨를 통하도록 하면 수술 동선에는 라인이 거

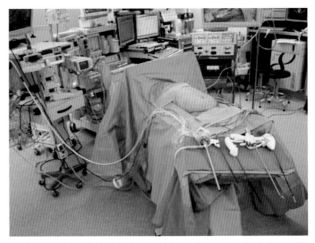

그림 40-1. 복강경 수술을 위한 수술실 준비 수술 동선 내의 공간 확보를 위해 환자의 양쪽 어깨를 따라 장비 라인들을 정리한다.

의 없게 되어 깔끔하고 안전한 수술실을 만들 수 있다(그림 40-1).

ii) 우결장절제술

술자에 따라 수술의 방법은 차이가 있으나, 특히 악성 종양에서 근본적 원칙은 비슷하다.

일반적인 환자의 체위는 머리 쪽과 왼쪽을 약간 낮추어 소장을 환자의 좌상부로 이동시키는 것이다. 투관침은 배꼽 아래에 카메라를 위하여, 좌상하복부에 술자를 위하여 그리고 우상하복부에 조수를 위한 모두 5개를 꽂아 수술한다. 수술의 시작은 영역 혈류의 조기결찰과 '비접촉술식no touch technique' 이라는 종양학적 원칙 때문은 물론이

고 복강경 수술의 특성상 내측에서 외측으로 결장을 유리해가는 것이 더 흔한 방법이다. 그 이유는 복강경과 기구가 대부분 막대와 같이 곧아 술자에 가까운 부분에서 멀어지는 쪽으로 수술하는 것이 편하고 외측을 후복막 등에 마지막까지 남겨둠으로써 체위를 이용한 장기의 견인이 용이해 더 나은 수술 시야를 얻을 수 있기 때문이라 여겨진다.

또 다른 방법으로 저자들은 조수가 충수돌기와 장간막을 각각 들어 올려 말단회장간막을 아래에서 후복막으로부터 박리하여 십이지장과 췌두부 앞쪽으로 터널을 만드는 것으로 수술을 시작한다(그림 40-2). 이는 결장혈관의

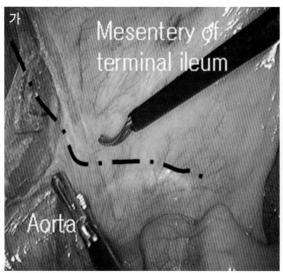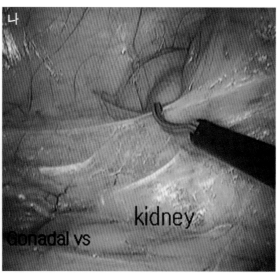

그림 40-2. 우결장절제술 **가.** 조수가 충수돌기와 소장간막을 견인하여 들어 올린 상태에서 말단회장간막을 후복막으로부터 박리를 시작한다. **나.** 말단회장간막의 박리면을 연장하여 우측 결장간막을 후복막으로부터 박리한다.

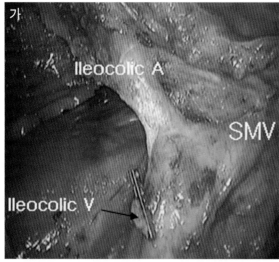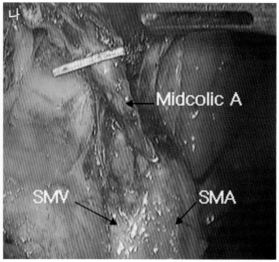

그림 40-3. 우결장절제술의 혈관결찰 **가.** 회결장혈관의 결찰 **나.** 상장간막혈관을 따라 림프절을 절제하면서 우결장동맥, 중결장혈관을 결찰한다.
SMV: 상장간막정맥, SMA: 상장간막동맥, Ileocolic A: 회결장동맥, Ileocolic V: 회결장정맥, Midcolic A: 중결장동맥

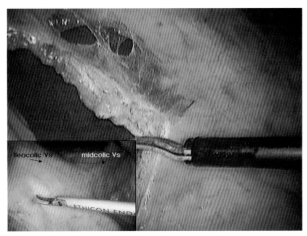

그림 40-4. 우결장절제술 중 상장간막혈관을 따라 림프절을 절제를 용이하게 하기 위해서는 조수가 회결장혈관과 중결장혈관을 지나는 장간막을 각각 견인하여 팽팽하게 유지하는 것이 중요하다. Ileocolic Vs: 회결장혈관, Midcolic Vs: 중결장혈관

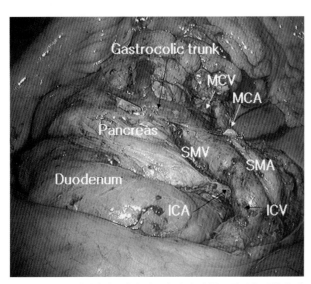

그림 40-5. 우결장절제술에서 림프절 절제 및 주요 혈관을 결찰 후에 확인되는 주요 구조물 췌두부, 십이지장, 상장간막동정맥, 중결장혈관, 우위그물막정맥을 확인할 수 있다. SMV: 상장간막정맥, SMA: 상장간막동맥, MCV: 중결장정맥, MCA: 중결장동맥, Gastrocolic trunk: 위결장정맥간, ICV: 회결장정맥, ICA: 회결장동맥

절단을 안전하게 하고 요관이나 십이지장 혹은 췌장과 같은 후복막 장기에 있을지 모를 종양의 침습을 미리 확인하여 필요한 경우 조기개복 전환을 판단하기에 유리하기 때문이다. 이후 소장을 다시 원래 위치로 옮기고 회결장혈관 아래의 장간막에 절개창을 내어 회결장혈관, 우결장동맥, 중결장혈관 순으로 혈관을 상장간막동맥 및 정맥의 기시부에서 절단한다(그림 40-3). 이때 조수가 회결장혈관과 중결장혈관이 지나는 장간막을 팽팽히 견인하는 것이 상장간혈관을 따라 결장 동정맥의 기시부에서 림프절절제를 쉽게 하는 데 매우 유용하다(그림 40-4). 특히 주

의할 부분은 우위그물막정맥을 보존한 상태로 위결장줄기정맥을 절단할 때 출혈하지 않도록 하는 것이다. 림프절을 포함한 결장혈관의 절제가 끝나면 남은 외측 결장인대들을 유리하고 배꼽의 투관침 절개를 수직으로 연장하여 적절한 크기의 절개창을 만든 후 비닐 혹은 플라스틱의 절개창 보호막을 통하여 유리된 우측 결장을 몸 밖으로 꺼낸 후 검체의 절단 및 문합을 한다(그림 40-5). 이후 문합된 소장과 결장을 복강 내로 넣은 후 창상의 봉합으로 수술을 마친다. 이때 장간막의 결손부위는 봉합하지 않아도 된다.

### iii) 에스결장절제술

에스결장절제술은 대장절제술 중 가장 쉬운 술기에 해당된다. 환자의 체위는 머리와 우측을 비교적 많이 낮추어 소장이 우상복부로 모이게 한다. 카메라와 술자를 위한 투관침의 위치는 대부분 이견이 없이 배꼽에 1개, 우측에 2개를 두지만, 조수를 위한 환자의 좌측 복부의 투관침은 술자에 따라 1~2개를 추가 사용한다. 다른 대장수술과 마찬가지로 내측에서 하장간동맥의 기시부를 절단하는 것이 우선인데 이때 조수는 상직장동맥부위를 잡고 위로 견인하면 쉽게 대동맥과 하장간동맥 사이의 무혈조직면으로 들어갈 수 있다. 이때 대동맥 전면의 교감신경총을 다치지 않도록 유의한다. 일단 형성된 후복막과 결장간막 사이의 무혈면(톨트근막Toldt's fascia)을 내측에서 외측으로 연장시키기만 하면 쉽게 하행결장과 에스결장은 후복막에서 박리되며 요관이나 생식기 혈관은 안전하게 보존될 수 있다. 원위부 절단은 종양이나 질환의 위치에 따라 대부분 결직장 이환부 혹은 상부 직장에서 선형자동문합기를 이용하여 시행하고 배꼽부위나 좌하복부 투관침절개를 연장하여 보호막을 통해 절제 결장을 몸밖으로 꺼낸 후 근위부 결장을 절단하고 원형자동문합기의 앤빌anvil을 넣고 복강 내로 다시 넣은 후 일반적인 방법으로 2중 스테이플 단단문합을 한다.

### iv) 횡행결장절제술

횡행결장절제술은 실제로는 흔히 사용되지 않는다. 그 이유는 특히 악성종양의 위치가 좌우로 치우친 경우 확대 우결장절제를 하거나 좌결장절제를 하는 경우가 많기 때문이다. 횡행결장절제술은 종양이나 다른 양성 질환이 횡행결장의 중간에 있는 경우 선택될 수 있는 수술방법이다. 적절한 절제연과 문합을 위해 양측 결장만곡부를 모두 유리해야 하며 중결장혈관의 결찰을 바로 해야 하므로 생각보다 쉽지 않은 수술이다. 환자의 체위는 양측 만곡부의 박리 시 적절히 반대로 환자의 몸을 기울여주는 것이 유리하며 조수가 중결장혈관 좌우의 결장간막을 긴장되게 들어 올려 쉽게 혈관의 기시부를 절단하게 하는 것이 중요하다. 중결장혈관이 모두 절단되면 췌장 상부 결장간막을 절개하여 소낭 안으로 진입하는 것이 쉽게 다음 박리면을 찾는 데 유리하다. 이 수술법의 주의점은 결장의 절제 자체뿐 아니라 유리된 결장을 체외로 꺼내서 긴장 없이 안전하게 문합하기 위해 개복 수술보다 더 충분히 좌우 결장을 박리해야 한다는 것이다. 문합방법도 다양하여 손으로 단단문합을 하거나 기능적 단단문합, 선형봉합기 3개를 이용한 삼각 단단문합 그리고 원형문합기와 선형봉합기를 이용한 단-측 혹은 측-단 문합을 할 수 있다.

### v) 좌결장절제술

이 수술의 적응증으로는 횡행결장 말단부, 비장만곡부 혹은 하행결장의 종양이나 기타 질환들인데, 특히 악성종양에서 림프절의 절제 범위가 다른 위치의 그것보다 확실히 정해지지 않았다. 그 이유는 혈관의 분포가 비교적 드물고 중결장동맥과 하장간동맥 간의 해부학적 위치가 멀어 완전절제 후 문합이 기술적으로 어렵기 때문이다.

수술의 방법은 우선 환자를 머리 쪽과 우측을 아래로 기울이고 내측에서 좌결장동맥을 하장간동맥에서 기시하는 부분에서 절단하고 무혈조직면을 따라 좌측 결장을 후복막에서 박리한다. 그다음 췌장하연과 횡행결장간막을 잇는 인대를 절개하여 소낭으로 진입한 후 결장의 남은 외측 복막과 대망을 절단하여 양측 절제연을 충분히 확보하고 체외에서 결장의 절제와 문합을 하게 된다. 종양의 위치에 따라 가까운 쪽의 주혈관 기시부의 림프절을 절제하는 것이 권장되며 기술적으로 양측 주혈관 기시부를 모두 절제할 경우 긴장 없이 문합하기는 어렵다. 문합의 방법은 횡행결장절제 시와 같이 다양하게 이루어질 수 있다.

## (4) 기타 저침습적 결장절제술

### 1) 손보조 복강경 결장절제술

복강경 대장절제술이 가지는 기술적 한계를 쉽게 극복하고 검체 제거를 위한 절개가 결국은 필요하다는 데 착안하여 여러 가지 보조장치를 이용하여 기복을 유지하면서 한 손을 복강 내에 넣어 수술하는 방법을 말한다. 상처

를 작게 하는 복강경 수술의 장점과 개복 수술에서와 같은 술자의 촉감을 얻을 수 있고 기구들의 단점을 손으로 보상하여 수술시간을 줄일 수 있다고 생각되어 특히 서구에서 활발히 시행되고 있다. 2008년 발표된 마르첼로 등이 주도한 최소침습치료적 시험에서 에스결장절제술과 전결장절제술을 대상으로 손보조 복강경군 47명의 환자와 순수 복강경군 48명의 환자에서 전향적 연구를 실시했다. 그 결과 손보조 복강경이 조기 회복을 방해하지 않으면서도 수술시간을 30분 이상 단축하고 개복 전환율도 12.5%에서 2%로 줄일 수 있었다고 한다. 대만의 강 등에 의하면 손보조 복강경 결장절제술과 개복 결장절제술을 비교하였을 때 손보조 복강경군에서 수술 후 통증이 적고, 회복이 유의하게 빠르며 재원일수를 감소시켜 복강경 수술의 장점을 유지할 수 있다고 하였다. 2002년 발표된 타르가로나 등의 보고에 의하면 손보조 복강경 결장절제술과 일반적인 복강경 결장절제술을 비교하였을 때 혈중 IL-6나 CRP의 증가가 유의하게 손보조 복강경군에서 높아 임상적인 의의를 나타내지는 못했지만 염증 반응이 더 많음을 알 수 있다. 결론적으로 손보조 복강경 수술은 순수 복강경 수술에 비견할 만하지만 수술 시작부터 절개창을 내야 하며 수술 중 장관의 조작도 상대적으로 많아 잠재적인 단점을 가지고 있다. 그러므로 기술적으로 어려움이 있는 복잡한 결장 질환에서 선택적으로 시행된다면, 상호보완적인 또 하나의 수술방법이 될 수 있다.

### 2) 단일절개복강경 수술

2006년 이후 무흉터 수술이라는 새로운 장르의 수술법이 도입되었지만 대부분 실험적 단계에 그쳤고 이 방법이 특히 대장과 같은 큰 장기의 수술은 매우 어렵다는 것을 알게 되었다. 따라서 반사적으로 이러한 개념을 이용하여 배꼽(태생학적 자연개구부)의 단일절개법을 기존의 복강경 수술에 접목하는 방법이 고안되었다. 2008년 램지 등이 맹장 선종 환자에서 우측 결장절제술을 보고한 이후로 적은 증례이긴 하나 꾸준히 그 결과들이 알려지고 있다.

최근 샴페인 등이 발표한 단일절개복강경 수술과 일반적인 복강경 수술의 비교 연구(각 29예)에서는 단일절개복강경 수술군에서 수술시간이 더 길었다. 초기 수술 후 경과는 양 군 간 차이가 없었으며 약 14%에서는 기존의 복강경 수술로 전환이 필요했다고 발표하였다. 그 외 파파콘스탄티노 등(2011)과 간디 등(2010)은 재원기간이 단일절개복강경 수술군에서 기존의 복강경군보다 짧았다

고 하였으나 현재 발표된 연구 결과를 종합해보면 수술시간이 길고, 0~30%에서는 추가적 투관침이 필요하며, 상처의 미용적 효과 이외의 임상적 의의를 찾기 힘들다. 앞으로도 과연 몇 개의 투관침을 사용하지 않는 점이 얼마만큼의 임상적 효과를 가지게 될지는 여전히 후속 연구의 결과를 기다려보아야겠다.

### 3) 로봇 수술

수술용 로봇은 복강경 수술의 몇몇 제한점을 해결할 수 있는 장점, 즉 3차원 고화질 영상과 내시경 관절Endowrist 기능으로 대변되는 기구들의 높은 운동 자유도 그리고 안정되고 세밀한 술자 중심의 통합 제어기능을 기반으로 일부 술자에 의해 결장 수술에 사용되고 있으나 아직은 기존의 복강경 수술에 비하여 더 긴 수술시간과 많은 비용 그리고 비슷한 임상 결과로 큰 호응을 얻지는 못하고 있다. 이러한 수술용 로봇은 비교적 충분히 성숙한 복강경 수술에 비하여 아직도 진화단계에 있으며 더욱 발전된 로봇이 개발되고 비용이 절감된다면 새로운 수술 영역이 될 수도 있을 것이다.

### (5) 결론

약 한 세대에 걸친 수많은 논란에도 불구하고 현재 결장 질환의 치료에 복강경 수술과 기타 저침습적 수술 방법은 개복 수술을 대체할 만한 치료법으로 인정되고 있다. 그 이유로는 무엇보다 빠른 환자의 회복이다. 악성종양에 있어서도 다양한 종양학적 원칙을 충분히 지키면서 이러한 기능적 장점을 얻을 수 있다고 대규모 연구에서 밝혀진 바 있다.

이렇게 복강경 수술이 보편화된 시점에서 생각해보아야 할 점은 앞으로 어떻게 이를 더 발전시킬 수 있을까 하는 것이다. 교육의 체계화와 수술의 표준화를 통해 향후 외과 의사들에게는 보편적으로 재현가능한 술기를 전달함으로써 더 많은 환자들에게 양질의 맞춤형 의료를 제공할 수 있을 것으로 생각되며 기술의 발전을 통해 계속해서 수술의 발전으로 이어질 수 있도록 다 같이 노력해야겠다.

## 2. 직장

### (1) 서론

복강경 수술은 1985년 독일의 에리히 뮈헤에 의하여 담낭절제술에 처음 적용된 이후 그 적용범위가 점차 확대되어 현재는 거의 모든 복부 수술에 적용되고 있다. 결직장 수술에도 1991년 제이콥스 등에 의해 복강경 결장절제술이 처음 발표되었다. 이후 복강경 수술은 양성 결직장 질환에는 쉽게 적용이 되었으나, 악성 질환에 대한 적용에는 투관창 재발 등을 포함한 종양학적 안전성에 대한 문제로 많은 제한이 있어왔다. 그러나 2004년 COST(clinical outcomes of surgical therapy) 연구 그룹의 전향적 연구 결과가 발표되면서, 복강경 결장암 수술은 결장암에 대한 개복 수술의 대안으로 인정받게 되었다.

반면 직장암의 경우, 대부분의 전향적 연구에서 제외되었기 때문에 복강경 직장암 수술의 안전성에 대한 기준이 마련되어 있지 않은 상태였다. 그러나 유일하게 직장암을 포함한 전향적 다기관 연구이었던 영국의 Medical Research Council(MRC) Conventional versus Laparoscopic-Assisted Surgery in Colorectal Cancer(CLASICC) 연구의 결과-복강경 수술이 개복 수술과 비교하여 장기 종양학적 결과가 못지 않고 비슷하다-가 2007년과 2010년에 발표되면서 직장암 복강경 수술도 안정성을 인정받게 되었다. 한국에서 2010년에 Lancet Oncology에 발표한 항암화학방사선치료 후 중하부 직장암에 대한 복강경 수술과 개복 수술의 비교(COREAN 연구)에서도 종양학적 절제의 안정성을 증명하여 이를 뒷받침하였다.

최근 국내외의 대부분 의료기관에서 직장암 수술에 복강경을 적용하는 비율이 증가하고 있고, 특히 한국에서는 2008년도 심평원의 자료에 의하면 전체 직장암 수술의 48.1%가 복강경으로 이루어지고 있다고 한다. 앞으로도 직장암 수술에서 복강경 수술의 비중이 계속 높아질 것으로 생각하며, 궁극에는 결장암 수술에서와 같이 개복 수술의 대안이 될 것이라고 확신한다.

여기서는 현재까지 발표된 복강경 직장암 수술의 연구 결과와 필자의 경험을 바탕으로 직장암에 대한 복강경 수술의 금기와 개복술로의 전환, 복강경 직장암 수술의 습득곡선, 암 수술로서의 적합성, 수술 후 경과 및 만성 합병증, 종양학적 장기 결과에 대해 간략하게 설명하고, 실제 임상에서 가장 많이 시행하고 있는 복강경 저위전방절제술, 복강경 복회음절제술 그리고 복강경 경복 경항문 직장에스결장절제술 및 결장항문문합술의 술기에 관해 기술하려 한다.

### (2) 복강경 수술의 금기와 개복 수술로의 전환

천공, 폐쇄증 등으로 응급수술이 필요하거나 기복을 유지하지 못할 만큼 환자의 심폐기능이 매우 좋지 않은 경우를 제외하면, 엄밀하게 이야기해 복강경 수술의 절대적 금기는 없다. 하지만 복부팽만 혹은 과거 다수의 복부 수술 기왕력으로 인한 심한 유착 등으로 복강경을 삽입하기가 어렵거나, 삽입하더라도 시야 확보가 어려운 경우에는 복강경 수술의 상대적 금기로 개복 수술이 집도의나 환자에게 유익할 것이다. 또한 종양이 지나치게 커서 골반강 내에서 복강경 기구의 조작이 어려운 경우나 주위조직 또는 장기로의 암 침윤, 악성 누공이 있는 경우도 복강경 수술보다는 개복 수술을 고려해야 하는 상대적 금기에 해당한다.

그러나 최근에는 이러한 상대적 금기의 벽이 엷어지고 있다. 종양이 크거나, 주위조직에 침윤이 있다면 개복하에서도 근치적 절제를 하기 어렵기 때문에 수술 전에 영상진단(자기공명영상, 혹은 컴퓨터단층촬영)으로 암의 침윤도를 정확히 판단한 다음 수술 전 방사선치료나 항암화학치료 혹은 항암화학치료와 방사선치료의 병행요법으로 암의 병기를 낮추거나 종양의 크기를 줄인 후 다시 판단하여 복강경 수술 가능 여부를 결정한다. 폐쇄성 직장암으로 상부 결장이 팽창되어 있을 경우에는 스텐트를 삽입하여 감압한 후 복강경 직장암 수술을 시행하기도 한다. 만일 스텐트 삽입이 효과가 없거나 스텐트 삽입에 실패한 경우에는 횡행결장루를 먼저 설치하는 다단계 수술법을 고려할 수 있다. 이러한 경우에는 팽창된 결장 감압 이후에 정확한 수술 전 병기를 얻음으로써 필요한 경우 앞서 언급한 수술 전 치료로 직장암의 병기를 낮추어 근치적 복강경 수술을 시행할 수 있다.

복강경 직장암 수술 중 개복술로의 전환은 보고에 따라 3.0~34%로 보고되고 있다. 일부 연구자들은 개복으로의 전환은 복강경 수술의 이점이 없어지고, 개복 수술 환자보다 예후를 나쁘게 할 수 있다고 하였다. 그러나 이는 환자 선택을 무리하게 했거나 복강경 수술의 성공에 집착해 복강경 술기를 무리하게 적용하였기 때문일 것이다. 이런 점은 집도의의 정확한 상황 판단으로 극복할 수 있다고 생각한다. 물론 철저한 수술 전 영상진단에 의하여 정확한 병기를 알고 수술에 임해야 하겠지만, 만약 복강경 시야에서 복강경 수술의 적용이 불가능하다고 생각되면, 개복을 할 것인지 아니면 수술을 더 진행하지 않고 병기나

암의 크기를 줄일 수 있는 수술 전 치료를 먼저 시행해야 할 것인지를 결정해야 한다. 항상 환자에게 가장 필요한 것은 복강경 수술이냐 개복 수술이냐가 아니라 암 수술 원칙을 철저히 지키는 안전하고 효과적인 수술이라는 점을 명심해야 환자에게 최상의 치료를 시행할 수 있다.

### (3) 복강경 결직장암 수술의 습득곡선

결직장암 수술에서 집도의의 경험은 중요한 예후인자 중에 하나이다. 특히 복강경 수술은 개복 수술에 비해 술기가 더 복잡하기 때문에 집도의의 복강경 수술 경험은 예후와 관련이 있을 수 있다. 습득곡선의 초기 연구들에서는 수술시간의 감소 추세를 고려하여 안정화되는 시점을 습득곡선의 극복 시점으로 정의하여 11~50예의 수술 경험이 필요하다고 제시하였다.

그러나 첸 등은 복강경 수술의 경험이 누적될수록 수술시간과 수술 합병증이 증가할 수 있다고 하였다. 이 이유는 복강경 수술에 익숙해질수록 진행된 암에 대해서도 수술을 시도하게 되고, 수술 중 합병증이 발생하는 경우에도 바로 개복으로 전환하지 않고 복강경하에서 해결하는 경우가 많아지기 때문이라고 하였다. 따라서 슐라타 등은 습득곡선을 평가하기 위하여 수술시간의 변화와 함께 개복으로의 전환, 수술 중·후 합병증, 수술 후 입원기간 등 다양한 수술 경과까지 고려한 다각적 분석을 해야 할 필요성을 제시하였다. 또한 기계적 품질관리*quality control*를 위하여 고안된 누적합*cumulative sum; CUSUM* 기법을 이용하거나 더 나아가 이의 단점을 보완한 위험인자-보정 누적합*risk-adjusted CUSUM* 기법으로 습득곡선을 평가하는 시도가 이어졌다. 이들 보고들에서 습득곡선 극복에 필요한 경험은 30~62예 혹은 많게는 75예까지 보고하고 있다. 그러나 위의 경우는 대부분 복강경 수술이 아직까지 표준술식으로 인정받기 전 개척자들에 의하여 수술이 발전되어가는 시기의 결과이다. 앞으로는 복강경 결직장암 수술이 표준화되어 보편화되고 복강경 수술을 가르칠 수 있는 외과의가 많아진다면, 전공의 과정에서 개복 수술을 배우듯이 배워가게 될 것이고, 습득곡선에 대한 관심은 줄어들 것이다.

### (4) 암수술로서의 적합성

복강경 수술도 그 원칙은 개복 수술과 같다. 다만 접근 방법이 다를 뿐이다. 암을 수술하는 경우, 어떤 암 수술에

서든지 종양학적 수술 원칙을 준수해야 한다. 결직장암에서도 마찬가지이다. 직장은 결장과 비교하여 해부학적으로 좁은 골반강 내에 위치하고 있어 개복하에서 수술하는 경우 시야 확보가 어렵고, 기구의 적용이 어렵다. 그러나 복강경을 사용하는 경우 좁은 골반강에 대한 확대된 영상을 술자에게 제공하고, 개복술에서 사용하는 기구에 비하여 가늘고 긴 복강경용 수술기구를 사용함으로써, 골반강의 깊은 곳까지 정확하게 접근할 수 있어 직장암 수술의 원칙인 전직장간막절제술을 오히려 쉽게 이행할 수 있게 한다. 뿐만 아니라 골반강 자율신경을 쉽게 식별하여 보존할 수 있게 한다. 이러한 복강경 수술의 특성상 직장암에서 암 수술로서의 적합성에는 아무런 문제가 없다고 생각한다. 그러나 이러한 점이 인지되기 전에는 암 수술로서의 적합성에 많은 의문이 존재했다.

암 수술로서의 수술의 완벽도를 검정하는 방법으로 대부분의 논문에서 수술표본을 병리학적으로 비교 분석하였다. 즉 수술표본에서 채취한 림프절의 수, 암으로부터 근위연 및 원위연까지의 길이, 그리고 측면연의 암조직 침윤률이나 길이를 비교하였는데 거의 모든 연구 결과가 개복술과 비교하여 차이가 없는 것으로 발표되었다. 결직장암에 대한 복강경 수술과 개복 수술을 비교한 전향적 무작위 다기관 임상연구 중 유일하게 직장암 환자를 대상에 포함하고 있는 연구는 1996년부터 시작된 영국 의학연구위원회Medical Research Council; MRC의 CLASICC (conventional versus laparoscopic-assisted surgery in colorectal cancer) 연구이다. 이 연구의 2005년 발표에 의하면 전직장간막 절제술의 시행률은 복강경군이 높았다 (79% 대 67%). 그러나 병리조직 표본으로 직장간막 측면연 침윤율을 비교한 결과, 특히 전방절제술의 경우 통계적으로 유의하지는 않았으나 복강경군에서 높았다(12% 대 6%, P = 0.19). 이 때문에 직장암에 일반적으로 복강경 수술을 적용할 수는 없다고 결론지었다. 그러나 이들이 모집한 자료는 복강경 결직장암 수술을 단 20예 이상 경험한 외과의를 기준으로 삼았기 때문에 이들의 자료로 복강경군의 측면연 침윤률을 판단한다는 것은 문제가 있다. 아마 위에서 언급한 습득곡선을 완전히 극복한 외과의의 집단에서 자료를 수집했다면, 이보다 우수한 결과가 나왔을 것이다. 그 예로 단일기관 전향적 무작위 임상연구를 비교적 빨리 시작한 홍콩의 룡 팀의 연구 중 상부 직장암 환자만 따로 분리하여 최근 발표한 내용을 보면, 조직표

본에서 채취한 림프절 수(11.5±7.9 대 12±7.0)와 측면연 침윤률(2.6% 대 1.3%)이 두 군 간에 차이가 없었다. 오히려 최근 구바스 등은 수술표본을 비교한 연구에서 복강경이 좋은 시야를 제공하기 때문에 개복술에 비하여 보다 완벽한 수술을 시행할 수 있다고 하였다. 최근 우리나라에서 강 등이 Lancet Oncololy에 발표한, 수술 전 항암방사선 병합치료를 받은 중하부 직장암 환자를 대상으로 한 다기관 전향적 무작위 임상연구인 COREAN 연구에서는 통계학적으로 유의한 차이는 없지만 오히려 측면 침윤율이 복강경군에서 더 낮은 것으로 보고하였고(2.9% 대 4.1%, P = 0.770), 절제된 림프선의 수, 수술 후 합병증에서도 유의한 차이가 없음을 보고하여 복강경 직장암 수술의 적합성을 뒷받침하고 있다.

### (5) 수술 후 경과와 만성 합병증

결직장암에 대한 복강경 수술도 다른 복강경 수술과 마찬가지로 최소침습 수술의 장점을 가진다. 우선 복벽의 상처가 작아 미용상으로 우수하며, 수술 후 창상합병증이 감소한다. 역시 같은 이유로 수술 후 통증이 경미하고 폐기능이 잘 보존되어 폐합병증의 발생이 적다. 카메라와 모니터 시스템의 발달로 선명하고 확대된 시야하에서 세밀한 조직박리가 가능하기 때문에 수술 중 출혈량이 개복술에서보다 적다. 또한 장관에 대한 조작이 개복술에 비하여 적기 때문에 수술 후 장 마비가 빨리 회복되어 식이섭취가 빨라지고 입원기간이 단축될 수 있다.

아지즈 등은 2004년까지 발표된 20개의 논문을 메타분석하여 복강경 직장암 수술을 개복 직장암 수술과 비교해 기술했는데, 수술시간이 유의하게 긴 것을 제외하면, 수술 후 회복기간의 임상지표는 모두 복강경으로 수술하는 경우가 환자에게 유의하게 유리하였다. 즉 수술이 끝난 시점으로부터 장루기능 회복까지의 기간, 고형식이 가능까지의 기간, 퇴원까지의 기간이 개복군에 비해 복강경군에서 유의하게 짧았다. 수술 후 조기합병증과 만성 합병증의 빈도는 모두 유의한 차이가 없었다. 복회음절제술을 받은 환자만을 비교했을 경우에는 위의 사실 외에 복강경군에서 수술 후 비경구 진통제의 투여량이 유의하게 적었고 수술 후 합병증 중 창상 감염의 빈도가 개복군에 비하여 유의하게 적었다. 위에서 언급한 영국의 MRC CLASICC 연구에서 직장에 대한 보고만 요약하면 수술 중 합병증은 복강경군 14%, 개복군 13%로 통계적 차이

가 없었고, 수술 후 합병증도 40%와 37%로 차이가 없었다. 그러나 수술 후 폐합병증의 빈도가 10%와 4%로 복강경군에서 유의하게 많이 발생하였는데 그 이유를 긴 수술시간 때문이라고 하였다. 이는 다른 보고와 상이한 부분이다.

직장암 수술 중 항문보존술을 시행하는 경우 가장 문제가 되는 합병증은 문합부 누출인데, 이 합병증의 발생빈도도 통계적으로 차이가 없었다(10% 대 7%). 홍콩의 응 등이 단일 기관에서 시행한 무작위 전향적 임상연구 결과를 보면, 상부 직장암 수술인 경우 수술시간은 복강경군이 213.7분, 개복군이 154.0분(p<0.0001)으로 복강경군이 유의하게 길었고, 복회음절제술을 시행한 하부 직장암의 경우도 복강경군이 213.5분, 개복군이 163.7분(p<0.001)으로 복강경군에서 유의하게 길었다. 수술 중 수혈량은 복강경군이 적었으나 통계적으로 유의하지 않았다. 수술 후 합병증은 상부 직장암의 경우 복강경군과 개복군이 각각 30.3%와 31.2%(P=0.903)로 차이가 없었고, 복회음절제술을 시행한 하부 직장암의 경우에도 각각 45.1%와 52.1%로 역시 차이가 없었다. 이는 같은 팀인 륭 등이 2004년에 상부 직장과 에스결장암을 대상으로 연구한 보고에 비하면 그 발생빈도가 상당히 높다. 그만큼 직장암 수술이 어렵다는 사실을 나타내는 결과라고 할 수 있겠다. 폐합병증의 빈도는 두 군 간에 유의한 차이가 없었고, 상부 직장암 수술 후 문합부 누출이 복강경군이 1.3%로 개복군의 5.2%에 비하여 상당히 낮았으나 통계적으로 유의하지 않았다. 재수술률도 복강경군이 낮았으나 통계적으로 유의하지 않았다. 수술사망률도 상부 직장암에서 복강경군과 개복군이 각각 2.6%와 3.9%로 차이가 없었고, 하부 직장암에서도 각각 2.0%와 2.1%로 차이가 없었다. 특히 이들은 2009년에 10년 동안 추적한 자료로 수술 후 장기간이 지나서 발생할 수 있는 합병증의 빈도를 비교하여 발표했는데, 전체 만성 합병증의 빈도는 복강경군과 개복군이 각각 10.8%와 25.7%(P=0.012)로 복강경군이 유의하게 낮았다. 이 수술 후 만성 합병증 중 유착과 관련이 있는 장폐쇄증의 빈도는 복강경군에서 2.7%, 개복군에서 18.9%(P=0.001)로 복강경군에서 훨씬 낮았고, 그 증상의 강도와 횟수도 복강경군에서 훨씬 가벼웠다. 그러나 복벽탈장의 빈도는 복강경군과 개복군이 각각 5.5%와 6.8%(P=0.520)로 차이가 없었다.

우리나라의 강 등이 발표한 전향적 무작위 다 기관 임상연구의 결과도, 수술시간이 유의하게 긴 것을 제외하면 수술 중 후 다른 임상지표는 복강경 수술군이 개복 수술군보다 우수하거나 같았다. 즉 수술시간은 244.9분과 197.0분으로 복강경군이 유의하게(p<0.0001) 길었던 반면, 수술 중 출혈량은 200.0mL와 217.5mL로 복강경군이 적었고, 수술 후 장운동 회복 지표의 하나인 통기까지의 시간은 복강경군이 38.5시간으로 개복 수술의 60.0시간과 비교하여 유의하게(p<0.0001) 빨랐으며, 진통제 사용량도 복강경군에서 107.2mg으로 개복군의 156.9mg과 비교하여 유의하게(p<0.0001) 적었다. 그 외, 입원기간과 조기합병증 발생빈도는 유의한 차이를 보이지 않았다.

이상 기술한 내용들을 요약하면 수술시간이 긴 것을 제외하면 직장암 수술 후 장, 단기 경과는 모든 면에서 복강경 수술이 개복 수술과 비교하여 환자에게 같거나 유리한 것을 알 수 있다. 또한 수술 후 수술표본을 분석한 결과도 암 수술의 완벽도 면에서 복강경 직장암 수술이 개복 수술과 비교하여 못하지 않음이 밝혀졌다.

### (6) 장기 종양학적 결과

가장 광범위한 연구인 영국의 MRC-CLASICC 연구의 3년 추적 종양학적 결과를 보면, 앞서 언급한 바와 같이 복강경군의 측면연 침윤률이 높았는데도 불구하고 두 군 간의 생존율(74.6% 대 66.7%, P=0.17), 무병생존율(70.9% 대 70.4%, P=0.72), 국소재발률(7.8% 대 7.0%, P=0.70), 창상재발률(2.5 대 0.6%, P=0.12)에 차이가 없었다. 그 결과 단기 결과와 병리학적 비교만을 하였던 2005년의 발표에서는 회의적이었던 결론이 생존율 등의 장기 결과를 비교한 2007년 제인 등의 발표에서는 직장암에서도 복강경 수술을 계속하여 사용할 수 있을 것이라는 결론으로 바뀌었고, 이는 2010년에 같은 저자들에 의해 발표된 5년 추적검사에서도 확인되고 있다.

1993년부터 2002년까지 모집한 403명의 직장에스결장암 환자 중 상부 직장암 환자 153명만 9년 이상 추적하여 연구한 홍콩의 응 등의 연구 결과를 보면 국소재발률(7.1% 대 4.9%, P=0.677), 전신재발률(12.3% 대 18.1%, P=0.366), 10년 생존가능률(63.9% 대 55.1%, P=0.303), 10년 암-특이생존가능률(83.5% 대 78.0%, P=0.595), 10년 무병생존가능률(82.9% 대 80.4%, P=0.698)에서 통계적으로 차이가 없었고, 창상재발은 두 군 모두에서 없었다고 발표하였다. 한국에서도 복강경 직장암에 대한 수술이 아주 일찍부터 시행되어왔고, 최근 들어 복강경 직장암 수술에 호의적인 장기 추적 결과가 계속 발표되고 있다.

### (7) 직장암의 복강경 수술

#### 1) 수술 전 준비

환자는 수술 2일 전 장세척을 실시하는데, 방법은 개복 수술 시와 같다. 일시적 회장루조성술을 실시할 경우를 대비하여 회장루의 적절한 위치를 수술 전에 미리 환자 복부에 표시한다. 항생제는 마취 유도과정에 정주한다.

#### 2) 수술실 준비와 환자의 자세

전신마취하에서 환자의 양팔을 몸에 붙인 상태로 혹은 오른팔은 몸에 붙이고 왼팔은 직각으로 편 상태로 수술대에 고정시킨다. 자세는 앙와위를 취하게 하고, 다리는 약 30~40도로 벌린다. 다리를 벌리지 않고 수술을 진행하다가 필요할 때에 다리를 벌리기도 한다. 피부준비 후 소독포를 덮은 다음 수술 시 사용할 모든 기구를 준비한다. 좌결장간막의 박리, 하장간막동맥의 기시부 결찰, 전직장간막절제 및 직장절단과 문합 시 환자는 트렌델렌부르크 자세로 15~25도, 우측으로 10~15도 경사지게 한다. 이때 수술자는 환자의 오른쪽에 위치하고, 카메라 조수는 수술자의 왼쪽에 위치한다. 제1조수는 환자의 왼쪽에, 간

호사는 제1조수의 왼쪽에 위치한다. 주모니터는 수술자와 카메라 조수의 맞은편에, 보조 모니터는 제1조수와 간호사의 맞은편에 위치시키고, 복강경 세트는 카메라 조수의 뒤쪽에 위치하게 한다(그림 40-6).

비장만곡부를 포함한 좌측 결장의 유동화 시에는 앙와위 자세에서 다리를 약 30~40도 벌리고 머리부분을 위로 기울게 한다. 만약 무릎을 조금이라도 올리면 수술 중 술자의 손과 부딪치게 되어 수술 진행에 적지 않은 방해가 되므로 올리지 않고 옆으로 벌리기만 하는 것이 좋다. 이때 술자는 환자의 다리 사이에 위치하고, 카메라 조수는 환자의 오른쪽, 술자의 왼쪽에 위치한다. 제1조수는 카메라 조수의 왼쪽에 위치하고, 간호사는 환자의 왼쪽에 위치한다. 이때 주모니터는 수술자 및 카메라 조수에게 좋은 시야를 제공할 수 있도록 환자의 좌측 어깨쪽으로 이동시킨다(그림 40-7).

#### 3) 기복과 투관침 설치

배꼽 직상부의 피부에 11mm 크기의 종절개를 가하고 베레스Veress 침을 이용하여 이산화탄소 가스를 주입하여 기복을 형성한다. 복강 내압은 처음에는 14mmHg, 기복이 완성되면 11~12mmHg로 한다. 투관침은 5~6개를 설치하는데, 앞서 언급한 배꼽 직상부에 11mm, 우하복

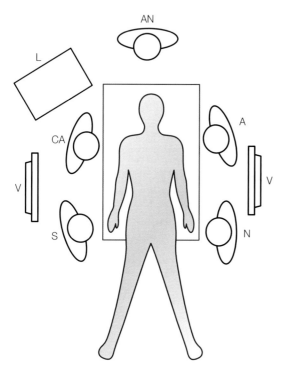

그림 40-6. 환자의 자세와 수술실 인원의 배치도 S: 수술자, A: 제1조수, CA: 카메라 조수, N: 간호사, AN: 마취과 의사, V: 모니터, L: 복강경 세트

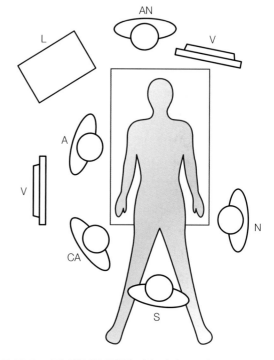

그림 40-7. 비장만곡부를 포함한 좌측 결장 유동화 시의 환자 자세와 수술실 인원의 배치도 S: 수술자, A: 제1조수, CA: 카메라 조수, N: 간호사, AN: 마취과 의사, V: 모니터, L: 복강경 세트

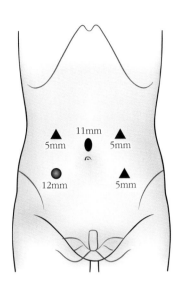

그림 40-8. 투관침 위치 설정 배꼽 직상부에 11mm, 우하복부에 12mm 직경의 투관침을 설치하고, 좌하복부, 우상복부, 좌상복부에 각각 5mm 직경의 투관침을 설치한다.

부에 12mm, 좌하복부에 5mm, 우상복부에 5mm, 좌상복부에 5mm 직경의 투관침을 설치한다. 골반 박리 시 필요하면 치골 상부에 5mm 투관침을 추가로 설치한다(그림 40-8).

### 4) 복강경 직장 수술의 기본 요령

수술을 진행하기 위해서는 가능한 한 좋은 시야를 확보해야 하는데 이를 위해 환자가 누워 있는 수술대의 수평각을 수술부위에 따라 적절하게 변화시키고 복강경용으로 고안된 견인기를 사용하면 대부분의 필요한 시야를 확보할 수 있다. 시야가 확보되면 적절한 곳에 절개선을 가해야 하는데 개복술에서와 같이 견인과 대항견인으로 절개할 부위를 노출하여 절개선을 가하기도 하지만 결장의 풍부하고 넓은 장간막이나 대망을 절개하거나 박리할 때는 두 곳만을 견인하기보다는 한 군데 더하여 삼각형 모양으로 견인하는 것이 편리하다. 절개선을 가한 후 주위 조직으로부터 결직장을 분리할 때에는 반드시 발생학적 무혈관층을 따라 박리해야 한다.

### 5) 복강경 직장 수술의 실제

### ① 복강경 저위전방절제술

#### i) 좌결장간막의 박리와 하장간동맥의 기시부 결찰

트렌델렌부르크 자세로 15~25도, 우측으로 10~15도 경사지게 한다. 에스결장간막을 좌전측으로 견인하면서 천골곶 앞쪽의 복막에 절개선을 가하고 복부대동맥을 따라 하장간막동맥 쪽으로 절개선을 연장한다. 이때 복부대동맥의 전면에 하복신경총을 확인하고 손상을 주지 않도

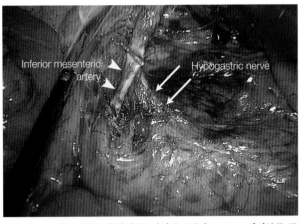

그림 40-9. 하장간막동맥(화살촉) 기시부로부터 1~2cm 원위부를 클립으로 3중결찰하고 원위부 클립 사이를 절단한다. 이때 하복신경(화살표)에 손상이 가지 않도록 주의한다.

록 주의해야 한다. 하장간막동맥의 기시부까지 조심스럽게 박리하여 기시부의 약 1~2cm 원위부를 클립으로 3중결찰하고 원위부 클립 사이를 복강경용 가위로 절단하거나, 또는 2중 결찰하고 그 사이를 초음파 절삭기 혹은 혈관봉합장치를 사용하여 절단한다(그림 40-9). 절단된 하장간막동맥을 포함한 좌결장간막을 견인하면서 절개선을 십이지장 외연을 따라 연장하여, 하장간막동맥의 외측에 있는 하장간막정맥을 찾아 좌결장정맥이 합류하는 부위의 근위부를 같은 방법으로 절단한다. 이어 좌측 결장간막을 후복막으로부터 박리하여 들어 올린다. 이때 반드시 장간막과 톨트근막 사이의 발생학적 무혈관층을 따라 박리해야 하는데 이는 결장간막과 후복벽 간의 분리가 쉬울 뿐만 아니라 필요 없는 출혈이나 요관, 성선혈관, 신장을 포함한 제로타근막 등에 대한 손상을 방지할 수 있기 때문이다. 결장간막과 후복벽 사이 분리 범위는 좌측으로는 제로타근막을 지나 하행결장이 나타날 때까지, 머리쪽으로는 췌장하연이 나타날 때까지이다. 위의 단계가 끝나면 에스결장과 하행결장을 우측으로 견인하면서 톨트선을 따라 복막을 절개하여 후복벽으로부터 분리한다. 이때 하행결장을 비장만곡 직하방까지 유동화해놓는 것이 좋다.

#### ii) 비장만곡부를 포함한 좌측 결장의 유동화

환자의 머리부분을 위로 기울게 하여 비장만곡과 좌측 횡행결장을 노출한다. 횡행결장이 충분히 노출되면, 대망의 좌측 반을 횡행결장으로부터 분리한다. 비장만곡 가까이 가면 비장과 대망, 결장이 서로 단단하게 붙어 있는 경우가 있는데, 이때는 비장막에 손상을 주지 않도록 주의

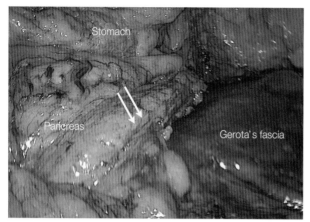

그림 40-10. 횡행결장의 장간막을 췌장하연(화살표)으로부터 분리한다.

하면서 각각을 분리한다. 대망의 분리가 충분히 이루어지고 비장만곡이 비장으로부터 충분히 분리되었다고 판단되면, 횡행결장의 장간막을 췌장하연으로부터 분리한다(그림 40-10). 근위부 절단 후 문합에 사용할 결장의 길이가 충분하다고 예견되면 이 부분은 생략해도 무방하다.

### iii) 결장간막의 분할(비장만곡부 펼치기)

좌측 결장을 충분히 유동화했다고 하더라도 직장과 에스결장을 광범위하게 절제하고 나면(특히 수술 전 방사선치료를 받은 경우), 문합해야 할 하행결장의 원위부나 에스결장의 근위부가 항문에 도달하지 못하는 경우가 있으므로 비장만곡부를 펼쳐야 한다. 이를 위하여 좌결장 정맥과 동맥을 하장간막정맥과 변연혈관 사이에서 분할한다. 이 과정에서 가장 주의를 기울여야 할 점은 변연혈관에 손상이 가지 않도록 하는 것이다.

### iv) 직장간막절제

직장간막의 뒤쪽으로 박리를 계속해가는데, 이때도 직장의 고유근막과 전천골막 사이의 발생학적 무혈관층을 따라서 박리한다. 이렇게 무혈관층을 따라 정확하게 박리하면 전천골근막과 이 근막 아래에 있는 하복신경을 보전할 수 있다(그림 40-11). 골반저를 향하여 박리해 내려갈 때 좌우 양 옆으로 중직장동맥이 나타나게 되는데 이를 주위조직으로부터 유리한 다음 혈관봉합장치나 초음파절삭기로 자른다. 직장간막 후면과 측면의 박리가 충분히 이루어졌다고 판단되면 앞쪽 면으로 그 범위를 넓혀가는데, 이때 신경과 혈관에 손상을 주지 않도록 주의한다. 손상받기 쉬운 신경과 혈관은 전립선과 드농빌리에근막 사이에 위치하므로, 이곳을 피하여 수술을 진행하는 것이 안전하다. 직장 앞쪽 면으로 무혈관 층을 따라 박리의 범

위를 넓혀 가면 양측의 정낭이 노출된다. 이어 정낭 뒤쪽과 드농빌리에근막 사이를 박리해가다가 전립선 상부가 나타나면, 이 근막을 횡으로 절단한 다음 근막의 뒤면을 따라 박리해 내려간다. 중-하부 직장암을 수술할 때는 계속하여 전직장간막의 둘레를 조심스럽게 박리해 항문거근과 직장이 만나는 부위까지 내려가야 하나 상부 직장암일 때에는 암으로부터 5cm 하방에서 직장간막을 직장으로부터 벗겨낼 수 있을 정도까지만 박리한다.

### v) 직장 절단

종양의 하부를 끈으로 묶어서 폐쇄하거나 복강경용 장겸자로 폐쇄한 후 항문을 통하여 40% 알코올과 생리식염수(또는 증류수)로 하부 직장을 세척한다. 우하복부 포트를 통해 복강경용 선형자동문합기로 직장간막 하방이나 직장간막이 벗겨진 직장관을 절단한다(그림 40-12). 하부 직장암이라도 원위부 절제연은 1cm 이상 확보하는 것이 중요하다. 만약 이것이 불가능하다면 항문을 통한 절제를

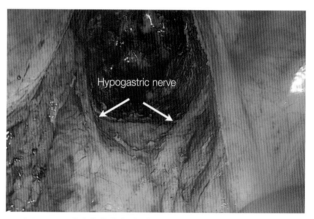

그림 40-11. 직장간막절제 시 하복신경(화살표)에 손상이 가지 않도록 주의한다.

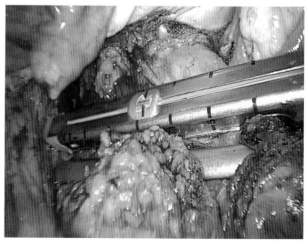

그림 40-12. 직장간막이 벗겨진 직장관을 복강경용 선형자동문합기로 절단한다.

고려해야 한다.

vi) 절제조직의 체외 배출 및 복강외 결장절제와 문합

환자의 좌하복부 투관창의 연장절개 혹은 하복부 횡절개를 통하여 절단된 직장을 포함한 에스결장 및 하행결장을 복강 밖으로 꺼낸다. 암으로부터 적당한 근위연을 설정하고 장간막과 함께 절단하여 수술표본을 획득한 후 근위부 결장에 복강경용 원형자동문합기의 침골을 설치한다. 결장을 복강 내로 환원하고 절개창을 봉합한 후 다시 기복을 만든다. 항문을 통하여 원형자동문합기를 삽입하고 장간막의 꼬임이 없는지 확인한 후 문합을 완성한다(그림 40-13).

vii) 배농관 삽입과 투관창 봉합

복강 내를 점검한 다음 2개의 잭슨 프랫 배농관을 좌하복부 투관창을 통하여 골반강 내의 전천골부에 삽입하고, 직경 10mm 이상의 투관창을 봉합하고 수술을 끝낸다.

② 복강경 복회음절제술

i) 좌결장간막의 박리와 하장간동맥의 기시부 결찰

복강경 저위전방절제술의 기본 요령과 대부분 동일하다. 다만 복강경하에서 절단된 하장간막동맥과 정맥으로부터 근위절제연으로 정한 에스결장벽까지 장간막을 분할한 후 에스결장을 복강경용 선형자동문합기로 절단하는 점이 다르다.

ii) 전직장간막절제

기본적인 원칙은 복강경 저위전방절제술에서와 동일하다. 하지만 박리의 범위를 항문거근의 일부와 괄약근을 포함하여 진행하는 것이 다르다. 복강경하에서 수술을 항문부로 가능한 한 많이 진행해놓는 것이 회음부 수술을 용이하게 한다.

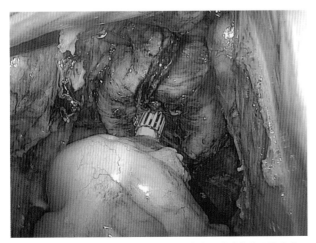

그림 40-13. 항문을 통하여 원형자동문합기를 삽입하여 문합한다.

iii) 회음부 수술

항문연주위를 굵은 봉합사로 1~2회 쌈지봉합하여 직장 내용물이 수술 중 항문 밖으로 나오는 것을 막은 후 항문주위 피부에 원형의 절개창을 가한다. 괄약근을 포함하여 절제하는데, 이때 전면의 요관이나 전립선에 손상을 주지 않도록 주의해야 함은 물론 직장벽의 손상도 피해야 한다. 절제방법은 개복술의 복회음절제술과 동일하다.

iv) 결장루 조성

좌하복부 투관창을 넓혀 이 부위로 절단된 에스결장이나 하행결장의 끝부분을 꺼내 말단결장루를 만든다.

③ 복강경 경복 경항문 직장에스결장절제술 및 결장항문문합술 *Laparoscopic Abdominal Trans-Anal Proctosigmoidectomy with Colo-Anal Anastomosis; LATA resection*

i) 좌결장간막의 박리와 하장간동맥의 기시부 결찰

복강경 저위전방절제술과 동일하다.

ii) 비장만곡부를 포함한 좌측 결장의 유동화

복강경 저위전방절제술과 동일하다. 한 가지 주의할 점은 이 수술은 대부분 수술 전 방사선치료를 받은 하부 직장암 환자를 대상으로 시행하기 때문에 좌측 결장을 충분히 유동화해야 한다. 왜냐하면 방사선조사를 받은 직장과 에스결장을 충분히 절제하고 나서도 결장과 항문부 문합 시 긴장이 전혀 없어야 하기 때문이다.

iii) 결장간막의 분할

복강경 저위전방절제술과 동일하다.

iv) 전직장간막절제

기본적인 원칙은 복강경 저위전방절제술에서와 동일하다. 복강 내에서 암으로부터 1cm 이상의 원위절제연을 확보할 수 있으면, 위에서 기술한 저위전방절제술을 시행하면 된다. 그러나 확보가 불가능할 때는 복강 내에서 치상선부위까지 박리해간다는 마음으로 하부 직장주위를 박리해 내려간다. 박리의 범위를 항문 쪽으로 깊게 진행하는 것이 경항문 접근 시에 수술을 용이하게 한다. 골반저 가까이 가면 대부분의 경우 직장간막이 사라지고 직장관만 남게 된다. 이 직장관과 항문거근이 만나는 접합부가 나타나면(그림 40-14) 다음 단계로 넘어간다.

v) 직장의 절단, 항문관을 통한 직장에스결장 제거와 결장항문문합

환자를 쇄석위로 바꾸고 항문부 수술을 시작한다. 4~6개의 실크봉합사로 항문관을 방사형으로 넓혀 치상선을

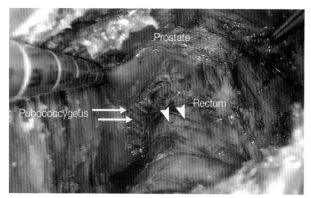

그림 40-14. 직장관(화살촉)과 항문거근(화살표)이 만나는 접합부가 보인다.

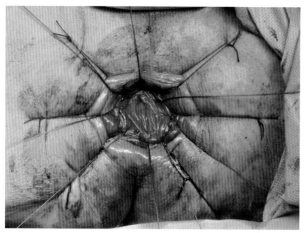

그림 40-15. 4~6개의 실크봉합사로 항문관을 방사형으로 넓혀 직장을 절단하고 직장에스결장을 빼내어 절제한 다음 결장항문문합을 완성한 모습이다.

노출시킨다(그림 40-15). 이때 론스타 원형견인기를 이용하기도 한다. 치상선이나 치상선 직상방에서 직장을 점막으로부터 원형절개선을 넣어 골반강 내의 박리면을 향하여 절단한다. 이때 적어도 종양으로부터 0.5~1cm 이상의 원위절제연을 확보해야 한다. 이렇게 하여 완전히 주위로부터 분리된 장간막을 포함한 직장과 결장을 항문관을 통하여 빼낸다. 근위연을 정하여 결장을 절단한 후 결장항문문합을 시행한다(그림 40-15).

### vi) 배농관 삽입과 회장루조성술

다시 복강경 위치로 바꾼 후 복강경하에서 수술부위를 점검한 다음, 2개의 잭슨 프랫 배농관을 좌하복부 투관창을 통하여 골반강 내의 전천골부에 삽입한다. 우하복부 투관창을 알맞게 넓힌 다음 이를 통하여 회맹판으로부터 약 30cm 근위부의 회장을 밖으로 꺼내 회장루를 설치하고 수술을 끝낸다.

## 3. 단일공 복강경 수술

복강경을 이용한 대장절제수술은 1991년 제이콥스에 의한 우결장절제술, 파울러에 의한 에스결장절제술이 보고된 이래 수술 후 통증이 적고, 회복이 빨라 일상생활로의 조기복귀가 가능하며 흉터가 작아 미용적 측면에서도 기존의 개복 수술보다 우월함을 입증함으로써 수술적 적응 영역을 확대해왔다. 초창기에는 대장게실염, 내시경 절제가 불가능한 대장 선종 등의 양성대장 질환과 일부 조기대장암절제에 주로 적용되어오다가, 2002년 스페인의 라시Lacy 등의 진행성 결장암에서 복강경절제술과 개복절제술의 전향적 무작위 비교연구 결과보고와 2004년 발표된 미국과 캐나다 중심의 COST 연구, 유럽 중심의 다기관연구인 COLOR 연구, 영국 중심의 CLASICC 연구 등의 대규모 다기관 전향적 연구를 통해 진행성 대장암에서도 복강경절제술이 기존의 개복술에 비해 무병생존율, 재발률 등 장기적 종양학적 안전성에서도 차이가 없음이 입증된 이후 현재에는 대장암에 대한 절제술에 있어서도 복강경 수술이 표준술식으로 인정되어 널리 시행되고 있다.

최근에는 복강경절제술보다 더 진보된 개념의 최소침습 수술방법으로 신체의 자연개구부(입, 항문, 질, 요도 등)를 통해 복강 내로 기구를 삽입하여 복강내 수술을 시행하는 무흉터 수술이 2004년 칼루의 동물실험을 통해 소개된 이후 동물실험을 통해 담낭절제, 난관절제 등을 거쳐 인체에 대한 담낭절제술, 충수절제술 등의 시술 예가 보고 되고 있다. 이러한 무흉터 수술은 이상적으로는 신체에 흉터를 남기지 않으므로(무흉터 수술법) 수술 후 생길 수 있는 상처부위 통증, 창상 감염, 탈장 등을 예방할 수 있고, 수술 후 회복기간 단축, 미용적 효과 등의 이점을 갖고 있다. 하지만 현 시점에서 무흉터 수술은 안정적 수술 시야를 확보할 수 있는 내시경 장비와 여러 내시경 수술기구, 특히 장관을 안전하게 봉합, 문합할 수 있는 기구 개발 등에 있어서 아직 인체에 안전하게 효율적으로 적용하기에는 미흡한 상태이다.

무흉터 수술 개념에 충실한 완전 무흉터 술식의 제한점을 극복하기 위해 기존의 최소침습 수술방법들과 무흉터 수술을 결합한 하이브리드 개념의 술식들이 발표되고 있는데 위나 대장, 질을 통한 무흉터 술식에 1개 또는 2개의 기존 복강경절개창을 더한 무흉터 수술과 기존 복강경 수술의 혼합 하이브리드술식을 통한 여러 종류의 수술 보고가 이어지고 있으며 2007년 화이트 포드 등은 경항문 내시경 미세수술을 이용하여 항문을 통해 직장을 절제하고, 경항문 내시경 미세수술 기구를 복강 내로 진입시켜 에스결장절제술을 시행함을 보고하였고 2008년 실라 등은 경항문 내시경 미세수술을 이용한 직장의 박리 후에 경위적 접근을 통해 추가적인 에스결장의 절제가 가능하다는 것을 보고한 바 있다.

배꼽은 태생기 자연개구부로 수술 후 창상 반흔을 감출 수 있다는 장점이 있는 부위이다. 이러한 배꼽을 이용한 수술은 1999년 브레사돌라 등이 보고한 2개의 배꼽부위 복강경 포트를 이용한 담낭절제술에 이어 단일공을 이용한 충수절제술이 2002년에 리스폴리 등에 의해 보고되었다. 또한 2008년에는 검브스 등이 담낭절제술과 드사이 등에 의해 신장적출술에 적용 가능함을 보고했다. 최근에는 충수절제, 담낭절제와 비뇨기과 영역의 신장적출, 전립선절제술 등에서 많은 증례 보고들이 발표되고 있다.

대장절제에서의 적용은 2008년 상행결장 선종 환자에 대해 스위스의 뷔세 등이 배꼽부위 단일공을 이용하여 우결장절제술을 보고한 바 있다. 총 수술시간은 158분이었고 10cm 이상의 절제연을 얻을 수 있었으며 림프절도 33개를 획득하여 종양학적 측면에서도 문제가 없었다고 하였다. 같은 해 미국 클리블랜드 클리닉의 렘지 등은 맹장 용종을 갖고 있는 67세 여자 환자에서 유닉스-엑스 단일공 접근 복강경 시스템Unix-X Single Port Access Laparoscopic System(Pnavel Systems, Morganville, New Jersey, USA)을 사용한 배꼽 단일공 복강경 우결장절제술을 보고하였는데 수술시간은 115분이었고 별다른 합병증 없이 4일 만에 퇴원하였다.

에스결장 및 직장에 대한 수술에 대해서는 2008년 리로이 등이 6마리의 돼지 생존모델에서 에스결장절제술을 보고했다. 이후 이들은 2009년에는 에스결장게실염을 갖고 있는 40세 환자에 대해 에스결장절제술 및 항문연 10cm 상방에 이중문합 결장직장문합술의 성공적 시술함을 최초 보고했다. 수술시간은 90분이 소요되었고 수술 중 및 수술 후 별다른 합병증은 없었다.

단일공 복강경 수술을 위해서는 여러 개의 투관침을 동시에 삽입가능한 다채널 포트 장치가 필요하다. 초창기에는 창상보호장치에 수술용 장갑을 덮어씌운 상태에서 장갑의 손가락부위에 3~4개의 투관침을 삽입한 후 수술을 진행하는 방법이나 창상보호장치에 젤포트Gelport (Applied Medical)를 결합한 후 여기에 투관침을 삽입하는 방법들이 사용되었고 최근에는 단일공 복강경 수술을 위한 전용 다채널 포트 장치가 개발되어 상용화되고 있다. 대표적으로는 트라이포트Triport(Advanced Surgical Concepts), 유닉스-엑스 시스템Unix-X system(Pnavel Systems), 에어실Airseal(SurgiQuest), 실스 포트SILS Port (Covidien), 알-포트R-Port(Olympus), 옥토포트Octoport (Dalim Surgical) 등이 현재 출시되었거나 출시예정이다. 이러한 포트 장치 외에도 단일공 복강경 수술을 위해서는 굴절이 가능한 복강경 수술기구들이 필요한데 로티큘레이터 Roticulator(Covidien), 리얼 핸드Real Hand(Novare Surgical System), 오토노미 라파로 앵글Autonomy LaparoAngle (Cambridge Endo) 등이 기존의 복강경 수술기구들과 같이 사용되고 있다.

배꼽을 이용한 단일공 복강경 수술은 흉터를 최소화한다는 미용적 장점 이외에도 기존 복강경 수술에서 투관침 삽입에 따른 내부 장기 또는 혈관 손상의 위험을 피할 수 있고 창상 감염, 창상 탈장의 발생가능성을 최소화하며 창상에 따른 통증도 줄일 수 있다는 장점을 기대할 수 있다. 또한 환자들에게는 신체 이미지 변화, 통증, 미용적 상실감에 대한 두려움을 경감시켜 수술적 치료에 대한 거부감을 최소화할 수 있다.

현시점에서 단일공 복강경 대장 수술은 임상적 적용가능성에 대한 동물실험이 활발히 진행되고 있으며 일부에서는 인체에서의 시도가 이루어지고 있다. 이와 더불어 포트 시스템 개발과 전용수술기구 등의 개발이 가속화되고 있기 때문에 아직 기구개발과 적용가능한 질환이 제한된 무흉터 수술의 현실적 대안으로 자리 잡게 될 것으로 예측된다. 국내에서도 이에 대한 활발한 연구와 실험적 검증, 술기 개발, 장비 및 기구 개발에 적극적 참여와 노력이 필요한 시점이라고 생각된다.

## Ⅲ 로봇대장 수술

### 1. 서론

#### (1) 복강경대장 수술의 출현

지난 20년간 외과영역에서 최소침습 수술의 발전은 괄

목할 만하다. 복강경 수술은 수술 후 통증이 적고, 입원기간이 짧으며, 미용적인 효과가 좋은 장점이 있다. 또한 종양학적으로 안전성 있는 시술로 여겨지면서 대장 수술영역에서 복강경 수술은 개복 수술의 적절한 대안으로 인정된다.

### (2) 복강경 수술의 보완점

하지만 복강경 술기 습득까지의 시간이 많이 소요되고, 복강경 카메라로부터 전달되는 이미지가 2차원의 평면적 시야이며 또한 수술보조자에 의해 카메라가 조작됨으로써 모니터상의 수술시야가 지속적으로 미세하게 움직이는 불안정성을 가진다는 점, 복강경기구의 지렛대 효과에 의해 수술자의 손 떨림이 확대될 수 있고, 좁은 공간에서의 효과적인 기구 조작이 어려운 점 등은 복강경 수술의 단점으로 지적되고 있다. 영국의 대규모 다기관 연구 CLASICC 연구에서는 복강경직장 수술 도중 개복으로의 전환비율이 30%가량으로 보고되어 복강경 수술의 단점을 보완한 손쉬운 수술법이 기대되고 있는 상태였다.

### (3) 로봇 수술 시스템의 도입

이러한 기대 속에 한편 2000년대부터는 외과영역에서 복강경 수술의 단점을 극복할 수 있을 것이라는 기대와 함께 원격로봇 수술이, 특히 전립선 수술과 심장 수술영역에서 비교적 활발히 적용되어왔으며, 대장수술 분야에서는 2001년 최초로 로봇 결장절제술 2예가 보고된 이후, 아직 초기 단계이긴 하지만 그 적용과 활용이 점차적으로 증가하고 있다. 그러나 고액의 로봇 수술비용 때문에 실제적인 환자 입장의 이득에 대한 회의적인 측면도 고려되어야 한다. 따라서 이러한 문제를 해결하기 위해서라도 특히 직장 수술분야에서 로봇 수술만이 가질 수 있는 고유한 영역을 찾기 위한 노력이 요구되고 있다.

## 2. 다빈치 수술 시스템

### (1) 의료용 로봇의 유래

특히 외과영역에서의 로봇은 복강경 수술의 발전과 함께 복강경 수술기구의 응용과정에서 발전되었다고 할 수 있다.

### (2) 의료용 로봇의 역사

1985년 퓨마마크 II*Puma Mark II*라는 로봇 시스템이 뇌조직 채취에 사용되었고, 1988년 퓨마 560이 개발되어 로봇 보조하의 전립선 수술에 이용되었으며, 1990년대 초반 PROBOT™은 경요도 전립선절제술에 사용되도록 개발되었다. 미국에서 개발된 ROBDOC™은 고관절치환술에서 인공관절을 정교하고 빠르게 가공할 수 있게 한 로봇 시스템으로 세계적으로 1만예 이상 사용되면서 미국 식품의약품국 승인을 받은 의료용 로봇이다

### (3) 다빈치 수술 시스템의 현황

2000년대 초반 개발된 수술용 로봇 시스템은 인튜이티브사(Intuitive Surgical Inc, Sunnyvale CA, USA)에서 개발한 다빈치*the da Vinci*®시스템과 컴퓨터모션사의 제우스*Zeus*이며, 2003년 제우스를 생산했던 컴퓨터모션사는 인튜이티브사로 합병되면서 현재는 다빈치 시스템만이 상업적으로 이용되고 있다.

### (4) 다빈치 수술 시스템의 구성

다빈치는 수술콘솔, 로봇카트, 비전카트의 3부분으로 구성되어 있다.

수술콘솔을 통해 보는 수술시야는 10배로 확대된 3차원의 입체영상이다. 양안의 카메라로 들어온 빛이 대뇌에서 자연스럽게 융합되어 미세한 깊이도 인식할 수 있는 고화질 입체영상을 제공받는다. 수술자가 수술콘솔 앞에 앉아 팔뚝 거치대에 손을 얹은 상태에서 자신의 엄지와 검지로 조정간을 작동하면 그 동작이 콘솔에서 로봇카트로 전달되어 수술시야에서 실제로 동작하게 된다. 수술콘솔에는 몇 개의 발판이 있는데 이는 경우에 따라서 전기소작을 하거나 또는 기구조정장치나 복강경 카메라의 움직임을 교대하는 각각의 발판으로 기능이 설정되어 있다. 로봇카트에는 4개의 로봇 팔이 고정되어 있는데 카메라가 장착되는 팔 이외의 나머지 3개의 로봇팔은 개복 수술에서 수술자의 손목이 움직이는 것과 같은 정도로 자연스러운 자유도 7의 내시경 관절 Endowrist®의 기능을 가지고 있다.

## 3. 다빈치 시스템의 장점과 단점

### (1) 장점

다빈치 시스템의 시야는 10배 정도로 확대된 고화질 (HD)의 입체영상이다. 또한 복강경 카메라를 수술자가 페달로 조정하여 시야를 만들기 때문에 복강경 수술 시 보조자에게 의존하는 수술시야와는 달리 수술자가 원하는 정확한 시야를 안정적으로 보여줄 수 있다. 로봇 팔에 장착되는 기구의 끝에 구현되어 있는 자유도 7의 내시경 관절 Endowrist® 기능은, 7자유도가 있어서 개복 수술 시에서 수술자의 손목을 움직이는 것처럼 고안되어 자연스럽게 움직일 수 있다. 더군다나 생리적인 손떨림 현상을 신호가 걸러주어 안정된 동작을 구현할 수 있고, 시술자의 손목 동작을 1/5 정도까지 축소할 수 있어서 좁은 공간에서의 박리나 봉합에 유리하다. 또한 다빈치는 인체공학적으로 설계되어 있으며 수술자의 육체적 피로도가 복강경 수술에서 보다 훨씬 덜하다(표 40-7).

### (2) 단점

다빈치의 단점은 다음과 같다. 우선 촉각기능이 없기 때문에 조직이 어느 정도 딱딱한지 알 수 없고, 장력을 느낄 수가 없어서 조직을 과도하게 눌러서 생기는 압박 손상이나 과도하게 당겨서 생기는 손상이 있을 수 있다. 또한 로봇카트의 부피가 커서 움직이는 데 불편하고, 장비의 조작에 시간소요가 많으며 긴박한 상황에서는 대처가 어렵다. 또한 로봇 시스템은 비싸고 유지와 보수에 비용이 많이 소요된다(표 40-7).

## 4. 로봇대장 수술의 단기성적 비교

2002~2008년까지 다빈치 시스템으로 행해진 결장-직장대장 수술에 관련된 연구들 중에서 대표적인 17개 논문들의 단기성적을 비교하면 표 40-8과 같다.

### (1) 시술방법

17건의 저널에 총 288명의 환자가 로봇/로봇 보조하 대장절제술을 시행받았으며, 이 중 151명(52%)이 종양과 관련되어 있다. 수술 종류는 70명(24%)이 우측 대장 수술이고 86명(29%)이 좌측 대장, 126명(44%)이 골반부 쪽 대장 수술이다. 4명은 전결장 또는 아전결장절제술을 시행받았고, 2명은 그 밖의 시술을 받았다.

### (2) 수술시간

8건의 로봇 수술과 복강경 수술의 비교 연구를 보면, 로봇 수술에서 수술시간이 더 길었다.

3개의 연구에서는 두 술식 간의 수술시간에 통계적인 차이가 있었고, 덜레이니(2003) 등은 6예의 로봇 대장절제술을 시행한 후, 성별, 나이, 수술방법이 유사한 대상들과의 복강경 수술의 시간을 비교했는데, 로봇 수술에서 수술시간이 더 길었다(216.5분 대 150분, p<0.05). 앤바리 (2004) 등은 10예의 로봇 수술과 10예의 복강경 수술을 비교한 연구에서 로봇 수술의 시간소요가 많았다(155.3분 대 94.4분, p<0.001). 롤링스 등(2007)은 로봇 우측 결장절제술에서 시간소요가 현저하게 증가했는데, 이는 체내문합에 의한 것이라고 주장했다. 스피노글리오(2008) 등도 로봇 수술에서 복강경 수술보다 시간소요가 많았다(338.8분 대 266.3분, p<0.001).

로봇과 복강경 전직장간막 절제TME의 비교연구에서는 로봇 수술에서 단지 13분 정도 길었다(백 2008, 217분 대 204.3분). 하지만 최근의 패트리티 등의 보고에 의하면 저위전방절제술 시, 로봇 수술이 복강경 수술보다 오히려 시간이 적게 소요되었는데(165.9±10분 대 210±37분, p<0.05), 이는 로봇 수술의 경험이 증가하면서 숙련도가 높아지고 또한 직장간막절제에 있어서 로봇 수술이 복강경

| 표 40-7 | 복강경 수술과 로봇 수술의 장점과 단점 비교 |  |
|---|---|---|
|  | **복강경 수술** | **로봇 수술** |
| 장점 | 기술적으로 발전된 상태 안정성과 효용성이 입증 | 3차원 입체영상 자유도 7의 움직임 지렛대 현상의 극복 생리적인 손떨림 현상의 극복 동작의 확대, 축소 기능 미세한 문합술이 가능 원격 수술이 가능 인체공학적 설계로 편안함을 제공 |
| 단점 | 촉각의 감소 2차원 영상 술기의 어려움, 개복 전환 자유도 4의 제한적인 움직임 지렛대 현상 손떨림의 확대 | 촉각의 소실 고가의 수술비용 수술 중 환자 체위변경의 어려움 부피가 커서 이동에 어려움 신기술, 종양학적 결과 부족 |

| 표 40-8 |                                    로봇 수술과 복강경 수술의 결과비교

| 저자 | 환자 수(로봇/복강경) | 시술형태 | 비교결과(로봇 대 복강경) |
|---|---|---|---|
| 딜레이니(2003) | 6/6 | 로봇: RHC(2) SC(3) RP(1)<br>복강경: RHC(2) SC(3) RP(1) | ↑ OT*; ↑ BL(NS)<br>↑ LOS(NS); ↑ C(NS) |
| 앤바리(2004) | 10/10 | 로봇: RHC(5) LHC(1) SC(1) STC(2) RP(1) | ↑ OT*; ↑ LOS(NS); ↑ DRBF(NS) |
| 다니베일(2004) | 53/53 | 로봇: RHC(10) LHC(17) SC(11) AR (10) APR(1) TC(2) Hart(1) RP(1)<br>복강경: RHC(12) LHC(17) SC(4) AR (15) TC(1) Hart(1) HartR(1) ICR(1) TRC(1) | ↑ OT(NS); ↓ BL(NS); ↔LOS<br>↔DRBF |
| 뷔스테(2005) | 6/34 | 로봇: SC(4) RP(2)<br>복강경: SC(32) RP(2) | ↑ OT*; ↑ BL(NS) |
| 피가지(2006) | 6/6 | 로봇: AR(6)<br>복강경: AR(6) | ↑ OT(NS); ↓ BL(NS); ↑ LOS(NS) |
| 롤링스(2007) | 30/27 | 로봇: RHC(17) SC(13)<br>복강경: RHC(15) SC(12) | RHC; ↑ OT*; ↓ LOS(NS); ↓ BL(NS) ↑ C(NS)<br>SC; ↑ OT(NS); ↓ LOS(NS); ↑ BL(NS) ↑ C(NS) |
| 백(2008) | 18/18 | 로봇 : AR(18)<br>복강경: AR(18) | ↑ OT(NS); ↓ BL(NS) ↓ DRBF(NS) ↓ LOS* |
| 스피노글리오(2008) | 50/161 | 로봇 : RHC(18) LHC(10) AR(19) APR (1) TRC(1) TC(1)<br>복강경: RHC(50) LHC(73) AR(26) APR (7)TRC(2) TC(3) | ↑ OT*; ↓ LOS(NS)<br>↓ DRBF(NS); ↑ DPF(NS) |

\* RHC(우결장절제술) LHC(좌결장절제술) TRC(횡행결장절제술), SC(에스결장절제술), AR(전방절제술), Hart(하트만 수술), HartR(하트만복원술), RP(직장고정술), STC(아전결장절제술), TC(전결장절제술)
OT(수술시간), \*(통계적으로 유의함), BL(실혈량), LOS(재원 기간), C(비용), NS(통계적으로 유의하지 않음), DRBF(장기능 회복까지의 시간-일), DPF(가스 배출까지의 시간-일)
↑ 증가 ↓ 감소 ↔동등

수술보다 편안하게 시행될 수 있기 때문으로 생각된다.

### (3) 입원기간

14건의 연구에서 재원기간에 대한 언급이 있었고, 분포는 3~17.2일까지 다양하게 보고되었다.

이 중 주요 연구결과에 대한 내용을 보면, 3건에서는 로봇 수술 후 재원기간이 짧았고(롤링스 2007, 백 2008, 스피노글리오 2008), 1건에서는 차이가 없었으며(다니베일 2004), 또 다른 3건에서는 로봇 수술에서 재원기간이 더 길었지만 통계적인 유의성은 없었다(딜레이니 2003, 앤바리 2004, 피가지 2006). 특히 백 등의 비교연구에서는 로봇 수술에서 유의할 만한 재원기간 단축이 있었다(로봇 수술 6.9일 대 복강경 수술 8.7일, p<0.001).

### (4) 출혈

수술 중 실혈량에 대한 9건의 연구보고에서 21mL(다니베일 2004)부터 400mL(비베르트 2003)까지 보고하였다. 1건에서 로봇 보조하 복회음절제술 도중 골반정맥의 손상에 의한 출혈이 있었지만 이는 로봇 수술과는 무관한 과정이었다(헬런 2007). 딜레이니 등과 뷔스테 등은 복강경 수술에서보다 로봇 수술에서 실혈량이 많았지만 통계적 유의성은 없었고, 롤링스 등에서는 로봇 우측 결장절제술에서 실혈량이 적었지만 로봇 에스결장절제술에서는 실혈량이 많았다. 백 등은 혈색소 수치를 비교하였고 로봇 그룹에서 출혈이 적었지만 통계적인 차이는 없었다.

### (5) 합병증

전체 합병증 발생비율은 11%이다(표 40-9). 일시적인 피부 감각 이상과 같은 경미한 경우에서부터 재수술이 필요한 경우도 있었다.

루우다 등과 세바장 등은 로봇 팔의 겸자에 의한 소장 손상을 보고했고, 하시쥼 등은 시술 중 내시경 관절

| 표 40-9 | 로봇 대장 수술 후 발생한 합병증 |

| 문헌상 보고된 합병증 | N | % |
|---|---|---|
| 합병증(보존적) | | |
| 창상 감염 | 5 | 1.8 |
| 심장 질환 | 5 | 1.8 |
| 방광기능 저하 | 3 | 1.2 |
| 무기폐 | 2 | 1.1 |
| 설사 | 1 | 0.4 |
| 장관내 출혈(문합부 출혈) | 1 | 0.4 |
| 요통 | 1 | 0.4 |
| 관절 장애 | 1 | 0.4 |
| 합병증(수술적) | | |
| 재수술을 요하는 문합부 실패 | 6 | 2.1 |
| 장관 손상에 의한 재수술 | 2 | 1.1 |
| 장폐쇄에 의한 재수술 | 1 | 0.4 |
| 로봇과 관련된 합병증 | | |
| 로봇 겸자에 의한 장관 손상(재수술 필요 없음) | 2 | 1.1 |
| 개복 전환 | 7 | 2.5 |
| 복강경으로 전환 | 5 | 1.8 |
| 손보조 하복강경 수술(HALS*)로 전환 | 4 | 1.4 |

(2002~2008년까지 로봇대장 수술을 받은 288명의 환자들에 대한 합병증 발생비율)

* HALS: hand-assisted laparoscopic surgery

Endowrist®의 와이어가 부서지는 경우를 보고하였다. 수술 중 또는 수술 후 30일 이내 사망하는 경우는 1건도 없었다. 전체 288건의 로봇 대장 수술에서 전환비율은 6%였다. 7건(2.5%)은 개복술로의 전환이었고, 5건(1.8%)은 고식적 복강경 수술로의 전환, 4건(1.4%)은 손보조 하복강경 수술HALS로의 전환이었다.

개복 전환의 이유로는 광범위한 복강내 유착(브라우만 2005, 롤링스 2007), 국소진행성 종양(브라우만 2005), 결장항문문합술에서 체질량지수BMI가 높은 경우(헬런 2007), 하부 장간막동맥주변 박리 후 대장의 허혈성 변화(롤링스 2007), 직장암의 크기가 너무 큰 경우(스피노글리오 2008) 등이었다.

복강경으로의 전환에 대해서는 요관의 확인이 어려운 경우(덜레이니 2003), 장 마비와 팽창(다니베일 2004), 마취 문제, 로봇 카메라의 문제(드 노토 2006), 좌측 결장절제 중 횡행결장의 허혈(스피노글리오 2008) 등이었고, 4건에서는 국소진행성 종양의 근치적 절제를 위해 손보조 하복강경 수술로 전환하였다(다니베일 2004).

### (6) 비용

덜레이니 등의 연구결과에서 복강경의 경우 전체 입원비용이 2,946달러(324만원 상당, 1달러 1,100원으로 환산 시)가 증가하고, 로봇 수술의 경우는 3,721.5달러(409만원 상당, 1달러 1,100원으로 환산 시) 증가했고 통계적인 차이는 없었다고 하였다. 롤링스 등은 로봇 수술과 복강경 수술에서의 전체 수술방에서의 소요비용, 인력비용, 수술재료 비용, 수술시간에 따른 비용 등으로 구분하여 비교하였고 통계적으로 유의한 차이는 없었다. 이와 관련하여 저자들은 표본의 크기가 작아서 통계적 분석이 완전하지 못했다고 불완전함에 대해서 언급하였다.

## 5. 직장에서의 로봇 수술

### (1) 현황

복강경 수술에 비해 로봇 수술이 이점을 보일 수 있는 대장 수술분야는 (저위)전방절제술로, 보다 정밀한 직장간막절제술을 시행할 수 있고, 좁고 깊은 골반내 직장박리를 보다 효과적으로 진행할 수 있을 것으로 기대하고 있으나 이로 인한 환자 측의 이점에 대해서는 아직 증명된 바가 없다.

### (2) 로봇직장 수술의 역할

복강경하적 직장간막절제는 기술적인 숙련이 요구되며, 외국의 경우 우리나라에 비해 상대적으로 높은 개복전환비율을 보여준다. 로봇 수술 초기에는 기계적인 제한점으로 저위전방절제술에서 복강 내의 여러 구역을 박리해야 하는 경우에는 로봇 팔의 조작에 어려움이 있어서 결장 수술에 비해 시도가 적었다. 그러나 앞으로 점차 경험이 쌓이고 기계적인 결함이 해결되면서 저위전방절제술 시 직장간막절제 같은 골반 수술에 오히려 로봇 수술 다빈치의 장점이 잘 부각될 것이다.

### (3) 로봇직장 수술의 초기성적

로봇 수술 초기 록올과 다지 등은 직장고정술, 전방절제술, 복회음절제술 같은 골반 수술 시 로봇 수술 시스템의 유용함을 보이기 위해 노력하였다. 2004년 다니베일 등은 10예의 전방절제술, 1예의 복회음절제술, 1예의 직장고정술을 로봇을 이용해 시행한 후 복강경 수술과 단기결과를 비교하였는데, 수술 시 로봇장비의 설치작업에 많은 시간이 소요되었지만, 비만곡부 가동이나 하부 장간막동맥주변의 박리, 골반신경의 확인 등에 로봇 수술이 유리하다는 보고를 하였다. 2006년 피가지 등은 6예의 로봇 저위전방절제술과 6예의 복강경 저위전방절제술을 비교하였으며, 로봇 수술은 효과적이고 안전하게 시행할 수 있었고, 특히 수술자의 육체적 피로도가 훨씬 적었다고 보고하였다. 2007년 헬런 등은 33예의 전방절제술, 6예의 저위전방절제술을 로봇으로 시행했고, 로봇 직장 수술이 직장간막절제술의 완성도가 높으며 안전한 시술임을 보고하였다. 백 등은 2008년에 18예의 로봇 저위전방절제술과 18예의 복강경하 저위전방절제술에 대한 비교연구를 보고하였고, 2009년에는 2006년 4월~2007년 9월까지 56예의 로봇 저위전방절제술과 57예의 복강경 저위전방절제술에 대한 비교연구를 발표하였다. 이 연구에서 로봇 수술군과 복강경 수술군이 각각, 재원기간은 5.7±1.1일 대 7.6±3.0일(p=0.001), 개복 전환비율은 0(0%) 대 6(10.5%)(p=0.013), 합병증 발생은 3(5.4%) 대 11(19.3%)(p=0.025)로 단기결과에서 유의한 차이를 보였다. 특히 직장간막절제술의 완전도 판정에 대한 비교에서 로봇 수술그룹이 복강경 수술그룹보다 직장간막절제술의 육안적 완성도가 더 우수한 결과를 보였다(로봇 수술군 94% 대 복강경 수술군 72%, P=0.033). 로봇 전방절제술

초기에는 2단계 혼합기법(좌측결장 박리는 복강경 기구를 이용해서 시행하고 골반내 직장 박리 시에는 로봇을 이용하여 시행함)을 주로 이용했는데, 초기의 로봇 수술 시스템의 경우 복강내 광범위한 조직박리 시 로봇을 적용하는 것에 제한이 있어 이미 복강경시술이 숙련된 경우는 이러한 부분을 복강경으로 해결하는 경향을 보이기 때문이기도 하였다.

2008년 헬런 등은 좌측 결장과 골반내 직장을 한 번에 로봇으로 박리하는 1단계 기법one-step method으로 2명의 환자에 대해서 저위전방절제술을 시행할 수 있었다. 2009년 최 등은 2007년 7월~2008년 6월까지 50명의 환자를 대상으로 비만곡부 박리, 하부 장간막동맥 박리와 결찰, 직장간막절제를 모두 로봇 시스템을 이용하는 완전로봇절제술로 시행한 후 단기 결과를 보고하였다. 환자를 변형 쇄석위 자세로 하고 오른쪽으로 15도가량 기울여서 트렌델렌부르크 위치로 눕힌 후, 환자의 왼쪽에 로봇카트를 위치시킨다. 수술 중 로봇카트의 위치변화는 없다. 복부 포트의 위치를 적절하게 잡아서 로봇 팔끼리 또는 보조자기구와의 수술 중 충돌을 최소화하면서 완전로봇 저위전방술을 시행하였다(그림 40-16). 개복 또는 복강경으로의 전환은 없었고, 측방절제연 양성 1예, 평균 수술시간 304.8분, 림프선 20.6개, 재원기간 9.2일, 문합부 유출

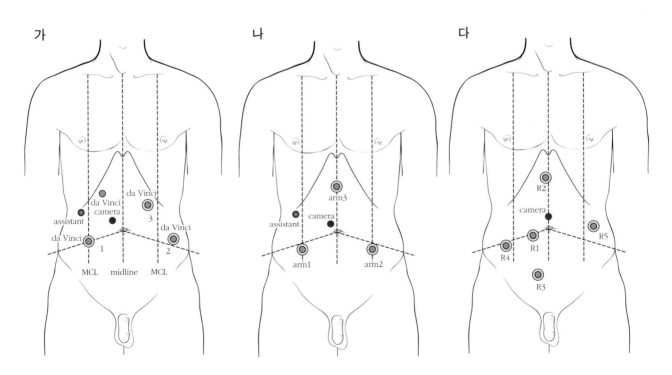

그림 40-16. 1단계 완전로봇대장 수술 복부 투관창 위치선정

4예(8.3%)로 보고하였다. 또한 박 등도 45명의 환자를 대상으로 완전로봇 저위전방절제술을 보고하였다. 수술시간 293.8±79.7시간, 입원기간 9.8±5.2일, 림프선 획득 13개, 합병증 5예(11.1%)의 수술결과를 보였다. 완전로봇 저위전방절제술은 로봇카트의 움직임이 없고, 수술보조자가 복강경 겸자로 조직견인에 참여하며, 로봇 팔의 움직임을 최대한 이용하면서 로봇 팔의 탈착동작을 통해 효과적인 수술을 할 수 있다.

2009년 최 등은 로봇 저위전방절제술 시행 시 절제된 검체를 복강 바깥으로 꺼내는 과정에서 항문이나 여성의 경우 질을 통해 추가적인 복부절개를 피할 수 있음을 보고하였다. 13명의 환자를 대상으로 했고, 플라스틱 주머니(Lap bag®, Sejong Medical, Korea)를 질절개창을 통해 검체조직을 회수했으며, 앤빌*Anvil*을 직장구멍 또는 질절개를 통해 이동시킨 후 로봇을 이용해서 복강 안쪽에서 직장절제연 또는 질절개연을 봉합하였다. 이후 원형자동문합기를 직장으로 넣고 장문합하는 단일문합술을 소개하였다.

패트리티 등은 29명의 환자에서 로봇 직장절제술을 시행하고, 37명의 환자에서 복강경적 직장절제술을 시행한 후, 초기와 중기 수술결과를 보고하였다. 로봇 직장절제술에서 종양의 위치에 따라 부분직장간막절제 또는 총직장간막절제를 시행하고, 로봇 직장절제군에서 복강경술식에 비해 수술시간 소요가 적었다(165±10분 대 210±37분, p<0.05). 29개월의 추적관찰 결과, 전체 생존율과 무병 생존율에서 두 군 간의 차이는 없었지만, 로봇 수술군에서 무병 생존율이 조금 더 좋을 것으로 예상되었다.

한편 최근에 다기관 연구결과가 발표되었는데, 미국 국립암센터, 이탈리아 밀란의 국립암센터, 그리고 이탈리아 대규모 병원센터(Hospital San Mattero Degli Infermi, Spoleto, Italy) 세 그룹에서 로봇 직장절제술의 결과를 발표하였다. 총 143명의 환자가 대상이었고 이 중 112명에서 항문보존을 하였고 나머지는 복회음절제를 하였다. 평균 수술시간은 297분이고 7명(4.9%)에서 개복술로의 전환이 있었다(남자 6명, 여자 1명). 전환 이유는 주로 복부비만과 직장간막의 지방 때문에 골반 박리가 어려운 경우였다. 문합부 유출은 15명(10.5%)에서 있었고 주로 하위 직장암(종양위치가 7cm 이하)에서 그 비율이 높았다(16.4%). 평균 17.4개월의 추적기간이었고 3년간 전체 생존율은 97%, 3년 무병 생존율은 77.6%이다. 추적기간 중 국소재

발은 없었고 13예(1.5%)의 원격전이가 발견되었다. 상부 직장암의 경우에는 부분직장간막절제로 종양학적 안전성에 큰 손상은 없을 것으로 제시되었으며, 직장암 수술에서 로봇 수술의 적용은 기존의 개복 수술의 결과와 비교했을 때 안전하고 유용하다는 것이 저자들의 주장이다.

### (4) 직장 수술 시 언급되는 로봇 수술의 대표적인 장점 2가지

#### 1) 확대된 고화질의 3차원 입체영상

기존의 일반적인 복강경 수술에서도 확대된 영상시야 하에 골반자율신경 등을 잘 볼 수 있다. 그러나 특히 골반 내 좌우 측부를 박리할 때 환자에 따라서는 신경이 잘 보이지 않는 경우가 있다. 이럴 때에는 신경이 있을 것으로 추정되는 부위를 피하여 이미 박리된 전, 후부를 기준으로 적절하다고 판단되는 가상의 측방 절제면을 따라 직장을 박리하게 된다. 이때 로봇이 제공해주는 영상은 매우 독특하다. 즉 확대된 고화질의 3차원 입체영상을 통하면 일반적인 복강경 영상으로는 보이지 않던 측벽부 골반 자율신경과 직장간막 사이의 해부학적 구분이 시각적으로 나타나는 것을 경험할 수 있다.

#### 2) 자유도 7의 내시경 관절 Endowrist®

로봇 수술에서는 로봇 팔 끝에 있는 관절의 움직임이 아주 자유로워 좁고 깊은 골반강 안까지 수술기구가 쉽게 접근 할 수 있다는 것도 큰 장점이다. 실제로 2차원 화면에서 깊고 좁게 보이는 골반강도 3차원 로봇 영상으로 보면 굉장히 넓게 보인다. 특히 남자 환자에서 복막반전 하부의 직장 앞쪽 박리는 개복 수술에서와 마찬가지로 복강경 수술에서도 어려운 단계 중 하나인데, 로봇 수술에서는 로봇 팔을 이용하여 전립선 및 정낭을 일정한 방향과 힘으로 역견인 함으로써 이 부위의 시야 확보가 아주 탁월하다. 로봇의 이러한 특징은 쉽고도 정확한 골반 박리뿐만이 아니라 수술 중 이 부위에 발생하는 출혈을 더욱 세밀하게 지혈시켜서 주위 신경의 손상을 줄일 수 있어 개복 수술이나 기존의 복강경 수술에 비해 임상적으로 좋은 결과를 얻을 수 있고 환자의 삶의 질 개선에 도움을 줄 것으로 기대한다.

## 6. 결장에서의 로봇 수술

2001년 웨버 등이 로봇을 이용한 결장절제술을 보고한

이후, 주로 초기에는 대장게실염이나 대장 용종, 직장탈출 같은 양성질환에서 로봇 수술이 시행되었다.

### (1) 로봇결장 수술의 초기성적

2003년 덜레이니 등은 2예의 로봇 우측 결장절제술, 3예의 로봇 에스결장절제술, 1예의 로봇 직장고정술을 시행하고, 6예의 복강경 결장 수술과 비교 연구하였다. 수술시간은 로봇에서 평균 216.5분, 복강경 수술에서 150분으로 차이가 있었는데 이는 로봇 셋업시간 연장에 기인한다고 했으며, 비용소요가 로봇 수술에서 건당 평균 350달러 가량 비싸다고 하였다. 그들은 로봇 결장절제술은 복강경 수술과 비교했을 때 안전하고 유용하게 시행될 수 있다고 결론내렸다.

롤링스 등은 17예의 로봇 우측 결장절제술, 13예의 로봇 에스결장절제술과 27예의 복강경 결장절제술을 비교했는데, 단기결과에 차이는 없었고, 로봇 우측 결장절제술에서 시간이 많이 걸린 것은 체내문합을 시행하는 데 소요된 시간에 기인한다고 분석하였다.

스피노글리오 등은 18예의 로봇 우측 결장절제술, 10예의 로봇 좌측 결장절제술, 50예의 복강경 우측 결장절제술, 73예의 복강경 좌측 결장절제술을 비교하였다. 그 결과 로봇 수술에서 수술시간 소요의 증가가 유의하게 관찰되었으며 단기결과는 복강경 수술과 비교해서 안전하고 유용하다고 하였다.

### (2) 결장 수술에서의 로봇 수술 시스템의 역할

현재까지 외과의사들은 결장 수술에서 로봇의 역할에 대해서 복강경 결장 수술에 비해 확실한 장점을 제시하지 못했다. 특히 로봇 수술 초기에 나온 보고들은 복강내 둘 이상의 구역을 수술할 때 로봇 수술의 불편함에 대해서 언급하였다. 다빈치 시스템은 확대되고 선명하며 안정적인 시야를 제공하지만, 골반처럼 좁은 장소가 아니라 결장과 같이 비교적 여유 있는 공간에서 수술을 할 경우 복강경 수술에서도 숙련된 보조의의 도움으로 안정적인 시야를 확보할 수 있기 때문이다.

### (3) 로봇 수술 시스템을 이용한 체내 장문합술의 이점

그러나 봉합기술 측면에서 다빈치 시스템의 내시경관절 Endowrist® 기술은 복강내 장문합을 쉽게 할 수 있게 해준다. 복강경 우측 결장절제술에서 현재로서는 체외문합이 표준방법이며 로봇 우측 결장절제술에서 체내문합이 가능하다면 이는 로봇보조 수술이 아닌 완전로봇 수술이라는 면에서 매력적이다. 이렇게 하면 배꼽주위의 정중절개가 아닌 하복부절개를 통해서 절제된 검체를 꺼내는 것이 가능해진다. 이러한 변화는 기존의 복강경술식에 비해서 수술 후 통증, 장 마비, 호흡기능 회복과 같은 단기적인 임상결과에 긍정적인 영향을 줄 것이라고 생각할 수 있다. 대규모 연구를 통해 복강경 결장 수술과 고식적 개복술 간에 전체 생존율과 무병 생존율에서 차이가 없음이 보고되었고(COST trial), 복강경 결장 수술과 마찬가지로 로봇 결장 수술에서도 종양학적인 안정성을 기대할 수 있다. 또한 횡행결장암에서는 중결장동맥주위의 림프절이 유일한 구역 림프절이라는 점을 고려한다면, 즉 회결장동맥을 보존하는 것이 종양학적인 원칙에서 벗어나는 것이 아니라는 점을 고려한다면, 횡행결장암에서 그동안 표준술식으로 시행되어왔던 우결장 혹은 좌결장절제술이 아닌 분절절제술 형태의 수술이 가능하며 이때 근위부 대장과 원위부 대장을 체외로 꺼내기 위한 불필요한 가동 없이 대장-대장 간의 문합을 체내봉합을 이용하여 안전하고 편안하게 시행할 수 있다.

더군다나 비만곡부의 가동에 다빈치 시스템이 도움이 될 수 있다. 최근 고식적인 복강경 우반절제술 영역에서도 체외문합에 비한 체내문합의 장점이 차츰 증명되고 있다는 점은 체내문합을 쉽게 할 수 있는 로봇 수술의 적용을 넓힐 수 있는 근거가 된다.

## 7. 로봇 수술 시스템의 개선점

로봇 팔의 큰 부피는 수술 시 서로의 동작을 방해하여 수술의 원활한 진행을 방해한다. 이것은 모든 복강내 로봇 수술에 해당된다. 또한 이러한 문제는 투관창의 위치선정을 어렵게 한다. 심지어는 효율적인 수술을 방해하는 결정적인 요인이 되기도 한다. 특히 동양인과 같이 체구가 작은 환자들에게는 더더욱 문제가 심각해진다. 따라서 향후 로봇 팔을 보다 가늘고 가볍게 개발해야 필요가 있다.

## 8. 마무리

대장 질환에서 로봇 수술은 아직 극복해야 할 한계점이 분명히 있다. 로봇 팔의 촉각기능이 없어서 수술 중 조직을 다치게 할 수 있고, 로봇 팔이 무겁고 부피가 커서 움직임이 둔하며, 수술비용이 비싸서 비용 대비 효과적인 측면에서 의문이 제시되고 있다.

그러나 이러한 단점에도 불구하고 대장 수술분야에서 로봇 수술이 의미 있는 성장을 이룬다면 그것은 수술 후의 임상적 결과가 기존의 수술방법들과 비교했을 때 안정적이고 안전한 수술로서 인정되기 때문일 것이다.

결국 앞으로의 과제는 다빈치 시스템이 더욱 편리하게 이용될 수 있도록 기계공학적인 문제점들이 해결되는 동시에 의사들이 로봇술기의 표준화에 대해 토론하고 대규모의 공동연구 등을 통해서 수술 결과를 공유하고 적용하는 것이다.

## 참고문헌

김준기. 복강경 대장수술. 서울: 바이오메디북. 2009, p.89-108.

박재갑. 대장항문학. 2nd eds. 서울: 일조각. 2001, p.410-438.

이길연. Current status of laparoscopic surgery for colorectal cancer in Korea: An analysis of nationwide database. 대한대장항문학회 복강경대장수술연구회 2009년 2차 비디오 심포지엄. 고려대학교 안암병원 대강당 2009년 9월 22일.

이우정. 외과 영역에서의 Robotic surgery. 대한내시경복강경외과학회지 2005;12:41-46.

이정임, 이인규, 강원경, 조현민, 박종경, 오승택 등. 폐쇄성 결직장암에서 스텐트 삽입 후 시행한 복강경 결직장 절제술의 경험. 대한대장항문학회지 2009;25:172-177.

Alabaz O, Iroatulam AJ, Nessim A, Weiss EG, Nogueras JJ, Wexner SD. Comparison of laparoscopically assisted and conventional ileocolic resection for Crohn's disease. Eur J Surg 2000;166(3):213-217.

Allendorf JD, Bessler M, Kayton mL, Oesterling SD, Treat MR, Nowygrod R, et al. Increased tumor establishment and growth after laparotomy vs laparoscopy in a murine model. Arch Surg 1995;130(6):649-653.

Alves A, Panis Y, Slim K, Heyd B, Kwiatkowski F, Mantion G. Association Francais de Chirurgie: French multicentre prospective observational study of laparoscopic versus open colectomy for sigmoid diverticular disease. Br J Surg 2005;92(12):1520-1525.

Anderson J, Luchtefeld M, Dujovny N, Hoedema R, Kim D, Butcher J. A comparison of laparoscopic, hand-assist and open sigmoid resection in the treatment of diverticular disease. Am J Surg 2007;193(3):400-403.

Anthony RL, Andres EC, Jaydex PD, Wiliam CM. Robotic surgery A current perspective. Annals of Surgery 2004;239: 14-21.

Auyang ED, Hungness ES, Vaziri K, Martin JA, Soper NJ. Human NOTES cholecystectomy: transgastric hybrid technique. J Gastrointest Surg 2009;13:1149-1150.

Aziz O, Constantinides V, Tekkis PP, Athanasiou T, Purkayastha S, Paraskeva P, et al. Laparoscopic versus open surgery for rectal cancer: a meta-analysis. Ann Surg Oncol 2006;13: 413-424.

Baik SH, Ko YT, Kang CM, Lee WJ, Kim NK, Sohn SK, et al. Robotic tumor specific mesorectal excision of rectal cancer: short term outcome of a pilot randomized trial. Surg Endosc 2008;22:1601-1608.

Baik SH, Kwon HY, Kim JS, Hur H, Sohn SK, Cho CH, et al. Robotic versus laparoscopic low anterior resection of rectal cancer: short-term outcome of a prospective comprarative study. Ann Surg Oncol. 2009;16:1480-1487.

Ballantyne GH. Robotic surgery, telerobotic surgery, telepresence, and telementoring. Review of early clinical results. Surg Endosc 2002;16:1389-402.

Bartus CM, Lipof T, Sarwar CM, Vignati PV, Johnson KH, Sardella WV, et al. Colovesical fistula: not a contraindication to elective laparoscopic colectomy. Dis Colon Rectum 2005;48(2):233-236.

Bell RL, Seymour NE. Laparoscopic treatment of fulminant ulcerative colitis. Surg Endosc. 2002;16(12):1778-1782.

Bemelman WA, Slors JF, Dunker MS, van Hogezand RA, van Deventer SJ, Ringers J, et al. Laparoscopic-assisted vs. open ileocolic resection for Crohn's disease. A comparative study. Surg Endosc 2000;14(8):721-725.

Benoist S, Panis Y, Beaufour A, Bouhnik Y, Matuchansky C, Valleur P. Laparoscopic ileocecal resection in Crohn's disease: a case-matched comparison with open resection. Surg Endosc 2003;17(5):814-818.

Berends FJ, Kazemier G, Bonjer HJ, Lange JF. Subcutaneous metastases after laparoscopic colectomy. Lancet 1994;2; 344:58.

Bergamaschi R, Pessaux P, Arnaud JP. Comparison of conventional and laparoscopic ileocolic resection for Crohn's disease. Dis Colon Rectum 2003;46(8):1129-1133.

Bethea BT, Okamura AM, Kitagawa M, Fitton TP, Cattaneo SM, Gott VL, et al. Application of hepatic feedback to robotic surgery. J Laparoendosc Adv Surg Tech A 2004;14: 191-195.

Bowles TA & Watters DA. Time to CUSUM. simplified reporting of outcomes in colorectal surgery. ANZ J Surg 2007;77:587-591.

Bresadola F, Pasqulucci A, Donini A, Chiarandini P, Anania G, Terrosu G, et al. Elective transumbilical compared with standard laparoscopic cholecystectomy. Eur J Surg 1999; 165:29-34.

Bruce CJ, Coller JA, Murray JJ, Schoetz DJ Jr, Roberts PL, Rusin LC. Laparoscopic resection for diverticular disease. Dis Colon Rectum 1996;39:S1-6.

Cadiere GB, Himpens J, Germay O. Feasibility od robotic laparoscopic surgery;146 cases. World J Surg 2001;25:1467-1477.

Champagne BJ, Lee EC, Leblanc F, Stein SL, Delaney CP. Single-incision vs straight laparoscopic segmental colectomy: a case-controlled study. Dis Colon Rectum 2011;54(2):

183-186.

Chen W, Sailhamer E, Berger DL, Rattner DW. Operative time is a poor surrogate for the learning curve in laparoscopic colorectal surgery. Surg Endosc 2007;21:238-243.

Choi DH, Jeong WK, Lim SW, Chung TS, Park JI, Lim SB, et al. Learning curves for laparoscopic sigmoidectomy used to manage curable sigmoid colon cancer: single-institute, three-surgeon experience. Surg Endosc 2009;23:622-628.

Choi DJ, Kim SH, Peter JmL, Kim J, Woo SU. Single-stage totally robotic disection for rectal cancer surgery: Technique and short-term outcome in 50 consecutive patients. Dis Colon Rectum 2009;52(11):1824-1830.

Choi GS, Park IJ, Kang BM, Lim KH, Jun SH. A novel approach of rbotic-assisted anterior resection with transanal or transvaginal retrieval of the specimen for colorectal cancer. Surg Endosc 2009;23:2831-2835.

Clinial Outcomes of Surgical Therapy Study Group. A comparision of laparoscopically assisted and open colectomy for colon cancer. N Engl J Med 2004;350:2050-2059.

Colon Cancer Laparoscopic or Open Resection Study Group, Buunen M, Veldkamp R, Hop WC, Kuhry E, Jeekel J, Haglind E, et al. Survival after laparoscopic surgery versus open surgery for colon cancer: long-term outcome of a randomised clinical trial. Lancet Oncol 2009;10(1):44-52.

D'Annibale A, Morpurgo E, Fiscon V, Trevisan P, Sovernigo G, Orsini C, et al. Robotic and laparoscopic surgery for treatment of colorectal diseases. Dis Colon Rectum 2004; 47:2162-2168.

D'Annibale A, Pernazza G, Morpurgo E, Monsellato I, Pende V, Lucandri G, et al. Robotic right colon resection: evaluation of first 50 consecutive cases for malignant disease. Ann Surg Oncol 2010;17(11):2856-2862.

Delaney CP, Lynch AC, Senagore AJ, Fazio VW. Comparison of robotically performed and traditional laparoscopic colorectal surgery. Dis Colon Rectum 2003;46(12):1633-1639.

Denk PM, Swanstrom LL, Whiteford MH. Transanal endoscopic microsurgical platform for natural orifice surgery. Gastrointest Endosc 2008;68:954-959.

deSouza AL, Prasad LM, Park JJ, Marecik SJ, Blumetti J, Abcarian H. Robotic assistance in right hemicolectomy: is there a role? Dis Colon Rectum 2010;53(7):1000-1006.

Dincler S, Koller MT, Steurer J, Bachmann LM, Christen D, Buchmann P. Multidimensional analysis of learning curves in laparoscopic sigmoid resection. Dis Colon Rectum 2003; 46:1371-1379.

Ding KF, Chen R, Zhang JL, Li J, Xu YQ, Lv L, et al. Laparoscopic surgery for the curative treatment of rectal cancer: results of a Chinese three-center case-control study. Surg Endosc 2009;23:854-861.

Duepree HJ, Senagore AJ, Delaney CP, Brady KM, Fazio VW. Advantages of laparoscopic resection for ileocecal Crohn's disease. Dis Colon Rectum 2002;45(5):605-610.

Dunker MS, Bemelman WA, Slors JF, van Duijvendijk P, Gouma DJ. Functional outcome, quality of life, body image, and cosmesis in patients after laparoscopic-assisted and conventional restorative proctocolectomy: a comparative study. Dis Colon Rectum 2001;44(12):1800-1807.

Eshuis EJ, Slors JF, Stokkers PC, Sprangers MA, Ubbink DT, Cuesta MA, et al. Long-term outcomes following laparoscopically assisted versus open ileocolic resection for Crohn's disease. Br J Surg 2010;97(4):563-568.

Faynsod M, Stamos MJ, Arnell T, Borden C, Udani S, Vargas H. A case-control study of laparoscopic versus open sigmoid colectomy for diverticulitis. Am Surg 2000;66(9):841-843.

Felger JE, Nifong L. The evolution of and early experience with robot assisted mitral valve surgery. Surg Laparosc Endosc Percutan Tech 2002;12:58-63.

Fichera A, Peng SL, Elisseou NM, Rubin MA, Hurst RD. Laparoscopy or conventional open surgery for patients with ileocolonic Crohn's disease? A prospective study. Surgery 2007;142(4):566-571.

Fleshman J, Sargent DJ, Green E, Anvari M, Stryker SJ, Beart RW Jr, et al. for The Clinical Outcomes of SurgicalTherapy Study Group: Laparoscopic colectomy for cancer is not inferior to open surgery based on 5-year data from the COST Study Group trial. Ann Surg 2007;246(4):655-662; discussion 662-664.

Gandhi DP, Ragupathi M, Patel CB, Ramos-Valadez DI, Pickron TB, Haas EM. Single-incision versus hand-assisted laparoscopic colectomy: a case-matched series. J Gastrointest Surg 2010;14(12):1875-1880.

Gervaz P, Inan I, Perneger T, Schiffer E, Morel P. A prospective, randomized, single-blind comparison of laparoscopic versus open sigmoid colectomy for diverticulitis. Ann Surg 2010;252(1):3-8.

Gouvas N, Tsiaoussis J, Pechlivanides G, Tzortzinis A, Dervenis C, Avgerinos C et al. Quality of surgery for rectal carcinoma: comparison between open and laparoscopic approaches. Am J Surg 2009;198:702-708.

Guillou PJ, Quirke P, Thorpe H, Walker J, Jayne DG, Smith AM, et al. MRC CLASICC trial group: Short-term endpoints of conventional versus laparoscopic-assisted surgery in patients with colorectal cancer(MRC CLASICC trial): multicentre, randomised controlled trial. Lancet 2005;365(9472): 1718-1726.

Guillou PJ, Quirke P, Thorpe H, Walker J, Jayne DG, Smith AM, et al; MRC CLASICC trial group. Short-term endpoint of conventional versus laparoscopic-assisted surgery in patients with colorectal cancer(MRC CLASSIC trial): multicentre, randomised controlled trial. Lancet 2005;365:1718-1726.

Guillou PJ, Quirke P, Thorpe H, Walker J, Jayne DG, Smith AMH, et al. Short-term end points of conventional versus laparoscopic-assisted surgery in patients with colorectal cancer(MRC CLASICC trial): multicentre, randomised controlled trial. Lancet. 2005;365:1718-1726.

Hanly E J, Talamini M A. Robotic abdominal surgery. The American Journal of Surgery 2004;188:19s-26s.

Hashizume M, Shimada M, Tomikawa M, Ikeda Y, Takahashi I, Abe R, et al. Early experiences of endoscopic procedures in general surgery assisted by a computer-enhanced surgical system. Sur Endosc 2002;16:1187-1191.

Heise CP, Kennedy G, Foley EF, Harms BA. Laparoscopic restorative proctocolectomy with ileal S-pouch. Dis Colon Rectum 2008;51(12):1790-1794.

Hellan M , Anderson C, Ellenhorn JD, Paz B, Pigazzi A. Short-term outcomes afer robotic-assisted total mesorectal excision for rectal cancer. Ann Surg Oncol 2007;14:3168-3173.

Hellan M, Stein H, Pigazzi A. Totally robotic low anterior resection with total mesorectal excision and splenic flexure mobilization. Surg Endosc 2009;23:447-451.

Hu B, Chung SC, Sun LC, Kawashima K, Yamamoto T, Cotton PB, et al. Eagle Claw II: A novel endosuture device that uses a curved needle for major arterial bleeding: a bench study. Gastrointest Endosc 2005;62:266-270.

Hughes ES, McDermott FT, Polglase AL, Johnson WR. Tumor recurrence in the abdominal wall scar tissue after large-bowel cancer surgery. Dis Colon Rectum 1983;26(9):571-572.

Jacobs M, Verdeja JC, Goldstein HS. Minimally invasive colon resection(laparoscopic colectomy). Surg Laparosc Endosc 1991;1:144-150.

Jayne DG, Guillou PJ, Thorpe H, Quirke P, Copeland J, Smith AM, et al. UK MRC CLASICC Trial group. Randomised trial of laparoscopic-assisted resection of colorectal carcinoma: 3-years results of the UK MRC CLASICC Trial Group. J Clin Oncol 2007;25:3061-3068.

Jayne DG, Guillou PJ, Thorpe H, Quirke P, Copeland J, Smith AM, et al; UK MRC CLASICC Trial Group. Randomized trial of laparoscopic-assisted resection of colorectal carcinoma: 3-year results of the UK MRC CLASICC Trial Group. J Clin Oncol 2007;25(21):3061-3068.

Jayne DG, Guillou PJ, Thorpe H, Qurke P, Copeland J, Smith AM, et al: UK MRC CLASICC Trial Group. Randomized trial of laparoscopic-assisted resection of colorectal carcinoma: 3 year results of the UK MRC CLASICC Trial Group. J Clin Oncol 2007;25:3061-3068.

Jayne DG, Thorpe HC, Copeland J, Quirke P, Brown JM, Guillou PJ. Five-year follow-up of the Medical Research Council CLASICC trial of laparoscopically assisted versus open surgery for colorectal cancer. Br J Surg 2010;97(11):1638-1645.

Jeroen H, Dominique EN, Wim G, Cor GM, Jan willem M, Nicole D. Robotic-assited versus Conventional laparoscopic rectopexy for rectal cancer prolapse; A comparative study on costs and time. Dis Colon Rectum 2007;50:1825-1830.

Kalloo AN, Singh VK, Jagannath SB, Niiyama H, Hill SL, Vaughn CA, et al. Flexible transgastric peritoneoscopy: a novel approach to diagnostic and therapeutic interventions in the peritoneal cavity. Gastrointest Endosc 2004;60:114-117.

Kantsevoy SV, Jagannath SB, Niiyama H, Chung SS, Cotton PB, Gostout CJ, et al. Endoscopic gastrojejunostomy with survival in a porcine model. Gastrointest Endosc 2005;62:287-292.

Kantsevoy SV, Jagannath SB, Niiyama H, Isakovich NV, Chung SS, Cotton PB, et al. A novel safe approach to the peritoneal cavity for per-oral transgastric endoscopic procedures. Gastrointest Endosc 2007;65:497-500.

Karoui M, Champault A, Pautrat K, Valleur P, Cherqui D, Champault G. Laparoscopic peritoneal lavage or primary anastomosis with defunctioning stoma for Hinchey 3 complicated diverticulitis: results of a comparative study. Dis Colon Rectum 2009;52(4):609-615.

Kim JG, Heo YJ, Son KM, Lee YS, Lee IK, Suh YJ, et al. Impact of laparoscopic surgery on the long-term outcomes for patients with rectal cancer. ANZ J Surg 2009;79:817-823.

Kim SH, Park IJ, Joh YG, Hahn KY. Laparoscopic resection of rectal cancer: a comparison of surgical and oncological outcomes between extraperitoneal and intraperitoneal disease location. Dis Colon Rectum 2008;51:844-851.

Kim SH, Park IJ, Joh YG, Hahn KY. Laparoscopic resection of rectal cancer; comparison of surgical and oncologic outcomes between extraperitoneal and intraperitoneal disease locations. Dis Colon Rectum 2008;51:844-851.

Klarenbeek BR, Veenhof AA, Bergamaschi R, van der Peet DL, van den Broek WT, de Lange ES, et al. Laparoscopic sigmoid resection for diverticulitis decreases major morbidity rates: a randomized control trial: short-term results of the Sigma Trial. Ann Surg 2009;249(1):39-44.

Kuhry E, Schwenk W, Gaupset R, Romild U, Bonjer J. Long-term outcome of laparoscopic surgery for colorectal cancer: a cochrane systematic review of randomised controlled trials. Cancer Treat Rev 2008;34(6):498-504.

Kwon DS, Chang GJ. The role of minimally invasive surgery and outcomes in colorectal cancer. Perm J 2011;15(3):61-66.

Lacy AM, Delgado S, Castells A, Prins HA, Arroyo V, Ibarzabal A, et al. The long-term results of a randomized clinical trial of laparoscopy-assisted versus open surgery for colon cancer. Ann Surg 2008;248(1):1-7.

Lacy AM, Garcia-Valdecasas JC, Delgado S, Castells A, Taura P, Pique JM, Visa J. Laparoscopy-assisted colectomy versus open colectomy for treatment of non-metastatic colon cancer: a randomised trial. Lancet 2002;359:2224-2229.

Larson DW, Cima RR, Dozois EJ, et al. Safety, feasibility, and short-term outcomes of laparoscopic ileal-pouch-anal anastomosis: a single institutional case-matched experience. Ann Surg 2006;243(5):667.

Law Wl, Lee YM, Choi HK, Seto CL, Ho JWC. Laparoscopic and open anterior resection for upper and mid rectal cancer: An evaluation of outcomes. Dis Colon Rectum 2006;49:1108-1115.

Lee SI, Kim SH, Wang HM, Choi GS, Zheng MH, Fukunaga M, et al. Local recurrence after laparoscopic resection of T3 rectal cancer without preoperative chemoradiation and a risk group analysis: an Asian collaborative study. J Gastrointest Surg 2008;12:933-938.

Lee SW, Feingold DL, Carter JJ, Zhai C, Stapleton G, Gleason N, et al. Peritoneal macrophage and blood monocyte functions after open and laparoscopic-assisted cecectomy in rats. Surg Endsc 2003;17(12):1996-2002.

Lee SW, Gleason NR, Bessler M, Whelan RL. Port site tumor recurrence rates in a murine model of laparoscopic splenectomy decreased with increased experience. Surg Endosc 2000;14(9):805-811.

Lee SW, Yoo J, Dujovny N, Sonoda T, Milsom JW. Laparoscopic vs. hand-assisted laparoscopic sigmoidectomy for diverticulitis. Dis Colon Rectum 2006;49(4):464-469.

Lelong M, Bege T, Esterni B, Guiramand J, Turrini O, Moutardier V, et al. Short-term outcome after laparoscopic or open restorative mesorectal excision for rectal cancer: A comparative cohort study. Dis Colon Rectum 2007;50:176-183.

Leroy J, Cahill RA, Asakuma M, Dallemagne B, Marescaux J. Single-access laparoscopic sigmoidectomy as definitive surgical management of prior diverticulitis in a human patient. Arch Surg 2009;144:173-179.

Leroy J, Cahill RA, Peretta S, Marescaux J. Single port sigmoidecotmy in an experimental model with survival. Surg Innov 2008;15:260-265.

Leroy J, Jamali F, Forbes L, Smith M, Rubino F, Mutter D, et al. Laparoscopic total mesorectal excision(TME) for rectal cancer surgery: Long-term outcomes. Surg Endosc 2004;18:281-289.

Leung KL, Kwok SPY, Lam SCW, Lee JFY, Yiu RYC, Ng SSM, et al. Laparoscopic resection of rectosigmoid carcinoma: prospective randomized trial. Lancet 2004;363:1187-1192.

Luca F, Ghezzi TL, Valvo M, Cenciarelli S, Pozzi S, Radice D, et al. Surgical and pathological outcomes after right hemicolectomy: case-matched study comparing robotic and open surgery. Int J Med Robot 2011 May 11. doi: 10.1002/rcs.398. [Epub ahead of print]

Lujan J, Valero G, Hernandez Q, Sanchez A, Frutos MD, Parrilla P. Randomized clinical trial comparing laparoscopic and open surgery in patients with rectal cancer. Br J Surg 2009;96:982-989.

Maartense S, Dunker MS, Slors JF, Cuesta MA, Gouma DJ, van Deventer SJ, et al. Hand-assisted laparoscopic versus open restorative proctocolectomy with ileal pouch anal anastomosis: a randomized trial. Ann Surg 2004;240(6):984-991.

Maartense S, Dunker MS, Slors JF, Cuesta MA, Pierik EG, Gouma DJ, et al. Laparoscopic-assisted versus open ileocolic resection for Crohn's disease: a randomized trial. Ann Surg 2006;243(2):143-149.

Marcello PW, Fleshman JW, Milsom JW, Read TE, Arnell TD, Birnbaum EH, et al. Hand-assisted laparoscopic vs. laparoscopic colorectal surgery: a multicenter, prospective, randomized trial. Dis Colon Rectum 2008;51(6):818-826.

Marcello PW, Milsom JW, Wong SK, Brady K, Goormastic M, Fazio VW. Laparoscopic total colectomy for acute colitis: a case-control study. Dis Colon Rectum 2001;44(10):1441-1445.

Marcello PW, Milsom JW, Wong SK, Hammerhofer KA, Goormastic M, Church JM, et al. Laparoscopic restorative proctocolectomy: case-matched comparative study with open restorative proctocolectomy. Dis Colon Rectum 2000;43(5):604-608.

Marescaux J, Dallemagne B, Perretta S, Wattiez A, Mutter D, Coumaros D. Surgery without scars: report of transluminal cholecystectomy in a human being. Arch Surg 2007;142:823-826; discussion 826-827.

Marks JM, Ponsky JL, Pearl JP, McGee MF. PEG "Rescue": a practical NOTES technique. Surg Endosc 2007;21:816-819.

McGee MF, Marks JM, Onders RP, Chak A, Rosen MJ, Williams CP, et al. Infectious implications in the porcine model of natural orifice transluminal endoscopic surgery(NOTES) with PEG-tube closure: a quantitative bacteriologic study. Gastrointest Endosc 2008;68:310-318.

Milsom JW, Bohm B, Hammerhofer KA, Fazio V, Steiger E, Elson P. A prospective, randomized trial comparing laparoscopic versus conventional techniques in colorectal cancer surgery: a preliminary report. J Am Coll Surg 1998;187(1):46-54.

Milsom JW, Hammerhofer KA, Bohm B, Marcello P, Elson P, Fazio VW. Prospective, randomized trial comparing laparoscopic vs. conventional surgery for refractory ileocolic Crohn's disease. Dis Colon Rectum 2001;44(1):1-8.

Milsom JW, Nakajuma K, Bohm B. Laparoscopic colorectal surgery. New York: Springer. 2006, p.66-96.

Morino M, Allaix ME, Giraudo G, Corno F, Garrone C. Laparoscopic versus open surgery for extraperitoneal rectal cancer: A prospective comparative study. Surg Endosc 2005;19:1460-1467.

Morino M, Bertello A, Garbarini A, Rozzio G, Repici A. Malignant colonic obstruction managed by endoscopic stent decompression followed by laparoscopic resections. Surg Endosc 2002;16(10):1483-1487.

Ng SS, Lee JF, Yiu RY, Li JC, Hon SS. Teletobotic-assisted laparoscopic abdominoperineal resection for low rectal cancer: report of the first case in Hong Kong and China with an updated literature review. World J Gastroenterol 2007;13:2514-2518.

Ng SSM, Leung KL, Lee JF, Yiu RY, Li JC, Hon SS. Long-term morbidity and oncologic outcomes of laparoscopic-assisted anterior resection for upper rectal cancer: ten-year results of a prospective, randomized trial. Dis Colon Rectum 2009;52:558-566.

Ng SSM, Leung KL, Lee JF, Yiu RY, Li JC, Teoh AY, et al. Laparoscopic-assisted versus open abdominoperineal resection for low rectal cancer: a prospective randomized trial. Ann Surg Oncol 2008;15:2418-2425.

Papaconstantinou HT, Sharp N, Thomas JS. Single-incision laparoscopic right colectomy: a case-matched comparison with standard laparoscopic and hand-assisted laparoscopic techniques. J Am Coll Surg 2011;213(1):72-80.

Park IJ, Choi GS, Kang BM, Lim KH, Lee IT, Jeon SW, et al. Comparison of one-stage managements of obstructing left-sided colon and rectal cancer: stent-laparoscopic approach vs. intraoperative colonic lavage. J Gastrointest Surg 2009;13(5):960-965.

Park IJ, Choi GS, Lim KH, Kang BM, Jun SH. Multidimensional analysis of the learning curve for laparoscopic resection in rectal cancer. J Gastrointest Surg 2009;13(2): 275-281.

Park IJ, Choi GS, Lim KY, Kang BM, Jun SH. Multidimentional analysis of the learning curve for laparoscopic colorectal surgery: lessons from 1,000 cases of laparoscopic colorectal surgery. Surg Endosc 2009;23:839-846.

Park JS, Choi GS, Lim KH, Jang YS, Jun SH. Robotic-assisted versus laparoscopic surgery for low rectal cancer: case-matched analysis of short-term outcomes. Ann Surg Oncol 2010;17(12):3195-3202.

Park YA, Kim JM, Kim SA, Min BS, Kim NK, Sohn SK, et al. Totally robotic surgery for rectal cancer: from splenic flexure to pelvic floor in one step. Surg Endosc 2010;24:715-720.

Patriti A, Ceccarelli G, Bartoli A, Spaziani A, Biancafarina A, Casciola L. Short and medium term outcome of robot-assited and traditional laparoscopic rectal resection. JSLS 2009;13:176-183.

Pearl JP, Ponsky JL. Natural orifice translumenal endoscopic surgery: a critical review. J Gastrointest Surg 2008;12:1293-300.

Pigazzi A, Luca F, Patriti A, Valvo M, Ceccarelli G, Casiola L, et al. Multicentric Study on robotic tumor-specific mesorectal excision for the treatment of rectal cancer. Ann Surg Oncol 2010;17(6):1614-1620.

Pokala N, Delaney CP, Brady KM, Senagore AJ. Elective laparoscopic surgery for benign internal enteric fistulas: a review of 43 cases. Surg Endosc 2005;19(2):222-225.

Ptok H, Kube R, Schmidt U, Kockerling F, Gastinger I, Lippert H, "Colon/rectum carcinoma(primary tumor)" study group. Conversion from laparoscopic to open colonic cancer resection-Associated factors and their influence on long-term oncological outcome. Eur J Surg Onco 2009;35:1273-1279.

Rao GV, Reddy DN, Banerjee R. NOTES: human experience. Gastrointest Endosc Clin N Am 2008;18:361-370.

Rattner D, Kalloo A. ASGE/SAGES Working Group on Natural Orifice Translumenal Endoscopic Surgery. October 2005. Surg Endosc 2006;20:329-333.

Rattner DW, Hawes R. What is NOSCAR? Gastrointest Endosc 2007;66:11-12.

Rattner DW. NOTES: Where have we been and where are we going? Surg Endosc 2008;22:1143-1145.

Rawlings AL, Woodland JH, Vegunta RK, Crawford DL. Robotic versus laparoscopic colectomy. Surg Endosc 2007; 21:1701-1708.

Reddy DN, Rao GV. Transgastric approach to the peritoneal cavity: are we on the right track? Gastrointest Endosc 2007;65:501-502.

Regan JP, Salky BA. Laparoscopic treatment of enteric fistulas. Surg Endosc 2004;18(2):252-254.

Remzi FH, Kirat HT, Kaouk JH, Geisler DP. Single-port laparoscopy in colorectal surgery. Colorectal Dis 2008; 10(8):823-826.

Remzi FH, Kirat HT, Kaouk JH, Geisler DP. Single-port laparoscopy in colorectal surgery. Colorectal Dis 2008;10: 823-826.

Renzulli P, Lowy A, Maibach R, Egeli RA, Metzger U, Laffer UT. The influence of the surgeon's and the hospital's caseload on survival and local recurrence after colorectal cancer surgery. Surgery 2006;139:296-304.

Reynolds W Jr. The first laparoscopic cholecystectomy. JSLS 2001;5:89-94.

Rispoli G, Armellino MF, Esposito C. One-trochar appendectomy. Surg Endosc 2002;16:833-835.

Rockall TA, Darzi A. Robotic-assisted laparosopic colorectal surgery. Surg Clin North Am 2003;83:1463-1468.

Ryou M, Fong DG, Pai RD, Rattner DW, Thompson CC. Transluminal closure for NOTES: an ex vivo study comparing leak pressures of various gastrotomy and colotomy closure modalities. Endoscopy 2008;40:432-436.

Ryou M, Pai RD, Sauer JS, Rattner DW, Thompson CC. Evaluating an optimal gastric closure method for transgastric surgery. Surg Endosc 2007;21:677-680.

Satava RM. Surgical robotics: the early chronicles: a personal historical perspective. Surg Laparosc Endosc Percutan Tech 2002;12:6-16.

Scheidbach H, Schneider C, Rose J, Konradt J, Gross E, Barlehner E, et al. Laparoscopic approach to treatment of sigmoid diverticulitis: changes in the spectrum of indications and results of a prospective, multicenter study on 1,545 patients. Dis Colon Rectum 2004;47(11):1883-1888.

Schlachta CM, Mamazza J, Seshadri PA, Cadeddu M, Gregoire R, Poulin EC. Defining a learning curve for laparoscopic colorectal resections. Dis Colon Rectum 2001;43:217-222.

Schlachta CM, Mamazza J, Seshadri PA, Cadeddu M, Gregoire R, Poulin EC. Defining a learning curve for laparoscopic colorectal resections. Dis Colon Rectum 2001;44(2):217-222.

Schwandner O, Farke S, Fischer F, Eckmann C, Schiedeck TH, Bruch HP. Laparoscopic colectomy for recurrent and complicated diverticulitis: a prospective study of 396 patients. Langenbecks Arch Surg 2004;389(2):97-103.

Senagore AJ, Luchtefeld MA, Mackeigan JM. What is the learning curve for laparoscopic colectomy? Am Surg 1995; 61(8):681-685.

Shah PR, Joseph A, Haray PN. Laparoscopic colorectal surgery: learning curve and training implications. Postgrad Med J 2005;81:537-540.

Shore G, Gonzalez QH, Bondora A, Vickers SM. Laparoscopic vs conventional ileocolectomy for primary Crohn disease. Arch Surg 2003;138(1):76-79.

Simons AJ, Anthone GJ, Ortega AE, Franklin M, Fleshman J,

Geis WP, et al. Laparoscopic- assisted colectomy learning curve. Dis Colon Rectum 1995;38:600-603.

Sohn DK, Turner BG, Gee DW, Willingham FF, Sylla P, Cizginer S, et al. Reducing the unexpectedly high rate of injuries caused by NOTES gastrotomy creation. Surg Endosc. 2009 Jun 17. [Epub ahead of print]

Sorinel L, George B, Alexandru CS. Gastriinestinal Robot-Assisted Surgery. A Current perspective. Romanian J of gastroenterology 2005;14(4);385-391.

Southall JC, Lee SW, Allendorf JD, Bessler M, Whelan RL. Colon adenocarcinoma and B-16 melanoma grow larger following laparotomy vs. pneumoperitoneum in a murine model. Dis Colon Rectum 1998;41(5):564-569.

Spinoglio G, Summa M, Priora F, Quarati R, Testa S. Robotic colorectal surgery: first 50 cases experience. Dis Colon Rectum 2008;51:1627-1632.

Stocchi L, Milsom JW, Fazio VW. Long-term outcomes of laparoscopic versus open ileocolic resection for Crohn's disease: follow-up of a prospective randomized trial. Surgery 2008;144(4):622-627.

Strohlein MA, Gruetzner KU, Jauch KW, Heiss MM. Comparison of laparoscopic vs. Open access surgery in patients with rectal cancer: A prospective analysis. Dis Colon Rectum 2008;51:385-391.

Swain P. NOTES and anastomosis. Gastrointest Endosc Clin N Am 2008;18:261-277; viii.

Swain P. The ShapeLock system adapted to intragastric and transgastric surgery. Endoscopy 2007;39:466-470.

Sylla P, Willingham FF, Sohn DK, Gee D, Brugge WR, Rattner DW. NOTES rectosigmoid resection using transanal endoscopic microsurgery(TEM) with transgastric endoscopic assistance: a pilot study in swine. J Gastrointest Surg 2008; 12:1717-1723.

Targarona EM, Gracia E, Garriga J, Martinez-Bru C, Cortes M, Boluda R, et al. Prospective randomized trial comparing conventional laparoscopic colectomy with hand-assisted laparoscopic colectomy: applicability, immediate clinical outcome, inflammatory response, and cost. Surg Endosc 2002;16(2):234-239.

Tekkis PP, Senagore AJ, Delaney CP, Fazio VW. Evaluation of the learning curve in laparoscopic colorectal surgery. Ann Surg 2005;242:83-91.

Tekkis PP, Senagore AJ, Delaney CP, Fazio VW. Evaluation of the learning curve in laparoscopic colorectal surgery: comparison of right-sided and left-sided resections. Ann Surg 2005;242(1):83-91.

The clinical outcomes of surgical therapy study group. A comparison of laparoscopic assisted and open colectomy for colon cancer. N Engl J Med 2004;350:2050-2059.

The Clinical Outcomes of Surgical Therapy Study Group. A Comparison of Laparoscopically Assisted and Open Colectomy for Colon Cancer. N Engl J Med 2004;350(20):2050-2059.

Tuech JJ, Pessaux P, Rouge C, Regenet N, Bergamaschi R, Arnaud JP. Laparoscopic vs open colectomy for sigmoid diverticulitis: a prospective comparative study in the elderly. Surg Endsc 2000;14(11):1031-1033.

Veldkamp R, Kuhry E, Hop WC, Jeekel J, Kazemier G, Bonjer HJ, et al. Colon cancer Laparoscopic or Open Resection Study Group(COLOR). Laparoscopic surgery versus open surgery for colon cancer: short-term outcomes of a randomised trial. Lancet Oncol 2005;6(7):477-484.

Vibert E, Denet C, Gayet B. Major digestive surgery using a remote-controlled rbot:The next revolution. Arch Surg 2003;138:1002-1006.

Weber PA, Merola S, Wasielewski A,Ballantyne GH, Telerobotic-assisted laparoscopic right and sigmoid colectomies for benign disease. Dis Colon Rectum 2002;45:1689-1696.

Wexner SD, Bergamaschi R, Lacy A, Udo J, Brolmann H, Kennedy RH, et al. The current status of robotic surgery: results of a multinational interdisciplinary consensus conference. Surg Endosc 2009;23(2):438-43

Whiteford MH, Denk PM, Swanstrom LL. Feasibility of radical sigmoid colectomy performed as natural orifice translumenal endoscopic surgery(NOTES) using transanal endoscopic microsurgery. Surg Endosc 2007;21:1870-1874.

Willingham FF, Gee DW, Lauwers GY, Brugge WR, Rattner DW. Natural orifice transesophageal mediastinoscopy and thoracoscopy. Surg Endosc 2008;22:1042-1047.

Wishner JD, Baker JW Jr, Hoffman GC, Hubbard GW, Gould RJ, Wohlgemuth SD, et al. Laparoscopic-assisted colectomy. The learning curve. Surg Endosc 1995;9:1179-1183.

Yamamoto S, Fukunaga M, Miyajima N, Okuda J, Konishi F, Watanabe M, Japan society of laparoscopic colorectal surgery. Impact of conversion on surgical outcomes after laparoscopic operation for rectal carcinoma: a retrospective study of 1073 patients. J Am Coll Surg 2009;208:383-389.

Young-Fadok TM, HallLong K, McConnell EJ, Gomez Rey G, Cabanela RL. Advantages of laparoscopic resection for ileocolic Crohn's disease. Improved outcomes and reduced costs. Surg Endosc 2001;15(5):450-454.

Zorron R, Filgueiras M, Maggioni LC, Pombo L, Lopes Carvalho G, Lacerda Oliveira A. NOTES.Transvaginal cholecystectomy: report of the first case. Surg Innov 2007;14:279-283.

## 제4판 대장항문학

1판 1쇄 펴낸날  1991년  8월 25일
2판 1쇄 펴낸날  2000년  5월 25일
3판 1쇄 펴낸날  2005년 10월 25일
4판 1쇄 펴낸날  2012년  8월 10일

**편저자** ǀ 박재갑
**펴낸이** ǀ 김시연

**펴낸곳** ǀ (주) 일조각
**등록** ǀ 1953년 9월 3일 제300-1953-1호(구 : 제1-298호)
**주소** ǀ 110-062 서울시 종로구 신문로 2가 1-335
**전화** ǀ 734-3545 / 733-8811(편집부)
        733-5430 / 733-5431(영업부)
**팩스** ǀ 735-9994(편집부) / 738-5857(영업부)
**이메일** ǀ ilchokak@hanmail.net
**홈페이지** ǀ www.ilchokak.co.kr

ISBN  978-89-337-0630-5   93510

값 150,000 원

* 이 도서의 국립중앙도서관 출판시도서목록(CIP)은
  e-CIP홈페이지(http://www.nl.go.kr/ecip)와
  국가자료공동목록시스템(http://www.nl.go.kr/kolisnet)에서
  이용하실 수 있습니다.
  (CIP제어번호 : CIP2012003319)